Haug

Herausgeber

Eric Hebgen D.O. M.R.O., geb. 1966
- 1987–1990 Studium der Humanmedizin (1. Staatsexamen) in Bonn
- 1990–1992 Krankengymnastikausbildung an der Eva-Hüser-Schule in Bad Rothenfelde
- 1995–2000 Osteopathieausbildung am Institut für angewandte Osteopathie (IFAO) in Düsseldorf
- 2000–2001 Diplomarbeit der Osteopathie mit Verleihung des Titels „D.O." im September 2001
- 2002 Heilpraktikerprüfung
- **Tätigkeiten:** 1992–1993 St. Josef Krankenhaus in Koblenz
- 1993–1997 Lehrkraft an der Physiotherapieschule des St. Josef Krankenhauses
- seit 1993 eigene Krankengymnastikpraxis in Dierdorf (Fortbildungen in Manueller Therapie nach DGMM [Diplom]; Brügger-Therapeut nach Murnauer Konzept)
- seit 2000–2016 Dozententätigkeit am Institut für angewandte Osteopathie (IFAO) in den Fächern Viszeralosteopathie und Angewandte Osteopathie
- seit 2002 Praxis für Osteopathie in Königswinter-Vinxel
- 2011 Gründung des VXIO – Vinxel Institute of Osteopathy

Werner Langer D.O., geb. 1953
- 1972–1977 Studium der Kinesitherapie und Rehabilitation an der Katholischen Universität Löwen
- Osteopathieausbildung am Sutherland College in Paris
- seit 1981 eigene Osteopathiepraxis
- einige Jahre Übersetzer an der Still Akademie
- Frankreich
- 1997–2016 Dozent und Leiter des Instituts für angewandte Osteopathie (IFAO)

Herausgegeben von
Werner Langer, Eric Hebgen

Lehrbuch Osteopathie

Unter Mitarbeit von
René Assink, Michael Bonacker, Arndt Bültmann,
Dieter Burkhardt-Elbing, Uwe Conrad,
Jürgen Gröbmüller, Gert Groot Landeweer,
Jürgen Güttler, Eric Hebgen, Wim Hermanns,
Simone Huss, Raimond Igel, Albrecht K. Kaiser,
Thomas Kuschel, Christian Lademann,
Werner Langer, Andreas Maassen, Renate Mahler,
Dorothea Metcalfe-Wiegand, Ernst Meyer,
Philippe Misslin, Kristin Peters, Gabi Prediger,
Philipp Richter, Michaela Rütz, Roger Seider (†),
Johanna Slipek-Ragnitz, Angelika Strunk,
Peter Verhaert

2., überarbeitete und erweiterte Auflage

513 Abbildungen

Karl F. Haug Verlag · Stuttgart

Bibliografische Information der Deutschen Nationalbibliothek
Die Deutsche Nationalbibliothek verzeichnet diese Publikation in der Deutschen Nationalbibliografie; detaillierte bibliografische Daten sind im Internet über http://dnb.d-nb.de abrufbar.

Ihre Meinung ist uns wichtig! Bitte schreiben Sie uns unter: www.thieme.de/service/feedback.html

© 2017 Karl F. Haug Verlag in Georg Thieme Verlag KG
Rüdigerstr. 14
70469 Stuttgart
Deutschland

www.haug-verlag.de

Printed in Germany
1. Aufl. 2013

Zeichnungen: Andrea Schnitzler, Innsbruck/Österreich; Carmen Rosskamp-Keutgen, Kelmis/Belgien; Helmut Holtermann, Dannenberg
Mit Übernahmen aus: Schünke M, Schulte E, Schumacher U. Prometheus. LernAtlas der Anatomie. Illustrationen von M. Voll und K. Wesker. Stuttgart: Thieme.
Fotos: Beitragsautoren
Umschlaggestaltung: Thieme Verlagsgruppe
Umschlagfotos: Beitragsautoren
Satz: Druckhaus Götz, Ludwigsburg
Druck: Grafisches Centrum Cuno, Calbe

DOI 10.1055/b-005-143 655

ISBN 978-3-13-240785-5   1 2 3 4 5 6

Auch erhältlich als E-Book:
eISBN (PDF) 978-3-13-240787-9
eISBN (epub) 978-3-13-240788-6

Wichtiger Hinweis: Wie jede Wissenschaft ist die Medizin ständigen Entwicklungen unterworfen. Forschung und klinische Erfahrung erweitern unsere Erkenntnisse, insbesondere was Behandlung und medikamentöse Therapie anbelangt. Soweit in diesem Werk eine Dosierung oder eine Applikation erwähnt wird, darf der Leser zwar darauf vertrauen, dass Autoren, Herausgeber und Verlag große Sorgfalt darauf verwandt haben, dass diese Angabe **dem Wissensstand bei Fertigstellung des Werkes** entspricht.
Für Angaben über Dosierungsanweisungen und Applikationsformen kann vom Verlag jedoch keine Gewähr übernommen werden. **Jeder Benutzer ist angehalten**, durch sorgfältige Prüfung der Beipackzettel der verwendeten Präparate und gegebenenfalls nach Konsultation eines Spezialisten festzustellen, ob die dort gegebene Empfehlung für Dosierungen oder die Beachtung von Kontraindikationen gegenüber der Angabe in diesem Buch abweicht. Eine solche Prüfung ist besonders wichtig bei selten verwendeten Präparaten oder solchen, die neu auf den Markt gebracht worden sind. **Jede Dosierung oder Applikation erfolgt auf eigene Gefahr des Benutzers.** Autoren und Verlag appellieren an jeden Benutzer, ihm etwa auffallende Ungenauigkeiten dem Verlag mitzuteilen.

Geschützte Warennamen (Warenzeichen ®) werden nicht immer besonders kenntlich gemacht. Aus dem Fehlen eines solchen Hinweises kann also nicht geschlossen werden, dass es sich um einen freien Warennamen handelt.

Das Werk, einschließlich aller seiner Teile, ist urheberrechtlich geschützt. Jede Verwendung außerhalb der engen Grenzen des Urheberrechtsgesetzes ist ohne Zustimmung des Verlages unzulässig und strafbar. Das gilt insbesondere für Vervielfältigungen, Übersetzungen, Mikroverfilmungen oder die Einspeicherung und Verarbeitung in elektronischen Systemen.

Die abgebildeten Personen haben in keiner Weise etwas mit der Krankheit zu tun.

Vorwort zur 2. Auflage

A. T. Still der Urvater der Osteopathie bezweckte mit seiner osteopathischen Denkweise eine ganzheitlichere Betrachtung des Patienten und eine andere therapeutische Vorgehensweise als die Medizin seiner Zeit. Die holistische Sichtweise und die vorrangig manuelle Herangehensweise sind auch heute noch die besonderen Merkmale der Osteopathie. Das Lehrbuch Osteopathie versucht, diese besonderen Merkmale widerzuspiegeln, indem es Grundlagen, Denkweise, Untersuchungs- und Behandlungstechniken sowie alltägliche Praxis in einem Werk vereint. Die 2. Auflage wurde noch einmal um ein besonderes Kapitel erweitert: die Beschreibung des „vegetativen Systems". Vor allem das Verständnis und die evolutionäre Entwicklungsgeschichte, die Steuerung und Regulierung der vegetativen Vorgänge sollen dem Leser ganzheitliche Betrachtungsweisen erleichtern. Auch die „systemische" Sicht der modernen Psychologie wird dadurch tangiert. Der 3. Teil des Buches, die „Angewandte Osteopathie", wurde durch neue Fallbeispiele von zusätzlichen Autoren weiter aufgewertet und unterstreicht die Individualität und die Vielfalt der Osteopathiepraxis. Der osteopathische Beruf verlangt ein gewisses Maß an Grundkenntnissen, um ihn gewissenhaft und gut auszuüben. Dies gilt in besonderem Maße, da die Verantwortung in einem medizinischen Beruf (Heilkunde) sehr groß ist und Folgen eines „Kunstfehlers" die Lebensqualität und sogar das Leben des Patienten betreffen können. Im Sinne von A. T. Still sind für den Osteopathen intensive Kenntnisse der Naturwissenschaften elementar. Er selbst verlangte, die Prozesse der Natur, des Lebens und der Evolution zu kennen und zu verstehen. Daher sind ein gründliches Studium des menschlichen Körpers in seiner Struktur und Funktion (Anatomie, Biomechanik und Physiologie) sowie der medizinischen Fächer Pathophysiologie und Pathologie unerlässlich für einen Osteopathen. Immer wichtiger für moderne Therapeuten wird zudem das Wissen über die Psychologie. Für den Osteopathen als ganzheitlichen Therapeuten ist es entscheidend, dass er den Einfluss der stetig steigenden Reize aus der Umwelt auf unsere Gesundheit erkennt, versteht und in seinen Untersuchungen und Behandlungen berücksichtigt. Ungenügende Ausbildung führt schnell zu Fehleinschätzungen, falschen Schlussfolgerungen und gefährlichen Therapien. Deshalb soll dieses Lehrbuch als Rahmen für die osteopathische Ausbildung dienen, es kann aber kein intensives Studium der Grundlagen der Physik, Chemie, Biologie sowie der medizinischen Fächer Anatomie, Physiologie und Pathologie und der Psychologie ersetzen. Auch gehört zur Osteopathie das jahrelange Training der Hände als wichtiges Instrument für die Untersuchung und Behandlung. Erst eine fundierte Osteopathieausbildung kann dies garantieren. Dann gewährt dieser tolle Beruf „Osteopath" Patientensicherheit und Therapieerfolge.

St. Vith und Königswinter, im August 2017

Werner Langer, Eric Hebgen

Vorwort zur 1. Auflage

Wenn über wichtige Dinge diskutiert wird, die das Leben betreffen, werden handfeste Argumente gesucht. Spricht man über Umwelt und Klima, über Kernkraft oder auch Medizin, dann zieht man die Wissenschaft und Forschung heran, um den Argumenten Gewicht zu verleihen oder den Gegner mundtot zu machen.

In unserer medialisierten Welt wird das Qualitätsmerkmal „Wissenschaftlichkeit" immer häufiger für Werbezwecke genutzt. Dabei werden Logik und Statistiken auch gelegentlich so „gebogen", dass sie ein günstiges Bild abgeben.

Andrew Taylor Still, der als Begründer der Osteopathie bezeichnet wird, wollte die „Wahrheit" finden. Er liebte die Weisheit, er erforschte das Leben, er war per definitionem ein Philosoph (Philosophie bedeutet: „Liebling der Weisheit"). Er wurde bis zu seinem Lebensende nicht müde aufzufordern, zu beweisen, was man sagt und tut – er war Forscher, Erfinder und Wissenschaftler. Eines seiner viel zitierten Prinzipien heißt Bewegung. Bewegung ist der deutlichste Ausdruck von Leben. Die Begriffe Leben und Bewegung versinnbildlichen ständige Veränderung. Diese ständige Veränderung ist die Anpassung des Lebens an die Umwelt und wird Evolution genannt.

Der Evolutionssprung zum Menschen erlaubt es diesem, seine Umwelt wahrzunehmen, sie zu analysieren und vielleicht sogar zu verstehen. Deshalb kann er sich Vergangenes und Zukünftiges vorstellen und Prognosen für die weitere Entwicklung andenken. Dies ist das Terrain der Forschung und der Wissenschaft. Das Ziel ist, zu erkennen, zu erklären und zu verstehen.

Seit jeher ist es das Bestreben der „Heilkunst", der Medizin, das Leben zu erkennen, zu erklären und zu verstehen, um Gefahren vorzubeugen oder zu beseitigen, damit das Leben erhalten bleibt – das nennen wir Gesundheit. Die moderne Medizin hat hohe wissenschaftliche Standards entwickelt, um diagnostische und therapeutische Maßnahmen zu sichern und zu kontrollieren. Dies führt unbestritten zur hohen Qualität medizinischer Techniken.

Der Mensch lässt sich jedoch im Labor nicht zerlegen wie ein Roboter. Psyche, Emotionen und das, was die Philosophen seit Menschengedenken als die „Seele" bezeichnen, können wir auch mit den höchst entwickelten wissenschaftlichen Geräten und Methoden nicht eindeutig erkennen, erklären und verstehen (beweisen). Das ist der Bereich, in dem wir nicht wissen – hier fangen wir an zu glauben. Entweder wir glauben an die Seele des Menschen, oder daran, dass es sie nicht gibt.

Auch die Heilkunst stößt immer wieder in diese Region vor. Die Beschäftigung mit Menschen, die um ihr Leben kämpfen, der Umgang mit Leben und Tod, führt den Therapeuten oft an die Grenze zwischen Wissen und Glauben. Deshalb wird die Heilkunst nie nur eine reine Wissenschaft sein können. Wenn wir das Leben, und besonders den Menschen, ganzheitlich betrachten wollen, müssen wir über die wissenschaftlichen Grenzen des Körperlichen hinausblicken und befinden uns im Bereich des Glaubens. Dies löst besondere Emotionen aus. Wenn der Glaube nämlich in Dogmen gepresst wird, befinden wir uns im Gebiet der Religionen.

Nun mögen die „Hardliner" der Wissenschaft darauf verweisen, dass heute die Psychologie große Fortschritte in der Wissenschaftlichkeit macht, und dass wir durch technische Errungenschaften in der Lage sind, das Gehirn des Menschen immer besser zu verstehen. Es bedarf jedoch der Beantwortung viel weiter reichender Fragen nach dem Woher und Wohin und nach dem Sinn des Lebens, die uns noch lange glauben lassen werden.

Patienten sind Menschen, deren Leben gestört ist, sei es durch körperliche oder seelische Traumen verursacht. Beides kann den harmonischen Ablauf der physiologischen Prozesse im menschlichen Körper beeinflussen und beeinträchtigen. Die Symbiose im Menschen und zwischen Mensch und Umwelt kann gestört werden. Wir sprechen dann von Krankheit. Es gilt, Störungen zu beheben, um Harmonie und Gleichgewicht wiederherzustellen. Manchmal wird dabei Hilfe benötigt und diese Hilfe kann an vielen Hebeln ansetzen. Durch die Verbesserung der körpereigenen Strategien, durch Mobilitätssteigerung, Zur-Verfügung-Stellung neuer Ressourcen und durch Stimulationen und Konditionierung kann ein Therapeut diesen Prozess der Gesundung unterstützen.

Die Medizin ist seit jeher zwischen Kult und Kenntnis angesiedelt. Über die Wertmenge dieser beiden Faktoren in der heutigen Medizin lässt sich streiten. Dass aber beides seine Bedeutung für den Patienten hat, sollte jedem Mediziner und Therapeuten bewusst sein.

Die osteopathische Medizin will gerade diese ganzheitliche Sicht lehren. Sie basiert auf den wissenschaftlichen Erkenntnissen der Naturwissenschaften und der Schulmedizin, und diese sind Grundlage für das Verständnis und die Behandlung des Patienten. Um aber den Patienten in seiner Ganzheitlichkeit zu erreichen, spielt die Kommunikation, sei sie verbal oder emotional oder über alle Sinne, eine besondere Rolle.

In diesem Buch haben wir versucht, die osteopathische Denkweise zu verdeutlichen, wie sie aus der Geschichte heraus zu erklären ist, und welche Bedürfnisse sie veranlasst haben. Auch kann der Leser sich mit den handfesten praktischen Techniken der Osteopathie vertraut machen. Diese sind aber nur Werkzeug für den Osteopathen und oft auch beliebig ersetzbar durch andere Werkzeuge, um den gesuchten Erfolg zu erreichen. Im letzten Teil des Buches findet sich ein ganz besonders interessantes Kapitel, das den osteopathischen Alltag zeigen soll. Anhand von Patientenbeispielen soll der Leser osteopathisches Denken nachempfinden können.

Bevor wir Ihnen nun viel Spaß beim Studium der Osteopathie wünschen, ist es uns ein großes Anliegen, allen zu danken, die an diesem Buch mitgearbeitet haben. Zuerst gilt es, denen zu danken, die nicht erwähnt werden, die Partnerinnen und Partner, die Familienangehörigen der Autoren, die uns viele Stunden entbehren mussten und viel Freizeit geopfert haben, damit dieses Werk entstehen konnte. Dann gilt der Dank den Autoren der verschiedenen Kapitel. Einige von ihnen haben die schwierige Aufgabe in Angriff genommen, die vielen Techniken der Untersuchung und Behandlung in dieses Buch zu integrieren. Andere haben einen unschätzbaren Beitrag geleistet, indem sie uns teilhaben lassen an ihrer osteopathischen Praxisarbeit.

Dass es am Ende so viele osteopathische Kolleginnen und Kollegen wurden, die zur Realisierung dieses Buches beigetragen haben, erfüllt uns mit Stolz. Auch besonders deswegen, weil dies über die osteopathischen „Parteigrenzen" hinaus möglich war.

Die Entwicklung der Osteopathie ist noch nicht abgeschlossen, es gibt auch in Zukunft immer wieder neue Fälle zu beschreiben und neue Entwicklungen in ein Lehrbuch zu integrieren. Denn schließlich gilt auch hier der osteopathische Grundsatz: Leben ist Bewegung.

St. Vith und Königswinter, im August 2012

Werner Langer, Eric Hebgen

Inhaltsverzeichnis

Vorwort zur 2. Auflage 5
Vorwort zur 1. Auflage 6
Anschriften 17

Teil 1
Entstehung und Bedeutung der Osteopathie

1	**Geschichte der Osteopathie**	20
1.1	**Die Begründer der Osteopathie**	20
1.1.1	Andrew Taylor Still	20
1.1.2	John Martin Littlejohn.	26
1.1.3	William Garner Sutherland	29
1.2	**Chiropraktik versus Osteopathie – ein auf der Historie basierter Vergleich**	32
1.2.1	Daniel David Palmer	32
1.2.2	Die manuelle Therapie in Europa	33
1.3	**Die Osteopathie in Europa**	33
1.3.1	The British School of Osteopathy	33
1.3.2	John Wernham.	33
1.3.3	Frankreich	33
1.3.4	Kraniale Osteopathie	35
2	**Was ist Osteopathie?**	37
2.1	**Osteopathie ist Medizin**	37
2.1.1	Was sagt Still?	37
2.1.2	Osteopathie heute	38
2.1.3	Erneuerungsbewegungen in der damaligen Medizinepoche	39
2.1.4	Erkenntnisse aus der Beobachtung der Natur	40
2.2	**Osteopathie ist eine Philosophie**	40
2.2.1	Die Prinzipien der Osteopathie	40
2.3	**Osteopathie ist Wissenschaft**	43
2.4	**Osteopathie ist Therapie**	43
2.5	**Die Grenzen und Gefahren**	44
2.6	**Osteopathie: Ein Weg des Bewusstseins**	45

Teil 2
Grundwissen und Grundlagen der Osteopathie

3	**Einleitung**	54
4	**Behandlungsprinzipien**	55
4.1	**Parietaler Bereich**	55
4.1.1	Impulstechniken	56
4.1.2	Muskeltechniken	57

4.2	**Faszien**	57
4.2.1	Warum behandeln wir Faszien?	58
4.2.2	Behandlungsprinzipien in der faszialen Osteopathie	58
4.2.3	Drei Grundprinzipien für die Behandlung	59
4.3	**Viszeraler Bereich**	60
4.3.1	Behandlungskonzepte in der Viszeralosteopathie	60
4.3.2	Behandlungsprinzipien	61
4.4	**Kraniosakraler Bereich**	62
4.4.1	Prinzipien der Therapie: Kompression/Dekompression, Fluid Drive, Cant Hook, Spread/Lift, Molding	63
5	**Parietale Osteopathie – Osteopathie des Bewegungsapparates**	**65**
5.1	**Wirbelsäule und Rumpfwand**	65
5.1.1	Phylogenese und Embryologie	65
5.1.2	Anatomische Grundlagen	66
5.1.3	Osteopathische Techniken	74
5.2	**Thorax/Rippen**	90
5.2.1	Phylogenese und Embryologie	90
5.2.2	Anatomische Grundlagen	90
5.2.3	Osteopathische Techniken	96
5.3	**Becken**	102
5.3.1	Phylogenese und Embryologie	102
5.3.2	Anatomische Grundlagen	102
5.3.3	Osteopathische Techniken	111
5.4	**Extremitäten – Obere Extremität**	127
5.4.1	Allgemeine Einführung	127
5.4.2	Phylogenese und Embryologie	127
5.4.3	Schnelltest obere Extremität	128
5.4.4	Schultergürtel	128
5.4.5	Ellenbogen	142
5.4.6	Unterarm/Hand	150
5.5	**Extremitäten – Untere Extremität**	157
5.5.1	Allgemeine Einführung	157
5.5.2	Phylogenese und Embryologie	158
5.5.3	Hüftgelenk	158
5.5.4	Kniegelenk	171
5.5.5	Fibula	181
5.5.6	Fuß	186
6	**Viszerale Osteopathie – Osteopathie der Inneren Organe**	**207**
6.1	**Viszerosteopathische Diagnostik der Organe**	207
6.1.1	Viszeraler Dichtetest	207
6.1.2	Allgemeine Behandlungsprinzipien	210
6.2	**Duodenum**	210
6.2.1	Phylogenese und Embryologie	210
6.2.2	Postnatale Entwicklung	210
6.2.3	Anatomische Grundlagen	210
6.2.4	Physiologie	212
6.2.5	Osteopathische Techniken	212

6.3	**Eileiter**		213
6.3.1	Phylogenese und Embryologie		213
6.3.2	Anatomische Grundlagen		213
6.3.3	Physiologie		215
6.3.4	Osteopathische Techniken		215
6.4	**Gallenblase**		215
6.4.1	Phylogenese und Embryologie		215
6.4.2	Postnatale Entwicklung		215
6.4.3	Anatomische Grundlagen		215
6.4.4	Physiologie		217
6.4.5	Osteopathische Techniken		217
6.5	**Harnblase**		219
6.5.1	Phylogenese und Embryologie		219
6.5.2	Postnatale Entwicklung		219
6.5.3	Anatomische Grundlagen		220
6.5.4	Physiologie		221
6.5.5	Osteopathische Techniken		222
6.6	**Herz**		223
6.6.1	Phylogenese und Embryologie		223
6.6.2	Postnatale Entwicklung		226
6.6.3	Anatomische Grundlagen		227
6.6.4	Physiologie		228
6.6.5	Osteopathische Techniken		230
6.7	**Jejunum und Ileum**		231
6.7.1	Phylogenese und Embryologie		231
6.7.2	Postnatale Entwicklung		233
6.7.3	Anatomische Grundlagen		235
6.7.4	Physiologie		236
6.7.5	Osteopathische Techniken		238
6.8	**Kolon**		239
6.8.1	Phylogenese und Embryologie		239
6.8.2	Anatomische Grundlagen		239
6.8.3	Physiologie		241
6.8.4	Osteopathische Techniken		242
6.9	**Leber**		243
6.9.1	Phylogenese und Embryologie		243
6.9.2	Postnatale Entwicklung		245
6.9.3	Anatomische Grundlagen		245
6.9.4	Physiologie		246
6.9.5	Osteopathische Techniken		246
6.10	**Lunge**		248
6.10.1	Phylogenese und Embryologie		248
6.10.2	Postnatale Entwicklung		249
6.10.3	Anatomische Grundlagen		252
6.10.4	Physiologie		253
6.10.5	Osteopathische Techniken		255
6.11	**Magen**		257
6.11.1	Phylogenese und Embryologie		257
6.11.2	Postnatale Entwicklung		258

6.11.3	Anatomische Grundlagen	258
6.11.4	Physiologie	259
6.11.5	Osteopathische Techniken	261
6.12	**Milz**	263
6.12.1	Phylogenese und Embryologie	263
6.12.2	Postnatale Entwicklung des Immunsystems	263
6.12.3	Anatomische Grundlagen	264
6.12.4	Physiologie	264
6.12.5	Osteopathische Techniken	264
6.13	**Nieren**	265
6.13.1	Phylogenese und Embryologie	265
6.13.2	Postnatale Entwicklung	266
6.13.3	Anatomische Grundlagen	268
6.13.4	Physiologie	269
6.13.5	Osteopathische Techniken	272
6.14	**Ösophagus**	273
6.14.1	Phylogenese und Embryologie	273
6.14.2	Anatomische Grundlagen	273
6.14.3	Physiologie	274
6.14.4	Osteopathische Techniken	275
6.15	**Ovar**	275
6.15.1	Phylogenese und Embryologie	275
6.15.2	Postnatale Entwicklung des Genitalsystem	276
6.15.3	Anatomische Grundlagen	276
6.15.4	Physiologie	277
6.15.5	Osteopathische Techniken	278
6.16	**Pankreas**	279
6.16.1	Phylogenese und Embryologie	279
6.16.2	Postnatale Entwicklung	280
6.16.3	Anatomische Grundlagen	280
6.16.4	Physiologie	281
6.16.5	Osteopathische Techniken	281
6.17	**Peritoneum**	283
6.17.1	Phylogenese und Embryologie	283
6.17.2	Anatomische Grundlagen	284
6.17.3	Physiologie	285
6.17.4	Osteopathische Techniken	285
6.18	**Prostata**	287
6.18.1	Phylogenese und Embryologie	287
6.18.2	Postnatale Entwicklung	289
6.18.3	Anatomische Grundlagen	289
6.18.4	Physiologie	289
6.18.5	Osteopathische Techniken	289
6.19	**Ureter**	290
6.19.1	Phylogenese und Embryologie	290
6.19.2	Postnatale Entwicklung	290
6.19.3	Anatomische Grundlagen	290
6.19.4	Physiologie	291
6.19.5	Osteopathische Techniken	291

6.20	**Uterus**		291
6.20.1	Phylogenese und Embryologie		291
6.20.2	Postnatale Entwicklung		291
6.20.3	Anatomische Grundlagen		292
6.20.4	Physiologie		292
6.20.5	Osteopathische Techniken		292
7	**Kraniosakrale Osteopathie**		**295**
7.1	**Kranium**		**295**
7.1.1	Phylogenese und Embryologie		295
7.1.2	Osteopathische Betrachtung		295
7.1.3	Anatomische Grundlagen		298
7.1.4	Prinzipien der Diagnostik		301
7.1.5	Prinzipien der Therapie		302
7.1.6	Osteopathische Techniken		302
7.2	**Suturen des Kraniums**		**303**
7.2.1	Phylogenese und Embryologie		303
7.2.2	Systematik der Suturen		304
7.2.3	Osteopathische Techniken		304
7.3	**Sakrum**		**308**
7.3.1	Phylogenese und Embryologie		308
7.3.2	Anatomische Grundlagen		308
7.3.3	Osteopathische Techniken		309
7.4	**Diaphragmen**		**310**
7.4.1	Phylogenese und Embryologie		310
7.4.2	Diaphragmen in der kraniosakralen Osteopathie		310
7.4.3	Anatomische Grundlagen		310
7.4.4	Osteopathische Techniken		311
7.5	**Kraniales und spinales Membransystem**		**313**
7.5.1	Phylogenese und Embryologie		313
7.5.2	Anatomische Grundlagen		313
7.5.3	Osteopathische Techniken		316
7.6	**Venöse Blutleiter**		**321**
7.6.1	Phylogenese und Embryologie		321
7.6.2	Anatomische Grundlagen		321
7.6.3	Osteopathische Techniken		323
7.7	**Liquor cerebrospinalis**		**326**
7.7.1	Phylogenese und Embryologie		326
7.7.2	Anatomische Grundlagen		326
7.7.3	Osteopathische Bedeutung des Liquor cerebrospinalis		331
7.7.4	Osteopathische Techniken		332
7.8	**Symphysis sphenobasilaris**		**334**
7.8.1	Phylogenese und Embryologie		334
7.8.2	Anatomische Grundlagen		334
7.8.3	Osteopathische Techniken		338
7.9	**Os sphenoidale**		**341**
7.9.1	Phylogenese und Embryologie		341
7.9.2	Osteopathische Betrachtung		341
7.9.3	Anatomische Grundlagen		341
7.9.4	Osteopathische Techniken		343

7.10	**Os occipitale**	344
7.10.1	Phylogenese und Embryologie	344
7.10.2	Osteopathische Betrachtung	344
7.10.3	Anatomische Grundlagen	344
7.10.4	Osteopathische Techniken	346
7.11	**Os frontale**	348
7.11.1	Phylogenese und Embryologie	348
7.11.2	Osteopathische Betrachtung	348
7.11.3	Anatomische Grundlagen	349
7.11.4	Osteopathische Techniken	350
7.12	**Os parietale**	352
7.12.1	Phylogenese und Embryologie	352
7.12.2	Osteopathische Betrachtung	352
7.12.3	Anatomische Grundlagen	352
7.12.4	Osteopathische Techniken	353
7.13	**Os temporale**	355
7.13.1	Phylogenese und Embryologie	355
7.13.2	Osteopathische Betrachtung	355
7.13.3	Anatomische Grundlagen	356
7.13.4	Osteopathische Techniken	357
7.14	**Os ethmoidale**	360
7.14.1	Phylogenese und Embryologie	360
7.14.2	Osteopathische Betrachtung	360
7.14.3	Anatomische Grundlagen	361
7.14.4	Osteopathische Techniken	362
7.15	**Os vomer**	364
7.15.1	Phylogenese und Embryologie	364
7.15.2	Osteopathische Betrachtung	364
7.15.3	Anatomische Grundlagen	364
7.15.4	Osteopathische Techniken	366
7.16	**Os lacrimale**	367
7.16.1	Phylogenese und Embryologie	367
7.16.2	Osteopathische Betrachtung	367
7.16.3	Anatomische Grundlagen	367
7.16.4	Osteopathische Techniken	368
7.17	**Os nasale**	369
7.17.1	Phylogenese und Embryologie	369
7.17.2	Osteopathische Betrachtung	369
7.17.3	Anatomische Grundlagen	369
7.17.4	Osteopathische Techniken	370
7.18	**Os zygomaticum**	371
7.18.1	Phylogenese und Embryologie	371
7.18.2	Osteopathische Betrachtung	371
7.18.3	Anatomische Grundlagen	371
7.18.4	Osteopathische Techniken	372
7.19	**Os maxillare**	374
7.19.1	Phylogenese und Embryologie	374
7.19.2	Osteopathische Betrachtung	374
7.19.3	Anatomische Grundlagen	375
7.19.4	Osteopathische Techniken	376

7.20	**Os palatinum**	379
7.20.1	Phylogenese und Embryologie	379
7.20.2	Osteopathische Betrachtung	379
7.20.3	Anatomische Grundlagen	380
7.20.4	Osteopathische Techniken	381
7.21	**Os mandibulare**	382
7.21.1	Phylogenese und Embryologie	382
7.21.2	Osteopathische Betrachtung	382
7.21.3	Anatomische Grundlagen	383
7.21.4	Osteopathische Techniken	386
7.22	**Os hyoideum**	389
7.22.1	Phylogenese und Embryologie	389
7.22.2	Osteopathische Betrachtung	389
7.22.3	Anatomische Grundlagen	389
7.22.4	Osteopathische Techniken	390
8	**Vegetativum und vegetatives Nervensystem**	392
8.1	**Einleitung**	392
8.2	**Entwicklung des Nervensystems**	393
8.3	**Gliederung des Nervensystems**	394
8.4	**Topografie und Funktion des vegetativen Nervensystems**	395
8.4.1	Allgemeiner Aufbau der Zentren des VNS	395
8.4.2	Zentren und Ganglien des Parasympathikus	396
8.4.3	Zentren und Ganglien des Sympathikus	396
8.4.4	Enterisches Nervensystem	400
8.5	**Klinische Bedeutung des vegetativen Nervensystems**	400
8.5.1	Zirkadiane Rhythmen	401
8.5.2	Burn-out	402
8.5.3	Einfluss der Emotionen auf das Vegetativum	403
9	**Bindegewebe und Faszien als Basis der osteopathischen Therapie**	404
9.1	**Definition Faszie**	404
9.2	**Funktionelle Bedeutung**	404
9.2.1	Beschreibung der Faszien durch A.T. Still	405
9.2.2	Faszien als „Flussbett des Lebens"	406
9.2.3	Faszien sorgen für Unterteilung	406
9.2.4	Faszien sorgen für Stabilität und Form	407
9.2.5	Faszien sorgen für Beweglichkeit	407
9.2.6	Faszien verbinden	407
9.2.7	Faszien unterstützen die Posturologie	408
9.2.8	Faszien als psychoemotionaler Speicher	408
9.2.9	Darum werden Faszien behandelt	409
9.3	**Embryologie**	410
9.3.1	Paraxiales Mesoderm – Somiten	410
9.3.2	Intermediäres Mesoderm	410
9.3.3	Seitenplattenmesoderm	410
9.3.4	Das vermeintliche „Zellgedächtnis"	411
9.4	**Histologie und Physiologie**	411
9.4.1	Gewebearten	411
9.4.2	Bindegewebe	411

9.4.3	Aufteilung des Bindegewebes	412
9.4.4	Histologie des Bindegewebes, der Faszien	413
9.4.5	Funktion des Bindegewebes, der Faszien	416
9.5	**Anatomie und Topografie**	**416**
9.5.1	Schematische Einteilung der Faszien	416
9.5.2	Pars superficialis der Faszien	417
9.5.3	Zuordnung einzelner Faszien zur Pars superficialis der Faszien mit ihren drei Anteilen	419
9.5.4	Pars media der Faszien – die „Organtüte"	436
9.5.5	Pars profunda der Faszien – die „Neuro-WS-Tüte".	446
9.5.6	Spezielle Fasziennamen	447
9.6	**Fasziale Diaphragmen – die Pufferzonen**	**449**
9.7	**The Bowstring und Le Tendon central**	**450**
9.7.1	The Bowstring – Bogenstrang, Bogensehne	450
9.7.2	Le Tendon central – Zentralsehne	452
9.8	**Fasziale Diagnostik**	**456**
9.8.1	Einführung in die Diagnostik	456
9.8.2	Inspektion und oberflächige Palpation	457
9.8.3	Fasziale Tests	457
9.8.4	Globale Tests	458
9.8.5	Regionale Tests	463
9.8.6	Lokale spezifische Tests (für den Bewegungsapparat, die Viszera und das Kranium)	469
9.9	**Behandlungsprinzipien in der faszialen Osteopathie**	**469**
9.9.1	Drei Grundprinzipien zur Behandlung von Faszien	470
9.9.2	Behandlung der Bogensehne – Bowstring	476
9.9.3	Behandlung der Zentralsehne – Tendon central	480

Teil 3
Angewandte Osteopathie

10	**Patient-Therapeuten-Beziehung**	**486**
10.1	**Osteopathische Untersuchung**	**486**
10.1.1	Vorbemerkungen	486
10.1.2	Anamnese	488
10.1.3	Sichtbefund	489
10.1.4	Bewegungsbefund	489
10.1.5	Befundanalyse und Behandlungsplanung	490
10.1.6	Zusammenfassung zur osteopathischen Untersuchung	491
10.1.7	Fallbeispiel	492
10.2	**Leitsymptome/Differenzialdiagnose**	**493**
10.2.1	Adynamie	494
10.2.2	Anorexie (Syn.: Appetitlosigkeit)	495
10.2.3	Arrhythmie	495
10.2.4	Bauchschmerzen (allgemein)	496
10.2.5	Bewusstseinsstörungen	497
10.2.6	Blähungen (Syn.: Meteorismus)	497
10.2.7	Blässe	498
10.2.8	BSG – Beschleunigung	499
10.2.9	Dyspnoe	499

10.2.10 Erniedrigtes Serumeisen	500
10.2.11 Extremitätenschmerz	501
10.2.12 Fieber	501
10.2.13 Gelenkschmerzen	502
10.2.14 Hörstörungen	503
10.2.15 Husten	503
10.2.16 Hypertonie	504
10.2.17 Juckreiz	505
10.2.18 Knochenschmerzen	505
10.2.19 Kopfschmerzen	506
10.2.20 Müdigkeit	507
10.2.21 Reflexstörungen	507
10.2.22 Rücken- und Kreuzschmerzen	508
10.2.23 Schlafstörungen, Schlaflosigkeit	509
10.2.24 Schwindel	509
10.2.25 Schwitzen, pathologisches	510
10.2.26 Synkope	511
10.2.27 Thoraxschmerzen	511
10.2.28 Tremor	512
11 Osteopathische Betrachtungen und Fallbeispiele	**514**
11.1 Fallbeispiele	514
11.1.1 Wirbelsäule	514
11.1.2 Hals-Nasen-Ohren-Kopf	554
11.1.3 Allgemeine Stresszustände	577
11.1.4 Thorax (Herz, Lunge)	579
11.1.5 Periphere Gelenke	596
11.1.6 Traumata und Sportverletzungen	630
11.1.7 Osteopathie im Leistungs- und Wettkampfsport	637
11.1.8 Verdauungstrakt	646
11.1.9 Kleines Becken	667
11.1.10 Pädiatrie	672
11.1.11 Innere Organe	679
11.1.12 Neurologie	696
11.1.13 Dermatologie	713

Teil 4
Anhang

12	**Glossar**	**716**
13	**Abkürzungsverzeichnis**	**717**
	Sachverzeichnis	**718**

Anschriften

Herausgeber

Eric Hebgen
Lange Hecke 25
53639 Königswinter
Deutschland
osteopathie-hebgen@t-online.de;
info@osteopathy-hebgen.de

Werner Langer
Walleroder Weg 6 A
4780 St. Vith
Belgien
wela@ifaop.com

Mitarbeiter

René Assink
Paul-Steen-Str. 8
23560 Lübeck
Deutschland
assink@t-online.de

Michael Bonacker
Hardtstr. 2
76287 Rheinstetten
Deutschland
michael-bonacker@t-online.de

Arndt Bültmann
Am Wiesengrund 7
47647 Kerken
Deutschland

Dieter Burkhardt-Elbing
Annostr. 4c
53773 Hennef
Deutschland

Uwe Conrad
Praxis für Osteopathie
Homrichstr. 62
66839 Schmelz
Deutschland
osteopathie-conrad@t-online.de

Jürgen Gröbmüller
Praxis für Osteopathie
Schwanthalerstr. 5
80336 München
Deutschland

Gert Groot Landeweer
Im Maueracker 2
79279 Vörstetten
Deutschland
gertgl@t-online.de

Dr. med. Jürgen Güttler
Sudermanstr. 5
50670 Köln
Deutschland
praxis@osteopathie-dr-guettler.de

Wim Hermanns
Praxis für
Physiotherapie u. Osteopathie
Venloer Str. 192
41462 Neuss
Deutschland
info@wimhermanns.de

Simone Huss
Merkurstr. 6
76571 Gaggenau
Deutschland
info@impulse-gesundheitszentrum.de

Raimond Igel
Lukas-Cranach-Str. 11
12203 Berlin
Deutschland
raimond.igel@web.de

Albrecht K. Kaiser
Fontainengraben 40
53123 Bonn
Deutschland
albrecht-kaiser@gmx.de

Anschriften

Thomas Kuschel
Steinkaulstr. 14
54595 Prüm
Deutschland

Christian Lademann
VIA MANUS
Praxis f. Physiotherapie und Osteopathie
Am Haushof 6
40670 Meerbusch
Deutschland
info@via-manus.de

Andreas Maassen
Andreasstr. 12
52538 Selfkant
Deutschland
andreasmaassen@nexgo.de

Renate Mahler
Eduard-Hiller-Str. 24
73630 Remshalden
Deutschland
renatemahler@gmx.de

Dorothea Metcalfe-Wiegand
Praxis für Osteopathie und Somatic Experiencing
Niedenau 36
60325 Frankfurt a. M.
Deutschland
info@osteomove.de

Dr. med. Ernst Meyer
Burg-Reuland 42 E
4790 Reuland
Belgien
ernst.meyer@skynet.be

Philippe Misslin
Rue des Orpailleurs 20
67100 Straßburg
Frankreich
Philippe.misslin3@gmail.com

Kristin Peters
Giersiepen 2
58553 Halver
Deutschland
kristinpeters@t-online.de

Gabi Prediger
Praxis am Schloss
Notburgastr. 2
80639 München
Deutschland
gabi.prediger@nexgo.de

Philipp Richter
Thommen 57 d
4791 Burg Reuland
Belgien
phiri@ifaop.com

Michaela Rütz
Onnert 12
41334 Nettetal
Deutschland
m.ruetz@osteopathie-akademie.de

Dr. med. Roger Seider (†)

Johanna Slipek-Ragnitz
Zentrum für Osteopathie
Leipzig Lobstädt
Funkenburgstr. 12
04105 Leipzig
Deutschland
info@zoll-osteopathie.de

Angelika Strunk
Chaussée de Liège 12
4850 Plombières
Belgien
strunk@gussmann-vm.de

Peter Verhaert
Kiefernweg 7
53894 Mechernich
Deutschland

Teil 1
Entstehung und Bedeutung der Osteopathie

1	Geschichte der Osteopathie....................	20
2	Was ist Osteopathie?........................	37

1 Geschichte der Osteopathie

Wim Hermanns

Irgendwo nimmt alles seinen Anfang. Wim Hermanns zeichnet in diesem Kapitel die Geschichte der Osteopathie in den USA und in Europa nach und stellt ihre Entstehung in den Kontext der Zeit.

1.1 Die Begründer der Osteopathie

1.1.1 Andrew Taylor Still

Der Ursprung

Die Evidence-based Medicine, das große Schlagwort des 21. Jahrhunderts, hat seinen Begründer in Andrew Taylor Still. Still wurde als Sohn eines Methodistenpredigers im Jahr 1828 geboren und verbrachte seine Jugend im sogenannten Durchgangsland („the Frontierland"), dem unberührten Westen der USA. Dieses Gebiet in Tennessee war damals die Grenze der Zivilisation. Durch die Beobachtung der Natur und ihrer Vorgänge eignete sich Still einen Schatz an funktionellem anatomischem Wissen an. So entstand neben seinem vom Vater geprägten strengen Glauben eine starke Naturverbundenheit.

Doch die menschliche Natur beinhaltet nicht alleine ein physisches Konzept, sondern auch – wie bei den Ärzten aus der griechischen Antike – psychologische und philosophische Komponenten. Im späten christlichen Mittelalter verschwanden letztgenannte Aspekte gänzlich aus der medizinischen Landschaft. Die Ärzte befassten sich mit dem Körper, die Kirche wachte über den Geist. Heilung lag in den Händen Gottes. Die Klostermedizin ließ keine non-theologische Krankheitsursache zu.

Paracelsus (1493–1541) lebte im inquisitatorischen Europa gefährlich, als er neben dem „Ens die", die durch Gottes Wirken verursachten Krankheiten, auch andere Ursachen für Leiden nannte. So konnten auch die Gestirnkonstellation (Ens astrale) oder Gifte (Ens veneri) oder die Vorherbestimmung (Ens naturale) Einfluss auf die Entstehung von Krankheiten haben [27]. Dass es jedoch psychosoziale oder psychosomatische Ursachen für Krankheiten geben könnte, wurde von der katholischen Kirche vehement abgestritten.

Descartes (1596–1650) ging sogar noch weiter und trennte Geist und Körper in einem dualistischen Konzept [24]. Der Lebensgeist lebe in der körperlichen Maschine. Er trenne das Dasein in einen Res extensae, eine Objektenwelt, und einen Res cognitantes, eine Gedankenwelt.

Auch in Amerika bestand in der Mitte des 19. Jahrhunderts eine von Europa geprägte Organmedizin. Die Ausleitungsverfahren, die Galen lehrte, fanden „heroisch" ihre Anwendung: Aderlass, Brechmittel, phytotherapeutische und mineralische Betäubungsmittel [1] [28]. Die Spagyrik, eine Paracelsus-Medizin, blühte jedoch erneut auf [16], die Homöopathie fand ihren Weg, elektromedizinische Verfahren fanden immer mehr Anhänger.

In Amerika stand A.T. Still, wie auch einige andere Ärzte, der erfolgsarmen europäischen Medizin kritisch gegenüber. Doch es gab keine Alternative. Die Medizin hatte sich in den sechs Jahrhunderten seit dem Mittelalter nicht grundlegend verändert. Im Nachfolgenden werden wir sehen, wie Still sich kompromisslos gegen seine Kollegen und ihre „trügerischen Theorien" [9] kehrt, und die Prinzipien der Evidence-based Medicine dabei beherzigt: „Der erfolgreiche Mann verfolgt nicht nur die Theorie. Sein Motto heißt ausschließlich beweisen!" [9]

Still war neun Jahren alt, als sein Vater als Missionar nach Nord-Missouri berufen wurde. Hier erfuhr er das harte Pionierleben, das aus Schule, Haus- und Feldarbeit und Jagd bestand. Die Wildnis war sein Lehrmeister, und beim Häuten von Eichhörnchen, Hirschen und anderen wilden Tieren lernte Still nach und nach immer mehr über funktionelle Anatomie und die Natur, mehr als ihn ein Lehrbuch hätte lehren können. Aus dieser Zeit berichtete Still von seiner ersten Entdeckung in der Wissenschaft der Osteopathie. Er war zehn Jahre alt, als er plötzlich starke Kopfschmerzen und Verstimmungen bekam. Er band ein Seil zwischen zwei Bäume, legte ein Tuch darüber, legte sich ausgestreckt auf den Boden und nutzte das Seil als schwebendes Kissen. Nach einem leichten Schlaf wachte er ohne Kopfschmerzen auf. Auch die begleitenden Magenschmerzen waren verschwunden. Zu dieser Zeit machte sich Still keine Gedanken über den Mechanismus dieses Erfolges. Doch später war er davon überzeugt, dass die Arterien den Fluss des Lebens, der Heilung und der Linderung darstellen, und ihre Verstopfung oder Verletzung Krankheit zur Folge haben (Arterial Rule).

Stationen/Biografie

Die Indianer

Im Jahre 1844 zerstritt sich die Kirche, für die Stills Vater, Abraham Still, als Prediger tätig war. Die Methodistenkirche Süd war davon überzeugt, dass die Bibel die Sklaverei rechtfertigte. Stills Vater glaubte nicht daran, dass Sklaverei von Gott gewollt war und verweigerte sich der neuen Kirche. Er predigte, dass Sklaverei eine Sünde sei. Bedroht mit dem Tod sah er sich gezwungen, der Abberufung von seiner Kirche in das Revier der Shawnee-Indianer in Kansas Folge zu leisten. A.T. Still behandelte hier in der Wakarnsa-Mission zusammen mit seinem Vater die Indianer. Zwar lernte er vieles von den Indianern, ihre Sprache, ihre Heilkunde, Kräuter und ihren Glauben, doch sah er, dass ihre Medizin der großen Choleraseuche genauso hilflos gegenüberstand wie seine eigene. Viele Indianer starben. Und Still wurde, wie er selber beschreibt, zu einem Dieb im Namen der Wissenschaft [9]. Er exhumierte Indianerleichen, um die Toten zu studieren, damit die Lebenden davon profitieren konnten: „Die größte Studie des Menschen ist der Mensch" [9]. In dieser Zeit lernte Still mehr über Anatomie und Funktion des Körpers, als ihm die Schulmedizin der Universität beigebracht hatte.

Der Krieg

In der Zeit um 1857–1860 spitzte sich die Sklavereifrage nicht alleine in der Kirche zu, sondern auch politisch, und A.T. Still wollte auf der politischen Ebene für seine Ideale einstehen. 1857 wurde er als Repräsentant von Douglas County, Kansas, in die Legislative gewählt. 1860, in dem Jahr, als Abraham Lincoln zum Präsidenten gewählt wurde, brach der Rebellionskrieg aus. Einige Südstaaten wollten die Abspaltung von den Vereinigten Staaten. Während seiner gesamten Amtszeit als US-Präsident sah sich Abraham Lincoln gezwungen, einen Bürgerkrieg zur Wiederherstellung der Union zu führen. Dabei stand er im Wesentlichen vor vier großen Aufgaben: Er musste den Krieg militärisch gewinnen, bei der Bevölkerung des Nordens die Kampfbereitschaft aufrechterhalten, die Einmischung europäischer Mächte zugunsten der Konföderierten verhindern und schließlich die Abschaffung der Sklaverei betreiben, um die Ursache des Konflikts ein für allemal zu beseitigen [2]. Still schrieb sich im September 1861 als Freiwilliger in der Kavallerie der Nordstaaten ein. Als Major blieb er bis zum Kriegsende 1864 Soldat.

Die „neue" Sklaverei

Am Ende des Krieges sah Still jedoch eine neue Sklaverei das Land regieren: Die Sucht nach Medikamenten und Alkohol als Folge ärztlicher Behandlungen. Still sah in der Ignoranz der „Schulmedizin" die Ursache dieser neuen Sklaverei, welche tyrannischer herrschte als die alte. Er meinte spöttisch, dass eines Chirurgen Ausrüstung komplett wäre, wenn sie Kalomel, Chinin, Whisky, Opium und ein Messer enthielte. Auf diese Weise würde die Liebe zu starken Getränken genährt werden. Der Krieg hatte Stills Familie geschont, doch ein neuer Feind kam auf die Bühne, und der war nicht gnädig. Eine Meningitis-Epidemie überzog das Land, und seine Familie wurde getroffen. Die Ärzte, die Still konsultierte, konnten seine Familie nicht retten. Drei von seinen vier Kindern starben. Still hatte in dieser Zeit großes Vertrauen in die Ehrbarkeit der Ärzte und Pfarrer. Sie täten ihr Bestes. Und obwohl in einer solchen Zeit viele Menschen sich von Gott abwenden würden, wurde Still in seinem Glauben gestärkt. Er kam zu dem Entschluss, dass Gottes Gesetz absolut und animalisch ist. Gott hat den Körper in Perfektion geschaffen und ihm zugleich Heilungskräfte gegeben. Es ist nicht Gott, der die Krankheiten bestimmt, sondern die Natur. Gott, als liebender, intelligenter Schöpfer des Menschen hat Medikamente in genügender Menge im menschlichen Körper bereitgestellt, um alle Krankheiten zu heilen. Das macht alle von außen kommenden Medikamente, die homöopathischen inklusive, überflüssig. Der Arzt, als ordnende Person, sollte die Medikamente (Selbstheilungskräfte) im Körper des Menschen finden und freisetzen, wie bei einer Maschine, die gewartet werden muss.

Still war ein vielseitig interessierter Zeitgenosse, und die Mechanik von Maschinen war sein Steckenpferd. So war er beteiligt an der Entwicklung der Mähmaschine und er erfand eine Buttermaschine. Fasziniert von den Hebeln, Dreh- und Schwungrädern übersetzte er die mechanischen Prinzipien auf den menschlichen Körper. Nun muss man bedenken, dass eine Maschine in dieser Zeit mit Respekt betrachtet wurde. Der Mensch, der Erfinder, und die Maschine, das zweckmäßig Erfundene, waren eng miteinander verknüpft. Alle Komponenten der menschlichen Maschine – Sehnen, Muskeln, Nerven, ihre Versorgung mit Blut und Energie, ihre Arbeit zum Erhalt der Gesundheit oder ihre Blockaden – weckten Stills Interesse. Er sah Fieber, Ischias, Rheuma, Koliken, Gicht oder Husten nicht als Krankheiten an, sondern als Symptome einer fehlgesteuerten Flüssigkeitsversorgung durch vermehrte oder verringerte Nervenaktivität. Auf diesem Prinzip beruht die Osteopathie seit dem 22. Juni 1874.

Die Entdeckung
An diesem besagten Tag, so wird erzählt, spazierte Still durch die Straßen von Macon, Georgia. Es begegnete ihm eine Frau mit drei Kindern, die offensichtlich an Ruhr litten. Ruhr oder blutige Dysenterie, eine Shigellen-Infektion, war zu Zeiten Stills bei Kindern eine oft tödlich verlaufende Krankheit. Er bot an, ein Kind zu tragen und begann spontan, dessen Rücken und Bauch zu massieren. Ihm fiel dabei auf, dass es eine ungleichmäßige Verteilung von Wärme und Vitalität zwischen Rücken und Bauch gab. Mehr oder weniger intuitiv begann er die Vitalenergie zwischen seinen Händen zu verteilen und auszubalancieren. Schwellungen und Knoten in der Rückenmuskulatur löste er, damit die Vitalkräfte wieder fließen konnten. Am Ende der Behandlung war die Hitze ausgeglichen. Still bot der Frau an, am nächsten Tag umsonst Medikamente bei ihm zu holen. Zu Stills Verwunderung hatten die Blutungen am nächsten Tag aufgehört.

Nachdenkend über diese „Heilung" stellte er fest, dass er ohne Knocheneinrenken, doch mit bewusstem Dirigieren der Vitalkräfte dem Körper des Kindes die nötigen „Medikamente" hat zukommen lassen. Er hatte durch Visualisierung seiner Intentionen die Heilung herbeigerufen. Weder durch die Kraft einer Wirbelsäulenmanipulation, noch durch die Gedanken eines Heilers, doch durch bewusste, fokussierte Kraftübertragung hatte er den Körper zur Selbstheilung angeregt [21].

Im gleichen Jahr, nämlich 1874, erklärte Still, dass eine gestörte Arterie den Beginn markiert, wenn eine Krankheit ihre Saat der Zerstörung im menschlichen Körper aussät. Die arterielle Versorgung von Nerven, Muskeln, Bändern etc. und die Arterie selbst wird unterbrochen. Es galt, diesen Fluss wiederherzustellen. Es gab laut Still keine Ausnahme zu diesem Gesetz der Arterie. Es ist absolut, universal und darf nicht ignoriert werden, sonst folgt Krankheit. Außerdem sind alle Nerven von diesem Gesetz abhängig. So angewendet trägt der Körper alle „Medikamente" in sich, welche für das menschliche Glück und die Gesundheit als nötig erachtet werden.

Still meinte, dass der Knochen Ausgangspunkt pathologischer Umstände sei, und so kombinierte er die griechischen Wörter „Osteon" (Knochen) und „Pathos, Pathei" (Leiden) zu dem Begriff der **Osteopathie**. Die Knochen konnten die Versorgungswege des Körpers unterbrechen. Still lästerte über die „reguläre Medizin", indem er schrieb: „Was tut der Arzt in einem solchen Fall? Wie ein Viehtreiber sein lahmendes Maultier durch die Peitsche antreiben kann, ihn weiter zu tragen, kann ein Arzt durch den Einsatz von Chinin oder anderen Stimulanzien versuchen, das Blut durch den Körper zu peitschen. Bei zu starkem Einsatz der Morphinpeitsche wird das Leben manchmal zu Tode gepeitscht" [9]. Im gleichen Fall würde ein Osteopath die Blockade der Versorgung aufheben. Osteopathie, so meinte Still, sehe den Menschen nicht als Kriminellen an, der durch Erbrechen, Durchfall und Krankheit von Gott gestraft würde. Gott manifestiere sich selbst in Materie, Dynamik und Geist. Der Osteopath müsse seine Manifestationen gut studieren. Mit Sutherlands Worten ausgedrückt: „Dig on" – „Grabe weiter, studiere die Dinge, die du machst!" [10]

Die Schule

Die Universität Baldwin, an deren Aufbau Still und sein Vater maßgeblich und finanziell beteiligt waren, verwehrte ihm den Eintritt als er anfragte, Osteopathie unterrichten zu dürfen. Seine Aussagen, er könne Fieber unterdrücken, indem er die Wirbelsäule behandele, oder Diphtherie heilen durch Bewegung, wurden belächelt. Still kehrte daraufhin nach Missouri zurück, wo er sich nach einigen Rundreisen als Arzt schließlich in Kirksville niederließ. Osteopathisch konnte er eine große Patientenschar von ihren Leiden erlösen und seine Erfolge, Bekanntheit und Praxis vergrößern. Nach und nach wurde Still von seinen vier Söhnen in der Behandlung seiner Patienten unterstützt.

Hin und wieder unterrichtete Still einen Interessierten in Osteopathie. Als Dr. John Martin Littlejohn aus Schottland sich ihm vorstellte, kam Still mit ihm zu einem Tauschgeschäft. Littlejohn sollte Stills Söhne, seine Tochter sowie einige andere in Anatomie unterrichten, dafür bekam er Unterricht in Osteopathie. Still baute zu diesem Zweck ein kleines Haus. Zum Einfluss Littlejohns auf die Osteopathie kommen wir später zu sprechen (Kap. 1.1.2). Obwohl Still in seinen Büchern mit Personennennungen nicht geizte und bei vielen seiner Anekdoten die Namen der betreffenden Menschen nannte, sprach er von Littlejohn schlicht als „dem Arzt aus Edinburgh" oder „dem schottischen Arzt". Sein Verhältnis zu Littlejohn war niemals feindselig, doch gewiss auch nicht warmherzig. Am 30. Oktober 1894 war die erste Osteopathieschule, die American School of Osteopathy in Kirksville, Missouri, ein Fakt. Sie hatte den gleichen Status wie eine medizinische Fakultät. Es war die erste Universität, die Frauen als Studenten annahm. Still war voller Lob über ihre Kompetenzen. Für die Studenten war Anatomie ein Hauptfach. Sie mussten 90 von 100 Punkten erreichen, bevor sie in die Praxis durften. Er verlangte von seinen Schülern, es ihm gleichzutun: In einem Beutel befand sich eine Anzahl von menschlichen Knochen. Die Studenten sollten durch Palpieren jeden Knochen benennen können und sagen, zu welcher Körperseite er gehört.

Doch Still wollte mehr, als nur die Osteopathie unterrichten. In Artikel III der Satzung der ASO heißt es: „Das Ziel dieser Einrichtung ist es, ein College für Osteopathie einzurichten, dessen Plan darin besteht, die bestehenden Systeme der Chirurgie, der Geburtshilfe und der allgemeinen Behandlungen von Krankheiten zu verbessern, und sie auf eine rationalere und wissenschaftlichere Basis zu stellen sowie die Informationen an die medizinische Profession weiterzugeben" [20]. So konnte Still in den nächsten Jahren seine Schule ausbauen, und einige seiner Nachfolger gründeten selber eigene Schulen für Osteopathie.

1910 veranlasste die American Medical Association eine Standardisierung der Unterrichtsmaterie der amerikanischen medizinischen Universitäten. Sie wurden nach deutschem Vorbild in dem sogenannten Flexner-Report zusammengefasst. Nur solche Schulen, die dem Standard folgten, konnten sich staatliche Finanzunterstützung sichern. Die Folge war, dass viele osteopathische Ideen Stills aus dem Curriculum verschwanden. Vor allem das spirituelle Konzept vom „triune man" (S. 26) hatte in der neuen Struktur keinen Platz mehr. Und bis auf den heutigen Tag ist es so, dass die 50 000 Osteopathen, die in Amerika praktizieren, in ihrer Behandlungsweise nicht groß abweichen von den 350 000 medizinischen Ärzten. Das spirituelle Konzept von Still konnte in Europa Jahre später wieder aufgegriffen werden (Kap. 1.3).

Die Philosophie

Die Osteopathie von A.T. Still (M.D., D.O.) basierte also auf zwei wichtigen Grundlagen: erstens auf einer fundierten Kenntnis in Anatomie, die zu einer ausführlichen palpatorischen Diagnostik und manipulativen Behandlung führte; daneben wurde die Bedeutung von Gesundheit in den Vordergrund gestellt. Still sagte, Krankheit könnte jeder finden. Der Osteopath sollte die Gesundheit im Menschen suchen, d.h., den Ressourcen des Patienten eine Möglichkeit zu geben, den Körper zu gesunden, indem die blockierenden Faktoren durch Justierung beseitigt werden. Zum Wohlbefinden im weitesten Sinne, einschließlich einer psychischen, emotionalen und geistigen Gesundheit, gehört auch das Vermeiden von Alkohol, Suchtmitteln, Medikamenten oder anderen negativen Gewohnheiten.

Das mechanische Konzept

Die Aufgabe des Osteopathen wäre dann laut Still, Anomalität in Normalität zu führen. Denn eine normale Ausrichtung der Knochen oder Gewebe geht einher mit Gesundheit. Die normale physiologische Ausrichtung gibt der arteriellen, venösen, lymphatischen Versorgung freien Lauf. Hierzu benutzte Still die Knochen als Hebel, um die ossalen Foramina, Gelenke, Sehnen, Muskeln und Faszien als Durchtrittsstellen der Gefäße zu behandeln. Bewegung war laut Still der erste und einzige Beweis des Lebens.

A.T. Stills Grundkonzept der Osteopathie kann zusammengefasst werden im Sinne von Gesundheit, Krankheit und Patientenfürsorge (▶ Tab. 1.1).

Das energetische Konzept

In seinem Vergleich des menschlichen Körpers mit einer Maschine spielen alle diese versorgenden und entsorgenden Komponenten eine Rolle. Doch Stills Vergleich ging weiter: Eine Maschine braucht eine Energiequelle. Und Still sah das Gehirn als Dynamo der menschlichen Maschine. Von hier würden elektrische Impulse generiert und zu den Nerven geleitet. Einige Nerven dienten dazu, den Blutstrom in Gang zu halten. Die vasomotorischen Nerven bestimmten den Diameter der Gefäße und damit Blutmenge und Blutfluss zu den Geweben und Organen. Damit wären Nervenaktivität und Blutstrom voneinander abhängig. Doch obwohl das arterielle Gesetz als absolut und universal galt, betonte Still auch einen ungestörten Lymphfluss. Der Osteopath berührt die Quelle des Lebens, wenn er das lymphatische System behandelt. Doch es gab ein weiteres Element im Körper von noch höherer Bedeutung, und das war die zerebrospinale Flüssigkeit. Wenn sie nicht ausreichend ströme, würde der Körper nicht funktionieren können.

Obwohl Still diese osteopathischen Konzepte immer wieder in den Vordergrund stellte, sah er, dass Vererbung, Lebensgewohnheiten, Umgebungseinflüsse, Gifte, Inaktivität sowie psychischer und sozialer Stress die Gesundheit beeinflussten. Auch Drogenmissbrauch, mangelnde Hygiene und Fehlernährung trugen zu Entstehung von Krankheiten bei.

Die osteopathischen Prinzipien

Im Catalogue of the American School of Osteopathy, Session 1899–1900, Kirksville, wurden folgende vier osteopathischen Prinzipien beschrieben:

1. Der Körper ist eine Einheit.
2. Der Körper besitzt selbstregulierende Mechanismen.
3. Struktur und Funktion stehen in reziproker Relation zueinander.
4. Rationale Therapie basiert auf dem Zusammenspiel von diesen drei Prinzipien.

▶ **Tab. 1.1** Klassische osteopathische Philosophie. [31]

Grundbegriff	Osteopathisches Verständnis
Gesundheit	• Gesundheit ist ein natürlicher harmonischer Zustand. • Der menschliche Körper ist eine perfekte Maschine, geschaffen für Gesundheit und Aktivität. • Der Gesundheitszustand hält so lange an, wie Körperflüssigkeiten normal fließen und normale Nervenaktivität besteht.
Krankheit	• Krankheit ist eine Folge von grundlegenden, öfter multifaktoriellen Ursachen. • Erkrankung wird häufig durch Behinderung des normalen Flusses der Körperflüssigkeiten oder der normalen Nervenaktivität verursacht. • Die Umgebung, das Verhalten, soziale und mentale Faktoren tragen zu der Entstehung von Krankheit und Erkrankung bei.
Patientenfürsorge	• Der menschliche Körper stellt alle Chemikalien, welche die Organe und Gewebe brauchen, zur Verfügung. • Beseitigung der mechanischen Behinderungen lässt einen optimalen Fluss der Körperflüssigkeiten, Nervenaktivität und Heilung zu. • Die Umgebung, das Verhalten, kulturelle, soziale und mentale Faktoren sollen als Teil des Patientenmanagements berücksichtigt werden. • Jedes Patientenmanagement sollte mit den individuellen Patientenbedürfnissen realistisch korrelieren.

Da die enormen wissenschaftlichen Fortschritte, v. a. auf dem Gebiet der Pharmakologie, Psychologie und Psychoneuroimmunologie, auch vor der Osteopathie nicht Halt machten, wurden im Laufe der Jahre einige von Stills Dogmen gebrochen [3]. So wurde noch während Stills Präsidentschaft an seiner Schule die von ihm als unnötig betrachtete Vakzination gegen Pocken als ein Teil der osteopathischen Praxis akzeptiert. Obwohl Still Medikamente vehement ablehnte, war er wohl für Anästhetika, Antidote gegen Gifte und „einige andere, die ihr Nützen bewiesen hatten".

1948 korrigierte das College of Osteopathic Physicians and Surgeons in Los Angeles ihre osteopathischen Prinzipien. „Wie eine Maschine kann der Körper nur effizient funktionieren, wenn er gut mechanisch eingestellt ist und seine chemischen Bedürfnisse entweder durch Nahrung oder durch pharmakologische Substanzen befriedigt sind." Im Textbook *Foundations for Osteopathic Medicine* [31] wurde das erste Prinzip der Osteopathie wie folgt ergänzt: „Der Körper ist eine Einheit. Der Mensch ist eine körperliche, psychische und geistige Einheit."

Doch noch einmal zurück zu Still. In seinen Texten erwähnte er nirgendwo, unter welchen Theorien und Einflüssen er zu seiner Philosophie der Osteopathie kam. Er war einer von den meist belesenen Ärzten seiner Zeit, schrieb jedoch in seiner *Philosophie der Osteopathie* [9], er habe viel entdeckt durch Lesen über verschiedenste Themen. Doch seine Hoffnung, etwas über die Gesetze des Lebens zu finden, wurde enttäuscht. – Sicher waren einige zeitgenössische Autoren wie Herbert Spencer, Alfred Russel Wallace und Emanuel Swedenborg von großem Einfluss auf Stills Denken. Littlejohn sah die Wurzeln der Osteopathie in der griechischen und römischen Medizin. Die Entwicklungen in Europa (iatromechanische, iatrochemische und vitalistische Medizin) haben zu den osteopathischen Ideen sicher ihren Beitrag geleistet [15].

Die Manipulation der Gelenke war sicher nicht neu. Hippokrates schrieb schon über „Subluxationen" und ihre Behandlung. Im 18. Jahrhundert war bereits bekannt, dass eine Beziehung zwischen ausgerenkten Wirbelgelenken und muskuloskelettalen und viszeralen Problemen bestand. Andrew Taylor Still war jedoch, obwohl er ein sehr belesener Mensch war, an erster Stelle Autodidakt. Er studierte die Natur, die Geologie, Botanik und Zoologie, Mechanik, Elektrizität, Philosophie, Spiritualität und den Humanismus. Er konnte sich tagelang zurückziehen in die Natur, um einen Knochen zu studieren.

Das spirituelle Konzept

Die OMT (Osteopathische Manipulative Therapie) war nicht Stills alleiniges Konzept gewesen. Ein anderes Konzept, welches von ihm beschrieben wurde, war die Biogenese. Er beschrieb die Biogenese in Kapitel XI seines Buches *Die Philosophie und mechanischen Prinzipien der Osteopathie* [9]. Kurz nachdem er 1892 dieses Buch publiziert hatte, versuchte er, so viele Exemplare wie möglich wieder einzuziehen. Wahrscheinlich fand er seine Ideen zu dieser Zeit zu radikal für die breite Öffentlichkeit. Der Begriff „Biogen" wird in Websters *Third New International Dictionary* definiert als „eine hypothetische, ultimative lebende Einheit, aus der Zellen aufgebaut sind". Für Still war Leben eine fein geteilte materielle Substanz, abgespalten von der alles bewegenden Kraft der Natur und in Form gebracht durch die archetypischen Ursprünge [20]. Vielleicht könnten wir heute „Biogen" mit dem Begriff des lebendigen Protoplasmas austauschen. Wir finden Ähnliches auch beim Vitalisten Gottfried Wilhelm von Leibniz. Er entdeckte die Monade als kleinste Energieeinheit. Die Übereinstimmung aller Monaden nennt Leibniz die prästabilisierte, d. h. vorherbestimmte Harmonie. Das heißt, dass auch Krankheiten in den Monaden festgelegt sind [15]. Der Unterschied liegt jedoch darin, dass Still das „Biogen" als den primären Ausdruck der Lebenskraft im materiellen Bereich sah. Leben kleidet sich also in Materie. Ohne Bewegung ist jedoch kein Leben möglich. Die treibende Kraft dazu ist die Schöpfungsintelligenz (die Höhere Weisheit oder „Mind").

Still sprach vom Menschen als dreifach differenzierte Einheit: Mind, Matter, Motion (Geist, Materie, Bewegung), „the triune man". Die unbewegte Materie ist infolgedessen tot und nur Form. Hier sehen wir also, dass der Mensch ein Produkt aus der Vereinigung von Himmel (Geist) und Erde (Form, Materie) ist und angetrieben wird von der Bewegung.

Still sah die Spiritualität als zugrunde liegendes Konzept in der Osteopathie. Er sagte: „Nachdem ich mich viele Jahre meines Lebens mit dem Studium der Anatomie des physischen Menschen, seines knöchernen Gerüstes und allem, was daran ansetzt, beschäftigte, habe ich auch versucht, mich mit dem wahrhaft spirituellen Menschen bekannt zu machen" [20]. Da Still eine Abneigung gegen Kirchenorganisationen hatte und einen personifizierten Gott nicht anerkannte, kann hier Spiritualität nicht mit Religion verwechselt werden. „Ich verstehe nichts von der Arbeit des Predigers. Ich habe die Bibel nicht daraufhin studiert. Aber das Wissen, das ich von der menschlichen Konstruktion erworben habe, überzeugt mich von der überlegenen Weisheit der Gottheit" [9]. Einen Gott leugnete Still nicht: „In den letzten 25 Jahren war es mein Ziel, einen einzigen Fehler in der Natur zu finden, einen einzigen Fehler Gottes. Aber ich habe in dieser Hinsicht vollkommen versagt" [20].

Die Konsequenz des Biogenkonzepts ist, dass der Mensch als Teil eines gewaltigen Systems erkannt wird. Paracelsus: „Die Natur ist eine Einheit, niemals vollendet, sondern immer im Werden" [27]. Die Natur stellt einen Makrokosmos dar, der Mensch, dagegengestellt, einen Mikrokosmos. Oder: wie im Großen, so im Kleinen. Der Mensch ist laut Still auch „eine verschlüsselte Repräsentation von Welten" [9]. In seiner Idee über das Himmlische (Geist, die Liebe, Intelligenz Gottes) und das Irdische (Materie, Körper), vereint durch Bewegung, stimmt Still in großen Linien mit Emanuel Swedenborgs Theorien überein. Auch das Qi der chinesischen Philosophen, das Ki der Japaner, das Prana der ayurvedischen Medizin und das Mercurische Prinzip der Abendländischen Heilkunde stimmen in ihren vitalistischen Prinzipien mit Stills Idee der Bewegung als Aktivator der Materie überein. Bei den Shawnee-Indianern, bei denen Still von 1853–1854 lebte, entdeckte er die allem innewohnende Vitalität des Menschen.

Noch ein letztes Mal zurück zu den Antiken Europas. In den hermetischen Schriften, die u. a. auf die Gestalt des Hermes Trismegistos zurückzuführen sind, wird der Mensch wie folgt bedichtet:

Sein Vater ist die Sonne
Seine Mutter ist der Mond
Die Luft trägt es in seinem Bauch
Die Erde ist seine Amme

Gemeint ist, dass der Mensch aus den vier Elementen (Feuer, Wasser, Luft, Erde) aufgebaut ist. Es sind diese Elemente, die das ganze All ausmachen. Ein fünftes Element, die Quintessenz, könnte man als die Vitalität sehen. Diese gibt dem Menschen den göttlichen Funken.

Konsens

Welche Konsequenzen hat dies alles jetzt für Stills Ideen der Osteopathie? Fassen wir zusammen und erweitern:

Der menschliche Körper besteht aus Lebenskraft (Geist) und materieller Substanz (Form), welche durch Bewegung (Motion) zusammengehalten wird. Innerhalb der materiellen Substanz sind die Flüssigkeiten das Medium der Übertragung der Lebenskraft. Das Bindegewebe ist der Behälter der Flüssigkeiten, also der Träger der Lebenskraft. Das Ziel der osteopathischen Behandlung besteht darin, dem Körper einen Ansatz zu geben, selbst seine Bindegewebe (Knochen, Sehnen, Muskeln, Gelenke, Faszien) in den ursprünglichen Zustand zurückzuversetzen. Das ergibt eine optimale Gesundheit. Die materielle Form reagiert ebenso stark auf Gedanken, Absicht, Ernährung wie auf die Lebenskraft und die Selbstheilungskräfte. Der Verstand beherrscht die Materie („Mind over Matter"). Hiermit wird dem sogenannten „Plazebo-Effekt" ein neuer Aspekt verliehen.

1.1.2 John Martin Littlejohn

Kein Osteopath hat nach Still die Osteopathie so beeindruckend beeinflusst und ist dennoch so in Vergessenheit geraten wie Dr. John Martin Littlejohn. Er hat die Osteopathie nicht nur auf ein wissenschaftliches, auf der Physiologie basiertes Fundament gestellt, sondern er beschäftigte sich auch am Ende des 19. Jahrhunderts mit Psychophysiologie [22]. Zusammen mit einem neuen, bahnbrechenden, biomechanischen Konzept hat er die Osteopathie mit diesen genannten drei wichtigen Aspekten bereichert.

Biografie

John Martin Littlejohn wurde 1865 in Glasgow in Schottland geboren. Er besaß eine mehr als anfällige Gesundheit und litt ständig unter dem rauen schottischen Klima. In der Großfamilie Littlejohns herrschte Armut. Trotzdem wurde in der Familie viel Wert auf Ausbildung gelegt. Sein Vater, ein Pfarrer, ermöglichte ihm eine gute universitäre Bildung. Mit 16 Jahren begann Littlejohn ein Studium in Sprachwissenschaften und Theologie. Nach seinem Studium verbrachte er kurze Zeit als Pfarrer in Nordirland, zog dann jedoch wieder zurück in seinen Geburtsort Glasgow, um weiter zu studieren. Er erwarb einige Titel im juristischen, theologischen, sozialen und philosophischen Bereich. Außerdem studierte Littlejohn Medizin. Mit 21 Jahren hielt er Lesungen an der Universität in Glasgow.

Doch das schottische Klima machte ihm immer mehr zu schaffen und Halskrankheiten mit Blutungen gefährdeten seine Gesundheit so sehr, dass er laut seiner Ärzte nur noch ein halbes Jahr zu leben hätte. 1892 wanderte er nach Amerika aus. Seine zwei Brüder James und William begleiteten ihn.

An der New Yorker Universität studierte er weiter und wurde 1894 Leiter am Amity College in College Springs, Iowa. Trotzdem machten ihm seine Halsblutungen weiter zu schaffen. Er hörte von den fabelhaften Leistungen Dr. Stills in Kirksville und besuchte ihn 1897. Die osteopathische Behandlung besserte seine Krankheit deutlich und Littlejohn war vom Gründer der Osteopathie schwer beeindruckt.

Stationen im Leben Littlejohns

Begegnung mit Still
Zu ihrer ersten Begegnung schrieb Still in seiner Autobiografie [9] eine Anekdote: Ein Arzt aus Edinburgh in Schottland, er nannte ihn nicht mit Namen, suchte ihn zu Hause auf. Er wollte mit Still sprechen und etwas über das Gesetz erfahren, das Krankheiten heilte, bei welchen die Schulmedizin all die Jahre versagte. Er hatte von vielen Ärzten von der Osteopathie gehört, doch keiner konnte etwas Genaueres berichten. Es hatte ihn gewundert, dass eine so erfolgreiche Methode bei den Nachbarärzten so unbekannt war. Er erzählte, dass er selber eine fünfjährige medizinische Ausbildung genossen habe. Dieser Arzt war Littlejohn.

Still erklärte, dass er im Vergleich zu Littlejohn, der so viel studiert und gesehen hat, nur ein „unwissender Mann" sei, der sein ganzes Leben im Westen verbracht hatte. Er verstrickte ihn in ein Gespräch über Elektrizität und gab sich unwissend. Littlejohn wurde dazu verleitet, Still zu erklären, wie Elektrizität über zwei Polen, gesteckt in zwei Fässern mit verschiedenen Chemikalien, entstünde. Still fragte über Umwege nach der Elektrizität in der menschlichen Maschine. „Was passiert, wenn ich ein Stück Seife in den mit den Polen besetzten Fässern werfe?" Littlejohn erklärte ihm, dass die Maschine „zur Hölle fahren würde". Still fragte weiter, was passieren würde, wenn er zwei Viertel Bier in die menschliche Batterie kippen würde. Still versuchte ihm so klarzumachen, was Alkohol oder Medikamente mit dem Menschen machen.

Still fragte: „Was ist Fieber? Es ist Hitze, entstanden aus Elektrizität in Bewegung." Still war der Meinung, dass Fieber kein Krankheitssymptom, sondern ein Zeichen der Gesundheit ist. Der Körper zeigt im Fieber seine Selbstheilungskraft.

Alle Arten von Nerven hätten laut Still ein Zentrum, von dem aus die Nerven mit Energie beliefert werden. Was würde passieren, so führte er aus, wenn wir die Nerven halbieren oder durchtrennen? Würden sie ihre vasomotorische Fähigkeit zur Blutversorgung oder ihre motorische Fähigkeit zum Bewegungsimpuls noch aufrechterhalten können? Was würde passieren, wenn wir auf ein sensorisches Ganglion drücken? Könnten wir nicht einfach die Hitze im Körper, das Fieber, stoppen, wenn wir die elektrische Energie, deren Tätigkeit das Herz und die Lungen anregt, unterbrechen? Das ist doch genau das, was wir mit Medikamenten versuchen zu machen.

Da verstand Littlejohn, dass der „unwissende" Still ihm eine Lektion über die allopathische Medizin hielt. Littlejohn sagte: „Sie haben entdeckt, wonach alle (medizinischen) Philosophen 2000 Jahren lang vergeblich gesucht haben." Still schätzte jedoch Littlejohns Kenntnis der Medizin so hoch, dass er ihn als Lehrer für seine Söhne engagierte.

Der Bruch mit Still
Still war ein überzeugter Anhänger der anatomischen Grundlagen der Osteopathie. Nur ein korrektes Alignment, eine anatomisch korrekte Aus-

richtung der Knochen, konnte einen normalen physiologischen Durchtritt von Nerven und Gefäßen gewährleisten. Vordergründiges Ziel in der Osteopathie war es dann auch immer, die abnormale Position in eine normale zu verbessern. Es waren die konservativen praxisorientierten Anhänger von Still innerhalb der Fakultät, denen dieser anatomische Zugang heilig war. Still suchte die motorische Abweichung von der Norm und behandelte, indem er jede Läsion korrigierte: „Find it, fix it and leave it alone."

Littlejohn und seine Brüder sahen jedoch die weit differenziertere Physiologie als Kernpunkt der Osteopathie. Sie vertraten damit die von Still geächteten universitär ausgebildeten Ärzte. Hintergrund der Pathologie war für Littlejohn eine gestörte Physiologie. Die Symptome, die daraus resultierten, waren nicht pathologisch, sondern ein physiologischer Ausdruck und eine lebendige Offenbarung des Organismus. Littlejohn suchte im physikalischen Skelett die unsichtbaren Funktionen, welche sich hinter der Physiologie verbergen. Die Problemgebiete müssen wieder in Korrelation zueinander und dann in den Körper integriert werden: „You can't adjust the abnormal to the normal!" Eine weitere Aussage von Littlejohn lautet: „The principle of osteopathy is not bone adjustment but body adjustment […]."

Der Behandlungsansatz war demzufolge nicht das Knocheneinrenken oder Mobilisieren von Muskeln und Sehnen, sondern die im Organismus vorgefundenen Mittel zu nutzen, um ihn in ein richtiges Verhältnis zu sich selbst und seine Umgebung zu bringen [23]. Littlejohns wortwörtliche Aussage: „You can't adjust the abnormal to the normal" stand hier regelrecht konträr zu Stills Ideen. Die Osteopathie kannte demnach nur ein einziges Prinzip: Das Leben ist physiologisch. Littlejohn glaubte nicht an etwas Göttliches. Auch hier distanzierte er sich von Still: „Wir beschäftigen uns nicht mit Metaphysik." Der Organismus und der Mechanismus passen sich fortwährend an, um eine Koordination von Struktur, Funktion und Umgebung zu erreichen. Der Organismus dominiert und steuert in seiner Funktion stets die notwendigen Veränderungen als Regenerationskraft, um sich anzupassen. Pathologische Symptome sind hier Ausdruck dieser regenerativen Funktion. Littlejohn kritisierte Still, indem er meinte, dass die alleinige chiropraktische Beseitigung von Dysfunktionen der Gelenke nicht die Läsion des Körpers behebe. Die einzelne lokale Dysfunktion und die betroffenen Organe müssten koordiniert werden: „The principle of osteopathy is not bone adjustment but body adjustment." [15]

Um dieses vitalistische Ziel zu erreichen, akzeptierte Littlejohn dann auch alles in seiner Behandlung, was die Selbstheilungskräfte anregen könnte. Er ließ eine Erweiterung der Osteopathie mit integrierenden Verfahren ausdrücklich zu. Deswegen nannte man seine Anhänger „Broadists". Die Anhänger von Still nannte man „Lesionists" [26]. Ein Streit zwischen den beiden Männern konnte nicht ausbleiben. Beide arbeiteten an der Theorie und Philosophie der Osteopathie, doch nie als ein Team und nie im Einverständnis miteinander. John Martin Littlejohn verließ Kirksville und zog nach Chicago. Über diese Zeit sagte H. Freyette: „[…] when he left, Littlejohn took all of the brains out of Kirksville […]."

Littlejohns Konzepte

Im mechanischen Sinn hatte Littlejohn nach vielen Studien und Experimenten ein kompliziertes, doch bahnbrechendes Konzept erstellt. Im Großen und Ganzen bestand es aus zwei Teilen: Zum einen gab es das Konzept der Kraftlinien, die zusammen das „Polygon of Forces" bildeten. Zum anderen war da das Konzept der Bögen. Für eine ausführliche Beschreibung verweisen wir auf die weiterführende Literatur [15].

Mit seinem mechanischen, im Sinne von Evidence-based Medicine beweisbaren Konzept legte Littlejohn die wissenschaftliche Grundlage für die Osteopathie als medizinisches Verfahren [26]. Das nichtlineäre Konzept, nicht beweisbare, der Vital Force (Littlejohn), der Göttlichen Intelligenz (Still) und des Breath of Life (Sutherland, Kap. 1.1.3) gab diesem manuellen Verfahren die nötige Philosophie, um die Osteopathie als eigenständige Medizin darzustellen.

Chicago

Nach dem Bruch mit Stills Schule gründete Littlejohn im Jahr 1900 das Chicago College of Osteopathy. Hier unterrichte er Physiologie. Littlejohn beschäftigte sich mit dem Verfassen unzähliger

Schriften über Anatomie, Physiologie, Biomechanik und Pathologie in Bezug zur Osteopathie. Er verknüpfte die Osteopathie mit den Erkenntnissen der modernen Medizin, Neurophysiologie und Hirnforschung. Viele seine Schriften sind bewahrt geblieben und können unter www.meridianinstitute.com nachgeschlagen werden. Seine Schule war wissenschaftlich orientiert und bildete viele namhafte Osteopathen wie Freyette und Mitchell aus. Die zugrunde liegende Philosophie seiner Werke war die Basis für das General Osteopathic Treatment, die globale osteopathische Therapie (GOT) [15].

England
1903 besuchte Littlejohn Europa und traf sich mit den graduierten Osteopathen der ASO (American School of Osteopathy), Dr. Horn und Dr. Walker, um die Möglichkeit einer Schulgründung in England zu besprechen. Die Gespräche fruchteten jedoch nicht und er kehrte in die Staaten zurück, wo er von 1908 bis 1910 Präsident des ACO (American College of Osteopathy) wurde. Die für die Osteopathie negativen politischen Entwicklungen in den USA bildeten mit dem sogenannten Flexner-Report für Littlejohn den Grund, um 1913 Amerika den Rücken zu kehren und nach England zu gehen.

Littlejohn ließ sich in Thunderley in Essex nieder, in der Nähe von London, und arbeitete im Krankenhaus. 1917 gründete er die British School of Osteopathy in London. Mit der Gründung der Zeitschrift *Journal of Osteopathy* legte er einen Meilenstein für die wissenschaftliche Publikation der Osteopathie.

1911 gründeten in England drei Absolventen der Kirksviller Schule, J. Dunham, L. Willard-Walker und F. J. Horn, die British Osteopathic Association (BOA). Die Organisation war ausschließlich für Absolventen der amerikanische Osteopathieschulen, welche in Großbritannien praktizierten, offen. Inzwischen versuchten viele in England schlecht ausgebildete Laien, das lukrative Potenzial der Osteopathie abzuschöpfen. Der Staat, auf welchen die BOA Hoffnung setzte, unternahm jedoch nichts dagegen.

Littlejohn mit seiner BSO hielt nichts von Organisationen, Strukturen und Regulierungen. Er meinte, dass eine locker regulierte, aber hoch qualifizierte Schule immer besser wäre als gar keine. Hierdurch entstanden zwei Strömungen. In diesem Streit gründeten immer mehr unterqualifizierte Osteopathen aus England und Amerika ihre Schulen.

Eine andere, dritte Organisation, die Incorporated Association of Osteopaths Ld., entstand unter Leitung von Dr. William Looker; sie wurde 1936 als Osteopathic Association of Great Britain weitergeführt. Die Schule von Looker wurde später in die BSO aufgenommen.

Am 8. Dezember 1947 starb John Martin Littlejohn. Seine Werke und Ideen wurden in der britischen Osteopathie weitergeführt und v. a. von John Wernham weiterentwickelt.

1.1.3 William Garner Sutherland

Biografie
William Garner Sutherland (1873–1954) wurde in Portage County, Wisconsin, geboren. Es war eine ländliche Region im mittleren Westen. Wie A.T. Still wuchs er auf der Farm seines Vaters auf und arbeitete dort mit. Über seine Bauernarbeit gibt es eine Anekdote, die Sutherlands Durchsetzungswille betont und verständlich macht. Die Kinder Sutherland sollten bei der Kartoffelernte helfen. Nach getaner Arbeit, als scheinbar alle Kartoffeln geerntet waren, gebot ihnen der Vater: „Dig on!" – „grabe weiter!", und sie fanden noch mehr Knollen; nach einem nächsten „Dig on!" fanden sie abermals weitere Kartoffeln. Auch bei seiner Erforschung des Schädels, seinen Knochen und Nähten, befasste Sutherland sich fortwährend mit immer kleineren Details, um immer tiefer in die Funktion und Bedeutung des Schädels zu graben. „Dig on!" wurde Sutherlands Lebensleitmotiv.

Bis 1898 arbeitete Sutherland als Drucker und später als Journalist und Herausgeber bei den Medien. Als er von Dr. Still und seiner Osteopathie hörte, schrieb er sich als 25-Jähriger als Student an der American School of Osteopathy ein. Ein entscheidender Grund, um die Journalistenlaufbahn aufzugeben war, dass sein Bruder durch eine osteopathische Behandlung geheilt wurde.

Sutherland studierte mit Dr. Still als einem seiner Lehrer, zu einer Zeit, als auch Littlejohn an der Schule studierte. Er arbeitete nebenbei als Assistent von Dr. Littlejohn, der gleichzeitig auch Lehrer an der Schule war, und redigierte seine Texte. Sutherland mag also direkt sowohl von Still als auch von Littlejohn beeinflusst worden sein. Still unterrichtete damals als 70-Jähriger selber an der Schule, die inzwischen 700 Studenten hatte. Still wachte peinlichst darüber, dass seine osteopathischen Prinzipien im Unterrichtskonzept beherzigt wurden. In dieser Zeit schrieb Littlejohn sowohl über die Lebenskraft, die er „Vital Force" nannte, als auch über Bewegungen des Schädels.

Die Idee

Unterwegs durch die Flure der Schule kam Sutherland an einer Vitrine mit Schädelknochenpräparaten vorbei. Sie zogen seine Aufmerksamkeit auf sich. Es handelte sich um einen gesprengten Schädel, sodass die Suturen deutlich sichtbar waren. Später schrieb Sutherland in seinem Buch *With thinking Fingers* [10]: „Als ich da stand, und in den Bahnen von Stills Philosophie dachte, wurde meine Aufmerksamkeit von den abgeschrägten Gelenkflächen des Sphenoids angezogen. Plötzlich hatte ich einen Gedanken (ich nenne es einen Leitgedanken): Abgeschrägt wie die Kiemen eines Fisches, einen Hinweis auf gelenkige Beweglichkeit für einen respiratorischen Mechanismus." [10]

Die Lehrmeinung der damaligen Zeit besagte jedoch, dass die Schädelknochen unbeweglich seien. Da Sutherland ein stiller, zurückhaltender Mann war, wollte er mit seiner Idee kein Aufsehen um seine Person erwecken. „Warum sollte ich ein lächerlicher Don Quixote sein und versuchen, einen jahrhundertealten anatomischen Grundsatz umzudrehen? Wenn diese Idee so irrational ist wie es den Anschein hat, was sagt das über mich aus" [10]? Fortan galt es für Sutherland, sich zu beweisen, dass er im Unrecht war. Später, in seiner eigenen Osteopathiepraxis niedergelassen, griff er diesen Gedanken wieder auf und begann, wie zuvor A.T. Still, die Knochen zu studieren. Er war davon überzeugt, dass laut dem Gesetz der Struktur und Funktion die Physiologie die Knochenform erzeugt hatte. Sutherland unternahm viele Experimente an sich selbst, um seine Thesen zu beweisen. So schaffte er es zum Beispiel, mit Lederbändern um seinen Kopf jegliche Bewegung seiner beiden Temporalknochen zu unterbinden. Mit professioneller Offenheit meinte er, dass er „Persönlichkeitsveränderungen" durchlief. Seine Frau Adah bemerkte, dass „ein solch seltsamer Sinn für die Realität entstand, dass selbst, als sie Jahre später darüber redeten, ein Schatten ebendieser veränderten Realität Besitz von seinem Bewusstsein ergriff" [10]. 1925 hielt Sutherland, von Angst und Zweifel gequält, seine erste Vorlesung über kraniosakrale Osteopathie. 1929 schickte Sutherland seinen ersten Artikel an den amerikanischen Osteopathieverband. Die Arbeit wurde im selben Jahr veröffentlicht.

Der Einfluss Swedenborgs

Wahrscheinlich war Sutherland bei der Entwicklung seines kranialen Konzeptes maßgeblich von den Schriften Emanuel Swedenborgs beeinflusst. Der schwedische Publizist, Wissenschaftler, Philosoph und Theologe Swedenborg (1688–1772) schrieb 1743/44 sein wichtiges Buch *De Cerebro*. Dieses Buch basierte auf seinen Studien, die er in Italien auf der Suche nach dem Sitz der Seele unternahm. Der deutsche Germanist und Herausgeber Rudolf Tafel hatte die in lateinischer Sprache verfassten Bücher Swedenborgs zwischen 1882 und 1887 aus dem Deutschen ins Englische übersetzt und kommentiert (*The Cerebrum* und *The Brain* [17]). Somit ist es wahrscheinlich, dass Sutherland Zugang zu diesen Skripten hatte. Dreimal legte er in seinen Werken einen kurzen Link zu Swedenborg. Die Verbindung von Sutherland und Swedenborgs Buch *The Brain* wurde auch von Sutherlands früherer Sekretärin Dr. Ida Rolf bestätigt. Wir kennen sie als die Begründerin des Rolfings.

Swedenborg war an der Beziehung zwischen Körper und Seele interessiert. Er meinte, dass der Körper das organische Abbild der Seele sei und gleichzeitig dessen Behälter [5] [17]. Im Körper sei v. a. das Gehirn und insbesondere das Großhirn die Stelle, die mit der Seele interagiere. Er stellte fest, dass sich das Gehirn bewegt, und zwar ähnlich dem Herzen in ausbreitendem und kontaktierendem Sinne, abwechselnd diastolisch und systolisch. Dieser Bewegung sei die Lunge übergeordnet und hätte ihren Ursprung in der Großhirnrinde. Diese Bewegung setze Flüssigkeiten in Bewegung, die den Körper beleben. Alle Gewebe und Organe würden dadurch in Bewegung gebracht. Leben sei Bewegung in einer rhythmischen Kontraktion. Die Flüssigkeiten beschrieb Swedenborg als spirituell und feiner als alle anderen Körperflüssigkeiten.

Diese Flüssigkeiten erhielten ihre Kraft von der Seele.

Die Kortexbewegung werde passiv und reziprok auf die Dura übertragen. In der Expansionsphase des Gehirns werde die Dura gedehnt, während der Gehirnkontraktion werde sie entspannt. So entstehe eine reziproke Bewegung. Die Übertragung auf den Schädelknochen sei passiv. Swedenborg benutzte als Erster das Wort „reziprok" für diese abwechselnde Bewegung.

Die fünf Prinzipien des PRM

Sutherland fasste sein kraniales Konzept in fünf wesentlichen Punkten zusammen. Diese waren die Grundlage für den **primären respiratorischen Mechanismus** (PRM) [10] [24]. Wie wir sehen werden, sind vier von fünf Punkten auf Swedenborg zurückzuführen.

1. Das Gehirn und die Medulla spinalis haben eine inhärente Motilität. Sutherland beschrieb eine subtile, kraftvolle, rhythmische Bewegung des Gehirns (CRI – kranialer rhythmischer Impuls).

Er nannte die Expansion die Flexions- oder Inspirationsphase. Bei Swedenborg sehen wir hier auch die Expansion. Die Kontraktionsphase nach Swedenborg nannte Sutherland die Extensions- oder Exspirationsphase. Diese Bewegungen des Gehirns beschrieb er als Motilität. Die übertragene Bewegung auf die intrakranialen Membranen und Schädelknochen nannte er Mobilität. Die Motilität entsteht im Großhirn und Kleinhirn, spannt das spinale Mark mit ein und überträgt sich auf den ganzen Körper. Diese Bewegung des kranialen reziproken Impulses ist primär und laut Sutherland nicht gekoppelt an Herz- oder Atemfrequenz, auch wenn sie häufig hiermit synchron verläuft. Swedenborg beschrieb eine Vibration, ein Zittern in den Flüssigkeiten des Gehirns.

2. Fluktuation der zerebrospinalen Flüssigkeit. Synchron mit der Hirnmotilität fluktuiert die zerebrospinale Flüssigkeit. Anders als Swedenborg meinte Sutherland, dass die Flüssigkeit nicht zirkuliere, sondern sich in einem semi-geschlossenen System bewege.

3. Mobilität der reziproken Spannungsmembranen. Die intrakraniellen und intraspinalen Membranen folgen reziprok dem Rhythmus der Hirn- und Rückenmarksmotilität. Sutherland wählte den Terminus „reziprok" analog zu Swedenborg. Die Dura behält eine Spannung im System, während sie sich reziprok in der Falx cerebri und dem Tentorium cerebelli mit dem Gehirn bewegt. Sie dienen dem Gehirn als Ligament, um dessen Bewegung zu kontrollieren und zu bremsen und um die Fluktuation der zerebrospinalen Flüssigkeit zu leiten. Die Dura verbindet das Gehirn mit den Schädelknochen und verbindet den Schädel (Os occipitale) mit dem Becken (Os sacrale).

4. Die Schädelknochen bewegen sich artikulär. In dem primären respiratorischen Mechanismus bewegen sich die Schädelknochen auf eine subtile rhythmische Weise unter Einfluss der Motilität. Auch hier beschrieb Sutherland eine Flexions- und Extensionsphase. In der Flexion wird der Schädel breiter (lateral) und kürzer (sagittal). Die SSB (Synchondrosis sphenobasilaris) steigt. Die paarigen Knochen des Schädels gehen dabei in eine Außenrotation. In der Extension findet der umgekehrte Weg statt. Es ist Sutherlands Verdienst, dass er die Bewegungen aller Schädelknochen detailliert beschrieben hat. Swedenborg erwähnte lediglich die Ossa frontale, parietale und occipitale.

5. Das Sakrum bewegt sich unwillkürlich zwischen beiden Iliumknochen. Dieser Punkt wird von Swedenborg nicht erwähnt. Sutherland beschrieb eine unwillkürliche Bewegung des Sakrums, welche korrespondiert mit dem CRI (kranialer rhythmischer Impuls). Diese Bewegung (Mobilität) wird von den intraspinalen Meningen (Dura mater spinalis) vom Okziput auf das Sakrum übertragen.

Körpertechniken

Wir würden Sutherland ungerecht werden, wenn wir seinen Namen nur mit der Osteopathie in der Schädelsphäre in Verbindung brächten. Es ist Sutherlands großer Verdienst, dass er die Behandlung sämtlicher Gelenke der Extremitäten und Wirbelsäule mittels direkten und v. a. indirekten Techniken beschrieben hat (Kap. 9) [30]. Mit den sogenannten Sutherland-Körpertechniken, oder Balanced Ligamentous Tension (BLT), werden Gelenk- oder Gewebemobilitätseinschränkungen über ligamentäre Stressreduktion behandelt.

The Breath of Life

Ein anderes wichtiges Konzept, welches Sutherland beschäftigte, war „The Breath of Life". Zum Ende seines Lebens war die Arbeit Dr. Sutherlands eher spirituell geprägt. Für ihn war „The Breath of Life" etwas Unsichtbares, welches sich im Liquor ausbreitet, von flüssiger Natur, mit einer göttlichen Kraft. Den Begriff „Atem des Lebens" hat er aus der Bibel (1. Mose, 2, 7) entnommen, wo es heißt: „Da bildete Gott, der Herr, den Menschen aus Staub vom Erdboden und er hauchte in seine Nase den Atem des Lebens, so wurde der Mensch eine lebende Seele." – Es sei dieser „Atem des Lebens", der als die initiale, treibende Kraft des Lebens dient. Sutherland beschrieb sie weiter als nichtmateriell, als „Flüssigkeit in einer Flüssigkeit" und als „Fluss im Fluss", das höchste bekannte Element, welches die Nervenzellen nährt.

Sutherland brachte mit seinem „Atem des Lebens", viel mehr als Still und Littlejohn vor ihm, die Spiritualität wissenschaftlich untermauert in die Osteopathie ein.

1.2 Chiropraktik versus Osteopathie – ein auf der Historie basierter Vergleich

Wenn man sich mit der Osteopathie beschäftigt, oder wenn Patienten sich in die Materie vertiefen, kommt die Frage nach den Unterschieden zwischen Chiropraktik und Osteopathie auf. Um einen Vergleich der beiden Methoden anzugehen, ist es hilfreich, sich mit der Historie und Entstehungsgeschichte zu befassen. Die Osteopathie wurde bis hierher ausführlich beleuchtet.

1.2.1 Daniel David Palmer

Biografie

Daniel David Palmer, der als Begründer der Chiropraktik gilt, wurde 1845 in Ontario, Kanada, geboren. Im Alter von 20 Jahren emigrierte er in die Vereinigten Staaten von Amerika. Hier schlug er sich während der Bürgerkriegsjahre mit dem Unterrichten an Schulen, mit Bienenzucht und Himbeerverkauf durch. Mit 40 Jahren wurde sein Interesse an Phrenologie sowie am Magnetismus, einer Therapie, welche die magnetischen Kräfte des Körpers zur Heilung einsetzte, geweckt. Seine Triebfeder war höchst wahrscheinlich eine finanzielle. 1887 zog er nach Davenport, Iowa, wo er das Palmer Cure and Infirmary gründete.

Um sich neue Behandlungsmethoden zu erschließen, besuchte D.D. Palmer über eine Periode von sechs Wochen die American School of Osteopathy. Auch danach ließ er sich von einigen Osteopathen unterrichten [12] [13] [14] [24].

Palmer ersetzte die Lang-Hebeltechniken der Osteopathie durch Kurz-Hebeltechniken und nannte 1895 seine Methode „Chiropractic". Er strich die ganzen philosophischen Hintergründe von Still aus seiner Methode und befasste sich nur mit dem Einrenken von Wirbeln. Er reduzierte das ganzheitliche Konzept Stills auf eine einfache strukturelle Methode. Laut Palmer befreite die Chiropraktik die Nerven und damit die von ihnen transportierte „Hitze". Er meinte, Stills Methode würde nur den Blutstrom befreien. Das zeigt, dass Palmer Stills Ideen absolut missverstanden hatte. Es wird sogar angezweifelt, ob Palmer überhaupt Stills Bücher gelesen hatte. 1898 benannte er seine Schule in Palmer School of Infirmary of Chiropractic um. Es wurde ein aggressives Marketing betrieben, um sich gegen die Osteopathie behaupten zu können. 1906 wurde Palmer inhaftiert, weil er ohne medizinische Erlaubnis gearbeitet hatte.

Veränderungen

1910 erschien in den USA der *Flexner-Report*, auch *Carnegie Foundation Bulletin Number Four* genannt [4]. Er wurde ins Leben gerufen, weil es nach Ansicht der Politiker zu viele Mediziner in Ausbildung gab und die Universitäten kein einheitliches Curriculum hatten. Wie bei den Osteopathen erzeugte dies auch bei den Chiropraktikern viel Spannung. Die ganzheitlichen Aspekte mussten aus den Curricula gestrichen werden. Auch intern gab es dadurch Streitereien. Letztendlich konnten die „Nichtpuristen" unter den Chiropraktikern, also diejenigen, die auch andere Methoden in ihrem Denken zuließen, sich durchsetzen. Man nannte sie die „Mixture Chiropractics". Weil bei den Osteopathen eine gleiche Entwicklung stattfand, konnten sich beide Methoden leicht vermischen. Jedoch sind seitdem in den USA Osteopathen (Doctor of Osteopathy) im schulmedizinischen Sinne ganzheitlich berechtigt zu arbeiten. Die Chiropraktiker (Doctor of Chiropractic) dürfen lediglich am Bewegungsapparat arbeiten.

Zwischen 1906 und seinem Todesjahr 1913 schrieb Palmer einige Bücher: *The Sience of Chiropractic* und *The Chiropractor's Adjuster*. Einige Schulen für Chiropraktik wurden eröffnet. Palmer starb mit 68 Jahren in Los Angeles nach einer Typhuserkrankung.

1.2.2 Die manuelle Therapie in Europa

In Europa fand eine ähnliche Entwicklung wie in den USA statt. Nach Littlejohns Tod 1947 geriet seine Schule, The British School of Osteopathy (BSO), unter Einfluss des Orthopäden Alan Stoddard [6]. Um die nichtkonventionelle Nomenklatur der Osteopathen für die medizinische Welt zugänglich zu machen versuchte er, die Osteopathie so weitgehend wie möglich der Schulmedizin anzugleichen. Er strich die ganzheitlichen, spirituellen Ansätze aus dem Curriculum und reduzierte – wie in Amerika geschehen – die Ausbildung auf Manipulationen am Bewegungsapparat. Die Osteopathie erreichte hierdurch in England nie eine akademische Wertung. Seine Schüler, die Physiotherapeuten Freddy M. Kaltenborn und Olaf Evjenth, machten die Osteopathie für Physiotherapeuten zugänglich, indem sie ein Konzept der orthopädischen manuellen Therapie (OMT) entwickelten. Die OMT verbreitete sich über Skandinavien, den Niederlanden und Deutschland über Europa. Auch andere namhafte Mediziner (Paget, Cyriax, Gutmann, Biedermann) befassten sich mit der manuellen Therapie und es entstand im Jahr 1953 die Forschungsgemeinschaft für Arthrologie und Chirotherapie (FAC) und 1966 die Deutsche Gesellschaft für Manuelle Medizin (DGMM) [7] [8].

1.3 Die Osteopathie in Europa

Wie schon beschrieben, sahen sich die amerikanischen Universitäten ab 1910 gezwungen, sich dem *Flexner-Report* zu unterwerfen. Die Vereinheitlichungen führten dazu, dass ganzheitliche Konzepte und Ideen aus der Osteopathie verschwanden.

1.3.1 The British School of Osteopathy

Littlejohn, der diese Entwicklung nicht mitmachen wollte, zog 1913 nach England, wo er dann 1917 die British School of Osteopathy gründete. Hier konnte er sein ganzheitliches Konzept weiterentwickeln, doch ähnlich wie in den USA kam es in England gleichfalls zu Eingriffen in das medizinische Bildungssystem. Littlejohn weigerte sich, sich der Entwicklung anzupassen, wodurch ihm der Weg in die Akademisierung verschlossen blieb [32]. Vor allem die ärztlichen Vereinigungen blockierten den osteopathischen Weg in die Medizin. Die weitere Entwicklung über Stoddard haben wir im vorhergehenden Abschnitt gesehen. Die Osteopathie wurde immer mehr zu einem manualtherapeutischen Physiotherapiekonzept. Das erklärt auch, weshalb in England eine deutliche Konkurrenz zwischen Osteopathen und Physiotherapeuten besteht.

„The neuro-musculo-skeletal system is the Primary Machinery of life – the visceral systems are supportive to the Primary Machine. It is through the neuro-musculo-skeletal system that we can carry out our lives." [18]

1.3.2 John Wernham

Der Littlejohn-Schüler John Wernham (1907–2007) trat in die direkten Fußspuren Littlejohns. Während sich die englische Osteopathie-Entwicklung immer mehr von Littlejohn distanzierte, um der Schulmedizin Rechnung zu tragen, blieb Wernham der Lehre Littlejohns treu. Er nannte sich selber „unverhältnismäßig eigensinnig" [29]. Er gründete 1949 das John Wernham College of Classical Osteopathy. Hier hat er das General Osteopathic Treatment (GOT) von Littlejohn mit den Techniken des Total Body Adjustment (TBA) weiterentwickelt [15]. Eine ausführliche Beschreibung beider Konzepte sind im Werk *GOT – Ganzheitliche Osteopathische Therapie* [15] beschrieben.

1.3.3 Frankreich

In Frankreich gründete Paul Geny (DO) 1951 die Ecole Française d'Ostéopathie. Sie stand unter starkem englischem Einfluss, u.a. von Thomas G. Dummer, Parnell Bradbury, Denis Brookes und Colin Winer. Dummer entwarf für die Schule das Curriculum. Aus rechtlichen Gründen musste die Schule in 1965 nach England umsiedeln, wo sie sich 1968 in Maidstone niederließ. 1971 wurde der Name in European School of Osteopathy geändert. Viele französische Physiotherapeuten zählten zu ihren Schülern. Im Jahr 1986 kam die Schule zurück nach Frankreich als Collège International d'Ostéopathie in St. Etienne mit Thomas G. Dummer und Jean Pierre Barral als Direktoren. Die Franzosen haben die ganzheitlichen Ideen von Still wieder aufgegriffen und um den viszeralen Be-

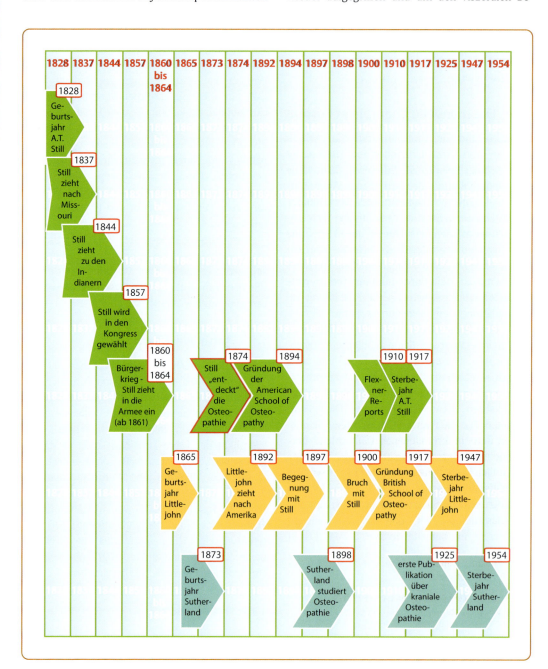

▶ **Abb. 1.1** Wichtige historische Daten des Wirkens der drei Begründer der Osteopathie.

reich ergänzt. Die französischen Osteopathen Jean-Pierre Barral und Jacques Weischenck beschäftigten sich eingehend mit der osteopathischen Diagnostik und Behandlung der Organe. Sie griffen dabei u. a. auf die Techniken und Erkenntnisse des schwedischen Gymnasten Thure Brandt (1819–1895) und seines Schülers Henri Stapfer zurück und erweiterten die Osteopathie um den sogenannten viszeralen Bereich.

1.3.4 Kraniale Osteopathie

Die Osteopathie im Schädelbereich ist in der amerikanischen Ausbildung zum Doctor of Osteopathy momentan reduziert auf etwa 100 Unterrichtsstunden. Der interessierte Doctor of Osteopathy kann zusätzliche Kurse belegen, welche jedoch außerhalb des Curriculums stattfinden [19]. Dagegen durfte die kraniale Osteopathie auf dem europäischen Kontinent neu aufleben.

Die Osteopathie wurde fortan beschrieben als eine manuelle Behandlungsmethode mit der Unterscheidung in einen parietalen, viszeralen und kranialen Bereich. So findet man das in nahezu jeder Homepage eines osteopathisch tätigen Therapeuten. Obwohl diese Unterscheidung didaktisch eventuell sinnvoll sein kann, dürfen wir nicht vergessen, dass in der Osteopathie der Mensch ganzheitlich gesehen werden muss. Und „ganzheitlich" bedeutet nicht alleine, dass wir die drei Systeme parietal-viszeral-kranial in einem Zusammenhang sehen sollen. Auch die geistige, seelische, soziale, kulturelle und individuelle Erscheinung des Patienten muss in ihrer Gesamtheit betrachtet werden und in die Beurteilung, in das Verständnis und letztendlich in die Behandlung mit einfließen.

Wichtige historische Daten, die das Wirken der drei Begründer belegen, sind in ▶ Abb. 1.1 zusammengefasst.

Literatur

[1] Aschner B. Lehrbuch der Konstitutionstherapie. 10. Aufl. Stuttgart: Hippokrates; 2000

[2] Biography.com Editors. Abraham Lincoln Biography: U.S. Representative, U.S. President, Lawyer (1809–1865). Last update: 19.09.2016. http://www.biography.com/people/abraham-lincoln-9 382 540 (Stand: 30.01.2017)

[3] Chaitow L. Obituary Irvin Korr Ph.D. (1904–2004). Journal of Bodywork and Movement Therapies 2004; 8: 155–157

[4] Duffy TP. The Flexner Report — 100 Years Later. Yale J Biol Med 2011; 84(3): 269–276

[5] Fuller DB. Swedenborg's Brain and Sutherland's Cranial Concept. The New Philosophy, October–December 2008 http://www.craniosacrale.it/wp-content/uploads/2015/12/Fuller_Article-New_Philosophy_October-December_20 081.pdf (Stand: 30.01.2017)

[6] Flint I, Hague S. Alan Stoddard. British Medical Journal 2002; 325(7 375): 1305

[7] Greenmann PE. Lehrbuch der Osteopathischen Medizin. Heidelberg: Hüthig; 1998

[8] Grosch G. Kurze Geschichte der Physiotherapie. In: Hüter-Becker A, Schewe H, Heipertz W, Hrsg. Physiotherapie, Band 3. Stuttgart – New York: Thieme; 1996: 231–259

[9] Hartmann C, Hrsg. Das große Still-Kompendium. Pähl: Jolandos; 2002

[10] Hartmann C, Hrsg. Das große Sutherland-Kompendium: Die Schädelsphäre. Einige Gedanken. Unterweisungen in der Wissenschaft der Osteopathie. Mit klugen Fingern. Pähl: Jolandos; 2008

[11] Hartmann C. Osteopathie Teil I. A.T. Stills Medizinphilosophie. Physiotherapie-med 2009; 1: 13–16

[12] Hartmann C. Osteopathie Teil II. Die Gründerväter und klinischen Aspekte. Physiotherapie-med 2009; 2: 31–35

[13] Hartmann C. Osteopathie Teil IV. Abgrenzung zur Chiropraktik und manuellen Medizin. Physiotherapie-med 2009; 4: 35–38

[14] Hartmann C. Osteopathie und Chiropraktik. DO – Deutsche Zeitschrift für Osteopathie 2005; 3(1): 33

[15] Hermanns W. GOT – Ganzheitlich Osteopathische Therapie. Auf der Grundlage des Body Adjustment nach Littlejohn und Wernham. 2. Aufl. Stuttgart: Hippokrates; 2009

[16] Hufeland CW. Enchiridion medicum, oder Anleitung zur medizinischen Praxis. 4. Aufl. Berlin: Jonas Verlagsbuchhandlung; 1838 (digitalized by Google)

[17] Jordan T. Swedenborg's Influence on Sutherland's "Primary Respiratory Mechanism" model in cranial Osteopathy. International Journal of Osteopathic Medicine 2009; 12: 100–105

[18] Korr LM. Zitiert in: Kaiser F. Erkenntnisfindung in der Osteopathie des 20. Jahrhunderts. J.M. Littlejohn versus Sutherland Cranial Teaching Foundation. DO – Deutsche Zeitschrift für Osteopathie 2010; 8(1): 35–37

[19] Kuchera M. Persönliche Aufzeichnungen im Rahmen einer IFAO-Lehrerfortbildung. Berlin, 2004

[20] Lee P. Interface. Der Mechanismus des Geistes in der Osteopathie. Pähl: Jolandos; 2009

[21] Liem T, Dobler TK, Hrsg. Leitfaden Osteopathie. Parietale Techniken. München: Urban & Fischer; 2002

[22] Littlejohn JM. Zwei Schriften zur Osteopathie. Die physiologische Grundlage des therapeutischen Gesetzes und Psychophysiologie. Pähl: Jolandos; 2008

[23] LJ Osteopathic Lecture Notes; http://www.jolandos.de/ (Stand: 30.01.2017)

[24] Magoun Hl. Osteopathie in der Schädelsphäre. Deutsche Übersetzung der 3. Ausgabe Osteopathy in the Cranial Field. Montreal: Edition Spirales; 2001

[25] Osborne R. Philosophie. München: Fink; 1996

[26] Pöttner M, Hartmann C. Von Littlejohn lernen: Osteopathie – angewandte Wissenschaft (Teil 1). DO – Deutsche Zeitschrift für Osteopathie 2010; 8(4): 33–35

[27] Rippe O et al. Paracelsusmedizin. Altes Wissen in der Heilkunst von heute. Aarau: AT; 2002

[28] Schünemann M. Ableiten, ausleiten, entgiften. Konzepte der traditionellen Naturheilkunde. Augsburg: Foitzick; 2006

[29] Seider R. John Wernham – A.T. Stills „Enkel". DO – Deutsche Zeitschrift für Osteopathie 2005; 3(1): 4–5

[30] Speece CA, Crow WT, Simmons SL. Osteopathische Körpertechniken nach W.G. Sutherland. Ligamentous Articular Strain (LAS). Stuttgart: Hippokrates; 2003

[31] Ward R, ed. Foundations for Osteopathic Medicine. 2nd ed. Vol. 1. Philadelphia: Lippincott Williams and Wilkins; 2003

[32] Wissenschaftliche Bewertung osteopathischer Verfahren. Deutsches Ärzteblatt 106; 46 (13.11.2009): A2325–A2343

2 Was ist Osteopathie?

Werner Langer

Osteopathie zu definieren ist eine schwierige Aufgabe. Die Beschreibung unter verschiedenen Gesichtspunkten – Medizin, Philosophie, Wissenschaft und Therapie – vermittelt ein ziemlich ausführliches Bild der Osteopathie von ihren Anfängen bis heute.

> „Ich bin nicht krank, weil ich eine Angina habe, aber ich habe eine Angina, weil ich krank bin."
> (Aus der chinesischen Medizin)

Diese Aussage definiert osteopathisches Denken in einem Satz. Schon seit den ältesten Überlieferungen der Menschheitsgeschichte erfahren wir, dass das Bestreben nach Gesundheit mit den Grundprinzipien des Lebens unzertrennlich zusammenhängt. Ein Organismus, der in seinem Funktionieren gestört ist, wird krank und stirbt, wenn es ihm nicht gelingt, sein Gleichgewicht, seine gute Funktion wiederzufinden.

In allen Kulturen hat die Medizin einen besonderen Platz in der Gesellschaft. Der kranke Mensch braucht Hilfe, um sein Gleichgewicht wiederzufinden. Es werden ihm körperliche Maßnahmen verabreicht (Massagen, Einrenkungen, chirurgische Eingriffe usw.). Gaben von Substanzen sollen ihm Hilfe spenden (Kräuter, Wurzeln, Dämpfe etc.), ebenso gehören emotionale Stimulationen seit jeher zur Therapie (Rituale, Tänze, Gebete, Opfer usw.). Ohne die Ursachen vieler Krankheiten zu kennen, haben die Menschen versucht, dem Patienten neue Lebenskräfte einzuhauchen, mit dem Ziel, dass er selbst seine Krankheit besiegt.

Die moderne Schulmedizin hat sich unter dem Einfluss des rasanten technischen und wissenschaftlichen Fortschritts zu einer fast rein wissenschaftlichen Medizin entwickelt. Sie erforscht genauestens die Krankheiten, die Erreger, die Gendefekte. Sie sucht die Lösungen in der Behandlung mit chemischen Substanzen, mit Eingriffen in die biochemischen Abläufe. Neuerdings sucht sie auch nach Möglichkeiten, in die genetischen Strukturen einzugreifen.

Dabei wird der Mensch als Individuum, als leidender Patient, nicht mehr berücksichtigt. Der Arzt als Therapeut wird zum Handlanger dieser wissenschaftlichen Medizin degradiert. Er erhält die Diagnose per Computer und verordnet die vorgegebene Therapie. Die sozialen und emotionalen Faktoren sowie die psychologischen Möglichkeiten, die sowohl bei der Entstehung als auch bei der Behandlung von Krankheiten eine enorme Rolle spielen, werden als zweitrangig, ja sogar oft als völlig unwichtig (da sie wissenschaftlich schwer zu erklären sind) dargestellt.

Dies hat zu einer hochspezialisierten Medizin geführt. Der Therapeut hat oftmals nur noch einen Hilfsstatus. Die Konsequenz aus dieser Entwicklung ist ein Gesundheitssystem, welches große Mittel für Forschung, Apparaturen und v. a. für Pharmaprodukte bereitstellt. Unterstützung für Hausärzte, für Gesprächstherapie, für alternative und komplementäre Medizin, für Pflege und Betreuung ist dagegen kaum zu finden. Dieses Ungleichgewicht beklagt v. a. der Patient; er sucht und findet Gleichgesinnte in der „holistischen Medizin Osteopathie".

Die Osteopathie betrachtet die wissenschaftliche Medizin als einen Teil der Wissensgrundlage, der andere Teil ist die osteopathische Philosophie, wie sie A.T. Still gelehrt hat.

2.1 Osteopathie ist Medizin

2.1.1 Was sagt Still?

In A.T. Stills Schriften findet man keine ausdrückliche Definition der Osteopathie. Bis heute gibt es für den Begriff „Osteopathie" oder auch „Osteopathische Medizin" keine einheitliche Beschreibung. Osteopathie steht für eine Philosophie, für eine Wissenschaft und für eine Vorgehensweise in Diagnostik und Therapie. Still hat sich sicherlich etwas dabei gedacht, als er seine Behandlung, die „Still cure", Osteopathie nannte.

Still lehrt die Ganzheitlichkeit, die Einheit von Körper, Geist und Seele. Er formuliert den Begriff des „triune man". Still war ein präziser Beobachter der Natur, er studierte die Anatomie der Lebewesen und die physiologischen Vorgänge des Lebens sehr gründlich. Weil er von der Vollkommenheit der Schöpfung überzeugt war, empfand er es als anmaßend, in diese einzugreifen. Er bezeichnete es als seine Leidenschaft, die Gesundheit zu finden. Nach seiner Auffassung ist alles, was vom normalen Zustand der Anatomie und Physiologie abweicht, in der Lage, den freien Fluss der Nahrung und der Energie zu stören oder den Abtransport der Flüssigkeiten zu behindern. Indem er den Körper von Störungen befreite und somit die Flüssigkeiten frei zirkulieren konnten, ermöglichte er dem Menschen, die Selbstheilungskräfte zu aktivieren.

Andrew Taylor Still war zu Beginn seines Wirkens ein sehr mechanisch und praktisch denkender Mensch; so schrieb er:

„Der Osteopath sucht zuerst die physiologische Vollkommenheit der Form, indem er den knöchernen Rahmen korrigiert, sodass alle Arterien das Blut transportieren, um alle Teile zu ernähren und aufzubauen, und die Venen alle Unreinheiten fortbringen, die von ihnen in ihrer Erneuerung abhängen." [6]

Diese Aussage Stills mag vielleicht ausschlaggebend für den Namen „Osteopathie" gewesen sein („Knochen" = lateinisch: „Os", griechisch: „osteo"). Dass die Osteopathie weit mehr als nur den „knöchernen Rahmen" betrifft, zeigen die weiteren Aussagen Stills im gleichen Textabschnitt:

„Auch die Nerven aller Klassen mögen frei und ungestört sein, während sie die Lebenskraft und Dynamik zu allen Abteilungen und dem ganzen System des natürlichen Labors lenken.

Eine vollständige Versorgung mit arteriellem Blut muss ermöglicht sein und alle Teile, Organe und Drüsen durch die Arterien genannten Kanäle erreichen. Wenn es seine Arbeit getan hat, müssen die Venen alles ohne Verzögerung zum Herzen und zu den Lungen zur Erneuerung zurückbringen." [6]

Als Arzt behandelte Still alle Krankheiten, in seinen Augen ist Osteopathie eine holistische Medizin und keinesfalls nur eine manuelle Technik. Sie beruht auf den neuesten Erkenntnissen von Wissenschaft und Forschung und auf der Kenntnis des menschlichen Körpers.

„Wir schlussfolgern nur um des benötigten Wissens willen und sollten versuchen, mit so vielen bekannten Tatsachen wie möglich zu beginnen. Wenn wir über Krankheiten der Organe des Kopfes, des Abdomens oder der Hüfte nachdenken, müssen wir zuerst wissen, wo diese Organe liegen, wie und von welcher Arterie das Auge, Ohr oder die Zunge ernährt werden." [6]

Immer wieder forderte Still von seinen Schülern das Studium der Anatomie sowie logische und nachweisbare Grundlagen für ihr Wirken am Patienten.

2.1.2 Osteopathie heute

Osteopathie wird heute laut WHO als Traditionelle Medizin oder auch als sogenannte komplementäre bzw. alternative Medizin eingestuft. In einem 2010 veröffentlichten Artikel unter dem Namen „Benchmarks for Training in Osteopathy" steht zu lesen:

„Osteopathy (also called osteopathic medicine) relies on manual contact for diagnosis and treatment. It respects the relationship of body, mind and spirit in health and disease; it lays emphasis on the structural and functional integrity of the body and the body's intrinsic tendency for self-healing. Osteopathic practitioners use a wide variety of therapeutic manual techniques to improve physiological function and/or support homeostasis, that has been altered by somatic dysfunction, i. e. impaired or altered function of related components of the somatic system; skeletal, arthrodial and myofascial structures; and related vascular, lymphatic, and neuroelements." [1]

Diese Definition erklärt in modernerer Ausdrucksweise ziemlich genau das, was wir von Still im vorherigen Abschnitt nach Lesart des 19. Jahrhunderts erfuhren.

Der Begriff „Osteopathie" wird leider allzu oft missverstanden. Von der Wortdeutung her ist er nicht geeignet, zur Definition der „Osteopathie" beizutragen. Übersetzt heißt Osteopathie eigentlich „Knochenkrankheit" und der Osteopath wäre demzufolge ein Knochenkranker. Im berufspolitischen Zwist zwischen klassischen Schulmedizinern und Osteopathen wird die Osteopathie gerne als reine manuelle Technik degradiert und der Osteopath als reiner Manualtherapeut ohne ganzheitliche diagnostische Kompetenz.

Das, was Still lehrte, geht aber weit über eine reine Methode oder Behandlungstechnik hinaus. Stills Osteopathie ist kein Rezeptbuch, mit Techniken für die Behandlung parietaler Blockierungen. Osteopathie ist nicht nur eine Technik oder die Anwendung von manuellen Techniken. Sie beschränkt sich nicht auf die Behandlung der Knochen und Gelenke, wie der Begriff vermuten lässt.

Dass Osteopathie eine ganzheitliche Medizin darstellt, wird deutlich, wenn wir uns die Definition anschauen, die der 1996 verstorbene, berühmte Osteopath Rollin E. Becker verfasste:

„Die Wissenschaft der Osteopathie umfasst das Wissen der Philosophie, Anatomie und Physiologie des gesamten Körpers, und die klinische Anwendung dieses Wissens, sowohl bei Diagnose als auch bei Behandlung – so hat sie ihr Begründer, Dr. Andrew Taylor Still, konzipiert." [7]

A.T. Still formulierte den Begriff „Osteopathie", um seine Auffassung von Medizin von der ihm damals bekannten Medizin zu unterscheiden. Er beschäftigte sich intensiv mit den Grundlagen der „Gesundheit" und der Natur. Sein Ziel war es, die Medizin, wie sie in seinem Wirkungskreis gehandhabt wurde, zu verändern, sie zu reformieren. Er wollte und konnte sich nicht mit der heroischen und allopathischen Medizin identifizieren. Osteopathie steht somit ursprünglich als eine Art Erneuerungsbewegung.

2.1.3 Erneuerungsbewegungen in der damaligen Medizinepoche

Nicht ohne Ursache beschäftigten sich einige Mediziner im 19. Jahrhundert mit den damaligen Behandlungsmethoden. Die Medizin war ihrer Meinung nach nicht mehr das, was sie eigentlich sein sollte: Hilfe und Begleitung kranker Menschen auf dem Weg zur Gesundheit.

Die Behandlungsmethoden waren oft brutal und wenig erfolgreich. Nicht selten verstarben die Patienten eher an den Folgen der Behandlungen, als an ihrer Krankheit. Medikamente waren oft giftige Gemische, deren Wirkung gar nicht oder nur unzureichend bekannt waren. Aderlässe waren an der Tagesordnung.

In dieser Epoche des 19. Jahrhunderts entstanden mehrere neue Ansätze in der Medizin, z.B. Osteopathie, Chiropraktik und Homöopathie. Unter dem Einfluss der rasanten technischen Entwicklung, markanter Erfindungen und Forschungen und durch die prägende Philosophie der damaligen Zeit, entstand auch Bewegung in der Medizin. Es bildeten sich Erneuerungsbewegungen, die der klassischen Schulmedizin sehr kritisch gegenüberstanden. Darwin mit seiner Evolutionstheorie der natürlichen Auslese revolutionierte die Biologie und Spencer als Zeitgenosse Darwins übertrug den Evolutionsgedanken in die Philosophie, Psychologie und Soziologie, d.h. spezifisch auf den Menschen. Beide Philosophen lebten zu der Zeit von A.T. Still und haben seine Denkweise stark beeinflusst.

Osteopathie war ursprünglich eine dieser Erneuerungsbewegungen in der damaligen Medizin. Das Ziel A.T. Stills war nicht, einen neuen medizinischen Beruf zu installieren. Noch heute sind die amerikanischen Osteopathen ausnahmslos Mediziner. Erst als in anderen Ländern andere Berufsgruppen, v.a. Physiotherapeuten, zu Osteopathen geschult wurden, entstand ein eigenständiger Beruf. Heute zählt man die Osteopathie in den europäischen Ländern zur sogenannten Komplementärmedizin oder zur Alternativmedizin.

Stills Bemühen war es, eine auf modernsten Erkenntnissen basierende Medizin zu praktizieren. Er entwickelte eine besondere Herangehensweise bei die Untersuchung und Behandlung eines Patienten.

Still war überzeugt, dass sich die Medizin auf Irrwegen befand. Ihn störte v.a. der Arzt als „heroischer Heiler", der sich über die Natur und ihre Kräfte stellte. Seit seiner frühen Kindheit beobachtete er die Natur. Er war fasziniert von der Perfektion der lebenden Organismen und von den Gesetzen des Lebens und Überlebens. Nie wollte er es wagen, sich oder seine Fähigkeiten über die der Schöpfung zu stellen. Deshalb verpönte er jegliche Medikation. Er betrachtete Medikamente als einen störenden und anmaßenden Eingriff auf die natürlichen Prozesse. Er vertraute vielmehr auf die körpereigene Selbstregulierung und Selbstheilung.

2 – Was ist Osteopathie?

2.1.4 Erkenntnisse aus der Beobachtung der Natur

Die wahre Erkenntnis der Schöpfung nannte Still Wissenschaft. Seine Aussagen waren beeinflusst vom sozialen und kulturellen Umfeld der damaligen Zeit und auch von dem aus heutiger Sicht begrenzten Wissen der Medizin und der Wissenschaft. Still mahnte, die Natur und die Geschöpe genau zu beobachten, um von ihnen die Wahrheit und das Wissen zu erfahren. Heute bezeichnen wir dies mit dem Wort „forschen". Sein Ziel war es, Patienten wieder in Gleichgewicht und Harmonie mit Umwelt und Natur zu versetzen und so die Gesundheit zu finden und zu erhalten.

Als peinlichst genauer Beobachter der Natur suchte er nach wissenschaftlichen Beweisen und Erklärungen für die Funktion des Lebens und des Menschen im Besonderen. Diese fand er im Studium der Anatomie und der Biologie sowie bei den damaligen Philosophen Darwin und Spencer. Sein Menschenverständnis beruhte auf Naturgesetzen, seine Behandlungen waren gekennzeichnet vom Respekt vor der Schöpfung. Stills Vorstellungen von einer Patientenbehandlung stießen zuerst häufig auf Ablehnung in medizinischen Kreisen. Inzwischen findet die Osteopathie als ganzheitliche Diagnostik und Behandlung in vielen Ländern eine große Akzeptanz, auch bei Medizinern, und ist weltweit verbreitet.

Osteopathie ist also Medizin; sie basiert auf den Grundlagen der Anatomie, Physiologie und der Pathologie. Als Behandlungsmethode hat sie auch den Beweis ihrer Effizienz erbracht. Sicherlich bedarf es weiterer wissenschaftlicher Forschung und Belege, um in der Lobby der Schulmedizin zu bestehen. Durch das Bemühen, die Ausbildung zum Osteopathen auf ein akademisches Niveau zu bringen, wird die solide Basis erweitert. Dies sollte jedoch nicht die Individualität und Ganzheitlichkeit der Behandlungen in den Hintergrund drängen.

2.2 Osteopathie ist eine Philosophie

Zu Beginn von Stills Wirken stand der Zweifel. Er zweifelte an der Wirkung der damaligen Medikamente, an den damals bekannten Therapien, wie z. B. Aderlässe. Er stellte Thesen und Arbeitsweisen der damaligen Medizin infrage. Seine Zweifel wurden besonders deutlich, als er durch eine Meningitis-Epidemie viele Menschen aus seiner Familie und seinem Freundeskreis verlor. Still stellte sich die Frage, wieso er und einer seiner Söhne überleben konnten, da sie doch auch in Kontakt mit den Erregern gekommen sein mussten. Dieses Ereignis, so ist bekannt, führte dazu, dass er sich zurückzog und sich mit Philosophie und Medizin beschäftigte.

Im Studium der Natur suchte er nach Erklärungen. Seinen Kollegen und Schülern riet er später zur selben Haltung, d. h., Skepsis an den Tag zu legen, Hypothesen aufzustellen und zu beweisen – Hypothesen über die grundlegenden Dinge des Lebens und der Schöpfung. Das ist seit Menschengedenken das, was wir Philosophie nennen. Somit wurde A.T. Still zu einem Philosophen. Ob er dies bewusst als Philosophie betrieb oder unbewusst als denkender Mensch, sei dahingestellt. Bekannt ist, dass Still sich sehr mit der Darwin'schen Lehre beschäftigte, aber auch andere große Philosophen der damaligen Zeit studierte und verehrte. Besonders der britische Philosoph Herbert Spencer scheint ihn geprägt zu haben. So entstand nach und nach die osteopathische Denkweise, die auch in osteopathischen Prinzipien festgehalten ist.

2.2.1 Die Prinzipien der Osteopathie

Aus dieser philosophischen Auseinandersetzung mit der Schöpfung und dem Menschen entstanden die viel zitierten Prinzipien der Osteopathie.

Wahrscheinlich hat Still diese Prinzipien nie selbst niedergeschrieben, dies taten seine Schüler. Vielleicht finden wir deshalb so viele verschiedene Auflistungen und Erklärungen über diese Prinzipien. Die Anzahl, die Reihenfolge oder Zusammenfassung dieser Prinzipien ist nicht unbedingt von Bedeutung für das Verständnis der Osteopathie. Würde Still heute leben, würde er darauf bestehen, seine Thesen an den heutigen Stand des Wissens anzupassen.

Die Osteopathie muss auch heute ihren philosophischen Part leisten. Sie muss sich mit der Philosophie des Lebens und der Schöpfung auseinandersetzen und dabei lernen, den Menschen holistisch zu betrachten. Das bedeutet, nicht nur als

2.2 Osteopathie ist eine Philosophie

körperliche Ganzheit, sondern als lebendiges Individuum, das auf die lebensnotwendige Kommunikation mit seiner Umwelt angewiesen ist. Im folgenden Abschnitt werden die sogenannten „Still'schen Prinzipien" beschrieben.

Ganzheitlichkeit

„Ich bin nicht krank, weil ich eine Angina habe, sondern ich habe eine Angina, weil ich krank bin!" Dieser Satz eines Philosophen drückt in wenigen Worten die osteopathische Denkweise aus.

Der erste Teil dieser Aussage erinnert sehr an die Sicht der klassischen Schulmedizin: „Ich bin krank, weil ich eine Angina habe." – Da hat irgendein Erreger mir ein Problem im Hals verursacht. Die normale Reaktion ist, den Erreger zu identifizieren und zu bekämpfen. Diese medizinische Vorgehensweise bezeichnet man auch als Allopathie. Der Arzt übernimmt sozusagen die Funktion, den Aggressor zu bekämpfen.

Wenn ich aber davon ausgehe, dass der Aggressor mir ein Problem geschaffen hat, weil in meinem Organismus etwas fehlläuft, „weil ich krank bin", dann wird die Aufgabe des Arztes sein, die Fehlfunktion oder Dysfunktion zu finden und zu beheben. Dann erst wird der Patient all seine autoregulativen Kräfte mobilisieren können, um sein Gleichgewicht und seine Harmonie mit der Natur wiederzufinden. Dass dann vielleicht zusätzliche Hilfsmittel in Form von Medikamenten oder anderen Interventionen vonnöten sind, sollte auch für einen modernen Osteopathen verständlich sein.

Unter Ganzheitlichkeit versteht man aber mehr als nur die Betrachtung des Menschen von Kopf bis Fuß. Ganzheitlichkeit bedeutet, den Menschen als Individuum in seiner Umwelt und besonders in seiner Kommunikation mit der Umwelt zu betrachten.

Beobachten wir das kleinste Lebewesen, einen Einzeller. Das einzige Kriterium, welches uns sagt, dass es sich um eine lebendige Zelle handelt, ist die Bewegung: Wenn es sich bewegt, ist es lebendig. Das primäre Bedürfnis dieses Wesens ist, sich zu ernähren, um zu überleben. Ohne Nahrung wird jede Zelle schnell zugrunde gehen. Ernährung bedeutet Aufnahme von Nährstoffen aus der Umwelt und später Ausscheidung von Abfallstoffen. Dabei werden Moleküle und Atome durch die Membran der Zelle geschleust. Dieser Vorgang verändert die Polarität der Membran und verursacht dadurch Bewegung. Dieser Austausch mit der Umwelt (= Kommunikation) verursacht Bewegung und dient der Lebenserhaltung der Zelle.

Übertragen wir dieses Bild auf den Patienten. Ein Mensch besteht aus vielen Millionen von Zellen, die alle untereinander kommunizieren. Dieser „Zellhaufen" hat evolutionsbedingt Strategien entwickelt, um zu überleben. Dabei wurden spezialisierte Zellen für die Kommunikation nach außen und innen gebaut, andere übernahmen die Aufgabe der Nahrungsverwertung und wiederum andere die Aufgabe der Fortbewegung zur erfolgreichen Überlebensstrategie. Ganzheitlichkeit bedeutet also mehr als nur der Zusammenhang zwischen Organen, Muskeln und Gelenken. Die Einflüsse aus der Umwelt, sei es die Ernährung, seien es physikalische Reize oder psychoemotionale Faktoren, werden durch direkten Zellkontakt oder über afferente Nervenreize Einfluss auf unser Sein haben. Sie ernähren die Zellen oder schädigen sie. Über die Reaktionen des Nervensystems haben sie Einfluss auf Muskeln, Organe und Geist. Ganzheitlichkeit heißt also, den Menschen als Individuum in seiner Kommunikation mit der Umwelt zu betrachten.

Autoregulation

Die ganzheitliche Betrachtung und das Verständnis der Evolution des Lebens auf der Erde zeigen uns sehr deutlich, dass die Lebewesen mit der besten Überlebensstrategie bis heute ihren Platz verteidigen. Überlebensstrategie heißt auch, mit Kampfverletzungen, Traumen und Aggressionen jeder Art durch andere Organismen fertig zu werden. Das verlangt, autoregulative und reparative Prozesse zu entwickeln.

Bei der genauen Beobachtung der Natur, so wie es Andrew Taylor Still intensiv gemacht hat, wird uns schnell verständlich, dass die lebenden Organismen so fantastisch aufgebaut sind, dass jeder Versuch, dies besser zu machen, schon an der mangelnden Evolutionserfahrung (im Vergleich von Hunderten Millionen Jahren Evolution) scheitert. Beste Beispiele finden wir in den Verteidigungsstrategien vieler Tierarten, Pflanzen und Mikroorganismen.

Das, was Still als „die wunderbare Schöpfung" bezeichnet oder die heutige Wissenschaft unter Evolution beschreibt, ist der hundertprozentige Überlebenserfolg auf der Erde. Nur durch stetige Anpassung und Auslese haben die Lebewesen, die wir heute auf unserem Planeten finden, überlebt.

Im 19. und besonders im 20. Jahrhundert, den Jahrhunderten des rasanten wissenschaftlichen Fortschritts, haben Menschen gelegentlich geglaubt, dass die menschliche Intelligenz der biologischen überlegen sei. Glücklicherweise scheint heute ein Großteil der wissenschaftlichen Elite eines Besseren belehrt zu sein und imitiert, lernt und vertraut wieder mehr in die natürlichen Prozesse.

Dies hatte der Begründer der Osteopathie schon um 1850 erkannt und v. a. den Irrglauben der damaligen heroischen und allopathischen Medizin angeprangert, die die Heilungsprozesse im menschlichen Körper als ihr persönliches Werk betrachtete. Er sprach von Selbstheilungskräften, die den Menschen gesund machen und halten. Still hatte erkannt, dass alle Mediziner und Therapeuten dem Patienten nur Hilfestellung geben können beim primären, lebenslangen Bestreben, das Leben zu erhalten, d. h., gesund zu sein.

Je mehr wir die fantastischen Vorgänge in einer lebenden Zelle erkunden und verstehen lernen, desto mehr werden wird uns bewusst, dass all diese Dinge ohne unser Einwirken funktionieren. Täglich lehrt uns die Forschung, wie schwierig es ist, kontrolliert in diese Mechanismen einzugreifen und Voraussagen über ihre Entwicklung zu machen.

Die Sichtweise der Osteopathie ist deshalb eindeutig: Die beste „Heilung" kann nur der Organismus selbst bewirken. Alle Therapien sind letzten Endes nur Hilfestellungen für den Organismus, die es ihm ermöglichen, das Leben zu erhalten oder nicht.

Bewegung

In den vorangegangenen Erklärungen haben wir erfahren, dass Leben sich immer in Bewegung äußert. Die Kommunikation mit der Umwelt zeigt sich durch Bewegung. Behinderung der Bewegungsfreiheit schränkt den Austausch mit dem Umfeld ein. Das heißt, die Ernährung und die Überlebensstrategie werden gestört. Bewegung im menschlichen Organismus umfasst ein immenses Repertoire. Es sind die großen sichtbaren Bewegungen im Muskel- und Skelettsystem, es sind jedoch auch die Bewegungen unserer Organe, die Bewegung der Flüssigkeiten in den großen Gefäßen, aber auch der Flüssigkeiten im extrazellulären Raum und im zellulären Austausch. Es sind auch die inhärenten Bewegungen der Organe und der Zellen.

Still untersuchte seine Patienten sehr gründlich und deutete Bewegungseinschränkungen als Dysfunktionen und Ursachen für Erkrankungen. Aktuelle Forschungen unterstützen Stills Beobachtungen. Die Studien von Finet und Williame, zwei belgischen Osteopathen, die nach 20 Jahren ursprünglich gesunde Probanden noch einmal untersuchten, zeigen einen deutlichen Zusammenhang zwischen Bewegungseinschränkungen und pathologischen Entwicklungen der Verdauungsorgane. Zahlreiche andere Studien beweisen heute, dass bei vielen Verletzungen durch Bewegung ein deutlich besserer Heilungsprozess erzielt wird als durch Ruhigstellung. Die Analyse von Bewegungseinschränkungen und die Behandlung durch Bewegung kennzeichnen die Osteopathie. Wichtigstes Instrument zur Untersuchung der Bewegung ist eine gut geschulte Hand. Die Kenntnis der Gewebe und ihrer Beschaffenheit, das Ertasten von Bewegungsmangel und veränderter Konsistenz der Gewebe, von eingeschränkten Rhythmen in den Geweben des Körpers, gehören zu den Grundlagen der Osteopathie.

Struktur und Funktion

Das Prinzip der ständigen Interaktion zwischen Struktur und Funktion entstammt auch der genauen Beobachtung der Natur. Die Blätter einer Pflanze richten sich stets hin zur Lichtquelle. Verlangt unsere Funktion nach Kraft, dann bilden wir kräftige Muskeln, der Ausdauersportler vergrößert die Herz- und Lungenkapazität. Sogar das Blut des Ausdauersportlers wird sich verändern. Die Funktion verändert die Struktur und eine veränderte Struktur verändert die Funktion. Dieses Naturgesetz erklärt uns, dass eine Dysfunktion zur Störung in der Struktur, in den Geweben führt. Die Ruhigstellung eines Gelenks durch Gipsverband führt schnell zur Anpassung der Gewebe: Der inaktivierte Muskel atrophiert und das inaktive Gelenk versteift (bis zur Arthrodese). Bewegung ist lebensnotwendig, Bewegung ist Zirkulation und Zirkulation ist Metabolismus und Ernährung: „Bewegung ist Leben".

2.3
Osteopathie ist Wissenschaft

Still verlangte von seinen Studenten, dass sie auf dem neuesten Stand der Wissenschaft waren. Neben der gründlichen Kenntnis des menschlichen Körpers war es ihm wichtig, die „Wahrheit" über die Zusammenhänge und Interaktionen im Menschen zu kennen. Er untersuchte, forschte und erfand ständig Neues in vielen Bereichen. Er war, so ist bekannt, auch Erfinder von neuen landwirtschaftlichen Maschinen. Er forderte stets auf, die Wahrheit und das Wissen aus der Beobachtung der Dinge, des Lebens und der Natur zu lernen. Dies gilt auch heute noch für die Osteopathie. Die ständige Infragestellung und Erforschung der Vorgänge des Lebens und die Überprüfung unserer Einflüsse auf die Gesundheit, sollten die Grundlagen der Osteopathie sein. Darin unterscheiden wir uns keineswegs von der Schulmedizin. Wer behauptet, die Osteopathie sei nicht wissenschaftlich, hat nicht verstanden, dass Osteopathie genau dieselben wissenschaftlichen Grundlagen hat wie die klassische Medizin.

Sicher ist die Osteopathie ständig aufgefordert, ihre spezifische Vorgehensweise einer wissenschaftlichen Überprüfung zu unterwerfen. Dies wird heute sehr gefördert. Forschung ist jedoch ein sehr aufwendiges Unternehmen und benötigt Geld und Einrichtungen, in denen geforscht werden kann. Die Osteopathie als sogenannte „Komplementärmedizin", die sich im modernen Gesundheitswesen einen Platz schaffen möchte, hat keine große Lobby und somit auch kaum Zugang zu Forschungsmitteln.

Der Osteopath, der im Sinne Stills arbeitet, wird sicher nicht auf die Hilfen der modernen Diagnostik verzichten, um einen Patienten zu untersuchen. Mit seinen Händen alleine kann er nicht alle Befunde erstellen. Genau wie in der klassischen Medizin wird der Osteopath auch auf bildgebende Verfahren, Ultraschalluntersuchungen, Laboruntersuchungen und alle anderen speziellen Untersuchungsverfahren zur genauen Diagnose zurückgreifen.

2.4
Osteopathie ist Therapie

Der Erfolg osteopathischer Behandlungen liegt zum Teil auch im besonderen Umgang mit dem Patienten. Eines der größten Probleme moderner Schulmedizin ist oft der mangelnde persönliche Kontakt und die mangelnde Kommunikation mit dem Patienten. Dieser fühlt sich nicht genügend einbezogen, übergangen und nicht informiert. Der Kontakt mit dem behandelnden Arzt ist kurz, kühl und zu fachlich. Moderne Medizin gleicht oft eher wissenschaftlicher Forschung als individueller ganzheitlicher Patientenbetreuung.

Die individuelle und ganzheitliche Betreuung in der Osteopathie verlangt ein Vertrauensverhältnis zwischen dem Patienten und dem Therapeuten. Dies wird noch wichtiger, wenn der Therapeut in der Untersuchung und Behandlung intensiven Körperkontakt mit dem Patienten aufnimmt.

Die ganzheitliche Betrachtung des Patienten tangiert ebenfalls soziale, emotionale und intime Bereiche. Es ist also unerlässlich, dass das Individuum „Patient" in den Mittelpunkt der Therapie gestellt wird. Es wird dem Patienten klar gemacht, dass er Verantwortung für seine Gesundheit trägt, dass nur er selbst gesund werden kann. Der Therapeut ist sein Begleiter in dieser Situation, er kann eventuelle Blockaden beheben, er ist richtungsweisend und wirkt unterstützend.

Der emotionale und psychologische Einfluss auf den Heilungsprozess ist heute eindeutig bewiesen. Deshalb ist es unverständlich, dass diese Faktoren kaum Berücksichtigung in der medizinischen Ausbildung und somit auch in den meisten Therapieformen finden. Die Osteopathie integriert Körper, Geist und Seele und sollte den psychoemotionalen Aspekt in die Therapie integrieren.

Still betont in seinen Schriften häufig, dass Prinzipien und Dogmen nicht wichtig für die Arbeit des Therapeuten sind. Die Individualität des Patienten und der individuelle Befund diktieren das Vorgehen. Untersuchung und Behandlung basieren

2 – Was ist Osteopathie?

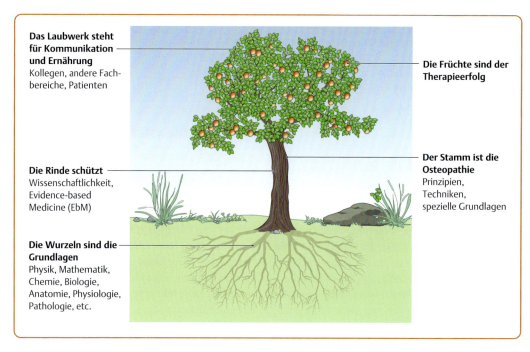

▶ **Abb. 2.1** Osteopathie ist Wissenschaft, Therapie und Philosophie.

auf manuellen Untersuchungen der Integrität, der Bewegung und Beschaffenheit aller Gewebe. Dabei verzichtet der Osteopath bei Bedarf auch nicht auf die Hilfsmittel und Errungenschaften der modernen Schulmedizin.

Osteopathie steht auch heute eher für zufriedene Patienten als für berühmte Theorien und Therapeuten. Die Zeit, die für die individuelle Untersuchung und Behandlung aufgewendet wird, ist Markenzeichen der Osteopathie. Auch das sanfte, behutsame „Einrenken", das Zurückführen ins Gleichgewicht ohne großen Eingriff in die natürlichen Prozesse, kennzeichnen den modernen Osteopathen. Ehrfurcht vor dem Leben und Respekt für den Menschen sind Leitsätze eines guten Osteopathen.

▶ Abb. 2.1

2.5 Die Grenzen und Gefahren

Die Osteopathie ist aus dem Bedürfnis entstanden, eine menschliche Medizin zu praktizieren, die auf verlässlichen wissenschaftlichen Grundlagen basiert. Dieses Bedürfnis wird auch heute noch deutlich. Es ist gekennzeichnet von einer Unzufriedenheit mit der Funktionsweise der klassischen Medizin (Hyperspezialisierung, Mechanisierung, Kommerzialisierung, fehlende individuelle Betreuung des Patienten usw.). Diese Unzufriedenheit findet ihren Ausdruck auch in einer Welle des Zuspruchs und einer steigenden Patientenzahl für die sogenannte alternative oder komplementäre Medizin. Dieser Zulauf beruht meines Erachtens nicht darauf, dass die Qualität dieser Therapien besser ist (eher das Gegenteil ist der Fall), sondern laut einigen Statistiken eher auf der individuelleren Zuwendung und Betreuung der Patienten.

Heute ist die **größte Gefahr für die Osteopathie**, dass Tendenzen erkennbar sind, in die gleichen Fehler zu verfallen wie die Schulmedizin des 19. Jahrhunderts. Mangelhaft ausgebildete Osteopathen verlassen nicht selten den festen Boden der wissenschaftlichen Logik, um ihn durch gewagte Modelle und Behauptungen zu ersetzen. Anstatt, wie Still es forderte, zu beweisen, was man behauptet, verlangen sie, dass die Wissenschaft glaubt, was sie behaupten. Dadurch wird gelegentlich ein wahrer Kult um den Osteopathen gebildet, und er wird wieder zum heroischen Heiler. Genau das störte A.T. Still an der damaligen

Schulmedizin an meisten. Dies steht auch absolut konträr zur Bescheidenheit, die uns überwältigt, wenn wir die Vorgänge des Lebens und die Bedeutung der menschlichen Gesundheit verstehen lernen.

Die **Grenzen der Osteopathie** sind schwer zu definieren. Da viele Osteopathen keine komplette medizinische Ausbildung vorweisen, ist ihr Betätigungsfeld auf die Behandlung funktioneller Störungen begrenzt. Gravierende Erkrankungen muss jeder Osteopath im Rahmen der Untersuchung erkennen können. Es ist seine Pflicht, in diesem Fall die Verantwortung an einen zuständigen Arzt oder Facharzt weiterzuleiten. Ein Osteopath trägt die volle Verantwortung für sein Tun. Still sagte immer wieder: „Beweise, was du tust." Das bedeutet, dass die Osteopathie sich nicht in unbewiesenen Theorien und unseriösen Behauptungen verfangen darf.

Die osteopathische Medizin ist **keine vollständige Alternative zur Allopathie**. Der menschliche Körper hat Grenzen. Wenn diese überschritten werden, bedarf es medizinischer Hilfe, um Autoregulation zu betreiben. Diese Hilfe kann der einfache Osteopath nicht immer leisten. Bei großen Traumen mit Schädigung der Struktur bedarf es klassischer Chirurgie oder Orthopädie.

Ebenso können massive Aggressionen von Keimen, Bakterien, Viren, Bazillen, Mikroben den Körper schädigen; dann ist der Einsatz von lebensrettenden Medikamenten unerlässlich.

Pathologische Veränderungen der Struktur (Gewebe) gehören ebenfalls primär in die Hände der klassischen Medizin.

Der Osteopath muss
- schlimme Pathologien erkennen können,
- seine eigenen Fähigkeiten kennen und
- die Grenzen seiner Intervention respektieren.

2.6 Osteopathie: Ein Weg des Bewusstseins

Philippe Misslin

Übersetzung: Geneviève Beau

„Kennen ist erkennen!" (Platon)

„Das Leben ist eine Substanz, eine universelle Substanz, unendlich, und sie füllt jedes Atom und jeden Raum im Universum."

„Das Leben ist die Weisheit, die Kraft, und die Bewegung des Ganzen. Das Leben im Menschen ist selbst Mensch, und der Körper ist das regierte Reich."

„[…] wieso dann nicht diese Kraft benutzen, die es kann und es will?"

Diese Aussagen stammen von Andrew Taylor Still [6].

Osteopathie ist an sich eine Lebensrichtung, die es uns ermöglicht, auf unserem Weg und im Laufe unserer Weiterentwicklung eine Reife, eine Unterscheidungsfähigkeit und ein immer wieder erneuerbares und weltoffenes Bewusstsein zu erlangen.

Osteopathie befindet sich auf der geraden Linie der Vorläufer-Philosophen der Antike (wie z. B. Heraklit von Ephesus), die im 6. Jahrhundert v. Chr. schon behaupteten, dass Leben Bewegung sei. „Alles fließt, nichts bleibt stehen."

Anaxagorus sagte: „Der Mensch denkt, weil er eine Hand hat." Die Hand hat sich als Werkzeug des Bewusstseins und der Erkenntnis entwickelt, sie kann Güte, Großzügigkeit und Geduld vermitteln.

Später schrieb der Apostel Paulus in seinen Episteln: „[…] das Leben ist die Bewegung und das Wesen […]." Im Anschluss an ihn hatten die ersten Väter der Kirche und die Therapeuten, wie Philon aus Alexandria, schon sehr genaue Kenntnisse des menschlichen Wesens und der unterschiedlichen Systeme, die miteinander verbunden sind. Gregorius von Nysse und Gregorius von Naziance, zwei Kapadoziner-Väter, sahen und entwickelten die Verbindungen zwischen den unterschiedlichen Rädchen der physischen, emotionalen und spirituellen Ebene des Menschen.

Verweilen wir in dieser Ära; in den ersten Jahrhunderten nach Christus war es selbstverständlich, dass laut orientalischer Traditionen der Mensch in seiner Gesamtheit behandelt wurde, in seiner Verbindung mit der Erde und dem gesamten Kosmos, der ihn umgibt. Diese Denkweise stand auch in völligem Einklang mit der chinesischen oder auch der indischen Medizin.

Lange Zeit später, im 19. Jahrhundert, beschrieb A.T. Still die Bewegung als Ausdruck des Lebens; er brachte sie in Bezug zu Materie und Geist. Durch seine empirische und wissenschaftliche Erforschung der Anatomie und Physiologie vermittelte er uns Osteopathen die außergewöhnliche Bedeutung der Bewegung im menschlichen Körper, dies ist sein ganz besonderer Verdienst. So wird es uns erst möglich zu verstehen, dass die makroskopische Bewegung des menschlichen Körpers eigentlich der Spiegel der zellulären (mikroskopischen) Bewegung ist.

Es verlangt aber eine grundlegende Kenntnis der Basisstrukturen (Anatomie, Biologie und Physiologie), um in der alltäglichen Praxis über die Bewegung in eine besondere Kommunikation mit dem Patienten einzutreten.

Osteopathie ist ein wundersames Werkzeug. Sie hilft uns dabei, ein immer neues Bewusstsein zu erlangen, uns immer wieder offen den Fragen zu stellen, die unser Dasein bewegen. Osteopathie ist eine wahre Einladung zum vollen **Existieren** – zum **Sein**!

Bewusstsein bedeutet Wachzustand und Wachsamkeit gleichzeitig, auch der Osteopath wacht, er ist ein „Wächter".

Bewusstsein lässt sich nicht einem anatomischen Zentrum im Gehirn zuordnen. Es unterscheidet sich vom Unbewussten. Ziel der Osteopathie ist, mit äußerster Wachsamkeit Mobilitätsverluste und Spannungen in der Tiefe der Gewebe aufzuspüren. Dadurch nimmt der Therapeut Einfluss auf die Vergangenheit des Patienten: seine Traumata, seine Erziehung, seine Lebensgewohnheiten, seine Lebenseinstellung, seine Persönlichkeit und seine Lebensweise. Er kann helfen, körperlich tief liegende Blockaden zu lösen, um so dem Patienten die Möglichkeit zu geben, sich besser auf seine Traumata und seine Mängel zu stützen und in die Zukunft zu blicken. – Osteopathie ist ein Weg des Bewusstseins und der Gegenwart.

Da der Mensch sich der Vergangenheit bewusst ist, dank seines Gedächtnisses, und der Gegenwart, dank seiner Sinne, kann er der Zukunft ausgeglichen entgegensehen.

Der Osteopath erwirbt während seiner Ausbildung solide Grundlagen, derer er sich bewusst wird. Er hat Erfahrungen als Therapeut gesammelt, mit dem ewigen Ziel vor Augen, sich zu verbessern. Ein guter Osteopath sollte sich durch intensives Kommunizieren mit dem Patienten auf allen Ebenen und durch ein gutmütiges und bescheidenes Auftreten auszeichnen.

Andrew Taylor Still, und vielleicht noch mehr William Garner Sutherland, haben Zeit benötigt, um die Osteopathie auszuarbeiten und weiterzuentwickeln. Die Osteopathie war Teil ihres Lebens und noch viel mehr ein Erfahrungsweg. Der schmerzvolle Verlust mehrerer seiner Kinder hat Still sicher ermöglicht, noch weiter auf dem Weg der Osteopathie zu gehen, auf der Suche nach dem **Sinn**.

Erinnern wir uns auch, mit welcher Geduld Sutherland die Knochen behandelt hat, wie er an sich selbst die kranialen Suturen experimentiert hat. So hat er auch die Existenz der reziproken Spannungsmembranen herausgefunden, diese kranialen Expansionen der Dura mater aus dem Rückenmark in Verbindung mit anderen Geweben des Körpers, und letztendlich auch die Komplexität des Myofaszialnetzes. Er hat noch am Ende seines Lebens tief greifende Erkenntnisse gesammelt in der Erforschung des Liquor cerebrospinalis (das nobelste Element nach A.T. Still) und der Flüssigkeiten im menschlichen Körper.

A.T. Still, W.G. Sutherland und die Osteopathen, die ihnen folgten, hatten eines gemeinsam: Sie haben stets der Erfahrung und ihrer Interpretation Platz gelassen. Für sie war es wichtig, die schrittweise Erklärung ihrer Experimente mit ihrer Erfahrung in Einklang zu bringen. Es bewegte sie die Geduld und der Glaube an das Leben. Sie waren wissensdurstig und trugen in sich diesen Willen nach Wahrheit und Echtheit.

Der Philosoph Ernst Bloch sagte: „Meine Lebenserfahrung hat mir gezeigt, dass Sehnsucht die einzig ehrliche Eigenschaft des Menschen ist." Anselm Grün meint: „Sehnsucht entfällt jeglicher Manipulation. Der Mensch ist seine Sehnsucht." [5]

2.6 Osteopathie: Ein Weg des Bewusstseins

Osteopathie öffnet uns die Türen der **Sinne** (als sensorische Organe) und des **Sinns,** als Sinn des Lebens, als Lebensrichtung. Auf Französisch entspricht „le sens" gleichermaßen einer **Richtung**, einem **Ziel**, einer **Bedeutung** und einer **Erklärung**. – Wir suchen nach einer Bedeutung, weil unser Leben eine Richtung hat.

Anselm Grün sagt, dass das Wort „Sinn" aus dem Altdeutschen „sinnan" stammt und bedeutet: „reisen, nach etwas streben, schreiten […]."[5]

Osteopathie vermittelt Sinn, denn zum einen öffnet sie die Tore der immer tieferen Kenntnis des Lebens, und zum anderen weist sie uns eine Richtung, einen Kurs, ein Ziel, auf dem Weg unseres Lebens. Dank unserer Sinnesöffnung, unserer palpatorischen Feinfühligkeit und unserer Fähigkeit zuzuhören, können wir als Osteopathen diese immense Fähigkeit, dieses Privileg (denn wir sind privilegiert!) der Vermittlung erlangen. Nur wir selbst können während unseres Lebens unsere Sinne so entwickeln, dass wir auch wissen, was wir vermitteln.

Die Sinnesorgane entwickeln sich vom Berühren zum Horchen: wenn sich unser Horchen verfeinert, werden wir unsere Berührung und Wahrnehmung immer mehr beherrschen.

Im Französischen ist das Wort „percevoir" mehr mit dem Blick und dem Empfinden verbunden. Das deutsche Wort „Wahrnehmen" dagegen besagt, dass wir etwas „Wahres in die Hand nehmen" (Anselm Grün). „Wir belassen es nicht dabei, über Wahrheit nachzudenken. Wir erfassen sie körperlich. Um die Wahrheit aufgreifen zu können, unterliegt der Verstand den Sinnen." [5]

Wenn wir eine Person behandeln, müssen wir in der Lage sein, unsere gesamte Aufmerksamkeit und unsere Absichten über die Informationen, die uns unsere Hände als Sinnesorgane geben, abzugleichen.

Pierre Tricot, ein französischer Osteopath, beschreibt Aufmerksamkeit wie folgt: „Attention" (Aufmerksamkeit) und „Intention" (Absicht) sind um das Verb „tendre" (aus dem lateinischen „tendere") konstruiert. Es bedeutet Verlängerung, Dehnung, Spannung. Aber auch Entwicklung, Richtung (nach etwas streben). Der Unterschied liegt im Präfix: „At" – hin, zu; „In" – innerhalb. Attention und Intention (also Aufmerksamkeit und Absicht) sind untrennbar und mit der grundsätzlichen Aktivität des Bewusstseins verbunden: Das **Ich**, das **Sein**. Über die Aufmerksamkeit projiziert das **Ich** sich in den physischen Raum, den das **Ich** umgibt. So entsteht ein virtueller Raum der Wahrnehmung. Und durch die Absicht wird seiner Projektion eine Form, ein Ziel verliehen: Es informiert. [12]

Daraus lässt sich schließen, dass der Osteopath sein Wahrnehmungsvermögen über die Kontrolle der Aufmerksamkeit entwickelt.

Pierre Tricot sagt [12]:

„Die Aufmerksamkeit ist ein Zustand der Wachsamkeit und vollen Bewusstseins. Sie schließt nichts aus. Sie ist ständig nach dem körperlichen Gesamtsystem des Patienten gerichtet."

„Die Aufmerksamkeit ist definiert als die Projektion des Bewusstseins. Da, wo meine Aufmerksamkeit ist, da bin ich."

„Die Absicht ist die Projektion des Bewusstseins als Träger einer Information (der Sinn). Der Absicht antwortet das Leben. Der Kraft fügt es sich."

So sind unsere Hände in der Lage, die tief liegende Anatomie wahrzunehmen sowie die Sprache und die Informationen des Gewebes unserer Patienten zu „hören". Denn das Gewebe, das „als Alleiniges weiß", kommuniziert, informiert und lehrt – laut Rollin Becker [13].

So „riechen" unsere Hände, sie fühlen, denn sie sind empfänglich für unglaublich feine Variationen in Spannung, Symmetrien, Amplituden, Leistung, Energie und Gleichgewicht. Unsere Hände haben im Lauf der Zeit gelernt, ihre Fähigkeiten in Geduld, Kenntnis und Intuition zu verbessern. In dieser Lernphase haben die Hände auch manches „vergessen", aber nie ganz. Denn die Erfahrung wird immer mehr Kenntnis mit sich bringen.

In diesem noblen Sinnesorgan – dem Tastsinn, der Berührung – sind weitgehend die anderen Sinne enthalten, sogar das Schmecken: der Geschmack des anderen. Der Osteopath pflegt diese „Würze", die aus dem lateinischen „sapere" (probieren) und „sapientia" (Weisheit) stammt.

Der Osteopath ist dieser unermüdliche Forscher, der den Körper dank seiner Hände erforscht, um ihn sich vertraut zu machen, ihn intim zu erfahren, um ihn zu fühlen, zu spüren, ihn zu kennen und zu erkennen – um ihn nach und nach zu zähmen, um ihn dann endlich zu erreichen, zu finden. Er findet ihn durch sein therapeutisches Berühren in der Vollkommenheit des Seins. Aber vor all dem muss sich der Osteopath in wissenschaftliche Kenntnisse der Anatomie und der Physiologie verwurzeln, genauso wie in die Pathologie und auch ein wenig in die Psychologie und Philosophie des Menschen.

Zitieren wir an dieser Stelle Andrew Taylor Still: „Mein Ziel ist es, aus dem Osteopathen einen Philosophen zu machen, um ihn auf den Fels des Verstandes anzusiedeln. So werde ich nicht die Sorge haben, alle Details über die Behandlung eines jeden Organs des menschlichen Körpers zu schreiben. Er wird qualifiziert genug sein, um zu wissen, was Veränderungen in Form und Bewegung verursacht haben wird." – So ermahnte er seine Schüler, philosophische Therapeuten zu werden. [11]

Vor jeder „Öffnung" gibt es eine fundamentale Notwendigkeit (fundamental auch als Basis, Fundament gemeint): die Verwurzelung.

Ich zitiere aus den Erinnerungen Karlfried Graf Dürckheims, der in seinen Lehren sagte: „Der Mensch kann mit einem Baum verglichen werden. Dieser Baum kann nur dann schöne Blätter produzieren, wenn er tief in der Erde verwurzelt ist" [2]. Der Mensch, geerdet durch seine tiefen Wurzeln, der Mensch mit den Himmelskräften, verbunden durch seine Öffnung!

Es sind diese festen Grundlagen, diese Fundamente, die es uns ermöglichen, die rechten Kenntnisse zu erlangen, die so tief in uns ihre Wurzeln schlagen. Es ermöglicht einen wahrhaften Elan und eine Bewegung der Öffnung zum Leben. Es geht für den osteopathischen Therapeuten darum, einen Weg zu sich selbst zu finden, um dann dem anderen zu begegnen auf dem Weg des Bewusstseins: dem Lebensweg.

Der Osteopath soll versuchen, seine eigenen Mängel zu erkennen und zu nennen, seine eigenen Verletzungen, denn sie sind Teil seiner eigenen Geschichte: Die Geschichte, die ihn als Mensch strukturiert und geformt hat. Erst wenn wir unsere Verletzungen akzeptiert haben, werden wir in der Lage sein, uns mit ihnen zu versöhnen, bevor wir sie in „Perlen verwandeln können" (nach einer Formulierung der heiligen Hildegard von Bingen).

Unsere eigenen Verletzungen ermöglichen es uns, die Verletzungen und Leidenszustände – manchmal sogar Notrufe – unserer Patienten besser zu verstehen. Wir können sie akzeptieren, ohne sie zu verurteilen und ihnen vielleicht sogar helfen, sich darauf zu stützen, sie zu unterstützen, um ihnen weiterzuhelfen. Unsere eigenen Verletzungen machen uns offen für mehr Gutmütigkeit und Empathie. Jeder trägt seine eigene Geschichte.

Gutmütigkeit zu pflegen, den Rahmen der Sympathie oder Antipathie zu überschreiten, ist ein einfaches, aber effizientes Mittel des Nichtverurteilens, des Nichtschuldigfühlens in Bezug auf die Erkrankung des Patienten, seine Pathologie und seine Persönlichkeit.

Es ist hilfreich für uns, unsere „Schattenseite", unsere eigenen Spannungen, Traumata (egal, welcher Art) mit einzubeziehen. Denn so können wir uns entwickeln. So können wir auch dem anderen helfen: Wir bringen Verständnis für ihn auf. Wir akzeptieren ihn trotz seiner Fehler, in seinen Schwierigkeiten, in seinen Dysfunktionen und Dekompensationen – mit seinen Höhen und Tiefen. Wir können in Betracht ziehen, ihm auf einem Weg behilflich zu sein, der im Gleichgewicht liegt, mit einem hellen Bewusstsein der Akzeptanz, der Geduld und des Unterscheidungsvermögens.

Diese beiden Eigenschaften erscheinen mir wesentlich als Therapeut. Als Allererstes muss der Therapeut geduldig sein. Im Französischen und im Englischen steht für „Patient" und „Geduld" der gleiche Begriff. Die Geduld hilft uns, nicht zu schnell sein zu wollen. Sie hilft uns, die Zeit zu akzeptieren, die das Leben zum Reifen braucht.

Die Geduld bringt uns bei, die Momente zu akzeptieren, in denen wir trotz unseres ehrlichen Maximaleinsatzes in der Therapie nicht das erwartete Ergebnis erlangen. Wir haben selbstverständlich unsere Grenzen. Doch auch unsere Patienten haben manchmal Grenzen, oder besser Türen, die sie nicht öffnen können oder wollen, weil sie das aus Abhängigkeiten reißen würde, aus manchen Gewohnheiten, aus manchen funktionierenden Schemata, die eigentlich „ganz gemütlich" sind. Sie akzeptieren, dass wir ihren Körper bis zu einem bestimmten Punkt behandeln – und nicht weiter. Ganz so, als würde nähere Berührung ein neues Bewusstsein bedeuten.

Sie lassen nicht immer Platz für das „Loslassen", für das Öffnen, denn es könnte Veränderung bedeuten. Es könnte eine neue Art der Gedanken entstehen, in ihrem Körper, in Bezug auf alles, was sie bewegt und berührt in ihrer Umwelt. Es geht um diese innere Emotion, die tief in unserem Körperinneren sitzt, manchmal so tief verkapselt, dass sie sich nicht befreien lässt. Wir haben als Therapeut die Verantwortung, nicht unbedingt alle Türen zu öffnen. Wir müssen in der Lage sein aufzuhören, eine Pause in unseren Behandlungen einzulegen und den Patienten anderen Therapeuten weiterzureichen. Es geht darum, seine eigenen Grenzen zu erkennen und dem Versuch zu widerstehen, unsere Grenzen um jeden Preis hinauszuschieben. Denn wären wir schwach, wäre das Scheitern vorhersehbar.

Aber auch wenn wir scheitern geht es darum, dies zu akzeptieren und zu analysieren, um sich darauf zu stützen und sich daraufhin zu verbessern. Carl Gustav Jung [4] sagte: „Ein Leben voller Erfolge ist der größte Feind der Veränderung"; und Anselm Grün: „Derjenige, dem alles gelingt, glaubt sich nicht ändern zu müssen. Er bleibt also da stehen, wo er ist und bleibt unreif. Er versteht das Leben nicht, ist nie in sein tiefstes Innere gegangen und bleibt unfähig, das Leid der anderen zu verstehen."

Die Geduld erlangen wir nur um den Preis der Beständigkeit und Unterscheidungsfähigkeit. Wir sind Menschen, die die Fähigkeit haben, eine bestimmte Form der Mobilität wiederherzustellen. Wir sind imstande, Türen einen Spalt zu öffnen. Dem Körper ist damit Platz gelassen, sie weiter zu öffnen, um sich zu erholen und zu regulieren. Wir haben in keinem Fall die Fähigkeit zu heilen! Die Heilung gehört uns nicht! Nur, wenn wir dies stets vor Augen haben, können wir unsere Unterscheidungsfähigkeit erhalten.

- Legen wir Nachsicht an den Tag, bewahren wir diese Kraft in uns, sie ist die Kraft der Sanftheit.
- Üben wir Stetigkeit und Geduld: Nicht der Überstürzung nachgeben, sonst würden wir einer Raupe gleichen, der man die Flügel eines Schmetterlings aufgeklebt hätte …
- Setzen wir unsere Hände ein: Symbol der Kenntnis und Symbol der Anerkennung. Diese Hand, die nie ergreift, sondern empfängt und respektiert.

Wenn wir es schaffen, durch eine langsame und stetige Arbeit an uns selbst ein breiteres Bewusstsein zu erlangen, befreien wir uns nach und nach von diesem Zustand der Leichtfertigkeit.

Dann verwandelt sich unsere Hand in einen Energieträger und sie wird als akzeptierend und respektierend empfunden. Sie wird den anderen „anders" berühren können, mit einer wohlwollenden Kenntnis, die den einen und den anderen verändern wird. Unsere Berührung ist der Spiegel unseres „Ichs". Wir wissen alle, wie es ist, Hände zu schütteln, die wir nicht mögen, oder Hände zu schütteln, von denen man spürt, dass sie uns Gutes wollen – die uns Frieden und Ausgeglichenheit bringen.

An dieser Stelle möchte ich einen wunderbaren Abschnitt aus dem Buch [5] von Anselm Grün zitieren:

„Im Tasten spüre ich die Qualität des Betasteten. Was ich betaste, erzeugt in mir ein Gefühl. Tasten heißt zugleich berühren. Und was ich berühre, das rührt mich an, das setzt etwas in mir in Bewegung, das bewegt meine Emotionen, das geht mir zu Herzen. So hat Tasten sehr viel mit Gefühl und innerer Rührung zu tun. Vom Tastsinn geht offensichtlich ein direkter Weg zur inneren Rührung, zum Herzen, zur Gestimmtheit des Menschen. Das deutsche Wort ‚rühren' hat mit Vermischen, Vermengen zu tun. Wenn ich etwas berühre, vermischt sich das Berührte mit mir selbst. Es fließt von dem Betasteten etwas zu mir her, und ich kann nicht mehr genau unterscheiden, wo ich bin und wo der oder das andere ist. Es geschieht Vermischung, Einswerdung.

Alles, was ich betaste, erzeugt in mir ein Gefühl. Aber dieses Gefühl kann sehr unterschiedlich sein. Wenn ich einen kalten Stein berühre, dann zucke ich unwillkürlich zusammen. Ich schrecke zurück. Wenn ich etwas Glitschiges berühre, ekelt es mich. Wenn ich einen Menschen berühre, spüre ich sehr schnell den Unterschied. Beim einen berühre ich eine weiche und warme Hand, von der Liebe ausgeht. Beim anderen spüre ich sofort die Kälte und Härte, das Abweisende, Verschlossene. Wenn ich die Haut eines Menschen streichle, dann fließt meine Liebe zu ihm hin. Und ich spüre, dass von ihm auch etwas zu mir strömt, entweder Abweisung oder Zuwendung, Wohlwollen oder Ablehnung. Betasten schafft Beziehung, ja mehr als Beziehung, es lässt mich eins werden mit dem, den ich berühre. Ich habe teil an seiner Gestimmtheit. Indem ich den anderen berühre, komme ich auch mit mir selbst in Berührung. Ich spüre mich auf neue Weise."

2 – Was ist Osteopathie?

Indem wir die Geduld und das Unterscheidungsvermögen akzeptieren, öffnen wir uns der Hand des Herzens!

Wenn wir auch nur ein wenig an die Globalität der Osteopathie zurückdenken, möchte ich Axel Kahn, einen französischen Genetiker, der in einer Fernsehsendung auftrat, zitieren: „Beim Menschen ist alles hundert Prozent genetisch!" Er unterbrach einen Moment seinen Satz. Und als der Widerstand der Anwesenden stärker war, sagte er mit einer Prise Humor: „Und alles ist hundert Prozent Umwelt." Der Mensch „ist" tatsächlich in dieser Gesamtheit der genetischen Systeme: Er ist Produkt seiner Gene, aber genauso ist er Produkt seiner Kindheit, seiner Erziehung, seiner Umwelt – ja, er ist Produkt dieser Verbindungen zwischen den unterschiedlichen Daten aller Systeme, die aufeinander reagieren. Unsere Hände empfinden diese dann als eine lebende Einheit.

Wir als Osteopathen wissen, dass das Symptom die Ursache ignoriert. Genauso weiß die Ursache nicht, welche Folge sie haben wird. Dieses Gesetz ist eines der Prinzipien der Osteopathie. Osteopathie hat diese Dimension der Globalität, da sie den Menschen in seiner Gesamtheit behandelt. Der Mensch besteht nicht aus zusammengezählten Anteilen, sondern aus einer Gesamtheit, die ihn **sein** und **existieren** lassen. Der Mensch ist Teil einer Gruppe aus genau sortierten Systemen. Diese Systeme sind untereinander und voneinander abhängig: Vom Anatomischen zum Physiologischen, vom Knöchernen zum Viszeralen, vom Faszialen zum Kranialen, vom Neurologischen zum Hormonellen usw. All diese Systeme haben Einfluss auf den Körper: auf seine Art, mit Emotionen umzugehen, genauso wie sämtliche Reaktionen, die davon abgeleitet werden. Diese gegenseitige Abhängigkeit ist auch in unserer eigenen Geschichte vorhanden. Auch in den unterschiedlichen Lebenssystemen, die wir von unseren Eltern haben und sie selbst von ihren Eltern usw. Wir stellen fest, dass ein System nur dank des Austauschs und der Verbindungen zwischen diesen Elementen existiert.

Alles – von Zelle zur Fibrille, von Fibrille zur Faser, von Faser zum Faserbündel, vom Faserbündel zum Muskel an sich, zur Faszie, zum Organ, zur Gesamtheit des Bindegewebes, nach und nach zum Wesen in seiner Gesamtheit – ist im Austausch und in Verbindung, in einem regelrechten Bewusstsein, mit dem Ziel, Beziehungen aufzubauen. Und weiter geht dieser Austausch vom Therapeuten zum Patienten und umgekehrt, von jedem Menschen zum nächsten. Das alles in der Tradition seiner Zugehörigkeit zum Universum.

Der Mensch: Verwurzelt in der Erde, um sich der Himmelsenergie zu öffnen; der Mensch als Teil der wunderbaren Gedanken und Wörter, die nach und nach der Poesie und Philosophie Bedeutung geben; der Mensch: voll im Bewusstsein des universellen Bewusstseins. – Der Mensch, völlig präsent in der **Präsenz**: Nicht als passiver Zuschauer, sondern als aktiver Spieler, der sich sein ganzes Leben lang aufbaut und heranreift. Der Mensch, der zu einem Ziel hin handelt, und dessen Weg und Richtung der Sinn des Lebens ist.

Als Schlussfolgerung werden wir sagen, dass – nachdem er die erforderlichen Grundkenntnisse erlangt hat – der Osteopath sein Talent ausübt, indem er Mobilität wagt. Wenn der Osteopath gut in seinem Wissen verwurzelt ist, kann er sich öffnen, indem er sich mit den Quellen des Lebens verbindet. Immer bereit zuzuhören, kann er dem Patienten helfen, Geduld zu erfahren und nach und nach sich selbst und dem Leben zuzuhören. Der Osteopath ermöglicht dem Patienten ein langsames und reifendes Verständnis seiner Symptome, seines Körpers. Er hilft dem Patienten, seine Haltungen, seine Verhaltensweisen, seine Lebensgewohnheiten bewusst zu beherrschen, in einer besseren Selbstakzeptanz, in größerer Wertschätzung.

Wir können als Osteopathen nur dann Osteopathie verstehen, wenn wir Osteopathie voll **leben**. Alles, was wir darüber lesen können, ist zwar interessant, aber unvollständig. Alle wissenschaftlichen Untersuchungen, alle anatomischen Präparationskurse sind zwar notwendig, aber nicht ausreichend und auch nicht voll fruchtbar. Sie ermöglichen die Studie der Fruchtschale, aber sie sind nicht in der Lage zu verstehen, was die Frucht selbst ist: ihr Geschmack, ihr Aroma, ihr Fleisch: ihr Herz!

Wagen wir Osteopathie im Sinne der Weisen. Wagen wir den Blick des Herzens, der langsam und geduldig der Osteopathie entgegenkommt. Er berührt sie, enthüllt sie, um ihr die wahrhafte Bedeutung des **Zusammentreffens** zu geben: von deiner Hand zu meiner; von meinem Wesen zu deinem; von deinem Herzen zu meinem!

Literatur

[1] Benchmarks for Training in Osteopathy: World Health Organization 2010 NLM classification: WB 940 WHO Press, Switzerland 2010

[2] Dürckheim K Graf. Unterricht in "Bethanie" Centre de Recherche et de Méditation (Gorze): Alphonse und Rachel Goettmann; 1988

[3] Gesundheitsbericht für Deutschland. Oktober 1998: Stuttgart: Metzel Poeschel; 1998

[4] Grün A. Leben und Beruf. Eine spirituelle Herausforderung. Münsterschwarzach: Vier Türme Verlag; 2005 (Vie privée, vie professionnelle. Comment les concilier. Paris Editions DDB; 2006)

[5] Grün A. Wenn du Gott erfahren willst, öffne deine Sinne. Münsterschwarzach: Vier Türme Verlag; 2000 (Ouvre tes sens à Dieu. Paris: Editions Mediaspaul; 2006)

[6] Hartmann C. Das große Still-Kompendium. 2. Aufl. Pähl: Jolandos; 2005

[7] Hartmann C. Das große Sutherland-Kompendium. Pähl: Jolandos; 2008

[8] Richard R. Osteopathy 1979. Lyon: Richard; 1980

[9] Sournia JC, Poulet J, Martiny M. Illustrierte Geschichte der Medizin/Digitale Bibliothek. Berlin: Directmedia Publishing; 2001

[10] Still AT. Philosophie de l'Ostéopathie. In dem Unterricht von René Briend: Ostéopathe DO (Frankreich). Enseignements biocinétiques et biodynamiques de l'Ostéopathie; 2002

[11] Still AT. The Philosophy and Mechanical Principles of Osteopathy. Kirksville: Osteopathic Enterprise; 1986

[12] Tricot P. Approche tissulaire de l'ostéopathie. Livre 2. Vannes: Editions Sully; 2005

[13] Unterricht im Institut W.G. Sutherland. Paris (1981–1986)

Teil 2
Grundwissen und Grundlagen der Osteopathie

3	Einleitung	54
4	Behandlungsprinzipien	55
5	Parietale Osteopathie – Osteopathie des Bewegungsapparates	65
6	Viszerale Osteopathie – Osteopathie der Inneren Organe	207
7	Kraniosakrale Osteopathie	295
8	Vegetativum und vegetatives Nervensystem	392
9	Bindegewebe und Faszien als Basis der osteopathischen Therapie	404

3 Einleitung

Im ersten Buchteil haben wir etwas über die Geschichte und die Definition der Osteopathie erfahren. Der zweite Teil des Buches widmet sich den Grundkenntnissen, die für einen Osteopathen Voraussetzung sind, um therapeutisch tätig zu werden.

Es sind teilweise die gleichen Grundlagen, die auch in der klassischen Schulmedizin gelten. Besonderes Augenmerk legt die Osteopathie auf die Anatomie. Ein intensives Studium der Gewebe, der Muskeln, der Gelenke, aber auch des Bindegewebes und der Organe, sind unerlässlich für den Osteopathen, um seine Hand in der exakten Palpation zu schulen. Kenntnisse über den genauen Verlauf der Gefäß- und Nervenbahnen sind notwendig für manuelle Untersuchungs- und Behandlungstechniken. Um ein osteopathisches Verständnis und eine korrekte Analyse eines Patienten zu gewährleisten, braucht ein Osteopath ein grundlegendes Verständnis der Biomechanik des Bewegungsapparates.

Zur Ausbildung gehören ebenfalls das Studium der physiologischen Grundlagen der Organe, Muskeln und Gewebe. Nicht nur die Kenntnis der Funktion, sondern auch der Fehlfunktion ist unerlässlich für einen Therapeuten. Das Wissen über die Pathologie und v. a. das Erkennen der pathologischen Zeichen am Patienten sind die Gewährleistung für sicheres Handeln am Patienten.

Des Weiteren werden in diesem Teil des Buches die manuellen Techniken der Untersuchung und der Behandlung beschrieben. Sie sind das Arbeitsmaterial des Osteopathen und bedürfen eines langjährigen Trainings, um gut beherrscht zu werden. Viele Techniken stammen aus unterschiedlichen Bereichen der Medizin, der Physiotherapie, der Chiropraxis, der manuellen Medizin oder anderen Fachgebieten. Diese Arbeitsinstrumente dienen als Hilfsmittel, um den Patienten besser zu untersuchen, um in ihn „hineinzuhorchen" und um die Mobilität der Gewebe wiederherzustellen.

Das Erlernen der Techniken sollte den angehenden Osteopathen nicht dazu verleiten, Osteopathie als ein Rezeptbuch mit Techniken für bestimmte Erkrankungen zu betrachten. Osteopathie ist mehr als nur Technik zur Untersuchung und Behandlung von Patienten. Erst wenn der Therapeut die Fehlfunktionen des Patienten erkennen und deuten kann, wird er die richtigen Behandlungen einsetzen können. Dazu bedarf es auch des Einsatzes klassischer Untersuchungen (z. B. Labor, bildgebende Verfahren usw.), die dem Osteopathen nicht immer direkt zur Verfügung stehen, die er aber kennen sollte und nach Bedarf anfordern muss. Für die Behandlung gibt es meist auch nicht nur eine alleinige „Technik", häufig gibt es viele Wege und Behandlungsmöglichkeiten, die zum Ziel führen können. Osteopathie ist also viel mehr, als ein Handbuch mit Techniken für Therapeuten.

Die **Kap. 5** bis **Kap. 9** sind in allen anatomischen Einzelbereichen gleich strukturiert:

- In einem ersten Kapitelabschnitt wird das funktionelle Verständnis für die Anatomie der Körperregion geweckt. Entwicklungsbedingte Aspekte und embryologische Sichtweisen sollten dazu beitragen.
- Der zweite Abschnitt beschreibt die topografische Anatomie, die Biomechanik und die Physiologie der verschiedenen Körperregionen und Organe.
- Der dritte Abschnitt ist der Beschreibung der Untersuchungs- und Behandlungstechniken gewidmet.
- Um den Lernprozess der Studenten und Schüler zu unterstützen, haben wir Fragen zur Selbstüberprüfung für jedes Kapitel eingefügt.

Dieser 2. Teil ist der umfangreichste in diesem Buch. Er kann trotzdem nur als detaillierte Übersicht betrachtet werden, denn die Details und genauere Abbildungen der Anatomie, Physiologie und Pathologie sollten die Studenten den entsprechenden Fachbüchern entnehmen. Die Grundausbildung zum Osteopathen entspricht in Zeit und Inhalten in etwa der einer medizinischen Grundausbildung.

4 Behandlungsprinzipien

Dieser Abschnitt des Buches soll uns vorab eine Übersicht über die allgemeinen Behandlungsprinzipien in der Osteopathie geben. Das Ziel aller osteopathischen Techniken ist es, Mobilitätseinschränkungen in den Strukturen und Geweben zu beheben. Die Vorgehensweisen sind grundsätzlich die gleichen für alle Bereiche. Mobilisation kann über aktive und passive Maßnahmen geschehen. Dazu werden Hilfsmittel eingesetzt. Entweder mobilisiert der Therapeut die Gewebe, oder er stimuliert die inhärenten Kräfte der Gewebe, um das Gleichgewicht, die Ökonomie und den Komfort im Organismus des Patienten zu erreichen. Dies bedeutet, der Patient kann seine Gesundheit wiedererlangen; so formuliert es A.T. Still. Die Osteopathische Medizin bedient sich vieler Techniken, die auch aus anderen Therapien bekannt sind. Im folgenden Abschnitt werden eher typische osteopathische Behandlungsprinzipien für den parietalen, viszeralen und kranialen Bereich beschrieben.

4.1 Parietaler Bereich

Andreas Maassen

Grundlage einer jeden Behandlungstechnik ist eine Indikationsstellung, die sich aus der Untersuchung heraus ergibt. Bei der Untersuchung bedient sich der Osteopath neben der Anamnese (Ohren) und dem Sichtbefund (Augen) v. a. seines eigentlichen Sinneswerkzeugs, seiner Hände. Zu den manuellen Untersuchungstechniken für das parietale System gehören:
- Die statische Palpation
  - von Weichteilen (dem myofaszialen Gewebe) als Hinweise auf einen mechanischen Stress des Gewebes mit Veränderungen der Struktur des Gewebes, z. B. Triggerpunkte,
  - knöcherner Strukturen als Hinweise auf die „Stellung" eines Knochens, z. B. eines Wirbels (Querfortsätze) im Raum und im Vergleich zu den angrenzenden Wirbeln,
  - auf eventuelle Druckdolenzen hin, die sich zumeist in der direkten Umgebung einer somatischen Dysfunktion finden lassen, wie z. B. bei einer Wirbeldysfunktion an einem Dornfortsatz oder in den periartikulären Weichteilen.
- Die dynamische Palpation
  - in Form von Bewegungstests, um Bewegungseinschränkungen zu diagnostizieren.

Bei der dynamischen Palpation werden folgende Kriterien berücksichtigt:
- das Bewegungsausmaß
- der Bewegungsverlauf
- das Endgefühl
- eventuell auftretende Schmerzen

Liegt eine somatische Störung im parietalen System vor, kann man die dabei auftretenden Veränderungen im englischen Akronym TART zusammenfassen:
- T: beschreibt eine „tenderness" im Sinne einer erhöhten Empfindlichkeit bis hin zu einer Druckdolenz
- A: beschreibt eine „asymmetry", z. B. eines Wirbels (s. o.)
- R: beschreibt die Einschränkung der Mobilität („range of motion")
- T: beschreibt die „tissue texture change", die myofasziale Veränderung des Gewebes

Bewegungen in Gelenken werden durch das Weichteilgewebe gehemmt. Hierzu gehören verschiedene Bindegewebe wie die Haut, Faszien, Sehnen, Bänder, Gelenkkapseln, die Gelenkoberflächen und indirekt die in den Geweben liegenden Gefäße und Nerven. Liegt eine Dysfunktion im Sinne einer Einschränkung der Bewegungsamplitude vor, ist die Ursache in diesen Geweben zu suchen. Dabei zeigen die Gewebe unter mechanischem Stress einen Verlust ihrer viskoelastischen Eigenschaften. Hierdurch ändern sich der Bewegungsverlauf und der Umfang der neutralen Zone, dem Bereich, in dem die Bewegung ohne großen Kraftaufwand und bei nur geringfügigem Widerstand vollführt werden kann. Am Ende der Bewegung kommt es zu einem veränderten Endgefühl. Anstelle eines elastischen Rebound-Effekts, der wie ein Zurückfedern wie beim Trampolinspringen gesehen werden kann, tritt eine erhöhte

Rigidität des Gewebes. Der „Anschlag" wird fester. Bei den Untersuchungstechniken des parietalen Systems in diesem Lehrbuch sollten die dynamischen Tests nach diesen Kriterien beurteilt werden:
1. Bewegungsausmaß
2. Endgefühl mit Rebound-Effekt/Viskoelastizität/Rigidität

Eine Dysfunktion im parietalen System kann Folge oder Ursache einer kranialen oder viszeralen Störung sein. Die Interaktion zwischen den drei großen Systemen kann anatomisch-physiologisch über zwei „Netzwerke" im Körper erklärt werden. Zum einen über das Nervensystem, das über afferente und efferente Bahnen verfügt, die Signale aus den drei Systemen übermitteln und übertragen können. Und zum anderen die Faszien, die, auch wenn wir sie in verschiedene Schichten und Regionen unterteilen und diesen Abschnitten eigenständige Namen geben, doch ein durchgängiges Gewebe darstellen, von Kopf bis Fuß und sowohl oberflächlich als auch tief gelegen. Die Faszien stellen somit das im wahrsten Sinne des Wortes verbindende Gewebe in unserem Körper dar und sind über das parietale System hinaus von größter Wichtigkeit für viele physiologische Prozesse in unserem Körper.

Die in diesem Lehrbuch aufgeführten Techniken zur Behandlung von Dysfunktionen im parietalen System bestehen aus Impuls- und Muskeltechniken. Die Handgriffe, die bei den Impulstechniken beschrieben werden, können je nach Indikations- bzw. Kontraindikationslage mit angepasster Bewegungsamplitude und Frequenz auch zur Mobilisation eingesetzt werden.

4.1.1 Impulstechniken

Diese werden als Multiple-Komponenten-Techniken eingesetzt. Die Korrektur findet über einen Hauptvektor (Hauptbewegung) statt: In der LWS und der HWS ist dies häufig die Rotation, alternativ kann auch die Lateralflexion genutzt werden. In der Durchführung durchläuft man folgende Stadien (modifiziert nach Dugailly):

1. Phase der Orientierung: Hier sucht man über den Hauptvektor die Spannung des Gelenks/des Gewebes im Sinne eines Widerstands auf.

2. Phase vor der Manipulation: Hier testet man diesen Widerstand in Kombination mit Nebenvektoren. Nacheinander eingestellt (ohne strikte Vorgabe der Reihenfolge) können dies je nach Region sein: Flexion und Extension, Lateralflexion rechts/Lateralflexion links, Translationen rechts/links, Traktion/Kompression, eventuell Ein-/Ausatmung, Schwerkraft und Körpergewicht. Fühlt sich der Widerstand weich/federnd an, oder erreicht man erst gar keinen wirklichen Widerstand, liegt eine Kontraindikation für eine manipulative Technik und somit eine Indikation für eine Muskeltechnik (oder eine andere funktionelle Technik) vor. Lässt sich der Patient nicht bewegen, sondern kontrolliert die Bewegung selbst, ist dies ebenfalls neben anderen absoluten Kontraindikationen als Kontraindikation für eine manipulative Technik anzusehen. Fühlt sich der aufgebaute Widerstand fest/hart an, liegt eine Indikation für eine manipulative Impulstechnik vor und man geht über in die

3. Phase der Beschleunigung: Hier wählt man die positiven Nebenvektoren, d. h. die, die zu einer Zunahme des Widerstands und zu einer Reduktion der Bewegungsamplitude des Hauptvektors führen. Nebenvektoren, die keinen Effekt auf den Widerstand haben, finden bei der weiteren Durchführung keine Berücksichtigung. Hierdurch stapelt man sozusagen die Nebenvektoren auf und benötigt eine deutlich geringere Bewegungsamplitude für den Hauptvektor. Das Ziel sollte sein, sich bei guter Anwendung der Technik in der Neutralzone der Rotation zu befinden.

4. Nach der Beschleunigungsphase: bringt man den Patienten passiv in die Ausgangsstellung zurück.

Daneben gibt es weitere wichtige Aspekte:
- Der Therapeut sollte in Bezug zu seiner eigenen Position beachten, mit dem eigenen Körpergewicht zu arbeiten, eine stabile Ausgangsstellung zu wählen (eigenes Ungleichgewicht führt zu einem kortikalen Input und stört die nötige Feinmotorik), sich viel aus dem Oberkörper heraus zu bewegen, wenig Bewegung und Spannung in den Händen zu haben und sich die Anatomie der zu korrigierenden Gelenke vor Augen zu führen (zu visualisieren).

- Beim Einstellen des Patienten ist zu beachten, dass dies keinesfalls unangenehm oder sogar schmerzhaft sein darf, der Patient bei der Durchführung entspannt ist, sich passiv verhält und sich sicher fühlt. Um dies sicherzustellen, erkundigt man sich während der Behandlung regelmäßig beim Patienten nach seinem Wohlbefinden.

4.1.2 Muskeltechniken

Muskeltechniken können allgemein eingesetzt werden bei Störungen/Reizungen von Muskeln (Muskelverspannungen und -verkürzungen, Triggerpunkten etc.) und Gelenken (Hypo-, Hypermobilitäten). Ziel der Muskeltechnik ist eine verbesserte Funktion des Muskels bzw. Gelenks, die sich u. a. in einer verbesserten Dehnfähigkeit bzw. Beweglichkeit zeigt. Kontraindiziert sind aktive Muskeldehnungen bei frischen muskulären Verletzungen.

Was die Durchführung angeht, so findet man unterschiedlichste Anwendungsvorschläge, insbesondere in Bezug auf Richtung, Dauer und Intensität der Anspannung. Die wohl am häufigsten verwendeten Formen sind die postisometrische Relaxation (PIR) und die reziproke Inhibition (RI). Die in diesem Lehrbuch vorgestellten Muskeltechniken sind so gewählt, dass bei Iliumdysfunktionen die während der Kontraktion des Muskels entstehende Kraft zur Korrektur des bewegungsgestörten Gelenks benutzt wird, was prinzipiell einer RI entspräche. Die Muskeltechnik für die Korrektur einer Störung der Symphysis pubica wird als PIR durchgeführt, ebenso wie die Techniken bei Dysfunktionen der Wirbelsäule. Hierbei lässt man Muskeln kontrahieren, die bei der Entstehung der Dysfunktion oder bei deren Aufrechterhaltung bedeutsam sind. Die Korrektur erfolgt passiv in der Phase der Entspannung. Die Muskeltechniken für das Sakrum werden im Kapitel Becken (Kap. 5.3) gesondert beschrieben.

Bei den Muskeltechniken zur Wiederherstellung bewegungsgestörter Gelenke ist das korrekte Positionieren von größter Bedeutung: Das Gelenk wird aus der Dysfunktions- in die Korrekturposition gebracht. Sobald die Bewegung zur Korrektur im Gelenk ertastet wird, hat man die „Startposition" zur Durchführung der Technik erreicht. So verfährt man im Falle einer Wirbelsäulendysfunktion mit allen drei Raumparametern. Hat man diese Einstellung gefunden, folgt:

1. eine Phase der Anspannung: Hier lässt man den oder die Muskeln in eine vorher festgelegte Richtung, die der der Dysfunktion entspricht, einige Sekunden anspannen – dabei darf je nach Art der Durchführung der Technik keine Bewegung im zu behandelnden Gelenk stattfinden (PIR-Technik) oder eine Bewegung stattfinden, wenn sie in Richtung der Korrektur erfolgt (RI-Technik).

2. eine Phase der Entspannung: Hier bewegt man das oder die Gelenke passiv weiter in die Korrektur und sucht die „neue motorische Barriere".

3. eine Wiederholung der beiden Phasen: Die Wiederholungen erfolgen so oft, wie eine weitere Korrektur des Gelenks möglich ist.

Muskeltechniken wirken Studien zufolge hypalgetisch, sie verbessern die Propriozeption/die motorische Kontrolle und stimulieren die Flüssigkeitsdrainage des Gewebes. Hierdurch sind sie besonders dann indiziert, wenn keine Manipulationen durchgeführt werden können/dürfen und bei akuten Zuständen. Letztere gehen mit Reizungen aufgrund von sich anhäufenden Entzündungsmediatoren und lokalen Stauungen einher. In dieser Phase des Reparaturprozesses besteht eine vergrößerte metabolische Nachfrage, und es sind besonders Techniken mit der Potenz angezeigt, Flüssigkeitsbewegungen und -austausch zu stimulieren. Muskeltechniken weisen, wie oben beschrieben, diese Eigenschaften auf.

Neben der Durchführung von Muskeltechniken stellen die im Kapitel Faszien (Kap. 9) vorgestellten funktionellen Techniken eine weitere Alternative dar für die Fälle, in denen eine Impulstechnik kontraindiziert bzw. eine andere als eine Impulstechnik indiziert ist.

4.2 Faszien

Angelika Strunk

Faszien (lat. „fascis" = Bund, Bündel, Verbund) bezeichnen die Anteile des Bindegewebes, die den ganzen Körper als ein umhüllendes und verbindendes Netzwerk durchdringen. Sie sind sozusa-

gen die „Tüten" des Körpers. Viele kleine „Tüten", die in immer größer werdende „Tüten" eingepackt und mit diesen verbunden sind. Die Anteile des Bindegewebes, welche in der Osteopathie unter dem Oberbegriff „Faszien" zusammengefasst werden, lassen sich in folgende Teilgebiete gliedern:
- Bindegewebe, welches Bänder, Sehnen und Kapseln bildet
- die „Tüten" der Körperhöhlen – Peritoneum, Pleura und Perikard mit ihren Umschlagfalten, die dann, je nach Lage und Aufgabe, als Ligamente, Mesenterien und Omenta bezeichnet werden
- die spinalen Membranen: Rückenmarkshäute
- die im eigentlichen Sinne umhüllenden großen Körperfaszien (Oberflächenfaszien)

Diese Anteile
- umhüllen und durchziehen alle Muskeln, Organe, Gefäße und Nerven (ZNS, PNS und VNS),
- trennen Strukturen und gewähren ihre Gleitfähigkeit untereinander,
- verbinden (verankern) Gewebe/Strukturen miteinander,
- bilden „Spalten" für Gefäße und Nerven, um diese zu begleiten und vor Scherabrissen zu schützen,
- bilden die Aufhängungen der Organe und sorgen für die optimal fixierte Organlage bei bestmöglicher Mobilität,
- stellen eine Einheit zwischen dem Parietalen, dem Viszeralen und dem Kraniosakralen her,
- geben dem Körper und all seinen Anteilen die Form – das Aussehen,
- schützen einen gesamten Verbund aus funktionsgleichen Zellen vor übergreifenden Infektionen und
- können Spiegel unserer psychoemotionalen Gemütslage sein.

4.2.1 Warum behandeln wir Faszien?

Durch ihren Einfluss auf Rezeptoren, Gefäße, Nerven und die Organlage können fasziale Spannungen Urheber von osteopathischen Dysfunktionen sein. Faszien verbinden alle Strukturen miteinander. Dadurch besteht die Möglichkeit, Traumata bzw. Dysfunktionen eines Ortes an einen anderen Ort weiterzuleiten. Damit können sie ebenso Dysfunktionen unterhalten und nicht nur auslösen. Der Körper scheint die Faszien auch als einen kurzzeitigen Aufbewahrungsort für Körperschlacken und Säuren zu nutzen. Dies führt bei einer pathologisch hohen Nutzung zu Veränderungen innerhalb der Faszie und damit wieder zu einem Ausgangspunkt von Dysfunktionen.

In neueren Studien [1] [2] wurden in großen Faszien (z. B. Fascia thoracolumbalis) Myofibroblasten gefunden, deren Funktionen ähnlich denen der glatten Muskelzellen sind. Da glatte Muskeln dem neurovegetativen Nervensystem unterliegen, in der Peripherie zum größten Teil dem Sympathikus, liegt auch hier die Annahme nahe, dass die Faszien über das gleiche System innerviert werden. Dies könnte eine Erklärung für eine hohe allgemeine Körperspannung bei erhöhtem Sympathikotonus (Stress) liefern.

Die osteopathische Behandlung von Faszien beinhaltet eine ganzheitliche Integration aller Systeme des Menschen. Faszientechniken stellen eine sanfte Art dar, den Körper in seiner Gesamtheit zu behandeln, um alle lebenswichtigen Flüssigkeiten wieder zum Fließen zu bringen oder das Gewebe auf andere Techniken vor- oder – auf diese folgend – nachzubehandeln.

Die Wahl der Technik richtet sich u. a. nach Lage und Aufbau der Faszie, dem Zusammenhang zu ihrer umgebenden Struktur, dem Grund der Faszienveränderung, der Mentalität des Patienten und der zur Verfügung stehenden Zeit für die Behandlung.

4.2.2 Behandlungsprinzipien in der faszialen Osteopathie

In Kap. 9 (Bindegewebe und Faszien als Basis der osteopathischen Therapie) wird das Thema „Faszien" mit all seiner Ganzheitlichkeit ausführlich beschrieben. Damit Erklärungen von faszialen Techniken, gleich in welcher faszial orientierten Literatur, vollumfänglich verstanden werden können, sollen bereits jetzt einige „Schlagwörter" der Faszientherapie vorab genannt werden:
- **Release-Punkt:** der Punkt im Gewebe, im Gelenk, am Organ vor, während oder nach einer Behandlung, mit der niedrigsten Spannung, bzw. der größten Entspannung
- **Enhancer:** Verstärker für direkte und indirekte Techniken, wie z. B. Muskelanspannung, tiefe

4.2 Faszien

Einatmungs- oder Ausatmungsapnoe, Dorsalextension-Plantarflexion der Füße
- **Balance:** Ausbalancieren einer Struktur am momentanen Neutralpunkt
- **Still-Point:** der Punkt oder Moment, an dem die Faszie zur Ruhe kommt und die eigentliche autoregulative Körperarbeit beginnt. Dieser Punkt kann in einer Behandlung mehrmals durchlaufen werden, bis die Faszie endgültig ihre normale physiologische Spannung/Entspannung wiedergefunden hat.
- **Fulcrum:** ein Dreh- und Angelpunkt. Er kann an andere Positionen verlagert werden und bleibt trotzdem der Dreh- und Angelpunkt. Beispiel: Das Ellenbogengelenk ist der Dreh- und Angelpunkt für die Bewegung des Ober- und Unterarms. Egal, in welcher Position im Raum sich das Gelenk befindet: Die Bewegungen der beiden Hebel bleiben dieselben (bezogen auf die knöcherne Ebene). Ein neues Fulcrum kann für eine Faszie gesetzt werden. Die Faszie entspannt sich nun um dieses Fulcrum herum. Der Therapeut kann für sich selbst Fulcren setzen, um seine Hände noch effektiver für die Behandlung freizugeben.
- **Twist:** Zusätzlich zu einer Längsdehnung wird das schon gedehnte Gewebe in alle noch nicht verwendeten Richtungen bewegt. Dabei gilt die Suche dem Punkt der noch größeren Spannung unter den Händen, um eine vermehrte Dehnung auf allen Ebenen zu erhalten.
- **Stacking:** Dies ist das „Stapeln" von allen freien Bewegungen aufeinander, um einen möglichst optimalen Balance-Point – State of Ease für z. B. ein Gelenk zu erreichen.
- **State of Ease:** Zustand der Gelöstheit, Entspanntheit und Schmerzfreiheit
- **State of Bind:** Zustand der größten Gewebespannung
- **Potency:** die Kraft der Gesundheit, des Lebens

4.2.3 Drei Grundprinzipien für die Behandlung

Um Faszien zu behandeln, stehen drei Grundprinzipien zur Verfügung.
1. direkte Befreiung
2. indirekte Befreiung
3. Kombination aus indirekter und direkter Befreiung

Direkte Befreiung

Direkte Befreiungen könnten auch als „Dehnungs- oder Mobilisationstechniken" definiert werden. Die Struktur wird in Richtung der restriktiven Barriere bewegt. Zusätzlich können Enhancer, Twist, Muskeltechniken und Dehnlagerungen eingesetzt werden, um die Dehnung/Mobilisation noch zu verstärken.

Indikationen:
- Vorbereitung/Nachbehandlung für/von Manipulationen
- Manipulation und Mobilisation
- Mobilisation von viszeralen Ligamenten und Mesos zur Versorgungsverbesserung der Organe
- Mobilisation der Dura mater spinalis
- zur Dehnung von großen Körperfaszien mit einem hohen Anteil kollagener Fasern (z. B. Fascia thoracolumbalis)
- Einarbeitung neu gewonnener Körperpositionen in die Gesamtheit
- die großen Faszien als Ursprung und Unterstützung eines Haltungsfehlers
- alte, chronische Dysfunktionen und Verletzungen
- Ansprechen der in den Faszien liegenden Mechanorezeptoren

Indirekte Befreiung

Indirekte Befreiungen könnten als „Entspannungs- oder Annäherungstechniken" definiert werden. Ziel ist es v. a., „fehlerhafte Afferenzen", die durch die fasziale Spannung unterhalten oder ausgelöst werden, zu löschen, um einen Einfluss auf die daraus resultierenden „fehlerhaften Efferenzen" nehmen zu können. Um dieses „Aufatmen" einer Faszie herbeizuführen, bestehen drei Möglichkeiten der Herangehensweise:

Pain Positional Release. Beim Pain Positional Release ist der Patient der „Chef". Er gibt beim Aufsuchen der Positional-Stellung den Ort der geringsten Schmerzhaftigkeit an. Ziel sollte sein, dass der Patient in einer vollkommen schmerzfreien Position zur Ruhe kommt. Eine andere Herangehensweise des Pain Positional Release ist die Nutzung von Tenderpoints. Dort wird so lange der State of Ease gesucht, bis der Tenderpoint nach Angaben des Patienten inaktiv ist.

Positional Release. Das Wort „Positional" bringt gut zum Ausdruck, welche Ideologie hinter diesen Techniken steckt. Die Struktur wird bei dieser Herangehensweise für die Behandlung von Faszien, Gelenken etc. an seinem State of Ease positioniert. Diese Position wird durch das Ertasten des Therapeuten eingestellt. Einfach gesagt: Der Therapeut ist beim Auffinden des State of Ease der „Chef".

Dynamic Release. Auch hier verrät das Anfangswort die Herangehensweise. „Dynamic" steht für Bewegung zum Balancepunkt. Hier stellt nicht der Therapeut die Faszie ein, sondern man lässt sich von der Faszie mitziehen und ist ihr allenfalls unterstützend behilflich, den „State of Ease" selbst zu finden. Vereinfacht ausgedrückt: Der Körper mit seinen Faszien und Strukturen ist bei dieser Herangehensweise der „Chef". Sowohl das „gedanklich übergeordnete Schmerzempfinden" als auch die durch den Therapeuten eingestellte Stellung spielen hier keine Rolle. Der Therapeut „dient" der Findung des Gewebes zum Still-Point und „unterstützt" dieses durch eine geringfügige Hilfe in die richtige Richtung.

Wie bei der direkten Befreiung können auch bei der indirekten Befreiung dann zusätzlich Verstärker – Enhancer – eingesetzt werden, um die Lösung und Entspannung des Gewebes noch mehr zu forcieren.

Indikationen:
- subakute Traumen
- postoperativer Zustand
- akute Schmerzzustände
- akute Bandscheibenvorfälle
- chronische Schmerzen
- Hirnmembranen- und Rückenmarkshautspannungen
- psychoemotional gespeicherte Zustände
- Stauungsprobleme (venös-lymphatisch)
- Narben, Adhäsionen
- „zarte" Mentalität
- Schwangerschaft

Kombination aus direkter und indirekter Befreiung

Grundsätzlich können alle direkten und indirekten Befreiungen miteinander kombiniert werden. Der Therapeut sollte sich in einer faszialen Behandlung die Fähigkeit aneignen, dem Gewebe die Technik zu geben, die es im Moment der Behandlung „wünscht", um sich zu befreien.

Literatur
[1] First International Fascia Research Congress – About Fascia. http://www.fasciacongress.org/2007/ (Stand: 16.01.2017)

[2] Schleip R. Faszien und Nervensystem. Zeitschrift für Osteopathische Medizin 2003; 4(1): 20–28

4.3 Viszeraler Bereich

Eric Hebgen

4.3.1 Behandlungskonzepte in der Viszeralosteopathie

Die Behandlung der inneren Organe nach **J.-P. Barral** (D.O.) ist in Europa die Standardmethode in der Viszeralosteopathie. Barral betrachtet die Organe dabei mechanisch: Organe bilden viszerale Gelenke mit einem anderen Organ oder einem Teil des Bewegungsapparates, z. B. dem Diaphragma. Wie ein Gelenk am Bewegungsapparat bewegen sich die beiden Gelenkpartner in festgelegten Richtungen und Ausmaßen gegeneinander. Damit dies möglichst reibungsfrei geschehen kann, besitzen die Gelenkpartner eines parietalen Gelenks eine glatte Oberfläche und eine Synovia, die etwas Gelenkflüssigkeit produziert. Die Organe haben ebenfalls eine glatte Oberfläche, weil ihre äußere Oberfläche von einer serösen Haut abgeschlossen wird. Dies ist entweder Peritoneum, Pleura oder Endokard. Ebenso befindet sich in den serösen Höhlen etwas Flüssigkeit zwischen den Organen. Die Organe bewegen sich nicht beliebig gegeneinander, sondern unterliegen Gesetzmäßigkeiten: Sie sind durch Mesenterien, Omenta oder Ligamente untereinander und am Bewegungsapparat befestigt. Dadurch wird ihre Bewegungsmöglichkeit limitiert. Dies findet man auch an den Gelenken des Bewegungsapparates: Ligamente erlauben und beschränken Bewegungsausmaße und -richtungen.

Barral baut seine Theorie also parallel zu parietalen Gelenken auf. Seine Behandlungstechniken orientieren sich weitgehend ebenso daran: Organe werden wie Gelenkpartner auf ihre Bewegungsmöglichkeit geprüft und direkt mobilisierend behandelt, bis wieder ein normales Bewegungsausmaß hergestellt ist. Lediglich sein Konzept der viszeralen Motilität folgt einem eher energetischen Ansatz.

Georges Finet (D.O.) und **Christian Williame** (D.O.), zwei belgische Osteopathen, unternahmen in den 80er-Jahren umfangreiche röntgen- und ultraschallgestütze Studien, um die Bewegungen der abdominellen Organe in Abhängigkeit von der diaphragmatischen Atmung zu untersuchen. Dabei entdeckten sie Bewegungen der Organe, die nach bestimmten Regeln ablaufen. Sie definierten für die untersuchten Organe Bewegungsrichtungen und -ausmaße, die weitgehend mit den Ergebnissen Barrals übereinstimmen. Außerdem entwickelten sie eine Behandlungsmethode zur Beeinflussung von gestörten Organbewegungen und waren auch in der Lage, ihre Methode unter Röntgen- oder Ultraschallkontrolle zu kontrollieren. Im Gegensatz zu Barral, der für seine mobilisierenden Techniken die Organe palpiert und direkt bewegt, benutzen Finet und Williame das ventrale parietale Peritoneum für ihre Therapie. Sie verschieben das Peritoneum und erreichen einen mobilisierenden Effekt, ohne das Organ selbst zu palpieren. Sie nennen ihre Methode faszial, weil das Peritoneum als Faszie betrachtet wird und alle abdominellen Organe miteinander verbindet: Zieht man an einer Stelle des ventralen Peritoneums, so hat dies auch einen Effekt an einer entfernten Region, z. B. am Peritoneum auf dem Pankreas. Man könnte die peritoneale Hülle mit einem Luftballon vergleichen: Wenn man an einer Stelle des Luftballons drückt oder zieht, breitet sich dieser Zug über den ganzen Luftballon aus und verformt ihn.

Beide Behandlungskonzepte erreichen letztlich eine Wiederherstellung der physiologischen Mobilität eines Organs, Finet und Williame mit ihrem Vorgehen etwas weniger invasiv. Die Indikation für diese Methode erweitert sich somit auch auf Organe, die aufgrund einer Erkrankung nicht direkt palpiert und mobilisiert werden sollten.

Bei den zirkulatorischen Behandlungen nach **William A. Kuchera** (D.O.) und **Michael L. Kuchera** (D.O.) sucht der Osteopath keinen Kontakt zu dem zu behandelnden Organ, er analysiert vielmehr, aus welchen Arterien, Venen, vegetativen Nerven und lymphatischen Gefäßen ein Organ ver- oder entsorgt wird, und nimmt durch die Techniken Einfluss auf die Zirkulation des Organs. Die Mobilisierung eines Organs steht hier nicht im Vordergrund. Somit ist dieses Konzept eine hervorragende Ergänzung zu den mobilisierenden Konzepten von Barral und Finet/Williame. Diese Behandlungen sind wenig invasiv und in Europa viel zu wenig bekannt.

4.3.2 Behandlungsprinzipien

Verbesserung der Organmobilität

Unter Mobilität versteht man in der viszeralen Osteopathie die Bewegung zwischen zwei Organen oder die Bewegung zwischen einem Organ und der Rumpfwand, dem Diaphragma oder einer anderen Struktur des muskuloskelettalen Systems.

Motor dieser Bewegung können passive Verlagerungen von Organen, hervorgerufen durch die Willkürmotorik des Bewegungsapparates (Beispiel: eine Flexion des Rumpfes führt zu Organverlagerungen), oder verschiedene „Automatismen" sein.

Unter einem Automatismus versteht man eine Bewegung, die unwillkürlich in der quergestreiften oder glatten Muskulatur abläuft. Unterscheiden kann man ferner zwischen Automatismen, die ununterbrochen ablaufen, und jenen Bewegungen von Organen, die einen periodischen Charakter aufweisen. Zu den Automatismen zählen die diaphragmatische Atembewegung, die Herzaktion und die Peristaltik der Hohlorgane.

Verbesserung der Organmotilität

J. P. Barral definiert Motilität als intrinsische Bewegung der Organe mit langsamer Frequenz und geringer Amplitude. Sie ist kinetischer Ausdruck von Bewegungen der Organgewebe. In der embryonalen Entwicklung vollziehen die entstehenden Organe Wachstumsbewegungen oder positionelle Verlagerungen, die als eine Art Gedächtnis in jeder einzelnen Organzelle gespeichert bleiben. Die Motilität ist ein rhythmisches Wiederholen dieser embryonalen Bewegung zum Entstehungsort und wieder zurück in die postnatale Endposition.

Ein Zusammenhang mit dem kraniosakralen Rhythmus ist ebenfalls nicht auszuschließen, obwohl die Motilität eine andere Frequenz aufweist.

Man unterscheidet eine Exspirationsphase, d. h. die Bewegung zur Medianlinie, von der Inspirationsphase, einer gegenläufigen Bewegung von der Medianlinie weg. Die Frequenz beträgt 7–8 Zyklen pro Minute. Ein Zyklus besteht aus einer Exspirations- und einer Inspirationsphase.

Verbesserung der Organzirkulation

Ziel: Ein Organ kann über seine Zirkulation beeinflusst werden. Zur Zirkulation gehören das arterielle, venöse und lymphatische System sowie die sympathische und parasympathische Innervation. Durch diese Behandlungstechniken wird die Trophik des Organs beeinflusst.

Die Voraussetzung für diese Techniken ist die Kenntnis der zirkulatorischen Anatomie, die bei den einzelnen Organen besprochen wird.

Prinzip der Techniken

Arterielle Stimulation. Die großen Gefäßstämme für den Bauchraum liegen vor der Bauchaorta und somit vor der Wirbelsäule. Eine Behandlung der Wirbelsäule (Manipulation, Mobilisation usw.) auf entsprechender Höhe oder die Behandlung der präaortalen Plexus stimuliert die arterielle Versorgung der anhängenden Organe (▶ Abb. 4.1).

Venöse Stimulation. Die Organe des Magen-Darm-Trakts drainieren ihr Blut in die V. portae, bevor es durch die Leber in die V. cava inferior abfließt. Techniken, welche die V. portae, die Leber oder das Diaphragma beeinflussen, verbessern den venösen Abfluss aus dem Magen-Darm-Trakt.

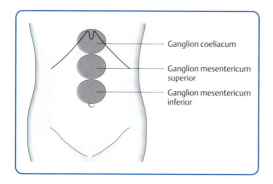

▶ **Abb. 4.1** Behandlung der präaortalen Plexus. (Hebgen E. Viszeralosteopathie. 4. Aufl. Stuttgart: Haug; 2011)

Lymphatische Stimulation. Alle Techniken, die den Abfluss der Lymphe fördern, verbessern die trophische Situation des Organs, z. B. Diaphragmatechniken, Grand Manœuvre.

Vegetativer Ausgleich

Parasympathisch. Techniken, die den N. vagus oder den sakralen Parasympathikus erreichen, beeinflussen die inneren Organe ausgleichend, z. B. kraniosakrale Techniken, Kehlkopfbehandlung, Mediastinumtechniken.

Sympathisch. Eine sympathisch ausgleichende Behandlung erfolgt mit Kenntnis der Innervation des Organs im Verlauf der sympathischen Nerven bzw. Plexus, z. B. Grenzstrangstimulation durch Rib-Raising-Technik, Diaphragmatechniken oder Ausgleich der prävertebralen Ganglien.

4.4 Kraniosakraler Bereich

Kristin Peters

Neben parietaler und viszeraler Osteopathie ist die dritte Achse innerhalb der osteopathischen Medizin die kraniosakrale Osteopathie.

Sie wurde begründet durch Dr. William Garner Sutherland (1873–1954), einem Schüler von Dr. Still, der die Prinzipien der Osteopathie auf die Behandlung des Schädels übertrug. Mit der festen Überzeugung, dass sich alle Bestandteile des menschlichen Organismus bewegen und dass, sollte die Bewegung verändert oder sogar reduziert sein, dies Auswirkungen auf die Gesundheit und Vitalität des Organismus hat, untersuchte er die anatomischen und physiologischen Beziehungen des kraniosakralen Mechanismus. Beim Studium eines exartikulierten Schädels erregten besonders die abgeschrägten Suturen des Os temporale und der Ala major des Os sphenoidale seine Aufmerksamkeit. Die Form erinnerte ihn an die Kiemen eines Fisches und er erwartete eine atemähnliche Bewegung des Schädels. Mithilfe einer Reihe selbst entwickelter Instrumente studierte er die kraniosakrale Bewegung und die Auswirkungen von Einschränkungen der kraniosakralen Bewegung auf den gesamten Organismus.

Nach 20 Jahren Forschungsarbeit trat Dr. W.G. Sutherland an die Öffentlichkeit und publizierte seine Ergebnisse 1939 in seinem Buch *The Cranial Bowl* [3]. Bis zu diesem Zeitpunkt war der Schädel auch für die Osteopathen eine unbewegliche Kugel. Er stieß, wie damals Dr. A.T. Still, auf Unverständnis und Ablehnung, sodass noch weitere Jahre vergingen, bis sich die kraniosakrale Osteopathie etablieren konnte. Schließlich gelang ihm 1946 auf einem Kongress in Denver die endgültige Postulierung seiner Idee.

Das erste Lehrbuch der kraniosakralen Osteopathie wurde 1951 unter dem Titel *Osteopathy in the Cranial Field* von H.Y. Magoun (1898–1981) [2], einem Schüler Dr. Sutherlands, veröffentlicht. Sein Buch ist heute immer noch ein wichtiges Lehrbuch, welches Anatomie, Physiologie, Untersuchung und Behandlung des Schädels und der mit ihm in Verbindung stehenden Strukturen detailliert beschreibt. Neben H.Y. Magoun machten sich auch Viola Frymann, Thomas Schooly und später Rollin Becker, John E. Upledger und Jim Jealous um das Fortkommen der Osteopathie im kranialen Bereich verdient.

Große Anerkennung gebührt Torsten Liem für seine akribischen Nachforschungen und seine zahlreichen, mit bedeutenden europäischen und amerikanischen Osteopathen geführten Gespräche, deren Ergebnis in zwei praktischen Lehrbüchern veröffentlich worden ist. Zur Vertiefung der kraniosakralen Materie möchte ich besonders sein Buch *Kraniosakrale Osteopathie*, 2010 bereits in 5. Auflage erschienen [1], empfehlen.

Das Einzigartige an der kraniosakralen Osteopathie ist die besondere Art der Wahrnehmung oder auch Palpation der entsprechenden Strukturen, die über das einfache Abtasten und Bewegen von Elementen weit hinausgeht.

Die kraniosakrale Osteopathie ist zum großen Teil rein empirisch und deshalb auch der Anteil der Osteopathie, der von der klassischen wissenschaftlichen Betrachtung am meisten infrage gestellt wird. Schnell entsteht der Eindruck, der Hintergrund sei esoterisch oder primär energetisch. Tatsache scheint zu sein, dass wir es mit einem Grenzbereich zwischen energetischem und ganz strukturellem Inhalt zu tun haben. Sich darauf einzulassen ist anfangs sicher eher befremdlich. Es gibt wenig wissenschaftlich fundierte Aussagen, in den meisten Fällen arbeiten die Osteopathen auf diesem Gebiet mit Hypothesen.

Moderne Untersuchungsmethoden, wie z. B. das MRT oder das PET, lassen jedoch hoffen, viele Beobachtungen von Dr. Sutherland und seinen Kollegen bildlich darzustellen. Heute kann niemand mehr behaupten, der Schädel sei eine unbewegliche Kugel.

In diesem Sinne hoffe ich, mit meinem Beitrag (Kap. 7) den Einstieg in die kraniosakrale Osteopathie bodenständig zu gestalten, ohne ihr den Raum für das „Mystische bzw. Fluidale" zu nehmen. Ich hoffe, ich werde meinen Lehrern Philippe Misslin und Piet Dys hiermit gerecht.

4.4.1 Prinzipien der Therapie: Kompression/Dekompression, Fluid Drive, Cant Hook, Spread/Lift, Molding

Im Bereich der Therapie arbeitet die kraniosakrale Osteopathie hauptsächlich indirekt. Die betroffene Struktur wird in die Richtung der freien Bewegung begleitet oder dirigiert, bis sich alle beteiligten Gewebe in einer ausgeglichenen Spannung befinden. Der sogenannte Point of Balance wird eingestellt. Befindet sich z. B. ein Os temporale in Außenrotationsdysfunktion, begleitet der Therapeut während der Inspiration das Os temporale in die Außenrotation. Während der Exspirationsphase wird die Innenrotation des Os temporale sanft „blockiert". Nach einigen kranialen Zyklen stoppt der Mechanismus der kraniosakralen Bewegung. Es entwickelt sich der sogenannte Still-Point. Während des Still-Points geschieht die Korrektur der Dysfunktion. Der Therapeut beobachtet den Still-Point, bis die kraniosakrale Bewegung wieder einsetzt. Nun überprüft der Therapeut, ob die eingeschränkte Beweglichkeit, in diesem Fall die Innenrotation des Os temporale, frei ist. In einigen Fällen, die im Einzelnen besprochen werden, arbeitet der Therapeut „kombiniert", erst indirekt und dann direkt oder von Beginn an „direkt".

Um eine Sutur zu befreien, benutzt der Therapeut die Kompression als indirekte Technik und dann die Dekompression als direkte Technik. Eine andere, sanftere Methode zur Befreiung von Suturen ist ein Aspekt des „Fluid Drive", der „V-

Spread", bei der ein gerichteter Flüssigkeitsimpuls die Suturenlippen öffnet. Mithilfe des „Fluid Drive" kann die Zirkulation des Liquor cerbrospinalis als vitalitätssteigerndes Element eingesetzt werden.

Eine sehr direkte Technik zur Behandlung von Verkeilungen im Bereich des Gesichtsschädels ist der „Cant Hook". Der Therapeut benutzt einen Fixpunkt, an dem er sich abstützt, um dann mit einem langen Hebel des betroffenen Knochens die Verkeilung zu lösen.

„Spread" und „Lift" (Spreizen und Heben) dienen der Behandlung der intrakranialen Membranen, lösen aber auch Spannungen zwischen den paarigen Knochen. Das „Molding" (Modellieren) dient der Behandlung von intraossären Dysfunktionen innerhalb des desmalen Neurokraniums.

Literatur

[1] Liem T. Kraniosakrale Osteopathie. 5. Aufl. Stuttgart: Hippokrates; 2010

[2] Magoun Hl. Osteopathy in the cranial field. 3. Ausgabe 1976. Deutsche Übersetzung. Montreal: Edition Spirales; 2000

[3] Sutherland WG: The Cranial Bowl – A Treatise Relating to Cranial Articular Mobility, Cranial Lesions and Cranial Techniques. (Mankato: Free Press Company; 1939) Repr. 1994

5 Parietale Osteopathie – Osteopathie des Bewegungsapparates

Andreas Maassen

Die Untersuchung und Behandlung des Bewegungsapparates wird im nachfolgenden Kapitel ausführlich erörtert. Ebenso sind die anatomischen Grundlagen detailliert nachzulesen. Um die Übersicht zu wahren, werden zuerst allgemeine, phylogenetische und embryologische Aspekte erläutert. Es folgen Beschreibungen von Anatomie, Biomechanik sowie physiologische Aspekte für die einzelnen Körperregionen in alphabetischer Reihenfolge. Danach werden Untersuchungs- und Behandlungstechniken vorgestellt. Daran anschließend finden sich Fragen zur Selbstüberprüfung.

5.1 Wirbelsäule und Rumpfwand

5.1.1 Phylogenese und Embryologie

Das muskuloskelettale System unseres Körpers differenziert sich aus dem Mesoderm. Ab dem 16. Entwicklungstag bildet sich median aus dicht gepackten Mesodermzellen die Chorda dorsalis, die als längliche Struktur zwischen dem Ento- und dem Ektoderm liegt. Zusammen mit dem aus dem Ektoderm entstehenden Neuralrohr (für die Entwicklung des ZNS) bildet die Chorda das Achsenorgan. In der weiteren Entwicklung bildet sich die Chorda dorsalis im Bereich der Wirbelsäule wieder zurück, lediglich im Bereich der Zwischenwirbelscheiben bleibt sie erhalten, vergrößert sich dort noch und wird zum Nucleus pulposus der Disken. Neben den Achsenorganen befindet sich das paraxiale Mesoderm. Dieses gliedert sich zwischen dem 20. und dem 35. Tag zu 42–44 Somitenpaaren. Diese repräsentieren symmetrisch aufgebaute verdichtete Zellhaufen des Mesoderms. In der weiteren Differenzierung werden aus den Zellen der Somiten die

- **Dermatome:** Dermis und Subkutis (bindegewebige Anteile der Haut),
- **Sklerotome:** Wirbelsäule mit Wirbeln, Disken und Bänder, Rippen, Extremitätenknochen, Knorpelgewebe (= zusammengefasst: Stützgewebe),
- **Myotome:** autochthone Rückenmuskulatur, Muskulatur der ventrolateralen Leibeswand und der Extremitäten.

Bei der Entwicklung der Wirbelkörper wird Material zweier benachbarter Wirbel benutzt, d. h. ein Wirbelkörper ist aus den Zellen der Sklerotome eines kranialen und eines kaudalen Abschnitts zusammengesetzt. Es kommt hierbei insgesamt zu einer Verschiebung der Metamerie (lineare Abfolge gleichartiger Bausteine) um ein halbes „Ursegment". Erst hierdurch überbrücken die von den Myotomen gebildeten Anlagen der Muskeln, die zunächst am Ort ihrer Entstehung verbleiben, ein Bewegungssegment und sind in der Lage, die Wirbel zu bewegen. Einige der Zellen verbleiben auch weiterhin in der Nähe der Wirbelanlagen, sie formen das Epimer, aus dem sich die autochthonen Rückenmuskeln entwickeln. Andere Zellen wandern nach lateral-ventral zur Rumpfwand und zu den Extremitätenknospen, sie formen das Hypomer, aus dem sich alle übrigen Rumpf-, Hals- und Extremitätenmuskeln entwickeln. Etwa zur gleichen Zeit (ab der 5. Entwicklungswoche) teilt sich auch der in die Muskelanlagen hineinwachsende Spinalnerv in einen R. anterior, der das Hypomer versorgt, und einen R. posterior, der das Epimer versorgt.

Der überwiegende Teil des knöchernen Skeletts entwickelt sich durch chondrale Osteogenese: Chondroblasten bilden als knorpelige Vorstufe das sogenannte Primordialskelett, das dann knöchern umgebaut wird. Eine Ausnahme bilden die Knochen des Schädeldaches, einige Knochen des Gesichtsschädels und das Schlüsselbein, die eine desmale Osteogenese durchlaufen. Der knorpelige Umbau der Wirbelkörper von bindegewebigem Material zu embryonalem, hyalinem Knorpel beginnt in der 6. Entwicklungswoche. Die Verknöcherung setzt in der 9. Woche ein und endet um das 25. Lebensjahr. Sie geht von einem Knochenkern im Wirbelkörper und zwei Knochenzentren im Wirbelbogen aus. Störungen des knöchernen Verschlusses zeigen sich z. B. als Spina bifida. Diese Spaltbildung, die schätzungsweise bei 10–20 % der Menschen auftritt, kann geringgradig als Spina bifida occulta ausgeprägt sein oder als Spina bifida cystica mit fehlendem Verschluss des Neuralrohrs und eventuellen neurologischen Ausfällen einhergehen. Störungen der Bogenspalten findet man am häufigsten im lumbosakralen Bereich. So wie auch die zumeist doppelseitig auftretende Spondylolyse, die die Entstehung von Ermüdungsfrakturen begünstigt, die dann zu einem ventralen Gleiten (Spondylolisthese) von zumeist L 5 gegenüber dem Sakrum führen können. Weitere Fehlbildungen sind u. a. eine veränderte Anzahl der Wirbel/Rippen gegenüber der Norm (z. B. 6 Lendenwirbel/Hals- oder Lendenrippen) oder eine Vereinigung zweier aufeinanderfolgender Wirbel. Diese findet man v. a. an den Enden der Wirbelsäule als Sakralisation (L 5 ist knöchern mit dem Sakrum verbunden) oder als Atlasassimilation (Atlas ist mit dem Okziput verwachsen). Auch Blockwirbel und Halbwirbel weisen auf Störungen des Skelerotommaterials hin.

5.1.2 Anatomische Grundlagen

Allgemeiner Aufbau: einheitlicher Bauplan aller Wirbel (Ausnahme Atlas und Axis)
- 1 Wirbelkörper (Corpus vertebrae)
- 1 Wirbelbogen (Arcus vertebrae), mit
  - Pediculus arcus vertebrae: Verbindung zum Wirbelkörper
  - Lamina arcus vertebrae
  - bilden gemeinsam das Wirbelloch (Foramen vertebrale bzw. Canalis vertebralis)
- 1 Dornfortsatz (Proc. spinosus)
- 2 Querfortsätze (Procc. transversi); in der Lendenwirbelsäule [LWS]: Procc. costales):
  - Ansatzstellen für Ligamente und Muskeln (paravertebral)
- 4 Gelenkfortsätze (Procc. articulares)

Foramen intervertebrale
- Raum begrenzt von der Incisura vertebralis superior des unteren und der Incisura vertebralis inferior des oberen Wirbels
- Durchtritt für den Spinalnerv, begleitet von intraforaminalen Gefäßen, gefüllt mit intraforaminalem Fett
- Pathologische Ursachen für Veränderungen der Weite:
  - Facettenarthrose mit eventueller Hyperplasie des Lig. flavum und/oder der Ligg. capsularia
  - Unkovertebralarthrosen der Halswirbelsäule (HWS)
  - Bandscheibenvorfälle
  - Höhenverlust der Bandscheibe, z. B. bei Osteochondrose
- Physiologische Ursachen für Veränderungen der Weite:
  - größer bei Flexion, hierdurch mehr Platz für die durchziehenden neurovaskulären Strukturen, kleiner bei Extension
  - größer auf der kontralateralen Seite einer Rotation und/oder einer Lateralflexion, kleiner auf der Rotations-/Lateralflexionsseite

Lendenwirbelsäule

- 5 querovale massive Wirbelkörper
- Dornfortsätze: kräftig, beidseitig abgeplattet
- Querfortsätze: Procc. costales (Rippenrudimente)
- Procc. mamillares: an den Außenflächen der oberen Gelenkfortsätze: Muskelhöcker für die autochthonen Rückenmuskeln

Brustwirbelsäule

- 12 Wirbelkörper, die progredient höher werden vom I.–XII. Wirbelkörper
- Dornfortsätze: lang, stark nach kaudal orientiert (v. a. in der mittleren Brustwirbelsäule [BWS]; „dachziegelartige" Anordnung)
- Querfortsätze: leicht nach dorsal orientiert

Halswirbelsäule

- III.–VII. HWK von kranial betrachtet annähernd würfelförmig
- Procc. uncinati: siehe HWS, Gelenkflächen (S. 71)

- Querfortsätze: enden in Tuberculi anterius und posterius, bilden das Foramen transversarium (für die A. vertebralis ab dem VI. HWK), Sulcus nervi spinalis: liegt auf der kranialen Fläche der Querfortsätze (III.–VII. HWK)
- Dornfortsätze: kurz und gegabelt beim III.–VI. HWK, prominent und länger beim VII. HWK
- Atlas: besitzt keinen Wirbelkörper und keinen Dornfortsatz, besteht aus:
  - Arcus posterior und Arcus anterior atlantis (mit Tuberculum posterius bzw. anterius)
  - 2 Massae laterales
  - artikuliert: mittels 2 kranialen Gelenkflächen mit den Okziputkondylen (Art. atlantooccipitalis), mittels 2 kaudalen Gelenkflächen (Art. atlantoaxialis lateralis) und der Fovea dentis (Art. atlantoaxialis mediana) mit dem Axis
  - Sulcus arteriae vertebralis: Rinne auf dem Arcus posterior für die A. vertebralis
- Axis: besteht aus Wirbelkörper mit Dens axis
  - Dornfortsatz: massiver als bei C 3 bis C 6 (guter Referenzpunkt bei der orientierenden Palpation)

Lendenwirbelsäule

Gelenkflächen

Wirbelbogengelenke: Art. zygapophysialis

Diese Diarthrosen sind paarig angelegt. In die Ligamente der Gelenkkapsel (Ligg. capsularia) strahlen Fasern des Lig. flavum und des M. multifidus ein. Die Innervation findet über den R. dorsalis des Spinalnervs statt. Die Ausrichtung in der LWS: Neigungswinkel 82°, Abweichungswinkel –50° (posterior-medial). Es gibt große inter- und intraindividuelle Unterschiede in der Ausrichtung der Gelenkflächen sowie in der Gestaltung der Übergangsbereiche. Letztere finden häufig über mehrere Segmente statt.

Ligamente

Wirbelkörperbänder

Das **Lig. longitudinale anterius** erstreckt sich von der Schädelbasis bis zum Os sacrum. Es ist am ventralen Wirbelkörper und den vorderen Deckplattenrändern befestigt und nur locker mit den Bandscheiben verbunden. Tiefe Fasern verlaufen mono-, die oberflächlichen Fasern polysegmental.

Das schwächere **Lig. longitudinale posterius** zieht von der Schädelbasis bis in den Sakralkanal. Es ist mit den oberen und unteren Rändern der WK verwachsen, zwischen dem Band und dem hinteren Rand der WK liegen Gefäße aus dem und für das Foramen nutricium. Es wird breiter im Bereich des Anulus fibrosus und ist dort fest verwachsen.

Wirbelbogenbänder

Die **Ligg. capsularia** besitzen eine innere Schicht aus elastischen und eine äußere Schicht aus kollagenen Fasern. In Letztere strahlen Ausläufer des Lig. flavum und des M. multifidus ein (in der HWS zusätzlich die Mm. semispinalis und rotatores). Sie spielen aufgrund der Anwesenheit von Propriozeptoren und Nozizeptoren eine Rolle für die Statik und Kinematik und für potenzielle Schmerzmechanismen, ausgehend von den Wirbelbogengelenken (im Rahmen struktureller und funktioneller Störungen).

Die **Ligg. flava** bestehen überwiegend aus elastischen Fasern. Sie verlaufen zwischen Laminae arcus vertebrae eines oberen und unteren Wirbels. Die tiefen und oberflächlichen Anteile, die in die Ligg. capsularia einstrahlen, vereinen sich im mittleren Teil des Ligaments.

Mitunter findet man Kalzifikationen der Bänder im Rahmen degenerativer Umbauprozesse, die u. a. von den Wirbelbogengelenken ausgehen und sich auf die Ligg. flava ausdehnen können. Dies kann zu einer Stenose des Lendenwirbelkanals führen.

Bei den **Ligg. intertransversaria** findet man uneinheitliche Klassifikationen, sie werden in der LWS teilweise beschrieben als sehnige Ausläufer von Muskeln und zum Teil als membranöse Ausläufer des thorakolumbalen Fasziensystems. Sie verbinden die Querfortsätze miteinander.

Die **Ligg. interspinalia** sind anterior mit dem Lig. flavum verbunden und spannen sich zwischen benachbarten Dornfortsätzen aus. Sie setzen sich dorsal fort in das **Lig. supraspinale**, das von Dornfortsatz zu Dornfortsatz zieht. Einige Faserzüge überspringen ein oder mehrere Segmente.

Muskeln

Die autochthone Muskulatur kann in einen medialen und lateralen Trakt unterteilt werden. Der mediale Trakt setzt sich zusammen aus einem spinalen System (Mm. spinalis und interspinalis) und einem transversospinalen System (Mm. rotatores, multifidus, semispinalis). Der laterale Trakt teilt sich in ein sakrospinales System (Mm. iliocostalis und longissimus), ein spinotransversales System (M. splenius) und ein intertransversales System (Mm. intertransversarii und levatores costarum).

Neben der autochthonen Muskulatur beeinflussen auch die lateralen und vorderen Rumpfmuskeln die Funktion der Wirbelsäule. Hier sind für die LWS v. a. der M. iliopsoas (Th 12 bis L 5), der M. quadratus lumborum (L 1 bis L 4) und das Diaphragma zu nennen.

Faszien

Die Wirbelbogenbänder sind eng mit dem thorakolumbalen Fasziensystem verwachsen. In der lumbalen Region besteht dieses aus drei Blättern. Es umhüllt die tiefen dorsalen Muskeln des Rückens und des Brustkorbs. Gleichzeitig dient es den Mm. transversus abdominis und obliquus internus als aponeurotischer Ursprung und setzt sich als deren Umhüllung in den Bauchraum fort. Viszerale Spannungen könnten sich so auf die Wirbelsäule auswirken und umgekehrt.

Innervation (peripher und segmental)

Der R. dorsalis des N. spinalis versorgt die Ligamenta capsularia und die autochthonen Muskeln. Bei Reizungen der Gelenke ließe sich hierüber ein gesteigerter Tonus der Muskeln erklären und umgekehrt.

Der rückläufige N. meningeus (auch N. sinuvertebralis genannt) scheint ein gemischter Nerv zu sein, der sich aus der somatischen Wurzel des R. ventralis und der autonomen Wurzel des R. communicans griseus zusammensetzt. Es besteht eine Segmentüberlappung in der Versorgung. Zum Versorgungsgebiet gehören die äußeren Fasern des Anulus fibrosus und das hierin einstrahlende hintere Längsband, zudem Teile des Periosts, die Meningen und epidurale Gefäße.

Vaskularisation

Arteriell

- vier Aa. lumbales: Bauch- und Rückenmuskeln, hintere Bauchwand, Wirbelkanal/Rückenmark
- Jede 3.–4. Arterie (interkostal und lumbal) teilt sich in der Nähe des Foramen intervertebrale in einen R. spinalis (Wirbelkörper, Rückenmark und dessen Hüllen) und einen R. dorsalis (Haut, Muskulatur).

Venös

- Epifasziale Venen vereinen sich
  - oberhalb des Nabels zu den Vv. thoracoepigastricae und drainieren in die V. axillaris,
  - unterhalb des Nabels zu den Vv. epigastricae superficialis, Verbindung zur V. saphena magna.
- Tiefe Venen: Diese verlaufen mit den Arterien.
- Vv. lumbales ziehen zwischen M. psoas und der Wirbelsäule:
  - dorsale Zuflüsse aus den Rückenmuskeln und Hüllen der Lendenregion/seitlichen Bauchwand
  - ventrale Zuflüsse aus den Wänden des Abdomens; Anastomose mit den epigastrischen Venen
  - im Bereich der Wirbelsäule Zuflüsse aus den Venen der internen und externen Plexus (s. u.)
  - Verbindung zur V. cava inferior
  - versammeln sich zu 2 Vv. lumbales ascendentes (rechts und links der Wirbelsäule): Nach Passage des Zwerchfells werden sie rechts zur V. azygos (mündet in die V. cava superior) und links zur V. hemiazygos (hat auf Höhe von Th 8 eine Verbindung zur V. azygos). Diese erhalten über Vv. intercostales posteriores das venöse Blut der Brustwand und anastomosieren mit den Vv. intercostales anteriores.

■ Plexus venosus vertebralis externus

anterior:
- im HWS-/Kopfbereich über den Plexus pharyngeus und Plexus pterygoideus mit dem Sinus cavernosus in Verbindung

posterior:
- tief in der Hals- und Rückenmuskulatur
- vom suboccipitalen Venenplexus bis sakral
- setzt sich subokzipital über die kondylaren und mastoidalen Vv. emissariae in den Sinus sigmoideus fort

5.1 Wirbelsäule und Rumpfwand

- Plexus venosus vertebralis internus
- im epiduralen Raum

Zuflüsse aus
- V. basivertebralis (aus den Wirbelkörpern)
- anastomisieren darüber mit dem Plexus venosus vertebralis externus anterior
- Vv. radiculares ventrales und dorsales (aus dem Rückenmark)

anterior:
- 2 durch Queranastomosen verbundene Längsvenen (lateral des hinteren Längsbands)
- diese bilden die Verlängerung des kranialen Plexus basilaris (im HWS-/Kopfbereich mit dem Sinus cavernosus und dem Sinus petrosus inferior verbunden)

posterior:
- im hinteren Spinalkanal
- steht über den Sinus occipitalis mit dem Confluens sinuum in Verbindung

Verbindung des internen und externen Venenplexus mit
- den Vv. lumbales bzw. den Vv. intercostales posterior
- der V. lumbalis ascendens bzw. V. (hemi-)azygos

Funktion des Venenplexus
- u. a. wichtig für die Regulation des intrakraniallen Drucks bei Veränderungen der Haltung und des venösen Rückflusses aus dem Gehirn (zerebrospinales venöses System [89])

Lymphatisch

- Trunci lumbales
- sammeln die Lymphe der beiden Beine, des Beckens inklusive der Eingeweide sowie der Bauch- und Rückenwand
- vereinen sich vor den oberen lumbalen Wirbeln liegend mit dem Ductus thoracicus

- Ductus thoracicus (Milchbrustgang)
- bildet dort zumeist eine Verdickung (Cisterna chyli)
- etwa 40 cm lang
- nimmt über den Truncus intestinalis auch die Lymphe der Bauchorgane auf

- läuft mit der Aorta durch den Hiatus aorticus
- empfängt die Lymphe des linken Arms, der linken Brust- und Rückenwand, der linken Kopf- und Halshälfte, der Organe der linken Brusthöhle und aus den linken und rechten Interkostalräumen
- mündet in den Angulus venosus sinister, den Zusammenfluss der linken V. jugularis interna und der linken V. subclavia

- Ductus lymphaticus dexter
- etwa 1 cm lang
- empfängt die Lymphe der rechten Kopf- und Halshälfte, des rechten Arms, der rechten Brust- und Rückenwand (oberer Quadrant) und der Organe der rechten Brusthöhle
- mündet in den Angulus venosus dexter, den Zusammenfluss der rechten V. jugularis interna und der rechten V. subclavia

Biomechanik
Rotationsbewegungen in den drei Raumebenen
- Flexion (Gleiten des superioren Wirbels des Bewegungssegments nach superior-anterior = Divergenz) bzw. Extension (Gleiten nach inferior-posterior = Konvergenz)
- Lateralflexion rechts (divergentes Gleiten links, konvergentes Gleiten rechts) bzw. links (umgekehrtes Gleitverhalten)
- Rotation rechts (Koaptation links/Dekoaptation rechts) bzw. links (umgekehrt)

Gekoppelte Bewegungen (um Achsen, die schräg zu den drei Ebenen stehen)
- In der gesamten lumbalen Region und im angrenzenden ThLÜ findet man (im Vergleich zur BWS, s. u.) verstärkt assoziierte Bewegungen im Sinne einer Lateralflexion, die auf eine primäre Rotation folgt und umgekehrt.
- Diese Assoziationsbewegungen sind allerdings nicht strikt vorhersagbar.

Leitsymptome
- Bewegungseinschränkungen
- akute oder chronische lumbale Schmerzen mit oder ohne Ausstrahlung in die unteren Extremitäten, häufig begleitet von muskulärem Hartspann (paravertebral) und Klopfschmerzhaftigkeit über den Dornfortsätzen

- als LWS-Syndrom (lumbales Wurzelirritationssyndrom) mit radikulärem Erscheinungsbild: zumeist ausstrahlende Schmerzen, evtl. Parästhesien, Sensibilitätsstörungen (Dermatom), motorische Störungen (Paresen, Ausfall oder Abschwächung der Muskeleigenreflexe)
- bei sich schnell manifestierenden Blasen-, Darm- oder Potenzstörungen: Notfall (sofortige Operation)
- oder pseudoradikulär mit (ausstrahlenden) Schmerzen, aber dem Fehlen sensomotorischer Störungen

Brustwirbelsäule

Gelenkflächen

Wirbelbogengelenke: Art. zygapophysialis
Die Ausrichtung in der BWS: Neigungswinkel 71°, Abweichungswinkel 14° (posterior-lateral)

Ligamente
Siehe LWS (S. 67).

Muskeln
Siehe LWS (S. 67).

Faszien
Sie bilden eine membranöse Umhüllung der autochthonen Muskeln und trennen diese von den Muskeln, die die obere Extremität mit dem Rumpf verbinden.

Innervation (peripher und segmental)
Wirbelbogengelenke etc. siehe LWS (S. 68), Thorax und Bauch (weitgehend segmental):

ventral:
- über Nn. intercostales (aus den Rr. ventrales der Spinalnerven), diese teilen sich in Rr. cutanei laterales und anteriores
- zusätzlich im unteren Bauchraum: Nn. iliohypogastricus und ilioinguinalis (Plexus lumbalis)
- im oberen Brustbereich: Nn. supraclaviculares

dorsal:
- über Rr. dorsales der Nn. spinales, diese teilen sich in Rr. cutanei medialis und lateralis

Daneben spielt die BWS (sowie die Segmente C 8 und L 1 bis L 3) eine bedeutende Rolle im Zusammenhang mit der sympathischen Versorgung der Organe, des Kopfes, des Rumpfes sowie der Extremitäten. Vereinfacht (es gibt zum Teil große interindividuelle Unterschiede) dargestellt ergibt sich folgendes Schema:
- C 8 bis Th 2: Augen, Kopfgefäße, Tränen- und Speicheldrüsen
- Th 1 bis Th 6: Herz, Lunge
- Th 5 bis Th 9: Oberbauchorgane
- Th 10 bis Th 11: Dünndarm, rechte Hälfte Dickdarm, Nieren
- Th 12 bis L 2(3): linke Hälfte Dickdarm, Nieren, Beckenorgane
- Th 2 bis Th 8: obere Extremitäten
- Th 11 bis L 2: untere Extremitäten

Neben der efferenten sympathischen Versorgung sind an dieser Stelle auch die viszeralen Afferenzen zu nennen, die rückläufig von den Organen kommend die oben aufgeführten Segmente im Falle von Reizungen/Dysfunktionen fazilitieren könnten. Im Rahmen solcher Störungen kann es u. a. zu „referred pain" (übertragener Schmerz) von den Eingeweiden in den Bewegungsapparat hinein kommen, oder es kann die Entstehung von Bewegungseinschränkungen im parietalen System begünstigt werden.

Vaskularisation
Wirbel und Rückenmark siehe LWS (S. 68).

Arteriell
Aa. intercostales posteriores (Zwischenrippenräume, Rückenmuskeln, Haut, Wirbelkanal, Rückenmark)

von außen:
Abgänge der A. axillaris (aus der A. subclavia):
- A. thoracica superior (für: M. subclavius, Mm. intercostales I/II, M. serratus anterior)
- A. thoracoacromialis (Akromion, Schultergelenk, Schlüsselbein, M. deltoideus, M. serratus anterior und M. pectoralis major)
- A. thoracica lateralis (M. pectoralis minor, M. serratus anterior, Brustdrüse)

- A. subscapularis mit ihren Ästen A. circumflexa scapulae (M. subscapularis, M. teres minor, M. teres major und M. infraspinatus), A. thoracodorsalis (M. latissimus dorsi, M. serratus anterior und M. teres major)

von innen:
- A. thoracica interna (A. mammaria interna; Thymus, Mediastinum anterior, Brustdrüse, Brustwand, Zwerchfell, M. rectus abdominis), Rr. perforantes (Versorgung der vorderen äußeren Brustwand), teilt sich etwa auf Höhe des 6. Interkostalraums in A. epigastrica superior und A. musculophrenica (s. u.), gibt die Aa. intercostales anteriores ab, anastomosiert mit den Aa. intercostales posteriores
- A. musculophrenica (Zwerchfell, untere Interkostalräume, Ansätze der Bauchmuskeln)
- A. epigastrica superior (Zwerchfell, M. rectus abdominis, Bauchwand), anastomosiert in Nabelhöhe mit
- A. epigastrica inferior, aus der A. iliaca externa (M. rectus abdominis, Schambein, Samenstrang und Skrotum bzw. rundes Mutterband und große Schamlippen)
- A. epigastrica superficialis, aus der A. femoralis (Bauchhaut und -faszien bis zum Nabel)

Venös
- Epifasziale Venen: nur im Rahmen eines Pfortaderhochdrucks sicht- und tastbar (z. B. als „Caput medusae" über die Vv. periumbilicales), vereinen sich oberhalb des Nabels zu den Vv. thoracoepigastricae (drainieren in die V. axillaris), unterhalb des Nabels zu den Vv. epigastricae superficiales (Verbindung zur V. saphena magna)
- Tiefe Venen: Diese verlaufen mit den Arterien.
  - Vv. brachiocephalicae dexter und sinister: vereinigen sich zur V. cava superior (Sammelgebiet: Kopf, Hals, Arme, Brustorgane, vordere Brust- und vordere obere Bauchwand)
  - V. thoracica interna: Zuflüsse aus V. epigastrica superior, V. musculophrenica und V. intercostalis anterior
  - V. subcostalis, unterhalb der XII. Rippe, mündet in V. azygos bzw. hemiazygos (Sammelgebiet: hintere und seitliche Rumpfwand, Wirbelkanal einschließlich Inhalt)

Lymphatisch
Siehe LWS (S. 69).

Biomechanik
- C 2 bis etwa Th 4: homolaterale Assoziation, d. h. auf eine rechte Lateralflexion als Primärbewegung folgt eine Rotation rechts und umgekehrt.
- Diese ist bei C 2 noch sehr deutlich, wird in den darunterliegenden Segmenten sukzessive geringer und ist dann in der oberen BWS nicht mehr manifest.
- Mittlere und untere BWS (bis etwa Th 10): kaum Assoziation, kaum bzw. keine gekoppelte Rotationsbewegung bei einer primären Lateralflexion.

Leitsymptome
Bewegungseinschränkungen und/oder Schmerzen, die von der BWS ausgehen oder den BWS-Bereich betreffen, häufig begleitet von muskulären Schmerzen und Verhärtungen.
Mögliche Affektionen
- der Viszera im Sinne eines übertragenen Schmerzes,
- der Interkostalnerven mit Schmerzen in den lateralen, ventralen Brustkorb hinein,
- der Respiration mit erschwerter Atemtätigkeit oder atmungsabhängigen Schmerzen.

Halswirbelsäule

Gelenkflächen
Die Ausrichtung ist in der HWS: Neigungswinkel 52° (nach kaudal zunehmend), Abweichungswinkel C 5 bis C 7: 7° (posterior-lateral), C 3 bis C 4: −14° (posterior-medial).
Besonderheit: Procc. uncinati
- seitliche Aufrichtungen der kranialen Deckplatte der Wirbelkörper C 3 bis C 7
- entstehen im Laufe der Kindheit
- führen zur Spaltbildung in den zervikalen Bandscheiben von lateral in das Bandscheibenzentrum hinein
- können degenerative Veränderungen aufweisen (mögliche Ursache radikulärer Problematiken)

Ligamente
Siehe LWS (S. 67).

5 – Parietale Osteopathie

Besonderheiten
Das **Lig. supraspinale** wird in der zervikalen Region zum Lig. nuchae. Daneben weist v. a. die obere HWS (OAA-Region) spezielle Bandzüge auf.

Membrana atlantooccipitale anterior
- spannt sich zwischen dem Arcus anterior des Atlas und dem vorderen Rand des Foramen magnum aus
- stellt eine Verbreiterung des Lig. longitudinale anterius dar

Membrana atlantooccipitale posterior
- verbindet den Arcus posterior des Atlas mit dem hinteren Rand des Foramen magnum

Lig. transversum atlantis
- verbindet die beiden Massae laterales des Atlas miteinander
- horizontaler Verlauf, umschließt als Zuggurtung den Dens des Atlas von dorsal und verhindert Bewegungen des Dens gegen das Rückenmark

Fasciculi longitudinales
- senkrechter Verlauf
- Verlängerungen der tiefen Schicht des Lig. longitudinale posterius
- von der Hinterfläche des Axiskörpers zum vorderen Rand des Foramen magnum

Lig. cruciforme atlantis
- gebildet von Lig. transversum atlantis und Fasciculi longitudinales

Membrana tectoria
- Verlängerung der oberflächlichen Schicht des Lig. longitudinale posterius
- bildet die ventrale ligamentäre Begrenzung des Wirbelkanals
- liegt dem Lig. cruciforme von posterior eng an

Lig. apicis dentis
- dünnes Band
- von der Spitze des Dens zur Innenkante des Vorderrands des Foramen magnum

Ligg. alaria
- paarig
- von den Seitenflächen des Dens axis zum seitlichen Rand des Atlas und zum Foramen magnum
- auf Spannung bei Nick- und Drehbewegungen des Kopfes
- verantwortlich für die heterolaterale Koppelung von Lateralflexions- und Rotationsbewegungen im OAA-Bereich [42] [68]

Muskeln
Autochthone Muskulatur: siehe LWS (S. 67).
Neben der autochthonen Muskulatur beeinflussen auch die lateralen und vorderen Rumpfmuskeln die Funktion der Wirbelsäule. Hier sind für die HWS-Region v. a. der M. sternocleidomastoideus, der M. trapezius, die Mm. scaleni, die prävertebrale Muskulatur und die Zungenbeinmuskulatur zu nennen.
Die OAA-Region besitzt als Fortsetzung der autochthonen Muskeln muskuläre Züge zwischen C 2 und C 0 (M. rectus capitis posterior major), zwischen C 1 und C 0 (Mm. rectus capitis posterior minor und obliquus capitis superior) und C 2 und C 1 (M. obliquus capitis inferior). Die Innervation der Kopfgelenkmuskulatur erfolgt über den N. suboccipitalis.

Faszien
Die Fascia thoracolumbalis setzt sich in der HWS als oberflächiges Blatt der Lamina praevertebralis fort.

Innervation (peripher und segmental)
Wirbelbogengelenke etc. siehe LWS (S. 68).

Schulter/Nacken/Halsregion: Plexus cervicalis
Aus den Rr. ventrales C 1 bis C 4:
- N. occipitalis minor: Haut am seitlichen Hinterhaupt
- N. auricularis magnus: Haut am Kieferwinkel, Ohrmuschel
- N. transversus colli: vordere Halsregion zwischen Unterkieferrand und Schlüsselbein, Anastomosen mit N. facialis (R. colli)
- Nn. supraclaviculares: Haut der Schulter und des oberen Brustbereichs

Aus den Rr. dorsales:
- N. subocccipitalis: motorisch: subokzipitale Muskulatur, M. semispinalis capitis

- N. occipitalis major: motorisch: M. semispinalis, M. longissimus, M. splenius (im Nackenbereich); sensorisch: Haut des Hinterhaupts
- N. occipitalis tertius: sensorisch: paravertebrale Nackenhaut

Vaskularisation
Wirbel und Rückenmark siehe LWS (S. 68).

Biomechanik
- OAA-Bereich: Kontralaterale Assoziation, bei primärer Lateralflexion nach rechts wird diese von einer assoziierten Rotation nach links (des Okziputs) begleitet und umgekehrt.
- C 2 bis etwa Th 4: Homolaterale Assoziation, diese ist bei C 2 sehr deutlich und nimmt in den darunterliegenden Segmenten sukzessive ab.

Leitsymptome
- Bewegungseinschränkungen der HWS
- Kopfschmerzen (häufig am Hinterhaupt)
- Schwindel
- akute oder chronische zervikale Schmerzen mit oder ohne Ausstrahlung in die oberen Extremitäten, häufig begleitet von muskulärem Hartspann (Schulter-Nacken-Region) und Klopfschmerzhaftigkeit über den Dornfortsätzen
- als radikuläre Symptomatik möglich mit zumeist ausstrahlenden Schmerzen, evtl. Parästhesien, Sensibilitätsstörungen (Dermatom) und motorischen Störungen (Paresen, Ausfall oder Abschwächung der Muskeleigenreflexe)
- oder pseudoradikulär mit (ausstrahlenden) Schmerzen, aber dem Fehlen sensomotorischer Störungen

Besonderheit der Wirbelsäule: die Bandscheiben

Gelenkflächen
Die äußeren Bereiche der Bandscheiben (Anulus fibrosus) verbinden sich direkt mit den Wirbelkörpern. Im zentralen Bereich geschieht dies indirekt. Sowohl Fasern der Bandscheibe als auch Teile der Wirbelkörper verbinden sich hier mit der Endplatte (auch Grund- bzw. Deckplatte genannt), die somit Bandscheibe und Wirbelkörper verbindet.

Ligamente
Die Bandscheiben sind mit den Wirbelkörperbändern verbunden, das vordere Längsband hat allerdings kaum Verbindungen mit dem Faserring, das hintere Längsband hingegen strahlt mit seinen Fasern sehr intensiv in den Faserring der Disken ein.

Funktion
- Absorption von Kompressions- und Stoßkräften
- hält die Ligamente der Wirbelsäule auf Spannung, wirkt u. a. dadurch stabilisierend auf die Wirbelsäule
- lässt Bewegungen zwischen zwei benachbarten Wirbeln zu

Aufbau
- äußerer Faserring: Anulus fibrosus
- wässeriges Innere: Nucleus pulposus

Zwischen diesen beiden Anteilen gibt es (bei der Erwachsenen-Bandscheibe) eine fließende Übergangszone vom äußeren in den inneren Bereich hinein. Der Kern ist morphologisch nicht so deutlich von den Faseranteilen abzugrenzen wie häufig dargestellt. Insofern verschiebt sich der Kern bei Bewegungen der Wirbelsäule nicht wirklich innerhalb des Faserrings. Es kommt eher zu Bewegungen des Wassers, das den Druckgradienten folgt.

Innervation (peripher und segmental)
Die sensible Innervation der Bandscheiben erreicht normalerweise die äußeren (etwa 7 mm) Bereiche des Anulus fibrosus und das hintere Längsband. Bei der Innervation beschädigter Bandscheiben kommt es zu einer Ausdehnung der Nerven bis in den Nucleus pulposus hinein. Die Innervation der intervertebralen Bandscheibe erfolgt im posterioren Bereich über den N. meningeus, s. Innervation LWS (S. 68), im anterioren Bereich scheinbar über den R. ventralis des Spinalnervs. Über freie Nervenendigungen können die Bandscheiben eine Rolle bei der Schmerzentstehung spielen, und über Propriozeptoren scheinen sie die Statik und Kinematik unterstützen zu können.

Vaskularisation
Die Bandscheiben werden nur in einem kleinen Bereich durchblutet. Dies geschieht u. a. über Gefäße in den Wirbelkörperbändern und Anastomosen

aus den Gefäßen der Wirbelkörper. Den größten Teil ihrer Nährstoffe und des Sauerstoffs erhaltn sie über Diffusion und Osmose aus den benachbarten Wirbeln. Bei Schädigungen der Bandscheibe bildet die insgesamt reichliche Versorgung die Voraussetzung für Reparaturprozesse. Bei degenerativen Prozessen scheint die Durchblutung – wie auch die Innervation (s. o.) – zuzunehmen und auch in die zentralen Bereiche der Bandscheiben vorzudringen.

5.1.3 Osteopathische Techniken

Untersuchung

Asymmetrien bei der **statischen Palpation** können Hinweise auf mögliche Dysfunktionen geben:
- Größe der Interspinalräume
- Stellung der Dorn- und/oder Querfortsätze
- veränderte Zustände der periartikulären myofaszialen Strukturen

Die **dynamische Palpation** (Bewegungstest) bestätigt oder revidiert dann den Verdacht. Hierbei kann man unterscheiden zwischen sich global orientierenden Schnelltests und spezifischen/segmentalen Tests.

Schnelltests, global orientiert

Test für die Wirbelsäule (bis zum CTÜ möglich)
- Patient in Bauchlage; Therapeut bringt die Wirbelsäule über eine Art Schüttelbewegung des Beckens in Rotation, dabei Daumen in einen IS-Raum legen (Kontakt mit den Dornfortsätzen der am Bewegungssegment beteiligten Wirbel)
- Positiv bei verringerter Bewegungsamplitude/verändertem Bewegungsverhalten. Das Segment ist dann spezifisch in allen drei Raumebenen zu untersuchen.

Test für die HWS und den CTÜ: passiver Kopfrotationstest
- Patient in Sitzposition; Therapeut steht hinter dem Patienten, zum Testen der Rotation nach rechts die rechte Hand auf den Kopf des Patienten und die linke Hand an die Schulter legen (zum Testen der Rotation nach links wird die Position der beiden Hände gewechselt)
- Positiv bei Unterschieden im Seitenvergleich im Sinne eines Verlusts der Viskoelastizität (in Kombination mit einem fehlenden Rebound) am Bewegungsende und/oder einer geringeren Bewegungsamplitude zu einer Seite hin.

Spezifische/segmentale Tests

Passive Rotationstests
- Ausgangsstellung und Vorgehen
- untere LWS: Seitlage, Kontakt in einem Bewegungssegment, d. h. an zwei Dornfortsätzen (▶ Abb. 5.1)
- obere LWS und BWS (bis Th 4): Sitzposition über Rumpfdrehung, Kontakt an zwei Dornfortsätzen
- C 0 bis Th 3 über Kopfdrehung, obere und mittlere HWS aus der Rückenlage, Kontakt mit jeweils einem Finger hinter dem rechten und linken Gelenkmassiv oder, wie auch für die untere HWS und den CTÜ möglich, mit Patient in der Sitzposition, Kontakt entweder von dorsal an die Zygapophysialgelenke oder im IS-Raum an zwei Dornfortsätzen
- für Okziput und Atlas die HWS deutlich flektieren, für das Okziput zur besseren Beurteilung der Viskoelastizität zusätzlich zur Rotation rechts eine Translation nach rechts einleiten (▶ Abb. 5.2)

- Beurteilung
- ohne Befund:
  – falls eine Bewegung des Dornfortsatzes zu spüren ist, ohne dass der darunterliegende Wirbel direkt mitgenommen wird

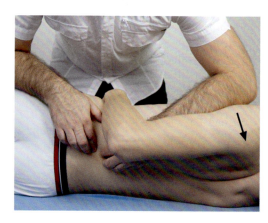

▶ **Abb. 5.1** (Abb. 5.1–5.116: aus Maassen A. Checkliste Parietale Osteopathie. Stuttgart: Haug; 2011)

5.1 Wirbelsäule und Rumpfwand

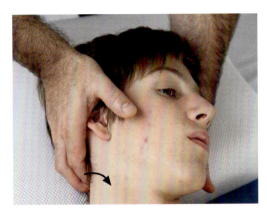

▶ Abb. 5.2

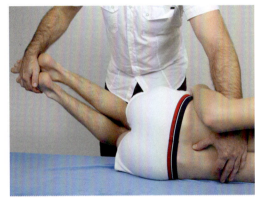

▶ Abb. 5.3

- oder wenn die Rotation in beide Richtungen das gleiche Bewegungsausmaß und das gleiche viskoelastische Endgefühl aufweist
● positiver Befund:
  - falls der darunterliegende Wirbel direkt mitgenommen wird
  - oder bei Verlust der Viskoelastizität (in Kombination mit einem fehlenden Rebound) am Bewegungsende und gleichzeitig vergrößerter Rigidität
● ist beim Test die Rotation nach links auffällig, steht der Wirbel in Rotation rechts

Lateralflexionstests

■ Ausgangsstellung und Vorgehen
● untere LWS aus der Seitlage, z. B. rechts, Kontakt in einem Bewegungssegment, d. h. an zwei Dornfortsätzen, Füße des Patienten umgreifen und bei gebeugten Knie- und Hüftgelenken einmal in Richtung Decke (Lateralflexion links; ▶ Abb. 5.3) und einmal in Richtung Boden (Lateralflexion rechts) bewegen
● obere LWS und BWS (bis Th 4) im Sitzen über Rumpflateralflexion (z. B. rechts) und -translation (in diesem Falle links), Kontakt an einem oder zwei Dornfortsätzen möglich (▶ Abb. 5.4)
● C 0 und C 1 aus der Rückenlage (▶ Abb. 5.5), mittlere HWS aus Rückenlage oder in Sitzposition, CTÜ in Sitzposition (▶ Abb. 5.6), Kontakt am zu testenden Wirbel, beim CTÜ beim Test der Lateralflexion rechts eine Translation der HWS-Abschnitte darüber und des Kopfes nach links und des zu testenden Wirbels nach links machen

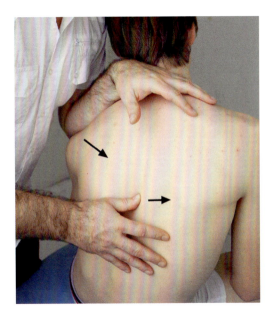

▶ Abb. 5.4

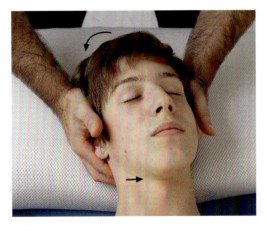

▶ Abb. 5.5

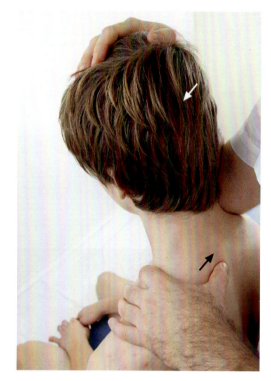

▶ Abb. 5.6

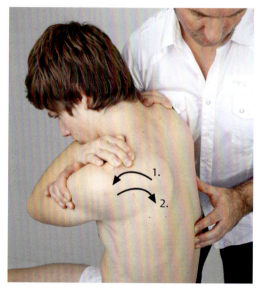

▶ Abb. 5.7

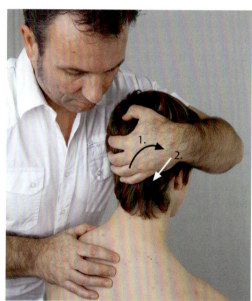

▶ Abb. 5.8

■ Beurteilung
- Ohne Befund, falls eine Bewegung des Dornfortsatzes des zu testenden Wirbels zu spüren ist, ohne dass der benachbarte Wirbel direkt mitgenommen wird. Beim LWS-Test aus der Seitlage ist der darüberliegende Wirbel die Referenz, ansonsten der darunterliegende Wirbel. Hat man „nur" Kontakt am zu testenden Wirbel, ist die Beurteilung der Viskoelastizität bzw. der Rigidität besonders wichtig.
- Ist beim Test die Lateralflexion nach links (Translation rechts) auffällig, steht der Wirbel in Lateralflexion rechts.

Flexionstests/Extensionstests

■ Ausgangsstellung und Vorgehen
- in Bauchlage, jeweils einen Finger in zwei benachbarte IS-Räume legen, über Ein- (entspricht einer Flexion) bzw. Ausatmung (entspricht einer Extension) Öffnen und Schließen der IS-Räume einleiten, für L5 bis CTÜ möglich
- untere LWS aus der Seitlage, Kontakt in zwei IS-Räumen, über Hüftbeugung Flexion und über Hüftstreckung Extension der LWS einleiten
- obere LWS und BWS in Sitzposition, über den Rumpf Flexion (Öffnen) und Extension (Schließen) im zu testenden Segment einleiten, zum Vergleich jeweils einen Finger in zwei benachbarten IS-Räumen (▶ Abb. 5.7)
- CTÜ in Sitzposition (▶ Abb. 5.8)

- HWS in Sitzposition, über den Kopf Flexion und Extension einleiten und beurteilen (so wie in der BWS) oder aus der Rückenlage über Test der Lateralflexion oder Rotation in gesteigerter Flexion oder Extension

◼ Beurteilung
- Ist das Öffnen eines IS-Raumes (im Vergleich zu den Nachbarsegmenten) eingeschränkt, steht der darüberliegende Wirbel in Extension, ist das Schließen eingeschränkt, dementsprechend in Flexion.
- Ist der Test der Rotation oder der Lateralflexion in der HWS bei Einstellung des Wirbels in Flexion deutlicher positiv, steht der Wirbel in Extension, ist der Test in Extensionsstellung deutlicher positiv, dementsprechend in Flexion.

Behandlung der Wirbelsäule

Die Impulstechniken für einzelne Wirbelsäulenabschnitte werden nach dem Prinzip der Multiple-Komponenten-Techniken beschrieben. Die genaue Vorgehensweise dieser und der Muskeltechniken wurde in Kap. 4.1.1 beschrieben.

Behandlung der Lendenwirbelsäule

Techniken

Impulstechnik bei Dysfunktion L 4 in Rotation rechts

◼ Ausgangsstellung
- *Patient:* in Seitlage rechts, Becken zunächst senkrecht zur Behandlungsliege, das obere Bein leicht gebeugt, das untere Bein leicht gestreckt, neutrale Lage der LWS in Bezug auf Flexion und Extension, Oberkörper leicht nach hinten rotiert (dadurch liegt der Patient stabiler und ist besser einzustellen)
- *Therapeut:* steht vor dem Patienten, Zug am rechten Arm des Patienten, um durch Traktion und Rotation die myofasziale Spannung aus dem Rumpf zu nehmen, dann auf Höhe der Dysfunktion positionieren (▶ Abb. 5.9)

◼ Vorgehen
- rechter Unterarm: liegt schräg auf dem Becken des Patienten, Ausrichtung von dorsal-kaudal nach ventral-kranial

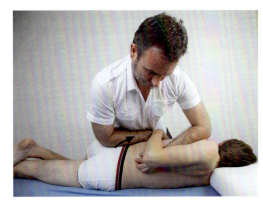

▶ Abb. 5.9

- linker Unterarm: liegt zwischen dem linken Arm und dem Thorax des Patienten
- linke Hand: palpiert das Segment L 4/L 5

◼ Korrektur
Phase der Orientierung:
- Rotation der Wirbelsäule nach links einleiten
- mit den beiden Hebeln (Oberkörper leicht nach hinten/Becken nach vorne drehen) spielen, bis die Bewegung bei L 4/L 5 ankommt
- Widerstand des Hauptvektors (Rotation) testen

Phase vor der Manipulation:
- Die Nebenvektoren einzeln hinzufügen und testen:
  – Lateralflexion links: Becken nach kranial kippen; Lateralflexion rechts: Becken nach kaudal kippen (hierzu wird das Becken des Therapeuten an das Becken des Patienten gebracht)
  – Flexion/Extension: durch oben liegendes Bein oder vom Becken her einleiten
  – Ein- bzw. Ausatmung
- Widerstand immer wieder neu beurteilen
- nur die Bewegungskomponenten, die zu einer Reduzierung der Bewegungsamplitude der Rotation führen, werden in die nächste Phase mitgenommen

Phase der Beschleunigung:
- positive Nebenvektoren stapeln, den Patienten eventuell etwas nach vorne drehen, ohne Spannung zwischen den beiden Hebeln aufzubauen
- dann beide Hebel justieren und Impuls durch Rotation links von L 4

Muskeltechnik für die untere LWS bei Dysfunktion des L 4 in Flexion, Rotation rechts und Lateralflexion rechts

- **Ausgangsstellung**
- *Patient:* in Seitlage rechts, Becken senkrecht zur Behandlungsliege, Beine liegen aufeinander, Oberkörper leicht nach hinten rotiert (dadurch liegt der Patient stabiler und ist besser einzustellen)
- *Therapeut:* steht vor dem Patienten, Zug am rechten Arm des Patienten, um durch Traktion und Rotation myofasziale Spannung aus dem Rumpf zu nehmen, dann auf Höhe der Dysfunktion positionieren (▶ Abb. 5.10)

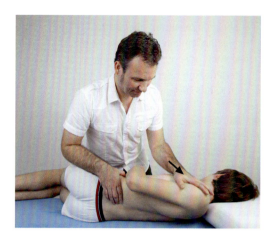

▶ Abb. 5.10

- **Vorgehen**
- linker Arm: liegt zwischen linkem Oberarm und Thorax des Patienten
- rechte Hand: palpiert das Segment L 4/L 5 (beide Dornfortsätze und den Interspinalraum)
- Extension über beide Beine einleiten, bis die Extension im Interspinalraum L 4/L 5 zu ertasten ist

Rotation
- nach links einleiten, Oberkörper des Patienten nach hinten rotieren, bis die Bewegung im Segment L 4/L 5 ankommt (L 4 sollte dabei mitrotieren, L 5 nicht)

- **Korrektur**

Phase der Anspannung:
- die linke Schulter des Patienten leicht nach hinten drücken und den Patienten auffordern, einen Gegendruck nach vorne aufzubauen
- isometrische Aktivität (in Rotation rechts) kontrollieren und so dosieren, dass sie am zu behandelnden Segment als Spannung wahrgenommen wird, dabei darf keine Bewegung im Segment stattfinden
- 3–5 Sekunden halten

Phase der Entspannung:
- den Patienten auffordern, die Spannung zu lösen
- minimal 1–2 Sekunden warten
- Schulter/Oberkörper passiv langsam nach hinten bewegen und so die motorische Barriere für die Rotation links von L 4 neu aufsuchen (L 4 sollte dabei mitrotieren, L 5 nicht)

Wiederholen der beiden Phasen.

Lateralflexion
- rechte Hand: greift die Füße des Patienten, um den Lateralflexionsparameter zu korrigieren, dazu beide Füße des Patienten nach oben in Richtung Decke anheben, bis die Bewegung bei L 4 ankommt (L 4 sollte sich dabei mitbewegen, L 3 nicht)

- **Korrektur**

Phase der Anspannung:
- die Füße des Patienten leicht nach oben ziehen und den Patienten auffordern, einen Gegendruck nach unten in Richtung des Bodens aufzubauen
- isometrische Aktivität (in Lateralflexion rechts) kontrollieren und so dosieren, dass sie am zu behandelnden Segment als Spannung wahrgenommen wird, dabei darf keine Bewegung im Segment stattfinden
- 3–5 Sekunden halten

Phase der Entspannung:
- den Patienten auffordern, die Spannung zu lösen
- minimal 1–2 Sekunden warten
- Beine langsam nach oben bewegen und so die motorische Barriere für die Lateralflexion links von L 4 neu aufsuchen (L 4 sollte sich dabei mitbewegen, L 3 nicht)

Wiederholen der beiden Phasen.

Bei einer Dysfunktion in Flexion, Rotation rechts (s. o.) und Lateralflexion links erfolgt die Korrektur der Flexion und der Rotation wie oben beschrieben. Zur Normalisierung der Lateralflexion werden die Füße nach unten in Richtung Boden bewegt, bis die Bewegung im gestörten Segment ankommt (Anspannungsphase: Füße des Patienten leicht nach unten drücken bzw. Patient nach oben anspannen lassen).

Muskeltechnik für die untere LWS bei Dysfunktion des L 4 in Extension, Rotation rechts und Lateralflexion rechts

■ Ausgangsstellung
- *Patient:* wird (entweder aus dem Sitzen oder aus der Bauchlage heraus) in eine kombinierte Bauch-Seit-Lage gebracht, wodurch die LWS in Flexion und Rotation links positioniert wird, die Beine liegen aufeinander
- *Therapeut:* steht rechts vom Patienten (▶ **Abb. 5.11**)

■ Vorgehen
- rechte Hand: palpiert das Segment L 4/L 5 (beide Dornfortsätze und den Interspinalraum), diese Hand in der weiteren Vorgehensweise wechseln
- Flexion über beide Beine einleiten, bis die Flexion im Interspinalraum L 4/L 5 zu ertasten ist

Rotation
- nach links ist bereits eingestellt

■ Korrektur
Phase der Anspannung:
- die rechte Schulter des Patienten leicht nach vorne drücken und den Patienten auffordern, einen Gegendruck nach hinten aufzubauen
- isometrische Aktivität (in Rotation rechts) kontrollieren und so dosieren, dass sie am zu behandelnden Segment als Spannung wahrgenommen wird, dabei darf keine Bewegung im Segment stattfinden
- 3–5 Sekunden halten

Phase der Entspannung:
- den Patienten auffordern, die Spannung zu lösen
- minimal 1–2 Sekunden warten

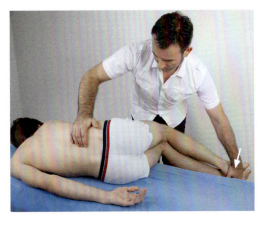

▶ **Abb. 5.11**

- Schulter/Oberkörper passiv langsam nach vorne bewegen und so die motorische Barriere für die Rotation links von L 4 neu aufsuchen (L 4 sollte dabei mit rotieren, L 5 nicht)

Wiederholen der beiden Phasen.

Lateralflexion
- linke Hand: greift die Füße des Patienten, um den Lateralflexionsparameter zu korrigieren, dabei beide Füße des Patienten nach unten in Richtung Boden absenken, bis die Bewegung bei L 4 ankommt (L 4 sollte sich dabei mitbewegen, L 3 nicht)

■ Korrektur
Phase der Anspannung:
- die Füße des Patienten leicht nach unten drücken und den Patienten auffordern, einen Gegendruck nach oben aufzubauen
- isometrische Aktivität kontrollieren und so dosieren, dass sie am zu behandelnden Segment als Spannung wahrgenommen wird, dabei darf keine Bewegung im Segment stattfinden
- 3–5 Sekunden halten

Phase der Entspannung:
- den Patienten auffordern, die Spannung zu lösen
- minimal 1–2 Sekunden warten
- Beine langsam nach unten bewegen und so die motorische Barriere für die Lateralflexion links von L 4 neu aufsuchen (L 4 sollte sich dabei mitbewegen, L 3 nicht)

Wiederholen der beiden Phasen.

Bei einer Dysfunktion in Extension, Rotation rechts (s.o.) und Lateralflexion links erfolgt die Korrektur der Extension und der Rotation wie oben beschrieben. Zur Normalisierung der Lateralflexion werden die Füße nach oben in Richtung Decke bewegt, bis die Bewegung im gestörten Segment ankommt (Anspannungsphase: Füße des Patienten leicht nach oben ziehen bzw. Patient nach unten anspannen lassen).

Muskeltechnik für die obere LWS und BWS (bis etwa Th 4) bei einer Dysfunktion in Extension

■ Ausgangsstellung
- *Patient:* in Sitzposition, Arme vor dem Oberkörper gekreuzt, Hände auf der jeweils gegenüberliegenden Schulter
- *Therapeut:* rechts vom Patienten (▶ Abb. 5.12)

■ Vorgehen
- rechte Hand: auf der linken Schulter des Patienten, rechter Arm zwischen Oberarmen und Thorax des Patienten
- linke Hand: palpiert mit dem Daumen das Segment Th 11/Th 12 (beide Dornfortsätze und den Interspinalraum)

Flexion
- über den Oberkörper des Patienten einleiten, bis die Flexion im Interspinalraum Th 11/Th 12 zu ertasten ist

Lateralflexion
- nach rechts einleiten
- *Wichtig:* Je tiefer das zu behandelnde Segment liegt, desto mehr Translation (zur Gegenseite) ist beim Einstellen der Lateralflexion einzusetzen.

Rotation
- nach rechts einleiten (Th 11 sollte dabei mitrotieren, Th 12 nicht)

■ Korrektur
Phase der Anspannung:
- die linke Schulter des Patienten leicht nach vorne ziehen und den Patienten auffordern, einen Gegendruck nach hinten aufzubauen

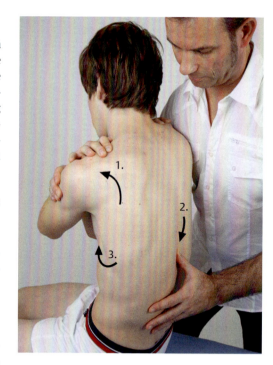

▶ Abb. 5.12

- isometrische Aktivität (in Rotation links) kontrollieren und so dosieren, dass sie am zu behandelnden Segment als Spannung wahrgenommen wird, dabei darf keine Bewegung im Segment stattfinden
- 3–5 Sekunden halten
- Alternativ könnte man den Patienten auch in Richtung der Extension oder der Lateralflexion links anspannen lassen.

Phase der Entspannung:
- den Patienten auffordern, die Spannung zu lösen
- minimal 1–2 Sekunden warten
- Schulter/Oberkörper langsam passiv nach rechts rotieren und nach rechts lateroflektieren und so die motorische Barriere für die Rotation rechts und die Lateralflexion rechts von Th 11 neu aufsuchen, dabei in der Flexion bleiben oder diese, wenn möglich, leicht steigern (Th 11 sollte sich dabei mitbewegen, Th 12 nicht)

Wiederholen der beiden Phasen.

Bei einer Dysfunktion Th 11 in Extension, Rotation links und Lateralflexion rechts erfolgt die Korrektur der Extension und der Rotation wie oben beschrieben. Zur Normalisierung der Lateralflexion wird eine dementsprechende Bewegungskomponente nach links bzw. eine Translation nach rechts eingestellt (Anspannung in Richtung Rotation links, Extension oder Lateralflexion rechts; Phase der Entspannung: Aufsuchen der neuen motorischen Barrieren in den Raumebenen).

Muskeltechnik für die obere LWS und BWS (bis etwa Th 4) bei einer Dysfunktion in Flexion

- Ausgangsstellung

Gleiche Ausgangsstellung und gleiches Vorgehen wie bei der Dysfunktion in Extension (s. o.; ▶ Abb. 5.13).

Extension
- über den Oberkörper des Patienten einleiten, bis die Extension im Interspinalraum Th 7/Th 8 zu ertasten ist
- dabei den Patienten nicht nach hinten strecken, sondern den Oberkörper über die Sitzbeinhöcker als Drehpunkte etwas nach vorne holen

Rotation und Lateralflexion
- Bei Rotation und Lateralflexion ist so vorzugehen wie bei der Technik für die Dysfunktion in Extension beschrieben (s. o.). Gleiches gilt für die Phase der Anspannung und die Phase der Entspannung. Sollten Rotation und Lateralflexion nicht homo-, sondern heterolateral in der Dysfunktion gekoppelt sein, ist so vorzugehen wie im Zusatz beschrieben.

Behandlung der Brustwirbelsäule

Impulstechniken

DOG bei Dysfunktion des Th 8 in Rotation rechts

Der Hauptvektor des Impulses ist bei diesen Techniken eine Art Traktion. Diese ist aufgrund der Stellung der Wirbelbogengelenke (55 (S. 70)) in der BWS sehr effektiv. Bei Flexions- und Extensionsdysfunktion des Wirbels möglich.

- Ausgangsstellung
- *Patient:* in Rückenlage, auf der rechten Hälfte der Behandlungsliege, Arme vor dem Oberkörper gekreuzt (gegenüberliegender Arm oben, Ellenbogen aufeinander), Hände auf der jeweils gegenüberliegenden Schulter, Kopf möglichst unterlagern; optional: beide Beine gebeugt, Füße auf der Liege
- *Therapeut:* steht rechts vom Patienten (großer Ausfallschritt, linkes Bein vor), platziert sein Sternum von kranial am oberen Ellenbogen des Patienten (▶ Abb. 5.14)

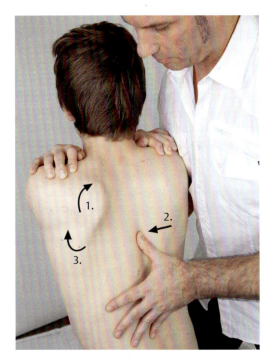

▶ Abb. 5.13

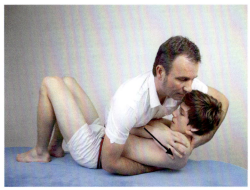

▶ Abb. 5.14

5 – Parietale Osteopathie

■ **Vorgehen**
- linke Hand: liegt mit den Fingern (nach kaudal) am CTÜ des Patienten
- linker Unterarm: liegt am Hinterkopf des Patienten
- rechte Hand: „Keilhand", palpiert den Interspinalraum Th 8/Th 9, Mittelfinger in den Interspinalraum platzieren, Faust machen oder flache Hand, „Fixierung" des Wirbels unterhalb des Dysfunktionswirbels, Finger liegen rechts, Thenar links von der Wirbelsäule

■ **Korrektur**
Phase der Orientierung:
- den Patienten (evtl. leicht anheben und) zum Therapeuten hin drehen, evtl. auf dem linken Oberschenkel ablegen (je tiefer die Dysfunktion, desto weiter)
- Keilhand platzieren, Patienten zurückdrehen und langsam unter Beibehaltung der Flexion des Oberkörpers auf die Keilhand legen
- Rotation einleiten, leichter Schub mit dem Sternum in Richtung der linken Schulter des Patienten (Traktion und Rotation), bis die Bewegung bei Th 8 ankommt
- Widerstand des Hauptvektors testen

Phase vor der Manipulation:
- die Nebenvektoren einzeln über den Oberkörper hinzufügen und testen
- Lateralflexion links und rechts
- Flexion/Extension des oberen Hebels
- evtl. Kompression (nicht zu viel, da dies von den meisten Patienten als unangenehm erfahren wird und zu einem „Schließen" der Gelenkflächen führen könnte)
- evtl. Ein-/Ausatmung
- nur die Bewegungskomponenten, die zu einer Reduzierung der Bewegungsamplitude der Rotation/Traktion führen, werden in die nächste Phase mitgenommen

Phase der Beschleunigung:
- positive Nebenvektoren stapeln
- Impuls im Sinne einer Traktionskraft nach **kranial**-dorsal von Th 8 (mit dem Sternum [Oberkörper] über die Ellenbogen in Richtung der Schultern des Patienten). *Wichtig:* Der Kraftvektor sollte nicht zu sehr dorsal gerichtet sein, hierdurch entsteht eine Kompressionskraft in den Zygapophysialgelenken, die der Traktion entgegenwirkt.
- Die Traktion kann von der linken Hand (am CTÜ), die die Wirbelsäule in eine Traktion in Längsrichtung bringt, unterstützt werden.

> **Praxistipp**
> Bei Durchführung der Technik in der oberen BWS kann man den Patienten während der Phase der Beschleunigung auffordern, den Kopf anzuheben. Alternativ kann der Patient aufgefordert werden, das Gesäß so weit anzuheben, bis die Bewegung der Wirbelsäule an der Keilhand wahrgenommen wird. Das Aufstellen der beiden Beine ist v. a. bei Anwendung der Technik in der unteren BWS hilfreich. In der mittleren BWS ist dies nicht zwingend erforderlich. Häufig (aber nicht immer) wird der Widerstand größer, wenn man bei einer Dysfunktion in Flexion die Lateralflexion heterolateral zur Rotation einstellt (beim obigen Beispiel also: Lateralflexion rechts und Rotation links) und bei einer Dysfunktion in Extension homolateral (d. h. beide Parameter nach links).

Alternative Vorgehensweise der oben vorgestellten DOG-Technik
- Mit etwas Übung ist die oben vorgestellte Technik auch ohne das Anheben des Oberkörpers möglich. Diese Variante bietet auch den Therapeuten Vorteile, denen es grundsätzlich oder bei einem Patienten mit etwas mehr Körperfülle an Körperlänge mangelt. Weitere Vorteile: 1. Anstelle des Sternums legt man den kranialen Unterarm auf die Unterarme des Patienten. Über diesen Kontakt kann man den Haupt- und die Nebenvektoren einstellen (▶ Abb. 5.15). 2. Man kann mit kürzeren Hebeln arbeiten. Tipp: Im Moment des Impulses nach kranial-dorsal kann die Keilhand einen Zug nach kaudal machen.
- Anstatt die Arme vor dem Oberkörper zu kreuzen, legt der Patient die Hände in den Nacken, wobei die Ellenbogen so weit wie möglich zusammengeführt werden sollten. Der Therapeut legt dann seinen Unterarm quer auf die Ellenbogen des Patienten (u. a. empfehlenswert für Therapeutinnen, denen es unangenehm ist, den eigenen Brustkorb mit dem Sternum auf die Ellenbogen des Patienten zu platzieren).

5.1 Wirbelsäule und Rumpfwand

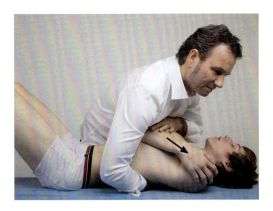

▶ Abb. 5.15

Kreuzhandtechnik – bei Dysfunktion des Th 5 in Rotation links, bei Flexions- und Extensionsdysfunktion des Wirbels möglich

■ Ausgangsstellung
- *Patient:* in Bauchlage, Kopf nach rechts gedreht
- *Therapeut:* steht rechts oder links vom Patienten (senkrecht zur Behandlungsliege)
- kaudale Hand: liegt mit dem Hypothenar auf dem linken Querfortsatz des Wirbels in Dysfunktion
- kraniale Hand: liegt mit dem Hypothenar auf dem rechten Querfortsatz des Wirbels direkt unterhalb der Dysfunktion (▶ Abb. 5.16)

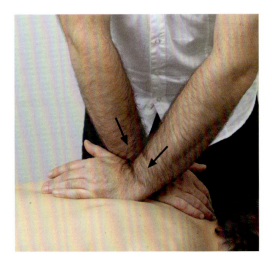

▶ Abb. 5.16

■ Vorgehen

Phase der Orientierung:
- Rotation einleiten (Th 5 in Rotation rechts, Th 6 in Rotation links)
- beide Hände drücken den jeweiligen Querfortsatz nach ventral

■ Korrektur

Phase vor der Manipulation:
- Als Nebenvektor kommt hier v. a. die Lateralflexion nach rechts und links infrage.
- Lateralflexion manuell über die Hände einleiten (Therapeut sollte dabei den ganzen Rumpf drehen)
- eventuell Ein-/Ausatmung
- Widerstand neu beurteilen
- In der oberen BWS könnte man durch Absenken oder Aufstellen des Kopfteiles der Behandlungsliege noch die Flexion/Extension als Nebenvektoren testen

Phase der Beschleunigung:
- positive(n) Nebenvektor(en) stapeln
- Impuls durch Rotation beider Hände

Muskeltechnik
Siehe obere LWS (S. 80).

Behandlung des zervikothorakalen Übergangs (CTÜ)

Impulstechniken
Bei dieser Technik stellt die Rotation den Hauptvektor dar.

Kinndrehtechnik – bei Dysfunktion des Th 1 in Rotation rechts (bei Flexions- und Extensionsdysfunktion des Wirbels möglich)

■ Ausgangsstellung
- *Patient:* in Bauchlage, Stirn auf der Behandlungsliege
- *Therapeut:* steht links vom Patienten (in Schrittstellung, linkes Bein vor)

■ Vorgehen
- linke Hand: liegt anfänglich auf dem Kopf des Patienten, linker Unterarm seitlich am Hals des Patienten, linker Ellenbogen auf dem Schulter-Nacken-Bereich

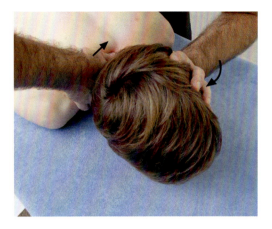

▶ Abb. 5.17

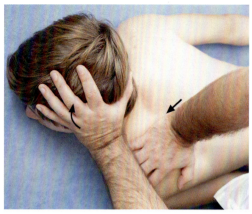

▶ Abb. 5.18

- rechte Hand: umfasst den rechten M. trapezius, den Daumen von rechts am Dornfortsatz von Th 2 (▶ Abb. 5.17)

■ Korrektur
Phase der Orientierung und Phase vor der Manipulation:
- gemeinsam mit dem Patienten den Kopf etwas anheben
- Nebenvektor einstellen: Kopf und Hals „en bloc" nach rechts schieben, bis die Bewegung am Daumen ankommt
- Kinn aufsetzen
- Rotation einleiten: dafür die linke Hand auf das linke Ohr des Patienten legen (Finger zeigen in Richtung Schädeldach), beide Unterarme in diametraler Verlängerung zueinander, Therapeut beugt sich weit herunter
- *Wichtig:* Sobald die Rotation vom „oberen" Hebel (Kopf) her eingeleitet wird, sollte der Daumen den „unteren" Hebel (Rumpf und v. a. Th 2) nach links schieben.
- beide Hebel gegenläufig drehen, bis die Bewegung am Segment Th 1/Th 2 ankommt
- mit den beiden Hebeln „spielen"
- den größtmöglichen Widerstand für die Rotation suchen

Phase der Beschleunigung:
- positive Nebenvektoren stapeln
- Impuls durch Rotation beider Hebel
- Empfehlung: Deutlich mit dem Daumen am unten liegenden Wirbel arbeiten, je mehr Th 2 bewegt wird (in der Phase vor der Manipulation und der Beschleunigung), desto weniger Rotation des oberen Hebels ist notwendig und desto schonender wird die Technik.

Alternative
Falls ein Kontakt mit dem Daumen am Wirbel unterhalb des Dysfunktionswirbels schwierig bzw. nicht möglich sein sollte, ist diese Variante möglich:
- bei Dysfunktion des Th 3 in Rotation rechts

Phase der Orientierung und Phase vor der Manipulation:
- Phase der Orientierung s. o.
- *Wichtig:* Sobald die Rotation vom „oberen" Hebel (Kopf) her eingeleitet wird (s. o.), wird nun der Kontakt der rechten Hand am darunterliegenden Wirbel (hier des Th 4) im Vergleich zu der obigen Technik geändert: Der rechte Hypothenar wird dorsal an den linken Querfortsatz des Wirbels gelegt (▶ Abb. 5.18), linker Arm wie oben, rechter Arm etwas mehr gestreckt, Therapeut aufgerichtet.
- beide Hebel gegenläufig drehen, bis die Bewegung am Segment Th 3/Th 4 ankommt

Weiteres Vorgehen und Phase der Beschleunigung s. o.

5.1 Wirbelsäule und Rumpfwand

Technik aus der sitzenden Position heraus bei Dysfunktion des Th 1 in Rotation rechts
(grundsätzlich bei Flexions- und Extensionsdysfunktion des Wirbels möglich)

■ Ausgangsstellung
- *Patient:* in Sitzposition
- *Therapeut:* steht hinter dem Patienten, linkes Bein mit dem Fuß oder mit dem Knie direkt neben dem Patienten auf der Behandlungsliege aufgestellt

■ Vorgehen
- linke Hand: liegt auf dem Kopf des Patienten, linker Unterarm seitlich am Hals des Patienten, linker Ellenbogen auf dem Schulter-Nacken-Bereich
- rechte Hand: umfasst den rechten M. trapezius, den Daumen von rechts am Dornfortsatz von Th 2 (▶ Abb. 5.19)

■ Korrektur
Phase der Orientierung und Phase vor der Manipulation:
- Nebenvektor einstellen: Anstatt nur Kopf und Hals „en bloc" nach rechts zu schieben, ist es bei dieser Technik einfacher, den gesamten Rumpf und v. a. Th 2 nach links zum aufgestellten Bein des Therapeuten hin zu schieben.

- Rotation einleiten: Die linke Hand bleibt auf dem Kopf und dreht diesen nach links, der Daumen dreht gleichzeitig den Wirbel Th 2 nach rechts.
- beide Hebel gegenläufig drehen, bis die Bewegung am Segment Th 1/Th 2 ankommt
- mit den beiden Hebeln „spielen"
- zusätzliche Nebenvektoren: Flexion/Extension, Kompression, Ein-/Ausatmung testen
- Nur die Bewegungskomponenten, die zu einer Reduzierung der Bewegungsamplitude der Rotation führen, werden in die nächste Phase mitgenommen.

Phase der Beschleunigung:
- positive(n) Nebenvektor(en) stapeln
- Impuls durch Rotation beider Hebel
- Empfehlung: Den Impuls mit dem Daumen am Wirbel Th 2 geben und den oberen Hebel „nur" unter Spannung/Widerstand halten.

Muskeltechnik
Siehe HWS: in Sitzposition (S. 87).

Behandlung der Halswirbelsäule

Impulstechniken
Gerade, wenn es um die Anwendung von Impulstechniken in der Region HWS geht, ist auf die Wichtigkeit einer Ausschlussdiagnostik hinzuweisen. Die Anwesenheit und der Verlauf der A. vertebralis und die Tatsache, dass es sich bei der HWS um den in der Regel mobilsten Abschnitt der Wirbelsäule handelt, machen diese Region „besonders".

Impulstechnik mit der Rotation als Hauptvektor bei Dysfunktion des C 4 in Rotation links (möglich bei C 2 bis etwa C 6) – bei Flexions- und Extensionsdysfunktion des Wirbels

■ Ausgangsstellung
- *Patient:* in Rückenlage
- *Therapeut:* steht am Kopfende der Behandlungsliege, zunächst mittig, später (Phase der Orientierung und folgende) links vom Patienten auf Höhe der Dysfunktion

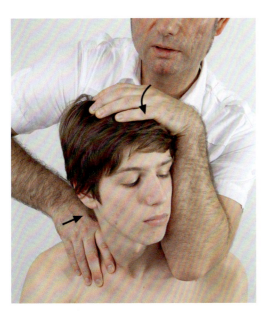

▶ Abb. 5.19

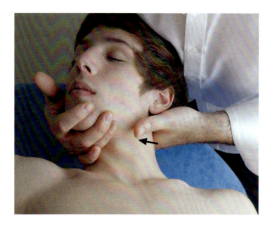

▶ Abb. 5.20

■ Vorgehen
- linke Hand: ertastet zunächst den linken Gelenkfortsatz von C 4
- rechte Hand: nimmt das Kinn des Patienten zwischen Zeige- und Mittelfinger (▶ Abb. 5.20)

■ Korrektur
Phase der Orientierung:
- mit der rechten Hand den Kopf des Patienten etwas anheben und nach rechts drehen (der Kopf ruht auf dem rechten Unterarm, der seitlich temporal liegt), Oberarm und Brustkorb zur besseren Kontrolle der nachfolgenden Bewegungen in Kontakt mit dem Kopf bringen
- Zeigefingergrundgelenk der linken Hand hinter den linken Gelenkfortsatz von C 4 legen
- Kopf- und HWS-Rotation wieder zurücknehmen

Phase vor der Manipulation:
- Vor der korrigierenden Rotation nach rechts stellt man eine Lateralflexion nach links (Translation nach rechts) ein. Darauf folgt aufgrund der gleichseitigen Koppelung von Rotation und Lateralflexion, s. Biomechanik HWS (S. 73), eine Rotation nach links. Wird dann die Rechtsrotation eingeleitet, befindet der Wirbel sich im Optimalfall noch in der Neutralstellung, wodurch die Technik schonender wird. Danach:
- Rotation nach rechts wieder einstellen und die übrigen Nebenvektoren testen: Flexion/Extension, Schub nach anterior-posterior und Kompression/Traktion
- Widerstand der Rotation immer wieder neu beurteilen

Phase der Beschleunigung:
- positive Nebenvektoren stapeln
- Impuls mit dem linken Zeigefingergrundgelenk, ähnlich einem Billardstoß von posterior nach anterior

Impulstechnik obere HWS (Atlas/Okziput) – bei Dysfunktion Atlas rechts

■ Ausgangsstellung
Siehe vorhergehende Technik.

■ Vorgehen
linke Hand, Unterarmposition, Oberarm- und Brustkorbkontakt: siehe vorhergehende Technik.

■ Korrektur
Phase der Orientierung:
- Verspannung der unteren und mittleren HWS mittels deutlicher Flexion und Entspannung der oberen HWS durch leichte Extension
- Zeigefingergrundgelenk der rechten Hand hinter den rechten hinteren Atlasbogen legen (▶ Abb. 5.21)

Phase vor der Manipulation:
- Lateralflexion rechts (Translation links) als 1. Nebenvektor einstellen
- Rotation nach links einstellen und die übrigen Nebenvektoren testen: Flexion/Extension, Schub nach anterior-posterior und Kompression/Traktion
- Widerstand der Rotation immer wieder neu beurteilen

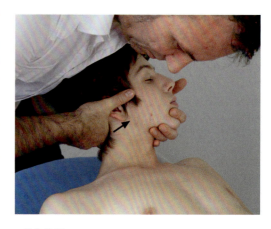

▶ Abb. 5.21

Phase der Beschleunigung:
- positive Nebenvektoren stapeln
- Impuls mit dem rechten Zeigefingergrundgelenk geben, ähnlich einem Billardstoß von posterior nach anterior in Richtung des gegenüberliegenden Auges des Patienten
- *Wichtig:* Gleichzeitig üben die linke Hand und der linke Unterarm einen Gegendruck seitlich am Kopf aus (wie eine Bremse), wodurch es zu der entscheidenden Bewegung atlantookzipital kommt.

> **Praxistipp**
> Die Hauptschwierigkeiten bei dieser Technik bestehen v. a. im Erspüren des Widerstands, dem Aufbau des Gegendrucks und der Beschleunigung. Vor der Behandlung von Dysfunktionen des Atlas sollte immer zuerst das Kranium untersucht und – falls Indikationen dafür vorliegen – auch behandelt werden. Häufig ist danach eine Muskeltechnik zur Wiederherstellung des noch bewegungsgestörten Atlas ausreichend.

Auf ähnliche Weise kann man eine Dysfunktion des Okziputs rechts-posterior korrigieren:

Hierbei wird das Zeigefingergrundgelenk der rechten Hand rechts posterior an das Okziput gelegt. Die Vorgehensweise ist identisch zu der der Atlasdysfunktion, lediglich das „Abbremsen" während der Phase der Beschleunigung entfällt. Empfehlenswert ist es ferner, mehr Translation als Nebenvektor einzustellen als bei der Atlastechnik.

Steht das Okziput in Translation rechts, wird das Zeigefingergrundgelenk (wie bei einem Halswirbelkörper) mehr von lateral in Kontakt zum Okziput gebracht. Die Impulsrichtung ist in diesem Falle weniger posterior-anterior, sondern transversal. Alternativ legt man jeweils eine Hand seitlich an den Schädel mit dem Thenar lateral an das zu behandelnde Okziput (z. B. rechts). Man leitet etwas Rotation ein, sodass die zu behandelnde Seite oben liegt. Dann fügt man eine Lateralflexion nach rechts mit deutlicher Translation nach links hinzu und sucht so den Widerstand für den Korrekturparameter der Translation.

Muskeltechniken

Muskeltechnik für die untere/mittlere HWS und den CTÜ bei Dysfunktion des C 6 in Extension, Rotation und Lateralflexion links

■ Ausgangsstellung
- *Patient:* in Sitzposition
- *Therapeut:* steht rechts vom Patienten

■ Vorgehen
- rechte Hand: umgreift (wie bei einem Turban) den Kopf des Patienten, Oberarm vorne an der Stirn
- linke Hand: palpiert mit Daumen oder Finger das Segment C 6/C 7 (beide Dornfortsätze und den Interspinalraum; ▶ Abb. 5.22)
- Flexion über den Kopf des Patienten einleiten, bis diese im Interspinalraum C 6/C 7 zu ertasten ist
- Lateralflexion nach rechts einleiten, bis diese im Interspinalraum C 6/C 7 zu ertasten ist
- Rotation nach rechts einleiten (C 6 sollte dabei mitrotieren, C 7 nicht)

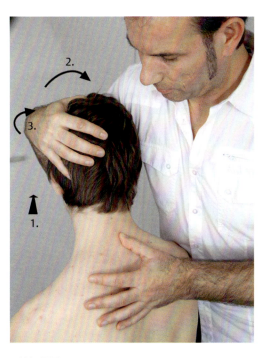

▶ Abb. 5.22

5 – Parietale Osteopathie

■ Korrektur

Phase der Anspannung:
- den Kopf des Patienten leicht nach rechts ziehen und den Patienten auffordern, einen Gegendruck nach links aufzubauen
- isometrische Aktivität (in Rotation links) kontrollieren und so dosieren, dass sie am zu behandelnden Segment als Spannung wahrgenommen wird, dabei darf keine Bewegung im Segment stattfinden
- 3–5 Sekunden halten
- Alternativ könnte man den Patienten auch in Richtung der Extension oder der Lateralflexion links anspannen lassen.

Phase der Entspannung:
- den Patienten auffordern, die Spannung zu lösen
- minimal 1–2 Sekunden warten
- Kopf/HWS des Patienten passiv nach rechts rotieren und nach rechts lateroflektieren und so die motorische Barriere für die Rotation rechts und die Lateralflexion rechts von C 6/C 7 neu aufsuchen, dabei in der Flexion bleiben oder diese, wenn möglich, leicht steigern (C 6 sollte sich dabei mitbewegen, C 7 nicht).

Wiederholen der beiden Phasen.

Muskeltechnik für die mittlere HWS mit Patient in Rückenlage bei Dysfunktion des C 3 in Extension, Rotation links und Lateralflexion links

■ Ausgangsstellung
- *Patient:* in Rückenlage
- *Therapeut:* sitzt oder steht am Kopfende der Behandlungsliege

■ Vorgehen
- beide Hände: umfassen das Hinterhaupt und liegen mit Zeige- oder Mittelfinger aufeinander im Interspinalraum C 3/C 4, die Daumen liegen im Bereich der Schläfen oder etwas darunter (▶ Abb. 5.23)
- Flexion über den Kopf des Patienten einleiten, bis die Flexion am Wirbel oder alternativ im Interspinalraum C 3/C 4 zu ertasten ist
- Lateralflexion nach rechts über den Kopf des Patienten einleiten, bis die Lateralflexion im Interspinalraum C 3/C 4 zu ertasten ist

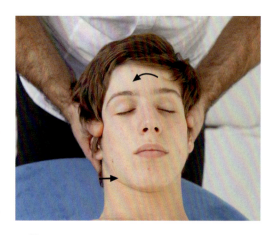

▶ Abb. 5.23

- Rotation nach rechts über den Kopf des Patienten einleiten, bis diese im Interspinalraum C 3/C 4 zu ertasten ist

■ Korrektur

Phase der Anspannung:
- den Kopf des Patienten mit dem linken Daumen nach rechts drücken und den Patienten auffordern, einen Gegendruck nach links aufzubauen
- isometrische Aktivität (in Rotation links) kontrollieren und so dosieren, dass sie am zu behandelnden Segment als Spannung wahrgenommen werden kann, dabei darf keine Bewegung im Segment stattfinden
- 3–5 Sekunden halten
- Alternativ könnte man den Patienten auch in Richtung der Extension oder der Lateralflexion links anspannen lassen.

Phase der Entspannung:
- den Patienten auffordern, die Spannung zu lösen
- minimal 1–2 Sekunden warten
- Kopf passiv langsam nach rechts rotieren und nach rechts lateroflektieren und so die motorische Barriere für die Rotation rechts und die Lateralflexion rechts von C 4 neu aufsuchen, dabei in der Flexion bleiben oder diese, wenn möglich, leicht steigern (C 3 sollte sich dabei mitbewegen, C 4 nicht)

Wiederholen der beiden Phasen.

Muskeltechnik bei Dysfunktion in der HWS in Flexion, Rotation und Lateralflexion links

■ Ausgangsstellung und Vorgehen
Siehe vorherige Technik.
- mittlere HWS: Patient in Rückenlage, den Kopf erst etwas von der Bank abheben, dann die Extension angulär über eine Bewegung des Kopfes einleiten, bis diese im zu korrigierenden Segment zu ertasten ist
- untere HWS und CTÜ: Patient in Sitzposition, Extension angulär oder über einen Schub nach hinten/unten einleiten bis diese im zu korrigierenden Segment zu ertasten ist
- Lateralflexion und Rotation so wie in der vorhergehenden Technik beschrieben nach rechts einstellen
- Phasen der Anspannung und Entspannung s. o.

Muskeltechnik bei Dysfunktion des Okziputs posterior links (in Flexion)

■ Ausgangsstellung
- *Patient:* in Rückenlage
- *Therapeut:* sitzt am Kopfende der Behandlungsliege

■ Vorgehen
- beide Hände: umfassen mit den Fingern das Hinterhaupt und heben den Kopf zum „Verspannen" der mittleren und unteren HWS von der Unterlage ab
- Extension einleiten: Ellenbogen auf der Behandlungsliege abstützen, Okziput/Kopf weit nach anterior schieben (Kinn passiv vorstrecken), bis diese Bewegung links am Okziput zu ertasten ist.
- Lateralflexion links/Translation des Kopfes nach rechts einleiten, bis diese Bewegung links am Okziput zu ertasten ist. Hieran ist im OAA-Bereich automatisch eine Rotation des Okziputs nach rechts gekoppelt, bei der sich die linke Okziputkondyle nach anterior bewegt.

■ Korrektur
Phase der Anspannung:
- den Patienten auffordern, nach unten in Richtung seiner Füße zu blicken
- isometrische Aktivität (in Flexion), die am Hinterhaupt als Spannung wahrgenommen werden soll, dabei darf keine Bewegung in den Kopfgelenken stattfinden
- 3–5 Sekunden halten

Phase der Entspannung:
- den Patienten auffordern, die Spannung zu lösen
- minimal 1–2 Sekunden warten
- v. a. die Translation des Kopfes nach rechts (gefolgt von der Rotation nach rechts) steigern, dabei den Kopf in der Extension halten, oder – wenn möglich – ebenfalls korrigieren und die neue motorische Barriere aufsuchen (das Okziput sollte sich dabei mitbewegen, der Atlas nicht)

Wiederholen der beiden Phasen.

Muskeltechnik bei Dysfunktion des Okziputs anterior rechts (in Extension)

Prinzipiell erfolgt das Vorgehen wie bei der Muskeltechnik Okziput posterior (s. o.) mit folgenden Unterschieden:

Beim Einleiten der Flexion werden Okziput/Kopf weit nach hinten gezogen (passiv ein Doppelkinn machen), bis dies rechts am Okziput zu ertasten ist. Es wird eine Lateralflexion nach links/Translation rechts des Kopfes eingeleitet. Hieran ist im OAA-Bereich automatisch eine Rotation des Okziputs nach rechts gekoppelt, bei der sich die rechte Okziputkondyle nach posterior bewegt. In der Phase der Anspannung den Patienten auffordern, nach oben in Richtung des Therapeuten zu blicken. In der Phase der Entspannung v. a. die Translation des Kopfes nach rechts (gefolgt von der Rotation nach rechts) steigern, dabei den Kopf in der Flexion halten, oder – wenn möglich – ebenfalls korrigieren und die neue motorische Barriere aufsuchen (das Okziput sollte sich dabei mitbewegen, der Atlas nicht).

Muskeltechnik bei Dysfunktion Atlas in Rotation rechts

■ Ausgangsstellung
Siehe vorherige Technik.

■ Vorgehen
- beide Hände: umfassen mit den Fingern den rechten und linken hinteren Atlasbogen, heben den Kopf zum „Verspannen" der mittleren und unteren HWS von der Unterlage ab, die Daumen liegen im Bereich der Schläfen oder etwas darunter
- Rotation nach links einleiten, bis diese am Atlas zu ertasten ist

5 – Parietale Osteopathie

■ **Korrektur**

Phase der Anspannung:
- den Kopf des Patienten mit dem rechten Daumen nach links drücken und den Patienten auffordern, einen Gegendruck nach rechts aufzubauen
- isometrische Aktivität (in Rotation rechts) kontrollieren und so dosieren, dass sie am Atlas wahrgenommen werden kann, dabei darf keine Bewegung des Wirbels stattfinden
- 3–5 Sekunden halten

Phase der Entspannung:
- den Patienten auffordern, die Spannung zu lösen
- minimal 1–2 Sekunden warten
- die Rotation nach links passiv langsam steigern und die neue motorische Barriere aufsuchen

Wiederholen der beiden Phasen.

> ✅ **Fragen zur Selbstüberprüfung**
> Die Antworten finden sich im vorangegangenen Kapitel und werden hier nicht explizit aufgeführt.
> 1. Wie entwickeln sich die Wirbelkörper embryologisch?
> 2. Mit welchen Teilen des Myotoms verbinden sich der R. posterior respektive der R. anterior des Spinalnervs?
> 3. Wie sieht der allgemeine Aufbau der Wirbelsäule aus?
> 4. Welche Ligamente gehören zu den Wirbelbogenbändern?
> 5. Welche Strukturen versorgt der R. dorsalis des N. spinalis?
> 6. Über welche Plexus geschieht die venöse Drainage der Wirbelkörper und -fortsätze?
> 7. Welche gekoppelten Bewegungen zeigt die Wirbelsäule in den verschiedenen Abschnitten häufig?
> 8. In welchen Segmenten verschalten sich die viszeralen Afferenzen der Oberbauchorgane?
> 9. Was ist der Verlauf und die Funktion der Ligg. alaria?
> 10. Aus welchen Phasen bestehen die vorgestellten Muskeltechniken?

5.2 Thorax/Rippen

5.2.1 Phylogenese und Embryologie

Die Rippen sind segmental angelegt. Sie werden von Zellen aus den Sklerotomen gebildet, die von den Somiten ausgehend nach lateral gewandert sind. Am Ende des 2. Embryonalmonats setzt die enchondrale Verknöcherung der Rippen ein, beginnend im Angulus costae und sich nach ventral ausbreitend. Im Caput und im Tuberculum costae erscheinen die Knochenkerne während der Pubertät.

Das Sternum entsteht aus zwei Sternalleisten. Diese erhalten Kontakt zu den echten Rippen rechts und links und wachsen dann aufeinander zu. Die Verknöcherung läuft im Zeitraum zwischen dem 6. Fetalmonat und der Pubertät. Die Übergänge zwischen Manubrium/Corpus und Corpus/Proc. xiphoideus können bis ins 4. Lebensjahrzehnt synchondrotisch erhalten bleiben.

In der Entwicklung der Rippen gibt es eine ganze Reihe von Variationen. Hals- oder Lendenrippen ebenso wie 11 Rippen oder eine von der Norm abweichende Anzahl der echten Rippen können vorkommen. Die Kiel- oder Trichterbrust stellen Abweichungen in der Entwicklung des Brustbeins dar.

5.2.2 Anatomische Grundlagen

Gelenkflächen

Allgemeiner Aufbau des knöchernen Thorax:
- hinten: die BWS (S. 70)
- vorne: das Brustbein (s. u.)
- seitlich: die Rippen (s. u.)

Brustbein (Sternum)

- Handgriff (Manubrium sterni) mit Incisura clavicularis als Gelenkfläche für das Sternoklavikulargelenk (SCG; Gelenkfläche)
  - Incisura jugularis (Drosselgrube)
  - Incisurae costales für die:
    - I. Rippe gleich unterhalb der Incisura clavicularis
    - II. Rippe am Übergang zum Corpus sterni (Synchondrosis sternalis), hier knickt das Sternum häufig nach hinten (Angulus sterni)

- Körper (Corpus sterni):
  - schmal und lang, mit
  - der Incisura costalis für die III.–VII. Rippe
  - die letzte Gelenkfläche befindet sich am Übergang zum Proc. xiphoideus
- Schwertfortsatz (Proc. xiphoideus):
  - besteht aus einem knöchernen Zentrum, umgeben von hyalinem Knorpel
  - weist sehr viele Varianten in Form und Größe auf

Beachte
Im fortgeschrittenen Alter kann sowohl der Proc. xiphoideus als auch die Verbindung zum Corpus sterni verknöchern.

Rippen

Der Corpus costae formt den knöcherner Anteil der Rippe, dieser kann in folgende Abschnitte eingeteilt werden:
- Rippenkopf (Caput costae): für die Artikulation mit den BWK
- Rippenhals (Collum costae): vom Caput costae bis zum Rippenhöckerchen (Tuberculum costae)
- lateral davon ändert der Rippenkörper (Corpus costae) als Rippenwinkel (Angulus costae) seine Ausrichtung (mit Ausnahme der I. Rippe)
- besitzt am Unterrand des hinteren Teils den Sulcus costae für die A. und V. intercostalis posterior und den N. intercostalis (außer I., XI. und XII. Rippe)
- Der knöcherne Teil geht über in die Cartilago costalis, den knorpeligen Anteil der Rippen.

Einteilung der Rippen
- Costae verae: I.–VII. Rippe, direkt über ihren knorpeligen vorderen Anteil mit dem Brustbein verbunden
- Costae spuriae: VIII.–X. Rippe, mit dem Knorpel der VII. Rippe verbunden
- Costae fluctuantes: Knorpelspitzen der XI. und XII. Rippe enden frei

Gelenke

Zwischen den Rippen und den Wirbeln gibt es gelenkige Verbindungen (Artt. costovertebrales):

- 1. Rippenkopfgelenk (Art. capitis costae)
  - zwischen der Facies articularis capitis costae des Rippenkopfes und der Fovea costalis des Wirbelkörpers
  - Die II.–X. Rippe weist eine Kante am Rippenkopf (Crista capitis costae) auf, an der sich das Lig. capitis costae intraarticulare befestigt und die Gelenkfläche teilt für die Artikulation mit der Fovea costalis inferior des darüberliegenden Wirbels und der Fovea costalis superior des gleich nummerierten Wirbels.
  - Die I., XI. und XII. Rippe artikuliert mit nur einem Wirbelkörper.
- 2. Rippenquerfortsatz-Gelenk (Art. costotransversaria):
  - zwischen der Facies articularis tuberculi costae des Rippenhöckers und der Fovea costalis des Proc. transversus des BWK
  - Nur die I.–X. Rippe weist eine solche Gelenkfläche auf.

Brustbein-Rippen-Gelenke (Artt. sternocostales und Artt. interchondrales)
Die Verbindungen der I.–VII. Rippe können sowohl echte Gelenke (häufig II.–V. Rippe) als auch Synchondrosen sein. Die Verbindungen zwischen den Knorpeln der VI. und IX. Rippe werden als Artt. interchondrales bezeichnet.

Ligamente

Ligamente der Rippen-Wirbel-Gelenke
- der Rippenkopfgelenke:
  - Lig. capitis costae radiatum als Verstärkung der vorderen Gelenkkapsel, verläuft fächerförmig vom Rippenkopf zu den seitlichen Flächen der Wirbelkörper und den Bandscheiben
  - Lig. capitis costae intraarticulare: von der Crista capitis costae zu den Bandscheiben ziehend (fehlt bei der I., XI. und XII. Rippe)
- der Rippenhöckergelenke:
  - Lig. costotransversarium zwischen Collum costae und Proc. transversus
  - Lig. costotransversarium laterale als Verstärkung der Gelenkkapsel vom Tuberculum costae bis zur Spitze des Proc. transversus
  - Lig. costotransversarium superius von der Crista colli costae zum Proc. transversus des darüberliegenden Wirbels

5 – Parietale Osteopathie

- der Brustbein-Rippen-Gelenke:
  - Das Lig. sternocostale intraarticulare teilt das Gelenk zwischen der II. Rippe und dem Brustbein in eine obere und untere Kammer.
  - Ligg. sternocostalia radiata, Verstärkungen der Kapsel der echten Gelenke an der Vorderseite, bilden mit dem Periost des Brustbeins die kräftige Membrana sterni.

Die **Ligamente des Brustkorbs** sind insgesamt äußerst kräftig und straff. Sie lassen kaum Bewegungen zwischen Wirbelsäule und Rippen zu und unterstützen das Prinzip der funktionellen Einheit des gesamten Brustkorbs.

Muskeln

Diese können eingeteilt werden in:
1. Muskeln zwischen den Rippen (interkostal)
2. Muskeln zwischen Brustbein und Rippen (sternokostal)
3. Muskeln zwischen Rippen und Wirbelsäule (trunkokostal)
4. das Diaphragma

zu 1: Zwischenrippenmuskeln:
- Mm. intercostales externi
  - Verlauf: von hinten-oben nach vorne-unten
  - Ausbreitung: vom Rippenhöcker bis zur Knorpel-Knochen-Grenze
- Mm. intercostales interni
  - Verlauf: von hinten-unten nach vorne-oben
  - Ausbreitung: vom Rippenwinkel bis zum Brustbein
- Mm. intercostales intimi
  - Abspaltung von und gleicher Verlauf wie Mm. intercostales interni
- Funktion der Zwischenrippenmuskeln:
  - Verspannen der Zwischenrippenräume, Stabilisation der Thoraxwand
  - Innervation: Nn. intercostales I–XI

zu 2: sternokostale Muskeln:
- M. transversus thoracis
  - Ursprung: Innenseite des Knorpels der II.–VI. Rippe
  - Ansatz: Innenseite Corpus sterni und Proc. xiphoideus (Muskelfasern können mitunter von sehnigen Fasern ersetzt werden)
  - Funktion: Exspiration
  - Innervation: Nn. intercostales II–VI

zu 3: trunkokostale Muskeln:
- Mm. scaleni (sind im Grunde genommen Interkostalmuskeln, da sie von den Rippenrudimenten der HWS zu den Rippen ziehen):
  - anterior: Ursprung: Tubercula anteriora der Querfortsätze des III.–VI. HWK
  - medius: Ursprung: Tubercula posteriora der Querfortsätze des III.–VII. HWK, auch Befestigungen am I. und II. HWK werden beschrieben [52]
    - Ansatz dieser beiden Anteile: I. Rippe (hinter Sulcus arteriae subclaviae)
  - posterior: Ursprung: Tubercula posteriora der Querfortsätze des V.–VII. HWK
    - Ansatz: II. Rippe (Außenfläche)
  - Funktion der gesamten Muskelgruppe:
    - Inspiration (Thorax): die Skalenusmuskeln scheinen in Synergie mit dem Diaphragma zu arbeiten, ipsilaterale Lateralflexion HWS bei einseitiger und Ventralflexion HWS bei beidseitiger Kontraktion
    - Innervation: Rr. musculares aus Plexus cervicalis und brachialis (C 3 bis C 6)
  - Besonderheit: Beteiligung des Muskels am Thoracic-outlet-Syndrom möglich!
- M. scalenus minimus: inkonstant
  - Ursprung: Querfortsatz C 7
  - Ansatz: I. Rippe Innenseite und Pleurakuppel („Scalenus pleuralis")
- Mm. levatores costarum
  - Bestandteil des intertransversalen Systems der autochthonen Rückenmuskulatur (S. 67)
- M. serratus posterior-superior
  - Ursprung: Dornfortsätze C 6 und 7, Th 1 und Th 2
  - Ansatz: II.–V. Rippe seitlich der Rippenwinkel
  - Innervation: Nn. intercostales I–IV
- M. serratus posterior-inferior
  - Ursprung: oberflächliches Blatt der Fascia thoracolumbalis auf Höhe von Th 11 und Th 12, L 1 und L 2
  - Ansatz: untere 4 Rippen
  - Innervation: Nn. intercostales IX–XI

Die Zuordnung der beiden letztgenannten Muskeln zur Ein- bzw. Ausatmung ist nicht eindeutig in der Literatur. Unter Umständen sind sie nicht an der Ein- oder Ausatmung beteiligt, sondern erfüllen propriozeptive Funktionen [94].

zu 4: Diaphragma (Zwerchfell). Das Zwerchfell besteht aus folgenden Teilen:
1. Centrum tendineum
   - zentrale Ansatzstelle für die muskulären Anteile
2. Pars costalis
   - größter Teil:
     - Ursprung: Innenseite der VII.–XII. Rippe
   - Pars lumbalis
     - Ursprung: als Crura dextrum und sinistrum
   - medialer Teil
     - vom I.–III. LWK, den Bandscheiben dieser Segmente und dem Lig. longitudinale anterior
   - lateraler Teil
     - mit dem Lig. arcuatum mediale (bildet die Psoasarkade) zwischen Wirbelkörper und Proc. costalis des II. LWK
     - Lig. arcuatum laterale (bildet die Quadratusarkade) zwischen Proc. costalis des II. LWK und der XII. Rippe
3. Pars sternalis
   - Ursprung: Hinterfläche Proc. xiphoideus
   - Funktion und Innervation: s. u.

Durchtrittsstellen im Diaphragma
1. Hiatus aorticus
   - sehnige Umrahmung auf Höhe des XII. BWK
   - Durchtritt für Aorta und Ductus thoracicus
2. Hiatus oesophageus
   - muskuläre Umrahmung auf Höhe des X. BWK
   - Durchtritt für Ösophagus und Trunci vagales anterior und posterior
3. Foramen venae cavae
   - im Centrum tendineum auf Höhe des IX. BWK
   - Durchtritt für V. cava inferior und den R. phrenicoabdominalis (sensibler Ast) des rechten N. phrenicus für das parietale Peritoneum des Oberbauchs

Neben diesen drei großen Öffnungen noch:
1. medialer Lumbalspalt
   - Durchtritt für V. azygos (rechts), V. hemiazygos (links), N. splanchnicus major
2. lateraler Lumbalspalt
   - Durchtritt für Truncus sympathicus, N. splanchnicus minor
3. Spalte ventrolateral vom Perikard
   - Durchtritt für den R. phrenicoabdominalis des linken N. phrenicus
4. Trigonum sternocostale (Larrey-Spalte)
   - Durchtritt für Vasa epigastrica superiora (Fortsetzung als Vasa thoracica interna)

Funktionen und Besonderheiten des Zwerchfells

Das Zwerchfell hat respiratorische sowie posturale Funktionen und unterstützt den Verschlussmechanismus des gastroösophagealen Übergangs. Es ist in seiner Funktion eng verknüpft mit dem IAP (engl. intra-abdominal pressure: intraabdominaler Druck). Ist das Zwerchfell (zu) intensiv in eine dieser Aufgaben eingebunden, könnte das einen Einfluss auf die anderen Funktionen haben [85].

Das Zwerchfell kann insgesamt als Motor der viszeralen Mobilität bezeichnet werden (Kap. 6): Unter Einfluss der diaphragmalen Dynamik weisen die thorakalen und abdominalen Organe stereotype Bewegungen auf [16]. Diese Bewegungen unterstützen die Funktion der Organe und der dazugehörigen zirkulatorischen und neurologischen Leitungsbahnen.

Dem kostalen und kruralen Anteil des Zwerchfells kommen dabei unterschiedliche Funktionen zu. Funktionell können diese beiden Anteile wie zwei separate Muskeln [10] gesehen werden. Der kostale Anteil erfüllt v. a. respiratorische Aufgaben. Seine Innervation erfolgt hauptsächlich über Fasern des N. phrenicus aus C 3. Der krurale Teil hat hauptsächlich posturale Funktionen und wird mehr aus den Segmenten C 4/C 5 versorgt. Die Anteile können bei Anstrengung in Serie geschaltet werden, in Ruhe ist v. a. der kostale Anteil aktiv. Die 6 unteren Interkostalnerven führen sensible Fasern für das Diaphragma.

Das Zwerchfell erfüllt **respiratorische Funktionen**: Bei **Einatmung** ist es in Serie geschaltet mit einem Teil der Interkostalmuskeln und den Skalenusmuskeln. Ein viszerales Problem könnte sich so über das Zwerchfell hoch bis zur Kraniovertebralregion auswirken. Die beiden Kuppeln des Zwerchfells können unterschiedliche Spannungen und Aktivitäten aufweisen.

Während der Einatmung steigt durch die Aktivität der beschriebenen Muskeln der Bauchdruck (IAP) und somit auch der Druck auf die Gefäße. Dies gilt u. a. auch für die V. cava im Foramen venae cavae. Gleichzeitig werden Kanäle, die für einen Teil der lymphatischen Drainage des Abdomens verantwortlich sind, im posterioren peritonealen Blatt durch das Zwerchfell in ihrem Durchmesser eingeengt.

Die **Ausatmung** hingegen unterstützt sowohl den venösen Rückfluss als auch die Lymphdrainage aus dem Bauchraum. Eine entscheidende Rolle hierbei scheint der Druck in den Kavitäten zu spielen: Je größer der intraabdominale Druck (IAP) ist, desto größer ist der diaphragmale Druck und desto weniger optimal findet der Rückfluss statt [39] [76] [77]. Der erhöhte IAP (intraabdominale Druck) hat auf die Venen, die zum Niederdrucksystem gehören, einen größeren Einfluss als auf die Arterien. Eine optimale venöse Drainage im Bauch-/Rumpfbereich ist gleichzeitig ein Faktor, der die Homöostase und die Ernährung der Wirbelsäule positiv unterstützt.

Das Zwerchfell kann sich an einen erhöhten intraabdominalen Druck anpassen, es kann aber auch Auslöser für eine Veränderung des IAP sein [38]. Während der Kontraktionsphase des Diaphragmas erhöht sich die Festigkeit/Steifigkeit der LWS. Die LWS erfährt also eine atmungssynchrone Kompression und Dekompression. Dieser Mechanismus könnte die Versorgung und Drainage der Bandscheiben begünstigen.

Klinisch findet man nicht selten synergetisch zum Zwerchfell eine gesteigerte Aktivität des M. transversus abdominis sowie des Beckenbodens, was den Druck auf die Wirbelsäule nochmals erhöht und die Mobilität des Beckens (Iliosakral- und Pubisgelenk) beeinträchtigen kann.

Das Zwerchfell wird in **posturale Aufgaben** eingebunden, wenn die Stabilität des Rumpfes aufrechterhalten werden muss, wie dies z. B. beim Einbeinstand oder auch bei Bewegungen der oberen Gliedmaßen der Fall ist. Eine solche postural ausgelöste erhöhte Aktivität des Zwerchfells weist weiterhin Modifikationen im Rhythmus der Ein- und Ausatmung auf [37].

Und schließlich trägt das Zwerchfell zur **Unterstützung des gastroösophagealen Verschlussmechanismus** bei. Bei Veränderungen, die mit Steigerungen des IAP einhergehen, werden Beeinträchtigungen des Verschlussmechanismus (Refluxbeschwerden) beschrieben, z. B. bei Personen mit Adipositas oder bei schwangeren Frauen.

Zusammenfassend kann man sagen, dass das Zwerchfell eine Reihe herausragender Funktionen im Körper erfüllt und es zudem sehr viele myofasziale Verbindungen, sowohl nach kaudal als auch nach kranial, besitzt. Daher sollte das Zwerchfell bei jeder osteopathischen Herangehensweise angemessen berücksichtigt werden.

Faszien

Der Brustkorb wird innen bekleidet von der Fascia endothoracica, die fest verwachsen ist mit der Pleura parietalis. Außen befestigt sich die Fascia thoracica externa am Periost der Rippen und den äußeren Interkostalmuskeln. Sich an den Rippen befestigende Muskeln strahlen „unterbrechend" in diese Faszie mit ein.

Innervation (peripher und segmental)

Die Interkostalnerven sind die thorakalen Rr. anteriores der Spinalnerven I–XI. Sie versorgen
- motorisch u. a. die Interkostalmuskeln und
- sensibel die Brustwand über Rr. cutanei mediales und laterales. Letztere ziehen um den Thorax herum bis nach posterior und grenzen an die Hautäste der Rr. posteriores (s. u.).

Der infraklavikuläre Abschnitt der Haut des Brustkorbs wird noch aus dem N. supraclavicularis (C 3, 4) versorgt.

Die Haut des Rückens wird von den Rr. posteriores der Spinalnerven versorgt, die sich in einen R. cutaneus medialis und einen R. cutaneus lateralis aufteilen. Diese versorgen die direkt an die Wirbelsäule angrenzende Haut
- subokzipital,
- zervikal bis zum lateralen Rand des M. trapezius,
- thorakal bis zum Angulus inferior der Skapula,
- von dort hinunter (lumbal) bis zur Mitte der Crista iliaca, dann sich verjüngend bis zum Steißbein.

Vaskularisation
Arteriell
Aa. intercostales posteriores
- entstammen der A. thoracica
- Ausnahmen:
  - die ersten beiden kommen aus der A. subclavia (Truncus costocervicalis)
  - die unter der XII. Rippe heißt A. subcostalis
- ziehen nach ventral und bilden dort Anstomosen mit den

Aa. intercostales anteriores
- entstammen in den oberen 6 Interkostalräumen der A. thoracica interna (als Äste der A. subclavia), in den unteren 6 Interkostalräumen der A. musculophrenica

A. thoracica interna
- zieht als A. epigastrica superior weiter, die auch einen Teil des Zwerchfells versorgt
- zieht durch das Trigonum sternocostale (siehe Durchtrittsstellen weiter oben) und gibt kranial davon die
- A. musculophrenica ab:
  - endet nahe dem letzten Interkostalraum
  - versorgt die unteren Interkostalräume, Ansätze der Bauchmuskeln und das Zwerchfell

Biomechanik
Die Biomechanik der BWS wurde bereits beschrieben (S. 71), sodass es hier u. a. um die bei der Atmung auftretenden Bewegungen des Brustkorbs geht. Der gesamte Brustkorb bewegt sich dabei als Einheit:
- Einatmung (Inspiration) führt zu einem vergrößerten sagittalen, transversalen und longitudinalen Durchmesser des Brustkorbs,
- Ausatmung (Exspiration) dementsprechend zu einer Verkleinerung der genannten Durchmesser.

Die Atmung wird u. a. von folgenden Faktoren beeinflusst:
- Alter
- Dehnbarkeit (engl.: „compliance") des Brustkorbs: abhängig vom Zustand der einzelnen Teile:
  - Rippen inklusive der Artikulationen mit thorakalen Wirbeln und dem Sternum
  - myofasziale Strukturen inklusive Zwerchfell
  - abdominale/thorakale Organe
  - strukturelle Veränderungen: Erkrankungen wie Morbus Bechterew, Lungenemphysem, deutliche Trichter-/Kielbrust oder Skoliosen

Die Bewegungen der Rippen finden bei Ein- und Ausatmung um die sogenannte „Halsachse" statt. Diese verläuft vom Rippenköpfchen durch den Hals bis zum Rippenhöcker:
- Bei den oberen Rippen nähert sich diese Achse der frontalen Ebene: Dies führt zu sogenannten „Pumpenschwengelbewegungen", als Folge dessen vergrößert sich der sagittale Durchmesser des Brustkorbs.
- Bei den unteren Rippen nähert sich die Achse der sagittalen Ebene: Dies führt zu „Korbhenkelbewegungen", der transversale Durchmesser des Brustkorbs vergrößert sich.

Wenn überhaupt (isolierte) Bewegungen in den **Rippen-Wirbel-Gelenken** stattfinden, ist davon auszugehen, dass die beiden Gelenke (Rippenkopf- und Rippenquerfortsatzgelenk) mechanisch zwangsläufig gekoppelt sein dürften und aufgrund des straffen Kapsel-Band-Apparats nur geringfügige Bewegungen aufweisen, die v. a. aus gekoppelten Drehbewegungen bestehen [81].

> **Praxistipp**
> Da die Bewegungsamplitude größer ist, je weiter man sich von der Achse entfernt, ist die dynamische Palpation der Bewegungen der Rippen im ventralen Bereich des Brustkorbs deutlich einfacher als dorsal. Bei Verlust der Elastizität des Brustkorbs sind alle oben genannten Faktoren zu untersuchen.

Leitsymptome
Dysfunktionen des Thorax/der Rippen können zu folgenden Symptomen führen:
- Gefühl, nicht durchatmen zu können
- Schmerzen bei der Ein- oder Ausatmung, häufig interkostal ausstrahlend
- thorakale Schmerzen

5.2.3 Osteopathische Techniken

Untersuchung

Tests

Schnelltest Rippen

- Ausgangsstellung
- *Patient:* in entspannter Sitzposition, Oberschenkel liegen komplett auf
- *Therapeut:* Palpation der myofaszialen Spannung und eventueller Druckdolenzen rechts und links lateral des Tuberculum costae/Übergang zum Angulus costae der II.–XII. Rippe (bei der I. Rippe am Tuberculum costae)

- Beurteilung
- Beidseitig erhöhte Rigidität des Gewebes – evtl. in Kombination mit Druckdolenzen – deutet in der Regel in Richtung einer Wirbeldysfunktion.
- Einseitig erhöhte Rigidität des Gewebes – evtl. in Kombination mit Druckdolenzen – deutet in der Regel in Richtung einer Dysfunktion der Rippe auf dieser Seite. Der chondrosternale Übergang der Rippe ist dann zumeist ebenfalls druckempfindlich.

Orientierender Test der Spannung des Diaphragmas (nach Finet und Williame)

- Ausgangsstellung
- *Patient:* in Rückenlage
- *Therapeut:* Beide Hände liegen ventral auf dem unteren Thoraxbereich. Nacheinander baut jeweils eine Hand auf dem Thorax einen Druck nach posterior-kaudal auf, während der Thorax in diese Richtungen geschoben wird (▶ Abb. 5.24).

- Beurteilung
- Man prüft die Viskoelastizität und den Rebound.
- Die Seite mit der erhöhten Rigidität und fehlendem Rebound ist die Dysfunktionsseite des Diaphragmas.
- In der Regel weist dieser Befund auf eine Anpassung des Diaphragmas an einen erhöhten intraabdominalen Druck hin: Durch diesen wird das Diaphragma „hoch", also in Exspiration gedrückt.

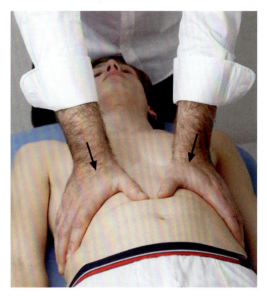

▶ Abb. 5.24

> **Praxistipp**
> Ist der Test positiv, kann man aus der Untersuchungs- eine Behandlungstechnik machen. Hierfür schieben beide Hände den Thorax in die beschriebene Richtung und halten diesen etwa 60 Sekunden in dieser Position. Zum Ende der Technik hin spürt man ein Nachlassen des Gewebewiderstands des Thorax, was auf eine myotensive Korrektur des Diaphragmas hindeutet.

Mit dem oben beschriebenen Schnelltest kann man herausfinden, ob eine Dysfunktion einer Rippe vorliegt. Die nachfolgenden Tests sollen helfen herauszufinden, ob die Rippe sich in In- oder Exspirationsstellung befindet.

Statische Palpation. Zur Stellung der Rippe über Bestimmung der
- Größe der ventralen Interkostalräume:
  - Rippe in Dysfunktion Inspiration: großer Interkostalraum darunter, kleiner Interkostalraum darüber
  - Rippe in Dysfunktion Exspiration: kleiner Interkostalraum darunter, großer Interkostalraum darüber
- Stellung des dorsalen oder ventralen Anteils des Corpus costae im Vergleich zu den Rippen darüber oder darunter.

Dynamische Palpation. Vermutet man aufgrund von oben beschriebenen Auffälligkeiten eine Dysfunktion einer Rippe – hier der IV. Rippe rechts – dann sind folgende Tests angezeigt.

Bewegungstest 1

- Ausgangsstellung
- *Patient:* in Sitzposition oder Rückenlage
- *Therapeut:* steht hinter (oder seitlich) vom Patienten

- Vorgehen
- eine Hand liegt ventral an der IV. Rippe rechts
- eine Hand liegt ventral an der IV. Rippe links
- Test: Patient atmet tief ein und dann tief aus

- Beurteilung
- Bewegt sich die IV. Rippe rechts bei der Einatmung vor der IV. Rippe links, befindet sie sich in Dysfunktion Inspiration. Bewegt sie sich bei der Einatmung später als die IV. Rippe rechts, liegt eine Dysfunktion in Exspiration vor.

> **Praxistipp**
> Anstatt die Reihenfolge der einsetzenden Bewegung zu beurteilen, kann man auch die Bewegungsamplitude bei Ein- und Ausatmung bestimmen.

Bewegungstest 2

hier der IV. Rippe rechts

- Ausgangsstellung
- *Patient:* in Sitzposition
- *Therapeut:* steht rechts vom Patienten

- Vorgehen
- rechte Hand: liegt ventral, einen Finger im Interkostalraum oberhalb und einen Finger im Interkostalraum unterhalb der IV. Rippe
- Test: Patient atmet tief ein und dann tief aus.

- Beurteilung
- Fehlendes Öffnen eines kleinen Interkostalraums (während der Einatmung) deutet auf eine Dysfunktion der kranial davon gelegenen Rippe in Exspiration hin, fehlendes Schließen eines großen Interkostalraums (während der Ausatmung) auf eine Dysfunktion der kranial davon gelegenen Rippe in Inspiration.

Statische Palpation der I. Rippe

- Ausgangsstellung
- *Patient:* in Sitzposition
- *Therapeut:* steht hinter dem Patienten

- Vorgehen
Test: Ist der Bereich um das Tuberculum costae auf einer Seite vom Gewebe her rigider und druckempfindlich, deutet dies auf eine Dysfunktion der I. Rippe hin. Steht das Tuberculum dabei im Vergleich zur anderen Seite hoch, liegt möglicherweise eine Dysfunktion der Rippe in Exspiration vor. Steht das Tuberculum hingegen tiefer und der laterale Anteil der Rippe höher als auf der anderen Seite, liegt möglicherweise eine Dysfunktion der Rippe in Inspiration vor.

Bewegungstest der I. Rippe

hier beim Hinweis auf eine Dysfunktion der I. Rippe rechts

- Ausgangsstellung
- *Patient:* in Sitzposition
- *Therapeut:* steht hinter dem Patienten

- Vorgehen
- rechte Hand: liegt auf dem Tuberculum oder auf dem Corpus costae der I. Rippe rechts
- linke Hand: dementsprechend auf der I. Rippe links
- Test: Patient atmet tief ein und aus.

- Beurteilung
- Bewegt sich die I. Rippe rechts bei der Einatmung vor der I. Rippe links, befindet sie sich in Dysfunktion Inspiration. Bewegt sie sich bei der Einatmung später als die I. Rippe links, befindet sie sich in Dysfunktion Exspiration. Anstatt die Reihenfolge der einsetzenden Bewegung zu beurteilen, kann man auch die Bewegungsamplitude bei der Ein- und Ausatmung bestimmen.

Behandlung der Rippen

Impulstechniken

Diese Impulstechniken, die ab der II. Rippe – wie unten beschrieben – benutzt werden können, werden ähnlich wie die DOG-Techniken für die BWS durchgeführt (S. 81).

Die folgende Technik kann für eine Dysfunktion einer Rippe (ab der II. Rippe) in Inspiration und Exspiration eingesetzt werden. Ziel ist, die Wirbel-Rippen-Gelenke mittels einer Traktionskraft zu korrigieren.

Impulstechnik IV. Rippe links

- **Ausgangsstellung**
- *Patient:* in Rückenlage auf der rechten Hälfte der Behandlungsliege, Arme vor dem Oberkörper gekreuzt (gegenüberliegender Arm oben, Ellenbogen aufeinander), Hände auf der jeweils gegenüberliegenden Schulter, Beine können je nach Höhe der zu behandelnden Rippe gebeugt oder gestreckt werden
- *Therapeut:* steht rechts vom Patienten (großer Ausfallschritt, linkes Bein vor) und platziert sein Sternum von kranial am oberen Ellenbogen des Patienten

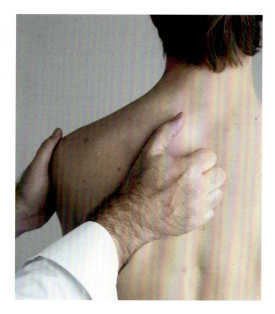

▶ Abb. 5.25

- **Vorgehen**
- linke Hand: liegt mit den Fingern (nach kaudal) am CTÜ des Patienten
- linker Unterarm: liegt am Hinterkopf des Patienten
- rechte Hand, „Keilhand": palpiert mit den Fingern den hinteren Rippenbogen der IV. Rippe links, legt anschließend den Thenar an diesen Rippenbogen, Faust machen oder offene Hand (▶ Abb. 5.25)

- **Korrektur**

Phase der Orientierung:
- den Patienten anheben und zum Therapeuten hin drehen, evtl. auf dem linken Oberschenkel ablegen, Keilhand platzieren
- den Patienten zurückdrehen und langsam unter Beibehaltung der Flexion des Oberkörpers auf die Keilhand legen
- den Widerstand der Rippe testen

Phase vor der Manipulation:
- Nebenvektoren testen und einstellen inklusive Ein-/Ausatmung
- empfohlen wird eine Lateralflexion vom Therapeuten weg und etwas Rotation in die gleiche Richtung

Phase der Beschleunigung:
- positive Nebenvektoren stapeln
- leichte Kompression
- Impuls in dorsokraniale Richtung
- *Wichtig:* zeitgleich macht die Hand an der Rippe eine Pronationsbewegung

> **Praxistipp**
>
> So wie bei den DOG-Techniken für die BWS (S. 81) kann man auch bei dieser Technik auf das Anheben des Oberkörpers verzichten. Hierdurch kann man den linken Unterarm anstelle des Sternums auf die Ellenbogen (Oberarm) des Patienten legen und darüber unter Verwendung kleinerer Hebel die einzelnen Bewegungskomponenten einstellen. Bei den oberen Rippen (II.–IV. Rippe) kann man den Impuls anstatt über die Ellenbogen direkt über die gegenüberliegende Thoraxhälfte geben. Hierzu legt man die dementsprechende Hand ventral auf die Rippen. Des Weiteren erreicht man hier mehr Widerstand, indem man den Patienten mit dem Oberkörper etwas mehr in Extension lagert und/oder den Patienten während der Phase der Beschleunigung den Kopf anheben lässt.

5.2 Thorax/Rippen

Impulstechnik I. Rippe rechts

Mit kleinen Anpassungen möglich bei Dysfunktion der I. Rippe in Exspiration und Inspiration.

Bei einer Dysfunktion der Rippe in Exspiration steht das Tuberculum costae „hoch" und wird nach unten korrigiert. Bei einer Dysfunktion in Inspiration ist es der laterale Anteil des Rippenkörpers, der zu kontaktieren ist und auf dem der Impuls erfolgt.

■ Ausgangsstellung
- *Patient:* in Sitzposition
- *Therapeut:* steht links hinter dem Patienten (linkes Bein mit dem Fuß oder mit dem Knie auf der Behandlungsliege)

■ Vorgehen
- linke Hand: liegt auf dem Kopf des Patienten, linker Unterarm seitlich am Hals des Patienten, linker Ellenbogen auf dem Schulter-Nacken-Bereich (▶ Abb. 5.26)
- rechte Hand:
  - liegt bei einer Dysfunktion in Exspiration mit dem Metakarpophalangealgelenk (MCP) des Zeigefingers auf dem Tuberculum costae der I. Rippe rechts
  - liegt bei einer Dysfunktion in Inspiration mit dem MCP des Zeigefingers lateral auf dem Rippenkörper der I. Rippe rechts

■ Korrektur
Phase der Orientierung:
- den gesamten Rumpf nach links zum aufgestellten Bein des Therapeuten hin schieben, Kopf und Hals dabei „en bloc" etwas nach rechts schieben oder Lateralflexion rechts/Rotation links einleiten
- mit dem Zeigefinger auf die I. Rippe drücken und den Widerstand testen

Phase vor der Manipulation:
- empfohlen werden bei folgender Vorgehensweise:
  - eine deutliche Translation der beiden Hebel (Rumpf und Hals)
  - eine Lateralflexion der HWS zur Rippe hin und
  - eine Rotation von der Rippe weg
- zusätzliche Nebenvektoren: Flexion/Extension und Kompression
- den größtmöglichen Widerstand suchen

Phase der Beschleunigung:
- positive(n) Nebenvektor(en) stapeln
- Impuls auf die I. Rippe
- v. a. in kaudale/mediale Richtung, richtet sich aber grundsätzlich nach dem Widerstand (s. Phase vor der Manipulation)

Muskeltechniken

Bei den folgenden Techniken wird unterschieden zwischen Techniken für Dysfunktionen der Rippen in Exspiration, bei denen die muskuläre Aktivität zur Korrektur eingesetzt wird, sowie Techniken für Dysfunktionen in Inspiration, bei denen die Rippe nach der Anspannungsphase passiv manuell korrigiert wird. Der Muskel, der bei der jeweiligen Technik zum Einsatz kommt, wird vor der isometrischen Anspannung in eine leichte „Dehnung" gebracht (zur Anatomie, Kap. 5.2.2):
- Mm. scaleni anterior und medius: durch Lateralflexion der HWS zur Gegenseite
- M. scalenus posterior: durch Lateralflexion der HWS zur Gegenseite
- M. pectoralis minor: durch Retraktion der Schulter, indem die Schulter nach hinten gedrückt wird
- M. pectoralis major: durch eine Außenrotation/Abduktion der Schulter, indem der Patient die Hand hinter den Kopf nimmt und der Therapeut

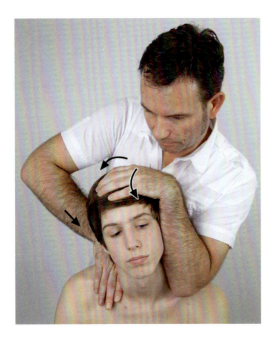

▶ Abb. 5.26

den Arm über den Ellenbogen weiter nach hinten bringt
- M. serratus anterior: durch einen Schub der Skapula vom Thorax, indem der Patient die Hand auf die gegenüberliegende Schulter legt und der Therapeut über den Ellenbogen einen Schub nach hinten gibt

> **Praxistipp**
> In der Regel benutzt man für die I./II. Rippe die Muskeln der Skalenusgruppe und für die oberen/mittleren Rippen die Pektoralismuskeln.

Für alle folgenden Muskeltechniken der Rippen gilt:

Ausgangsstellung
- *Patient:* entweder in Rückenlage oder in Sitzposition
- *Therapeut:* sitzt oder steht etwas seitlich am Kopfende der Behandlungsliege oder steht hinter dem Patienten

Muskeltechnik IV. Rippe links bei Dysfunktion in Exspiration

■ Vorgehen
- rechte Hand: sucht zur Orientierung den vorderen Rippenkörper der IV. Rippe links, dann den Daumen breitflächig auf die V. Rippe legen
- linke Hand: bringt einen der Muskeln mit Ansatz an der IV. Rippe – wie oben beschrieben – in Vordehnung (hier den M. pectoralis major; ▶ Abb. 5.27)

■ Korrektur
Phase der Anspannung:
- ist die Phase der Korrektur bei Dysfunktionen in Exspiration, den Arm des Patienten weiter in Richtung der Dehnung drücken/schieben und den Patienten auffordern, eine Gegenspannung aufzubauen und dabei langsam einzuatmen
- isometrische Aktivität und die Einatmung kontrollieren und so dosieren, dass sie an der V. Rippe wahrgenommen werden können, dabei die V. Rippe mit dem Daumen fixieren, sodass die IV. Rippe durch die Einatmung und die Anspannung des Muskels maximal korrigiert wird
- Einatmung und Muskelaktivität 3–5 Sekunden halten

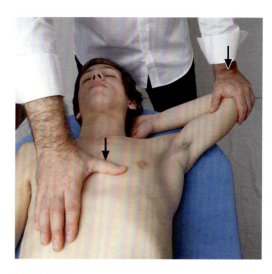

▶ Abb. 5.27

Phase der Entspannung:
- den Patienten auffordern, die Spannung zu lösen und tief auszuatmen, dabei mit dem Daumen der V. Rippe nach dorsal folgen
- danach die Dehnungsposition für den Muskel etwas steigern

Wiederholen der beiden Phasen.

Muskeltechnik III. Rippe links bei Dysfunktion in Inspiration

■ Vorgehen
- rechte Hand: sucht zur Orientierung den vorderen Rippenkörper der III. Rippe links, den Daumen breitflächig auf die III. Rippe legen
- linke Hand: bringt einen der Muskeln mit Ansatz oder Ursprung an der III. Rippe so wie oben beschrieben in Vordehnung

■ Korrektur
Phase der Anspannung:
- soll den Muskel postisometrisch relaxieren
- in der jeweiligen Dehnungsposition den Arm des Patienten weiter in Richtung der Dehnung drücken/schieben und den Patienten auffordern, eine Gegenspannung aufzubauen und langsam einzuatmen
- isometrische Aktivität und die Einatmung kontrollieren und so dosieren, dass sie an der III. Rippe wahrgenommen werden können

- *Wichtig:* Bei Dysfunktionen in Inspiration nicht zu tief einatmen und nicht zu kräftig anspannen lassen, d. h., beide Aktivitäten stoppen, sobald sie an der III. Rippe spürbar sind.
- 3–5 Sekunden halten

Phase der Entspannung:
- ist die Phase der Korrektur bei Dysfunktion in Inspiration, den Patienten auffordern, die Spannung zu lösen und langsam tief auszuatmen, dabei mit dem Daumen der III. Rippe nach dorsal folgen und diese passiv über zusätzlichen sanften Schub korrigieren und bei der nächsten Einatmung halten
- die Dehnungsposition für den Muskel etwas steigern

Wiederholen der beiden Phasen.

Muskeltechnik I. Rippe links bei Dysfunktion in Inspiration

■ Vorgehen
- linke Hand: das MCP des Zeigefingers breitflächig auf den lateralen Rippenkörper der I. Rippe links legen
- rechte Hand: liegt am Hinterhaupt des Patienten (▶ Abb. 5.28)

■ Korrektur
Phase der Anspannung:
- die HWS so wie oben beschrieben in Vordehnung bringen und den Patienten auffordern, eine Gegenspannung aufzubauen und dabei langsam einzuatmen
- isometrische Aktivität und die Einatmung kontrollieren und so dosieren, dass sie an der I. Rippe wahrgenommen werden können
- *Wichtig:* Bei Dysfunktionen in Inspiration nicht zu tief einatmen und nicht zu kräftig anspannen lassen, d. h., beide Aktivitäten stoppen, sobald sie an der I. Rippe spürbar sind.
- 3–5 Sekunden halten

Phase der Entspannung:
- ist die Phase der Korrektur bei Dysfunktion in Inspiration, den Patienten auffordern, die Spannung zu lösen und langsam tief auszuatmen, dabei mit der linken Hand der I. Rippe nach kaudal folgen und diese passiv über zusätzlichen sanften Schub korrigieren und bei der nächsten Einatmung halten
- die Dehnungsposition für den Muskel etwas steigern

Wiederholen der beiden Phasen.

Bei einer Dysfunktion der I. Rippe in Exspiration liegt der Daumen auf der II. Rippe und die Vorgehensweise erfolgt wie oben beschrieben. Die eingesetzten Muskeln sind die Mm. scaleni anterior und medius. Die Korrektur erfolgt durch die Anspannung dieser Muskeln und die Einatmung.

> ☑ **Fragen zur Selbstüberprüfung**
> Die Antworten finden sich im vorangegangenen Kapitel und werden hier nicht explizit aufgeführt.
> 1. In welche Abschnitte gliedern sich die Rippen von dorsal nach ventral?
> 2. Welche gelenkigen Verbindungen haben die Rippen mit der Wirbelsäule?
> 3. Was zieht durch die jeweiligen Durchtrittsstellen des Diaphragmas?
> 4. Aufgrund welcher Funktionen und Besonderheiten sollte das Zwerchfell in einer globalen osteopathischen Herangehensweise untersucht werden?
> 5. Wie ist der Verlauf der Halsachse?
> 6. Wo finden sich in der Regel bei Dysfunktionen der Rippen druckdolente Stellen in der Palpation?
> 7. Welche Tests für die Rippen gehören zur dynamischen Palpation?
> 8. Wozu dient die muskuläre Anspannung während der Muskeltechniken bei Dysfunktionen in Exspiration?

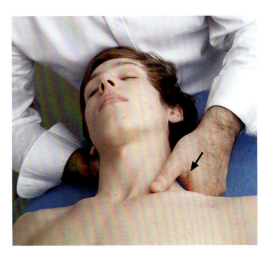

▶ Abb. 5.28

5.3 Becken

5.3.1 Phylogenese und Embryologie

Das Os sacrum entwickelt sich in der Regel aus den 31. bis 35. Somitenpaaren (siehe Wirbelsäule, Kap. 5.1), die zwischen dem 20. und dem 35. Entwicklungstag aus dem paraxialen Mesoderm hervorgehen. Der Anteil des Sklerotoms an diesen Somiten wandert ventral- und dorsalwärts und umhüllt so die Chorda dorsalis und das sich entwickelnde Rückenmark. So wie in der Entwicklung der Wirbelsäule, wachsen kaudale und kraniale Anteile zweier Sklerotome aufeinander zu. Die aneinandergrenzenden Sklerotome verschmelzen zum Zentrum des Sakrums. Die dorsalen Anteile bilden den vertebralen Bogen, aus dem sich u. a. die Facies dorsalis bildet und die ventrolateralen Anteile werden zum kostalen Fortsatz, aus dem sich die Ala ossis sacri mit der Pars lateralis formt. Primäre Knochenkerne erscheinen zwischen der 10. und 20. Woche im Zentrum und im Bereich der Bögen. Im Bereich der kostalen Anteile tauchen diese später auf, zwischen dem 6. und 8. Monat. Die drei Anteile des Sakrums bleiben bis zum 2.–5. Lebensjahr durch Knorpel voneinander getrennt. In der Phase der Entwicklung verschmelzen die ventrolateralen und dorsalen Elemente des Sakrums miteinander, die Fusionierung mit dem Zentrum findet ca. im 8. Lebensjahr statt. Zwischen den Segmenten des Sakrums bleibt Knorpel erhalten, im lateralen Bereich liegen dort Epiphysen. Die Verschmelzung der Segmente beginnt nach der Pubertät, von kaudal nach kranial verlaufend. Zeitgleich ist das Auftreten von sekundären Knochenkernen zu beobachten.

Das Hüftbein (Os coxae oder Os innominatus) erscheint etwa in der 7. Entwicklungswoche und tritt in Form dreier Knochen auf: dem Os ilium, dem Os ischii und dem Os pubis. Die primären Knochenkerne sind im 3.–6. Fetalmonat zu sehen, zuallererst im Os ilium (3. Monat) und zuletzt im Os pubis (6.–7. Monat). Zur Geburt sind der Beckenkamm, die Fossa acetabulare und der R. inferior ossis pubis noch knorpelig. Das Os pubis und das Os ischii synostosieren im 7.–8. Lebensjahr. Die drei Knochen des Os coxae sind im Bereich des Azetabulums durch knorpelige Wachstumsfugen (die sogenannte Y-Fuge) verbunden. Diese schließt sich zwischen dem 12. und 14. Lebensjahr.

Zum Zeitpunkt der Geburt ist der Beckengürtel noch nicht komplett entwickelt und verknöchert. So scheint die iliosakrale Gelenkfläche bis zum Ende der ersten Dekade noch flach zu sein. Erst sehr viel später entstehen scheinbar die typischen Erhöhungen und Vertiefungen.

5.3.2 Anatomische Grundlagen

Gelenkflächen

Die Gelenke des Becken(-gürtels) sind die beiden Iliosakralgelenke (ISG), das Pubisgelenk und das Sakrokokzygealgelenk. Ferner besitzt das Becken anatomische Verbindungen u. a. in der Form von Gelenkflächen mit den angrenzenden Körperabschnitten: der unteren LWS und den beiden Hüftgelenken. Hierdurch ist das Becken Teil einer biomechanisch funktionellen Einheit, der sogenannten Lenden-Becken-Hüft-Region (LBH-Region) oder Lenden-Becken-Hüftgelenk-Schere. Des Weiteren muss erwähnt werden, dass das Becken die untere Begrenzung der abdominalen Kavität formt und als Kyphose, einem Behälter gleichend, einen Teil der Viszera umgibt. Von diesen kann es in seiner Funktion und in seiner Mobilität beeinflusst werden, genauso wie umgekehrt eine Beckenstörung auf die Viszera wirken kann. Die Verbindungen des Beckens mit dem kranialen System erklären sich u. a. über die Anheftung der duralen Fortsätze am Sakrum und über das zerebrospinale venöse System.

Die **iliosakrale Gelenkfläche** wird von den Facies auriculares ossis sacri und ilii gebildet. Die sakrale Gelenkfläche besteht aus hyalinem Knorpel und weist mit etwa 1–2,5 mm eine größere Knorpeldicke auf als die eher fibröse Fläche auf dem Ilium (ca. 0,2–1,0 mm). Die L-förmige Gelenkfläche erstreckt sich über die Segmente S 1 bis S 3. Sie besitzt einen kurzen oberen und einen langen unteren Schenkel. Im Stand richtet sich der obere beinahe senkrecht, der untere beinahe horizontal aus. Im Mittel beträgt der Winkel zwischen den beiden Schenkeln 110°, die individuellen Unterschiede sind allerdings sehr groß. Gleiches gilt für die Orientierung der Gelenkfläche und für die Erhöhungen und Vertiefungen, die diese aufweist. Neben den Interindividualitäten weist das ISG intraindividuelle Unterschiede auf. Es liegt eine unterschiedliche Ausrichtung der rechten und linken iliosakralen Gelenkfläche vor. Für die Biomechanik hat dies zur Folge, dass es keine gemeinsame Achse gibt, sondern jedes ISG seine eigene Achse für Bewegungen aufweist.

Von der Klassifikation her herrscht keine Eindeutigkeit in Bezug auf das ISG. Wenn man den Raum hinter der eigentlichen Gelenkfläche, der vom Lig. interosseum ausgekleidet wird, hinzuzieht, kann man das ISG als Mischung aus Diarthrose (synoviales Gelenk mit Gelenkhöhle, hyalinem Knorpel, Kapsel und Ligamenten) und Amphiarthrose (kleine Amplituden, hyaliner Knorpel, Gelenkhöhle mit Bindegewebe ausgefüllt) sehen.

Das Pubisgelenk weist eine 1–2 mm dicke hyaline Knorpelschicht auf. Im Gelenkinneren befindet sich der Discus interpubicus mit einem zentralen Hohlraum, der Cavitas symphysialis. Es handelt sich eher um eine Amphiarthrose als um eine Symphyse.

Ebenso verhält es sich mit dem Sakrokokzygealgelenk. Die beiden Knochen werden durch das Lig. interosseum, ein Relikt des Diskus, miteinander verbunden.

Ligamente

Intrinsische Ligamente überspannen direkt die **iliosakrale Gelenkfläche**.

Die posterior gelegenen Anteile bilden eine funktionelle Einheit und sind anatomisch aus drei Schichten aufgebaut:
- tiefe Schicht: Ligg. sacroiliaca interossea
  - kräftigster Teil, von Tuberositas iliaca zu Tuberositas sacralis, befestigen sich von dorsal an der Kapsel
- mittlere Schicht: Ligg. sacroiliaca dorsalia profundus
  - von der Spina iliaca posterior superior (SIPS) zur Crista sacralis lateralis
- oberflächliche Schicht: Ligg. sacroiliaca dorsalia superficialis
  - von der SIPS zur Crista sacralis intermedia

Die dorsalen Bänder bestehen vorwiegend aus transversal und schräg verlaufenden Fasern und sind sehr kräftig. Daneben beschreiben einige Autoren:

- Lig. sacroiliacum dorsale longum („long dorsal sacroiliac ligament"):
  - Es verläuft *posterior* vom Lig. sacroiliacum interosseum von der SIPS zur Crista sacralis lateralis auf Höhe von S 3 und S 4; mediale Fasern befestigen sich an der tiefen Schicht des posterioren Blattes der Fascia thoracolumbalis und der Aponeurose des M. erector spinae, laterale Fasern vermischen sich mit dem Lig. sacrotuberale.

von anterior:
- Ligg. sacroiliaca ventralia
  - weniger kräftig als die hinteren Bänder
  - werden als „Verdickungen" der anterioren und inferioren Teile der Gelenkkapsel gesehen

Extrinsische Ligamente verlaufen in räumlichem Abstand zum ISG:
- Lig. sacrotuberale aus drei Abschnitten bestehend:
  - superiore Anteile von der SIPS zum lateralen Rand des Sakrums und des Os coccygis
  - mediale Anteile vom lateroinferioren Winkel des Os sacrum und vom Os coccygis zum Tuber ischiadicum, spiralförmiger Verlauf der Fasern: die lateral am Tuber entspringenden Fasern ziehen zum kaudalen Teil des Sakrums, die medial am Tuber entspringenden weiter kranialwärts zum Sakrum
  - laterale Anteile von der Spina iliaca posterior inferior (SIPI) zum Tuber ischiadicum: überspannen den M. piriformis und erhalten manchmal von diesem einige Fasern.

Daneben strahlen Fasern des M. glutaeus maximus und zumeist auch des M. biceps femoris in das Band ein. Neben diesen beiden Muskeln verschmelzen auch die tiefen Fasern des M. multifidus häufig mit dem Band. Deren Kontraktionen können die Spannung des Bands vergrößern und könnten somit eine stabilisierende Rolle für das Becken spielen, u. a. beim Einbeinstand.
- Lig. sacrospinale
  - zieht vom lateralen Rand des Os sacrum und Os coccygis zur Spina ischiadica, ist sehr eng verbunden mit dem M. coccygeus

Beide Ligamente (Lig. sacrotuberale und Lig. sacrospinale) tragen zur ligamentären Stabilisation des Beckens sowie zur Bildung des Foramen ischiadicum majus und Foramen ischiadicum minus bei und haben eine Funktion als Verschluss des Beckenbodens.
- Lig. iliolumbale
  - Die einzelnen Faserzüge dieses Ligaments scheinen sehr variabel zu sein in ihrer Anzahl und Form, entspringen aber durchweg von den Querfortsätzen des L4 und L5, sie verschmelzen inferior mit den sakroiliakalen Ligamenten und ziehen nach lateral bis zur Crista iliaca. Auch Verbindungen zum M. quadratus lumborum werden beschrieben.

Bänder des Pubisgelenks
- *zentral:* Lig. interosseum = Discus interpubicus
- *posterior:* membranöses, dünnes Gewebe
- *superior:* Lig. pubicum superius, ein starkes Band zwischen Tuberculum pubicum rechts und links
- *inferior:* Lig. arcuatum pubicum, ein sehr kräftiges, an den beiden Rr. inferiores des Pubis befestigtes Band
- *anterior:* dicker als posterior, erhält Fasern des M. rectus abdominis, M. pyramidalis, M. obliquus abdominis externus (crus mediale), M. adductor longus, M. gracilis

Bänder des Sakrokokzygealgelenks
zentral:
- Lig. interosseum (Relikt des Diskus)

peripher:
- Lig. sacrococcygeum ventrale (anterius): Fortsetzung des Lig. longitudinale anterius
- Lig. sacrococcygeum dorsale profundum: Fortsetzung des Lig. longitudinale posterius
- Lig. sacrococcygeum laterale: verbindet die sakralen und kokzygealen Cornua

In dieses Bandsystem strahlen Fasern des Lig. sacrospinale und des Lig. sacrotuberale ein. Zusätzlich setzt am Co1 das Filum terminale externum an.

zusätzlich im Becken zu beschreiben:
- Lig. inguinale
  - verläuft von der SIAS zum Tuberculum pubicum und hat keine mechanische Funktion für das Becken
  - bildet den kaudalen Boden des Leistenkanals (Canalis inguinalis); dieser beinhaltet:
    - Samenstrang beim Mann (mit diesem läuft der R. genitalis des N. genitofemoralis)
    - rundes Gebärmutterband (Lig. teres uteri) bei der Frau
    - N. ilioinguinalis, Lymphgefäße
  - besitzt eine innere (Anulus inguinalis profundus) und eine äußere Öffnung (Anulus inguinalis superficialis); eventuelle Bruchpforte für Hernien
- Arcus iliopectineus (als Abspaltung des Lig. inguinale)
  - verstärkter medialer Teil der Faszie des M. iliacus
  - grenzt die Lacuna musculorum von der Lacuna vasorum ab
- Lacuna musculorum: Raum für
  - N. cutaneus femoris lateralis
  - M. iliopsoas
  - N. femoralis
  - N. genitofemoralis
- Lacuna vasorum: von lateral nach medial
  - R. femoralis des N. genitofemoralis
  - A. femoralis
  - V. femoralis
  - Lymphknoten

Muskeln

An dieser Stelle werden in einer Auswahl besonders wichtige Muskeln für den Beckenbereich vorgestellt. Diese können zur Entstehung einer Bewegungsstörung des Beckens beitragen oder eine solche instand halten.

Beckenbodenmuskulatur
1. Diaphragma pelvis = M. levator ani, besteht aus
- M. puborectalis
  - Ursprung: Symphyse
  - Ansatz: schlingenförmig um Junctio anorectalis (keine posteriore ossäre Befestigung)

- M. pubococcygeus
  - Ursprung: Symphyse
  - Ansatz: Lig. anococcygeum und Steißbein
- M. iliococcygeus
  - Ursprung: Faszie des M. obturatorius internus
  - Ansatz: Lig. anococcygeum und Steißbein

Funktion aller drei Muskeln:
- Sicherung der Beckenorgane gegen Schwerkraft und Druck des Diaphragma thoracalis
- Verschluss des Bauch- und Beckenraums nach kaudal

Innervation aller drei Muskeln:
- N. pudendus (S 2–S 4)

2. Diaphragma urogenitale
- M. transversus perinei profundus
  - Ursprung: R. inferior ossis pubis
  - Ansatz: Vagina-/Prostatawand, Wand der weiblichen bzw. männlichen Urethra
- M. transversus perinei superficialis
  - Ursprung: R. ossis ischii
  - Ansatz: Centrum (tendineum) perinei

Funktion beider Muskeln:
- Sicherung der Beckenorgane
- Verschlussmechanismus Urethra

Innervation beider Muskeln:
- N. pudendus (S 2–S 4)

Daneben gehören zur Beckenbodenmuskulatur noch die Schließ- (Mm. sphincter ani externus und sphincter urethrae externus) und Schwellkörpermuskeln (Mm. bulbospongiosus, ischiocavernosus), die ebenfalls vom N. pudendus versorgt werden.

Eine einseitig oder beidseitig erhöhte Spannung der Beckenbodenmuskulatur hätte die Potenz, die ISG ein- oder beidseitig zu komprimieren und dadurch „fester" bzw. weniger mobil zu machen.

Die Muskeln der tiefen hinteren Wand des Beckens vervollständigen den Beckenausgang lateral des Sakrums:
- M. (ischio-)coccygeus
  - Ursprung: ventral auf dem Lig. sacrospinale und der Spina ischiadica
  - Ansatz: Apex des Sakrums
  - Innervation: Rr. ventrales (S 3 und S 4)

- M. piriformis
  - Ursprung: Facies pelvina des Sakrums (S 2–S 4), von der ventralen Kapsel des ISG, dem anterioren Bereich der SIPI und häufig vom oberen Anteil des Lig. sacrotuberale, durchzieht das Foramen ischiadicum majus und lässt Raum für durchlaufende neurovaskuläre Strukturen im Foramen suprapiriforme und Foramen infrapiriforme
  - Ansatz: Trochanter major des Femurs
  - Innervation: Rr. ventrales (L 5 und S 1)

Vom Verlauf her gehört der M. piriformis wie auch der M. glutaeus maximus zu den Muskeln, die stabilisierend (z. B. beim Einbeinstand) auf das ISG wirken können.

Muskeln, die das **Ilium nach anterior** rotieren können:
- M. quadratus lumborum
  - Ursprung: Crista iliaca
  - Ansatz: XII. Rippe, I.–IV. LWK (Procc. costarii)
  - Funktion: einseitig: ipsilaterale Lateralflexion; beidseitig: Bauchpresse und Ausatmung, Iliumrotation nach anterior
  - Innervation: N. intercostalis (Th 12)
- M. iliopsoas
  - Ursprung: M. psoas major: oberflächliche Schicht: XII. BWK bis IV. LWK (Seitenflächen) und den dazwischenliegenden Bandscheiben; tiefe Schicht: I.–V. LWK (Procc. costarii); M. iliacus: Fossa iliaca, Ansatz beider Muskeln: Trochanter minor des Femurs
  - Funktion: Hüftgelenk: Flexion und Außenrotation; LWS: einseitig: ipsilaterale Lateralflexion; beidseitig: Aufrichten des Rumpfes aus der Rückenlage, Iliumrotation nach anterior
  - Innervation: N. femoralis (L 1–L 4) sowie direkte Äste aus dem Plexus lumbalis

Aufgrund ihrer Lage und ihrer Versorgung (vaskulär und neurologisch) sind diese beiden Muskeln zum einen häufig beteiligt bei LWS- und Beckenstörungen und werden zum anderen stark durch die Viszera beeinflusst.

Einige Anteile der **autochthonen Rückenmuskulatur**, s. Wirbelsäule (S. 67), befestigen sich am Becken:

- M. multifidus
  - gehört zum medialen Trakt, ist in der LWS am kräftigsten entwickelt, entspringt dem Sakrum und der Crista iliaca
- M. iliocostalis lumborum
  - gehört zum lateralen Trakt, entspringt dem Sakrum, der Crista iliaca und der Fascia thoracolumbalis
- M. longissimus thoracis
  - gehört zum lateralen Trakt, entspringt dem Sakrum und der Crista iliaca

Über diese Muskeln können Störungen des Beckens auf die Wirbelsäule (Thorax) übertragen werden und umgekehrt.

Muskeln, die das **Ilium nach posterior** rotieren können, die **ischiokrurale Muskulatur**:
- M. biceps femoris
  - Ursprung: Caput longum: Tuber ischiadicum und Lig. sacrotuberale, Caput breve: Linea aspera (Labium laterale)
  - Ansatz: Caput fibulae
  - Funktion: Hüftgelenk: Extension, Adduktion; Kniegelenk: Flexion, zusätzlich: Außenrotation
- M. semimembranosus
  - Ursprung: Tuber ischiadicum
  - Ansatz: Pes anserinus profundus
  - Funktion: Hüftgelenk: Extension, Adduktion; Kniegelenk: Flexion, zusätzlich: Innenrotation
- M. semitendinosus
  - Ursprung: Caput commune mit dem Caput longum des M. biceps femoris
  - Ansatz: Pes anserinus superficialis
  - Funktion: Hüftgelenk: Extension, Adduktion; Kniegelenk: Flexion, zusätzlich: Innenrotation

Innervation der drei Muskeln:
- N. tibialis (L 5 bis S 2); Ausnahme: Caput breve des M. biceps femoris: N. fibularis (L 5–S 2)

Vordere und seitliche/schräge Bauchwandmuskeln
- M. obliquus externus abdominis
  - Ursprung: V.–XII. Rippe (Außenfläche)
  - Ansatz: Crista iliaca (Labium externum), Rektusscheide (vorderes Blatt), Linea alba
  - Innervation: Nn. intercostales (Th 5–Th 12)
- M. obliquus internus abdominis
  - Ursprung: Fascia thoracolumbalis (Lamina profunda), Crista iliaca (Linea intermedia), Spina iliaca anterior superior (SIAS), Lig. inguinale (laterale Hälfte)
  - Ansatz: X.–XII. Rippe (von kaudal), Rektusscheide (vorderes und hinteres Blatt), Linea alba
  - Innervation: Nn. intercostales (Th 8–Th 12), N. iliohypogastricus, N. ilioinguinalis
- M. transversus abdominis
  - Ursprung: VII.–XII. Rippenknorpel (Innenflächen), Fascia thoracolumbalis (tiefes Blatt), Crista iliaca (Labium internum), SIAS, Lig. inguinale (lateraler Teil)
  - Ansatz: Rektusscheide (hinteres Blatt), Linea alba
  - Innervation: Nn. intercostales (Th 5–Th 12), N. iliohypogastricus, N. ilioinguinalis
- Funktion der schrägen Bauchwandmuskeln beidseitig: Bauchpresse und Ausatmung, Ventralflexion des Rumpfes, Aufrichtung des Beckens (Mm. obliqui externus/internus abdominis); einseitig: ipsilaterale Rotation des Rumpfes (Mm. obliqui internus/transversus abdominis), kontralaterale Rotation (M. obliquus externus abdominis), ipsilaterale Lateralflexion (Mm. obliqui externus/internus abdominis)

Vordere Bauchwandmuskulatur
- M. rectus abdominis
  - Ursprung: V.–VII. Rippe (Knorpel), Proc. xiphoideus
  - Ansatz: Os pubis (zwischen Tuberculum pubicum und Symphyse)
  - Innervation: Nn. intercostales (Th 5–Th 12)
  - Funktion: Ventralflexion, Aufrichtung des Beckens, Bauchpresse, Ausatmung
- M. pyramidalis
  - Ursprung: Os pubis (ventral des M. rectus abdominis)
  - Ansatz: Linea alba (verläuft innerhalb der Rektusscheide)
  - Funktion: spannt Linea alba
  - Innervation: N. intercostalis (Th 12; N. subcostalis)

Faszien

Das Becken ist eine Region, die v. a. über die Faszien eine reichhaltige und intensive Verbindung zu angrenzenden Regionen besitzt. Zudem wird die Funktion des Beckens vom Zustand dieser Faszien beeinflusst.

Der Beckenboden hat über die Faszie des M. obturatorius internus (Arcus tendineus m. levatoris ani) eine Verbindung zum Hüftgelenk. Die Fascia thoracolumbalis stellt eine Struktur dar, über die Beanspruchungskräfte des Körperstammes auf die unteren Gliedmaßen transferiert werden. Viele für die Stabilität wichtigen Muskeln befestigen sich an dieser Faszie: Mm. transversus abdominis, obliquus internus abdominis, glutaeus maximus, latissimus dorsi, erector spinae, multifidus und biceps femoris. Kontraktionen sowie Verkürzungen dieser Muskeln können die Spannung der Faszie beeinflussen. Im Kapitel zur Wirbelsäule (S. 68) wurde bereits darauf hingewiesen, dass die thorakolumbale Faszie Verbindungen zu den Wirbelbogenbändern aufweist. Wenn man die Verbindungen zu den anterioren Muskeln und den anterioren abdominalen Faszien hinzufügt, entsteht ein „circle of integrity" [66].

Die im anterioren Beckenbereich verlaufende Fascia iliaca verbindet sich mit der Fascia transversalis, die wiederum Verbindungen zum Diaphragma thoracalis aufweist und Spannungen vom Becken auf den Thorax und umgekehrt übertragen kann.

Am Becken befestigen sich auf sehr intensive Weise Muskeln und deren Faszien der unteren Extremitäten. Diese Befestigungen verlaufen ebenfalls ringförmig um den gesamten Beckengürtel herum: vom Sakrum, dem Os coccygis, dem Sitzbeinhöcker, dem Lig. sacrotuberale, dem Beckenkamm, dem Leistenband, den Ästen des Os pubis. Eine bidirektionale Beeinflussung von Becken und unteren Extremitäten ist so möglich.

Innervation (peripher und segmental)

Bezüglich des ISG wurden histologischen Analysen zufolge Nervenfasern in der Kapsel und in den angrenzenden Ligamenten bestätigt. Es finden sich unterschiedliche Aussagen über die versorgenden Nerven für das ISG. Anscheinend erhält das ISG seine Innervation überwiegend von den Rr. dorsales aus L5, S1 und S2, aber auch von den Rr. ventrales aus L4 und L5 und dem N. glutaeus superior. Dies spiegelt sich klinisch wider in der Verschiedenheit von Schmerzarealen bei Patienten mit ISG-Reizungen.

Das Pubisgelenk wird sensibel versorgt über Äste des N. genitofemoralis und des N. pudendus. Nerven und Nervenplexus, die im Beckenraum gefunden werden, können in vegetative und somatische Fasern unterteilt werden. Letztere entstammen drei Plexus: dem Plexus lumbalis (zum Teil Th 12) L1–L4, dem Plexus sacralis L4–S4 und dem Plexus coccygeus S4–Co1. Die Äste des Plexus lumbalis verlaufen in enger Beziehung zum M. iliopsoas und, mit Ausnahme des N. obturatorius, an der Rumpfwand. Sie orientieren sich überwiegend nach ventral.

- N. iliohypogastricus (Th 12–L1) versorgt
  - über den R. cutaneus lateralis und anterior die Haut der Hüft- und Leistenbandregion, lateral-posterior bis Trochanter major
  - motorisch die kaudalen Anteile der Mm. transversus abdominis und obliquus internus abdominis
- N. ilioinguinalis (L1) versorgt
  - den medialen, oberen Teil der Oberschenkelhaut, die Haut oberhalb der Symphysis pubica sowie das Skrotum bzw. die Labia majora
  - motorisch siehe N. iliohypogastricus
- N. genitofemoralis (L1–L2) versorgt
  - über den R. femoralis die Haut unterhalb des Leistenbands, über den R. genitalis die Haut der großen Schamlippen bzw. des Skrotums
  - motorisch über den R. genitalis beim Mann den M. cremaster
- N. cutaneus femoris lateralis (L2–L3)
  - versorgt die laterale Seite der Oberschenkelhaut
- N. femoralis (L1–L4) versorgt
  - über Rr. cutanei anteriores die Haut der ventralen, medialen Oberschenkelseite, über den N. saphenus erreicht der Nerv die Haut des medialen Knies (R. infrapatellaris) und gelangt dann als N. saphenus zur Haut des medialen Unterschenkels und des Fußes
  - motorisch die Mm. iliopsoas, pectineus, sartorius und quadriceps femoris

- N. obturatorius (L2–L4) versorgt
  - als Endast des R. anterior den medialen, unteren Teil der Oberschenkelhaut (aufgrund seines Verlaufs im kleinen Becken können u. a. entzündliche Prozesse der Ovarien zu einer Schmerzausstrahlung zur Innenseite des Oberschenkels und Knies führen); der R. posterior gibt nach Meinung Schieblers et al. [99] einen Ast an die Kniegelenkkapsel ab
  - motorisch die Mm. obturatorius externus, adductor longus, adductor brevis, gracilis, pectineus und adductor magnus

Die Äste des Plexus sacralis verlassen das Becken posterior-lateral. Hierbei ziehen sie (wie auch die Arterien, s. u.) durch die Öffnungen im Foramen ischiadicum: durch das Foramen suprapiriforme der N. glutaeus superior (plus gleichnamige Arterie und Vene), durch das Foramen infrapiriforme die Nn. glutaeus inferior (plus gleichnamige Arterie und Vene), cutaneus femoris posterior, ischiadicus und pudendus.
- N. glutaeus superior (L4–S1)
  - versorgt motorisch: Mm. glutaeus medius, glutaeus minimus, tensor fasciae latae
- N. glutaeus inferior (L5–S2)
  - versorgt motorisch: M. glutaeus maximus
- N. cutaneus femoris (S1–S3)
  - versorgt die Haut des hinteren Oberschenkels, mit den Nn. clunium inferiores die Gesäßfurche, mit den Rr. perineales einen Teil der Dammregion
- N. ischiadicus (L4–S3)
  - versorgt motorisch: Mm. semitendinosus, semimembranosus, biceps femoris und adductor magnus (oberflächlicher Teil)
  - teilt sich in der Regel kurz oberhalb der Regio poplitea in N. fibularis (peronaeus) communis und N. tibialis, der weitere Verlauf des Nervs wird bei den unteren Extremitäten (S. 187) besprochen
- N. pudendus (S1–S4)
  - zieht nach seinem Austritt aus dem Becken im Foramen infrapiriforme um das Lig. sacrospinale herum und durch das Foramen ischiadicum minus zur Fossa ischioanalis; dort verläuft er im Alcock-Kanal nach ventral
  - versorgt die Haut der Regio urogenitalis und der Regio analis
  - motorisch: die Beckenbodenmuskulatur (Mm. levator ani, transversus perinei superficialis und profundus, bulbospongiosus, ischiocavernosus, sphincter ani externus, sphincter urethrae)

Als direkte Äste aus dem Plexus sacralis werden beschrieben:
- N. musculi piriformis (S1–S2): für den gleichnamigen Muskel
- N. musculi obturatorii interni (L5–S2): für den gleichnamigen Muskel und die Mm. gemelli
- N. musculi quadrati femoris (L4–S1): für den gleichnamigen Muskel

Der Plexus coccygeus besteht im Grunde genommen aus dem
- N. coccygeus und versorgt motorisch den M. coccygeus, sensibel die Haut zwischen Steißbein und Anus.

Vaskularisation

Arteriell
Aus der Aorta abdominalis gehen die beiden Aa. iliacae communes hervor, die sich ventral des ISG in eine A. iliaca externa und A. iliaca interna teilen. Die erstgenannte Arterie besitzt kaum Abgänge im Beckenbereich, sondern zieht zum Leistenband, wo sie zur A. femoralis (für die Versorgung der unteren Extremität) wird. Aus der A. iliaca interna entspringen viszerale und folgende parietale Äste:
- A. iliolumbalis
  - verläuft dorsal des M. psoas major zur Fossa iliaca
  - versorgt Mm. psoas und quadratus lumborum, die seitliche Beckenwand und den kranialen Teil des ISG
- A. sacralis lateralis
  - verläuft absteigend über den anterolateralen Teil des Sakrums
  - versorgt das Kreuz- und Steißbein, die Cauda equina, den Sakralkanal und den M. piriformis
- A. obturatoria
  - verläuft nach ventral zum Canalis obturatorius
  - versorgt (im Beckenbereich) die vordere und seitliche Beckenwand sowie die Symphysenregion

- anastomosiert über den R. pubicus mit gleichnamigem Ast aus der A. epigastrica inferior (einem Ast der A. iliaca externa) zur Corona mortis
- A. glutaea superior
  - verläuft durch das Foramen suprapiriforme nach posterior
- A. glutaea inferior
  - verläuft durch das Foramen infrapiriforme nach posterior
  - die beiden letztgenannten Arterien und die begleitenden Venen und Nerven können hier bei Hypertonie des M. piriformis eingeengt werden
  - versorgen die Gesäßmuskulatur, die Außenrotatoren (pelvitrochantäre Muskulatur), den N. ischiadicus, die dorsale Fläche des Os coccygis und des Os sacrum

Zu den viszeralen Ästen gehört u. a. die
- A. pudenda interna
  - Sie verlässt das Becken durch das Foramen infrapiriforme, biegt um das Lig. sacrospinale herum und betritt durch das Foramen ischiadicum minus die Regio perinealis und
  - versorgt über eigene Abgänge u. a. den Dammbereich, den M. levator ani, den Analkanal, einen Teil der äußeren Genitale und die Urethra.

Als mediane Fortsetzung der Pars abdominalis aortae versorgt die
- A. sacralis mediana die ventrale Fläche des Kreuz- und Steißbeins.

Aus der A. iliaca externa:
- A. circumflexa ilium profunda
  - versorgt die seitliche Beckenwand, die Mm. iliacus und psoas major, anastomosiert häufig mit der A. iliolumbalis
- A. epigastrica inferior
  - versorgt die ventrale Bauchwand, das Schambein, Samenstrang und Skrotum bzw. rundes Mutterband und große Schamlippen

Aus der A. femoralis:
- A. circumflexa ilium superficialis
  - versorgt die Haut und Faszien der Leistenregion

Venös
Die parietalen Venen (wie auch die viszeralen Venen) verlaufen mit den gleichnamigen Arterien. Als Teil des sogenannten Niederdrucksystems reagieren Venen empfindlicher auf die Druckverhältnisse und Kräfte in ihrer direkten Umgebung. Ein erhöhter mechanischer Druck im Becken oder im Abdomen könnte somit einen Einfluss auf die Fließgeschwindigkeit und -richtung der Beckenvenen haben. *Beachte:* Diese Venen sind klappenlos und die Fließrichtung im Prinzip bidirektional.

Lymphatisch
Die Lymphknoten liegen in direkter Nähe zu den Blutgefäßen. Die Beckenorgane geben die Lymphe über Sammelstellen in die Trunci lumbales. Die Nll. inguinales superficiales und profundi sammeln Lymphe aus den unteren Extremitäten, Beckenboden, äußeren Geschlechtsorganen und Urethra.

Biomechanik

Osteokinematisch ließen sich die deutlichen, von außen sichtbaren Knochenbewegungen beschreiben. Dies sind Bewegungen des gesamten Beckens im Raum in der sagittalen, frontalen oder transversalen Ebene. Solche Bewegungen beeinflussen die Wirbelsäule, und hier v. a. den lumbosakralen Übergang und die Hüftgelenke. Eine Ventralkippbewegung (Anteversion) des (gesamten) Beckens führt in der Regel zu verstärkten Krümmungen der Wirbelsäule mit Zunahme der Lordose in der LWS und zu einer Flexion in den Hüftgelenken. Eine Dorsalkippbewegung bewirkt jeweils das Gegenteil. Macht das Becken Rotationsbewegungen, kommt es auch in der LWS und den Hüftgelenken zu ebensolchen Bewegungen. Senkt sich das Becken auf einer Seite ab, z. B. rechts, kommt es zu einer Lateralflexion der LWS nach links, zu einer Flexion im rechten und zu einer Adduktion im linken Hüftgelenk.

Die **Arthrokinematik** beschreibt die relative Bewegung der Gelenkflächen zueinander bei einem osteokinematischen Bewegungsvorgang. Sie bezeichnet das Geschehen innerhalb eines Gelenks, wenn sich die Knochen im Raum bewegen. Auf das ISG bezogen bedeutet das (nach [54]):

- Es finden Rotationsbewegungen im ISG statt mit äußerst kleiner Amplitude (2–4° im Mittelwert).
- Es gibt kaum signifikante Unterschiede der Bewegungsamplituden zwischen Männern und Frauen sowie zu Frauen, die bereits Kinder geboren haben.
- Bewegungen verlaufen um schräg stehende, helikoidale Achsen:
  - diese weisen auf einen dreidimensionalen Bewegungsablauf hin
  - der Schnittpunkt der Achse mit der Sagittalebene liegt posterior zum Sakrum im Bereich der posterioren Ligamente und der Tuberositas iliaca
  - es gibt keine gemeinsame Achse für beide Gelenke
  - Translationskomponente: durchschnittlich 0,7 mm
- Hauptkomponente der Bewegungen ist in der Sagittalebene

Der letzte Punkt bezieht sich auf das Ilium und auf das Sakrum. Die Hauptbewegungskomponente bei den Iliumbewegungen ist eine Rotation in Richtung anterior oder eine Rotation in Richtung posterior. Dabei treten kleinere Nebenbewegungen auf: Mit der Bewegung nach anterior findet eine Bewegung nach kaudal und nach lateral statt, mit der Bewegung nach posterior nach kranial und medial.

Auch das Sakrum bewegt sich hauptsächlich in der Sagittalebene (mit der Basis) nach anterior oder nach posterior. Weil es keine gemeinsame Achse für die beiden Iliosakralgelenke gibt und man vom Becken als kinematisch geschlossene Kette ausgehen kann, wird sich das Sakrum nicht frei zwischen den beiden Ilia bewegen können und es müsste bei/für einer/eine Bewegung des Sakrums zu einer Bewegung zwischen den beiden Ilia kommen. Die Bewegungen, die das Sakrum macht, sind überwiegend Rotationsbewegungen, die in der Regel Torsionen genannt werden. Dabei benennt man zuerst die Richtung (rechts oder links), in die sich das Sakrum dreht, und dann die Achse (rechts oder links), um die sich das Sakrum dreht. Die Achse erhält ihre Benennung nach der Basis, durch die sie verläuft. So ist eine R/L-Bewegung des Sakrums eine Drehung nach rechts um eine linke Achse, d. h. die rechte Basis des Sakrums bewegt sich nach posterior, der linke AIL (Angulus inferior lateralis) bewegt sich dabei nach anterior. R/R und L/L sind Bewegungen, bei denen sich die Sakrumbasis nach anterior bewegt, bei L/R und R/L dementsprechend nach posterior. Bewegt sich eine Basis nach anterior, findet als Nebenbewegung ein Gleiten der gleichen Basis nach kaudal statt, bei einer Bewegung einer Basis nach posterior dementsprechend nach kranial.

Kinematik des Pubisgelenks. Translationsbewegungen des Pubisgelenks findet man in allen drei Raumebenen. Die größte Bewegungsamplitude (1–1,6 mm) findet sich in kraniokaudale Richtung. Die Translation anterior-posterior bleibt im Mittelwert unter 1 mm, medial-lateral zwischen 0,5–0,9 mm.

Rotationen haben ein Bewegungsausmaß, das zumeist unter 1,5° bleibt.

Kinematik des Sakrokokzygealgelenks. In der Sagittalebene bewegt sich das Os coccygis mit der Spitze nach anterior: Flexion – oder mit der Spitze nach posterior: Extension. Das gemeinsame Bewegungsausmaß beträgt etwa 15°. Betreffende Bewegungen treten z.B auf bei Anspannung der Beckenbodenmuskulatur, interner Drucksteigerung (bei entspannter Beckenbodenmuskulatur), Stürzen auf das Gesäß oder Geburtstraumata.

Für die Bewegungen in der Frontalebene liegen keine Studiennachweise vor [54] und es sollte von kleinsten Bewegungsamplituden ausgegangen werden.

Zusammenfassung. Die Mobilität des Beckens ist äußerst gering. Es finden im Grunde genommen keine isolierten Beckenbewegungen statt, vielmehr wird das Becken passiv bewegt. Dabei ist das Ilium v. a. an Bewegungen der unteren Extremitäten gekoppelt und unterliegt somit störenden Einflüssen dieser Region. Ähnliches gilt für das Pubisgelenk. Das Sakrum hingegen ist wie ein Wirbel zu sehen: Es unterliegt sehr stark den Bewegungen und Einflüssen der Wirbelsäule. Das gesamte Becken ist die knöcherne Umhüllung des Bauchraums. Spannungen/Störungen in dieser Kavität können Auswirkungen haben auf die Ausrichtung und Mobilität des Beckens.

Leitsymptome

Kreuzschmerz im Bereich der Iliosakralgelenke, evtl. mit Ausstrahlung
- in den lumbosakralen Übergang,
- in die Gesäßregion,
- in die Rückseite der Oberschenkel bis zur Kniekehle und
- in die Leiste.

Mitunter Schmerzverstärkung
- nach längerem Sitzen
- oder bei Belastung des betroffenen Beins (z. B. beim Gehen).

5.3.3 Osteopathische Techniken

Untersuchung

Schnelltests/globale Tests

Das Becken ist Teil der LBH-Region. Ist der folgende Vorlauftest im Stand positiv, so deutet dies auf eine Bewegungsstörung dieser Region hin. Diese kann bedingt sein durch eine Beckenstörung, eine LWS-Störung, eine Störung der Hüftgelenke/unteren Extremitäten oder durch mehrere solcher Störungen.

Vorlauftest im Stand

■ Ausgangsstellung
- *Patient:* beugt sich im Stand maximal vornüber, die Knie sollten dabei gestreckt bleiben
- *Therapeut:* ertastet die Bewegungen der SIPS, indem er die Daumen von posterior-kaudal an diese Referenzpunkte des Beckens legt

■ Beurteilung
- Man prüft, ob rechts und links die gleiche Bewegung der beiden SIPS stattfindet.
- Falls ja, liegen keine deutlichen Zeichen für eine Dysfunktion in der LBH-Region vor.
- Falls nein (positives Vorlaufsphänomen: eine SIPS ist am Ende der maximalen Bewegung weiter vorgelaufen als die andere), sind die Gelenkabschnitte der Region näher zu untersuchen.

Nachteile dieses Tests sind die aktive Durchführung und dabei möglicherweise auftretende Ausweichbewegungen sowie eine geringe bis keine Aussagekraft bei Patienten, die sich nicht maximal vornüberbeugen können (wie z. B. bei Akutpatienten mit Lumboischialgien).

Bei positivem Befund des Vorlauftests im Stand testet man in der weiteren Vorgehensweise zur genaueren Bestimmung der Dysfunktionen die ISG, die LWS und die Hüftgelenke/unteren Extremitäten. Nachfolgend die Tests für das Becken. Ist die Durchführung des Vorlauftests im Stand nicht möglich bzw. nicht aussagekräftig, oder ist der Vorlauftest positiv, sind auf jeden Fall die Beckengelenke wie folgt zu testen:

Gleittest ISG

■ Ausgangsstellung
- *Patient:* in Bauchlage
- *Therapeut:* Die Palpationshand („kraniale" Hand) liegt mit zwei oder drei Fingern medial der gegenüberliegenden SIPS, dorsal des Sulcus sacralis. Die andere („kaudale") Hand umfasst die Beckenschaufel von anterior und leitet eine nach posterior gerichtete Gleitbewegung (nicht Rotationsbewegung) des Iliums ein, dann wieder nach anterior gleiten lassen (▶ Abb. 5.29).

■ Beurteilung
- Man ertastet, ob rechts und links die gleiche Mobilität vorhanden ist.
- Falls ja, liegen keine Zeichen für eine Dysfunktion im ISG vor.

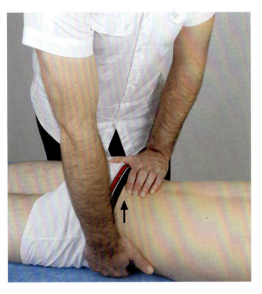

▶ Abb. 5.29

- Falls nein, liegt eine Mobilitätsstörung vor. In den meisten Fällen handelt es sich im osteopathisch-klassischen Sinne bei einer solchen Links-rechts-Differenz um eine Hypomobilität eines der beiden Gelenke, in Ausnahmefällen (z. B. bei Beckenbeschwerden nach der Entbindung) ist aber auch eine Hypermobilität mit funktioneller Instabilität als Ursache für eine Seitendifferenz denkbar.

Alternative Durchführung

■ Ausgangsstellung
- *Patient:* in Rückenlage
- *Therapeut:* steht neben dem Patienten auf der zu testenden Seite

■ Vorgehen
- laterale Hand: Palpationshand, liegt mit zwei oder drei Fingern medial der gleichseitigen SIPS (dorsal des Sulcus sacralis)
- mediale Hand: umfasst die Beckenschaufel von anterior an der SIAS oder alternativ das Knie des Patienten bei flektiertem Hüft- und Kniegelenk (Fuß auf der Behandlungsliege aufgestellt)

■ Test
- eine nach posterior gerichtete Gleitbewegung (nicht Rotationsbewegung) des Iliums über die SIAS einleiten, alternativ über das Knie einen axialen Druck in Richtung des Beckens geben

■ Beurteilung
- s. o. in Bezug auf die Rechts-links-Mobilität
- Ist der Gleittest positiv, könnten folgende Dysfunktionen im Becken vorliegen:
  - des **Iliums**: Ilium anterior oder Ilium posterior
  - des **Sakrums**: anterior in Torsion (R/R oder L/L) oder posterior in Torsion (R/L oder L/R)
  - der **Symphysis pubica**: Os pubis superior oder Os pubis inferior

Tests zur Differenzierung Ilium/Sakrum

Die statische Palpation („Referenzpunkte") kann Hinweise darauf geben, wo die Dysfunktion primär zu suchen ist. Hier empfiehlt sich folgende Vorgehensweise:

■ Ausgangsstellung
- *Patient:* in Bauchlage
- *Therapeut:* steht neben dem Patienten

■ Vorgehen
- eine Hand palpiert mit dem Daumen den rechten Sulkus (von der SIPS nach kranial-medial), die andere Hand den linken Sulkus, Vergleich der Tiefe des Sulkus rechts und links
- danach: eine Hand mit dem Daumen auf den rechten AIL, andere Hand auf den linken AIL, Vergleich der Position (anterior-posterior) des AIL rechts und links

■ Beurteilung
- Gibt es bei der Palpation nur Unterschiede in der Tiefe des Sulkus rechts/links, liegt eine mögliche Dysfunktion des Iliums vor:
- Sulkus tiefer: Ilium posterior
- Sulkus flacher: Ilium anterior
- Gibt es bei der Palpation Unterschiede im Sulkus und beim AIL, liegt eine mögliche Dysfunktion des Sakrums vor:
  - Sulkus tiefer: Sakrumbasis auf der Seite anterior
  - Sulkus flacher: Sakrumbasis auf der Seite posterior
  - AIL posterior: gegenüberliegende Sakrumbasis anterior
  - AIL anterior: gegenüberliegende Sakrumbasis posterior

❗ Beachte
- **Palpationen sind nur in Kombination mit Bewegungstests aussagekräftig.**
- **Nicht jede Asymmetrie (des Beckens und grundsätzlich) ist per Definition eine Dysfunktion, also eine Bewegungsstörung.**

Als **dynamische Palpation** („Bewegungstest") zur Differenzierung Ilium/Sakrum findet man häufig den Hinweis, unterschiedliche Vorlaufphänomene im Stand und im Sitz zu berücksichtigen.

Hierzu führt man nach dem Vorlauftest im Stand einen gleichen Test im Sitzen durch. Der Patient hat hierbei die Füße auf dem Boden und beugt sich aus einer aufrechten Sitzposition maximal vornüber. Die Daumen des Therapeuten liegen wie beim Test im Stand auf den SIPS als Referenz. Das Vorlaufphänomen im Sitz wird nun mit dem im Stand verglichen. Ist das auftretende Vorlaufphänomen im Stand deutlicher, wird dies als Hinweis auf eine vorliegende Ilium-/Pubisdysfunktion gesehen. Ist der Vorlauf im Sitzen deutlicher, deutet dies in Richtung einer Sakrumdysfunktion.

▶ Tab. 5.1 Befunde der statischen Palpation.

Ilium	Ilium anterior („langes Bein")	Ilium posterior („kurzes Bein")
im Stand:		
Crista iliaca	höher	tiefer
SIAS	weiter ventral-lateral	weiter dorsal-medial
SIPS	v. a. weiter ventral	v. a. weiter dorsal
in Rückenlage:		
Crista iliaca	tiefer	höher
Malleolus medialis	tiefer	höher
R. superior ossis pubis	tiefer	höher
SIAS-Bauchnabel-Abstand	größer	kleiner
in Bauchlage:		
Sulkus	flacher	tiefer

Diese Unterscheidung wird von einigen Autoren kritisch betrachtet. Unterschiedliche Ergebnisse beim Vorlauftest im Stand und im Sitzen sind wohl eher Indikationen für Asymmetrien der unteren Extremität als sakroiliakale Dysfunktionen [25].

Ilium. Deuten die bisher vorgestellten Tests auf eine Dysfunktion des Iliums hin, so lassen sich folgende Befunde der **statischen Palpation** Dysfunktionen des Iliums nach anterior oder posterior zuordnen (▶ Tab. 5.1).

Als **dynamische Palpation** eignet sich der Spine-Test zur Klärung der Frage, ob das Ilium anterior oder posterior in Dysfunktion ist.

Spine-Test

- Ausgangsstellung
- *Patient:* steht mit den Händen abgestützt an/vor einer Wand
- *Therapeut:* steht hinter dem Patienten

- Vorgehen
- laterale Hand mit dem Daumen von kaudal-dorsal an der SIPS zum Ertasten der Positionsveränderung der jeweiligen Beckenhälfte
- mediale Hand: liegt mit dem Daumen auf der Crista sacralis mediana und ertastet das Mitbewegen des Sakrums (▶ Abb. 5.30). Wichtig: Sobald sich das Sakrum mit dem Ilium bewegt, ist die iliosakrale Mobilität ausgeschöpft.
- Test: Der Patient beugt erst auf der einen, dann auf der anderen Seite das Bein im Hüftgelenk, bis die Bewegung des Beins das Ilium mit nach posterior nimmt, danach streckt er erst das eine und dann das andere Bein, bis die Bewegung des Beins das Ilium mit nach anterior nimmt. Die Position der Palpationshände wird dabei jeweils gewechselt.

- Beurteilung
- Ist die Mobilität nach posterior im Seitenvergleich eingeschränkt, liegt eine Dysfunktion des Iliums nach anterior auf dieser Seite vor. Ist die Mobilität der Bewegung nach anterior im Seitenvergleich eingeschränkt, liegt eine Dysfunktion des Iliums nach posterior vor.
- Ist die Bewegung nach anterior auf der einen und nach posterior auf der anderen Seite eingeschränkt, oder liegen andere Befunde vor, die

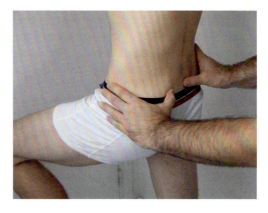

▶ Abb. 5.30

5 – Parietale Osteopathie

▶ Tab. 5.2 Befunde der statischen Palpation.

Sakrum	Torsion, Basis anterior (R/R bzw. L/L)	Torsion, Basis posterior (R/L bzw. L/R)
in Bauchlage:		
Sulkus auf der Dysfunktionsseite	tiefer	flacher
AIL der anderen Seite	posterior	anterior
AIL der gleichen Seite	anterior	posterior

nicht eindeutig einem Ilium anterior oder posterior zuzuordnen sind, sollte die Möglichkeit einer Dysfunktion der Symphysis pubica in Betracht gezogen werden.
- Ist die Bewegung nach anterior und nach posterior auf derselben Seite eingeschränkt, deutet dies auf eine zumeist traumatisch entstandene Upslip-Dysfunktion des Iliums auf dieser Seite hin.

Alternativ kann das **Ilium** in Bezug auf anterior-posterior auch folgendermaßen getestet werden:

■ Ausgangsstellung
- *Patient:* in Rückenlage
- *Therapeut:* steht seitlich vom Patienten und positioniert sich mit dem Oberkörper mittig über dem Becken des Patienten, beide Unterarme im gleichen Winkel zum Becken. Die Bewegung des Iliums (s. u.) aus dem eigenen Oberkörper, nicht aus den Händen heraus, einleiten.

■ Vorgehen
- Test der Rotation nach posterior: beide Hände mit den Daumenballen an die SIAS legen und eine Rotationsbewegung des Iliums rechts und links nacheinander einleiten. Dabei die SIAS nach posterior, kranial und leicht medial bewegen.
- Test der Rotation nach anterior: beide Hände mit den Fingerkuppen in den Sulcus sacralis legen und die SIPS anhaken und eine Rotationsbewegung des Iliums rechts und links nacheinander einleiten. Dabei die SIPS nach anterior, kaudal und leicht lateral bewegen.

■ Beurteilung
- Ist die Viskoelastizität nach anterior im Seitenvergleich eingeschränkt und liegt eine größere Rigidität auf dieser Seite vor, deutet dies auf eine Dysfunktion des jeweiligen Iliums in Rotation posterior hin.
- Ist die Viskoelastizität nach posterior im Seitenvergleich eingeschränkt und liegt eine größere Rigidität auf dieser Seite vor, deutet dies auf eine Dysfunktion des jeweiligen Iliums in Rotation anterior hin.

Sakrum. Deuten die bisher vorgestellten Tests auf eine Dysfunktion des Sakrums hin, so lassen sich folgende Befunde der **statischen Palpation** Dysfunktionen des Sakrums nach anterior oder posterior zuordnen (▶ Tab. 5.2).

Als **dynamische Palpationen** des Sakrums eignen sich:

Federungstest

■ Ausgangsstellung
- *Patient:* in Bauchlage
- *Therapeut:* steht neben dem Patienten

■ Vorgehen
- eine Hand: sucht die Verbindungslinie zwischen den beiden SIPS
- beide Hände: liegen aufeinander und sind direkt oberhalb der Linie zu platzieren (▶ Abb. 5.31)
- Test: Der Patient wird aufgefordert auszuatmen, dabei erfolgt ein federnder Druck nach anterior.

Liegen aufgrund zuvor durchgeführter Tests gesicherte Hinweise auf eine Dysfunktion des Sakrums vor, erfolgt die Beurteilung des Tests wie folgt:
- Federung möglich (weich/elastisch): Dysfunktion der Sakrumbasis nach anterior
- Federung weniger gut möglich (fest/rigide): Dysfunktion der Sakrumbasis nach posterior

5.3 Becken

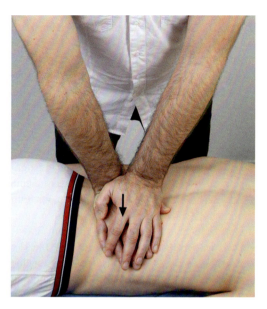

▶ Abb. 5.31

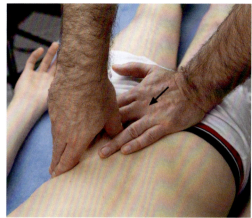

▶ Abb. 5.32

Schaukeltest 1

Mit diesem Test kann man das Sakrum in alle Richtungen und um beide schrägen Achsen testen. Ebenso ist er zur Bestätigung vorhergehender Tests geeignet: Hat man z. B. einen ISG-Test, der rechts positiv ist, einen Sulkus, der auf dieser Seite tiefer ist, und einen AIL, der auf der gegenüberliegenden Seite posterior ist, so spricht dies für eine Dysfunktion L/L. Der Schaukeltest wird dann folgendermaßen durchgeführt:

- Ausgangsstellung
- *Patient:* in Bauchlage
- *Therapeut:* steht links neben dem Patienten

- Vorgehen
- linke Hand: liegt mit dem Hypothenar auf dem linken AIL
- rechte Hand: Daumen im Sulkus (▶ Abb. 5.32)
- Test: Die linke Hand drückt den AIL nach anterior in Richtung der rechten Basis.

- Beurteilung

Zum einen wird die Elastizität/Rigidität des AIL beurteilt, zum anderen palpiert der Daumen die Bewegungsamplitude der Basis nach posterior. Anschließend erfolgt ein Vergleich mit der gleichen Bewegung um die rechte Achse.

Schaukeltest 2

(hier zur Bestätigung einer vermuteten Dysfunktion R/L – mit Basis posterior)

- Ausgangsstellung
- *Patient:* in Bauchlage
- *Therapeut:* steht rechts neben dem Patienten

- Vorgehen
- eine Hand (dies kann wahlweise die rechte oder linke sein) liegt mit dem Hypothenar auf der rechten Basis (Hand dabei etwas ulnar kippen, um nicht auf die SIPS zu drücken)
- andere Hand: Daumen auf dem linken AIL (▶ Abb. 5.33)
- Test: die Basis nach anterior in Richtung des rechten AIL drücken

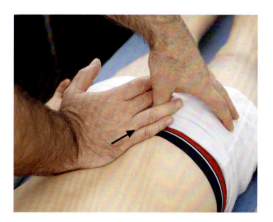

▶ Abb. 5.33

5 – Parietale Osteopathie

■ **Beurteilung**

Zum einen wird die Elastizität/Rigidität der Basis beurteilt, zum anderen palpiert der Daumen die Bewegungsamplitude des AIL nach posterior. Anschließend erfolgt ein Vergleich mit der gleichen Bewegung um die rechte Achse.

> **Beachte**
> Bei gleicher Ausgangsstellung und mit angepasster Bewegungsamplitude und -frequenz kann man aus dem Schaukeltest eine Mobilisationstechnik machen. Mit folgenden Anpassungen: Auf die Palpation kann verzichtet werden, d. h. diese Hand kann zur Unterstützung auf die andere Hand gelegt werden. Zum „Öffnen" wird das Bein auf der Seite der zu behandelnden Sakrumbasis so weit in Adduktion und das andere Bein so weit in Abduktion gelegt, bis die Bewegung das Becken mitnimmt. Steht die Sakrumbasis anterior, wird der AIL während einer tiefen Einatmung (hierzu den Patienten auffordern) nach anterior in Richtung der gegenüberliegenden Basis mobilisiert und während der Ausatmung (erneut den Patienten auffordern) in dieser Position gehalten. Steht die Sakrumbasis posterior, wird die Sakrumbasis während einer tiefen Ausatmung nach anterior in Richtung des gegenüberliegenden AIL mobilisiert und während der Einatmung gehalten.

Atemtest

■ Ausgangsstellung
- *Patient:* in Bauchlage
- *Therapeut:* steht neben dem Patienten

■ Vorgehen
- linke Hand mit dem Daumen in den linken Sulkus
- rechte Hand mit dem Daumen in den rechten Sulkus
- Test: Patient atmet tief ein und dann aus

■ Beurteilung

Bleibt eine Basis (immer im Vergleich zur anderen Seite) bei der Einatmung anterior, befindet sich diese in Dysfunktion nach anterior, bleibt sie bei der Ausatmung posterior, dementsprechend in Dysfunktion nach posterior.

Daneben kann der AIL getestet werden. Dazu wird jeweils ein Daumen auf den AIL gelegt, und der Patient atmet tief ein, dann aus.

Bleibt ein AIL bei der Einatmung posterior, befindet sich dieser in Dysfunktion nach posterior, bleibt er bei der Ausatmung anterior, dementsprechend in Dysfunktion nach anterior.

Provokationsstellung

- *Sphinx-Position:* Hierbei wird der LSÜ in Extension eingestellt, d. h., die Sakrumbasen sollten sich nach anterior und die AIL nach posterior bewegen (so wie bei der tiefen Ausatmung, s. o.).
- *Päckchen-Position:* Hierbei wird der LSÜ in Flexion eingestellt, d. h., die Sakrumbasen sollten sich nach posterior und die AIL nach anterior bewegen (so wie bei der tiefen Einatmung, s. o.).

■ **Beurteilung**

Vergleich der Bewegungsamplituden Basis und AIL rechts und links durch Palpation wie beim Atemtest.

Provokationstest

Mit der Durchführung der nachfolgenden **Provokationstests** sollen Schmerzen beim Patienten ausgelöst und somit reproduziert werden, die aufgrund einer Beckengürtelstörung auftreten können. Die Tests, außer dem Active-Straight-Leg-Raise-Test, sind jeder für sich positiv, wenn ein lokaler Schmerz im ISG oder in der Symphyse oder ein vom ISG ausstrahlender Schmerz auftritt. Sind insgesamt drei der Tests positiv, spricht dies für eine ISG-Problematik.

Gaenslen-Test

■ Ausgangsstellung und Vorgehen
- *Patient:* in Rückenlage, am Rand oder am Fußende der Behandlungsliege, ein Bein maximal im Hüft- und Kniegelenk gebeugt, das andere Bein reicht über den Rand der Behandlungsliege hinaus
- *Therapeut:* steht neben dem Patienten
- Test: Der Therapeut fixiert mit dem Patienten das gebeugte Bein, das andere Bein wird in Extension gebracht (▶ Abb. 5.34).

5.3 Becken

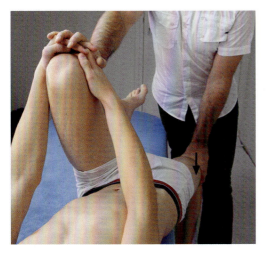

▶ Abb. 5.34

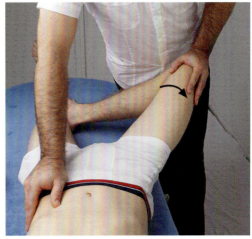

▶ Abb. 5.35

Patrick-Faber-Test

- Ausgangsstellung und Vorgehen
- *Patient:* in Rückenlage
- *Therapeut:* steht neben dem Patienten
- Test: Flexion, Abduktion und Rotation nach außen (▶ Abb. 5.35)

Kompressionstest

- Ausgangsstellung und Vorgehen
- *Patient:* in Rückenlage
- *Therapeut:* steht neben dem Patienten, Hände auf SIAS, Unterarme überkreuzt
- Test: Schub nach dorsal-lateral (▶ Abb. 5.36)

Distraktionstest

- Ausgangsstellung und Vorgehen
- *Patient:* in Seitlage
- *Therapeut:* steht hinter dem Patienten, Hände lateral auf der Beckenschaufel
- *Test:* Schub in Richtung Behandlungsliege (▶ Abb. 5.37)

Sacral-thrust-Test

- Ausgangsstellung und Vorgehen
- *Patient:* in Bauchlage
- *Therapeut:* steht seitlich vom Patienten
- Test: senkrechter Schub nach anterior auf die Sakrumbasis (▶ Abb. 5.38)

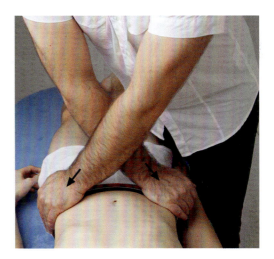

▶ Abb. 5.36

Thigh-thrust-Test

- Ausgangsstellung und Vorgehen
- *Patient:* in Rückenlage
- *Therapeut:* steht seitlich vom Patienten, eine Hand liegt unter dem Sakrum, die andere Hand greift das gegenüberliegende flektierte Bein
- Test: impulsartiger Schub über das Bein in Richtung ISG (▶ Abb. 5.39)

Active-Straight-Leg-Raise-Test

Vermutet man eine **Hypermobilität** mit funktioneller Instabilität im Becken, ist dieser Test anzuwenden.

5 – Parietale Osteopathie

▶ Abb. 5.37

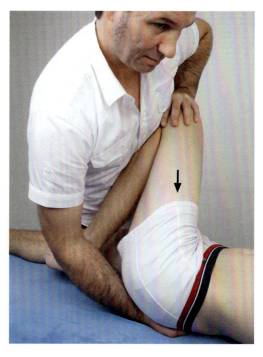

▶ Abb. 5.39

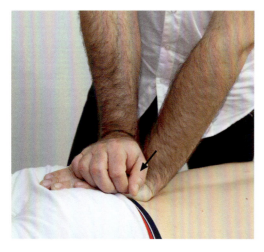

▶ Abb. 5.38

- Ausgangsstellung und Vorgehen
- *Patient:* in Rückenlage
- Test: Der Patient wird aufgefordert, erst das eine und danach das andere Bein gestreckt von der Behandlungsliege abzuheben.

Beurteilt werden:
- dabei auftretende Schmerzen im Becken (ISG inklusive Projektionsareale oder Pubisregion)
- Grad der möglichen Instabilität: Bein anheben nicht schwierig bis unmöglich (Letzteres spricht in Kombination mit Schmerzen für eine deutliche Instabilität, wie man sie z. B. nach einer postnatalen Symphysendislokation findet)

Falls sich die positiven Befunde durch externe Stabilisierung des ISG (z. B. durch manuelle transversale Kompression des Beckens) verringern, spricht dies für das Vorliegen einer Instabilität.

Symphysis pubica. Deuten die bisher vorgestellten Tests auf eine Dysfunktion der Symphysis pubica hin, so finden sich bei der **statischen Palpation** häufig die nachfolgend aufgeführten Veränderungen:
- Elastizitätsverlust bzw. größere Rigidität und fehlender Rebound im myofaszialen suprapubischen Gewebe und oberflächlich im Bauchdeckenbereich (zumeist auf der Seite, auf der der Ramus superior ossis pubis kranial steht), evtl. in Kombination mit einer erhöhten Empfindlichkeit.

- Asymmetrie der Stellung des rechten und linken R. superior ossis pubis. Ein Ramus steht weiter kranial bzw. der andere weiter kaudal. Die Daumen hierzu breitflächig von kranial auf den rechten und linken R. superior ossis pubis legen.

Zusätzlich können u. a. rezidivierende Blasenentzündungen, Adduktorenreizungen, Leistenschmerzen auf mögliche Dysfunktionen des Pubisgelenks hindeuten.

Für die **dynamische Palpation** wird folgender Test empfohlen.

Test Pubisgelenk

■ Ausgangsstellung
- *Patient:* in Rückenlage
- *Therapeut:* steht neben dem Patienten in Richtung der Füße

■ Vorgehen
- beide Hände mit den Daumen breitflächig auf das myofasziale Gewebe etwas kranial-lateral der Symphysis pubica auflegen
- Test: mit der rechten Hand das Gewebe nach inferior schieben, gleichzeitig mit der linken Hand das Gewebe nach superior ziehen, dann umgekehrt (▶ Abb. 5.40)

■ Beurteilung
- Beurteilt wird die myofasziale Elastizität bzw. Rigidität und der Rebound beim Testen nach superior und inferior.
- Bewegt sich ein Ramus weniger gut nach kaudal, so bewegt er sich auf der anderen Seite weniger gut nach kranial und umgekehrt.
- Daraus resultiert eine Behandlungstechnik, die das Pubisgelenk „auf beiden Seiten" mobilisiert (S. 126).

Behandlung

Techniken

Impulstechnik bei einer Dysfunktion des Iliums anterior links – Jackson-Technik

■ Ausgangsstellung
- *Patient:* in Rückenlage, rechts auf der Behandlungsliege, beide Hände hinter dem Nacken verschränkt, beide Beine nach links gelagert (indu-

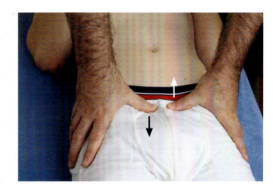

▶ Abb. 5.40

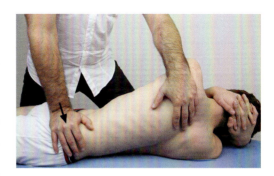

▶ Abb. 5.41

ziert eine Lateralflexion in der unteren Wirbelsäule)
- *Therapeut:* steht zunächst rechts vom Patienten und sollte sich später in der Phase der Beschleunigung auf Höhe des Beckens positionieren (▶ Abb. 5.41)

■ Vorgehen
- rechter Arm: mit dem Ellenbogen auf dem linken Beckenkamm des Patienten, mit der Hand im linken Schulter-/Achselbereich des Patienten
- linker Arm: mit der Hand im rechten Schulter-/Achselbereich des Patienten
- Beide Arme bewegen gemeinsam den Oberkörper des Patienten in Lateralflexion vom Therapeuten weg und in Rotation zum Therapeuten hin (nach rechts).
- Die Lateralflexion, die via Oberkörper- und Beinposition eingestellt wird, baut eine Art Festigkeit in der unteren LWS auf und führt dazu, dass sich die Wirbelsäulenbewegungen schneller auf das Becken übertragen, wodurch weniger

Bewegung in der Wirbelsäule stattfindet und diese Region dadurch „geschützt" wird.
- *Wichtig:* Das Becken des Patienten muss dabei auf der Behandlungsliege bleiben.
- eventuell etwas Extension der Wirbelsäule hinzufügen

■ Korrektur
Phase der Orientierung:
- Der Patient sollte nun so eingestellt sein, dass eine Rotation der Wirbelsäule unmittelbar am Becken ankommt

Phase vor der Manipulation:
- linker Arm: mit der Hand von dorsal an die linke Schulter/das Schulterblatt des Patienten greifen, dabei den Unterarm evtl. auf den linken Oberarm des Patienten legen
- rechte Hand: an der linken SIAS, Ausrichtung des Unterarms dorsal-kranial
- Oberkörper des Patienten zum Therapeuten hin rotieren, gleichzeitig das linke Ilium über die Hand an der SIAS nach posterior rotieren
- Widerstand bei der Bewegung immer wieder neu beurteilen

Phase der Beschleunigung:
- den maximalen Widerstand suchen
- Oberkörper in Rotation halten
- Impuls mit der rechten Hand von der SIAS aus nach dorsal-kranial

Impulstechnik bei einer Dysfunktion des Iliums posterior links

■ Ausgangsstellung
- *Patient:* in Seitlage rechts, etwas weiter nach hinten auf der Behandlungsliege gelagert, Becken senkrecht zur Behandlungsliege, das obere Bein ist leicht gebeugt, das untere leicht gestreckt, die LWS liegt neutral in Bezug auf Flexion und Extension, der Oberkörper ist leicht nach hinten rotiert (dadurch liegt der Patient stabiler und ist besser einzustellen)
- *Therapeut:* steht vor dem Patienten, Zug am rechten Arm des Patienten (als Traktion/Lateralflexion und als Rotation der Wirbelsäule nach links – beide Bewegungen bis einschließlich L 5/ S 1), dann auf Höhe der Dysfunktion positionieren, oberes Bein des Patienten zwischen den Oberschenkeln

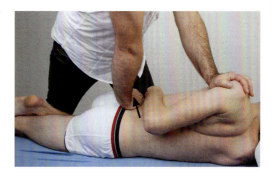

▶ Abb. 5.42

■ Vorgehen
- rechter Arm: Hypothenar an der SIPS, Ausrichtung des Unterarms nach ventral-kaudal
- linke Hand: greift an die oben liegende linke Schulter des Patienten und hält die Wirbelsäule in Rotation (▶ Abb. 5.42)

■ Korrektur
Phase der Orientierung:
- den Patienten „en bloc" weit nach vorne drehen
- den Oberschenkel des Patienten zwischen den Oberschenkeln des Therapeuten, das Becken des Therapeuten zur Stabilisierung an das Becken des Patienten, dabei die Rotation zwischen Wirbelsäule und Becken nicht verlieren

Phase vor der Manipulation:
- manuell das Ilium mit der rechten Hand nach anterior drehen und den Widerstand testen

Phase der Beschleunigung:
- Impuls mit der rechten Hand von der SIPS aus nach anterior-kaudal

Muskeltechnik bei einer Dysfunktion des Iliums anterior rechts

■ Ausgangsstellung
- *Patient:* in Rückenlage
- *Therapeut:* sitzt auf der Behandlungsliege, das rechte gebeugte Bein des Patienten liegt auf seiner rechten Schulter (▶ Abb. 5.43)

■ Vorgehen
- die rechte Hand liegt auf der SIAS
- die linke Hand liegt unter der rechten Gesäßhälfte des Patienten, der Sitzbeinhöcker des Patienten befindet sich zwischen Thenar und Hypothenar

5.3 Becken

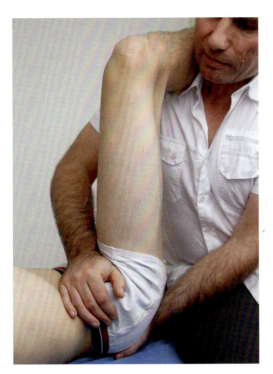

▶ Abb. 5.43

- beide Arme leiten eine Rotation des Iliums nach posterior über eine Flexion des Beins ein, bis die Bewegung am Becken zu ertasten ist, dabei beugt sich der Therapeut etwas vor

■ Korrektur
Phase der Anspannung:
- den Patienten auffordern, den Unterschenkel gegen die Schulter des Therapeuten zu drücken
- isometrische Aktivität (der ischiokruralen Muskeln) kontrollieren und so dosieren, dass sie am Becken als Bewegung in posteriore Rotation wahrgenommen werden kann, die Hände am Becken folgen der Bewegung
- 3–5 Sekunden halten

Phase der Entspannung:
- den Patienten auffordern, die Spannung zu lösen
- minimal 1–2 Sekunden warten
- die Hände am Becken fixieren die gewonnene Bewegungsamplitude

Wiederholen der beiden Phasen.

Muskeltechnik bei einer Dysfunktion des Iliums posterior rechts

■ Ausgangsstellung
- *Patient:* in Rückenlage, rechts am Rand der Behandlungsliege, linkes Bein gebeugt, rechtes Bein hängt über den Rand der Behandlungsliege
- *Therapeut:* steht rechts vom Patienten, in Schrittstellung: linkes Bein vor (▶ Abb. 5.44)

■ Vorgehen
- die linke Hand liegt posterior am Ilium, Finger haken sich medial der SIPS ein, Handballen liegen an der Darmbeinschaufel
- die rechte Hand liegt auf dem distalen Oberschenkel
- beide Arme leiten eine Rotation des Iliums nach anterior über eine Extension des rechten Beins ein, bis die Bewegung am Becken zu ertasten ist
- Therapeut bringt dabei mehr Gewicht auf sein hinteres Bein

■ Korrektur
Phase der Anspannung:
- den Oberschenkel des Patienten nach posterior drücken und den Patienten auffordern, einen Gegendruck hierzu aufzubauen
- isometrische Aktivität (der Flexoren der Hüfte) kontrollieren und so dosieren, dass sie am Becken als Bewegung in anteriore Rotation wahrgenommen werden kann (*Achtung:* eine [zu] kräftige Anspannung dreht das Ilium häufig nach posterior!), die Hände am Becken folgen der Korrekturbewegung
- 3–5 Sekunden halten

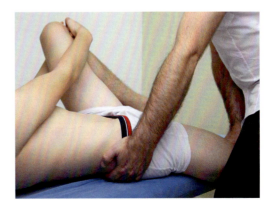

▶ Abb. 5.44

5 – Parietale Osteopathie

Phase der Entspannung:
- den Patienten auffordern, die Spannung zu lösen
- minimal 1–2 Sekunden warten
- Die Hände am Becken fixieren die gewonnene Bewegungsamplitude

Wiederholen der beiden Phasen.

Impulstechnik bei einer Dysfunktion Ilium Up-Slip links – Jackson-Technik

- Ausgangsstellung
- *Patient:* in Rückenlage, mittig auf der Behandlungsliege, beide Hände hinter dem Nacken verschränkt
- *Therapeut:* steht zunächst rechts vom Patienten und sollte sich später in der Phase der Beschleunigung auf Höhe des Kopfes positionieren (▶ Abb. 5.45)

- Vorgehen
- wie bei der Jackson-Technik Ilium anterior (S. 119)

- Korrektur

Phase der Orientierung:
- die Wirbelsäule zum Therapeuten hin nach rechts rotieren, das Becken soll sich dabei mitdrehen und in eine beinahe senkrechte Position zur Behandlungsliege gebracht werden

Phase vor der Manipulation:
- linker Arm: s. o.
- rechte Hand: breitflächig von kranial auf den Beckenkamm legen
- das Ilium nach kaudal schieben und den maximalen Widerstand hierbei suchen

Phase der Beschleunigung:
- Oberkörper in Rotation halten
- Impuls mit der rechten Hand am Beckenkamm nach kaudal

Impulstechnik bei Dysfunktion des Sakrums L/R (Basis posterior) – Jackson-Technik

- Ausgangsstellung
- *Patient:* in Rückenlage, auf der rechten Seite der Behandlungsliege, beide Hände hinter dem Nacken verschränkt, beide Beine nach links gelagert

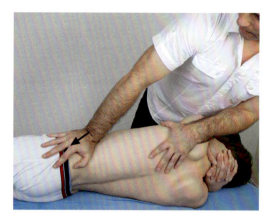

▶ Abb. 5.45

- *Therapeut:* steht rechts vom Patienten und sollte sich später in der Phase der Beschleunigung etwas weiter kopfwärts positionieren (▶ Abb. 5.46)

- Vorgehen
- wie bei der Jackson-Technik für eine Dysfunktion Ilium anterior (S. 119)

- Korrektur

Phase der Orientierung:
- Der Patient sollte nun so eingestellt sein, dass eine Rotation der Wirbelsäule unmittelbar am Becken ankommt.

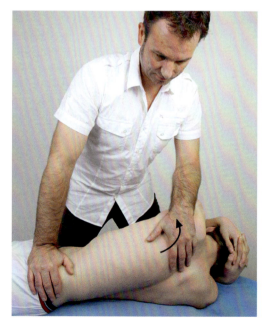

▶ Abb. 5.46

Phase vor der Manipulation:
- der linke Arm greift mit der Hand von dorsal an die linke Schulter/das Schulterblatt des Patienten, dabei den Unterarm evtl. auf den linken Oberarm des Patienten legen
- rechte Hand: an der linken SIAS
- Oberkörper des Patienten zum Therapeuten hin rotieren, gleichzeitig das linke Ilium über die Hand an der SIAS auf der Behandlungsliege fixieren
- Widerstand bei der Bewegung immer wieder neu beurteilen

Phase der Beschleunigung:
- den maximalen Widerstand suchen
- Ilium auf der Behandlungsliege halten
- Impuls über die Rotation der Wirbelsäule

Bei einer Dysfunktion des Sakrums R/L ist in entgegengesetzter Richtung vorzugehen als hier beschrieben.

Impulstechnik bei einer Dysfunktion des Sakrums R/R (Basis anterior)

■ Ausgangsstellung
- *Patient:* in Seitlage rechts, Becken senkrecht zur Behandlungsliege, das obere Bein ist leicht gebeugt, das untere leicht gestreckt, die LWS liegt neutral in Bezug auf Flexion und Extension, der Oberkörper ist leicht nach hinten rotiert (dadurch liegt der Patient stabiler und ist besser einzustellen)
- *Therapeut:* steht vor dem Patienten, Zug am rechten Arm des Patienten (als Traktion/Lateralflexion und als Rotation der Wirbelsäule nach links, beide Bewegungen bis einschließlich L5/S1), dann auf Höhe der Dysfunktion positionieren, oberes Bein des Patienten zwischen den Oberschenkeln

■ Vorgehen
- rechter Arm: Hypothenar auf den rechten AIL, Ausrichtung des Unterarms zur gegenüberliegenden linken Basis
- linke Hand: greift an die oben liegende linke Schulter des Patienten und hält die Wirbelsäule in Rotation (▶ Abb. 5.47)

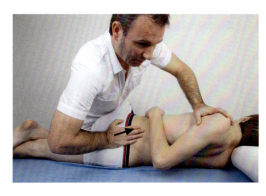

▶ Abb. 5.47

■ Korrektur
Phase der Orientierung:
- den Patienten „en bloc" etwas nach vorne drehen, der Oberschenkel des Patienten zwischen den Oberschenkeln des Therapeuten, das Becken des Therapeuten zur Stabilisierung am Becken des Patienten
- dabei die Rotation zwischen Wirbelsäule und Becken nicht verlieren

Phase vor der Manipulation:
- manuell das Sakrum mit der rechten Hand am AIL um die rechte Achse nach posterior rotieren und den Widerstand suchen

Phase der Beschleunigung:
- Impuls mit der rechten Hand am rechten AIL in Richtung der linken Basis geben
- die Wirbelsäule dabei in Rotation halten

Bei einer Dysfunktion des Sakrums L/L ist in entgegengesetzter Richtung vorzugehen als hier beschrieben.

Muskeltechniken des Sakrums

Die Anwendung dieser Techniken bei Dysfunktionen des Sakrums bedürfen einer kurzen Erklärung: Das Sakrum hat keine aktive Mobilität, und insofern ist eine aktive Korrektur durch Muskelzüge im Grunde genommen nicht möglich. Es folgt ein Vorschlag für die modellhafte Erklärung der Muskeltechniken des Sakrums.

Wie schon bei den Muskeltechniken der Wirbelsäule oder des Iliums spielt die Positionierung des Sakrums eine erste entscheidende Rolle. Das Sakrum und der lumbosakrale Übergangsbereich (zu dem das Sakrum funktionell gehört, s. o.) wird bei einer Dysfunktion mit anteriorer Basis in eine Flexionsposition gebracht, bei einer Dysunktion mit posteriorer Basis dementsprechend in Extensionsposition. Zusätzlich wird die Rotation korrigierend eingestellt und dann wird hauptsächlich über zwei Hebel gearbeitet:

1. Hebel: die unteren Extremitäten. Durch eine isometrische muskuläre Anspannung **beider Beine** (im oberen Bein: Abduktionskette, im unteren Bein: Adduktionskette) wird ein Öffnen des kurzen Pols im oben liegenden ISG und ein Öffnen des langen Pols im unten liegenden ISG bewirkt.

2. Hebel: Wirbelsäule. Ähnlich verhält es sich mit dem Sakrum bei isometrischer Anspannung der **Wirbelsäule** in Rotation. Bei einer passiven maximalen Rotation der Wirbelsäule wird die auftretende artikuläre, myofasziale und ligamentäre Spannung der Wirbelsäule dafür sorgen, dass das Sakrum der Wirbelsäule ab einem bestimmten Moment in die Rotation folgt (dieses Phänomen nutzt man bei den Impulstechniken des Sakrums). Bei den vorgestellten Muskeltechniken ist es deshalb wichtig, keine maximale Rotation der Wirbelsäule einzustellen. Lässt man die Wirbelsäule dann isometrisch in Rotation anspannen, bewegt sich das Sakrum in Gegenrotation hierzu. Dabei lässt man die Wirbelsäule in Richtung der Rotation anspannen, in der sich das Sakrum in Dysfunktion befindet.

Für beide Hebel gilt: Durch die Kombination aus Anspannung und Positionierung wird das Sakrum im Moment der muskulären Aktivität sozusagen passiv korrigiert.

Merkhilfe: Bei den folgenden Muskeltechniken für das Sakrum wird der Patient so gelagert, dass er auf seiner Achse und damit die zu behandelnde Basis oben liegt.

Muskeltechnik bei Dysfunktion des Sakrums L/R (posterior stehende Basis)

■ Ausgangsstellung
- *Patient:* in Seitlage rechts, beide Beine liegen gebeugt aufeinander (Unterschenkel zunächst auf der Behandlungsliege), Oberkörper leicht nach hinten gedreht in Rotation links (*wichtig:* keine maximale Rotation)
- *Therapeut:* steht vor der Behandlungsliege

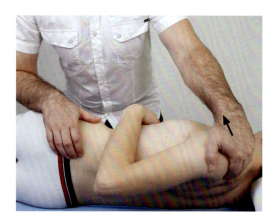

▶ Abb. 5.48

■ Vorgehen
- linke Hand: palpiert den LSÜ
- rechte Hand: umgreift die Beine des Patienten und schiebt diese aus einer Beugung von etwa 90° langsam in Extension, bis diese im LSÜ ankommt (dadurch ist der LSÜ leicht in Extension und die Sakrumbasis tendenziell nach anterior eingestellt)
- dann Handposition wie folgt ändern:

Schritt 1:
- rechte Hand: palpiert mit einem Finger die linke Sakrumbasis
- linke Hand: liegt hinten an der linken Schulter des Patienten (▶ **Abb. 5.48**)

■ Korrektur
Phase der Anspannung – 1. Korrektur über den oberen Hebel (Wirbelsäule):
- die linke Schulter des Patienten leicht nach vorne ziehen und den Patienten auffordern, einen Gegendruck nach hinten aufzubauen
- isometrische Aktivität in Rotation links (extrinsische Ligamente verlaufen in räumlichem Abstand zum ISG) kontrollieren und so dosieren, dass sich die linke Basis nach anterior bewegt
- Bewegt sich die linke Basis nicht nach anterior oder sogar nach posterior, ist im LSÜ entweder zu viel Rotation oder zu wenig Extension eingestellt worden; dies ist ggf. zu korrigieren.
- 3–5 Sekunden halten

Phase der Entspannung:
- den Patienten auffordern, die Spannung zu lösen
- minimal 1–2 Sekunden warten
- Schulter/Oberkörper passiv langsam etwas nach hinten bewegen, dabei nicht zu weit rotieren (die Technik funktioniert sehr gut auch ohne deutliche Steigerung der Rotation)

Wiederholen der beiden Phasen, dann Handposition erneut ändern.

Schritt 2:
- linke Hand: palpiert die linke Sakrumbasis
- rechte Hand: umgreift die Füße des Patienten, Unterschenkel von der Behandlungsliege nehmen und diese langsam in Richtung des Bodens absenken, bis die Bewegung im Becken (als Seit-Kipp-Bewegung) zu ertasten ist

■ Korrektur
Phase der Anspannung – 2. Korrektur über den unteren Hebel (untere Extremitäten):
- die Füße des Patienten leicht nach unten drücken und den Patienten auffordern, einen Gegendruck nach oben aufzubauen
- isometrische Aktivität (Abduktionskette des oberen und Adduktionskette des unteren Beins) kontrollieren und so dosieren, dass sich die linke Basis nach anterior bewegt
- Bewegt sich die linke Basis nicht nach anterior oder sogar nach posterior, ist im LSÜ entweder zu viel Rotation oder zu wenig Extension eingestellt worden; dies ist ggf. zu korrigieren.
- 3–5 Sekunden halten

Phase der Entspannung:
- den Patienten auffordern, die Spannung zu lösen
- minimal 1–2 Sekunden warten
- Füße des Patienten passiv langsam weiter nach unten in Richtung Boden bewegen

Wiederholen der beiden Phasen.

Muskeltechnik bei Dysfunktion des Sakrums R/R (anterior stehende Basis)

■ Ausgangsstellung
- *Patient:* wird (entweder aus dem Sitzen oder aus der Bauchlage heraus) in eine kombinierte Bauch-Seit-Lage gebracht, auf der rechten Seite des Beckens liegend, beide Beine liegen gebeugt aufeinander auf der Behandlungsliege, Oberkörper nach vorne gedreht in Rotation rechts
- *Therapeut:* steht vor der Behandlungsliege

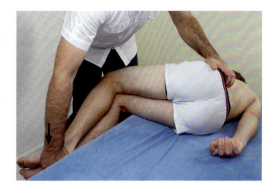

▶ Abb. 5.49

■ Vorgehen
- linke Hand: im LSÜ
- rechte Hand: umgreift die Beine des Patienten und schiebt diese langsam in Flexion, bis diese im LSÜ ankommt (dadurch ist der LSÜ in Flexion und die Sakrumbasis tendenziell nach posterior eingestellt; ▶ Abb. 5.49)
- dann die Handposition wie folgt ändern:

Schritt 1:
- rechte Hand: palpiert mit einem Finger die linke Sakrumbasis
- linke Hand: liegt vorne an der linken Schulter des Patienten

■ Korrektur
Phase der Anspannung – 1. Korrektur über den oberen Hebel (Wirbelsäule):
- die linke Schulter des Patienten leicht nach hinten ziehen und den Patienten auffordern, einen Gegendruck nach vorne aufzubauen
- isometrische Aktivität (in Rotation rechts) kontrollieren und so dosieren, dass sich die linke Basis nach posterior bewegt
- Bewegt sich die linke Basis nicht nach posterior oder sogar nach anterior, ist im LSÜ zu wenig Flexion eingestellt worden; dies ist ggf. zu korrigieren.
- 3–5 Sekunden halten

Phase der Entspannung:
- den Patienten auffordern, die Spannung zu lösen
- minimal 1–2 Sekunden warten
- Schulter/Oberkörper passiv langsam etwas nach hinten bewegen

Wiederholen der beiden Phasen, dann die Handposition ändern.

Schritt 2:
- linke Hand: palpiert den linken Sulkus und die linke Sakrumbasis
- rechte Hand: umgreift die Füße des Patienten, Unterschenkel von der Behandlungsliege nehmen und diese langsam in Richtung des Bodens absenken, bis die Bewegung im Becken (als Seit-Kipp-Bewegung) zu ertasten ist

■ Korrektur
Phase der Anspannung – 2. Korrektur über den unteren Hebel (untere Extremitäten):
- die Füße des Patienten leicht nach unten drücken und den Patienten auffordern, einen Gegendruck nach oben aufzubauen
- isometrische Aktivität (Abduktionskette des oberen und Adduktionskette des unteren Beins) kontrollieren und so dosieren, dass sich die linke Basis nach posterior bewegt
- Bewegt sich die linke Basis nicht nach posterior oder sogar nach anterior, ist im LSÜ zu wenig Flexion eingestellt worden; dies ist ggf. zu korrigieren.
- 3–5 Sekunden halten

Phase der Entspannung:
- den Patienten auffordern, die Spannung zu lösen
- minimal 1–2 Sekunden warten
- Füße des Patienten passiv langsam weiter nach unten in Richtung Boden bewegen

Wiederholen der beiden Phasen.

Muskeltechnik bei einer Dysfunktion der Symphysis pubica mit Os pubis rechts superior/Os pubis links inferior

Die im Folgenden beschriebene Technik behandelt die Symphysis pubica als Artikulationsfläche des rechten und des linken Os pubis.

■ Ausgangsstellung
- *Patient:* in Rückenlage, das linke Bein in Hüft- und Kniegelenk gebeugt, das rechte Bein liegt auf der Behandlungsliege
- *Therapeut:* steht rechts neben der Behandlungsliege

■ Vorgehen
- linke Hand: auf dem distalen Oberschenkel des rechten Beins
- rechte Hand: am proximalen Unterschenkel des linken Beins, Flexion im Hüftgelenk einleiten, bis die Bewegung im Becken ankommt

■ Korrektur
Phase der Anspannung:
- das rechte Bein gegen die Behandlungsliege und das linke Bein gegen den Oberkörper des Patienten drücken und den Patienten auffordern, mit beiden Beinen einen Gegendruck aufzubauen (▶ Abb. 5.50)
- isometrische Aktivität so dosieren, dass keine Bewegung, sondern nur Spannung im Becken auftritt
- 3–5 Sekunden halten

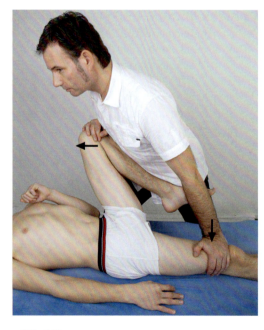

▶ Abb. 5.50

Phase der Entspannung:
- den Patienten auffordern, die Spannung zu lösen
- minimal 1–2 Sekunden warten
- das linke Bein weiter in die Beugung bringen, das rechte Bein auf der Behandlungsliege halten

Wiederholen der beiden Phasen.

> ✅ **Fragen zur Selbstüberprüfung**
> Die Antworten finden sich im vorangegangenen Kapitel und werden hier nicht explizit aufgeführt.
> 1. In welchen wesentlichen Punkten unterscheidet sich die embryologische und frühkindliche Entwicklung des Os ilium von der des Os sacrum?
> 2. Welche Gelenkbereiche umfasst die LBH-Region? Welche Zusammenhänge ergeben sich hieraus?
> 3. Wie ist der Verlauf der extrinsischen Ligamente des Beckens?
> 4. Welche Strukturen verlaufen in den Lacunae musculorum und vasorum?
> 5. Welche neurovaskulären Strukturen ziehen durch das Foramen infrapiriforme?
> 6. Beschreibe die osteo- und arthrokinematischen Bewegungen des Beckens.
> 7. Welche Aussage lässt ein positiver Gleittest zu?
> 8. Welche Tests kämen nach dem positiven Gleittest infrage?
> 9. Wozu dient der Spine-Test?
> 10. Was soll die Muskelkontraktion während der Durchführung einer Muskeltechnik bei einer Dysfunktion des Os ilium bewirken?

5.4 Extremitäten – Obere Extremität

5.4.1 Allgemeine Einführung

Die oberen und unteren Extremitäten weisen zwar den gleichen Bauplan auf, unterscheiden sich aber in Struktur und Funktion deutlich voneinander. Es gibt in beiden Extremitäten drei Gelenkbereiche. Bei den oberen Extremitäten sind dies
- proximal das Schultergelenk,
- distal das Handgelenk,
- dazwischengeschaltet das Ellenbogengelenk.

Beide Extremitäten sind unterschiedlich mit dem Rumpf verbunden: Der sehr mobile Schultergürtel ist Teil der oberen Extremität und mittels Muskeln und Faszien am Rumpf aufgehängt. Über diese Verbindungen sind auf- und absteigende Ketten vom Rumpf auf die Extremitäten und umgekehrt möglich. Solche Ketten können über das myofasziale System entstehen und/oder über die nervalen und vaskulären Zusammenhänge erklärt werden, wie dem N. phrenicus, der eng mit den thorakalen und Organen des Oberbauchs verbunden ist. Viszerale afferente Fasern dieser Organe können bei Reizungen und Dysfunktionen thorakale Segmente, die die sympathische Versorgung der oberen Extremitäten steuern, und/oder zervikale Segmente, die für die motorische und sensible Versorgung der Schulterregion bedeutsam sind, dysregulieren. Dabei benötigen die artikulären und periartikulären Strukturen der oberen Extremitäten gleichermaßen eine optimale Versorgung (nerval und vaskulär) und eine optimale Drainage (venös und lymphatisch). Störungen können lokal und auf Abstand die Belastbarkeit der Gelenke und der Weichteile reduzieren. Viele solcher Störungen der oberen Extremitäten manifestieren sich als Reizzustände im myofaszialen Gewebe wie Epikondylitis, Tendinitis, Bursitis etc.

Solche Zustände im Bereich der oberen Extremitäten werden durch die relativ große Projektion dieser Körperregion im Gyrus postcentralis und den assoziierten Kerngebieten sehr genau wahrgenommen und lassen die Patienten dementsprechend intensiv „leiden". Psychische und/oder emotionale Störungen können gerade auf die oberen Körperpartien einen (mit-)auslösenden oder triggernden Einfluss haben.

5.4.2 Phylogenese und Embryologie

Wie in Kap. 5.5.2 beschrieben, gibt es in der grundsätzlichen Entwicklung der beiden Extremitäten deutliche Parallelen. So erfolgt die Entwicklung der Gliedmaßen aus den Knospen heraus von proximal nach distal. Die kritische Phase in der Entwicklung der Knospen ist zwischen der 4. und 6. Schwangerschaftswoche. Schwere Gliedmaßenfehlbildungen sind in der Regel auf Störungen in dieser Zeit zurückzuführen. Die Innervation der Extremitätenmuskeln beginnt etwa in der 10.

Woche, die weitere Entwicklung und Reife des neuromuskulären Systems findet bis weit nach der Geburt statt. Reife Neugeborene haben nur etwa 20 % der Muskelfasern eines Erwachsenen und die Muskeln sind bis zum 2.–3. Lebensmonat nicht am Knochen, sondern nur an der Knochenhaut befestigt [7].

Die Knochenkerne, u. a. die der Handwurzelknochen, können während der Schwangerschaft und während des späteren Wachstums Rückschlüsse geben auf das (Knochen-)Alter der Kinder. Primäre Knochenkerne an den Endphalangen der Hand tauchen in der 7.–8. Entwicklungswoche auf. Enchondrale (sekundäre) Knochenkerne treten in der Handregion erst nach der Geburt auf, zuerst im Os capitatum (1.–6. Monat) und zuletzt im Os pisiforme (8.–12. Lebensjahr).

5.4.3 Schnelltest obere Extremität

Hier geht es darum, herausfinden, ob eine Dysfunktion der oberen Extremität vorliegt und nicht darum, welche Dysfunktion vorliegt.

Ausgangsstellung

Der Patient steht oder sitzt vor dem Therapeuten und führt mit beiden Armen gleichzeitig eine Abduktion/Elevation durch, bei der am Ende die Handrücken zueinander zeigen.

Beurteilung

- Man prüft, ob die Bewegungen links und rechts synchron verlaufen und die gleiche Bewegungsamplitude aufweisen.
- Falls beide Fragen mit ja zu beantworten sind, sind die oberen Extremitäten ohne Befund.
- Falls deutliche Einschränkungen oder ein „painful arc" auffallen, ist der Schultergürtel näher zu untersuchen.
- Falls auf einer Seite die Bewegung der Skapula deutlich früher einsetzt als auf der anderen Seite, zeigt dies die Seite der Dysfunktion, aber noch nicht die genaue Lokalisation an. Der Schultergürtel und der Thorax sollten dann näher untersucht werden.
- Falls am Ende der Bewegung ein Arm „länger" erscheint als der andere, deutet dies in der Regel auf eine Kompensation hin und zeigt die Seite der Dysfunktion an. Eine Ausnahme bildet eine Dysfunktion des Ellenbogens, die beim Test das Bild eines „kürzeren" Arms auf der Dysfunktionsseite ergeben kann.

Ein „Faszialer Test der oberen Extremitäten" wird in Kap. 9.8.4 beschrieben (S. 461).

5.4.4 Schultergürtel

Anatomische Grundlagen

Gelenkflächen

Der Schultergürtel besteht aus drei echten Gelenken:
1. dem Sternoklavikulargelenk (SCG): Art. sternoclavicularis
2. dem Akromioklavikulargelenk (ACG): Art. acromioclavicularis
3. dem Schultergelenk: Art. glenohumeralis

und zwei Nebengelenken:
4. der skapulothorakalen Gleitfläche/Schulterblatt-Thorax-Gelenk
5. dem subakromialen Gleitraum/subakromiales Nebengelenk

Die Gesamtheit aller Gelenke und Nebengelenke bildet eine funktionelle Einheit. Diese Einheit weist eine äußerst große Mobilität auf. Jedwede Störung in einem Gelenk hat Auswirkungen auf die anderen Gelenke. Wie das Beispiel einer aktiven Abduktion zeigt, finden Bewegungen der Schulter mehr oder weniger nacheinander in allen Verbindungen statt.

zu 1: Sternoklavikulargelenk (SCG). Das SCG weist sattelförmige Gelenkflächen auf: Der „Reiter" wird gebildet von der Extremitas sternalis der Klavikula, der „Sattel" von der sternalen Fläche der Klavikula. Die Gelenkfläche ist konvex von vorne nach hinten, konkav von oben nach unten. Der Discus articularis teilt das Gelenk in zwei Kammern.

zu 2: Akromioklavikulargelenk (ACG). Das laterale Ende der Klavikula (Extremitas acromialis) besitzt an der Unterseite eine Gelenkfläche, deren Ausrichtung ist nach unten, hinten, außen. Diese liegt sozusagen der Gelenkfläche des Akromions auf, die sich nach oben, vorne, innen orientiert. Die Gelenkflächen sind weitestgehend plan, nur in Ausnahmefällen kommt ein variabel geformter Discus articularis vor.

zu 3: Schultergelenk. Der Humeruskopf (Caput humeri) ist drei- bis viermal größer als die Gelenkpfanne und besitzt eine (unregelmäßige) Kugeloberfläche. Er ist nach oben, innen, hinten ausgerichtet. Die Gelenkpfanne (Cavitas glenoidalis) ist wenig konkav bis flach und schaut nach oben, leicht außen, vorne. Insgesamt ist die knöcherne Führung und Stabilität in diesem Gelenk äußerst gering. Diese wird nur unwesentlich vergrößert durch eine faserknorpelige Gelenklippe.

Dieses Labrum glenoidale befestigt sich mit seiner Innenfläche am leicht erhabenen Rand der Pfanne. Die zentrale Fläche weist einen Übergang zum hyalinen Gelenkknorpel auf und die äußere Fläche dient als Kapselansatzfläche.

Der Hals (Collum anatomicum) des Oberarmknochens ist verhältnismäßig kurz. Gleich darunter befinden sich zwei knöcherne Erhebungen als Ansatzstellen für Muskeln: das Tuberculum majus und das Tuberculum minus. Diese gehen distal in zwei Knochenleisten über: die Crista tuberculi majoris und Crista tuberculi minoris (ebenfalls Muskelansatzstellen). Dazwischen verläuft der Sulcus intertubercularis für die lange Bizepssehne.

Die Kapsel ist weit und schlaff und v. a. im hinteren Bereich ausgesprochen dünn. Der Recessus axillaris stellt eine untere Reservefalte dar, die schlaff ist bei herunterhängendem Arm und gespannt wird bei Abduktion. In die Kapsel strahlen sehnige Ausläufer der Muskeln der Rotatorenmanschette ein: Mm. supraspinatus, infraspinatus, teres minor und subscapularis. Sie wirken wie „kontraktile Bänder", indem sie zur Stabilisierung des Gelenks durch Zentrierung des Oberarmkopfes in der Pfanne beitragen.

zu 4: skapulothorakale Gleitfläche. Die Skapula liegt bei herabhängendem Arm der II.–VII. Rippe an, die Gleitfläche wird dementsprechend gebildet von der inneren Fläche der Skapula und den hinteren Anteilen der Rippen. Dazwischen liegen der M. serratus anterior und der M. subscapularis. Die äußere Fläche des Schulterblattes dient einer Reihe von Muskeln als Ursprung. Sie wird durch die Spina scapulae aufgeteilt in eine Fossa infraspinatus und eine Fossa supraspinatus. Auch die mediale Kante (Margo medialis) dient wie der Angulus superior als Ansatzstelle für Muskeln, über die u. a. eine Verbindung zur Wirbelsäule hergestellt wird. Muskuläre und fasziale Dysbalancen können die Mobilität des Schulterblattes und damit des Schultergürtels maßgeblich beeinflussen.

zu 5: subakromialer Gleitraum/subakromiales Nebengelenk. Das subakromiale Nebengelenk besteht aus zwei Flächen, die zueinander gleiten:
- der tiefen Oberfläche des M. deltoideus
- den Oberflächen der Mm. supraspinatus, infraspinatus und teres minor

Dazwischen liegt – im subakromialen „Gelenkraum" – die Bursa subdeltoidea, die in der Regel mit der Bursa subacromialis kommuniziert.

Ligamente

Sternoklavikulargelenk (SCG)
Die Ligamente bestehen hier aus straffen Bandzügen:
- Ligg. sternoclaviculare anterius und posterius: sind Verdickungen der Kapsel
- Lig. interclaviculare: verläuft zwischen den beiden Klavikeln über das Manubrium sterni, strahlt in die Kapsel ein
- Lig. costoclaviculare: zieht vom Knorpel-Knochen-Übergang der I. Rippe zur Unterseite der Klavikula, hat den gleichen Verlauf wie der M. subclavius, hierdurch entsteht eine Koppelung der I. Rippe an die Klavikula: im Falle einer Dysfunktion der I. Rippe oder des I. BWK kann es sekundär zu einer Störung der Mobilität der Klavikula kommen und umgekehrt.

Akromioklavikulargelenk (ACG)
- Lig. acromioclaviculare: als kraniale Verdickung der Kapsel des Gelenks
- Lig. coracoacromiale: ist beteiligt an der Bildung des Schulterdaches, hat keine mechanische Bedeutung
- Lig. coracoclaviculare: vom Proc. coracoideus als zwei Faserbündel verlaufend: 1. Lig. conoideum und 2. Lig. trapezoideum

Der Bandapparat des ACG ist bei Stürzen auf den Arm verletzungsanfällig.

Schultergelenk

Als Kapselverstärkungen findet man die
- Ligg. glenohumeralia superius, mediale und inferius
  - Sie bilden ein „Z" im vorderen Bereich der Gelenkkapsel.
  - Im hinteren Bereich findet man keine solche bandhaften Verstärkungen, dafür aber strahlt der größte Teil der Muskeln der Rotatorenmanschette dorsal in die Kapsel ein (s. o.).
  - Die medialen Fasern sind sehr dünn und variabel angelegt.
  - verstärkte Spannung aller drei Anteile des glenohumeralen Bands bei Außenrotation
  - bei Abduktion: größere Spannung der unteren und mittleren Bandanteile
- Lig. coracohumerale
  - vom Proc. coracoideus ausgehende Faserzüge zum Tuberculum majus (bei Anteversion auf Spannung) bzw. zum Tuberculum minus (bei Retroversion auf Spannung)

Muskeln

Muskeln des Schultergürtels
- M. levator scapulae
  - Ursprung: I.–IV. HWK (Querfortsätze)
  - Ansatz: Angulus superior (der Skapula)
  - Funktion: Skapula-Bewegung nach kranial-medial und Innenrotation, bei fixierter Schulter ipsilaterale Lateralflexion HWS
  - Innervation: N. dorsalis scapulae (C 5)
- Mm. rhomboidei major und minor
  - Ursprung: Dornfortsatz I.–IV. BWK (major) bzw. VI. und VII. HWK (minor)
  - Ansatz: Margo medialis der Skapula (major: unterhalb der Spina scapulae; minor: oberhalb)
  - Funktion: Fixierung der Skapula am Rumpf, Skapula-Bewegung nach kranial-medial
  - Innervation: s. M. levator scapulae
- M. serratus anterior
  - Ursprung: I.–IX. Rippe
  - Ansatz: Skapula
  - Funktion: Skapula-Bewegung nach lateral-ventral, heben der Rippen bei fixierter Skapula
  - Innervation: N. thoracicus longus (C 5 bis C 7)
- M. subclavius
  - Ursprung: von der I. Rippe (Knorpel-Knochen-Grenze)
  - Ansatz: Unterseite der Klavikula (äußeres Drittel)
  - Funktion: Fixierung der Klavikula im SCG
  - Innervation: N. subclavius (C 5, 6)

Alle bisher genannten Muskeln des Schultergürtels werden von Nerven aus dem Pars supraclavicularis des Plexus brachialis versorgt (C 4 bis C 6). Diese zweigen zum Teil von den Trunci ab (s. u.) oder entstehen direkt aus den Spinalnerven. Zu beachten ist, dass auch der N. phrenicus aus diesen Segmenten entsteht und sich somit auch dessen afferenten Fasern aus dem Thorakal- und Bauchraum hier verschalten.

- M. pectoralis minor
  - Ursprung: III.–V. Rippe
  - Ansatz: Proc. coracoideus
  - Funktion: Protraktion und Depression
  - Innervation: Nn. pectorales medialis und lateralis (C 6–Th 1)
- M. trapezius
  - *Pars descendens:*
    - Ursprung: Os occipitale (Linea nuchae superior, Protuberantia occipitalis externa), Procc. spinosi der HWS (über Lig. nuchae)
    - Ansatz: laterales Drittel der Klavikula
  - *Pars transversa:*
    - Ursprung: Procc. spinosi der I.–IV. BWK
    - Ansatz: Akromion
  - *Pars ascendens:*
    - Ursprung: Procc. spinosi der V.–XII. BWK
    - Ansatz: Spina scapulae
  - Funktion:
    - Außenrotation der Skapula: Partes descendens und ascendens
    - Retraktion: Partes transversa und ascendens
    - Elevation: Pars descendens
    - Depression: Pars ascendens
    - gesamter Muskel: Fixierung des Schulterblattes am Thorax
  - Innervation: N. accessorius (XII. Hirnnerv) und Plexus cervicalis (C 2 bis C 4)

- M. sternocleidomastoideus
  - Ursprung:
    - *Caput sternale:* Manubrium sterni
    - *Caput claviculare:* mediales Drittel der Klavikula
  - Ansatz: Proc. mastoideus, Linea nuchalis superior
  - Funktion: homolaterale Lateralflexion und heterolaterale Rotation des Kopfes bei einseitiger Kontraktion
  - Dorsalextension bei beidseitiger Kontraktion
  - Einatemhilfsmuskel
  - Innervation: N. accessorius (XII. Hirnnerv) und Plexus cervicalis (C 1 bis C 2)
- M. omohyoideus
  - Ursprung: Margo superior der Skapula
  - Ansatz: Zungenbein
  - Funktion: Absenkung/Fixierung des Zungenbeins, Phonation und Schluckvorgang, hält die V. jugularis interna offen durch Spannung der Halsfaszie
  - Innervation: Ansa cervicalis (C 1 bis C 4)

Muskeln des Schultergelenks (Rotatorenmanschette)

- M. supraspinatus
  - Ursprung: Fossa supraspinata
  - Ansatz: Tuberculum majus (am weitesten anterior-kranial)
  - Funktion: Zentrierung und Stabilisierung des Humeruskopfes (Hauptfunktion), Abduktion
  - Innervation: N. suprascapularis (Pars supraclavicularis, s. o.)
- M. infraspinatus
  - Ursprung: Fossa infraspinata
  - Ansatz: Tuberculum majus
  - Funktion: Zentrierung und Stabilisierung des Humeruskopfes (Hauptfunktion), Außenrotation
  - Innervation: s. M. supraspinatus
- M. teres minor
  - Ursprung: Margo lateralis (Skapula)
  - Ansatz: Tuberculum majus (am weitesten posterior-kaudal)
  - Funktion: Zentrierung und Stabilisierung des Humeruskopfes (Hauptfunktion), Außenrotation
  - Innervation: N. axillaris (C 5, 6)
- M. subscapularis
  - Ursprung: Fossa subscapularis
  - Ansatz: Tuberculum minus
  - Funktion: Zentrierung und Stabilisierung des Humeruskopfes (Hauptfunktion), Innenrotation
  - Innervation: N. subscapularis (C 5 bis C 8)

> **Merke**
> Die zusätzlich genannten Bewegungskomponenten obiger Muskeln sind u. a. aufgrund des kurzen Hebels gering.

- M. deltoideus
  - Ursprung: laterales Drittel der Klavikula, Akromion und Spina scapulae
  - Ansatz: Tuberositas deltoidea (Humerus)
  - Funktion: Anteversion, Innenrotation, Adduktion Pars clavicularis
  - Retroversion, Außenrotation, Adduktion Pars spinalis
  - Beide Anteile assistieren bei der Abduktion zwischen 60° und 90°.
  - Abduktion Pars acromialis
  - Innervation: N. axillaris (C 5, 6)
- M. latissimus dorsi
  - Ursprung: Dornfortsätze des VII.–XII. BWK, Fascia thoracolumbalis und darüber an den Dornfortsätzen der LWK und des Os sacrum, hinteres Drittel der Crista iliaca, IX.–XII. Rippe, Angulus inferior (inkonstant)
  - Ansatz: Crista tuberculi minoris
  - Funktion: Innenrotation, Adduktion, Retroversion Schultergelenk, „Hustenmuskel"/Ausatmungshilfsmuskel
  - Innervation: N. thoracodorsalis (C 6 bis C 8)
- M. teres major
  - Ursprung: Angulus inferior
  - Ansatz: Crista tuberculi minoris
  - Funktion: Innenrotation, Adduktion, Retroversion
  - Innervation: N. subscapularis (C 5 bis C 8)
- M. pectoralis major
  - Ursprung: mediale Hälfte der Klavikula: Pars clavicularis
  - Sternum und Rippenknorpel der II.–VII. Rippe: Pars sternocostalis
  - Rektusscheide: Pars abdominalis
  - Ansatz: Crista tuberculi majoris

- Funktion: Innenrotation und Adduktion des gesamten Muskels, Atemhilfsmuskel bei fixiertem Schultergürtel
- Anteversion Partes clavicularis und sternocostales
- Innervation: Nn. pectorales medialis und lateralis (C 5 bis Th 1)
• M. coracobrachialis
  - Ursprung: Proc. coracoideus
  - Ansatz: Humerus (distal der Crista tuberculi minoris)
  - Funktion: Anteversion, Adduktion, Innenrotation
  - Innervation: N. musculocutaneus (C 6, 7)

Faszien
Am Beispiel der Achsel als faszialen Kreuzungspunkt lassen sich einige wichtige Bedeutungen der Faszien für die Schulter-Arm-Region darlegen. Die Fascia axillaris bildet den Boden der Achsellücke. Sie bietet zum einen neurovaskulären Strukturen für die Versorgung des Arms Durchtrittsstellen, und zum anderen geht sie direkt über in die Fascia pectoralis (vordere Achselfalte), in die dorsale Rückenfaszie und in die Fascia brachii des Arms (Kap. 9). So lässt sich nachvollziehen, dass Spannungen des Rumpfes sowohl ventral als auch dorsal auf die Schulter-Arm-Region einwirken können. Zur Erinnerung: Der Arm ist myofaszial am Rumpf befestigt!

Innervation (peripher und segmental)
Die Nerven für den Schultergürtel und für den Arm werden von den Rr. ventrales der Spinalnerven aus (C 4)C 5 bis Th 1(Th 2) gebildet, dem Plexus brachialis. Dieser teilt sich auf in den Pars infraclavicularis und den Pars supraclavicularis. Von Letzterem gehen folgende Äste aus:
• N. dorsalis scapulae (C 3 bis C 5) für die Mm. levator scapulae, rhomboidei major und minor
• N. suprascapularis (C 4 bis C 6) für die Mm. supraspinatus und infraspinatus
• N. subclavius (C 5, C 6) für den M. subclavius
• N. thoracicus longus (C 5 bis C 7) für den M. serratus anterior

Beschrieben werden ferner direkte Äste für die Skalenusmuskeln. Die Pars infraclavicularis entsteht folgendermaßen:

Aus den Rr. ventrales entstehen die drei Trunci
• Truncus superior (C 5 und C 6),
• Truncus medius (C 7),
• Truncus inferior (C 8 und Th 1).

Diese bilden untereinander Verbindungen, sogenannte Divisionen, die eine erste funktionelle Einteilung erkennen lassen. In die Divisiones anteriores konvergieren die Fasern der Flexoren, in die Divisiones posteriores die Fasern der Extensoren.
In der Axilla (zwischen der I. Rippe und der Klavikula) gruppieren sich diese um die A. axillaris und erhalten je nach Lage zu dieser Arterie ihren Namen: die anterioren Divisionen der Trunci superior und medius werden zum Fasciculus lateralis, die anteriore Division des Truncus inferior zum Fasciculus medialis und die posterioren Divisionen aller drei Trunci zum Fasciculus posterior. Distal der Axilla teilen sich die Fasciculi in die Endäste auf:
• aus dem Fasciculus lateralis wird der N. musculocutaneus (C 5, C 6)
• aus dem Fasciculus medialis: der N. ulnaris (C 8, Th 1), die Nn. cutaneii brachii (C 8) und antebrachii mediales (C 8, Th 1)
• und aus beiden gemeinsam: der N. medianus (C 6 bis Th 1), die Nn. pectorales (C 5 bis Th 1)
• aus dem Fasciculus posterior: die Nn. axillaris (C 5, C 6), radialis (C 5 bis C 8), subscapularis (C 5 bis C 8) und thoracodorsalis (C 6 bis C 8)

Beteiligte Nerven
Die motorischen Fasern der Endäste werden bei den Muskeln der jeweiligen Region beschrieben. Die sensible Versorgung der Haut erfolgt hier:

■ Schulterregion
• kranial: N. supraclavicularis (C 3, C 4) aus dem Plexus cervicalis
• lateral-dorsal (Regio deltoidea): N. cutaneus brachii lateralis superior (C 5, C 6) als Endast des N. axillaris
• medial: Rr. cutanei anteriores aus den oberen Interkostalnerven
• axillar: N. cutaneus brachii medialis (Th 1, Th 2) aus dem Fasciculus medialis

- Oberarmregion
  - medial-ventral: N. cutaneus brachii medialis (s. o.), N. cutaneus antebrachii medialis (C 8 bis Th 1) für die Haut weiter distal (Epicondylus medialis) und bis zum distalen Unterarm
  - medial-dorsal: N. cutaneus brachii posterior (C 5, C 6) und N. cutaneus antebrachii posterior (C 6, C 7) aus dem N. radialis
  - lateral: proximal N. cutaneus brachii lateralis superior (s. Schulterregion), übergehend in N. cutaneus brachii lateralis inferior (C 6, C 7) aus dem N. radialis und N. cutaneus antebrachii lateralis (C 6, C 7) aus dem N. musculocutaneus für vordere, äußere Seite des Unterarms

vegetativ sympathisch:

Hier sind v. a. die Segmente Th 2 bis Th 8 zu nennen. In den Seitenhörnern dieser Markregionen befinden sich die präganglionären Neuronen für die Versorgung der oberen Extremitäten. In diesen Segmenten liegt somit die Steuerung der Pilo-, Sudo- und v. a. der Vasomotorik der oberen Extremitäten. Kleinkalibrige afferente Fasern können in diesen Segmenten zu einer Sensibilisierung und zum Phänomen der spinalen Fazilitation führen. Die Stimulation solcher Fasern in den angesprochenen Segmenten kann primär von parietalen Strukturen (Muskeln, Gelenken, Faszien etc.) ausgehen oder auch von viszeralen Strukturen. Hier sind die thorakalen Organe und die Organe des Oberbauches zu nennen. Eine gesteigerte viszerale Afferenz kann zu einer gesteigerten sympathischen Aktivität führen mit negativem Einfluss auf die Gefäße der oberen Extremitäten.

Neben den viszeralen afferenten Fasern, die in BWS-Segmente hineinleiten, ist aus nervaler Sicht der N. phrenicus ein möglicher Übermittler viszeraler Störungen mit Einfluss auf die obere Extremität. Er ist der Nerv der „Hüllen", indem er sensibel die Pleura parietalis, das Perikard, (Teile des) Peritoneums parietale und die Leberkapsel versorgt. Daneben zieht er mit Fasern in das Ganglion coeliacum und gelangt so wahrscheinlich zu den Oberbauchorganen. Über seine afferenten Fasern kann es in seinen Ursprungssegmenten (C 3 bis C 5) über eine „spinale Fazilitation" zu Veränderungen der Aktivität der motorischen Vorderhornzellen kommen. Dies beträfe Fasern des Plexus cervicobrachialis. Im Falle einer (häufig) entstehenden Hypertonie kann es zur Ausbildung von Triggerpunkten kommen, die selbst zur Schmerzquelle werden können. Ferner kann es zu Störungen der Mobilität von Gelenken und der Funktion der aus diesen Segmenten innervierten Muskeln kommen. Betroffen sind v. a. Muskeln des Schultergürtels, u. a. die der Rotatorenmanschette. Auf diesem Wege könnte die Funktion und die Struktur dieser Muskeln beeinträchtigt werden, was letztendlich zu Beschwerden führen könnte. Ist z. B. die Zentrierung suboptimal, wird der Oberarmkopf bei jeder Kontraktion des M. deltoideus tendenziell nach kranial gezogen und die Strukturen im subakromialen Raum komprimiert und gereizt.

Vaskularisation

Arteriell

Die arterielle Versorgung des Schultergürtels und des Arms erfolgt über die A. subclavia. Diese verläuft durch die hintere Skalenuslücke und wird nach Passieren des M. subclavius zur A. axillaris, die wiederum, nachdem sie die Achselhöhle durchlaufen hat, zur A. brachialis wird, die sich, vorne in der Fossa cubitalis liegend, in ihre Endäste, die A. ulnaris und die A. radialis, teilt. In der Schulterregion gibt es zahlreiche Anastomosen zwischen den Ästen aus der A. subclavia und der A. axillaris.

- Äste der A. subclavia
  - Die A. suprascapularis läuft zur Fossa supraspinata und bildet eine Anastomose mit der A. circumflexa scapulae, ebenso wie
  - die A. transversa colli über ihren R. profundus (A. dorsalis scapulae).

- Äste der A. axillaris
Rr. subscapulares für den gleichnamigen Muskel
  - A. thoracica superior für den M. subclavius, Mm. intercostales I/II, M. serratus anterior, inkonstant, kann durch die Rr. pectorales der
  - A. thoracoacromialis ersetzt werden. Weitere Äste dieser Arterie:
    - R. acromialis: Akromion, Schultergelenk, Schlüsselbein, Mm. deltoideus, serratus anterior und pectoralis major, anastomosiert im Rete acromiale mit der A. suprascapularis
    - R. deltoideus für den gleichnamigen Muskel

– R. pectoralis: verläuft zwischen den beiden Pektoralismuskeln
– A. thoracica lateralis: M. pectoralis minor, M. serratus anterior, Brustdrüse
– A. subscapularis u. a. zum gleichnamigen Muskel, teilt sich in A. thoracodorsalis: zieht mit dem Nerv nach dorsal-kaudal unter dem M. latissimus dorsi und die A. circumflexa scapulae: zur Fossa infraspinata, Anastomose mit der A. suprascapularis (s. o.) aus der A. subclavia
- Aa. circumflexae humeri anterior und posterior: umwickeln das Collum chirurgicum des Humerus, versorgen die Kapsel und den in die Kapsel einstrahlenden Teil der Rotatorenmanschette

Die Versorgung des Oberarms und des Ellenbogens geschieht über Äste der A. brachialis:
- A. profunda brachii: verläuft mit dem Nerv nach dorsal und wickelt sich um den Humerus herum, Äste für Muskeln und den Humerus (Aa. nutriciae humeri), ihre Endäste sind die A. collateralis media und die A. collateralis radialis, die beide das Rete articulare cubiti für die Versorgung des Ellenbogengelenks und der umgebenden Muskeln mitbilden, ebenso wie die
- Aa. collaterales ulnares superior und inferior.

Venös
Die oberflächlichen Venen sind Hautvenen, die tiefen, mit Klappen ausgestatteten Venen begleiten doppelt angelegt die Arterien.

Die Schulterregion wird entblutet über die V. subclavia. Diese erhält das venöse Blut aus den Vv. suprascapularis und dorsalis scapulae im dorsalen Bereich und den Vv. pectorales im ventralen Bereich. Aufgrund ihres Verlaufs zwischen der I. Rippe und der Klavikula können Störungen dieser Knochen und des CTÜ zu Beeinträchtigungen der Venen ebenso wie der übrigen neurovaskulären Strukturen führen, wie dies innerhalb des TOS möglich ist.

In die V. axillaris fließt das venöse Blut der Vv. thoracoacromialis, thoracica lateralis, subscapularis, circumflexae humeri anterior und posterior, zusätzlich noch die V. thoracoepigastrica als oberflächliche Hautvene.

Lymphatisch
Auch hier unterscheidet man zwischen oberflächlichen (epifaszialen) und tiefen Gefäßen, die mit den Arterien und den tiefen Venen verlaufen. Zwischen den beiden Systemen gibt es Anastomosen. Lymphknotenstationen befinden sich v. a. in der Achselhöhle (ca. 30–60 Lymphknoten). Hierin wird der überwiegende Teil des lymphatischen Blutes des Schultergürtels drainiert. Von dort wird die Lymphe weitergegeben in den Truncus subclavius und mündet schließlich in die beiden Venenwinkel. Medial im Schulterbereich gelegene Sammelstellen drainieren direkt in den Truncus subclavius.

Biomechanik
Der gesamte Schultergürtel weist folgende Bewegungen im Raum auf:
- Protraktion und Retraktion: dabei bewegt die Skapula bis etwa 15 cm, das akromiale Ende der Klavikula bis zu 10 cm nach vorne bzw. etwa 3 cm nach hinten
- Elevation und Depression: Gesamtbewegung der Skapula bis etwa 10–12 cm, Bewegung der Klavikula nach oben um ca. 10 cm; nach unten um etwa 3 cm

Reine Pronationen/Retraktionen und Elevationen/Depressionen kommen im Alltag kaum vor, zumeist handelt es sich um Kombinationsbewegungen aus den bereits erwähnten Komponenten, zu denen sich noch eine weitere Bewegung hinzufügt:
- Rotation der Skapula nach innen bzw. nach außen (v. a. die Außenrotation ist sehr wichtig), Rotation der Klavikula nach anterior bzw. nach posterior (hat mit etwa 30° ein relativ großes Bewegungsausmaß)

> **Beachte**
> Bei Störungen des Schultergürtels und/oder des Schultergelenks ist die Rotation der Klavikula häufig schon sehr früh eingeschränkt.

Bewegungen im Schultergelenk
- Adduktion und Abduktion: Die Abduktion findet dabei in drei Phasen statt. Die Bewegung startet im glenohumeralen Gelenk, ab ca. 30–50° kommt es zu einem Mitbewegen der

Skapula, bevor es dann zu einer Beteiligung der Wirbelsäule und der Rippen kommt. Der Ablauf der drei Phasen ist sehr individuell, genaue Gradzahlen sind bei der Untersuchung weniger relevant als der Seitenvergleich. Störungen des Rhythmus führen zu Überbelastungen, v. a. im subakromialen Raum.

- Extension: ca. 40–50° und Flexion: findet ebenso in drei Phasen statt
- Rotation nach innen und nach außen: Diese Bewegungskomponente ist bei Störungen des Glenohumeralgelenks häufig am deutlichsten und sehr früh eingeschränkt.

Leitsymptome

Schultergürtelbeschwerden gehen häufig von subakromialen Reizzuständen aus. Deren Ursache ist nicht selten in den Verbindungen der Schulter zur Wirbelsäule (mechanisch, nerval: motorisch, sensibel und vegetativ sympathisch), zu den thorakalen und abdominalen Viszera, zum kranialen System und zum myofaszialen System zu finden. Typischerweise klagen die Patienten über Schmerzen bei alltäglichen Bewegungen wie Haarekämmen oder Über-Kopf-Greifen von Dingen. Auch nächtliche Schmerzen beim Liegen auf der betroffenen Schulter werden häufig beschrieben. Die Schulter ist v. a. in ihren Rotationsbewegungen und bei aktiver Abduktion/Elevation schmerzhaft und/oder eingeschränkt.

Osteopathische Techniken der Untersuchung

Ausschlusstests

Test ACG
- v. a. posttraumatisch von Bedeutung
- Palpation der Klavikula auf Druck-, Klopf- oder Vibrationsschmerz etc.
- Klaviertastenphänomen als Hinweis auf eine Verletzung nach Tossy:
  – Tossy I: Überdehnung der Ligg. acromioclaviculare und coracoclaviculare
  – Tossy II: Ruptur des Lig. acromioclaviculare und Subluxation des ACG
  – Tossy III: komplette Ruptur des gesamten Bandapparats mit vollständiger Luxation des Gelenks

Test Schultergelenk
Instabilitäten können angeboren (habituelle Schulterluxation) oder erworben (nach einem einmaligen oder wiederholten Trauma) sein. Als Stabilitätstests sind der **vordere und hintere Schubladentest** durchzuführen:
- *Patient:* in Sitzposition oder Rückenlage
- *Therapeut:* umfasst mit einer Hand die Spina scapulae und den Proc. coracoideus, die andere Hand zentriert den Humeruskopf in der Fossa glenoidalis und bewegt diesen erst nach vorne und anschließend nach hinten
- positiv bei übermäßiger Verschieblichkeit

Zur **statischen Palpation** gehört:
- die Palpation der myofaszialen Strukturen des Schultergürtels und eventuell des Arms
- eine Bestimmung der Stellung der knöchernen Anteile des Schultergürtels

Die Untersuchung (und Behandlung) der Strukturen und Gelenke des Schultergürtels findet in der Regel vor einer Behandlung des eigentlichen Glenohumeralgelenks statt. (Akute) Reizungen der Strukturen im Subakromialgelenk stellen häufig das Ende einer ganzen Kette von Störungen dar. Behandelt und korrigiert man nun als Ursache der Reizung zuallererst diese Kette, kann sich das irritierte Gewebe regenerieren, sodass man die akut betroffenen subakromialen Gewebe sehr niedrig dosiert angeht und eventuell erst in einer Folgesitzung behandelt. Im Idealfall ist eine Behandlung dieser Strukturen sogar nicht mehr notwendig. Verfolgt man diese Kette weiter, so endet man aus parietaler Sicht bei Störungen der oberen Extremitäten häufig beim Körperstamm, der Wirbelsäule und dem knöchernen Thorax mit den Rippen. Bei dort vorliegenden Dysfunktionen sind diese in der Regel primär zu korrigieren. Ausnahmen sind von den Extremitäten aus „zentral aufsteigende" Ketten.

Dynamische Palpation (Bewegungstests): Diese erfolgen nach den Kriterien, wie es in der Einleitung zum parietalen System (Kap. 4.1) beschrieben wird.

Allgemeine Untersuchung des Schultergürtels

SCG, Rotation Klavikula, Glenohumeralgelenk

- Ausgangsstellung
- *Patient:* in Sitzposition
- *Therapeut:* steht hinter dem Patienten

- Vorgehen
- Beide Hände mit den Fingern auf die Klavikula legen und die Mobilität der Klavikula in Rotation nach posterior bei der Einatmung und in Rotation nach anterior bei der Ausatmung beurteilen.
- Jeweils einen Finger in den rechten und linken Gelenkspalt des SCG legen und den Patienten auffordern, den Schultergürtel aktiv zu kreisen. Dabei die Bewegungsamplituden im rechten und linken SCG miteinander vergleichen.
- Aktive und passive Bewegungen des Arms in Abduktion/Adduktion, Innenrotation/Außenrotation durchführen (lassen) und überprüfen, ob hierbei deutliche Bewegungseinschränkungen, evtl. ein „Kapselmuster" und/oder Schmerzen („painful arc") bestehen. Falls ja, kann dies ein Hinweis sein auf u. a. subakromiale Reizungen, eine Periarthritis humeroscapularis oder auf degenerative Prozesse.

Spezifische Tests

Test SCG

- Ausgangsstellung
- *Patient:* in Rückenlage
- *Therapeut:* steht seitlich zwischen Thorax und Arm des Patienten und fixiert diesen Arm zwischen seinem Oberarm und Thorax

- Vorgehen
- laterale Hand: umfasst den Schulterbereich von außen
- mediale Hand: legt einen Finger in den Gelenkspalt des SCG (▶ Abb. 5.51)
- Test: Die äußere Hand bewegt den Schultergürtel, die mediale Hand ertastet die Bewegung der Klavikula im SCG und beurteilt diese im Seitenvergleich.
  - nach oben (Elevation): Bewegung der Klavikula im SCG nach kaudal
  - nach unten (Depression): Bewegung der Klavikula im SCG nach kranial

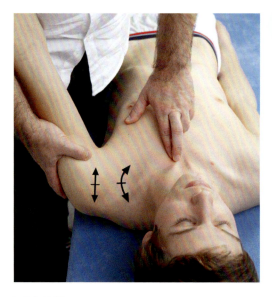

▶ Abb. 5.51

  - nach vorne (Protraktion): Bewegung der Klavikula im SCG nach anterior
  - nach hinten (Retraktion): Bewegung der Klavikula im SCG nach posterior

Test Klavikularotation (SCG/ACG)

- Ausgangsstellung
- *Patient:* in Sitzposition
- *Therapeut:* steht hinter dem Patienten

- Vorgehen
- mediale Hand: Mittelfinger von ventral und den Daumen von dorsal an das laterale Ende der Extremitas acromialis der Klavikula, Zeigefinger auf den Gelenkspalt
- laterale Hand: greift den Unterarm des Patienten und leitet die Bewegungen ein
- Test: Rotation der Klavikula nach anterior (▶ Abb. 5.52) durch Innenrotation (und leichte Retroversion) der Schulter bzw. Rotation der Klavikula nach posterior (▶ Abb. 5.53) durch Außenrotation (und leichte Anteversion)

Test Schultergelenk

- Ausgangsstellung
- *Patient:* in Sitzposition
- *Therapeut:* steht hinter dem Patienten

5.4 Extremitäten – Obere Extremität

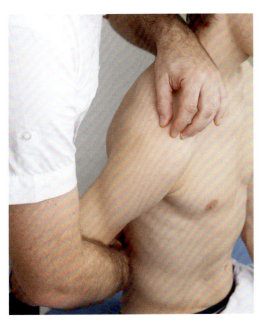

▸ Abb. 5.52

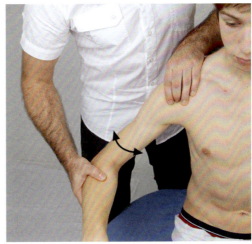

▸ Abb. 5.54

- **Vorgehen**
- mediale Hand: ertastet das Caput humeri und beurteilt Bewegungen des Knochens bei den eingeleiteten Bewegungen mit den Fingern von ventral sowie mit dem Daumen von dorsal
- laterale Hand: greift den proximalen Unterarm oder die Ellenbogenregion des Patienten
- Test: passive Bewegungen in Anteversion/Retroversion, Abduktion/Adduktion und Innenrotation/Außenrotation (▸ Abb. 5.54)

Test Schulterblatt-Thorax-Gelenk

- **Ausgangsstellung**
- *Patient:* in Seitlage, mit dem Arm auf Ober- und Unterarm des Therapeuten
- *Therapeut:* steht vor dem Patienten

- **Vorgehen**
- kaudale Hand: umfasst die Skapula breitflächig mit den Fingern am Margo medialis
- kraniale Hand: trägt den Arm des Patienten (▸ Abb. 5.55)
- Test: passive Bewegungen der Skapula in den einzelnen Bewegungsrichtungen oder als Zirkumduktion

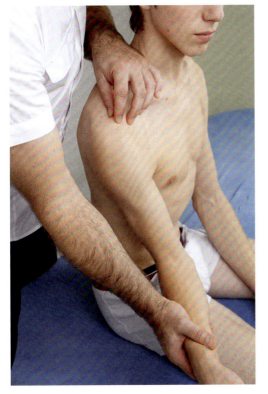

▸ Abb. 5.53

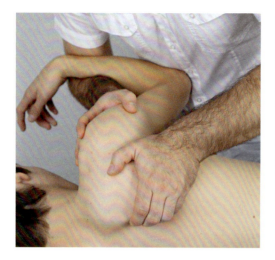
▶ Abb. 5.55

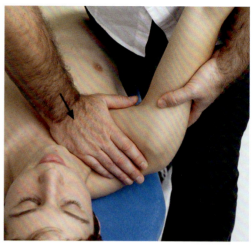
▶ Abb. 5.56

Osteopathische Techniken der Behandlung

Mobilisationstechniken für das SCG

Mobilisationstechnik für das SCG bei Dysfunktion der Klavikula prästernal rechts

- **Ausgangsstellung**
- *Patient:* in Rückenlage, rechts am Rand der Behandlungsliege
- *Therapeut:* steht seitlich zwischen Thorax und Arm des Patienten und fixiert den Unterarm des Patienten zwischen seinem Oberarm und Thorax

- **Vorgehen**
- linke Hand: umfasst den Schulterbereich von außen
- rechte Hand: liegt mit dem Handbereich zwischen Thenar und Hypothenar auf dem medialen Ende der Extremitas sternalis der Klavikula
- Öffnen: mit der linken Hand eine leichte laterale Traktion bis zum SCG einleiten

- **Korrektur**
Phase der Mobilisation:
- den Patienten auffordern, erst ein- und dann tief auszuatmen, während der Ausatmung der Bewegung der Klavikula nach dorsal folgen und passiv sanft in diese Richtung mobilisieren (▶ **Abb. 5.56**)
- den Patienten auffordern, wieder einzuatmen, und dabei die Klavikula dorsal sanft fixieren
- während der nächsten Ausatmung wieder der Bewegung der Klavikula nach dorsal folgen und sanft mobilisieren
- diese beiden Phasen so oft wiederholen, wie eine Verbesserung der Mobilität der Klavikula nach dorsal möglich ist
- am Ende den Patienten auffordern, tief einzuatmen, dabei die Klavikula (maximal) dorsal halten, anschließend den Druck langsam lösen

Mobilisationstechnik für das SCG bei Dysfunktion der Klavikula suprasternal rechts

- **Ausgangsstellung**
- *Patient:* in Rückenlage, rechts am Rand der Behandlungsliege
- *Therapeut:* steht am Kopfende der Behandlungsliege (in Schrittstellung, rechtes Bein vor)

- **Vorgehen**
- linke Hand: liegt mit dem Hypothenar von kranial auf dem medialen Ende der Extremitas sternalis der Klavikula
- rechte Hand: umfasst den Oberarm und trägt den Unterarm des Patienten *Wichtig:* Abduktion nicht über 90°
- Öffnen: Die rechte Hand leitet eine leichte laterale Traktion bis zum SCG ein.

Die Korrektur in der Phase der Mobilisation erfolgt nach oben beschriebenem Schema, wobei die Mobilisation der Klavikula während der Ausatmung in kaudale Richtung geführt wird (▶ Abb. 5.57).

! Beachte
In der Regel werden diese beiden Techniken als Mobilisationen (mit Atmung) durchgeführt. Es kann allerdings auch ein Impuls hinzugefügt werden, falls der Widerstand am Bewegungsende der Mobilisation sehr fest sein sollte. In diesem Falle sucht und steigert man während der Ausatmung den Widerstand des Gelenks, baut eine Vorspannung auf und gibt den Impuls in die Richtung der Mobilisation.

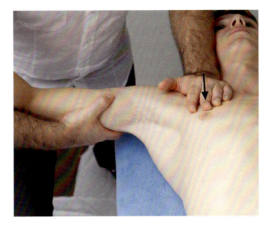

▶ Abb. 5.57

Mobilisationstechnik für das SCG bei Dysfunktion der Klavikula retrosternal rechts

■ Ausgangsstellung
- *Patient:* in Rückenlage, rechts am Rand der Behandlungsliege
- *Therapeut:* steht seitlich rechts vom Patienten auf Höhe des Schultergürtels

■ Vorgehen
- linke Hand: liegt breitflächig auf dem Sternum
- rechte Hand: liegt breitflächig auf der rechten Schulter
- Unterarme: kreuzen sich im Raum
- Öffnen: geschieht durch die rechte Hand während der Mobilisation

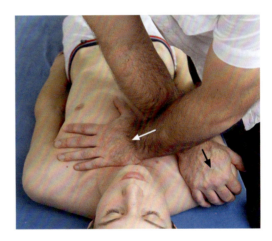

▶ Abb. 5.58

■ Korrektur
Phase der Mobilisation:
- den Patienten auffordern, erst ein- und dann tief auszuatmen, während der Ausatmung der Bewegung des Sternums nach dorsal folgen und passiv sanft in diese Richtung mobilisieren
- die Schulter und damit die Extremitas acromialis der Klavikula nach dorsal mobilisieren (hierdurch wird der mediale Anteil der Klavikula nach ventral in Korrekturrichtung gehebelt; ▶ Abb. 5.58)
- den Patienten auffordern, wieder einzuatmen, und dabei das Sternum und die Schulter (Klavikula) dorsal sanft fixieren
- während der nächsten Ausatmung wieder der Bewegung des Sternums nach dorsal folgen und sanft mobilisieren, die Schulter und damit die Extremitas acromialis der Klavikula dabei wieder nach dorsal mobilisieren
- diese beiden Phasen wiederholen
- am Ende den Patienten auffordern, tief einzuatmen, und dabei das Sternum und die Schulter/Klavikula (maximal) dorsal halten, anschließend den Druck langsam lösen

Mobilisationstechniken bei Dysfunktion der Klavikula in Rotation

Die Rotation der Klavikula ist innerhalb des Schultergürtelkomplexes eine relativ große und wichtige Bewegung.

Klavikularotation anterior rechts

■ Ausgangsstellung
- *Patient:* in Sitzposition
- *Therapeut:* steht rechts hinter dem Patienten

■ Vorgehen
- linke Hand: liegt mit den Fingern im lateralen Bereich von ventral-kaudal an der Klavikula, mit dem Daumen von dorsal-kaudal an der Spina scapulae
- rechte Hand: umfasst den rechten Unterarm des Patienten

■ Korrektur
Phase der Mobilisation:
- mit der rechten Hand die Schulter nach außen rotieren, bis die Bewegung der Klavikula in Rotation nach posterior zu ertasten ist
- mit den Fingern der linken Hand der Klavikulabewegung folgen und die gewonnene Mobilität fixieren, während mit der rechten Hand die Schulter nach innen rotiert wird, bis die Bewegung der Skapula nach kranial-anterior zu ertasten ist
- mit dem Daumen der linken Hand der Skapulabewegung folgen und diese während der nächsten Rotation nach außen fixieren (▶ Abb. 5.59)
- Die Bewegungen der Außen- und Innenrotation werden so oft wiederholt, wie eine Verbesserung der Mobilität möglich ist.
- Die Klavikula ist in der jeweiligen Position einige Sekunden zu halten.

Klavikularotation posterior rechts

■ Ausgangsstellung
- *Patient:* in Sitzposition
- *Therapeut:* steht rechts hinter dem Patienten

■ Vorgehen
- linke Hand: liegt mit dem Daumen im lateralen Bereich von dorsal-kranial an der Klavikula
- rechte Hand: umfasst den rechten Unterarm des Patienten

■ Korrektur
Phase der Mobilisation:
- mit der rechten Hand die Schulter nach innen rotieren, bis die Bewegung der Klavikula in Rotation nach anterior zu ertasten ist
- mit dem Daumen der linken Hand der Klavikulabewegung folgen und die gewonnene Mobilität fixieren, während mit der rechten Hand die Schulter nach außen rotiert wird (und somit die Skapula nach kaudal-posterior; ▶ Abb. 5.60)

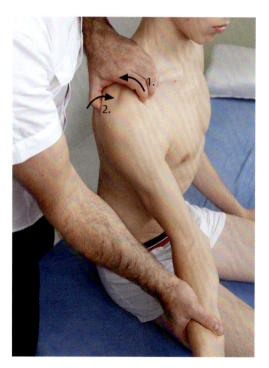

▶ Abb. 5.59

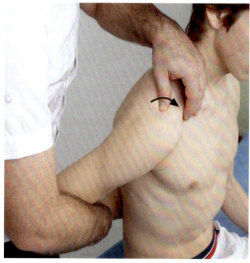

▶ Abb. 5.60

- Die Bewegungen der Innen- und Außenrotation werden so oft wiederholt, wie eine Verbesserung der Mobilität möglich ist.
- Die Klavikula ist in der jeweiligen Position einige Sekunden zu halten.

Mobilisations-/Impulstechniken ACG
Bei Stürzen auf den ausgestreckten Arm oder auf die Schulter können große Kräfte auf dieses Gelenk wirken. Folge hiervon können Funktionsstörungen oder strukturelle Schädigungen sein. Letztere sollten zunächst bei Verdacht bildgebend abgeklärt werden, um eine Fraktur der Klavikula oder eine Verletzung nach Tossy ausschließen zu können. Liegt keine oder nur eine geringe Verletzung nach Tossy vor, kann folgende Behandlungstechnik versuchsweise angewendet werden.

Technik bei bei Dysfunktion der Klavikula kranial rechts
- Ausgangsstellung
- *Patient:* in Sitzposition
- *Therapeut:* steht rechts hinter dem Patienten

- Vorgehen
- linke Hand: liegt mit dem Bereich zwischen Thenar und Hypothenar auf dem lateralen Ende der Klavikula, Finger zeigen nach lateral
- rechte Hand: umfasst den rechten Arm des Patienten und führt diesen in eine Abduktion von etwa 90°
- Öffnen: mit der rechten Hand durch laterale Traktion

- Korrektur
Phase der Orientierung:
- Mobilisation der Klavikula nach kaudal im ACG

Phase vor der Manipulation:
- den größtmöglichen Widerstand suchen

Phase der Beschleunigung:
- den Widerstand steigern
- Vorspannung aufbauen
- Impuls in kaudale Richtung (▶ Abb. 5.61)

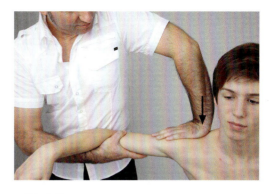

▶ Abb. 5.61

Mobilisationstechnik Schulterblatt-Thorax-Gelenk
Die Bewegungen der Skapula spielen eine wichtige Rolle für den humeroskapularen Rhythmus und damit für die funktionelle Einheit des Schultergürtels. Eine Positionsveränderung der Skapula und/oder ein Mobilitätsverlust des Knochens verändern das feine Zusammenspiel der Bestandteile des Schultergürtels.

- Ausgangsstellung
- *Patient/Therapeut* und Handposition: s. Test Schulterblatt-Thorax-Gelenk (S. 137)

- Vorgehen
- als direkte Technik: Mobilisation der Skapula in Richtung der möglichen Einschränkungen oder
- global durch Abheben der Skapula vom Thorax

> **Beachte**
> Myofasziale Asymmetrien und Reizungen haben bei der Behandlung von Patienten mit Schulter-Arm-Problematiken einen hohen Stellenwert. Die Muskeln und Faszien des Schultergürtels und des Arms sollten auf ihren Zustand hin untersucht und bei vorliegender Indikation behandelt werden (Kap. 9). Zu diesen myofaszialen Geweben gehören u. a. die Muskeln der Rotatorenmanschette, die bei Patienten mit Schulter-Arm-Syndromen häufig Auffälligkeiten aufweisen (z. B. Triggerpunkte). Die Behandlung der Achselregion ist ebenso äußerst interessant bei der Behandlung von Patienten mit Schulter-Arm-Beschwerden (Kap. 9.5).

Mobilisationstechnik Glenohumeralgelenk bei Dysfunktion des Humerus anterior rechts

- Ausgangsstellung
  - *Patient:* in Rückenlage, rechts am Rand der Behandlungsliege
  - *Therapeut:* steht seitlich zwischen Thorax und Arm des Patienten (in Schrittstellung, rechtes Bein vor; dies wird als Keil in die Achselhöhle des Patienten platziert)

- Vorgehen
  - linke Hand: umfasst den distalen Oberarm
  - rechte Hand: liegt ventral am Humeruskopf
  - Öffnen: durch Traktion am Arm und durch Adduktion unter Benutzung des Keils (s. o.)

- Korrektur
Phase der Mobilisation:
  - Die rechte Hand mobilisiert den Humeruskopf nach posterior bis zum Widerstand des Gelenks.
  - Wiederholen der Mobilisation

Optional kann man aus der Mobilisation in eine Phase der Manipulation übergehen:
- den Widerstand steigern
- Vorspannung aufbauen
- Impuls nach posterior

Globale Mobilisation des Glenohumeralgelenks

Die nachfolgende Technik kann zum einen als globale Mobilisation unter Kompression gesehen werden, die man mit Anpassungen der Bewegungsamplitude und der Frequenz bei z. B. Omarthrosen oder einer Tendopathica ankylosans („frozen shoulder") anwenden kann. Zum anderen kann man diese Technik auch posttraumatisch (nach erfolgter ärztlicher Abklärung) mit dem Ziel einsetzen, das faserknorpelige Labrum glenoidale auszustreichen bzw. zu reinformieren.

- Ausgangsstellung bei Dysfunktion rechts
  - *Patient:* in Rückenlage, rechts am Rand der Behandlungsliege
  - *Therapeut:* steht seitlich vom Patienten (in Schrittstellung, linkes Bein vor)

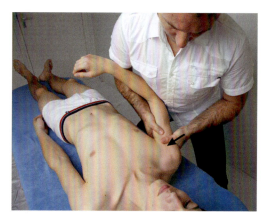

▶ Abb. 5.62

- Vorgehen
  - linke Hand: umfasst den proximalen Oberarm lateral
  - rechte Hand: umfasst den proximalen Oberarm medial

- Korrektur
Phase der Mobilisation:
  - mit beiden Händen (und unter Einsatz des Körpers) den Humeruskopf in Richtung der Gelenkpfanne drücken (▶ Abb. 5.62)
  - unter Beibehaltung der Kompression den Humerus in alle Richtungen mobilisieren

5.4.5 Ellenbogen

Anatomische Grundlagen

Gelenkflächen
Am Aufbau des Art. cubiti sind folgende Knochen beteiligt:

1. Humerus. Der Humerus mit seinem distalen Ende. Dieses ist um 45° gegenüber der Schaftachse nach ventral gewinkelt. Es verbreitert sich zum Epicondylus lateralis und dem prominenteren Epicondylus medialis. Ventral liegt die Fossa coronoidea zur Aufnahme des Proc. coronoideus der Ulna und die Fossa radialis zur Aufnahme des Radiuskopfes bei Flexion. Dorsal befindet sich die große Fossa olecrani als Führungsschiene für das Olekranon.

Die überknorpelten Flächen des distalen Humerus sind:

- Medial die Trochlea humeri. Diese besitzt eine zentrale rinnenförmige Vertiefung, die zusammen mit der Incisura trochlearis der Ulna das **Humeroulnargelenk** (Art. humeroulnaris) bildet. Der ventrale Ausläufer der Incisura ist der Proc. coronoideus. Distal davon befindet sich die Tuberositas ulnae.
- Lateral befindet sich die halbkugelige Artikulationsfläche des Capitulum humeri, die mit der tellerförmigen Fovea articularis des Radiuskopfes im **Humeroradialgelenk** (Art. humeroradilalis) artikuliert.

2. Ulna. Dorsal das Olekranon, ventral die Incisura trochlearis für die zangenförmige Artikulation mit der Trochlea humeri, diese ist um 45° gegenüber der Schaftachse nach ventral gewinkelt (hierdurch ist – in Kombination mit der Winkelung des distalen Humerus – die große Flexionsamplitude möglich). Eine zentrale Leiste endet ventral am Proc. coronoideus, distal davon liegt die Tuberositas ulnae, lateral die Incisura radialis ulnae für die Artikulation mit dem Radiusköpfchen. Am posterioren und anterioren Rand befestigt sich das Ringband, am kaudalen Rand das Lig. quadratum, das zur Basis des Radiusköpfchens zieht.

3. Radius. Caput radii mit Fovea articularis radii, eine leicht konkave Gelenkpfanne für das Capitulum humeri. Die Circumferentia articularis ist die Drehfläche für das proximale Radioulnargelenk. Gleich unterhalb des Collum liegt die Tuberositas radii. Der Schaft ist proximal eher rundlich, distal eher dreieckig und breiter (bei der Ulna verhält es sich umgekehrt).

So weist das Ellenbogengelenk insgesamt drei Teilgelenke auf mit unterschiedlichen Funktionen, aber einer Gelenkhöhle und umhüllt von einer Gelenkkapsel. Diese ist weit, vorne und hinten deutlich dünner und seitlich verstärkt durch Kollateralbänder. Unterhalb des Ringbands bildet sie den Recessus sacciformis als Reservefalte bei Drehbewegungen des Unterarms aus. Als Kapselspanner fungiert vorne der M. brachialis und hinten der M. anconeus.

Ligamente

Kollateralbänder
- kräftig, fächerförmig
- verstärken die Gelenkkapsel im seitlichen Bereich
- Lig. collaterale ulnare
  - Ursprung: Epicondylus medialis
  - Verlauf:
    - vordere Fasern: bis zum Proc. coronoideus und teilweise bis in das Ringband hineinstrahlend
    - mittlere Fasern: sehr kräftig
    - hintere Fasern: reichen bis zum Olekranon
- Lig. collaterale radiale
  - Ursprung: Epicondylus lateralis
  - Verlauf:
    - vordere Fasern: bis an den vorderen Rand der Incisura radialis ulnae
    - hintere Fasern: bis an den hinteren Rand der Incisura radialis ulnae
    - beide Schenkel strahlen in das Ringband ein

Die Seitenbänder sichern das Gelenk in der frontalen Ebene, sie verhindern/hemmen die Valgisierung (Abduktion) durch das ulnare Band bzw. die Varisierung (Adduktion) durch das radiale Band.

Ringband (Lig. anulare radii)
- Verlauf:
  - am vorderen und hinteren Rand der Incisura radialis ulnae angeheftet, umfasst so den Radiuskopf
  - bildet gemeinsam mit der Incisura radialis ulnae einen osteofibrösen Ring mit zwei Aufgaben:
- 1. Haltefunktionen:
  - umschließt und presst den Radiuskopf in die Gelenkfläche der Ulna
  - wird hierbei unterstützt vom Lig. quadratum (unterhalb der Incisura radialis ulnae)
- 2. Gelenkoberfläche:
  - Innenfläche mit knorpelähnlicher Struktur
  - Fasern des M. supinator strahlen in das Ringband hinein
  - am ventralen und dorsalen unteren Teil des Bands verbunden mit Lig. quadratum (bremst die Pronationsbewegung)

Weitere Ligamente
- Lig. anterius und Lig. obliquum anterius
  - ventrale, relativ dünne kapselverstärkende Ligamente mit längs verlaufenden und schrägen Faserzügen

Muskeln

Ventrale Oberarmmuskeln
- M. biceps brachii
  - Ursprung: Tuberculum supraglenoidale (Caput longum), Proc. coracoideus (Caput breve)
  - Ansatz: Tuberositas radii
  - Funktion: Flexion/Supination Ellenbogengelenk, Abduktion/Innenrotation Caput longum, Anteversion beide Anteile
  - Innervation: N. musculocutaneus (C 5 bis C 7)
- M. brachialis
  - Ursprung: Humerus (distale vordere Hälfte), Septa intermuscularia mediale und laterale
  - Ansatz: Tuberositas ulnae
  - Funktion: Flexion Ellenbogengelenk
  - Innervation: N. musculocutaneus (C 5 bis C 7), N. radialis (C 5, 6)

Dorsale Oberarmmuskeln
- M. triceps brachii
  - Ursprung: Tuberculum infraglenoidale (Caput longum), Hinterfläche Humerus und Septa intermuscularia mediale und laterale (Capita mediale und laterale)
  - Ansatz: Olekranon
  - Funktion: Extension Ellenbogengelenk, über Caput longum Retroversion und Adduktion im Schultergelenk
  - Innervation: N. radialis (C 6 bis C 8)

Faszien
Dem Prinzip eines Netzwerks der Faszien folgend, kann man den Faszien des Unter- und Oberarms nach proximal und nach distal folgen. Über das myofasziale System übertragene Reizungen können dementsprechend zentralwärts ihren Ursprung haben: beispielsweise im Thorax (Wirbelsäule, Rippen, myofasziale Ungleichgewichte im Schulter-Nacken-Bereich etc.), im Kranium (CMD, Schädelasymmetrien etc.). Eine solche Verkettung findet man frequent. Die Ursache solcher Reizungen könnte aber auch peripher initiiert sein: Dysfunktionen der Hand und/oder des Unterarms. Lokale Überbelastungen können die Faszien und Muskeln um das Ellenbogengelenk herum chronisch reizen (Kap. 9).

Innervation (peripher und segmental)
Für die motorische Innervation s. o. (Rubrik Muskeln). Sensibel wird das Ellenbogengelenk über ein Netzwerk folgender Nerven innerviert:
- N. radialis
  - Epicondylus lateralis
  - Kapsel-Band-Apparat ventral
- N. ulnaris
  - Epicondylus medialis
  - Kapsel-Band-Apparat dorsal
- N. medianus
  - Epicondylus medialis
  - Kapsel-Band-Apparat ventral (zusätzlich N. musculocutaneus)

Für die sensible Innervation der Haut s. Schulter (S. 132), ebenso für die vegetativ sympathische Versorgung.

Vaskularisation

Arteriell
Die A. brachialis, s. Schultergürtel (S. 133) teilt sich in der Fossa cubitalis in ihre beiden Endäste: A. radialis und A. ulnaris, die beide eine A. recurrens (radialis/ulnaris) zum Rete articulare cubiti abgeben. Das Ellenbogengelenk wird daneben noch versorgt von der A. interossea recurrens (s. u.).

■ 1. Äste der A. radialis
- A. recurrens radialis zum Rete articulare cubiti des Ellenbogengelenks
- Rr. musculares zu den Muskeln des Unterarmes
- A. nutricia radii (für den Knochen)
- Im distalen Unterarmbereich oberhalb des Retinaculum musculorum flexorum und der Hand wird der R. palmaris superficialis abgegeben, dieser bildet in der oberflächlichen Hohlhand eine der zahlreichen Anastomosen mit der A. ulnaris über den Arcus palmaris superficialis.
- Im dorsalen Bereich gibt sie den R. carpalis dorsalis ab, der zum Rete carpale dorsale zieht (hier auch Äste der A. ulnaris).
- Im Bereich der Mittelhand und der Finger: A. princeps pollicis (die sich noch weiter für die Versorgung des Daumens aufteilt), A. radialis indicis für den II. Finger.
- Der Arcus palmaris profundus stellt auf Höhe der metakarpalen Basen das Ende der A. radialis dar.

- 2. Äste der A. ulnaris

im proximalen Unterarmbereich:
- A. recurrens ulnaris (zum Rete articulare cubiti) aus der
- A. interossea communis: Diese teilt sich in einen anterioren (verläuft auf der ventralen Seite der Membrana interossea nach distal bis proximal des M. pronator quadratus und dort nach posterior durch die Membrana) und einen posterioren Ast, beide ziehen bis zum Handgelenk und versorgen die Flexoren der Ulnarseite.
- A. nutricia ulnae
  - zum Rete carpale dorsale über den R. carpalis dorsalis
  - zieht durch die Guyon-Loge und gibt dort den R. palmaris profundus ab, bildet mit der A. radialis den Arcus palmaris profundus
- Der Arcus palmaris superficialis stellt das Ende der Arterie dar, dieser übernimmt die Versorgung der ulnaren 3½ Finger über weitere Abzweigungen aus dem oberflächlichen Hohlhandbogen.

Venös
Tiefe Drainage via doppelter Begleitung der genannten Arterien. Oberflächlich liegt das Rete venosum dorsale manus.

Lymphatisch
- Die radiale Seite der Hand, des Unter- und des Oberarms drainiert in die Nll. axillares laterales.
- Auf der ulnaren Seite liegen im Ellenbogenbereich die Nll. cubitales. Von dort passiert die Lymphe auf dem Weg zu den Nll. axillares laterales noch die Nll. brachiales in der Mitte des Oberarms.

Biomechanik
Beim Ellenbogengelenk handelt es sich um ein typisches Scharniergelenk. Die Hauptbewegungskomponenten sind die Bewegungen in der sagittalen Ebene:
1. Flexion: zumeist Weichteilhemmung
2. Extension: Knochenhemmung

Dabei finden Nebenbewegungen statt:
3. Abduktion: bei Extension
4. Adduktion: bei Flexion

Zusätzlich kann das Gelenk bei gebeugtem Ellenbogen rotieren:
5. Pronation
6. Supination: Drehung des Radiuskopfes hauptsächlich im osteofibrösen Ring bei gleichzeitiger Drehung der Fovea articularis radii unter dem Capitulum humeri. Am Ende der Pronationsbewegung liegen beide Unterarmknochen überkreuzt zueinander, in Supinationsstellung parallel zueinander. Es handelt sich bei der Pronation und Supination um Bewegungen im proximalen und im distalen Radioulnargelenk (diese sind durch die Membrana interossea gekoppelt). Die Achse verläuft schräg vom Capitulum humeri (lateral) in Richtung des Proc. styloideus ulnae (medial).

Leitsymptome
Eine häufig vorkommende Problematik des Ellenbogens ist die Epikondylitis, die medial und/oder lateral auftreten kann. Typischerweise tritt ein brennender Schmerz auf, anfänglich während der Belastung, später auch nach der Belastung und sogar in Ruhe. Der Schmerz kann bis in den Unterarm und mitunter bis in die Hand ausstrahlen. Die Bewegung sowie die Kraft des Gelenks sind in der Regel eingeschränkt. Kennzeichnend sind Schmerzen beim Händeschütteln und Greifen, wie z. B. beim Heben einer Tasse. Es liegt eine akute Reizung der Weichteile vor. Ätiologisch werden Überbelastungen, wie monotone Arbeitsabläufe bei Handwerkern, Bürokräften etc. als mögliche triggernde Ursachen diskutiert. Die Behandlung sollte sich allerdings nicht nur auf eine Reduzierung der Belastung und der Reizung beschränken, vielmehr sollte der Grund der verminderten Belastbarkeit ermittelt und therapiert werden.

Osteopathische Techniken der Untersuchung

Tests

Test Pronation/Supination
- Ausgangsstellung
- *Patient:* in Sitzposition, beide Ellenbogengelenke um 90° flektiert
- *Therapeut:* steht vor dem Patienten

5 – Parietale Osteopathie

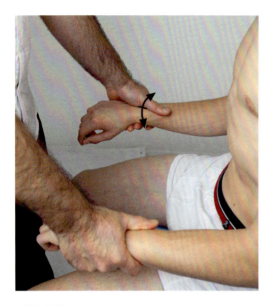

▶ Abb. 5.63

■ Vorgehen
• beide Hände umgreifen jeweils den distalen Unterarm des Patienten
• Test: passive Bewegungen in Pronation/Supination (▶ Abb. 5.63)

Test Abduktion/Adduktion

■ Ausgangsstellung
• *Patient:* in Sitzposition
• *Therapeut:* steht vor dem Patienten und fixiert den distalen Unterarm des Patienten zwischen seinem nicht gleichseitigen Arm und seinem Thorax

■ Vorgehen
• laterale Hand: breitflächig mit dem Thenar am Epicondylus lateralis und mit dem Hypothenar am proximalen Radius
• mediale Hand: breitflächig mit dem Thenar am Epicondylus medialis und mit dem Hypothenar an der proximalen Ulna
• Test: Adduktion durch Druck der medialen Hand nach lateral bzw. Abduktion durch Druck der lateralen Hand nach medial (▶ Abb. 5.64)

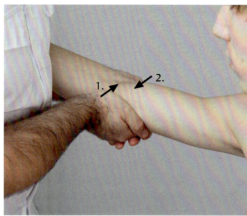

▶ Abb. 5.64

Test Radiuskopf

■ Ausgangsstellung
• *Patient:* in Rückenlage, Unterarm auf dem Bauch liegend
• *Therapeut:* steht (oder sitzt) seitlich vom Patienten

■ Vorgehen
• kraniale Hand: fixiert den Ellenbogen
• kaudale Hand: umfasst den Radiuskopf
• Test: Verschieben des Radiuskopfes nach anterior und posterior (▶ Abb. 5.65)

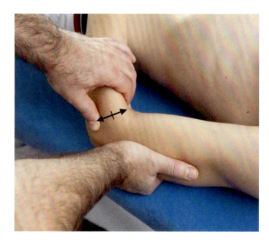

▶ Abb. 5.65

Test distales Radioulnargelenk

- **Ausgangsstellung**
- *Patient:* in Sitzposition, Unterarm in leichter Pronationsstellung auf der Behandlungsliege abgelegt
- *Therapeut:* steht (oder sitzt) vor dem Patienten

- **Vorgehen**
- mediale Hand: umfasst den Radius am distalen Ende
- laterale Hand: umfasst die Ulna am distalen Ende
- Test: bei fixierter Ulna den Radius nach anterior und posterior bewegen (▶ Abb. 5.66)

> **Beachte**
> Mit veränderter Bewegungsamplitude und Frequenz ist dieses Verfahren zur Mobilisation geeignet, dabei können auch beide Knochen bewegt werden.

Osteopathische Techniken der Behandlung

Techniken

Muskeltechnik bei Dysfunktion in Pronation rechts

- **Ausgangsstellung**
- *Patient:* sitzt am Rand der Behandlungsliege, das rechte Ellenbogengelenk um 90° flektiert
- *Therapeut:* steht vor dem Patienten

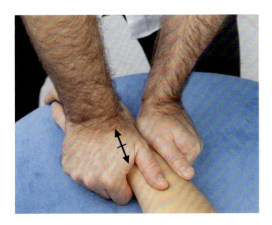

▶ Abb. 5.66

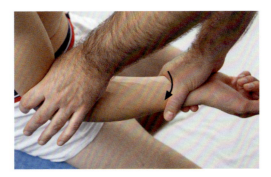

▶ Abb. 5.67

- **Vorgehen**
- linke Hand: liegt ventral am Ellenbogengelenk
- rechte Hand: liegt auf dem distalen Unterarm
- Supination mit der rechten Hand bis zum Bewegungsende einstellen

- **Korrektur**

Phase der Anspannung:
- den Unterarm in Richtung der Supination drücken und den Patienten auffordern, einen Gegendruck nach innen aufzubauen (▶ Abb. 5.67)
- isometrische Aktivität (in Pronation) kontrollieren und so dosieren, dass sie als Spannung wahrgenommen wird, dabei darf keine Bewegung im Ellenbogengelenk stattfinden
- 3–5 Sekunden halten

Phase der Entspannung:
- den Patienten auffordern, die Spannung zu lösen
- minimal 1–2 Sekunden warten
- den Unterarm des Patienten langsam in Richtung Supination bewegen und so die motorische Barriere für die Supination neu aufsuchen

Wiederholen der beiden Phasen.

Muskeltechnik bei Dysfunktion in Supination rechts

Die Ausgangsstellung und das Vorgehen erfolgen analog zur Dysfunktion in Pronation rechts (s. o.). Abweichend wird eine Pronation eingestellt, der Unterarm in Richtung der Pronation gedrückt und die isometrische Aktivität in Supination kontrolliert (▶ Abb. 5.68).

5 – Parietale Osteopathie

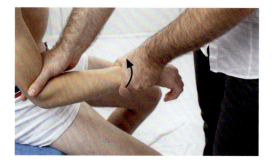

▶ Abb. 5.68

Impulstechniken

Dysfunktion in Abduktion rechts

- Ausgangsstellung
- *Patient:* in Sitzposition
- *Therapeut:* steht vor dem Patienten, den rechten Unterarm des Patienten zwischen dem linken Oberarm und dem Thorax

- Vorgehen
- rechte Hand: liegt breitflächig medial mit dem Thenar auf dem distalen Oberarm und mit dem Hypothenar auf dem proximalen Unterarm, Finger dorsal am Ellenbogengelenk
- linke Hand: lateral etwas unterhalb des Ellenbogengelenks (▶ Abb. 5.64)
- Öffnen bzw. Entspannen der Seitenbänder durch etwas Flexion

- Korrektur
Phase der Orientierung:
- Mobilisation des Ellenbogengelenks von medial nach lateral in Richtung der Adduktion

Phase vor der Manipulation:
- den größtmöglichen Widerstand suchen

Phase der Beschleunigung:
- den Widerstand steigern
- Vorspannung aufbauen
- Impuls in laterale Richtung

Alternative

- Ausgangsstellung
- *Patient:* in Rückenlage, rechts am Rand der Behandlungsliege

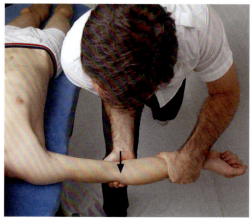

▶ Abb. 5.69

- *Therapeut:* steht in Richtung des Kopfendes der Behandlungsliege (in Schrittstellung, rechtes Bein vor), den rechten Ellenbogen an den eigenen Oberschenkel oder das Becken setzen, rechter Unterarm horizontal

- Vorgehen
- rechte Hand: liegt breitflächig medial mit dem Thenar auf dem distalen Oberarm und mit dem Hypothenar auf dem proximalen Unterarm, Finger dorsal am Ellenbogengelenk
- linke Hand: umgreift den distalen Unterarm ventral mit den Fingern radial
- Mobilisation und Impuls von medial nach lateral (▶ Abb. 5.69)

Dysfunktion in Adduktion rechts

- Ausgangsstellung
- *Patient:* in Sitzposition
- *Therapeut:* steht vor dem Patienten, den rechten Unterarm des Patienten zwischen dem rechten Oberarm und dem Thorax

- Vorgehen
- linke Hand: liegt breitflächig lateral mit dem Thenar auf dem distalen Oberarm und mit dem Hypothenar auf dem proximalen Unterarm, Finger dorsal am Ellenbogengelenk
- rechte Hand: medial etwas unterhalb des Ellenbogengelenks
- Öffnen bzw. Entspannen der Seitenbänder durch etwas Flexion

5.4 Extremitäten – Obere Extremität

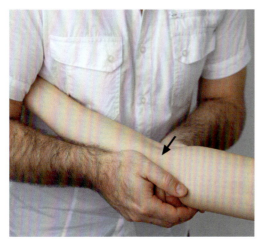

▶ Abb. 5.70

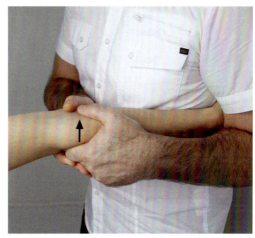

▶ Abb. 5.71

- **Korrektur**

Phase der Orientierung:
- Mobilisation des Ellenbogengelenks von lateral nach medial in Richtung der Abduktion

Phase vor der Manipulation:
- den größtmöglichen Widerstand suchen

Phase der Beschleunigung:
- den Widerstand steigern
- Vorspannung aufbauen
- Impuls in mediale Richtung (▶ Abb. 5.70)

Alternative

- **Ausgangsstellung**
- *Patient:* in Rückenlage, rechts am Rand der Behandlungsliege
- *Therapeut:* steht in Richtung des Fußendes der Behandlungsliege (in Schrittstellung, linkes Bein vor), den linken Ellenbogen an den eigenen Oberschenkel oder das Becken setzen, linker Unterarm horizontal

- **Vorgehen**
- linke Hand: liegt breitflächig lateral mit dem Thenar auf dem distalen Oberarm und mit dem Hypothenar auf dem proximalen Unterarm, Finger dorsal am Ellenbogengelenk
- rechte Hand: umgreift den distalen Unterarm ventral mit den Fingern ulnar
- Durchführung: wie bei der Technik im Sitzen (s. o.)

Dysfunktion Radiuskopf posterior rechts

- **Ausgangsstellung**
- *Patient:* in Sitzposition
- *Therapeut:* steht vor dem Patienten, den rechten Unterarm des Patienten zwischen dem linken Oberarm und dem Thorax

- **Vorgehen**
- linke Hand liegt mit dem gebeugten Zeigefinger posterior am Radiuskopf
- rechte Hand: medial am Ellenbogengelenk

- **Korrektur**

Phase der Orientierung:
- Mobilisation des Ellenbogengelenks in Richtung der Extension, dabei den Radiuskopf nach anterior mobilisieren

Phase vor der Manipulation:
- den größtmöglichen Widerstand für diese Bewegung des Radiuskopfes suchen

Phase der Beschleunigung:
- den Widerstand steigern
- Vorspannung aufbauen
- Impuls mit dem Zeigefinger in anteriore Richtung (▶ Abb. 5.71)

Dysfunktion Radiuskopf anterior rechts

- **Ausgangsstellung**
- *Patient:* in Rückenlage, rechts am Rand der Behandlungsliege
- *Therapeut:* sitzt seitlich vom Patienten

■ Vorgehen
- linke Hand liegt mit dem Hypothenar als Keil in der Gelenkbeuge
- rechte Hand: umgreift den distalen Unterarm

■ Korrektur
Phase der Orientierung:
- Mobilisation des Ellenbogengelenks in Richtung der Flexion, dabei den Kontakt mit dem Keil suchen und über diesen den Radiuskopf nach posterior mobilisieren

Phase vor der Manipulation:
- den größtmöglichen Widerstand für diese Bewegung des Radiuskopfes suchen

Phase der Beschleunigung:
- den Widerstand steigern
- Vorspannung aufbauen
- Impuls durch Flexion des Unterarms

Dysfunktion in Abduktion/Radiuskopf posterior rechts
(z. B. bei Patienten mit einer Epicondylitis lateralis oder medialis)

■ Ausgangsstellung
- *Patient:* in Sitzposition
- *Therapeut:* steht vor dem Patienten, den rechten Unterarm des Patienten zwischen dem linken Oberarm und dem Thorax

■ Vorgehen
- linke Hand: liegt mit dem gebeugten Zeigefinger posterior am Radiuskopf
- rechte Hand: liegt breitflächig medial mit dem Thenar auf dem distalen Oberarm und mit dem Hypothenar auf dem proximalen Unterarm, Finger dorsal am Ellenbogengelenk

■ Korrektur
Phase der Orientierung:
- Mobilisation des Ellenbogengelenks in Richtung der Extension, dabei den Radiuskopf nach anterior und gleichzeitig den Unterarm von medial nach lateral mobilisieren

Phase vor der Manipulation:
- den größtmöglichen Widerstand für diese Bewegungen suchen

Phase der Beschleunigung:
- den Widerstand steigern
- Vorspannung aufbauen
- den Impuls in Richtung Adduktion etwas vor Erreichen der maximalen Extension und vor dem Impuls nach anterior mit dem Zeigefinger geben

5.4.6 Unterarm/Hand

Anatomische Grundlagen

Gelenkflächen
Besonderheiten des **Unterarms** ergeben sich durch die Verbindungen zwischen Radius und Ulna:
   Art. radioulnaris proximalis: siehe Ellenbogen (S. 142).

Membrana interossea
- Hauptaufgabe: Ursprungsfläche für Muskeln
- schräger Verlauf der meisten Fasern vom Radius nach distal zur Ulna
- gespannt in der Mittelposition zwischen Pronation und Supination
- entspannt bei zunehmender Pronation oder Supination

Chorda obliqua
(proximal der Membrana interossea und durch eine Öffnung von dieser getrennt)
- dünne ligamentäre Struktur
- von der lateralen Seite der Tuberositas ulnae schräg nach distal zum Radius (gleich unter der Tuberositas radii)
- Widerstand gegenüber Traktionskräften, wenn z. B. am Unterarm gezogen wird

Art. radioulnaris distalis
- Gelenkflächen
  - Circumferentia articularis der Ulna
  - Incisura ulnaris des Radius
- Gelenkkapsel
  - besitzt keine nennenswerten Verstärkungen
  - setzt sich nach proximal zwischen den beiden Unterarmknochen als Recessus sacciformis fort (Fasern des M. pronator quadratus strahlen hier als Kapselspanner ein)

Daneben artikuliert das distale Ende der Ulna mit dem dreieckigen Discus articularis (Discus ulnocarpalis). Dieser

- entspringt am distalen Rand der Incisura ulnaris des Radius und zieht zum Proc. styloideus und zur Basis der distalen Ulna,
- ist mit radioulnaren Bändern verwachsen,
- ist Teil des triangulären fibrokartilaginären Komplexes, der nach Verletzungen oder im Rahmen von Degenerationen strukturelle Veränderungen aufweisen kann.

Der allgemeine Aufbau der **Hand** sieht wie folgt aus:

Carpus (Handwurzel)
Proximale Reihe:
- Os scaphoideum
- Os lunatum
- Os triquetrum
- Os pisiforme

Distale Reihe:
- Os trapezium
- Os trapezoideum
- Os capitatum
- Os hamatum

Metacarpus (Mittelhand)
- Ossa metacarpalia I–V

Digiti manus (Finger)
- Daumen aus 2 Phalangen
- die übrigen Finger, aus 3 Phalangen bestehend

Im Handgelenk artikulieren miteinander: der Radius (und der Discus articularis) mit der proximalen und diese mit der distalen Reihe der Handwurzelknochen.

Art. radiocarpea (Radiokarpalgelenk)
- Gelenkfläche weist in ulnare Richtung, da der Radius weiter nach distal reicht als die Ulna
- Gelenkkopf
  - Os scaphoideum und Os lunatum artikulieren direkt mit dem Radius
  - das Os triquetrum artikuliert mit dem Discus articularis
- Gelenkpfanne
  - Radius und Discus articularis
- Os pisiforme
  - ist nicht Bestandteil dieses Gelenks, es artikuliert ausschließlich mit dem Os triquetrum

Art. mediocarpea (distales Handgelenk)
Die distalen Gelenkflächen der proximalen Reihe artikulieren mit den proximalen Gelenkflächen der distalen Reihe. Dadurch entsteht Kontakt zwischen:
- Os scaphoideum und Os trapezium
- Os trapezoideum und Os capitatum
- Os lunatum und Os capitatum und mitunter auch mit dem Os hamatum
- Os triquetrum und Os hamatum

Art. intercarpea
Gelenke zwischen den Knochen der proximalen und der distalen Reihe untereinander
Verbindungen über Ligamente:
- u. a. Ligg. intercarpeae dorsalia, interossea und palmaria
- distale Reihe: durch straffe Verbindungen der Bänder sind Bewegungen zwischen den Knochen beinahe unmöglich
- proximale Reihe: hier sind Bewegungen gegeneinander möglich

Art. mediocarpea und Art. intercarpea bilden gemeinsam das mediokarpale Kompartiment.

Art. carpometacarpalis
- zwischen der distalen Handwurzelreihe und den Basen der Mittelhandknochen:
  - straffe Gelenke (Amphiarthrosen)
  - kräftige Bandstrukturen
  - elastische Verformungen möglich (Ausnahme: Daumensattelgelenk)

Art. carpometacarpalis pollicis (Daumensattelgelenk)
- zwischen der Basis ossis metacarpalis I und dem Os trapezium
- durch sattelförmige Gelenkfläche Flexion/Extension, Abduktion/Adduktion und Rotation möglich (wichtig für die Opposition des Daumens)

Artt. intermetacarpeae
- Basen der Metakarpalen untereinander
- Amphiarthrosen

Artt. metacarpophalangeae (Fingergrundgelenke)
- Kugelgelenke

5 – Parietale Osteopathie

Artt. interphalangeae proximalis und distalis (Mittel- und Endgelenke)
- Scharniergelenke
- Bewegungen: Flexion und Extension, Abduktion und Adduktion (Spreizen bzw. Aneinanderlegen)

Ligamente
Beschrieben werden die Bänder der Hand, verzichtet wird auf eine Beschreibung der Bänder der Finger. Die Bänder der Hand können in folgende drei Systeme unterteilt werden:

Laterales System
- Lig. collaterale carpi radiale
  - vom Proc. styloideus des Radius zum Os scaphoideum
- Lig. collaterale carpi ulnare
  - vom Proc. styloideus der Ulna zum Os triquetrum und Os pisiforme

Diese Ligamente sind im Grunde genommen Teil des Sehnensystems der dorsalen Unterarmmuskeln (S. 152), die an der ulnaren und radialen Seite zum Teil mit der Kapsel des Handgelenks verwachsen sind.

Palmares System
- Lig. radiocarpeum palmare
  - vom Proc. styloideus radii schräg verlaufend zum Os capitatum und Os triquetrum
- Lig. ulnocarpeum palmare
  - vom Proc. styloideus ulnae zum Os triquetrum und Os lunatum

Zwischen den proximalen und den distalen Handwurzelknochen:
- Lig. carpi radiatum
  - vom Os capitatum zum Os hamatum, Os scaphoideum, Os triquetrum und Ossa trapezii
- Ligg. intercarpeae palmaria
- Lig. pisohamatum: palmare Begrenzung der Rinne für den N. ulnaris (Guyon-Loge)
- Lig. carpi transversum (Retinaculum musculorum flexorum)
  - zwischen Tuberculum scaphoidei und Os pisiforme
  - zwischen Tuberculum trapezii und Hamulus ossis hamati
  - bildet die palmare Begrenzung des Karpaltunnels, der M. palmaris longus strahlt über die Palmaraponeurose in das Band ein

Dorsales System
- Lig. radiocarpeum dorsale
  - von der dorsalen Fläche des Radius schräg zum Os scaphoideum und Os triquetrum
- Lig. arcuatum dorsale (inkonstant):
  - zwischen dem Os triquetrum und dem Os scaphoideum

Muskeln

Unterarmmuskulatur
Die nachfolgenden **oberflächlichen ventralen Muskeln** entspringen alle vom Epicondylus medialis.
- M. pronator teres
  - Ursprung: zusätzlich Proc. coronoideus
  - Ansatz: äußere Fläche des Radius
  - Funktion: Pronation Ellenbogen, (schwache) Flexion Ellenbogen
- M. flexor carpi radialis
  - Ansatz: Basis Os metacarpale II (manchmal III)
  - Funktion: Palmarflexion, Radialabduktion, Pronation
- M. palmaris longus
  - Ansatz: Palmaraponeurose
  - Funktion: Palmarflexion, Spannen der Aponeurose
- M. flexor digitorum superficialis
  - Ursprung: zusätzlich Proc. coronoideus und der proximale anteriore Rand des Radius
  - Ansatz: II.–V. Finger (Seiten der Mittelphalangen)
  - Innervation: so wie auch die vorherigen Muskeln durch den N. medianus
- M. flexor carpi ulnaris
  - Ursprung: zusätzlich Olekranon
  - Ansatz: Hamulus ossis hamati, Basis des Os metatarsale V und Os pisiforme
  - Funktion: Palmarflexion, Ulnarabduktion
  - Innervation: N. ulnaris

Zur **tiefen ventralen Muskulatur** gehören:
- M. flexor digitorum profundus
  - Ursprung: von der Facies anterior und medialis der Ulna (obere zwei Drittel) und der Membrana interossea

- Ansatz: II.–V. Finger (Palmarseite der Endphalangen)
- Funktion: Flexion Hand-, Grund-, Mittel- und Endgelenke
- Innervation: N. medianus (II., III. Finger), N. ulnaris (IV., V. Finger)
• M. flexor pollicis longus
    - Ursprung: vom Radius (mittlere Vorderfläche) und der Membrana interossea
    - Ansatz: Palmarseite der Endphalanx des Daumens
    - Funktion: Flexion und Radialabduktion Handgelenk, Opposition Daumensattelgelenk, Flexion Daumengrund- und Endgelenk
    - Innervation: N. medianus
• M. pronator quadratus
    - Ursprung: von der Ulna (distales Viertel)
    - Ansatz: Radius (distales Viertel)
    - Funktion: Pronation
    - Innervation: N. medianus

Zur **oberflächlichen dorsalen Muskulatur** gehören:
• M. brachioradialis
    - Ursprung: an der lateralen Seite des distalen Humerus, am Septum intermusculare laterale
    - Ansatz: zum Proc. styloideus radii
    - Funktion: Flexion Ellenbogengelenk, Pronation/Supination Unterarm
• M. extensor carpi radialis longus
    - Ursprung: an der lateralen Seite des distalen Humerus, am Septum intermusculare laterale
    - Ansatz: dorsal an der Basis des Os metacarpale II
    - Funktion: Dorsalextension, Radialabduktion Handgelenk, Pronation/Supination Unterarm
• M. extensor carpi radialis brevis
    - Ursprung: Epicondylus lateralis
    - Ansatz: dorsal an der Basis des Os metacarpale III
    - Funktion: Dorsalextension, Radialabduktion Handgelenk, Pronation/Supination Unterarm
• M. extensor carpi ulnaris
    - Ursprung: Epicondylus lateralis, Dorsalseite der Ulna
    - Ansatz: zur Basis des Os metacarpale V
    - Funktion: Dorsalextension, Ulnarabduktion
• M. extensor digitorum
    - Ursprung: Epicondylus lateralis
    - Ansatz: zur Dorsalaponeurose II.–V. Finger
    - Funktion: Dorsalextension, Extension und Spreizen II.–V. Finger in Grund-, Mittel- und Endgelenken
• M. extensor digiti minimi
    - Ursprung: Epicondylus lateralis
    - Ansatz: zur Dorsalaponeurose des V. Fingers
    - Funktion: Dorsalextension, Ulnarabduktion, Extension und Spreizen des V. Fingers im Grund-, Mittel- und Endgelenk
    - Innervation dieser Muskeln: N. radialis

Zur **tiefen dorsalen Muskulatur** gehören:
• M. supinator
    - Ursprung: vom Epicondylus lateralis, Lig. collaterale ulnare, Lig. anulare radii und Olekranon
    - Ansatz: Facies lateralis radii (proximales Drittel)
    - Funktion: Supination
• M. abductor pollicis longus
    - Ursprung: von der Facies posterior der Ulna und des Radius und der Membrana interossea
    - Ansatz: Basis Os metacarpale I
    - Funktion: Radialabduktion Handgelenk, Abduktion (und Extension) im Karpometakarpalgelenk des Daumens
• M. extensor pollicis longus
    - Ursprung: von der Facies posterior der Ulna, Membrana interossea (M. extensor pollicis brevis distal von longus)
    - Ansatz: Basis der Grundphalanx des Daumens
    - Funktion: Dorsalextension, Radialabduktion, Adduktion Daumensattelgelenk, Extension Grund- und Endgelenk
• M. extensor pollicis brevis
    - Ursprung: Facies posterior des Radius, Membrana interossea (siehe M. extensor pollicis longus)
    - Ansatz: Basis der Endphalanx des Daumens
    - Funktion: Radialabduktion, Extension Grundgelenk
• M. extensor indicis
    - Ursprung: Facies posterior der Ulna (distales Drittel)
    - Ansatz: Dorsalaponeurose des II. Fingers
    - Funktion: Dorsalextension Handgelenk, Dorsalextension Grund-, Mittel- und Endgelenk II. Finger

Die oberflächlichen und tiefen Extensorenmuskeln werden innerviert vom N. radialis.

Handmuskulatur
Auf eine genaue Beschreibung der kurzen Handmuskeln wird an dieser Stelle verzichtet. Man kann diese unterteilen in:

Thenarmuskulatur
- M. abductor pollicis brevis
- M. adductor pollicis
- M. flexor pollicis brevis
- M. opponens pollicis

Hypothenarmuskulatur
- M. abductor digiti minimi
- M. flexor digiti minimi
- M. opponens digiti minimi
- M. palmaris brevis

Mittelhandmuskulatur
- Mm. lumbricales manus I–IV
- Mm. interossei dorsales manus I–IV
- Mm. interossei palmares I–III

Faszien
Eine besondere Region stellt die Palmarfläche der Hand dar, welche drei Kammern besitzt, die von Faszien abgegrenzt werden.

Die Thenarkammer: umgeben von der Fascia thenaris mit den kurzen Daumenmuskeln und der Sehne des M. flexor pollicis longus

Die Hypothenarkammer: umhüllt von der Fascia hypothenaris mit den kurzen Kleinfingermuskeln

Die Palmarkammer (Spatium palmare intermedium): wird zur Haut hin geschlossen durch die straffe Palmaraponeurose (deren in Längsrichtung verlaufende Fasern sind eine Fortsetzung des M. palmaris longus). Der M. palmaris longus verankert sich am Retinaculum musculorum flexorum (Lig. carpi transversum). Für den Verlauf dieses Bands siehe „Ligamente/Palmares System" (s. o.). Das Band schließt die von den Handwurzelknochen im palmaren Bereich gebildete konkave Rinne. Der proximale Rand liegt über der proximalen Handwurzelreihe, der distale Rand über den Basen der Ossa metacarpalia II–V. Die Stärke des Bands beträgt proximal und distal ca. 0,6 mm, in der Mitte ist es bis zu 1,6 mm dick.

Ausläufer der Unterarmfaszie (Fascia antebrachii) bilden das Lig. carpi palmare, dessen radialer Anteil fest mit dem Retinaculum musculorum flexorum verwachsen ist. Im so gebildeten osteofibrösen Karpaltunnel verlaufen 10 Beugersehnen und der N. medianus. Fasziale Spannungen können hier zum Entrapment der neurovaskulären Strukturen und zu einem ischämischen Beschwerdebild führen. Aufgrund der Kontinuität der Faszien ist eine auslösende Verbindung bis zur Schulter-/Nackenregion möglich.

Innervation (peripher und segmental)
Die genaue motorische Versorgung ist dem Abschnitt über die Muskeln zu entnehmen (s. o.). Als Merkhilfe (aus Anatomie: Duale Reihe [1]) hier an dieser Stelle:
- N. radialis innerviert alle Extensoren
- N. medianus innerviert alle Flexoren mit zwei Ausnahmen:
  - M. flexor carpi ulnaris und ulnarer Teil des M. flexor digitorum profundus durch N. ulnaris
- N. ulnaris innerviert alle Handmuskeln bis auf „Olaf":
  - Mm. opponens pollicis, lumbricales I/II, abductor pollicis brevis, flexor pollicis (Caput superficiale)

Haut des Unterarms
- *medial:* N. cutaneus antebrachii medialis (C 8, Th 1) bis zum distalen Unterarm
- *lateral:* N. cutaneus antebrachii lateralis (C 6, 7) als Endast des N. musculocutaneus
- *dorsal:* N. cutaneus antebrachii posterior (C 6, 7)
- *distal ulnar:* R. palmaris des N. ulnaris

Haut der Hand
- N. ulnaris
  - über den R. dorsalis (zum Handrücken, verteilt sich in Nn. digitales dorsales für die Haut des Klein- und Ringfingers und die ulnare Seite des Mittelfingers)
  - Der N. ulnaris selbst läuft unter dem Lig. carpi palmare und über dem Retinaculum musculorum flexorum (Guyon-Loge: hier gleichnamiges Syndrom möglich) zur Handinnenfläche und gibt als sensiblen Ast ab:

5.4 Extremitäten – Obere Extremität

– R. superficialis: zieht in die Loge des kleinen Fingers und versorgt dessen palmare Haut sowie die ulnare Seite des Ringfingers
- N. medianus
  – erreicht über den Canalis carpi (hier 2. Entrapment des Nervs möglich: Karpaltunnelsyndrom) die Handinnenfläche und versorgt dort sensibel die Gelenkkapsel des Handgelenks (Rr. articulares) und die palmare Haut von:
  – Daumen, Handinnenfläche bis Zeige-, Mittel- und radiale Seite des Ringfingers (radialen 3½ Finger); dorsal: Haut der gleichen Finger etwa ab den Endgliedern
- N. radialis
  – gelangt nach distal zum Handrücken
  – versorgt die Haut der dorsalen Fläche des Daumens und die radiale Seite des Mittel- und Zeigefingers bis zu den Endgliedern

Vaskularisation
Siehe Ellenbogen (S. 144).

Biomechanik

Handgelenk
- Palmarflexion (ca. 80°) und Dorsalextension (ca. 65°)
  – Bei maximaler Flexion ist die Bewegung im proximalen Handgelenk um das 1,5-Fache größer als in der distalen Reihe.
  – Bei maximaler Extension ist die Bewegung im distalen Handgelenk um das 1,5-Fache größer als in der proximalen Reihe.
  – Bei ADL-Bewegungen sind die Bewegungsausschläge in den beiden Reihen etwa gleich groß.
- (bis zu) 20° radiale Abduktion und (bis zu) 40° ulnare Abduktion

Ulnar- und Radialabduktion finden aufgrund der Verzahnungen der Knochen im distalen Handwurzelgelenk fast ausschließlich im proximalen Handgelenk statt.

Auf eine Beschreibung der Verschiebungen einzelner Handknochen während der Bewegungen der Hand wird im Rahmen dieses Lehrbuchs verzichtet (siehe hierzu [42]).

Leitsymptome
Handgelenkschmerzen stellen die wohl häufigste Symptomatik dar. Diese treten auf als Eigenerkrankung (Arthrose), infolge einer Systemerkrankung (Arthritis) oder von Überbelastungen (in Freizeit oder Beruf), nach Verletzungen (Zerrungen, Prellungen) oder auch im Rahmen eines Morbus Sudeck. Auch Nervenwurzelirritationen in der HWS können eine radikuläre Problematik mit Schmerzen im Hand-/Fingerbereich generieren. Schmerzen in Kombination mit Taubheitsgefühlen und Kribbelparästhesien treten z. B. beim Karpaltunnelsyndrom auf.

Osteopathische Techniken der Untersuchung

Tests
Ausgangsstellung für die nachfolgenden Tests:
- *Patient:* in Sitzposition
- *Therapeut:* steht vor dem Patienten

Os scaphoideum

■ Vorgehen
- beide Hände: umfassen zwischen kleinem Finger und Ringfinger die Hand des Patienten (lateral zwischen kleinem Finger und Ringfinger, medial zwischen Daumen und Zeigefinger des Patienten), beide Daumen liegen auf dem Os scaphoideum
- Test/Behandlung: nach palmar und/oder dorsal (▶ Abb. 5.72)

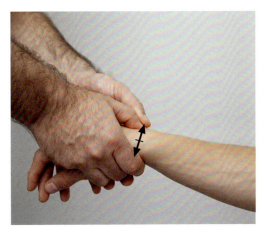

▶ Abb. 5.72

Os lunatum

Siehe Os scaphoideum (s.o.), dabei liegen beide Daumen auf dem Os lunatum.

Os triquetrum

Siehe Os scaphoideum und Os lunatum (s.o.).

Os pisiforme

■ Vorgehen
- eine Hand greift die Hand des Patienten
- eine Hand greift das Os pisiforme zwischen Daumen und Zeigefinger
- Test/Behandlung: Gleiten des Knochens in alle Richtungen (v. a. radial/ulnar)

Proximale karpale Gelenkreihe radial/ulnar

■ Vorgehen
- kraniale Hand: fixiert den Unterarm des Patienten
- kaudale Hand: Griff wie beim Händeschütteln
- Test/Behandlung: Gleiten der Knochen der proximalen Reihe nach radial/ulnar

Daumensattelgelenk

■ Vorgehen
- kraniale Hand: fixiert das Os trapezium des Patienten zwischen Daumen und Zeigefinger
- kaudale Hand: greift Os metacarpale I
- Test/Behandlung: Verschieben des Os metacarpale I nach anterior-posterior und radial-ulnar (▶ Abb. 5.73)

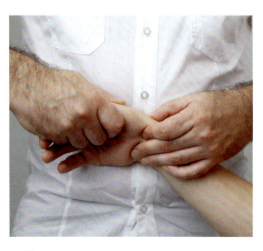

▶ Abb. 5.73

Osteopathische Techniken der Behandlung

Die Anwendung parietaler Techniken im Bereich der Hand geschieht eher selten. Nur in Ausnahmefällen ist die eigentliche Ursache der Störung in den Gelenken der Hand selbst zu finden. Falls doch, ist dies zumeist Folge eines Traumas und ggf. bildgebend abzuklären. Die Gelenke der Hand und v. a. die der Finger sind so mobil, dass die Patienten sich kleinere Bewegungsstörungen durch alltägliche Bewegungen oder manchmal auch durch einen speziellen „Handgriff" selbst korrigieren.

Die Techniken bestehen aus Mobilisationen und benutzen die gleiche Vorgehensweise wie die Tests, mit Anpassung der Bewegungsamplitude und der Frequenz. Es ist ebenfalls möglich, die eine oder andere Technik bei vorliegender Indikation (fester Widerstand, keine Mobilitätsverbesserung durch Mobilisation möglich) als Impulstechnik durchzuführen.

Techniken

Behandlungstechnik beim Karpaltunnelsyndrom

Eine globale Mobilisationstechnik für die beiden karpalen Reihen (zur Mobilisation und zur Verbesserung der Zirkulation, da es sich bei dem Krankheitsbild um eine ischämische Problematik handelt).

■ Ausgangsstellung
- *Patient:* in Sitzposition
- *Therapeut:* steht vor dem Patienten

■ Vorgehen bei der Behandlung rechts
- linke Hand: liegt mit der Kleinfingerkante dorsal auf dem distalen Unterarm
- rechte Hand: liegt mit der Kleinfingerkante ventral auf der proximalen Handwurzelreihe
- Unterarme: senkrecht zueinander
- beide Hände geben etwas Kompression, wodurch die proximale karpale Reihe nach dorsal mobilisiert wird (▶ Abb. 5.74)

■ Korrektur
Phase der Anspannung:
- den Patienten auffordern, die Hand zu schließen
- 3–5 Sekunden halten

5.5 Extremitäten – Untere Extremität

7. Wie verläuft der humeroskapulare Rhythmus?
8. Aus welchen drei Teilgelenken ist das Ellenbogengelenk zusammengesetzt?
9. Was ist die Aufgabe des Ringbands (Lig. anulare radii)?
10. Welches sind die Knochen der proximalen und distalen Reihe der Hand?

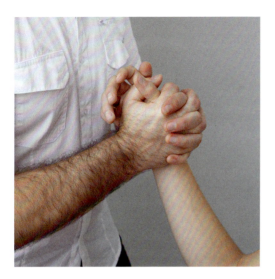

▶ Abb. 5.74

Phase der Entspannung:
- den Patienten auffordern, die Spannung zu lösen
- unter distaler Traktion die Hand in alle Richtungen mobilisieren

Wiederholen der beiden Phasen.

Danach bleibt die rechte Hand mit der Kleinfingerkante ventral auf der proximalen Handwurzelreihe liegen und die linke Hand wird mit der Kleinfingerkante dorsal auf die distale Handwurzelreihe gelegt. Dann erfolgt erneut die Mobilisations- und Pumptechnik wie zuvor beschrieben.

☑ **Fragen zur Selbstüberprüfung**

Die Antworten finden sich im vorangegangenen Kapitel und werden hier nicht explizit aufgeführt.
1. Wie kann über den N. phrenicus eine Verbindung zwischen Viszera und den oberen Extremitäten hergestellt werden?
2. Welcher ist der kritische Zeitraum der Schwangerschaft in der Entwicklung der Extremitäten?
3. Aus welchen Gelenken ist der Schultergürtel aufgebaut?
4. Welche Muskeln verbinden den Schultergürtel mit dem Rumpf?
5. Welche Äste gehören zum Pars infraclavicularis des Plexus brachialis?
6. Aus welchen Segmenten kommt die vegetativ sympathische Versorgung der oberen Extremitäten?

5.5 Extremitäten – Untere Extremität

5.5.1 Allgemeine Einführung

Die oberen und unteren Extremitäten weisen zwar den gleichen Bauplan auf, unterscheiden sich aber in Struktur und Funktion deutlich voneinander. Es gibt in beiden Extremitäten drei Gelenkbereiche:
- proximal das Schulter- bzw. Hüftgelenk
- distal das Hand- bzw. Sprunggelenk
- dazwischengeschaltet das Ellenbogen- bzw. Kniegelenk

Beide Extremitäten sind mit dem Rumpf verbunden: Die untere Extremität ist durch das Hüftgelenk mit dem äußerst stabilen und nur geringfügig mobilen knöchernen Beckengürtel verbunden (S. 102). Über diese Verbindungen sind auf- und absteigende Ketten vom Rumpf auf die Extremitäten und umgekehrt möglich. Wie schon im Kapitel über das Becken dargelegt wurde, beeinflussen die unteren Gliedmaßen das Iliosakral- und das Pubisgelenk mehr über das Os coxae (u. a. Os ilium und Os pubis) als über das Sakrum. Solche Ketten zwischen den unteren Extremitäten und dem Becken als Teil der LBH-Region können über verbindende (Hüft-)Gelenke, das kräftige myofasziale System und/oder über die nervalen und vaskulären Zusammenhänge erklärt werden.

Die unteren Extremitäten erfüllen gleichzeitig scheinbar gegensätzliche Aufgaben, indem sie je nach Anforderung stabil oder mobil sein müssen. Sie funktionieren im Stand und beim Gehen unter Kompression und spielen durch die Absorption dieser Kräfte eine wichtige Rolle im gesamten Stoßdämpfersystem des Körpers. Die Knochen, Ligamente und Muskeln der unteren Extremitäten sind im direkten Vergleich zu denen der oberen Extremitäten deutlich kräftiger, was einmal mehr die Interaktion von Struktur und Funktion verdeutlicht.

5.5.2 Phylogenese und Embryologie

Die Extremitätenknospen werden am Anfang der 5. Entwicklungswoche sichtbar. Die unteren Extremitäten entwickeln sich sowohl intrauterin als auch in der weiteren Ausprägung verzögert im Vergleich zu den oberen Extremitäten. Der mesenchymale Kern der Knospen wird von Ektoderm bedeckt und stammt vom parietalen Mesoderm der Leibeswand ab. Die Ausbildung vollzieht sich von proximal nach distal. Neben der sich entwickelnden äußeren Form entsteht ein Modell aus hyalinem Knorpel. Sogenannte perichondrale Knochenmanschetten als primäre Knochenkerne tauchen in den Diaphysen des Femurs in der 6. Woche, der Tibia in der 7. Woche und der Fibula in der 8. Woche auf. Auf diese perichondrale Ossifikation der primären Knochenkerne folgt eine enchondrale Ossifikation in proximale und distale Richtung. Die Diaphyse der Röhrenknochen ist in der Regel bei der Geburt komplett verknöchert, während die Epiphysen noch aus Knorpel bestehen. Die Epiphysenfuge (oder -platte) zwischen den Kernen in der Epiphyse und der Diaphyse bildet den Ausgangspunkt für das Längenwachstum der Knochen. Sie bleibt bis zum Abschluss des Längenwachstums erhalten.

Zwischen dem 4. und 8. postpartalen Monat erscheint der Femurkopfkern, von dem aus die Verknöcherung des Kopfes und des Halses stattfindet. Später folgt das Auftreten von Kernen im Trochanter major (3.–5. Jahr) und im Trochanter minor (zwischen dem 10. und 13. Jahr). Beim Morbus Perthes kommt es häufig zwischen dem 5. und 7. Lebensjahr zu einer aseptischen Nekrose des Kerns im Femurkopf, was unbehandelt zu Deformierungen und letztlich zu einer Koxarthrose führen kann. Die Epiphyseolysis capitis femoris tritt später zwischen dem 9. und 18. Lebensjahr auf und betrifft v. a. (übergewichtige) männliche Jugendliche. Hierbei kommt es durch Auflockerung des Epiphysenknorpels zu einem Abrutschen des Femurkopfes nach medial-dorsal. Mögliche Folgen dieses Prozesses: Beinlängendifferenz (aufgrund der Wachstumsstörung), Coxa vara und eine schlechtere Versorgung des Femurkopfes, die zu einer Arthrose führen kann.

Das kindliche Hüftgelenk ist luxationsanfälliger als das eines Erwachsenen. Die Umbauprozesse des Hüftkopfes und -halses sowie der Gelenkpfanne sorgen dafür, dass der Hüftkopf in der Entwicklung der Gelenkpfanne optimal zentriert wird. Die Gelenkpfanne vertieft sich u. a. durch die Weiterentwicklung des knöchernen und knorpeligen Pfannendachs. Störungen dieses Reifungsprozesses zeigen sich in Form der kongenitalen Hüftdysplasie.

5.5.3 Hüftgelenk

Anatomische Grundlagen

Gelenkflächen

Die Gelenkpfanne – das Azetabulum – entsteht aus der Verschmelzung des Os ilium, Os ischii und Os pubis. Seine räumliche Ausrichtung ist offen nach lateral, inferior, anterior. Die Facies lunata ist die mit hyalinem Knorpel überzogene hufeisenförmige Fläche des Azetabulums. Im inferioren Bereich ist diese unterbrochen von der Incisura acetabuli, die wiederum überspannt wird vom Lig. transversum acetabuli. Der Limbus acetabuli als knöcherne Gelenklippe am Rand des Azetabulums dient der Befestigung des Labrum acetabuli. Dieser geschlossene Ring aus Faserknorpel schließt das Gelenk hermetisch ab und vertieft die an sich schon tiefe Pfanne noch mehr, was zur Stabilität des Gelenks beiträgt. Der zentrale Bereich des Azetabulums ist ein nicht überknorpelter, mit lockerem Bindegewebe und Fett gefüllter Bereich: die Fossa acetabuli.

Der Gelenkpartner ist das Os femoris. Er besteht aus folgenden Abschnitten:
- dem Caput femoris: Dieses ist zu zwei Drittel mit hyalinem Knorpel überzogen, eine Ausnahme bildet eine kleine knorpelfreie Stelle, die Fovea capitis femoris. Der mittlere Durchmesser beträgt ca. 5 cm. Seine Ausrichtung ist medial, superior, anterior;
- dem Collum femoris: in der Regel lang gezogen, geht über in
- den Corpus femoris: verläuft nach inferior, medial (Schrägstellung im Raum) bis zum Kniege-

lenk. Ist konvex nach ventral; weist im dorsalen Bereich die Linea aspera auf, deren Labium mediale und laterale Befestigungsstellen für Muskeln darstellen.

Am Übergang Collum femoris/Corpus femoris findet man den Trochanter major (lateral) und den Trochanter minor (medial-dorsal). Ventral verläuft zwischen diesen beiden kräftigen Muskelansatzhöckern die Linea intertrochanterica, dorsal die massivere Crista intertrochanterica. Die Fossa trochanterica befindet sich medial-kranial vom Trochanter major.

Der Centrum-Collum-Diaphysen-Winkel (CCD-Winkel) zwischen dem Schenkelhals und dem -schaft beträgt beim Neugeborenen etwa 150° und verringert sich dann auf etwa 126° beim Erwachsenen. Ein vergrößerter Winkel wird als Valgusstellung (Coxa valga) bezeichnet und führt zu einer nach außen abgewinkelten Stellung des distalen Skelettabschnitts. Eine Coxa vara beschreibt eine Varusstellung, bei der der Winkel zu klein ist und es zu einer nach innen abgwinkelten Stellung des distalen Skelettabschnitts kommt. Der sogenannte Antetorsionswinkel entsteht durch eine Verdrehung des Schenkelhalses zur Referenz, die gebildet wird von einer Achse durch die beiden Femurkondylen in der Frontalebene. Dieser Winkel verändert sich von etwa 30–40° beim Neugeborenen zu etwa 12° beim Erwachsenen. *Wichtig:* Diese beiden Winkel sind sehr variabel in ihrer Größe, was sich auch in den Bewegungsmustern und -amplituden des Hüftgelenks widerspiegelt.

Die Gelenkkapsel befestigt sich proximal am Os coxae (u. a. Limbus acetabuli und Labrum acetabulare), und distal umfasst sie den Großteil des Schenkelhalses. Sie reicht ventral bis zur Linea intertrochanterica, dorsal bis ca. einen Fingerbreit vor die Crista intertrochanterica.

Die Fasern der inneren Gelenkhaut (Membrana synovialis) biegen etwa 1 cm vor der Anheftung der äußeren Gelenkhaut (Membrana fibrosa) um und ziehen zur Knorpel-Knochen-Grenze des Femurkopfes. Unter der inneren Haut verlaufen die Blutgefäße auf dem Knochen. Die kräftige Membrana fibrosa wird zusätzlich an einigen Stellen durch Ligamente verdickt.

Ligamente
- Lig. iliofemorale
  - ist das stärkste Ligament des Köpers
  - verläuft von unterhalb der Spina iliaca anterior inferior (SIAI) fächerförmig bis Trochanter major und Linea intertrochanterica
  - ist im Bereich der Seitenränder am kräftigsten entwickelt: Partes lateralis (superior) und medialis (inferior)
  - bremst v. a. die Extension und mit dem lateralen Anteil die Adduktion
- Lig. pubofemorale
  - zieht vom lateralen Teil des R. superior des Os pubis nach medial, inferior bis zur medialen Seite des Collum femoris und zum Teil bis Pars media des Lig. iliofemorale
  - bremst Extension, Außenrotation und Abduktion
- Lig. ischiofemorale
  - entspringt von der Rückseite des Os ischii (superior und posterior vom Azetabulum)
  - horizontal verlaufend: die oberen Fasern gehen über in die Pars lateralis des Lig. iliofemorale, die unteren Fasern befestigen sich proximal vom Trochanter major (Fossa trochanterica)
  - bremst Extension und Innenrotation und teilweise die Adduktion
- Die Zona orbicularis
  - stellt eine aus tiefen Fasern der Gelenkkapsel angelegte Verstärkung dar
  - umgibt das Collum femoris ringförmig an der engsten Stelle
  - hält den Femurkopf, ähnlich einem Knopfloch, in der Pfanne
  - erhält auch Fasern von den anderen beiden Ligamenten
- Lig. transversum acetabuli
- Lig. capitis femoris
  - hat keine mechanische Bedeutung
  - zieht von der Fovea capitis femoris zur Fossa acetabuli
  - gefäßführend, s. Vaskularisation

Funktionsweise des Kapsel-Band-Apparates
- in Neutralstellung (normaler Stand) entspannt
- bei Extension ist ein zunehmender Anstieg der Spannung des Kapsel-Band-Apparats zu beobachten

- in Außenrotation: vermehrte Spannung der vorderen Bänder (v. a. deren horizontale Fasern)
- in Innenrotation: vermehrte Spannung des hinteren Bands
- Adduktion: Zug an den oberen Anteilen des Lig. iliofemorale
- Abduktion: Zug an den Ligg. pubofemorale und ischiofemorale

❗ Beachte
Außer bei Veränderungen, die mit einer Verkürzung des Kapsel-Band-Apparats einhergehen, sowie bei degenerativen Prozessen ist in Bezug auf Dysfunktionen der Einfluss der passiven Strukturen wahrscheinlich geringer als der der aktiven Strukturen.

Muskeln
Pelvitrochantäre Muskulatur
- M. piriformis, s. Becken (S. 104)
  - Funktion: Abduktion, Extension und Außenrotation (der Muskel kehrt seine Rotationsfunktion bei einer Flexion zwischen 60° und 80° um)
- M. obturatorius internus
  - Ursprung: Innenfläche der Membrana obturatoria
  - Ansatz: Fossa trochanterica
  - Innervation: direkte Äste aus dem Plexus sacralis (L 5 bis S 2)
  - Funktion: Adduktion
- M. obturatorius externus
  - Ursprung: Außenfläche der Membrana obturatoria
  - Ansatz: Fossa trochanterica
  - Innervation: N. obturatorius
  - Funktion: Adduktion
- Mm. gemelli
  - Ursprung: Spina ischiadica (superiore Muskelanteile) bzw. Tuber ischiadicum (inferiore Muskelanteile)
  - Ansatz: gemeinsamen Ansatzstelle mit M. piriformis (Spitze des Trochanter major)
  - Innervation: direkte Äste aus dem Plexus sacralis (L 5 bis S 2)
  - Funktion: Adduktion, Extension
- M. quadratus femoris
  - Ursprung: lateraler Rand des Tuber ischiadicum
  - Ansatz: Crista intertrochanterica
  - Innervation: direkte Äste aus dem Plexus sacralis (L 5 bis S 2)
  - Funktion: Adduktion

❗ Beachte
Die pelvitrochantären Muskeln bewirken v. a. eine Stabilisation des Hüftgelenks durch Zentrierung des Hüftkopfes und sind somit keine dynamischen Muskeln. Alle Muskeln wirken als Außenrotatoren.

Gesäßmuskulatur
- M. glutaeus maximus
  - Ursprung: Facies glutaea (Os ilium), zusätzlich vom seitlichen Teil des Os sacrum, Fascia thoracolumbalis, Lig. sacrotuberale
  - Ansatz: Tractus iliotibialis, Tuberositas glutaea
  - Innervation: N. glutaeus inferior (L 4 bis S 2)
  - Funktion: in Neutralstellung Adduktion/Außenrotation, bei einer Flexion von ca. 70° Abduktion
- M. glutaeus medius
  - Ursprung: Facies glutaea (Os ilium)
  - Ansatz: Trochanter major
  - Innervation: N. glutaeus superior (L 4 bis S 1)
  - Funktion: Abduktion, zusätzlich in Neutralstellung durch die vorderen Fasern Innenrotation/Flexion bzw. die hinteren Fasern Außenrotation/Extension, ab einer Flexion von 20°: Innenrotation des gesamten Muskels
- M. glutaeus minimus
  - Ursprung: Facies glutaea (Os ilium)
  - Ansatz: Trochanter major
  - Innervation: N. glutaeus superior (L 4 bis S 1)
  - Funktion: Abduktion, zusätzlich durch die vorderen Fasern Innenrotation/Flexion bzw. die hinteren Fasern Außenrotation/Extension
- M. tensor fasciae latae
  - Ursprung: SIAS
  - Ansatz: Tractus iliotibialis
  - Innervation: N. glutaeus superior
  - Funktion: Abduktion/Flexion/Innenrotation, spannt den Tractus iliotibialis

Die **inneren Hüftmuskeln** (Mm. psoas major und iliacus) wurden im Kapitel Becken (S. 104) beschrieben.

Adduktorengruppe

- M. obturatorius externus
  - s. pelvitrochantäre Muskulatur (S. 160)
- M. pectineus
  - Ursprung: Pecten ossis pubis
  - Ansatz: Linea pectinea, proximal: Linea aspera
  - Funktion: Adduktion (Hauptfunktion), Außenrotation
- M. adductor longus
  - Ursprung: R. superior des Os pubis
  - Ansatz: Linea aspera
  - Funktion: Adduktion (Hauptfunktion), Flexion (in Neutralstellung), Extension ab einer Beugung von 80°
- M. adductor brevis
  - Ursprung: R. inferior des Os pubis
  - Ansatz: Linea aspera
  - Funktion: Adduktion (Hauptfunktion), Flexion (in Neutralstellung)
- M. adductor magnus
  - Ursprung: R. inferior des Os pubis, zusätzlich: R. ossis ischii/Tuber ischiadicum
  - Ansatz: Linea aspera, zusätzlich: Epicondylus medialis femoris
  - Funktion: Adduktion (Hauptfunktion), Außenrotation, proximale Anteile: Flexion (in Neutralstellung)
- M. gracilis
  - Ursprung: R. inferior des Os pubis
  - Ansatz: medial der Tuberositas tibiae am Pes anserinus superficialis
  - Funktion: Adduktion (Hauptfunktion), proximale Anteile: Flexion (in Neutralstellung), Flexion/Innenrotation Kniegelenk

Innervation aller Muskeln der Adduktorengruppe:
- N. obturatorius (L 2 bis L 4)
- zusätzlich N. femoralis (L 2 bis L 4) für den M. pectineus

Ventrale Muskeln des Oberschenkels

- M. sartorius
  - Ursprung: SIAS
  - Ansatz: medial der Tuberositas tibiae: Pes anserinus superficialis
  - Funktion: Flexion/Abduktion/Außenrotation Hüfte, Flexion/Innenrotation Knie
  - Innervation: N. femoralis (L 2 bis L 4)
- M. quadriceps femoris
  - Ursprung:
    - M. rectus femoris: SIAI, Pfannendach des Hüftgelenks
    - M. vastus medialis: Linea aspera (medial), Linea intertrochanterica (distal)
    - M. vastus lateralis: Linea aspera (lateral), Trochanter major (lateral)
    - M. vastus intermedius: Femurschaft (Vorderseite)
  - Ansatz: Tuberositas tibiae (über das Lig. patellae), lateral der Tuberositas (über die Retinacula patellae mediale und laterale)
  - Funktion:
    - Hüftgelenk: Flexion durch M. rectus femoris
    - Kniegelenk: Extension
  - Innervation: N. femoralis

Dorsale Muskeln des Oberschenkels

- M. biceps femoris
  - Ursprung:
    - Caput longum: Tuber ischiadicum und Lig. sacrotuberale
    - Caput breve: Linea aspera (Labium laterale)
  - Ansatz: Caput fibulae
  - Funktion:
    - Hüftgelenk: Extension, Adduktion
    - Kniegelenk: gemeinsam Flexion
    - zusätzlich: Außenrotation
- M. semimembranosus
  - Ursprung: Tuber ischiadicum
  - Ansatz: Pes anserinus profundus
  - Funktion:
    - Hüftgelenk: Extension, Adduktion
    - Kniegelenk: gemeinsam Flexion
    - zusätzlich: Innenrotation
- M. semitendinosus
  - Ursprung: Tuber ischiadicum und Lig. sacrotuberale
  - Ansatz: Pes anserinus superficialis
  - Funktion:
    - Hüftgelenk: Extension, Adduktion
    - Kniegelenk: gemeinsam Flexion
    - zusätzlich: Innenrotation

Innervation aller Muskeln:
- N. tibialis (L 5 bis S 2)
- Ausnahme: Caput breve des M. biceps femoris: N. fibularis (L 5 bis S 2)

Faszien
Der Tractus iliotibialis stellt eine Verstärkung der Fascia lata dar. Diese Verstärkung ist eine Art Zuggurtung gegen die „laterale Ausbiegungstendenz des Femurs" unter Einwirkung des Körpergewichts als Folge der medial des Femurschafts verlaufenden Traglinie [1]. Veränderungen der Mechanik der Hüfte und weiterführend des Beckens und der Gelenke der unteren Extremität könnten zu einer veränderten Stoßdämpferfunktion führen und damit zu Überbelastungen passiver Strukturen wie dem Tractus iliotibialis, die in Form von Reizungen regelmäßig in der Praxis zu finden sind. Durchaus interessant ist auch die Anwesenheit von Chapman-Reflexpunkten auf dem Tractus, die eine Verbindung zum Kolon und zur Gebärmutter/Prostata und damit zum viszeralen System darstellen. Grundsätzlich besteht zwischen dem Bauch- und Beckenraum und den Hüftgelenken eine myofasziale Kontinuität. Störungen können so in beide Richtungen weitergegeben werden.

Innervation (peripher und segmental)
Die Muskeln des Hüftgelenks werden aus dem Plexus lumbosacralis – s. Becken (S. 107) – versorgt. Die sensible Versorgung der Gesäßregion und des Oberschenkels bis zur Kniekehle erfolgt durch:

dorsal:
- Nn. clunium superiores (aus den Rr. posteriores L 1 bis L 3): kranialer Teil der Gesäßregion
- Nn. clunium medii (aus den Rr. posteriores S 1 bis S 3): die Haut über dem Sakrum
- Nn. clunium inferiores (aus dem Plexus sacralis/ Rr. anteriores S 1 bis S 3) sind Äste des N. cutaneus femoris posterior: Haut der kaudalen Gesäßregion
- N. cutaneus femoris posterior (S 1 bis S 3): Haut des Oberschenkels bis zur Kniekehle

lateral:
- N. iliohypogastricus – s. Becken (S. 107), Th 12, L 1 – über den R. cutaneus lateralis: kranialer Abschnitt der Hüftregion
- N. cutaneus femoris lateralis (L 2, L 3): vom Trochanter major bis zum Knie

ventral:
- N. genitofemoralis über den R. femoralis (L 1, L 2): Haut direkt unter dem Leistenband
- N. femoralis über die Rr. cutanei anteriores (L 2 bis L 4): Haut bis zum Kniegelenk
- N. saphenus (L 3 bis L 4) über den R. infrapatellaris: Haut des vorderen Kniebereichs

medial:
- N. ilioinguinalis (L 1) über die Nn. scrotales anteriores: kraniales Drittel des Oberschenkels
- N. femoralis (L 1 bis L 4) über die Rr. cutanei anteriores: mittleres Drittel des Oberschenkels
- N. obturatorius (L 2 bis L 4) über den R. cutaneus: distaler Oberschenkelbereich
- N. saphenus: Knieinnenseite

Das Hüftgelenk selbst weist eine variable Innervation auf. Grieve [32] ist der Meinung, dass das Gelenk von Ästen des N. obturatorius, des N. glutaeus superior und des Nervs für den M. quadratus femoris innerviert wird. Angenommen wird zudem, dass das Gelenk grundsätzlich Fasern erhalten kann von Nerven für die das Gelenk überziehenden Muskeln.

Vegetativ. Die **unteren Extremitäten** erhalten ihre sympathische Versorgung aus den Segmenten Th 11 bis L 2. Sich in diesen Segmenten verschaltende parietale und v. a. auch viszerale Afferenzen, haben das Potenzial, eine „spinale Fazilitation" zu verursachen, in deren Rahmen sympathikotone Störungen auftreten können, die u. a. auch die Gelenke und die Muskulatur der unteren Extremitäten betreffen können.

Die Organe der Becken- und Bauchhöhle können über ihre viszeralen Afferenzen Segmente sensibilisieren, die sympathisch (aber auch mechanisch) für die unteren Extremitäten von Bedeutung sind, und zudem Veränderungen des IAP (engl: intraabdominal pressure) bewirken können, infolge derer sich u. a. die Drainage der unteren Extremitäten verschlechtern kann.

Vaskularisation

Arteriell

Die Versorgung des Hüftgelenks, des Oberschenkels und auch der Kniegelenke geschieht überwiegend aus der Fortsetzung der A. iliaca externa, der A. femoralis und ihren Ästen. Daneben spielt die zumeist aus der A. iliaca interna entstammende A. obturatoria eine Rolle für die Versorgung des Hüftkopfes: ein Endast dieser Arterie ist der R. acetabularis, der vom Lig. capitis femoris umhüllt wird und ein Fünftel bis ein Drittel der arteriellen Versorgung des Hüftkopfes übernimmt. Dieser Ast entspringt meistens aus der A. obturatoria, in Einzelfällen aus der A. circumflexa femoris medialis oder aus beiden Arterien. Die A. obturatoria läuft gemeinsam mit der gleichnamigen Vene und dem Nerv durch den Canalis obturatorius in der Membrana obturatoria. An der Membrana befestigen sich die Obturatoriusmuskeln, von denen der M. obturatorius internus eine Verbindung zum Beckenboden hat. Der Beckenboden schließt das kleine Becken ab und reagiert auf Drucksteigerungen im Becken (v. a. im kleinen Becken). Auf diesem Wege könnten viszerale Störungen die Funktion des Hüftgelenks stören. Die Versorgung des Hüftkopfes und des Schenkelhalses wird daneben von einem arteriellen Ring übernommen, bestehend aus den Aa. circumflexae femores medialis und lateralis, die aus der A. profunda femoris stammen. Der arterielle Ring hat Anastomosen mit den Aa. gluteae superior, inferior und obturatoria und übernimmt mit diesen gemeinsam die Versorgung der Gesäßmuskeln und des proximalen Oberschenkels. Die A. profunda femoris selbst stellt den tiefen kräftigen Hauptast der A. femoralis dar und versorgt den größten Teil des Oberschenkels und der Hüftregion.

Venös

Mit den Arterien laufen tiefe Venen, die die gleiche Benennung erhalten wie die Arterien. Die Venen sind, mit Ausnahme der V. femoralis, doppelt angelegt. Das oberflächliche venöse System verläuft epifaszial (in der Subkutis). Die V. saphena magna erstreckt sich vom Fußrücken, dem Unterschenkel (medial) und dem Knie über den vorderen Oberschenkelbereich bis zur Einmündung in die V. femoralis im Bereich des Trigonum femorale. Hier fließen sternenförmig zusätzlich die Vv. epigastrica superficialis, circumflexa ilium superficialis, pudendae externae und saphena accessoria ein.

Lymphatisch

Wie in Kap. 5.3 (Becken) beschrieben, lässt sich eine Unterteilung in oberflächliche und tiefe Lymphknoten machen. Die epifaszial gelegenen Nodi lymphoidei inguinales superficiales erhalten die Lymphe aus:

- der Haut des Beins (Ausnahme: Wade und lateraler Fußrand)
- der Bauchwand (unterhalb des Nabels)
- der Gesäß- und Analregion, Damm
- dem äußeren Genitale und Fundus uteri
- dem Rücken (kaudaler Anteil)

Die tiefen Nodi lymphoidei inguinales profundi sammeln die Lymphe aus:

- den oberflächlichen Lymphknoten
- den tiefen Lymphgefäßen des Beins

Biomechanik

Funktionell handelt es sich beim Hüftgelenk um ein Kugelgelenk. Bewegungen sind als Flexion/Extension um eine transversale Achse möglich, als Abduktion/Adduktion um eine sagittale Achse und als Innen-/Außenrotation um eine longitudinale Achse.

Die Zirkumduktionsbewegung stellt eine Kombination aus allen drei Raumebenen dar. Das Hüftgelenk wird v. a. beim Gehen stark belastet. Die Belastung entspricht hierbei dem Zwei- bis Dreifachen des Körpergewichts. Der spongiöse Knochen zeigt dabei Anpassungen in seiner Architektur an die Zug- und Druckkräfte.

Leitsymptome

Im Vordergrund stehen in der Regel (belastungsabhängige) Schmerzen. Nehmen diese im Laufe von Monaten oder Jahren zu, deutet dies eher auf arthrotische Prozesse hin, schubweise auftretende Schmerzen eher auf einen entzündlichen Prozess, z. B. eine (Poly-)Arthritis.

Lokalisation der Schmerzen:

- unter dem Leistenband und am Trochanter major
- ausstrahlend in Ober- und sogar Unterschenkel (können in dieser Form isoliert vorkommen bei Kindern mit Hüftgelenkserkrankungen)

Über Funktionsstörungen, wie eine Abspreizhemmung oder Bewegungseinschränkungen im Allgemeinen, wird seltener geklagt.

Osteopathische Techniken der Untersuchung

Tests

Ausschlusstests für das Hüftgelenk sind im klinisch-praktischen Alltag durchzuführen, um bei Verdacht Hinweise auf strukturelle Schäden des Gelenks zu sammeln. Sollten die nachfolgenden zwei Tests zu Schmerzen in der Leistengegend führen, sollte die Hüfte dringend ärztlich auf das Vorliegen pathologischer Zustände wie fortgeschrittene Degenerationen (gilt v. a. für den Fabere-Test), Infektionen, Tumoren oder Frakturen untersucht werden.

Fabere-Test (Patrick-Sign, Viererzeichen)

- Ausgangsstellung und Vorgehen
- *Patient:* in Rückenlage, das zu testende Bein liegt mit dem Fuß ruhend auf (oder an) dem anderen Oberschenkel
- *Therapeut:* bewegt das Bein passiv aus der **F**lexion, in die **Ab**duktion mit Außenrotation (**E**xternal **R**otation) und **E**xtension (Fabere)

Treten bei diesem Test endgradig Schmerzen auf, deuten anteriore Schmerzen (Leiste) auf eine Problematik in der Hüfte hin; posteriore Schmerzen auf eine Problematik im ISG.

Klopftest

- Ausgangsstellung und Vorgehen
- *Patient:* in Rückenlage
- *Therapeut:* gegenüber der zu testenden Seite, eine Hand wird mit der Innenfläche lateral auf den Trochanter major gelegt. Die andere Hand klopft fest mit der Faust auf den Trochanter major in Richtung der Gelenkpfanne.

Die Funktion des Hüftgelenks wird sehr intensiv beeinflusst von den zahlreichen und kräftigen Muskeln und ihren Faszien. Deren Zustand sollte dementsprechend untersucht und bei Vorliegen einer Indikation behandelt werden. Grundsätzlich bieten sich hierfür an:

- eine Palpation des Gewebes mit Beurteilung der Viskoelastizität, des Rebounds, der Rigidität (Tonus) und der Anwesenheit von Triggerpunkten
- ein Längentest des Muskels im Sinne einer passiven Dehnung des Muskels über Entfernung von Ursprung und Ansatz bei fixiertem Ursprung oder Ansatz. Auch hier ist das Beurteilungskriterium die Viskoelastizität, der Rebound und die Rigidität sowie das Bewegungsausmaß.

Der Zustand des myofaszialen Systems weist im Falle des Vorliegens einer somatischen Dysfunktion einige typische Veränderungen auf, die in einer Merkhilfe im sogenannten TART-Modell zusammengefasst werden können (Kap. 9.8.2).

Rotationstest

- Ausgangsstellung
- *Patient:* in Rückenlage, Hüft- und Kniegelenk um 90° flektiert
- *Therapeut:* steht seitlich vom Patienten

- Vorgehen
- kraniale Hand: umfasst den distalen Oberschenkel
- kaudale Hand: umfasst den Fuß
- Test: jeweils aus der 0-Stellung heraus eine Rotation nach innen (▶ Abb. 5.75) und außen

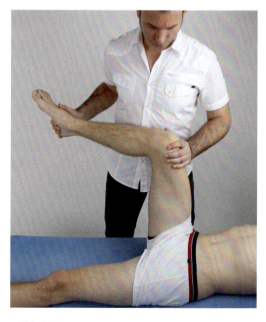

▶ Abb. 5.75

Test Abduktion

- **Ausgangsstellung**
- *Patient:* in Rückenlage
- *Therapeut:* steht seitlich vom Patienten

- **Vorgehen**
- kraniale Hand: ertastet die SIAS (homo- oder heterolateral)
- kaudale Hand: umfasst den distalen Unterschenkel
- Test: Abduktion bis zum Einsetzen einer Beckenbewegung (▶ Abb. 5.76)

Test Adduktion

- **Ausgangsstellung**
- *Patient:* in Rückenlage
- *Therapeut:* steht am Fußende der Behandlungsliege

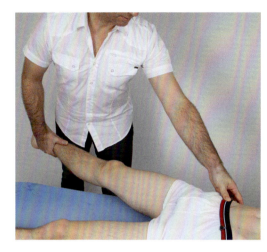

▶ Abb. 5.76

- **Vorgehen**
- die heterolaterale Hand umfasst das zu testende Bein
- die homolaterale Hand umfasst das andere Bein und hebt es etwas von der Behandlungsliege ab
- Test: Adduktion, bis eine Beckenbewegung sichtbar wird (▶ Abb. 5.77)

Test Flexion/Extension

Dieser Text ist eher als orientierender und Ausschlusstests zu sehen, deutliche Einschränkungen und/oder Schmerzhaftigkeiten dieser Bewegungen deuten in der Regel auf degenerative Veränderungen des Gelenks hin. Sie kommen als klinisch-funktionelle Zeichen vor, neben dem Verlust/der Schmerzhaftigkeit bei Innenrotation und Abduktion und häufig hypertonen Außenrotatoren.

- **Ausgangsstellung**
- *Patient:* in Rückenlage
- *Therapeut:* steht seitlich vom Patienten

- **Vorgehen**
- Test der Flexion auf der einen Seite ist gleichzeitig Test der Extension für die andere Seite (hier auf ein eventuelles Abheben des Beins achten)

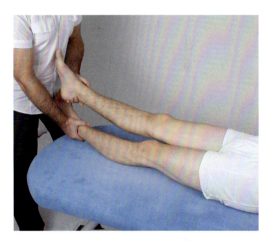

▶ Abb. 5.77

Osteopathische Techniken der Behandlung

Unter den Behandlungstechniken für das Hüftgelenk befinden sich nur wenige Impulstechniken, dafür umso mehr Techniken zur Mobilisation, deren Ziel es ist, störende Einflüsse der periartikulären Gewebe des Hüftgelenks, v. a. von den Muskeln und deren Faszien sowie der Kapsel (s. o.), mit den Ligamenten zu korrigieren. Daneben spielt bei der Behandlung des Hüftgelenks die Zirkulation eine große Rolle. Die Behandlung des Beckenbodens und des Foramen obturatorium werden hier stellvertretend für einen zirkulatorischen Ansatz vorgestellt.

Ähnlich wie im Kniegelenk gibt es auch im Hüftgelenk Koppelungen von Bewegungsrichtungen. So finden in Bewegungsabläufen häufig Kombinationen aus Abduktion und Außenrotation sowie Adduktion und Innenrotation statt. Diese Koppelungen sind auch bei einigen der nachfolgenden Techniken zu sehen.

Techniken

Mobilisationstechnik Hüftgelenk bei Dysfunktion in Innenrotation rechts

■ Ausgangsstellung
- *Patient:* in Rückenlage
- *Therapeut:* steht auf Kniehöhe rechts vom Patienten

■ Vorgehen
- rechte Hand: umgreift von innen den distalen Unterschenkel
- linke Hand: liegt auf dem distalen Oberschenkel, hält das Knie in Extension

■ Korrektur
Phase der Mobilisation:
- das Hüftgelenk nach außen rotieren und gleichzeitig eine Abduktion durchführen (▶ Abb. 5.78)
- diese Position einige Sekunden halten
- dann das Bein unter Beibehaltung der Außenrotation in die Adduktion bringen, bis ein Widerstand zu spüren ist
- diese Position einige Sekunden halten (in der Regel, bis der Widerstand etwas nachlässt)
- mit der nächsten Abduktion die Außenrotation erneut steigern
- den Wechsel zwischen Abduktion und Adduktion einige Male wiederholen

Mobilisationstechnik Hüftgelenk bei Dysfunktion in Außenrotation rechts

■ Ausgangsstellung
- *Patient:* in Rückenlage
- *Therapeut:* steht rechts vom Patienten auf Kniehöhe

■ Vorgehen
- rechte Hand: umgreift von außen den distalen Unterschenkel des Patienten
- linke Hand: liegt auf dem distalen Oberschenkel, hält das Knie in Extension

■ Korrektur
Phase der Mobilisation:
- Hüftgelenk nach innen rotieren und gleichzeitig eine Adduktion durchführen (▶ Abb. 5.79)
- diese Position einige Sekunden halten
- dann das Bein unter Beibehaltung der Innenrotation in die Abduktion bringen, bis ein Widerstand zu spüren ist
- diese Position einige Sekunden halten (in der Regel, bis der Widerstand etwas nachlässt)
- mit der nächsten Adduktion die Innenrotation erneut steigern
- den Wechsel zwischen Adduktion und Abduktion einige Male wiederholen

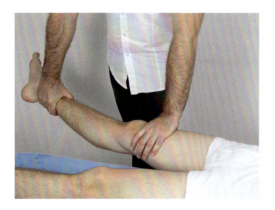

▶ Abb. 5.78

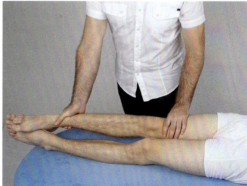

▶ Abb. 5.79

Muskeltechnik Hüftgelenk bei Dysfunktion in Adduktion/Innenrotation rechts

- **Ausgangsstellung**
- *Patient:* in Sitzposition am Rand der Behandlungsliege, das rechte Bein über das linke gelegt, der Patient neigt sich etwas nach links und stützt sich auf der linken Hand ab
- *Therapeut:* steht etwas links vor dem Patienten (in Schrittstellung, rechtes Bein vor und gegen den linken Fuß des Patienten gestellt)

- **Vorgehen**
- rechte Hand: liegt auf dem medialen Oberschenkel zum Ertasten der Korrekturbewegung
- linke Hand: umfasst den distalen Oberschenkel
- Abduktion und Außenrotation einleiten, bis die Bewegung zu spüren ist (▶ Abb. 5.80)

- **Korrektur**

Phase der Anspannung:
- das linke Bein des Patienten leicht nach außen drücken und den Patienten auffordern, einen Gegendruck nach innen aufzubauen
- isometrische Aktivität (in Adduktion und Innenrotation) kontrollieren und so dosieren, dass sie als Spannung wahrgenommen wird, dabei darf keine Bewegung im Hüftgelenk stattfinden
- 3–5 Sekunden halten

Phase der Entspannung:
- den Patienten auffordern, die Spannung zu lösen
- minimal 1–2 Sekunden warten
- das Bein des Patienten langsam nach außen bewegen und so die motorische Barriere für die Abduktion und Außenrotation neu aufsuchen

Wiederholen der beiden Phasen.

Muskeltechnik Hüftgelenk bei Dysfunktion in Abduktion/Außenrotation rechts

- **Ausgangsstellung**
- *Patient:* in Sitzposition am Rand der Behandlungsliege, das rechte Bein über das linke gelegt, der Patient dreht sich nach rechts und stützt sich hauptsächlich mit der rechten Hand ab
- *Therapeut:* steht etwas links vor dem Patienten (in Schrittstellung, rechtes Bein vor und gegen den linken Fuß des Patienten gestellt)

- **Vorgehen**
- rechte Hand: liegt mit dem MCP des Zeigefingers in der Leistenbeuge
- linke Hand: liegt von außen auf dem distalen Oberschenkel
- Adduktion und Innenrotation einleiten, bis die Bewegung zu spüren ist

- **Korrektur**

Phase der Anspannung:
- das linke Bein des Patienten leicht nach innen drücken und den Patienten auffordern, einen Gegendruck nach außen aufzubauen
- isometrische Aktivität (in Abduktion und Innenrotation) kontrollieren und so dosieren, dass sie als Spannung wahrgenommen wird, dabei darf keine Bewegung im Hüftgelenk stattfinden
- 3–5 Sekunden halten

Phase der Entspannung:
- den Patienten auffordern, die Spannung zu lösen
- minimal 1–2 Sekunden warten
- Bein des Patienten langsam nach innen bewegen und so die motorische Barriere für die Abduktion und Außenrotation neu aufsuchen
- gleichzeitig die Hand in der Leistenbeuge in kraniale/laterale/dorsale Richtung schieben (▶ Abb. 5.81)

Wiederholen der beiden Phasen.

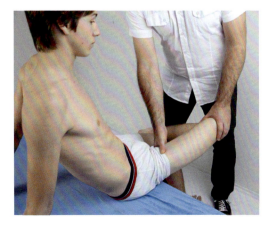

▶ Abb. 5.80

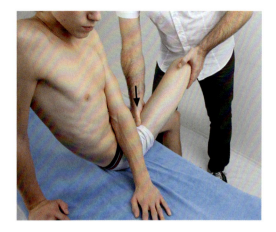

▶ Abb. 5.81

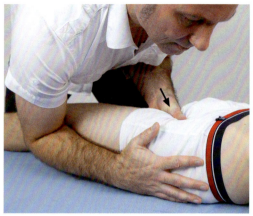

▶ Abb. 5.82

⚠ Beachte
Falls die Ausführung der beiden letztgenannten Techniken in Sitzposition nicht möglich sein sollte, kann man sie auch in Rückenlage ausführen.

Impulstechnik Hüftgelenk bei Dysfunktion in Abduktion links

■ Ausgangsstellung
- *Patient:* in Rückenlage, das nicht zu behandelnde Bein zur Seite nehmen und auf den Boden aufsetzen
- *Therapeut:* zwischen den beiden Beinen des Patienten (in Schrittstellung, linkes Bein vor)

■ Vorgehen
- rechte Hand und Unterarm: seitlich am linken Oberschenkel des Patienten
- linke Hand: mit dem Zeigefingergrundgelenk in der Leistenbeuge, Ausrichtung des linken Unterarms nach lateral-kranial

■ Korrektur
Phase der Orientierung:
- das linke Bein des Patienten in Adduktion schieben, bis die Bewegung von der linken Hand ertastet wird

Phase vor der Manipulation:
- Bein in der Adduktion halten und mit der linken Hand den Femurkopf nach lateral-kranial mobilisieren
- Widerstand aufsuchen und steigern

Phase der Beschleunigung:
- Vorspannung aufbauen
- Impuls in lateral-kraniale Richtung (▶ Abb. 5.82)

Impulstechnik Hüftgelenk bei Dysfunktion in Adduktion links

■ Ausgangsstellung
- *Patient:* in Seitlage rechts
- *Therapeut:* steht hinter dem Patienten auf Höhe des Hüftgelenks (in Schrittstellung, rechtes Bein vor)

■ Vorgehen
- rechte Hand: von lateral auf den Trochanter major platzieren, Ausrichtung des Unterarms nach medial-kaudal
- linke Hand: umfasst das linke Bein des Patienten auf Höhe des Knies, Daumen in der Kniekehle, Finger von medial

■ Korrektur
Phase der Orientierung:
- das linke Bein des Patienten etwas in Abduktion anheben, bis die Bewegung von der linken Hand ertastet wird

Phase vor der Manipulation:
- Bein in der Abduktion halten
- mit der linken Hand den Femurkopf nach medial-kaudal mobilisieren
- Widerstand aufsuchen und steigern

5.5 Extremitäten – Untere Extremität

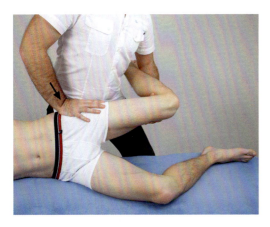

▶ Abb. 5.83

Phase der Beschleunigung:
- Vorspannung aufbauen
- Impuls in medial-kaudale Richtung
  (▶ Abb. 5.83)

Behandlungstechnik Lig. capitis femoris

Die folgende Technik kann man durchführen, wenn der Patient weniger über Schmerzen, sondern eher über ein „störendes Gefühl" oder ein „Knacken" im Hüftgelenk klagt.

■ Ausgangsstellung
- *Patient:* in Rückenlage, die Füße über den Rand der Behandlungsliege
- *Therapeut:* steht am Fußende der Behandlungsliege

■ Vorgehen
- beide Hände umgreifen den distalen Unterschenkel

■ Korrektur
- das Bein unter einer leichten Traktion etwas von der Behandlungsliege abheben
- dann eine Zirkumduktionsbewegung durchführen: Start in Abduktion/Außenrotation, Ende in Adduktion/Innenrotation
- zum Schluss das Bein ablegen
- eventuell einige Male wiederholen

Behandlungstechnik Membrana obturatoria/ M. obturatorius externus

Ziel der folgenden Techniken ist eine Verbesserung der Zirkulation des Hüftgelenks und der angrenzenden Regionen: dem Abdomen im Allgemeinen bzw. dem kleinen Becken im Speziellen sowie den Muskeln der pelvitrochantären Muskelgruppe, die den Anpressdruck im Hüftgelenk verstärken können.

■ Ausgangsstellung
- *Patient:* in Rückenlage, rechtes Bein in ausreichender Flexion im Hüft- und Kniegelenk, sodass der rechte Fuß aufgestellt werden kann (der Patient sollte das rechte Bein gut entspannen und kann dieses an den Therapeuten anlehnen)
- *Therapeut:* steht seitlich rechts vom Patienten auf Höhe des Hüftgelenks

■ Vorgehen
- rechte Hand: orientiert sich am M. gracilis als dem am weitesten medial gelegenen Muskel der Adduktorengruppe, der Daumen wird posterior dieses Muskels platziert, die Daumenkuppe zeigt nach kranial, die Finger liegen dorsal um den Oberschenkel herum

■ Korrektur
Phase der Orientierung:
- den Daumen langsam nach kranial und etwas nach lateral schieben; hier stößt man an den unteren Rand des M. obturatorius externus und kann dessen Elastizität bzw. Rigidität und eventuelle Druckdolenzen testen
- orientiert man den Daumen nun nach medial, trifft man auf die Membrana obturatoria und kann deren Elastizität etc. beurteilen

Phase der Korrektur:
- gehaltener Druck oder gesteigerter Druck bei Ausatmung, evtl. Vibrationen oder sanfte Friktionen jeweils bis zum Nachlassen der Gewebespannung
- hier je nach Vorgehen möglich für die Membrana obturatoria oder den M. obturatorius externus

> **Beachte**
> Wie eingangs erwähnt, hat die Muskulatur eine große Bedeutung für die Funktion des Hüftgelenks: Ist die Innenrotation des Hüftgelenks eingeschränkt und/oder rigide, sollten die Muskeln der Außenrotation untersucht und ggf. behandelt werden. Hierzu gehören die pelvitrochantären Muskeln: Mm. piriformis, obturatorius internus, obturatorius externus, gemelli und quadratus femoris, die Glutealmuskeln: M. glutaeus maximus und die hinteren Teile der Mm. glutaei medius und minimus, der überwiegende Teil der Adduktoren und der M. iliopsoas. Daneben sollte auf ein eventuelles Kapselmuster (Innenrotation mehr eingeschränkt und evtl. schmerzhafter als Flexion, Extension und Abduktion) und eine degenerative Veränderung, Fabere-Test (S. 164), hin untersucht werden. Ist die Außenrotation des Hüftgelenks auffällig, sollten die Muskeln der Außenrotation (vordere Anteile der Mm. glutaeus medius und minimus, M. tensor fasciae latae) untersucht und ggf. behandelt werden.

Untersuchungs- und Behandlungstechnik Beckenboden (hauptsächlich M. levator ani)

■ Ausgangsstellung
- *Patient:* in Bauchlage
- *Therapeut:* steht nacheinander rechts und links vom Patienten auf Höhe des Beckens

■ Vorgehen
- rechte Hand benutzen für die Beurteilung/Behandlung des linken Beckenbodens
- linke Hand benutzen für die Beurteilung/Behandlung des rechten Beckenbodens, die Finger (in der Regel Zeige- bis Ringfinger) medial des Tuber ischiadicum platzieren und nach kranial ausrichten

■ Korrektur
Phase der Orientierung:
- die Finger langsam nach kranial schieben, bis man an den Muskel stößt (den Patienten zur Bestätigung husten lassen)
- Elastizität bzw. Rigidität und eventuelle Druckdolenzen (im Seitenvergleich) testen

Phase der Korrektur:
- grundsätzliche Optionen: s. o.

Die Untersuchung/Behandlung des Beckenbodens ist nicht nur bei Störungen des Hüftgelenks indiziert, sondern u. a. auch bei:
- **einem erhöhtem IAP (engl.: intra-abdominal pressure)** Der Beckenboden kann sich ein- oder beidseitig an einen erhöhten IAP anpassen. Er tut dies in der Regel mit einer Hypertonie, die zu einer Beeinträchtigung der Funktionen des Beckenbodens führen kann. Eine der Aufgaben ist u. a. die Kontinenz, die nachteilig beeinflusst werden kann.
- **ISG-Mobilitätsverlusten** Der Muskel zieht das Sakrum kaudalwärts in die iliosakralen Gelenkflächen hinein. Ein ein- oder beidseits hypertoner Beckenboden kann so die Mobilität des ISG beeinträchtigen.
- **viszeralen Störungen der Organe des kleinen Beckens** Der Beckenboden kann in eine Ursache-Folge-Kette von Bewegungsverlusten der Organe des kleinen Beckens eingebunden sein.
- **Störungen der venösen Drainage des Beckens und der unteren Extremitäten** Druckerhöhungen im Abdomen mit Anpassungen der Diaphragmen (thoracalis und pelvis) könnten einen Einfluss auf die Flüssigkeitsbewegungen im Niederdrucksystem haben, zu denen u. a. das venöse System gehört. In diesem System befindet sich ca. 85 % des gesamten Blutvolumens.

Untersuchungs- und Behandlungstechnik M. piriformis

■ Ausgangsstellung
- *Patient:* in Bauchlage
- *Therapeut:* steht rechts oder links vom Patienten auf Höhe des Beckens

■ Vorgehen
- rechte Hand: mit dem Daumen auf dem rechten M. piriformis
- linke Hand: mit dem Daumen auf dem linken M. piriformis (hierzu den lateralen Rand des Sakrums palpieren, von dort eine Linie zur Spitze des Trochanter major bilden und den Daumen etwa auf die Hälfte der Verbindungslinie legen)

■ **Korrektur**
Phase der Orientierung:
- Elastizität/Rebound/Rigidität und eventuelle Druckdolenzen (im Seitenvergleich) oder Triggerpunkte durch Druck in den Muskel hinein beurteilen

Phase der Korrektur: s. o.

5.5.4 Kniegelenk

Anatomische Grundlagen

Gelenkflächen

Diese werden geformt von den Kondylen des Femurs, dem Tibiakopf und der Patella. Zwei (Tibia und Femur) der drei Gelenkpartner des größten Gelenks des Körpers haben äußerst unterschiedliche Formen und Krümmungsgrade. Die knöcherne Kongruenz und Stabilität ist verhältnismäßig klein. Zum Ausgleich besitzt das Kniegelenk die Menisken und ein einzigartiges ligamentäres, muskuläres und sehniges System. Bei Traumata des Kniegelenks können diese Strukturen verletzt werden oder Funktionsstörungen zurückbleiben.

Die Funktion des gesamten Gelenks ist daneben abhängig von der nervalen und vaskulären Versorgung. Hier gibt es intensive Verbindungen zum knöchernen Becken und zu den abdominalen Viszera.

Femurkondylen

Sie sind bikonvex und weisen im hinteren Teil die stärkere Krümmung auf. Diese liegt in Beugung dem Tibiaplateau an. Die flache Krümmung im unteren, vorderen Teil liegt dem Tibiaplateau in Streckstellung an. Der laterale Kondylus ist an der Unterseite breiter und flacher als der mediale und im hinteren Bereich stärker gekrümmt. Die beiden Kondylen konvergieren von hinten nach vorne. An der Vorderseite befindet sich die Facies patellaris. Die Fossa intercondylaris bildet eine Vertiefung zwischen den beiden Kondylen, die den Kreuzbändern als Anheftungsstelle dient. An den lateralen Seiten liegen der Epicondylus medialis und lateralis. Die Artikulationsfläche der Kondylen mit den Tibiakondylen ist mit hyalinem Knorpel überzogen.

Tibiakondylen

Die mediale Gelenkfläche ist nach oben leicht konkav in sagittaler und in transversaler Richtung, die laterale Gelenkfläche hingegen nach oben leicht konvex in sagittaler und geringfügig konkav in transversaler Richtung. Die Eminentia intercondylaris stellt eine knorpelfreie knöcherne Erhebung dar. Die Areae intercondylares anterior und posterior sind der vor bzw. hinter der Eminentia liegende Raum. Hier findet man die Ansätze für die Meniskusvorder- bzw. -hinterhörner und die Kreuzbänder.

Patella

Die Patella ist als Sesambein in die Quadrizepssehne eingelagert. Sie besitzt eine runde obere Basis, die spitz zuläuft in den Apex patellae. Die posteriore Fläche weist einen vertikal orientierten First auf, der die leicht konvexe mediale Fläche von der leicht konkaven lateralen Fläche trennt. Der Knorpel ist mit einer Dicke von etwa 6 mm der dickste Gelenkknorpel des Körpers.

Gelenkkapsel

Diese heftet sich nahe der Knorpel-Knochen-Grenze der Tibia- und Femurkondylen an. Im vorderen Bereich sind die Patella, das Lig. patellae und die Quadrizepssehne als Verstärkung in die Kapsel eingelassen. Proximal der Facies patellaris befindet sich unter der Quadrizepssehne die Bursa suprapatellaris, die aufgrund ihrer Kommunikation mit der Gelenkhöhle zum Recessus suprapatellaris wird. Zwischen der Membrana synovialis und der Membrana fibrosa der Gelenkkapsel sind im hinteren Kniegelenkbereich die Kreuzbänder und im vorderen Bereich der Hoffa-Fettkörper eingelagert. Die Membrana synovialis biegt im Bereich der Area intercondylaris posterior nach vorne bis vor den Ansatz des vorderen Kreuzbands in der Area intercondylaris anterior. Durch diesen Verlauf liegen die Kreuzbänder intrakapsulär (zwischen den beiden Schichten der Kapsel), aber extraartikulär/extrasynovial (nicht von Gelenkflüssigkeit umspült). Die Membrana fibrosa ist durch Bänder (u. a. Lig. collaterale tibiale) und Sehnenausläufer (u. a. Retinacula patellae) verstärkt.

Menisken

Die Menisken sind beide keilförmig und ragen mit der Spitze in die Gelenkhöhle hinein, unterscheiden sich aber in ihrer Form voneinander: der Außenmeniskus ist beinahe o-förmig, der Innenmeniskus c-förmig. Ihr innerer Bereich besteht aus Faserknorpel und ist gefäßfrei, die Ernährung geschieht über die Synovialflüssigkeit. Der äußere Bereich aus straffem Bindegewebe ist zum Teil mit der Kapsel verwachsen und wird auf diesem Wege auch vaskularisiert und innerviert. Sie dienen der gleichmäßigen Kraftübertragung und bewirken so und über eine Kontaktflächenvergrößerung eine Druckverminderung durch Verteilung des Gelenkdrucks. Meniskektomien werden folgerichtig als Präarthrosen gesehen. Die Menisken stellen transportable Gelenkflächen dar. Bei Flexion ist eine posteriore, bei Extension eine anteriore Verlagerung zu beobachten. Bei Innenrotation kommt es zu einer posterioren Verlagerung des Außenmeniskus und einer anterioren Verlagerung des Innenmeniskus; bei Außenrotation umgekehrt. Bei schnell durchgeführten Bewegungen (z. B. Verdrehungstrauma) oder bei Bewegungs- bzw. Deformationsverlust des Meniskus (hier spielen u. a. die muskulären und ligamentären Verbindungen des Meniskus eine Rolle, s. u.) besteht grundsätzlich Verletzungsgefahr für die Menisken. Die Menisken verbinden sich über kurze Bandzüge an der Tibia und über das Lig. transversum genus (zwischen den beiden Vorderhörnern) miteinander. Daneben hat der Innenmeniskus Verbindungen mit Fasern des vorderen Kreuzbands, dem Lig. collaterale mediale und dem M. semimembranosus, der Außenmeniskus mit Fasern des hinteren Kreuzbands und eine eher lockere Verbindung mit dem M. popliteus.

Ligamente

Kollateralbänder
Sie dienen der Sicherung des Kniegelenks in der frontalen Ebene. Das breite, als Verstärkung der Gelenkkapsel medial gelegene Lig. collaterale tibiale verläuft von oben/hinten am Epicondylus medialis des Femurs nach unten/vorne zum Condylus medialis und zur Facies medialis der Tibia. Das extrakapsuläre laterale Lig. collaterale fibulare verläuft von oben/vorne (Epicondylus lateralis femoris) nach unten/hinten an das Caput fibulae. Beide Bänder werden angespannt in Streckstellung und bei Außenrotation des Kniegelenks.

Kreuzbänder
Die Kreuzbänder dienen der Sicherung des Kniegelenks in der sagittalen Ebene. Beide entspringen aus der Area intercondylaris, das vordere vom anterioren, das hintere vom posterioren Bereich. Sie liegen dort auf der gleichen anterior-posterioren Linie. Von dort ziehen beide nach oben, das vordere Kreuzband nach lateral (mediale Fläche des lateralen Femurkondylus) und hinten, das hintere Kreuzband nach medial (laterale Fläche des medialen Femurkondylus) und vorne. In Streckstellung sowie bei Innenrotation sind die beiden Bänder maximal angespannt, allerdings sind aufgrund des unterschiedlichen Verlaufs und der unterschiedlichen Länge der Fasern zumindest Teile der Bänder in jeder Position des Gelenks gespannt.

Ventrale Bänder
Diese sind die bei der Beschreibung der Gelenkflächen/Gelenkkapsel (s. o.) genannten Verstärkungen der Kapsel.

Dorsale Ligamente
Die dorsalen Ligamente werden beide bei Streckstellung angespannt.
- Lig. popliteum obliquum
  - Verstärkung der Gelenkkapsel, verläuft von unten/medial (med. Tibiakondylus) nach oben/lateral (lat. Femurkondylus), hemmt die Außenrotation, erhält Fasern des M. semimembranosus
- Lig. popliteum arcuatum
  - vom Caput fibulae bogenförmig nach oben/medial, in die Kapsel einstrahlend

Muskeln
Die ventrale und dorsale Oberschenkelmuskulatur wurde bereits im Kontext mit dem Becken beschrieben (S. 104). Es verbleiben:
- M. popliteus
  - Ursprung: Condylus lateralis des Femurs, Hinterhorn Außenmeniskus
  - Ansatz: Facies posterior der Tibia
  - Funktion: Flexion, Innenrotation Tibia
  - Innervation: N. tibialis (L 5 bis S 2)
- M. triceps surae
  - Ursprung: M. soleus: Fibula (Caput und Collum fibulae), Tibia (Arcus tendineus), M. gastrocnemius: Caput mediale (Epicondylus medialis femoris), Caput laterale (Epicondylus lateralis femoris)

- Ansatz: gemeinsam über Achillessehne am Tuber calcanei
- Funktion: Flexion Knie, Plantarflexion oberes Sprunggelenk, Inversion/Supination unteres Sprunggelenk
- Innervation: N. tibialis (S 1, S 2)
- M. plantaris
  - Ursprung: Epicondylus lateralis femoris
  - Ansatz: s. M. triceps surae (s. o.)
  - Funktion: verhindert Kompression der Vasa tibialia posteriora bei Knieflexion
  - Innervation: s. M. triceps surae

Faszien

Störungen der Kniegelenke gehen häufig mit Veränderungen der Spannung der Fascia poplitea in der Kniekehle einher. Diese Faszie ist die Fortsetzung der Fascia lata und geht distal in die Fascia cruris über. Das Knie stellt somit einen Kreuzungspunkt auf- und absteigender faszialer und auch muskulärer Ketten dar. Die proximal und distal des Kniegelenks gelegenen Körperbereiche sollten bei Kniegelenkbeschwerden in der Diagnostik unbedingt berücksichtigt werden. Störungen im Bereich des Hüftgelenks können zu Stauung des venösen und lymphatischen Abflusses führen. Die drainierenden Gefäße des Knies können dadurch „rückgestaut" werden und werden dann verhärtet oder gestaut in der Kniekehle ertastet.

Innervation (peripher und segmental)

Die Muskeln des Kniegelenks werden aus dem Plexus lumbosacralis versorgt. Ein Teil dieser Muskeln und Nerven wurde in Kap. 5.3 und Kap. 5.5.3 besprochen. Die sensible Versorgung der Oberschenkel- und Kniegelenksregion erfolgt
- *dorsal* durch den N. cutaneus femoris posterior (S 1 bis S 3): Rückseite Oberschenkel und Kniekehle
- *lateral* durch den N. cutaneus femoris lateralis (L 2, L 3): vom Trochanter major bis zum Knie
- *medial* durch den R. cutaneus (L 2, L 3) des N. obturatorius: v. a. Oberschenkel und den N. saphenus (L 3, L 4) als Endast des N. femoralis: Knieinnenseite

Anscheinend gibt der R. posterior des N. obturatorius auch einen Ast zur Kniegelenkkapsel ab [99]. Sowohl der N. obturatorius als auch der N. femoralis kommen aus Segmenten, in denen sich viszerale afferente Fasern der Bauch- und Beckenorgane verschalten, über deren Einfluss eine gesteigerte vegetativ sympathische Aktivität entstehen kann. Dies hätte nachteilige Folgen für die Zirkulation: Aufgrund der Vasokonstriktion würden weniger Nährstoffe und weniger Sauerstoff ins Insterstitium gelangen und sich gleichzeitig die Drainage der metabolen Abfallstoffe verschlechtern. Dies könnte auf die Funktion und langfristig auf die Struktur der Gewebe Einfluss nehmen.

Vaskularisation

Arteriell

Die A. femoralis wird nach Durchtritt durch den Adduktorenkanal zur A. poplitea. Zuvor gibt sie die A. genus descendes ab. Diese zieht zum Rete articularis genus. In der Fossa poplitea gibt die A. poplitea folgende Äste ab:
- zur den unteren Anteilen der ischiokruralen Muskulatur (die oberen Anteile dieser Muskelgruppe werden von den Aa. perforantes aus der A. profunda femoris versorgt)
- Aa. superiores medialis und lateralis genus
- Aa. inferiores medialis und lateralis genus: bilden mit Aa. superiores medialis und lateralis genus gemeinsam Anastomosen im Rete articulare genus
- die unpaare A. media genus: durchbohrt die Kapsel und übernimmt die Versorgung der Kreuzbänder
- die Aa. surales: für den M. gastrocnemius

Venös

Die Arterien werden von gleichnamigen tiefen Venen begleitet. Bis auf die V. poplitea selbst sind diese doppelt angelegt. Die V. poplitea nimmt neben dem Blut der tiefen Venen auch das Blut der oberflächlichen V. saphena parva auf.

Lymphatisch

In der Kniekehle befinden sich oberflächliche und tiefe Lymphknoten:
- die epifaszial gelegenen Nll. popliteales superficiales erhalten die Lymphe der Wade und des lateralen Fußrandes, sie fließen in die
- tiefen Nll. popliteales profundi: ihr Einzugsgebiet besteht aus dem Unterschenkel und dem Fuß, ihr Hauptabfluss erfolgt in die Nll. inguinales profundi (S. 163)

Biomechanik

Es folgt ein kurzer Überblick zur Osteokinematik des Kniegelenks. Aktiv ist das Kniegelenk in Flexions- und Extensionsrichtung zu bewegen. Zusätzlich ist bei gebeugtem Knie die Innenrotation und Außenrotation möglich.

Passiv und als Nebenbewegungen im Rahmen gekoppelter Bewegungen im Kniegelenk sind die Adduktion und Abduktion zu beschreiben. Eine Flexion geht mit Innenrotation und Adduktion einher, eine Extension mit Außenrotation („Schlussrotation") und Abduktion.

Im Kniegelenk ist die Arthrokinematik von essenzieller Bedeutung für die Funktion des Gelenks. Darum werden an dieser Stelle die hierbei häufig verwendeten Termini kurz anhand eines Bildes veranschaulicht:
- Rollen entspricht dem Rad, das sich auf der Straße dreht und sich dadurch fortbewegt.
- Gleiten entspricht dem Rad, das auf (glatter) Straße durchdreht.
- Translation entspricht dem Rad, das bei getätigter Bremse auf der Straße weiterrutscht, ohne sich dabei zu drehen.

Beim **Rollen** kommt es zu ständig wechselnden Auflageflächen im Bereich des hyalinen Gelenkknorpels beider Gelenkpartner. Beim **Gleiten** kommt es zu einer punktuellen und damit sehr intensiven Belastung des konkaven Gelenkpartners. Bei der **Translation** wird der konvexe Gelenkpartner stetig an derselben Stelle belastet. Das Knie weist bis zu einer Beugung von 25° fast nur Rollen auf. Die Femurkondylen rollen hierbei aus der Extensionsposition heraus nach hinten und erreichen hierbei relativ schnell das hintere Viertel des Tibiaplateaus. Dann folgt eine Phase des Gleitens, bei der die Kondylen im Grunde genommen auf der Stelle drehen, um dann am Ende nur noch eine Translation durchzuführen. Diese wird v. a. durch die Kreuzbänder bedingt und bewirkt bei der Flexion ein „Nach-vorne-Ziehen" der Femurkondylen. Funktionell wird dies von den Flexoren des Kniegelenks unterstützt, die sich von hinten an den Tibiakondylen und der Fibula befestigen und die Tibia gegenüber den Femurkondylen nach hinten ziehen können.

Leitsymptome

Die Knie- und Hüftgelenke gehören zu den am häufigsten von Arthrose betroffenen Bereichen. Im Vordergrund stehen hierbei v. a. belastungsabhängige Schmerzzustände und Bewegungseinschränkungen. Als typisch zu nennen ist in diesem Zusammenhang auch der Anlaufschmerz.

In der Kindheit/Adoleszenz auftretende Beschwerden des Kniegelenks sind v. a.
- der Morbus Osgood-Schlatter: bewegungsabhängiger Knieschmerz, häufig Druckdolenz und Schwellung der Tuberositas tibiae, und
- die Chondropathia patellae: belastungsabhängiger Knieschmerz, Druckdolenz der Patellaränder.

In beiden Fällen sollte nach biomechanischen Dysfunktionen des Fußes, der Hüfte, des Beckens und der LWS gesucht sowie die Einflüsse der Abdominal- und Thorakalhöhle berücksichtigt werden.

Osteopathische Techniken der Untersuchung

Ausschlusstests sind hier v. a. posttraumatisch unerlässlich und sollten in diesem Fall vor den Bewegungstests des Kniegelenks durchgeführt werden. Bei positivem Befund ist der Patient unbedingt an einen Arzt zu überweisen. Ein erster Indikator für das Vorliegen einer schwerwiegenden Knieinnenverletzung kann u. a. ein Kniegelenkerguss im Sinne einer Hämarthrose sein. Eine massive Schwellung ist entweder direkt sichtbar oder indirekt aufgrund der Schonhaltung (in leichter Flexionsstellung) herzuleiten.

Das Ausstreichen des oberen Rezessus des Kniegelenks kann zu einem Dancing-Patella-Phänomen führen: Bei einem Erguss muss die Patella eine gewisse Strecke bis auf die Femurrolle heruntergedrückt werden.

Tests der ligamentären Strukturen

Test des Lig. collaterale mediale

■ Ausgangsstellung und Vorgehen
- *Patient:* in Rückenlage, Knie nach Möglichkeit gestreckt
- *Therapeut:* eine Hand lateral am Knie, die andere Hand medial am distalen Unterschenkel

- Test: Schub von lateral nach medial, positiv bei vergrößerter Aufklappbarkeit oder Schmerz an der Innenseite des Knies: Hinweis auf mögliche Schädigung des Bands und/oder des posteromedialen Kapselbereichs

Test des Lig. collaterale laterale

- Ausgangsstellung und Vorgehen
- *Patient:* in Rückenlage, Knie nach Möglichkeit gestreckt
- *Therapeut:* eine Hand medial am Knie, die andere Hand lateral am distalen Unterschenkel
- Test: Schub von medial nach lateral, positiv bei vergrößerter Aufklappbarkeit oder Schmerz an der Außenseite des Knies: Hinweis auf mögliche Schädigung des Bands und/oder des posterolateralen Kapselbereichs

Test der Ligg. cruciata anterius/posterius Lachmann-Test (stabiler)

- Ausgangsstellung und Vorgehen
- *Patient:* in Rückenlage, das Knie um etwa 20–30° flektiert
- *Therapeut:* Der Therapeut kann seinen Oberschenkel unter den distalen Oberschenkel des Patienten legen und diesen mit einer Hand fixieren. Die andere Hand liegt zum Testen des vorderen Kreuzbands dorsal-proximal an der Tibia.
- Test für das vordere Kreuzband: den Unterschenkel nach vorne ziehen
- Test für das hintere Kreuzband: die Hand an der Tibia ventral-proximal anlegen und den Unterschenkel nach hinten schieben
- Ein vermehrtes vorderes Schubladenphänomen (um mehr als 0,5 cm) weist in Richtung einer Läsion des vorderen Kreuzbands und analog dazu eine vermehrte hintere Schublade (um mehr als 0,5 cm) in Richtung einer Läsion des hinteren Kreuzbands.

Test der Menisken

Meniskusschäden zeigen sich häufig als Hyperextensions- oder Hyperflexionsschmerz. Daneben gibt es eine ganze Reihe von Tests, die – je nach Befund – Hinweise auf mögliche Läsionen des Meniskus geben, sowie die Tests nach Steinmann (I und II), McMurray, Apley oder Payr. Die meisten dieser Tests benutzen die Rotation als Stressmoment und unterscheiden hierdurch zwischen Schäden des Innen- bzw. Außenmeniskus. Mit dem nun folgenden Test wird mechanischer Stress auf den medialen Meniskus (durch passive Adduktion des Knies) und nachfolgend auf den lateralen Meniskus (passive Abduktion) ausgeübt. Zudem wird durch den Grad an Flexion zwischen Hinter- und Vorderhörnern unterschieden.

- Ausgangsstellung und Vorgehen
- *Patient:* in Bauchlage
- *Therapeut:* gibt (vorzugsweise mit der Schulter) eine axiale Kompression vom Fuß in Richtung des Knies
- Der Unterschenkel wird nun in unterschiedliche Positionen gebracht (▶ Tab. 5.3).
- positiv bei Schmerzprovokation: ärztliche Abklärung indiziert!

Bewegungstests (dynamische Palpation) Kniegelenk

Rotationstest

- Ausgangsstellung
- *Patient:* in Rückenlage, Hüft- und Kniegelenk um 90° flektiert
- *Therapeut:* steht seitlich vom Patienten, den „kaudalen" Fuß auf die Behandlungsliege aufgestellt, den distalen Unterschenkel des Patienten auf dem Oberschenkel des Therapeuten liegend

- Vorgehen
- kraniale Hand: ertastet den Gelenkspalt zum Erspüren der Bewegung

▶ Tab. 5.3 Position des Unterschenkels.

	Innenmeniskus Hinterhorn	Außenmeniskus Hinterhorn	Innenmeniskus Vorderhorn	Außenmeniskus Vorderhorn
Flexionswinkel	etwa 140°	etwa 140°	etwa 40°	etwa 40°
Kompression plus	Adduktion	Abduktion	Adduktion	Abduktion

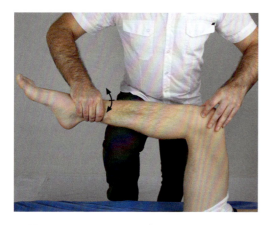

▶ Abb. 5.84

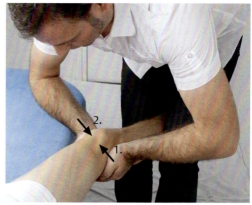

▶ Abb. 5.85

- kaudale Hand: greift den distalen Unterschenkel und leitet jeweils aus der 0-Stellung heraus eine Rotation nach innen und außen ein (▶ Abb. 5.84)
- Beurteilung: Elastizität/Rebound/Rigidität, Bewegungsamplitude

Test Abduktion/Adduktion

■ Ausgangsstellung
- *Patient:* in Rückenlage, Kniegelenk leicht flektiert
- *Therapeut:* steht seitlich vom Patienten, nimmt das Bein des Patienten seitlich neben die Behandlungsliege und fixiert den distalen Unterschenkel des Patienten zwischen seinen Oberschenkeln

■ Vorgehen
- mediale Hand: breitflächig am Condylus medialis des Ober- und des Unterschenkels
- laterale Hand: breitflächig am Condylus lateralis des Ober- und des Unterschenkels
- Test der Adduktion durch Druck der medialen Hand nach lateral
- Test der Abduktion durch Druck der lateralen Hand nach medial (▶ Abb. 5.85)
- Beurteilung: Elastizität/Rebound/Rigidität, Bewegungsamplitude

Test Tibia anterior (Extension)/Tibia posterior (Flexion)

■ Ausgangsstellung
- *Patient:* in Rückenlage, Kniegelenk deutlich flektiert, Fuß entspannt auf der Behandlungsliege aufgestellt
- *Therapeut:* steht (oder sitzt) am Fußende der Behandlungsliege

■ Vorgehen
- mediale Hand: Finger von dorsal an der Tibia, Daumenballen von ventral am Condylus medialis der Tibia, Palpation des Gelenkspalts mit den Daumen
- laterale Hand: Finger von dorsal an der Tibia, Daumenballen von ventral am Condylus lateralis der Tibia, Palpation des Gelenkspalts mit den Daumen
- Test der Flexion: Verschieben der Tibia nach posterior (mit den Daumenballen)
- Test der Extension: Verschieben der Tibia nach anterior (mit den Fingern; ▶ Abb. 5.86)
- Beurteilung: Elastizität/Rebound/Rigidität, Bewegungsamplitude

5.5 Extremitäten – Untere Extremität

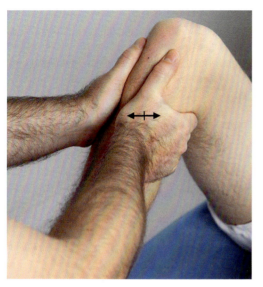

▶ Abb. 5.86

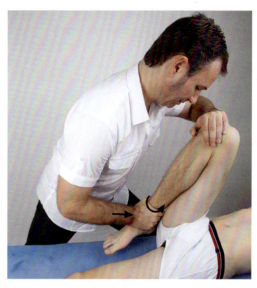

▶ Abb. 5.87

Osteopathische Techniken der Behandlung

Bei den Korrekturtechniken der Dysfunktionen der Tibia in Rotation macht man sich das Prinzip der Koppelungen von Bewegungen zunutze. An eine Flexion im Kniegelenk ist mechanisch eine Innenrotation, an eine Extension eine Außenrotation gekoppelt. Die nachfolgenden Techniken werden mit dementsprechender Einstellung der Flexion bzw. der Extension durchgeführt.

Techniken

Tibia in Außenrotation rechts

■ Ausgangsstellung
- *Patient:* in Rückenlage, Knie- und Hüftgelenk um etwa 90° flektiert
- *Therapeut:* steht seitlich vom Patienten, zum Kopf hin ausgerichtet (in Schrittstellung, linkes Bein vor)

■ Vorgehen
- rechte Hand: umfasst den distalen Unterschenkel
- linke Hand: liegt am Knie/distalen Oberschenkel des Patienten

■ Korrektur
Phase der Orientierung und Phase vor der Manipulation:
- die Innenrotation der Tibia einleiten, gleichzeitig die Flexion im Kniegelenk maximal steigern
- Widerstand aufsuchen und steigern

Phase der Beschleunigung:
- Vorspannung aufbauen
- Impuls in Richtung der Flexion unter Beibehaltung der endgradigen Innenrotation (▶ Abb. 5.87)

Tibia in Innenrotation rechts

■ Ausgangsstellung
- *Patient:* in Rückenlage, Knie- und Hüftgelenk um etwa 90° flektiert
- *Therapeut:* steht seitlich vom Patienten, zum Fußende hin ausgerichtet (in Schrittstellung, rechtes Bein vor)

■ Vorgehen
- rechte Hand: umfasst den distalen Unterschenkel von medial
- linke Hand: liegt von lateral am distalen Oberschenkel des Patienten

5 – Parietale Osteopathie

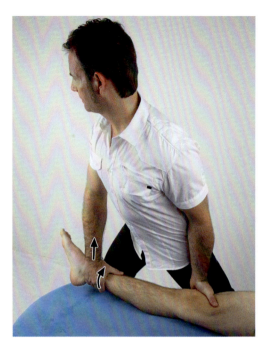

▶ Abb. 5.88

■ Korrektur
Phase der Orientierung und Phase vor der Manipulation:
- die Außenrotation der Tibia einleiten, dabei gleichzeitig eine Extension im Kniegelenk durchführen (*wichtig:* das Bein auf der Behandlungsliege ablegen)
- Widerstand aufsuchen und steigern

Phase der Beschleunigung:
- Vorspannung aufbauen
- Impuls in Richtung der (Hyper-)Extension unter Beibehaltung der endgradigen Außenrotation (▶ Abb. 5.88)

Tibia in Abduktion rechts
■ Ausgangsstellung
- *Patient:* in Rückenlage, Kniegelenk leicht flektiert
- *Therapeut:* steht seitlich vom Patienten, nimmt das Bein des Patienten seitlich neben die Behandlungsliege, fixiert den distalen Unterschenkel zwischen seinen Oberschenkeln

■ Vorgehen
- rechte Hand: breitflächig am Condylus medialis des Ober- und des Unterschenkels
- linke Hand: breitflächig am Condylus lateralis des Ober- und des Unterschenkels (▶ Abb. 5.85)

■ Korrektur
Phase der Orientierung und Phase vor der Manipulation:
- das Knie mit der rechten Hand von medial nach lateral mobilisieren
- Widerstand aufsuchen und steigern

Phase der Beschleunigung:
- Vorspannung aufbauen
- Impuls in laterale Richtung

Tibia in Adduktion rechts
■ Ausgangsstellung
- s. Dysfunktion in Abduktion (s. o.)

■ Korrektur
Phase der Orientierung und Phase vor der Manipulation:
- das Knie mit der linken Hand von lateral nach medial mobilisieren
- Widerstand aufsuchen und steigern

Phase der Beschleunigung:
- Vorspannung aufbauen
- Impuls in mediale Richtung

❗ **Beachte**
Bei sehr festen Widerständen ist es mitunter notwendig, einen etwas kräftigeren Impuls zu geben. Dazu nimmt man zunächst etwas „Anlauf", indem man das Knie in seiner Dysfunktion in Abduktion bzw. Adduktion einstellt, um dann mit einer schwungartigen Bewegung in Richtung der Korrektur zu beschleunigen.

Tibia posterior rechts
■ Ausgangsstellung
- *Patient:* in Rückenlage, Knie- und Hüftgelenk leicht flektiert
- *Therapeut:* steht seitlich vom Patienten, zum Kopf hin ausgerichtet (in Schrittstellung, linkes Bein vor)

5.5 Extremitäten – Untere Extremität

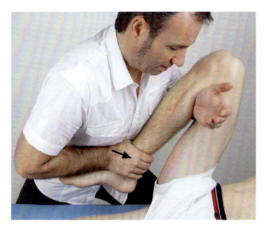

▶ Abb. 5.89

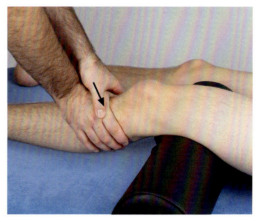

▶ Abb. 5.90

- **Vorgehen**
- rechte Hand: umfasst den distalen Unterschenkel
- linker Unterarm: wird als Keil in die Kniekehle gelegt (Daumen zeigt nach oben)

- **Korrektur**

Phase der Orientierung und Phase vor der Manipulation:
- die Flexion des Kniegelenks steigern, bis ein Kontakt mit dem Keil entsteht
- Widerstand testen und wieder etwas lösen

Phase der Beschleunigung:
- Flexion impulsartig steigern
- mit dem Körpergewicht arbeiten, das Brustbein auf die Hand am distalen Unterschenkel drücken (▶ Abb. 5.89)

Tibia anterior rechts

- **Ausgangsstellung**
- *Patient:* in Rückenlage, den distalen Oberschenkel mit einem Kissen (alternativ: mit dem flektierten anderen Bein des Patienten) unterlagern
- *Therapeut:* steht auf Höhe des Kniegelenks, zum Kopf hin ausgerichtet (in Schrittstellung, rechtes Bein vor)

- **Vorgehen**
- beide Hände: liegen aufeinander und umfassen die proximale Tibia

- **Korrektur**

Phase der Orientierung und Phase vor der Manipulation:
- die Tibia in posteriore Richtung mobilisieren
- Widerstand testen und im Sinne einer Mobilisation immer wieder aufsuchen oder übergehen in eine

Phase der Beschleunigung:
- mit Impuls in posteriore Richtung (▶ Abb. 5.90)

Behandlungstechnik Menisken

Liegt eine strukturelle Beschädigung des Meniskus (s. o.) vor, ist die hier beschriebene Technik in aller Regel nicht indiziert. Hingegen kann diese Technik angezeigt sein bei klinischen Zeichen, wie leichten Schmerzen im Knie nach ungewohnten Belastungen oder einem störenden Gefühl im Gelenk. Ziel der Behandlung ist es, die insgesamt vier Hörner der Menisken unter leichter Kompression auszustreichen, um dadurch die normale Mobilität und Funktion wiederherzustellen. Zur Stellung der Menisken während der Behandlung s. ▶ Tab. 5.4.

- **Ausgangsstellung**
- eine Knie- und Hüftgelenkflexion von 90°

- **Vorgehen**
- Es findet ein Öffnen im Sinne einer Dekompression statt: für die Anteile des Innenmeniskus ist dies eine Abduktion, für die des Außenmeniskus eine Adduktion.

5 – Parietale Osteopathie

▶ **Tab. 5.4** Ausgangs- und Endstellung im Verlauf der Mobilisation des Meniskus.

	Innenmeniskus Hinterhorn (▶ Abb. 5.91)	Außenmeniskus Hinterhorn (▶ Abb. 5.92)	Innenmeniskus Vorderhorn (▶ Abb. 5.93)	Außenmeniskus Vorderhorn (▶ Abb. 5.94)
Ausgangsstellung	Flexion um 90° Abduktion Innenrotation	Flexion um 90° Adduktion Außenrotation	Flexion um 90° Abduktion Außenrotation	Flexion um 90° Adduktion Innenrotation
Endstellung	maximale Flexion Adduktion Außenrotation	maximale Flexion Abduktion Innenrotation	maximale Extension Adduktion Innenrotation	maximale Extension Abduktion Außenrotation

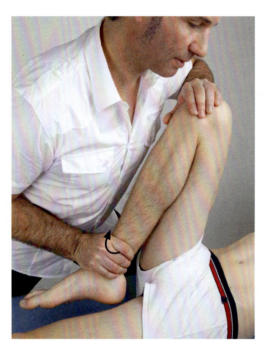

▶ **Abb. 5.91** Hinterhorn Innenmeniskus.

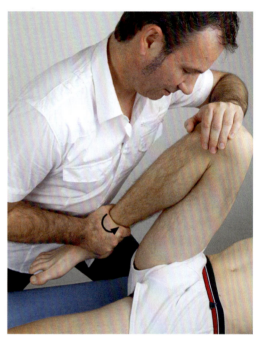

▶ **Abb. 5.92** Hinterhorn Außenmeniskus.

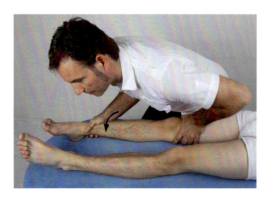

▶ **Abb. 5.93** Vorderhorn Innenmeniskus.

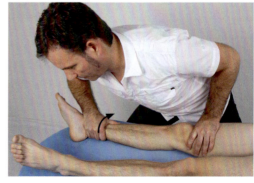

▶ **Abb. 5.94** Vorderhorn Außenmeniskus.

- Dann folgt eine Rotation, die das jeweilige Horn des Meniskus vom entsprechenden Femurkondylus wegdreht.

■ **Korrektur**

Diese besteht in einem Ausstreichen – oder, wenn man so möchte, einer Reinformation – durch:
- Kompression (Adduktion für den Innen- und Abduktion für den Außenmeniskus) und Rotation, die den Anteil des Meniskus zum medialen oder lateralen Femurkondylus hindreht
- Flexion (für die Hinterhörner) bzw. Extension (für die Vorderhörner)
- Die Bewegung erfolgt aus der Ausgangs- in Richtung der Endstellung und kann mehrmals rhythmisch wiederholt werden. In aller Regel streicht man alle Anteile der beiden Menisken auf diese Art aus.

5.5.5 Fibula

Anatomische Grundlagen

Gelenkflächen

Die Fibula erfüllt keine tragende Funktion, sie wirkt vielmehr als Befestigungsstelle für Muskeln, v. a. für Muskeln des Fußes. Sie ist beteiligt an der Bildung des OSG, was bei Traumata oder Dysfunktionen in diesem Gelenk zu eventuellen Störungen in der Mechanik der Fibula führen könnte. Die Fibula steht mit der Tibia in Verbindung durch:

Art. tibiofibularis proximalis

Dieses Gelenk stellt eine Amphiarthrose mit kleinen Bewegungsamplituden dar. In etwa 20 % der Fälle steht das Gelenk über den Recessus subpopliteus in Kontakt mit der Kniegelenkshöhle.

Syndesmosis tibiofibularis

Hierbei handelt es sich um eine bandhafte Verbindung, aus der die Malleolengabel entsteht.

Membrana interossea cruris

Diese besteht aus straffem kollagenem Bindegewebe, dient als Ursprungsfläche für Muskeln und trennt die Extensoren von den Flexoren, sie besitzt Öffnungen als Durchtrittsstellen für Gefäße:
- proximal für den Durchtritt der A. tibialis anterior
- distal für den Durchtritt des R. perforans aus der A. fibularis

Ligamente
- zu Art. tibiofibularis proximalis: hier findet man kapselverstärkende Ligamente: Ligg. capitis fibulae anterius und posterius
- zu Syndesmosis tibiofibularis: hier spricht man von den Syndesmosenbändern: Ligg. tibiofibulares anterius und posterius

Muskeln

Hier werden Muskeln aufgeführt, die sich an der Fibula selbst oder an der Membrana interossea befestigen:
- M. tibialis anterior
  - Ursprung: Membrana interossea, Facies lateralis tibiae (obere zwei Drittel), Fascia cruris superior (oberster Teil)
  - Ansatz: Os cuneiforme mediale, Os metatarsale I (mediale/plantare Fläche)
  - Funktion: Dorsalextension OSG, Inversion USG
  - Innervation: N. fibularis profundus (L 4, L 5)
- M. extensor digitorum longus
  - Ursprung: Membrana interossea, Condylus lateralis tibiae, Caput fibulae, Margo anterior fibulae
  - Ansatz: Dorsalaponeurosen (über 4 Teilsehnen) und Basen der Phalanges distales der II.–V. Zehe
  - Funktion: Dorsalextension OSG, Eversion USG, Extension der Grund-/Mittel- und Endgelenke der II.–IV. Zehe
  - Innervation: N. fibularis profundus (L 4 bis S 1)
- M. extensor hallucis longus
  - Ursprung: Membrana interossea, Facies medialis fibulae (mittleres Drittel)
  - Ansatz: Dorsalaponeurose der Großzehe und Basis seiner Endphalanx
  - Funktion: Dorsalextension OSG, Inversion/Eversion USG (je nach Ausgangsstellung), Extension des Grund- und Endgelenks der Großzehe
  - Innervation: N. fibularis profundus (L 5 bis S 1)
- Mm. fibulares (peroneaus) longus und brevis
  - Ursprung: Facies lateralis fibulae, Caput fibulae (longus)
  - Ansatz: Os cuneiforme mediale/Basis Os metatarsale I (longus), Tuberositas ossis metatarsalis V (brevis)

- Funktion: Plantarflexion OSG, Eversion USG
- Innervation: N. fibularis profundus (L 5 bis S 1)
- M. tibialis posterior
  - Ursprung: Membrana interossea und angrenzende Bereiche der beiden Unterschenkelknochen
  - Ansatz: Tuberositas ossis navicularis, Ossa cuneiformia mediale und intermedium, laterale Basen Ossa metatarsalia II–IV
  - Funktion: Plantarflexion OSG, Inversion USG
  - Innervation: N. tibialis (L 4 bis S 1)
- M. flexor digitorum longus
  - Ursprung: Facies posterior (mittleres Drittel) der Tibia
  - Ansatz: Basis Endphalangen II–V
  - Funktion: Plantarflexion OSG, Inversion USG, Plantarflexion der Grund-, Mittel- und Endgelenke der Zehen II–V
  - Innervation: N. tibialis (L 5 bis S 2)
- M. flexor hallucis longus
  - Ursprung: Facies posterior (distale zwei Drittel) der Fibula und angrenzende Membrana interossea
  - Ansatz: Basis Endphalanx I
  - Funktion: Plantarflexion OSG, Inversion USG, Plantarflexion des Grund- und Endgelenks der Großzehe
  - Innervation: N. tibialis (L 5 bis S 2)

Faszien

Die Bewegungen der Fibula (s. u.), wie beim Gehen, übertragen sich auf den Unterschenkel und die Faszien des Unterschenkels: die Fascia cruris mit dem oberflächlichen und tiefen Blatt und deren Abspaltungen der Septen zur Bildung der Muskellogen. Diese übertragenen Bewegungen könnten – einer Pumpe gleich – die Drainage des distalen Bereichs des Beins und des Fußes unterstützen oder im Falle einer Dysfunktion hemmen.

Innervation (peripher und segmental)
Siehe Muskulatur (S. 181).

Vaskularisation

Arteriell

Bei Dysfunktionen der Fibula ist es denkbar, dass es zu veränderten Spannungen der Fasern der Membrana interossea kommen könnte. Die durch diese Fasern ziehenden Gefäßstrukturen (siehe weiter unten) könnten dann u. U. eingeengt werden, was zu einer schlechteren Versorgung der Gewebe im Zielgebiet der Strömungsbahn führen und im Falle von posttraumatischen Zuständen nach z. B. einem Supinationstrauma die Heilung beeinträchtigen könnte. Die A. poplitea teilt sich, nachdem sie die Aa. surales abgegeben hat (Kap. 5.5.5), in die Aa. tibiliales anterior und posterior.

- A. tibialis anterior
  - beteiligt sich an der Rete articulare via Aa. recurrentes tibiales posterior und anterior
  - versorgt die Extensoren (erreicht diese durch eine Öffnung in der Membrana interossea cruris)
  - gibt im distalen Unterschenkelbereich die Aa. malleolares anteriores medialis und lateralis ab (anastomosieren mit Ästen der Aa. tibialis posterior und fibularis zum Rete malleolare mediale und Rete malleolare laterale)
  - verläuft unter dem Retinaculum musculorum extensorum und wird dann zur A. dorsalis pedis: gibt Äste ab für den Fußwurzelbereich (Aa. tarsales lateralis und medialis) und bildet dann auf Höhe der Basen der Metatarsalknochen die A. arcuata, die sich weiter verzweigt in die vier Aa. metatarsales dorsales, die sich dann weiter aufzweigen in zwei Aa. digitales dorsales
- A. tibialis posterior
  - Gibt unterhalb der Kniekehle die A. fibularis (peronea) als wichtigsten Ast ab. Diese verläuft in der Loge der Flexoren zum Außenknöchel und versorgt die Fibula, die Flexoren, die Peroneusmuskeln und über die Rr. malleolares laterales den Rete malleolare laterale und trägt zur Bildung des Rete calcaneum bei. Sie zieht im distalen Unterschenkelbereich nach vorne und durchbohrt hierbei mit dem R. perforans die Membrana interossea.
  - Danach läuft die A. tibialis posterior in der Flexorenloge zwischen dem M. tibialis posterior und M. flexor hallucis longus mit Ästen für die
    - Flexoren,
    - die Tibia (A. nutricia tibiae),
    - Retia malleolare mediale und calcaneum.
  - Im Fußsohlenbereich teilt sie sich in die A. plantaris lateralis und A. plantaris medialis,

die sich dann noch weiter verästeln und den Bereich der Fußsohle versorgen.

Venös
Die venöse Drainage geschieht über zumeist doppelt angelegte Begleitvenen der Arterien für die tieferen Strukturen. Daneben via zwei Hautvenen, die mit den tiefen Venen in Verbindung stehen:
- V. saphena magna
  - entsteht aus dem Arcus venosus dorsalis pedis, der neben dem Fußrücken auch mit der Fußsohle in Verbindung steht. Die Vene verläuft vor dem Innenknöchel medial am Unterschenkel zum Oberschenkel.
- V. saphena parva
  - bildet sich am lateralen Fußrücken, zieht dann hinter den Außenknöchel und mündet in der Kniekehle in die V. poplitea

Lymphatisch
Siehe Kniegelenk (S. 173) und Hüftgelenk (S. 163).

Biomechanik
Die Bewegungen der Fibula sind gekoppelt an Bewegungen im OSG [42]. So bewegt sich nach dem Modell von Le Coeur [63]
- bei Dorsalextension:
  - der distale Anteil der Fibula (Außenknöchel) nach lateral
  - die gesamte Fibula nach oben und
  - in Rotation nach innen
- bei Plantarflexion:
  - der distale Anteil der Fibula nach medial
  - die gesamte Fibula nach unten und
  - in Rotation nach außen

Nach Klein und Sommerfeld [54] weisen experimentelle Studienergebnisse auf die bei der Dorsalextension stattfindende laterale Translation hin, allerdings mit kleineren Bewegungsamplituden als von Le Coeur vermutet. Bei den lateralen Bewegungen der Fibula sind Amplituden von 1–1,5 mm möglich. In anterior-posteriore Richtung wurden Amplituden von 0,6–1,5 mm beschrieben. Eine Translation nach posterior fand während der Dorsalextension statt. Die Daten zu kraniokaudalen Bewegungen und zu Rotationen sind nach Klein und Sommerfeld [54] in der zitierten Studie „kaum praktisch interpretierbar". Dennoch sei es denkbar, dass u. a. beim Gehen während des Fersenkontakts kraniokaudale Translationsbewegungen auftreten könnten.

Osteopathische Techniken der Untersuchung

Tests

Syndesmosis tibiofibularis

- **Ausgangsstellung**
- *Patient:* in Rückenlage, auf ausreichende Knieflexion achten, damit der Fuß entspannt aufgestellt werden kann
- *Therapeut:* sitzt (oder steht) am Fußende der Behandlungsliege

- **Vorgehen**
- äußere Hand: Finger von posterior am Malleolus lateralis
- innere Hand: Daumen von anterior auf den Malleolus lateralis
- Test: Verschieben der Fibula nach anterior und posterior, zusätzlich dabei leicht nach lateral bewegen (▶ Abb. 5.95)
- Beurteilung: Elastizität/Rebound/Rigidität, Bewegungsamplitude

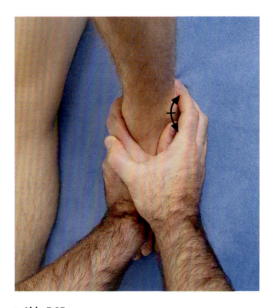

▶ Abb. 5.95

Art. tibiofibularis proximalis

- Ausgangsstellung
- *Patient:* in Rückenlage
- *Therapeut:* sitzt (oder steht) am Fußende der Behandlungsliege

- Vorgehen
- äußere Hand: Finger von dorsal an das Fibulaköpfchen (sich von medial dem Knochen nähernd), Daumen von ventral an das Fibulaköpfchen
- die innere Hand liegt an der proximalen Tibia und fixiert so den Unterschenkel
- Test: Verschieben der Fibula nach anterior-lateral und nach posterior-medial (▶ Abb. 5.96)
- Beurteilung: Elastizität/Rebound/Rigidität, Bewegungsamplitude

Osteopathische Techniken der Behandlung

Techniken

Mobilisationstechnik Syndesmosis tibiofibularis bei Dysfunktion der Fibula nach anterior-posterior

Hier kann der in den Tests beschriebene Handgriff benutzt werden (S. 183). Die Bewegungsamplitude und die Frequenz sind im Vergleich zum Test anzupassen und im Sinne einer Mobilisation anzuwenden.

Art. tibiofibularis proximalis
1. Impulstechnik bei Dysfunktion Fibula links nach anterior

- Ausgangsstellung
- *Patient:* in Rückenlage, Füße über den Rand der Behandlungsliege, linkes Bein liegt am Rand der Behandlungsliege
- *Therapeut:* steht am Fußende der Behandlungsliege, in Richtung Kopfende gedreht

- Vorgehen
- die rechte Hand liegt mit dem Thenar ventral am Caput fibulae
- die linke Hand fixiert das linke Bein über einen Kontakt am distalen Oberschenkel des Patienten in leichter Innenrotation

- Korrektur

Phase der Mobilisation:
- die Fibula in posteriore Richtung mobilisieren

Phase der Beschleunigung:
- im Falle eines sehr festen Widerstands diesen eventuell steigern
- Vorspannung aufbauen
- Impuls in dorsale Richtung (▶ Abb. 5.97)

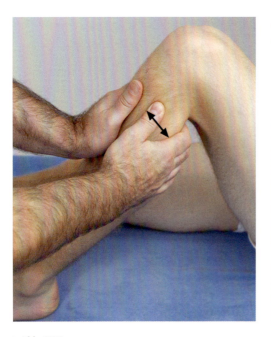

▶ Abb. 5.96

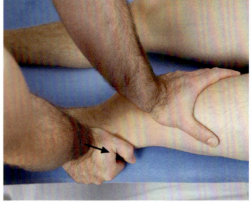

▶ Abb. 5.97

5.5 Extremitäten – Untere Extremität

2. Impulstechnik bei Dysfunktion Fibula rechts nach posterior

- Ausgangsstellung
- *Patient:* in Rückenlage, Knie- und Hüftgelenk um 90° flektiert
- *Therapeut:* steht seitlich vom Patienten (in Schrittstellung, linkes Bein vor)

- Vorgehen
- linke Hand: liegt mit dem Zeigefingergrundgelenk als Keil dorsal des Caput fibulae
- rechte Hand: umfasst den distalen Unterschenkel

- Korrektur

Phase der Mobilisation:
- die Flexion des Knies steigern
- dabei den Unterschenkel etwas in Außenrotation halten, um einen guten Kontakt mit dem „Keil" zu erhalten

Phase der Beschleunigung:
- Widerstand des Caput fibulae am Ende der Flexion suchen
- Vorspannung aufbauen
- Impuls auf den distalen Unterschenkel in posteriore Richtung (▶ Abb. 5.98)

Mobilisationstechnik Fibula nach kranial-kaudal – „Fibulaschaukel"

- Ausgangsstellung
- *Patient:* in Seitlage, das zu behandelnde Bein auf einer Therapierolle oder auf dem anderen Bein
- *Therapeut:* steht oder sitzt vor oder hinter dem Patienten

- Vorgehen
- eine Hand nimmt das Caput fibulae zwischen Thenar und Hypothenar
- eine Hand nimmt den Außenknöchel zwischen Thenar und Hypothenar

- Korrektur

Phase der Mobilisation – drei mögliche Vorgehensweisen (▶ Abb. 5.99):
- die Fibula in einer Schaukelbewegung nach kaudal und kranial mobilisieren
- die Fibula in die Richtung des Bewegungsverlusts/des höheren Widerstands mobilisieren (direkte Technik)
- die Fibula in die Richtung des geringeren Widerstands bewegen und die maximale Entspannung des Gewebes aufsuchen (indirekte Technik, LAS-Technik)

Ziel der Behandlung ist eine Normalisierung der Bewegung der Fibula in kraniokaudale Richtung sowie eine Entspannung der Membrana interossea mit Verbesserung der Zirkulation des Unterschenkels und des Fußes. Bei posttraumatischen Zuständen, wie einem Supinationstrauma, stellt eine op-

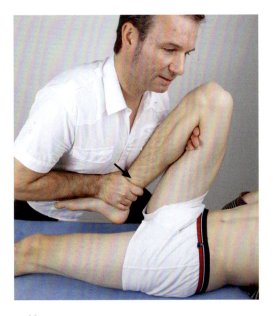

▶ Abb. 5.98

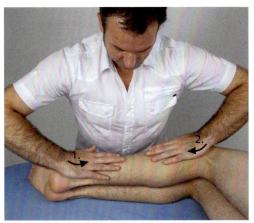

▶ Abb. 5.99

timale Zirkulation eine wichtige Voraussetzung für die stattfindenden Reparaturprozesse dar.

5.5.6 Fuß

Anatomische Grundlagen

Gelenkflächen

Oberes Sprunggelenk (Art. talocruralis)
Die am oberen Sprunggelenk beteiligten Knochen sind:
1. das distale Ende der beiden Unterschenkelknochen: die Malleolengabel
2. der Talus:
   - Korpus mit Facies superior (konvex in sagittaler Richtung, Gelenkfläche für die Tibia, zentral mit Führungsrille) der Facies articularis malleoli lateralis (Gelenkfläche für das distale Ende der Fibula) und der Facies articularis malleoli medialis (Gelenkfläche für das distale Ende der Tibia)
   - die Trochlea tali ist vorne etwa 4–5 mm breiter als hinten. Im Gegensatz zu der Differenz in der anatomischen Breite fällt der Unterschied in der funktionellen Breite mit ca 1,5 mm deutlich kleiner aus. Diese Größenangabe entspricht auch der Amplitude der Fibulatranslation bei Dorsal- und Plantarflexion (s. u.)

Die Kapsel befestigt sich an der Knorpel-Knochen-Grenze. Im vorderen Bereich ist sie sehr dünn und nachgiebig, im seitlichen und hinteren Bereich besitzt sie Verdickungen (Ligamente).

Unteres Sprunggelenk (Art. talotarsalis)
Dazu gehören:
- Art. subtalaris (hintere Gelenkkammer): besteht aus der Facies articularis talaris posterior (des Kalkaneus), die mit der entsprechenden Fläche des Talus, der Facies articularis calcanea posterior artikuliert
- Art. talocalcaneonavicularis (vordere Gelenkkammer): hier artikuliert der kugelförmige Taluskopf mit seiner Gelenkfläche (der Facies articularis navicularis) mit dem Os naviculare und mit zwei kleineren Gelenkflächen des Kalkaneus (Facies articulares talaris anterior und media). Das Gelenk wird komplettiert durch das Lig. calcaneonaviculare plantare (Pfannenband): es besitzt an der Innenseite Knorpelzellen, legt sich von plantar um den Taluskopf herum, sichert diesen damit und trägt passiv zur Verspannung der Längswölbung des Fußes bei.

Die Kapsel ist dünn und relativ weit. Es handelt sich um zwei getrennte Gelenke. Die Kapsel wird hier vom Lig. talocalcaneum interosseum verstärkt, wodurch das Ligament die vordere und hintere Gelenkkammer faktisch voneinander trennt. Das Ligament liegt im Canalis tarsi (bestehend aus Sulcus tali und Sulcus calcanei) und besteht aus sich zum Teil überkreuzenden lateralen („cervical ligament") und medialen Fasern (Lig. canalis tarsi). Es handelt sich um ein sehr kräftiges Band, das eine große Bedeutung für die Stabilität des USG hat. Es wird begleitet von Gefäßen und fungiert als Drehpunkt für die Bewegungen im USG.

Zusätzliche Verstärkungen der Gelenkkapsel:
- Art. subtalaris: Ligg. talocalcanea mediale und laterale, Lig. talofibulare posterius
- Art. talocalcaneonavicularis: Lig. talonaviculare dorsale

Fußwurzel- und Mittelfußgelenke
Dazu gehören:
- Chopart-Gelenklinie: zwischen Talus und Os naviculare (Art. talonavicularis) und Kalkaneus und Os cuboideum (Art. calcaneocuboidea) mit darüber plantar und dorsal verlaufenden kräftigen Bändern (s. Ligamente)
- Die übrigen Fußwurzelgelenke sind in der Regel Gelenke mit geringen Bewegungsamplituden. Es finden Bewegungen in den jeweiligen Gelenkflächen statt zwischen:
  - dem Kahnbein und den Keilbeinen (Art. cuneonavicularis)
  - den Keilbeinen (Artt. intercuneiformes)
  - den Fußwurzel- und Mittelfußknochen (Lisfranc-Linie): Hier ist die größte Mobilität zu finden in der Verbindung des 1. Strahls mit dem Os cuneiforme mediale und des 5. Strahls mit dem Os cuboideum, wobei die Beweglichkeit lateral größer als medial ist.

Auf die Metatarsophalangeal- und Interphalangealgelenke wird in diesem Lehrbuch nicht explizit eingegangen.

Ligamente
Ligamente des OSG und des USG: Es werden im inneren und im äußeren Knöchelbereich zwar unterschiedliche Anteile beschrieben, der Bandapparat insgesamt bildet allerdings eine anatomische und funktionelle Einheit, die ihre Fortsetzung in den Syndesmosenbändern und somit auch in der Membrana interossea findet.

Lateraler Bandapparat
- Ligg. talofibulare anterius und posterius
  - beinahe horizontaler Verlauf
  - tief gelegene Verdickungen der Kapsel
  - Funktion: passive Stabilisierung und Führung OSG
  - Alle Bandanteile kommen bei Inversion auf Spannung, bei zusätzlicher Plantarflexion v. a. das Lig. talofibulare anterius, bei zusätzlicher Dorsalextension das Lig. talofibulare posterius.
- Lig. calcaneofibulare
  - vertikaler oberflächlicher Verlauf
  - Funktion: passive Stabilisierung und Führung OSG und USG

Medialer Bandapparat
- Lig. deltoideum
  - *Partes tibiotalares anterior und posterior*
    - tief gelegene Verdickungen der Kapsel
    - Funktion: passive Stabilisierung und Führung OSG und USG
  - *Pars tibiocalcanea und Pars tibionavicularis*
    - oberflächlich verlaufend
    - Funktion: passive Stabilisierung und Führung OSG und USG

Der mediale Bandapparat hemmt die Eversion.

Bänder der Syndesmosis tibiofibularis
- Ligg. tibiofibulare anterius und posterius
  - fixieren die beiden Unterschenkelknochen miteinander
  - von der Tibia nach unten zur Fibula verlaufend (wie die meisten Fasern der Membrana interossea)

Ligamente der Chopart-Gelenklinie
- Lig. talonaviculare dorsale
- Lig. calcaneocuboideum plantare (tiefer Schenkel des Lig. plantare longum, s. u.) und dorsale
- Lig. bifuracatum (vom Kalkaneus zum Os naviculare und zum Os cuboideum)

Zur 3-Etagen-Bandsicherung des Längsgewölbes tragen bei:
- das Lig. calcaneonaviculare plantare (s. unteres Sprunggelenk)
- das Lig. plantare longum: vom Kalkaneus (Unterfläche) zu den Basen der Ossa metatarsalia II–V
- die Aponeurosis plantaris: vom Tuber calcanei zu den metatarsalen Köpfen

Bandsicherung des Quergewölbes durch:
- das Lig. cuboideonaviculare plantare
- das Lig. metatarsale transversum profundum, das zwischen den Kapseln der Zehengrundgelenke verläuft

Muskeln
Siehe Fibula (S. 181): Auf eine Beschreibung der kurzen Fußmuskeln wird an dieser Stelle verzichtet.

Faszien
Die Fascia pedis stellt eine Fortsetzung der Unterschenkelfaszie nach distal dar und besteht aus einem oberflächlichen und einem tiefen Blatt. Die Faszie wird auch hier von epifaszial gelegenen neurovaskulären Strukturen durchbrochen. Hier können Entrapment-Syndrome auftreten. Die Faszie weist am Übergang zum Fußrücken verstärkte Querfasern auf. Diese bilden die Retinakula. Der Aponeurosis plantaris (Plantarfaszie) kommt aufgrund ihres langen Hebelarms eine wichtige Bedeutung bei der passiven Sicherung des Längsgewölbes zu. Septen (Zwischenwände) dieser Faszie trennen über die Bildung von Logen die folgenden Muskeln voneinander: Großzehenloge, Mittelloge, Kleinzehenloge.

Innervation (peripher und segmental)
Die motorische Innervation der Muskeln unterhalb des Kniegelenks erfolgt über den N. ischiadicus und seinen Ästen. In der Regel teilt sich der Nerv kurz oberhalb der Regio poplitea in den N. fibularis (peroneaus) communis und den N. tibialis.
- N. tibialis (L 4 bis S 3)
  - Rr. musculares für die tiefen und oberflächlichen Flexoren

- zieht nach distal, durch den medialen Tarsaltunnel zur Plantarseite des Fußes
  - teilt sich in die Endäste: Nn. plantares lateralis und medialis für die motorische Versorgung der plantaren (kurzen) Fußmuskeln
- N. fibularis communis (L4 bis S2)
  - läuft um das Fibulaköpfchen herum zur Vorderseite des Unterschenkels, teilt sich in den
- N. fibularis profundus
  - tritt in die Extensorenloge ein und innerviert diese Muskelgruppe
  - verläuft dann zum Fußrücken
- N. fibularis superficialis
  - verläuft zwischen den Peroneusmuskeln (die er motorisch innerviert) bis zum Fußrücken

Die Innervation der Haut erfolgt
- für den lateralen/ventralen Unterschenkel: durch den N. cutaneus surae lateralis (L5 bis S2), einem Ast des N. fibularis communis
- für den medialen/ventralen Unterschenkel: durch den N. saphenus (L3, L4) aus dem N. femoralis
- für den dorsalen Unterschenkel:
  - proximal durch den N. cutaneus surae medialis (L5 bis S2) aus dem N. tibialis
  - distal durch den N. suralis (Vereinigung des vorherigen Nervs mit einem Ast des N. cutaneus surae lateralis); dieser versorgt mit seinem Endast dem N. cutaneus dorsalis lateralis die Außenkante des Fußes
- für den Bereich des Außenknöchels und den Fußrücken inklusive (fast aller) Zehen: durch die Nn. cutanei dorsales intermedius und medialis als Endäste des N. fibularis superficialis. Ausnahme: die Haut zwischen der I. und II. Zehe durch den N. fibularis profundus
- für den Bereich der Fußsohle:
  - Fersenbereich durch Rr. calcanei mediales aus dem N. tibialis und durch Rr. calcanei laterales aus dem N. suralis
  - der übrige Bereich durch die Nn. plantares lateralis und medialis (aus dem N. tibialis, s. o.)

Vaskularisation
Siehe Fibula (S. 182).

Biomechanik
Die Hauptbewegungen des OSG sind
- **Plantarflexion**: Bewegung des schmaleren, hinteren Bereichs der Sprungbeinrolle nach vorne
- **Dorsalextension**: Bewegung des etwa 5–6 mm breiteren, vorderen Bereichs der Sprungbeinrolle nach hinten, dies „drückt" die Malleolengabel auseinander und führt zur erhöhten Spannung der Syndesmosenbänder

Die Bewegungsachse verläuft durch beide Knöchel:
- von innen nach außen
- von vorne nach hinten
- von oben nach unten

Dies führt zu Nebenbewegungen des Talus: Ohne Bodenkontakt des Fußes sind diese assoziierten Komponenten bei
- Plantarflexion: Adduktion und Supination
- Dorsalextension: Abduktion und Pronation

Hat der Fuß Bodenkontakt, führt dies zu einer Bewegung des Unterschenkels gegenüber dem Talus. Der Unterschenkel bewegt bei
- Plantarflexion in Außenrotation
- bei Dorsalextension in Innenrotation

Siehe auch gekoppelte Bewegungen im Kniegelenk (S. 174).
Im USG setzen sich die Bewegungen fort, die im OSG als Nebenbewegungen mit kleinen Amplituden zu finden sind. Die beiden Sprunggelenke hängen scheinbar funktionell eng zusammen. Ebenso haben die Bewegungen des Rückfußes (Talus und Calaneus) einen Einfluss auf die distal davon gelegenen Fußabschnitte.
Es finden sich unterschiedliche Benennungen für die Bewegungen im USG, mitunter werden die Begriffe Pronation und Supination benutzt, im klinischen Sprachgebrauch aber v. a. Inversion und Eversion. Die Bewegungsachse des Gelenks verläuft durch den Kalkaneus
- von innen nach außen
- von vorne nach hinten
- von oben nach unten

Bewegungen im USG lösen dreidimensionale Bewegungen aus:
- Die Inversion besteht aus Plantarflexion, Adduktion und Supination.
- Die Eversion besteht aus Dorsalextension, Abduktion und Pronation.

Kinematik. Zusammengefasst lassen sich die Bewegungen des Fußes folgendermaßen beschreiben: Im OSG findet hauptsächlich eine Bewegung des Talus nach anterior (Plantarflexion) und posterior (Dorsalextension) statt. Die in diesem Gelenk bereits auftretenden Nebenbewegungen setzen sich im USG weiter fort. Die Gelenklinien nach Chopart und Lisfranc ermöglichen Bewegungen des Vorfußes gegenüber dem Rückfuß: nach plantar und dorsal (diese treten beim Anheben der Fußspitze oder beim Abrollen des Fußes während des Gehens auf) sowie Drehbewegungen, auch Vorfußverwringung genannt. Durch die Gesamtheit der Bewegungen kann sich der Fuß optimal an jeden Untergrund anpassen.

Mögliche Ursachen parietaler Dysfunktionen. Größere Traumata im Alltag oder beim Sport können zu strukturellen oder funktionellen Störungen führen. Sie treten dementsprechend häufig in den unteren Extremitäten auf und stellen v. a. im Fuß eine mögliche Ursache für Beschwerden dar. Dysfunktionen der an der Bildung der Fußwölbungen beteiligten Strukturen stören die Funktion des Gewölbes. Mögliche Folgen können sein:
- Verlust der Elastizität des Fußes
- vergrößerte Rigidität („stiffness") des Fußes
- schlechtere Anpassung an den Untergrund
- Überbelastung der passiven Strukturen (u. a. der Plantaraponeurose)
- Überbelastung der aktiven Strukturen (Muskeln), die die Fußwölbungen unterstützen
- Überbelastung der anderen Stoßdämpfersysteme der unteren Extremität und möglicherweise auch des Beckens und der Wirbelsäule

Leitsymptome
Der „Schmerzfahrplan" kann beim Fuß – aber auch in anderen Bereichen – interessante Hinweise geben. Dazu gehört die Frage, ob Belastungs- und/oder Ruheschmerzen vorliegen.

Belastungsschmerzen im Fußbereich können auftreten bei
- Metatarsalgien: Die Schmerzen sind sofort zu Beginn der Belastung da und steigern sich zumeist noch während der Belastung, Barfußgehen verursacht mehr Schmerzen als Gehen in festem Schuhwerk.
- Arthrosen: Dann sind sie bereits beim Start der Bewegung vorhanden (Anlaufschmerz), verbessern sich während der Anfangsphase der Bewegung, um sich bei längerer Belastung wieder aufzubauen.
- Morton-Neuralgie: Keine oder geringe Schmerzen am Anfang der Belastung; sie treten sehr akut und massiv auf unter Belastung, Besserung durch unmittelbare Ruhe oder Ausziehen der Schuhe.

Ruheschmerzen können Folgen sein einer
- Polyneuropathie: hierbei können die Schmerzen auch nachts auftreten
- radikulären Problematik: hier lässt sich in der Regel eine positive Rückenanamnese finden
- akuten mechanisch-entzündlichen Reizung von Weichteilen, wie bei der Plantarfasziitis, Achillodynie etc.

Die Therapie sollte sich nach dem Stadium der Problematik richten. In der akuten Reparaturphase sind leicht mobilisierende und v. a. drainierende Techniken indiziert. In einer späteren Adaptationsphase kann die Intensität der Mobilisationen z. B. mittels Dehnung gesteigert werden.

Besonderheiten
Besonderheiten des Fußes sind seine Längs- und Quergewölbe. Die Hauptaufgabe der Wölbungen besteht in der Aufnahme der Druckkräfte, die von oben über die Tibia erfolgen und auf die Kräfte treffen, die durch den Bodenkontakt entstehen. Die Fußwölbungen absorbieren – einem Stoßdämpfersystem gleich – diese Kräfte, indem sie federnd nachgeben.

Das **Quergewölbe** beginnt im Rückfuß durch die Lage des Talus auf dem Kalkaneus und des Os naviculare vor dem Talus und gleichzeitig auf dem Os cuboideum. Es wird weiter fortgeführt nach distal über die Keilbeine, und hier besonders durch die Funktion des Os cuneiforme intermedium als „Schlussstein" des Bogens.

Innerhalb des **Längsgewölbes** bildet der 2. Strahl den höchsten Punkt (II. Zehe, Os metatarsale II, Os cuneiforme intermedium, Os naviculare und Kalkaneus).

Der mediale Fußrand/-bogen absorbiert den überwiegenden Teil der übertragenen Kraft: vom Kalkaneus ausgehend über das Os naviculare, das Os cuneiforme mediale bis zum Os metatarsale I, das einen Kontaktpunkt mit dem Boden bildet.

Der laterale Fußrand
- weist ein deutlich weniger ausgeprägtes Gewölbe auf,
- leitet die Kraft vom Kalkaneus über das Os cuboideum bis zum Auflagepunkt des Os metatarsale V.

An der Stabilisation der Fußwölbungen sind passive und aktive Faktoren beteiligt. Die nicht ermüdbaren passiven Strukturen sind bei voller Funktion des Fußes ausreichend in der Lage, die Gewölbe aufzubauen und zu stabilisieren. Bei gesteigerter körperlicher Belastung, wie beim Laufen auf unebenem Untergrund oder bei vielen Sportarten, müssen die aktiven Muskeln zusätzliche Stabilisationsarbeit verrichten.

Die passiven Faktoren sind:
- die Verwringung des Vorfußes (in Pronation) gegenüber dem Rückfuß (in Supination)
- für das Längsgewölbe die plantaren ligamentären Verspannungsstrukturen, bestehend aus:
  - Plantaraponeurose, Lig. plantare longum, Lig. calcaneonaviculare plantare (Pfannenband)
  - hier gilt: je weiter vom Gewölbe entfernt, desto größer der Hebelarm
- im Vorfuß zusätzlich für das Quergewölbe das Lig. metatarseum transversum profundum

Die aktiven Faktoren für die Stabilisation des Quergewölbes sind:
- im Fußwurzelbereich der M. fibularis (peronaeus) longus (Sehne des Muskels verläuft plantar von lateral nach medial) und der M. tibialis posterior (mit fächerförmiger Befestigung an mehreren Fußwurzelknochen)
- im Bereich der Mittelfußknochen das Caput transversum des M. adductor longus

Die aktiven Faktoren für die Stabilisierung des Längsgewölbes:
- kurze Fußmuskeln: M. abductor hallucis, M. flexor hallucis brevis, M. flexor digitorum brevis, M. quadratus plantae und M. abductor digiti minimi
- M. flexor hallucis longus (Sehne läuft unter dem Sustentaculum tali entlang)
- M. fibularis (peronaeus) longus, M. tibialis posterior und M. flexor digitorum longus

Osteopathische Techniken der Untersuchung

Orientierende „Schnelltests"

Als orientierende „Schnelltests" für den Fußbereich eignen sich:

Test der Elastizität der Fußgewölbe

- Ausgangsstellung und Vorgehen
- *Patient:* in Rückenlage, beide Füße über den Rand der Behandlungsliege
- *Therapeut:* stellt einen breiten Kontakt der Hände auf Höhe des höchsten Punkts des Querbogens her (Daumen am medialen, Finger am lateralen Fußrand) und komprimiert den Fuß wie mit einer Zange

- Beurteilung
- Man prüft die Viskoelastizität und den Rebound des Gewebes.
- Der Fuß mit der erhöhten Rigidität beim Testen zeigt die Dysfunktionsseite an.

Fußschütteltest

- Ausgangsstellung und Vorgehen
- *Patient:* in Rückenlage, beide Füße über den Rand der Behandlungsliege
- *Therapeut:* nimmt Kontakt mit den Fersenbeinen auf (Daumen lateral, Finger medial) und schüttelt mit beiden Hände (möglichst) gleichzeitig den gesamten Fuß

- Beurteilung
- Man prüft die Elastizität des Fußes.
- Der Fuß mit der erhöhten Rigidität beim Testen zeigt die Dysfunktionsseite an.

Test der Ver-/Entwringung des Fußes

- **Ausgangsstellung und Vorgehen**
- *Patient:* in Rückenlage, beide Füße über den Rand der Behandlungsliege
- *Therapeut:* eine Hand von medial mit dem kleinen Finger auf dem Os naviculare, die übrigen Finger auf den Keilbeinen und den Basen der Mittelfußknochen; die andere Hand von lateral an das Fersenbein, Verwringung (Rückfuß in Supination, Vorfuß in Pronation) und Entwringung des Fußes (Rückfuß in Pronation, Vorfuß in Supination)

- **Beurteilung**
- Man prüft die Elastizität des Fußes.
- Der Fuß mit der erhöhten Rigidität beim Testen zeigt die Dysfunktionsseite an. Daneben kann unterschieden werden, ob eher eine Festigkeit vorliegt im Bereich
  - des Rückfußes: dann sind der Kalkaneus und der Talus weiter zu untersuchen,
  - des Mittel- bzw. Vorfußes: dann sind die übrigen tarsalen und metatarsalen Knochen spezifisch (s. unten) zu untersuchen.

Test OSG

- **Ausgangsstellung und Vorgehen**
- *Patient:* in Rückenlage, beide Füße über den Rand der Behandlungsliege
- *Therapeut:* jeweils eine Hand von plantar an beide Füße und passive Dorsalextension, dann jeweils eine Hand von dorsal an beide Füße und passive Plantarflexion

- **Beurteilung**
- Geprüft werden die Bewegungsamplitude und Elastizität des Fußes im OSG.
- Ist der Test der Dorsalextension im Seitenvergleich positiv: es liegt entweder eine Dysfunktion des Talus anterior vor oder eine erhöhte Festigkeit des myofaszialen Gewebes im dorsalen Unterschenkelbereich, bzw.
- ist der Test der Plantarflexion im Seitenvergleich positiv: es liegt entweder eine Dysfunktion des Talus posterior vor oder eine erhöhte Festigkeit des myofaszialen Gewebes im ventralen Unterschenkelbereich.

Spezifische Bewegungstests

Die spezifischen Bewegungstests des Fußes sollten aus einer neutralen „Startposition" heraus beginnen. Sie werden dann nacheinander in die eine und anschließend in die andere Richtung durchgeführt, mit einem Innehalten (Zwischenstopp) in der Startposition. In der Regel ist ein Seitenvergleich notwendig. Beurteilt werden die viskoelastische Antwort, der Rebound und eine mögliche Veränderung der beiden Parameter im Sinne einer Rigidität des zu testenden Gelenks/Gewebes und die Bewegungsamplitude. Die beschriebenen Untersuchungshandgriffe können auch mit Anpassung der Bewegungsamplitude und der Frequenz bei der Behandlung zur Mobilisation eingesetzt werden.

Test Os metatarsale I

- **Ausgangsstellung**
- *Patient:* in Rückenlage, der zu untersuchende Fuß kann auf den Oberschenkel des Therapeuten gelegt werden
- *Therapeut:* sitzt am Fußende der Behandlungsliege (oder steht seitlich vom Patienten)

- **Vorgehen**
- 3-Finger-Griff: mit der „kranialen" Hand, zur Orientierung und zum Aufsuchen der Basis des Os metatarsale I:
  - Ringfinger tastet die Tuberositas ossis navicularis
  - Mittelfinger liegt dann auf dem Os cuneiforme I (mediale) und
  - Zeigefinger auf der Basis des Os metatarsale I
- Ertasten des Gelenkspalts zwischen Os metatarsale I und Os cuneiforme I
- kraniale Hand: fixiert mit Pinzettengriff das Os cuneiforme I
- kaudale Hand: greift mit Pinzettengriff das Os metatarsale I
- Test: Verschieben der Basis des Os metatarsale I nach plantar und nach dorsal (▶ Abb. 5.100)

Für den Test des Os metatarsale II ist das Os cuneiforme II zu fixieren, für einen Test des Os metatarsale III dementsprechend das Os cuneiforme III. Dysfunktionen dieser Knochen kommen deutlich weniger häufig vor als solche des Os metatarsale I.

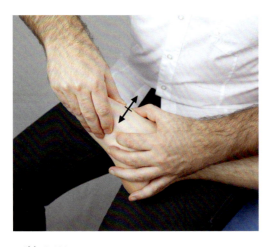

▶ Abb. 5.100

Test Os metatarsale V

- Ausgangsstellung
- *Patient:* in Rückenlage, der zu untersuchende Fuß kann auf den Oberschenkel des Therapeuten gelegt werden
- *Therapeut:* sitzt am Fußende der Behandlungsliege (oder steht seitlich vom Patienten)

- Vorgehen
- Ertasten des Gelenkspalts zwischen Os cuboideum und Os metatarsale V
- kraniale Hand: fixiert mit Pinzettengriff das Os cuboideum
- kaudale Hand: greift mit Pinzettengriff das Os metatarsale V
- Test: Verschieben der Basis des Os metatarsale V nach plantar und nach dorsal (▶ Abb. 5.101)

Für den Test (einer deutlich weniger häufig vorkommenden Dysfunktion) des Os metatarsale IV wird ebenfalls das Os cuboideum fixiert.

Test Os cuneiforme I (mediale)

- Ausgangsstellung
- *Patient:* in Rückenlage, der zu untersuchende Fuß kann auf den Oberschenkel des Therapeuten gelegt werden
- *Therapeut:* sitzt am Fußende der Behandlungsliege (oder steht seitlich vom Patienten)

- Vorgehen
- Ertasten des Gelenkspalts zwischen Os naviculare und Os cuneiforme I durch den 3-Finger-Griff (s. o.)
- kraniale Hand: fixiert mit Pinzettengriff das Os naviculare
- kaudale Hand: greift mit Pinzettengriff das Os cuneiforme I
- Test: Verschieben des Os cuneiforme I nach plantar und nach dorsal

Test Os cuneiforme II (intermedium)

- Ausgangsstellung
- *Patient:* in Rückenlage, Hüft- und ausreichend Knieflexion, um den Fuß entspannt auf die Behandlungsliege aufstellen zu können
- *Therapeut:* steht auf Höhe des Fußes (in Richtung Fuß oder Kopf gedreht)

- Vorgehen
- Das Os cuneiforme II wird ertastet, indem man dem 2. Strahl von distal nach proximal bis auf das 2. Keilbein folgt.
- beide Hände: liegen am Fußrand, jeweils eine Hand medial bzw. lateral, beide Daumen liegen aufeinander auf dem Os cuneiforme II
- Test: Verschieben des Os cuneiforme II durch Druck nach plantar („Eiswürfeltest"; ▶ Abb. 5.102)

Test Os naviculare

- Ausgangsstellung
- *Patient:* in Rückenlage, das gesamte Bein wird in Außenrotation gelegt
- *Therapeut:* steht seitlich vom Patienten

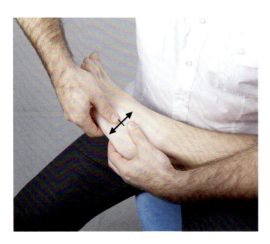

▶ Abb. 5.101

5.5 Extremitäten – Untere Extremität

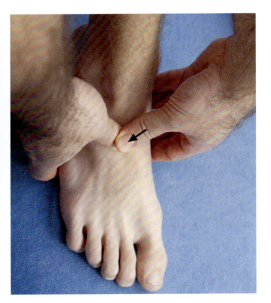

▶ Abb. 5.102

Test Os cuboideum

■ Ausgangsstellung
- *Patient:* in Rückenlage, das gesamte Bein wird etwas in Innenrotation gelegt
- *Therapeut:* sitzt am Fußende der Behandlungsliege (oder steht seitlich vom Patienten)

■ Vorgehen
- Ertasten der Tuberositas ossis metatarsi V, um proximal davon das Os cuboideum zu lokalisieren
- kraniale Hand: fixiert den Kalkaneus
- kaudale Hand: greift mit Pinzettengriff das Os cuboideum (Daumen von dorsal, Zeigefinger von plantar)
- Test: Rotation des Os cuboideum nach innen und nach außen (Benennung bezieht sich auf die plantare Fläche; ▶ Abb. 5.104)

Test Talus (OSG)

■ Ausgangsstellung
- *Patient:* in Rückenlage, Füße über den Rand der Behandlungsliege
- *Therapeut:* steht am Fußende der Behandlungsliege

■ Vorgehen
- Ertasten des Talushalses
- äußere Hand: greift von lateral den Kalkaneus
- innere Hand: greift von medial den Talus (Kleinfingerkante am Talushals)

■ Vorgehen
- Ertasten der Tuberositas ossis navicularis mit der kaudalen Hand zur Orientierung
- kraniale Hand: mit dem Daumen auf dem Talushals, fixiert den Talus an/mit dem Kalkaneus, der mit dem Zeige- und Ringfinger umfasst wird
- kaudale Hand: greift mit Pinzettengriff das Os naviculare
- Test: Rotation des Os naviculare nach innen und nach außen (Benennung bezieht sich auf die plantare Fläche; ▶ Abb. 5.103)

▶ Abb. 5.103

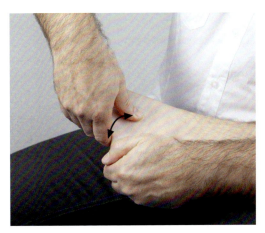

▶ Abb. 5.104

5 – Parietale Osteopathie

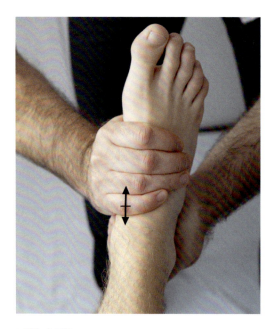

▶ Abb. 5.105

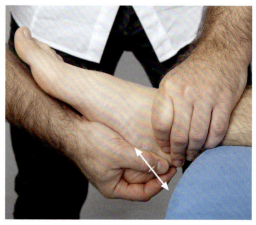

▶ Abb. 5.106

- beide Hände: fixieren und bewegen die beiden Knochen als Ganzes
- Test (▶ Abb. 5.105):
  - In erster Linie wird die Hauptbewegungskomponente des Talus nach anterior-posterior getestet. Hierzu den Talus während einer geringgradigen Dorsalextension nach posterior schieben und dementsprechend bei einer geringgradigen Plantarflexion nach anterior.
  - Ebenso werden Nebenbewegungen des Talus in Abduktion/Adduktion und Innenrotation/Außenrotation getestet.

Test Kalkaneus (USG)

■ Ausgangsstellung
- *Patient:* in Rückenlage, Füße über den Rand der Behandlungsliege
- *Therapeut:* steht am Fußende der Behandlungsliege

■ Vorgehen
- Ertasten des Talushalses
- äußere Hand: greift von lateral den Kalkaneus
- innere Hand: fixiert (mit gleichem Griff wie beim Talus, s. o.) von medial den Talus
- Test:
  - Abduktion/Adduktion
  - Innenrotation/Außenrotation des Kalkaneus

- Test anterior-posterior:
  - hierzu stellt sich der Therapeut seitlich vom Patienten an das Fußende der Behandlungsliege
  - kraniale Hand: fixiert den Talus durch Druck der beiden Malleolen nach innen
  - kaudale Hand: greift den Kalkaneus von plantar
- Test: Verschieben des Kalkaneus nach anterior-posterior (▶ Abb. 5.106). Der Fuß sollte dabei nicht aus der entspannten Plantarflexionsposition herausgeholt werden, um keine Spannung auf den plantaren Strukturen zu verursachen.

Osteopathische Techniken der Behandlung

Die hier vorgestellten Techniken sind zum Großteil Impulstechniken, mit veränderter Bewegungsamplitude und Frequenz können sie aber auch als Mobilisationstechniken eingesetzt werden, je nach Indikation bzw. Kontraindikation. Neben der Position des Therapeuten und des Patienten wird für jede Technik die dazugehörige Handposition beschrieben, mit der zunächst ein „Öffnen" und anschließend die Korrektur des jeweiligen Gelenks stattfindet. Das Aufsuchen des Widerstands, das Einleiten der Korrektur durch Steigern des Widerstands in Form einer Vorspannung sowie der kurze, schnelle und gezielte Impuls stellen die wichtigsten Punkte bei der Durchführung der Techniken dar.

Techniken

Os metatarsale I dorsal rechts

- Ausgangsstellung
- *Patient:* in Rückenlage, Füße über den Rand der Behandlungsliege
- *Therapeut:* steht am Fußende der Behandlungsliege

- Vorgehen
- mit dem 3-Finger-Griff die Basis des Os metatarsale I aufsuchen
- die rechte Hand liegt medial, Mittelphalanx des Mittelfingers dorsal auf der Basis des Os metatarsale I, Daumen plantar in Längsausrichtung auf dem Os metatarsale I (Daumenspitze bis an das Köpfchen des Knochens)
- die linke Hand greift von lateral über den Fußrücken, den Mittelfinger auf den Mittelfinger der rechten Hand legen
- beide Arme: Ellenbogen aufeinander zu bewegen
- Öffnen des zu behandelnden Gelenks durch leichte Traktion in Richtung des Vorfußes

- Korrektur

Phase der Orientierung:
- Der Daumen kippt das Os metatarsale I mit dem Köpfchen nach dorsal, bis dieser Hebel an der Basis als Bewegung nach plantar ankommt.

Phase vor der Manipulation:
- Beide Mittelfinger bewegen die Basis nach plantar und suchen den größtmöglichen Widerstand.

Phase der Beschleunigung:
- den Widerstand steigern
- Vorspannung aufbauen
- Impuls in plantare Richtung (▶ Abb. 5.107)

Bei den (eher seltenen) Dysfunktionen des Os metatarsale II oder III nach dorsal, wird der Mittelfinger auf die Basis und der Daumen an die plantare Fläche des jeweiligen Mittelfußknochens gelegt.

Os cuneiforme I dorsal rechts

- Ausgangsstellung und Vorgehen

Siehe obige Technik für das Os metatarsale I dorsal rechts.

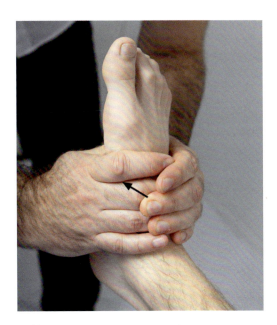

▶ Abb. 5.107

Unterschied: Die Mittelphalanx des Mittelfingers der rechten Hand liegt dorsal auf dem Os cuneiforme I.

Os metatarsale I plantar links

- Ausgangsstellung
- *Patient:* in Bauchlage
- *Therapeut:* steht am Fußende, links neben der Behandlungsliege (in Schrittstellung, linkes Bein vor), die Behandlungsliege sollte weit heruntergefahren werden

- Vorgehen
- 3-Finger-Griff: zum Aufsuchen der Basis des Os metatarsale I
- rechte Hand: medial, Daumen plantar auf der Basis des Os metatarsale I, Finger dorsal
- linke Hand: liegt von lateral mit dem Daumen und den Fingern auf der rechten Hand
- beide Arme: Ellenbogen aufeinander zu bewegen, den Fuß des Patienten in eine Kreisbewegung nach medial bringen und dabei zum Therapeuten „ziehen"
- Dies führt zum Öffnen durch leichte Traktion in Richtung des Vorfußes und zum Einleiten der Korrektur.

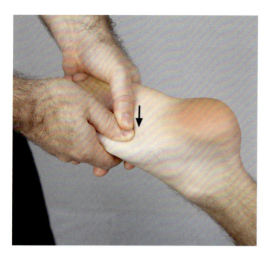

▶ Abb. 5.108

■ Korrektur
Phase der Orientierung:
- indem der Daumen die Basis des Os metatarsale I bei der Kreiselbewegung nach plantar bewegt
- Phase vor der Manipulation:
- Kreiselbewegung ein- bis zweimal wiederholen, dabei suchen die beiden Daumen den größtmöglichen Widerstand

Phase der Beschleunigung:
- den Widerstand steigern
- Vorspannung aufbauen
- peitschenschlagartiger Impuls in dorsale Richtung (▶ Abb. 5.108)

Bei den (eher seltenen) Dysfunktionen des Os metatarsale II oder III nach plantar, wird der Daumen plantar an die Basis des jeweiligen Mittelfußknochens gelegt.

Os cuneiforme I plantar links

■ Ausgangsstellung und Vorgehen
Siehe obige Technik für das Os metatarsale I plantar.

Unterschied: Daumen plantar auf die Basis des Os cuneiforme, Finger dorsal.

Os metatarsale V rechts

■ Ausgangsstellung
- *Patient:* in Rückenlage, der zu untersuchende Fuß kann auf den Oberschenkel des Therapeuten gelegt werden
- *Therapeut:* sitzt am Fußende der Behandlungsliege

■ Vorgehen
- Ertasten des Gelenkspalts zwischen Os cuboideum und Os metatarsale V und der Basis ossis metatarsalis V
- linke Hand: plantar am Os metatarsale V, Hypothenar auf der Basis des Knochens
- rechte Hand: dorsal am Os metatarsale V, Hypothenar auf der Basis des Knochens
- beide Hände: schließen
- Öffnen durch leichte Traktion und Vorfußadduktion, dazu den Fuß zum Therapeuten hin drehen

■ Korrektur
Phase der Orientierung:
- Bei einer **Dysfunktion plantar** kippt der Therapeut seinen Oberkörper nach links und erhöht den Druck mit dem Hypothenar der plantaren Hand.
- Bei einer **Dysfunktion dorsal** kippt der Therapeut seinen Oberkörper nach rechts und erhöht den Druck mit dem Hypothenar der dorsalen Hand.

Phase vor der Manipulation:
- mit dem Hypothenar den größtmöglichen Widerstand suchen

Phase der Beschleunigung (▶ Abb. 5.109):
- bei einer **Dysfunktion plantar** mit Impuls von plantar nach dorsal
- bei einer **Dysfunktion dorsal** mit Impuls von dorsal nach plantar

Bei einer (eher seltenen) Dysfunktion des Os metatarsale IV werden die Hände mit dem Hypothenar an die Basis des IV. Mittelfußknochens gelegt – weitere Durchführung wie für Os metatarsale V.

5.5 Extremitäten – Untere Extremität

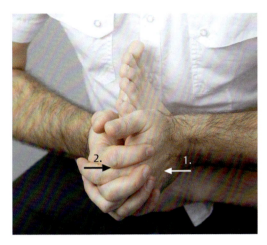

▶ Abb. 5.109

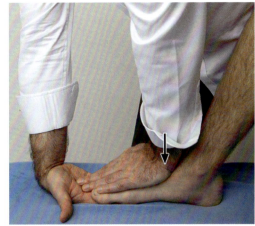

▶ Abb. 5.110

Os cuneiforme II (intermedium) dorsal rechts

■ Ausgangsstellung
- *Patient:* in Rückenlage, Hüft- und ausreichend Knieflexion, um den Fuß entspannt auf die Behandlungsliege aufstellen zu können
- *Therapeut:* steht auf Höhe der Dysfunktion, in Richtung des Fußendes der Behandlungsliege gedreht

■ Vorgehen
- Der Os cuneiforme II wird ertastet, indem man dem 2. Strahl von distal nach proximal bis zum 2. Keilbein folgt.
- rechte Hand: liegt plantar mit den Fingerkuppen am Köpfchen der Mittelfußknochen
- linke Hand: liegt mit dem Hypothenar auf dem Os cuneiforme II
- Öffnen mit der rechten Hand durch leichte Traktion

■ Korrektur
Phase der Orientierung und Phase vor der Manipulation:
- mit dem Hypothenar einen Druck nach plantar geben
- den größtmöglichen Widerstand suchen

Phase der Beschleunigung:
- den Widerstand steigern
- Vorspannung aufbauen
- Impuls „in die Behandlungsliege hinein" geben (▶ Abb. 5.110)

Bei einer (eher seltenen) Dysfunktion des Os cuneiforme II nach plantar ist genauso vorzugehen wie für Os cuneiforme I, nur wird der Daumen hierbei plantar an die Basis des 2. Keilbeins gelegt.

Os naviculare in Innenrotation links

■ Ausgangsstellung
- *Patient:* in Bauchlage, Knie um 90° flektiert
- *Therapeut:* steht links neben der Behandlungsliege auf Höhe der Dysfunktion, die Behandlungsliege sollte weit heruntergefahren werden

■ Vorgehen
- Ertasten der Tuberositas ossis navicularis
- rechte Hand: greift von medial mit den Fingern plantar um den Fuß herum, Handinnenfläche liegt auf dem Fußrücken, umgreift mit dem Kleinfinger das Os naviculare
- linke Hand: umfasst mit den Fingern den Kalkaneus, liegt von plantar am Os naviculare, dazu den Daumen in der Mitte einer Verbindungslinie zwischen den Tuberositas ossis metatarsalis V und ossis navicularis platzieren, den linken Ellenbogen hochnehmen, Unterarm senkrecht zum Fuß
- Öffnen mit der rechten Hand durch leichte Traktion

5 – Parietale Osteopathie

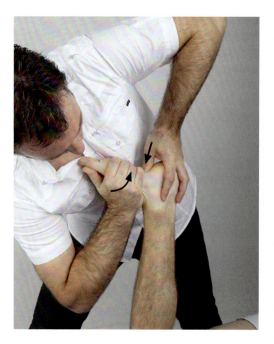

▶ **Abb. 5.111**

■ **Korrektur**
Phase der Orientierung und Phase vor der Manipulation:
- Die rechte Hand macht eine Pronationsbewegung des Fußes, bis diese am Os naviculare als Außenrotation ankommt.
- Damit der Unterarm senkrecht zum Fuß steht, beugt sich der Therapeut etwas herunter und nach rechts, sodass beide Unterarme auf einer Linie zueinander liegen.
- Zusätzlich drückt der Daumen der linken Hand von plantar auf das Os naviculare.
- Indem beide „Hebel" bewegt werden, wird der größtmögliche Widerstand gesucht.

Phase der Beschleunigung:
- den Widerstand steigern
- Vorspannung aufbauen
- Impuls – wenn möglich – mit beiden Händen gleichzeitig geben (▶ Abb. 5.111)

Os cuboideum in Außenrotation links

■ Ausgangsstellung
Siehe Impulstechnik Os naviculare in Innenrotation.

■ **Vorgehen**
- Ertasten der Tuberositas ossis metatarsalis V und dem proximal davon liegenden Os cuboideum
- rechte Hand: liegt mit den Fingern leicht plantar am medialen Fußrand, Thenar und Hypothenar am lateralen Fußrücken
- linke Hand: umfasst mit den Fingern den Kalkaneus, liegt von plantar am Os cuboideum, dazu den Daumen in der Mitte einer Verbindungslinie zwischen den Tuberositas ossis metatarsalis V und ossis navicularis platzieren, den linken Ellenbogen hochnehmen, Unterarm senkrecht zum Fuß
- Öffnen mit der rechten Hand durch leichte Traktion

■ **Korrektur**
Phase der Orientierung und Phase vor der Manipulation:
- mit der rechten Hand eine Supinationsbewegung des Fußes durchführen, bis diese am Os cuboideum als Innenrotation ankommt
- Zusätzlich drückt der Daumen der linken Hand von plantar auf das Os cuboideum.
- Indem beide „Hebel" bewegt werden, wird der größtmögliche Widerstand gesucht.

Phase der Beschleunigung:
- den Widerstand steigern
- Vorspannung aufbauen
- Impuls – wenn möglich – mit beiden Händen gleichzeitig geben (▶ Abb. 5.112)

Talus anterior rechts

■ Ausgangsstellung
- *Patient:* in Rückenlage, Füße über den Rand der Behandlungsliege
- *Therapeut:* steht am Fußende der Behandlungsliege

■ **Vorgehen**
- Ertasten des Talushalses mit der medialen Hand
- rechte Hand: die Kleinfingerkante auf den Talushals legen
- linke Hand: auf die rechte Hand legen, beide Ellenbogen aufeinander zu bewegen
- zum Öffnen den Talus etwas aus der Malleolengabel ziehen

5.5 Extremitäten – Untere Extremität

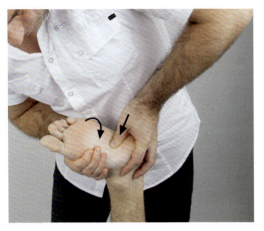

▶ Abb. 5.112

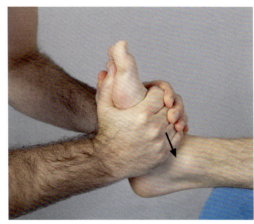

▶ Abb. 5.113

■ Korrektur
Phase der Orientierung und Phase vor der Manipulation:
- die Achse des OSG mehr in die frontale Ebene bringen, indem das gesamte Bein etwas nach innen rotiert wird
- den Fuß im OSG etwas dorsalflektieren (*wichtig:* dabei ein Gleiten des Talus in posteriore Richtung einleiten)
- Testen der Nebenvektoren: Abduktion/Adduktion und Innen-/Außenrotation
- den größtmöglichen Widerstand suchen

Phase der Beschleunigung:
- positive(n) Nebenvektor(en) stapeln
- den Widerstand steigern
- Vorspannung aufbauen
- Impuls nach posterior (▶ Abb. 5.113)

Talus posterior rechts

■ Ausgangsstellung
- *Patient:* in Rückenlage, Füße auf der Behandlungsliege, ein aufgerolltes Handtuch oder einen kleinen Sandsack unter die rechte Ferse legen
- *Therapeut:* steht am Fußende der Behandlungsliege

■ Vorgehen
- Ertasten des distalen Unterschenkels und des Übergangs zum Talus
- rechte Hand: mit dem Handballen auf den distalen Unterschenkel legen
- linke Hand: auf die rechte Hand legen, beide Ellenbogen und Unterarme senkrecht zum Unterschenkel

■ Korrektur
Phase der Orientierung und Phase vor der Manipulation:
- die Achse des OSG mehr in die frontale Ebene bringen, indem das gesamte Bein etwas nach innen rotiert wird
- mit beiden Händen den Unterschenkel nach posterior mobilisieren
- den größtmöglichen Widerstand suchen

Phase der Beschleunigung:
- den Widerstand steigern
- Vorspannung aufbauen
- Impuls nach posterior (dadurch Korrektur des Talus nach anterior; ▶ Abb. 5.114)

Die oben aufgeführten Impulstechniken können auch als Mobilisationstechniken ausgeführt werden.

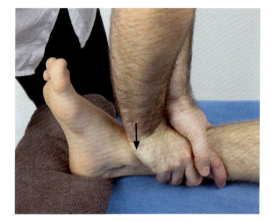

▶ Abb. 5.114

Kalkaneus posterior rechts

- Ausgangsstellung
  - *Patient:* in Bauchlage, Füße über den Rand der Behandlungsliege
  - *Therapeut:* steht rechts auf Höhe des Fußes, in Richtung des Fußendes der Behandlungsliege gedreht

- Vorgehen
  - eine Hand: umgreift den Kalkaneus mit den Fingern plantar und dem Daumen seitlich am Knochen (alternativ: zwischen Daumen und Zeigefinger)
  - andere Hand: liegt zwischen Unterschenkel und Behandlungsliege, fixiert den Talus durch Kompression der Malleolengabel
  - Öffnen: den Kalkaneus in kaudale Richtung etwas vom Talus lösen, den Unterarm dazu etwas weniger steil platzieren, dann senkrecht zum Kalkaneus ausrichten und übergehen zur

- Korrektur

Phase der Orientierung und Phase vor der Manipulation:
- den Kalkaneus nach distal in Richtung des Vorderfußes mobilisieren
- den größtmöglichen Widerstand suchen

Phase der Beschleunigung:
- den Widerstand steigern
- Vorspannung aufbauen
- Impuls nach distal (▶ Abb. 5.115)

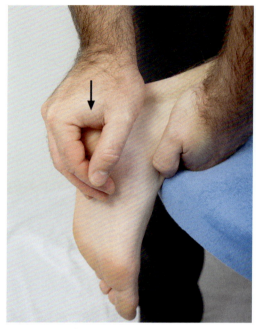

▶ Abb. 5.115

Bei einer (selten vorkommenden) Dysfunktion des **Kalkaneus anterior** empfiehlt sich eine mobilisierende Technik mit dem Handgriff zum Testen der Mobilität des Kalkaneus (S. 194).

Kalkaneus in Adduktion rechts

- Ausgangsstellung
  - *Patient:* in Seitlage rechts, Fuß über den Rand der Behandlungsliege (evtl. ein Handtuch oder einen kleinen Sandsack unter den Außenknöchel legen)
  - *Therapeut:* steht auf Höhe des Fußes in Richtung des Vorfußes gedreht

- Vorgehen
  - rechte Hand: mit gebeugtem Zeigefinger auf den Talushals legen und diesen fixieren
  - linke Hand: mit dem Thenar medial an den Kalkaneus legen, Ellenbogen und Unterarm senkrecht zum Kalkaneus
  - zum Öffnen den Kalkaneus in kaudale Richtung etwas vom Talus lösen

- Korrektur

Phase der Orientierung und Phase vor der Manipulation:

5.5 Extremitäten – Untere Extremität

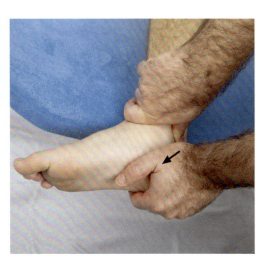

▶ Abb. 5.116

- mit der linken Hand den Kalkaneus in Translation nach lateral mobilisieren (▶ Abb. 5.116)
- den größtmöglichen Widerstand suchen und entweder im Sinne einer Mobilisation wiederholen oder überleiten in eine

Phase der Beschleunigung:
- den Widerstand steigern
- Vorspannung aufbauen
- Impuls nach lateral

Kalkaneus in Abduktion rechts

■ Ausgangsstellung
- *Patient:* in Seitlage links, Fuß über den Rand der Behandlungsliege, ein aufgerolltes Handtuch oder eine Therapierolle unter den rechten Unterschenkel legen
- *Therapeut:* steht auf Höhe des Fußes in Richtung der Ferse gedreht (in Schrittstellung, linkes Bein vor, um den Vorderfuß zu stabilisieren)

■ Vorgehen
- rechte Hand: fixiert den Talus über die Malleolengabel durch Druck auf den Außenknöchel
- linke Hand: mit dem Thenar lateral an den Kalkaneus legen, Ellenbogen und Unterarm senkrecht zum Kalkaneus
- zum Öffnen den Kalkaneus in kaudale Richtung etwas vom Talus lösen

■ Korrektur

Phase der Orientierung und Phase vor der Manipulation:
- mit der linken Hand den Kalkaneus in Translation nach medial mobilisieren
- den größtmöglichen Widerstand suchen und entweder im Sinne einer Mobilisation wiederholen oder überleiten in eine

Phase der Beschleunigung:
- den Widerstand steigern
- Vorspannung aufbauen
- Impuls nach medial

Das Supinationstrauma

Das Supinationstrauma gehört zu den häufigsten (Sport-)Verletzungen. Es sind v. a. die Gelenke des OSG und des USG involviert. Fast immer betroffen (65–70 % der Fälle) ist dabei das Lig. talofibulare anterius, daneben (20–25 % der Fälle) dieses Ligament in Kombination mit dem Lig. calcaneofibulare.

Die unten beschriebene Technik ist indiziert bei Funktionsstörungen nach Trauma des OSG und USG. Im Falle einer akuten Verletzung ist zunächst abzuklären, dass keine strukturelle Schädigung (Fraktur oder große Bandverletzung) vorliegt. Folgende Stabilitätstests sind – neben der Akutversorgung – dann durchzuführen. Bei positivem Testergebnis ist der Patient zur weiteren Diagnostik an einen Arzt zu überweisen.

Der vordere Schubladentest

Dieser Test ist ein klinisches Instrumentarium zur Unterscheidung zwischen einem Bänderriss und einer Zerrung.
- *Patient:* in Rückenlage
- *Therapeut:* eine Hand hebt das Bein etwas von der Unterlage ab und umgreift die Ferse, die andere Hand drückt von vorne gegen das Schienbein
- positiv (und damit auf einen Riss des vorderen Außenbands hinweisend) bei spürbarer Verschiebung des Sprungbeins nach vorne aus dem Gelenk heraus
- der Test ist nur innerhalb der ersten 48 Stunden nach der Verletzung durchzuführen

5 – Parietale Osteopathie

Test der lateralen Aufklappbarkeit
Eine verstärkte seitliche Aufklappbarkeit bei Inversion und Adduktion deutet in Richtung einer vollständigen Ruptur des Lig. calcaneofibulare.

Behandlungstechnik nach einem Supinationstrauma

- Ausgangsstellung
- *Patient:* in Rückenlage, Fuß über den Rand der Behandlungsliege
- *Therapeut:* steht auf Höhe des Fußes

Der laterale Bandapparat besteht aus 3 Ligamenten – die 2 talofibularen Ligamente sind Verstärkungen der Kapsel, das kalkaneofibulare Ligament verläuft extrakapsulär. Die Technik wird in zwei Schritten durchgeführt:
1. für das Lig. calcaneofibulare und das Lig. talofibulare anterior und die lateralen-ventralen Kapselanteile
2. für das Lig. talofibulare posterior und die lateralen-dorsalen Kapselanteile

Es wird jeweils in einer relativen „Dehnposition" für den Kapsel-Band-Apparat begonnen, um die Fasern dann unter gleichzeitiger Anwendung eines Strichs in das Gewebe hinein anzunähern.

- Vorgehen

Schritt 1:
- rechte Hand: fixiert den Talus, Finger liegen auf dem Fußrücken
- linke Hand: liegt mit dem Daumen hinter dem Lig. calcaneofibulare
- Technik: der Daumen wird mit (angepasstem) Druck in die Tiefe um den Außenknöchel herum auf dem Kapsel-Band-Apparat nach ventral bis an die Tibia geschoben, dabei den Fuß aus einer leichten Plantarflexion mit Inversion in eine Dorsalextension mit Eversion bewegen

Schritt 2:
- rechte Hand: fixiert den Talus, Finger liegen auf dem Fußrücken
- linke Hand: liegt mit dem Daumen hinter dem Lig. calcaneofibulare
- Technik: Der Daumen wird mit (angepasstem) Druck in die Tiefe um den Außenknöchel herum auf dem Kapsel-Band-Apparat nach dorsal geschoben. Wenn man das horizontal verlaufende Ligament ertastet, kann man sich daran anhaken und es „ausheveln", dabei den Fuß aus einer leichten Dorsalextension mit Inversion in eine Plantarflexion mit Eversion bewegen.

✅ Fragen zur Selbstüberprüfung

Die Antworten finden sich im vorangegangenen Kapitel und werden hier nicht explizit aufgeführt.
1. Welche passiven und aktiven Faktoren sind an der Stabilisation der Fußwölbungen beteiligt?
2. Welcher Nerv versorgt die Haut der Fußsohle?
3. Wie verlaufen die Ligamente des oberen und unteren Sprunggelenks?
4. Welche Gefäße ziehen durch die Membrana interossea?
5. Wie sind die Tibia und die Fibula miteinander verbunden?
6. Welche Bewegungen hemmen die Kreuzbänder im Kniegelenk?
7. Handelt es sich bei den Behandlungstechniken für das Hüftgelenk eher um Impulstechniken oder mehr um Techniken zur Verbesserung der Mobilisation und der Zirkulation?
8. Welche Arterien übernehmen die Versorgung des Hüftkopfes?
9. Aus welchen Segmenten erhalten die unteren Extremitäten ihre sympathische Versorgung?
10. Wie verlaufen die kapselverstärkenden Ligamente des Hüftgelenks?
11. Aus welchem Grund ist das Hüftgelenk eines Erwachsenen weniger luxationsanfällig als das eines Kindes?

Literatur

[1] Aumüller G, Aust G, Doll A et al. Anatomie. Duale Reihe. 2. Aufl. Stuttgart: Thieme; 2010

[2] Bauer J. Das Gedächtnis des menschlichen Körpers – Wie Beziehungen und Lebensstile unsere Gene steuern. 10. Aufl. München: Piper; 2007

[3] van den Berg F. Angewandte Physiologie 1. Das Bindegewebe des Bewegungsapparates verstehen und beeinflussen. 3. Aufl. Stuttgart: Thieme; 2011

[4] Boden SD, McCowin PR, Davis DO et al. Abnormal magnetic-resonance scans of the cervical spine in asymptomatic subjects. A prospective investigation. J Bone Joint Surg Am 1990; 72: 1178–1184

[5] Boszczyk BM, Boszczyk AA, Putz R et al. An immunohistochemical study of the dorsal capsule of the lumbar and thoracic facet joint. Spine (Phila Pa 1976) 2001; 26: 338–343

[6] Buyruk HM, Stam HJ, Snijders CJ et al. Measurement of sacroiliac joint stiffness in peripartum pelvic pain patients with Doppler imaging of vibrations (DIV). Eur J Obstet Gynecol Reprod Biol 1999; 83: 159–163

[7] Carreiro J. Pädiatrie aus osteopathischer Sicht. München: Urban & Fischer; 2004

[8] Cavanaugh JM, Kallakuri S, Ozaktay AC. Innervation of the rabbit lumbar intervertebral disc and posterior longitudinal ligament. Spine (Phila Pa 1976) 1995; 20: 2080–2085

[9] Cavanaugh JM, Lu Y, Chen C, Kallakuri S. Pain generation in lumbar and cervical facet joints. J Bone Joint Surg Am 2006; 88 Suppl 2: 63–67

[10] Cernea D, Cernea N, Berteanu C. Intra-abdominal pressure on the functions of abdominal and thoracic organs. Rev Med Chir Soc Med Nat Iasi 2006; 110: 929–937

[11] Chen HB, Yang KH, Wang ZG. Biomechanics of whiplash injury. Chin J Traumatol 2009; 12: 305–314, 2009

[12] Chen JD, Hou SX, Peng BG, Shi YM, Wu WW, Li L. Anatomical study of human lumbar spine innervation. Zhonghua Yi Xue Za Zhi 2007; 87(9): 602–605

[13] Coppes MH, Marani E, Thomeer RT et al. Innervation of „painful" lumbar discs. Spine (Phila Pa 1976) 1997; 22: 2342–2349

[14] Decramer M. Action and interaction of respiratory muscles in dogs. Verh K Acad Geneeskd Belg 1990; 52: 141–201

[15] Degenhardt BF, Kuchera ML. Update on osteopathic medical concepts and the lymphatic system. J Am Osteopath Assoc 1996; 96: 97–100

[16] Delauche-Cavallier MC, Budet C, Laredo JD et al. Lumbar disc herniation. Computed tomography scan changes after conservative treatment of nerve root compression. Spine (Phila Pa 1976) 1992; 17: 927–933

[17] Dugailly PM. Eigene Aufzeichnungen während eines Postgraduate-Kurses am IFAO in Neuss, 5.–6. Dezember 2008

[18] Edgar MA. The nerve supply of the lumbar intervertebral disc. J Bone Joint Surg Br 2007; 89: 1135–1139

[19] Evans DW. Mechanisms and effects of spinal high-velocity, low-amplitude thrust manipulation: previous theories. J Manipulative Physiol Ther 2002; 25: 251–262

[20] Faustmann PM. Neuroanatomic basis for discogenic pain. Z Orthop Ihre Grenzgeb 2004; 142: 706–708

[21] Fernández-Carnero J, Fernández-de-las-Peñas C, Cleland JA. Immediate hypoalgesic and motor effects after a single cervical spine manipulation in subjects with lateral epicondylalgia. J Manipulative Physiol Ther 2008; 31(9): 675–861

[22] Finet G, Williame G. Treating Visceral Dysfunction. Portland: Stillness Press; 2000

[23] Finet G, Williame G. Eigene Mitschriften. Postgraduate Kurs: Viszerale Osteopathie in Berlin, Januar/ März 2009

[24] Forst SL, Wheeler MT, Fortin JD et al. The sacroiliac joint: anatomy, physiology, and clinical significance. Pain Physician 2006; 9: 61–67

[25] Fryer G. Konzepte und Praxis der Muskel-Energie-Technik aus forschungsorientierter Sicht. In: Franke H, Hrsg. Muscle Energy Technique. Geschichte, Modell, Forschung. Wiesbaden: Edition VOD; 2009: 62–68

[26] Fryette HH. Principles of Osteopathic Technic. Academy of Applied Osteopathy; 1954: 16

[27] Fujiwara A, An HS, Lim TH et al. Morphologic changes in the lumbar intervertebral foramen due to flexion-extension, lateral bending, and axial rotation: an in vitro anatomic and biomechanical study. Spine 2001; 26: 876–882

[28] Gamble JG, Simmons SC, Freedman M. The symphysis pubis. Anatomic and pathologic considerations. Clin Orthop Relat Res. 1986; 203: 261–272

[29] Geldof AA. Models for cancer skeletal metastasis: a reappraisal of Batson's plexus. Anticancer Res 1997; 17: 1535–1539

[30] Gray H. Gray's Anatomy: The Anatomical Basis of Medicine and Surgery. 39th ed. Edinburgh: Churchill-Livingstone; 2004

[31] Greenman PJE. Lehrbuch der Osteopathischen Medizin. 3. Aufl. Stuttgart: Haug; 2005

[32] Grieve GP. Modern Manual Therapy of the Vertebral Column. 3rd ed. Edinburgh: Churchill-Linvingstone; 2005

[33] de Groot M, Pool-Goudzwaard AL, Spoor CW, Snijders CJ. The active straight leg raising test (ASLR) in pregnant women: differences in muscle activity and force between patients and healthy subjects. Man Ther 2008;13(1): 68–74. Epub 2006 Dec 26

[34] Hadjipavlou AG, Tzermiadianos MN, Bogduk N et al. The pathophysiology of disc degeneration: a critical review. J Bone Joint Surg Br 2008; 90: 1261–1270

[35] Han JN, Gayan-Ramirez G, Dekhuijzen R et al. Respiratory function of the rib cage muscles. Eur Respir J 1993; 6: 722–728

[36] Hartman LS. Lehrbuch der Osteopathie. München: Pflaum; 1998

[37] Harrison DE, Harrison DD, Troyanovich SJ. Three-dimensional spinal coupling mechanics: Part I. A review of the literature. J Manipulative Physiol Ther 1998; 21(2): 101–113

[38] Havas E, Parviainen T, Vuorela J et al. Lymph flow dynamics in exercising human skeletal muscle as detected by scintography. J Physiol 1997; 504: 233–239

[39] Hermanns W. GOT – Ganzheitliche Osteopathische Therapie. Auf der Grundlage des Body Adjustment nach Littlejohn und Wernham. 2. Aufl. Stuttgart: Hippokrates; 200 9

[40] Hitselberger WE, Witten RM. Abnormal myelograms in asymptomatic patients. J Neurosurg 1968; 28: 204–206

[41] Hochschild J. Strukturen und Funktionen begreifen. Band 1: Grundlagen zur Wirbelsäule, HWS und Schädel, BWS und Brustkorb, Obere Extremität. 3. Aufl. Stuttgart: Thieme; 2005

[42] Hochschild J. Strukturen und Funktionen begreifen. Band 2: LWS, Becken und Hüftgelenk, Untere Extremität. Stuttgart: Thieme; 2007

[43] Hodges PW, Bui BH. A comparison of computer-based methods for the determination of onset of muscle contraction using electromyography. Electroencephalogr Clin Neurophysiol 1996; 101: 511–519

[44] Hodges PW, Gandevia SC. Changes in intra-abdominal pressure during postural and respiratory activation of the human diaphragm. J Appl Physiol 2000; 89: 967–976

[45] Hodges PW, Eriksson AE, Shirley D et al. Intra-abdominal pressure increases stiffness of the lumbar spine. J Biomech 2005; 38: 1873–1880

[46] Hodges P, Kaigle Holm A, Holm S, Ekström L, Cresswell A, Hansson T, Thorstensson A. Intervertebral stiffness of the spine is increased by evoked contraction of transversus abdominis and the diaphragm: in vivo porcine studies. Spine. 2003; 28 (23): 2594–2601

[47] Hoyland JA, Freemont AJ, Jayson MI. Intervertebral foramen venous obstruction. A cause of periradicular fibrosis? Spine 1989; 14(4): 558–568

[48] Hunter JD, Damani Z. Intra-abdominal hypertension and the abdominal compartment syndrome. Anaesthesia 2004; 59: 899–907

[49] Infusa A, An HS, Lim TH et al. Anatomic changes of the spinal canal and intervertebral foramen associated with flexion-extension movement. Spine (Phila Pa 1976) 1996; 21: 2412–2420

[50] Jensen MC, Brant-Zawadzki MN, Obuchowski N et al. Magnetic resonance imaging of the lumbar spine in people without back pain. N Engl J Med 1994; 331: 69–73

[51] Johnson GM, Zhang M. Regional differences within the human supraspinous and interspinous ligaments: a sheet plastination study. Eur Spine J. 2002; 11(4): 382–388

[52] Kang YM, Choi WS, Pickar JG. Electrophysiologic evidence for an intersegmental reflex pathway between lumbar paraspinal tissues. Spine (Phila Pa 1976). 2002; 27(3): E56–E63

[53] Kapandji IA. Funktionelle Anatomie der Gelenke. Obere Extremität – Untere Extremität – Rumpf und Wirbelsäule: Schematisierte und kommentierte Zeichnungen zur menschlichen Biomechanik. 5. Aufl. Stuttgart: Thieme; 2009

[54] Klein P, Sommerfeld P. Biomechanik der menschlichen Gelenke – Grundlagen, Becken, untere Extremität. München: Elsevier Urban & Fischer; 2004

[55] Klein P, Sommerfeld P. Biomechanik der Wirbelsäule – Grundlagen, Erkenntnisse und Fragestellungen. München: Elsevier Urban & Fischer; 2007

[56] Korr IM. Osteopathic research: the needed paradigm shift. JAOA 1991; 91: 156–171

[57] Kozanek M, Wang S, Passias PG et al. Range of motion and orientation of the lumbar facet joints in vivo. Spine (Phila Pa 1976) 2009; 34: 689–696

[58] Kuchera ML, Kuchera WA. Osteopathic Considerations in Systemic Dysfunction. 2nd ed. Columbus: Greyden Press; 1994

[59] Kuncewicz E, Samborski W. Tender points and trigger points – differences and similarities. Chir Narzadow Ruchu Ortop Pol 2009; 74: 367–371

[60] LaBan MM, Wesolowski DP. Night pain associated with diminished cardiopulmonary compliance. A concomitant of lumbar spinal stenosis and degenerative spondylolisthesis. Am J Phys Med Rehabil 1988; 67(4): 155–160

[61] Langer W. Unterrichtsskript „Extremitäten". Bitburg: Institut für angewandte Osteopathie (IFAO); 2000

[62] Langer W, Richter P. Eigene Mitschriften Osteopathie-Ausbildung am Institut für angewandte Osteopathie (IFAO) in Düsseldorf/Neuss, 1995–2000

[63] LeCoeur P. La pince bimalléolaire, physiologie normale et pathologie du péroné. Dissertation. Paris; 1938

[64] Lederman E. The Science and Practice of Manual Therapy. 2nd ed. Philadelphia: Elsevier Churchill Livingstone; 2005

[65] Lederman E. Harmonic Technique. Philadelphia: Elsevier Churchill Livingstone; 2000

[66] Lee D. The Pelvic Girdle – An Approach to the Examination and Treatment of the Lumbopelvic-Hip Region. 3rd ed. Edinburgh: Churchill Livingstone; 2004

[67] Li G, Wang S, Passias P, Xia Q, Li G, Wood K. Segmental in vivo vertebral motion during functional human lumbar spine activities. Eur Spine J. 2009; 18 (7): 1013–1021. Epub 2009 Mar 20.

[68] Licciardone JC, Brimhall AK, King LN. Osteopathic manipulative treatment for low back pain: a systematic review and meta-analysis of randomized controlled trials. BMC Musculoskelet Disord 2005; 6:43

[69] Lohman AHM. Vorm en beweging – Leerboek van het bewegingsapparaat van de mens. 11. Aufl. Houten: Bohn Stafleu van Loghum; 2010

[70] Lotz JC, Colliou OK, Chin JR et al. Compression-induced degeneration of the intervertebral disc: an in vivo mouse model and finite-element study. Spine (Phila Pa 1976) 1998; 23: 2493–2506

[71] Maassen A. Checkliste Parietale Osteopathie. Stuttgart: Haug; 2011

[72] Maigne JY, Rime B, Deligne B. Computed tomographic follow-up study of forty-eight cases of nonoperatively treated lumbar intervertebral disc herniation. Spine (Phila Pa 1976) 1992; 17: 1071–1074

[73] Maigne JY, Vautravers P. Mechanism of action of spinal manipulative therapy. Joint Bone Spine 2003; 70: 336–341

[74] Meert GF. Das Becken aus osteopathischer Sicht. Funktionelle Zusammenhänge nach dem Tensegrity-Modell. München: Urban & Fischer; 2003

[75] Melzack R, Wall PD. Pain mechanisms: a new theory. Science 1965; 150: 971–979

[76] Mitchell FL Jr, Mitchell PKG. Handbuch der Muskel-Energie-Techniken. Band 1–3. Stuttgart: Hippokrates; 2006

[77] Netter FH. Atlas der Anatomie des Menschen. 2. Aufl. Basel: Ciba-Geigy AG; 1994

[78] Netter FH. Netters Orthopädie. Stuttgart: Thieme; 2001

[79] Niethard FU, Pfeil J, Biberthaler P. Orthopädie und Unfallchirurgie. 6. Aufl. Stuttgart: Thieme; 2009

[80] Paksoy Y, Gormus N. Epidural venous plexus enlargements presenting with radiculopathy and back pain in patients with inferior vena cava obstruction or occlusion. Spine (Phila Pa 1976) 2004; 29(21): 2419–2424

[81] Pal P, Routal RV. Mechanism of change in the orientation of the articular process of the zygapophyseal joint at the thoracolumbar junction. J Anat 1999; 195: 199–209

[82] Panjabi M, Dvorak J, Duranceau J et al. Three-dimensional movements of the upper cervical spine. Spine (Phila Pa 1976) 1988; 13: 726–730

[83] Panjabi M, Yamamoto I, Oxland T, Crisco J. How does posture affect coupling in the lumbar spine? Spine 1989; 14(9): 1002–1011

[84] Pearcy MJ. Stereo radiography of lumbar spine motion. Acta Orthop Scand Suppl 1985; 212: 1–45

[85] Pennekamp PH, Gemünd M, Kraft CN, von Engelhardt LV, Lüring C, Schmitz A. Epidural varicosis as a rare cause of acute radiculopathy with complete foot paresis – case report and literature review. Z Orthop Ihre Grenzgeb 2007; 145(1): 55–60

[86] Penning L. Hals- und Lendenwirbelsäule in Biomechanik und Pathologie. München: Pflaum; 2000

[87] Pickar JG. Neurophysiological effects of spinal manipulation. Spine J 2002; 2: 357–371

[88] Pschyrembel – Klinisches Wörterbuch. 261. Aufl. Berlin: de Gruyter; 2007

[89] Putz R, Pabst R. Sobotta interaktiv – Bewegungsapparat. München: Urban & Fischer; 2000

[90] Richard JP. Die Wirbelsäule aus Sicht der Osteopathie. Kötzting: Verlag für Ganzheitliche Medizin Dr. E. Wühr; 1993

[91] Richter P. Unterrichtsskript „Die osteopathische Läsion, das Becken, die Wirbelsäule". Bitburg: Institut für angewandte Osteopathie (IFAO); 1999

[92] Richter P, Hebgen E. Triggerpunkte und Muskelfunktionsketten in der Osteopathie und Manuellen Therapie. 3. Aufl. Stuttgart: Haug; 2011

[93] Roatta S, Farina D. Sympathetic actions on the skeletal muscle. Exerc Sport Sci Rev 2010; 38: 31–35

[94] Rohen JW. Funktionelle Anatomie des Nervensystems. Lehrbuch und Atlas. 5. Aufl. Stuttgart: Schattauer; 1994

[95] Rosenthal RJ, Friedman RL, Kahn AM et al. Reasons for intrakranial hypertension and hemodynamic instability during acute elevations of intra-abdominal pressure: observations in a large animal model. J Gastrointest Surg 1998; 2: 415–425

[96] Rosin D, Rosenthal RJ. Adverse hemodynamic effects of intraabdominal pressure – is it all in the head? Int J Surg Investig 2001; 2: 335–345

[97] San Millán Ruíz D, Gailloud P, Rüfenacht DA et al. The craniocervical venous system in relation to cerebral venous drainage. AJNR Am J Neuroradiol 2002; 23: 1500–1508

[98] Sembrano JN, Polly DW Jr. How often is low back pain not coming from the back? Spine 2009; 34(1): E27–32

[99] Schiebler TH. Anatomie. 9. Aufl. Heidelberg: Springer; 2005

[100] Schiffter R, Harms E. Bindegewebsmassage. Neuronale Abläufe – Befunde – Praxis. 15. Aufl. Stuttgart: Hippokrates; 2009

[101] Schünke M. Funktionelle Anatomie. Topografie und Funktion des Bewegungssystems. Stuttgart: Thieme; 2000

[102] Schünke M, Schulte E, Schumacher U. Prometheus LernAtlas der Anatomie. Allgemeine Anatomie und Bewegungssystem. Illustrationen von Voll M und Wesker K. 2. Aufl. Stuttgart: Thieme; 2007

[103] Shafik A, Shafik I, El-Sibai O et al. Does the crural diaphragm share in the contractile activity of the costal diaphragm? The concept of an „autonomous esophageal crus" and its role in esophageal competence. Med Sci Monit 2004; 10: 268–272

[104] Shafik A, Shafik A, El-Sibai O et al. Physioanatomic study of the diaphragmatic crura: the identification of autonomous „gastroesophageal sphincter". J Invest Surg 2005; 18: 135–142

[105] Smith MD, Russell A, Hodges PW. Do incontinence, breathing difficulties, and gastrointestinal symptoms increase the risk of future back pain? J Pain 2009; 10: 876–886

[106] Smith MD, Russell A, Hodges PW. Disorders of breathing and continence have a stronger association with back pain than obesity and physical activity. Aust J Physiother 2006; 52(1): 11–16

[107] Smith MD, Russell A, Hodges PW. How common is back pain in women with gastrointestinal problems? Clin J Pain. 2008; 24(3): 199–203

[108] Stark J. Stills Faszienkonzepte. Pähl: Jolandos; 2006

[109] Sturesson B, Selvik G, Uden A. Movements of the sacroiliac Joints. A roentgen stereophotogrammetric analysis. Spine 1989; 14: 162–165

[110] Takahashi K, Aoki Y, Ohtori S. Resolving discogenic pain. Eur Spine J 2008; 17 (Suppl 4): 428–431

[111] Tobinick E, Vega CP. The cerebrospinal venous system: anatomy, physiology, and clinical implications. MedGenMed 2006; 8: 53

[112] Tölle R. Funktionelle Beschwerden. Somatisierungsstörungen. Dt Ärztebl 1999; 96: 128–130

[113] Toyone T, Takahashi K, Kitahara H, Yamagata M, Murakami M, Moriya H. Visualisation of symptomatic nerve roots. Prospective study of contrast-enhanced MRI in patients with lumbar disc herniation. J Bone Joint Surg Br 1993; 75(4): 529–533

[114] Travell JG, Simons DG. Handbuch der Muskel-Triggerpunkte 1 + 2. Obere Extremität, Kopf und Rumpf. 2 Bde. München: Urban & Fischer bei Elsevier; 2001

[115] Vahlensieck M, Reiser M. Hrsg. MRT des Bewegungsapparates. 3. Aufl. Stuttgart: Thieme; 2006

[116] Vilensky JA, Baltes M, Weikel L et al. Serratus posterior muscles: anatomy, clinical relevance, and function. Clin Anat 2001; 14: 237–241

[117] Vick DA, McKay C, Zengerle CR. The safety of manipulative treatment: review of the literature from 1925 to 1993. J Am Osteopath Assoc. 1996; 96(2): 113–115

[118] Vleeming A, Pool-Goudzwaard AL, Hammudoghlu D et al. The function of the long dorsal sacroiliac ligament: its implication for understanding low back pain. Spine (Phila Pa 1976) 1996; 21: 556

[119] Wheeler AH. Myofascial pain disorders: theory to therapy. Drugs 2004; 64: 45–62

[120] Wiesel SW, Tsourmas N, Feffer HL et al. A study of computer-assisted tomography. I. The incidence of positive CAT scans in an asymptomatic group of patients. Spine (Phila Pa 1976) 1984; 9: 549–551

[121] Willard FH. The Muscular, Ligamenteous and Neural Structure of the Low Back and its Relation to Back Pain. In: Vleeming A, Mooney V, Dorman T, Snijders C, Stoeckart R, eds. Movement, Stability and Low Back Pain: The Essential Role of the Pelvis. Edinburgh: Churchill Livingstone; 1997: 3

[122] Yamada H, Honda T, Yaginuma H, Kikuchi S, Sugiura Y. Comparison of sensory and sympathetic innervation of the dura mater and posterior longitudinal ligament in the cervical spine after removal of the stellate ganglion. J Comp Neurol 2001; 434(1): 86–100

6 Viszerale Osteopathie – Osteopathie der Inneren Organe

Eric Hebgen, Thomas Kuschel

Die osteopathische Behandlung der Inneren Organe ist das „jüngste" Standbein der Osteopathie. Sie wurde in Europa entwickelt und ist von dort aus auch in die USA, das Ursprungsland der Osteopathie, „exportiert" worden. Ihren Erfolg verdankt die viszerale Osteopathie auch der Tatsache, dass Organe als mechanische Gebilde betrachtet werden, die gegeneinander mobil sein müssen. Um die Übersicht zu wahren, werden zuerst allgemeine, phylogenetische und embryologische Aspekte erläutert. Es folgen Beschreibungen von Anatomie, Biomechanik sowie physiologische Aspekte für die einzelnen Körperregionen bzw. Organe. Danach werden Untersuchungs- und Behandlungstechniken vorgestellt. Daran anschließend finden sich Fragen zur Selbstüberprüfung.

6.1 Viszeralosteopathische Diagnostik der Organe

Für eine viszeralosteopathische Befundung gibt es unterschiedliche Testverfahren. Unter anderem ist dies auch abhängig davon, welchem Grundkonzept man folgt (Kap. 4.3.1). In den nachfolgenden Besprechungen der einzelnen Organe wird immer wieder Bezug genommen auf das Ergebnis aus dem „Dichtetest", der hier ausführlich dargestellt werden soll.

6.1.1 Viszeraler Dichtetest

1. Schritt – Dichtetest für die Oberbauchorgane

Ausgangsstellung und Vorgehen
- *Patient:* liegt in Rückenlage, Beine angestellt
- *Therapeut:* steht neben dem Patienten

Die Hände werden auf gleicher Höhe auf den rechten und linken unteren Rippenbogen gelegt. Die Unterarme werden nahezu senkrecht ausgerichtet. Abwechselnd drückt man langsam auf den Rippenbogen von anterior nach posterior (▶ Abb. 6.1). Beurteilt wird dabei der Widerstand, den das Gewebe im Abdomen dem Druck entgegensetzt. Es gelingt mit einiger Übung, die verschiedenen Schichten im Abdomen, die man mit seinen Händen durch die Druckpalpation durchwandert, voneinander zu unterscheiden und diesen Schichten Organe zuzuordnen.

Bewertung
Der Widerstand der Rippenbögen gegen den Druck sollte auf beiden Seiten gleich sein, es sei denn, es besteht eine Wirbel-Rippen-Blockade auf einer Seite, oder es sind deutliche Thorax-Asymmetrien zu erkennen.

Die Dichte der Organe unterhalb des Zwerchfells ist allerdings auf beiden Seiten unterschiedlich: Die Leber ist deutlich dichter aufgebaut als das Hohlorgan „Magen"; dementsprechend wird man normalerweise auf der rechten Seite im ersten Drittel des Abdomens mehr Widerstand gegen den Druck an seinen Händen spüren als links. Hinter Leber und Magen befinden sich Organe, die bei

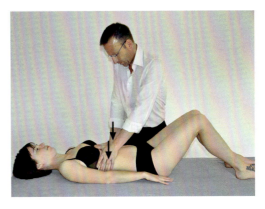

▶ Abb. 6.1

diesem Test die gleiche Dichte aufweisen, sodass man unter den Händen auch den gleichen Widerstand wahrnehmen sollte.

Auffällige Befunde für die Organe des 1. Schritts

- Ist die linke Seite im ersten Drittel des Abdomens dichter als die rechte, so ist dies ein Hinweis auf eine osteopathische Magendysfunktion oder gar eine Pathologie.
- Wird die rechte Seite im ersten Drittel des Abdomens dichter gespürt als man üblicherweise die Leber dort wahrnimmt, so sollte man sich die Leber genauer anschauen.
- Sind die Organe posterior von Magen und Leber einseitig oder beidseitig dichter als normal, so sollte man diese Organe näher befunden.

2. Schritt – Dichtetest für die Unterbauchorgane und das kleine Becken

Ausgangsstellung und Vorgehen
- *Patient:* liegt in Rückenlage, Beine angestellt
- *Therapeut:* steht neben dem Patienten

Beide Hände werden flach auf den Bauch gelegt, eine Hand oberhalb des Bauchnabels, die andere unterhalb. Die Unterarme werden nahezu senkrecht ausgerichtet. Wieder drückt man langsam und abwechselnd die Hände von anterior nach posterior ins Abdomen und bewertet den Widerstand, den das Gewebe im Abdomen dem Druck entgegensetzt (▶ Abb. 6.2).

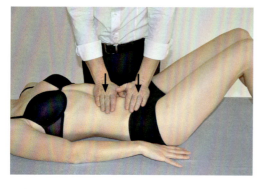

▶ Abb. 6.2

Bewertung
Insgesamt ist die Dichte der Organe oberhalb des Bauchnabels größer als unterhalb, weil in diesem Abschnitt mehr Organe liegen: Colon transversum, Colon ascendens und Colon descendens, Dünndarmschlingen, Duodenum, Pankreas, Nieren, die großen Gefäßstämme. Unterhalb des Bauchnabels liegen ebenfalls Dünndarmschlingen und außerdem die Organe des kleinen Beckens.

Demzufolge ist der Widerstand, der gegen die Hände zu spüren ist, oberhalb des Bauchnabels größer als darunter.

Auffällige Befunde für die Organe des 2. Schritts

- Ist die Dichte unterhalb des Bauchnabels größer als darüber, so sollten die Organe des kleinen Beckens genau befundet werden.
- Ist die Dichte über dem Umbilicus größer als normal, müssen die Organe in diesem Bezirk untersucht werden.
- Drückt man mit der kranialen Hand ins Abdomen und die kaudale Hand wird unmittelbar aus dem Abdomen gedrückt und umgekehrt ebenso, d. h. die kaudale Hand drückt nach posterior und die kraniale wird gehoben, als ob man einen Luftballon im Bauch hätte, den man hin und her schiebt, so ist dies ein deutlicher Hinweis auf eine Dysfunktion des Dünndarms.

3. Schritt – Dichtetest für den Thorax

Ausgangsstellung und Vorgehen
- *Patient:* liegt in Rückenlage, Beine angestellt
- *Therapeut:* steht am Kopfende des Patienten

Der Therapeut legt beide Hände im Bereich des M. pectoralis major flächig auf den Thorax auf. Mit gestreckten Armen gibt man nun Druck auf den Thorax in Richtung posterior und leicht kaudal (▶ Abb. 6.3). Beurteilt wird wieder der Widerstand, den das Gewebe im Thorax dem Druck entgegensetzt. Das ganze Manöver wird mit den Händen auf dem Sternum wiederholt (▶ Abb. 6.4).

Bewertung
Der Widerstand der Rippenbögen gegen den Druck sollte auf beiden Seiten gleich sein, es sei denn, es besteht eine Wirbel-Rippen-Blockade auf einer Seite oder es sind deutliche Thorax-Asymmetrien zu erkennen.

6.1 Viszeralosteopathische Diagnostik der Organe

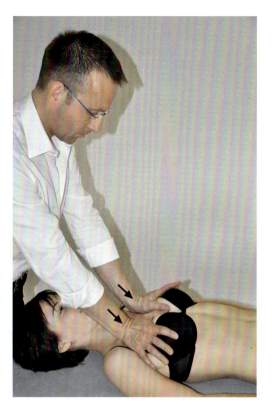

▶ Abb. 6.3

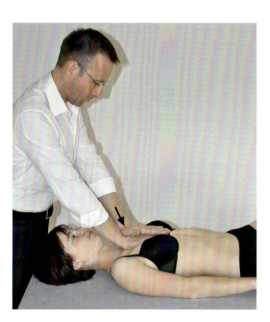

▶ Abb. 6.4

Um die Thoraxorgane zu beurteilen, muss man seine Wahrnehmung aber weg von dem knöchernen Thorax auf die Gewebe intrathorakal lenken.

Bei der Beurteilung des lateralen Brustkorbs gilt zu beachten, dass auf der linken Seite eine größere Dichte zu erwarten ist als rechts. Das Herz mit dem Herzbeutel erzeugt diesen größeren Widerstand. Darüber hinaus wird die Lunge mit den Bronchien lateral bewertet. Bei der Beurteilung des mittleren Abschnitts des Thorax ist es wieder wichtig, seine Wahrnehmung auf die Gewebe des Mediastinums zu lenken und den Eindruck des Sternums zu negieren.

Die verschiedenen Organe und Gewebe des Mediastinums können auch durch einen kaudalen Zug mit Gegenhalt am Kopf auf unphysiologischen Widerstand getestet werden. Das Vorgehen dazu wird in Kap. 6.14.4 zum Ösophagus beschrieben.

Auffällige Befunde des Thorax

Da das Mediastinum auch einen Teil der Zentralsehne darstellt und der Herzbeutel durch seine zahlreichen Befestigungen in allen drei Ebenen des Körpers weitreichende Verbindungen zu anderen Körperabschnitten vermittelt, ist die viszerale Diagnostik des Thorax immer auch als Diagnostik der Zentralsehne und der faszialen Elemente zu betrachten (Kap. 9.7 und Kap. 9.8).

Die Befunde aus der Wirbelsäulendiagnostik und dem viszeralen Dichtetest können nun miteinander verknüpft werden. Hat man beispielsweise eine Blockade des ISG gefunden und im Dichtetest das kleine Becken als auffällig erkannt, so muss man jetzt die Organe des kleinen Beckens befunden. Dafür werden diagnostische Palpationen durchgeführt und die Organe ihrer Bewegungsphysiologie entsprechend bewegt.

Dabei können folgende viszerale Dysfunktionen erkannt werden:
- zirkulatorischer Stau
- Spasmus
- Ptose
- Verklebung

Einen **zirkulatorischen Stau** erkennt man daran, dass das Organ sich bei der Palpation praller anfühlt als man es kennt, ohne dass das Organ schmerzhaft ist.

Ein **Spasmus** kann ebenfalls als prall palpiert werden, allerdings löst die Druckpalpation auch einen deutlichen Schmerz aus. Klar dürfte noch sein, dass ein Spasmus nur ein Organ betreffen kann, das auch glatte Muskulatur besitzt, es sind hier also die Hohlorgane des Viszerums gemeint.

Eine **Ptose** fällt dadurch auf, dass das betroffene Organ der Schwerkraft folgend abgesackt ist, es ist also kaudaler anzutreffen als im Normalfall. Das Bewegungsausmaß in die alte Position zurück ist vergrößert, aber die Bewegungsmöglichkeit in Senkungsrichtung ist verringert.

Die **Verklebung** eines Organs fällt dadurch auf, dass die normalen Bewegungsausmaße bei der Befundung vermindert sind. Diese Einschränkung kann alle drei Raumebenen mit einbeziehen.

Es sind Kombinationen dieser Dysfunktionen möglich. Es kann z. B. der Dünndarm ptosiert sein, zieht dadurch seine Aufhängung in die Länge, was einen verminderten Abfluss des venösen Blutes zur Folge hat – es entsteht also sekundär ein zirkulatorischer Stau.

Ein anderes Beispiel: Der Uterus ist verklebt (z. B. als Folge einer Sectio) und entwickelt im Laufe der Zeit einen Spasmus, weil er zyklisch gegen die Einschränkung seiner Bewegungsmöglichkeit kontrahieren muss.

6.1.2 Allgemeine Behandlungsprinzipien

Für die Behandlung der verschiedenen viszeralen Dysfunktionen stehen unterschiedliche Behandlungsansätze zur Verfügung:

Der **zirkulatorische Stau** wird durch Pumptechniken oder andere Maßnahmen behoben, die im weitesten Sinne den „Abfluss" frei machen.

Gegen einen **Spasmus** lassen sich gut Oszillationen einsetzen. Dabei geht es darum, detonisierend auf das Organ zu wirken.

Bei einer **Ptose** ist es *nicht* das Ziel, das Organ wieder an die alte Stelle zurückzuschieben. Vielmehr geht es darum, eine Reinformation durchzuführen und das Organ auf seiner neu eingenommenen Gleitfläche so mobil wie möglich zu halten.

Eine **Verklebung** wird durch mobilisierende Bewegungen des Organs in die eingeschränkte Richtung wieder normalisiert (direkte Behandlung). Manchmal kann es aber auch sinnvoll sein, erst in die freie Richtung zu mobilisieren (indirekte Behandlung), weil es zu schmerzhaft ist, sofort die insuffiziente Bewegung zu beüben.

6.2 Duodenum

6.2.1 Phylogenese und Embryologie

Das Duodenum hat seine Ursprünge im Vorderdarm (Bereiche kranial der Mündung des Ductus choledochus) und im Mitteldarm (kaudal der Mündung des Ductus choledochus), s. auch Kap. 6.7.1. Dementsprechend wird es von Arterien des Truncus coeliacus und der A. mesenterica superior versorgt.

Im Zuge der Magendrehung bildet sich etwa in der 5. Embryonalwoche eine C-förmige Darmschleife kaudal des Magens aus dem Darmrohr heraus, die sich, durch die Bewegung des Magens veranlasst, nach rechts verlagert (Kap. 6.10.1).

In der 5. und 6. Woche proliferieren die Epithelzellen im Duodenum so stark, dass das Lumen verschlossen wird. Eine Rekanalisierung findet erst gegen Ende der Entwicklung statt. Als Folge einer mangelhaften Wiedereröffnung treten die Duodenalstenose oder Duodenalatresie beim Neugeborenen auf.

6.2.2 Postnatale Entwicklung

Kap. 6.7.2

6.2.3 Anatomische Grundlagen

Lage

Pars superior. Dieser Teil liegt etwa 5 cm intraperitoneal. Es ist der beweglichste Teil des Duodenums. Seine Lage kann um 4–5 cm variieren, abhängig von Atmung, Füllungszustand des Magens und Haltung. Es erstreckt sich von BWK XII bis LWK I. Die Pars superior verläuft vom Pylorus aus nach kranial, dorsal und rechts.

Pars descendens. Etwa 10 cm lang liegt sie sekundär retroperitoneal. Dieser Teil verläuft senkrecht nach kaudal, und zwar rechts neben der Wirbelsäule von LWK I–III(IV). Die Ausführungsgänge von Gallenblase und Pankreas münden von dorsal-medial in die Pars descendens auf der Papilla duodeni major (Vater). Neben dieser üblichen Anatomie gibt es zahlreiche Mündungsvarianten der beiden Gänge. Ein akzessorischer Pankreasausführungsgang kann etwa 2 cm kranial von der Vater-Papille auf der Papilla duodeni minor (Santorini) münden.

Pars horizontalis. Dieser Teil liegt etwa 9 cm sekundär retroperitoneal. Von der Höhe LWK III(IV) ausgehend zieht er über die Wirbelsäule etwas schräg nach links oben zum LWK II.

Pars ascendens. Dieser Teil liegt etwa 6 cm sekundär retroperitoneal. Die Pars descendens steigt vom LWK II zum LWK I nach kranial und links auf. Sie endet mit einem scharfen Winkel in der Flexura duodenojejunalis, die wieder intraperitoneal liegt.

Topografie

Pars superior
- Wirbelsäule: im Stand mit LWK II/III, in Rückenlage mit LWK I/II
- Gallenblase
- Leber
- V. cava inferior
- Pankreaskopf
- Lig. hepatoduodenale
- Peritoneum

Pars descendens
- LWK I–III
- Colon transversum
- Mesocolon transversum
- Leber
- Colon ascendens
- Pankreaskopf und Pankreasausführungsgänge
- Ductus choledochus
- Treitz-Muskel (M. suspensorium duodeni)
- Niere rechts und Nierenhilus
- V. cava inferior
- rechter Ureter
- Vasa testicularis/ovarica
- Peritoneum

Pars horizontalis
- LWK II/III
- Radix mesenterii
- und V. mesenterica superior
- Pankreaskopf
- Dünndarmschlingen
- Treitz-Muskel (M. suspensorium duodeni)
- M. psoas major
- Aorta
- V. cava inferior
- Peritoneum

Pars ascendens
- LWK I/II
- Tuberositas minor des Magens und Pylorus
- Mesocolon transversum
- Dünndarmschlingen
- M. psoas major links
- Treitz-Muskel (M. suspensorium duodeni)
- linke Nierengefäße
- Aorta
- linke Niere
- Peritoneum

Befestigungen

- Druck der Organe
- Turgor
- Bindegewebe des Retroperitonealraums
- Lig. hepatoduodenale
- Treitz-Muskel (M. suspensorium duodeni)

Zirkulation

Arteriell
- A. gastroduodenalis (aus Truncus coeliacus)
- A. pancreaticoduodenalis inferior (aus A. mesenterica superior)

Venös
- V. portae

Lymphabfluss
- entlang der Gefäße zu den Nodi lymphoidei coeliaci

Innervation

- Sympathikus aus Th 9 bis Th 12 über N. splanchnicus minor zum Plexus coeliacus und Plexus mesentericum superior
- N. vagus

Leitsymptome

- epigastrischer Schmerz
- Palpationsschmerz paraumbilikal rechts
- Beschwerden bessern sich signifikant nach Nahrungsaufnahme

6.2.4 Physiologie

Kap. 6.7.4

6.2.5 Osteopathische Techniken

Untersuchung

- Dichtetest ist positiv im Bereich oberhalb des Bauchnabels auf der linken Seite des Abdomens. Hohe Dichte in der Tiefe des Abdomens spürbar.
- Gleichzeitige Palpation von der Papilla duodeni major (Oddi-Sphinkter) (S.217), der Flexura duodenojejunalis und des Pylorus ist deutlich schmerzhaft.

Behandlung

Flexura duodenojejunalis

Ausgangsstellung
- *Patient:* in Rückenlage, Beine angewinkelt
- *Therapeut:* steht neben dem Patienten

Vorgehen
Um die Flexura duodenojejunalis zu palpieren, geht man spiegelbildlich zum Oddi-Sphinkter vor:
- Vom Bauchnabel aus palpiert man etwa drei Fingerbreit nach kranial. Von dort aus wandert man so weit waagrecht nach lateral, bis man eine Linie schneidet, die den Bauchnabel und die linke Brustwarze (oder: den Bauchnabel mit dem Schnittpunkt der linken Medioklavikularlinie und dem linken Rippenbogen) verbindet. An diesem Punkt lässt man sich langsam nach dorsal ins Abdomen gleiten (▶ Abb. 6.5). Es ist wichtig, dies langsam zu machen, damit die oberflächlich liegenden Darmschlingen oder das

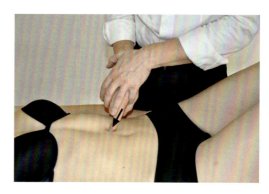

▶ Abb. 6.5

Colon transversum Gelegenheit bekommen, zur Seite zu weichen und es zu einer faszialen Entspannung kommt. Ist man tief genug mit der Palpation vorgedrungen, kann man in 0,5–1 cm um diesen Palpationspunkt herum eine meist palpationsempfindliche Stelle finden.
- Auf diesem Punkt kann man nun kleine Zirkulationen, Vibrationen oder Inhibitionen ausführen, bis der Tonus und die Schmerzhaftigkeit deutlich nachlassen.
- Die Behandlung dieses Reflexpunktes führt zu einer Tonussenkung im Duodenum und darüber hinaus auch zu einer generellen Entspannung im Abdomen. Diese Behandlung kann also auch unabhängig von duodenalen Indikationen als allgemeine viszerale Behandlung durchgeführt werden.

Despasmierung der Partes descendens und horizontalis in Seitenlage

Ausgangsstellung
- *Patient:* liegt in Rechtsseitenlage, Beine leicht angewinkelt
- *Therapeut:* steht hinter dem Patienten

Vorgehen
Der Therapeut legt beide Hände medial des Colon ascendens und lateral der Dünndarmschlingen auf das Abdomen auf. Die rechte Hand liegt dabei unter dem rechten Rippenbogen, die linke direkt daneben (▶ Abb. 6.6). Man palpiert nun in die Tiefe des Abdomens nach posterior-medial. Die Dünndarmschlingen liegen in den Handflächen. Die Fingerspitzen erreichen die Pars descendens von lateral und dehnen sie gleichzeitig nach medial und

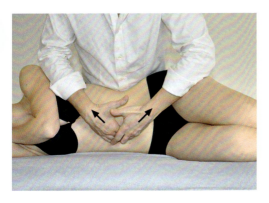

▶ Abb. 6.6

kraniokaudal aus. Dies hat auch einen Effekt auf die Pars horizontalis. Diese Position wird gehalten, bis man eine Entspannung im Gewebe wahrnimmt.

Variante
Der Therapeut kann sich auch vor den Patienten setzen und ansonsten in gleicher Weise vorgehen. Zu beachten ist lediglich, dass nun die linke Hand unter dem Rippenbogen liegt.

☑ **Fragen zur Selbstüberprüfung**
Die Antworten finden sich im vorangegangenen Kapitel und werden hier nicht explizit aufgeführt.
1. Warum wird das Duodenum von Ästen des Truncus coeliacus und der A. mesenterica superior versorgt?
2. Wodurch bekommt das Duodenum seine typische C-Form?
3. Was kann ein Grund für eine postnatale Duodenalstenose sein?
4. Welcher Teil des Duodenums liegt intraperitoneal?
5. Wo mündet der Ductus choledochus in das Duodenum?
6. Wo liegt die Papilla duodeni minor und was mündet dort in das Duodenum?
7. Bis zu welcher Höhe reicht das Duodenum nach kaudal?
8. Was ist der Oddi-Sphinkter?
9. Nenne jeweils fünf topografische Beziehungen der einzelnen Duodenumabschnitte.
10. Wo findet man den Treitz-Muskel?
11. Aus welchen Wirbelsäulensegmenten wird das Duodenum sympathisch versorgt?
12. In welche Vene wird das Blut aus dem Duodenum drainiert? Welche Arterien versorgen diesen Darmabschnitt?

6.3 Eileiter

6.3.1 Phylogenese und Embryologie

Die Entwicklung der Genitalwege beginnt bei beiden Geschlechtern mit dem Auftreten eines Paares von Genitalgängen lateral der Urnieren in der 5. bis 6. embryonalen Woche (▶ Abb. 6.7).

Die Ductus paramesonephrici oder Müller-Gänge entwickeln sich weiter zu den Eileitern und dem Uterovaginalkanal, aus dem schließlich Uterus und Vagina hervorgehen. Beide Müller-Gänge verschmelzen dorsal der Harnblase. Da sie mit Peritoneum bedeckt sind, bildet sich durch Verschmelzung und Wachstum eine peritoneale Falte rechts und links des späteren Uterus, das Lig. latum. Der wachsende und mit Peritoneum bedeckte Uterus bewirkt demzufolge die Bildung der Excavatio rectouterina (Douglas-Raum) und der Excavatio vesicouterina.

Die bindegewebigen und muskulären Elemente der Genitalwege entwickeln sich aus dem umgebenden Mesoderm.

Die akzessorischen weiblichen Geschlechtsdrüsen entwickeln sich aus epithelialen Aussprossungen der harnleitenden Strukturen in das umgebende Mesenchym. Die Glandulae urethrales und ihre Ausführungsgänge (Ductuli paraurethrales) gehen dabei aus der Urethra hervor. Die Bartholini-Drüsen (Glandulae vestibulares majores) sprossen aus dem Epithel des Sinus urogenitalis aus (Kap. 6.5.1 und Kap. 6.18.1).

Als rudimentäre Elemente des Müller-Gangs können bei der Frau Morgagni-Hydatiden persistieren. Reste des Wolff-Gangs (Kap. 6.18.1) findet man als Appendix vesiculosa, Epoophoron, Paraophoron und Gartner-Gang.

6.3.2 Anatomische Grundlagen

Lage
- extraperitoneal
- 10–14 cm lang
- zwischen Uterus und Ovar am oberen Rand des Lig. latum uteri gelegen
- der Tubentrichter ist zur Bauchhöhle offen

6 – Viszerale Osteopathie

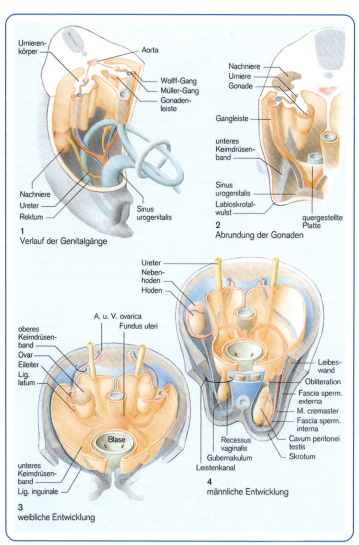

▶ **Abb. 6.7** Ausbildung der inneren Genitalorgane. (Drews U, Taschenatlas Embryologie; 1993)

Topografie

- Appendix vermiformis
- Colon sigmoideum
- Dünndarmschlingen
- Harnblase
- Lig. latum uteri
- Ovar
- Uterus
- Zäkum

Befestigungen

- Lig. latum uteri
- Mesosalpinx

Zirkulation

Arteriell

- A. uterina (aus A. iliaca interna)
- A. ovarica (Aorta)

Venös

- V. ovarica
  - rechts: Abfluss in die V. cava inferior
  - links: Abfluss in die V. renalis sinistra und dann V. cava inferior
- V. uterina und diverse Plexus, die in die V. iliaca interna münden

Lymphabfluss

- Nodi lymphatici lumbales

Innervation

- Sympathikus aus Th 10 bis L 1 über Nn. splanchnici minor und imus sowie Nn. splanchnici lumbales 1 und 2 zum Plexus coeliacus, Ganglion aorticorenalia, Plexus renalis und Ganglion renale posterius
- N. vagus

Leitsymptome

Entzündliche Erkrankungen des Ovars und Eileiters können symptomarm verlaufen oder zu einem akuten Abdomen führen. Die Differenzialdiagnose zur Appendizitis oder Sigma-Divertikulitis ist nicht einfach.

6.3.3 Physiologie

Kap. 6.15.4

6.3.4 Osteopathische Techniken

Untersuchung

- Dichtetest positiv unterhalb des Bauchnabels
- Test der Lamina von Delbet ergibt hohe Faszienspannungen lateral des Fundus uteri in den mittleren Schichten des Abdomens.
- Test der Mobilität des Lig. latum uteri (S. 278)

Test und Behandlung des Ovars, des Eileiters und des Lig. latum uteri

Kap. 6.15.5

> ☑ **Fragen zur Selbstüberprüfung**
> Die Antworten finden sich im vorangegangenen Kapitel und werden hier nicht explizit aufgeführt.
> 1. Was entsteht aus den Müller-Gängen?
> 2. Was sind die Wolff-Gänge? Was entsteht aus ihnen?
> 3. Wie entstehen die akzessorischen Geschlechtsdrüsen bei der Frau?
> 4. Wie entsteht das Lig. latum uteri?
> 5. Beschreibe die Lage der Eileiter.
> 6. Nenne fünf topografische Beziehungen der Eileiter.
> 7. Nenne die Befestigungen der Eileiter.
> 8. Wie werden die Eileiter arteriell und venös versorgt?
> 9. Wie werden die Eileiter innerviert?

6.4 Gallenblase

6.4.1 Phylogenese und Embryologie

Im kaudalen Teil des Vorderdarms taucht zu Beginn der 4. Woche eine Epithelknospe, das Leberdivertikel, auf. Sie liegt im Mesenchym des ventralen Mesenteriums, vergrößert sich schnell und teilt sich in einen größeren kranialen Teil (Pars hepatica), aus dem sich die Leber entwickelt, und einen kleineren kaudalen Teil als Anlage der Gallenblase (Pars cystica).

Die Gallenausführungsgänge formen sich aus beiden Teilen des Leberdivertikels, vornehmlich allerdings aus der Pars cystica.

Durch die Drehung des Magens und die sich daraus ergebende Verlagerung des Duodenums nach rechts, gelangt der Ductus choledochus aus seiner ventralen Lage hinter das Duodenum und mündet von links in die Pars descendens (▶ Abb. 6.8).

Ab der 12. Woche beginnt die Leber mit der Sezernierng des Gallensafts.

6.4.2 Postnatale Entwicklung

Kap. 6.7.2

6.4.3 Anatomische Grundlagen

Lage

Die Gallenblase liegt intraperitoneal auf der Dorsalseite der Leber. Die Achse der Gallenblase verläuft von kaudal-ventral-rechts nach kranial-dorsal-links.

Projektion auf die Rumpfwand

Den Fundus der Gallenblase findet man am Punkt von Murphy: Man zieht eine Verbindungslinie zwischen Bauchnabel und rechter Brustwarze oder Medioklavikularpunkt rechts. Wo diese Linie den unteren Rippenbogen rechts schneidet, kann man den Gallenblasenfundus palpieren.

Bei Kindern findet man diesen Punkt weiter medial.

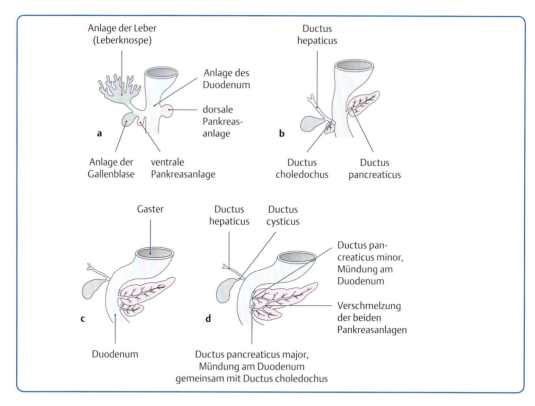

▶ **Abb. 6.8** Dorsale und ventrale Pankreasanlage (nach Sadler). (Schünke M, Schulte E, Schumacher U. Prometheus Lern-Atlas der Anatomie. Hals und Innere Organe. Illustrationen von Wesker K, Voll M. Stuttgart: Thieme; 2005)

Topografie

Gallenblase
- Leber
- Duodenum
- Omentum majus
- Omentum minus
- Peritoneum

Ductus choledochus
- Lig. hepatoduodenale
- A. hepatica propria
- V. portae
- dorsale Seite der Pars superior des Duodenums
- Pankreas
- Papilla duodeni major und Pars descendens des Duodenums
- V. cava inferior

Befestigungen
- Turgor
- Druck der Organe
- bindegewebige Verbindung zur Leber

Zirkulation

Arteriell
- A. cystica (aus A. hepatica propria)

Venös
- V. cystica (zur V. portae)

Innervation
- Sympathikus aus Th 7 bis Th 10 über Nn. splanchnici major et minor mit Umschaltung im Plexus coeliacus
- N. vagus
- N. phrenicus, sensibel

Leitsymptome
- Unverträglichkeit von fettem Essen, Kaffee, Süßigkeiten, Kohl, Eiern

6.4.4 Physiologie

Die Leber produziert 0,5–1 l Flüssigkeit am Tag. Man unterscheidet zwischen der gelben Lebergalle und der grün-braunen Gallenflüssigkeit, die in der Gallenblase gespeichert wird.

Die Leber gibt außerhalb der degastrischen Phase die Gallenflüssigkeit über die Gallenwege in die Gallenblase ab. Dort wird der Flüssigkeit Wasser entzogen und sie somit eingedickt.

Die Gallenflüssigkeit besteht aus:
- Wasser
- Gallensäure (Salze)
- Bilirubin
- Cholesterin
- Lezithin
- Elektrolyte
- Schleim
- Medikamentenresten
- Steroiden

Sie ist isoton, hat einen neutralen bis alkalischen pH-Wert und die Elektrolytverteilung ist ähnlich wie beim Plasma.

Die Sekretion der Gallenflüssigkeit vollzieht sich in der Leber. Die Hepatozyten sezernieren Wasser und Elektrolyte in die Gallenkanälchen. Gallensalze, welche aus Cholesterin synthetisiert werden bzw. aus dem enterohepatischen Kreislauf kommen, werden ebenfalls sezerniert.

Der Gallensalzsekretion folgt eine zusätzliche Wassersekretion. Giftstoffe, Bilirubin und Steroide werden meist an Glukuronsäure gekoppelt und somit konjugiert. In dieser Form können sie dann in die Galle sezerniert werden.

Steuerung der Gallensekretion. Die Gallensekretion wird forciert durch Gallensalze, Sekretin, Cholecystokinin (CCK), Glukagon und Insulin. Der stärkste Faktor für die Gallenblasenkontraktion ist CCK.

Aufgabe der Galle. Die Aufgabe der Galle besteht darin, die Fettverdauung zu fördern. Es werden Mizellen mit Gallensalzen, Cholesterin und Lezithin gebildet. Diese Mizellen dienen der Aufnahme der Spaltprodukte der Lipolyse im Dünndarm (Kap. 6.7.4). Nach der Lipidabsorption werden die Gallensalze wieder frei und im terminalen Ileum resorbiert; sie gelangen zurück zur Leber (enterohepatischer Kreislauf).

Eine weitere Aufgabe der Galle ist es, Steroidhormone und Fremdstoffe wie Medikamente zu konjugieren und über den Darm auszuscheiden.

Bilirubin wird ebenfalls in der Leber konjugiert und in die Galle abgegeben. Bilirubin ist ein Abbauprodukt des Hämoglobinabbaus. Dabei entstehen Häm und unkonjugiertes Bilirubin (Biliverdin). Dieses unkonjugierte Bilirubin wird durch die Leberzellen aufgenommen, mit Glukuronsäure konjugiert und an die Galle abgegeben. Es wird dann als sekundäres, konjugiertes, direktes, wasserlösliches oder gebundenes Bilirubin bezeichnet. Es gelangt über die Gallenwege in den Darm, wird dort über eine Reaktion mit Darmbakterien zu Urobilinogen und farblosem Sterkobilinogen umgewandelt. Diese werden unter Sauerstoffeinfluss zu Urobilin und orange-gelbem Sterkobilin verändert. Ein Teil des Urobilinogens gelangt ins Plasma und somit auch in die Nieren. Dies gibt dem Harn seine charakteristisch gelbe Farbe. Etwa 15 % werden über den Darm resorbiert und gelangen über den enterohepatischen Kreislauf wieder zur Leber. Die verbleibenden Teile des Urobilins und Sterkobilins färben den Stuhl braun und werden ausgeschieden.

6.4.5 Osteopathische Techniken

Untersuchung
- Dichtetest positiv am rechten Rippenbogen
- Palpation der Gallenblase (s. u.) auf Spasmus und Fibrose

Behandlung

Oddi-Sphinkter (Papilla duodeni major)
Will man den biliären Fluss verbessern, so sollte man mit der Behandlung des Oddi-Sphinkters beginnen, um den „Abfluss" frei zu machen.

Ausgangsstellung
- *Patient:* in Rückenlage, Beine angewinkelt
- *Therapeut:* steht neben dem Patienten

Vorgehen
Um den Oddi-Sphinkter zu finden, muss seine ungefähre Projektion auf der Bauchwand bestimmt

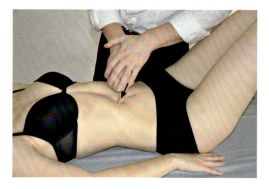
▶ Abb. 6.9

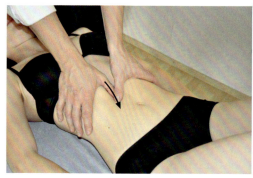
▶ Abb. 6.10

werden. Dazu geht man vom Bauchnabel ca. drei Fingerbreit nach kranial. Von dort wandert man so weit waagrecht nach lateral, bis man eine Linie schneidet, die den Bauchnabel und die rechte Brustwarze (oder: den Bauchnabel mit dem Schnittpunkt der rechten Medioklavikularlinie und dem rechten Rippenbogen) verbindet. An diesem Punkt gleitet man langsam nach dorsal ins Abdomen (▶ Abb. 6.9). Es ist wichtig, hierbei langsam vorzugehen, damit die oberflächlich liegenden Darmschlingen oder das Colon transversum Zeit haben, dem Druck auszuweichen und es zu einer faszialen Entspannung kommt.

Ist man tief genug mit der Palpation vorgedrungen, kann man in den meisten Fällen in 0,5–1 cm um diesen Palpationspunkt herum eine etwa erbsengroße elastische Verhärtung finden. Meist ist der Sphinkter palpationsempfindlich. Auf diesem Punkt kann man nun kleine Zirkulationen, Vibrationen oder Inhibitionen ausführen, bis Tonus oder Schmerzhaftigkeit deutlich nachlassen.

Ausstreichen und Dehnung des Choledochus in Rückenlage

Ausgangsstellung
- *Patient:* in Rückenlage
- *Therapeut:* steht am Kopfende des Patienten

Vorgehen
Der Therapeut setzt beide Daumen oder den Hypothenar einer Hand auf das Abdomen auf die Projektion des oberen Randes der Pars superior des Duodenums auf, etwas rechts neben dem Pylorus (▶ Abb. 6.10). Die Gewebe werden auf dem Choledochus komprimiert und man streicht in einem Rechtsbogen zur Vater-Papille den Choledochus aus.

Defibrosierung der Gallenblase

Ausgangsstellung
- *Patient:* in Sitzposition
- *Therapeut:* kniet hinter dem Patienten

Vorgehen
Eine fibrosierte Stelle ist deutlich verhärtet, z. B. als Folge von Operationen oder Entzündungen, aber nicht unbedingt schmerzhaft.

Der Therapeut führt seine rechte Hand auf die Abdomenwand an den Palpationspunkt der Gallenblase (Murphy-Punkt) unterhalb des rechten Rippenbogens. Die linke Hand stützt den Patienten am Rücken. Der Patient wird kyphosiert, dabei gleitet der Therapeut mit der rechten Hand nach posterior-kranial links auf den Fundus der Gallenblase (▶ Abb. 6.11). Es wird die fibrosierte Stelle palpiert, gegen die Leber gedrückt und der Patient in eine Rotation um diese Fixstelle faszilitiert. Die Rotation mobilisiert die Fibrose, was als deutliche Gewebeentspannung wahrzunehmen ist. So verfährt man mit jedem fibrosierten Wandstück.

Diese Technik ist auch gut geeignet, um nach einer Cholezystektomie das Operationsgebiet von Verklebungen, die den Gallenfluss beeinträchtigen, zu befreien.

6.5 Harnblase

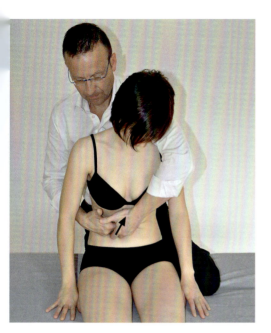

▶ Abb. 6.11

und Urogenitalkanal. Als gemeinsamer Körperausgang für Harn, Kot und die Geschlechtsorgane findet man eine Kloake bei Vögeln, Amphibien, den meisten Reptilien und einigen Säugetieren.

Im 2. Embryonalmonat wird die Kloake beim Menschen durch eine Scheidewand (Septum urorectale) in einen vorderen und einen hinteren Anteil geteilt. Anterior liegt dann der Sinus urogenitalis – er ist die Anlage der Harnblase und der Harnröhre. Posterior entwickeln sich der Mastdarm und der kraniale Teil des Analkanals.

Etwa in der 7. Woche verschmelzen Septum urorectale und Kloakenmembran, es entstehen eine Anal-, eine Urogenitalmembran und der Damm mit den Anlagen der Schließmuskeln. Die Urogenitalmembran reißt zuerst und noch ungefähr in der 7. Woche ein, während die Analmembran am Ende der 8. Woche reißt und eine Öffnung nach außen entsteht (▶ Abb. 6.12).

Aus dem kranialen Abschnitt des Sinus urogenitalis entsteht die Harnblase, aus dem kaudalen Abschnitt die Harnröhre und der Genitalhöcker. Kaudale Teile der Urnierengänge (Kap. 6.13.1) werden in die Harnblasenwand integriert. Die Ureteren treten davon unabhängig und getrennt in die Harnblase ein. Das Epithel der Harnröhre entstammt dem Sinus urogenitalis. Ausnahme ist der distale Teil der männlichen Urethra in der Glans penis: Dieses Epithel leitet sich aus dem Oberflächenektoderm ab. Bindegewebe und Muskulatur von Harnblase und Urethra entwickeln sich aus dem benachbarten Mesoderm.

In den ersten Lebensjahren findet man die Harnblase auch im entleerten Zustand noch im Bauchraum. Ab dem 6. Lebensjahr beginnt die Verlagerung in den Beckenbereich, das kleine Becken erreicht sie erst in der Pubertät.

6.5.2 Postnatale Entwicklung

Die Harnblase hat bis etwa zum 6. Lebensjahr Zigarrenform und sitzt im Abdomen, auch wenn sie leer ist. Die adulte Pyramidenform nimmt sie erst danach ein, und auch zu dieser Zeit verlagert sie sich in das kleine Becken hinein. Erst mit der Pubertät bekommt sie ihre endgültige Form. Dabei ist dies weniger ein Abstieg der Blase als vielmehr die Folge des Wachstums und der Reifung der Beckenknochen.

☑ **Fragen zur Selbstüberprüfung**
Die Antworten finden sich im vorangegangenen Kapitel und werden hier nicht explizit aufgeführt.
1. Aus welchem Gewebe entwickelt sich die Gallenblase?
2. Aus welcher Richtung mündet der Ductus choledochus in das Duodenum?
3. Wo findet man den Punkt von Murphy? Wozu dient er?
4. Nenne fünf topografische Beziehungen der Gallenblase und des Ductus choledochus.
5. Aus welcher Arterie bekommt die Gallenblase ihr Blut?
6. Aus welchen Wirbelsäulensegmenten wird die Gallenblase sympathisch versorgt?
7. Was beinhaltet der Gallensaft?
8. Wie wird die Gallensaftsekretion gesteuert?
9. Was ist Sterkobilin?

6.5 Harnblase

6.5.1 Phylogenese und Embryologie

Die Harnblase differenziert sich aus der Kloake heraus. Die Kloake ist eine Erweiterung des kaudalen embryologischen Darms. In ihn münden Darm-

6 – Viszerale Osteopathie

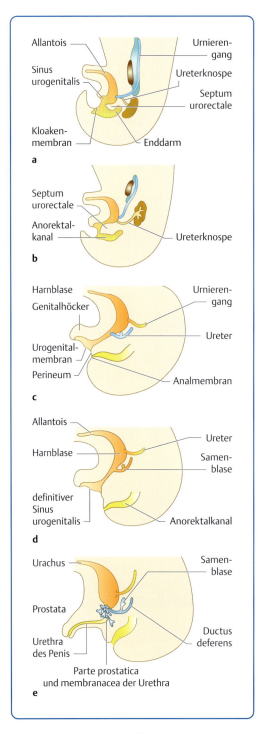

▶ **Abb. 6.12** Unterteilung der Kloake in Sinus urogenitalis und Anorektalkanal.

Der Miktionsreflex tritt auf bei einer Füllmenge von 15 ml, beim Erwachsenen bei einer Füllmenge von 200–400 ml.

6.5.3 Anatomische Grundlagen

Lage

- Die Harnblase liegt im kleinen Becken hinter der Symphyse.
- Eine leere Harnblase reicht mit ihrem superioren Pol nicht über die Symphyse hinaus, eine volle Blase kann bis zu 3 cm oberhalb der Symphyse palpiert werden.

Topografie

Weibliches Becken

superior:
- Peritoneum
- Dünndarmschlingen
- Uterus (lageabhängig)

anterior:
- Pubis
- Peritoneum
- bei gefüllter Blase: ventrale Bauchwand

inferior:
- Cervix uteri
- Vagina
- Urethra
- Beckenboden (M. levator ani)
- M. obturatorius internus

posterior:
- Zervix und Isthmus uteri
- Vagina
- Ureter

lateral:
- Peritoneum, geht über in Lig. latum uteri

Männliches Becken

superior:
- Peritoneum
- Darmschlingen

anterior:
- Pubis
- Peritoneum
- bei gefüllter Blase: ventrale Bauchwand

inferior:
- Prostata

posterior:
- Ductus deferens
- Samenbläschen
- Rektum
- Ureter
- Peritoneum
- Dünndarmschlingen

lateral:
- Peritoneum
- M. levator ani
- M. obturatorius internus

Spatium retropubicum (Retzius-Raum)
- zwischen Pubis/Bauchwand und Harnblase gelegen
- nach kaudal begrenzt durch das Lig. pubovesicale
- nach medial begrenzt durch das Lig. umbilicale medianum

Befestigungen
- Peritoneum (anteriore, laterale und beim Mann auch posteriore Befestigung)
- Lig. umbilicale medianum (mit Urachus)
- Lig. umbilicale mediale (obliterierte A. umbilicalis)
- Lig. pubovesicale (mit Muskelfasern aus Blase), entspricht dem Lig. puboprostaticum
- Bindegewebe des kleinen Beckens

Zirkulation
Arteriell
- Äste der A. iliaca interna, z. B.
  - A. vesicalis inferior
  - A. pudenda interna
  - A. obturatoria

Venös
- Plexus venosus vesicalis (Anastomosen zum Plexus venosus prostaticus und Plexus venosus vaginalis)
- V. iliaca interna

Lymphabfluss
- Nodi iliaci interni und externi

Innervation
- Sympathikus aus L 1–2 über Plexus intermesentericus und Nn. hypogastrici zum Plexus hypogastricus inferior und Plexus vesicalis
- sakraler Parasympathikus (S 2 bis S 4) über Plexus hypogastricus inferior und Plexus vesicalis

Leitsymptome
- Hämaturie
- Inkontinenz
- Miktionsstörungen, Miktionsveränderungen:
  - Algurie (Schmerzen beim Wasserlassen)
  - Dysurie (erschwerte Harnentleerung)
  - Pollakisurie (häufiger Harndrang)

6.5.4 Physiologie

Die Harnblase fungiert als Auffangbecken für den in der Niere produzierten Harn. Der Harn wird portionsweise in die Harnblase abgegeben. Die Ureterperistaltik ist für das Öffnen und das Schließen des Ostium ureteris verantwortlich. Der Innendruck der Harnblase verhindert außerhalb einer peristaltischen Welle den Reflux aus der Blase in den Ureter.

Bei einer Füllungsmenge von ca. 200 ml tritt Harndrang auf. Es erschlafft der Beckenboden, der M. detrusor vesicae kontrahiert sich, setzt den Urin unter Druck und der innere Sphinkter zur Urethra öffnet sich. Der äußere Sphinkter (M. sphincter urethrae) erschlafft und öffnet den Weg zur Harnröhre.

Der Auslöser für die Entleerung ist die parasympathische Aktivität, der Sympathikus hingegen wirkt sich hemmend auf diesen Vorgang aus. Die Füllung der Harnblase wird an das pontine Miktionszentrum gemeldet. Über dieses Zentrum wird dann die willkürliche Entleerung vermittelt.

Bei Säuglingen werden die Dehnungsafferenzen direkt im parasympathischen Sakralmark verschaltet und lösen eine Kontraktion des M. detrusor vesicae aus. Dann entspannen sich die Sphinktere und die Blase entleert sich.

6.5.5 Osteopathische Techniken

Untersuchung
- Dichtetest positiv unterhalb des Bauchnabels, hohe Dichte knapp oberhalb der Symphyse
- Test der Lamina von Delbet ergibt hohe Faszienspannungen eher ventral und hinter der Symphyse
- Test der Mobilität über das Foramen obturatum

Behandlung

Mobilisation der Lamina von Delbet
Diese Technik kann auch für die anderen Organe des kleinen Beckens angewandt werden. Sie ist nicht nur mobilisierend, sondern auch sehr gut zirkulatorisch wirksam.

Ausgangsstellung
- *Patient:* in Bauchlage, Beine gestreckt
- *Therapeut:* sitzt neben dem Patienten

Vorgehen
- Mit der kranialen Hand macht der Therapeut eine Faust und legt die proximalen Interphalangealgelenke der Hand oberhalb der Symphyse auf den Bauch des Patienten mit dem Unterarm nach kranial orientiert, der Patient legt sein Gewicht auf der Faust ab.
- Die kaudale Hand wird flächig auf das Sakrum gelegt (▶ Abb. 6.13).

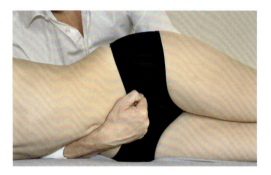

▶ Abb. 6.13

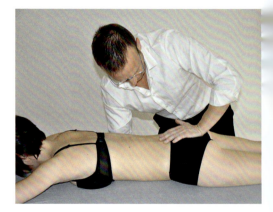

▶ Abb. 6.14

Test
- Die Hände üben Druck aufeinander zu aus, bis der Druck sich im Abdomen von ventral und dorsal trifft (▶ Abb. 6.14). Dies ist mit beiden Händen wahrnehmbar. Die Ebene, in der sich der Druck getroffen hat, ist die Testebene. Die Hände werden nun in verschiedene Richtungen auseinandergezogen und dabei die fasziale Verschieblichkeit in der Testebene der Lamina von Delbet beurteilt.
- Die Testebene kann durch die verschiedene Druckausübung von ventral und dorsal mal weiter nach vorne oder nach hinten verlegt werden. Dementsprechend werden auch verschiedene Organe mit dieser Technik getestet und behandelt.
- Für die Harnblase übt man mit der ventralen Hand wenig und mit der dorsalen Hand mehr Druck aus, die Testebene liegt so hinter der Symphyse.

Behandlung
- Die Lamina wird indirekt oder direkt nach Prinzipien der faszialen Therapie behandelt.
- Zum Beispiel werden erspürte fasziale Spannungen durch dehnende konstante Züge mit beiden Händen bis zum Geweberelease gehalten.

Mobilisation der Harnblase über das Foramen obturatum

Ausgangsstellung
- *Patient:* in Rückenlage, Bein der Testseite angewinkelt
- *Therapeut:* steht auf der zu behandelnden Seite

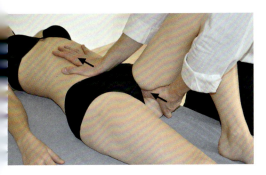

▶ Abb. 6.15

Vorgehen
- Den Daumen der kaudalen Hand legt der Therapeut dorsal der Adduktorenmuskelgruppe auf das Os pubis auf und palpiert in Richtung kranial-lateral vor, bis er den M. obturatorius externus anterior des Foramen obturatum erreicht. Er nimmt durch leichten Druck nach medial Kontakt mit dem Foramen auf. Die Harnblase liegt dem Foramen von innen an, ist auch häufig über ein Ligament mit diesem verbunden.
- Die kraniale Hand palpiert das Lig. umbilicale medianum. Dafür wird die Hand etwas superior und beidseits lateral der Symphyse auf die Bauchwand aufgelegt (▶ Abb. 6.15).

Test
- Der Therapeut gibt mit der kranialen Hand zunächst Druck nach posterior, zieht schließlich nach superior und hebt so die Harnblase nach kranial.
- Gleichzeitig erfühlt man mit der kaudalen Hand, ob sich die Harnblase vom Foramen fortbewegt. Handelt sie demgemäß, so spürt man einen nachlassenden Druck am Foramen obturatum. Das wäre ein Normalbefund. Bewegt sie sich nicht vom Foramen weg, so ist sie ptosiert oder verklebt.
- Vergleicht man beide Seiten miteinander, so ist es möglich, dass das Foramen auf einer Seite deutlich höhere Spannung aufweist bei der Palpation. Dies ist ein guter Hinweis auf eine einseitige Dysfunktion der Harnblase. Dies kann eine Ptose, eine Verklebung oder ein Spasmus sein.

Behandlung
Für eine Mobilisation der Harnblase nach kranial zieht man wie beschrieben mit der kranialen Hand und schiebt gleichzeitig mit der kaudalen Hand nach kranial. Dieses Manöver wird rhythmisch wiederholt.

Um eine Verklebung oder einen Spasmus zu behandeln, gibt man mit der kaudalen Hand Druck nach kranial und eventuell auch lateral oder medial (je nach erfühltem Spannungszustand) und wartet auf ein Gewebe-Release.

☑ Fragen zur Selbstüberprüfung
Die Antworten finden sich im vorangegangenen Kapitel und werden hier nicht explizit aufgeführt.
1. Was ist die Kloake?
2. Was ist der Sinus urogenitalis?
3. Wo findet man die Harnblase bei Kleinkindern?
4. Beschreibe die Lage der Harnblase.
5. Was ist der Raum von Retzius?
6. Nenne fünf topografische Beziehungen der Harnblase.
7. Nenne die Befestigungen der Harnblase.
8. Wie wird die Harnblase arteriell und venös versorgt?
9. Wie wird die Harnblase innerviert?
10. Ab welcher Füllungsmenge der Harnblase tritt Harndrang auf?
11. Wie lautet das Zentrum der Harnblasenentleerung?

6.6 Herz

6.6.1 Phylogenese und Embryologie

Entwicklungsgeschichtlich wurden die Anforderungen an den Stoffwechsel und Sauerstoffbedarf durch den Wechsel der Lebewesen vom Wasser auf das Land deutlich erhöht, sodass ein Durchmischen von sauerstoffarmem und sauerstofffreichem Blut und ein Verlust an Blutdruck beim Durchfließen des Kapillarnetzes der Kiemen von Nachteil war. Während Fische noch mit einem Herz, ähnlich einem Herzschlauch, mit nur einer Klappe gut bedient waren, findet man bei Amphibien ein Herz mit zwei Vorhöfen und einer Kammer. Bei den Reptilien ist die Kammer noch durch eine unvollständige Scheidewand geteilt, hier wird die Trennung in einen Lungen- und Körperkreislauf schon angedeutet, um sich dann bei den gleichwarmen Vögeln und Säugetieren zu vollenden.

Der Beginn der Herzentwicklung liegt in der 3. Schwangerschaftswoche: Am 18. Tag wird die Herzanlage in der kardiogenen Zone kranial der Oropharyngealmembran am Vorderrand der Neuralplatte sichtbar. Am 22. bis 23. Tag beginnen spontane Herzkontraktionen einer einfachen Herzanlage. In der 7. Schwangerschaftswoche ist die Bildung der Herzscheidewände abgeschlossen und in der 10. Woche sind die Herzklappen und das Erregungsleitungssystem fertiggestellt (▶ Abb. 6.16).

Angestoßen wird die Entstehung des Herzens durch Induktionssignale aus dem Entoderm. Um diese Entodermzellen gruppieren sich mesodermale Zellen und bilden zusammen eine kardiogene Platte.

Die endodermalen Zellen (Angioblasten) in der kardiogenen Zone, aus denen das spätere Endokard wird, werden kanalisiert und bilden zwei Endothelrohre, die sich durch die laterale Abfaltung des Embryos zu einem endokardialen Herzschlauch vereinigen und nun umgeben sind von den oben angesprochenen mesodermalen Zellen, die sich zum Myokard weiterentwickeln. Die dritte Herzschicht, das Epikard, breitet sich von mesodermalen Zellen der äußeren Oberfläche des Sinus venosus (s. u.) über das gesamte Myokard aus (▶ Abb. 6.17).

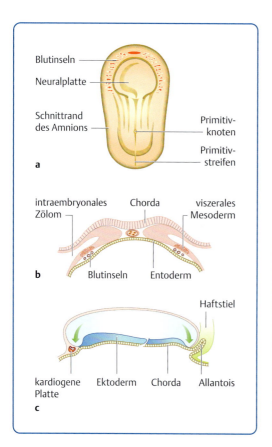

▶ Abb. 6.16 Entstehung der Herzanlage.

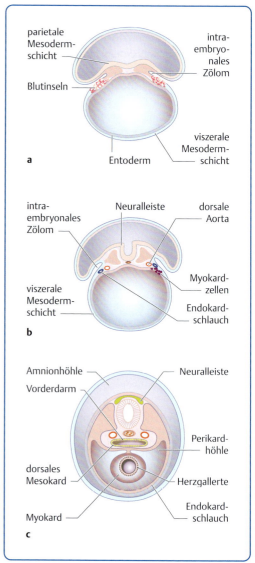

▶ Abb. 6.17 Entwicklung des Herzschlauches.

Die kraniale Abfaltung des Embryos verlagert das Herz nach kaudal und ventral. Es liegt jetzt vor dem Vorderdarm und kaudal der Oropharyngealmembran im späteren Thoraxbereich.

Das nun entstandene primitive Herz besitzt eine venöse Einstrombahn mit dem Sinus venosus, gefolgt von einem primitiven Vorhof, einer primitiven Kammer, dem Bulbus cordis, dem Truncus arteriosus und den Arterien der Ausstrombahn (▶ Abb. 6.18).

Die Arterien der Ausstrombahn fixieren das Herz kranial, die Einstrombahn ist am primitiven Diaphragma, dem Septum transversum befestigt. Es kommt nun zu Wachstumsbewegungen des Herzens zwischen den Fixationen. Der Ventrikel, besonders die rechte Hälfte, wächst hierbei stärker als der Rest des Herzens, was zuerst eine S-förmige Krümmung des Herzens zur Folge hat und in der weiteren Wachstumsbewegung zu einer U-förmigen Bulboventrikularschleife führt (▶ Abb. 6.19).

Zu diesem Zeitpunkt besitzt das Herz noch keine Klappen und Septen. Das Myokard geht ohne scharfe Abgrenzung vom Vorhof in die Kammer über, sodass Muskelkontraktionen, die im Sinus venosus beginnen, in Form einer peristaltischen Welle über den Herzschlauch laufen (▶ Abb. 6.20).

Die Entstehung der Herzscheidewände beginnt Mitte der 4. Woche. Sie entstehen an verschiedenen Stellen aus den Wänden des primitiven Vorhofs und der Kammer, wachsen aufeinander zu, verschmelzen und vollziehen die vollständige Trennung der beiden Herzhälften voneinander. Die Ausstrombahn des Herzens wird ebenfalls durch ein entstehendes Septum unterteilt, sodass zwei arterielle Gefäße entstehen, die Aorta und der Truncus pulmonalis.

Teile der Vorhöfe haben glatte Wände, weil Reste der primitiven Einstrombahn in die Vorhöfe integriert werden. Die Herzohren mit ihrer trabekulären Struktur stellen im Gegensatz dazu den Rest des primitiven Atriums dar.

Die Herzklappen entstehen, nachdem die Septierung der Ausstrombahn fast abgeschlossen ist. Sie bilden sich aus endokardialen Zellproliferationen am Abgang der Aorta, des Truncus pulmonalis und des Atrioventrikularkanals (▶ Abb. 6.21).

Das Erregungsleitungssystem stellt die einzige direkte muskuläre Verbindung zwischen den Vorhöfen und den Kammern dar, weil bei der Septierung in die vier Herzräume aus dem Epikard Bindegewebe in die Ventilebene des Herzens einwächst und ein fibröses Herzskelett ausformt, das die Muskulatur der Vorhöfe von den Kammern trennt.

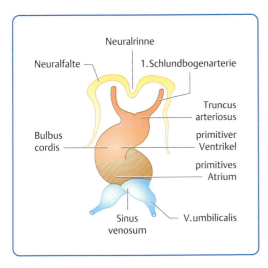

▶ Abb. 6.18 Ventralansicht des primitiven Herzens.

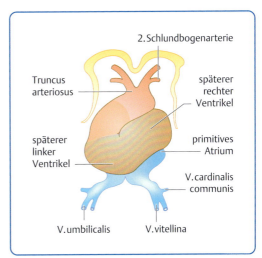

▶ Abb. 6.19 Ausbildung einer U-förmigen Bulboventrikularschleife.

6 – Viszerale Osteopathie

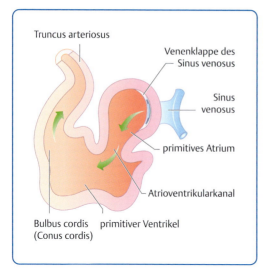

▶ **Abb. 6.20** Beginn der Bildung der Herzscheidewände.

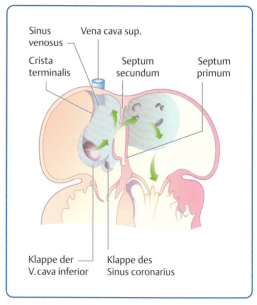

▶ **Abb. 6.21** Entstehung der Herzklappen.

6.6.2 Postnatale Entwicklung

Die Herzgröße eines Neugeborenen ist in Relation zum Gesamtkörper größer als bei einem Erwachsenen. Das Herz wiegt etwa 0,75 % des Gesamtkörpers. Es liegt transversal, wird aber durch das Lungenwachstum nach kaudal verdrängt und liegt dann schräger und kaudaler in Bezug zu den Rippen als beim Erwachsenen.

Die Ventrikelwände sind zunächst noch gleich dick. Mit zunehmenden Lebensmonaten steigt der Blutdruck im Körperkreislauf und die Wand des linken Ventrikels verdickt sich kompensatorisch. Ein starker Anstieg des systolischen Blutdrucks erfolgt in den ersten 6 Wochen, dann nimmt der Blutdruck kontinuierlich zu, um kurz vor der Pubertät noch einmal stark bis auf Erwachsenenniveau anzusteigen (▶ Tab. 6.2).

Die Wände der Blutgefäße verdicken sich ebenfalls, um mit dem höheren Blutdruck klarzukommen.

Der Blutdruck eines 15-Jährigen ist etwa so hoch wie bei einem Erwachsenen, die Ruhefrequenz erreicht nach dem 10. Lebensjahr die Ruhefrequenz eines Erwachsenen (▶ Tab. 6.1). Dies ist die Folge des großen Wachstums des Herzmuskels in der Pubertät. Die einzelne Herzmuskelzelle kann sich dabei bis auf das 7-Fache vergrößern, es treten aber keine neuen Muskelzellen auf. Eine Herzkranzarterie versorgt nach Abschluss des Herzwachstums nicht mehr 6 Herzmuskelzellen, sondern nur noch eine Muskelfaser. Die Gefäßanzahl pro Volumeneinheit bleibt aber gleich, da die Gesamtanzahl der Koronararterien zunimmt.

Das Blutvolumen eines Neugeborenen beträgt nach der Geburt 300 ml. Es kann sich um ca. 100 ml vergrößern, wenn das Blut aus der Plazenta in den Kreislauf den Neugeborenen transferiert wird.

▶ **Tab. 6.1** Normale Herzfrequenz bei Kindern. [53]

Alter	Ruheherzfrequenz wach	Ruheherzfrequenz schlafend
Geburt	100–180	60–160
1 Woche bis 3 Monate	100–220	80–180
3 Monate bis 2 Jahre	80–150	70–120
2 bis 10 Jahre	70–110	60–100
10 Jahre bis Adult	55–90	50–90

▶ **Tab. 6.2** Veränderungen des Blutdrucks während der Kindheit. [30]

Alter	Blutdruck (mmHg), männlich	Blutdruck (mmHg), weiblich
Neugeborene	70/55	65/55
5 Jahre	95/56	94/56
10 Jahre	100/62	102/62
15 Jahre	115/65	111/67
Adult	121/70	112/60

Während der ersten 5 Monate ist das fetale Hämoglobin (HbF) vorherrschend, das adulte Hämoglobin (Hb) vermehrt sich aber ständig. Im Alter von 2–3 Monaten tritt eine physiologische Anämie auf, weil das HbF eine kürzere Lebensdauer als das Hb des Erwachsenen hat. Ein zweiter Faktor für diese Anämie ist eine Abnahme des mütterlich übertragenen Eisenspeichers, der nach 6 Monaten erschöpft ist.

Die Blutzellproduktion findet durch die gesamte Kindheit hindurch im roten Knochenmark statt. Man findet es im Kinderkörper in allen Knochen. Nach und nach wird es durch das gelbe Fettmark ersetzt, sodass die Erythrozyten später nur noch im proximalen Femur, den Rippen, den Wirbelkörpern, dem Sternum und den Armknochen entstehen.

6.6.3 Anatomische Grundlagen

Lage

Im Mediastinum liegt das Herz in den Herzbeutel eingelassen mit der Herzspitze nach vorne-unten-links und der Basis nach hinten-oben-rechts. Die rechte Herzhälfte ist der vorderen Brustwand zugewandt, die linke Herzhälfte zeigt nach dorsal.

Projektion auf die Rumpfwand

- Die rechte Herzgrenze projiziert sich am sternalen Ansatz der II.–VI. Rippe – in einem Abstand von ca. 2–3 cm vom Sternum entfernt – auf die vordere Thoraxwand. Kaudal ist das Zwerchfell die Begrenzung.
- Die linke Herzgrenze bildet sich wie folgt ab: kranial in einem Abstand von etwa 2 cm vom sternalen Ansatz der II. Rippe in einem schrägen Verlauf zur Herzspitze im 5. Interkostalraum etwa 2 cm medial der Medioklavikularlinie.

- Dorsal liegt der kaudalste Punkt des Herzens bei Exspiration auf Höhe BWK X, bei Inspiration verschiebt sich diese Grenze um 1,5 Wirbelhöhen nach unten.

Topografie

lateral:
- Lunge, beidseits
- N. phrenicus, beidseits

ventral:
- im Trigonum pericardiacum: Sternum
- Rippen II–VI
- Thymus

dorsal:
- Wirbelsäule
- Ösophagus (an den linken Vorhof grenzend)
- Aorta
- Bronchien
- V. pulmonalis

kaudal:
- Diaphragma

kranial:
- V. pulmonalis
- V. cava superior
- Aorta

Befestigungen

Nach kranial ist das Herz an den ein- und austretenden Gefäßen aufgehängt. Der Herzbeutel hat diverse Befestigungen in alle Richtungen:
- Ligg. phrenicopericardiaca
  - Vorne-rechts ist der Herzbeutel fest mit dem Zwerchfell verwachsen, ansonsten stumpf vom Diaphragma abzulösen.

- Ligg. sternopericardiaca
  - Sie ziehen vom Perikard zum Manubrium und Proc. xyphoideus.
- Ligg. vertebropericardiaca
- Ligg. cervicopericardiaca
- Ligg. visceropericardiaca
  - Es bestehen Verbindungen mit dem Ösophagus, den Bronchien und den Lungenvenen.
  - Nach lateral ist der Herzbeutel bindegewebig mit der Pleura parietalis verbunden.

Zirkulation

Eine rechte und eine linke Koronararterie entspringt aus dem Sinus aortae (Auftreibung am Ursprung der Aorta oberhalb der Aortenklappe).

In der Diastole füllen sich die Taschen der Aortenklappe, und das Blut füllt die Koronararterien. Die Koronararterien sind funktionelle Endarterien, d. h. sie bilden untereinander keine Anastomosen: Ist ein Ast der Arterie verschlossen, geht das von diesem Gefäß versorgte Herzmuskelgewebe zugrunde.

Arteriell
- A. coronaria sinistra
  - linke Kammer
  - Vorderwand der rechten Kammer
  - Kammerscheidewand
- R. circumflexus der A. coronaria sinistra
  - beide Vörhöfe
- A. coronaria dextra
  - rechte Kammer (größter Teil)
  - Kammerscheidewand

Venös
- Sinus coronarius
  - Sammelgefäß für große Koronarvenen. Er mündet in den rechten Vorhof und drainiert etwa zwei Drittel des venösen Blutes. Kleine Venen münden direkt in die Herzräume, meist in den rechten Vorhof.

Lymphabfluss
Die Lymphe fließt zu den vorderen mediastinalen Lymphknoten ventral der Bifurcatio tracheae und zu Lymphknoten in der Umgebung der großen herznahen Gefäße.

Innervation

- Sympathikus aus Th 1 bis Th 4
- N. vagus
- Beide vegetativen Anteile treffen im Plexus cardiacus zusammen. Der Plexus umgibt die Aorta und die Wurzeln der anderen großen herznahen Gefäße, von dort verlaufen vegetative Nerven mit den Koronararterien.
- N. phrenicus
  - versorgt zusammen mit sympathischen und parasympathischen Nerven sensibel den Herzbeutel

Leitsymptome

- Angina-pectoris-Zeichen
- plötzlicher Leistungsknick
- Stauungen im großen und kleinen Kreislauf

6.6.4 Physiologie

Die Hauptaufgabe des Herzens besteht in der Pumpfunktion. Es ist Motor der Zirkulation und gewährleistet somit eine regelgerechte Versorgung des Organismus mit Nährstoffen und Sauerstoff.

Das Herz kontrahiert ca. 70-mal/min. Der Schrittmacher für diese Aktion ist der Sinusknoten, der im rechten Atrium liegt. Das Herz ist myogen-autonom tätig.

Erregungsleitung. Die Erregung des Sinusknotens breitet sich erst über beide Vorhöfe aus und wird dann über den AV-Knoten auf beide Herzkammern übergeleitet. Dort wird die Erregung schnell über die HIS-Bündel zum rechten und linken Kammerschenkel weitergeleitet. Diese Erregung endet in den Purkinje-Fasern des Myokards. Der primäre Schrittmacher ist der Sinusknoten mit einer Eigenfrequenz von 60–80/min, der sekundäre ist mit einer Eigenfrequenz von 40–50/min der AV-Knoten und die tertiären sind HIS-Bündel, Kammerschenkel und Purkinje-Fasern mit einer Eigenfrequenz von 30–40/min.

Es gibt Unterschiede der elektrischen **Erregungen in den verschiedenen Herzregionen**. Während der Diastole gibt es eine spontane Erregungsbildung, welche besonders klar im Sinusknoten und schwächer im AV-Knoten ist. In den Aktionsphasen des Sinus- und AV-Knotens liegen somit langsame Erregungsprozesse vor (gebunden an Kalziumkanäle). Die schnellen Erregungsprozesse

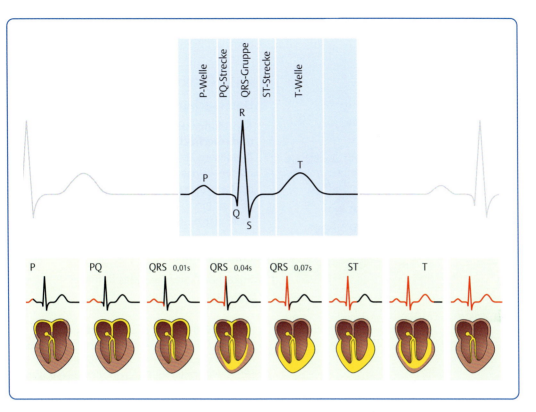

▶ **Abb. 6.22** Elektrische Erregungen in den verschiedenen Herzregionen. (van den Berg F, Hrsg. Angewandte Physiologie, Bd. 2. Stuttgart: Thieme; 2000)

verlaufen zwischen Vorhof und Ventrikel (gebunden an das Natriumsystem). Die Kontraktionsdauer des Ventrikels ist größer als die des Vorhofs (▶ Abb. 6.22).

Die **elektromechanische Kontraktionen** lösen Kalzium-Ionen aus. Das Kalzium stammt aus dem sarkoplasmatischen Retikulum. Auch während des Aktionspotenzials strömen Kalzium-Ionen über Kalziumkanäle ins Zellinnere.

Eine Erhöhung der Kontraktilität (positiv inotroper Effekt) erreicht das Herz über den Sympathikustransmitter Noradrenalin (β-Rezeptoren). Dies aktiviert den Kalzium-Ionen-Einstrom und steigert somit die systolische Kontraktion. Die Kontraktion wird auch durch Digitalis-Glykoside erhöht, indem der Kalzium-Auswärtsstrom gehemmt wird.

Man unterscheidet verschiedene Phasen der **Herzaktionen**. Es wird mit den Kontraktionen der Ventrikelmuskeln in der Ventrikelsystole begonnen. Dies hat zur Folge, dass sich die AV-Klappen schließen. Das Geräusch, das dadurch entsteht, erzeugt den **1. Herzton**.

Wenn der Ventrikeldruck höher wird als der Aortendruck, beginnt die Austreibungsphase der Systole und die Aortenklappe wird geöffnet. Es werden ca. 70 ml Blut ausgeworfen und etwa die gleiche Menge verbleibt im Ventrikel. Sobald der Ventrikeldruck unter den Aortendruck absinkt, schließt sich die Aortenklappe – diese ist als **2. Herzton** zu hören. Dann beginnt die Diastole mit einer Entspannungsphase. Jetzt sinkt der Ventrikeldruck unter den Vorhofdruck und es öffnet sich die AV-Klappe, was zu der Füllungsphase der Ventrikel führt.

Der Aortendruck liegt bei Öffnung der Aortenklappe bei etwa 80 mmHg (diastolischer Blutdruck) und bei Schließung der Aortenklappe normalerweise bei 120 mmHg (systolischer Blutdruck).

Im rechten Herzen verlaufen die Funktionsfolgen etwa gleich dem linken. Hierbei ist nur der Druck der A. pulmonalis geringer, der durch den rechten Ventrikel überwunden werden muss. Der systolische/diastolische Druck beträgt 25/10 mmHg (▶ Abb. 6.23).

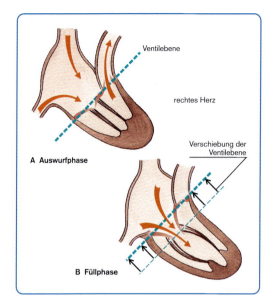

▶ **Abb. 6.23** Phasen der Herzaktionen. (Klinke R, Pape HC, Silbernagl S, Hrsg. Lehrbuch der Physiologie. 5. Aufl. Stuttgart: Thieme; 2005)

Der **Frank-Starling-Mechanismus** ist in der Lage, das Herz einer veränderten Herzleistung anzupassen. Wenn es zu einer Zunahme der **Vorlast** kommt (venöser Füllungsdruck zu hoch), werden die Ventrikel mehr gefüllt, die Muskelfasern mehr gedehnt und somit das Schlagvolumen erhöht. Dabei wird das endsystolische Restvolumen größer. Bei Erhöhung der **Nachlast** (Zunahme des Aortendrucks) erzeugt der Ventrikel einen höheren Druck und das Schlagvolumen wird kleiner mit einer Zunahme des Restvolumens.

Die **neuro-vegetative-endokrine-Regulation** der Herzleistung verläuft über den Sympathikus mit dem Neurotransmitter Noradrenalin und über den N. vagus und seinem Neurotransmitter Azetylcholin. Der Sympathikus wirkt auf das Herz positiv inotrop (erhöhte Kontraktionskraft,) wenn dieses die Situation verlangt. Ein Beispiel hierfür ist die orthostatische Regulation des Herzens.

Der N. vagus (besonders der rechte Vagus) senkt die Herzfrequenz (negativ chronotrop) und die AV-Überleitungszeit (negativ dromotrop).

Das Herz ist auch eine Hormondrüse. Es sezerniert bei erhöhter Vorhofbelastung und somit Vorhofdehnung Cardionatrin und Cardidilatin. Cardionatrin (atriales natriuretisches Polypeptid, ANP) regt die Niere zur stärkeren Ausscheidung von Wasser und Natrium-Ionen an. Das Cardiodilatin erweitert die Blutgefäße.

6.6.5 Osteopathische Techniken

Untersuchung

Thorakaler Dichtetest mediolateral links und oberflächlich positiv
Rezidivierende oder therapieresistente Gelenkblockaden in den Segmenten BWK I–IV weisen auf das Herz, die Lunge, die Schilddrüse oder den Ösophagus hin. Bis zum Ausschluss des Gegenteils sollte man besonders auf das Herz achten.

Behandlung

Intrathorakales Fasziales Release
Kap. 6.10.5

☑ **Fragen zur Selbstüberprüfung**
Die Antworten finden sich im vorangegangenen Kapitel und werden hier nicht explizit aufgeführt.
1. Wann beginnt das Herz in der embryonalen Entwicklung zu schlagen?
2. Aus welchem Keimblatt entsteht das Herz?
3. Was geschieht mit dem Herzen bei der Abfaltung des Embryos?
4. Warum haben die Vorhöfe teilweise glatte Wände?
5. Wo projiziert sich das Herz auf die Rumpfwand?
6. Welche Ligamente dienen der Befestigung des Herzens im Thorax?
7. Nenne fünf topografische Beziehungen des Herzens.
8. In welcher Aktionsphase des Herzens füllen sich die Koronararterien?
9. Was sind funktionelle Endarterien?
10. Welche Herzabschnitte versorgt die linke Koronararterie?
11. Aus welchen Wirbelsäulensegmenten wird das Herz sympathisch versorgt?
12. Wie lässt sich die sensible Innervation des Herzbeutels aus zervikalen Segmenten erklären?
13. Wie lauten die Phasen der Herzaktion?
14. Wo beginnt die Herzerregung?
15. Was versteht man unter dem Frank-Starling-Mechanismus?
16. Welche Ionen lösen die elektromechanische Kontraktion aus?

6.7 Jejunum und Ileum

6.7.1 Phylogenese und Embryologie

In der 4. Entwicklungswoche ist der Embryo erst noch gestreckt, und das spätere Darmrohr liegt noch außerhalb des Embryos als Dottersack quasi auf der ventralen Körperseite. Was sich innerhalb der nächsten Tage vollzieht, ist eine zweifache Faltung des Embryos, an deren Ende der Dottersack in den Embryo größtenteils integriert und das Darmrohr entstanden ist. Zum einen faltet sich der Embryo vom Kopf und Schwanz her zusammen, er flektiert sich quasi und umschließt dabei den Dottersack – zieht ihn in sich hinein. Diese kraniokaudale Abfaltung resultiert aus dem starken Längenwachstum der Kopf- und Steißregion (▶ Abb. 6.24).

Gleichzeitig kommt es zu einer zweiten Faltungsbewegung, so als ob der Embryo einen Mantel um sich herumschlägt und diesen vor dem Bauch schließt. Etwas professioneller ausgedrückt: Dies ist eine Abfaltung in der Transversalebene, wodurch ebenfalls der Dottersack in den Embryo inkorporiert wird. Jetzt ist das Darmrohr entstanden, und es reicht vom späteren Schädelbereich bis zum späteren Anus.

Der Abschnitt des Darmrohrs unterhalb des späteren Diaphragmas ist über ein dorsales Mesenterium mit der dorsalen Rumpfwand verbunden. Im Bereich des späteren Magens findet sich darüber hinaus auch ein ventrales Mesenterium (▶ Abb. 6.25).

Unterteilt wird das Darmrohr in einen Vorderdarm, Mitteldarm und Hinterdarm.

Aus dem Vorderdarm entwickeln sich Rachen, der größte Teil der Mundhöhle, Kehlkopf, Trachea, Lungen, Ösophagus, Magen, Duodenum (kranial der Mündung des Ductus choledochus), Leber mit den Gallenwegen und der Gallenblase und Pankreas. Der spätere Truncus coeliacus versorgt ab dem Magen die sich entwickelnden Organe, die weiter kranial gelegenen Organe besitzen eine eigene Blutversorgung aus den umgebenden Arterien.

Aus dem Mitteldarm entstehen die kaudal des Ductus choledochus gelegenen Teile des Duodenums, Jejunum, Ileum, Zäkum mit Appendix, Colon ascendens und die rechten zwei Drittel des Co-

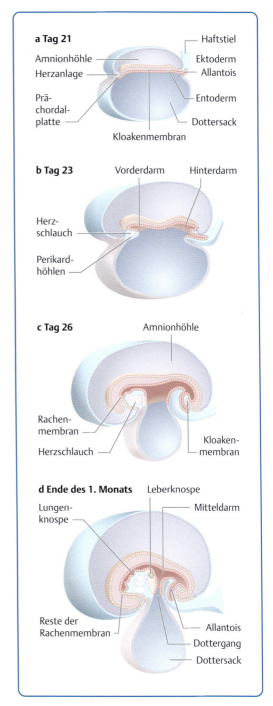

▶ Abb. 6.24 Kraniokaudale Krümmung.

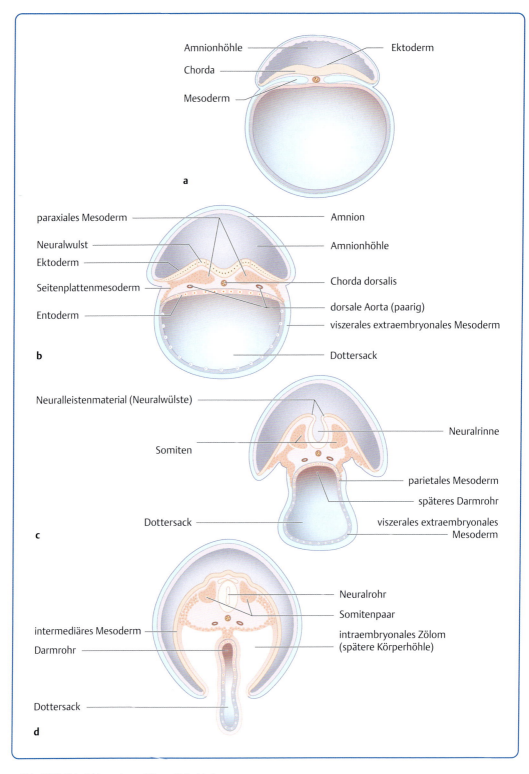

▶ **Abb. 6.25** Entwicklung des mittleren Keimblattes.

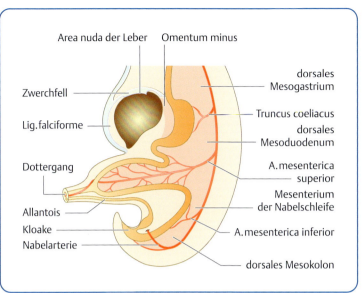

▶ Abb. 6.26 Primitives dorsales und ventrales Mesenterium.

lon transversum. Die A. mesenterica superior ist die versorgende Arterie für diese Organe.

Aus dem Hinterdarm gehen schließlich das linke Drittel des Colon transversum, Colon descendens und Colon sigmoideum, das Rektum, der obere Teil des Analkanals, das Epithel der Harnblase und der größte Teil der Harnröhre hervor. Die A. mesenterica inferior versorgt die sich entwickelnden Darmabschnitte (▶ Abb. 6.26).

Nach den Abfaltungen besteht noch eine Verbindung vom Mitteldarm zum Dottersack, die als Dottersackstiel bezeichnet wird. Um ihn herum entwickelt sich die Nabelschnur. Reste des Stiels können als Meckel-Divertikel etwa 40–50 cm proximal der Ileozäkalklappe erhalten bleiben.

Am Ende der 4. Entwicklungswoche beginnt der Mitteldarm sehr stark zu wachsen. Daraus resultiert zunächst eine U-förmige, in Richtung Nabel weisende Darmschleife. Der kraniale Schenkel wird zu Jejunum und Ileum, der kaudale entwickelt sich zum Kolon. Durch weiteres Wachstum und zu wenig Platz in der Bauchhöhle verlagern sich Darmschlingen in die Nabelschnur hinein (physiologische Nabelhernie). Sie bleiben dort etwa 4 Wochen. Die Rückverlagerung in den vergrößerten Bauchraum geschieht um die 10. Woche herum. Gleichzeitig mit dem Wachstum der Darmschleife und den Verlagerungsbewegungen vollzieht der Darm eine Drehung um 270° gegen den Uhrzeigersinn um die A. mesenterica superior als Achse (▶ Abb. 6.27).

Das Kolon wird durch diese Drehung wie eine Umrandung um die Dünndarmschlingen in seine endgültige Position gelegt. Nach Abschluss der Drehbewegung (ca. 11. Woche) besitzt der gesamte Darm noch ein dorsales Mesenterium, das er im Verlauf der nächsten Wochen durch Verwachsung auf dem parietalen Peritoneum der dorsalen Rumpfwand teilweise verliert. Die zuerst noch intraperitoneale Lage des gesamten Darms wird so in die spätere, teilweise sekundär retroperitoneale Lage verändert.

6.7.2 Postnatale Entwicklung

Ab der 16. SSW trinkt der Fetus jede Stunde etwa ein Drittel des Fruchtwassers. Etwa 10 % der für die Ernährung des Babys notwendigen Proteine werden so aufgenommen. Dazu muss der Verdauungstrakt zu diesem Zeitpunkt so gut entwickelt sein, dass deren Verdauung gewährleistet ist.

Die Zungenspitze des Neugeborenen ist rund und stumpf. Die eher spitze und mobile Zungenspitze entwickelt sich durch Kauen und Schlucken.

Bis zum 6. Monat verdreifacht sich das Gewicht der Speicheldrüsen. Im Alter von 2 Jahren sind sie etwa 5-mal so groß wie bei der Geburt und besitzen die Funktion und Struktur eines Erwachsenen.

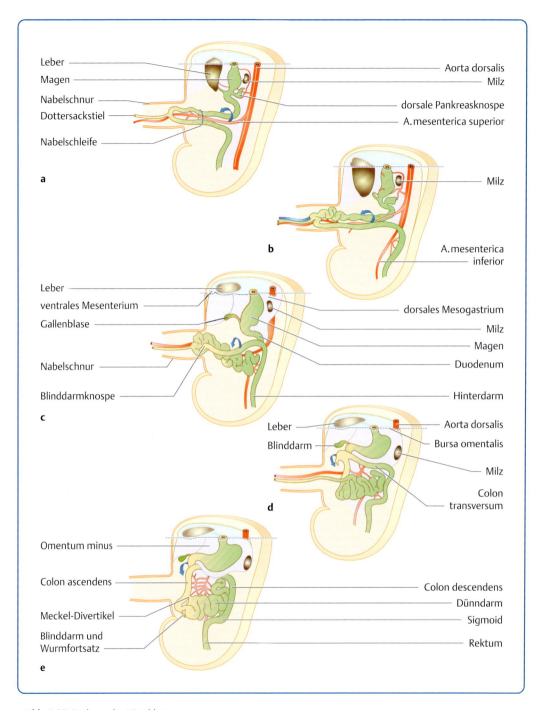

▶ **Abb. 6.27** Drehung des Mitteldarms.

Der Magen eines Neugeborenen ist horizontal ausgerichtet, im Alter von 2–10 Jahren dagegen vertikal. Das Volumen des Magens verdreifacht sich innerhalb der ersten beiden Lebenswochen.

Zur Geburt nimmt die Leber etwa 40 % der peritonealen Höhle und 5 % des Gesamtkörpergewichts ein – im Gegensatz dazu wiegt sie nur 2,5 % des Körpergewichts im adulten Zustand.

Mit der 13. SSW wird Gallenflüssigkeit sezerniert. Ab der 12. SSW produziert das Pankreas Glukagon und Insulin.

Bis zum 12. Lebensmonat ist das Becken klein und beherbergt nur wenige Dünndarmschlingen. Mit dem Längenwachstum verlagert sich der Dünndarm in das kleine Becken hinein. Er verdoppelt seine Länge bis zur Pubertät. Die Wand des Darms ist dünn, weil die Muskulatur noch nicht so stark entwickelt ist. Mukosa und Submukosa sind dagegen besser entwickelt. Mikrovilli bilden sich noch bis zur Pubertät.

Das Zäkum des Fetus ist konisch und der Appendix sitzt an der Spitze dieses Konus. Innerhalb der ersten 12 Lebensmonate deszendiert das Zäkum relativ zur abdominellen Wand, die laterale Wand wächst schneller, sodass das Zäkum abgerundet wird. Der Appendix wird auf die mediale Seite verlagert.

Salzsäure ist fetal schon vorhanden, der pH-Wert im Magen liegt infolge des Schluckens des Fruchtwassers bei 7. Etwa 8 Stunden nach der Geburt beginnt die Magensaftsekretion und erreicht mit ungefähr 10 Jahren Erwachsenenniveau.

Zum Zeitpunkt der Geburt liefert das Pankreas ausreichend Enzyme für die Milchverdauung – Laktose kann verdaut werden. Amylase und Enterokinase sind ebenfalls vorhanden. Während der ersten 3 Lebensmonate beinhaltet der Bauchspeichel nur wenig Lipase. Spezielle mehrfach ungesättigte Fettsäuren sind in der Muttermilch zu finden, die das Baby aufschließen kann, um das sich entwickelnde Gehirn zu ernähren.

6.7.3 Anatomische Grundlagen

Lage

- Anordnung des Dünndarms in 15–16 Schlingen
- Das Jejunum ist eher horizontal ausgerichtet und das Ileum mehr vertikal.
- Das Jejunum liegt mehr um den Bauchnabel herum.
- Das Ileum findet man im rechten Unterbauch.
- Insgesamt liegen Jejunum und Ileum weiter auf der linken Seite.
- Die Schlingen bedecken das Colon descendens, das Colon ascendens dagegen bleibt unbedeckt.

Radix mesenterii

- Die Radix mesenterii ist ca. 12–15 cm lang und 18 mm breit.
- Sie erstreckt sich von der Flexura duodenojejunalis bis zur Ileozäkalklappe und überquert dabei in einem schrägen Verlauf LWK II–V.
- Auf Höhe LWK III/IV dringen die Vasa mesenterica superiores ins Mesenterium ein.
- Zwischen LWK IV/V überquert die Radix rechts den Ureter.
- Die Mesoappendix entspringt aus dem Mesenterium und setzt sich ins Lig. appendicoovaricum fort.
- An ihrem distalen Ende überquert die Radix die Vasa testicularis/ovarica.

Topografie

ventral und kranial:
- Colon transversum
- Mesocolon transversum
- Omentum majus
- vordere Bauchwand

dorsal:
- dorsales parietales Peritoneum
- Nieren
- Ureter
- Aorta
- V. cava inferior
- Vasa iliaca communis
- Duodenum
- Colon descendens und Colon ascendens

kaudal:
- Blase
- Uterus
- Rektum

lateral:
- Colon ascendens
- Bauchwand
- Zäkum
- Colon sigmoideum

Befestigungen
- Druck der Organe
- Turgor
- Radix mesenterii

Zirkulation
Arteriell
- A. mesenterica superior

Venös
- V. portae

Lymphabfluss
Entlang der Gefäße zu den Nodi lymphatici mesenteriales superiores – Nodi lymphoidei coeliaci und lumbales.

Innervation
- Sympathikus aus Th 10 bis Th 12 über N. splanchnicus minor zum Ganglion mesentericum superior
- N. vagus

Leitsymptome
- Schmerzen und Krämpfe periumbilikal

6.7.4 Physiologie

Die meisten unserer Nährstoffe werden im Dünndarm aufgespalten und resorbiert. Die Dünndarmmukosa produziert täglich ca. 2–3 l Flüssigkeit. Durch die Bildung von Falten, Zotten und Mikrovilli auf der inneren Darmoberfläche wird die Absorptionsfläche auf ca. 200 m² vergrößert.

Der Dünndarm ist intensiv an der Verdauung der Kohlenhydrate sowie der Fette und der Proteine beteiligt.

Die **Kohlenhydrate** werden bereits im Mund durch die Amylasen des Speichels und im Dünndarm durch die Amylase des Pankreas angedaut.

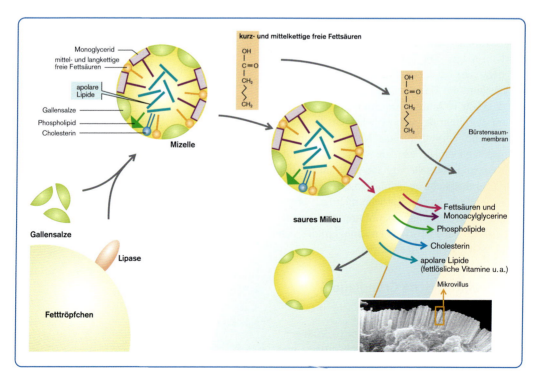

▶ **Abb. 6.28** Hauptverdauungsort für Fette ist der Dünndarm. (Klinke R, Pape HC, Silbernagl S, Hrsg. Lehrbuch der Physiologie. 5. Aufl. Stuttgart: Thieme; 2005)

Im Bürstensaum des Dünndarmepithels werden dann die Oligosaccharide zu Monosacchariden aufgespaltet. Diese Monosaccharide (Glukose, Galaktose und Fruktose) werden dann im Bürstensaum absorbiert.

Die **Proteine**, welche durch die Pepsine des Magensaftes bereits die Form der Polypeptide eingenommen haben, werden im Dünndarm durch Pankreaspeptidasen (Trypsin und Chymotrypsin) und Enteropeptidasen aufgespaltet. Die Oligopeptidasen des Bürstensaums spalten sie dann zu freien Aminosäuren. Diese Aminosäuren sowie die Di- und Tripeptide können durch den Dünndarm absorbiert werden.

Der Hauptverdauungsort für Fette ist der Dünndarm. Die **Fette** werden durch Gallensalze emulgiert. Diese kleinen Fetttropfen werden durch Pankreaslipasen zu freien wasserlöslichen Fettsäuren (Monotriglyceride) aufgespaltet. Aus diesen entstehen mit den Gallensalzen gemischte Mizellen. Diese kleinen wasserlöslichen Mizellen lösen sich an der Darmmembran und können in die Zelle aufgenommen werden (▶ Abb. 6.28).

Cholesterin aus der Galle und von abgestoßenen Enterozyten wird durch den Dünndarm resorbiert.

Drei Viertel aller **Flüssigkeiten** wird im Dünndarm absorbiert (größter Teil im Jejunum). Die Wasseraufnahme geschieht isoosmotisch. Durch aktiven Natriumionentransport wird Wasser passiv aufgenommen.

Kalzium wird passiv unter Mithilfe von Kalzitriol (Vitamin D) resorbiert.

Eisen wird als zweiwertiges Eisen im Duodenum aufgenommen. Bei der Eisenaufnahme spielen Transportproteine eine wichtige Rolle (Transferrin). Nur ca. 5–10 % des Nahrungseisens werden aufgenommen.

Im terminalen Ileum werden **Vitamin B_{12}** und **Gallensäure** resorbiert (▶ Abb. 6.29).

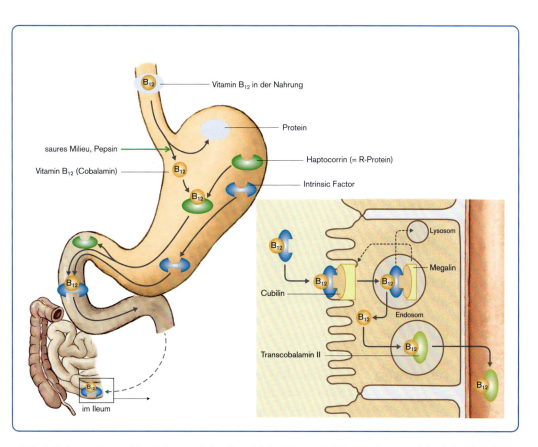

▶ **Abb. 6.29** Resorption von Vitamin B_{12} und Gallensäure. (Klinke R, Pape HC, Silbernagl S, Hrsg. Lehrbuch der Physiologie. 5. Aufl. Stuttgart: Thieme; 2005)

6 – Viszerale Osteopathie

Der Dünndarm spielt eine tragende Rolle für das **Immunsystem**. Die Mukosa des Dünndarms ist mit Lymphfollikeln besetzt. Diese sind besonders stark vertreten im terminalen Ileum in Form der Peyer-Plaques. Diese Plaques enthalten M-Zellen, welche Antigene aus dem Darmlumen aufnehmen und an Lymphozyten weitergeben. In den Lymphozyten werden Ig-A-Plasmaproteine in die Blutbahn ausgeschüttet. Auch T-Lymphozyten wirken in der Mukosa.

6.7.5 Osteopathische Techniken

Untersuchung

- Dichtetest positiv oberhalb und unterhalb des Bauchnabels (Luftballon-Zeichen, Kap. 6.1.1)
- tiefe Lordose in der oberen LWS, die sich durch Anheben des Dünndarmpakets teilweise aufhebt
- früher Gegenzug an der kaudalen Peritoneumgrenze (S. 286)

Behandlung

Test und Behandlung der Radix mesenterii in Seitenlage

Ausgangsstellung
- *Patient:* in Linksseitenlage, Beine angewinkelt
- *Therapeut:* steht hinter dem Patienten

Vorgehen
Mit beiden Händen nebeneinander greift der Therapeut lateral der Dünndarmschlingen und medial des Colon descendens ins Abdomen ein. Die Schlingen liegen nun in den Handflächen des Therapeuten, die Palpationsrichtung ist posterior-medial (▶ Abb. 6.30). So erreicht man die Radix mesenterii in der Tiefe in ihrem schrägen Verlauf von links-oben nach rechts-unten. Über ihre gesamte Länge palpiert man nun auf Spannungsunterschiede und Schmerzhaftigkeiten und dehnt sie dazu in Richtung der rechten Schulter des Patienten.

Behandlung
Die Radix wird bei Spannungsunterschieden oder Schmerzhaftigkeiten in Richtung rechte Schulter des Patienten mit konstantem Zug gedehnt, bis die Symptome deutlich nachlassen oder ganz verschwinden. Dies kann global über die gesamte

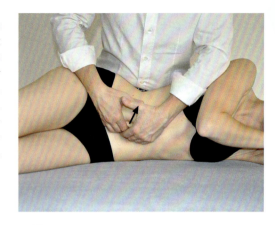

▶ Abb. 6.30

Länge der Radix oder an einzelnen Stellen isoliert ausgeführt werden.

Behandlung der Ileozäkalklappe

Ausgangsstellung
- *Patient:* in Rückenlage, Beine ausgestreckt
- *Therapeut:* steht auf der linken Seite des Patienten

Vorgehen
Um die Ileozäkalklappe zu finden, muss man ihre ungefähre Projektion auf der Bauchwand suchen. Dazu zieht man eine Linie von der rechten Spina iliaca anterior superior (SIAS) zum Bauchnabel und drittelt diese Linie. Am Übergang vom lateralen zum mittleren Drittel setzt man die Finger auf die abdominelle Wand auf. Nun lässt man sich langsam nach dorsal ins Abdomen gleiten (▶ Abb. 6.31). Man sollte hier langsam vorgehen,

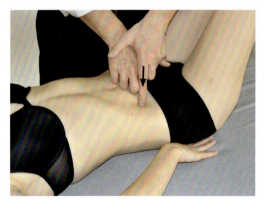

▶ Abb. 6.31

damit die oberflächlich liegenden Strukturen ausweichen können und es zu einer faszialen Entspannung kommt.

Ist man tief genug mit der Palpation vorgedrungen, kann man in 0,5–1 cm um diesen Palpationspunkt herum eine etwa haselnussgroße elastische Verhärtung finden. Meist ist die Ileozäkalklappe palpationsempfindlich. Auf diesem Punkt kann man nun kleine Zirkulationen, Vibrationen oder Inhibitionen ausführen, bis Tonus und Schmerzhaftigkeit deutlich nachlassen.

> ☑ **Fragen zur Selbstüberprüfung**
> Die Antworten finden sich im vorangegangenen Kapitel und werden hier nicht explizit aufgeführt.
> 1. Was ist der Dottersack?
> 2. Was passiert durch Faltungsbewegungen des Embryos?
> 3. Wie wird der Darm embryologisch unterteilt? Was entsteht aus seinen verschiedenen Anteilen?
> 4. Was ist ein Meckel-Divertikel?
> 5. Welche Drehung vollzieht der Darm embryologisch?
> 6. Beschreibe die Lage des Dünndarms.
> 7. Was ist die Radix mesenterii? Beschreibe ihre Lage.
> 8. Nenne fünf topografische Beziehungen des Dünndarms.
> 9. Wie wird der Dünndarm arteriell und venös versorgt?
> 10. Wie wird der Dünndarm innerviert?
> 11. Wie verläuft die Fettverdauung?
> 12. Was wird im terminalen Ileum resorbiert?
> 13. Warum bezeichnet man den Dünndarm als ein Zentrum für das Immunsystem?

6.8 Kolon

6.8.1 Phylogenese und Embryologie

Kap. 6.7.1

6.8.2 Anatomische Grundlagen

Lage

Zäkum
- intraperitoneal
- verläuft nach schräg nach kaudal-medial-anterior und legt sich der rechten Fossa iliaca an
- ca. 7 cm lang
- Die Ileozäkalklappe findet man auf seiner linken Seite (superior und etwas posterior).

Appendix vermiformis
- intraperitoneal
- 5–10 cm lang
- diverse Lagevariabilitäten
- Projektion auf die Rumpfwand: ca. 2 cm superior vom McBurney-Punkt

Colon ascendens
- sekundär retroperitoneal
- Verlauf: auf der rechten Seite in der Regio lateralis nach superior und etwas posterior

Flexura colica dextra
- Winkel von 70–80°
- sagittal ausgerichtet mit der Öffnung nach anterior-kaudal-medial
- Projektion auf die Rumpfwand: X. Rippe ventral rechts

Colon transversum
- intraperitoneal
- Das linke Ende steht höher als das rechte.
- Es ist nach posterior konkav geformt.
- Seine Lage ist veränderlich. Normalerweise findet man es zwischen zwei Waagerechten: Eine geht durch den IX. Rippenknorpel und die andere durch den Bauchnabel. Es kann allerdings auch bis ins kleine Becken reichen.

Flexura colica sinistra
- größere Mobilität als die rechte Flexur
- Winkel von 50°
- frontosagittale Ausrichtung mit der Öffnung nach anterior-medial
- Projektion: VIII. Rippe ventral links

Colon descendens
- sekundär retroperitoneal
- Es liegt weiter posterior als das Colon ascendens in der Regio lateralis links.

Colon sigmoideum
- intraperitoneal
- Es verläuft vom posterior-superioren Teil der Fossa iliaca am Außenrand des linken Psoas entlang, überkreuzt ihn 3–4 cm vor dem Lig. inguinale, betritt das kleine Becken und endet auf Höhe SWK 3 im Rektum.

- Der Mittelteil kann einen Durchmesser von 15 cm haben.
- Der Beckenteil des Sigmoids kann von einer vollen Blase, dem Rektum, dem eigenen Füllungszustand oder vom Uterus nach oben verdrängt werden.

Proximales Rektum
- retroperitoneal

Distales Rektum
- extraperitoneal

Topografie
Zäkum
- Bauchwand
- dorsales Peritoneum
- Fascia iliaca
- M. iliacus
- Hülle der A. und V. iliaca externa
- Lig. inguinale
- M. psoas major
- N. cutaneus femoris lateralis
- N. femoralis
- N. genitofemoralis
- Dünndarmschlingen

Appendix vermiformis
- rechtes Ovar
- möglicher Kontakt mit Blase, Rektum und Uterus

Colon ascendens
- Fossa iliaca
- bedeckt von Peritoneum
- rechte Niere
- Faszie von Toldt
- N. subcostalis
- N. iliohypogastricus
- N. ilioinguinalis
- Aponeurosis des M. quadratus lumborum, Nierenfaszie, Fascia iliaca
- Bauchwand lateral und anterior
- Diaphragma
- Dünndarmschlingen
- Duodenum (Pars descendens)
- Leber
- XI. Rippe

Flexura colica dextra
- Leber
- Duodenum (Pars descendens)
- Diaphragma
- rechte Niere
- Lig. phrenicocolicum rechts

Colon transversum
- Leber
- Gallenblase
- Bauchwand indirekt über Omentum majus
- große Kurvatur des Magens

Mesocolon transversum
- Pankreas
- Duodenum
- Jejunum
- linke Niere
- Milz

Flexura colica sinistra
- große Kurvatur des Magens
- Milz
- Lig. phrenicocolicum links
- Diaphragma
- laterale Bauchwand
- VIII./IX. Rippe

Colon descendens
- bedeckt von Peritoneum
- linke Niere
- Dünndarmschlingen
- Faszie von Toldt
- Bauchwand dorsal
- N. subcostalis
- N. iliohypogastricus
- N. ilioinguinalis
- X./XI. Rippe

Colon sigmoideum
- Fascia iliaca
- Faszie von Toldt
- M. iliacus
- Dünndarmschlingen
- N. cutaneus femoris lateralis
- Rektum
- Uterus
- Ovar und Eileiter links

Mesocolon sigmoideum
- linker Ureter
- Vasa testicularis/ovarica links
- Vasa iliaca externa

Befestigungen
- Turgor
- Druck der Organe

Zäkum
- dorsales Peritoneum (superiorer Teil)
- Mesenterium (inferiorer Teil)

Colon ascendens
- Peritoneum
- Faszie von Toldt

Flexura colica dextra
- Peritoneum
- Lig. phrenicocolicum
- Lig. hepatocolicum (von der Leber über die Flexur zur rechten Niere)
- Lig. cystoduodenale (Verlängerung des Lig. hepatoduodenale)

Colon transversum
- Mesocolon transversum
- Omentum majus (endet in den Ligg. phrenicocolica)
- Lig. gastrocolicum (Teil des Omentum majus): Aufgrund dieses Bands hat der rechte Teil des Colon transversum eine größere Beweglichkeit.

Flexura colica sinistra
- Lig. phrenicocolicum

Colon descendens
- Faszie von Toldt

Colon sigmoideum
- Mesocolon sigmoideum

Zirkulation
Arteriell
- A. mesenterica superior
- A. mesenterica inferior

Venös
- V. portae

Lymphabfluss
- Nodi lymphatici mesentericum superiores
- Nodi lymphatici coeliaci
- Nodi lymphatici lumbales
- Nodi lymphatici mesentericum inferiores
- Truncus lymphaticus lumbales sinistrum

Innervation
- Sympathikus aus Th 10 bis L 2 über Nn. splanchnici major und minor
  - Th 10 bis Th 11 über Ganglion mesentericum superior
  - Th 12 bis L 2 über Ganglion mesentericum inferior
- Parasympathikus
  - N. vagus (endet im Ganglion mesentericum superior)
  - sakrale parasympathische Innervation aus S 2 bis S 4 über Nn. splanchnici pelvici – Plexus hypogastrici inferiores – Nn. hypogastrici – Plexus hypogastrici superiores – Plexus mesentericum inferior

Leitsymptome
- Appendizitis-Zeichen rechts oder links (Divertikulitis)
- Blutstuhl
- Änderung der Stuhlgewohnheiten (länger als 3 Wochen)

6.8.3 Physiologie

Der Dickdarm befördert und speichert die Fäzes. Eine retrograde Peristaltik ermöglicht eine Speicherung im Zäkum und im Colon ascendens. Der Weitertransport der Fäzes geschieht vorwiegend durch Massenbewegungen bis ins Rektum. Im Rektum löst die Dehnung den Defäkationsreflex aus, welcher willkürlich unterdrückt werden kann; somit wird auch das Rektum zum Speicher.

Es gibt drei Arten von Kolonmobilitäten:
- segmentale Kontraktionen (Haustrierungen)
- peristaltische Wellen
- Massenbewegungen

Charakteristisch ist die Förderung der Darmmotorik nach der Nahrungsaufnahme (gastrokolischer Reflex).

Die wichtigste **Funktion** des Dickdarms ist die Absorption von Salzen und Wasser. Dies geschieht vorwiegend im proximalen Teil. Dort wird der Flüssigkeitsanteil von 1 l bis auf 100 ml eingedickt. Im Kolon werden Natrium- und Chloridionen absorbiert sowie Kaliumionen und HCO_3^- sezerniert.

Der Dickdarm ist mit überwiegend anaeroben Bakterien besiedelt. Diese Bakterien spielen eine Rolle beim Abbau von Zellulose und von kurzkettigen Fettsäuren aus Ballaststoffen. Es wird durch die Bakterien auch Vitamin K synthetisiert, das von der Mukosa absorbiert wird. Die Bakterien tragen zur intestinalen Gasbildung bei. Es werden Methan, Wasserstoff, CO_2 und Ammoniak gebildet.

Die **Darmentleerung** verläuft reflektorisch. Durch die Dehnung des Rektums kommt es zum entsprechenden Reiz. Es erschlafft der innere und es kontrahiert der äußere Analsphinkter. Diese Information gelangt durch Afferenzen zum ZNS, welches bewusst eine Relaxation des äußeren Analsphinkters veranlasst und somit der Stuhl entleert wird.

6.8.4 Osteopathische Techniken

Untersuchung und Behandlung

- Je nach betroffenem Kolonabschnitt kann der Dichtetest in allen Bereichen ein positives Ergebnis liefern. Für Zäkum und Sigmoid ist der Dichtetest unterhalb des Bauchnabels im Bereich der Fossa iliaca positiv.
- Test auf Mobilität des Zäkums und Sigmoids (s. u.). Sie sind am häufigsten in Dysfunktion.

Mobilisation des Zäkums/Sigmoids

Ausgangsstellung
- *Patient:* in Rückenlage, Beine angewinkelt
- *Therapeut:* steht rechts vom Patienten

Test – Verschieblichkeit nach medial
Beide Hände des Therapeuten gleiten medial des rechten Ileums auf dem M. iliacus nach posterior. Das Zäkum wird nach medial und schräg zur linken Schulter hin verschoben, um die lateralen Befestigungen zu testen. Dabei wird auf Schmerzhaftigkeit und atypische Spannungen geachtet (▶ Abb. 6.32).

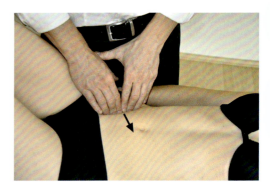

▶ Abb. 6.32

Behandlung
- Durchführung der Behandlung wie beim Test beschrieben.
- Dabei können zur Verbesserung der Mobilität kontinuierlicher Zug, Vibrationen oder Rebounds eingesetzt werden.

Test – Verschieblichkeit nach lateral
Beide Hände des Therapeuten setzen medial des Zäkums auf der Bauchwand auf und lassen sich nach posterior ins Abdomen gleiten. Das Zäkum wird nach lateral und schräg zur rechten Hüfte hin verschoben (▶ Abb. 6.33). So werden die medialen Befestigungen getestet. Hier wird ebenfalls auf Schmerzhaftigkeit und atypische Spannungen geachtet.

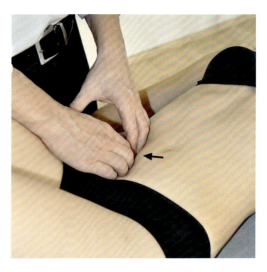

▶ Abb. 6.33

Behandlung
- Durchführung der Behandlung wie beim Test beschrieben.
- Dabei können zur Verbesserung der Mobilität kontinuierlicher Zug, Vibrationen oder Rebounds eingesetzt werden.

Diese beiden Techniken können auf der gegenüberliegenden Seite für das Sigmoid durchgeführt werden.

Test – Verschieblichkeit nach kranial
Beide Hände des Therapeuten setzen kaudal des Zäkums auf der Bauchwand auf und gleiten nach posterior. Das Zäkum wird nach kranial und etwas schräg zur rechten Schulter hin verschoben, um die inferioren Befestigungen zu testen (▶ Abb. 6.34). Auch hier wird auf Schmerzhaftigkeit und atypische Spannungen geachtet.

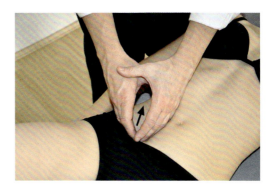

▶ Abb. 6.34

> **☑ Fragen zur Selbstüberprüfung**
> Die Antworten finden sich im vorangegangenen Kapitel und werden hier nicht explizit aufgeführt.
> 1. Wo projizieren sich die beiden Kolonflexuren auf die Rumpfwand?
> 2. Welche Anteile des Kolons liegen intraperitoneal?
> 3. Wo projiziert sich das Colon transversum auf die Rumpfwand?
> 4. Nenne fünf topografische Beziehungen von Zäkum und den verschiedenen Kolonanteilen.
> 5. Aus welchen Arterien wird das Kolon versorgt?
> 6. Wie wird das Kolon sympathisch und parasympathisch versorgt?
> 7. Welche Arten von Kolonmobilitäten gibt es?
> 8. Was wird durch den Dickdarm resorbiert?
> 9. Was trägt zur intestinalen Gasbildung bei?

6.9 Leber

6.9.1 Phylogenese und Embryologie

Im kaudalen Teil des Vorderdarms taucht zu Beginn der 4. Entwicklungswoche eine Epithelknospe, das Leberdivertikel, auf. Sie liegt im Mesenchym des ventralen Mesenteriums, vergrößert sich schnell und teilt sich in einen größeren kra-

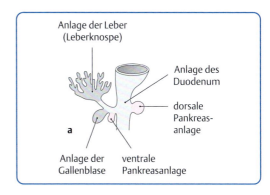

▶ Abb. 6.35 Entwicklung der Leber. (Schünke M, Schulte E, Schumacher U. Prometheus LernAtlas der Anatomie. Hals und Innere Organe. Illustrationen von Wesker K, Voll M. Stuttgart: Thieme; 2005)

nialen Teil, aus dem sich die Leber entwickelt, und einen kleineren kaudalen Teil als Anlage der Gallenblase (▶ Abb. 6.35).

Die Leber nimmt schnell an Größe zu und füllt die Bauchhöhle zwischen der 5. und 10. Woche weitgehend aus. Durch die Magendrehung wird die Leber noch zusätzlich in den rechten Oberbauch verlagert und kommt in Kontakt mit dem Septum transversum, dem primitiven Diaphragma. Die sensible Innervation der Leberkapsel durch den N. phrenicus lässt sich dadurch erklären (▶ Abb. 6.36).

Die Leber wächst im ventralen Mesenterium des Magens und teilt es in zwei Anteile: Ein Teil befestigt die Leber an der ventralen Bauchwand (Lig. falciforme), der andere verbindet die Leber und die Gallenwege mit dem Magen und dem Duodenum.

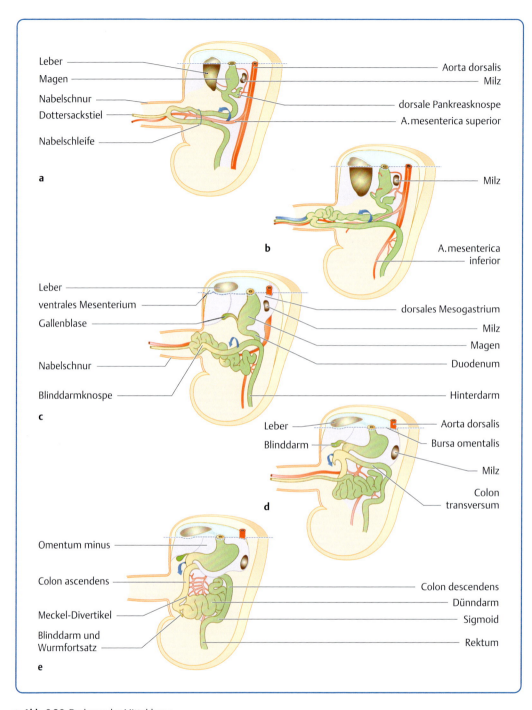

▶ **Abb. 6.36** Drehung des Mitteldarms.

Ab der 6. Embryonalwoche übernimmt die Leber blutbildende Aufgaben. Bis zum 5. Schwangerschaftsmonat ist sie das bedeutsamste blutbildende Organ und behält diese Aufgabe auch noch bis etwa zur 4. postnatalen Woche bei.

6.9.2 Postnatale Entwicklung

Kap. 6.7.2

6.9.3 Anatomische Grundlagen

Lage

Die Leber liegt intraperitoneal im rechten Oberbauch unter dem Diaphragma.

Kranialer Rand

ventral:
- 5. ICR rechts bis 6. ICR links
- Auf der linken Seite reicht sie etwa bis zu einer Körpersenkrechten durch das linke Lig. inguinale.

dorsal:
- BWK VIII/IX

Kaudaler Rand

ventral:
- unterer Rippenbogen rechts, nach links ansteigend über die Medianlinie hinweg

dorsal:
- BWK XI/XII

Topografie

- rechts dorsolateral und ventral: Bauchwand und Rippen VIII–XI
- Diaphragma
- Gallenblase
- Ductus hepaticus/cysticus/choledochus
- V. cava inferior
- V. portae
- A. hepatica propria
- Ösophagus
- Magen
- Nebenniere rechts
- Niere rechts
- Duodenum: Partes superior und descendens
- rechte Kolonflexur
- indirekter Kontakt zu Pleura, Lunge, Herzbeutel, Herz

Befestigungen

- Druck in der Bauchhöhle
- Turgor
- Lig. coronarium
- Ligg. triangulare sinistrum und dextrum
- Lig. falciforme
- Lig. teres hepatis
- Omentum minus (Lig. hepatoduodenale und Lig. hepatogastricum)
- Lig. hepatorenale
- V. cava inferior

Zirkulation

Arteriell
- A. hepatica propria aus dem Truncus coeliacus

Venös
- V. portae (sammelt Blut aus Milz, distalem Ösophagus, Magen, Dünndarm, Kolon, oberem Rektum, Pankreas und Gallenblase)
- V. cava inferior

Lymphabfluss
Lymphgefäße laufen parallel zu den Blutgefäßen.

Innervation

- Sympathikus aus Th 7 bis Th 10 über Nn. splanchnici major et minor mit Umschaltung im Plexus coeliacus
- N. vagus
- Die Leberkapsel wird sensibel über den N. phrenicus (C 3 bis C 5) innerviert.

Leitsymptome

- Müdigkeit
- Ikterus
- Unverträglichkeit von Alkohol, fettem Essen, Kaffee, Süßigkeiten, Kohl, Zwiebeln
- Nackenkopfschmerzen, rechtsbetont

6.9.4 Physiologie

Das Blut der V. portae transportiert alle durch den Verdauungstrakt aufgenommenen Stoffe zur Leber. Dies ermöglicht der Leber, ihrer Sekretions-, Speicher-, Entgiftungs- und Ausscheidungsaufgaben nachzukommen.

Die Leber bildet und sezerniert **Proteine**. Es werden 95 % der Plasmaproteine (Albumine, Globuline, Glyko- und Lipoproteine) produziert. Weiterhin werden Gerinnungsfaktoren wie Fibrinogen, Prothrombin u. a. produziert. Für die meisten Gerinnungsfaktoren benötigt die Leber Vitamin K, welches sie in ihren Zellen speichert.

Die Leber ist auch in der Lage, bedarfsgerecht vorhandene Aminosäuren umzuwandeln. Diese Transaminierung gestaltet sie über Leberenzyme (Transaminasen). Durch den Proteinstoffwechsel in der Leber fallen große Mengen Stickstoff an, welche die Leber in Harnstoff umwandelt und an das Blut abgibt. Der Harnstoff wird durch die Niere ausgeschieden.

Kohlenhydrate nimmt die Leber in Form von Glukose aus dem Blut auf und speichert es über verschiedene enzymatische Schritte als Glykogen (Glykogenogenese). Dieser Vorgang wird von Insulin unterstützt. Bei Bedarf wird Glykogen zurückverwandelt und ins Blut abgegeben (Glykogenolyse). Verschiedene Hormone fördern diesen Prozess, z. B. Adrenalin, Glukagon und Cortisol. Die Leber kann auch aus Aminosäuren, Glyzerin und Laktat Glukose herstellen (Glukoneogenese).

Der **Fettstoffwechsel** spielt in der Leber eine wesentliche Rolle. Es werden in der Leber Fette gespeichert. Die Fette können in Verbindung mit bestimmten Proteinen der Leber (Apolipoproteine), mit Cholesterin (einem Leberprodukt) mit Phospholipiden und Glyzerin als Lipoprotein an das Blut abgegeben werden. Aus Fetten können auch Kohlenhydrate aufgebaut werden; dabei entsteht der Ketonkörper, der dann über die Nieren ausgeschieden wird.

In der Leber wird **Galle** gebildet. Sie besteht aus Wasser mit Gallensäure, Bilirubin, Cholesterin, Elektrolyten, Steroiden, Giftstoffen und weiteren Substanzen. Die Galle dient der Verdauung von Fetten im Duodenum (Kap. 6.7.4).

Die Leber ist das wichtigste **Entgiftungsorgan**. Viele körpereigene Giftstoffe, wie Ammoniak (Stoffwechselendprodukt der Proteinsynthese), und körperfremde Giftstoffe (z. B. Medikamente) werden durch die Leber metabolisiert. Die Giftstoffe werden über die Galle in den Darm abgegeben oder gelangen über das Blut zu den Nieren und werden über sie ausgeschieden (z. B. Harnstoff).

Die Leber ist auch der wichtigste Eisen-, Vitamin-B_{12}-, Vitamin-A- und Vitamin-D-**Speicher**. Sie dient auch als Blutspeicher durch regulierte Vasodilatation der Lebergefäße.

Bis zum 5. Fetalmonat findet in der Leber die **Erytropoese** statt.

6.9.5 Osteopathische Techniken

Untersuchung

- Dichtetest positiv am rechten Rippenbogen, direkt posterior der Rippen
- 3-Ebenen-Test mit Zangengriff auf Mobilitätseinschränkung

Indirekte Mobilisation der Leber über die Rippen in drei Ebenen mit Zangengriff

Ausgangsstellung
- *Patient:* in Seitenlage links, Beine angewinkelt
- *Therapeut:* steht hinter dem Patienten

Vorgehen

Die linke Hand des Therapeuten wird auf den rechten Rippenbogen dorsal auf Höhe der Rippe V/VI aufgelegt, die rechte Hand ventral auf den rechten Rippenbogen mit der Kleinfingerseite am unteren Rand des Rippenbogens. Die Unterarme werden nahezu horizontal ausgerichtet (▶ Abb. 6.37).

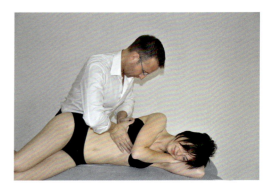

▶ Abb. 6.37

Test (3-Ebenen-Test mit Zangengriff)

In einem ersten Schritt werden die Rippen auf die Leber gedrückt, sodass man Rippen und Leber gleichzeitig bewegen kann, ohne dass es eine Eigenbewegung der Rippen gibt.

Beide Hände testen nacheinander die Mobilität der Leber in allen drei Raumebenen:
- Für die Sagittalebene drückt die linke Hand die Leber über die Rippen nach anterior-superior und die rechte Hand nach posterior-inferior.
- In der Frontalebene wird die Leber durch verstärkten Druck auf die Rippen nach kaudal-medial bewegt.
- Die Tranversalebene testet man, indem man die Leber über die Rippen in eine Linksrotation (von oben gesehen in eine Rotation im Gegenuhrzeigersinn) bewegt.

Die Gegenrichtung wird ebenfalls getestet, das Bewegungsausmaß ist allerdings deutlich geringer. Insgesamt werden Qualität und Ausmaß der Bewegung bewertet.

Behandlung

Für die Behandlung mobilisiert man die Leber rhythmisch in die eingeschränkte Bewegung unter Beibehaltung des Zangengriffs. Am Bewegungsende kann man zusätzlich entweder die erreichte Position halten, initiiert Vibrationen oder mobilisiert durch kleine Rebounds.

Eine eingeschränkte Mobilität der Leber hat auch immer einen negativen Einfluss auf die Leberzirkulation. Da die Leber den „Abfluss" für den gesamten Magen-Darm-Trakt darstellt, ist ihre Behandlung auch für Dysfunktionen anderer Organe von Bedeutung.

> **Beachte**
> Dieser Test und die Behandlung können auch auf den Magen übertragen werden, da beide Organe die gleiche Mobilität – nur spiegelbildlich – aufweisen.

Leberpumpe

Ausgangsstellung
- *Patient:* in Rückenlage, Beine angewinkelt
- *Therapeut:* steht auf der linken Seite des Patienten

Vorgehen
- Der Therapeut umfasst mit der kranialen Hand den rechten Rippenbogen so, dass die Finger dorsal und der Thenar lateral zu liegen kommen. Die kaudale Hand wird mit dem Thenar unter dem Rippenbogen angelegt.
- Die kaudale Hand drückt in der Ausatmungsphase des Patienten in Richtung rechte Schulter, die kraniale zieht gleichzeitig den Rippenbogen auf die kaudale Hand zu (▶ Abb. 6.38). Die Leber wird auf diese Weise komprimiert. Während der Inspiration wird die erreichte Position gehalten, um sie bei der nächsten Exspiration weiter zu verstärken.
- Dies wird über zwei oder drei Atemzüge wiederholt. Dann bittet man den Patienten, tief einzuatmen, und zu Beginn dieser Inspiration löst man den Druck mit beiden Händen gleichzeitig und abrupt.

Variante
Die kaudale Hand kann auch mit der Kleinfingerseite unter dem Rippenbogen angelegt werden.

> **Beachte**
> Diese Technik hat einen sehr guten entstauenden Effekt.

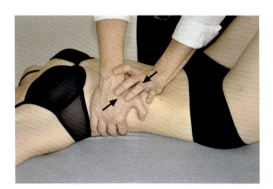

▶ Abb. 6.38

✓ Fragen zur Selbstüberprüfung

Die Antworten finden sich im vorangegangenen Kapitel und werden hier nicht explizit aufgeführt.

1. Wo entsteht die Leber?
2. Welche Aufgabe erfüllt sie in der Embryonalzeit?
3. Beschreibe die Lage der Leber.
4. Nenne fünf topografische Beziehungen der Leber.
5. Nenne die Befestigungen der Leber.
6. Wie wird die Leber arteriell und venös versorgt?
7. Wie wird die Leber innerviert?
8. Warum benötigt die Leber Vitamin K?
9. Was steuert die Leber zum Fettstoffwechsel bei?
10. Wie heißt die Speicherform von Glukose?
11. Welche Vitamine werden in der Leber gespeichert?

6.10 Lunge

6.10.1 Phylogenese und Embryologie

In der 4. embryonalen Woche entsteht die Anlage des unteren Atemtrakts am kaudalen Ende der Vorderwand des Schlunddarms, kaudal des vierten Schlundtaschenpaares. Dort wird eine Laryngotrachealrinne sichtbar, aus deren Epithel (endodermaler Ursprung) die Epithelien und Drüsen des Kehlkopfs, der Trachea, der Bronchien und der Alveolen hervorgehen.

Die Rinne vertieft sich, bildet ein Divertikel und stülpt sich immer weiter in das mesodermale Gewebe der Umgebung aus, bis sich eine kugelförmige Lungenknospe entwickelt hat. Aus dem mesodermalen Gewebe entstehen Knorpel, Bindegewebe und Muskulatur des Bronchialbaums und der Lunge (▶ Abb. 6.39, ▶ Abb. 6.40).

Das weitere Wachstum der Bronchien und der Lunge allgemein kann man sich wie das Wachsen eines Baumes mit immer weiteren und kleiner werdenden Verästelungen vorstellen. In der 24. Woche sind so etwa 17 Generationen von Bronchialverzweigungen entstanden. Postnatal entwickeln sich dann noch einmal sieben neue Generationen von bronchialen Verästelungen (▶ Abb. 6.41).

Die sich ausdehnende Lunge wächst in die noch einheitliche Körperhöhle hinein und erhält dabei eine Oberfläche aus viszeralem Mesoderm, der späteren viszeralen Pleura. Die laterale Auskleidung der primitiven Körperhöhle wird demzufolge zur parietalen Pleura.

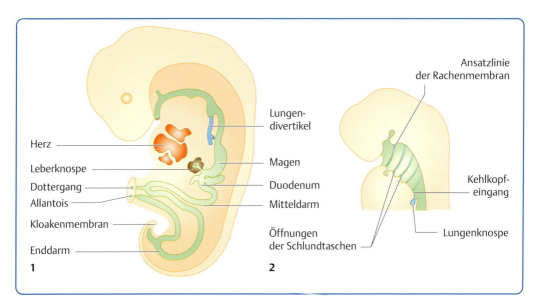

▶ Abb. 6.39 Lage des Lungendivertikels.

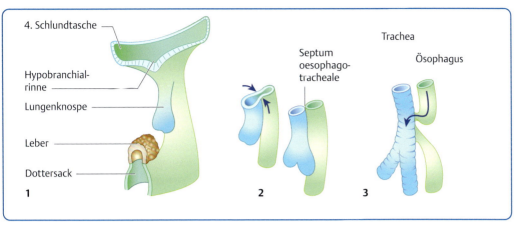

▶ Abb. 6.40 Entwicklung der Lungenknospe. (Drews U. Taschenatlas der Embryologie. Stuttgart: Thieme; 1993)

Die Lungenentwicklung lässt sich in vier Phasen einteilen:

Pseudoglanduläre Phase (6.–16. Woche)
- Es bildet sich der Bronchialbaum bis zu den Bronchioli terminales.

Kanalikuläre Phase (16.–26. Woche)
- Der respiratorische Teil des Bronchialbaums bildet sich (Bronchioli respiratorii und Ductus alveolares), es zeigen sich auch schon einige primitive Alveolen (Sacculi terminales).

Diese beiden Phasen überschneiden sich, weil die kranialen Lungensegmente schneller reifen als die unteren.

Sakkuläre Phase (26. Woche bis Geburt)
- Es entstehen immer mehr primitive Alveolen mit sehr dünnen Epithelzellen (Pneumozyten Typ 1), die nach der Geburt für den Gasaustausch verantwortlich sind.
- Das Lungenmesenchym entwickelt sich parallel zu den Epithelien. Beide Gewebe legen sich dabei sehr eng aneinander und bilden die Luft-Blut-Schranke.
- Die surfactantsezernierenden Zellen (Pneumozyten Typ 2) tauchen zwischen den Epithelzellen der Alveolen auf und beginnen ab der 20. Woche mit der Produktion.

Alveoläre Phase (32. Woche bis 8. Lebensjahr)
- Diese Phase überschneidet sich mit der vorhergehenden.
- Die Plattenepithelzellen der Alveolen werden immer dünner und wölben sich in das umgebende Bindegewebe mit den Kapillaren vor. Zum Zeitpunkt der Geburt sind etwa 50 Millionen Alveolen vorhanden. Dies ist nur etwa ein Sechstel der Alveolen eines Erwachsenen. Bis zum 8. Lebensjahr entstehen die restlichen 85 %.

6.10.2 Postnatale Entwicklung

Die Lungen des Fetus sind mit Flüssigkeit gefüllt. Durch die starke Kompression des Babys im Geburtskanal wird die Flüssigkeit zum Teil aus der Lunge herausgedrückt. Trotzdem muss das Baby nach der Geburt abgesaugt werden, um den restlichen Mukus aus Mund und Nase zu entfernen und eine freie Atmung zu gewährleisten. Reste der Flüssigkeit in der Lunge werden von den pulmonalen Kapillaren und von den lymphatischen Gefäßen absorbiert.

Mit der Expansion der Lunge durch den ersten Atemzug dilatieren auch die pulmonalen Arteriolen und das Blut fließt in die Lunge hinein. In den ersten Lebenstagen hat das Neugeborene noch intrapulmonale Shunts, weil es noch Alveolen gibt, die blockiert oder ödematös sind. Daraus resultiert eine gewisse Hypoxämie.

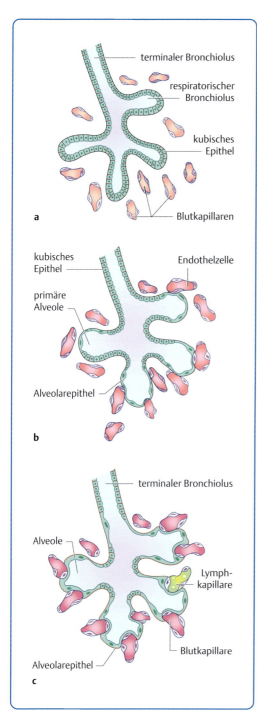

▶ **Abb. 6.41** Entwicklung der Lunge (bronchiale Verästelungen).

Bis zur 12. Woche nach der Geburt werden die Muskeln in den pulmonalen Arterien dünner, sie dilatieren, verlängern und verzweigen sich. Dies reduziert den Atemwegswiderstand (Resistance) der pulmonalen Gefäße, der Blutdruck im rechten Herzen sinkt.

Babys bis zur 4. Woche sind obligatorische Nasenatmer, da die Anpassung an die Mundatmung etwas dauert.

Die Entwicklung der Alveolen ist mit dem 6. Lebensmonat weitgehend abgeschlossen. Die Gesamtstruktur der Lunge, der knöcherne Thorax und das Diaphragma verändern sich durch die gesamte Kindheit hindurch. Die Rippen stehen zuerst mehr horizontal und weniger kaudal als bei einem Erwachsenen, sodass die typische Eimerhenkelbewegung bei der Einatmung deutlich geringer ist. Erst mit ca. 10 Jahren nehmen die Rippen die Ausrichtung eines Erwachsenen ein. Der gesamte Brustkorb hat aufgrund der horizontal liegenden Rippen eine eher runde Form. Das Diaphragma und die Bauchmuskeln sind hauptverantwortlich für die Ventilation.

Das Diaphragma ist flacher und steht weniger konvex im Thorax; es resultiert eine weniger effektive Atmung im Vergleich zum Erwachsenen mit einem kleineren Ruhevolumen und geringeren Sauerstoffreserven. Ebenso sind Kinder prädisponiert für Atelektasen. Als Kompensation ist die Ausatmung verlängert, und es erscheint am Ende der Ausatmung ein leichter Kollaps der Trachea, um einen höheren endexspiratorischen Druck aufrechtzuerhalten. Außerdem ist die Hb-Konzentration erhöht (durchschnittlich 16,8 g/dl, Normwert: 13,7–20,7 g/dl) und ein höherer Hämatokrit (55 %) vorhanden – im Vergleich dazu Werte eines Erwachsenen: 14–16 g/dl, 42–47 %. Der Gasaustausch ist besser, und die Atemfrequenz liegt bei 25–40 Atemzügen/min (▶ Tab. 6.3).

Das Neugeborene hat periodische Apnoephasen, die unregelmäßig durch Atemintervalle unterbrochen werden. Dies ist ein Zeichen, dass sich der Atemantrieb erst noch entwickeln muss, da er im Mutterleib nicht nötig war. Diese Apnoephasen treten bis zu 200-mal am Tag bei Kindern unter 2 Monaten auf und sind verbunden mit Bradykardie und zeitweiser Hypoxie.

Zwischen dem 1. und 2. Jahr normalisieren sich die Compliance der Lunge sowie die Anatomie des

▶ **Tab. 6.3** Atemfrequenz bei Kindern. [30]

Alter	Atemzüge/min	zu hoch
Neugeborene	30–50	über 60
1 Jahr	26–40	über 50
2 Jahre	20–30	
4 Jahre	20–30	über 40
6 Jahre	20–26	
8 Jahre	18–24	
10 Jahre	18–24	
Adult	12–20	über 30

Thorax, des Diaphragmas und der Bauchmuskulatur, sodass sich die Atemeffizienz normalisiert und die Apnoephasen verschwinden.

Bis zum 6. Lebensjahr besteht eine erhöhte Reagibilität der Lunge als eine Art Schutz vor eindringenden Agenzien – Bronchokonstriktion ist die Folge. Außerdem ist der Respirationstrakt eher kurz und damit das Risiko für Infektionen hoch.

Die Lunge wächst durch die Kindheit hindurch kontinuierlich, und in der Pubertät gibt es einen sprunghaften Anstieg des Lungenvolumens als Ausdruck des starken Wachstums. Bei Mädchen wachsen die großen und kleinen Luftwege proportional zueinander, bei den Jungen wachsen die großen Luftwege schneller als die kleinen. Das maximale Lungenvolumen wird bei Mädchen mit ca. 18 Jahren erreicht, bei den Jungen zwischen dem 24. und 30. Lebensjahr.

Die Bifurcatio tracheae liegt bei Babys auf Höhe des 3. Brustwirbels. Darum ist es wichtig, beim Halten den Kopf zu unterstützen – die Unterkiefer sollten im rechten Winkel zur Wirbelsäule stehen, damit die Trachea nicht abgeknickt wird.

Die Luftwege nehmen nach der Geburt an Länge und Durchmesser zu. Bis zum 3. Jahr nimmt die Anzahl der Alveolen weiter zu, danach nur noch deren Größe. Parallel dazu vergrößert sich die Anzahl der Blutgefäße. Bis zum 8. Lebensjahr steigt die Zahl und Größe der terminalen Einheiten. Bis zum 8. Lebensjahr nimmt ebenfalls die Fähigkeit zur kollateralen Ventilation zu (Aufnahme von Gas aus obstruierten Alveolen durch Poren in den Alveolarwänden).

Zwischen dem 5. Jahr und der Pubertät vergrößert sich das Gewicht der Lunge um das 3-Fache, die Vitalkapazität steigt von 1 000 auf 3 000 ml und die Totalkapazität von 1400 auf 4 500 ml. Die Reifung der gesamten Lungengewebe ist mit dem 8. Lebensjahr abgeschlossen.

Kinder besitzen weniger Muskelglykogen als Erwachsene und können weniger Adenosintriphosphat (ATP) unter anaeroben Bedingungen bilden. Die anaerobe Energiebereitstellung steigt mit dem Alter, Mädchen erreichen dabei nie die Werte der Jungen.

Kinder hyperventilieren während sportlicher Aktivität. Dies ist für Kinder normal als eine Anpassung an ihre metabolischen Fähigkeiten: So besitzen Kinder eine geringere Hb-Konzentration als Erwachsene. Auch ihre geringeren Muskelglykogenspeicher und ihr noch nicht ausgereiftes Temperaturregulationssystem machen sie für aerobe Leistungen weniger belastbar als Erwachsene. Dabei ist ihre Sauerstoffaufnahmefähigkeit aber vergleichbar mit der eines Erwachsenen.

Kinder besitzen auch einen kleineren Totraum als Erwachsene. In der Pubertät entwickeln Jungen eine größere Hb-Konzentration und Muskelmasse als Effekt des Testosterons. Die maximale Sauerstoffaufnahmekapazität nimmt bei Jungen zwischen dem 8. und 16. Lebensjahr um 150 % zu, bei Mädchen nur um 80 %. Durch die Zunahme des Körperfetts in der Pubertät nimmt die maximale Sauerstoffaufnahme bei den Mädchen sogar relativ ab, bei den Jungen bleibt sie im Verhältnis zu Gewicht, Alter und Größe zwischen 10 und 16 Jahren gleich.

6.10.3 Anatomische Grundlagen

Lage

Der Pleuraspalt zwischen den beiden Pleurablättern dient zum Teil als Reserveraum, in den sich die Lunge bei vertiefter Einatmung hinein ausdehnen kann. Die Pleuragrenzen werden deshalb separat von den Lungengrenzen aufgeführt.

Pleuragrenzen

kranial:
- ca. 3 cm oberhalb der I. Rippe, schwartig verdickt

ventral und medial:
- hinter dem Sternum, links mit Impressio cardiaca

dorsal und medial:
- BWK I–XII paravertebral

kaudal:
- Medioklavikularlinie: VII. Rippe
- vordere Axillarlinie: VIII. Rippe
- Axillarlinie: IX. Rippe
- hintere Axillarlinie: X. Rippe
- Skapularlinie: XI. Rippe
- paravertebral: XII. Rippe

Lungengrenzen
- Kranial und paravertebral stimmen sie mit den Pleuragrenzen überein.
- Kaudal steht die Lunge bei mittlerer Inspirationsstellung ein bis zwei Interkostalräume oberhalb der Pleuragrenzen.
- Bei tiefer In- oder Exspiration verschiebt sich die Lunge um etwa einen Interkostalraum nach unten bzw. nach oben.
- Die linke Lunge steht insgesamt etwas tiefer, weil auf der rechten Seite die Leber die Lunge nach kranial verdrängt.

Fissurenlage
- Fissura obliqua links
  - Sie beginnt posterior nahe dem vierten kostovertebralen Gelenk und endet nach einem schrägen Verlauf um den Brustkorb anterior in der Nähe des 6. sternochondralen Gelenks.
  - Anterior hat sie enge Beziehung zu den Rippen V und VI, posterior zu den Rippen IV und V.
- Fissura obliqua rechts
  - Sie beginnt posterior nahe dem dritten kostovertebralen Gelenk und endet anterior in der Nähe der VI. Rippe.
  - Anterior hat sie enge Beziehung zur Rippe VI, posterior zu den Rippen III–VI.
- Fissura horizontalis der rechten Lunge
  - Sie entspringt posterior aus der Fissura obliqua unter der Skapula auf Höhe der Rippe IV/V und endet anterior etwas unterhalb des dritten sternochondralen Gelenks. Dieses Gelenk und die IV. Rippe sind eng benachbart mit der Fissur.

Topografie
- Rippen I–XII, je nach Atemlage
- Klavikula
- Sternum
- A. und V. subclavia
- N. phrenicus
- und V. pericardiacophrenica
- N. vagus
- N. laryngeus recurrens
- Trachea
- Hauptbronchien
- und Vv. pulmonales
- Aorta (links)
- Ösophagus (rechts)
- Herz (links mehr als rechts)
- Diaphragma
- V. azygos
- V. hemiazygos

Befestigungen
- Die Adhäsionskraft, die durch den Unterdruck im Pleuralspalt entsteht, sorgt dafür, dass die Lunge sich nicht, ihrer eigenen Elastizität folgend, zum Hilus hin zusammenzieht.
- Die Pleura parietalis ist mit der Innenseite des Brustkorbs fest verbunden: Man findet fasziale Befestigungen am Sternum und den Rippen in ihrem gesamten Verlauf. Mit dem Zwerchfell geht die Pleura ebenfalls eine feste Verbindung ein.
- Zum Mediastinum hin bedeckt sie die benachbarten Organe, ohne feste Bindung einzugehen.
- Am Lungenhilus bildet sich nach kaudal das Lig. pulmonale als Umschlagfalte der Pleura parietalis. Dieses Band inseriert am Diaphragma.

- An der Pleurakuppel findet man Aufhängeligamente, die die Pleura mit der I. Rippe und den Wirbeln HWK VI bis BWK I verbinden:
  - Lig. costopleurale
  - Lig. transversopleurale
  - Lig. vertebropleurale

Zirkulation

A. und V. pulmonalis, die Vasa publica (d. h. die Gefäße, die dem Gasaustausch dienen), verästeln sich mit dem Bronchialbaum bis hin zu Kapillaren, die um die Alveolen ein Netz bilden.

Die Vasa privata (d. h. Gefäße, die das Lungengewebe selbst mit Sauerstoff und Nährstoffen versorgen) entspringen wie folgt:

Arteriell
- Rr. bronchiales
- Brustaorta für die linke Lunge
- 3. und 4. Interkostalarterie für den rechten Lungenflügel

Venös
- Vv. bronchiales
- Sie münden in die Vv. pulmonales oder in die Vv. azygos und hemiazygos.

Innervation
- Sympathikus aus Th 1/Th 2 bis Th 5/Th 6. Die Fasern ziehen zum Plexus pulmonalis und weiter entlang des Bronchialbaums in die Lungenperipherie.
- N. vagus

Leitsymptome
- Dyspnoe mit in- oder exspiratorischem Stridor
- blutiger Auswurf

6.10.4 Physiologie

Die Lunge dient v. a. dem Gasaustausch zwischen dem Körper und der Umgebung. Sie muss eine Austauschfläche zwischen dem Sauerstoff und dem während des Stoffwechsels anfallenden Kohlendioxids schaffen. Die Austauschfläche umfasst ca. 80 m² und der für die Diffusion zu überwindende Weg etwa 1 μm.

Um den Gasaustausch zu gewährleisten, muss die Lunge regelgerechte Atembewegungen vollziehen. Die elastische Lunge wird durch die Atemhilfsmuskeln bewegt. Um frei beweglich zu sein, benötigt die Lunge einen Spaltraum zwischen dem Lungengewebe und dem Thorax, den Interpleuralraum (▶ Abb. 6.42).

Während der Einatmung **(Inspiration)** hebt sich der Thorax durch Kontraktion der Atemhilfsmuskeln und durch Kontraktion sowie Kaudalverschiebung des Diaphragmas. Die Exspiration verläuft weitgehend passiv. Verantwortung hierfür übernimmt die elastische Vorspannung der Lunge in Inspiration. Die Exspiration kann unterstützt werden durch die innere Thoraxmuskulatur und die Bauchmuskulatur.

Beeinflusst wird die **Qualität der Atmung** durch die Dehnbarkeit (Compliance) des Atemapparates. Ein weiterer beeinflussender Faktor ist der Druckgradient zwischen dem intrathorakalen (intrapleuralen) und intrapulmonalen Druck. Der intra-

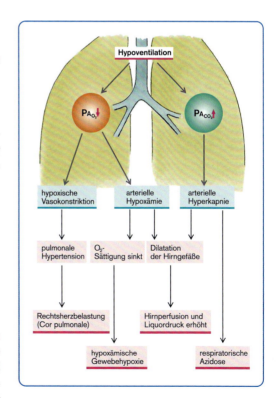

▶ **Abb. 6.42** Gasaustausch. (Klinke R, Pape HC, Silbernagl S, Hrsg. Lehrbuch der Physiologie. 5. Aufl. Stuttgart: Thieme; 2005)

pleurale Druck ist der Umgebungsdruck der Lunge und der Druck der Mediastinalorgane. Im Intrapleuralraum besteht selbst bei Inspiration ein Unterdruck. Die Lunge versucht somit immer, ihr Volumen zu verringern, was auch die Ursache für die passive Exspiration ist.

Um eine optimale **Dehnungselastizität** der Lunge zu erreichen, muss die Oberflächenspannung der Alveolen reduziert werden. Die Regulation geschieht durch **Surfactants**, welche durch Epithelien der Alveolen gebildet werden.

Es gibt verschiedene statische **Atemgrößen**. Ein junger gesunder Erwachsener atmet ca. 0,5 l Luft während der Ruhephase ein und aus. Bei maximaler Inspiration kann er ca. 2,5 l Reservevolumen einatmen. Während einer maximalen Ausatmung atmet er ca. 1,5 l exspiratorisches Reservevolumen ab. In der Exspirationsstellung ist die Lunge gerade zur Hälfte gefüllt (ca. 3 l). Bei einer mittleren Atemfrequenz von 16/min beträgt das Atemminutenvolumen ca. 8 l.

Die **Aufgaben** der Atmung sind neben der Versorgung des Körpers mit Sauerstoff, die **Regulation** des Säure-Basen-Haushaltes, das Sprechen und das Singen. Die Atmung wird vorwiegend über das vegetative Nervensystem reguliert. Die Funktionen wie das Sprechen und das Singen unterliegen der Willkürmotorik. Die **Atemzentren** liegen im **Hirnstamm**. Die Pons ist zuständig für die Koordination und für die Rhythmik der Atmung. Die Medulla oblongata enthält das inspiratorische und exspiratorische Zentrum und schickt die Impulse zu den Motoneuronen der Atemmuskulatur.

Die Atmung wird unter anderem durch die **Dehnungsrezeptoren** in den Bronchien und Bronchiolen kontrolliert. Über vagale Afferenzen wird die Druckerhöhung während der Inspiration registriert und an das Atemzentrum weitergeleitet. Der Hirnstamm wird dann die Inspiration begrenzen. Dieser Reflex (Hering-Breuer) begrenzt die Atemtiefe und Atemfrequenz.

Eine wichtige Möglichkeit, den pH-Wert im Blut zu regulieren, besteht in der Stabilisierung des CO_2-Partialdrucks im arteriellen Blut. Steigt dieser CO_2-Wert und somit die H^+-Ionen-Konzentration im Blut über eine Regelgröße an, reagieren Chemorezeptoren und stimulieren das Atemzentrum, danach wird verstärkt CO_2 abgeatmet. Diese Situation lässt den CO_2-Partialdruck sinken und der

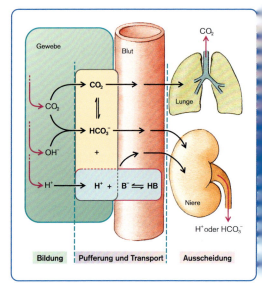

▶ **Abb. 6.43** Regulierung des pH-Wertes. (Klinke R, Pape HC, Silbernagl S, Hrsg. Lehrbuch der Physiologie. 5. Aufl. Stuttgart: Thieme; 2005)

pH-Wert reguliert sich wieder. Die kombinierte Regulation des pH-Wertes durch die Atmung und durch die Metabolik der Nieren ermöglicht einen stabilen pH-Wert von 7,4 im Blut (▶ **Abb. 6.43**).

Die zentralen Chemorezeptoren vermutet man in der extrazellulären Flüssigkeit des Hirngewebes. Die peripheren Chemorezeptoren liegen in der Aorta bzw. in den Karotiden, welche v. a. auf die Veränderung des Sauerstoffpartialdrucks reagieren (▶ **Abb. 6.44**).

Bei **körperlicher Belastung** kann das Atemminutenvolumen von 8 l/min bis auf 100 l/min ansteigen. Während der körperlichen Belastung sind O_2-, der CO_2-Partialdruck und der arterielle pH-Wert konstant. Ursachen für die Steigerung der Atmung sind das mitinnervierte Atemzentrum sowie die Chemo- und Mechanorezeptoren der Muskulatur. Während sehr starker körperlicher Belastung kann der Milchsäurespiegel im Blut ansteigen. Dadurch sinkt der pH-Wert, dies löst wieder einen starken Atemantrieb aus. Emotionen, Temperaturänderungen, Schmerzreize und verschiedene Hormone (Adrenalin) wirken ventilationsfördernd.

6.10 Lunge

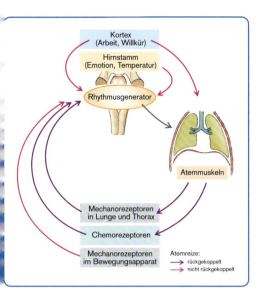

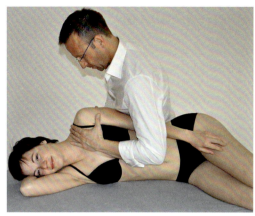

▶ Abb. 6.45

▶ **Abb. 6.44** Regulation der Atmung. (Klinke R, Pape HC, Silbernagl S, Hrsg. Lehrbuch der Physiologie. 5. Aufl. Stuttgart: Thieme; 2005)

6.10.5 Osteopathische Techniken

Untersuchung

- Thorakaler Dichtetest lateral am Thorax positiv

Intrathorakales fasziales Release

Prinzip. Bei dieser Art, den Thorax zu behandeln, besteht die Schwierigkeit darin, dass man – anders als in anderen Körperregionen – die weichen Faszien durch den harten knöchernen Thorax beurteilen muss. Man lenkt seine Aufmerksamkeit und seine Palpation also in die Tiefe des Thorax und beurteilt dort sozusagen schichtweise die fasziale Bewegung. Die Behandlung ergibt sich aus der Palpation nach allgemeinen Prinzipien einer Behandlung der Faszien.

Palpation

Erste Vorübung. Der Patient liegt in Seitlage, der Therapeut steht hinter dem Patienten und legt eine Hand flächig auf den ventralen Thorax, die andere in gleicher Höhe und Position auf den dorsalen Thorax (▶ Abb. 6.45). Mit der ventralen Hand gibt der Therapeut Druck nach posterior, bis er diesen Druck an seiner posterioren Hand spürt. Danach wird diese Übung von der posterioren Hand ausgehend wiederholt. Anschließend versetzt man die Hände und beurteilt eine andere Thoraxregion in gleicher Weise.

Folgende Fragen sollte man dabei beantworten: Wie fühlen sich die verschiedenen Schichten des Thorax beim Durchwandern mithilfe des Palpationsdrucks an? Lassen sich Schichten voneinander unterscheiden? Muss ich unterschiedlich stark Druck geben, um durch eine Schicht hindurchzukommen?

Zweite Vorübung. Ausgangsstellung ist für den Patienten und Therapeuten wie oben geschildert. Mit der anterioren und posterioren Hand wird gleichzeitig Druck gegeben, bis man mit beiden Händen auf dem Weg durch den Thorax hindurch den Druck der jeweils anderen Hand wahrnimmt. Diese Übung wiederholt man an verschiedenen Stellen des Thorax und versucht, die Schicht, in der sich die beiden Palpationsdrücke treffen, mal mehr nach anterior und mal mehr nach posterior zu verlegen.

Ist man mit dieser Vorübung gut vertraut, kann man nun daran gehen, die unterschiedlichen faszialen Schichten des Thorax zu beurteilen. Man wählt sich wie oben beschrieben eine intrathorakale Faszienebene aus, hält diesen Druck und konzentriert sich auf die Faszienbewegung intrathorakal: Ist die Bewegung in Qualität und Quantität dynamisch und vital? Gibt es bevorzugte Bewegungsrichtungen?

Jetzt wird man sich sicher die Frage stellen: Was ist denn „normal"? Gibt es eine physiologische Bewegung? – Das könnte man bejahen. Eine physiologische Bewegung ergibt sich aus der embryologischen Verlagerung. Wir denken aber, dass man sich nicht davon leiten lassen sollte, was es an faszialer Bewegung im Thorax in einem frühen Stadium des Lebens ohne aktuelle Kompensation an Dysfunktionen einmal gegeben hat. Da der faszialen Dynamik immanent ist, dass sie sich an Dysfunktionen im Sinne einer räumlichen Annäherung an die gestörte Struktur anpasst, und das gerade auch im Mediastinum aufgrund seiner Zugehörigkeit zur Zentralsehne schon früh passiert, ist nach unserer Meinung das Wiederherstellen einer physiologischen Faszienbewegung im Thorax schier unmöglich. Die Frage, die man sich daher stellen muss, ist vielmehr: In welchem Dienst steht die aktuell wahrgenommene Faszienbewegung im Thorax? Ist dies Kompensation und zieht mich zur Dysfunktion hin, oder gibt es Restriktionen, die behandlungsbedürftig sind?

In einem **zweiten Schritt der Palpation** wird man nun aktiv: Man folgt der wahrgenommenen Bewegung, um eine Region herauszufinden, auf die diese Bewegung zuläuft als einen Ort der hohen faszialen Spannung. Und man bewegt die Faszien in alle anderen Richtungen des Raumes, um zu beurteilen, ob die Bewegung frei ist – die faszialen Spannungen intrathorakal normoton sind. Dabei darf man sich nicht auf einen Seitenvergleich verlassen, weil z. B. die beiden Lungenhälften unterschiedlich aufgebaut sind oder das Herz etwas auf die linke Seite verlagert ist. Im Laufe der Zeit wird man genügend Erfahrung sammeln, um interindividuell beurteilen zu können, was „normal" ist und was nicht.

Behandlung

Durch die beschriebene Palpation hat man Regionen im Thorax entdeckt, die eine hohe und behandlungsbedürftige Faszienspannung aufweisen. Zur Behandlung palpiert man wieder in die Thoraxebene, die man als gestört bewertet hat, und hat nun die Möglichkeit, indirekt, direkt oder mithilfe eines Unwindings zu behandeln.

Indirekte Behandlung. Man folgt in der Behandlungsebene den faszialen Bewegungen bis zu ihrem aktuellen Endpunkt. Dort hält man die Bewegung nun durch manuellen Druck in der erreichten Endposition – auch gegen eine spürbare Gegenbewegung der Faszien. Nach einer individuellen Zeitspanne lässt man die Bewegung der intrathorakalen Faszien wieder zu und beurteilt, ob sich die Dynamik in Qualität und Quantität verbessert hat. Gegebenenfalls wiederholt man die Behandlung.

Direkte Behandlung. In der Behandlungsebene führt man mit manuellem Zug eine Gegenbewegung zu der Eigenbewegung der Faszien im Thorax durch, indem man genau in die Richtung Zug ausübt, die man als eingeschränkte Bewegungsrichtung erkannt hat. Spürt man einen großen Zug der Faszien gegen die eingeschlagene Richtung, so verharrt man in dieser Position, bis es zu einem Release der Gewebe kommt, spürbar als ein plötzliches Nachgeben des Zugs der Faszien. Ist die Bewegung nach diesem Manöver immer noch nicht frei, wiederholt man das Ganze.

Unwinding. Hierbei folgt man der faszialen intrathorakalen Bewegung, ohne Einfluss auf sie zu nehmen, bis man zu einem Still-Point gelangt. Dort verharrt man mit dem Gewebe, bis wieder eine Bewegung stattfindet. Erst jetzt kann man korrigierend eingreifen, indem man direkt die eingeschränkte Bewegungsrichtung faszilitiert.

Mit etwas Übung ist es auch möglich, die Untersuchung und Behandlung mit nur einer Hand durchzuführen, ebenso wird man im Laufe der Zeit die einzelnen thorakalen Gewebe (Bronchien, Perikard, Lungenhilus etc.) zu beurteilen lernen.

> ☑ **Fragen zur Selbstüberprüfung**
> Die Antworten finden sich im vorangegangenen Kapitel und werden hier nicht explizit aufgeführt.
> 1. Aus welchen Keimblättern entsteht die Lunge?
> 2. Wie entstehen die beiden Blätter der Pleura?
> 3. Wie heißen die Entwicklungsphasen der Lunge?
> 4. Ab wann wird der Surfactant sezerniert?
> 5. Wie entwickelt sich die Lunge postnatal?
> 6. Wo projizieren sich die Pleura- und Lungengrenzen auf die Rumpfwand?
> 7. Wo projizieren sich die Fissuren auf die Rumpfwand?
> 8. Nenne fünf topografische Beziehungen des rechten und linken Lungenflügels.
> 9. Wie wird die Lunge im Thorax befestigt? Was bewirkt die Adhäsionskraft in der Lunge?
> 10. Wie wird die Lunge arteriell versorgt?

11. Wie wird die Lunge sympathisch innerviert?
12. Welche Aufgaben hat die Lunge neben der Versorgung des Körpers mit Sauerstoff?
13. Welche Faktoren beeinflussen die Qualität der Atmung?
14. Wo liegen die Atemzentren?
15. Was löst den größten Atemantrieb aus?

6.11 Magen

6.11.1 Phylogenese und Embryologie

Nach der Integration des Dottersacks als den Körper in Längsrichtung durchlaufendes Darmrohr (Kap. 6.7.1) findet man in der späteren Magenregion den Darmschlauch mit einem dorsalen und einem ventralen Mesenterium an der Rumpfwand befestigt. Ungefähr in der Mitte der 4. Entwicklungswoche erweitert sich die Magenanlage in anterior-posteriorer Richtung. Durch ein schnelleres Wachstum der dorsalen Seite des Magens entstehen in den nächsten 2 Wochen schließlich die große und kleine Kurvatur. Der Pylorus bildet sich etwa in der 6. Woche heraus.

Von der 5. bis zur 8. Woche vollzieht der Magen eine Drehung, durch die er seine endgültige Lage und Form erlangt. Er dreht zum einen von kranial betrachtet 90° im Uhrzeigersinn um seine Längsachse und um eine dorsoventrale Achse, sodass Antrum und Pylorus etwas nach rechts und kranial gelangen, während der proximale Anteil des Magens nach links und kaudal verschoben wird (▶ Abb. 6.46, ▶ Abb. 6.47, ▶ Abb. 6.48).

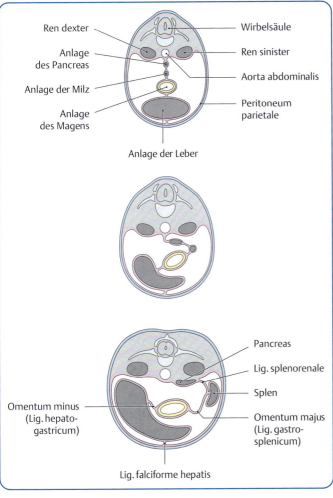

▶ **Abb. 6.46** Drehung des Magens. Abdomen im Horizontalschnitt, Ansicht von kranial. (Schünke M, Schulte E, Schumacher U. Prometheus LernAtlas der Anatomie. Hals und Innere Organe. Illustrationen von Wesker K, Voll M. Stuttgart: Thieme; 2005)

6 – Viszerale Osteopathie

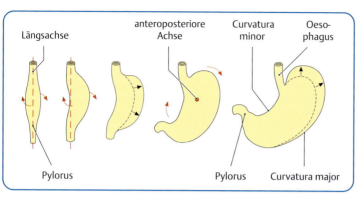

▶ **Abb. 6.47** Drehung des Magens. Magen in der Ansicht von ventral. (Schünke M, Schulte E, Schumacher U. Prometheus LernAtlas der Anatomie. Hals und Innere Organe. Illustrationen von Wesker K, Voll M. Stuttgart: Thieme; 2005)

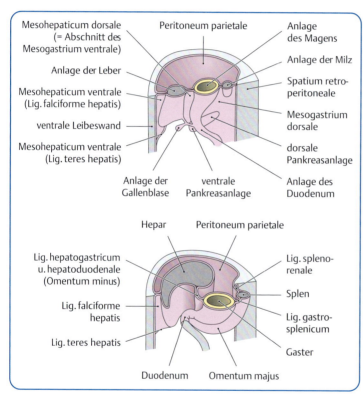

▶ **Abb. 6.48** Wanderung der Organe im Oberbauch, 5. und 11. Entwicklungswoche. (Schünke M, Schulte E, Schumacher U. Prometheus LernAtlas der Anatomie. Hals und Innere Organe. Illustrationen von Wesker K, Voll M. Stuttgart: Thieme; 2005)

6.11.2 Postnatale Entwicklung
Kap. 6.7.2

6.11.3 Anatomische Grundlagen
Lage
- intraperitoneal
- Einteilung in
  - Kardia (Mageneingang)
  - Fundus (mit Luft gefüllter kranialer Bereich)
  - Korpus
  - Antrum
  - Pylorus
  - große Kurvatur
  - kleine Kurvatur
- Kardia und Pylorus sind relative Fixpunkte, dazwischen ist je nach Füllungszustand große Variabilität möglich.

Projektion auf die Rumpfwand

- große Tuberositas
  - 5. ICR li.
- Kardia vorn
  - 7. Kostochondralgelenk li.
- Kardia hinten
  - BWK XI am linken Kostovertebralgelenk
- kleine Kurvatur
  - unter der Kardia in Höhe 7. Kostochondralgelenk links parallel zur Wirbelsäule bis L 1 (BWK X bis LWK I)
- Pylorus
  - im Stehen ca. LWK III, im Liegen LWK I/II

Topografie

- Diaphragma
- indirekt: Pleura und linke Lunge, Herzbeutel und Herz
- V.–VIII. Rippe und IX. Rippenknorpel links
- Leber
- Truncus und Plexus coeliacus
- Bursa omentalis
- Crus links des Diaphragmas
- linke Nebenniere
- linke Niere
- Pankreas
- Colon transversum
- Mesocolon transversum
- linke Kolonflexur
- Duodenum (Partes horizontalis und ascendens)
- Flexura duodenojejunalis und Beginn des Jejunums

Befestigungen

- Druck der Organe
- Turgor
- Lig. gastrophrenicum
- Omentum minus
- Omentum majus
- Lig. gastrocolicum
- Lig. gastrosplenicum (= gastrolienale)
- Lig. phrenicocolicum links

Zirkulation

Arteriell

- A. gastrica dextra (aus A. hepatica propria)
- A. gastrica sinistra (aus Truncus coeliacus, anastomosiert mit A. gastrica dextra)
- A. gastroomentalis dextra (aus A. gastroduodenalis)
- A. gastroomentalis sinistra (aus A. splenica – Truncus coeliacus)
- A. gastroduodenalis (aus A. hepatica communis – Truncus coeliacus)

Venös

- V. portae

Lymphabfluss

- parakardiale Lymphknoten
- Pankreaslymphknoten
- Milzknoten
- Nodi coeliaci – Ductus thoracicus (Hauptabfluss)

Innervation

- Sympathikus aus Th 6–9 über Nn. splanchnici major et minor. Der weitere Weg der sympathischen Innervation läuft zum Ganglion coeliacum und Ganglion mesentericum superior.
- N. vagus
- N. phrenicus sensibel (teilweise)

Leitsymptome

- Schmerzen, die wenige Minuten nach dem Essen auftreten
- Sodbrennen
- retrosternales Brennen

6.11.4 Physiologie

Der Magen hat folgende **motorische Funktionen**: Zum einen dient er der Speicherung der Nahrung. Diese Aufgabe erfüllt er vorwiegend im Fundus und Korpus. Die Kapazität kann durch Verschiebung der tonischen Kontraktion verändert werden. Der myogene Grundtonus kann humeral und ganz besonders nerval, durch Vagusinnervation angepasst werden. Der Tonus wird gehemmt durch inhibitorische Innervation. Durch den Schluckakt kommt es zu einer rezeptiven Relaxation der Magenwand. Die Magenwanddehnung führt über einen vagovagalen Reflex zu einer Erschlaffung und somit zu einer Volumenvergrößerung des Magens.

Zum Zweiten werden im Magen die Speisen durchmischt und zerkleinert. Im Korpus und im Antrum wird diese Aufgabe erfüllt. Es ist von großer Bedeutung, dass die tonische Aktivität von Fundus und Pylorus aufeinander abgestimmt ist. Dies bedeutet, dass bei erhöhtem Pylorustonus die Passage für den Mageninhalt in Richtung Duodenum reduziert ist und die Durchmischung forciert wird. Die peristaltische Schrittmacherzone liegt zwischen Korpus und Fundus, wobei die Stärke der Peristaltik nach distal ansteigt und die Frequenz gleich bleibt. Die Durchmischung und der Transport des Speisebreis laufen gleichzeitig ab und der Pylorus entscheidet, welche der Komponenten überwiegt.

Die Verweildauer hängt von der Zusammensetzung der aufgenommenen Nahrung und der Verdauungsleistung ab. Eine feste Konsistenz, erhöhte Osmolarität und die Qualität der Nahrung (Fett) verzögern die **Magenentleerung**. Die Magenentleerung hat sich der Kapazität des Duodenums anzupassen. Die Steuerung erfolgt durch den Plexus myentericus + Plexus submucosus (= mechanische Steuerung), den N. vagus (= nervale Steuerung) und durch gastrointestinale Hormone (= endokrine Steuerung).

Folgende Hormone beeinflussen die Magenentleerung (+ = Förderung der Magenentleerung/ – – = Hemmung der Magenentleerung):
- Gastrin (+)
- Motilin (+)
- Sekretin (–)
- GIP (–) und CCK (–)

Sekretin, CCK und GIP stammen aus der Duodenalmukosa und werden beim Kontakt mit Nahrungsbrei sezerniert.

Täglich werden ca. 2 l **Magensaft** gebildet. Die Menge ist abhängig von der Zusammensetzung der Nahrung und der persönlichen Verdauungsleistung. Der Magensaft setzt sich wie folgt zusammen:

Salzsäure (HCl). In der inaktiven Verdauungsphase hat der Magensaft einen pH-Wert von ca. 7 und in der aktiven Phase von ca. 2. Es werden Salzsäuren in den Belegzellen zur Denaturierung der Proteine, Desinfektion, Regulierung des pH-Optimums für Pepsin und Anregung der Pankreassekretion gebildet.

Pepsin. Es wird in den Hauptzellen Pepsinogen gebildet, welches die inaktive Vorstufe des Pepsins ist. Die Bildung dieses Enzyms vollzieht sich in einem pH-Niveau von ca. 2. Pepsin dient der ersten Eiweißandauung.

Schleim (Muzin). Der Schleim wird von allen Oberflächenzellen und den Nebenzellen der Magendrüsen gebildet. Das Muzin dient dem Schutz der Magenschleimhaut vor der vorhandenen Magensäure.

Intrinsic Factor. In den Belegzellen wird der Intrinsic Factor gebildet. Der Faktor wird zu Aufnahme von Vitamin B_{12} benötigt.

Die **Steuerung der Magensaftsekretion** geschieht auf verschiedene Weise. Man unterscheidet drei Phasen der Sekretion:

Die **kephale Phase (nervale Phase)** wird über den N. vagus gesteuert. Es können über diesen Weg auch emotionale und psychische Einflüsse die Sekretion fördern. Weiterhin spielen viszerale Reflexe, wie Geruchs- und Geschmacksempfindungen eine Rolle. Die Fasern des N. vagus stimulieren zum einen die Magendrüsen direkt und zum anderen über die Aktivierung der G-Zellen, welche Gastrin ausschütten und die Sekretion fördern.

In der **gastrischen Phase (organeigene Regulation)** wird über Dehnung der Magenwand die Magensaftsekretion gefördert. Über diese mechanische Stimulation und durch chemische Faktoren (Koffein, Alkohol und Proteine) wird Gastrin die Säureproduktion anregen. Bei einem pH-Wert unter 2 wird die Gastrinproduktion gehemmt.

Die **intestinale Phase** dient vorwiegend der hemmenden Rückkopplung der Magensaftsekretion. Durch die Anwesenheit von Säuren, Fetten und freien Fettsäuren im Duodenum werden in der Duodenalmukosa magensafthemmende Hormone (Sekretin, CCK und GIP) ausgeschüttet (▶ Abb. 6.49).

6.11 Magen

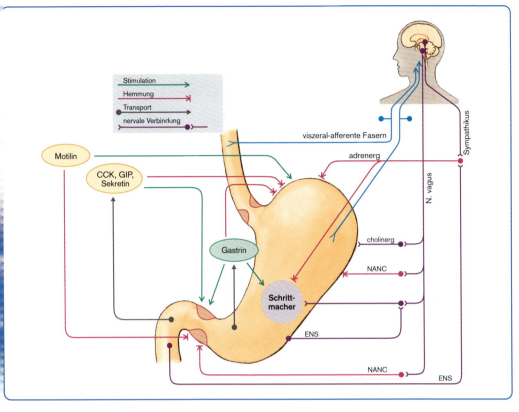

▶ **Abb. 6.49** Steuerung der Magensaftsekretion. (Klinke R, Pape HC, Silbernagl S, Hrsg. Lehrbuch der Physiologie. 5. Aufl. Stuttgart: Thieme; 2005)

6.11.5 Osteopathische Techniken

Untersuchung
- Dichtetest positiv am linken Rippenbogen, direkt posterior der Rippen
- 3-Ebenen-Test mit Zangengriff auf Mobilitätseinschränkung (S. 247)
- Zugtest auf dem Ösophagus positiv

Behandlung

Pylorusbehandlung

Ausgangsstellung
- *Patient:* in Rückenlage, Beine angewinkelt
- *Therapeut:* steht auf der linken Seite des Patienten

Vorgehen
- Um den Pylorus zu finden, muss man seine ungefähre Projektion auf der Bauchwand suchen.

Dazu geht man vom Bauchnabel fünf Fingerbreit nach kranial. Von dort aus setzt man seine Finger etwas rechts neben die Medianlinie auf. An diesem Punkt lässt man sich langsam nach dorsal ins Abdomen gleiten (▶ Abb. 6.50). Es ist wichtig, dies langsam zu machen, damit die

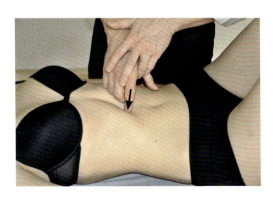

▶ Abb. 6.50

oberflächlichen Strukturen Zeit haben auszuweichen und es zu einer faszialen Entspannung kommt.
- Ist man tief genug mit der Palpation vorgedrungen, kann man in den meisten Fällen in 0,5–1 cm um diesen Palpationspunkt herum eine etwa haselnussgroße elastische Verhärtung finden. Meist ist der Pylorus palpationsempfindlich.
- Auf diesem Punkt kann man nun kleine Zirkulationen, Vibrationen oder Inhibitionen ausführen, bis der Tonus und die Schmerzhaftigkeit deutlich nachlassen.

Dehnung des Omentum minus

Ausgangsstellung
- *Patient:* in Rückenlage, Beine angewinkelt
- *Therapeut:* steht auf der linken Seite des Patienten

Vorgehen
- Die rechte Hand setzt der Therapeut etwas links der Medianlinie unterhalb des Proc. xyphoideus mit vier Fingern nebeneinander auf die Bauchwand auf. Die linke Hand wird in gleicher Weise auf die Medianlinie neben die rechte Hand gelegt.
- Mit beiden Händen wird vorsichtig Druck nach posterior in die Tiefe des Abdomens ausgeübt. Man muss langsam vorgehen, um die faszialen Spannungen in diesem Bereich zu senken. Nur so erreicht man das Omentum minus.
- Ist man tief genug mit der Palpation vorgedrungen, zieht man beide Hände behutsam nach lateral auseinander und dehnt so das Omentum minus. Der Dehnungszug wird für maximal eine Minute konstant gehalten (▶ Abb. 6.51).

Diese Technik hat auch einen reflektorischen Effekt auf die zirkulatorischen Strukturen des Lig. hepatoduodenale.

Dehnung des Lig. gastrocolicum

Ausgangsstellung
- *Patient:* in Rückenlage, Beine gestreckt
- *Therapeut:* steht auf der linken Seite des Patienten

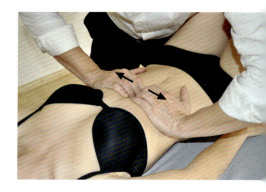

▶ Abb. 6.51

Vorgehen
- Die kaudale Begrenzung des Magens wird palpiert.
- Die rechte Hand setzt der Therapeut an die kaudale Magengrenze mit vier Fingern nebeneinander auf die Bauchwand auf. Die linke Hand wird in gleicher Weise an die kraniale Begrenzung des Colon transversum neben die rechte Hand gelegt. Zwischen den Händen befindet sich das Lig. gastrocolicum des Omentum majus.
- Mit beiden Händen wird vorsichtig Druck nach posterior in die Tiefe des Abdomens ausgeübt. Man muss langsam vorgehen, um die faszialen Spannungen in diesem Bereich zu senken.
- Ist man tief genug mit der Palpation vorgedrungen, zieht man beide Hände behutsam in kraniokaudale Richtung auseinander und dehnt so das Ligament (▶ Abb. 6.52). Der Dehnungszug wird gehalten, bis es zu einem geweblichen Release (Erweichung der Gewebe) gekommen ist.

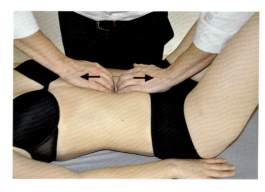

▶ Abb. 6.52

Diese Technik dient einerseits der Mobilisation des Magens, andererseits ist es eine gute zirkulatorische Technik für den Magen.

> ☑ **Fragen zur Selbstüberprüfung**
> Die Antworten finden sich im vorangegangenen Kapitel und werden hier nicht explizit aufgeführt.
> 1. Beschreibe die Magendrehung in der Embryologie.
> 2. Wodurch entstehen die große und kleine Kurvatur?
> 3. Was entsteht aus dem ventralen und dorsalen Mesenterium des Magens?
> 4. Wo projizieren sich die Kardia und die kleine Kurvatur auf die vordere Rumpfwand?
> 5. Nenne fünf topografische Beziehungen des Magens.
> 6. Benenne die Befestigungen des Magens.
> 7. Wie wird der Magen arteriell versorgt?
> 8. Wie wird der Magen innerviert?
> 9. Welche Faktoren fördern die Magensaftsekretion?
> 10. Nenne die Aufgaben von HCl im Magen.
> 11. Wo wird der Intrinsic Factor gebildet und wofür benötigt man ihn?

6.12 Milz

6.12.1 Phylogenese und Embryologie

Die Milz ist mesodermalen Ursprungs. Ihre Anlage taucht in der 5. Entwicklungswoche im dorsalen Mesenterium des Magens auf. Das Bindegewebsgerüst, die rote und die weiße Pulpa gehen aus dem Mesenchym des Mesenteriums hervor. Ab dem 4. embryonalen Monat siedeln sich Lymphozyten in ihr an und schon ab Ende des 3. Monats dient sie als Organ der Blutbildung. Diese Aufgabe erfüllt sie bis in die späte Fetalzeit hinein.

Liegt die Milz erst noch dorsal des Magens, so wird sie auch durch die Magendrehung in den linken Oberbauch verlagert und befindet sich dann dorsolateral des Magens (▶ Abb. 6.46, ▶ Abb. 6.47, ▶ Abb. 6.48; Kap. 6.11.1).

Das dorsale Mesenterium wird durch die Milz unterteilt in das Lig. gastrosplenicum als Verbindung zwischen Magen und Milz und das Lig. splenorenale bzw. Lig. pancreaticosplenicum.

6.12.2 Postnatale Entwicklung des Immunsystems

Der Thymus beginnt, unreife T-Zellen ab der 9.–10. SSW zu produzieren, sodass zur Geburt ein großer Pool dieser ungetriggerten Zellen zur Immunabwehr vorhanden ist. Der Thymus ist bis zur Geburt so groß, dass er weit in den Thorax hineinreicht. Er wächst bis zum Erwachsenenalter und schrumpft dann über die gesamte Lebensspanne.

Bei der Geburt sind die Säuglinge mit einer großen Anzahl T- und B-Zellen ausgestattet, und die Eigenproduktion in den primären und sekundären lymphatischen Geweben beginnt ebenfalls. Das Immunsystem reagiert allerdings noch schwach auf pathogene Antigene, die Produktion antiviraler Memoryzellen ist gering ausgeprägt, da die T- und B-Zellen noch nicht auf ein Antigen spezifiziert sind. T-Zellen, die sich schon mit Antigenen auseinandersetzen mussten, machen zur Geburt nur etwa 5 % der Zellen aus. Diese Zahl wächst beständig mit der Auseinandersetzung mit Antigenen und erreicht zwischen dem 15. und 20. Lebensjahr das Erwachsenenlevel (30–45 %). Postnatal kommt es zu einem zwischenzeitlichen starken Anstieg dieser Memoryzellen in der 1. und 6. Lebenswoche.

Insgesamt ist die Reaktivität des Immunsystems geringer als im späteren Leben. So besitzen die T-Zellen auch eine verminderte Sekretion von Zytokinen, welche die B-Zellen aktivieren. Die B-Zellen wiederum sind noch nicht in der Lage, auf Zytokine zu reagieren.

Postnatal kommt es zu einem starken Abfall der natürlichen Killerzellen, auch sie besitzen nur eine geringe Aktivität.

Babys müssen gegen die Vielzahl der Nahrungsantigene eine orale Toleranz entwickeln. Dabei sind IgA und IgM, die mit der Muttermilch übertragen werden, sehr hilfreich. Die Eigenproduktion von IgA und IgM findet in den Speicheldrüsen und der Darmmukosa statt. In den Speicheldrüsen wird ein adultes Level im Alter von 15 Monaten erreicht, in der Darmwand schon mit 12 Monaten.

6.12.3 Anatomische Grundlagen

Lage

- Die Milz liegt intraperitoneal in der Regio hypochondriaca links auf Höhe der IX. bis XI. Rippe.
- Ihre Längsachse verläuft etwa mit der X. Rippe von oben nach unten, von hinten nach vorne und von außen nach innen.
- Die Milzloge ist nach kaudal begrenzt durch das Lig. phrenicocolicum links.

Topografie

- Diaphragma
- Magen
- linke Niere und Nebenniere
- Colon transversum
- Lig. phrenicocolicum links (= Sustaculum lienalis)
- Pankreas
- Rippen IX–XI links

Befestigungen

- Druck der Organe
- Turgor
- Lig. phrenicocolicum links
- Lig. gastrosplenicum
- Lig. splenorenale (früher Lig. phrenicolienale)
- Lig. pancreaticosplenicum

Zirkulation

Arteriell
- A. splenica (über Lig. splenorenale)

Venös
- V. splenica (über Lig. splenorenale)

Lymphabfluss
Pankreatikolienale Lymphknoten mit Verbindung zu zöliakalen, hepatischen und gastrischen Lymphbahnen.

Innervation

- Sympathikus aus Th 5 bis Th 9 über N. splanchnicus major und Umschaltung im Plexus coeliacus
- N. vagus

Leitsymptome

- Splenomegalie
- Schulterschmerzen links (Kehr-Zeichen)

6.12.4 Physiologie

Die Milz gliedert sich in zwei funktionelle Einheiten, in die weiße Milzpulpa und in die rote Milzpulpa.

Die weiße Pulpa ist das Lymphorgan und beansprucht in der Milz ca. 15 % des Volumens. In der weißen Pulpa werden Lymphozyten gebildet, des Weiteren befinden sich B- und T-Lymphozyten in der Milz. Man geht davon aus, dass sich 20-mal soviel Lymphozyten in der Milz befinden wie in allen anderen Lymphknoten des Körpers insgesamt. Somit ist die Milz als ein wichtiger Baustein des körpereigenen Immunsystems anzusehen.

Die rote Pulpa dient der Blutmauserung. In der Milz werden veränderte und überalterte Blutzellen abgebaut. Die roten Blutkörperchen müssen durch ein Netzwerk von Milzsträngen. Das gelingt nur jungen Blutkörperchen, da sie ausreichend flexibel sind. Die veränderten Blutkörperchen werden durch Makrophagen zerstört. Diese Bestandteile der so beseitigten Blutkörperchen werden anschließend als Einzelteile (Eisen, Hämoglobin) recycelt.

Eine weniger wichtige Aufgabe der Milz ist die Blutspeicherung. In der Fetalzeit ist sie auch an der Erythropoese beteiligt.

6.12.5 Osteopathische Techniken

Untersuchung

- Dichtetest positiv am linken Rippenbogen, weit lateral
- positives Kehr-Zeichen (Schulterschmerzen links bei einer schnellen Größenzunahme der Milz oder einer Milzruptur mit Sickerblutung)

Milzpumpe

Ausgangsstellung
- *Patient:* in Rechtsseitenlage, Beine angewinkelt
- *Therapeut:* steht hinter dem Patienten

6.13 Nieren

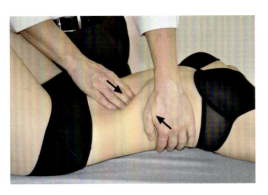

▶ Abb. 6.53

Vorgehen

Die Finger der rechten Hand werden unter den linken Rippenbogen angelegt. Die linke Hand wird auf die Projektion der Milz in Höhe der X. Rippe links aufgelegt. Während die rechte Hand sich unter den Rippenbogen schiebt, drückt die linke Hand den Rippenbogen in Richtung rechte Hand (▶ Abb. 6.53).

Behandlung

Beide Hände oszillieren in Richtung Milz, d. h. der Therapeut drückt leicht und intermittierend mit der rechten Hand in Richtung kranial-lateral mit einer Frequenz von 150–180/min, die linke Hand oszilliert auf die rechte zu. Die Behandlung wird für ca. 2 min ausgeführt.

> ☑ **Fragen zur Selbstüberprüfung**
> Die Antworten finden sich im vorangegangenen Kapitel und werden hier nicht explizit aufgeführt.
> 1. Aus welchem Keimblatt geht die Milz hervor?
> 2. Welche Funktion erfüllt sie in der Embryonalzeit?
> 3. Wo liegt die Milz?
> 4. Nenne fünf topografische Beziehungen der Milz.
> 5. Welche Ligamente befestigen die Milz?
> 6. Wie wird die Milz arteriell und venös versorgt?
> 7. Wie wird die Milz innerviert?
> 8. Was ist das Kehr-Zeichen?
> 9. Welche Blutzellen werden in der weißen Milzpulpa gebildet?
> 10. Wozu dient die rote Milzpulpa?

6.13 Nieren

6.13.1 Phylogenese und Embryologie

In der embryonalen Entwicklung entstehen drei Generationen von Nieren:

Vornieren (Pronephroi). Sie entsprechen den Nieren primitiver Fische, haben beim Menschen aber keine ausscheidende Funktion. Sie treten in der 4. Entwicklungswoche in der späteren Nackenregion auf. Die beiden Vorniergänge wachsen nach kaudal und kommen am Anfang der 5. Woche in der Kloake an. Große Teile von ihnen bleiben als harnableitende Strukturen bestehen (▶ Abb. 6.54).

Urnieren (Mesonephroi). Sie tauchen am Ende der 4. Entwicklungswoche direkt kaudal der Vornieren auf. Sie dehnen sich bis in die spätere Beckenregion aus und dienen als Ausscheidungsorgan für etwa 4 Wochen. Sie entsprechen den Nieren der Amphibien. Der Urnierengang (auch Wolff-Gang) hat Anschluss an den Vornierengang und mündet somit in der Kloake.

Teile der Urnierentubuli bleiben als Ductuli efferentes des Nebenhodens oder anderer Anteile der samenleitenden Strukturen des Mannes erhalten.

Nachnieren (Metanephroi). Die bleibenden Nieren beginnen ihre Entwicklung am Anfang der 5. Woche und nehmen ihre Arbeit etwa 4 Wochen später auf. Sie entwickeln sich aus zwei Geweben: Aus der Ureterknospe (Ausstülpung des Urnierengangs nahe der Kloake) entstehen der Ureter, das Nierenbecken, die Nierenkelche und die Sammelrohre. Aus dem die Ureterknospe umgebenden mesodermalen Gewebe (metanephrogenes Blastem) entwickelt sich das Nephron mit den Nierenkörperchen und dem Tubulussystem. Die Nephrone sind etwa zur 32. Woche vollzählig vorhanden (▶ Abb. 6.55).

Neugeborenennieren sind noch als Rudiment einer Lappengliederung in der Fetalzeit an der Oberfläche gefurcht. Diese Furchen verschwinden in der frühen Kindheit.

Die Nachnieren entstehen im kleinen Becken und liegen zunächst noch nahe beieinander. Die Ureterknospe hat Kontakt zum Peritoneum, das metanephrogene Blastem liegt allerdings retro-

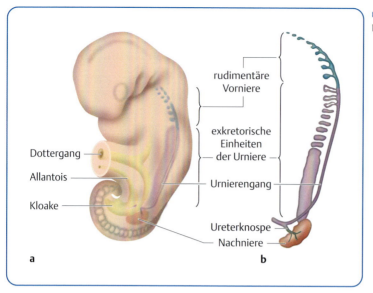

▶ **Abb. 6.54** Vorniere, Urniere, Nachniere.

peritoneal. Die spätere Lage unterhalb des Diaphragmas wird durch einen „relativen Aszensus" der Nieren etwa in der 9. Woche erreicht. „Relativ", weil der embryonale Körper kaudal der Nieren schneller wächst und die Nieren so in eine immer kranialere Lage kommen. Der Nierenhilus liegt zu Beginn des Aszensus noch nach ventral ausgerichtet und rotiert bei dem Aufstieg um fast 90° nach medial. Während des Aufstiegs der Nieren erhalten sie aus Gefäßen der Umgebung ihre Blutversorgung. Zuerst sind das Gefäße aus den Aa. iliacae communes und später aus verschiedenen Abschnitten der Aorta.

6.13.2 Postnatale Entwicklung

Zur Geburt ist die Anzahl der Nephrone komplett angelegt, aber sie müssen noch reifen. Um die Geburt herum, sind die Nephrone klein und die Tubuli noch nicht vollständig ausgebildet. Demzufolge sind die glomeruläre Filtrationsrate und die Wasser- und Salzretention sowie die Filterfunktion insgesamt reduziert.

In den ersten Lebenswochen sinkt der Widerstand der glomerulären Kapillaren, was mit einer höheren Filtrationsfähigkeit einhergeht. Die Glomeruli eines Neugeborenen sind noch unreif, besitzen eine kurze und unreife Henle-Schleife; die distalen Tubuli sind noch relativ unempfindlich gegen Aldosteron. Daraus ergibt sich eine geringere Konzentrationsfähigkeit des Urins: 800 mosm/l im Vergleich zu 1200 mosm/l bei Erwachsenen. Auch besteht eine geringere glomeruläre Filtrationsrate (GFR) von 30 ml/min/m² bei der Geburt und 100 ml/min/m² mit 9 Monaten – Erwachsenenwerte werden mit 1 Jahr erreicht. Das Neugeborene ist insgesamt unfähig, ein Übermaß an Wasser schnell und effizient auszuscheiden.

Der renale Kortex ist unterentwickelt, und die juxtamedullären Nephrone haben eine höheren Blutdurchfluss als die kortikalen. Daraus folgt, dass Neugeborene Natrium weniger gut ausscheiden können. Das gilt auch für Ammoniak und Säuren. Bikarbonationen werden ebenfalls nicht so effektiv ausgeschieden. Damit kann die Niere schlechter auf eine metabolische Azidose reagieren. Der Serum-pH-Wert ist demzufolge generell etwas niedriger (7,30–7,35).

Das Gewicht der Niere zur Geburt beträgt 23 g. Es verdoppelt sich bis zum 6. Monat und verdreifacht sich bis zum 1. Lebensjahr.

Die Reifungsgeschwindigkeit der Niere hängt auch davon ab, wie viel die Niere arbeiten muss.

90 % der Babys lassen innerhalb der ersten 24 Stunden nach der Geburt das erste Mal Urin. Solange die Milchproduktion der Mutter noch nicht voll eingesetzt hat, werden etwa 4-mal pro Tag 20–35 ml Urin produziert, später sind es dann 10-mal am Tag 100–200 ml Urin (ab ca. dem 10. Tag).

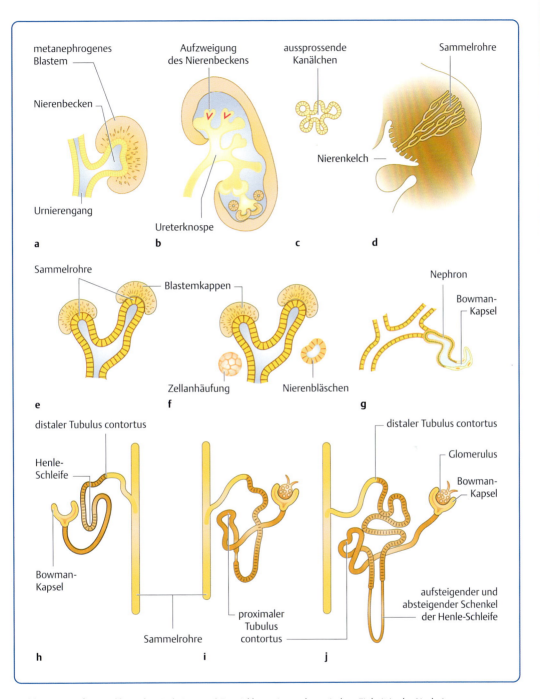

▶ Abb. 6.55 a–d Entwicklung der Nachniere. e–j Entwicklung einer exkretorischen Einheit in der Nachniere.

Allgemein wird das schnelle Wachstum des Kindes als die „dritte Niere" bezeichnet. Denn durch den Verbrauch an Mineralstoffen durch das Wachstum hilft der Körper der noch insuffizienten Niere.

Aufgrund des insuffizienten Wasser- und Natrium-Regulationssystems entsteht in den ersten Stunden nach der Geburt eine große Menge Urin mit geringer Osmolarität. Danach wird der Urin zunehmend konzentrierter, Aminosäuren können sezerniert werden und Natrium und Glukose rückresorbiert. Es bleibt aber die Fähigkeit noch unreif, Wasser zurückzuhalten, sodass Babys anfälliger sind gegenüber einer Dehydratation. Dazu trägt auch die Tatsache bei, dass Neugeborene eine im Vergleich zum Erwachsenen 2- bis 3-fach größere Oberfläche haben und durch die Haut entsprechend mehr Wasser verlieren.

Der Ureter eines Säuglings ist relativ kürzer als der eines älteren Kindes und besitzt keinen Abschnitt im kleinen Becken, weil die Harnblase dort noch nicht sitzt. Die posteriore Fläche der Harnblase ist dabei vollständig mit Peritoneum bedeckt. Die Entleerung der Harnblase erfolgt reflexartig auf Dehnung und schon bei einem Volumen von 15 ml. Bei Erwachsenen setzt dieser Reflex bei 200 ml ein. Die Harnblasenkapazität ist bei Mädchen generell größer als bei Jungen.

Formel zur Errechnung der Blasenkapazität:
- Lebensalter + 2 multipliziert mit 30 ml = Blasenkapazität
- Beispiel: 6 Jahre + 2 = 8; 8 × 30 ml = 240 ml Blasenkapazität im Alter von 6 Jahren

Der Körper eines Säuglings besteht zu 70–80 % aus Wasser, beim Erwachsenen sind es 60 % – am Ende des 2. Lebensjahres ist der Erwachsenenlevel erreicht. Der gesamte Wasservorrat eines Neugeborenen befindet sich zu 40 % im Extrazellulärraum, beim Erwachsenen zu 20 %.

Säuglinge verlieren eine größere Menge Wasser. Dies kann so weit gehen, dass sie etwa die Hälfte ihres Extrazellularwassers am Tag austauschen (Erwachsene nur ein Sechstel). Da Kinder auch eine höhere metabolische Aktivität aufweisen, ist ihr Flüssigkeitsverbrauch auch relativ größer (Kinder 100 kcal/kg, Erwachsene 40 kcal/kg). Bedingt durch den starken Stoffwechsel entstehen zudem viele Metabolite, die ausgeschieden werden müssen.

Volle Nierenfunktion erreichen Kinder am Ende des 2. Lebensjahres.

6.13.3 Anatomische Grundlagen

Lage

posterior:
Linke Niere
- oberer Pol: BWK XI
- Nierenbecken: LWK I
- unterer Pol: LWK III

Die **rechte Niere** liegt ca. 1–1,5 cm tiefer als die linke.

anterior:
Linke Niere
- oberer Pol: IX. Rippe
- unterer Pol: 1–2 cm über dem Nabel

Rechte Niere
- oberer Pol: IX. Rippe
- unterer Pol: Nabelhöhe

Die Achse der Niere verläuft etwas schräg von kranial-medial nach kaudal-lateral.

Fascia renalis
- Sie besteht aus einem vorderen und hinteren Blatt.
- Beide Blätter vereinigen sich superior und lateral der Nieren. Nach unten ist dieser „Fasziensack" offen.
- Die Faszien beider Nieren verbinden sich auf Höhe BWK XII/LWK I vor der Wirbelsäule.

Posteriore Lamina
- Sie bedeckt den M. quadratus lumborum und den M. psoas major.
- Fixiert ist sie anterior-lateral an der Wirbelsäule (medial des Psoas und Diaphragmas).

Anteriore Lamina
- Sie liegt dem Peritoneum und der Faszie von Toldt an.

- Auf der linken Seite ist sie mit dieser Faszie in einem größeren Bezirk assoziiert.
- Sie bedeckt Niere, Nierenhilus und die großen prävertebralen Gefäße.

Beide Laminae umgeben die Nebenniere, laufen superior zusammen und sind am Diaphragma befestigt.
Innerhalb der Faszienschichten und um die Niere herum liegt Fett (Fettkapsel). Die Cisterna chyli liegt innerhalb der beiden Faszienschichten auf der rechten Seite und medial des rechten Nierenhilus. Sie entsteht etwa ab dem 10. Lebensjahr.

Topografie

posterior:
- Diaphragma und Psoasarkade
- Pleura (indirekt im Bereich des Recessus costodiaphragmaticus bis auf Höhe von LWK I)
- XII. Rippe, links auch XI. Rippe
- M. psoas major und seine Faszie
- M. quadratus lumborum und M. transversus abdominis
- Nn. subcostalis, iliohypogastricus, ilioinguinalis
- Trigonum lumbale (Grynfelt-Dreieck)

anterior:
Rechte Niere
- Leber
- Lig. hepatoduodenale
- rechte Kolonflexur
- Mesocolon transversum
- Duodenum, Pars descendens
- Colon ascendens

Linke Niere
- Milz
- Magen
- Pankreas
- Flexura duodenojejunalis
- Jejunum
- linke Kolonflexur (stärkere Fixation als rechts)

Die Nebennieren liegen superior beider Nieren.

Befestigungen
- Turgor
- Druck anderer Organe und Bauchmuskeltonus
- Fettkapsel
- Hilusgefäße und Ureter (Bremsfunktion)
- thorakale Sogwirkung und Bauchmuskeltonus während der Atmung

Zirkulation
Arteriell
- A. renalis (entspringt aus der Aorta, etwa 1 cm unterhalb der A. mesenterica superior, die linke ist kürzer als die rechte)

Venös
- V. renalis (linke Vene ist länger als rechte, mündet in V. cava inferior)

Lymphabfluss
- Nodi lumbales
- Truncus lumbalis
- Ductus thoracicus

Innervation
- Sympathikus aus Th 10 bis L 1 über N. splanchnicus minor und N. splanchnicus imus sowie Nn. splanchnicus lumbalis 1 und 2 zum Plexus coeliacus, Ganglion aorticorenalia, Plexus renalis und Ganglion renale posterius
- N. vagus (über Plexus coeliacus)
- sakraler Parasympathikus (S 2 bis S 4) über Plexus hypogastricus superior zum Plexus renalis

Leitsymptome
- Klopfschmerz im Nierenlager
- Hämaturie
- wellenförmiger Flankenschmerz mit Ausstrahlung in Rücken, Genitalien, Unterbauch oder Leiste (Kolik)

6.13.4 Physiologie

Die Hauptaufgaben der Nieren bestehen in
- der Ausscheidung von Abbauprodukten wie Harnstoff, Kreatinin, Harnsäure und nicht verwertbare Stoffe,

- Isohydrie = Konstanthaltung der Wasserstoffionen-Konzentration,
- Isoionie = Konstanthaltung der Konzentration von Elektrolyten,
- Isotonie = Konstanthaltung des osmotischen Drucks,
- der Konservierung und Rückresorption physiologischer Bestandteile, z. B. Glukose und Plasmaproteine,
- der Kontrolle der extrazellulären Flüssigkeiten und des arteriellen Blutdrucks,
- der Synthese von Erythropoetin und Beeinflussung der Erythrozytenbildung
- der Beteiligung am Kalzium- und Phosphatstoffwechsel durch Bildung von Kalzitriol (Vitamin D_3; ▶ **Abb. 6.56**).

Bei der Harnproduktion werden drei Arbeitsschritte absolviert:
- glomuläre Filtration
- tubuläre Rückresorption
- tubuläre Sekretion

Während der glomulären Filtration gelangt das Blut aus der Vas afferens in den **Glomerolus**. Die Wände des Glomerolus arbeiten wie ein Filter, durch den Glukose und Salze hindurchtreten. Die Plasmaproteine und Erythrozyten werden zurückgehalten und verbleiben im Gefäß. Die abgepresste Flüssigkeit heißt Primärharn und gelangt über die Bowman-Kapsel in den proximalen Tubulusapparat. Es wird innerhalb von 24 Stunden 180 l Primärharn gebildet, aber es werden nur ca. 1,5 l als Endharn ausgeschieden. Um eine regelgerechte Filtration durchzuführen, benötigt man einen entsprechenden Filtrationsdruck.

Im **proximalen Tubulus** werden zwei Drittel der gesamten Flüssigkeit resorbiert, dazu gehören fast zu 100 % Glukose und Aminosäuren. Die meisten Gifte und Fremdstoffe werden auch hier sekretiert. Ein wichtiger Antrieb für tubuläre Transportprozesse sind die primären Natrium-Kalium-Austauschpumpen, welche durch ATP-Spaltung angetrieben werden. Natrium wird somit zelleinwärts getrieben. Dies wird durch eine Senkung der intrazellulären Natriumkonzentration gegenüber der extrazellulären Natriumkonzentration garantiert. Diese Na^+-Gradienten werden zum sekundären aktiven Kotransport von z. B. Glukose und Aminosäuren vom Tubuluslumen zur Zelle genutzt. Die so provozierten osmotischen Gradienten zwischen Tubuluslumen und Interstitium sind Antrieb für die Wasserresorption. Sie funktioniert transzellulär über Wasserkanäle oder zum großen Teil parazellulär im proximalen Tubulus. Mit dem Wasserstrom können gelöste Teilchen parazellulär verschoben werden („solvent drag"), so z. B. auch die Natriumresorption. Elektrische Kräfte spielen für parazelluläre Transporte ebenfalls eine Rolle. Im proximalen Tubulus werden Wasserstoffionen bis zu einem pH-Wert im Harn von 6,4 ausgeschieden.

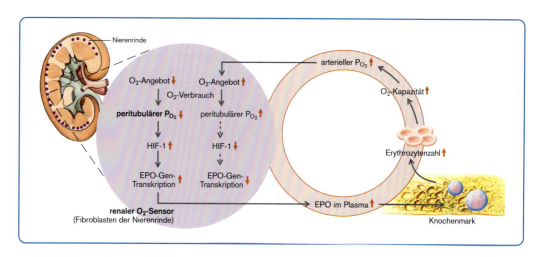

▶ **Abb. 6.56** Hauptaufgaben der Nieren. (Klinke R, Pape HC, Silbernagl S, Hrsg. Lehrbuch der Physiologie. 5. Aufl. Stuttgart: Thieme; 2005)

Die **Henle-Schleife**, die den nächsten Abschnitt des Tubulussystems darstellt, dient dem aktiven Salztransport aus dem Tubuluslumen ins Gewebe bei fehlender Wasserpermeabilität. Die Henle-Schleife ist verantwortlich, dass die Niere den Harn so stark konzentrieren kann. In einem Gegenstromprinzip ist dies möglich, wobei die Tubuli in einer Schleifenform angeordnet sind und sich somit die Effekte mehrerer Tubuluszellen addieren können.

Im **distalen Tubulusabschnitt** findet die Feinabstimmung für Wasser und Salz statt. Diese Abstimmung verläuft unter Mitwirkung von Aldosteron und ADH. Außerdem wird im distalen Tubulus Bikarbonat rückresorbiert und bei Überangebot ausgeschieden; dies stellt somit eine Regulierung für den pH-Wert dar.

Im Verlauf des Tubulus konzentriert sich die Flüssigkeit weiter im **Sammelrohr**, bis der Endharn erreicht ist. Im Sammelrohr münden die Tubuli mehrerer Nephrone. Die Osmolarität des Harns steigt auf 1200 bis 1400 mosm/l. Besonders im distalen Abschnitt kommt es zur Feinabstimmung der Nierenfunktion. Die Hormone wie Aldosteron, ADH und ANP steuern dort die Wasser- und Salzkonzentration. **Aldosteron** fördert die Natriumresorption, die Wasserstoff- und Kaliumausscheidung. Somit ist Aldosteron das wichtigste volumenregulierende Hormon.

Die Wasserrückresorption wird durch **ADH** gefördert. Es erhöht die Wasserpermeabilität im distalen Teil des Sammelrohrs. ADH ermöglicht somit eine Antidiurese. Ein Gegenspieler von ADH und Aldosteron ist **ANP**, es steigert die Wasser- und Salzausscheidung.

Der Rest der Tubulusflüssigkeit fließt in die Spitzen der Pyramiden (Papillen) ab (▶ **Abb. 6.57**).

Ein wichtiger Rückkopplungsort für die Nephrone ist der **juxtaglomeruläre Apparat.** Dieser Apparat grenzt an den distalen Tubulus und dient aufgrund seiner Epithelstruktur als Kommunikationsstelle zwischen distalem Tubulus und Glomerulus (Macula densa).

Ein niedriger Blutdruck veranlasst die Niere zu einer **Blutdruckregulation**. Sie ist in der Lage, durch die Ausschüttung einer Protease, Renin (aus Epitheloidzellen des juxtaglomerulären Apparates), den Blutdruck zu stabilisieren. Über dieses System kann die Niere den arteriellen Blutdruck steigern mit dem Ziel, die Nierendurchblutung wieder zu verbessern.

Renin wandelt das in der Leber gebildete Angiotensinogen in Angiotensin I um. Durch ein Angiotensin-Converting-Enzym (ACE) wird in der Lunge

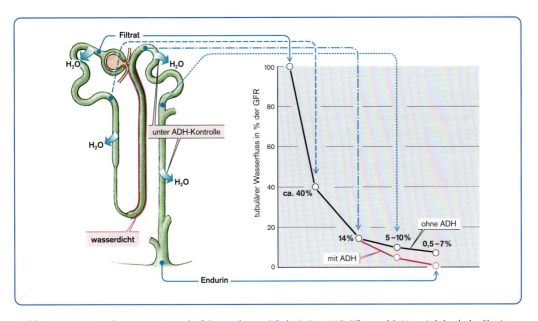

▶ **Abb. 6.57** Wasserrückresorption im Verlauf des Nephrons. (Klinke R, Pape HC, Silbernagl S, Hrsg. Lehrbuch der Physiologie. 5. Aufl. Stuttgart: Thieme; 2005)

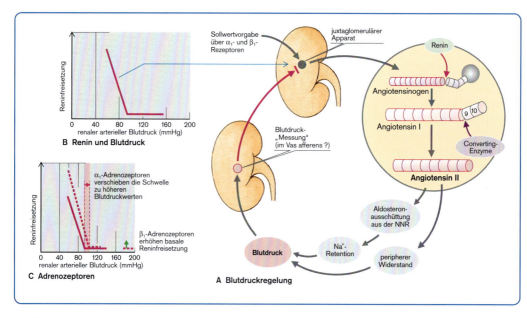

▶ **Abb. 6.58** Blutdruckregulation. (Klinke R, Pape HC, Silbernagl S, Hrsg. Lehrbuch der Physiologie. 5. Aufl. Stuttgart: Thieme; 2005)

das aktive Angiotensin II gebildet. Die wichtigsten Wirkungen von Angiotensin II sind die Vasokonstriktion und die Stimulierung der Aldosteronausschüttung. Aldosteron bewirkt eine Natriumresorption, eine Kaliumausscheidung sowie eine Flüssigkeitsretention in der Niere und erhöht somit das Blutvolumen und den Blutdruck (▶ Abb. 6.58).

6.13.5 Osteopathische Techniken

Untersuchung

- Dichtetest positiv oberhalb des Bauchnabels, hohe Dichte weit posterior und einseitig (je nach betroffener Seite)
- diagnostische Palpation (s. u.) auf Mobilität in Ein- und Ausatmung
- diagnostische Palpation (s. u.) auf Stau im osteopathischen Sinn

Palpation der Niere

Ausgangsstellung
- *Patient:* in Rückenlage, Beine angewinkelt
- *Therapeut:* steht am Kopfende des Patienten auf der kontralateralen Seite

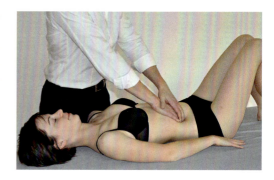

▶ **Abb. 6.59**

Vorgehen bei der rechten Niere. Der Therapeut nimmt auf der rechten Seite, ungefähr auf Höhe der Ileozäkalklappe, Kontakt mit der Bauchwand auf (▶ Abb. 6.59). Unter vorsichtigem Verdrängen der Dünndarmschlingen gleitet man am medialen Rand des Colon ascendens nach kranial. Etwa auf Höhe des Bauchnabels kann die Niere als glatte, solide Masse getastet werden (seifenartig). Normalerweise sind die anteriore Fläche und der inferiore Pol tastbar.

Vorgehen bei der linken Niere. Der Therapeut nimmt auf der linken Seite über dem Sigmoid im kaudalen Viertel einer Linie Bauchnabel – SIAS Kontakt mit der Bauchwand auf. Er gleitet unter vorsichtigem Verdrängen der Dünndarmschlingen am medialen Rand des Colon descendens nach kranial. Etwa 1 cm oberhalb des Bauchnabels ist die anteriore Fläche oder der inferiore Pol palpabel.

Mobilisation der Niere in Rückenlage
Ausgangsstellung
- *Patient:* in Rückenlage, Beine angewinkelt
- *Therapeut:* steht am Kopfende des Patienten auf der kontralateralen Seite

Vorgehen
Die Niere wird wie beschrieben palpiert (▶ Abb. 6.60).

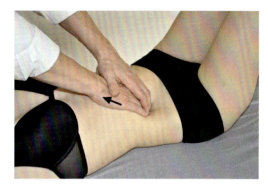

▶ Abb. 6.60

Behandlung
Während der Ausatmung wird die Niere entlang ihrer Bewegungsachse nach kranial-medial mobilisiert. In der Einatmung wird entweder die erreichte Position gehalten oder man lässt die Niere wieder etwas nach kaudal zurückgleiten.
Dieses Manöver wird einige Male wiederholt.

☑ Fragen zur Selbstüberprüfung
Die Antworten finden sich im vorangegangenen Kapitel und werden hier nicht explizit aufgeführt.
1. Welche drei Generationen von Nieren gibt es in der Embryologie?
2. Was bleibt von der Vorniere erhalten?
3. Aus welchen Keimblättern entsteht die bleibende Niere?
4. Was ist der Aszensus der bleibenden Niere?
5. Wie verändert sich die arterielle Versorgung der Niere beim Aszensus?
6. Beschreibe die Lage der Niere.
7. Was ist die Fascia renalis?
8. Nenne fünf topografische Beziehungen der Niere.
9. Wie wird die Niere arteriell und venös versorgt?
10. Wie wird die Niere innerviert?
11. Welche Aufgaben hat die Niere zu erfüllen?
12. Was ist Renin und wofür wird es benötigt?
13. Wie wirkt ADH?
14. Was macht Aldosteron in der Niere?

6.14 Ösophagus

6.14.1 Phylogenese und Embryologie
Siehe auch Kap. 6.10.1 und Kap. 6.11.1
Das Epithel und die Drüsen der Speiseröhre entwickeln sich aus dem Vorderdarm. Im 2. Embryonalmonat proliferiert das Epithel so stark, dass der Ösophagus teilweise oder ganz verschlossen wird. Im 3. Monat rekanalisiert er sich wieder. Aus dem umgebenden Mesenchym entsteht im oberen Drittel quergestreifte Muskulatur und im unteren Drittel glatte Muskulatur für die Speiseröhre.

6.14.2 Anatomische Grundlagen
Lage
- Der Ösophagus liegt im posterioren Mediastinum.
- Bis zur Bifurcatio tracheae (Th 4) liegt er mittig vor der Wirbelsäule, dann weicht er auf die rechte Seite aus, um dem Herz Platz zu machen.
- Er durchquert das Zwerchfell schließlich links der Medianlinie.
- Auf Höhe Th 7/8 schiebt sich die Aorta zwischen Wirbelsäule und Ösophagus.
- Der abdominale Teil ist nur ca. 2 cm lang.

Topografie
Thorax
- Trachea
- linker Hauptbronchus
- Pleura mediastinalis
- Perikard

- Wirbelsäule
- Aorta
- rechter Lungenflügel (im Bereich des Hiatus oesophageus)
- Nn. vagus rechts und links

Abdomen

- Peritoneum auf der Vorderseite
- Leber
- Crus links des Diaphragmas
- linke Seite: Lig. triangulare sinistrum
- rechte Seite: Omentum minus
- BWK X und XI

Befestigungen

- Druck der Organe
- Turgor
- mediastinales Bindegewebe
- Lig. phrenicooesophageum (ringförmige Platte im Hiatus)
- Der Ösophagus bleibt in Längsrichtung beweglich.

Zirkulation

Zervikal

- A. thyreoidea inferior
- kleine Äste u. a. aus Aa. subclavia/carotis communis/vertebralis
- V. thyreoidea inferior (aus der V. cava superior)

Thorakal

- Aa. bronchiales
- Aorta
- Vv. azygos/hemiazygos/hemiazygos accessoria (aus V. cava superior)

Abdominal

- A. gastrica sinistra
- A phrenica inferior
- Truncus coeliacus
- V. gastrica sinistra (Hauptabfluss) zur V. portae

Lymphabfluss

- tiefer zervikaler Strang (V. jugularis interna – Parotis – Klavikula)
- interkostale, wirbelsäulennahe thorakale Nodi
- paratracheale Nodi entlang des N. recurrens
- tracheobronchiale Nodi
- Diese Nodi drainieren alle in die Ductus lymphaticus dexter/thoracicus.
- Nodi um den Truncus coeliacus (Cisterna chyli – Ductus thoracicus)

Innervation

- Sympathikus aus Th 4 bis Th 6
- Der weitere Weg der sympathischen Innervation: Plexus pharyngeus – Ganglion cervicale superius/Ganglion stellatum – N. splanchnicus major – Plexus coeliacus
- N. vagi begleiten den Ösophagus ins Abdomen.

Leitsymptome

- Sodbrennen
- retrosternales Brennen
- Dysphagie

6.14.3 Physiologie

Der vom Mund zerkleinerte und mit Muzin versetzte Speisebrei wird willkürlich durch die Zunge an den Gaumen sowie Rachen gedrückt. Der Speichel enthält neben Muzinen auch Amylasen zur Andauung von Stärke sowie Lysozym und Immunglobulin A für Immunleistungen. Sekretionsfördernd sind v. a. parasympathische, cholinerge Nerven sowie peptidergene Nerven (Substanz P und VIP). Sympathische Nerven lassen muzinreichen Speichel fließen. Reflektorische Reize wie Geruch, Appetit, Geschmack, starke Säure und mechanische Reize forcieren den Speichelfluss.

Der Schluckakt wird eingeleitet durch das Schluckzentrum in der Medulla oblongata. Zuerst werden die Atemwege verschlossen durch das Anheben des Velum palatinum und des Larynx sowie Verschluss der Epiglottis. Dann erschlafft der obere Ösophagussphinkter und durch Druckanstieg im Pharynx wird der Bissen in den Ösophagus transportiert. Danach beginnt die nerval gesteuerte Ösophagusperistaltik. Es kontrahieren zuerst die Längsmuskelschichten und danach die Ringmuskelschichten segmental. Mit Beginn des Schluckreflexes wird der Ruhetonus des unteren Ösophagussphinkters aufgehoben und der Bolus gelangt in den Magen.

6.14.4 Osteopathische Techniken

Untersuchung

- Zugtest auf dem Ösophagus positiv
- thorakaler Dichtetest mediastinal im Bereich des gesamten Sternums positiv, in mittlerer Tiefe

Behandlung
Längsdehnung des Ösophagus
Diese Technik eignet sich zur Behandlung einer Hiatushernie.

Ausgangsstellung
- *Patient:* in Rückenlage, Beine angewinkelt
- *Therapeut:* sitzt am Kopfende des Patienten

Vorgehen
Mit der rechten Hand hält der Therapeut den Kopf des Patienten in Rechtsrotation und ggf. in Extension im Überhang über das Kopfende der Behandlungsbank hinweg, wenn der Patient dies ohne Schwindel, Übelkeit oder Schmerzen in der HWS verträgt. Die linke Hand des Therapeuten liegt mit dem Thenar auf der Magenvorderwand (▶ Abb. 6.61).

Test
Die rechte Hand hält den Kopf in der beschriebenen Position fixiert, während die linke Hand den Magen nach kaudal schiebt, bis ein deutliches Zuggefühl am Kopf den Patienten gespürt wird. Kommt dieses Zuggefühl bei nur sehr geringem Gegenzug vom Magen aus am Kopf des Patienten an, so ist dies ein guter Hinweis auf eine zu hohe Spannung im Ösophagus – der Test ist positiv. Dies kann z. B. bei einer Hiatushernie der Fall sein.

Behandlung
Die rechte Hand hält den Kopf in der beschriebenen Position fixiert, während die linke Hand den Magen nach kaudal schiebt, bis ein deutliches Zuggefühl am Kopf den Patienten gespürt wird. Diese Position wird gehalten, bis es zu einem Release im Ösophagus gekommen ist (man hat den Eindruck, dass plötzlich eine Entspannung im Gewebe eintritt). Dann wiederholt man die Dehnung am neuen Bewegungsende.

Zusätzlich kann man dem Patienten noch ein zusammengerolltes Handtuch auf Höhe des III./IV. BWK in den Rücken legen, um die Vordehnung des Ösophagus zu verstärken.

> ☑ **Fragen zur Selbstüberprüfung**
> Die Antworten finden sich im vorangegangenen Kapitel und werden hier nicht explizit aufgeführt.
> 1. Wann rekanalisiert sich der Ösophagus in der Embryonalzeit?
> 2. Beschreibe die Lage der Speiseröhre im Thorax.
> 3. Nenne fünf topografische Beziehungen des Ösophagus.
> 4. Was ist das Lig. phrenicooesophageum?
> 5. Wie wird der Ösophagus arteriell und venös versorgt?
> 6. Wie wird die Speiseröhre innerviert?
> 7. Welche Ösophagusmuskelschicht kontrahiert als erste beim Schluckakt?

6.15 Ovar

6.15.1 Phylogenese und Embryologie

Die frühen Entwicklungsstufen der Gonaden sind bei beiden Geschlechtern gleich, und sie sind äußerlich und histologisch bis zur 7. Entwicklungswoche nicht voneinander zu unterscheiden.

In der 5. Embryonalwoche treten an der medialen Seite der Urniere paarige Genitalleisten auf. Sie stellen Verdickungen des mesodermalen Gewebes dar, das auch die Peritonealhöhle auskleidet.

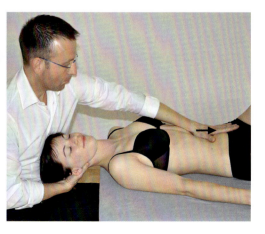

▶ Abb. 6.61

Durch die Ausbildung eines Mesenteriums trennen sich die größer werdenden Genitalleisten von der Urniere. Dieses primitive Mesenterium wird später zum Mesorchium bzw. Mesovarium.

Die Urkeimzellen, die späteren Spermien bzw. Eizellen, entstehen zu Beginn der 4. Woche im Entoderm des Dottersacks nahe des Allantoisstiels (▶ Abb. 6.62).

Die kraniokaudale Abfaltung des Embryos bewirkt die Integration des Dottersacks als Darmschlauch in den Embryokörper. Die Urkeimzellen gelangen dabei in den Bereich des Enddarms. Sein Epithel verlassen sie über die Basalmembran und wandern schließlich weiter über das Darmmesenterium weiter in die Genitalleisten, die sie ab der 6. Woche erreichen.

Die weitere Entwicklung der Gonaden und die geschlechtliche Differenzierung erfolgt über eine Kaskade von Genen, die nacheinander abgerufen werden (Kap. 6.18.1).

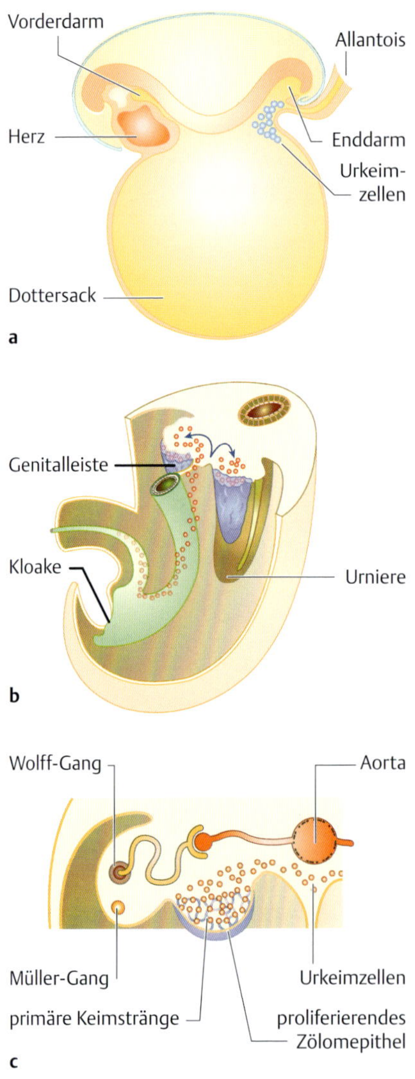

6.15.2 Postnatale Entwicklung des Genitalsystem

Hoden und Ovarien liegen vor ihrem Deszensus ungefähr auf Höhe des 10. BWK.

Bis zum ca. 6. Lebensjahr sind die Ovarien abdominelle Organe, erst zu diesem Zeitpunkt liegen sie in der Fossa ovarica. Bis zur Pubertät wachsen die Ovarien nur wenig, in der Pubertät dann auf das 20-Fache ihres Geburtsgewichts.

Zur Geburt liegt der Uterus ungefähr auf derselben Höhe wie die Vagina. Erst wenn die Harnblase in das kleine Becken hineinsinkt, nimmt der Uterus seine Normalposition (Anteflexion, Anteversion) ein. Zur Geburt ist der Uterus unter dem Einfluss der Geschlechthormone relativ groß. Durch den postnatal sinkenden Hormonspiegel wird der Uterus deutlich kleiner, sein Geburtsgewicht erreicht er erst wieder mit Beginn der hormonellen Aktivität in der Pubertät. Die Cervix uteri ist in diesem frühen Alter größer als der Corpus uteri. Mit dem pubertären Wachstumsschub wird er dann doppelt so groß wie die Cervix uteri. Die Eileiter wachsen zur selben Zeit wie der Uterus.

6.15.3 Anatomische Grundlagen

Lage

Bei der stehenden Frau liegt das Ovar auf dem Lig. latum (posterior) und zwischen den Ligg. suspensorium ovarii und ovarii proprium in einer Bauchfellduplikatur. Die Längsachse verläuft nahezu kraniokaudal.

Das Ovar sitzt bei einer Nullipara höher als bei einer Multipara. Es liegt in einer Grube (Fossa ovarica), deren Grenze von folgenden Strukturen gebildet wird:

▶ **Abb. 6.62** Wanderung der Urkeimzellen.

- M. obturatorius internus (lateral)
- V. iliaca externa (ventral)
- A. umbilicalis, A. obturatoria, N. obturatorius (kaudal)
- Ureter, Vasa iliaca interna (kraniodorsal)

Topografie

- Fossa ovarica
- Peritoneum
- Psoasfaszie (über die Insertion des Lig. suspensorium ovarii)
- Ilium
- Vasa ovarica
- A. uterina
- Zäkum (rechtes Ovar)
- Appendix (rechtes Ovar)
- M. piriformis (bei einer Multipara)
- N. obturatorius

Projektion auf die Rumpfwand

Die Ovarien projizieren sich auf einer Linie Spina iliaca anterior superior (SIAS) – oberer Symphysenrand, etwas medial vom Psoasrand, auf die Abdomenwand.

Befestigungen

- Lig. suspensorium ovarii (vom Ovar zum Ilium und zur Psoasfaszie). Dieses Band führt die Vasa ovarica und Nerven zum Ovar.
- Lig. ovarii proprium (vom Ovar zum Tubenwinkel). Es enthält einen Ast der A. uterina.
- Peritonealer Überzug mit Mesovarium. Es überzieht auch die beiden oberen Ligamente.

Zirkulation

Arteriell

- A. uterina (aus A. iliaca interna)
- A. ovarica (aus Aorta)

Venös

- V. ovarica
- rechts: Abfluss in die V. cava inferior
- links: Abfluss in die V. renalis sinistra und dann V. cava inferior
- V. uterina und diverse Plexus, die in die V. iliaca interna münden

Lymphabfluss

- Nodi lymphatici lumbales

Innervation

- Sympathikus aus Th 10 bis L 2 über Nn. splanchnici zu Ganglia coeliacus/mesenterica superior et inferior und Plexus renalis
- Mit Gefäßen (A. ovarica) oder als eigenständige Nervenfasern ziehen die Nerven zu den Plexus hypogastrici und uterovaginalis.
- Diskutiert wird eine postganglionäre Versorgung aus den 4 sakralen Ganglien und dem Ganglion impar.
- N. vagus

Leitsymptome

Entzündliche Erkrankungen des Ovars und Eileiters können symptomarm verlaufen oder zu einem akuten Abdomen führen. Die Differenzialdiagnose zur Appendizitis oder Sigma-Divertikulitis ist nicht einfach.

6.15.4 Physiologie

Der **Menstruationszyklus** der Frau dauert 28 Tage. Das Ende der Regelblutung mit der Abstoßung des Endometriums lässt einen neuen Zyklus beginnen. Es beginnt die **Proliferationsphase** mit der Neubildung des Endometriums, und es wachsen gleichzeitig neue Follikel im Ovar heran, welche Östrogene bilden. Das Östrogen hemmt die Bildung von FSH, sodass keine weiteren Follikel heranreifen.

In der Mitte des Zyklus erhöht sich der Östrogenspiegel, sodass FSH- und LH-Konzentration ansteigen. Die LH-Spitze führt zur Ovulation (reifer Follikel gibt Eizelle frei). Zur Ovulation kommt in der Regel nur ein Follikel (Graaf-Follikel).

Nachdem die Eizelle den Follikel verlassen hat, entsteht aus ihm der Corpus luteum. Es bildet unter dem Einfluss von LH das Hormon Östradiol (HCG) und Progesteron (Gestagen). Diese Hormone beeinflussen positiv die **Sekretionsphase**, in der gute Bedingungen für die befruchtete Eizelle geschaffen werden. Progesteron lässt die Körperkerntemperatur um 0,5° ansteigen. Kommt es nicht zur Einnistung des Blastozyten, bildet sich der Corpus luteum zurück und der Östradiol- und Progesteronspiegel sinken. Dies aktiviert eine

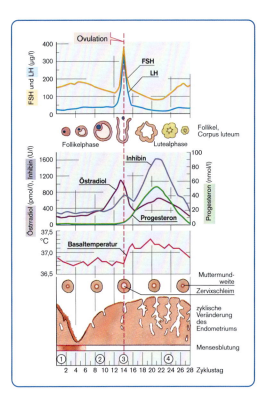

▶ Abb. 6.63 Menstruationszyklus. (Klinke R, Pape HC, Silbernagl S, Hrsg. Lehrbuch der Physiologie. 5. Aufl. Stuttgart: Thieme; 2005)

Ischämiephase der Uterusschleimhaut, auf die die Menstruationsblutung folgt. Dabei wird der funktionelle Teil des Endometriums abgestoßen (▶ Abb. 6.63).

Nach dem 45. bis 50. Lebensjahr bilden die Ovarien keine Follikel mehr und der Ovulationszyklus bleibt aus. Diese Zeit wird als Menopause bzw. als Klimakterium bezeichnet. Die Regelblutung bleibt aus und es gibt eine Vielzahl vegetativer Beschwerden, wie Hitzewallungen und plötzliche Gesichtsrötungen. Diese Symptome sind auf das Absinken der Sexualhormonkonzentration im Blutplasma zurückzuführen.

6.15.5 Osteopathische Techniken

Untersuchung

- Dichtetest positiv unterhalb des Bauchnabels, hohe Dichte im Bereich der Projektion auf die Bauchwand (Kap. 6.1.1).

Behandlung

Test und Behandlung des Ovars, des Eileiters und des Lig. latum uteri

Ausgangsstellung
- *Patientin:* in Rückenlage, Beine angewinkelt
- *Therapeut:* steht neben der Patientin

Vorgehen
Der Therapeut visualisiert die Projektion des Ovars auf die Bauchwand und setzt eine Hand auf die Linie Spina iliaca anterior superior – Symphyse (oberer Rand), etwas medial des Psoasrandes auf das Abdomen. Die andere Hand wird etwas oberhalb der Symphyse im Bereich des Ansatzes des M. rectus abdominis auf die Bauchwand aufgelegt (▶ Abb. 6.64). Er gleitet langsam mit beiden Händen in die Tiefe nach posterior, bis er die Testregion erreicht. Es wird die Elastizität des Lig. latum uteri und der Befestigungen des Eileiters und des Ovars im Seitenvergleich getestet. Man achtet dabei auf Schmerzhaftigkeiten und atypische Spannungen.

> **Cave**
> Da dies häufig eine sehr empfindliche Region ist, müssen Sie stets behutsam vorgehen!

Behandlung
Auf dem Ligament kann man mit Inhibitionen, Vibrationen oder kleinen Rebounds für eine Entspannung sorgen.

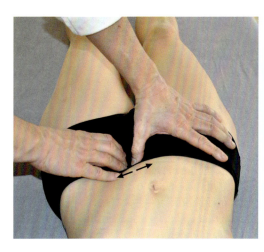

▶ Abb. 6.64

✓ Fragen zur Selbstüberprüfung

Die Antworten finden sich im vorangegangenen Kapitel und werden hier nicht explizit aufgeführt.

1. Was sind die Genitalleisten?
2. Aus welchem Keimblatt entstehen die Urkeimzellen?
3. Wie gelangen die Urkeimzellen in die Genitalleisten?
4. Beschreibe die Lage des Ovars.
5. Wodurch wir die Fossa ovarica begrenzt?
6. Wo projizieren sich die Ovarien auf die Rumpfwand?
7. Nenne fünf topografische Beziehungen der Ovarien.
8. Wodurch wird das Ovar befestigt?
9. Wie wird das Ovar arteriell und venös versorgt?
10. Wie werden die Ovarien innerviert?
11. Wie lange dauert ein Menstruationszyklus?
12. Was ist ein Graaf-Follikel?
13. Was ist HCG?
14. Welche Funktion hat Progesteron?

6.16 Pankreas

6.16.1 Phylogenese und Embryologie

Ende der 4. bis Anfang der 5. Entwicklungswoche erscheinen die beiden Pankreasknospen. Zuerst taucht die dorsale Anlage auf der dorsalen Seite des Duodenums als Epithelknospe aus dem Vorderdarm im hinteren Mesenterium auf. Die ventrale Pankreasepithelknospe zeigt sich auf der Vorderseite des Duodenums unterhalb des Leberdivertikels.

Die ventrale Anlage verlagert sich mit dem Ductus choledochus (Kap. 6.4.1) hinter das Duodenum und nach links. Die dorsale Pankreasanlage wird von der Lage dorsal des Duodenums auch nach links verlagert, sodass beide Anlagen dort verschmelzen und einen gemeinsamen Ausführungsgang bilden können, den Ductus pancreaticus major (▶ Abb. 6.65).

Aus der ventralen Anlage werden Caput und Proc. uncinatus der Bauchspeicheldrüse, die dorsale Anlage wird zu Korpus, Cauda und teilweise

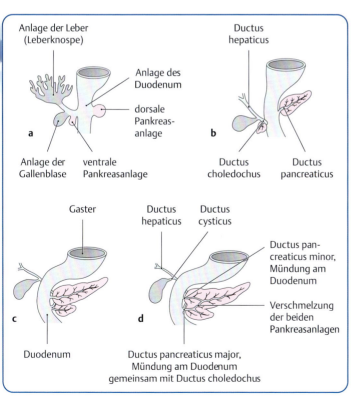

▶ **Abb. 6.65** Dorsale und ventrale Pankreasanlage. (Schünke M, Schulte E, Schumacher U. Prometheus Lern-Atlas der Anatomie. Hals und Innere Organe. Illustrationen von Wesker K, Voll M. Stuttgart: Thieme; 2005)

zum Caput. Behält die dorsale Anlage ihren Ausführungsgang mit einem eigenen Anschluss an das Duodenum, so findet man einen Ductus pancreaticus minor mit einer Papilla duodeni minor, etwa 2 cm kranial der Papilla duodeni major.

Die Erstanlage der Bauchspeicheldrüse liegt intraperitoneal. Im Laufe der Embryonalzeit wird das Organ nach retroperitoneal verlagert. Sein Mesenterium, Teile des dorsalen Mesenteriums des Darmrohrs, verschmelzen dabei mit dem parietalen Peritoneum der dorsalen Rumpfwand und werden zur Fascia retropancreatica oder Treitz-Faszie.

6.16.2 Postnatale Entwicklung

Kap. 6.7.2

6.16.3 Anatomische Grundlagen

Lage
- sekundär retroperitoneal
- Es liegt auf der Medianlinie etwa auf Höhe LWK I/LWK II, das Caput liegt tiefer als die Cauda: Die Achse des Körpers ist ca. 30° zur Horizontallinie nach links oben geneigt.
- Ein Ductus pancreaticus accessorius mündet, falls vorhanden, 2–3 cm oberhalb der Papilla duodeni major ins Duodenum.

Topografie
- Duodenum
- LWK II/III (Caput pancreatis), bedeckt vom rechten Crus des Diaphragmas
- Ductus choledochus
- Aorta
- V. cava inferior
- linke Nierenvene
- Pylorus
- A. und V. mesenterica superior
- Flexura duodenojejunalis
- Bursa omentalis
- Magen
- Mesocolon transversum (teilt das Pankreas in einen sub- und einen supramesokolischen Teil)
- Colon transversum
- linke Kolonflexur
- V. splenica
- Peritoneum
- Milz
- Omentum minus
- V. portae

Befestigungen
- Druck der Organe
- Turgor
- bindegewebige Befestigung im Retroperitonealraum
- Lig. pancreaticosplenicum
- Fascia retropancreatica (Treitz)
- Mesocolon transversum
- Duodenum

Zirkulation

Arteriell
- A. mesenterica superior
- A. gastroduodenalis (aus A. hepatica communis)
- A. splenica

Venös
- V. mesenterica superior
- V. portae
- V. portae (aus V. splenica und Vv. pancreaticoduodenales)

Lymphabfluss
- direkte lymphatische Verbindungen zu eng benachbarten Organen (Duodenum)
- über zöliakale Lymphknoten zu linksseitigen gastrischen und hepatischen Lymphknoten
- mediastinale und zervikale Lymphknoten
- pankreatikolienale Lymphknoten und Pylorus
- mesenteriale und periaortale Lymphknoten

Innervation
- Sympathikus aus Th 5 bis Th 9 über N. splanchnicus major und Umschaltung im Plexus coeliacus
- N. vagus

Leitsymptome
- Schmerzen in der Tiefe des Oberbauchs mit Rückenschmerzen im Bereich der unteren BWS, gürtelförmig ausstrahlend vom Rücken nach vorne
- Bauchdeckenspannung („Gummibauch")

6.16.4 Physiologie

Für die Verdauung ist die exokrine Funktion des Pankreas essenziell. Dagegen hat seine endokrine Aufgabe stark regulierende Einflüsse auf unseren Organismus.

Die **exokrine Funktion** des Pankreas verläuft in den Azinuszellen. In diesen werden Verdauungsenzyme in einer elektrolytreichen Flüssigkeit gelöst. Im Bereich der Drüsenausführungsgänge wird dagegen ein enzymfreies bikarbonatreiches Sekret gebildet (pH-Wert 7,7–8,8). Dieses Sekret wird zur Neutralisation des Speisebreis im Duodenum benötigt, da im alkalischen Milieu die Enzymtätigkeit optimal ist. So werden am Tag 2 l Flüssigkeit über die Papilla duodeni major in das Duodenum geleitet. Es werden folgende Enzyme gebildet:

- **Proteasen/Peptidasen** wie Chymotrypsinogen und Trypsinogen, welche im Duodenum durch Enterokinasen in Chymotrypsin und Trypsin aktiviert werden. Diese Enzyme sind für die Eiweißverdauung zuständig.
- **α-Amylasen** spalten die Kohlenhydrate Glukose und Stärke im Dünndarm in Oligosaccharide, Maltose und Maltotriose auf.
- **Lipasen** dienen der Fettverdauung, die von den Triglyzeriden die Fettsäuren abspalten.

Die Steuerung der exokrinen Funktion erfolgt zum einen durch den N. vagus. Durch ihn wird die Aktivität erhöht. Die gleiche Wirkung hat das Enzym Cholezystokinin aus dem Duodenum. Das Sekretionsvolumen wird erhöht durch Sekretin aus der Dünndarmmukosa. Sekretin steigert ebenfalls die Bikarbonatsekretion im Pankreas (▶ Abb. 6.66).

Die **endokrine Funktion** des Pankreas ist im Inselapparat (in Pankreaskorpus und -schwanz) lokalisiert. In diesen Langerhans-Inseln sind A-, B- und D-Zellen angelegt.

In den **A-Zellen** wird Glukagon zur Blutzuckererhöhung produziert. Die **B-Zellen** stellen Insulin zur Blutzuckersenkung her. Somatostatin wird u. a. in den **D-Zellen** gebildet. Die Aufgabe des Somatostatins ist es, die Magen-Darm-Mobilität herabzusetzen und die Ausschüttung von Insulin, Glukagon, STH, TSH, ACTH und gastrointestinalen Hormonen zu hemmen.

6.16.5 Osteopathische Techniken

Untersuchung

- Dichtetest positiv oberhalb des Bauchnabels, hohe Dichte weit posterior auf beiden Seiten der Medianlinie
- Tiefe Palpation entlang der Projektion des Pankreas löst die immer gleiche Empfindung (Übelkeit, Schmerz) aus.

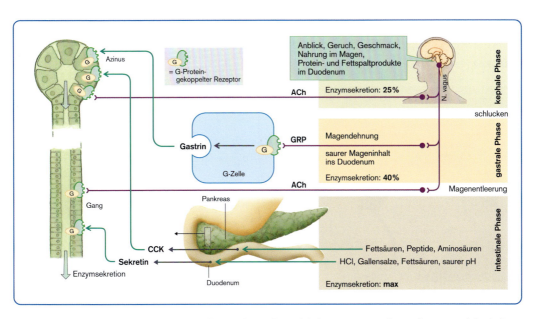

▶ **Abb. 6.66** Steuerung der exokrinen Enzymsekretion des Pankreas. (Klinke R, Pape HC, Silbernagl S, Hrsg. Lehrbuch der Physiologie. 5. Aufl. Stuttgart: Thieme; 2005)

Behandlung

Rib-Raising-Technik

Ausgangsstellung
- *Patient:* liegt in Rückenlage, Beine gestreckt, Arme seitlich des Körpers
- *Therapeut:* steht seitlich zum Patienten

Vorgehen
Die Fingerspitzen beider Hände des Therapeuten kontaktieren die Hautregion lateral der Procc. transversi auf Höhe der Rippen V–IX über den Rippen (▶ Abb. 6.67).

Die Finger werden beidseits so aufgestellt, dass der Patient den Thorax passiv von der Unterlage abgehoben bekommt (▶ Abb. 6.68).

Behandlung
In dieser Position verharrt der Therapeut, bis eine fasziale Entspannung eingetreten ist.

Dann schüttelt er rhythmisch den Thorax des Patienten über seine aufgestellten Finger zum sympathischen Ausgleich 8- bis 10-mal.

Behandlung der präaortalen Plexus

Ausgangsstellung
- *Patient:* in Rückenlage
- *Therapeut:* steht neben dem Patienten

Vorgehen
Auf Höhe der Bauchwandprojektion der präaortalen Plexus (▶ Abb. 6.70) lässt der Therapeut die Finger in der Medianlinie in die Tiefe des Abdomens sinken, bis er den zu behandelnden Plexus erreicht hat (▶ Abb. 6.69). Es kann erforderlich sein, auf dem Weg in die Tiefe mehrmals anzuhalten und eine fasziale Entspannung abzuwarten.

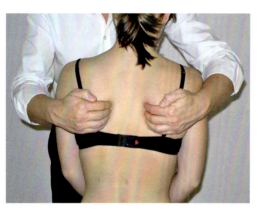

▶ Abb. 6.67

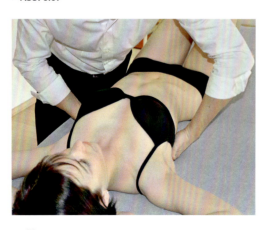

▶ Abb. 6.68

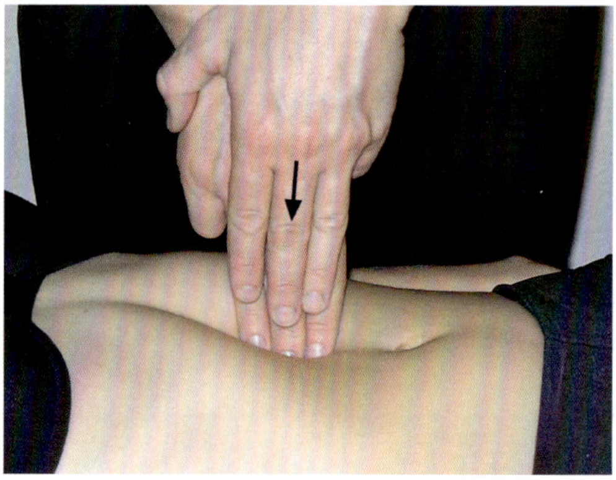

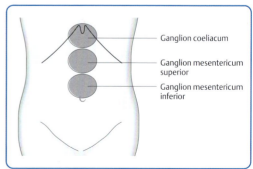

▶ Abb. 6.69

▶ **Abb. 6.70** Präaortale Plexus. (Hebgen E. Viszeralosteopathie. 4. Aufl. Stuttgart: Haug; 2011)

Behandlung

Auf dem Plexus angekommen, hält man den Druck, bis eine fasziale Entspannung erreicht ist und gleicht durch mehrmalige Rebounds den jeweiligen Plexus vegetativ aus.

> ☑ **Fragen zur Selbstüberprüfung**
> Die Antworten finden sich im vorangegangenen Kapitel und werden hier nicht explizit aufgeführt.
> 1. Was ist die Papilla duodeni minor?
> 2. Was entsteht aus den beiden Pankreasanlagen?
> 3. Was ist die Treitz-Faszie?
> 4. Beschreibe die Lage des Pankreas.
> 5. Nenne fünf topografische Beziehungen der Bauchspeicheldrüse.
> 6. Wodurch wird das Pankreas befestigt?
> 7. Wie wird die Bauchspeicheldrüse arteriell und venös versorgt?
> 8. Wie wird das Pankreas innerviert?
> 9. Welche beiden Hauptfunktionen hat das Pankreas?
> 10. Was wird in den A-Zellen des Pankreas produziert?
> 11. Welche Aufgaben hat Somatostatin?
> 12. Wie verändert Glukagon den Blutzuckerspiegel?

6.17 Peritoneum

6.17.1 Phylogenese und Embryologie

Durch die zweifache Abfaltung des Embryos in der 4. Entwicklungswoche (Kap. 6.7.1) wird nicht nur der Dottersack als Darmrohr in den Embryo integriert, sondern es entstehen auch die seitliche und ventrale Körperwand (▶ Abb. 6.71).

Ebenso resultiert aus diesen Faltungsbewegungen eine erste einheitliche Körperhöhle, die von mesodermalem Gewebe ausgekleidet wird. Thorax und Abdomen sind nur teilweise durch das Septum transversum, einem Vorläufer des Diaphragmas, getrennt, und der Thorax ist noch nicht in Perikard- und Pleurahöhle unterteilt. Diese erste Körperhöhle reicht im Prinzip von der späteren Schädelbasis bis zum späteren Beckenboden und ist mit einem einheitlichen Gewebe ausgekleidet. Aus diesem Gewebe entwickeln sich im weiteren Verlauf die Pleura, das Perikard und das Perito-

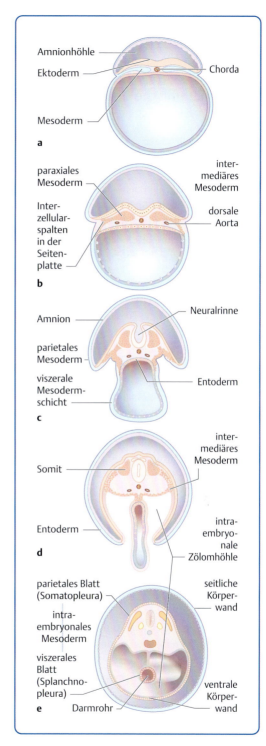

▶ **Abb. 6.71** Entwicklung des mittleren Keimblattes.

neum (jeweils parietales und viszerales Blatt). Als Zentralsehne wird dieser fasziale Strang später bezeichnet (Kap. 9.7.2).

6.17.2 Anatomische Grundlagen

Lage

Peritoneum parietale
- Pars diaphragmatica – Unterseite des Zwerchfells
- Pars posterior – überzieht die Fascia transversalis und ist von der Abdominalwand durch den Retroperitonealraum getrennt. Im Retroperitonealraum liegen Aorta, V. cava inferior, Nieren, Ureter und die Nebennieren. Der Ureter ist über seine bindegewebige Hülle am Peritoneum befestigt.
- Pars anterior – überzieht die vordere seitliche Bauchwand und bildet Fossa supravesicalis, Fossa inguinalis medialis und Fossa inguinalis lateralis. Die letzten beiden sind Schwachstellen in der Bauchwand, sogenannte Leistenbruchpforten.
- Pars inferior – kleidet Seitenwände des Beckenraums aus und liegt entlang der Mittellinie auf dem subperitonealen Bindegewebsraum. Im weiblichen Becken bildet das Peritoneum zwei tief reichende Aussackungen:
  - Excavatio vesicouterina
  - Excavatio rectouterina (Douglas-Raum)

Peritoneum viscerale
- Legt sich der Innenseite des Peritoneum parietale und den Oberflächen der Baucheingeweide (fest) an.

Topografie

Das Peritoneum hat zu allen intraperitonealen Organen und zu den meisten retro- und extraperitonealen Organen und Strukturen eine topografische Beziehung.

Befestigungen

Mesos
Durch Mesos werden die Organe an der Rumpfwand befestigt und mit Gefäßen und Nerven versorgt.

Meso des Magens
- Plica gastropancreaticum (mit A. gastrica sinistra) mit dem Lig. duodenopancreaticum (mit A. hepatica communis)

Mesenterium
- 12–15 cm lang und 18 mm breit
- überquert LWK II–V
- Auf Höhe L 3/L 4 dringen Vasa mesenterica superiores ins Mesenterium ein.
- Zwischen L4/L5 überquert das Mesenterium den rechten Ureter.
- Mesoappendix entspringt aus dem Mesenterium und setzt sich ins Lig. appendicoovaricum fort.

Mesocolon transversum
- teilt den Peritonealraum in Oberbauch und Unterbauch

Mesocolon sigmoideum
- Von der A. mesenterica inferior zieht ein Ursprung senkrecht nach unten zum SWK 3.
- Von der A. mesenterica inferior verläuft die zweite Wurzel des Mesocolon sigmoideum schräg zum Innenrand des linken Psoas.
- Zusätzliche Verbindungen bestehen zur linken Iliakalarterie, zum linken Eileiter und zum Mesenterium.

Der **Treitz-Muskel (M. suspensorium duodeni)** zieht vom linken Crus des Zwerchfells, dem rechten Ösophagusrand und dem Hiatus aorticus zur Flexura duodenojejunalis.

Die **Treitz-Faszie** stellt die Verbindung von Duodenum und Pankreas dar. Sie fixiert das Pankreas außerdem nach dorsal auf der Fascia transversalis.

Die **Toldt-Faszie** verbindet das Colon ascendens mit dem Colon descendens.

Beide Faszien sind die rudimentären embryonalen Mesenterien dieser Organe und deuten auf die embryonal intraperitoneale Lage hin.

Ligamente

Ligamente verbinden zwei Organe untereinander oder ein Organ mit der Rumpfwand, führen aber keine wichtigen Gefäße.
- Lig. teres hepatis (obliterierte V. umbilicalis)
- Lig. coronarium mit Ligg. triangulares sinister und dexter

- Lig. gastrophrenicum (Umschlagfalte der beiden Peritonealblätter, die den Magen umgeben) – setzt sich fort in Omentum minus und Lig. gastrosplenicum
- Lig. latum uteri (fixiert Peritoneum fest an Uterus und Adnexen)
- Ligg. phrenicolica (laterale Ausläufer des Omentum majus)

Omenta
- Omenta sind Bauchfellduplikaturen, die teilweise Gefäße führen und von einem Organ zum anderen verlaufen.
- Omentum minus
- Omentum majus (ein Teil des Omentum majus bildet das Lig. gastrocolicum)
- Lig. gastrosplenicum (Fortsetzung des Lig. gastrocolicum nach linkslateral) – setzt sich auf die Innenseite der Milz und als vorderes Blatt des Lig. pancreaticosplenicum fort.
- Lig. pancreaticosplenicum (hinteres kurzes Blatt geht in posteriores Peritoneum parietale über)

Bursa omentalis
- Begrenzungen:
  - hinten: posteriores Peritoneum parietale
  - vorne: Omentum minus, Magen, Colon transversum
  - unten: Mesocolon transversum
  - links: Ligg. gastrosplenicum und pancreaticosplenicum

Zirkulation

Die arterielle, venöse und lymphatische Zirkulation des Peritoneum viscerale entspricht den Versorgungen des Organs. Das Peritoneum parietale wird segmental versorgt.

Innervation

Das Peritoneum wird mit sensiblen und vasomotorischen Fasern aus dem N. phrenicus und aus thorakalen und lumbalen segmentalen Nerven versorgt.

Leitsymptome

- Peritonitiszeichen

6.17.3 Physiologie

Das Peritoneum schützt in erster Linie die Abdominalorgane, indem es die Bauchhöhle luftdicht abschließt. Es werden durch das Peritoneum ca. 50 ml Transsudat aus den Blutgefäßen absorbiert und sezerniert. Diese Flüssigkeit dient der Herabsetzung der Oberflächenviskosität des Peritoneums, was die Beweglichkeit der Organe untereinander gewährleistet. Die Beweglichkeit der intraperitonealen Organe wird durch peritoneale Strukturen limitiert (Mesenterien, Omenta).

In den Mesenterien und Omenta verlaufen die arteriellen, venösen und nervalen Versorgungsstraßen der intraperitonealen Organe. Besonders das Omentum majus enthält eine Vielzahl von lymphatischem Gewebe (Maculae lactae). In diesem Gewebe befinden sich reichlich Lymphozyten und Makrophagen, welche ein Teil des Immunsystems darstellen.

Einen weiteren Part des Abwehrsystems stellt das starke Fettdepot im Omentum majus dar.

6.17.4 Osteopathische Techniken

Untersuchung
- früher Gegenzug an der kaudalen Peritoneumsgrenze
- sichtbare Narbenzüge aus alten Bauchoperationen, die sich bis in die Tiefe des Bauchs palpieren lassen

Behandlung
Test und Behandlung der Mobilität

Ausgangsstellung
- *Patient:* in Rückenlage, Beine angewinkelt
- *Therapeut:* steht neben dem Patienten

Vorgehen
Der Therapeut legt beide Hände auf das Abdomen auf und drückt sie nach posterior, bis er in der richtigen Palpationsebene für das Peritoneum angekommen ist (▶ Abb. 6.72).

> **Beachte**
> Fühlt man die Organe, ist man zu tief. Man geht wieder etwas mit der Palpation aus dem Bauch heraus, bis man z. B. die Darmschlingen gerade nicht mehr fühlt – das ist die richtige Ebene.

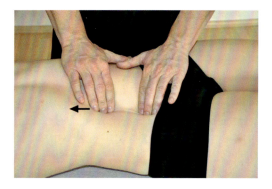

▶ Abb. 6.72

Test
Eine Hand wird nun zum Punctum fixum, die andere ist Punctum mobile. Die mobile Hand dehnt um die Fixhand herum das Peritoneum. Beurteilt werden lokale Spannungsunterschiede und Schmerzsensationen auf Zug im Seitenvergleich. Man wandert in dieser Art und Weise über den gesamten Bauch und befundet das gesamte ventrale Peritoneum. Dabei kann die Fixhand auch wechseln.

Behandlung
Die Orte erhöhter Spannung oder die schmerzhaften Bereiche werden direkt (mit Dehnung der Gewebe) oder indirekt (mit Annäherung der Gewebe) behandelt. Die Fixhand kann dabei wechseln, es können auch beide Hände zur mobilen Hand werden.

Mobilisation an der kaudalen Peritoneumsgrenze

Ausgangsstellung
- *Patient:* in Rückenlage, Beine angewinkelt
- *Therapeut:* steht neben dem Patienten

Vorgehen/Test
Der Therapeut palpiert mit beiden Händen den Übergang vom Dünndarmpaket auf die Organe des kleinen Beckens. Die Hände sinken etwas in die Tiefe des Abdomens nach posterior (▶ Abb. 6.73).
  Beide Hände ziehen nach kranial, bis man einen Gegenzug der Gewebe von kaudal spürt. Tritt dies sehr früh ein, so ist dies ein Zeichen, dass Dünndarmschlingen, Peritoneum und Organe des kleinen Beckens miteinander verklebt sind.

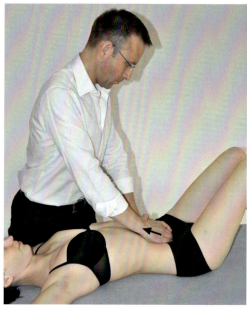

▶ Abb. 6.73

Behandlung
Der Patient soll die Beine nun nacheinander strecken. Der Therapeut hält mit Zug nach kranial dagegen. Die Behandlung ist beendet, wenn man einen geweblichen Release wahrgenommen hat. Danach sollte man noch einmal nachtesten und die Behandlung so lange wiederholen, bis der kaudale Gegenzug kaum noch zu fühlen ist.

> ☑ **Fragen zur Selbstüberprüfung**
> Die Antworten finden sich im vorangegangenen Kapitel und werden hier nicht explizit aufgeführt.
> 1. Aus welchem Keimblatt entstehen die serösen Häute in Thorax und Abdomen?
> 2. Beschreibe die erste Körperhöhle.
> 3. Was ist der Douglas-Raum?
> 4. Was ist die Toldt-Faszie?
> 5. Was ist der M. suspensorium duodeni?
> 6. Welche Mesenterien gibt es?
> 7. Wodurch wird die Bursa omentalis begrenzt? Wo ist sie zu finden?
> 8. Welche peritonealen Strukturen haben besonders starke Haltefunktion?
> 9. Wo im Peritoneum befindet sich ein besonders starkes Fettdepot?

6.18 Prostata

6.18.1 Phylogenese und Embryologie

Die Entwicklung der Genitalwege beginnt bei beiden Geschlechtern mit dem Auftreten eines Paares von Genitalgängen lateral der Urnieren in der 5. bis 6. embryonalen Woche (▶ Abb. 6.74).

Die Urnierengänge oder Wolff-Gänge entwickeln sich, nachdem sie kurzzeitig urinleitende Funktion übernommen haben, zum Nebenhodengang (Ductus epididymidis), dem Samenleiter (Ductus deferens), der Bläschendrüse (Glandula vesiculosa) und dem Ductus ejaculatorius. Hodennahe Tubuli der Urniere bilden sich nicht wie der Rest der Urniere zurück, sondern bilden die Ductuli efferentes.

Die akzessorischen männlichen Geschlechtsdrüsen entwickeln sich aus epithelialen Aussprossungen der harnleitenden Strukturen in das umgebende Mesenchym. Die Prostata und die Glandulae bulbourethrales (Cowper-Drüsen) entspringen dabei beide aus dem Epithel der Urethra.

Als rudimentäre Elemente des Müller-Gangs können beim Mann ein Appendix testis, Utriculus prostaticus und Colliculus seminalis persistieren. Reste des Wolff-Gangs (Kap. 6.3.1) findet man eventuell als Appendix epididymidis und Paradidymis (▶ Abb. 6.75).

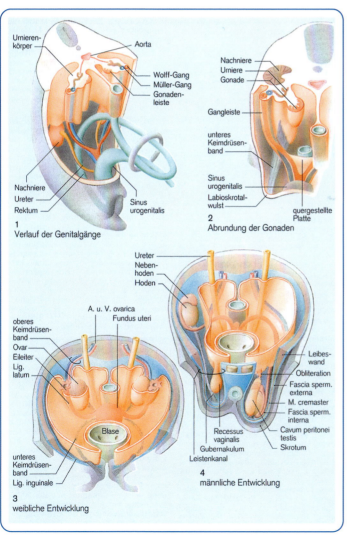

▶ Abb. 6.74 Ausbildung der inneren Genitalorgane. (Drews U. Taschenatlas der Embryologie. Stuttgart: Thieme; 1993)

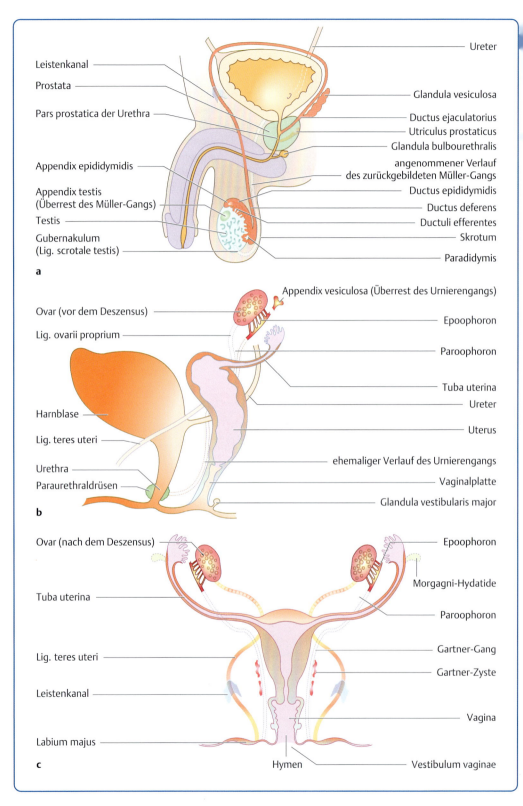

▶ **Abb. 6.75** Entwicklung der männlichen und weiblichen Genitalwege.

6.18.2 Postnatale Entwicklung

In der 13.–15. SSW haben die Testosteronwerte einen hohen Level. Zu dieser Zeit beginnt auch die Prostata ihre sekretorische Aktivität.

Postnatal sind die Tubuli seminiferi der Hoden noch nicht durchlässig, sie werden erst zur Pubertät kanalisiert. Bis zur Pubertät wachsen die Hoden nur wenig, bis zum Erwachsenenalter werden sie etwa 40-mal so schwer wie die Hoden eines Neugeborenen. Auch die Prostata wächst bis zur Pubertät nur wenig, dann nimmt sie in kurzer Zeit etwa die doppelte Größe ein.

6.18.3 Anatomische Grundlagen

Lage

- Die Prostata liegt extraperitoneal zwischen Harnblase und Beckenboden, so wie Os pubis und Rektum, eingefasst im kleinen Becken, und ist von rektal ca. 4 cm vom After entfernt zu tasten.
- Der Anfangsteil der Urethra läuft durch sie hindurch. Innerhalb der Prostata münden auch die Ductuli ejaculatorii in die Urethra, die aus dem Zusammenschluss des Ductus deferens und des Ausführungsgangs des Samenbläschens (Ductus excretorius) entstehen.

Topografie

- Beckenboden
- Harnblase
- Os pubis
- Rektum
- Urethra

Befestigungen

- Lamina von Delbet
- Lig. puboprostaticum
- Lig. rectoprostaticum

Zirkulation

Arteriell

- A. rectalis media
- A. vesicalis inferior
- A. pudenda interna
- A. obturatoria

Venös

- über den Plexus vesicoprostaticus in die Vv. vesicales, die in die V. iliaca interna münden

Lymphabfluss

- Nll. iliaci externi et interni

Innervation

- Sympathikus aus L 1 bis L 2 über Nn. splanchnici lumbales zum Plexus hypogastricus inferior und weiter zum Plexus prostaticus
- sakraler Parasympathikus (S 2 bis S 4) zum Plexus hypogastricus inferior und weiter zum Plexus prostaticus

Leitsymptome

- Erschwertes, evtl. schmerzhaftes Wasserlassen

6.18.4 Physiologie

Die Prostata enthält bis zu 40 Drüsen und fast 30 kleine Ausführungsgänge. In ihr wird ein Teil der Samenflüssigkeit gebildet, die während einer Ejakulation ausgestoßen wird.

Das Prostatasekret enthält Samenzellen aus den Hoden, Flüssigkeit der Samenbläschen (Vesiculae seminales) und Sperma aus der Bulbourethraldrüse. Das Sekret ist dünnflüssig, trüb und hat einen leicht sauren pH-Wert von 6,4. Im Prostatasekret findet man hydrolytische Enzyme (Polyamin), welche die Befruchtungsfähigkeit und die Beweglichkeit der Spermien fördern. Weiterhin enthält das Prostatasekret Zitronensäure, Cholesterin, Zink und Phosphatase. Die Prostata wird endokrin über Testosteron gesteuert.

6.18.5 Osteopathische Techniken

Untersuchung

Dichtetest ist positiv unterhalb des Bauchnabels.

Behandlung

Mobilisation der Lamina von Delbet
Die Technik ist im Kapitel „Harnblase" beschrieben (S. 222).

> **☑ Fragen zur Selbstüberprüfung**
> Die Antworten finden sich im vorangegangenen Kapitel und werden hier nicht explizit aufgeführt.
> 1. Was sind die Wolff-Gänge? Was entsteht aus ihnen?
> 2. Was entsteht aus den Müller-Gängen beim Mann?
> 3. Wie entstehen die akzessorischen Geschlechtsdrüsen beim Mann?
> 4. Beschreibe die Lage der Prostata.
> 5. Nenne fünf topografische Beziehungen der Prostata.
> 6. Nenne die Befestigungen der Prostata.
> 7. Wie wird die Prostata arteriell und venös versorgt?
> 8. Wie wird die Prostata innerviert?
> 9. Welches Hormon steuert die Prostata?
> 10. Welche Zusammensetzung hat das Prostatasekret?

6.19
Ureter

6.19.1 Phylogenese und Embryologie

Kap. 6.13.1

6.19.2 Postnatale Entwicklung

Kap. 6.13.2

6.19.3 Anatomische Grundlagen
Lage

Der Ureter läuft auf dem M. psoas major kaudal, überkreuzt beim Eintritt ins kleine Becken die Teilungsstelle der A. iliaca communis (links) bzw. die A. iliaca externa (rechts) und steigt an der lateralen Beckenwand nahe dem Peritoneum weiter nach kaudal ab.

Weiterer Verlauf beim Mann
- Etwa auf Höhe der Spina ischiadica ändert er seine Richtung nach medial und vorne in Richtung Harnblase.
- Etwas oberhalb des Samenbläschens erreicht er die hintere seitliche Wand der Harnblase, wo ihn der Ductus deferens überkreuzt.
- Der Samenleiter liegt hier näher am Peritoneum als der Ureter.
- Im weiteren Verlauf durchquert der Harnleiter die Harnblase schräg von hinten lateral nach vorne medial.

Weiterer Verlauf bei der Frau
- Etwa auf Höhe der Spina ischiadica ändert er seine Richtung nach medial und vorne in Richtung Harnblase.
- Er liegt dabei zunächst in der Basis des Lig. latum uteri. In diesem Bereich wird er von der A. uterina überkreuzt.
- Auf seinem weiteren Weg liegt er in ca. 1–2 cm Abstand von der Pars supravaginalis der Cervix uteri entfernt.
- Umittelbar vor der Harnblase liegt er dem vorderen und seitlichen Scheidengewölbe auf.
- Der Eintritt in die Harnblase verläuft schräg wie beim Mann.

Topografie
Siehe Verlauf – zusätzlich:
- Peritoneum
- Psoasfaszie
- N. genitofemoralis
- V. cava inferior (rechts)
- Duodenum (rechts)
- Vasa testicularia/ovarica
- A. colica dextra
- A. iliocolica
- A. mesenterica inferior oder A. colica sinistra
- Radix mesenterii
- Radix des Mesocolon sigmoideum

Befestigungen
- Fettkapsel der Niere
- Peritoneum
- retro- und extraperitoneales Bindegewebe

Zirkulation
Arteriell
Die **arterielle** Versorgung erfolgt aus Ästen der in der Nähe liegenden Arterien:
- A. renalis
- A. abdominalis
- A. testicularis/A. ovarica

- A. iliaca communis
- A. iliaca interna
- A. vesicalis inferior
- A. uterina

Venös
- V. testicularis/V. ovarica
- V. iliaca interna
- Plexus vesicalis

Lymphabfluss
- Nodi iliaci interni/communes/externi
- Nodi lumbales
- renale Lymphknoten

Innervation

- Sympathikus aus Th 10 bis L 1 über N. splanchnicus minor und N. splanchnicus imus sowie Nn. splanchnicus lumbalis 1 und 2 zum Plexus coeliacus, Ganglion aorticorenale, Plexus renalis und Ganglion renale posterius.
- N. vagus (über Plexus coeliacus)
- sakraler Parasympathikus (S 2 bis S 4) über Plexus hypogastricus superior zum Plexus renalis.

Leitsymptome

- Klopfschmerz im Nierenlager
- Hämaturie
- wellenförmiger Flankenschmerz mit Ausstrahlung in Rücken, Genitalien, Unterbauch oder Leiste (Kolik)

6.19.4 Physiologie

Kap. 6.5.4 und Kap. 6.13.4

6.19.5 Osteopathische Techniken

Untersuchung

- Mobilität der Niere (S. 272)
- Test der Lamina von Delbet (S. 222)
- Test der tiefen abdominellen Faszien (S. 255)

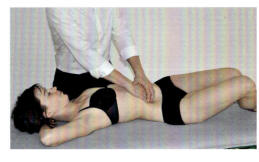

▶ Abb. 6.76

Behandlung

Dehnung des Ureters

Ausgangsstellung
- *Patient:* liegt in Rückenlage
- *Therapeut:* steht auf der zu behandelnden Seite

Vorgehen
Der Therapeut nimmt Kontakt mit dem unteren Pol der Niere auf und fixiert die Niere (▶ Abb. 6.76). Er führt die Beine des Patienten nach lateral, sodass eine ipsilaterale Rotation des Rumpfes fasziliiert wird, und dehnt so den Ureter. Dies wird rhythmisch wiederholt, oder die Dehnung wird statisch gehalten.

> ✅ **Fragen zur Selbstüberprüfung**
> Die Antworten finden sich im vorangegangenen Kapitel und werden hier nicht explizit aufgeführt.
> 1. Beschreibe den Verlauf des Ureters bei beiden Geschlechtern.
> 2. Nenne fünf topografische Beziehungen des Ureters.
> 3. Wie wird der Ureter arteriell und venös versorgt?
> 4. Wie wird der Ureter innerviert?

6.20 Uterus

6.20.1 Phylogenese und Embryologie

Kap. 6.3.1 und Kap. 6.15.1

6.20.2 Postnatale Entwicklung

Kap. 6.15.2

6.20.3 Anatomische Grundlagen

Lage

- **Flexio** = Neigung zwischen Längsachse von Zervix und Korpus
  - normal: Anteflexio (Korpusachse bei stehender Frau fast horizontal, Zervixachse nach dorsokaudal ausgerichtet)
- **Versio** = Neigung der Zervixachse zur Longitudinalachse
  - normal: Anteversio (Zervixachse nach vorne geneigt)
- **Positio** = Stellung der Portio vaginalis im Beckenraum
  - normal: Portio in Höhe der Interspinallinie in der Beckenmitte oder etwas links

Einflüsse auf die Lage
- Zustand des Uterushalteapparats
- Füllungsgrad von Harnblase und Rektum
- Schrumpfungs- und Verdrängungsprozesse im kleinen Becken

Projektion auf die Rumpfwand
- unteres Drittel des Uterus
  - unmittelbar oberhalb der Symphyse
- supravaginaler Teil der Zervix
  - sakrokokzygeales Gelenk

Topografie
- Peritoneum
- Harnblase
- Rektum
- Vagina
- Dünndarmschlingen
- Colon sigmoideum
- Eileiter
- Ovar
- Ureter
- A. und V. uterina

Befestigungen
- Beckenboden (M. levator ani)
- Ligg. suspensorium ovarii, ovarii proprium, teres uteri
- Ligg. lata/Plica lata
- Ligg. sacrouterina und rectouterina
- Lig. vesicouterinum

Zirkulation

Arteriell
- A. uterina (aus A. iliaca interna) anastomosiert mit A. ovarica (aus Aorta)

Venös
- V. uterina und diverse Plexus, die in die V. iliaca interna münden

Lymphabfluss
- Nodi lymphatici lumbales
- Nodi lymphatici inguinales superficiales
- Nodi lymphatici iliaci externi
- Nodi lymphatici obturatorii

Innervation
- Sympathikus aus Th 10 bis L 2 über Nn. splanchnici zu Ganglia coeliacus/mesenterica superior et inferior und Plexus renalis
- Mit Gefäßen (A. ovarica) oder als eigenständige Nervenfasern ziehen die Nerven zu den Plexus hypogastrici und uterovaginalis.
- Diskutiert wird eine postganglionäre Versorgung aus den 4 sakralen Ganglien und den Ganglion impar.
- sakraler Parasympathikus (S 2 bis S 4) zum Plexus hypogastricus inferior und Plexus uterovaginalis

6.20.4 Physiologie

Kap. 6.15.4

6.20.5 Osteopathische Techniken

Untersuchung
- Dichtetest positiv unterhalb des Bauchnabels
- Test der Lamina von Delbet ergibt hohe Faszienspannungen ventral bis in die mittleren Schichten des Abdomens.
- Test der Mobilität über das Foramen obturatum (S. 222). Dieser Test gibt indirekt eine Aussage über die Mobilität des Uterus, weil Harnblase und Uterus gemeinsam nach kranial mobilisiert werden.
- Test der Mobilität des Fundus uteri (s. u.)

Behandlung

Test und Behandlung des Fundus uteri

Ausgangsstellung
- *Patientin:* in Rückenlage, Beine angewinkelt
- *Therapeut:* steht neben der Patientin

Vorgehen
Der Therapeut legt seine Hand ipsilateral etwas oberhalb der Symphyse im Bereich des Ansatzes des M. rectus abdominis auf die Bauchwand auf. Mit vorsichtigem Druck nach posterior erreicht der Therapeut die Region lateral des Fundus uteri (▶ Abb. 6.77).

Test
Durch transversalen Schub testet man die Mobilität. Dabei achtet man auf Schmerzhaftigkeiten und atypische Spannungen. Je stärker die Beine in der Hüfte flektiert sind, desto leichter ist die Ausführung.

Behandlung
Der Therapeut kann mit beiden Händen gleichzeitig beidseits des Uterus ansetzen und das Organ in Translation mobilisieren. Wichtig ist eine genügend große Hüftflexion zur Entspannung der Bauchwand.

Variante
Die einseitige Ausführung der Technik ist möglich. Dies gelingt auch sehr gut in Seitenlage.

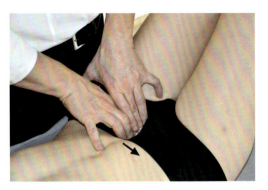

▶ Abb. 6.77

✅ Fragen zur Selbstüberprüfung
Die Antworten finden sich im vorangegangenen Kapitel und werden hier nicht explizit aufgeführt.
1. Wo projiziert sich der Uterus auf die Rumpfwand?
2. Beschreibe die Lage des Uterus.
3. Nenne fünf topografische Beziehungen des Uterus.
4. Wodurch wird der Uterus befestigt?
5. Wie wird der Uterus arteriell und venös versorgt?
6. Wie wird der Uterus innerviert?

Literatur
[1] Armstrong N, Welsman J. Children in sport and exercise. 1 Bioenergetics and anaerobic exercise. Br J Phys Educ 1997a; 28(1): 3–6

[2] Armstrong N, Welsman J. Children in sport and exercise. 2. Br J Phys Educ 1997b; 28(2): 4–6

[3] Armstrong N, Welsman J. Children in sport and exercise. 3 Aerobic exercise. Br J Phys Educ 1997c; 33: 4

[4] Baenkler H-W, Fritze D, Füeßl HS et al. Duale Reihe Innere Medizin. Stuttgart: Thieme; 2001

[5] Barral J-P. Lehrbuch der Viszeralen Osteopathie. Band 2. München: Urban & Fischer; 2002

[6] Barral J-P. The Thorax. English language edition. Seattle: Eastland Press; 1991

[7] Barral J-P. Urogenital Manipulation. English language edition. Seattle: Eastland Press; 1993

[8] Barral J-P, Mercier P. Lehrbuch der Viszeralen Osteopathie. Band 1. München: Urban & Fischer; 2002

[9] Bouchet A, Cuilleret J. Anatomie 4 – l'abdomen, la région rétro-péritonéale, le petit bassin, le périnée. 2. éd. Paris: Simep SA, Masson; 2001

[10] Chamley CA, Carson P, Randall D, Sandwell M. Developmental anatomy and physiology of children. London: Churchill Livingstone; 2005

[11] Dahmer J. Anamnese und Befund. 6. Aufl. Stuttgart: Thieme; 1988

[12] Davenport M. Paediatric fluid balance. Care of the critically III 1996; 12 (1): 26–31

[13] De Coster M, Pollaris A. Viszerale Osteopathie. 5. Aufl. Stuttgart: Haug; 2011

[14] Finet G, Williame C. Treating Visceral Dysfunction: An Osteopathic Approach to Understanding and Treating the Abdominal Organs. Portland: Stillness Press; 2000

[15] Fleischhauer K, Hrsg. Benninghoff Anatomie: Makroskopische und mikroskopische Anatomie des Menschen – Band 2. 13./14. Aufl. München: Urban & Schwarzenberg; 1985

[16] Golenhofen K. Basislehrbuch Physiologie. 4. Aufl. München: Urban & Fischer; 2006

[17] Greenman PE. Lehrbuch der Osteopathischen Medizin. 3. Aufl. Stuttgart: Haug; 2005

[18] Hahn J-M. Checkliste Innere Medizin. 5. Aufl. Stuttgart: Thieme; 2007

[19] Halliday H, McClure G, Reid MMcC, eds. Handbook of neonatal intensive care. 3rd ed. London: Bailliere Tindall; 1989

[20] Hebgen E. Unterrichtsskripte „Viszerale Osteopathie". Bitburg: Institut für angewandte Osteopathie (IFAO); 1995–2000

[21] Hebgen E. Viszeralosteopathie – Grundlagen und Techniken. 4. Aufl. Stuttgart: Haug; 2011

[22] Hoppenfeld S. Orthopädische Neurologie. Band 24. Stuttgart: Enke; 1980

[23] Imhoff AB, Baumgartner R, Linke RD. Checkliste Orthopädie. 4. Aufl. Stuttgart: Thieme; 2006

[24] Klinke R, Silbernagl S, Hrsg. Lehrbuch der Physiologie. Stuttgart: Thieme; 1994

[25] Klinke R, Pape H-C, Silbernagl S. Physiologie. 5. Aufl. Stuttgart: Thieme; 2005

[26] Kuchera ML, Kuchera WA. Osteopathic Considerations in Systemic Dysfunktion. 2nd ed. Columbus: Greyden Press; 1994

[27] Lang F. Pathophysiologie – Pathobiochemie. 3. Aufl. Stuttgart: Enke; 1987

[28] Langman J. Medizinische Emryologie. 7. Aufl. Stuttgart: Thieme; 1985

[29] Lippert H. Lehrbuch Anatomie. 4. Aufl. München: Urban & Schwarzenberg; 1996

[30] MacGregor J. Introduction to the anatomy and physiology of children. London: Routledge; 2000

[31] Meert GF. Das venöse und lymphatische System aus osteopathischer Sicht. München: Elsevier; 2007

[32] Moore KL. Grundlagen der Medizinischen Embryologie. 2. Aufl. Stuttgart: Enke; 1996

[33] Netter FH. Atlas der Anatomie des Menschen. 2. Aufl. Basel: Ciba-Geigy AG; 1994

[34] Netter FH. Innere Medizin. Stuttgart: Thieme; 2000

[35] Paoletti S. Faszien: Anatomie –Strukturen – Techniken – Spezielle Osteopathie. München: Urban & Fischer; 2001

[36] Putz R, Pabst R, Hrsg. Sobotta: Atlas der Anatomie des Menschen – Band 2. 20. Aufl. München: Urban & Schwarzenberg; 1993

[37] Richter P, Hebgen E. Triggerpunkte und Muskelfunktionsketten. 3. Aufl. Stuttgart: Haug; 2011

[38] Rohen JW, Lütjen-Drecoll E. Funktionelle Embryologie. 2. Aufl. Stuttgart: Schattauer; 2004

[39] Schmidt RF, Thews G, Hrsg. Physiologie des Menschen. 23. Aufl. Berlin: Springer; 1987

[40] Schmidt-Matthiesen H, Hepp H, Hrsg. Gynäkologie und Geburtshilfe. 9. Aufl. Stuttgart: Schattauer; 1998

[41] Schünke M, Schulte E, Schumacher U. Prometheus LernAtlas der Anatomie. Allgemeine Anatomie und Bewegungsapparat. Illustrationen von Voll M. und Wesker K. Stuttgart: Thieme; 2005

[42] Schünke M, Schulte E, Schumacher U. Prometheus LernAtlas der Anatomie. Hals und Innere Organe. Illustrationen von Voll M. und Wesker K. Stuttgart: Thieme 2005

[43] Schünke M, Schulte E, Schumacher U. Prometheus LernAtlas der Anatomie. Kopf und Neuronantomie. Illustrationen von Voll M. und Wesker K. Stuttgart: Thieme; 2006

[44] Silbernagl S, Despopoulos A. Taschenatlas der Physiologie. 3. Aufl. Stuttgart: Thieme; 1988

[45] Sinclair D. Human growth after birth. 5th ed. Oxford: Oxford Medical Publications; 1991

[46] Springer Lexikon Medizin. DVD Version 1.3. Berlin, Heidelberg: Springer; 2005

[47] Staubesand J, Hrsg. Benninghoff Anatomie: Makroskopische und mikroskopische Anatomie des Menschen. Band 1. 13. Aufl. München: Urban & Schwarzenberg; 1985

[48] Staubesand J, Hrsg. Sobotta: Atlas der Anatomie des Menschen. Band 1. 19. Aufl. München: Urban & Schwarzenberg; 1988

[49] Stone C. Die inneren Organe aus der Sicht der Osteopathie. Kötzting: Verlag für Ganzheitliche Medizin; 1996

[50] Waligora J, Perlemuter L. Anatomie, Enseignement des Centres Hospitalo-Universitaires (1. Abdomen). Paris: Masson; 1975

[51] Waligora J, Perlemuter L. Anatomie, Enseignement des Centres Hospitalo-Universitaires (2. Abdomen et petit bassin). Paris: Masson; 1975

[52] Whitaker RH, Borley NR. Anatomiekompaß: Taschenatlas der anatomischen Leitungsbahnen. Stuttgart: Thieme; 1997

[53] Wong DL. Whaley and Wong's nursing care of infants and children. St. Louis: Mosby; 1999

[54] Zenker W, Hrsg. Benninghoff Anatomie: Makroskopische und mikroskopische Anatomie des Menschen. Band 3. 13./14. Aufl. München: Urban & Schwarzenberg; 1985

7 Kraniosakrale Osteopathie

Kristin Peters

Um die Übersicht zu wahren, werden zuerst allgemeine, phylogenetische und embryologische Aspekte erläutert. Es folgen Beschreibungen von Anatomie, Biomechanik sowie physiologische Aspekte für die einzelnen Schädelknochen. Danach werden Untersuchungs- und Behandlungstechniken vorgestellt. Daran anschließend finden sich Fragen zur Selbstüberprüfung.

7.1 Kranium

7.1.1 Phylogenese und Embryologie

Die Entwicklung des knöchernen Schädels beginnt am Ende der 3. Woche der Embryonalzeit mit dem Auftauchen der ersten Somiten (Urwirbel), aus denen das Gewebe des Halses und des Hinterhauptes hervorgeht. Das Kopfmesenchym, ein Abkömmling der kranialen Neuralleistenzellen, umgibt das heranwachsende Gehirn und entwickelt sich durch chondrale (knorpelige) und desmale (membranöse) Ossifikation zum Schädel. Im Bereich des Dorsum sellae des Os sphenoidale treffen sich embryologische Somiten mit dem Kopfmesenchym. An diesem Ort ist die Lamina terminalis, das Ende der Chorda dorsalis lokalisiert.

Man unterscheidet ein chondrales und ein desmales Neurokranium, welches das Gehirn umgibt und ein chondrales und desmales Viszerokranium, welches das Gesicht bildet und außerdem den Beginn des gastrointestinalen Traktes darstellt. Zum chondralen Neurokranium gehören das Os occipitale (außer Interparietalokziput), die Partes petrosae des Os temporale, das Os sphenoidale, ohne die beiden Procc. pterygoidei, und das Os ethmoidale. Später bilden diese Knochen die Schädelbasis. Zum desmalen Neurokranium zählen das Os frontale und das Os parietale. Diese Knochen bilden das Schädeldach.

Chondrales Viszerokranium entsteht aus den Viszeralbögen und bildet die Ohrknöchelchen Malleus, Incus und Stapes sowie das Os hyoideum und den Schildknorpel. Das desmale Viszerokranium umfasst die Squama ossis temporalis, die später durch dorsal gerichtetes Wachstum zum Neurokranium gehört, die Maxilla, die Mandibula, ebenfalls ein Abkömmling der Viszeralbögen, und das Os zygomaticum (▶ Abb. 7.1).

Die aus dem das Gehirn umgebenden Mesenchym entstandenen Knochen des Schädeldaches weisen bei der Geburt durch ihre Konsistenz und ihre räumliche Trennung (Suturen entwickeln sich erst ab dem 2. Lebensjahr) ein hohes Maß an Verformbarkeit auf und ermöglichen auf diese Weise die Passage des Geburtskanals (▶ Abb. 7.2).

Das Neurokranium wächst während der ersten beiden Lebensjahre parallel zu der entsprechenden Größenzunahme des Gehirns am meisten, während das Viszerokranium sein stärkstes Wachstum, ausgelöst durch das Durchbrechen der bleibenden Zähne und den sich ausbildenden Sinus maxillaris, zwischen dem 6. und 7. Lebensjahr zeigt.

7.1.2 Osteopathische Betrachtung

Die Forschungen von Dr. William Garner Sutherland, dem Begründer der Kraniosakralen Osteopathie, belegen, dass der Schädel sich nach einem ganz bestimmten Muster rhythmisch bewegt. Er nannte diese Bewegung den „primären respiratorischen Mechanismus", im Folgenden als PRM bezeichnet. Die Bewegung erschien atemähnlich zweiphasig, deshalb sprach er von einer Inspirationsphase (Inhalation) und einer Exspirationsphase (Exhalation). Der PRM hat eine Frequenz von 8–12 Zyklen pro Minute.

Er unterschied die Bewegung der Schädelbasis von derjenigen des Schädeldaches und des Gesichtsschädels. Die Bewegung der Schädelbasis während der Inspiration bezeichnete er als Flexion und während der Exspiration als Extension. Als Impulsgeber für diese Bewegung fand er die Synchondrosis sphenobasilaris, im Folgenden als SSB bezeichnet. Die SSB wird vom Korpus des Os sphenoidale und der Pars basilaris des Os occipitale gebildet. Über das Os sphenoidale überträgt sich die

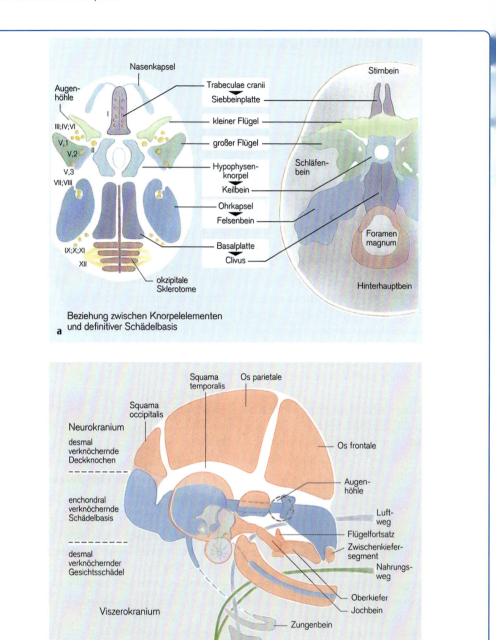

▶ **Abb. 7.1** Entwicklung des Schädels: Chondrokranium. (Drews U. Taschenatlas der Embryologie. Stuttgart: Thieme; 1993)

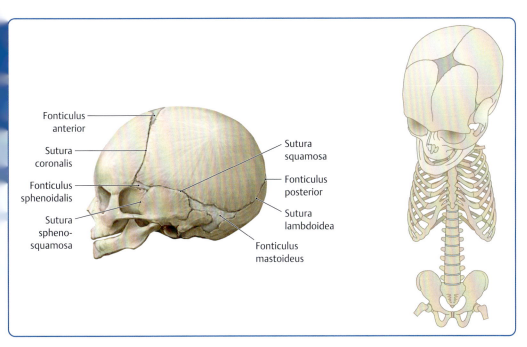

▶ **Abb. 7.2** Schädel eines Neugeborenen. (li. Abb.: Schünke M, Schulte E, Schumacher U. Prometheus LernAtlas der Anatomie. Kopf, Hals und Neuroanatomie. Illustrationen von Wesker K, Voll M. 4. Aufl. Stuttgart: Thieme; 2015, re. Abb: Helmut Holtermann, Dannenberg)

Bewegung, einem Zahnrad ähnlich, direkt auf das Os ethmoidale und das Os vomer. Als Knochen der Mittellinie bewegen sie, genau wie das Os sacrum, in Flexion und Extension.

Sie übertragen die Bewegung auf den Gesichtsschädel. Das Os occipitale und die beiden Partes petrosae des Os temporale übertragen die Bewegung auf die Knochen des Neurokraniums und über die Fossa mandibularis des Os temporale auf die Mandibula (▶ Abb. 7.3).

Die Knochen des Neurokraniums und des Viszerokraniums, in der Folge auch als „periphere Knochen" bezeichnet, bewegen während der Inspiration in Außenrotation und während der Exspiration in Innenrotation. Die Bewegung der peripheren Knochen und die Bewegung der Mittellinie verlaufen um verschiedene Achsen. Die Achsen der Mittellinie werden in Kap. 7.8 („Die Symphysis sphenobasilaris") genau beschrieben. Die Achsen der peripheren Knochen des Neurokraniums (S. 299) schneiden sogenannte Pivot-Punkte. **Unter einem Pivot-Punkt versteht man einen Umkehr- oder Wechselpunkt, an dem sich die Ausrichtung der Suturenlippe ändert** (s. auch Kap. 7.2). An diesen

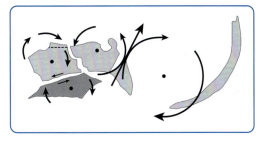

▶ **Abb. 7.3** Os vomer und Schädelbasis in der Inspirationsphase. (Liem T. Kraniosakrale Osteopathie. 5. Aufl. Stuttgart: Hippokrates; 2010)

Punkten findet keine Bewegung statt. Die Achsen des Gesichtsschädels werden in Kap. 7.19 besprochen.

Diese Bewegungen sind von der menschlichen Hand als globale Formveränderung des Schädels und auch als Bewegung eines jeden einzelnen Knochens um eine oder zwei genau festgelegte Achsen palpierbar.

Weitere Faktoren, die neben der Mobilität der einzelnen Knochen für den Ausdruck des kranialen Mechanismus von Bedeutung sind, bestehen in

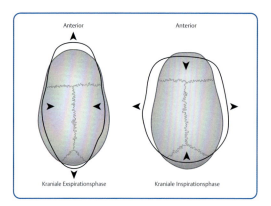

▶ **Abb. 7.4** Schädelveränderungen in der Inspirations- und Exspirationsphase. (Liem T. Kraniosakrale Osteopathie. 5. Aufl. Stuttgart: Hippokrates; 2010)

der ausgeglichenen Spannung der Dura mater und deren Septen, in der Folge als „reziproke Spannungsmembran" bezeichnet, die freie Beweglichkeit des Sakrums zwischen den beiden Ossa ilia, die ungehinderte Fluktuation des Liquor cerebrospinalis und die Motilität des ZNS.

In der Inspirationsphase verringert sich der anteroposteriore Durchmesser genauso wie der kraniokaudale, die medial-laterale Ausdehnung nimmt zu. In der Exspirationsphase vergrößern sich der anteroposteriore und der kraniokaudale Durchmesser, die medial-laterale Ausdehnung nimmt ab (▶ Abb. 7.4).

Anmerkung: Das Wort „Bewegung" ist im Bereich des Schädels relativ. Es entspricht eher einer rhythmischen Verformung, die sich um festgelegte Achsen und in bestimmten Ebenen ausdrückt. Aus didaktischen Gründen wird „Bewegung" eingesetzt.

Allgemeine Hinweise

Die **Indikation** für eine kraniale Behandlung ergibt sich aus der Klinik und den Leitsymptomen.

Die **Kontraindikationen** für eine kraniale Behandlung gelten für alle hier beschriebenen Interventionen:

- frische Traumen ohne gesicherten Ausschluss von Frakturen oder Blutungen
- psychiatrische Erkrankungen (Depression, Schizophrenie, Psychosen ...)
- raumfordernde Prozesse im Bereich des Kraniums
- frische Blutungen oder Ischämien
- Hydrozephalus
- Risikoschwangerschaft mit erhöhtem Abortrisiko

7.1.3 Anatomische Grundlagen

Anteile

▶ Abb. 7.5, ▶ Abb. 7.6

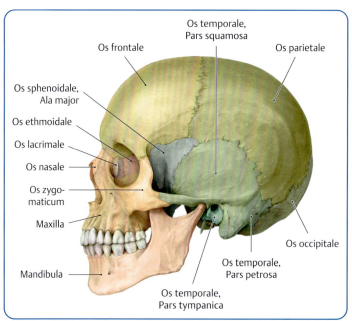

▶ **Abb. 7.5** Schädelknochen von lateral. (Schünke M, Schulte E, Schumacher U. Prometheus LernAtlas der Anatomie. Kopf und Neuroanatomie. Illustrationen von Wesker K, Voll M. Stuttgart: Thieme; 2006)

7.1 Kranium

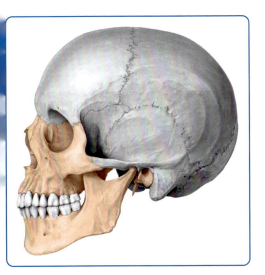

▶ **Abb. 7.6** Knochen von Neuro- und Viszerokranium. (Schünke M, Schulte E, Schumacher U. Prometheus Lern-Atlas der Anatomie. Kopf und Neuroanatomie. Illustrationen von Wesker K, Voll M. Stuttgart: Thieme; 2006)

Neurokranium
Ossa occipitale, sphenoidale, temporale, parietale, frontale und ethmoidale (Lamina cribrosa)

Viszerokranium
Ossa nasale, lacrimale, ethmoidale, zygomaticum palatinum, hyoideum sowie die Maxilla, Mandibula und das Vomer

Biomechanik und Achsen
- 4 Achsen
- zwei kraniale, zwei kaudale
- kranial durch die Pivot-Punkte der Sutura coronalis und Sutura lambdoidea
- kaudal durch den sphenosquamosen (SSP) und den kondylosquamomastoiden Pivot-Punkt (CSMP)

Topografie

Neurokranium
- Atlas
- Galea aponeurotica, Fascia temporalis, Fasciae cervicales superficialis und profundus, Fascia pharyngobasilaris
- M. epicranius, M. temporalis, Mm. des Halses
- Dura mater cranialis, Arachnoidea und Pia mater
- Hirnnerven und Gehirn
- Aa. carotes interna und vertebralis
- venöse Sinus und deren intrakraniale Zuflüsse, V. jugularis interna, Vv. diploicae

Viszerokranium
- Os hyoideum
- Fascia masseterica, Fascia submandibulare
- Kau- und mimische Muskeln
- Bulbus oculi
- Nasopharynx, Pharynx
- Lingula
- Fasciae cervicales superficialis und medialis
- A. carotis externa, Vv. retromandibularis und facialis
- Hirnnerven

Suturen

Neurokranium
kranial:
- Sutura metopica
- Sutura coronalis
- Sutura sagittalis
- Sutura lambdoidea

lateral:
- Sutura parietosqamosa
- Sutura parietomastoidea
- Sutura occipitomastoidea
- Sutura sphenosquamosa
- Sutura sphenoparietalis
- Sutura sphenofrontalis

Viszerokranium
- Sutura temporozygomitica
- Sutura zygomaticomaxillaris
- Sutura frontonasalis
- Sutura frontomaxillaris
- Sutura frontolacrimalis
- Sutura frontoethmoidalis

intrabukkal:
- Sutura cruciforme

Schädelbasis
- Sutura sphenopetrosa
- Sutura petrobasilaris
- Sutura petrojugularis

Foramina der Schädelbasis und deren Passage

- Foramen caecum: Expansionen der Dura mater
- Foramina ethmoidalia anterior und posterior: gleichnamige Nerven aus V1 und Gefäße
- Lamina cribrosa: Nn. olfactorii
- Canalis nervus opticus: N. opticus und A. ophthalmica
- Fissura orbitalis superior: Hirnnerven III, IV, V/I, VI, V. ophthalmica
- Foramen rotundum: N. maxillaris (der rote Max)
- Foramen ovale: N. mandibularis (die ovale Mandel)
- Foramen spinosum: N. recurrens V3 und A. meningea medialis (feine Nerven, klein wie ein Spinnenbein)
- Foramen lacerum: Durchtritt individuell Nn. petrosi major oder minor oder profundus oder alle
- Canalis caroticum: A. carotis
- Porus accusticus internus: A./V. labyrinthi, Hirnnerven VII/VIII
- Foramen stylomastoideus: Hirnnerv VII
- Foramen jugularis: Hirnnerven IX/X/XI, V. jugularis
- Foramen magnum: Rückenmark, A. vertebralis, Plexus venosus vertebralis internus, Kerne von Hirnnerven V bis C 2 und Hirnnerven XI bis C 6
- Canalis hypoglossus: N. hypoglossus
- Canalis condylaris: V. emissaria

Zirkulation

- A. carotis interna durch Canalis caroticum des Os temporale, A. vertebralis, Circulus arteriosus cerebri
- venöse Sinus, V. jugularis interna, Vv. diploicae
- Liquor: Produktion in den vier Ventrikeln, Resorption in das venöse Sinussystem

Innervation

- sensibel: N. trigeminus, N. occipitalis major
- motorisch: N. trigeminus, Rr. motorii, N. facialis, N. suboccipitalis

Kraniometrische Punkte

- Gnathion – Kinnspitze
- Gonion – Kinnwinkel
- Nasion – Nasenwurzel
- Glabella – zwischen den Augenbrauen
- Ophryon – oberhalb von Glabella
- Bregma – Verbindung Os frontale und Ossa parietalia
- Vertex – Scheitel (höchster Punkt)
- Obelion – runde Abflachung zwischen Vertex und Lambda
- Lambda – Verbindung Os occipitale und Ossa parietalia
- Inion – Protuberantia occipitalis externus
- Ophistion – hintere Begrenzung des Foramen magnum
- Basion – vordere Begrenzung des Foramen magnum

Zonen

- Pterion – Überlappungszone der Ossa frontale, parietale, sphenoidale und temporale (vordere seitliche Fontanelle)
- Asterion – Überlappungszone der Ossa occipitale, parietale und temporale (hintere seitliche Fontanelle)
- Bregma – Überlappungszone der beiden Ossa parietale und frontale (große Fontanelle)
- Lambda – Überlappungszone der Ossa parietalia und occipitale (kleine Fontanelle)

Fontanellen

- große Fontanelle (Fonticulus anterior): schließt sich zwischen dem 6. und dem 27. Monat
- kleine Fontanelle (Fonticulus posterior): schließt sich Ende des 3. Monats
- hintere Seitenfontanelle (Fonticulus mastoideus): schließt sich mit 18 Monaten.
- vordere Seitenfontanelle (Fonticulus sphenoidalis): schließt sich innerhalb des 1. Lebensjahres

Pivot-Punkte

Pivot-Punkt bedeutet Drehpunkt. An diesen Punkten dreht die Abschrägung einer Suturenkante von innen nach außen oder umgekehrt. Zeigt die Kante nach innen, also in Richtung Gehirn, bedeckt die-

ser Knochen den angrenzenden, zeigt die Kante nach außen, wird dieser Knochen bedeckt.
- kranial-anterior: vom Bregma ausgehend jeweils ein Drittel der Suturenlänge nach rechts und links
- kranial-posterior: von Lambda ausgehend jeweils ein Drittel der Suturenlänge nach rechts und links
- kaudal-anterior: im Bereich der Schädelbasis, Winkel in der Sutura sphenosquamosa (SSP)
- kaudal-posterior: im Bereich der Schädelbasis, Winkel in Sutura occipitomastoidea (CSMP)
- lateral-posterior: am Anfang und in der Mitte der Sutura parietomastoidea

Leitsymptome

- Kopfschmerzen
- vegetative und endokrine Störungen
- sensomotorische Störungen
- Störungen der Sinnesorgane
- psychoemotionale Störungen

> ☑ **Fragen zur Selbstüberprüfung**
> Die Antworten finden sich im vorangegangenen Kapitel und werden hier nicht explizit aufgeführt.
> 1. Welche Verknöcherungsformen können am Schädel unterschieden werden?
> 2. Woraus entsteht das chondrale Viszerokranium?
> 3. Welche Knochen bilden die Schädelbasis?
> 4. Welcher Knochen entwickelt sich aus dem desmalen Viszerokranium, gehört aber später zum Neurokranium?
> 5. Wie heißt die Bewegung des kraniosakralen Systems?
> 6. Wie heißen die entsprechenden Bewegungen der Schädelbasis und der übrigen Knochen?
> 7. Wie verändert sich der anteroposteriore Durchmesser des Schädels bei der kranialen Inspiration?
> 8. Welche Faktoren sind maßgebend für den freien Ausdruck des PRM?
> 9. Welcher Schädelknochen wird dem Neurokranium und dem Viszerokranium zugeordnet?
> 10. Was ist ein Pivot-Punkt?
> 11. Was verändert sich an den kranialen Pivot-Punkten?
> 12. Nenne die kranialen Zonen.
> 13. Wie heißen die lateralen Suturen des Neurokraniums?
> 14. Durch welches Foramen verlaufen die Hirnnerven IX/X/XI und die V. jugularis?
> 15. Welcher Hirnnerv bleibt innerhalb des knöchernen Schädels?
> 16. Welche Arterien führen das Blut zum Schädel?
> 17. Welche kraniometrischen Punkte liegen ventral?
> 18. Ertaste die kraniometrischen Punkte am Kopf.

7.1.4 Prinzipien der Diagnostik

Listening und Induktion

Für die kraniosakrale Osteopathie werden zwei verschiedene Methoden der Diagnostik angewandt. Die erste Annäherung an einen Bestandteil des kraniosakralen Systems ist das „Zuhören", das „Listening" oder „Ecoute". Entscheidend für eine aussagekräftige Partizipation der jeweils ausgewählten Struktur, ist die Fähigkeit des Therapeuten, sich selbst zu entspannen, und die Fähigkeit, mit allen Sinnen zu beobachten, ohne durch seinen eigenen Körper oder sein „Selbst" abgelenkt zu sein. Die Kunst des Beobachtens spielt in der kranialen Diagnostik eine entscheidende Rolle.

Nach der Kontaktaufnahme beobachtet der Therapeut die Amplitude und die Frequenz des PRM. Bereiche innerhalb des kraniosakralen Systems mit mangelnder Ausdruckskraft (verringerte Amplitude, abweichende Frequenz) werden registriert, mit dem Elastizitätstest eingegrenzt und mit spezifischen Tests adäquat für die entsprechende Struktur diagnostiziert.

Für die genaue Diagnostik eignet sich der Induktionstest. Bestimmte Bewegungen auf den verschiedenen Ebenen werden induziert, der Therapeut beobachtet die Reaktion der entsprechenden Struktur auf die Induktion, um die Dysfunktion zu beschreiben.

7.1.5 Prinzipien der Therapie

Kompression/Dekompression, Fluid Drive, Cant Hook, Spread/Lift, Molding

Im Bereich der Therapie arbeitet die kraniosakrale Osteopathie hauptsächlich indirekt. Die betroffene Struktur wird in die Richtung der freien Bewegung begleitet oder dirigiert, bis sich alle beteiligten Gewebe in einer ausgeglichenen Spannung befinden. Der sogenannte Point of Balance wird eingestellt. Befindet sich z. B. ein Os temporale in Außenrotationsdysfunktion, begleitet der Therapeut während der Inspiration das Os temporale in die Außenrotation. Während der Exspirationsphase wird die Innenrotation des Os temporale sanft „blockiert". Nach einigen kranialen Zyklen stoppt der Mechanismus der kraniosakralen Bewegung. Es entwickelt sich der sogenannte Still-Point. Während des Still-Points geschieht die Korrektur der Dysfunktion. Der Therapeut beobachtet den Still-Point, bis die kraniosakrale Bewegung wieder einsetzt. Nun überprüft der Therapeut, ob die eingeschränkte Beweglichkeit, in diesem Fall die Innenrotation des Os temporale, frei ist. In einigen Fällen, die im Einzelnen besprochen werden, arbeitet der Therapeut „kombiniert", erst indirekt und dann direkt oder von Beginn an „direkt".

Um eine Sutur zu befreien, benutzt der Therapeut die Kompression als indirekte Technik und dann die Dekompression als direkte Technik. Eine andere, sanftere Methode zur Befreiung von Suturen, ist ein Aspekt des „Fluid Drive", der „V-Spread", bei der ein gerichteter Flüssigkeitsimpuls die Suturenlippen öffnet. Mithilfe des „Fluid Drive" kann die Zirkulation des Liquor cerebrospinalis als vitalitätssteigerndes Element eingesetzt werden.

Eine sehr direkte Technik zur Behandlung von Verkeilungen im Bereich des Gesichtsschädels ist der „Cant Hook". Der Therapeut benutzt einen Fixpunkt, an dem er sich abstützt, um dann mit einem langen Hebel die Verkeilung des betroffenen Knochens zu lösen.

„Spread" und „Lift" (Spreizen und Heben) dienen der Behandlung der intrakranialen Membranen, lösen aber auch Spannungen zwischen den paarigen Knochen. Das „Molding" (Modellieren) dient der Behandlung von intraossären Dysfunktionen innerhalb des desmalen Neurokraniums.

7.1.6 Osteopathische Techniken

Bei der Untersuchung des Schädels ist es von Bedeutung, dass der Therapeut möglichst neutral bleibt und nicht abgelenkt wird durch eine eigene unkomfortable Körperhaltung oder Unterbrechungen durch andere Mitarbeiter oder das Telefon. Zunächst verschafft der Therapeut sich einen globalen Überblick über die momentane Situation des kraniosakralen Systems mittels Wahrnehmung des PRM (Listening; ▶ Abb. 7.7). Bei einer Veränderung des PRM werden durch den Elastizitätstest Festigkeiten im knöchernen, membranösen oder fluidalen Bereich des Schädels wahrgenommen. Mithilfe von spezifischen Tests der entsprechend veränderten Struktur kann die Dysfunktion genau beschrieben werden, die dann entsprechend behandelt werden kann.

Allgemeine Vorgehensweise:
- Erspüren des PRM, Beurteilen der Qualität, der Frequenz und der Amplitude mit der Schädeldachhaltung nach Dr. Sutherland (▶ Abb. 7.8)

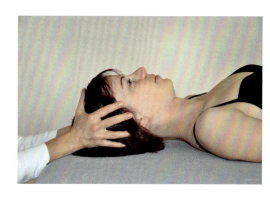

▶ Abb. 7.7 Globaler Test.

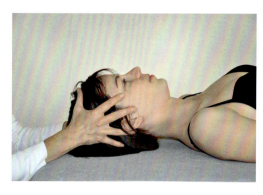

▶ Abb. 7.8 Schädeldachhaltung.

- Elastizitätstest (anteroposterior und medial-lateral)
- spezifische Tests durch Induktion
- Behandlung der betroffenen, durch spezifische Testung herausgefundenen Struktur (s. u.).

Untersuchung und Behandlung

Ausgangsstellung
- *Patient:* in Rückenlage
- *Therapeut:* sitzt am Kopfende

Vorgehen (Schädeldachhaltung nach Dr. Sutherland)

Der Therapeut nimmt eine entspannte Haltung ein, um eine bessere Wahrnehmung zu bekommen. Die Füße stehen flach auf dem Boden, Knie und Hüften sind locker gebeugt (weniger als 90°), die Sitzbeinhöcker haben einen gleichmäßigen Kontakt zur Sitzfläche, der Rücken ist aufgerichtet und, wenn möglich, angelehnt, der Schultergürtel ist entspannt, die Unterarme liegen auf der Bank, die Handflächen seitlich auf Höhe des Kopfes.

Die Zeigefinger liegen auf der Ala major des Os sphenoidale, die Mittelfinger auf dem Os temporale vor dem Ohr, die Ringfinger auf dem Os temporale hinter dem Ohr und die kleinen Finger auf der Squama des Os occipitale (▶ Abb. 7.8).

Zuerst erspürt der Therapeut die Pulsation der Gefäße und den Rhythmus der Lungenatmung. Nachdem ihm Pulsschlag und Atemrhythmus vertraut sind, werden sie aus der Wahrnehmung ausgeblendet und der feinere, unter den anderen Rhythmen versteckte PRM kann anhand der globalen Formveränderung des Schädels erspürt werden. In der Inspirationsphase wird der Schädel seitlich breiter, in der Exspirationsphase schmaler.

Bei einer Veränderung von Qualität, Amplitude und/oder Frequenz des PRM oder bei einer asymmetrischen globalen Formveränderung ertastet der Therapeut die Elastizität des Schädels mittels sanfter, lateral-medialer Kompression. Für die anteroposteriore Elastizität wechselt der Therapeut in die frontookzipitale Handhaltung (▶ Abb. 7.9). Zeigt der Schädel insgesamt oder in bestimmten Bereichen eine Abweichung von der erwarteten Elastizität, werden diese Bereiche spezifisch untersucht, um die betroffene Struktur zu ermitteln. Ein gesunder Schädel hat einen kräftigen, gleichmäßigen PRM mit einer Frequenz von 8–12 Zyklen pro Minute und antwortet auf Kompressionen direkt und mit der gleichen Kraft, die bei der Kompression eingebracht wird.

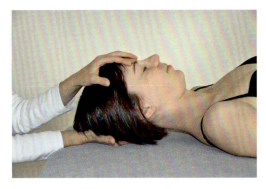

▶ **Abb. 7.9** Frontookzipitale Handhaltung.

> ☑ **Fragen zur Selbstüberprüfung**
> Die Antworten finden sich im vorangegangenen Kapitel und werden hier nicht explizit aufgeführt.
> 1. Was wird von einem gesunden Schädel erwartet?
> 2. Welcher Test gibt Aufschluss über die betroffene Struktur?
> 3. Welche Möglichkeiten einer Suturenbehandlung gibt es?
> 4. Beschreibe die globale Formveränderung des Schädels.
> 5. Was versteht man unter der Schädeldachhaltung?
> 6. Was ist die Indikation für ein „Molding"?

7.2 Suturen des Kraniums

7.2.1 Phylogenese und Embryologie

Embryologisch werden die Suturen als bindegewebige Verbindungen zwischen den sich desmal und chondral entwickelnden Knochen angelegt (▶ Abb. 7.10). Ihre typische Form erhalten sie erst im Laufe der ersten Lebensjahre (▶ Abb. 7.11). Eine vollständige Verknöcherung der Suturen ist physiologisch nicht möglich (▶ Abb. 7.12).

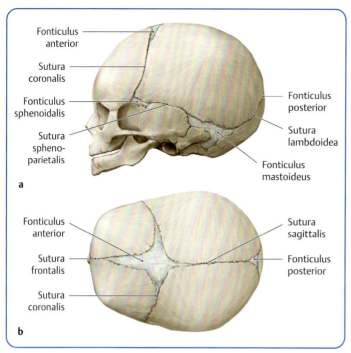

▶ **Abb. 7.10** Neugeborenenschädel. (Schünke M, Schulte E, Schumacher U. Prometheus LernAtlas der Anatomie. Kopf und Neuroanatomie. Illustrationen von Wesker K, Voll M. Stuttgart: Thieme; 2006)

7.2.2 Systematik der Suturen

Genau wie man unterschiedliche Gelenktypen beschreibt, beschreibt man auch unterschiedliche Typen von Suturen (▶ Tab. 7.1). Die Kenntnis des jeweiligen Suturentyps ist entscheidend für die Art der Behandlung.

Leitsymptom Kranium-Suturen

Lokale Empfindlichkeit und/oder Druckschmerz im Bereich der blockierten Sutur, häufig als Folge von Schädeltraumen.

7.2.3 Osteopathische Techniken

Untersuchung

- globaler Elastizitätstest – Ermittlung des betroffenen Schädelareals
- spezifischer Elastizitätstest der infrage kommenden Suturen

Globaler Elastizitätstest

Kap. 7.1.6

Spezifischer Elastizitätstest

Die Suturen im entsprechenden Bereich des Schädels werden durch sanften Druck abgetastet. Weist die Sutur eine „Härte" auf, die der eines Knochens entspricht, ist der Test positiv und die Sutur blockiert.

Behandlung

Suturen können in den meisten Fällen mit der direkten Technik der Dekompression behandelt werden.

Suturen des Typs serrata, dentata und plana werden durch eine auf beide Knochen applizierte Dekompression, nahe den Suturenlippen, befreit.

Suturen des Typs squamosa und squamoserrata werden durch einen Druck auf den Knochen mit der Außennaht und einen Zug an dem Knochen mit der Innennaht befreit (▶ Abb. 7.13).

Die weiteren beschriebenen Nähte bedürfen spezifischer Behandlungen, die mit den entsprechenden Knochen abgehandelt werden.

7.2 Suturen des Kraniums

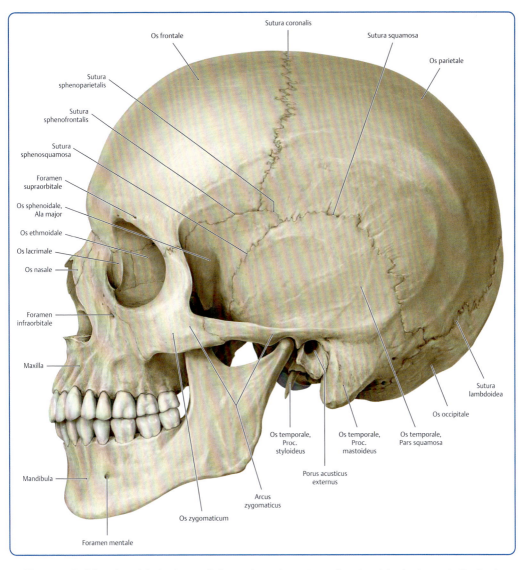

▶ **Abb. 7.11** Schädel von lateral. (Schünke M, Schulte E, Schumacher U. Prometheus LernAtlas der Anatomie. Kopf und Neuroanatomie. Illustrationen von Wesker K, Voll M. Stuttgart: Thieme; 2006)

Dekompression der Sutura sagittalis
(als Beispiel für eine Sutura dentata)

Ausgangsstellung
- *Patient:* in Rückenlage
- *Therapeut:* sitzt am Kopfende, die Daumen liegen überkreuzt neben der Sutura sagittalis

Vorgehen
Durch spreizenden Druck mit beiden Daumen wird die Sutur entlang ihrer Ausdehnung dekomprimiert (▶ Abb. 7.14).

Dekompression der Sutura coronalis
(als Beispiel für eine Sutura squamoserrata mit Pivot-Punkt)

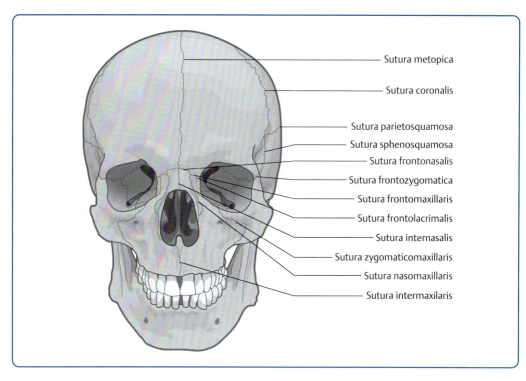

▶ **Abb. 7.12** Schädel von vorn mit Suturen. (Schünke M, Schulte E, Schumacher U. Prometheus LernAtlas der Anatomie. Kopf und Neuroanatomie. Illustrationen von Wesker K, Voll M. Stuttgart: Thieme; 2006)

▶ **Tab. 7.1** Zuordnung des Suturentyps zu den einzelnen Suturen des Neuro- und Viszerokraniums.

Typ	Sutur
Sutura squamosa Breite abgeschrägte Knochenkanten überlappen sich schuppenartig. Die überlappende Sutur schaut nach innen (Innennaht), die bedeckte Sutur schaut nach außen (Außennaht).	Sutura parietosquamosa (Sutura squamosa) Sutura sphenofrontale
Sutura serrata kleine fein gezähnte Naht, meist kurz, selten überlappend	Sutura temporozygomatica Sutura frontozygomatica und weitere kurze Nähte des Viszerokraniums
Sutura dentata grob gezackte Naht, nicht überlappend	Sutura sagittalis
Sutura squamoserrata gezackte Naht mit Überlappung	Sutura coronalis Sutura lambdoidea Sutura occipitomastoidea
Sutura plana glatte Naht ohne Verzahnung und Überlappung	Sutura intermaxillare Sutura interpalatina Sutura maxillopalatina
Schindelesis Nut und Feder	Sutura sphenovomeriana
nicht genau zuzuordnende Suturen	Sutura parietomastoidea intrakranielle Suturen der Schädelbasis

7.2 Suturen des Kraniums

▶ **Tab. 7.1** Fortsetzung

Typ	Sutur
Suturen mit Pivot-Punkten	Sutura coronalis Sutura lambdoidea Sutura parietomastoidea Sutura sphenosquamosa Sutura occipitomastoidea
Synchondrose knorpelige Verbindung zwischen zwei Knochen	Synchondrosis (Symphysis) sphenobasilaris (SSB)

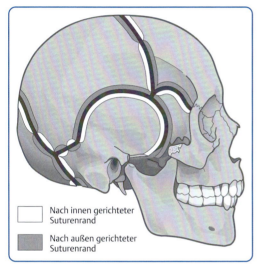

☐ Nach innen gerichteter Suturenrand
▨ Nach außen gerichteter Suturenrand

▶ **Abb. 7.13** Richtung der Suturenränder. (Liem T. Kraniosakrale Osteopathie. 5. Aufl. Stuttgart: Hippokrates; 2010)

Ausgangsstellung
- *Patient:* in Rückenlage, der Kopf liegt zunächst mittig; für die weiteren Schritte wird der Kopf zu beiden Seiten gedreht
- *Therapeut:* sitzt seitlich vom Patienten

Vorgehen
Die Dekompression wird in zwei Schritten durchgeführt.

Schritt 1: Der Therapeut kontaktiert mit seiner kranialen Hand beide Ossa parietalia rechts und links von der Sutura sagittalis mit den Fingerkuppen II–V. Mit der anderen Hand kontaktiert er das Os frontale gegenüber. Die Fingerkuppen der kranialen Hand geben einen sanften Druck nach kaudal, die Finger der anderen Hand ziehen das Os frontale nach anterior. Hier überlappt das Os frontale die beiden Ossa parietalia (▶ **Abb. 7.15**).

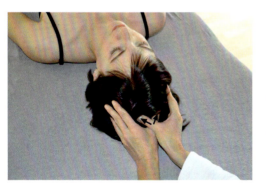

▶ **Abb. 7.14**

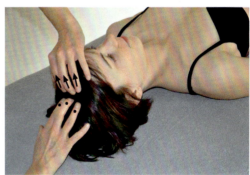

▶ **Abb. 7.15**

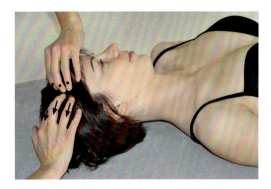

▶ Abb. 7.16

Schritt 2: In den lateralen Abschnitten der Sutur wird das Os frontale von den Ossa parietalia überlappt. Der Kopf des Patienten wird zur Seite gedreht. Die kraniale Hand gibt einen Zug nach posterior auf das Os parietale, die andere Hand gibt einen sanften Druck nach medial auf das Os frontale (▶ Abb. 7.16).

> ☑ **Fragen zur Selbstüberprüfung**
> Die Antworten finden sich im vorangegangenen Kapitel und werden hier nicht explizit aufgeführt.
> 1. Welche Suturentypen bilden die Suturen des Neurokraniums?
> 2. In welchem Bereich des Schädels befinden sich Suturen des Typs „serrata"?
> 3. Nenne Suturen mit Nahtwechsel.
> 4. Wie behandelt man die Sutura parietosquamosa?
> 5. Wann ist eine Sutur verknöchert?
> 6. Was kann die Ursache für die Blockierung einer Sutur sein?

7.3
Sakrum

7.3.1 Phylogenese und Embryologie

Das Sakrum entwickelt sich wie die Wirbelsäule aus den Somiten, eine embryologische Vorstufe eines Wirbels (Urwirbel). Es verschmelzen zunächst der obere und der untere Abschnitt zweier Somiten zu einem Wirbelkörper. In diesem Bereich wird die Chorda dorsalis abgebaut. Das dazwischen liegende Mesenchym umgibt die hier ausgedehnte Chorda dorsalis, die als Nucleus pulposus erhalten bleibt, und bildet den Anulus fibrosus der Bandscheibe.

Bei der Geburt besteht das Sakrum aus fünf einzelnen Wirbeln. Die Verknöcherung des Os sacrum beginnt mit dem 15. Lebensjahr und endet zwischen dem 25. und 35. Lebensjahr.

7.3.2 Anatomische Grundlagen

Lage

zwischen den beiden Ossa ilia (ISG)
- kaudal zu L 5 (LSÜ) und
- kranial zum Os coccygis (kokzygeales Gelenk)

Biomechanik und Achsen

- Während der kranialen Inspiration vertikalisiert sich das Sakrum. Als Knochen der Mittellinie bewegt es in Flexion (Gegennutation).
- Während der kranialen Exspiration horizontalisiert sich das Sakrum und bewegt in Extension (Nutation).
- Die Achse liegt transversal auf Höhe des zweiten Sakralwirbels.

Topografie

- Fascia praesacralis
- Lamina pubovesicogenitorectosacralis (Lamina von Delbet)
- Rektum
- Plexus sacralis (N. ischiadicus)
- paravertebrale Ganglien (sympathisch)
- Plexus hypogastricus inferior (pelviner Parasympathikus)
- Diaphragma pelvis
- Erector trunci
- M. glutaeus maximus, M. piriformis

Befestigungen

- Ligg. iliosacralia anterior und posterior
- Ligg. sacrotuberale und sacrospinale

Zirkulation

- A. iliaca interna
- V. iliaca interna

Innervation

direkt aus dem Plexus sacralis

Leitsymptome

- Schmerzen im Bereich der unteren LWS und der Iliosakralgelenke
- ausstrahlende Schmerzen in die Leisten und Oberschenkel
- Reizungen des N. ischiadicus
- Kopfschmerzen
- Restriktionen der Dura mater spinalis und Stauungen innerhalb der venösen Blutleiter des Kraniums

Dysfunktionsmechanismus

- Stürze auf das Gesäß oder viszerale Belastungen im kleinen Becken. Geburtstraumen, chirurgische Eingriffe.

7.3.3 Osteopathische Techniken

Untersuchung

Listening-Test mit dem PRM

Ausgangsstellung und Vorgehen
Der Patient befindet sich in Rückenlage. Der Therapeut sitzt an der Seite auf Höhe des Beckens. Die dominante Hand befindet sich kaudal. Der Patient stellt das kontralaterale Bein an und dreht das Becken auf den Therapeuten zu. Der Therapeut legt die Hand unter das Sakrum, den Mittelfinger in Richtung der Wirbelsäule, der Apex kranial des Handballens. Die Hand sollte entspannt und komfortabel platziert werden (▶ Abb. 7.17).

Die Bewegung des Sakrums wird mit dem PRM auf Ausdruck, Amplitude und Frequenz untersucht. Dysfunktionen zeigen sich in einer Veränderung der obigen Parameter, aber auch in einer erhöhten Dichte des Knochens.

Behandlung

Indirekte Technik bis zum Still-Point. Die Untersuchung kann direkt in die Behandlung fortgeführt werden. Der Therapeut sucht die freie Richtung und wartet, bis mithilfe des kraniosakralen Mechanismus die Dysfunktion aufgelöst ist. Bei einer Kompression des Sakrums zwischen den beiden Ossa ilia oder einer lumbosakralen Kompression wird mit der Technik „Sakrum-Release" gearbeitet.

Sakrum-Release

Ausgangsstellung und Vorgehen
Ausgangsstellung wie im Listening-Test (s. o.).

Der Therapeut legt den kranialen Unterarm über beide SIAS und übt mit dem Ellenbogen und mit der Hand einen Druck nach medial aus, um beide ISG zu öffnen. Die kaudale Hand sucht den Punkt der ausgeglichenen Spannung, den Point of Balance, und wartet auf die Gewebeentspannung (▶ Abb. 7.18).

Im nächsten Schritt werden das Sakrum und L5 dekomprimiert. Die kaudale Hand verbleibt, die kraniale Hand wird gefaustet und kontaktiert L5 so, dass der Proc. spinosus zwischen den gebeugten Fingern und der Handwurzel liegt. Der Point of Balance wird gesucht und die Gewebeentspannung, das sogenannte „Release", wird abgewartet (▶ Abb. 7.17).

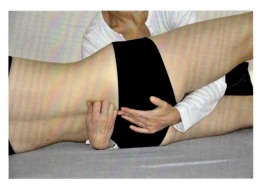

▶ Abb. 7.17

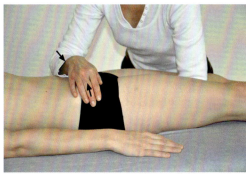

▶ Abb. 7.18

✅ Fragen zur Selbstüberprüfung

Die Antworten finden sich im vorangegangenen Kapitel und werden hier nicht explizit aufgeführt.

1. Aus welchem embryologischen Gewebe entsteht die Wirbelsäule?
2. Welche Auswirkungen können Geburtstraumen im Bereich des Sakrums auf das postnatale Wachstum haben?
3. Warum können Lageveränderungen von Uterus oder Blase einen Einfluss auf das Sakrum haben?
4. Welcher Muskel hat seinen Ursprung an der ventralen Fläche des Sakrums?
5. Zu welchen neurologischen Strukturen hat das Sakrum Bezug?
6. Aus welchem Gefäßstamm wird das Sakrum versorgt?
7. Wie bewegt sich das Sakrum bei der kranialen Inspiration?
8. Über welche Struktur wird der PRM auf das Sakrum übertragen?
9. Welche Auswirkungen können Blockierungen des Sakrums auf den kraniosakralen Mechanismus haben?
10. Was bedeutet „Point of Balance"?

7.4 Diaphragmen

7.4.1 Phylogenese und Embryologie

Die Diaphragmen entwickeln sich während der Organogenese aus durch das Wachstum der Organe verdichteten mesenchymalen Septen. Schon in der Embryonalphase ist ihre Aufgabe, Strukturen voneinander zu trennen bzw. Körperhöhlen abzuschließen. Mit Beginn des selbstständigen Atmens und des eigenständigen Herz-Kreislauf-Systems kommen die Pumpfunktion und der Druckausgleich hinzu. Durch die Wachstumsbewegung der Organe, z. B. des Herzens, verlagern sich diese Septen dreidimensional, behalten aber charakteristischerweise ihre Ursprungsinnervation. Aus diesem Grund wird das Diaphragma thoracale vom N. phrenicus aus C4 sensibel und motorisch innerviert. Die Herzanlage befindet sich zunächst in der Zervikalregion. Das Diaphragma urogenitale und die obere Thoraxapertur entwickeln sich mit der Ausbildung der Extremitäten.

Die Trennung zwischen Kopf und Hals, die durch die Schuppe des Os occipitale und die kurzen Nackenmuskeln gebildet wird, ist nur im osteopathischen Sinne als Diaphragma zu verstehen, entwickelt sich aber auch durch den Druck des wachsenden Kleinhirns (Kap. 7.1).

7.4.2 Diaphragmen in der kraniosakralen Osteopathie

Die Schulmedizin spricht vom Diaphragma thoracale und Diaphragma pelvis. Weitere quer verlaufende trennende Strukturen werden nur in der kraniosakralen Osteopathie als Diaphragma bezeichnet. Viola Frymann [7] beschreibt drei Diaphragmen, sie beschreibt zusätzlich zur Schulmedizin das Tentorium cerebelli als Diaphragma, weil es auch einer respiratorischen Bewegung, nämlich dem PRM, unterliegt. Upledger [26] und Becker [1] ergänzen weitere transversale Strukturen. Die Diaphragmen, die im Folgenden beschrieben werden, sind eine Konklusion aus den von den oben genannten Osteopathen benannten Strukturen. Hier werden vier transversale Strukturen des Körpers, das Diaphragma pelvis, Diaphragma thoracale, die obere Thoraxapertur und die Okziput-Atlas-Region untersucht und behandelt. Dieses Modell wird am Institut für Angewandte Osteopathie gelehrt [16].

7.4.3 Anatomische Grundlagen

Topografie

OAA-Region
- Gefäße: A. vertebralis aus A. subclavia, Plexus venosus vertebralis internus, Vv. occipitales, A./V. spinalis
- Nerven: N. suboccipitalis motorisch (R. posterior aus C1), N. occipitalis major sensibel (R. posterior aus C2)
- Knochen: Squama os occipitale, Atlas
- Membranen: über Fasern des M. occipitalis minor Kontinuität zum Tentorium cerebelli, Galea aponeurotica und Fasciae cervicales superficialis und profunda
- Muskeln: Mm. recti occipitales posteriores major und minor, Mm. obliqui superior und inferior, M. semispinalis und M. splenius capitis sowie M. trapezius
- Hirnanteile: Kleinhirn

7.4 Diaphragmen

Obere Thoraxapertur
- Gefäße: Aa. subclavia, carotis communis, Vv. jugulares interna und subclavia, Plexus thyreoideus
- Nerven: Truncus sympathicus, N. vagus, N. phrenicus, N. thoracicus longus und Plexus brachialis (Pars infraclavicularis)
- Knochen: C 7, Th 1, I. Rippe, Manubrium sterni
- Faszien: Sibson-Faszie (Duplikatur der Fascia endothoracica)
- Muskeln: Mm. scaleni, M. sternocleidomastoideus

Diaphragma thoracale
- Gefäße: A. phrenica, Aorta abdominalis, V. phrenica, V. cava inferior
- Nerven: N. phrenicus, Passage des Truncus sympathicus, der Nn. splanchnici und des N. vagus
- Knochen: Th 10 bis L 3, XII. bis VII. Rippe und Proc. xiphoideus
- Faszien: Fascia endothoracica, Pleura parietalis, Perikard, Peritoneum
- Muskeln: Mm. psoas, quadratus lumborum

Diaphragma pelvis
- Gefäße: Aa. iliaca interna, femoralis, Vv. femoralis, iliaca externa und interna
- Nerven: Nn. pudendus motorisch und sensibel, femoralis, obturatorius und ischiadicus (Passage), Truncus sympathicus, Plexus hypogastricus inferior (vegetativ)
- Knochen: Ossa sacrum, ilii und pubis, coxae
- Faszien: Perineum
- Membranen: Lig. anococcygeum als Expansion des Lig. filum terminale externum (Dura mater)
- Muskeln: Mm. levator ani (drei Anteile), transversi perinei und coccygis

Biomechanik und Achsen

In der kraniosakralen Betrachtung bewegen sich die Diaphragmen mit dem PRM wie eine Lemniskade, deren Mittelpunkt die zentralen Passagewege sind, wie z. B. der Ösophagus und die Trachea, große Gefäße wie die Aorta und die V. cava oder die Mündungen der Ausscheidungsorgane Blase und Rektum.

Leitsymptome
- Rückstau im venolymphatischen System auf der jeweils betroffenen Ebene mit den entsprechenden zirkulatorischen Zeichen
- Müdigkeit und Schweregefühl
- vegetative Dysregulation

7.4.4 Osteopathische Techniken

Restriktion in der dreidimensionalen Bewegung der Diaphragmen. Bei einer Restriktion geht die Untersuchung in die Behandlung über.

Untersuchung
Ausgangsstellung und Vorgehen
- *Patient:* in Rückenlage
- *Therapeut:* sitzt neben dem Patienten

Die Diaphragmen werden von kaudal nach kranial untersucht.

Diaphragma pelvis
Der Therapeut kontaktiert das Sakrum, indem der Patient sich auf die Hand des Therapeuten legt, sodass der Apex ossis sacrum kranial des Handballens positioniert ist, die kraniale Hand kontaktiert das kleine Becken so, dass der Zeigefinger parallel zum Os pubis liegt (▶ Abb. 7.19).

Diaphragma thoracale
Die dorsale Hand kontaktiert die Wirbelsäule von L 2 bis Th 10, die ventrale Hand liegt unter dem Rippenbogen (▶ Abb. 7.20).

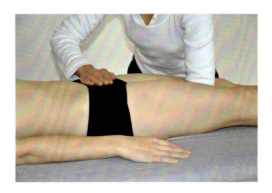

▶ Abb. 7.19

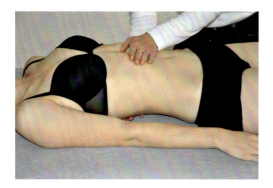

▶ Abb. 7.20

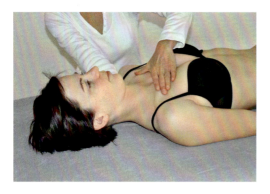

▶ Abb. 7.21

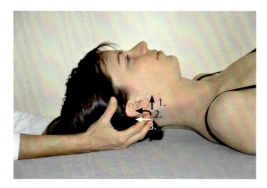

▶ Abb. 7.22

Obere Thoraxapertur

Die dorsale Hand kontaktiert die Wirbelsäule von Th 3 bis C 7, die ventrale Hand die Faszien des Thorax direkt unterhalb der Klavikula (▶ Abb. 7.21).

Die dorsale Hand beobachtet, während die ventrale Hand von medial nach lateral, von kaudal nach kranial und auch schräg die Verschieblichkeit des Gewebes induziert und überprüft.

OAA-Region

Der Therapeut sitzt am Kopfende und kontaktiert mit beiden Händen die Squama occipitalis, die Fingerspitzen dicht am Foramen magnum. Er testet mit einem leichten Zug nach kranial die Separationsfähigkeit von Os occipitale und dem Atlas (▶ Abb. 7.22).

Behandlung

Der Therapeut folgt der freien Bewegung der Diaphragmen bis zum „Release" und überprüft danach die dreidimensionale Beweglichkeit. Falls noch Restriktionen bestehen, wird der Vorgang wiederholt.

Besonderheit der OAA-Region: Okziput-Release

Der Therapeut bringt das Okziput zunächst in Reklination und wartet auf die Entspannung der subokzipitalen Muskulatur. Dann bittet er den Patienten, das Kinn zum Hals zu bewegen. Mit den Fingerspitzen der Zeige- und Mittelfinger wird der Atlas ventral gehalten, Ring- und Kleinfinger rollen das Okziput sanft nach kranial-posterior. Als letzter Schritt wird die Basis des Os occipitale durch eine laterale Bewegung ausgebreitet, und mit den Zeigefingern können die Procc. mastoidei des Os temporale nach ventral gehoben werden, um eine komplette Befreiung der OAA-Region zu erhalten.

☑ Fragen zur Selbstüberprüfung

Die Antworten finden sich im vorangegangenen Kapitel und werden hier nicht explizit aufgeführt.
1. In welcher embryonalen Phase entwickeln sich die Diaphragmen?
2. Welche Nerven passieren sowohl die obere Thoraxapertur und das Diaphragma thoracale?
3. Welcher Nerv innerviert das Diaphragma pelvis?
4. Nenne die knöcherne Begrenzung des Diaphragma thoracale.
5. Welche Muskeln bilden die obere Thoraxapertur?
6. Welche Diaphragmen werden in der Medizin genannt?
7. Nenne die Aufgaben der Diaphragmen.
8. Nenne die Leitsymptome.
9. Auf welche Art können die Diaphragmen getestet und behandelt werden?
10. Wie nennt man die Entspannung am Ende der Behandlung?

7.5 Kraniales und spinales Membransystem

7.5.1 Phylogenese und Embryologie

Embryologisch entwickeln sich die Hirnhäute mit dem ZNS, anders als die übrigen Bindegewebe des Körpers, aus dem ektodermalen Keimblatt. Nachdem sich das Neuralrohr geschlossen hat, bildet sich aus der Neuralleiste nicht nur das gesamte periphere Nervensystem, sondern auch alle Knochen, Membranen und Stützzellen des Schädels. Dementsprechend nennt man dieses Gewebe Mesektoderm. Die intrakranialen Hirnhäute bilden sich durch das Wachstum des Gehirns zu ihrer spezifischen Form. Dort, wo Hirnanteile aufeinander zuwachsen, legen sie sich zu Duplikaturen und bilden die Hirnsepten (Falx cerebri, Falx cerebelli und Tentorium cerebelli). Ihre kaudale Verankerung finden sie an der Schädelbasis, mit der sie verschmelzen. Deutliche knöcherne Ausziehungen (Crista galli) zeigen die erhebliche Zugbelastung während des Wachstums.

Das spinale Membransystem entwickelt sich aus Neuralleistenzellen, die in das Neuralrohr umgebende Mesenchym eingewandert sind. Im Schädel und im Spinalkanal lagert die äußere Schicht vermehrt Kollagen ein und bildet die Dura mater. Die innere Schicht bleibt weich, bildet Septen für den Liquor und führt Gefäße. Sie differenziert sich in die Arachnoidea und in die Pia mater.

Reziproke Spannungsmembranen

Die reziproke Spannungsmembran ist ein typisch osteopathischer Begriff. Er beinhaltet zweierlei Aussagen. Zum einen umfasst er das gesamte extra- und intrakranielle Membranensystem, zum anderen beschreibt er auch schon die Funktion in der kranialen Osteopathie, nämlich die Fähigkeit, ein gegenläufiges, verformbares, aber kaum dehnbares Gehäuse für das ZNS zu bilden und dessen Bewegung auf die knöchernen Strukturen zu übertragen. Anatomisch sprechen wir von der Dura mater cranialis und spinalis, der Arachnoidea und der Pia mater. Wenn wir osteopathisch tätig werden, visualisieren wir die weiß glänzende Dura mater (▶ Abb. 7.23).

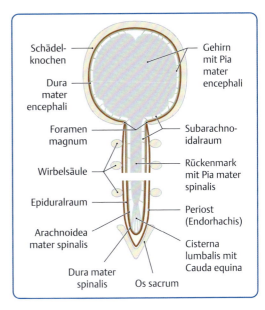

▶ Abb. 7.23 Meningen in der Schädelhöhle und im Wirbelkanal. (Schünke M, Schulte E, Schumacher U. Prometheus LernAtlas der Anatomie. Kopf und Neuroanatomie. Illustrationen von Wesker K, Voll M. Stuttgart: Thieme; 2006)

7.5.2 Anatomische Grundlagen

Biomechanik und Achsen

- Biomechanisch bewegen die Membranen nur passiv, indem sie v. a. den Bewegungen der Wirbelsäule folgen und im Spinalkanal gleiten.
- Mit dem PRM bewegen die Membranen rhythmisch. Sie übertragen die Bewegungen des PRM auf die Schädelknochen und über die Dura mater spinalis auf das Sakrum. Die Hirnsepten organisieren ihre Bewegung um den Sinus rectus, das „Fulcrum von Sutherland".

Topografie

▶ Abb. 7.24, ▶ Abb. 7.25 und ▶ Abb. 7.26

Dura mater spinalis

Anheftung

- Foramen magnum, Arcus posterior des Atlas, Axis, C 3 (inkonstant), Sakrum und Coccygis

Zirkulation

- Aa. spinales anterior und posterior aus A. vertebralis
- Plexus venosi vertebrales anterior und posterior in V. azygos

7 – Kraniosakrale Osteopathie

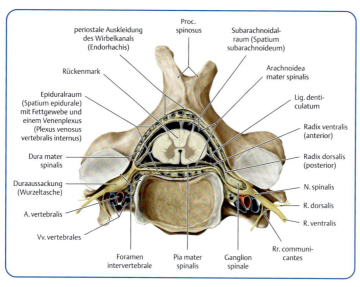

▶ **Abb. 7.24** Rückenmarkshäute im Querschnitt. (Schünke M, Schulte E, Schumacher U. Prometheus Lern-Atlas der Anatomie. Kopf und Neuroanatomie. Illustrationen von Wesker K, Voll M. Stuttgart: Thieme; 2006)

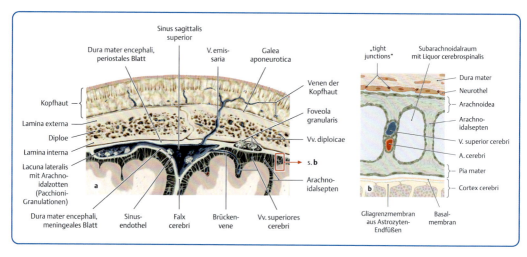

▶ **Abb. 7.25** Einbau der Hirnhäute in die Schädelkalotte. (Schünke M, Schulte E, Schumacher U. Prometheus LernAtlas der Anatomie. Kopf und Neuroanatomie. Illustrationen von Wesker K, Voll M. Stuttgart: Thieme; 2006)

Nerven
- R. recurrens der Spinalnerven

Ligamente
- Ligg. atlantooccipitalia anterior und posterior, Lig. longitudinale posterior, Lig. nuchae, Lig. flavum (LWS), Lig. filum terminale externum, Lig. anococcygeum und über die Ligg. denticulata zum Periost des Wirbelkanals

Muskeln
- M. rectus capitis posterior minor

Faszien
- Epineurium der Spinalnerven und Diaphragma pelvis

Dura mater cranialis

Anheftung periostales Blatt
- Schädelknochen des Neurokraniums, Bindegewebe der Suturen und am meningealen Blatt

7.5 Kraniales und spinales Membransystem

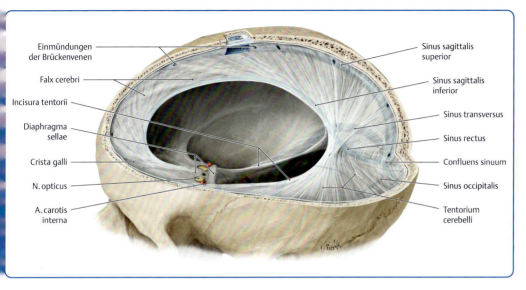

▶ **Abb. 7.26** Durasepten. (Schünke M, Schulte E, Schumacher U. Prometheus LernAtlas der Anatomie. Kopf und Neuroanatomie. Illustrationen von Wesker K, Voll M. Stuttgart: Thieme; 2006)

Anheftung meningeales Blatt
- Fest verwachsen mit dem periostalen Blatt, außer im Bereich der Sinus sagittales superior und transversalis. Bildet die sagittalen und transversalen Septen.

Zirkulation und Nerven
Vordere Schädelgrube:
- A. meningea anterior aus A. ethmoidale anterior
- Rr. meningei der Nn. ophthalmicus und maxillaris

Mittlere Schädelgrube:
- A. meningea media aus A. maxillaris, Rr. meningei der Nn. maxillaris und mandibularis

Hintere Schädelgrube:
- A. meningea posterior aus A. carotis externa und Rr. meningei der A. vertebralis
- Rr. meningei der Nn. glossopharyngeus und vagus und aus C 2, C 3
- venös über die Vv. meningeales in den Plexus cavernosus bzw. über Sinussystem in die V. jugularis interna

Falx cerebri

Anheftung
- Crista galli, Suturae metopica, sagittalis und Crista occipitalis interna superior
- bildet die membranöse Hülle für den Sinus sagittalis superior und inferior

Zirkulation
- A. meningea media

Innervation
- Rr. meningei des N. ophthalmicus

Falx cerebelli

Anheftung
- Crista occipitalis inferior, Foramen magnum
- bildet die membranöse Hülle für den Sinus occipitalis und den Sinus rectus

Zirkulation
- arteriell über die A. meningea posterior aus A. carotis externa und Rr. meningei der A. vertebralis
- venös über die Vv. meningeales in den Plexus cavernosus bzw. über Sinussystem in die V. jugularis interna

Innervation
- Rr. meningei der Nn. glossopharyngeus und vagus; R. dorsalis aus C 2, C 3

Tentorium cerebelli

Anheftung
- außen: Crista occipitalis interna transversalis, Angulus os paritale, Squama os temporale, Margo superior pars petrosa, Proc. clinoideus posterior
- innen: Incisura tentorii, Proc. clinoideus anterior

Zirkulation
- oberes Blatt: A. meningea media
- unteres Blatt: wie hintere Schädelgrube (s. o.)

Das Tentorium cerebelli bildet die membranöse Hülle für den Sinus transversus, Sinus rectus und einen Spalt für den Hirnstamm (bezieht sich auf die innere Anheftung).

Diaphragma sellae

Anheftung
- am Rand der Sella turcica
- siehe Tentorium cerebelli
- bedeckt die Hypophyse, hat Öffnung für das Infundibulum hypophysialis

Innervation
- Rr. tentorii nervus ophthalmicus, unteres Blatt wie hintere Schädelgrube

Funktion

Die Meningen umhüllen das ZNS, leiten die versorgenden und entsorgenden Gefäße und den Liquor, stützen, schützen und trennen die verschiedenen Anteile voneinander.

Aus osteopathischer Sichtweise übertragen sie PRM-Bewegungen auf die Knochen, wirken aber auch bewegungsbegrenzend.

Leitsymptome

Allgemein
- Kopfschmerzen innerhalb des Innervationsgebietes des betroffenen Nervs

Osteopathisch
- veränderte Qualität des PRM (zäh mit verminderter Elastizität)

7.5.3 Osteopathische Techniken

Untersuchung

Das Ergebnis der globalen kranialen Untersuchung zeigt eine Zähigkeit und eventuell auch ein „Nachlaufen" der kraniosakralen Bewegung. Die Amplitude kann vermindert sein. Frequenz, Symmetrie und Synchronizität sind meistens nicht verändert.

Für die spezifische Untersuchung des Membransystems wird mittels des Durazuges die spinale Dura und mittels lateraler und frontookzipitaler Kompression die kraniale Dura untersucht.

Untersuchung der Dura mater spinalis

Durazug von kaudal
- ■ Ausgangsstellung
- *Patient:* in Rückenlage
- *Therapeut:* sitzt seitlich auf Höhe des Beckens und kontaktiert mit einer Hand das Sakrum

- ■ Vorgehen

Nachdem der Therapeut die inhärente Bewegung wahrgenommen hat, leitet er im Moment der kranialen Flexion einen leichten Zug nach kaudal ein. Beurteilt werden die Quantität und die Qualität des Gleitvorgangs (▶ Abb. 7.28).

Durazug von kranial
- ■ Ausgangsstellung
- *Patient:* in Rückenlage
- *Therapeut:* sitzt am Kopfende und kontaktiert mit beiden Händen das Os occipitale. Die Fingerspitzen liegen dicht am Foramen magnum.

- ■ Vorgehen

Nachdem die inhärente Bewegung wahrgenommen wurde, wird im Moment der kranialen Flexion am Os occipitale ein sanfter Zug nach kranial eingeleitet (▶ Abb. 7.27). Die Qualität und Quantität des Gleitvorgangs werden beurteilt und mit der von kaudal induzierten verglichen.

7.5 Kraniales und spinales Membransystem

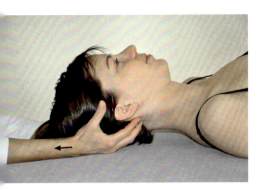

▶ Abb. 7.27

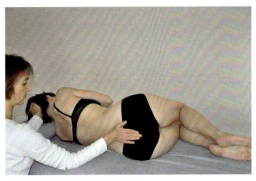

▶ Abb. 7.29

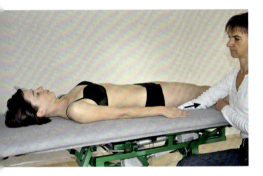

▶ Abb. 7.28

■ **Behandlung**
Nachdem alle Restriktionen der Wirbelsäule gelöst worden sind, wird die Synchronizität der inhärenten Bewegung der Dura mater spinalis wiederhergestellt.

Duraschaukel
■ Ausgangsstellung
- *Patient:* in Seitenlage
- *Therapeut:* sitzt hinter dem Patienten und kontaktiert mit seiner kranialen Hand das Os occipitale und mit der kaudalen Hand das Sakrum (▶ Abb. 7.29)

■ Vorgehen
Die inhärente Bewegung wird beobachtet. Bei einer verzögerten oder gegenläufigen Bewegung der Flexion und Extension wird durch ein sanftes Bremsen der sakralen Bewegung ein Ausgleichspunkt gesucht, die Geweberegulationen werden beobachtet, bis der kraniosakrale Mechanismus wieder synchron verläuft.

Untersuchung der Dura mater cranialis
Mit der frontookzipitalen Annäherung werden die anterior-posterior verlaufenden Fasern und mit der temporalen Annäherung die transversal verlaufenden Fasern getestet.

Ausgangsstellung
- *Patient:* in Rückenlage
- *Therapeut:* sitzt am Kopfende

Vorgehen
Die dorsale Hand befindet sich unter dem Kopf, die Fingerspitzen zeigen nach kaudal. Die ventrale Hand liegt auf dem Os frontale, die Fingerspitzen zeigen nach kaudal, und beide Mittelfinger liegen sich gegenüber. Mit der frontalen Hand wird ein sanfter Druck nach dorsal ausgeübt, visualisiert wird das Gewebe zwischen den Mittelfingern. Mit den übrigen Fingern wird die Bewegung der Knochen wahrgenommen. Beurteilt wird die Elastizität des duralen Gewebes bei der Annäherung und bei der Entlastung. Wie schnell können die Falx cerebri und cerebelli sich wieder entfalten? (▶ Abb. 7.30)

Für die temporale Annäherung modelliert der Therapeut beide Daumenballen an die Pars mastoidea kaudal der Sutura parietomastoidea und ventral der Sutura occipitomastoidea, die Daumenspitzen liegen auf dem M. sternocleidomastoideus.

Mit den Daumenballen wird ein sanfter Druck nach medial ausgeübt. Beobachtet wird die Elastizität bei der Annäherung und bei der Entfaltung. Wie gut kann das Tentorium cerebelli sich wieder ausbreiten? (▶ Abb. 7.31)

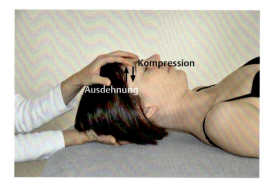
▶ Abb. 7.30

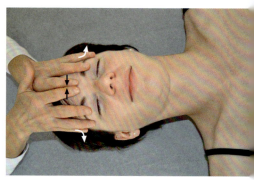
▶ Abb. 7.32

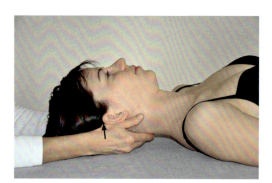
▶ Abb. 7.31

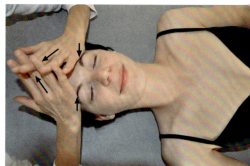
▶ Abb. 7.33

Behandlung

Die Behandlung des kranialen Membransystems findet in fünf Schritten statt. Jeder Schritt beinhaltet zwei Phasen. In Phase 1 werden die Membranen angenähert und die Gewebereaktion wird beobachtet, in der Phase 2 werden die Membranen gespannt, sodass sie sich neu ausrichten können. Jeder Schritt richtet sich auf einen bestimmten Faseranteil.

Ausgangsstellung
- *Patient:* in Rückenlage
- *Therapeut:* sitzt am Kopfende

Vorgehen
Schritt 1: Befreiung der anterior-posterior verlaufenden Fasern der Falx cerebri. Die Finger beider Hände liegen locker gespreizt auf dem Os frontale, die Daumen liegen palmar und dorsal der Hände, die Zeigefinger dicht neben der Sutura metopica.

- Phase 1: Frontalspread
  - Mittels der Zeigefinger wird ein sanfter Druck nach dorsal ausgeübt, die Gewebereaktionen und die Ausbreitung des Os frontale in die Außenrotation werden beobachtet (▶ Abb. 7.32).
- Phase 2: Frontallift
  - Mit den Ballen beider Hände werden die lateralen Ränder des Os frontale umfasst und mittels eines Zuges nach anterior und kranial wird die anterior-posteriore Ausrichtung der Fasern unterstützt, die Bewegung in die Innenrotation wird beobachtet (▶ Abb. 7.33).

Schritt 2: Befreiung der kraniokaudalen Fasern der Falx cerebri. Beide Hände werden wie oben beschrieben miteinander verschränkt. Die Zeigefinger liegen posterior von Bregma, dicht neben der Sutura sagittalis (evtl. den Kopf des Patienten unterlagern), die übrigen Finger liegen locker über den beiden Ossa parietalia.

7.5 Kraniales und spinales Membransystem

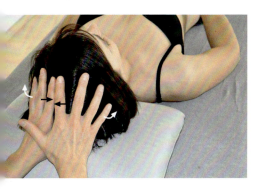

▶ Abb. 7.34

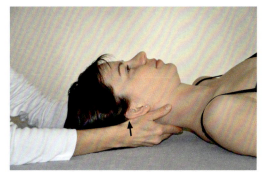

▶ Abb. 7.36

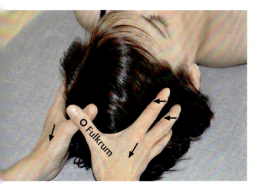

▶ Abb. 7.35

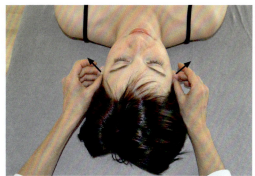

▶ Abb. 7.37

- Phase 1: Parietalspread
  - Mittels der Zeigefinger wird ein sanfter Druck nach kaudal ausgeübt, die Gewebereaktionen und die Ausbreitung beider Ossa parietalia in die Außenrotation werden beobachtet (▶ Abb. 7.34).
- Phase 2: Parietallift
  - Die Daumen beider Hände werden gekreuzt und bilden ein Fulcrum über der Sutura sagittalis, die Fingerspitzen liegen dicht an den lateralen Rändern beider Ossa parietalia und üben einen sanften Zug nach kranial aus, um die Ausrichtung der Fasern zu unterstützen. Die Bewegung in die Innenrotation wird beobachtet (▶ Abb. 7.35).

Schritt 3: Befreiung der horizontalen Fasern des Tentorium cerebelli. Beide Daumenballen werden an die Pars mastoidea der Ossa temporalia anmodelliert wie beim Test.
- Phase 1
  - Mit den Daumenballen wird ein sanfter Druck dicht unterhalb der Sutura parietomastoidea nach medial ausgeübt. Die Gewebereaktionen und die Bewegung der Ossa temporalia in die Innenrotation werden beobachtet (▶ Abb. 7.36).
- Phase 2: Ear-Pull
  - Die Kuppen beider Daumen werden in die Ohrmuschel gelegt, die Zeigefinger greifen die Ohrmuschel von dorsal. Mittels eines sanften Ohrzuges nach kaudal, lateral und ventral wird die Faserausrichtung unterstützt. Häufig kann man eine fasziale Befreiung bis in den Oropharynx beobachten (▶ Abb. 7.37).

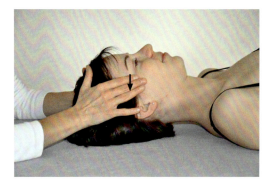

▶ Abb. 7.38

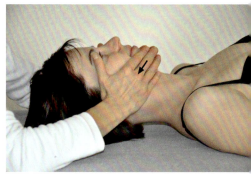

▶ Abb. 7.40

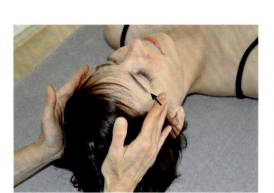

▶ Abb. 7.39

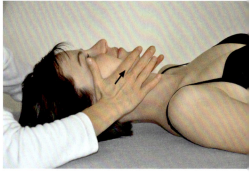

▶ Abb. 7.41

Schritt 4: Befreiung der anterior-posterioren Fasern des Tentorium cerebelli. Mit den Kuppen beider Zeigefinger werden die Alae majores des Os sphenoidale kontaktiert, die Mittelfinger stützen die Zeigefinger von dorsal.
- Phase 1: Sphenoidspread
  - Durch eine Pronation der Hände wird ein sanfter Druck nach dorsal auf die SSB ausgeübt. Die Gewebereaktion wird beobachtet, häufig zeigt sich auch ein dominantes SSB-Muster (▶ **Abb. 7.38**).
- Phase 2: Sphenoidlift
  - Beide Hände üben mittels einer Supination einen sanften Zug nach ventral aus, um die Ausrichtung der Fasern zu unterstützen (▶ **Abb. 7.39**).

Schritt 5: Befreiung der Falx cerebelli. Mit den Mittelfingern wird von kaudal das Kinn umfasst. Die Zeigefinger liegen oberhalb, die Ringfinger unterhalb des Kinns, sodass das Kinn des Patienten in den Fingern ruht. Die Daumenballen liegen an der Wange, Daumen und Kleinfinger sind abgespreizt.
- Phase 1: Mandibulaspread
  - Mit einer Supination wird die Mandibula sanft nach kranial-posterior geschoben. Über die Kiefergelenke, die Ossa temporalia und das Tentorium cerebelli werden die Fasern der Falx cerebelli erreicht und deren Gewebebewegung wird beobachtet (▶ **Abb. 7.40**).
- Phase 2: Mandibulalift
  - Mittels einer Pronation wird ein sanfter Zug in Richtung anterior-kaudal ausgeübt, um die Ausrichtung der Fasern zu unterstützen (▶ **Abb. 7.41**).

7.6 Venöse Blutleiter

✓ Fragen zur Selbstüberprüfung

Die Antworten finden sich im vorangegangenen Kapitel und werden hier nicht explizit aufgeführt.

1. Welche embryologische Besonderheit weist die Entwicklung des intra- und extrakranialen Membransystems auf?
2. Welche Schichten werden innerhalb des Membransystems unterschieden?
3. Welche Funktion erfüllen die Meningen anatomisch und osteopathisch?
4. Wie entstehen die sogenannten Septen?
5. Wo heftet die Falx cerebri an?
6. Welche Nerven innervieren das Tentorium cerebelli?
7. Welche Arterie zirkuliert den Hauptanteil der Meningen?
8. Welche Bedeutung hat das Membransystem für die Zirkulation des Schädels?
9. Welche Veränderung des PRM ist typisch für eine Dysfunktion der reziproken Spannungsmembranen?
10. Welche Bewegung macht das Os frontale bei der Annäherung der anteroposterioren Fasern der Falx cerebelli?

7.6.1 Phylogenese und Embryologie

Aus dem ursprünglichen Hüllgewebe, der sogenannten Meninx primitiva, gliedert sich unter anderem die Ektomeninx ab, aus der sich das Periost und die Dura mater entwickeln und zwischen denen sich die Vv. extradurales bilden. Dura mater und Periost verschmelzen weitgehend miteinander. Die geflechtartigen Venen bilden an bestimmten Stellen durch Zusammendrängen die Sinus durae matris.

7.6.2 Anatomische Grundlagen

Das Sinussystem des Kraniums ist nur verständlich über die Kenntnis des Membransystems. Die Sinus oder auch die venösen Blutleiter werden gebildet durch Hohlräume der Duplikaturen der Dura mater (▶ Tab. 7.2). Sie verlaufen innerhalb der Falx cerebri und cerebelli sowie des Tentorium cerebelli und der periostalen Dura mater im Bereich der Schädelbasis, teils rein membranös, teils membranös und ossär (▶ Abb. 7.42).

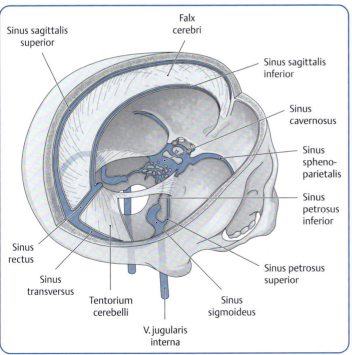

▶ **Abb. 7.42** Verlauf der Sinus. (Schünke M, Schulte E, Schumacher U. Prometheus LernAtlas der Anatomie. Kopf und Neuroanatomie. Illustrationen von Wesker K, Voll M. Stuttgart: Thieme; 2006)

▶ **Tab. 7.2** Übersicht über die Lage und den Verlauf der venösen Sinus cranii.

Name des Sinus	Lage und Verlauf
Sinus sagittalis superior	An Falx cerebri von Crista galli über Suturae metopica, sagittalis über Lambda bis Inion.
Sinus sagittalis inferior	Verläuft rein membranös im unteren freien Rand der Falx cerebri.
Sinus rectus	Verläuft rein membranös zwischen Falx cerebri und Tentorium cerebelli, bildet ein Kontinuum mit dem Sinus sagittalis inferior und nimmt das Blut der V. cerebri magna auf. Ist osteopathisch das Fulcrum für die Bewegung des Membransystems (Fulcrum von Sutherland).
Sinus transversus	Verläuft horizontal nach rechts und links, ausgehend von Inion parallel zur Crista occipitalis bis zur Sutura occipitomastoidea. Der rechte Sinus transversus drainiert das Blut aus dem Sinus sagittalis superior, der linke aus dem Sinus rectus. Er drainiert in den Sinus sigmoideus.
Confluens sinuum	Sammelt das Blut aus Sinus sagittalis superior und aus Sinus rectus.
Sinus occipitalis	Verläuft vom Confluens sinuum zum Sinus marginalis und drainiert das Blut aus den Venen der hinteren Schädelgrube in den Sinus marginalis.
Sinus petrosus superior	Verläuft auf der Crista petrosa des Os temporale, sammelt Blut aus dem Sinus cavernosus und drainiert in den Sinus sigmoideus.
Sinus petrosus inferior	Verläuft am dorsalen kaudalen Rand der Pars petrosa, sammelt das Blut aus dem Sinus cavernosus und drainiert entweder dierekt in den Bulbus der V. jugularis oder in den Sinus sigmoideus.
Sinus sigmoideus	Verläuft dorsal der Sutura occipitomastoidea (hinterlässt deutliche Impression im Os occipitale) und mündet in den Bulbus der V. jugularis interna. Sammelt das Blut aus den Sinus transversi und aus dem Sinus petrosus superior.
Sinus cavernosus	Liegt an den Seiten des Corpus os sphenoidale, bildet einen schwammartigen Hohlkörper, in dem die Hirnnerven III–VI und die A. carotis interna verlaufen. Er sammelt das Blut aus der V. ophthalmica und aus dem Sinus sphenoparietale und drainiert vorwiegend in den Plexus basilaris und in den Sinus marginalis, aber auch in die Sinus petrosi superior und inferior.
Sinus intercavernosi anterior und posterior	Verbinden beide Sinus cavernosi miteinander und verlaufen anterior und posterior der Hypophyse und drainieren diese und deren Hormone.
Sinus sphenoparietalis	Verläuft entlang der Alae minores der Ossa sphenoidalia und nimmt im Bereich der Ossa parietalia die meningealen Venen auf. Er drainiert in den Sinus cavernosus.
Plexus basilaris	Liegt auf dem Clivus und drainiert aus dem Sinus cavernosus.
Sinus marginalis	Liegt rund um das Foramen magnum. Drainiert den Plexus basilaris und den Sinus occipitalis und dessen Zuflüsse aus dem hinteren basalen Hirnareal und mündet in den Plexus venosus vertrebralis internus oder in den Sinus sigmoideus.
Drainage des Schädeldaches	Sinus sagittales superior, inferior, sphenoparietalis, rectus, transversus und Confluens sinuum
Drainage der Schädelbasis und der Orbita	Sinus cavernosus, petrosi superior und inferior, occipitalis

Das intra- und extrakraniale Venensystem und das intra- und extravertebrale Venensystem sind klappenlos. Die Vv. jugulares internae besitzen vor dem Einfluss in den Truncus brachiocephalicus bi- oder trikuspidale Klappen, die einen Rückstrom des venösen Blutes in den Schädel bei steigenden thorakalen Druckverhältnissen verhindern. Ansonsten ist im gesamten kranialen und spinalen Venensystem (von den intrakranialen Sinus bis zu den rektalen Venen) die Flussrichtung absolut variabel (▶ Abb. 7.43). Die Richtung des venösen Blutflusses ist nach neuesten Duplexsonografien abhängig von der Körperposition und von der Durchlässigkeit der entsprechenden Gefäße (Änderung der Flussrichtung bei einer Sinusvenenthrombose).

7.6 Venöse Blutleiter

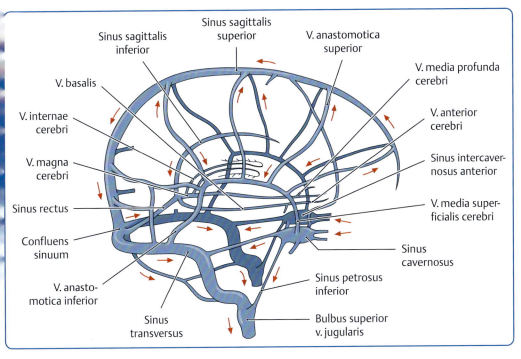

▶ **Abb. 7.43** Flussrichtung im kranialen Venensystem. (Schünke M, Schulte E, Schumacher U. Prometheus LernAtlas der Anatomie. Kopf und Neuroanatomie. Illustrationen von Wesker K, Voll M. Stuttgart: Thieme; 2006)

Dr. Florian Doepp kann in seiner Habilitationsschrift [3] mittels eines neuen Duplexverfahrens erstmals die unterschiedliche Entblutung des Kraniums in Rückenlage und im Stand nachweisen. Die bisherige Annahme, dass ca. 90 % des intrakranialen Blutes über die Vv. jugulares internae drainiert werden, ist nicht mehr haltbar.

Bei einer stehenden Person sind die Vv. jugulares internae fast vollständig obliteriert, das gesamte intrakraniale Blutvolumen fließt über das vertebrale Venensystem, dessen Gesamtquerschnitt das der Vv. jugulares internae übersteigt, ab.

Leitsymptome

- Kopfschmerzen (typisch: das Gefühl „mir platzt der Schädel")
- Bei Abflussstörungen im Bereich der Foramina jugularia kommt es zu einer Verschlechterung im Liegen (morgens schlimmer), bei Abflussstörungen im Bereich der OAA-Region zeigt sich eine Verschlechterung im Laufe des Tages und bei Anspannung der Nackenmuskulatur.

Dysfunktionsmechanismus

- Restriktionen des intrakranialen Membransystems
- Dysfunktionen der Ossa temporalia und occipitale mit einer Verengung des Foramen jugulare
- Dysfunktionen der OAA-Region durch direkte Traumen, auch unter der Geburt oder sekundär durch myofasziale oder viszerale Fehlspannungen
- Restriktion im Bereich der oberen Thoraxapertur
- verminderte Mobilität des Thorax

7.6.3 Osteopathische Techniken

Bei der globalen Untersuchung des Schädels deutet ein praller, fest elastischer Schädel auf eine Stauungsproblematik hin. Der PRM erscheint häufig in seinem Ausdruck (potency) verändert, Frequenz und Amplitude können verändert sein. Die extrakranialen Venen, die Gesichtsvenen und die Vv. jugulares externae sind häufig deutlich zu sehen.

Bevor der Schädel drainiert wird, müssen die Abflüsse bis in den Thorax befreit werden.

Untersuchung

Ausgangsstellung
- *Patient:* befindet sich in Rückenlage
- *Therapeut:* sitzt am Kopfende; die Annäherung erfolgt mit der Schädeldachhaltung

Vorgehen
- Beurteilen des PRM mit dem Listening-Test. Bei oben geschilderter Abweichung erfolgt die Ergänzung des Elastizitätstests, der einen insgesamt festen, prallen Schädel zeigt.

Behandlung

Die Drainage der einzelnen Sinus erfolgt schrittweise. Nach dem Prinzip der Lymphdrainage wird zunächst der Sammelpunkt, der Confluens sinuum, freigemacht und dann aus der Peripherie zugeführt.

Ausgangsstellung
- *Patient:* befindet sich in Rückenlage
- *Therapeut:* sitzt am Kopfende

Vorgehen

Confluens sinuum
Mit dem Zeigefinger und dem Mittelfinger beider Hände kontaktiert der Therapeut das Os occipitale im Bereich von Inion (kraniometrischer Punkt, entspricht der Protuberantia occipitalis externa und wird im Folgenden als „Inion" bezeichnet). Das Kopfgewicht ruht auf den Fingerbeeren. Der Therapeut beobachtet die Entspannung des Gewebes bis zur Erweichung („Softening"; ▶ Abb. 7.44).

Sinus occipitalis
Der Therapeut legt die Fingerbeeren der vier Finger beider Hände, von Inion in Richtung Foramen magnum, dicht neben der Crista occipitalis. Das „Softening" wird beobachtet (▶ Abb. 7.45).

Sinus marginalis
Der Therapeut positioniert die Fingerbeeren an die kaudale Begrenzung des Os occipitale in Richtung Foramen magnum. Das „Softening" wird beobachtet (▶ Abb. 7.46).

Sinus transversus und sigmoideus
Der Therapeut positioniert seine Fingerbeeren so, dass die Kleinfinger dicht neben Inion, entlang der Linea nuchae, und der Zeigefinger auf der Pars mastoidea des Os temporale liegen (▶ Abb. 7.47).
Der Therapeut beobachtet das „Softening" im Bereich des Sinus transversus und gibt dann mit den Zeigefingern pumpende Impulse in Richtung medial-kaudal zur Drainage des Sinus sigmoideus.

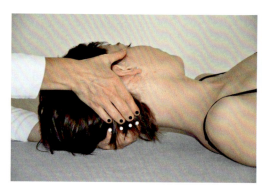

▶ Abb. 7.45

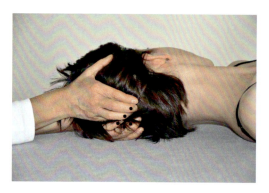

▶ Abb. 7.44

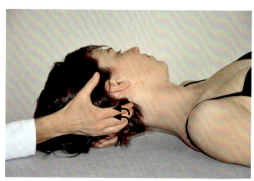

▶ Abb. 7.46

7.6 Venöse Blutleiter

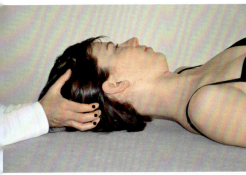

▶ Abb. 7.47

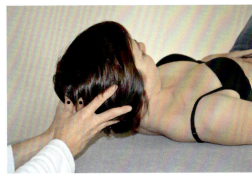

▶ Abb. 7.49

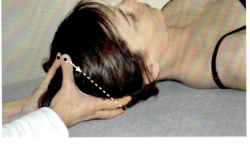

▶ Abb. 7.48

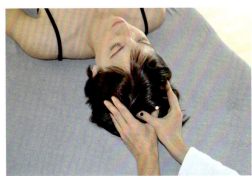

▶ Abb. 7.50

Sinus rectus
Der Therapeut lagert den Hinterkopf des Patienten auf seine Finger, die Kleinfinger dicht neben Inion. Die Daumen kontaktieren den Vertex dicht neben der Sutura sagittalis. Jetzt werden mit den Daumen pumpende Impulse auf den Vertex abgegeben, der Verlauf des Sinus rectus wird visualisiert (▶ Abb. 7.48).

Sinus sagittales superior und inferior
Der Therapeut lagert den Kopf des Patienten in die gespreizten Finger beider Hände, die Daumen werden direkt oberhalb von Inion dicht neben der Crista occipitalis überkreuzt (▶ Abb. 7.49). Mit einem pumpenden Impuls nach anterior-kaudal erfolgt die Drainage bis zum kraniometrischen Punkt Lambda. Für die Drainage des weiteren Verlaufs wird der Kopf des Patienten abgelegt, die Fingerspitzen liegen seitlich am Kopf, die Daumen bleiben in der gleichen Position (▶ Abb. 7.50). Die Drainage wird fortgesetzt, bis ca. zwei Fingerbreit anterior vom Bregma. Der Therapeut legt die Fin-

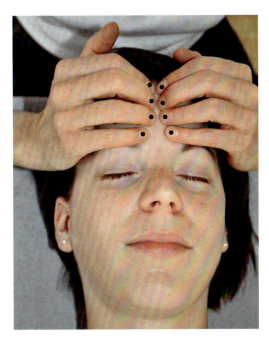

▶ Abb. 7.51

gerbeeren beider Hände dicht neben die Sutura metopica, die Kleinfinger kontaktieren die Glabella. Der Therapeut gibt leicht pumpende Impulse von den Zeigefingern bis zu den Kleinfingern (▶ Abb. 7.51).

> ☑ **Fragen zur Selbstüberprüfung**
> Die Antworten finden sich im vorangegangenen Kapitel und werden hier nicht explizit aufgeführt.
> 1. Durch welchen embryologischen Wachstumsvorgang bildet sich das venöse Sinussystem?
> 2. In welchem Gewebe verlaufen die venösen Blutleiter?
> 3. Leite die Innervation der Sinus aus der Antwort der vorherigen Frage ab.
> 4. Wie wird die Schädelgrube drainiert?
> 5. In welches Venensystem drainiert der Schädel im Stand?
> 6. Wo liegt der Sinus cavernosus?
> 7. Auf welchem Weg können Keime aus dem Gesicht in das Sinussystem gelangen?
> 8. Nenne die klinischen Zeichen einer Stauungssymptomatik.
> 9. Welche palpatorischen Hinweise deuten auf eine Stauungsproblematik hin?
> 10. Erkläre das Prinzip der Behandlung.

7.7 Liquor cerebrospinalis

7.7.1 Phylogenese und Embryologie

Die erste das Neuralrohr und die Hohlräume des embryologischen Gehirns ausfüllende Flüssigkeit ist die Amnionflüssigkeit. Mit der weiteren Reifung des Nervensystems und der Einsprossung von Blutgefäßen bilden sich in den Ventrikeln die Plexus choroidei, die aus arteriellem Blut Liquor produzieren.

7.7.2 Anatomische Grundlagen

Der Liquor cerebrospinalis (LCS) ist das Wasser des Gehirns. Der LCS füllt alle Hohlräume innerhalb und außerhalb des Zentralnervensystems aus. Demzufolge unterscheidet man innere Liquorräume, die Ventrikel, und äußere, den subarachnoidalen Raum in Schädel und Spinalkanal.

Die beiden Seitenventrikel liegen in den Großhirnhemisphären und sind entsprechend der embryologischen Wachstumsbewegung des Großhirns wie ein Widderhorn gekrümmt. Man unterscheidet die Cornua frontale, occipitale und temporale von der Pars centralis, die sich vom dorsalen Anteil des Frontallappens durch den Parietallappen bis zum Okzipitallappen erstreckt. Die Plexus choroidei sind relativ groß und schwimmen in den Ventrikeln wie fein gefiederte Algen in der See. Beide Ventrikel sind über das Foramen interventriculare (von Monroe) mit dem dritten Ventrikel verbunden. Der dritte Ventrikel liegt in der Medianebene und ist umgeben von den verschiedenen Anteilen des Dienzephalons. Der Hypothalamus bildet den Boden des dritten Ventrikels, der Thalamus die Seitenwände, rostral befindet sich das Chiasma opticum, kaudal davon die Hypophyse, dorsal der Epithalamus mit der Epiphyse. Das Dach wird gebildet von den Plexus choroidei und der Fornix. Vom dritten Ventrikel führt der Aquaeductus mesencephali als schmaler Gang durch das Mesenzephalon zum Hirnstamm und mündet in den vierten Ventrikel. Der vierte Ventrikel liegt zwischen Pons, Medulla oblongata und Zerebellum. Der vierte Ventrikel steht über die Apertura mediana und die paarigen Aperturae laterales mit dem äußeren Liquorraum in Verbindung. Der relativ lange und schmale Aquaeductus mesencephali kann leicht durch Gerinnsel oder Ödeme eingeengt werden und den Abfluss des Liquors mit der Folge eines Hydrozephalus behindern (▶ Abb. 7.52).

Anmerkung: Aktuelle Forschungsergebnisse widerlegen die Hypothese vorheriger Forschungen, dass der Liquor von den Ventrikeln in den subarachnoidalen Raum gelangt und erst dort resorbiert wird. Die Verlegung des Aquaeductus mesencephali ist demnach nicht die Ursache für einen Hydrozephalus (s. u.).

Der äußere Liquorraum besteht aus einem Kammersystem zwischen Arachnoidea und Pia mater. Membranöse Trabekel geben dem subarachnoidalen Raum ein schwammartiges Aussehen. Der subarachnoidale Raum begleitet das Rückenmark und die Cauda equina. Hier befinden sich 20 ml Liquor, die übrigen 120 ml befinden sich im Schädel. Die Pia mater folgt der Struktur des Gehirns, die Arachnoidea steht in engem Kontakt mit der Dura mater. An einigen Stellen entstehen so Hohlräume, die sogenannten Zisternen, auf denen das Gehirn „schwimmt".

7.7 Liquor cerebrospinalis

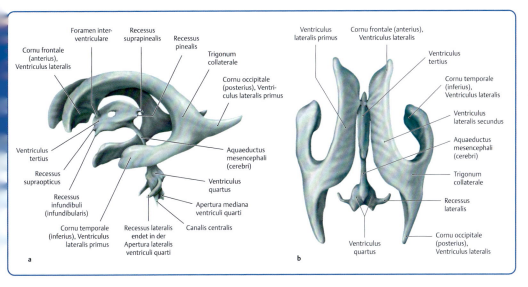

▶ **Abb. 7.52** Ventrikelsystem. **a** Ansicht von links. **b** Ansicht von oben. (Schünke M, Schulte E, Schumacher U. Prometheus LernAtlas der Anatomie. Kopf und Neuroanatomie. Illustrationen von Wesker K, Voll M. Stuttgart: Thieme; 2006)

Topografie

Siehe hierzu ▶ Abb. 7.53
- Seitenventrikel
  - Großhirnhemisphäre
- dritter Ventrikel
  - Thalamus
  - Hypothalamus
  - Epithalamus
  - Fornix
- vierter Ventrikel
  - Pons, Medulla oblongata, Zerebellum
- Cisterna cerebellomedullaris
  - kaudal des Zerebellums
  - dorsal der Medulla oblongata
- Cisterna vermis
  - dorsal des Zerebellums
- Cisterna pontomedullaris
  - ventral von Pons und Medulla oblongata
- Cisterna ambigens
  - umspült kranial der Pons und des Zerebellums das Mesenzephalon
- Cisterna interpendicularis
  - ventral der Pedunculi des Zerebrums
- Cisterna chiasmatica
  - kaudal des Recessus supraopticus des dritten Ventrikels
- Cisterna lamina terminalis
  - rostral des dritten Ventrikels
- Cisterna interhemisphaerica
  - zwischen den Großhirnhemisphären
- Cisterna trigeminalis
  - umschließt das Ganglion trigeminale
- Cisterna crualis
  - kaudal der Crus cerebri
- Cisterna carotica
  - umfließt die A. carotis
- Cisterna olfactoria
  - umgibt den Tractus olfactorius
- Cisterna corporis callosi
  - zwischen beiden Tracti olfactorii
  - kaudal des Corpus callosum
- subarachnoidaler Raum
  - zwischen Pia mater und Arachnoidea mater in Schädel und Wirbelkanal

Physiologie

Der Liquor cerebrospinalis (LCS) ist eine spezielle Körperflüssigkeit, von der man früher annahm, sie befinde sich nur in unmittelbarer Nähe des Zentralnervensystems. Neuere Forschungen haben ergeben, dass der Liquor über die peripheren Nervenscheiden mit dem extrazellulären Raum in Verbindung steht. Des Weiteren vermischt er sich über die Granulationes arachnoidei mit dem venösen Blut der Hirnsinus und über die Duralscheiden

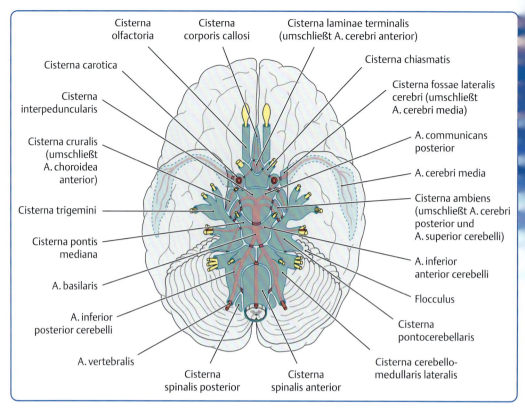

▶ Abb. 7.53 Cisternae subarachnoidales. (Schünke M, Schulte E, Schumacher U. Prometheus LernAtlas der Anatomie. Kopf und Neuroanatomie. Illustrationen von Wesker K, Voll M. Stuttgart: Thieme; 2006)

der Hirn- und Rückenmarksnerven mit der extraduralen Lymphe. Bestandteile des Liquor cerebrospinalis gelangen also in alle anderen Körperflüssigkeiten und scheinen so einen wichtigen Beitrag zur Aufrechterhaltung der Homöostase zu leisten (▶ Abb. 7.54).

Zusammensetzung

Der Liquor ist normalerweise farblos und klar. Er enthält neben Eiweiß auch eine erhebliche Menge an Vitaminen mit nahezu unglaublich hoher Konzentration. So befindet sich Vitamin C in 4-facher, Pantothensäure in 12-facher und Biotin sogar in einer 1000-fach höheren Konzentration im Liquor cerebrospinalis als im Blutplasma. Ansonsten enthält der LCS weniger Glukose, Protein, Kalzium und Kalium. Chlorid- und Magnesiumionen sind in höherer Konzentration nachzuweisen. Der pH-Wert ist mit 7,23 etwas niedriger als im Blut und toleriert weniger Schwankungen.

Aufgaben

- **Ernährung des ZNS:** Bereitstellen von spezifischen Stoffen
- **Aufnahme von Stoffwechselendprodukten aus dem ZNS:** Entsorgung und Abfluss in Blut und Lymphe
- **antibiotische Wirkung:** Tight Junctions im Bereich des Plexus choroideus (Blut-Liquor-Schranke)
- **Unterstützung der Homöostase des gesamten Körpers:** Zirkulation in den Mikrotubuli von kollagenen Fasern
- **Drainage aller Körperzellen:** zusammen mit der arteriellen, venösen und atemabhängigen Fluktuation
- **Versorgung des Körpers mit Hormonen:** Transport von hypothalamischen und neurohypophysialen Substanzen
- **Schutz vor mechanischer Belastung (Wasserbett):** Das Gehirn schwimmt auf Liquor (Zisternen und subarachnoidaler Raum) und wird

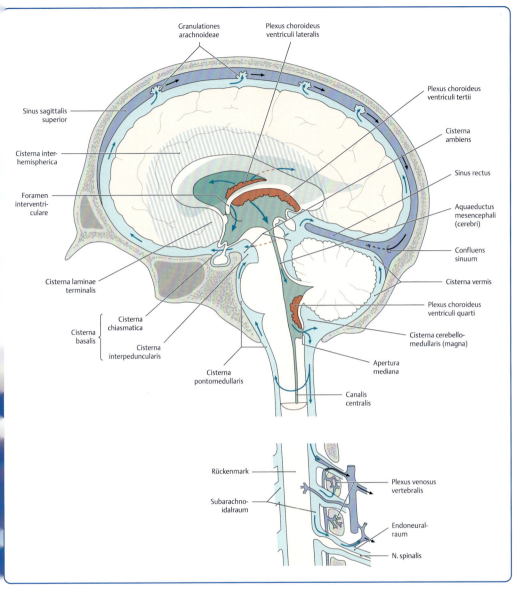

▶ **Abb. 7.54** Liquorzirkulation und Zisternen. (Schünke M, Schulte E, Schumacher U. Prometheus LernAtlas der Anatomie. Kopf und Neuroanatomie. Illustrationen von Wesker K, Voll M. Stuttgart: Thieme; 2006)

durch die inneren Liquorräume von innen in Form gehalten. Das Rückenmark hängt in einem mit Flüssigkeit gefüllten Rohr, welches schockabsorbierend wirkt.

Produktion

Der Liquor cerebrospinalis wird in den Plexus choroidei (zottenartige Adergeflechte) der inneren Liquorräume produziert. Die Plexus sind nur an einer Stelle mit der Ventrikelwand verwachsen und flottieren frei im Ventrikelsystem. Der Plexus choroideus ist eine girlandenförmige Ausstülpung der Pia mater. Um die Oberfläche weiter zu vergrößern, befindet sich auf dem einschichtigen kubischen Epithel ein Bürstensaum (▶ Abb. 7.55).

Durch aktive Stoffwechselvorgänge wird das filtrierte Plasma zu Liquor umgewandelt und sezerniert. Pro Tag wird, abhängig von der Situation des

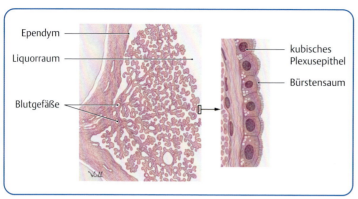

▶ **Abb. 7.55** Plexus choroideus. (Schünke M, Schulte E, Schumacher U. Prometheus LernAtlas der Anatomie. Kopf und Neuroanatomie. Illustrationen von Wesker K, Voll M. Stuttgart: Thieme; 2006)

vegetativen Nervensystems (VNS), eine Menge von 500–1000 ml produziert. Die Menge von 140 ml wird pro Tag 3- bis 6-mal ausgetauscht.

Das VNS und das endokrine System beeinflussen die Sekretionsrate des Liquor cerebrospinalis.

Resorption

Der Liquor gelangt durch die Foramina von Monroe aus den Seitenventrikeln in den dritten Ventrikel und über den Aquaeductus mesencephali in den vierten Ventrikel. Aus dem vierten Ventrikel gelangt der Liquor über die Apertura mediana und die paarigen Aperturae laterales in den subarachnoidalen Raum. Über sogenannte Granulationes arachnoideae wird der Liquor in das venöse Sinussystem, hauptsächlich in den Sinus sagittalis superior abgegeben (▶ Abb. 7.56).

Neuere Forschungen zeigen, dass bei normalen intrakranialen Druckverhältnissen der Liquor cerebrospinalis über die Nervenscheiden der Hirn- und Spinalnerven, und zwar besonders über die Fila olfactoria resorbiert wird. Von der Lamina cribrosa gelangt LCS in die Nasenschleimhaut und von dort in die Lymphknoten von Gesicht und Hals.

Bruno Chikly beschreibt in seinem Artikel „Die Hydrodynamik des Liquor cerebrospinalis – eine Neubewertung" mittels einer ausgedehnten Literaturauswertung [2], dass das bislang beschriebene Modell (s. o.) auf Fehlinterpretationen und auf der Injektion von zu großen Molekülen beruht. Neue Studien belegen, dass die Produktion und Resorption des LCS in einer Funktionseinheit mit der interstitiellen Flüssigkeit (IF) des ZNS zu sehen sind. Die Produktion des LCS und der IF findet in den Wänden der Arteriolen des ZNS statt, die Resorption wird von den Venolen geleistet. Arteriolen und Venolen des ZNS sind umgeben von Astrozytenendfüßchen, die einen perivaskulären Raum bilden. Dieser Raum wird als glymphatisches (glia-assoziiertes lymphatisches) System bezeichnet. So scheint das Volumen des LCS vom hydrostatischen Druck und den osmotischen Kräften zwischen den Kapillaren und der Einheit von LCS und IF abzu-

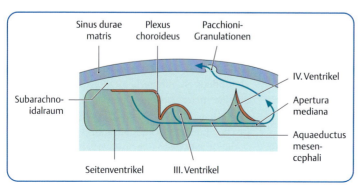

▶ **Abb. 7.56** Schema der Liquorzirkulation. (Schünke M, Schulte E, Schumacher U. Prometheus LernAtlas der Anatomie. Kopf und Neuroanatomie. Illustrationen von Wesker K, Voll M. Stuttgart: Thieme; 2006)

7.7 Liquor cerebrospinalis

hängen. Das System erfüllt sowohl Reinigungs- als auch Versorgungsfunktionen, indem es die Nervenzellen des ZNS kontinuierlich umspült, Nahrung abgibt (Arteriolen) und Substanzen aufnimmt (Venolen).

Blut-Hirn-Schranke
Das Endothel der Hirnkapillaren besitzt dichte Tight Junctions, die einen Übertritt von hydrophilen Stoffen aus beiden Richtungen verhindern. Für das ZNS wichtige hydrophile Stoffe müssen mittels eines aktiven Transportprozesses eingeschleust werden.

Blut-Liquor-Schranke
Innerhalb der Ventrikel verlagert sich die Diffusionsbarriere vom Kapillarendothel zu den Ependymzellen der Plexus choroidei (▶ Abb. 7.57).

Im Unterschied zur Blut-Hirn-Schranke sind die Plexuszellen sehr permeabel vom Liquor hin zum Blut.

7.7.3 Osteopathische Bedeutung des Liquor cerebrospinalis

Dr. Still beschrieb den Liquor als das höchste bekannte Element, und auch für Dr. Sutherland lag die Lebensenergie, die sogenannte „Potency", innerhalb der wellenförmigen Fluktuation des Liquor cerebrospinalis. Auch die Autorin (als Dozentin für Kraniosakrale Osteopathie) bemerkt während der Unterrichtseinheit über die Arbeit mit dem LCS immer wieder, wie Schüler mit der „Potency" ihres Partners in Kontakt treten und wie berührt sie sind von der der aufsteigenden anschwellenden Welle innewohnenden Kraft nach einer durchgeführten CV4-Technik.

Dr. Sutherland beschrieb die Fluktuation des Liquor cerebrospinalis in konzentrischen zentrifugalen und zentripedalen Wellen. Diese Annahme lässt sich so heute als zu vereinfacht nicht mehr halten, beschreibt aber die palpatorische Wahrnehmung der Flüssigkeitsbewegung im Zusammenhang mit dem PRM. Sutherland beschreibt mehrere Rhythmen innerhalb der Flüssigkeitsbewegung. Er vergleicht diese Rhythmen mit dem Wellenschlag und den an- und abschwellenden Bewegungen der Gezeiten. Der Wellenschlag entspricht dem PRM, die Gezeitenbewegung steht für die sogenannte „Tide".

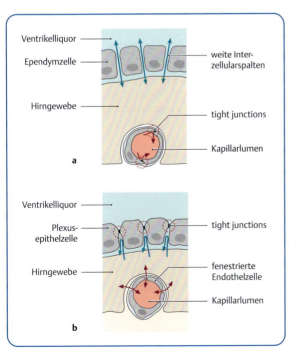

▶ **Abb. 7.57** Blut-Hirn- und Blut-Liquor-Schranke. (Schünke M, Schulte E, Schumacher U. Prometheus LernAtlas der Anatomie. Kopf und Neuroanatomie. Illustrationen von Wesker K, Voll M. Stuttgart: Thieme; 2006)

Indikationen

Es gibt keine eindeutigen klinischen Zeichen, die eine Liquortechnik indizieren. Es sind eher allgemeine Zeichen wie
- Abnahme der Leistungsfähigkeit (körperlich, aber auch geistig)
- erhöhte Infektanfälligkeit
- vegetative Dystonie
- chronische Schmerzen
- akute fieberhafte Infekte
- venöse und lymphatische Stauungen
- Kopfschmerzen

Palpatorisch erscheint der Ausdruck des PRM in der Amplitude vermindert. Die Frequenz kann verlangsamt, aber auch erhöht sein.

Kontraindikationen

Diese sind allgemein, wie bei allen kraniosakralen Behandlungen, s. Einführung „Allgemeine Hinweise" (S. 298).

7.7.4 Osteopathische Techniken

Untersuchung

Beurteilung von Amplitude und Frequenz der kranialen Inspiration und Exspiration in Hinblick auf Ausdruck, Geschwindigkeit, Synchronizität und Symmetrie. Abweichungen werden registriert.

Der Patient befindet sich in Rückenlage, der Therapeut sitzt am Kopfende und legt seine Hände in der **Schädeldachhaltung nach Dr. Sutherland** an. Die Zeigefinger beider Hände liegen an den Alae majores des Os sphenoidale, die Mittelfinger vor dem Ohr, die Ringfinger hinter dem Ohr auf den Ossa temporalia, die Kleinfinger berühren das Os occipitale. Handballen und Daumen liegen locker auf der Kalotte (▶ Abb. 7.58).

Behandlung

Kompression des vierten Ventrikels

Am Boden des vierten Ventrikels liegen die wichtigen Steuerelemente der vegetativen Körperfunktionen. Diese Technik fördert den Austausch des Liquor cerebrospinalis allgemein und im Speziellen den Austausch innerhalb des vierten Ventrikels. Bevor diese Technik angewendet wird, sollte sich der Therapeut vergewissert haben, dass die HWS frei von mechanischen Dysfunktionen ist.

Ausgangsstellung

Der Patient befindet sich in Rückenlage, der Therapeut sitzt am Kopfende. Der Therapeut legt beide Hände so ineinander, dass sich die Daumenspitzen berühren und ein „V" bilden (▶ Abb. 7.59). Dadurch entsteht ein Hohlraum, in welchen das Os occipitale des Patienten aufgenommen wird. Der Therapeut achtet darauf, dass seine Handballen posterior der Sutura occipitomastoidea den Kopf berühren.

Vorgehen

Der Therapeut nimmt den PRM des Patienten wahr. Er folgt den Bewegungen, beginnt dann aber, die Expansion des vierten Ventrikels in der Inspirationsphase sanft zu verhindern und die Verschmälerung der Schuppe während der kranialen Exspiration zu unterstützen. Durch eine Pronati-

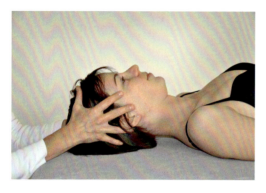

▶ Abb. 7.58

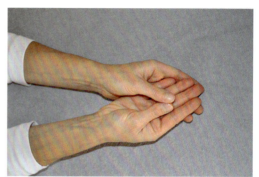

▶ Abb. 7.59

onsbewegung seiner Unterarme erhöht der Therapeut den Druck innerhalb des vierten Ventrikels.

Nach mehreren Zyklen stoppt die Bewegung des kraniosakralen Mechanismus. Der Stillpunkt hat eingesetzt. Dieser Stillpunkt dehnt sich auf den ganzen Körper aus. Er kann unter Umständen einige Minuten andauern.

Das Ende des Stillpunktes zeigt sich durch eine kraftvolle Bewegung des Os occipitale in Inspiration. Der Therapeut folgt dieser Ausdehnung mit seinen Händen und beobachtet den kraniosakralen Rhythmus über einige Zyklen.

einem Ellenbogen auf den anderen. Nach einiger Zeit wird diese Bewegung vom kranialen Mechanismus übernommen. Jetzt bleibt der Therapeut passiv und beobachtet das Zur-Ruhe-Kommen der kranialen Bewegung. Das System beginnt nach kurzer Zeit wieder mit einer kräftigen symmetrischen Bewegung, die noch einige Zeit beobachtet wird.

Die Technik wirkt dynamisierend, wenn das Schaukeln der beiden Ossa temporalia im Rhythmus der Lungenatmung beschleunigt wird und beruhigend, wenn der Rhythmus verlangsamt wird.

Pussy-Foot-Technik

Diese Technik beeinflusst die transversale Fluktuation. Mit deren Hilfe können chronische SBR-Dysfunktionen behandelt werden (S. 339). Sie kann dynamisierend und verlangsamend auf den PRM wirken und allgemein den kraniosakralen Rhythmus harmonisieren.

Ausgangsstellung und Vorgehen

Der Patient befindet sich in Rückenlage, der Therapeut sitzt am Kopfende. Beide Daumenballen liegen auf der Pars mastoidea des Os temporale (s. auch Test Dura mater cranialis), anterior der Sutura occipitomastoidea und kaudal der Sutura parietomastoidea (▶ Abb. 7.60).

Der Therapeut verlagert sein Gewicht auf einen Ellenbogen. Dadurch wird das gleichseitige Os temporale in AR bewegt, das gegenseitige in IR. Der Therapeut wechselt nun im Rhythmus des PRM oder der Lungenatmung das Gewicht von

Anteriores-posteriores Temporalisrollen

Diese Technik beeinflusst ebenfalls die transversale Fluktuation. Die Richtung ist transversal, diagonal. Neben den oben angegebenen Wirkungen lässt sich anstatt der SBR-Dysfunktionen die chronische Torsion positiv beeinflussen (S. 339).

Ausgangsstellung und Vorgehen

Der Patient befindet sich in Rückenlage, der Therapeut sitzt am Kopfende. Der Therapeut kontaktiert mit dem Schmetterlingsgriff beide Ossa temporalia. Mit Zeigefinger und Daumen beider Hände umgreift der Therapeut den Arcus zygomaticus der Ossa temporalia, die Mittelfinger liegen im äußeren Gehörgang, Ring- und Kleinfinger liegen auf der Pars mastoidea (▶ Abb. 7.61).

Der Therapeut induziert durch eine wechselnde Gewichtsverlagerung auf sein Handgelenk eine alternierende anteriore-posteriore Rotation der Ossa temporalia. Das weitere Prozedere entspricht dem der Pussy-Foot-Technik.

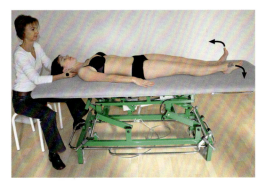

▶ Abb. 7.60

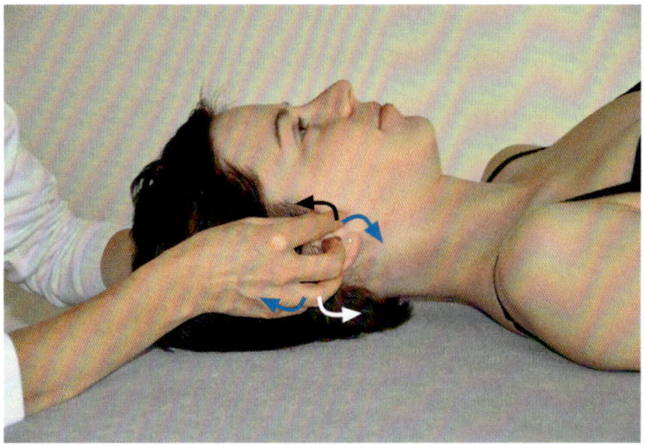

▶ Abb. 7.61

✓ Fragen zur Selbstüberprüfung

Die Antworten finden sich im vorangegangenen Kapitel und werden hier nicht explizit aufgeführt.

1. Nenne die inneren und äußeren Liquorräume!
2. Welche Zisternen befinden sich innerhalb des Schädels?
3. Welche Bedeutung haben sie in der kraniosakralen Osteopathie?
4. Welche Aufgaben erfüllt der Liquor im Organismus?
5. Beschreibe die Produktion des Liquor cerebrospinalis.
6. Beschreibe die Resorption des Liquor cerebrospinalis.
7. Wo liegt der Unterschied zwischen der Blut-Hirn-Schranke und der Blut-Liquor-Schranke?
8. Welche klinischen Symptome deuten auf eine mangelnde Fluktuation des Liquor cerebrospinalis hin?
9. Welche Handhaltung wird für die Untersuchung der Liquorfluktuation angewandt, wie ist das palpatorische Ergebnis bei einer Dysfunktion?

7.8 Symphysis sphenobasilaris

7.8.1 Phylogenese und Embryologie

Die Symphysis sphenobasilaris (SSB) bildet den zentralen Teil der Schädelbasis (▶ Abb. 7.62, ▶ Abb. 7.63) und entwickelt sich aus Somiten chondral, wie bei der embryologischen Entwicklung des Schädels beschrieben (Kap. 7.1.1).

7.8.2 Anatomische Grundlagen

Os sphenoidale

Anteile
- Korpus mit Sella turcica und Dorsum sellae
- Ala major, Ala minor
- Procc. pterygoidei

Beziehungen
- Ossa parietale, frontale, ethmoidale, vomer, zygomaticum, palatinum, temporale, occipitale

Suturen
- Suturae sphenoparietale, sphenofrontale, sphenoethmoidalis, sphenvomerica, sphenozygomatica, sphenopalatina, sphenosquamosa, sphenopetrosa
- Sychondrosis sphenobasilaris

Muskeln
- Mm. temporalis, pterygoidei medialis/lateralis
- Augenmuskeln mit Ursprung am Anulus tendineus
- Mm. tensor veli palatini, palatopharyngeus, constrictor pharyngeus
- Raphe pharyngis superior

Ligamente
- Ligg. sphenomandibulare, sphenopetrosum, pterygospinale, Lig. von Hyrtl, Lig. mallei anterius
- Raphe pterygomandibularis

Faszien und Membranen
- Aponeurosis pterygotemporomandibulare, Aponeurosis palatina
- Fascia orbitalis, Fascia cervicalis medialis
- Tentorium cerebelli
- Diaphragma cellae

Nerven
- Hirnnerven II, III, IV, V, VI, VII (N. canalis pterygoidei)
- Plexus caroticus
- Ganglion pterygopalatinum

ZNS
- Hypothalamus
- motorisches Sprachzentrum
- Geschmackszentrum
- anteriorer Schläfenlappen

Endokrinum
- Hypophyse

Zirkulation
- Aa. cerebri anterior, carotis interna, ophthalmica, meningea media
- Vv. ophthalmica, menigea media, emissaria, Plexus cavernosus

Innervation
- N. ophthalmicus

7.8 Symphysis sphenobasilaris

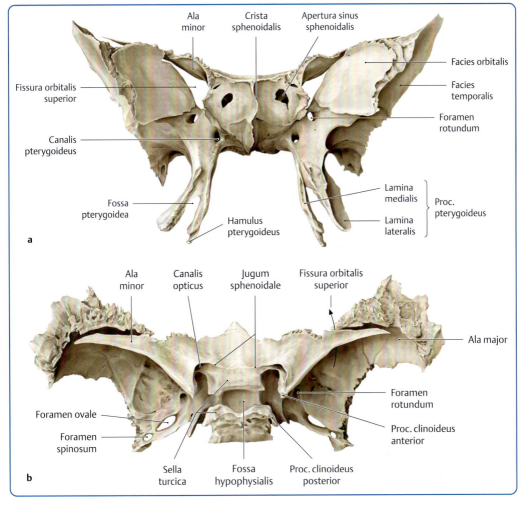

▶ Abb. 7.62 Os sphenoidale. **a** Ansicht von vorne. **b** Ansicht von oben. (Schünke M, Schulte E, Schumacher U. Prometheus LernAtlas der Anatomie. Kopf und Neuroanatomie. Illustrationen von Wesker K, Voll M. Stuttgart: Thieme; 2006)

Os occipitale

Anteile
- Squama
- Pars lateralis (condylaris), Pars basilaris

Beziehungen
- Ossa parietale, temporale, sphenoidale
- Atlas

Suturen und Gelenke
- Suturae lambdoidea, occipitomastoidea, petrojugolare, petrobasilare
- Art. atlantooccipitale
- Sychondrosis sphenobasilaris

Muskeln
- Mm. trapezius, semispinalis, splenius capitis, obliquus capitis superior, recti capites major/minor/lateralis/anterior, longus capitis, sternocleidomastoideus, constrictor pharyngeus superior, occipitofrontalis

Ligamente
- vom Foramen magnum zu C1/C2, fortlaufend bis Sakrum

Faszien und Membranen
- F. cervicalis superficialis, cervicalis profunda, pharyngobasilaris

7 – Kraniosakrale Osteopathie

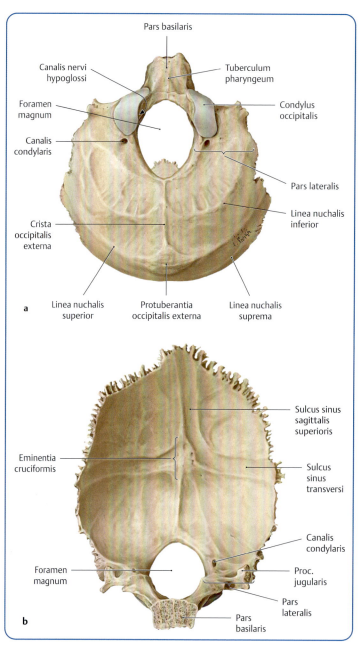

▶ **Abb. 7.63** Os occipitale. **a** Ansicht von kaudal. **b** Ansicht von der Schädelinnenfläche. (Schünke M, Schulte E, Schumacher U. Prometheus LernAtlas der Anatomie. Kopf und Neuroanatomie. Illustrationen von Wesker K, Voll M. Stuttgart: Thieme; 2006)

Nerven
- Nn. suboccipitalis, occipitales major/minor
- Hirnnerven IX, X, XI, XII

ZNS
- Okzipitallappen
- Zerebellum
- Medulla oblongata

Zirkulation
- Aa. vertebralis, spinales anterior/posterior, meningea posterior, basilaris, cerebri posterior
- Confluens sinuum
- Sinus transversus, occipitalis, marginalis, sagittalis superior, rectus, sigmoideus, petrosus inferior
- Bulbus venae jugularis

7.8 Symphysis sphenobasilaris

Innervation
- Nn. vagus, glossopharyngeus, occipitalis major

Physiologie

Bewegungsmuster

Der Schädel wird in vier Quadranten eingeteilt. Die Grenze zwischen den vorderen und hinteren Quadranten verläuft auf Höhe der Sutura coronalis. Die Grenze zwischen dem linken und rechten Quadranten verläuft auf der Höhe der Suturae sagittalis und metopica. Aufgrund der direkten Verbindung der Mandibula zu den hinteren Quadranten reagiert diese wie die hinteren Quadranten.

Die beiden vorderen Quadranten bewegen gemeinsam mit dem Os sphenoidale, die beiden hinteren mit dem Os occipitale. Die Knochen der Medianlinie (Pars basilaris des Os occipitale, Corpus ossis sphenoidalis, Os ethmoidale und Os vomer) bewegen sich wie ineinandergreifende Zahnräder. Anteriore und posteriore Rotation wechseln sich ab. Die Bewegungsmuster der SSB haben Auswirkungen auf das gesamte muskuloskelettale System (▶ Tab. 7.3). Das dominierende Bewegungsmuster bestimmt
- die Form der Wirbelsäule und des Thorax,
- die Stellung des Os sacrum zwischen den beiden Ossa ilia,
- Innenrotations- oder Außenrotationspositionierung der Extremitäten.

Das Os sacrum passt sich an das Os occipitale an. Stehen die hinteren Quadranten in Außenrotation, vertikalisiert sich das Os sacrum. Bei Innenrotation der hinteren Sphäre horizontalisiert es sich. Dementsprechend reagieren die Ossa ilia und die untere Extremität.

▶ **Tab. 7.3** Übersicht über die Anpassung der peripheren Schädelknochen an die Position der SSB.

SSB	periphere Knochen
Flexion Symphysis hebt sich, Ala major und Squama des Os occipitale bewegen nach lateral-anterior um 2 frontale Achsen	Außenrotation
Extension Symphysis senkt sich, Ala major und Squama des Os occipitale bewegen nach medial-posterior um 2 frontale Achsen	Innenrotation
Torsion rechts Ala major rechts hoch, Squama ossis occipitalis rechts tief um eine sagittale Achse	Quadranten rechts in Außenrotation, links in Innenrotation
Torsion links s. o., nur seitenverkehrt	Quadranten links in Außenrotation, rechts in Innenrotation
Sidebendingrotation (SBR) rechts Links nähern sich Ala major und Squama ossis occipitalis an, rechts weichen sie auseinander (Sidebending), beide Knochen drehen auf der rechten Seite nach kaudal (Rotation), 2 longitudinale Achsen für die Sidebending, eine sagittale Achse für die Rotation.	rechter vorderer Quadrant in Innenrotation, linker vorderer Quadrant in Außenrotation, rechter hinterer Quadrant in Außenrotation, linker hinterer Quadrant in Innenrotation
Vertical Strain up Os sphenoidale in Flexion (Korpus steht hoch), Os occipitale in Extension (Pars basilaris steht tief), Achsen wie bei Flexion/Extension	vordere Quadranten in Außenrotation, hintere Quadranten in Innenrotation
Vertical Strain down s. o., nur umgekehrt, Achsen wie bei Flexion/Extension	s. o., nur umgekehrt
Lateral Strain rechts/links transversale Scherbewegung in der SSB nach rechts oder nach links, keine Achsen	Parallelogrammschädel ohne Veränderung der Quadranten
Kompression Corpus ossis sphenoidalis und Pars basilaris des Os occipitale sind miteinander verkeilt. Der PRM ist stark reduziert.	Die Bewegung der Quadranten scheint im Verhältnis zur Schädelbasis größer.

Das Os sphenoidale dominiert den Thorax und die obere Extremität. Befinden sich die vorderen Quadranten in Außenrotation, steht der Thorax in Inspirationsstellung und die obere Extremität in Außenrotation. Bei Innenrotation steht der Thorax in Exspirationsstellung und die obere Extremität in Innenrotation. Bei Torsion steht eine Körperhälfte in Außenrotation, die andere in Innenrotation, bei SBR stehen die Körperhälften diagonal in Außenrotation und Innenrotation. Das Sakrum passt sich in den meisten Fällen in einer physiologischen Stellung an, also mit einer Torsion nach rechts um eine rechte Achse, oder einer Torsion nach links um eine linke Achse, um eine Belastung der Bandscheibe zu vermeiden. Wenn unsere Patienten in Rückenlage auf der Bank liegen, zeigen sie in der Entspannung ihr eigenes Muster, in dem sie funktionieren und kompensieren können. Dysfunktionen, die nicht mit dem Muster harmonieren, können, wenn sie nicht heilen, schlechter kompensiert werden und kosten Kraft. Die Bewegungen werden nach der Stellung des Os sphenoidale in Bezug zum Os occipitale benannt, so wie eine Wirbelbewegung des oberen Wirbels im Verhältnis zum unteren benannt wird (▶ Abb. 7.64).

Kraniosakrale Betrachtung
Die rhythmische Bewegung der SSB scheint die inhärente Bewegung der peripheren Schädelknochen anzustoßen und über die Dura mater die inhärente Bewegung des Os sacrum zu lenken. Die myofaszialen Verbindungen der Fasciae cervicalis superior, medialis und profunda übertragen die Bewegung auf das gesamte myofasziale System und auf das viszerale System. Können sich alle Strukturen in ihrem Muster bewegen, befindet sich der Körper in einem ausbalancierten Zustand.

Ein Bewegungsmuster der SSB wird in dem Moment zu einer Dysfunktion, wenn die Bewegung in die andere Richtung deutlich eingeschränkt ist. So wie eine FRS rechts eines Wirbels dysfunktionell ist, wenn die ERS links nicht möglich ist.

7.8.3 Osteopathische Techniken

Untersuchung

Um die Bewegungsmuster (man spricht auch von „Pattern") der SSB zu untersuchen, sind zwei Methoden möglich:
- Listening mit dem PRM
- Induktion

Listening mit dem PRM

Ausgangsstellung und Vorgehen
Der Patient befindet sich in Rückenlage, der Therapeut sitzt am Kopfende. Mit der Schädeldachhaltung (▶ Abb. 7.65) oder der okzipitosphenoidalen Handhaltung nach Becker (die Daumen kontaktieren die Alae majores des Os sphenoidale, das Os occipitale liegt in den gefalteten Fingern) nimmt der Therapeut die inhärenten Bewegungen der SSB wahr und beobachtet ihren Ausdruck in alle möglichen Muster. Befindet sich die SSB in einer Dysfunktion, drückt sich der PRM in diesem Muster aus.

Voraussetzung ist, dass der Therapeut eine genaue Kenntnis von den Bewegungsmustern der SSB besitzt.

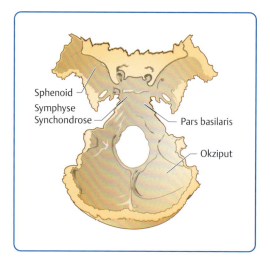

▶ Abb. 7.64 SSB.

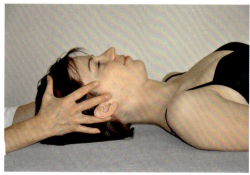

▶ Abb. 7.65

Induktion

Ausgangsstellung und Vorgehen

Ausgangsstellung wie oben. Am besten geeignet ist die Schädeldachhaltung nach Dr. Sutherland. Der Therapeut nimmt den PRM des Patienten wahr und beobachtet zunächst das An- und Abschwellen des Schädels bei der Inspirations- und Exspirationsbewegung. Durch eine Induktion der Flexion während der Inspiration und eine Induktion der Extension bei der Exspirationsbewegung leitet der Therapeut die Bewegung ein und beobachtet dann die Leichtigkeit und Amplitude.

Die übrigen Bewegungsmuster werden im Einklang mit dem PRM zu Beginn der Inspirationsphase induziert.

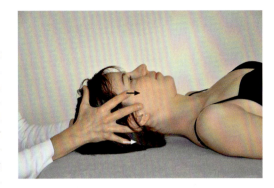

▶ Abb. 7.66

Behandlung

Flexionsdysfunktion

Für die Behandlung wird die Ausgangsstellung des Induktionstests beibehalten.

Der Therapeut führt beide Alae majores und die Squama des Os occipitale nach kaudal-anterior (▶ Abb. 7.66). Der Therapeut sucht den Point of Balance, der Patient kann die Behandlung unterstützen, indem er am Ende der Einatmung so lange wie möglich die Luft anhält (Apnoe) und die Füße in Dorsalextension bringt.

Der Vorgang kann über mehrere Atemzyklen wiederholt werden.

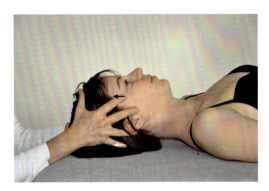

▶ Abb. 7.67

Extensionsdysfunktion

Der Therapeut führt beide Alae majores und die Squama des Os occipitale nach kranial-posterior (▶ Abb. 7.67). Der Point of Balance wird gesucht, am Ende der Ausatmung erfolgt die Apnoe, wobei die Füße in Plantarflexion gehalten werden.

Torsionsdysfunktion rechts

Der Therapeut führt die rechte Ala major nach kranial und den rechten Anteil der Squama des Os occipitale nach kaudal, während die linke Ala major nach kaudal und der linke Anteil der Squama des Os occipitale nach kranial geführt wird. Die Handbewegung entspricht der Drehbewegung beim Öffnen bzw. Schließen eines Marmeladenglases (▶ Abb. 7.68).

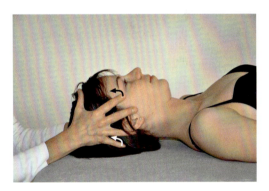

▶ Abb. 7.68

Torsionsdysfunktion links

Wie Torsionsdysfunktion rechts (s. o.), aber die Hände bewegen sich umgekehrt.

SBR rechts

Der Therapeut führt Zeigefinger und Kleinfinger der linken Hand aufeinander zu und bewegt sie nach kranial. Zeigefinger und Kleinfinger der rech-

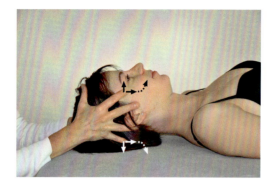

▶ Abb. 7.69

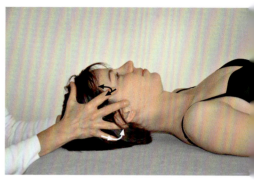

▶ Abb. 7.71

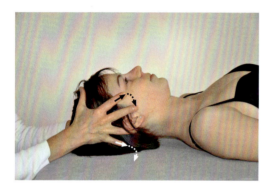

▶ Abb. 7.70

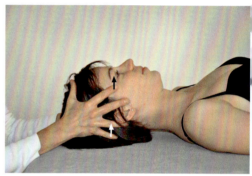

▶ Abb. 7.72

ten Hand werden voneinander entfernt und bewegen nach kaudal. Diese Bewegung entspricht rechts dem Anziehen, links dem Ausziehen eines Handschuhs (▶ Abb. 7.69).

SBR links
Wie SBR rechts (s. o.), die Hände bewegen sich entgegengesetzt.

Vertical Strain up
Der Therapeut führt beide Alae majores nach kaudal-anterior und die Squama ossis occipitalis nach kranial-posterior. Dies entspricht einer Flexionsbewegung des Os sphenoidale und einer Extensionsbewegung des Os occipitale (▶ Abb. 7.70).

Vertical Strain down
Der Therapeut führt beide Alae majores nach kranial-posterior und die Squama des Os occipitale nach kaudal-anterior. Das Os sphenoidale bewegt in Extension, das Os occipitale in Flexion (▶ Abb. 7.71).

Lateral Strain rechts
Der Therapeut führt die rechte Ala major und die rechte Seite der Squama des Os occipitale nach anterior, die linke Ala major und den linken Anteil der Squama des Os occipitale nach posterior. Falls diese Dysfunktion durch ein Trauma des Os sphenoidale entstanden ist, bewegt der Therapeut beide Zeigefinger nach rechts (▶ Abb. 7.72).

Lateral Strain links
Wie Lateral Strain rechts (s. o.), entsprechend umgekehrt.

Kompression
Der Therapeut führt beide Alae majores nach posterior, wobei er seine Aufmerksamkeit in die Mitte der Schädelbasis zwischen Corpus ossis sphenoidalis und Pars basilaris des Os occipitale richtet. Bemerkt er die Entspannung des Gewebes, leitet er durch einen Zug an den Alae majores nach anterior eine Dekompression ein (▶ Abb. 7.73).

7.9 Os sphenoidale

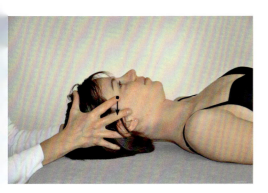

▶ Abb. 7.73

☑ **Fragen zur Selbstüberprüfung**
Die Antworten finden sich im vorangegangenen Kapitel und werden hier nicht explizit aufgeführt.
1. Welche Knochen bilden die SSB?
2. Welche Nerven verlaufen durch die Öffnungen des Os sphenoidale?
3. Warum kann eine Dysfunktion der SSB einen Einfluss auf das endokrine System haben?
4. Welche Strukturen werden vom Os sphenoidale beeinflusst?
5. Warum kann eine Dysfunktion der SSB eine viszerale Störung hervorrufen?
6. Welche Bewegungsmuster zeigt die SSB?
7. Wann spricht man von einer Dysfunktion und wann von einem Bewegungsmuster der SSB?
8. Wie wird die SSB getestet?
9. Wie wird eine Torsion rechts behandelt?
10. Wie bewegt sich das Os sacrum bei einer Torsion rechts?
11. Wie ist die bevorzugte Positionierung der unteren Extremität bei einem Vertical Strain?

7.9 Os sphenoidale

7.9.1 Phylogenese und Embryologie

Kap. 7.8

7.9.2 Osteopathische Betrachtung

Das Os sphenoidale ist in der kranialen Osteopathie der für die Bewegung und Positionierung der SSB (Symphysis sphenobasilaris) zentrale Knochen. Ähnlich den Wirbelsäulendysfunktionen, bei denen die Dysfunktion nach der Bewegung des oberen Wirbels benannt wird, werden SSB-Dysfunktionen nach der Beweglichkeit des Os sphenoidale benannt. Embryologisch macht dies auch durchaus Sinn, da sich die Schädelbasis aus den Somiten der Urwirbel entwickelt und das spätere Os sphenoidale sich kranial des Os occipitale befindet. Erst die Abfaltung des immens wachsenden Neuralrohres bringt die spätere Schädelbasis in die Horizontale.

Im Bereich der Alae major und minor gibt es bedeutende Dysfunktionen, ausgelöst durch eine Kompression im Bereich der Sutura sphenofrontale. Die Sutur hat einen L-förmigen Verlauf und bietet in ihrem lateralen Aspekt dem Os frontale eine breite Auflagefläche.

Zur Befreiung dieser Sutur ist eine Cant-hook-Technik (Kanthaken-Technik) besonders geeignet.

7.9.3 Anatomische Grundlagen

▶ Abb. 7.74

Anteile
- Korpus mit Sella turcica und Dorsum sellae
- Ala major, Ala minor
- Procc. pterygoidei

Topografie

Knochen
- Ossa parietale, frontale, ethmoidale, vomer, zygomaticum, palatinum, temporale, occipitale

Muskeln
- Mm. temporalis, pterygoidei medialis/lateralis
- Augenmuskeln mit Ursprung am Anulus tendineus
- Mm. tensor veli palatini, palatopharyngeus, constrictor
- Raphe pharyngeus superior

Ligamente
- Ligg. sphenomandibulare, sphenopetrosum, pterygospinale, Lig. von Hyrtl, Lig. mallei anterius
- Raphe pterygomandibularis

7 – Kraniosakrale Osteopathie

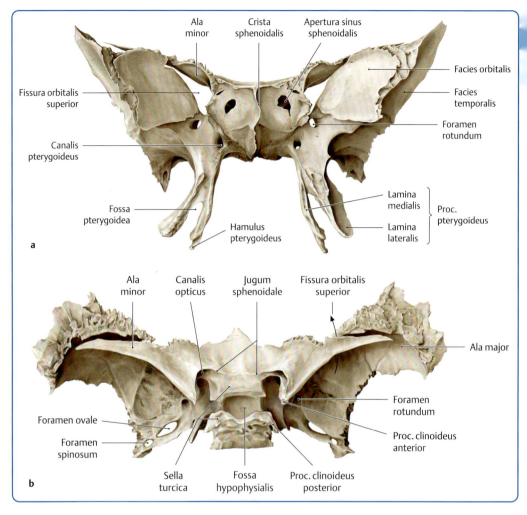

▶ Abb. 7.74 Os sphenoidale. **a** Ansicht von vorne. **b** Ansicht von oben. (Schünke M, Schulte E, Schumacher U. Prometheus LernAtlas der Anatomie. Kopf und Neuroanatomie. Illustrationen von Wesker K, Voll M. Stuttgart: Thieme; 2006)

Faszien und Membranen
- Aponeurosis pterygo-temporo-mandibulare, Aponeurosis palatina
- Fascia orbitalis, Fascia cervicalis medialis
- Tentorium cerebelli
- Diaphragma sellae

Nerven
- Hirnnerven II, III, IV, V, VI, VII (N. canalis pterygoidei)
- Plexus caroticus
- Ganglion pterygopalatinum

ZNS
- Hypothalamus
- motorisches Sprachzentrum
- Geschmackszentrum
- anteriorer Schläfenlappen

Endokrinum
- Hypophyse

Suturen
- Suturae sphenoparietale, sphenofrontale, sphenoethmoidalis, sphenovomerica, sphenozygomatica, sphenopalatina, sphenosquamosa, sphenopetrosa
- Synchondrosis sphenobasilaris

7.9 Os sphenoidale

Zirkulation

- Aa. cerebri anterior, carotis interna, ophthalmica, meningea media
- Vv. ophthalmica, meningea media, emissaria, Plexus cavernosus

Innervation

- N. ophthalmicus

Leitsymptome

- Kopfschmerzen
- Augenschmerzen, Sehstörungen
- Zirkulationsstörungen, besonders Stauungen des Bulbus oculi
- Irritationen der Hirnnerven II, III, IV, V1, VI

Dysfunktionsmechanismus

- traumatisch durch Schläge oder Stürze auf das Os frontale im anterioren Bereich

7.9.4 Osteopathische Techniken

Die Untersuchung und Behandlung des Os sphenoidale entspricht derjenigen der Symphysis sphenobasilaris (Kap. 7.8.3).

Untersuchung

Listening-Test oder Induktionstest des Os frontale und der SSB

Vorgehen
Siehe Os frontale (S. 350) und SSB (S. 338).
Bei der Testung lösen sich der Ala-major- und -minor-Komplex nicht vom Os frontale.

Behandlung

Der Patient befindet sich in Rückenlage, der Therapeut sitzt oder steht an der kontralateralen Seite der Dysfunktion. Die kaudale Hand kontaktiert mit dem Kleinfinger intrabukkal den Proc. pterygoideus, indem er entlang der Oberkieferzähne nach posterior gleitet. Am Ende der Zahnreihe orientiert sich der Finger leicht nach medial und platziert sich auf den Processus. Der Zeigefinger liegt auf der Ala major. Der Daumen der kranialen Hand liegt an der kontralateralen Seite des Os frontale, dicht an der Sutura sphenofrontale. Zeige- und Mittelfinger liegen auf der anderen Seite des Os frontale, dicht an der Sutura sphenofrontale.

Cant-hook-Technik 1

Vorgehen
Die kaudale Hand dekomprimiert das Os sphenoidale nach kaudal und posterior. Die kraniale Hand zieht mit Zeige- und Mittelfinger das Os frontale nach anterior und kranial, der Daumen bildet das Widerlager für die Hebeltechnik. Zwischen beiden Knochen wird eine Spannung aufgebaut und gehalten, bis sich die Ala major vom Os frontale löst (▶ Abb. 7.75).

Cant-hook-Technik 2

Vorgehen
Siehe oben, der Zug am Os frontale geht allerdings nur in anteriore Richtung, um die Ala minor zu befreien (▶ Abb. 7.76).

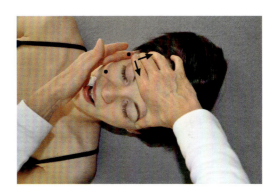

▶ Abb. 7.75

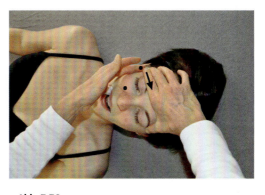

▶ Abb. 7.76

Fragen zur Selbstüberprüfung

Die Antworten finden sich im vorangegangenen Kapitel und in Kap. 7.13.1. Sie werden hier nicht explizit aufgeführt.

1. Warum kann man die Bewegung des Os sphenoidale im Verhältnis zum Os occipitale mit einer Wirbelbewegung vergleichen?
2. Welche Strukturen passieren den Canalis opticus?
3. Welche Strukturen passieren die Fissura orbitalis superior?
4. Welche Auswirkungen hat eine Kompression der Sutura sphenofrontale auf den Bulbus oculi?
5. Welches Palpationsergebnis zeigt eine Kompression der Sutura sphenofrontale?
6. Welche Symptome schildert der Patient?
7. Welche Zugrichtung am Os frontale dient der Befreiung der Ala major?

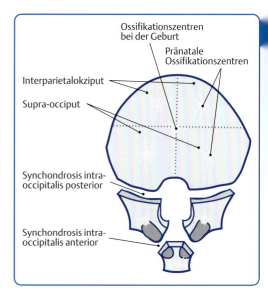

▶ **Abb. 7.77** Ossifikationszentren des Os occipitale. (Liem T. Kraniosakrale Osteopathie. 5. Aufl. Stuttgart: Hippokrates; 2010)

7.10 Os occipitale

7.10.1 Phylogenese und Embryologie

Das Os occipitale entwickelt sich im Bereich der Schädelbasis chondral, ist also knorpelig angelegt und verknöchert dann durch Einlagern von Kalksalzen. Der Bereich der Squama, besonders der kraniale Anteil (das sogenannte Interparietalokziput), entwickelt sich desmal (membranös). Die Verknöcherungszentren liegen zwischen der Crista occipitalis und der Linea nuchae (s. auch Kap. 7.1.1).

Bei der Geburt besteht das Os occipitale aus vier Anteilen, die knorpelig miteinander verbunden sind. Ein besonders empfindlicher Bereich sind die Kondylen des Os occipitale, deren vorderes Drittel noch nicht mit den hinteren zwei Dritteln verwachsen ist (▶ Abb. 7.77).

7.10.2 Osteopathische Betrachtung

Das Os occipitale gehört mit seiner Pars basilaris und den Partes condylares zu den Knochen der Zentrallinie, die Squama des Os occcipitale gehört zu den Knochen der Peripherie. Während der Inspiration und Exspiration bewegt der Schädelbasisanteil in Flexion und Extension, während die Schuppe in Außen- und Innenrotation bewegt.

7.10.3 Anatomische Grundlagen

▶ Abb. 7.78

Anteile
- Squama
- Pars lateralis (condylaris)
- Pars basilaris

Biomechanik und Achsen
- insgesamt drei Achsen
- eine horizontal durch die Procc. jugulares verlaufende, für die Bewegung der Flexion und Extension
- zwei vertikal verlaufende Achsen, die die Fossae cerebellares schneiden, für die Außen- und Innenrotation

Topografie

Knochen
- Ossa parietale, temporale, sphenoidale
- Atlas

Muskeln
- Mm. trapezius, semispinalis, splenius capitis, obliquus capitis superior, recti capites major/mi-

7.10 Os occipitale

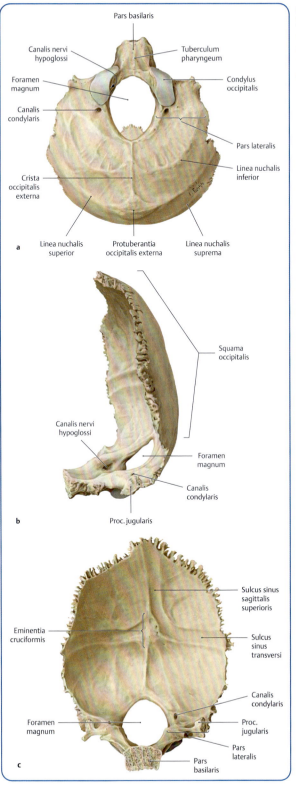

▶ **Abb. 7.78** Os occipitale. **a** Ansicht von kaudal. **b** Ansicht von links. **c** Ansicht von der Schädelinnenfläche. (Schünke M, Schulte E, Schumacher U. Prometheus LernAtlas der Anatomie. Kopf und Neuroanatomie. Illustrationen von Wesker K, Voll M. Stuttgart: Thieme; 2006)

nor/lateralis/anterior, longus capitis, sternocleidomastoideus, constrictor pharyngeus superior, occipitofrontalis

Ligamente
- vom Foramen magnum zu C 1/C 2, fortlaufend bis Sakrum

Faszien und Membranen
- Fasciae cervicalis superficialis, cervicalis profunda, pharyngobasilaris
- Tentorium cerebelli, Falx cerebri und cerebelli

Nerven
- Nn. suboccipitalis, occipitales major/minor
- Hirnnerven IX, X, XI, XII

ZNS
- Okzipitallappen
- Zerebellum
- Medulla oblongata

Suturen und Gelenke

- Suturae lambdoidea, occipitomastoidea, petrojugulare, petrobasilaris
- Art. atlantooccipitale
- Symphysis sphenobasilaris

Zirkulation

- Aa. vertebralis, spinales anterior/posterior, meningea posterior, basilaris, cerebri posterior
- Confluens sinuum
- Sinus transversus, occipitalis, marginalis, sagittalis superior, rectus, sigmoideus, petrosus inferior
- Bulbus venae jugularis

Innervation

- Nn. vagus, glossopharyngeus, occipitalis major

Leitsymptome

- Kopfschmerzen, besonders beim Liegen
- Irritationen des Oropharynx, des Pharynx und Larynx sowie des gesamten viszeralen Systems (Anpassungsstörungen bei Neugeborenen)

- myofasziale und artikuläre Dysfunktionen der OAA
- bei bedeutenden Dysfunktionen: Nystagmus, Tonus der Muskulatur und Koordinationsstörungen (besonders bei der Feinabstimmung) sowie optische Verarbeitungsstörungen

Dysfunktionsmechanismus

- intraossäre und interossäre Dysfunktionen durch Geburtstraumen und Traumen in der frühen Säuglingszeit
- Blockierungen im Bereich der Suturen durch Stürze und Schläge auf das Os occipitale
- adaptive Dysfunktionen in Außen- oder Innenrotation durch SSB-Störungen und Spannungen des myofaszialen Systems sowie des Membransystems

7.10.4 Osteopathische Techniken

Bei der Untersuchung der einzelnen Schädelknochen werden die Elastizität der Suturen, die den Knochen begrenzen, die Bewegung mit dem PRM und die intraossäre Verformbarkeit überprüft.
Methoden:
- Listening-Test mit dem PRM bzw. Induktion
- Elastizitätstest der Suturen

Untersuchung

Listening-Test mit dem PRM

Ausgangsstellung und Vorgehen
Der Patient befindet sich in Rückenlage, der Therapeut sitzt am Kopfende. Eine Hand kontaktiert das Os frontale, die andere Hand das Os occipitale. Die frontale Hand liegt mit den Fingerspitzen nach kaudal flächig auf dem Os frontale, der Mittelfinger auf der Sutura metopica. Die okzipitale Hand liegt mit den Fingerspitzen nach kaudal flächig auf dem Os occipitale, der Mittelfinger auf der Crista occipitalis. Bei der kranialen Inspiration rotieren das Os frontale und das Os occipitale nach posterior. Beide Knochen breiten sich nach lateral aus, die Mittelfinger bewegen sich aufeinander zu. Bei der kranialen Exspiration rotieren beide Knochen nach anterior und verschmälern sich. Die Mittelfinger entfernen sich voneinander. Zu Beginn kann

7.10 Os occipitale

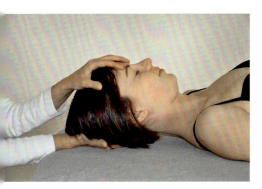

▶ Abb. 7.79

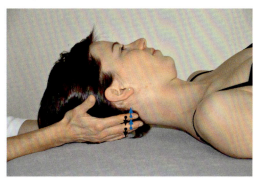

▶ Abb. 7.80

die Bewegung auch induziert werden (▶ Abb. 7.79).

Der Therapeut beurteilt die Leichtigkeit, die Quantität, die Qualität und die Symmetrie der Bewegung. Bei Abweichungen der Qualität und Quantität liegt eine Dysfunktion der Squama occipitalis in Außen- oder Innenrotationsdysfunktion vor.

Asymmetrien in der Bewegung der Squama occipitalis deuten auf eine Kompression im Bereich der Pars lateralis oder auf eine SSB-Dysfunktion hin.

Elastizitätstest der Suturen
Löst sich der Knochen nicht von den angrenzenden Knochen, werden die Suturen überprüft (Kap. 7.2.3).

Behandlung
Außenrotationsdysfunktion
Patient und Therapeut befinden sich in der gleichen Ausgangsstellung wie bei der Untersuchung. Beide Hände liegen unter dem Os occipitale. Der Therapeut unterstützt während der Inspirationsphase die Außenrotation, indem er beide Kleinfinger nach anterior führt und mit den anderen Fingern die Squama des Os occipitale ausbreitet. Während der Exspirationsphase wird die Innenrotation verhindert. Der Therapeut sucht den Point of Balance und beobachtet die Entspannung des Gewebes.

Im Anschluss wird der Ausdruck der Innenrotation beurteilt.

Innenrotationsdysfunktion
Patient und Therapeut befinden sich in der gleichen Ausgangsstellung wie oben. Während der Exspirationsphase appliziert der Therapeut einen leichten Druck mit den Zeigefingern posterior der Sutura occipitomastoidea auf die Squama des Os occipitale. Die Abflachung während der Inspiration wird sanft verhindert. Der Point of Balance wird gesucht und die Entspannung des Gewebes wird beobachtet (▶ Abb. 7.80).

Im Anschluss wird der Ausdruck der Außenrotation beurteilt.

Intraossäre Dysfunktionen
Traumen im Bereich des Hinterkopfes verursachen relativ häufig Kompressionen zwischen den einzelnen Anteilen des Os occipitale. Besonders häufig betroffen sind Neugeborene bei der Geburt, Säuglinge und Kleinkinder durch Stürze, aber auch ältere Kinder und Erwachsene. Zeigt die Untersuchung eine starke Rigidität okzipital ohne Beeinträchtigung der SSB, liegt eine intraossäre Dysfunktion vor.

Um das Os occipitale komplett zu befreien, eignet sich die „Platybasia"-Technik.

Ausgangsstellung und Vorgehen
Ausgangsstellung wie oben. Die Hände liegen unter dem Os occipitale, die Zeigefinger direkt dorsal der Sutura occipitomastoidea, die Daumen kontaktieren die Ala major des Os sphenoidale oder den Proc. zygomaticus des Os frontale (bei Säuglingen und auch bei großen Köpfen und kleinen Therapeutenhänden). Die Befreiung verläuft schrittweise.

Mittel- und Ringfinger spreizen die Pars condylaris, um das Foramen magnum zu öffnen, indem sie einen leichten Zug nach lateral-anterior induzieren. Der Zug wird konstant gehalten. Die Kleinfinger drehen die Squama des Os occipitale nach posterior und kranial für eine anteroposteriore Dekompression zwischen Pars basilaris, Partes laterales und der Squama des Os occipitale. Die Rotation wird konstant gehalten. Die Zeigefinger liften die Pars mastoidea nach anterior, die Daumen liften die Ala major bzw. die Procc. zygomaticae des Os frontale nach anterior, um eine komplette anteroposteriore Dekompression des Os occipitale zu erreichen (▶ Abb. 7.81).

Die aufgebaute Spannung wird in allen Bereichen so lange gehalten, bis eine komplette Entspannung des Gewebes wahrgenommen werden kann.

> **Beachte**
> **Beim Neugeborenen ist der Ala-major-/Processus-pterygoideus-Komplex noch nicht mit dem Korpus des Os sphenoidale verwachsen. Therapeutische Interventionen im Bereich der Ala major können intraossäre Dysfunktionen verursachen.**

Behandlung der Suturen Kap. 7.2.3.

> ✓ **Fragen zur Selbstüberprüfung**
> Die Antworten finden sich im vorangegangenen Kapitel und werden hier nicht explizit aufgeführt.
> 1. Wie verlaufen die Achsen für die Außen- und Innenrotation des Os occipitale?
> 2. Nenne die Suturen.
> 3. Wie wird das Os occipitale getestet?
> 4. Welche Dysfunktionen betreffen in der Regel das Neugeborene?
> 5. Welche klinischen Zeichen deuten auf eine Dysfunktion des Os occipitale hin?
> 6. Welcher Muskel kann die Sutura occipitomastoidea komprimieren?
> 7. Warum kommt es bei schweren Dysfunktionen der Squama des Os occipitale zu Tonusveränderungen der Muskulatur und eventuell sogar zum Nystagmus?
> 8. Warum kann ein Neugeborenes mit einer Dysfunktion im Bereich der Pars condylaris nicht gut saugen?
> 9. Mit welcher Technik kann das Os occipitale komplett befreit werden?
> 10. Warum sollte beim Neugeborenen keine therapeutische Intervention über die Ala major angesetzt werden?

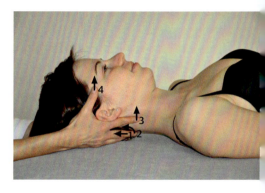

▶ Abb. 7.81

7.11 Os frontale

7.11.1 Phylogenese und Embryologie

Das Os frontale entwickelt sich aus dem das Gehirn lateral und kranial umgebenden Mesenchym. Es entstammt Neuralleistenmaterial. Die Ossifikation findet primär desmal (membranös) statt. Bei der Geburt besteht das Os frontale aus zwei Anteilen, die durch die Sutura metopica getrennt sind. Diese Sutur verknöchert bei ca. 80 % der Menschen im 7. Lebensjahr. In diesem Zeitraum beginnt der Frontallappen zu wachsen und komplett neue Synapsen auszubilden. Dadurch entsteht ein Zug an der Falx cerebri, die dann zur kompletten Verknöcherung der Sutura metopica führt. Umbau und Wachstumsvorgang enden mit der Pubertät. Während der Pubertät wird dieser Bereich von einigen Neurophysiologen mit einer Großbaustelle verglichen – mit vielen Umleitungen. In dieser Zeit entwickeln sich der Charakter und die Persönlichkeitsstruktur. Auch im Bereich der motorischen Fähigkeiten kommt es zu einer enormen Steigerung von Verknüpfungen; sportliche Förderung ist in dieser Zeit durchaus sinnvoll bzw. intensives Training erfolgreich.

7.11.2 Osteopathische Betrachtung

Das Os frontale gehört zu den peripheren Knochen und bewegt während der Inspiration in Außenrotation, während der Exspiration in Innenrotation. Anscheinend hat die rhythmische Bewegung eine wichtige Bedeutung für die Drainage des Sinus frontalis, für die Orbita, den Bulbus und auch für die venösen Blutleiter innerhalb der Falx cere-

7.11 Os frontale

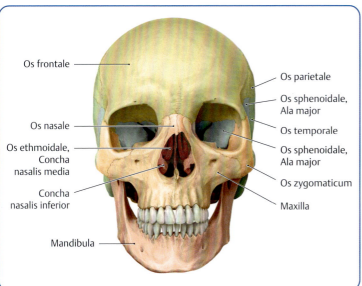

▶ Abb. 7.82 Schädelknochen von frontal. (Schünke M, Schulte E, Schumacher U. Prometheus Lern-Atlas der Anatomie. Kopf und Neuroanatomie. Illustrationen von Wesker K, Voll M. Stuttgart: Thieme; 2006)

bri. Während der Pubertät verändert besonders der Pars verticalis durch das Wachstum des Frontallappens seine Gestalt und bestimmt damit die Form des oberen Drittels des Gesichts (▶ Abb. 7.82).

7.11.3 Anatomische Grundlagen

Anteile

- vertikal: Pars frontalis, gewölbt
- horizontal: Pars orbitalis
- Beide Anteile bilden einen Winkel von 90°. Die Pars orbitalis bildet das Dach der Orbita. Sie beinhaltet die Incisura ethmoidale mit den Cellulae frontales, über die der Sinus frontalis drainiert wird.
- Kaudal mittig und anterior der Incisura ethmoidale befindet sich die Spina nasalis.
- lateral-kaudal: Proc. zygomaticus

Biomechanik und Achsen

- zwei Achsen durch die Tuber des Os frontale
- Bei der kranialen Inspiration bewegt sich die Sutura metopica nach posterior-superior und flacht ab. Der Proc. zygomaticus bewegt nach anterior-inferior und lateral. Bei der Exspiration bewegt das Os frontale in umgekehrte Richtung (▶ Abb. 7.83).

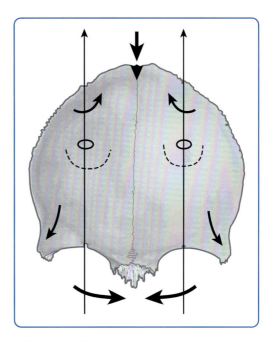

▶ Abb. 7.83 Außenrotation des Os frontale in der Inspirationsphase (von vorn). (Liem T. Kraniosakrale Osteopathie. 5. Aufl. Stuttgart: Hippokrates; 2010)

Topografie

Gefäße
- A. temporalis superficialis r. frontalis
- V. diploica frontalis (drainiert in Plexus pterygoideus)
- Sinus sagittalis superior

Nerven
- N. ophthalmicus: R. meningeus und Nn. supraorbitalis und supratrochlearis

Knochen
- Os parietale, Os sphenoidale, Os nasale, Os maxillare, Os lacrimale, Os ethmoidale

Membranen
- Falx cerebri an der Crista frontalis

Faszien
- Fascia temporalis

Muskeln
- M. epicranius
- mimische Muskeln für Stirnrunzeln und Lidschluss
- M. temporalis

Hirnanteile
- Lobus frontalis (Charakter)

Suturen
- Sutura coronalis, Sutura sphenofrontale
- Inciscura ethmoidale
- Suturae frontonasale, frontolacrimale und frontomaxillare

Zirkulation
- A. temporalis
- V. diploica frontalis

Innervation
- N. ophthalmicus

Leitsymptome
- Kopfschmerzen
- Sinusitis
- Sehstörungen
- Persönlichkeitsveränderungen

Dysfunktionsmechanismus

- intraossäre und interossäre Dysfunktionen durch Geburtstraumen und Traumen in der frühen Säuglingszeit
- Blockierungen im Bereich der Suturen durch Stürze und Schläge auf das Os frontale
- adaptive Dysfunktionen in Außen- oder Innenrotation durch SSB-Störungen und Spannungen des myofaszialen Systems sowie des Membransystems

7.11.4 Osteopathische Techniken

Bei der Untersuchung der einzelnen Schädelknochen werden die Elastizität der Suturen, die den Knochen begrenzen, die Bewegung mit dem PRM und die intraossäre Verformbarkeit überprüft.
Methoden:
- Listening-Test mit dem PRM bzw. Induktion
- Elastizitätstest der Suturen

Untersuchung

Listening-Test mit dem PRM

Ausgangsstellung und Vorgehen
Der Patient befindet sich in Rückenlage, der Therapeut sitzt am Kopfende. Die Hände werden flächig auf die Stirn des Patienten aufgelegt, der Daumen der einen Hand liegt auf dem Handrücken der anderen, der andere Daumen liegt in der Handfläche der Gegenseite. Die Zeigefinger liegen neben der Sutura metopica, die Mittelfinger in der Mitte des Ziliarbogens, die Ringfinger auf Höhe der Procc. zygomatici, die Kleinfinger liegen parallel zur Sutura sphenofrontale (▶ Abb. 7.84). Während der Inspirationsphase senkt sich die Sutura metopica

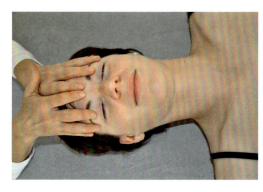

▶ Abb. 7.84

nach posterior, die lateralen Ränder heben sich nach anterior-lateral. Die Falx cerebri und das Os ethmoidale übertragen eine Rotation nach posterior auf das Os frontale. Intraossär erfolgt eine Abflachung und Verkürzung des Knochens.

Während der Exspirationsphase hebt sich die Sutura metopica nach anterior, die lateralen Begrenzungen bewegen nach medial und posterior. Der Knochen rotiert, geführt durch das Os ethmoidale, nach anterior, intraossär findet eine Wölbung statt.

Der Therapeut beurteilt die Leichtigkeit, die Quantität und die Qualität der Bewegung. Zu Beginn kann die Bewegung auch induziert werden.

Elastizitätstest der Suturen

Löst sich der Knochen nicht von den angrenzenden Knochen, werden die Suturen überprüft (Kap. 7.2.3).

Behandlung

Außenrotationsdysfunktion

Patient und Therapeut befinden sich in der gleichen Ausgangsstellung wie bei der Untersuchung. Der Therapeut unterstützt während der Inspirationsphase die Außenrotation, während der Exspirationsphase wird die Innenrotation verhindert. Der Therapeut sucht den Point of Balance und beobachtet die Entspannung des Gewebes.

Im Anschluss wird der Ausdruck der Innenrotation beurteilt.

Innenrotationsdysfunktion

Patient und Therapeut befinden sich in der gleichen Ausgangsstellung wie oben. Während der Exspirationsphase setzt der Therapeut einen leichten Zug mit Ring- und Kleinfingern beider Hände im Bereich der Sutura sphenofrontale des Os frontale an und unterstützt die Wölbung des Knochens. Während der Inspirationsphase verhindert der Therapeut die Ausbreitung des Knochens. Der Point of Balance wird gesucht und die Entspannung des Gewebes wird beobachtet.

Im Anschluss wird der Ausdruck der Außenrotation beurteilt.

Intraossäre Dysfunktionen

Intraossäre Dysfunktionen lösen sich mit dem Frontallift. Der Therapeut kontaktiert mit den Handballen oder mit Ring- und Kleinfinger beider Hände die lateralen Ränder des Os frontale im Bereich der Sutura sphenofrontale. Ein sanfter Zug nach anterior und kranial wird eingeleitet. Während sich der Knochen in der gelifteten Position befindet, beobachtet der Therapeut die Entspannung und Entwirrung des Gewebes. Unter der gehaltenen Liftposition werden einige Zyklen der Inspiration und Exspiration abgewartet.

Bei Neugeborenen und Säuglingen können intraössare Spannungen im Bereich der Tuber frontale mit einer lokalen Spreizung oder mit „Molding", unterstützt durch einen „Fluid Drive", direkt ausgeglichen werden.

Ausgangsstellung und Vorgehen

Ausgangsstellung wie oben. Der Therapeut formt mit den Fingern einer Hand einen Kreis um den Tuber und entfernt gleichmäßig und sanft die Finger vom Mittelpunkt des Tubers. Beim „Molding" werden die Finger aufeinander zu bewegt, mit dem Zeigefinger der anderen Hand wird quer durch den Schädel ein „Fluid Drive" in das Zentrum des Tubers gegeben (▶ **Abb. 7.85**).

Behandlung der Suturen Kap. 7.2.3.

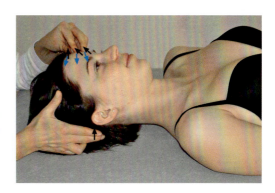

▶ **Abb. 7.85**

✅ Fragen zur Selbstüberprüfung

Die Antworten finden sich in den vorangegangenen Kapiteln und werden hier nicht explizit aufgeführt.

1. Wie verlaufen die Achsen für die Außen- und Innenrotation des Os frontale?
2. Welcher Knochen der Zentrallinie bedingt die anteriore und posteriore Rotation bei der Inspiration und Exspiration?
3. Welcher Hirnnerv innerviert das Os frontale und seine Bedeckung?
4. Welche Membran wird über das Os frontale beeinflusst und auch behandelt?
5. Welche Konsequenzen können Dysfunktionen in Außen- oder Innenrotation für den Bulbus oculi haben?
6. Nenne die Suturen.
7. Warum können TMG-Dysfunktionen einen Einfluss auf die Beweglichkeit des Os frontale haben?
8. Wie wird das Os frontale getestet?
9. Welche Dysfunktionen betreffen in der Regel das Neugeborene?
10. Welche klinischen Zeichen deuten auf eine Dysfunktion des Os frontale hin?

7.12 Os parietale

7.12.1 Phylogenese und Embryologie

Die embryologische Entwicklung entspricht der des Os frontale. Die Knochen entwickeln sich desmal, also membranös. Die Verknöcherung ist ausgehend von Zentren zwischen den Membranen. Sowohl die Höcker der Ossa parietalia wie auch die Frontalhöcker sind ehemalige Verknöcherungszentren.

7.12.2 Osteopathische Betrachtung

Die beiden Ossa parietalia bilden den größten Anteil der Kalotte und werden von der vorderen Schädelsphäre, über die Bewegung des Os sphenoidale, und auch über die hintere Schädelsphäre, über die Bewegung des Os occipitale, beeinflusst. Bei Strain-Dysfunktionen können intraossäre Spannungen in beiden Knochen erzeugt werden, die sich auf die Falx cerebri und die Sinus sagittales superior und inferior auswirken können.

7.12.3 Anatomische Grundlagen

Anteile

- Facies interna mit deutlichen Impressionen der A. meningea media und des Sinus sigmoideus
- Facies externa mit den Lineae temporalia superior und inferior. Der gewölbte viereckige Knochen besitzt vier Winkel (Anguli frontale, occipitale, mastoidea und sphenoidale).

Biomechanik und Achsen

- Die Außen- und Innenrotation findet um eine durch die Tuber parietale und frontale verlaufende Achse statt.
- Bei der Inspiration gleiten die Ossa parietalia nach posterior und verkürzen sich.
- Bei der Exspiration gleiten sie nach anterior und verlängern sich (▶ Abb. 7.86).

Topografie

Gefäße

- A. meningea media
- Sinus sagittales superior und sigmoideus

Knochen

- Os frontale, Os sphenoidale, Ossa temporalia, Os occipitale

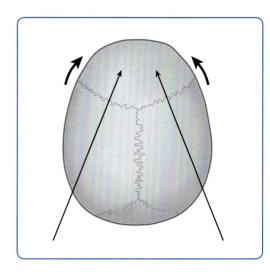

▶ Abb. 7.86 Os parietale in der Inspirationsphase (von oben). (Liem T. Kraniosakrale Osteopathie. 5. Aufl. Stuttgart: Hippokrates; 2010)

7.12 Os parietale

Muskeln
- Mm. epicranius, temporalis

Faszien
- Galea aponeurotica
- Fascia temporalis

Membranen
- Falx cerebri

Hirnanteile
- Lobus parietale (räumliche Orientierung, Ortsgedächnis)
- Dienzephalon (endokrin: Melatonin und Serotonin)

Suturen
- Suturae sagittalis, parietosquamosa, parietomastoidea, sphenoparietale, coronalis, lambdoidea
- Bregma und Lambda

Zirkulation
- A. temporalis

Innervation
- N. frontalis
- N. occipitalis major

Leitsymptome
- Kopfschmerzen im Bereich des Vertex
- Schlafstörungen
- Dysfunktionen im Bereich der Maxilla (Pars horizontalis)

Dysfunktionsmechanismus

- intraossäre Dysfunktionen durch Geburtstraumen und Traumen in der frühen Säuglingszeit
- Blockierungen im Bereich der Suturen durch Stürze und Schläge auf das Os parietale
- adaptive Dysfunktionen in Außen- oder Innenrotation durch SSB-Störungen bzw. intraossäre Spannungen bei Vertical-Strain-Dysfunktionen
- Beeinträchtigungen durch Probleme des myofaszialen Systems sowie des Membransystems

7.12.4 Osteopathische Techniken

Bei der Untersuchung der einzelnen Schädelknochen werden die Elastizität der Suturen, die den Knochen begrenzen, die Bewegung mit dem PRM und die intraossäre Verformbarkeit überprüft.
Methoden:
- Listening-Test
- Elastizitätstest der Suturen

Untersuchung

Listening-Test

Ausgangsstellung und Vorgehen
Der Patient befindet sich in Rückenlage, der Therapeut sitzt am Kopfende. Der Kopf des Patienten ist mit einem Kissen unterlagert. Der Therapeut kontaktiert mit beiden Handflächen (der eine Daumen liegt in der Handfläche, der andere auf dem Handrücken; s. auch Behandlung Parietalspread, ▶ Abb. 7.34) die beiden Scheitelbeine (▶ Abb. 7.87). Die Verkürzung während der Inspiration und die Verlängerung während der Exspiration werden wahrgenommen. Während der Inspiration bewegt das Os parietale in Außenrotation, die superioren Anteile bewegen nach kaudal, die inferioren Anteile bewegen nach lateral kranial. Die Bewegung erinnert an den Flügelschlag eines Maikäfers. Während der Exspiration bewegen die superioren Anteile nach kranial, die inferioren nach kaudal medial in Innenrotation, die Flügel legen sich wieder an den Körper an.

Amplitude, Frequenz, Synchronizität und Symmetrie des Bewegungsausdrucks werden wahrgenommen.

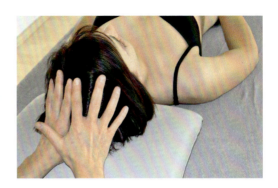

▶ Abb. 7.87

Elastizitätstest der Suturen

Lösen sich die Ossa parietalia nicht von den angrenzenden Knochen, werden die Suturen überprüft (Kap. 7.2).

Behandlung

Außenrotationsdysfunktion

Die Bewegung der Innenrotation ist in einem oder mehreren überprüften Parametern an einem oder an beiden Parietalknochen verändert.

Ausgangsstellung von Patient und Therapeut und die Handhaltung (**Parietalspread**) entsprechen dem des Tests. Der Therapeut begleitet während der Inspirationsphase den dysfunktionellen Knochen in die Außenrotation, während der Exspirationsphase wird die Innenrotation sanft verhindert. Der Therapeut sucht den Point of Balance und beobachtet die Entspannung des Gewebes. Im Anschluss wird der Ausdruck der Innenrotation beurteilt.

Innenrotationsdysfunktion

Die Bewegung der Außenrotation ist in einem oder mehreren überprüften Parametern verändert. Der Patient und der Therapeut sind in gleicher Position wie oben. Die Behandlung erfolgt mit dem Parietallift (▶ **Abb. 7.35**). Der Therapeut legt die Fingerspitzen beider Hände an den inferioren Rand der Ossa parietalia, die Daumen sind über der Sutura sagittalis überkreuzt (▶ **Abb. 7.88**). Durch einen sanften Druck mit den Fingerspitzen nach medial wird während der Inspiration die Außenrotation verhindert, während der Exspirationsphase wird die Innenrotation unterstützt. Der Point of Balance wird eingestellt, die Geweberegulation wird beobachtet. Nach Abschluss der Regulationen wird der Ausdruck der Außenrotation beurteilt.

Intraossäre Dysfunktionen

Beide Ossa parietalia sind bei der Geburt starken komprimierenden oder distrahierenden Kräften ausgesetzt. Traumen in der frühen Säuglingszeit können ebenfalls intraossäre Dysfunktionen verursachen.

Besonders empfindlich sind die Parietalhöcker, die bei Abflachung zentripedal modelliert werden oder bei zu starker Ausbildung zentrifugal abgeflacht werden. Die Fingerspitzen sind kreisförmig um den dysfunktionalen Bereich angeordnet und geben zentrifugale oder zentripedale Impulse während der Inspirationsphase. Die Modellierung der Parietalhöcker kann durch einen „Fluid Drive" unterstützt werden.

> ☑ **Fragen zur Selbstüberprüfung**
> Die Antworten finden sich im vorangegangenen Kapitel und werden hier nicht explizit aufgeführt.
> 1. Welche Strukturen hinterlassen Impressionen an der Facies interna?
> 2. Zwischen welchen kraniometrischen Punkten liegen beide Ossa parietalia?
> 3. Welche Zonen befinden sich an den inferioren anterioren und inferioren posterioren Winkeln?
> 4. Welche SSB-Dysfunktionen können intraossäre Spannungen bedingen?
> 5. Mit welcher Bewegung kann die Außen- und Innenrotation der Ossa parietalia verglichen werden?
> 6. Welche Bewegung findet bei der Außenrotation zusätzlich statt?
> 7. Welche sensiblen Nerven versorgen die Ossa parietalia und ihre äußere Bedeckung?
> 8. Aus welchem Gewebe entwickeln sich die Ossa parietalia embryologisch?
> 9. Welchen Test wendet man für die Beurteilung der Bewegungsqualität an?
> 10. Welcher Griff eignet sich zur Behandlung der Außenrotationsdysfunktion?

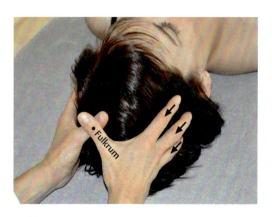

▶ Abb. 7.88

7.13 Os temporale

7.13.1 Phylogenese und Embryologie

Das Os temporale entwickelt sich im Bereich der Pars petrosa als Teil der Schädelbasis chondral und im Bereich der Squama als Teil der Kalotte desmal. Die Pars petrosa verknöchert sehr früh. Um die 16. Schwangerschaftswoche verdichtet sich der Knorpel im Bereich des Labyrinths und in der 22. intrauterinen Woche ist die Pars petrosa vollständig verknöchert. Pars squamosa und Pars tympanica sind noch nicht miteinander verschmolzen, sodass im Bereich der Fissura tympanosquamosa unter der Geburt nicht selten intraossäre Dysfunktionen stattfinden. Um eine optimale Entwicklung des Gleichgewichts- und Hörorgans zu gewährleisten ist es wichtig, diesen Bereich nach der Geburt sorgfältig zu untersuchen und ggf. zu behandeln.

Der Proc. styloideus ist im Gegensatz zum Proc. mastoideus bei der Geburt schon komplett ausgebildet, aber noch nicht mit der Pars petrosa verschmolzen (▶ Abb. 7.89). Der Proc. mastoideus entwickelt seine typische Ausbildung bis zum Ende des 2. Lebensjahres durch den Zug des M. sternocleidomastoideus.

7.13.2 Osteopathische Betrachtung

Die Form und Position des Knochens hat Dr. Sutherland anscheinend auf den Gedanken gebracht, dass eine gewisse Mobilität unter den Knochen des Schädels möglich sein könnte. Er vermutete eine atemähnliche Bewegung, bei der sich die Ossa temporalia gleich den Kiemen der Fische bewegen. Das Os temporale bildet mit seinem chondralen Anteil den lateralen Teil der Schädelbasis, mit seinem desmalen squamösen Anteil den seitlichen Bereich der Kalotte (▶ Abb. 7.90). Die Pars petrosa wird durch das Heben und Senken der SSB bewegt. Das Os temporale vollzieht während der Inspiration eine Außenrotation und während der Exspiration eine Innenrotation. Zusätzlich initiiert die Bewegung der Ala major während der Inspiration eine anteriore Rotation und während der Exspiration eine posteriore Rotation. Dr. Sutherland verglich die Bewegung mit einem eiernden Rad (▶ Abb. 7.91).

Die Achse für die Außen- und Innenrotation verläuft parallel zur Pars petrosa. Möglicherweise wird dadurch das Gleichgewichtsorgan nicht durch die kraniosakrale Bewegung irritiert.

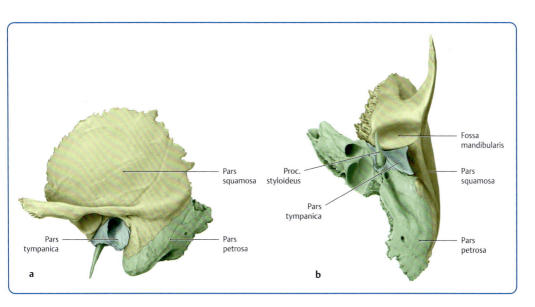

▶ Abb. 7.89 Os temporale. **a** Ansicht von links. **b** Ansicht von kaudal. (Schünke M, Schulte E, Schumacher U. Prometheus LernAtlas der Anatomie. Kopf und Neuroanatomie. Illustrationen von Wesker K, Voll M. Stuttgart: Thieme; 2006)

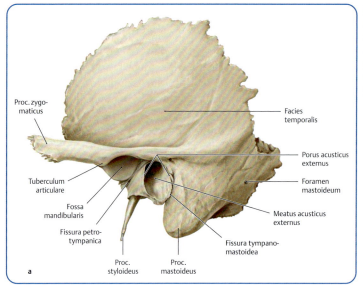

▶ **Abb. 7.90** Linkes Os temporale, Ansicht von lateral. (Schünke M, Schulte E, Schumacher U. Prometheus LernAtlas der Anatomie. Kopf und Neuroanatomie. Illustrationen von Wesker K, Voll M. Stuttgart: Thieme; 2006)

7.13.3 Anatomische Grundlagen

Anteile

- Partes petrosa, tympanica, mastoidea, squamosa
- Procc. styloidei, mastoidei und zygomatici

Biomechanik und Achsen

- Die Außen- und Innenrotation findet um eine Achse parallel zur Pars petrosa statt (▶ Abb. 7.91).
- Eine zweite Achse für die anteriore und posteriore Rotation verläuft durch den Porus acusticus externus.

Topografie

Gefäße
- Aa. temporalia, meningea media, carotis interna
- V. jugularis interna
- Sinus sigmoideus, petrosi superior und inferior

Knochen
- Ossa zygomatica, sphenoidale, parietale, occipitale, mandibulare (echtes Gelenk)

Muskeln
- Mm. temporalis, masseter, sternocleidomastoideus, splenius und longissimus capitis, digastricus, styloglossus, stylohyoideus, stylopharyngeus

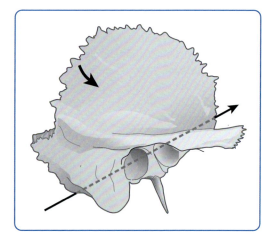

▶ **Abb. 7.91** Os temporale in der Inspirationsphase. (Liem T. Kraniosakrale Osteopathie. 5. Aufl. Stuttgart: Hippokrates; 2010)

Faszien und Ligamente
- Fascia temporalis, Fascia cervicalis superficialis
- Ligg. stylomandibulare, sphenopetrosa

Membranen
- Tentorium cerebelli

Nerven und Hirnanteile
- Hirnnerven IX, X, XI (Foramen jugulare), VIII (Labyrinth), VII (Porus acusticus internus), Ganglion gasseri (Apex der Pars petrosa), VI, IV, III

(anterior des Apex unter dem Lig. sphenopetrosum)
- Lobus temporalis (Hören, affektgesteuertes Verhalten)

Suturen

- Suturae temporozygomatica, sphenosquamosa, parietosquamosa, parietomastoidea, occipitomastoidea, petrojugulare, petrobasilaris, petrosquamosa

Zirkulation

- A. temporalis
- V. diploica temporalis

Innervation

- N. auriculotemporalis
- N. auricularis magnus

Leitsymptom

- Kopfschmerzen
- Gesichtsschmerzen
- Schwindel
- Hörstörungen
- Gleichgewichtsprobleme
- Bissstörungen
- OAA-Dysfunktionen
- Tubenkatarrh
- Otitis media

Dysfunktionsmechanismus

- intraossäre und interossäre Dysfunktionen durch Geburtstraumen und Traumen in der frühen Säuglingszeit
- Blockierungen im Bereich der Suturen durch Stürze und Schläge auf das Os temporale
- adaptive Dysfunktionen in Außen- oder Innenrotation durch SSB-Störungen und Spannungen des myofaszialen Systems sowie des Membransystems
- Dysfunktion des temporomandibularen Gelenks, im Folgenden als TMG bezeichnet

7.13.4 Osteopathische Techniken

Bei der Untersuchung der einzelnen Schädelknochen werden die Elastizität der Suturen, die den Knochen begrenzen, die Bewegung mit dem PRM und die intraossäre Verformbarkeit überprüft.

Methoden:
- Listening-Test mit dem PRM bzw. Induktion
- Elastizitätstest der Suturen

Untersuchung

Listening-Test mit dem PRM

Ausgangsstellung und Vorgehen
Der Patient befindet sich in Rückenlage, der Therapeut sitzt am Kopfende. Die Hände werden schalenförmig ineinandergelegt und umfangen das Os occipitale, die Daumenballen liegen auf der Pars mastoidea unterhalb der Sutura parietomastoidea und anterior der Sutura occipitomastoidea. Während der Inspiration bewegt die Pars mastoidea nach lateral-anterior, der Proc. mastoideus bewegt nach medial-posterior. Während der Exspiration bewegt die Pars mastoidea nach medial-posterior, der Proc. mastoideus nach lateral-anterior. Inspiration und Exspiration können durch eine Induktion der Flexions- und Extensionsbewegung des Os occipitale mit den Händen an der Squama des Os occipitale unterstützt werden, die Daumen beobachten die Bewegung der Ossa temporalia.

Die anteriore und posteriore Rotation wird mit dem **Schmetterlingsgriff** überpüft. Der Therapeut fasst mit Daumen und Zeigefinger den Proc. zygomaticus, der Mittelfinger wird in den äußeren Gehörgang gelegt oder dicht vor den Tragus, Ring- und Kleinfinger liegen auf der Pars mastoidea. Um die anteriore Rotation zu induzieren, bewegt der Therapeut während der Inspirationsphase den Proc. zygomaticus nach kaudal, der Mittelfinger bildet die Achse, Ring- und Kleinfinger begleiten die Pars mastoidea nach kranial (▶ Abb. 7.92).

Während der Exspiration induziert der Therapeut die posteriore Rotation, indem er den Proc. zygomaticus nach kranial bewegt, der Mittelfinger bildet die Achse, Ring- und Kleinfinger begleiten die Pars mastoidea nach kaudal.

Der Therapeut beurteilt die Leichtigkeit, die Quantität und die Qualität der Bewegung.

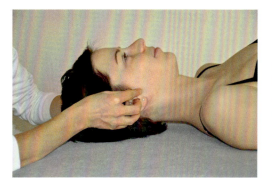

▶ Abb. 7.92

Elastizitätstest der Suturen
Löst sich der Knochen nicht von den angrenzenden Knochen, werden die Suturen überprüft (Kap. 7.2.3).

Behandlung

Außenrotationsdysfunktion
Ausgangsstellung von Patient und Therapeut sowie die Handhaltung entsprechen dem Test. Bei einer unilateralen Dysfunktion liegt eine Hand mit dem Daumenballen an der Pars mastoidea des dysfunktionellen Os temporale, die andere Hand kontaktiert die Squama des Os occipitale.

Flexion des Os occipitale und die Außenrotation des Os temporale werden während der Inspiration unterstützt, die Innenrotation des Os temporale während der Exspiration gebremst, die Extension des Os occipitale wird beobachtet. Bei bilateraler Dysfunktion werden beide Ossa temporalia gleichzeitig in die Außenrotation geführt. Der Therapeut sucht den Point of Balance und beobachtet die Entspannung des Gewebes.

Im Anschluss wird der Ausdruck der Innenrotation beurteilt.

Innenrotationsdysfunktion
Patient und Therapeut befinden sich in der gleichen Ausgangsstellung wie oben. Während der Inspiration wird die Außenrotation des Os temporale gebremst, die Flexion des Os occipitale beobachtet, die Innenrotation des Os temporale und die Extension des Os occipitale werden unterstützt.

Bei bilateraler Dysfunktion werden beide Ossa temporalia gleichzeitig behandelt. Der Therapeut sucht den Point of Balance und beobachtet die Entspannung des Gewebes.

Im Anschluss wird der Ausdruck der Außenrotation beurteilt.

Dysfunktion in anteriorer und posteriorer Rotation
Ausgangsstellung von Patient und Therapeut wie oben. Der Therapeut kontaktiert das Os temporale in Dysfunktion mit dem Schmetterlingsgriff (siehe Test) und begleitet das Os temporale uni- oder bilateral in Richtung der Dysfunktion bis zum Point of Balance. Bei unilateraler Dysfunktion kann die Bewegung mithilfe des Os occipitale unterstützt werden (siehe Behandlung Außenrotationsdysfunktion bzw. Innenrotationsdysfunktion, s. o.).

Intraossäre Dysfunktion
Intraossäre Dysfunktionen entstehen v. a. in der frühen Kindheit oder unter der Geburt (Kap. 7.13.1). Hierbei werden Pars squamosa, Pars tympanica und die Pars mastoidea komprimiert. Dadurch können die Funktionen und die Entwicklung des Hör- und Gleichgewichtsorgans behindert werden, und es kann eine Tendenz zu vermehrtem Auftreten von Otitis media bestehen.

Ausgangsstellung und Vorgehen
Kompression Pars mastoidea und Pars tympanica. Patient und Therapeut in obiger Ausgangsstellung. Die kontralaterale Hand liegt unter dem Hinterkopf, die Fingerbeeren kontaktieren die Pars mastoidea. Der Kleinfinger der ipsilateralen Hand liegt im äußeren Gehörgang. Bei Kindern wird die Dysfunktion direkt behandelt, indem die Bewegungseinschränkung von beiden Knochenanteilen endgradig eingestellt wird. Diese Position wird gehalten, bis die Entspannung des Gewebes wahrzunehmen ist (▶ Abb. 7.93).

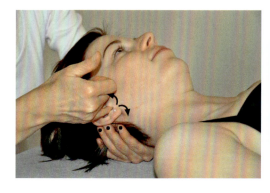

▶ Abb. 7.93

7.13 Os temporale

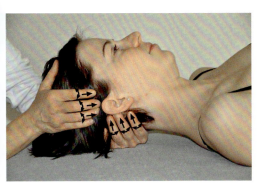

▶ Abb. 7.94

Bei der indirekten Behandlung wird der Point of Balance in der jeweils freien Richtung eingestellt, die Geweberegulation wird beobachtet. Im Anschluss wird die Mobilität der Knochenanteile zueinander überprüft.

Kompression Pars squamosa und Pars mastoidea. Ausgangsstellung wie oben, Handhaltung der kontralateralen Hand bleibt, die ipsilaterale Hand kontaktiert mit den Fingern flächig die Pars squamosa direkt oberhalb des Ohres. Weiteres Vorgehen wie oben beschrieben (▶ Abb. 7.94).

Kompression Pars squamosa und Pars tympanica. Patient in RL, der Kopf ist leicht weggedreht von der dysfunktionellen Seite. Der Therapeut befindet sich am Kopfende schräg hinter der dysfunktionellen Seite. Der Kleinfinger der kaudalen Hand kontaktiert den äußeren Gehörgang, die Finger der kranialen Hand liegen auf der Squama direkt über dem Ohr. Weiteres Vorgehen wie oben beschrieben (▶ Abb. 7.95).

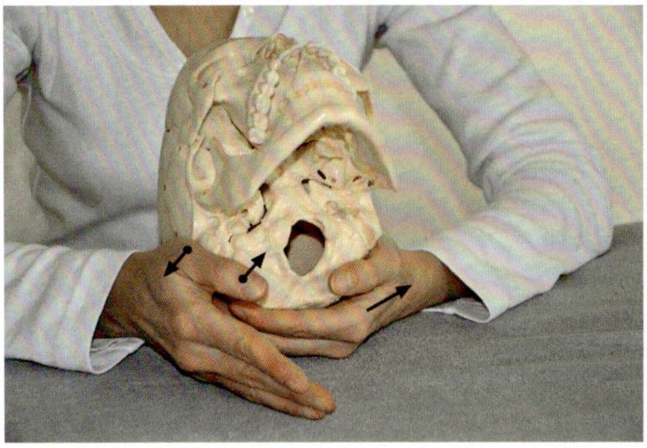

▶ Abb. 7.96

Dsyfunktionen an den inneren Suturen

Ausgangsstellung und Vorgehen

Sutura petrojugulare. Patient in Rückenlage, Therapeut am Kopfende. Die kontralaterale Hand liegt unter dem Okziput, die Fingerspitzen dorsal der Sutura occipitomastoidea. Die andere Hand kontaktiert das Os temporale mit dem Schmetterlingsgriff. Das Os occipitale wird nach lateral-kranial gezogen (der Unterarm zeigt zur Ecke der Behandlungsbank), das Os temporale nach anterior rotiert. Zwischen beiden Händen wird eine Spannung aufgebaut und gehalten, bis sich die Gewebe entspannt haben (▶ Abb. 7.96).

Sutura petrobasilaris. Ausgangsstellung und Handhaltung werden beibehalten. Jetzt erfolgt der Zug am Os occipitale nur nach lateral (Ellenbogen liegt parallel zum kranialen Ende der Bank). Das Os temporale wird durch alternierende Rotation nach anterior und posterior von der Pars basilaris des Os occipitale gelöst (▶ Abb. 7.97).

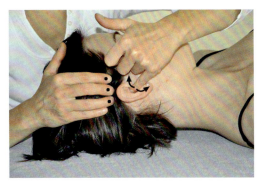

▶ Abb. 7.95

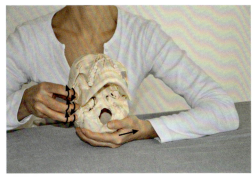

▶ Abb. 7.97

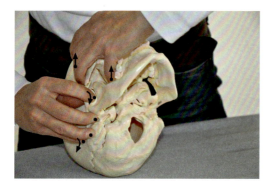

▶ Abb. 7.98

Sutura sphenopetrosa. Patient in Rückenlage, der Therapeut sitzt seitlich kontralateral der Dysfunktion. Die kaudale Hand kontaktiert mit dem Kleinfinger intraoral den Proc. pterygoideus und mit dem Zeigefinger die Ala major des Os sphenoidale. Die kraniale Hand kontaktiert das Os temporale mit dem Schmetterlingsgriff. Das Os sphenoidale wird nach medial, anterior gehalten, das Os temporale wird in Außenrotation gebracht. Zwischen beiden Knochen wird eine Spannung aufgebaut und gehalten, bis die Sutur sich löst (▶ Abb. 7.98).

Sutura sphenosquamosa. Ausgangsstellung und Handhaltung siehe oben. Das Os sphenoidale wird nach anterior-medial gehalten, die temporale Hand übt mit Daumen und Zeigefinger einen leichten Zug nach posterior aus. Zwischen beiden Knochen wird eine Spannung aufgebaut und gehalten, bis die Sutur sich löst (▶ Abb. 7.99).

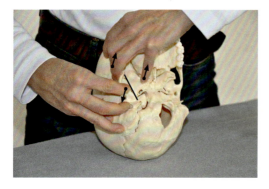

▶ Abb. 7.99

☑ **Fragen zur Selbstüberprüfung**
Die Antworten finden sich im vorangegangenen Kapitel und werden hier nicht explizit aufgeführt.
1. Aus welchen embryonalen Geweben entwickelt sich das Os temporale?
2. Zu welchem Zeitpunkt verknöchert die Pars petrosa?
3. Wie viele Anteile hat das Os temporale bei der Geburt und welche Störungen können bei einer Kompression entstehen?
4. Durch welchen Knochenanteil wird die anteriore und posteriore Rotation auf das Os temporale übertragen?
5. Wo verlaufen die Achsen für die Bewegungen des Os temporale?
6. Mit welchem Knochen bildet das Os temporale ein echtes Gelenk?
7. Nenne die Mechanismen der Dysfunktionen.
8. Welche Dysfunktionen können am Os temporale entstehen?
9. Welche klinischen Zeichen verursacht eine Dysfunktion des Os temporale?
10. Welche Handhaltungen werden bei der Untersuchung und Behandlung des Os temporale angewendet?

7.14 Os ethmoidale

7.14.1 Phylogenese und Embryologie

Als Knochen der Schädelbasis und der Mittellinie entwickelt sich das Os ethmoidale primär chondral. Die mit Schleimhaut ausgekleideten und in die Nase (Conchae nasalis medialis) drainierenden Cellulae ethmoidalia entwickeln sich durch migrierendes Nasennebenhöhlenepithel Ende des 4. Fetalmonats.

7.14.2 Osteopathische Betrachtung

Das Os ethmoidale als Knochen der Mittellinie bewegt primär in Flexion während der kranialen Inspiration und in Extension während der kranialen Exspiration. Bei Flexion bewegen die Massae laterales geringfügig in Außenrotation, bei der Extension in Innenrotation.

Durch seine Lage anterior des Os sphenoidale und zwischen Os frontale und den Ossa maxillaria ist es häufig Kompressionen zwischen diesen Kno-

7.14 Os ethmoidale

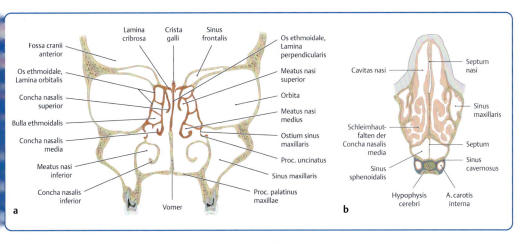

▶ Abb. 7.100 Os ethmoidale. **a** Knöcherne Struktur der Nasenhöhlen von ventral. **b** Nasen- und Nasennebenhöhlen von kranial. (Schünke M, Schulte E, Schumacher U. Prometheus LernAtlas der Anatomie. Kopf und Neuroanatomie. Illustrationen von Wesker K, Voll M. Stuttgart: Thieme; 2006)

chen ausgesetzt. Dies wirkt sich negativ auf die Drainage der Sinus frontalis, ethmoidalis und auch sphenoidalis aus.

Als Knochen der Mittellinie überträgt es seine Bewegungen auf das Os frontale, welches bei der Flexion nach posterior dreht und bei der Extension nach anterior. Durch den Ansatz der Falx cerebri an der Crista galli ist es abhängig von der Integrität der Membranen, kann aber auch die membranöse Bewegung beeinflussen. Zusammen mit dem Os vomer bildet es die knöcherne Nasenscheidewand. Mit seiner Lamina orbitalis ist es beteiligt an der medialen Wand der Orbita. Es schaukelt die Bulbi olfactorii und ist damit der Knochen der Geruchswahrnehmung und des Genusses (▶ Abb. 7.100).

7.14.3 Anatomische Grundlagen

Anteile

- Lamina cribrosa (horizontalis), Lamina perpendicularis
- Massa lateralis mit den Labyrinthi ethmoidales und den Conchae nasales superiores und mediales

Biomechanik und Achsen

- eine frontale Achse durch die Mitte des Os ethmoidale für die Flexions- und Extensionsbewegung
- eine sagittale Achse kaudal der Crista galli für die Außen- und Innenrotation der Massa lateralis (▶ Abb. 7.101)

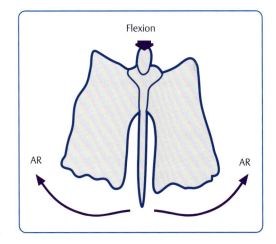

▶ Abb. 7.101 Flexion in Außenrotation. (Liem T. Kraniosakrale Osteopathie. 5. Aufl. Stuttgart: Hippokrates; 2010)

Topografie

Gefäße
- Aa. ethmoidale anterior und posterior aus A. ophthalmica

Nerven
- Nn. olfactorius, ethmoidale anterior und posterior

Knochen
- Ossa sphenoidale, frontale, maxillare, palatini, vomer, nasale, lacrimale
- Concha nasalis inferior

Membranen
- Falx cerebri an der Crista galli

Hirnanteile
- Bulbus olfactorius

Suturen
- Suturae sphenoethmoidale, ethmoidomaxillare, palatoethmoidale vomeroethmoidale, ethmoidonasale, lacrimoethmoidale, frontoethmoidale

Zirkulation
- aus der A. ophthalmica: Aa. ethmoidale anterior und posterior

Innervation
- Äste des N. nasociliaris, Nn. ethmoidale anterior und posterior

Leitsymptome
- Kopfschmerzen zwischen den Augen und im Auge, mechanisch und durch Stauungen im Sinus sagittalis superior
- Riechstörungen
- Sinusitis
- Rhinitis

Dysfunktionsmechanismus
- Traumen, die von kranial oder kaudal (auch kieferorthopädische oder dentale Eingriffe) zu einer Kompression des Os ethmoidale zwischen den Ossa frontalia, maxillare und sphenoidalis führen
- sekundäre Dysfunktionen, übertragen durch das Viszerokranium, die SSB oder die Membranen

7.14.4 Osteopathische Techniken

Aufgrund seiner Lage entstehen Dysfunktionen des Os ethmoidale durch Kompressionsmechanismen. Ein Knochen unter Kompression verliert bzw. verändert seine Beweglichkeit interossär und intraossär.

Bei der osteopathischen Untersuchung zeigen sich eine Bewegungseinschränkung in eine Richtung oder global und eine verminderte Elastizität.

Untersuchung

Listening-Test mit dem PRM

Ausgangsstellung und Vorgehen
Der Patient befindet sich in Rückenlage, der Therapeut sitzt am Kopfende. Bei Rechtshändern liegt die linke Hand unter dem Os occipitale, die Fingerspitzen nach kaudal, die rechte Hand kontaktiert mit dem Mittelfinger die Nasenwurzel, der Zeigefinger liegt auf Glabella (▶ Abb. 7.102).

Bei der kranialen Inspiration hebt sich die Nasenwurzel (der Mittelfinger) nach anterior, das Os frontale dreht nach posterior (der Zeigefinger). Beide Finger liegen fast auf einer Höhe. Bei der kranialen Exspiration bewegt die Nasenwurzel nach posterior (der Mittelfinger), das Os frontale dreht nach anterior (der Zeigerfinger). Zwischen Zeige- und Mittelfinger bildet sich eine Stufe.

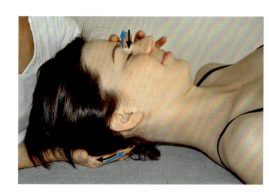

▶ Abb. 7.102

7.14 Os ethmoidale

Die okzipitale Hand beobachtet den PRM oder induziert über das Os occipitale die Flexions- und Extensionsbewegung der SSB.

Bei einer deutlichen Bewegungseinschränkung in Flexion oder Extension liegt eine Dysfunktion in Flexion oder Extension vor. Diese wird indirekt behandelt mit der gleichen Vorgehensweise wie der Test (s. o.). Bei einer allgemeinen Restriktion liegt eine Kompression der Lamina horizontalis oder der Massa lateralis vor.

Behandlung
Dekompression der Lamina horizontalis
Ausgangsstellung und Vorgehen
Der Patient befindet sich in Rückenlage, der Therapeut sitzt seitlich an der Seite seines dominanten Auges. Die kraniale Hand umfasst mit Daumen und Mittelfinger das Os frontale an den Procc. zygomatica. Die kaudale Hand kontaktiert mit Daumen und Zeigefinger kranial die vertikalen Anteile der Ossa maxillaria (▶ Abb. 7.103).

Die kraniale Hand bringt das Os frontale in einen Point of Balance, die kaudale Hand dekomprimiert die Ossa maxillaria durch einen Zug nach kaudal. Wenn sich die Ossa maxillaria gelöst haben, zieht die kraniale Hand das Os frontale nach kranial. Die Ossa maxillaria und das Os frontale werden in einem Point of Balance gehalten, bis die Bewegung des Os ethmoidale in Flexion und Extension zwischen Os frontale und den Ossa maxillaria deutlich wahrzunehmen ist.

Dekompression einer Massa lateralis
Bei einer mehr einseitig wahrzunehmenden Bewegungseinschränkung oder bei einer deutlich einseitigen Symptomatik wird mit der Cant-hook-III-Technik eine Massa lateralis befreit. Die Dysfunktion einer Massa lateralis ist nicht selten die Folge von zahnärztlichen Interventionen im Bereich des Oberkiefers.

Ausgangsstellung und Vorgehen
Der Patient befindet sich in Rückenlage, der Therapeut sitzt an der kontralateralen Seite. Die kraniale Hand kontaktiert das Os frontale wie oben, die kaudale Hand kontaktiert mit dem Zeigefinger den vertikalen Ast der Maxilla, der Mittelfinger liegt auf dem Os zygomaticum, der Ringfinger kontaktiert lateral den horizontalen Ast (▶ Abb. 7.104).

Die kaudale Hand dekomprimiert das Os maxillare nach kaudal und induziert über einen Schub des Ringfingers nach lateral eine Außenrotation. Die kraniale Hand bildet mit dem Daumen einen Fixpunkt, der Mittelfinger dreht das Os frontale nach kranial.

Dekompression anterior-posterior
Der Patient befindet sich in Rückenlage, der Therapeut sitzt am Kopfende. Der Therapeut kontaktiert mit beiden Handballen (s. auch Frontallift für die anteroposterioren Fasern der Falx cerebri, ▶ Abb. 7.33) das Os frontale anterior der Sutura frontosphenoidale. Der Point of Balance wird gesucht und so lange mit einem Lift nach anterior gehalten, bis sich das Os ethmoidale vom Os sphenoidale löst (▶ Abb. 7.105).

Nach jeder Behandlung wird die Beweglichkeit des Os ethmoidale erneut getestet.

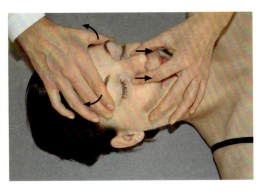

▶ Abb. 7.103

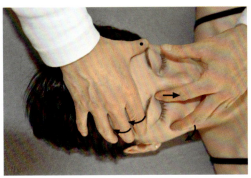

▶ Abb. 7.104

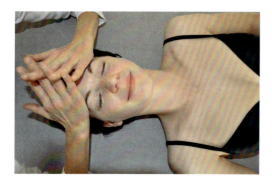

▶ Abb. 7.105

✅ Fragen zur Selbstüberprüfung

Die Antworten finden sich im vorangegangenen Kapitel und werden hier nicht explizit aufgeführt.
1. Wann entwickeln sich die Cellulae ethmoidales?
2. Welche Anteile hat das Os ethmoidale?
3. Wie bewegt das Os ethmoidale bei der kranialen Inspiration?
4. Mit welchen Knochen steht das Os ethmoidale in Kontakt?
5. Aus welcher Arterie stammt die Versorgung des Os ethmoidale?
6. Welcher Blutleiter (venöser Sinus) steht in direktem Kontakt zum Os ethmoidale?
7. Welche Symptome schildert der Patient typischerweise bei einer Dysfunktion des Os ethmoidale?
8. Warum ist die häufigste Dysfunktion des Os ethmoidale eine Kompression?
9. Wie reagiert ein Knochen unter Kompression?
10. Mit welcher Technik kann die Kompression einer Massa lateralis behandelt werden?

7.15 Os vomer

7.15.1 Phylogenese und Embryologie

Die embryologische Entwicklung ist primär desmal, also membranös, und beginnt um den 2. Fetalmonat zu ossifizieren. Die Form des Knochens scheint durch die Wachstumsbewegungen des sich nach unten ausdehnenden Viszerokraniums bedingt zu sein.

7.15.2 Osteopathische Betrachtung

Das Os vomer hängt wie ein Schwert eines Pfluges (Pflugscharbein) an der Unterseite des Os sphenoidale. Mit seinen Alae vomeris umschließt es das Rostrum des Os sphenoidale. Es bewegt also wie das Os sphenoidale, gleitet aber zusätzlich entlang des Rostrums nach anterior und posterior. Aufgrund seiner membranösen Anlage hat das Os vomer eine hohe intraossäre Verformbarkeit. Dadurch kann es Dysfunktionsmechanismen der SSB ausgleichen bzw. vermindern. Die Krümmung der Nase und das Lumen der Nasenlöcher werden durch die Position des Os sphenoidale und die Anpassung des Os vomer bestimmt (▶ Abb. 7.106).

7.15.3 Anatomische Grundlagen

Anteile

- Lamina verticalis (perpendicularis), Lamina horizontalis
- Alae vomeris

Biomechanik und Achsen

- Wie die übrigen Knochen der Mittellinie bewegt das Os vomer bei der kranialen Inspiration in Flexion und bei der kranialen Exspiration in Extension. Während der Inspiration senkt sich das Os vomer dorsal nach kaudal, geleitet durch die Flexionsbewegung des Os sphenoidale. An der Unterseite des Os sphenoidale entsteht ein geringfügiges Gleiten nach posterior und kranial (▶ Abb. 7.107, ▶ Abb. 7.108).
- Die Achse verläuft horizontal durch das Zentrum der Lamina verticalis.

Topografie

Gefäße
- Abgang der A. sphenopalatina

Nerven
- N. nasopalatinus aus V2

Knochen
- Ossa sphenoidale, ethmoidale, maxillare, palatini
- Cartilago septum nasi

7.15 Os vomer

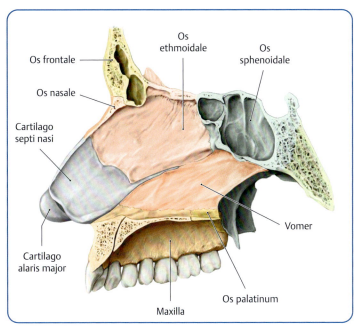

▶ **Abb. 7.106** Os vomer. (Schünke M, Schulte E, Schumacher U. Prometheus LernAtlas der Anatomie. Kopf und Neuroanatomie. Illustrationen von Wesker K, Voll M. Stuttgart: Thieme; 2006)

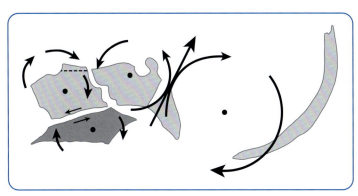

▶ **Abb. 7.107** Os vomer und Schädelbasis in der Inspirationsphase. (Liem T. Kraniosakrale Osteopathie. 5. Aufl. Stuttgart: Hippokrates; 2010)

Suturen

- Suturae sphenovomeriana, vomeromaxillaris

Zirkulation

- A. sphenopalatina

Innervation

- N. nasopalatinus

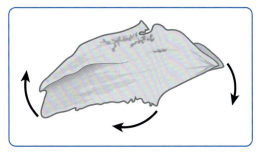

▶ **Abb. 7.108** Os vomer in der Inspirationsphase. (Liem T. Kraniosakrale Osteopathie. 5. Aufl. Stuttgart: Hippokrates; 2010)

Leitsymptome

- chronisch verstopfte Nase, häufig nur auf einer Seite
- Sensibilitätsstörungen der Nasenscheidewand
- Rhinitis
- Sinusitis
- verminderte Drainage der Höhlen des Gesichts

Dysfunktionsmechanismus

- Kompression zwischen den Ossa ethmoidale, sphenoidale und maxillare durch direkte Traumen, Operationen oder sekundär durch Dysfunktionen der SSB

7.15.4 Osteopathische Techniken

Das Os vomer ist genau wie das Os ethmoidale nicht direkt zu kontaktieren und wird über die Bewegung der Ossa sphenoidale und maxillare getestet.

Bei der Bewegung des Os sphenoidale werden die Leichtigkeit und das Ausmaß der Bewegungsübertragung auf die Ossa maxillaria beurteilt. Die Gleitbewegung kann anterior und posterior der Sutura palatina transversa beurteilt werden.

Untersuchung

Induktionstest mit dem PRM

Ausgangsstellung und Vorgehen
Der Patient befindet sich in Rückenlage, der Therapeut sitzt seitlich an der Seite seines dominanten Auges. Die kraniale Hand kontaktiert die Ala major mit Daumen und Mittelfinger, alternativ die Procc. zygomatici des Os frontale. Die kaudale Hand kontaktiert mit dem Zeigefinger intrabukkal die Sutura palatina mediana (▶ Abb. 7.109).

Der Therapeut induziert mit der kranialen Hand während der Inspirationsphase eine Flexion des Os sphenoidale nach kaudal. Der Zeigefinger der kaudalen Hand beobachtet das Absinken des harten Gaumens. Das Os vomer vollzieht eine Schaukelbewegung, sodass sich der Gaumen posterior der Sutura palatina transversa deutlicher senkt als anterior. Während der Exspirationsphase induziert der Therapeut mit der kranialen Hand eine Extension des Os sphenoidale, der Zeigefinger der kaudalen Hand beobachtet das Heben des harten

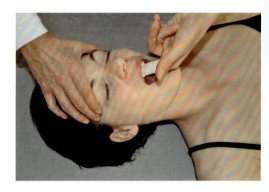

▶ Abb. 7.109

Gaumens, das posterior der Sutura palatina transversa deutlicher zu spüren ist.

Die induzierten Bewegungen müssen weich und mit einem Gefühl von Elastizität übertragen werden.

Behandlung

Dekompression des Os vomer

Ausgangsstellung und Vorgehen
Ausgangsstellung und Handhaltung wie beim Test, zusätzlich wird der Daumen der kaudalen Hand mittig auf die Oberlippe positioniert (▶ Abb. 7.110).

Der Therapeut hält die Alae majores mit der kranialen Hand in einer neutralen Position. Mit Daumen und Zeigefinger der kaudalen Hand wird ein Zug nach anterior-kaudal ausgeübt.

Die Position wird so lange gehalten, bis eine Entspannung zwischen Os sphenoidale und den Ossa maxillaria wahrzunehmen ist.

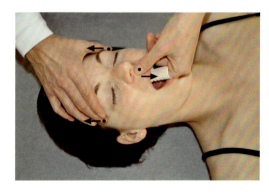

▶ Abb. 7.110

✓ Fragen zur Selbstüberprüfung

Die Antworten finden sich im vorangegangenen Kapitel und werden hier nicht explizit aufgeführt.
1. In welcher Position befindet sich das Os vomer?
2. Welcher Nerv verläuft beidseits entlang der Pars verticalis nach kaudal?
3. Welche Hinweise auf eine Os-vomer-Dysfunktion gibt es bei der Inspektion des Gesichtes?
4. Welche Dysfunktion betrifft das Os vomer häufig?
5. Wie wird das Os vomer getestet?
6. Was erwartet der Therapeut bei der Beobachtung der induzierten Bewegung?
7. Wie kann das Os vomer behandelt werden?

7.16 Os lacrimale

7.16.1 Phylogenese und Embryologie

Das Os lacrimale entwickelt sich primär desmal (membranös), beginnt aber schon früh im 3. Fetalmonat zu verknöchern.

7.16.2 Osteopathische Betrachtung

Das Os lacrimale ist Bestandteil der medialen Orbita und bildet den Sulcus lacrimalis, der sich nach vorne unten zur Fossa sacci lacrimalis erweitert. Das Os lacrimale und der vertikale Anteil des Os maxillare bilden den Tränenkanal (▶ Abb. 7.111).

Osteopathische Dysfunktionen – meistens handelt es sich um Kompressionsdysfunktionen in kraniokaudaler oder in anteroposteriorer Richtung – können den Abfluss der Tränenflüssigkeit behindern.

7.16.3 Anatomische Grundlagen

Anteile

- orbitale und nasale Fläche
- Sulcus lacrimalis
- Fossa sacci lacrimalis
- Hamulus lacrimalis
- Cellulae lacrimales

Biomechanik und Achsen

- Als peripherer Knochen bewegt das Os lacrimale in Außen- und Innenrotation um eine longitudinale, den Knochen schneidende Achse (▶ Abb. 7.112).

Topografie

Knochen
- Ossa maxillae, ethmoidale, frontale
- Concha nasalis inferior

Ligamente
- Lig. palpebrale mediale

Suturen
- Suturae frontolacrimalis, lacrimomaxillaris, ethmoidolacrimalis

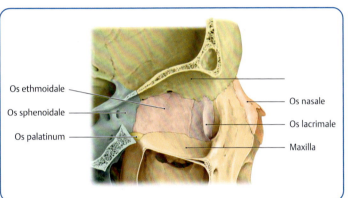

▶ Abb. 7.111 Os lacrimale. (Schünke M, Schulte E, Schumacher U. Prometheus LernAtlas der Anatomie. Kopf und Neuroanatomie. Illustrationen von Wesker K, Voll M. Stuttgart: Thieme; 2006)

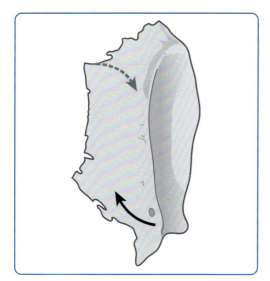

▶ Abb. 7.112 Rechtes Os lacrimale in der Inspirationsphase. (Liem T. Kraniosakrale Osteopathie. 5. Aufl. Stuttgart: Hippokrates; 2010)

Zirkulation

- Ast der A. fascialis

Innervation

- Ast des N. nasociliaris

Leitsymptome

- Störung des Tränenflusses mit rezidivierender Konjunktivitis

Dysfunktionsmechanismus

- traumatisch bedingte Kompression, auch zahnärztliche oder chirurgische Eingriffe; sekundär adaptativ

7.16.4 Osteopathische Techniken

Untersuchung

Induktionstest Außen- und Innenrotation

Ausgangsstellung und Vorgehen
Der Patient befindet sich in Rückenlage, der Therapeut sitzt am Kopfende. Die Fingerbeeren der Zeigefinger werden rechts und links dicht lateral und so weit posterior wie möglich in kraniokaudaler

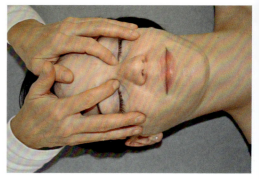

▶ Abb. 7.113

Richtung auf die Ossa lacrimalia gelegt (▶ Abb. 7.113).
Über eine Pronationsbewegung der Zeigefinger induziert der Therapeut während der kranialen Inspiration eine Außenrotation und mittels einer Supination während der kranialen Exspiration eine Innenrotation. Beurteilt werden die Leichtigkeit, Qualität und Quantität der Bewegungen.

Behandlung

Dysfunktion in Außenrotation

Ausgangsstellung und Vorgehen
Ausgangsstellung und Handposition wie im Test (s. o.).
Während der kranialen Inspiration wird die Außenrotationsbewegung des Os lacrimale unterstützt, bei der kranialen Exspiration wird die Innenrotation gebremst. Der Point of Balance wird gesucht und die Entspannung des Gewebes beobachtet. Im Anschluss wird die Beweglichkeit erneut überprüft.

Dysfunktion in Innenrotation
Unterstützung der Innenrotation und Verzögerung der Außenrotation, sonst wie oben im Test.

Kompression zwischen Os frontale und Os maxillare
Behandlung siehe Os ethmoidale, Dekompression der Lamina horizontalis (Kap. 7.14.4)
Um die Ossa lacrimalia besser vom Os frontale zu lösen, können beide Ossa lacrimalia oder nur ein Os lacrimale mit der kaudalen Hand direkt kontaktiert und in kaudale Richtung dekomprimiert werden (▶ Abb. 7.114).

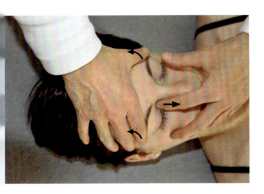

▶ Abb. 7.114

☑ **Fragen zur Selbstüberprüfung**
Die Antworten finden sich im vorangegangenen Kapitel und werden hier nicht explizit aufgeführt.
1. Welche Bedeutung haben die Ossa lacrimalia für die Befeuchtung des Bulbus oculi?
2. An welchen Strukturen des Gesichtes ist das Os lacrimale beteiligt?
3. Wo liegt die Achse für die Außen- und Innenrotation?
4. Wie findet die intraossäre Verformung der Ossa lacrimalia unter Berücksichtigung der globalen Verformung des Gesichtes statt?
5. Welches Symptom deutet auf eine Dysfunktion des Os lacrimale?
6. Wie wird das Os lacrimale getestet?
7. Welche Behandlung kann auch zur Befreiung eines anderen Knochens genutzt werden?

7.17 Os nasale

7.17.1 Phylogenese und Embryologie

Die embryologische Entwicklung ist primär desmal, also membranös. Die Verknöcherung beginnt im 3. Fetalmonat entsprechend den Ossa lacrimalia.

7.17.2 Osteopathische Betrachtung

Die Ossa nasalia bilden den knöchernen Anteil des Nasenrückens. Sie geben der Nase Stabilität und gewährleisten damit eine optimale Zirkulation der Atemluft in den Conchae nasales. So wird die Atemluft erwärmt, gefiltert und erreicht auch die Concha nasalis superior für die Geruchswahrnehmung. Die Ossa nasalia werden nicht selten in ihrer freien Bewegung durch schwere Brillen behindert (▶ Abb. 7.111).

7.17.3 Anatomische Grundlagen

Anteile
- interne und externe Fläche
- Crista nasalis interna (Teil des Septums)

Biomechanik und Achsen
- Bewegung in Außen- und Innenrotation um zwei longitudinale Achsen (▶ Abb. 7.115)

Topografie

Gefäße
- A. ethmoidalis anterior

Nerven
- N. ethmoidalis anterior

Knochen
- Ossa frontale, maxillare, nasale, ethmoidale

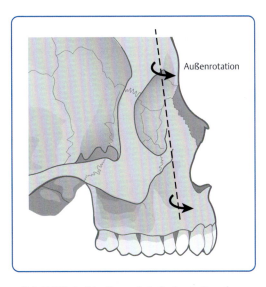

▶ **Abb. 7.115** Rechtes Os nasale in der Inspirationsphase. (Liem T. Kraniosakrale Osteopathie. 5. Aufl. Stuttgart: Hippokrates; 2010)

Suturen

- Sutura frontonasalis, nasomaxillaris, internasalis

Zirkulation

- A. ethmoidale aus A. ophthalmica

Innervation

- N. ethmoidalis anterior aus N. nasociliaris

Leitsymptome

- Störungen der Nasenatmung und Sekretion

Dysfunktionsmechanismus

- direkte Traumen im Bereich der Nase
- schweres Brillengestell

7.17.4 Osteopathische Techniken

Entsprechend den Ossa lacrimalia werden die Ossa nasalia mittels Induktionstest untersucht.

Untersuchung

Induktionstest Außen- und Innenrotation

Ausgangsstellung und Vorgehen

Der Patient befindet sich in Rückenlage, der Therapeut sitzt am Kopfende. Mit den Zeigefingerbeeren werden die Ossa nasalia kontaktiert. Fingerspitzen zeigen nach kaudal (▶ Abb. 7.116).

Bei der kranialen Inspiration induziert der Therapeut mit einer Pronationsbewegung die Außenrotation, mit einer Supinationsbewegung bei der kranialen Exspiration die Innenrotation. Leichtigkeit, Qualität und Quantität der Bewegung werden überprüft.

Behandlung

Dysfunktion in Außenrotation

Ausgangsstellung und Vorgehen

Ausgangsstellung und Handposition wie oben im Test beschrieben.

Während der kranialen Inspiration wird die Außenrotationsbewegung des Os lacrimale unterstützt, bei der kranialen Exspiration wird die Innenrotation gebremst. Der Point of Balance wird gesucht und die Entspannung des Gewebes beobachtet. Im Anschluss wird die Beweglichkeit erneut überprüft.

Dysfunktion in Innenrotation

Während der kranialen Exspiration wird die Innenrotation unterstützt, bei der kranialen Inspiration die Außenrotation gebremst. Das weitere Prozedere folgt wie oben beschrieben.

Dekompression des Nasenrückens

Ausgangsstellung und Vorgehen

Der Patient befindet sich in Rückenlage, der Therapeut sitzt seitlich an der Seite des dominanten Auges. Daumen und Zeigefinger der kranialen Hand kontaktieren die Spina nasalis des Os frontale, Daumen und Zeigefinger der kaudalen Hand kontaktieren die Ossa nasalia.

Die kraniale Hand dekomprimiert das Os frontale nach kranial, die kaudale Hand die Ossa nasalia nach kaudal (▶ Abb. 7.117). Die kraniale Hand fi-

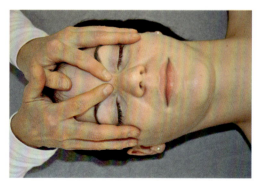

▶ Abb. 7.116

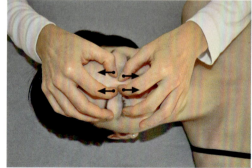

▶ Abb. 7.117

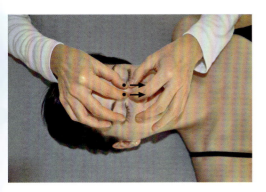

▶ Abb. 7.118

xiert die Ossa nasalia, die kaudale Hand dekomprimiert die Cartilago nach kaudal (▶ Abb. 7.118).

✓ Fragen zur Selbstüberprüfung
Die Antworten finden sich im vorangegangenen Kapitel und werden hier nicht explizit aufgeführt.
1. Welchen Anteil des Gesichtes bilden die Ossa nasalia?
2. Welcher Nerv kann durch eine Dysfunktion der Ossa nasalia irritiert werden?
3. Mit welchen Knochen stehen die Ossa nasalia in Verbindung?
4. Welcher häufig auftretende Dysfunktionsmechanismus ist nicht traumatisch?
5. Nenne Sportarten, die ein erhöhtes Risiko für Verletzungen der Ossa nasalia aufweisen.
6. Welche Sinneswahrnehmung kann durch Dysfunktionen der Ossa nasalia beeinträchtigt werden?
7. Wie werden die Ossa nasalia getestet?
8. Mit welcher Behandlung kann der gesamte Nasenrücken befreit werden?

7.18
Os zygomaticum

7.18.1 Phylogenese und Embryologie

Das Os zygomaticum entwickelt sich primär desmal (membranös), die Verknöcherung beginnt im 5. Fetalmonat.

7.18.2 Osteopathische Betrachtung

Das Os zygomaticum ist ein Knochen der Peripherie und bewegt bei der kranialen Inspiration in Außenrotation und bei der kranialen Exspiration in Innenrotation. Aufgrund seiner membranösen Genese weist es eine hohe Verformbarkeit auf und kann Spannungen zwischen dem Os temporale (posteriore Schädelsphäre) und dem Os maxillare (anteriore Schädelsphäre) aufnehmen (▶ Abb. 7.119).

Bleibt dieser Zustand längere Zeit bestehen, verliert das Os zygomaticum seine Elastizität und kann die Endäste des N. zygomaticus irritieren.

7.18.3 Anatomische Grundlagen
Anteile
- Facies laterales, orbitalis und temporalis
- Procc. frontalis, temporalis, maxillaris

Biomechanik und Achsen

Das Os zygomaticum bewegt mit dem Os sphenoidale bei Flexion in Außenrotation (lateral-kaudal) und bei Extension in Innenrotation (medial-kranial). Bei der kranialen Inspiration verkürzt es sich kranial-kaudal und verlängert sich medial-lateral, bei der kranialen Exspiration verlängert es sich kranial-kaudal und verkürzt sich medial-lateral.

Die Achsen verlaufen von lateral-kranial-dorsal nach medial-kaudal-ventral in der Mitte des Knochens (▶ Abb. 7.120).

Topografie
Nerven
- Rr. zygomaticotemporale, zygomaticofaciale

Knochen
- Ossa frontale, temporale, maxillare, sphenoidale

Faszien
- Fascia temporalis

Muskeln
- Mm. temporalis, masseter, zygomatici major und minor

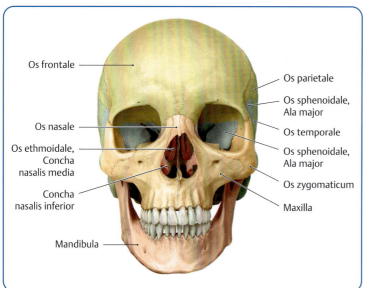

▶ Abb. 7.119 Os zygomaticum. (Schünke M, Schulte E, Schumacher U. Prometheus LernAtlas der Anatomie. Kopf und Neuroanatomie. Illustrationen von Wesker K, Voll M. Stuttgart: Thieme; 2006)

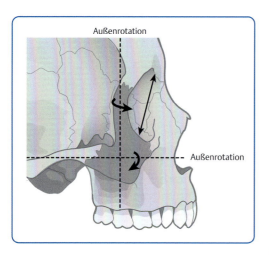

▶ Abb. 7.120 Rechtes Os zygomaticum in der Inspirationsphase. (Liem T. Kraniosakrale Osteopathie. 5. Aufl. Stuttgart: Hippokrates; 2010)

Suturen

- Suturae frontozygomatica, zygomaticotemporalia, maxillozygomatica

Zirkulation

- aus Aa. facialis und temporalis

Innervation

- N. zygomaticus

Leitsymptome

- Schmerzen und Sensibilitätsstörungen im Bereich der Wangen
- Sinusitis maxillaris
- Dysfunktionen des TMG
- Tonusveränderungen im Bereich der Kaumuskulatur
- Schmerzen und Zirkulationsstörungen des Bulbus oculi

Dysfunktionsmechanismus

- durch direkte Traumen bei Stürzen oder Schlägen auf das Gesicht
- adaptative Dysfunktionen in Außen- oder Innenrotation durch Dysfunktionen anderer Knochen
- myofasziale Dysfunktionen der Kaumuskulatur

7.18.4 Osteopathische Techniken

Bei der Untersuchung der einzelnen Schädelknochen werden die Elastizität der Suturen, die den Knochen begrenzen, die Bewegung mit dem PRM und die intraossäre Verformbarkeit überprüft.

Untersuchung

Listening-Test mit dem PRM bzw. Induktions-/Elastizitätstest der Suturen

Ausgangsstellung und Vorgehen

Der Patient befindet sich in Rückenlage, der Therapeut sitzt am Kopfende. Der Patient ist so weit auf der Liege nach kaudal gerutscht, dass die Unterarme des Therapeuten auf der Bank aufliegen und die Finger beider Hände flächig das Gesicht bedecken (▶ Abb. 7.121).

Bei der kranialen Inspiration beobachtet der Therapeut die Außenrotation der Ossa zygomatica und des Gesichts, bei der kranialen Exspiration die Innenrotation.

Bei einer Einschränkung kann der Therapeut die Bewegungen am Os zygomaticum induzieren. Die Ossa zygomatica werden mit den Daumen von kranial und mit Zeige- und Mittelfinger von kaudal umfasst. Bei der kranialen Inspiration gibt der Therapeut einen Impuls nach lateral-kaudal, bei der kranialen Exspiration nach medial-kranial.

Behandlung

Dysfunktion in Außenrotation

Ausgangsstellung und Vorgehen

Ausgangsstellung und Handhaltung wie beim Induktionstest (s. o.).

Der Therapeut begleitet das Os zygomaticum über mehrere Zyklen in die Außenrotation, die Innenrotation wird sanft gebremst. Der Point of Balance wird gesucht, die Geweberegulation wird bis zur Entspannung beobachtet. Der Therapeut beobachtet im Anschluss die Bewegung in die Innenrotation über mehrere Zyklen.

Dysfunktion in Innenrotation

Während der Exspiration wird die Innenrotation begleitet, die Außenrotation wird verzögert, weiteres Vorgehen wie oben beschrieben.

Intraossäre und suturale Dysfunktion

Ausgangsstellung und Vorgehen

Der Patient befindet sich in Rückenlage, der Therapeut steht an der kontralateralen Seite. Die kaudale Hand kontaktiert das Os zygomaticum mit Daumen, Zeige- und Mittelfinger. Die kraniale Hand umfasst mit Daumen und Mittelfinger das Os frontale, der Zeigefinger liegt auf dem vertikalen Ast des Os maxillare (▶ Abb. 7.122).

Der Therapeut übt mit der kaudalen Hand einen Zug am Os zygomaticum nach lateral-kaudal aus. Die kraniale Hand hebelt mit einer „Cant-hook"-Bewegung das Os frontale nach kranial, der Zeigefinger hält das Os maxillare kaudal-dorsal. Die aufgebaute Spannung wird so lange gehalten, bis das Os zygomaticum nach lateral-kaudal schwingt.

Die Bewegung des Os zygomaticum mit dem PRM wird für einige Zyklen beobachtet und die Leichtigkeit der Bewegung wird beurteilt.

Variante

Der Patient befindet sich in Rückenlage, der Therapeut sitzt homolateral und kontaktiert mit dem Daumen der kranialen Hand die Ala major, der Mittelfinger umfasst das Os frontale. Die kaudale Hand kontaktiert mit dem Zeigefinger (Fingerling) das Os zygomaticum intrabukkal, der Daumen liegt von außen auf dem Knochen (▶ Abb. 7.123).

Die kraniale Hand hält die Ossa sphenoidale und frontale in neutraler Position, mit der kaudalen

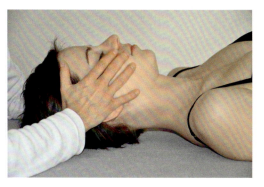

▶ Abb. 7.121

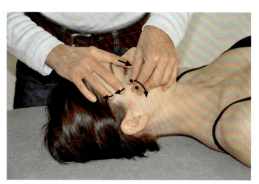

▶ Abb. 7.122

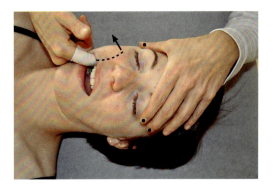

▶ Abb. 7.123

Hand übt der Therapeut einen Zug in Richtung lateral-kaudal aus. Der Point of Balance wird gesucht und die Entspannung des Gewebes wird abgewartet. Im Anschluss erfolgt die erneute Testung mit dem PRM.

☑ **Fragen zur Selbstüberprüfung**
Die Antworten finden sich im vorangegangenen Kapitel und werden hier nicht explizit aufgeführt.
1. Wann beginnt die Verknöcherung des Os zygomaticum?
2. Welche Muskeln können das Os zygomaticum beeinflussen?
3. Warum kann eine Dysfunktion besonders in Innenrotation eine Sinusitis maxillaris begünstigen?
4. Warum hat eine Dysfunktion des Os zygomaticum Einfluss auf die Orbita?
5. Welche Folgen könnte eine Irritation des N. zygomaticus für das Auge haben?
6. Warum können intraossäre Spannungen des Os zygomaticum Folgen einer SSB-Dysfunktion sein?
7. Über welche Strukturen könnte das TMG beeinflusst werden?
8. Wie verläuft die Achse für die Außen- und Innenrotation des Os zygomaticum?
9. Warum vollzieht das Os zygomaticum eine kraniokaudale Verkürzung bei der kranialen Inspiration?
10. Mit welcher Behandlung kann das Os zygomaticum komplett befreit werden?

7.19 Os maxillare

7.19.1 Phylogenese und Embryologie

Das Gewebe des Oberkieferfortsatzes entwickelt sich aus dem ersten Schlundbogen, es schiebt sich zwischen Unterkiefer und Schädelbasis ein. In der Verschmelzungszone zwischen dem lateralen Nasenwulst (die mediale Nasenwulst bildet später den Nasenrücken, die laterale die Nasenlöcher) und dem Oberkieferfortsatz bildet sich die Tränennasenfurche, die sich später zum Ductus lacrimalis ausbildet und erst kurz vor der Geburt durchlässig wird. Die primäre Gaumenanlage bildet das Os incisivum, die sekundäre Gaumenanlage bildet durch Aufrichten und Verschmelzen der nach innen gerichteten Anteile des Oberkieferfortsatzes den harten Gaumen. Die Verschmelzung vollzieht sich während der 10. Schwangerschaftswoche innerhalb weniger Stunden und bildet bei einer Störung der Wachstumsbewegung eine Gaumenspalte aus. Die Verknöcherung vollzieht sich desmal (▶ Abb. 7.124, ▶ Abb. 7.125).

7.19.2 Osteopathische Betrachtung

Das paarig angelegte Os maxillare bildet das Mittelgesicht und bestimmt so wesentlich die Proportionen des Gesichtes (▶ Abb. 7.119). Es ist an der Bildung der Orbita, der seitlichen Nasenwand und der Mundhöhle beteiligt und steht damit in Kon-

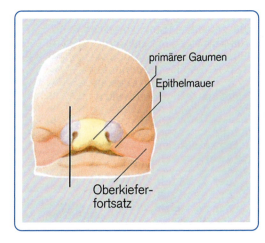

▶ Abb. 7.124 Oberkieferfortsatz. (Drews U, Taschenatlas Embryologie; 1993)

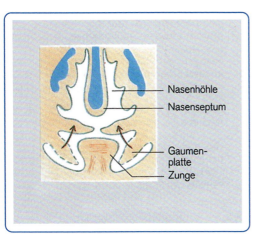

▶ Abb. 7.125 Aufrichtung der Gaumenplatte. (Drews U, Taschenatlas Embryologie; 1993)

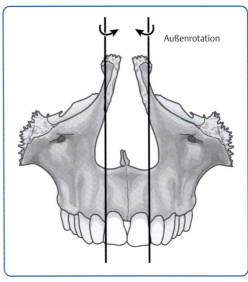

▶ Abb. 7.126 Maxilla in der Inspirationsphase. (Liem T. Kraniosakrale Osteopathie. 5. Aufl. Stuttgart: Hippokrates; 2010)

takt mit den Orten der Sinneswahrnehmungen Sehen, Riechen und Schmecken. Seine Integrität ist Voraussetzung für das Erlernen der Sprache. Seine Form beeinflusst die Position der Zunge und den Vorgang des Schluckens, genauso wie die Ausbildung der Zähne.

Die Ossa maxillaria gehören zu den Knochen der Peripherie und bewegen bei der kranialen Inspiration in Außenrotation und bei der kranialen Exspiration in Innenrotation. Direkter Impulsgeber ist das Os vomer, indirekt das Os sphenoidale über die Ossa palatinae.

7.19.3 Anatomische Grundlagen

Anteile

- Korpus mit Sinus maxillaris
- Procc. frontalis, zygomaticus, palatinus, alveolaris

Biomechanik und Achsen

Bei der kranialen Inspiration bewegen die Ossa maxillaria in Außenrotation, dabei bewegt sich der mediale Anteil nach posterior, der laterale nach anterior. Intraossär kommt es zu einer Verkürzung. Bei der kranialen Exspiration bewegen die Ossa maxillaria in Innenrotation, dabei bewegen sich der mediale Anteil nach anterior und die lateralen Anteile nach posterior. Intraossär verlängern sich die Ossa maxillaria.

Die longitudinale Achse verläuft ungefähr durch den 2. Schneidezahn (▶ Abb. 7.126).

Topografie

Gefäße

- Aa. alveolaris, palatinae, infraorbitalis
- V. infraorbitalis

Nerven

- Nn. maxillaris, infraorbitalis, alveolaris superior, palatinus major, nasopalatinus

Knochen

- Ossa frontale, ethmoidale, zygomaticum, lacrimale, palatinum, nasale, vomer

Faszien

- Fascia buccopharyngea

Muskeln

- mimische Muskeln
- Mm. obliquus inferior oculi, buccinator und pterygoideus medialis

Suturen

- Suturae intermaxillaris, frontomaxillaris, ethmoidomaxillaris, maxillozygomatica, lacrimomaxillaris, nasomaxillaris, palatina transversa, vomeromaxillaris, incisiva (intermaxillaris und palatina transversa = cruciformis)

Zirkulation

- A. maxillare

Innervation

- N. maxillaris

Leitsymptome

- Schmerzen im mittleren Gesichtsbereich und in den Zähnen
- Rhinitis
- Sinusitis
- Konjunktivitis
- Sprach- und Schluckstörungen
- Sekretionsstörungen durch Irritationen am Ganglion pterygopalatinum

Dysfunktionsmechanismus

- Traumata
- kiefer- und gesichtschirurgische Eingriffe
- kieferorthopädische Versorgung
- Zahnbehandlung, besonders Extraktionen
- sekundäre Dysfunktionen durch Dysfunktionen des Os sphenoidale bzw. der SSB

Unter der Geburt kann bei der Entfaltung das Os incisivum verletzt werden. Die mimischen Muskeln haben aufgrund ihres Ursprungs und Ansatzes an der Gesichtshaut keinen Einfluss auf die Ossa maxillaria.

7.19.4 Osteopathische Techniken

Um die Ossa maxillaria zu untersuchen, wird zunächst die globale Beweglichkeit des Viszerokraniums untersucht.

Untersuchung

Listening-Test mit dem PRM/Induktionstest mit dem PRM

Ausgangsstellung und Vorgehen

Der Patient befindet sich in Rückenlage, der Therapeut sitzt am Kopfende und kontaktiert mit beiden Händen das Gesicht. Die Daumen liegen dicht neben der Sutura metopica auf dem Os frontale, die Zeigefinger auf dem vertikalen Ast der Ossa maxillaria, die Mittelfinger liegen mit dem Mittelglied auf den Ossa zygomatica, die Fingerbeeren kontaktieren die Pars horizontalis der Ossa maxillaria. Die Ring- und Kleinfinger kontaktieren den Arcus zygomaticus der Ossa temporalia, das TMG und die vertikalen Äste der Ossa mandibularia (▶ Abb. 7.127).

Der Therapeut beobachtet bei der kranialen Inspiration und Exspiration die Bewegung und Formveränderung des Gesichtsschädels.

Bei der Inspiration bewegen die Daumen nach posterior und gleiten leicht nach kranial, die Zeigefinger bewegen nach posterior, die Mittelfinger nach anterior, die Ring- und Kleinfinger nach lateral. Nur auf Höhe der TMG gibt es eine Bewegung nach medial. Bei der kranialen Exspiration verläuft die Bewegung in umgekehrter Richtung.

Während der kranialen Inspiration kann die Bewegung auch induziert werden, indem der Therapeut mit Daumen und Zeigefingern einen Impuls nach posterior gibt, Mittelfinger und Ringfinger werden leicht und erlauben die Ausbreitung nach anterior und lateral. Bei der kranialen Exspiration gibt der Therapeut mit den Ring- und Mittelfingern einen Impuls nach medial und posterior, die Zeigefinger und Daumen werden leicht und erlau-

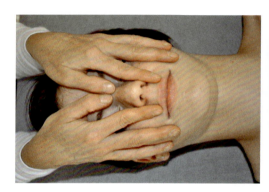

▶ Abb. 7.127

7.19 Os maxillare

ben die Bewegung nach anterior. Der Therapeut beurteilt die Leichtigkeit, die Qualität und Quantität sowie die Symmetrie der Bewegung.

Bei einer Bewegungseinschränkung der Ossa maxillaria werden die Fingerbeeren von Zeige-, Mittel- und Ringfinger auf die Pars horizontalis positioniert. Für die Außenrotation gibt der Therapeut einen Impuls mit den Zeigefingern nach posterior-lateral, für die Innenrotation einen Impuls mit den Ringfingern nach medial-anterior. Wieder werden die Leichtigkeit, die Qualität und Quantität sowie die Symmetrie der Bewegung beurteilt.

Behandlung

Dysfunktion in Außenrotation/Innenrotation

Ausgangsstellung und Vorgehen

Ausgangsstellung und Handposition wie beim Test (s. o.). Bei einer bilateralen Dysfunktion in Außenrotation verstärkt der Therapeut die Bewegung in Außenrotation und bremst die Innenrotation über mehrere Zyklen bis zum Point of Balance. Die Entspannung des Gewebes wird beobachtet. Anschließend wird das Bewegungsausmaß der Innenrotation überprüft. Bei einer bilateralen Innenrotationsdysfunktion wendet man das gleiche Behandlungsprinzip an.

Bei einer unilateralen Dysfunktion sitzt der Therapeut seitlich an der kontralateralen Seite. Die kraniale Hand kontaktiert die Ala major, die kaudale Hand kontaktiert mit dem Zeigefinger die Pars horizontalis, die Fingerbeere liegt dorsal des Proc. zygomaticus.

Bei einer Außenrotationsdysfunktion leitet die kraniale Hand eine Flexion des Os sphenoidale ein, die kaudale Hand gibt auf die Pars horizontalis einen Impuls nach posterior-lateral, die Fingerbeere zieht den Proc. zygomaticus nach anterior.

Bei einer Innenrotionsdysfunktion leitet die kraniale Hand eine Extension des Os sphenoidale ein, die kaudale Hand gibt auf die Pars horizontalis einen Impuls nach anterior-medial, der Proc. zygomaticus wird mehr von kranial aus nach posterior geschoben.

Kompressionsdysfunktion

Kompressionsdysfunktion des Os maxillare nach kranial-posterior, Befreiung der Suturae intermaxillaris, maxilloethmoidalis, frontomaxillaris und incisiva.

Ausgangsstellung und Vorgehen

Der Patient befindet sich in Rückenlage, der Therapeut sitzt am Kopfende. Die Zeige- und Mittelfinger beider Hände liegen intrabukkal auf der Pars horizontalis der Ossa maxillaria, die Daumen liegen extrabukkal auf dem Os incisivum.

Maxillalift und -spread

Der Therapeut gibt einen Zug nach anterior und kaudal, die Daumen mobilisieren das Os incisivum sanft nach posterior (▶ Abb. 7.128). Bei einer erfolgten Erweichung und Entspannung bewegen die Zeige- und Mittelfinger die Zahnreihen sanft nach lateral (▶ Abb. 7.129).

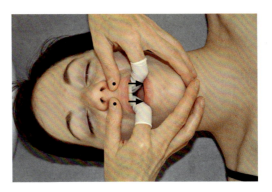

▶ Abb. 7.128

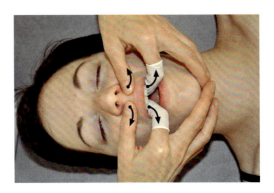

▶ Abb. 7.129

Rotations- oder Shear-Dysfunktion

Bei dieser Dysfunktion sind die Ossa maxillaria als Komplex betroffen. Durch einen seitlichen Schlag werden die Ossa maxillaria in eine Richtung verdreht (Rotationsdysfunktion) oder seitlich gekippt (Shear-Dysfunktion).

Ausgangsstellung und Vorgehen

Der Patient befindet sich in Rückenlage, der Therapeut sitzt oder steht seitlich an der Seite seines dominanten Auges. Die kraniale Hand kontaktiert die Alae majores des Os sphenoidale, die kaudale Hand mit Zeige- und Mittelfinger die obere Zahnreihe, der Daumen liegt außen auf der Oberlippe (▶ Abb. 7.130).

Die kraniale Hand leitet eine Flexion an den Alae majores ein, die kaudale Hand dreht oder pendelt (Shear-Dysfunktion) den „Maxillakomplex" in Richtung der Dysfunktion. Der Point of Balance wird eingestellt, die Entspannung des Gewebes wird beobachtet. Im Anschluss wird die Beweglichkeit der Ossa maxillaria mit dem PRM beurteilt. Falls erforderlich, wird eine direkte Behandlung angeschlossen.

Drainage des Sinus maxillaris

Ausgangsstellung und Vorgehen

Der Patient befindet sich in Rückenlage, der Therapeut steht kontralateral. Die kraniale Hand kontaktiert mit Mittelfinger und Daumen die Alae majores. Die kaudale Hand kontaktiert mit dem Zeigefinger den Proc. zygomaticus (▶ Abb. 7.131).

Die kraniale Hand induziert eine Flexion des Os sphenoidale, die kaudale Hand eine Außenrotation des Os maxillare im Wechsel mit einer Extension des Os sphenoidale und einer Innenrotation des Os maxillare.

Nach mehreren Zyklen werden die Alae majores in der Flexionsposition gehalten, die Außenrotation des Os maxillare wird verstärkt. Schließlich pumpt man mit dem Zeigefinger nach medial-kranial.

☑ Fragen zur Selbstüberprüfung

Die Antworten finden sich im vorangegangenen Kapitel und werden hier nicht explizit aufgeführt.
1. Aus welcher embryologischen Anlage entwickelt sich der Oberkiefer?
2. Begründe aus der embryologischen Entwicklung die Entstehung einer Gaumenspalte.
3. Welche Formveränderung vollziehen die Ossa maxillaria bei der kranialen Bewegung?
4. Können die mimischen Muskeln Dysfunktionen der Ossa maxillaria verursachen?
5. Welcher Nerv kann Zahnschmerzen bei einer Dysfunktion des Os maxillare verursachen?
6. Nenne die Anteile des Os maxillare.
7. Wo verläuft die Achse für die Außen- und Innenrotation?
8. Welche klinischen Zeichen deuten auf eine Dysfunktion der Ossa maxillaria?
9. Welcher Test gibt Hinweise auf eine Dysfunktion der Ossa maxillaria?
10. Welche Dysfunktionen betreffen den „Maxillakomplex"?
11. Wie kann der Sinus maxillaris entleert werden?

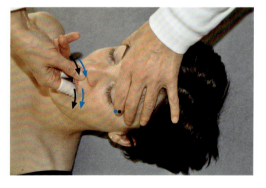

▶ Abb. 7.130

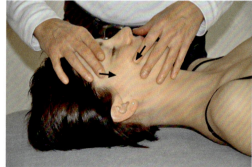

▶ Abb. 7.131

7.20 Os palatinum

7.20.1 Phylogenese und Embryologie

Die Ossa palatina entwickeln sich primär desmal, also membranös. Sie gehen aus der dem ersten Schlundbogen entspringenden Oberkieferanlage hervor.

7.20.2 Osteopathische Betrachtung

In der Osteopathie hat das kleine Os palatinum große Bedeutung. Es ist der sogenannte „Speedreducer", also der „Bremser" der kraniosakralen Bewegung. Durch seine Position zwischen den Procc. pterygoidei der Ossa sphenoidalia und den Ossa maxillaria vermindert es den Bewegungsimpuls und überträgt ihn verzögert auf das Viszerokra-

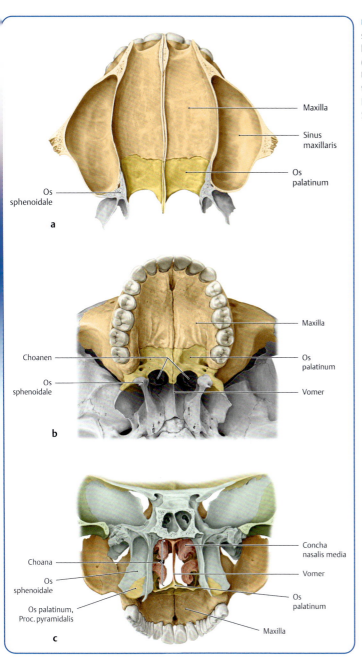

▶ Abb. 7.132 Os palatinum. **a** Ansicht von kranial. **b** Ansicht von kaudal. **c** Ansicht von schräg dorsal. (Schünke M, Schulte E, Schumacher U. Prometheus LernAtlas der Anatomie. Kopf und Neuroanatomie. Illustrationen von Wesker K, Voll M. Stuttgart: Thieme; 2006)

nium. Der Kontakt der Ossa palatina mit den Procc. pterygoidei ist vergleichbar mit einem Rad, das auf Schienen läuft.

Bei der kranialen Inspiration bewegen sich die Procc. pterygoidei nach kaudal und posterior. Diese Bewegung verläuft als eine Gleitbewegung der Procc. pterygoidei (Rad) auf dem Proc. pyramidalis (Schiene).

Der horizontale Anteil bildet das hintere Drittel des harten Gaumens, der vertikale Anteil ist an der seitlichen Nasenwand beteiligt und ragt mit seinem Proc. orbitalis in den Boden der Orbita und bildet dort eine Führung für den N. zygomaticus (▶ Abb. 7.132).

7.20.3 Anatomische Grundlagen

Anteile

- Lamina horizontalis, Lamina perpendicularis
- Procc. orbitalis, sphenoidalis, pyramidalis

Biomechanik und Achsen

Die Ossa palatina gleiten bei der kranialen Inspiration nach kaudal und lateral (▶ Abb. 7.133), bei der kranialen Exspiration nach kranial und medial.

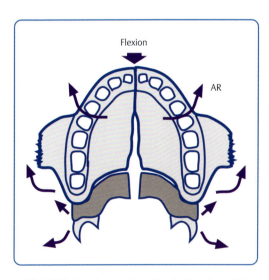

▶ Abb. 7.133 Os palatinum in der Inspirationsphase. (Liem T. Kraniosakrale Osteopathie. 5. Aufl. Stuttgart: Hippokrates; 2010)

Topografie

Gefäße
- Aa. sphenopalatina, sphenopalatina descendens pharyngea ascendens

Nerven
- Nn. palatini majores und minores, nasopalatinus, zygomaticus
- R. pharyngeus
- Ganglion pterygopalatinum

Knochen
- Ossa maxillare, sphenoidale, ethmoidale, vomer, palatina
- Concha nasalis inferior

Faszien
- Aponeurosis palatina

Muskeln
- Mm. pterygoidei lateralis, medialis, tensor veli palatini

Suturen
- Suturae sphenopalatina, palatina mediana und transversa

Zirkulation
- Aa. maxillaris, meningea media

Innervation
- Äste des N. maxillaris

Leitsymptome
- Schmerzen und Spannungen im Gaumen mit Sensibilitätsstörungen
- Hyper-/Hyposekretion der Tränen- und Nasendrüsen
- Rhinitis
- Sinusitis

Dysfunktionsmechanismus
- Traumata
- feste Zahnspangen
- Zahnextraktionen
- myofasziale Störungen der Mm. pterygoidei

7.20.4 Osteopathische Techniken

Die Ossa palatina können nur intrabukkal kontaktiert und getestet werden.

Untersuchung

Induktionstest mit dem PRM

Ausgangsstellung und Vorgehen
Der Patient befindet sich in Rückenlage, der Therapeut sitzt seitlich auf der Seite seines dominanten Auges. Mit der kranialen Hand kontaktiert der Therapeut die Alae majores des Os sphenoidale mit Daumen und Mittelfinger. Mit der kaudalen Hand kontaktiert der Therapeut mit dem Zeigefinger die Sutura palatina mediana (▶ Abb. 7.134).

Während der kranialen Inspiration bewegt der Therapeut die Alae majores des Os sphenoidale nach kaudal, die intrabukkale Hand beobachtet das Absinken der Sutura mediana, bei der kranialen Exspiration bewegt der Therapeut die Alae majores nach kranial und beobachtet das Heben der Sutura palatina mediana.

Falls eine Restriktion zu spüren ist, werden die Ossa palatina einzeln getestet: Vorgehen wie oben, der intrabukkale Zeigefinger kontaktiert weiter lateral ein Os palatinum. Bei der kranialen Inspiration bewegt das Os palatinum nach lateral und kaudal, bei der kranialen Exspiration nach medial und kranial.

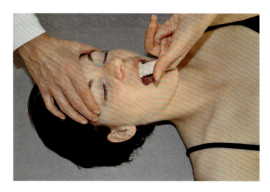
▶ Abb. 7.134

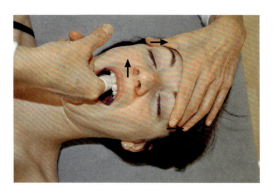
▶ Abb. 7.135

Behandlung

Kompression des Os palatinum zwischen Os maxillare und Processus pterygoideus des Os sphenoidale

Ausgangsstellung und Vorgehen
Der Patient befindet sich in Rückenlage, der Therapeut sitzt an der homolateralen Seite des Patienten und kontaktiert mit der kranialen Hand die Alae majores des Os sphenoidale, mit dem Zeigefinger der kaudalen Hand das Os palatinum. Der Therapeut benutzt die Oberkieferzähne als Hypomochlion, indem er den Zeigefinger medial an den Zähnen abstützt (▶ Abb. 7.135).

Mit der kranialen Hand leitet der Therapeut eine vertikale Dekompression ein, indem die Alae majores nach kranial bewegt werden. Mit der kaudalen Hand wird eine laterale Dekompression eingeleitet, indem der Therapeut die Zeigefingerspitze nach lateral dreht. Die Dekompression wird gehalten und der PRM beobachtet, bis sich das Os palatinum befreit hat.

Befreiung der Sutura palatina transversa

Ausgangsstellung und Vorgehen
Ausgangsstellung und Handhaltung wie oben beschrieben. Der Therapeut kontaktiert mit dem intrabukkalen Zeigefinger das Os maxillare (▶ Abb. 7.136).

Der Therapeut hält mit der kranialen Hand das Os sphenoidale in einer neutralen Position und leitet mit der kaudalen Hand einen Zug nach anterior an. Die Gewebeentspannung wird beobachtet. Im Anschluss noch einige Zyklen den PRM unterstützen.

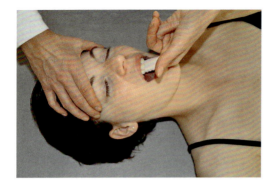

▶ Abb. 7.136

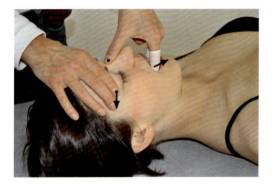

▶ Abb. 7.137

Dekompression des Viszerokraniums

Ausgangsstellung und Vorgehen
Der Patient befindet sich in Rückenlage, der Therapeut steht seitlich am Patienten und kontaktiert mit der kranialen Hand die Alae majores des Os sphenoidale. Mit der kaudalen Hand kontaktiert der Therapeut mit Zeige- und Mittelfinger die Oberkieferzahnreihen, der Daumen legt sich auf die Ossa nasalia (▶ Abb. 7.137).

Die Alae majores werden mit der kranialen Hand nach posterior fixiert. Mit der kaudalen Hand wird ein von anterior nach posterior gerichteter Zug an den Oberkieferzähnen in Richtung anterior-kaudal angesetzt, der Daumen bildet einen Gegenhalt. Das Lösen des Viszerokraniums von den Ossa frontale, ethmoidale, vomer und sphenoidale wird visualisiert bis zur Gewebeentspannung.

✅ Fragen zur Selbstüberprüfung

Die Antworten finden sich im vorangegangenen Kapitel und werden hier nicht explizit aufgeführt.

1. Welche Bedeutung hat das Os palatinum in der Osteopathie?
2. Welcher Nerv hat im Bereich der Orbita Kontakt mit dem Os palatinum?
3. Welche Muskeln können Dysfunktionen am Os palatinum verursachen?
4. Welcher Hirnnerv innerviert das Os palatinum und seine Bedeckungen?
5. Warum können Dysfunktionen des Os palatinum die Sekretion der Tränen- und Nasendrüsen beeinflussen?
6. Wie bewegt das Os palatinum bei der kranialen Inspiration?
7. Nenne einen Dysfunktionsmechanismus.
8. Wie kann das Os palatinum spezifisch getestet werden?
9. Wie behandelt man ein Os palatinum in Kompression?
10. Mit welcher Technik kann das Viszerokranium befreit werden?

7.21
Os mandibulare

7.21.1 Phylogenese und Embryologie

Das knorpelige Viszeralskelett, ein Derivat des ersten Schlundbogens, wird vom Meckel-Knorpel gebildet. An seinem oberen Ende trägt er den Hammer, der mit dem Amboss artikuliert. Über dem Meckel-Knorpel bildet sich eine Knochenlamelle, die den späteren Unterkiefer formt. Der Meckel-Knorpel wird abgebaut, die Verknöcherung erfolgt desmal.

7.21.2 Osteopathische Betrachtung

Das Os mandibulare wird in der kranialen Osteopathie bei der Bewegungsphysiologie wie ein paariger Knochen betrachtet, entsprechend dem Os frontale. Die Symphysis mentalis verknöchert erst im Laufe der ersten Lebensjahre (▶ Abb. 7.138).

Der vertikale Ast (R. mandibularis) des Os mandibulare entwickelt sich im Laufe der ersten sechs Lebensjahre. Die geringe Ausbildung des vertikalen Anteils ermöglicht dem Neugeborenen das Saugen. Das Os mandibulare ist durch ein echtes

7.21 Os mandibulare

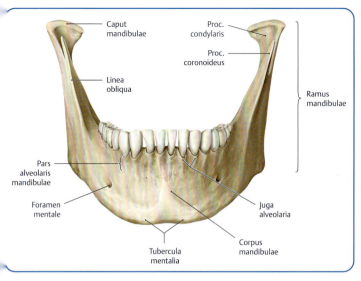

▶ Abb. 7.138 Os mandibulare. (Schünke M, Schulte E, Schumacher U. Prometheus LernAtlas der Anatomie. Kopf und Neuroanatomie. Illustrationen von Wesker K, Voll M. Stuttgart: Thieme; 2006)

Gelenk mit dem Schädel verbunden. So kann es artikuläre und intraossäre Dysfunktionen aufweisen.

Bei der kranialen Inspiration bewegt das Os mandibulare in Außenrotation, bei der kranialen Exspiration in Innenrotation. Das Os mandibulare bekommt seine Bewegungsimpulse vom Os temporale und hängt damit an der hinteren Schädelsphäre. Das kann bei SSB-Dysfunktionen zu Bissstörungen führen.

7.21.3 Anatomische Grundlagen

Anteile

- Korpus (horizontal)
- Ramus (vertikal)
- Angulus
- Pars alveolaris
- Procc. condylaris und coronoideus
- Canalis mandibulae

Biomechanik und Achsen

Intraossär. Bei der kranialen Inspiration bewegt das Os mandibulare in Außenrotation, die Kinnspitze bewegt nach posterior, die Anguli mandibulae nach lateral, der Proc. condylaris nach medial (▶ Abb. 7.139). Bei der kranialen Exspiration bewegt das Kinn nach anterior, die Anguli mandibulae nach medial und die Procc. condylares nach lateral. Die Bewegung verläuft um zwei vertikale Achsen, die ungefähr den ersten Backenzahn schneiden.

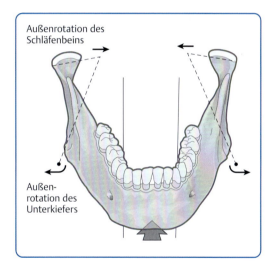

▶ Abb. 7.139 Mandibula in der Inspirationsphase. (Liem T. Kraniosakrale Osteopathie. 5. Aufl. Stuttgart: Hippokrates; 2010)

Artikulär. Der Discus articularis unterteilt das Kiefergelenk in zwei Kompartimente. Beim Öffnen des Mundes kommt es zu einer kombinierten Roll-Gleit-Bewegung zwischen der Pfanne, dem Diskus und dem Proc. condylaris.

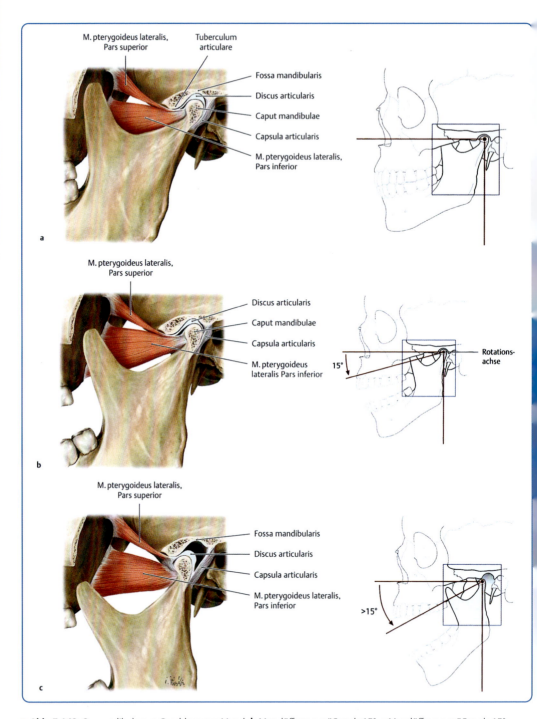

▶ Abb. 7.140 Os mandibulare. a Geschlossener Mund. b Mundöffnung größer als 15°. c Mundöffnung größer als 15°. (Schünke M, Schulte E, Schumacher U. Prometheus LernAtlas der Anatomie. Kopf und Neuroanatomie. Illustrationen von Wesker K, Voll M. Stuttgart: Thieme; 2006)

Bei geschlossenem Mund liegt das Caput in der Fossa mandibularis. Das Caput verbleibt bei einer Mundöffnung bis zu 15° durch ein Rollgleiten in der Fossa. Wird der Mund weiter geöffnet, überwiegt das Rollen nach anterior und der Caput verlagert sich auf das Tuberculum articulare. Die Pars superior des M. pterygoideus lateralis kontrolliert die Bewegung des Diskus, die Pars inferior die Bewegung des Caput (▶ Abb. 7.140). Die harmonische Kontraktion und Dekontraktion ist Voraussetzung für die Integrität des Kiefergelenks.

Topografie

Gefäße
- Aa. alveolaris inferior, mentalis, masseterica

Nerven
- Nn. alveolaris inferior, mentalis, mylohyoideus, massetericus

Knochen
- Os temporale

Faszien
- Fasciae cervicalis superior, masseterica, buccopharyngea
- Aponeurosis pterygo-temporo-mandibulare, Pharynx

Ligamente
- Ligg. stylomandibulare, sphenomandibulare laterale/mediale (Kapselverstärkung; ▶ Abb. 7.141)
- Raphe pterygomandibulare

Muskeln
- Mm. temporalis, masseteres, pterygoidei medialis und lateralis, myolohyoidei, constrictor pharyngei superior, genioglossus, geniohyoideus, digastricus venter anterior, buccinator

Speicheldrüsen
- Glandula sublingualis, submandibularis

Gelenke
- Fossa mandibularis
- Discus articularis
- Caput mandibulae (Proc. condylaris)

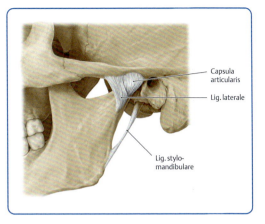

▶ **Abb. 7.141** Linkes Kiefergelenk mit Bandapparat. (Schünke M, Schulte E, Schumacher U. Prometheus Lern-Atlas der Anatomie. Kopf und Neuroanatomie. Illustrationen von Wesker K, Voll M. Stuttgart: Thieme; 2006)

Zirkulation
- Äste der A. maxillaris

Innervation
- Äste des N. mandibularis

Leitsymptome
- Zahnschmerzen
- Schmerzen im Bereich des Kiefergelenks
- Knack- und Knirschgeräusche
- rezidivierende Blockierungen der OAA-Region
- Kopfschmerzen
- Muskelverspannungen der Kaumuskeln
- Trigeminusneuralgien
- Bruxismus
- statische Probleme

Dysfunktionsmechanismus
- Traumata (Gähntrauma)
- zahnärztliche und kieferorthopädische Eingriffe
- Dysfunktionen der SSB und der oberen HWS
- statische Störungen
- myofasziale Fehlspannungen
- viszerale Störungen

7.21.4 Osteopathische Techniken

Das Os mandibulare wird als Knochen des Viszerokraniums mit dem PRM induktiv getestet. Das Temporomandibulargelenk (TMG) wird aktiv und passiv in seinen gelenkigen Ebenen untersucht.

Das Os mandibulare kann einerseits intraossäre Dysfunktionen aufweisen, andererseits rein artikuläre Funktionsstörungen zeigen.

Untersuchung

Induktionstest mit dem PRM

Ausgangsstellung und Vorgehen

Der Patient befindet sich in Rückenlage, der Therapeut sitzt am Kopfende und kontaktiert mit den Mittelfingern den Korpus des Os mandibulare. Die Zeigefinger liegen locker ventral auf dem Kinn, die Ringfinger unterhalb des Kinns. Die Kleinfinger und Daumen sind leicht abgespreizt. Die Handflächen kontaktieren die Wangen und die Squamae der Ossa temporalia (▶ Abb. 7.142).

Der Therapeut induziert während der kranialen Inspiration mit einem Schub nach kranial-dorsal die Außenrotation, während der kranialen Exspiration gibt der Therapeut einen Zug nach kaudal-anterior. Die Leichtigkeit, Frequenz und Amplitude der Bewegung werden beurteilt.

Aktiver Test des TMG

Ausgangsstellung und Vorgehen

Der Patient befindet sich in Rückenlage, der Therapeut sitzt am Kopfende und beurteilt das aktive Bewegungsausmaß der Mundöffnung. Die normale Mundöffnung entspricht drei Querfingern des Patienten. Außerdem werden Deviationen beim Öffnen und Schließen sowie Knacken und Knirschen beurteilt. Bei Abweichungen palpiert der Therapeut die Gelenkkapsel und die Muskulatur auf Schmerz und Spannung. Um statische Beeinflussungen zu beurteilen, kann der aktive Test zusätzlich auch im Sitz oder Stand ausgeführt werden.

Die Abweichung der Kinnspitze zu einer Seite deutet auf die Dysfunktion eines Kiefergelenks hin. Bei einer anterioren Dysfunktion der Kondyle zeigt die Kinnspitze zur nicht betroffenen Seite, bei einer posterioren Dysfunktion zeigt die Kinnspitze zur betroffenen Seite.

Passiver Test des TMG

Ausgangsstellung und Vorgehen

Der Patient befindet sich in Rückenlage, der Therapeut steht vor dem Patienten und kontaktiert mit beiden Daumen die Zahnreihe des Unterkiefers von kranial, die Zeigefinger liegen unter dem Unterkiefer (Pistolengriff; ▶ Abb. 7.143).

Der Therapeut leitet eine Traktion nach kaudal ein und überprüft die Elastizität der Kapsel. Unter Traktion werden die Propulsion, Retropulsion und Latropulsion getestet. Leichtigkeit, Elastizität und Bewegungsausmaß werden beurteilt.

Behandlung

Dysfunktionen in Außen- oder Innenrotation werden indirekt mit dem PRM behandelt.

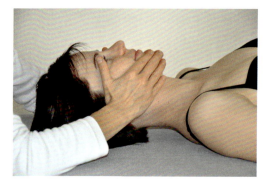

▶ Abb. 7.142

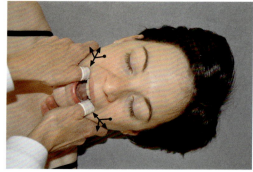

▶ Abb. 7.143

Dysfunktion in Außenrotation

Ausgangsstellung und Vorgehen
Der Patient befindet sich in Rückenlage, der Therapeut sitzt am Kopfende und kontaktiert das Os mandibulare mit dem Kinngriff (▶ Abb. 7.144).

Während der kranialen Inspiration unterstützt der Therapeut durch einen sanften Schub nach kranial-posterior die Außenrotationsbewegung des Os mandibulare. Die Innenrotationsbewegung während der kranialen Exspiration wird gebremst. Der Point of Balance wird gesucht und die Entspannung des Gewebes wird beobachtet. Nach Eintreten des Softenings und Wiedereinsetzen des PRM wird das Os mandibulare noch einige Zyklen begleitet. Frequenz und Amplitude werden erneut getestet.

Dysfunktion in Innenrotation

Vorgehen
Bei der kranialen Exspiration wird die Innenrotation unterstützt, bei der kranialen Inspiration wird die Außenrotation gebremst. Weiteres Prozedere wie oben.

Kompressionsdysfunktion des kraniomandibulären Komplexes

Ausgangsstellung und Vorgehen
Ausgangsstellung und Handhaltung wie oben beschrieben (▶ Abb. 7.144).

Der Therapeut übt durch eine leichte Supination mit seinen Händen eine Kompression nach kranial aus. Die Entspannung des Kiefergelenks, der Suturae parietosquamosa und parietomastoidea und des Tentorium cerebelli bis hin zu Foramen magnum, Dura mater spinalis und Sakrum wird beobachtet. Es können deutliche Gewebebewegungen wahrgenommen werden.

Nach erfolgter Entspannung leitet der Therapeut mit einem Zug nach kaudal-anterior mittels einer Pronation der Hände die Dekompression der Strukturen ein. Erneute Geweberegulationen werden abgewartet, der kraniomandibuläre Komplex wird bis zum „Still-Point" begleitet. Nach Wiedereinsetzen des PRM wird dieser noch für einige Zyklen beobachtet.

Diese Behandlung eignet sich auch zur Vorbereitung einer Mobilisation bzw. Manipulation des TMGs.

Artikuläre Dysfunktionen

Anteriore Dysfunktion
Diese Dysfunktion ist meistens sehr schmerzhaft. Die Kondyle steht vor dem Tuberculum articulare. Eine bilaterale Dysfunktion tritt häufig als Folge eines Gähntraumas auf.

■ Ausgangsstellung und Vorgehen
Der Patient befindet sich in Rückenlage, der Therapeut steht vor dem Patienten und kontaktiert mit beiden Daumen die Zahnreihen des Unterkiefers von kranial, die Zeigefinger liegen unter dem Unterkiefer (Pistolengriff; ▶ Abb. 7.145).

Bilaterale Dysfunktion. Der Therapeut leitet durch einen Druck nach kaudal im posterioren Bereich eine Traktion ein. Die Traktion wird so lange gehalten, bis sich das Gewebe entspannt. Dann wird ein Schub nach posterior eingeleitet, im nächsten Schritt werden die Kondylen nach kranial geschoben (Schubladenbewegung).

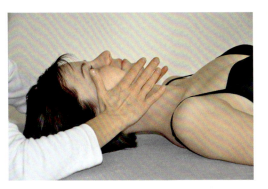

▶ Abb. 7.144

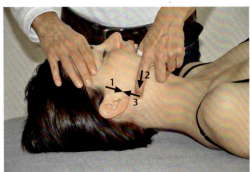

▶ Abb. 7.145

Unilaterale Dysfunktion. Bei einer unilateralen Dysfunktion wird nur die betroffene Seite behandelt, der Schub richtet sich nach lateral-posterior, ansonsten vorgehen wie oben.

Posteriore Dysfunktion
Diese Dysfunktion ist selten traumatisch, meist tritt sie als Folge einer Fehlbelastung oder Abnutzung des Gelenks auf. Die Kondyle liegt hinter dem Diskus, das Öffnen des Mundes, Essen und teilweise auch Sprechen sind schmerzhaft.

- Ausgangsstellung und Vorgehen

Ausgangsstellung und Handhaltung wie oben beschrieben.

Bilaterale Dysfunktion. Zunächst werden mit einer Traktion die gelenkumgebenden Strukturen entspannt, ggf. vorher die Kondylen dekomprimieren und die Kaumuskulatur, besonders die Mm. pterygoidei medialis und lateralis, entspannen. Schrittweise wird das Os mandibulare nach anterior, kranial und posterior mobilisiert, sodass der Diskus wieder über dem Kondylus positioniert ist.

Unilaterale Dysfunktion. Vorgehen wie oben, der Schub richtet sich jetzt nach anterior-medial, um den Diskus vollständig zu reponieren.

Entspannung der Kaumuskulatur
Die äußeren Kaumuskeln M. temporalis und M. masseter können mit einer Quermassage oder mit einer PIR entspannt werden.

Die Behandlung der Mm. pterygoidei medialis und lateralis erfolgt intrabukkal.

Ausgangsstellung und Vorgehen
Der Patient befindet sich in Rückenlage, der Therapeut steht auf der kontralateralen Seite und kontaktiert mit dem Zeigefinger den M. pterygoideus lateralis, indem er den Zeigefinger lateral des Os maxillare nach kranial-posterior schiebt, bis auf Höhe der Kondyle. Mit sanftem Druck wird der Muskel entspannt. Der M. pterygoideus medialis wird aufgesucht, indem der Patient den Mund öffnet, der Therapeut gleitet mit dem Zeigefinger entlang der Zahnreihe des Oberkiefers und orientiert sich dann leicht nach medial. Der M. pterygoideus medialis ist als strangartige Struktur deutlich zu spüren (▶ **Abb. 7.146**).

Die Behandlung des M. pterygoideus lateralis hat oft auch einen normalisierenden Effekt auf das Ganglion pterygopalatinum.

> ☑ **Fragen zur Selbstüberprüfung**
> Die Antworten finden sich im vorangegangenen Kapitel und werden hier nicht explizit aufgeführt.
> 1. Aus welchem embryologischen Gewebe entwickelt sich das Os mandibulare?
> 2. Welcher Anteil des Os mandibulare entwickelt sich im Laufe der ersten sechs Lebensjahre?
> 3. Welcher Nerv verläuft intraossär?
> 4. Welcher Muskel steuert die Bewegung des Discus articularis und der Kondyle?
> 5. Warum kann eine SSB-Dysfunktion einen Fehlbiss verursachen?
> 6. Über welche neuroreflektorische Verbindung ist die Bewegung des OAA-Komplexes mit der Mandibula verknüpft?
> 7. Welche Ligamente verstärken die Kapsel des TMG?
> 8. Wie ist das TMG aufgebaut?
> 9. Wie bewegt der Kondylus des Os mandibulare bei der Mundöffnung (drei Phasen)?
> 10. Nenne die Dysfunktionsmechanismen.
> 11. Warum kann eine Trigeminusneuralgie durch eine artikuläre oder intraossäre Dysfunktion des Os mandibulare ausgelöst werden?
> 12. Wie steht der Kondylus, wenn das Kinn bei der Mundöffnung zur nicht betroffenen Seite abweicht?
> 13. Warum ist es sinnvoll, die aktive Bewegung des TMG auch im Sitz oder im Stand zu beurteilen?
> 14. Welcher Muskel beeinflusst die Funktion des Ganglion pterygopalatinum?
> 15. Welche Behandlung eignet sich zur Entspannung des gesamten kraniomandibulären Komplexes?
> 16. Welche Dysfunktion ist die Folge einer Fehlbelastung?
> 17. Schildere die Schritte der Behandlung für eine posteriore unilaterale Dysfunktion des Condylus mandibulae?

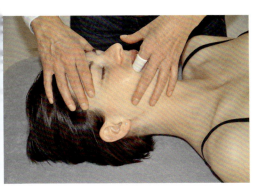

▶ Abb. 7.146

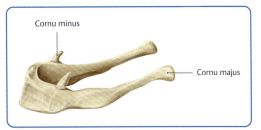

▶ **Abb. 7.147** Os hyoideum. (Schünke M, Schulte E, Schumacher U. Prometheus LernAtlas der Anatomie. Kopf und Neuroanatomie. Illustrationen von Wesker K, Voll M. Stuttgart: Thieme; 2006)

7.22
Os hyoideum

7.22.1 Phylogenese und Embryologie

Das Os hyoideum entwickelt sich aus Derivaten des zweiten und dritten Schlundbogens. Der Korpus und die Cornua minores verknöchern primär chondral, die Cornua majores primär desmal. Die Cornua majores verknöchern in der 38. Woche intrauterin, der Korpus vor der Geburt und die Cornua minores im 2. Lebensjahr.

7.22.2 Osteopathische Betrachtung

Das Os hyoideum liegt ventral am Übergang von Mundboden und Hals auf Höhe des III. Halswirbels. Es ist hufeisenförmig gebogen und nur über Muskelschlingen und Ligamente mit dem Schädel verbunden. Am Os hyoideum entspringen und inserieren die Muskeln des Mundbodens und der ventralen Halsmuskeln, die die viszerale Loge anterior bedecken. Durch seine mobile Aufhängung kann es Spannungen der Muskeln ausgleichen und formt den Winkel zwischen Mundboden und Hals. Das Zungenbein bildet zusammen mit den beiden Schläfenbeinen das obere Dreieck im „Polygon of Forces" von Littlejohn (▶ Abb. 7.147).

7.22.3 Anatomische Grundlagen

Anteile
- Cornua majores et minores
- Korpus

Biomechanik

Das Os hyoideum bewegt bei der kranialen Inspiration in Außenrotation, der Bogen der Krümmung flacht ab (▶ Abb. 7.148), bei der kranialen Exspiration in Innenrotation, die Krümmung verstärkt sich. Zusätzlich kann eine dreidimensionale Bewegung mit den Faszien des Halses wahrgenommen werden.

Topografie

Gefäße
- Aa. und Vv. linguales, thyreoidea
- A. carotis communis
- V. jugularis interna

Nerven
- Nn. vagus, glossopharyngeus, phrenicus
- Ansa cervicalis superior

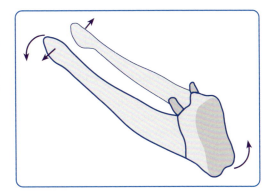

▶ **Abb. 7.148** Os hyoideum in der Inspirationsphase. (Liem T. Kraniosakrale Osteopathie. 5. Aufl. Stuttgart: Hippokrates; 2010)

Faszien
- Laminae cervicales superficialis et medialis
- Pharynx

Ligamente
- Ligg. stylohyoideum, thyreohyoideum
- Membrana thyreoidea

Muskeln
- supra- und infrahyoidale Muskeln
- M. constrictor pharyngeus medialis

Endokrinum
- Glandulae thyreoidea, parathyreoidea

Zirkulation

- Aa. und Vv. lingualis und thyreoidea superior

Innervation

- N. glossopharyngeus
- Plexus cervicalis

Leitsymptome

- Stauungskopfschmerz
- Kloßgefühl
- Heiserkeit
- Schluckstörungen
- Sprachstörungen
- endokrine Störungen
- statische Probleme

Dysfunktionsmechanismus

- Traumata
- myofasziale und viszerale Fehlfunktionen

7.22.4 Osteopathische Techniken

Der Patient schluckt, der Therapeut palpiert die Symmetrie der Bewegung des Os hyoideum. Bei Abweichungen wird die Beweglichkeit des Os hyoideum passiv dreidimensional getestet.

Untersuchung

Induktionstest

Ausgangsstellung und Vorgehen
Der Patient befindet sich in Rückenlage, der Therapeut sitzt an der Seite und kontaktiert mit der kranialen Hand das Os mandibulare, mit der kaudalen Hand das Os hyoideum.

Die kraniale Hand fixiert das Os mandibulare, die kaudale Hand bewegt das Hyoid nach kranial und kaudal, nach rechts und links und in einer kranialen und kaudalen Rotation (▶ Abb. 7.149).

Behandlung

Die Behandlung des Os hyoideum wird nach den Behandlungsprinzipien der Diaphragmen durchgeführt.

Ausgangsstellung und Vorgehen
Ausgangsstellung und Handposition wie oben beschrieben.

Der Therapeut bewegt das Os hyoideum dreidimensional bis zum Point of Balance. Die Entspannung des Gewebes wird beobachtet. Im Anschluss erfolgt die erneute Testung. Bei dem Aufsuchen der geringsten Spannung sollte der Therapeut sehr vorsichtig vorgehen, der Kontakt zum Os hyoideum sollte sehr behutsam sein, da diese Region sehr empfindlich ist.

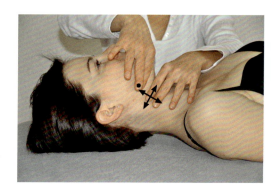

▶ Abb. 7.149

7.22 Os hyoideum

☑ Fragen zur Selbstüberprüfung

Die Antworten finden sich im vorangegangenen Kapitel und werden hier nicht explizit aufgeführt.

1. Stelle einen Zusammenhang zwischen dem embryologischen Ursprungsgewebe und der Innervation her.
2. Wann ist das Os hyoideum vollständig verknöchert?
3. Über welche Strukturen ist das Os hyoideum mit dem Schädel verbunden?
4. Zu welcher Muskelgruppe gehört der M. omohyoideus?
5. Welches mechanische Konzept schließt das Os hyoideum ein?
6. Warum kann eine Dysfunktion des Os hyoideum endokrine Störungen auslösen?
7. Warum kann eine Dysfunktion des Os hyoideum Stauungskopfschmerzen verursachen?
8. Wie bewegt das Os hyoideum in der kranialen Inspiration?
9. Wie wird das Os hyoideum getestet?
10. Nach welchen Prinzipien wird das Os hyoideum behandelt?

Literatur

[1] Becker RE. Leben in Bewegung und Stille des Lebens. Pähl: Jolandos; 2007

[2] Chikly B, Quaghebeur J. Hydrodynamik des liquor cerebrospinalis – eine Neubewertung. OM 2014; 1: 4–12

[3] Doepp F. Die zerebrale venöse Hämodynamik. Habilitationsschrift. Berlin: Medizinische Fakultät Charité-Universitätsmedizin; 2008

[4] Drake RL, Vogl W, Mitchell AWM. Gray's Anatomie für Studenten. München: Elsevier; 2007

[5] Drews U. Taschenatlas der Embryologie. Stuttgart: Thieme; 1993

[6] Ferner H, Staubesand J. Sobotta Atlas der Anatomie des Menschen, Bd. 1. München: Urban & Schwarzenberg; 1982

[7] Frymann V. Die gesammelten Schriften von Viola M. Frymann. Pähl: Jolandos; 2007

[8] Hartmann C, Hrsg. Das große Still-Kompendium. Pähl: Jolandos; 2004a

[9] Hartmann C, Hrsg. Das große Sutherland-Kompendium. Pähl: Jolandos; 2004b

[10] Leonhardt H et al., Hrsg. Rauber/Kopsch: Anatomie des Menschen. Bd. 1. Stuttgart: Thieme; 1987

[11] Liem T, Dobler TK. Checkliste Kraniosakrale Osteopathie. Stuttgart: Hippokrates; 2010

[12] Liem T. Kraniosakrale Osteopathie. 5. Aufl. Stuttgart: Hippokrates; 2010

[13] Liem T. Praxis der Kraniosakralen Osteopathie. 3. Aufl. Stuttgart: Haug; 2010

[14] Lütjen-Decroll E, Rohen JW. Fotoatlas der Anatomie. 2. Aufl. Stuttgart: Schattauer; 2000

[15] Magoun HI, Hrsg. Osteopathy in the cranial field. 3. Ausgabe 1976. Deutsche Übersetzung. Montreal: Edition Spirales; 2000

[16] Metcalfe D. Unterrichtsskript „Kraniosakrale Osteopathie". 1. Teil. Bitburg: Institut für angewandte Osteopathie (IFAO) Skript; 2004

[17] Metcalfe D. Unterrichtsskript „Kraniosakrale Osteopathie". 2. Teil. 2. Aufl. Bitburg: Institut für angewandte Osteopathie (IFAO) Skript; 2008

[18] Möckel E, Noori M, Hrsg. Handbuch der pädiatrischen Osteopathie. München: Elsevier; 2006

[19] Moore KL, Persaud TVN. Embryologie. 5. Aufl. München: Elsevier; 2007

[20] van Münster T. Der Einfluss der Körperposition auf die zerebrale venöse Drainage. Berlin: Dokumentenserver der Humboldt-Universität; 2008

[21] Rohen JW, Lütjen-Decroll E. Funktionelle Embryologie. 2. Aufl. Stuttgart: Schattauer; 2004

[22] Schünke M, Schulte E, Schuhmacher U. Prometheus LernAtlas der Anatomie. Allgemeine Anatomie und Bewegungssystem. Illustrationen von Voll M und Wesker K. Stuttgart Stuttgart: Thieme; 2005

[23] Schünke M, Schulte E, Schuhmacher U. Prometheus LernAtlas der Anatomie. Hals und Innere Organe. Illustrationen von Voll M und Wesker K. Stuttgart. Thieme; 2005

[24] Schünke M, Schulte E, Schuhmacher U. Prometheus LernAtlas der Anatomie. Kopf und Neuroanatomie. Illustrationen von Voll M und Wesker K. Stuttgart: Thieme; 2006

[25] Sutherland WG. The Cranial Bowl – A Treatise Relating To Cranial Articular Mobility, Cranial Articular Lesions and Cranial Technic. Mankato: Free Press Company; 1939. Reprint 1994

[26] Upledger JE, Vredevoogd JD. Lehrbuch der Cranio-Sacralen Therapie I. 6. Aufl. Stuttgart: Haug; 2009

8 Vegetativum und vegetatives Nervensystem

Werner Langer

Eine nachhaltige Therapieplanung verlangt vom Therapeuten eine breite Basis an Grundkenntnissen in den Naturwissenschaften Physik, Chemie und Biologie. Das „vegetative System" besteht beim Menschen aus vielen Organen, Geweben und Zellen und stellt das Innenleben des menschlichen Organismus dar. Das vegetative Nervensystem ist Teil und Organisator dieses Systems. Um das Vegetativum des Menschen zu verstehen, bedarf es zusätzlicher Kenntnisse in den Bereichen Anatomie, Physiologie und Pathologie. Die Ausbildung zum Osteopathen beruht deshalb auch auf einer umfassenden medizinischen Grundausbildung.

8.1 Einleitung

Das Verständnis des „vegetativen Systems" ist ein Schlüssel zum Verständnis von Krankheitsentstehung und Krankheitsursachen. Vegetatives System steht für „Leben" und dessen Erhalt.

Es wird viel über den Ursprung und die Entwicklung des Lebens auf der Erde geforscht. Diese Wissenschaft nennt man Phylogenese. Bis zum heutigen Tag gibt es aber nur wenig gesicherte Erkenntnisse über die Entstehung des Lebens, die Evolution und besonders über den Entwicklungssprung zum heutigen Menschen.

Osteopathisches Denken und die osteopathischen Prinzipien A. T. Stills entstanden teilweise aus der Beobachtung und der Beschäftigung mit den Funktionen des vegetativen Systems. Es beinhaltet die Prinzipien der Holistik, der Autoregulation, der Bewegung und der Anpassung und Interaktion zwischen Struktur und Funktion.

Leben ist gekennzeichnet durch **Bewegung**. Bewegung ist der Ausdruck von Kommunikation mit der Umwelt. Dieser Austausch zwischen Organismen und ihrem Umfeld bewirkt die Versorgung mit Energie (Nahrung) und ist somit ein primäres Bedürfnis des Lebens.

Die grundlegenden Bedürfnisse des Lebens sind:
- **Ernährung:** Energieaustausch, um das Leben zu ermöglichen
- **Fortpflanzung:** neues Leben produzieren, um das Leben zu erhalten
- **Evolution:** Anpassen an die Umwelt, um das Leben zu erhalten
- **Kommunikation:** Aufnehmen von und Reagieren auf Reize

Bei der holistischen Betrachtung der Welt und des Lebens erkennen wir – neben den primären Bedürfnissen **Ernährung** und **Fortpflanzung** – noch andere Grundlagen, die Einfluss nehmen auf das Leben. Es sind die Begriffe Raum und Zeit. Unter ihrem Einfluss verändert sich das Leben. Wir wissen heute, dass das Leben nicht linear verläuft, sondern dauernd unter rhythmischen und zyklischen Einflüssen steht und sich dadurch verändert und anpasst. Diese Anpassung ist ebenfalls überlebenswichtig, und wir nennen sie **Evolution**. Die ersten Lebewesen auf der Erde waren einfache Organismen, die sich dann im Laufe der Evolution zu sehr großen und komplexen Lebewesen weiterentwickelt haben. Heute betrachten wir den Menschen als oberstes und perfektestes Wesen in dieser Pyramide.

Bei näherer Betrachtung stellen wir aber fest, dass mit der Entwicklung auch die Symbiose mit anderen Organismen zunimmt und damit die Abhängigkeit, nicht nur von der Umwelt, sondern von anderen lebenden Organismen steigt. Deshalb ist die Aufnahme von Reizen aus der Umwelt und die Reaktion auf diese Reize notwendig, ja überlebenswichtig. Das nennen wir dann **Kommunikation**. Bis heute ist noch weitgehend unbekannt, wie Einzeller kommunizieren. Bei den höher entwickelten Lebewesen hat sich ein spezialisiertes Nervensystem entwickelt.

Bei Tieren und Menschen teilen wir dieses System in zwei verschiedene Bereiche; in ein somatisches und ein vegetatives Nervensystem. Dabei sollten wir verstehen, dass diese Aufteilung nur einen didaktischen Wert für das allgemeine Verständnis des Nervensystems hat. In Wirklichkeit ist die kategorische Teilung in somatisches und vegetatives Nervensystem kaum vorhanden, denn beide beeinflussen sich ständig und stehen immer in Interaktion:

- Das **somatische Nervensystem (SNS)** stellt die Verbindung zur Außenwelt dar. Reize werden über die Sinnesorgane und die peripheren Gewebe aufgenommen (Haut, Muskeln, Gelenke, Faszien etc.), die Reaktionen auf diese Reize äußern sich in der quergestreiften Muskulatur und garantieren ständig Gleichgewicht und Fortbewegung, angepasst an die Erfordernisse der Umwelt und ausgerichtet auf den Erhalt des Organismus (Angriff/Verteidigung oder Flucht). Diese Grundeinstellung ist bis heute im Nervensystem des Menschen verankert. Natürlich hat die Entwicklung der Umwelt zur Differenzierung und zur Entwicklung von zahlreichen komplexen Anpassungen geführt.
- Das **vegetative Nervensystem (VNS)** stellt die Verbindungen im Innenleben des Organismus dar. Es regelt die Zusammenarbeit aller Organe nach den jeweils aktuellen Bedürfnissen. Es stimuliert oder bremst den Energiehaushalt, die Ausgabe oder die Anlage von Reserven. Zu seinen Aufgaben gehört auch die Regelung der „Gesundhaltung" des Organismus und umfasst ebenfalls den Abbau und die Entsorgung oder Ausscheidung von „Abfallstoffen" sowie den Aufbau und die Reparatur von Geweben.

8.2
Entwicklung des Nervensystems

Die Entstehung des Nervensystems ist das Resultat der Anpassung der Organismen an die sich ständig verändernde Umwelt und somit das Resultat der Evolution. Es regelt den Erhalt des Lebens über die Ernährung und die Fortpflanzung durch intensive Kommunikation.

Betrachten wir ein Urtierchen, die sogenannten Protozoen (Geißeltierchen, Pantoffeltierchen, Amöben). Sie entwickeln zuerst ein rein vegetatives System als Ein- oder Mehrzeller. Dieses vegetative System dient der Ernährung. Sie ernähren sich über einen Schlund und scheiden Abfallstoffe aus. Das scheint ihre einzige Funktion zu sein. Dadurch wachsen sie und entwickeln nach und nach Fortbewegungsmöglichkeiten. Zuerst teilen sich die Zellen, später entwickeln sie eine geschlechtliche Fortpflanzung. Erst sekundär entsteht also ein sogenanntes somatisches System. Durch die Spezialisierung von Zellen bilden sie verschiedenartige Zellkolonien und entwickeln sich zu komplexen mehrzelligen Organismen.

Von Beginn der einzelligen Entwicklung bis hin zu hoch entwickelten und komplexen Lebewesen aus vielen Milliarden von Zellen beobachten wir stets die Anpassung an die Umwelt mit dem Ziel, das Leben zu erhalten.

Das hierfür spezialisierte Nervensystem kommuniziert nach außen und nach innen: Es dient der Orientierung der Reizaufnahme und der Fortbewegung ebenso wie der Kontrolle und Steuerung der Organe und Gewebe.

Betrachtet man die Entwicklung der Lebewesen, dann stellt man fest, dass der Übergang vom Leben im Wasser zum Leben auf dem Land, vom Schwimmen zum Kriechen, über den Vierfüßlerstand bis zum Aufrichten auf zwei Beine auch mit einer Anpassung der Strukturen an die Funktion einhergeht. So entsteht das vegetative System (Schlund) im Kopf und wandert langsam in den Rumpf; das somatische System verändert Muskulatur und Knochen, Haut und Behaarung (▶ Abb. 8.1).

Diese Evolution verlangte aber auch die Anpassung an die Außenwelt. Die zyklisch wiederkeh-

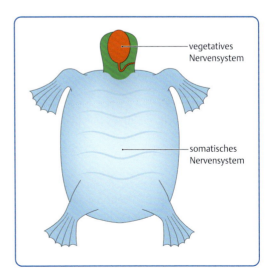

▶ **Abb. 8.1** Phylogenetische Entwicklung des Nervensystems.

renden Ereignisse wie etwa Tag und Nacht, Jahreszeiten, Mondeinfluss und sicherlich noch weitere, uns nicht bewusste Rhythmen beeinflussen das Verhalten der Organismen. Heute wissen wir, dass das vegetative Nervensystem des Menschen in zirkadianen Rhythmen funktioniert.

Versuchen wir, das Nervensystem zu ordnen.

8.3 Gliederung des Nervensystems

Man unterscheidet:
- anatomisch-topografisch:
  - zentrales Nervensystem (ZNS): Gehirn, Rückenmark
  - peripheres Nervensystem (PNS): kraniale- und spinale Nerven
- funktionell:
  - somatisches Nervensystem (SNS) (vergleichbar mit dem Außenministerium des Körpers): Es ist zuständig für die Kommunikation mit der Umwelt und besteht aus
    - afferenten Nervenfasern: Diese leiten Sensibilität und Sensorik, d. h. bewusste Empfindungen, zum Gehirn;
    - efferenten Nervenfasern: Diese leiten motorische Nervenimpulse für die Willkürmotorik.
  - vegetatives Nervensystem (VNS) (vergleichbar mit dem Innenministerium des Körpers): Es ist verantwortlich für die inneren Organe und beinhaltet
    - Afferenzen: Diese Fasern leiten die Informationen aus den inneren Organen zum ZNS;
    - Efferenzen: Es sind die Nervenfasern für die Organmotorik, die meist unwillkürlich verläuft.
  - enterisches Nervensystem

Durch die Vermischung viszero- und somatoafferenter Fasern (▶ Abb. 8.2) geht die strikte Zuordnung von Schmerzentstehung und -wahrnehmung verloren. Dies erklärt auch die Begriffe Head'sche Schmerzzonen und „referred pain" (benannt nach dem Englischen Neurologen H. Head, 1861–1940).

Das VNS unterteilt man in:
- **Vegetative Sensibilität:** Informationen aus den Organen werden über verschiedene Rezeptoren (Interozeptoren, Viszerozeptoren) in Nervenimpulse umgewandelt. Dabei werden z. B. Druck, Spannung, aber auch der pH-Wert im Magen, Sauerstoffgehalt oder Zuckergehalt des Blutes und andere wichtige Informationen verarbeitet. Die viszeralen Afferenzen treten im Bereich des Rumpfes gemeinsam mit den somatischen Reizen über das Spinalganglion in das Hinterhorn des Rückenmarkes ein und von dort in den Hirnstamm oder über entsprechende Hirnnervenganglien. Hier werden viszerale Reflexe verarbeitet, weiter verschaltet und den zentralen Bereichen im Gehirn zugeführt. Auch einige Hirnnerven leiten vegetative Informationen zum Gehirn, besonders hervorzuheben ist der N. vagus.
- **Vegetative Motorik:** Hierbei handelt es sich um die Organ-, Drüsen- und Gefäßmotorik. Das vegetative System versorgt die glatten Muskeln der Organe und als einzigen quergestreiften Muskel den Herzmuskel. Über einen Verbindungsast zum Spinalnerv (Ramus communicans) wird auch die Peripherie (Haut, Muskeln und Gelenke) mit vegetativer Motorik versorgt. Pilo-, Sudo- und Vasomotorik gehören zum vegetativen System. Die vegetative Motorik reagiert je nach Anforderung unterschiedlich, und somit kann man zwei Reaktionstypen unterscheiden:
  - **Sympathikus (Orthosympathikus):**
    - erhöht die körperliche Leistung, ist das System der „Ausgabe"
    - Die Zentren befinden sich im Seitenhorn des thorakalen Rückenmarkes (C 8–L 2)
  - **Parasympathikus:**
    - ist das System der Regeneration und des „Aufbaus" von Reserven
    - Die Zentren liegen im Hirnstamm und im Seitenhorn des sakralen Markes.

Sympathikus und Parasympathikus unterscheiden sich in ihrer anatomischen Lokalisation in Rückenmark und Hirnstamm. Sie funktionieren aber auch über unterschiedliche Neurotransmitter in ihren Endsynapsen (Sympathikus – Noradrenalin, Parasympathikus – Azetylcholin).

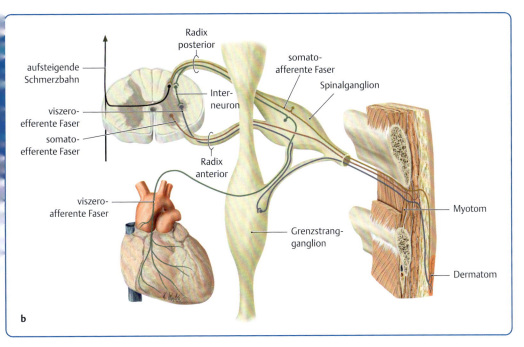

▶ **Abb. 8.2** Reflexbogen Herz. (Schünke M, Schulte E, Schumacher U. Prometheus LernAtlas der Anatomie. Kopf und Neuroanatomie. Illustrationen von Wesker K, Voll M. Stuttgart: Thieme; 2006)

Die viszeromotorischen Systeme haben 2 Motoneurone (das somatische System hat 1 Motoneuron); die Umschaltung vom 1. auf das 2. Neuron geschieht im VNS außerhalb des ZNS in den vegetativen Ganglien. Dabei sind beim Sympathikus die präganglionären Fasern kurz und die postganglionären Fasern lang. Beim Parasympathikus finden wir lange prä- und kurze postganglionäre Fasern, da die parasympathischen Ganglione in den Organen oder in der Nähe der Organe liegen.

Diese „peripheren" Ganglien sind verantwortlich für eine gewisse Autonomie des vegetativen Nervensystems (auch **autonomes Nervensystem** genannt).

8.4 Topografie und Funktion des vegetativen Nervensystems

8.4.1 Allgemeiner Aufbau der Zentren des VNS

Definition

Die Nervenzentren (auch Kern oder Nucleus genannt) des VNS sind die Regionen, in denen die Afferenzen (sensible und sensorische Nervenfasern) aus dem Körper und der Peripherie Informationen an die Nervenzellen abgeben und/oder andererseits Motoneurone ihre Efferenzen (motorische Nervenfasern, auch Axone genannt) ihre Informationen an die Organe und die Peripherie senden.

Lokalisation der übergeordneten Strukturen des neurovegetativen Systems

Die **Formatio reticularis** ist ein netzartiges Gebilde aus grauer Nervensubstanz. Die Formatio reticularis liegt im Bereich des Hirnstammes und erstreckt sich bis ins Rückenmark. Sie beinhaltet vielfältige vegetative Funktionszentren. Es ist die Schaltzentrale für die Koordination zwischen den Hirnnervenkernen und für die Aufrechterhaltung lebenswichtiger Körperfunktionen wie Atmung und Kreislauf. Ganz besondere Bedeutung hat diese Region ebenfalls für den Schlaf- und Wachrhythmus. Viele andere Funktionen werden diesem Zentrum noch zugeordnet, die hier nicht erwähnt werden können und in einschlägigen Fachbüchern nachzulesen sind [1] [2] [4].

Die Formatio reticularis hat Verbindungen ins Rückenmark und in die großen Kerngebiete des Gehirns. Ganz besonders wichtige Verbindungsstation ist der Hypothalamus als oberstes Organisationszentrum des VNS.

Der **Hypothalamus** befindet sich unterhalb des Thalamuskerns, und so wie der Thalamus gelegentlich als „Tor zum Bewusstsein" bezeichnet wird, könnte man dem Hypothalamus eher die unbewusste autonome Regelung der inneren Körperfunktionen zuschreiben. Zwei der wichtigsten Verbindungen des Hypothalamus bedürfen an dieser Stelle unbedingt der Erwähnung (▶ Abb. 8.3):

- Das **limbische System** steht in enger Verbindung mit dem Hypothalamus. Dadurch erklärt sich der Einfluss der Emotionen auf das vegetative System.
- Die **Hypophyse** als endokrines Regelorgan steht in direkter Verbindung mit dem Hypothalamus und koordiniert so die Regelung der vegetativen Funktionen. Dies erfolgt einerseits über die Hormone (zirkulatorisch, chemisch), andererseits über das Nervensystem.

Lokalisation der medullären Zentren und der peripheren Ganglien

Die Neurone des Sympathikus liegen im Seitenhorn des Zervikal-, Thorakal- und Lumbalmarks (C 8–L 2), die Neurone des Parasympathikus in Teilen der Hirnnervenkerne und im Sakralmark (▶ Abb. 8.4).

8.4.2 Zentren und Ganglien des Parasympathikus

Die Zentren befinden sich im **Hirnstamm** in den Kernen einiger Hirnnerven: Es sind v. a. die Nerven der Viszeralbögen, die für die parasympathische Versorgung der Organe und Drüsen des Kopfes, Halses, Thorax und Bauches verantwortlich sind (N. trigeminus, N. facialis, N. glossopharyngeus, N. vagus). Der N. occulomotorius führt parasympathische Fasern für das Auge. Jeder parasympathische Nerv schaltet seine Informationen in einem dem Zielorgan nahen Ganglion auf ein 2. Motoneuron um (▶ Abb. 8.5).

Im Seitenhorn des **sakralen Markes** liegen die Zentren für die parasympathische Versorgung der Organe des kleinen Beckens. Die Fasern ziehen in den Plexus hypogastricus, bilden hier Synapsen mit dem 2. Motoneuron und verlaufen mit den sympathischen Nerven zu den Zielorganen Rektum, Blase und Genitalien (▶ Abb. 8.6).

8.4.3 Zentren und Ganglien des Sympathikus

Die Kerngebiete des Sympathikus erstrecken sich meist über mehrere Segmente im Seitenhorn des thorakalen Markes mit Einbezug des letzten zervikalen Segments und der ersten beiden lumbalen Segmente (C 8–L 2).

Sie verlassen die Medulla über die Spinalnerven und treten in Verbindung mit den **paravertebralen Ganglien**. Diese liegen seitlich der Wirbelsäule und sind von oben nach unten eng verschaltet (▶ Abb. 8.4).

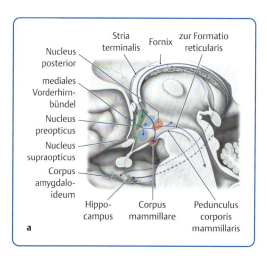

▶ **Abb. 8.3** Verbindungen des Hypothalamus. (Schünke M, Schulte E, Schumacher U. Prometheus LernAtlas der Anatomie. Kopf und Neuroanatomie. Illustrationen von Wesker K, Voll M. Stuttgart: Thieme; 2006)

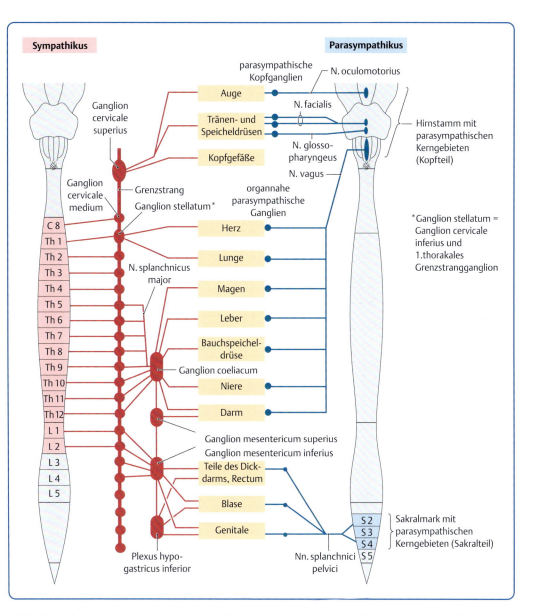

▶ Abb. 8.4 Aufbau des vegetativen Nervensystems. Der Sympathikus ist rot dargestellt, der Parasympathikus blau. (Schünke M, Schulte E, Schumacher U. Prometheus LernAtlas der Anatomie. Kopf und Neuroanatomie. Illustrationen von Wesker K, Voll M. 4. Aufl. Stuttgart: Thieme; 2014)

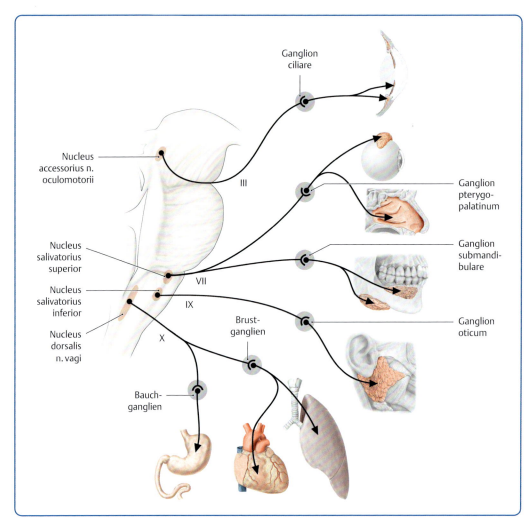

▶ **Abb. 8.5** Kranialer Teil des Parasympathikus. (Schünke M, Schulte E, Schumacher U. Prometheus LernAtlas der Anatomie. Kopf und Neuroanatomie. Illustrationen von Wesker K, Voll M. 4. Aufl. Stuttgart: Thieme; 2014)

Von den paravertebralen Ganglien werden sympathische Informationen (Motorik) in die Spinalnerven (Vaso-, Pilo- und Sudomotorik) weitergeleitet. Ebenso werden die Impulse des Sympathikus für die Organe teils schon umgeschaltet (Herz, Lunge) oder direkt an die prävertebralen Ganglien (in Plexus organisiert) weitergeleitet. Von diesen Ganglien aus ziehen die vegetativen Nerven dann meist als Geflecht mit den Arterien zu den Erfolgsorganen (▶ Abb. 8.7).

Zuordnung des Sympathikus

Zervikalregion

Die Grenzstrangganglien der zervikalen Region werden aus den Kerngebieten im Seitenhorn des thorakalen Markes von C 8 bis ca. Th 5 versorgt. Diese versorgen ihrerseits folgende Strukturen:
- Ganglion cervicale superior:
  – Drüsen und Zirkulation (Kopf)
  – M. dilatator pupillae (Auge)
  – Herznerv
  – R. communicans zu den Spinalnerven C 1, C 2, C 3, C 4

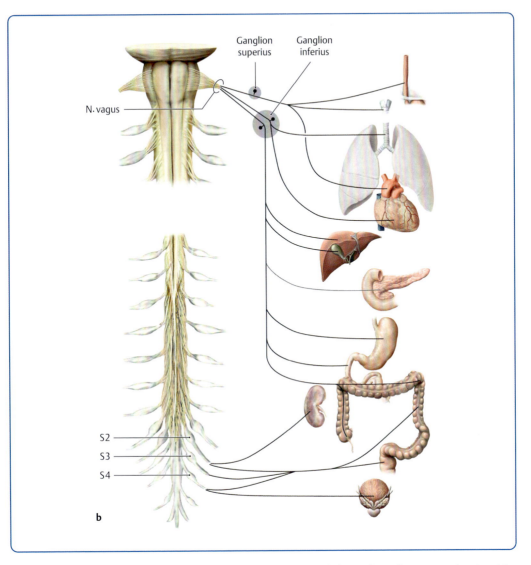

▶ **Abb. 8.6** Schmerzfasern des Parasympathikus (nach Jänig). (Schünke M, Schulte E, Schumacher U. Prometheus LernAtlas der Anatomie. Kopf und Neuroanatomie. Illustrationen von Wesker K, Voll M. 4. Aufl. Stuttgart: Thieme; 2014)

- Ganglion cervicale medium (inkonstant):
  - Ansa subclavia (Blutdruck)
  - Herznerv
- Ganglion cervicale inferius (Ganglion stellatum):
  - N. phrenicus (zum Plexus solaris)
  - Arterien, Herz
  - R. communicans zu Spinalnerven C 4, C 5, C 6, C 7, C 8, Th 1 (Plexus brachialis)

Thorakale Ganglione

Die Grenzstrangganglien der thorakalen Region werden jeweils aus dem Seitenhorn des entsprechenden Segments des thorakalen Markes von Th 6–Th 12 versorgt.

- Die Ganglien Th 2–Th 5 versorgen das Herz und den Lungenplexus.
- Die Ganglien Th 6–Th 9 bilden den N. splanchnicus major, der zum Plexus solaris (Ganglion coeliacum) zieht und die Organe des Oberbauches (Leber, Magen, Pankreas, Milz) versorgt.

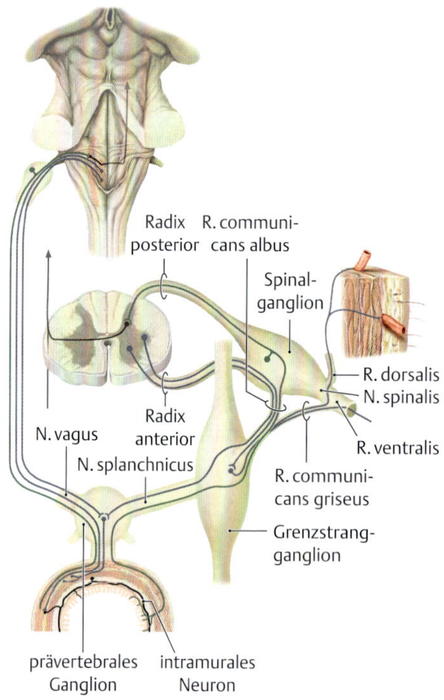

▶ **Abb. 8.7** Nerven und Ganglien im vegetativen Nervensystem. (Schünke M, Schulte E, Schumacher U. Prometheus LernAtlas der Anatomie. Kopf und Neuroanatomie. Illustrationen von Wesker K, Voll M. 4. Aufl. Stuttgart: Thieme; 2014)

- Die Ganglien Th 9–Th 12 bilden den N. splanchnicus minor, der zum Plexus solaris (Ganglia coeliacum, mesentericum superius und aorticorenalia) zieht und den Darm und die Nieren versorgt.
- Über einen Ramus communicans griseus versorgt jedes Ganglion den entsprechenden Spinalnerv mit vegetativen Fasern (Sympathikus) für die Peripherie. Sie dienen der Pilo-, Sudo- und Vasomotorik.

Lumbale und sakrale Ganglione

Die Grenzstrangganglien der lumbalen und sakralen Region werden aus den Kerngebieten des Seitenhorns der Segmente L 1–L 2 (und wahrscheinlich auch noch höher bis Th 7) versorgt.

- Die Ganglien L 1–L 5 bilden die Nn. splanchnici lumbales.
- Die Ganglien S 1–S 4 bilden die Nn. splanchnici sacrales.
- Das Ganglion coccygeus ist unpaar.
- Über einen Ramus communicans griseus versorgt jedes Ganglion den entsprechenden Spinalnerv mit vegetativen Fasern (Sympathikus) für die Peripherie. Sie dienen der Pilo-, Sudo- und Vasomotorik.
- Die Nn. splanchnici lumbales und sacrales ziehen zum Plexus hypogastricus und innervieren sympathisch die Organe des kleinen Beckens (Blase, Genitalien, Rektum).

8.4.4 Enterisches Nervensystem

In den Wandstrukturen der Organe (besonders im Darm) befinden sich die intramuralen Ganglien als Andockstation für vegetative Informationen. Man bezeichnet sie auch als sogenanntes **enterisches Nervensystem** (▶ Abb. 8.8). Diese Ganglien sind vegetative Ganglien, die teils auf direktem Wege auf Dehn- und Druckreize sowie auf chemische Reize aus den Organen reagieren. Sie werden durch sympathische und parasympathische Einflüsse gedämpft oder angeregt. Das enterische Nervensystem wird auch oft als Bauchhirn bezeichnet. Es ist von großer Wichtigkeit und steht in Verbindung mit unserer Darmflora. (Die Bedeutung dieser Verbindungen ist aktuell Gegenstand intensiver Forschungen und eröffnet neue Wege der Therapie durch Erkenntnisse über die Verbindungen zwischen Emotionen, Verdauung, Immunsystem und endokrinem System.)

8.5 Klinische Bedeutung des vegetativen Nervensystems

Die enge Verschaltung zwischen SNS und VNS sowie ganz besonders die Verbindungen des VNS mit den kortikalen Regionen des limbischen Systems (Emotionen) und der Hypophyse (endokrines System) äußern sich in vielfältigen Funktionen und Symptomen beim Menschen. Diese zu kennen, hilft dem Therapeuten bei der Ursachenforschung am Patienten.

8.5 Klinische Bedeutung des vegetativen Nervensystems

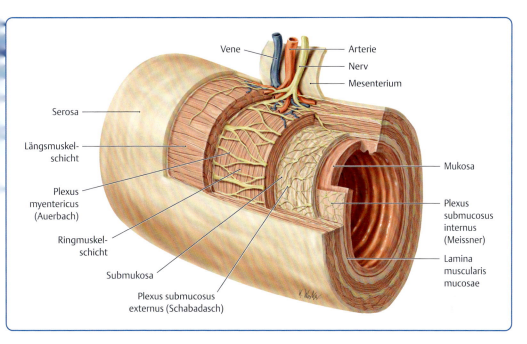

▶ **Abb. 8.8** Eingeweidenervensystem. (Schünke M, Schulte E, Schumacher U. Prometheus LernAtlas der Anatomie. Kopf und Neuroanatomie. Illustrationen von Wesker K, Voll M. Stuttgart: Thieme; 2006)

Welche Bedeutung diesen neuroanatomischen Verbindungen zukommt, unterstreicht die Entwicklung neuer Forschungsgebiete, die sich speziell mit diesen Thema beschäftigen. Sie nennen sich „Psychoneuroimmunologie" (PNI).

Das, was uns die Evolution an biologischem Potenzial mitgegeben hat, gilt es für den Menschen in unserem heutigen Lebensalltag in Anwendung zu bringen. Dabei stößt der Organismus bei seinem Bestreben, möglichst ausgeglichen, ökonomisch und komfortabel die Gesundheit und damit das Leben aufrechtzuerhalten ständig auf neue Herausforderungen in seinem Umfeld und seiner Umwelt.

Die Bedürfnisse des menschlichen Organismus sind vorgegeben:
- Die biologischen Rhythmen (zirkadiane Rhythmen) sind abgestimmt auf die Rhythmen unserer Umwelt; Tag-Nacht, Jahreszeiten, Mond etc.
- Das emotionale Gleichgewicht braucht ein ausgeglichenes soziales Umfeld.
- Und das VNS sucht das Gleichgewicht zwischen katabolen (Kampf oder Flucht) und anabolen (Nahrungsaufnahme, Energiespeicherung und Reparatur) Prozessen.

Im Folgenden werden drei Beispiele, die in der Therapiepraxis zum Alltag gehören, beschrieben. Sie zeigen die große Bedeutung des vegetativen Systems für die Gesundheit, aber auch Behandlungsmöglichkeiten auf. Die Anpassung der Lebensgewohnheiten an die Rhythmen des vegetativen Systems spielt hier eine große Rolle. Sie kann autoregulative Prozesse in Gang setzen. Bei rechtzeitigem Erkennen und Reagieren kann diese Therapie den Einsatz von Skalpell und Medikation manchmal vermeiden.

8.5.1 Zirkadiane Rhythmen

Die moderne Lebensart nimmt heute wenig Rücksicht auf die natürlichen Rhythmen, die in unseren Genen durch die Evolution verankert wurden. Unser vegetatives System funktioniert automatisch im Tag-Nacht-Rhythmus, d.h., tagsüber ist das sympathische System vorrangig ansprechbar, wir sind aktiv, die Muskulatur reagiert schnell und die Verdauung ist eher gebremst, um nur die wichtigsten Funktionen zu erwähnen.

In der Nacht werden die parasympathischen Systeme (Regeneration und Verdauung) bevorzugt aktiviert. Spezielle Hirnzentren sind Taktgeber für die Aktivierung oder Hemmung dieser Funktionen. Diese Zentren reagieren v. a. auf das Licht der Sonne. Wird dieser Rhythmus verändert, dann wird das vegetative System gestört.

Heute spricht man in der Literatur meist ausschließlich vom Tag- und Nachtrhythmus im Zusammenhang mit zirkadianen Rhythmen. Es gibt aber auch andere Rhythmen aus der Natur, die uns seit dem Beginn des Lebens auf der Erde begleiten, im Nervensystem Taktgeber sind und uns beeinflussen. Die Jahreszeiten und der Mondrhythmus sind die wohl bekanntesten. (Es würde zu weit führen, dieses Thema ausführlich zu behandeln, daher sei an dieser Stelle auf die derweil umfangreiche Fachliteratur verwiesen [3] [5].)

Praktische Beispiele, in denen solche Störungen vorkommen, sind die folgenden:
- Schichtarbeiter leben nicht in Einklang mit den zirkadianen Rhythmen. Es ist kein Geheimnis, dass sie oft an vegetativen Störungen leiden. Verdauung, Stoffwechsel, Herz, Lunge, Kreislauf und endokrine Organe geraten in „Dysfunktion".
- Das allseits bekannte Jetlag-Problem hat ähnliche Ursachen.
- Auch das Reisen in andere Klimazonen, die den Jahreszeitenrhythmus verändern, fordert Anpassungen im vegetative System.

8.5.2 Burn-out

Ein typisches Problem unserer modernen Gesellschaft ist die gleichzeitige Hyperstimulation von Para- und Orthosympathikus, was zur Ermüdung und sogar zum Zusammenbruch des vegetativen Systems führen kann.

Die Flut an Informationen und Stimulationen für unser Nervensystem nimmt in der mediatisierten Welt ständig zu. Manche Menschen reagieren, indem sie die Reizschwelle erhöhen und nur noch auf starke Reize reagieren. Gerade junge Leute werden oft als unsensibel und lustlos bezeichnet, weil sie nicht mehr auf normal starke Reize ansprechen. Dies könnte aber auch ein Schutzmechanismus gegen eine Reizüberflutung sein.

Die tägliche orthosympathische Stimulation ist heute sehr hoch und stößt manchmal an ihre Aufnahmegrenzen. Die Menge und die Intensität der Reize aus dem Umfeld hat deutlich zugenommen.

Betrachtet man nun die parasympathischen Reize in der modernen Lebensart, stellt man fest, dass auch diese oft sehr intensiv sind. Alleine das Essverhalten in großen Teilen unserer Gesellschaft lässt den Schluss zu, dass das vegetative System stark beansprucht wird:
- Ein Phänomen ist die dauernde Reizung durch ständiges Essen zu jeder Zeit an jedem Ort. Viele kleine Zwischenmahlzeiten in Form von Snacks, Süßigkeiten, kalorienreichen Getränken und Kaugummi stimulieren fortwährend unsere Verdauung. Im Auto, im Zug, zu Fuß und auf dem Fahrrad wird gegessen, ebenso im Unterricht, während der Arbeit, während Sport und Bewegung. Dies entspricht nicht der evolutionären Entwicklung, da die parasympathischen Funktionen durch sympathische Reize teilweise unterdrückt oder gehemmt werden.
- Eine Herausforderung für unser Verdauungssystem und den Metabolismus ist die vermehrte Aufnahme von Nahrungsmitteln mit chemischen Zusatzstoffen wie Geschmacksverstärkern, Konservierungsmitteln, Farbstoffen etc. Besonders Schwermetalle, Pestizide und Antibiotika in unserer Nahrung stellen das vegetative System vor immer größere Probleme.
- Der Mensch hat im Laufe der Entwicklung aus vielerlei Gründen begonnen, Nahrungsmittel zu konsumieren, die ursprünglich nicht für sein Verdauungssystem geeignet waren wie Milch und Getreide. Laktose- und Glutenunverträglichkeit sind deutliche Zeichen, dass das vegetative System durch diese Lebensmittel stark gefordert wird.

Es sind also nicht nur die Stressbelastungen bei der Arbeit über die sympathische Stimulation, sondern außerdem parasympathische Stressoren durch dauerndes und fehlerhaftes Essen, die den Organismus ermüden und letzten Endes auch schädigen. Das vegetative System leidet und bricht zusammen. Es reagiert auf vielfältige und unterschiedliche Weise, häufig durch depressives Verhalten, Reizungen oder Versagen verschiedener Organe.

Ein wichtiger Schritt auf dem Weg aus dem Dilemma dieser vegetativen Dysfunktion ist sicher eine bessere Trennung zwischen sympathischen und parasympathischen Reizen im Sinne von: „Wenn der Mensch arbeitet, soll er nicht gleichzeitig essen, und beim Essen nicht gleichzeitig arbeiten." Das inzwischen zur Managermode gewordene „Arbeitsfrühstück", das Handy und die Börsennachrichten beim Essen, passen sicher nicht in dieses Bild.

8.5.3 Einfluss der Emotionen auf das Vegetativum

„Es liegt mir auf dem Magen", „Es läuft mir über die Leber", „Es geht mir an die Nieren", „Es ist zum Kotzen" und „Ich habe Schiss" – so oder ähnlich lauten die sprachlichen Äußerungen, wenn wir ausdrücken wollen, wie die Emotionen unser Vegetativum beeinflussen. In vielen Sprachen finden wir diese Verbindungen mehr oder weniger stark wieder. Der Mensch ist sich also doch bewusst, dass die Emotionen einen deutlichen Einfluss auf die inneren Organe und somit auch indirekt auf das somatische System (z. B. die Körperhaltung) haben.

Es ist unbestritten und durch zahlreiche Studien immer wieder nachgewiesen, dass emotionale Belastungen (v. a. lang anhaltender emotionaler Stress) die Gesundheit schädigen.

Auch hier bringt der moderne Lebensstil dem Organismus neue Probleme. Positive Emotionen fehlen häufig, und negative Emotionen können oft nicht verarbeitet oder gezeigt werden:
- Die veränderte Kommunikation (über sogenannte soziale Medien) und Smartphone lassen bei manchen Menschen kaum noch Zeit für direkte Kommunikation mit Augenkontakt, Geruch und Gehör, um Emotionen deutlich zu machen.
- Obschon Menschen dauernd mit anderen in Kontakt stehen können, vereinsamen sie, weil sie abhängig, manchmal sogar süchtig, von modernen Kommunikationsmitteln werden.
- Über die Medien werden dem Menschen täglich neue (falsche und unnötige) Bedürfnisse eingeredet, die Werbung spielt offen mit der Angst der Menschen, diese Bedürfnisse nicht befriedigen zu können. Vermeintliche Problemlösungen bietet das Fernsehprogramm, dabei werden oft erst dadurch Probleme geschaffen.
- Das soziale Umfeld (Familie Freunde, Vereine etc.) fehlt manchem Patienten, der es durch PlayStation, Fernsehen, Smartphone und Computer ersetzt.
- Die erhöhte Arbeitsbelastung von Mann und Frau, da die Kinderversorgung und Erziehung kaum noch zeitlich und intuitiv zu leisten sind, und die Fremdversorgung durch Tagesmütter verursachen schon beim Kleinkind eine Menge emotionalen Stress.

Das Erkennen und Beheben dieser Ursachen könnte manchem Kind die Psychotherapie ersparen. Denn betrachtet man die Entwicklung der letzten Jahrzehnte, stellt man einen rasanten Anstieg von psychotherapeutischen Behandlungen bei Kindern fest. Und nicht nur dies, auch die Gabe entsprechender Medikamente für Kinder steigt an.

Rhythmen sind allgegenwärtige Triebfedern des Lebens. Sie zu kennen und zu achten, verschafft Lebensqualität und vielleicht auch ein langes Leben.

Literatur

[1] Birkmayer W, Winkler W. Klinik und Therapie der vegetativen Funktionsstörungen. Wien: Springer; 1951

[2] Eichele G, Oster H. Chronobiologie: Das genetische Netzwerk der zirkadianen Uhr koordiniert die Wechselwirkung zwischen Lebewesen und Umwelt. Forschungsbericht. Göttingen: Max-Planck-Institut für biophysikalische Chemie; 2008

[3] Rohen JW. Funktionelle Anatomie des Nervensystems. 5. Aufl. Stuttgart, New York: Schattauer; 1994

[4] Schünke M, Schulte E, Schumacher U. Prometheus LernAtlas der Anatomie. Kopf und Neuroanatomie. Illustrationen von Wesker K, Voll M. Stuttgart: Thieme; 2006

[5] Trepel M. Neuroanatomie Struktur und Funktion. 6. Aufl. München, Wien, Baltimore: Urban & Schwarzenberg; 2005

9 Bindegewebe und Faszien als Basis der osteopathischen Therapie

Angelika Strunk

In diesem Kapitel des Lehrbuchs wird eine Darstellung des Bindegewebes und dessen Anteile zugehörig zu den Faszien beschrieben. Diese histologischen und topografischen Beschreibungen sollen als Grundlage zum Verständnis der Faszien dienen, mit der sich die Veranschaulichung der Faszien erst einmal vereinfachen lässt, um die scheinbar komplizierten Verbindungen besser zu verstehen. Das Gleiche gilt für die Zusammenstellung der Techniken. Auch hier wurden alle gängigen Techniken auf Prinzipien „reduziert", um den Einstieg in die Behandlungswelt der „Faszienwunder" zu erleichtern.

9.1 Definition Faszie

Was heute im Allgemeinen als „Faszie" bezeichnet wird, stellte zu Stills Zeiten mehr ein visuelles als ein in der Literatur beschriebenes Konzept dar. Man fand zwar in zeitgenössischen Bildern der Renaissance die Faszien anschaulich dargestellt, jedoch wurden sie nicht explizit in der medizinisch-anatomischen Literatur erwähnt. [47]

Zu Lebzeiten von A.T. Still, wie auch bereits vor seiner Zeit, wurden Wörter und Synonyme wie „bedeckende Gewebeschicht", „Membranen" (heute: die tiefen Faszien) oder „Aponeurosen" verwendet. Es existierten mehr beschreibende Begrifflichkeiten, wie z. B. „lange, sehr eng zusammen seiende fleischige Fasern", „sehnenartige Substanz", „eine bestimmte Substanz, die teilweise zwischen der weiten Sehne und der Haut liegt" (in der Hand) oder „weißliche Substanz" (Oberflächenfaszie) [47].

Das Wort „Faszie" stammt aus dem Lateinischen (fascis) und bedeutet „Bund", „Bündel" oder „Verbund". Die Faszien sind ein Teil des Bindegewebes, welches flächige, ligamentäre oder kapsuläre Verbunde um und mit Funktionsgewebe bildet, um diese voneinander zu trennen und gleichzeitig miteinander zu verbinden.

Dennoch bestand bis in die jüngste Vergangenheit eine große Diskrepanz, welche Anteile des Bindegewebes denn nun unter dem osteopathischen Oberbegriff „Faszie" zusammengefasst werden sollen. Je nach Autor waren es nur die großen Muskelhüllen, das myofasziale System. Für andere gehörten Aponeurosen, Retinacula und Oberflächenfaszien ebenso wie die Dura mater spinalis und die viszeralen Ligamente zu diesem Begriff. Seit dem ersten internationalen Fascia Research Congress 2007 in Boston [10] hat man sich jedoch auf einen umfassenden Faszienbegriff einigen können. Hierzu gehören nun alle kollagenen und elastisch faserigen Bindegewebe, insbesondere Gelenk- und Organkapseln, Bänder, Muskelhüllen, Membranen, Sehnen, Retinacula (ringförmige Haltehüllen) sowie die „eigentlichen Faszien" in Gestalt von flächigen, festen Bindegewebsschichten.

Diese neue Definition von Faszien ist im Wesentlichen deckungsgleich mit dem, was der Laie unter „Bindegewebe" versteht. Im humanmedizinischen Bereich zählen jedoch Knochen, Knorpel und auch das Blut ebenfalls zum Bindegewebe.

9.2 Funktionelle Bedeutung

„Die Faszien als Basis der osteopathischen Therapie." – Dieser Satz misst den Faszien eine sehr hohe Bedeutung bei. Warum können Faszien als diese Basis gelten? „Basis" aus dem Lateinischen bedeutet „Sockel", im Griechischen (βασις/básis) steht dieses Wort für „Fuß", „Grundlage" oder „Fundament". Die Basis bedeutet in der Architektur „der unterste Teil einer Säule". Ein Basislager ist der Ort, von welchem hochalpine Expeditionen beginnen. Die Basis eines Kristalls beschreibt seine Grundstruktur, und in der Naturwissenschaft steht das Wort „basal" für die Grundfläche eines untersuchten Organs.

Wenn hier also von den Faszien als Basis der osteopathischen Therapie gesprochen wird, so zielt dies auf die verbindende „Grundstruktur", den Ausgangspunkt für „Expeditionen" in die Versorgung der Gefäße und Nerven und auf die Funktion der Faszien als Bodenplatte (Säule), auf der das Haus steht und damit die Grundfläche eines jeden „Organs" darstellt, auf der letztlich seine gesamte Form basiert.

In der Medizin werden jeder Struktur ein Name, eine genaue Lagebeziehung und eine Funktionsbeschreibung zugewiesen. Dies ist zum Erlernen des menschlichen Körpers essenziell. Es ist ebenso von Nutzen, Namen für Strukturen und Dysfunktionen zu generieren, um die medizinisch-interdisziplinäre Kommunikation überhaupt zu ermöglichen.

Scheinbar geht jedoch allzu oft die Wichtigkeit und die Einzigartigkeit der betreffenden Struktur dabei verloren. Die Konzentration beim erstmaligen Erlernen liegt auf Namen und Zugehörigkeit, weniger auf deren Fähigkeiten. Gerade deswegen soll hier zu Beginn auf die Einzigartigkeit der Faszien und ihre jeweilige Aufgabe eingegangen werden, bevor anatomische Details beschrieben werden. Dadurch soll der Leser in die Lage versetzt werden – quasi durch eine Art „Vorfreude" –, die anatomischen Angaben durch die Faszination ihrer Wichtigkeit zu erlernen.

Als A.T. Still den Menschen „studierte", gab es kaum genauere Namen und Lagebezeichnungen der Faszien, sie wurden nur mit Adjektiven umschrieben und gezeichnet. Und dennoch war sich Still ihrer Wichtigkeit bewusst und stellte diese in den Vordergrund. Still beschrieb Faszien als Ganzes sowie ihre Bedeutung für das menschliche Leben.

9.2.1 Beschreibung der Faszien durch A.T. Still

Für Still begann das Leben in den Faszien. „Wir folgen dem Keim vom Vater aus, nachdem er dessen Fasziensystem verlassen hat, und finden ihn wohl gedeihend in der Gebärmutter, einem Organ, das selbst fast ein komplettes Lebewesen darstellt, dem Zentrum, Ursprung und Mutter aller Faszien. Dort hält sich der Keim auf, wächst bis zur Geburt und erscheint als komplettes Lebewesen, ein Produkt der lebensspendenden Macht der Faszien." [16]

Durch „saubere" Faszien leben wir. „Die Faszien umgeben jeden Muskel, jede Vene, jeden Nerv und alle Organe des Körpers. Ein Netzwerk aus Nerven, Zellen und Röhren führt von den Faszien weg und zu ihnen hin. Es ist vernetzt und ohne Zweifel angefüllt mit Millionen von Nervenzentren und Fasern, die fortwährend vitale und zersetzende Flüssigkeiten nach innen und außen absondern. Durch die Aktion der Faszien leben wir, durch ihr Versagen sterben wir." [16]

„Des Menschen Seele, mit allen ihren Strömen voll des reinen lebendigen Wassers, scheint in den Faszien seines Körpers zu wohnen." [16]

Die Behandlung der Faszien als ein Schlüssel zur Heilung. „Warum entspannst, kontrahierst, stimulierst und reinigst Du dann nicht das ganze System durch diese bereitwillige und hinreichende Renovierungskraft von allen Krankheiten, die aufgrund von Verbleib und Stagnation von Flüssigkeiten in den Faszien durch tödliche Verbindungen hervorgerufen werden?" [16]

Dies zeigt, dass den Faszien zwar Namen und Ursprünge zugeordnet und sie genauer studiert werden sollten, um deren Verläufe besser verstehen, Dysfunktionen besser erkennen und Behandlungsabläufe darauf abgestimmt planen zu können. Dennoch sollte die Ganzheitlichkeit der Faszien mit ihrer Relevanz in Bezug auf die Verteilung aller Flüssigkeiten, den durchlaufenden Nerven und ihrer Vitalität nicht aus den Augen verloren werden (▶ Abb. 9.1).

Ohne Funktionsorgane ist der Mensch nicht lebensfähig. Sie könnten jedoch nicht ihre Funktion ausführen, würden sie nicht von den schützenden, raumgebenden und verbindenden Faszien umhüllt und begleitet und wäre ihre Ver- und Entsorgung sowie die neurologische Innervation durch die Faszien nicht sichergestellt.

Faszien sind im Menschen allgegenwärtig. Sie stellen die komplexen Verbindungen zwischen dem Parietalen, dem Viszeralen, dem Kraniosakralen, der Neurologie und dem psychoemotionalen Ausdruck eines Menschen her. Faszien trennen

9 – Bindegewebe und Faszien

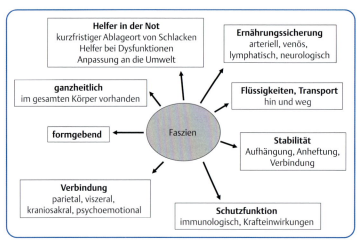

▶ **Abb. 9.1** Funktionelle Bedeutung der Faszien. (Strunk A. Fasziale Osteopathie. 2. Aufl. Stuttgart: Haug; 2015)

und verbinden zugleich. Ihnen haben die einzelnen Systeme des Körpers zu verdanken, dass sie sich reibungslos gegeneinander bewegen können und trotzdem in einer Einheit funktionieren.

9.2.2 Faszien als „Flussbett des Lebens"

In ihnen, durch sie hindurch und von ihnen begleitet fließen alle lebensnotwenigen Säfte des Körpers. Jedes Lymphgefäß, jede Arterie und jede Vene besitzt als äußerste Hülle eine Faszie und ihnen wird der Weg durch den Körper durch Faszien geebnet. Aber auch die Faszie selbst (Kap. 9.4) lebt. In ihr finden sich z. B. Zellen zur spezifischen und unspezifischen Immunabwehr, Zellen zur Eigenregeneration, Proteine zur Wundheilung und Blutgerinnung, Wasser und sämtliche Stoffe zur Ernährung der Zellen. Geht es den Faszien gut, können alle lebensnotwendigen Säfte in den Faszien, zu den Faszien und von ihnen weg ungehindert fließen.

9.2.3 Faszien sorgen für Unterteilung

Oberflächenfaszien. Diese sind die großen, mehrere Systeme umgebenden Faszien. Sie trennen die Haut (Dermis) von den unterliegenden Strukturen und bilden „Kanäle" für ver- und entsorgende Gefäße und Nerven der Haut. [50]

Muskulatur. Durch die äußere Hülle wird ein Muskel zur umgebenden Haut, einem anderen Muskel, dem unterliegenden Knochen, den zu bewegenden Gelenken und den Bändern abgegrenzt. Durch die inneren Hüllen kann er in Muskelbündel und wiederum in Muskelfasern unterteilt werden und so reibungslos einzelne Fasern rekrutieren.

Körperhöhlen. Aufgrund der äußeren Hüllen werden die Organe der Körperhöhlen zum knöchernen Gerüst (Brusthöhle), zur Muskulatur (Bauchhöhle) oder zu umliegenden Strukturen (Herzhöhle im Mediastinum) abgegrenzt. Die inneren Hüllen trennen Organe untereinander und sorgen für ihre Befestigung bei gleichzeitiger optimaler Mobilität.

Nerven/Gefäße. Die äußere Hülle erlaubt es dem Nerv/dem Gefäß, sich ohne Reibung und Reiz durch alle Strukturen zu bewegen, bis zum Erfolgsorgan.

Gehirn und Rückenmark. Deren äußere Hülle sorgt für eine klare Trennung zu ihrer umgebenden knöchernen Schutzhülle (Schädel und Wirbelsäule) und für eine stoß- und reibungsfreie Mobilität innerhalb dieser knöchernen Strukturen bei jeglicher Bewegung.

Begrenzung von Infektionen. Obwohl die Faszien fließend ineinander übergehen, bilden sie Logen und Fächer, welche den Körper davor schützen, dass sich Infektionen direkt im Ganzen verteilen.

9.2.4 Faszien sorgen für Stabilität und Form

Oberflächenfaszien. Sie dienen zur „Verankerung" der Haut (Dermis) an den unterliegenden Strukturen (Unterhautfettgewebe, Muskulatur). Die Faszien geben uns das Aussehen, unsere spezifische Form.

Muskulatur. Die äußere Hülle der Muskulatur erlaubt dem Muskel erst seinen Kraftaufbau. Durch ihren Druck gegen die Querschnittsvergrößerung bei Anspannung kann die volle Kraft eines Muskels überhaupt zum Tragen kommen. Der Muskel kann sich sozusagen an seiner Faszie abstützen.

Körperhöhlen. Die großen Hüllen – das Bauchfell (Peritoneum parietale), das Brustfell (Pleura parietale) und der Herzbeutel (Perikard) – der Körperhöhlen sorgen für Lage- und Formstabilität der darin enthaltenen Organe. Gleichzeitig bieten sie, ähnlich wie bei der Muskulatur, einen Widerhalt, um den darin liegenden Organen eine optimale Funktion zu gewährleisten. Das Herz könnte ohne sie keine Kraft aufbauen, ähnlich einem Kletterer, der zwischen zwei Felswänden hinaufklettert, die zu weit auseinanderstehen. Er braucht die Wand als Gegenlager, damit er Kraft aufbauen kann, um nach oben zu gelangen.

Gefäße. Die äußere Hülle der Arterien (Tunica externa oder adventitia) bietet ihnen die nötige Unterstützung, um dem teilweise hohen Druck des durchströmenden Blutes entgegenzuhalten. Gleichzeitig erfüllt die Faszie ihre Stützfunktion zur optimalen Kontraktionsmöglichkeit der arterieneigenen Muskulatur.

Die Venen besitzen ebenfalls eine Tunica externa, die für die Formgebung und Stabilität von großer Bedeutung ist. Die innere Hülle (Tunica media) bildet die Venenklappen aus. Bei deren Schwäche (Varizen) wird auch häufig allgemein von einer Bindegewebsschwäche gesprochen.

9.2.5 Faszien sorgen für Beweglichkeit

Oberflächenfaszien. Diese großen Hüllen bilden „Kanäle" und „Spalten" aus, in denen Fettanteile vorhanden sind, die die reibungslose Beweglichkeit der Arterien, Venen, Lymphgefäße und Nerven sichern. Sie sorgen für eine begrenzende, aber gute Beweglichkeit der Haut gegenüber dem Unterhautgewebe und der Muskulatur und tragen somit die Verantwortung dafür, dass Gefäße und Nerven bei Bewegung der Haut nicht „reißen". [50]

Körperhöhlen. Zwischen den äußeren, mittleren und inneren Hüllen der Körperhöhlen (Thorax, Herz und Abdomen) befinden sich Flüssigkeitsfilme, die eine Bewegung der Organe zum Umfeld überhaupt erst zulassen.

Gehirn und Rückenmark. Die äußere Hülle des Gehirns (Dura mater encephalis) und die äußere Hülle des Rückenmarkes (Dura mater spinalis) bilden ein Kontinuum und sind nur an wenigen Punkten knöchern fixiert. Ansonsten sind sie frei beweglich. Ausläufer der Dura mater spinalis folgen den abgehenden Nerven in die Peripherie. Dadurch sichern sie die optimale Beweglichkeit – und damit eine Reizarmut – des Rückenmarkes, des Gehirns und der austretenden Nerven aus dem Rückenmark bei jeglicher Bewegung der Wirbelsäule und der Extremitäten.

9.2.6 Faszien verbinden

Fast alle Strukturen des Körpers sind kraniokaudal ausgerichtet, ebenso die Faszien. Sie laufen sowohl oberflächig als auch in der Tiefe in immer wieder ineinanderfließenden einzelnen Faszienabschnitten zu einer Gesamtheit zusammen. Muskelhüllen werden zu Sehnen, Sehnen setzen am Periost an und gehen fließend in Bänder und Kapseln der Gelenke über. Mesenterien, Omenta und Ligamente der Organe sind Duplikaturen des Bauchfells (Peritoneum) und setzen alle Organe zueinander in Verbindung. Sie sorgen für ihre Aufhängung und bilden die Leitungsstraßen für deren Versorgung. Das Brustfell (Pleura) bildet die Begrenzung des Mittelfells (Mediastinum), in dem der Herzbeutel (Perikard) verankert ist. Beides wird wiederum von einer oberflächlicheren Faszie komplett umgeben, um eine Verbindung zum knöchernen Thorax herzustellen. Faszien bilden große, derbe Faszienplatten, wie z. B. die Fascia thoracolumbalis, um als Anker für ansetzende Muskeln zu dienen. Diese Komplexität der Faszien wird scheinbar durch die transversal laufenden Diaphragmen unterbrochen. Aber einem Ansatz unterhalb eines Diaphragmas, z. B. die Verbindung vom Zwerchfell zur Leber (Lig. coronarium/Lig. falciforme), folgt ein Ansatz oberhalb des Diaphragmas. In diesem Fall ist dies die Verwachsung des Perikards mit dem Zwerchfell. Diaphragmen teilen damit den Körper in einzelne Abschnitte, unterbrechen aber die Kontinuität der Faszien nicht.

9.2.7 Faszien unterstützen die Posturologie

Posturologie (von lat. „postur" = „Haltung", und gr. „logos" = „Lehre") stellt die Lehre des unbewussten und sensorisch-motorischen Haltungssystems mit seinen peripheren Rezeptoren und seinen Zentren im Gehirn dar. Das posturale System wird als ein „strukturiertes Ganzes", ein plurimodales System, bezüglich der Aufrechthaltung des Körpers entgegen der Schwerkraft betrachtet [2] [4] [34]. Der Körper verfolgt mittels Rezeptoren und deren Verarbeitung in den zentralen Stellen des Gehirns zum Beispiel diese Ziele:
- Horizontalisierung der Augen
- Haltung der statischen und dynamischen Balance
- Erhalt der aufrechten Position gegen die Schwerkraft

Um diese, aus neurophysiologischer Sicht große Leistung zu erbringen, verwendet der Körper verschiedene Informationsquellen, Rezeptoren, wobei die wichtigsten für die Posturologie in den Füßen und Augen sind:
- Augen
- Exterorezeptoren (Mechanorezeptoren in den Faszien und der Haut)
- Endorezeptoren, der Körper ist gekoppelt mit dem Gefühl-Innenwelt-Erleben
- Propriorezeptoren (Tiefensensorik)
- Verschaltung der Augen mit dem Gleichgewichtsorgan (vestibulookularer Reflex)
- Verschaltung der Augen mit dem OAA-Komplex
- höhere Zentren, welche die strategische Auswahl und die kognitiven Prozesse integrieren und die Information der vorherigen Informationsquellen verarbeiten und beantworten

Dies ist nur ein kleiner Ausflug in die Posturologie. Der Körper arbeitet mittels Rezeptoren, um seine Augen stetig in der Horizontalen zu halten und seine Haltung ständig der Umwelt und gegen die Schwerkraft, sowohl statisch als auch dynamisch, anzupassen. Diese Rezeptoren liegen zum größten Teil eingebettet in Faszien, oder deren afferente Fasern werden durch Faszien geschützt und begleitet. Die Anpassung an diese Informationen geschieht meist über ganze Muskelketten, deren Verbindung untereinander die Faszien herstellen. Faszien können über Ligamente dem Haltungsapparat bei lang andauernder tonischer Belastung behilflich sein und speichern immer wiederkehrende Bewegungen ab, um die Muskulatur zu unterstützen. Im Gegenzug können sie aber auch durch eine zu hohe Spannung afferente Fehlinformationen über die in ihnen gelegenen Rezeptoren weiterleiten, was dann zu einer falsch angepassten Efferenz führt.

9.2.8 Faszien als psychoemotionaler Speicher

John E. Upledger hat mit dem Wort „Energiezyste" einen Versuch gestartet, die Kopplung zwischen struktureller Faszie und Emotion zu erklären, welche für das bisweilen emotionale Erleben eines Patienten in einer faszialen Behandlung eine gute Erklärung liefern kann. Dennoch ist es nur ein Erklärungsmodell, welches aber in seiner Gedankenlogik einen guten Nährboden für weitere Studien bereitet. Aus diesem Grund wird dieses Modell hier einen Platz finden, da man den großen Anteil der „emotionalen Faszienreaktion" auf eine entsprechende Behandlung auch in einem Lehrbuch nicht vorenthalten darf.

„Die Energiezyste ist ein Fantasiegebilde, das möglicherweise in der objektiven Wirklichkeit existiert." – „Energiezysten" befinden sich in den Faszien. Upledger beschreibt die Entstehung einer „Energiezyste" als eine sogenannte „fokusgesteigerte Entropie". „Entropie" ist ein Begriff, der u. a. in der Thermodynamik verwendet wird. Es handelt sich um ein Kunstwort aus dem Griechischen: „εντροπια" – sinngemäß für „Wendung/Umwandlung". Dabei kann der Entropie keine direkt messbare Größe zugeordnet werden. In welchem Kontext verwendet Upledger den Begriff der „Entropie"? Die Antwort hierfür findet sich im populärwissenschaftlichen Umgang mit diesem Begriff, hier wird „Entropiereich" auch mit „Unordnung" gleichgesetzt. So ist auch Upledgers „Entropie-Begriff" zu verstehen. Die „fokusgesteigerte Entropie" beschreibt eine quasi abgekapselte Energie in einem System, welches sich in einem Stadium der steigenden Unordnung befindet, das durch äußere Einflüsse (Energie) verursacht wurde. Nach Upledgers Verständnis bedarf es ebenso einer Form von Energie, die von außen zugeführt werden muss, um die ursprüngliche Ordnung wiederherzustellen. Der Bereich einer „Energiezyste" ist meist wärmer, energiegeladener, weniger funktionell und unruhig. Durch die „abgekapselte Energie" kommt es zu Weiterleitungsstörungen der „normalen Energie" des Körpers.

Die Akupunkturlehre würde Zonen der „fokusgesteigerten Entropie" als eine Art Störung des „Flusses des Lebens" oder des „Chi" in einem Meridian beschreiben. Ursachen für „Energiezysten" können

- körperliche Traumen,
- pathologische Invasion von Krankheitserregern,
- physiologische Dysfunktionen

sein, die gepaart sind mit momentanen mentalen und psychoemotionalen Zuständen. Folgen solcher „Energiezysten" können dann eine Einschränkung der optimalen Funktion hervorrufen. Die Faszienbeweglichkeit ist vermindert, es können sensibilisierte Segmente entstehen und Meridiane sind gestört. Der Körper versucht, dieses zu kompensieren. Diese Kompensation kostet ihn aber viel zusätzliche Energie. Schmerz und weitergeleitete Dysfunktion sind mögliche Folgen dieser „verschwendeten" Energieaufwendung. Dennoch: Nicht alle Traumen führen zu „Energiezysten". Sie entstehen nur dann, wenn die auftreffende Energie auf das Gewebe zu hoch ist, um sie selbstkorrektiv zu verteilen und abzubauen, wenn an der gleichen Stelle alte Verletzungen nicht vollständig verheilt sind und wenn zum Zeitpunkt des Traumas oder der Infektion der psychoemotionale Zustand sehr unausgeglichen oder gar lähmend war. [54]

Zusammenfassend kann man das Modell der „Energiezyste" von Upledger wie folgt beschreiben: Treffen ein Trauma, eine schwere Infektion oder eine körperliche Dysfunktion auf eine emotional-mental schwierige Phase oder haben beide direkt miteinander zu tun, so entstehen „Energiezysten". Das Trauma, gekoppelt mit der psychoemotionalen Empfindung, wird in einer Faszie gespeichert.

9.2.9 Darum werden Faszien behandelt

Wie oben aufgezeigt, haben die Faszien eine komplexe, wichtige und allumgreifende Funktion in unserem Körper. Sie zu behandeln kann tatsächlich die Basis der osteopathischen Therapie darstellen. Durch ihren Einfluss auf Rezeptoren, Gefäße, Nerven und die Organlage, können fasziale Spannungen Helfer bei Dysfunktionen, aber auch Urheber von osteopathischen Dysfunktionen sein.

Faszien verbinden alle Strukturen miteinander und haben dadurch die Möglichkeit, Traumata/Dysfunktionen eines Ortes an einen anderen Ort weiterzuleiten.

Der Körper scheint auch die Faszien als eine Art kurzzeitigen Aufbewahrungsort für Körperschlacken und Säuren zu benutzen, was bei einer pathologisch hohen Nutzung zu Veränderungen innerhalb der Faszie führen kann und damit die umhüllenden Organe in ihrer optimalen Funktion beeinträchtigt.

In neueren Studien wurden in großen Faszien (z. B. Fascia thoracolumbalis) Myofibroblasten gefunden, deren Funktion ähnlich derer der glatten Muskelzellen ist [36]. Glatte Muskelzellen unterliegen dem Neurovegetativum. In der Peripherie also am ehesten dem Sympathikus, was eine Erklärung für eine hohe allgemeine Körperspannung bei erhöhtem Sympathikotonus sein könnte [36] [37].

Es lohnt sich also, bei der osteopathischen Therapie ein Augenmerk auf die Verfassung der Faszien zu richten. Durch ihre Behandlung besitzt man die Möglichkeit, auf alle Strukturen und Flüssigkeiten des Körpers Einfluss zu nehmen.

9.3 Embryologie

Das Bindegewebe findet seinen Ursprung zum größten Teil im **Mesoderm**. Aber auch Teile des Neuroektoderms (Neuralleiste) spielen in der Entwicklung des Bindegewebes eine Rolle. Das Mesoderm ist die mittlere Schicht des Embryoblasten, welches sich ca. um den 14./15. Tag nach Befruchtung entwickelt (Primitivstreifen) und sich zwischen Ektoderm (Epiblast) und Entoderm (Hypoblast) schiebt (▶ Abb. 9.2). Die Bezeichnungen Mesenchym oder embryologisches Bindegewebe umfasst alle Ursprungsgewebe im Gesamten. [27]

Das **Mesoderm** wird je nach Lage und seiner Entwicklung/Aufgabe unterteilt in:
- paraxiales Mesoderm – beidseits der Chorda dorsalis
- intermediäres Mesoderm – lateral vom paraxialen Mesoderm
- Seitenplattenmesoderm – lateral vom intermediären Mesoderm

[35] [53] (▶ Abb. 9.3)

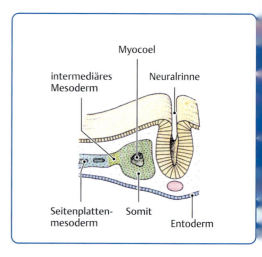

▶ Abb. 9.3 Intermediäres und Seitenplattenmesoderm. (Ulfig N. Kurzlehrbuch Embryologie. 2. Aufl. Stuttgart: Thieme; 2009)

9.3.1 Paraxiales Mesoderm – Somiten

Aus ihm entstehen:
- Schädelbasis
- Wirbelsäule
- Rippen
- Zwischenwirbelscheiben
- Skelettmuskulatur mit ihren Faszien (Myocoel)
- Dura mater spinale
- Lederhaut

9.3.2 Intermediäres Mesoderm

Aus ihm entstehen:
- Nieren (Vorniere, Urniere, Nachniere)
- Keimdrüsen
- innere Genitalien

9.3.3 Seitenplattenmesoderm

Aus ihm entstehen:
- Bindegewebe und Knochen der Extremitäten
- Bindegewebe der Rumpfwand
- Bindegewebe und glatte Muskulatur der Eingeweide
- Perikard, Epikard, Pleura, Peritoneum
- Blutzellen
- Blutgefäße und deren Hüllen
- Herz
- Lymphgefäße
- Milz
- Nebennierenrinde

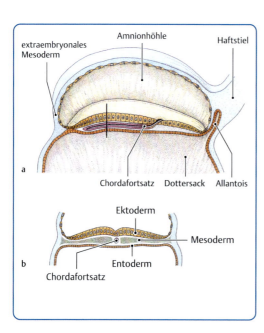

▶ Abb. 9.2 Dreiblättrige Keimscheibe mit Ektoderm, Entoderm und Mesoderm, 14–16 Tage nach Befruchtung. (Ulfig N. Kurzlehrbuch Embryologie. 2. Aufl. Stuttgart: Thieme; 2009)

> **Merke**
> Faszien entstehen aus der mittleren Schicht der Keimscheibe, dem Mesoderm und Anteilen des Neuroektoderms.

9.3.4 Das vermeintliche „Zellgedächtnis"

Wenn man in der Osteopathie von einem „Zellgedächtnis" spricht, so könnte dieses auch in der Urform des Gewebes liegen. Faszien entstehen aus dem Mesoderm, einem einzelnen Urgewebe, welches eventuell die „Erinnerung" an seinen Ursprung nie vergisst und später, trotz Differenzierung, immer zu einer Art übergeordneter „Kommunikation" fähig ist – ein Urgedächtnis. Dies könnte eine Erklärung dafür sein, dass Faszien gerne in ganzen Verbunden auf eine lokale Aktion reagieren.

9.4 Histologie und Physiologie

Die Histologie und Physiologie der einzelnen Gewebe ist in vielen Büchern bereits hinreichend beschrieben worden. Dennoch fällt es dem Leser oft schwer, die einzelnen Bestandteile aus osteopathischer Sicht den Faszien zuzuordnen, da die Aufzählung der Gewebearten und -bestandteile meist zu allgemein gehalten wird. Da aus osteopathischer Sicht nicht alle Gewebeformen zu den Faszien zählen, werden nachfolgend auch nur diejenigen betrachtet, die einen Bezug zu den Faszien herstellen. Alle anderen Gewebeformen und -anteile werden nur peripher erwähnt, um ein besseres Verständnis der Gesamtheit zu erhalten.

9.4.1 Gewebearten

1. Stütz- und Bindegewebe

- Bindegewebe
- Knorpelgewebe
- Knochengewebe
- Blut

2. Epithelgewebe

- Oberflächenepithel
- Drüsenepithel
- Sinnesepithel

Anteil Faszien: Zum Epithelgewebe wird die Basallamina gezählt. Diese ist die äußere Umgrenzung eines Epithels. Durch die Lamina fibroreticularis wird die Basallamina mit dem umliegenden Bindegewebe verbunden, und dieser Anteil zählt im eigentlichen Sinne zum Bindegewebe. [51] [55]

3. Muskelgewebe

- Skelettmuskulatur
- Herzmuskulatur
- glatte Muskulatur (wird von einigen Autoren zum Bindegewebe gezählt)

4. Nervengewebe

- zentrales und peripheres Nervengewebe
- animales und vegetatives Nervengewebe

9.4.2 Bindegewebe

Die vielfältige Erscheinung des Bindegewebes wird durch seine extrazelluläre Substanz geprägt. Diese Substanz sorgt für Form und Funktion. In der Medizin herrschen noch immer unterschiedliche Aussagen, welche Teile der Körperstrukturen nun Bindegewebe sind und welche gesondert aufgeführt werden sollten. Einig ist man sich jedoch über die Angabe der folgenden Anteile [55]:

- lockeres Bindegewebe
- straffes Bindegewebe
- retikuläres Bindegewebe
- elastisches Bindegewebe
- Knorpelgewebe
- Knochengewebe, Fettgewebe
- Zellen
- Zwischenzellsubstanz (Extrazellulärmatrix)

Das Blut als „flüssiges Bindegewebe" wird je nach Literatur zum Bindegewebe gezählt oder separat behandelt, ebenso wie die glatte Muskulatur und das Lymphgewebe, die ebenfalls unterschiedlich zugeordnet werden. Diese Spanne in der Gewebezuordnung entsteht aufgrund unterschiedlicher

Betrachtung durch den jeweiligen Autor – embryologische vs. zellbiologische Sichtweise.

Faszien

Faszien (aus lat. „fascis" = Bund, Bündel, Verbund) bezeichnen die Anteile des Bindegewebes, die den kompletten Körper als ein umhüllendes und verbindendes Spannungsnetzwerk durchdringen. Die Anteile des Bindegewebes, welche in der Osteopathie unter dem Oberbegriff „Faszien" zusammengefasst werden, kann man in Teilgebiete gliedern:

- Bindegewebe, welches Bänder, Sehnen und Kapseln bildet
- Bindegewebe, welches jede Muskelfaser, jeden Nerv, jedes Gefäß umkleidet und bekleidet
- die Umkleidungen der Körperhöhlen mit Peritoneum, Pleura und Perikard und ihren Umschlagfalten, die dann als Ligamente, Mesenterien und Omenta bezeichnet werden
- die spinalen und kranialen Membranen: Rückenmarks- und Hirnhaut
- Lamina fibroreticularis – diese Schicht ist ein Anteil der Basalmembran und verbindet die Basallamina des Epithels mit dem umgebenden Bindegewebe
- die im eigentlichen Sinne umhüllenden großen Körperfaszien

Knochen, Knorpel, Muskel- und Nervengewebe sowie das Blut zählen in der Osteopathie nicht zu den Faszien. Dennoch befinden sich in einigen Faszien „glatte Muskelzellen", sogenannte Myofibroblasten. Sie sind einerseits befähigt, Kollagen, Elastin und Proteoglykane (Matrix) zu bilden, andererseits können sie kontraktilen Ursprungs sein. Diese kontraktilen Muskelzellen besitzen zusätzlich die Fähigkeit, sich vom Ursprung der Kontraktilität auf Matrixproduktion umzustellen (metabolische Muskelzellen). [52] [55]

9.4.3 Aufteilung des Bindegewebes

Lockeres Bindegewebe – lockere Faszien

Lockeres Bindegewebe dient dem Einbau und der Aufhängung von Organen. Es bildet zum größten Teil das Stroma der Organe. Durch seine Zusammensetzung sorgt es für eine optimale Verbindung zwischen Organen und anderen Geweben, wobei die Anpassung und freie Verschiebbarkeit von Lage und Form gewahrt bleibt. In diesen Räumen liegen die Blut- und Lymphgefäße sowie die neurologische Versorgung. Auch freie Zellen sind zur Immunabwehr eingelagert. [24] [51]

Aufbau
- dreidimensionales Netzwerk aus locker verteilten Kollagenfasern und elastischen Fasern

Vorkommen
- Endo-, Peri- und Epimysium (also um und im gesamten Muskel)
- Interstitium (Stroma) – Peritoneum – Mesenterien
- Pleura, Perikard
- Leitungsbahnen innerhalb und außerhalb von Organen (werden durch lockeres Bindegewebe begleitet)

Funktion
- hohe Wasserspeicherung
- Fettspeicher (der Übergang zum Fettgewebe ist fließend und auch im lockeren Bindegewebe kommen vereinzelt Fettzellen vor)
- Wundheilung
- Kontraktionsfähigkeit des Granulationsgewebes durch Myofibroblasten (Wundheilung) – Narbenbildung

Straffes Bindegewebe – straffe Faszien

Das straffe Bindegewebe zeichnet sich durch seine Festigkeit aus. Es dient zum Schutz der Organe, engt aber trotz seiner Zusammensetzung die Organe nicht ein. Man kann diese Bindegewebsart in zwei Gruppen unterteilen. Diese Unterteilung findet analog des Verlaufs der Fasern statt.

Straffes geflechtartiges Bindegewebe

Aufbau
- Hier laufen die Fasern in großen Bündeln zusammengefasst, gleichzeitig aber in verschiedene Richtungen geflechtartig. Sie werden von geringen Mengen elastischer Fasern begleitet.

Vorkommen
- Periost und Perichondrium
- Dura mater
- Organkapsel
- Sklera des Auges
- Muskelbindegewebe

Straffes parallelfaseriges Bindegewebe
Aufbau
- Hier verlaufen die Kollagenfasern dicht aneinandergelagert und sind parallel ausgerichtet.

Vorkommen
- Plantaraponeurose
- Sehnen
- Bänder

Funktion
- Übertragung von Zugkräften bei einem gleichzeitigen Schutz der Extrazellulärmatrix

Elastisches Bindegewebe – elastische Faszien

Diese Gewebeform zeichnet sich durch einen sehr hohen Anteil elastischer Fasern aus.

Aufbau
- Vorwiegend longitudinal ausgerichtete elastische Fasern, die von einigen spiralförmig verlaufenden Kollagenfibrillen umgeben werden (Schutz vor Ruptur), z. B. zur Anheftung an Knochen.

Vorkommen
- Lig. flavum
- Teile der Fascia abdominalis externa (Pars superficialis der Faszien)
- Lig. und Fascia nuchae
- Lig. vocale des Kehlkopfes
- Bänder

Retikuläres Bindegewebe

Retikuläre Fasern findet man fast überall im Gewebe. Als retikuläres Bindegewebe wird jedoch nur der Anteil bezeichnet, der zum lymphatischen System (Lymphknoten, Milz, Tonsillen, Peyer-Plaques) und Knochenmark gehört.

> **Merke**
> Die Faszien können je nach ihrer Festigkeit, und damit ihrer Funktion, in eine lockere Festigkeit (Peritoneum, Pleura, Perikard, innerhalb und außerhalb eines Muskels und als Leitungsbahnen von Nerven und Gefäßen), eine straffe Festigkeit (Periost, Dura mater, außerhalb des Muskels) und eine elastische Festigkeit (Lig. flavum, Lig. nuchae, Lig. vocale, Bänder und Faszienanteile) unterteilt werden.

9.4.4 Histologie des Bindegewebes, der Faszien

Bindegewebe – Faszien – bestehen aus:
- Zellen (fixe und freie Zellen)
- Extrazellulärmatrix [24] [51] [55]

Zellen

Ortsständige fixe Zellen
Diese produzieren Extrazellulärmatrix, die je nach Gewebeart eine spezifische Struktur aufweist. Bildung von Fasern:
- **Fibrozyten** (Vorstufe sind Fibroblasten) – diese bilden Zellen und Matrix
- **Mesenchymzellen** – pluripotente Zellen, die sich in jegliche Form von spezifischen Zellen wandeln können (Vorstufe der Bindegewebszellen)
- **Retikulumzellen** – Vorzellen für
  - fibroblastische Retikulumzellen – Gerüst für retikuläres Bindegewebe:
    - lymphoretikuläres (Lymphsystem, Milz)
    - myeloretikuläres (Knochenmark)
  - histiozytäre Retikulumzellen – Makrophagen
  - dendritische Retikulumzellen – antigenpräsentierende Zellen
- **glatte Muskelzellen/Myofibroblasten** – Glatte Muskelzellen sind in der Lage, Kollagen, Fibrillen, Elastin und Proteoglykane zu bilden. Myofibroblasten sind Zellen, die die Eigenschaften einer glatten Muskelzelle und eines Fibroblasten besitzen. Sie finden sich z. B. in den Ligamenten des Uterus, im Bindegewebe hinter dem Augenbulbus und in Narbengewebe.
- **Fettzellen**

Freie mobile Zellen

Die Anzahl und Zusammensetzung der freien Zellen sind von Organ zu Organ unterschiedlich und können sich je nach Funktionsphase stark verändern. Sie dienen hauptsächlich der Abwehr, was die quantitative Variation der Zusammensetzung erklärt.

- **Histiozyten** – Ortsständige Form von Makrophagen – unspezifische Immunabwehr – Phagozytose – Abbau von Zelltrümmern, Bakterien und toten Zellen
- **Mastzellen** (die häufigsten) – Körpereigene Abwehr; sie enthalten z. B. Histamin und Prostaglandine, die Entzündungsmediatoren sind, und auch Heparin, welches ein wichtiges Thromboseschutzmolekül ist.
- **Lymphozyten** (wenige) – Spezifische Immunabwehr
- **Plasmazellen** – Antikörperbildung – Gedächtniszellen
- **Monozyten** – Vorform der Makrophagen
- **eosinophile Granulozyten** – Unspezifische Immunabwehr, v. a. von Parasiten, Pilzen und Bakterien

> **Merke**
> Faszien setzen sich aus Zellen zusammen, die Fasern (spezifisch für die jeweilige Funktion) bilden und aus Zellanteilen für die spezifische, unspezifische und parasitäre Immunabwehr bestehen.

Extrazellulärmatrix

- geformte Interzellulärsubstanz – Fasern (kollagen, elastisch, retikulär)
- ungeformte Interzellulärsubstanz – amorphe Grundsubstanz („Kittsubstanz")

Geformte Interzellulärsubstanz – Fasern

Kollagen

Neben Wasser ist Kollagen der am weitesten verbreitete Anteil in der Extrazellulärsubstanz. Es ist ein Glykoprotein (Protein-Kohlenhydrat-Verbindung), welches an allen Teilen des Aufbaus von Binde- und Stützgewebe und somit von Faszien beteiligt ist.

Bildung von Kollagen:
- Kollagen kann durch die aus dem Mesenchym stammenden Anteile, wie Fibroblasten, gebildet werden.
- Glatte Muskelzellen – Myofibroblasten – sind befähigt, Kollagen zu bilden.
- Epithel- und Endothelzellen bilden die spezifischen Zellen zur Verbindung der Basallamina mit dem umliegenden Bindegewebe.

Es entstehen unverzweigte Kollagenfibrillen, die sich zu Kollagenfasern zusammenschließen und sich je nach Zugrichtung ausformen. Die Fasertypen werden eingeteilt in:

■ Fasertyp I
- häufigste Form
- widerstandsfähig gegenüber Spannungskräften
- werden im Alter dicker
- Sehnen, Bänder, Faszien
- Organkapsel, Organstroma (Pleura, Peritoneum)
- Dura mater
- Faserknorpel, Haut, Knochen, Sklera

■ Fasertyp II
- hyaliner Knorpel, elastischer Knorpel, Faserknorpel
- Chorda dorsalis
- Nucleus pulposus
- Glaskörper, Kornea

■ Fasertyp III
Dieser Fasertyp kommt – bis auf die Knochen – meist in Verbindung mit dem Typ I vor. Dadurch erhält ein Organ eine optimale Anpassung an eine Formveränderung bei gleichzeitiger Festigkeit.
- Haut
- Gefäßwände
- Organe – Schleimhaut
- Endomysium (Umkleidung der einzelnen quergestreiften und glatten Muskelfasern)
- Endoneurium (Umkleidung der einzelnen Nervenfasern mit der Schwann-Zelle eines peripheren Nervs)
- Lamina fibroreticularis

■ Fasertyp IV
- **Basallamina** (Lamina rara und Lamina densa)

Funktion: Kollagen ist zugfest mit einer Dehnbarkeit von ca. 5 % seiner Ausgangslänge. Kollagenfibrillen stehen Spannungs- und Deformationskräften im Gewebe entgegen. Je nach Gewebebelastung richten sich die Kollagenfibrillen aus. [51]
- Anlagerung in parallelem Verlauf: Sehnen und Bänder
- maschengitterartiger Verlauf: Dura mater
- scherengitterartiger Verlauf: Oberflächenfaszien, Organkapseln
- gegensinniger, spiralartiger Verlauf: Hohlorgane, Bandscheiben

Elastische Fasern
Sie kommen im lockeren Bindegewebe, in Bändern und zahlreichen inneren Organen sowie deren Kapseln vor (z. B. Lunge).
Bestandteile:
- Elastin (Protein)
- Desmosin und Isodesmosin (sind ein Bestandteil von Elastin): Diese können in einer Vorstufe von Fibroblasten und glatten Muskelzellen gebildet werden und machen unter anderem die gelbe Farbe der elastischen Fasern (Lig. flavum) aus.
- Mikrofibrillen (Glykoproteine): Sie sind der Vorläufer des elastischen Baugerüstes und bestimmen die Ausrichtung der Fasern.

Funktion: Elastische Fasern sind um 100–150 % ihrer unbelasteten Ausgangslänge dehnbar. Da sie oft in Kombination mit Kollagenfasern vorhanden sind, sorgen sie für die nötige „Weichheit" einer Struktur. Das heißt, dass der Belastungsübergang z. B. einer Sehne, von ihrer Ausgangsstellung bis zur maximalen Dehnung, „weicher" wird. Ansonsten käme es in diesen Strukturen ständig zu harten, schnellen Stopps bei Dehnung.

Retikuläre Fasern
Diese Faseranteile kommen in lymphatischen Organen, in der Leber, den Nieren, im Endomysium und Endoneurium vor. Sie sind in den meisten Fällen gitterartig angeordnet. Ihr Aufbau ähnelt dem der Kollagenfasern Typ III. Nach Rauber/Kopsch [22] werden sie meist nicht mehr als eigenständige Fasern beschrieben, sondern den Kollagenfasern zugeordnet.

Ungeformte Interzellulärsubstanz – amorphe Grundsubstanz („Kittsubstanz")
Die Grundsubstanz ist die „Flüssigkeit" zwischen den festen Bestandteilen des Bindegewebes. Sie ist eine farblose, kolloidale (in einem Lösungsmittel verteilt, aber nicht gelöst), transparente, homogene (einheitlich, geschlossen), viskose Lösung. Ihre Beschaffenheit kann von flüssiger über halbflüssiger bis zu gallertartiger Natur variieren. [29] [51] [55]

Bestandteile

- Glykosaminoglykane (GAG)

Bestehend aus:
- Chondroitinsulfat – wichtiger Bestandteil des Knorpels sowie des Wachstums und der Entwicklung des Nervensystems und dessen Reaktion auf Verletzung
- Heparansulfat – gerinnungshemmend
- Dermatansulfat – kommt v. a. in der Haut vor
- Keratansulfat – Knochen, Knorpel und Bandscheibe

Diese Anteile koppeln sich an **Core-Proteine** und bilden **Proteoglykane**, welche für die Stabilität zwischen den Zellen zuständig sind. Proteoglykane können große Mengen Wasser binden und damit einen Quelldruck und Puffer schaffen. Sie sind ebenfalls für die Ausrichtung der Kollagenfibrillen/elastischen Fasern nötig, können Wachstumssignale übertragen und beeinflussen durch Signaltransduktion die Zellwanderung der freien Zellen (Immunabwehr) entlang der Kollagenfibrillen.

- Hyaluronsäure

Kann ein viskoses Gel bilden, welches diese Eigenschaften besitzt: Schmiereigenschaft, Wasserspeicherung, Pufferfunktion, Passagegängigkeit von Zellbestandteilen durch Freihalten der Wege, Beteiligung an der Zellteilung. [51] [55]

- Glykoproteine

Diese Anteile können Integrine herstellen, welche Membranproteine zur Rezeptorfunktion sind. Sie sind ebenfalls an der Blutgerinnung und Wundheilung beteiligt. [55]

Außerdem befinden sich in der Grundsubstanz Bestandteile, die aus dem Blut kommen:
- Wasser
- Glukose
- Vitamine
- Gase (O_2, CO_2 usw.)
- Proteine/Aminosäuren
- Hormone
- Ionen
- Produkte des Metabolismus

Funktion:
- Transport von Gasen, Metaboliten, Nährstoffen, Abbauprodukte
- Informationsweitergabe
- Ernährung der Zelle
- Ionenaustausch – Ladung der Zelle
- Filterfunktion für zu große oder spezifisch elektrisch geladene Moleküle – Passageweg wird versperrt
- Stoßdämpfer
- Wasserbindung
- Füllmasse

In Kap. 9.3.4 wurde bereits auf das „Gedächtnis" der Faszien hingewiesen. Eine Möglichkeit besteht in dem „Urgedächtnis" der embryologischen Entwicklung. Eine zweite liegt in der Grundsubstanz (vgl. auch Upledgers „Energiezyste" bzw. „fokusgesteigerte Entropie" in Kap. 9.2.8). Der dort konstruierte Zusammenhang zwischen Zuordnung und Kopplung des emotional Erlebten während eines strukturellen Traumas könnte in der zuvor beschriebenen amorphen Grundsubstanz liegen.

> **Merke**
> Faszien besitzen eine Extrazellulärmatrix. Diese beinhaltet Fasern (Kollagen, elastische Fasern), die genau auf ihre spezifische Funktion abgestimmt sind.
> In der Extrazellulärmatrix ist die amorphe Grundsubstanz vorhanden. Dies ist eine formverändernde Flüssigkeit, die sowohl ihre Aufgabe als Puffer und Füller inne hat, als auch ernährende, transportierende (Gase, Abbauprodukte), informierende (Hormone), speichernde (Metaboliten) und weitere spezifische Funktionen (Ionenaustausch, Narbenbildung, Filterfunktion, Zellleitung) erfüllt.

9.4.5 Funktion des Bindegewebes, der Faszien

Im Bindegewebe spielt sich das „Leben" ab. Wie in Kap. 9.4.4 gezeigt, leben die Faszien. Es ist aber auch der Ort von vielen Krankheitsprozessen, zum Beispiel der Entzündungsreaktion. [52] [55]

Durch die histologische Detaildarstellung des Bindegewebes lassen sich folgende physiologische Aufgaben zusammenfassen:
- Struktur und Funktion: Durch die geformte Interzellulärsubstanz werden alle eingekleideten Organe, Muskeln, Nerven, Gefäße geformt, fixiert und dennoch in einer Mobilität zueinander gehalten. Die Anordnung und prozentuale Aufteilung der jeweiligen Fasertypen bedingt die Funktion und garantiert eine für das jeweilige Organ optimale Zugfestigkeit bei optimaler „Weichheit".
- Immunologie: Die Faszien besitzen alle Zellanteile zur spezifischen, unspezifischen und parasitären Abwehr.
- kontraktile Eigenschaften durch glatte Muskelzellen – Myofibroblasten
- Bildung von Anheftungspunkten an Knochen und Strukturen untereinander
- Freihaltung der Passagewege für Nerven und Gefäße
- Wundheilung/Blutstillung/Narbenbildung
- Wasserspeicher – Puffer gegenüber Druck – Schutz des gesamten Gewebes
- Nahrungstransport und Zellversorgung
- Zwischenlagerung von Stoffwechselendprodukten/Metabolismus
- Wachstumssignalgeber
- Ladung der Zellen – Ionenaustausch
- Filterfunktion
- Fettspeicher
- Füllgewebe

9.5 Anatomie und Topografie

9.5.1 Schematische Einteilung der Faszien

Wie in den vorangegangenen Kapiteln aufgezeigt wurde, sind Faszien komplexe Gebilde, welche in einer Art Kommunikation mit umliegenden Organen und anderen Faszien stehen. Gleichzeitig haben Faszien ein „Eigenleben".

9.5 Anatomie und Topografie

Nach Meinung der Autorin ist der Körper in einem Dreiersystem aufgebaut. Egal, welches Organ, welche Arterie oder welchen Muskel man näher betrachtet, der Aufbau seiner Schichten kommt einem „Drei-Tüten-System" gleich. Selbst der Ursprung des Menschen entsteht durch ein Dreiersystem – dem Ektoderm, dem Entoderm und dem Mesoderm.

Die Faszien werden im folgenden Teil schematisch in das angesprochene „Dreiersystem" eingeteilt und zugeordnet, in dessen Kontext das Erlernen und Verstehen der Faszien vereinfacht und gefördert werden sollen (▶ Abb. 9.4).

Das „Dreiersystem" der Faszien:
- Pars superficialis der Faszien – der „Taucheranzug" (die äußere Hülle)
- Pars media der Faszien – die „Organtüten" (die Organumhüllungen)
- Pars profunda der Faszien – die „Neuro-WS-Tüten" (die Hüllen um und in der Wirbelsäule)

Diese Anteile können wiederum in drei Schichten gegliedert werden. Dadurch entsteht innerhalb der großen Dreiteilung eine differenziertere Dreiteilung:

1. **Pars superficialis der Faszien – der „Taucheranzug"**
   - oberflächiger Teil: die großen Hüllen, welche außen herum und unter der Haut liegen
   - mittlerer Teil: die Hüllen für z. B. jede Muskelfaser
   - tiefer Anteil: die Verbindung von Muskeln zu Knochen und Gelenken (Kapseln und Ligamente von Extremitäten), Periost
2. **Pars media der Faszien – die „Organtüten"**
   - oberflächiger Anteil: die große „Tüte" um alle Organe außen herum (sowohl intra- als auch retro- und extraperitoneal)
   - mittlerer Anteil (eine Schicht tiefer): die „äußere-innere Tüte" z. B. um alle intraperitoneal gelegenen Organe herum
   - tiefer Anteil: die kleinsten „Tüten" um jedes spezifische Organ herum
3. **Pars profunda der Faszien – die „Neuro-WS-Tüten"**
   - oberflächiger Anteil: die „Tüten" der autochthonen Rückenmuskulatur, die Ligamente der Wirbelsäule
   - mittlerer Anteil: die äußerste „Tüte" des Rückenmarkes und der Spinalnerven
   - tiefer Anteil: die innerste „Tüte" um das Rückenmark herum, welche sich in die kleinste Furche des RM legt

9.5.2 Pars superficialis der Faszien

Es folgt eine Übersicht über die Oberflächenfaszien/die Muskelfaszien („Taucheranzug") mit seinen drei Anteilen:

Oberflächiger Anteil der Pars superficialis der Faszien

Die Pars superficialis der Faszien kann man als einen äußeren, ganzen „Taucheranzug", der durchgehend miteinander verbunden ist, skizzieren. Dieser Faszienanteil bedeckt den gesamten Körper und liegt direkt unter der Haut. Nur die Finger, die Zehen und der mittlere Anteil des Gesichtes sind nicht bedeckt – dadurch entsteht das vergleichbare Bild eines „Taucheranzugs" (▶ Abb. 9.5).

Die Anteile der Pars superficialis erhalten Eigennamen, je nachdem, über welchem Muskel oder über welcher Struktur sie sich befinden. Die Faszie

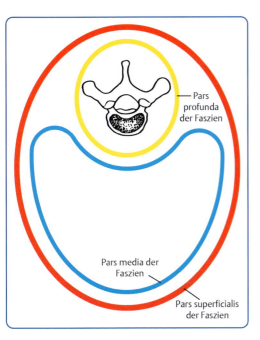

▶ Abb. 9.4 Schematische Einteilung der Faszien. (Strunk A. Fasziale Osteopathie. 2. Aufl. Stuttgart: Haug; 2015)

9 – Bindegewebe und Faszien

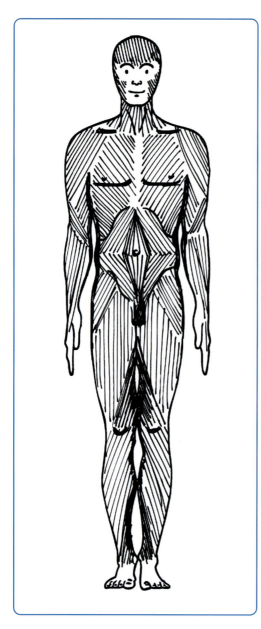

▶ **Abb. 9.5** „Taucheranzug". (Strunk A. Fasziale Osteopathie. 2. Aufl. Stuttgart: Haug; 2015)

über dem M. pectoralis major zum Beispiel stellt einen Teil des oberflächigen Anteils der Pars superficialis der Faszie dar. Sie bekommt jedoch den Eigennamen Fascia pectoralis.

Der oberflächige Anteil der Pars superficialis der Faszien dient dazu bzw. stellt dar:
- Verbindung zwischen Subkutis und Muskel
- Gewährleistung der Form und Stütze des Körpers

- Lymphgefäßkanäle für Verbindung der Lymphgefäße untereinander (Vasa lymphatica superficialia = suprafaszial, Vasa lymphatica profunda = infrafaszial
- Verbindungskanäle für alle Afferenzen der Rezeptoren innerhalb der Faszien, der Haut und der Gelenke
- Verbindungskanäle für die Afferenzen/Efferenzen des Sympathikus (Pilo-, Sudo- und Vasomotorik und evtl. Innervation der faszialen glatten Muskelzellen)
- Bildung von Spalten für Blutgefäße zum Schutz vor Scherkräften
- Aufnahme von Rezeptoren (Golgi, Pacini, Ruffini und interstitielle Rezeptoren sowie freie Nervenendigungen)

Mittlerer Anteil der Pars superficialis der Faszien

Der „Taucheranzug" bildet im Inneren Unterteilungen und Septen – die mittlere Schicht der Pars superficialis (▶ **Abb. 9.6**). Sie dient dazu,
- Muskeln mit Muskeln zu verbinden,
- jedes Muskelbündel und jede Faser zu umhüllen und ihre Gleitfähigkeit gegenüber den anderen Fasern zu gewährleisten,
- Muskeln von Muskeln zu trennen, um ihre Gleitfähigkeit gegeneinander bei Kontraktion zu gewährleisten,
- Sehnen zum Ansatz der Muskulatur zu bilden,
- Nerven und Gefäße zu umhüllen und Führungslogen für sie zu bilden und
- Muskeln eine äußere Stütze zu geben, um ihre Kontraktionskraft voll entfalten zu können.

Tiefer Anteil der Pars superficialis der Faszien

Sie ist die tiefste Schicht des „Taucheranzugs" – sozusagen die innere Verankerung, damit nichts verrutscht. Ihre Aufgabe besteht hauptsächlich darin,
- die äußere Hülle der Knochen – das Periost – zu bilden,
- Ligamente und Kapseln zu formen und
- tief liegende Logen für Gefäße, Lymphknoten und Nerven zu bilden.

9.5 Anatomie und Topografie

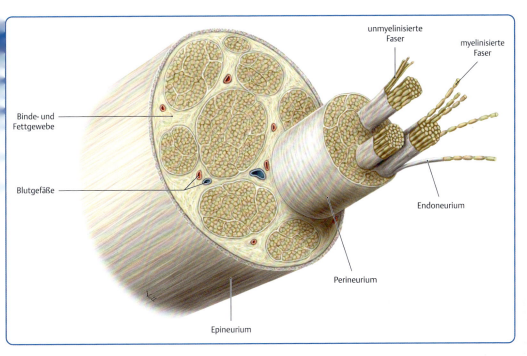

▶ **Abb. 9.6** Aufbau eines peripheren Nervs. (Schünke M, Schulte E, Schumacher U. Prometheus LernAtlas der Anatomie. Allgemeine Anatomie und Bewegungssystem. Illustrationen von Wesker K, Voll M. 2. Aufl. Stuttgart: Thieme; 2007)

9.5.3 Zuordnung einzelner Faszien zur Pars superficialis der Faszien mit ihren drei Anteilen

Die Anteile der Pars superficialis der Faszien werden im Ganzen aufgeführt. Die Unterteilung in ihre drei Anteile (oberflächiger, mittlerer und tiefer Anteil) ergibt sich aus der oben angegebenen Beschreibung. Eine genaue Zuordnung würde aufgrund ihrer Komplexität den Rahmen dieses Buches sprengen und das Ziel der Vereinfachung der Faszien zum Erlernen und Verstehen konterkarieren.

Pars superficialis der Faszien des Kopfes und der Halsregion

Siehe dazu insbesondere: [20] [29] [30] [51] (▶ Abb. 9.7, ▶ Abb. 9.8)

Galea aponeurotica (Aponeurosis epicranialis)

Die Galea aponeurotica ist eine sehnige Platte, die die beiden Ossa parietalia bedeckt. In die Galea aponeurotica hinein strahlt der M. frontalis, dem die Galea den Ansatz am Margo supraorbitalis bietet. Über den M. occipitalis gelangt die Galea aponeurotica zur Linea nuchae suprema, um dort in die Fascia nuchae superficialis überzugehen. Seitlich nimmt der M. temporoparietalis seinen Ursprung an der Galea aponeurotica und leitet die Faseranteile dadurch in die Fascia temporalis über.

Die Galea aponeurotica bildet den äußeren Anteil der Kopfschwarte. Sie ist über lockeres Bindegewebe mit dem Perikranium (Periost des Schädels) verbunden.

Fascia temporalis

Die Fascia temporalis hat ihren Ursprung an der Linea temporalis superior und zieht sich bis zum Arcus zygomaticus. Dort geht sie in die Fascia masseterica über. Die Fascia temporalis bedeckt und umschließt den M. temporalis.

Fascia masseterica

Aus dem fließenden Übergang der Fascia temporalis entsteht die Fascia masseterica. Sie hat ihren Ursprung am Arcus zygomaticus und am Proc. frontalis der Maxilla. Sie umschließt den M. mas-

9 – Bindegewebe und Faszien

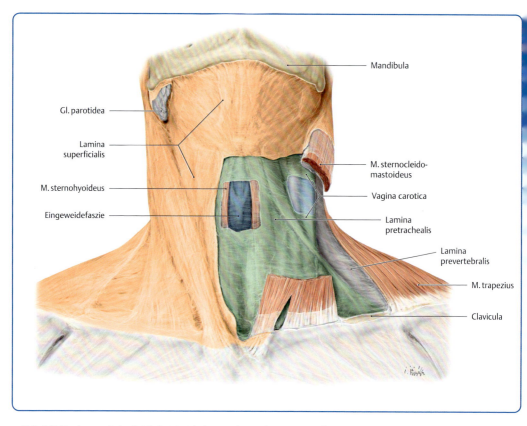

▶ **Abb. 9.7** Faszien am Hals. (Schünke M, Schulte E, Schumacher U. Prometheus LernAtlas der Anatomie. Hals und Innere Organe. Illustrationen von Wesker K, Voll M. Stuttgart: Thieme; 2005)

seter, um dann kaudal in die Fascia colli (cervicalis) superficialis und lateral in die Fascia parotidea überzugehen. Der Übergang in die Fascia colli (cervicalis) superficialis findet am Unterrand der Mandibula statt.

Fascia parotidea
Diese Faszie wird auch oft in einem Atemzug mit der Fascia masseterica genannt, da beide ungefähr den gleichen Verlauf haben. Auch die Fascia parotidea kommt vom Arcus zygomaticus und strahlt über die Mandibula in die Fascia colli (cervicalis) superficialis ein. Sie bedeckt die Glandula parotidea und steht mit dem M. styloglossus, dem M. stylohyoideus und dem M. stylopharyngeus in Kontakt.

Fascia colli (cervicalis) superficialis
Die Fascia colli superficialis oder auch Fascia cervicalis superficialis ist ähnlich einer Halskrause an-gelegt. Sie beginnt an der Fascia nuchae (Linea nuchae superior) am Proc. mastoideus, dem Knorpel des äußeren Gehörgangs, und der Mandibula. Durch die Fascia masseterica und die Fascia parotidea hat sie einen fließenden Übergang in das Gesicht. Sie bedeckt und umschließt den M. trapezius, den M. sternocleidomastoideus und den M. digastricus. Einen Kontakt hat sie zur Glandula submandibularis, dem Plexus cervicalis C2 bis C4 und der V. jugularis externa. Kaudal erstreckt sich die Fascia colli (cervicalis) superficialis bis zur Klavikula, der Incisura jugularis und dem Manubrium sterni. Dorsal geht sie bis zur Spina scapulae und in das Lig. nuchae über, wodurch sie eine Beziehung zur Fascia thoracolumbalis besitzt. Kaudal setzt sie sich in die Faszien des Schultergürtels und der Arme fort.

9.5 Anatomie und Topografie

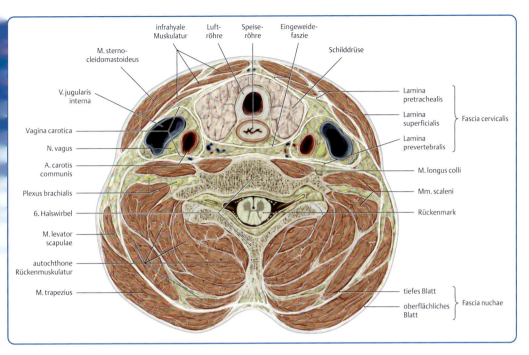

▶ **Abb. 9.8** Querschnitt durch den Hals in Höhe des 6. Halswirbels. (Schünke M, Schulte E, Schumacher U. Prometheus LernAtlas der Anatomie. Allgemeine Anatomie und Bewegungssystem. Illustrationen von Wesker K, Voll M. 2. Aufl. Stuttgart: Thieme; 2007)

Fascia nuchae superficialis

Die Fascia nuchae entspringt mit ihrem oberflächigen Anteil an der Linea nuchae superior, in welche die Galea aponeurotica über den M. occipitalis einstrahlt. Lateral geht die Fascia nuchae fließend in die Fascia colli (cervicalis) superficialis und kaudal in die Fascia thoracolumbalis (Lamina dorsalis superficialis) über.

Eine Übersicht über die Faszien des Kopfes und der Halsregion ist in ▶ Tab. 9.1 zusammengefasst.

Pars superficialis der Faszien in der Schulter- und Armregion

Siehe dazu insbesondere: [24] [30] [51]

Fascia axillaris

Die Fascia axillaris liegt unter der Haut in der Achselhöhle (▶ Abb. 9.9). Ihre Anteile bestehen aus den Faszien der Fascia pectoralis (ventral), der Fascia brachii nach lateral und der oberflächigen Rückenfaszien (dorsal). Dadurch bildet sie zusammen mit Muskeln und umgebenden Strukturen die Achselpyramide. Diese setzt sich zusammen aus (▶ Abb. 9.10):

Vorderwand
- M. pectoralis major
- M. pectoralis minor
- Fascia clavipectoralis

Rückwand
- M. subscapularis
- M. teres major
- M. latissimus dorsi
- Skapula
- Faszie der Mm. subscapularis und latissimus dorsi

Mediale Wand
- M. serratus anterior
- Thorax
- Fascia thoracica (externa)

Laterale Wand
- Haut der Achselhöhle
- Fascia axillaris

Fascia brachii

Die Oberarmfaszie (Fascia brachii) liegt um den gesamten Oberarm herum. Sie trennt die subkutane

▶ Tab. 9.1 Zusammenfassung der Pars superficialis des Kopfes und der Halsregion.

Faszie	Ursprung	Ansatz/Übergang	Muskeln/Strukturen, die in Verbindung mit der Faszie stehen
Galea aponeurotica	Margo supraorbitalis	Linea nuchae suprema	M. occipitalis M. frontalis M. temporoparietalis
Fascia temporalis	Linea temporalis superior	Arcus zygomaticus (Übergang in Fascia masseterica)	M. temporalis
Fascia masseterica	Arcus zygomaticus und Proc. frontalis der Maxilla	Unterrand Mandibula (Übergang kaudal in die Fascia cervicalis superficialis und lateral in die Fascia parotidea)	M. masseter
Fascia parotidea	Arcus zygomaticus Fascia temporalis	Mandibula Fascia masseterica Fascia cervicalis superficialis	Glandula parotidea M. styloglossus M. stylohyoideus M. stylopharyngeus
Fascia cervicalis (colli) superficialis	Linea nuchae superior (Fascia nuchae) Proc. mastoideus Knorpel des äußeren Gehörgangs Mandibula Fascia masseterica Fascia parotidea	Klavikula Incisura jugularis Manubrium sterni Spina scapulae Lig. nuchae (Übergang in Faszien des Rumpfes und der Arme)	M. sternocleidomastoideus M. trapezius M. digastricus Glandula submandibularis Plexus cervicalis C 2 bis C 4 V. jugularis externa
Fascia nuchae superficialis	Linea nuchae superior Fascia cervicalis superficialis	Fascia thoracolumbalis	M. trapezius Nackenmuskeln

Schicht von der subfaszialen (mittlerer und tiefer Anteil) Schicht. Die Fascia brachii ist an der Seite und hinten kräftiger ausgeprägt als an der Vorderfläche. Sie geht kranial hauptsächlich in die Fascia axillaris und kaudal, im Bereich der Ellenbeuge, in die Fascia antebrachii über. Eine ihrer Aufgaben ist es, die Oberarmmuskulatur in Beuger und Strecker zu unterteilen. Dazu spaltet sie sich in der Tiefe auf, wo sie dann fest mit dem Periost des Humerus verwachsen ist. Dadurch entstehen ein **Septum intermusculare mediale** und ein **Septum intermusculare laterale**. Auf der ventralen Seite bildet sich so eine Loge für die Beuger (Mm. biceps brachii, coracobrachialis und brachialis) und auf der dorsalen Seite eine Loge für die Strecker (drei Anteile des M. triceps brachii).

Das **Septum intermusculare mediale** entsteht durch die Verschmelzung der Faszien des M. biceps brachii, des M. triceps brachii und des M. brachialis. Diese kräftige Bindegewebsplatte verläuft von der Ansatzstelle des M. coracobrachialis am Humeruskopf (medialer Humeruskopf in Verlängerung der Crista tuberculi minoris) bis zum Epicondylus medialis

Das **Septum intermusculare laterale** zieht von der Tuberositas deltoidea bis zum Epicondylus lateralis, ist dabei aber schwächer ausgebildet als das mediale Septum.

Fascia antebrachii

Sie ist die Fortsetzung der **Fascia cubiti** und der **Fascia olecrani**, welche die Überbrückungen zwischen Oberarm- und Unterarmfaszie am Ellenbogen darstellen.

Die Fascia antebrachii umspannt den gesamten Unterarm. Sie ist proximal fest mit der Fascia posterior ulnae (knöchern) verwachsen. Nach distal hin verdickt sich die Fascia brachii und verstärkt das Stratum fibrosum der dorsalen und palmaren Sehnenscheiden in Form von Fächern (Retinacula) für die Handmuskeln.

Das **Retinaculum musculorum extensorum** heftet distal am Os pisiforme und Os triquetum an, weiter am Lig. collaterale carpi ulnaris, am Proc. styloideus ulnae und radial am Vorderrand des Radius. In ihm sind die Sehnen der Strecker vorhanden.

Das **Retinaculum musculorum flexorum** ist auch unter dem Namen **Lig. carpi transversum** bekannt und verläuft vom Os pisiforme und dem Os hamatum zum Os scaphoideum und Os trapezideum. Durch diese Verbindung wird der **Karpaltunnel** geschaffen.

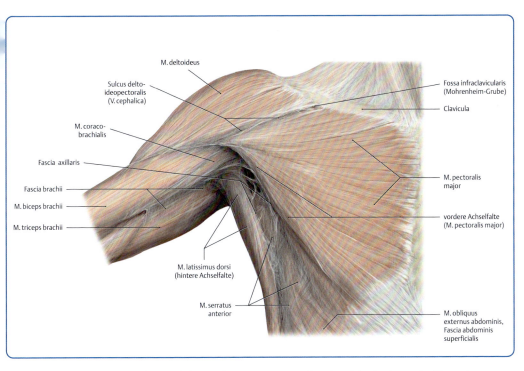

▶ **Abb. 9.9** Fascia axillaris. (Schünke M, Schulte E, Schumacher U. Prometheus LernAtlas der Anatomie. Allgemeine Anatomie und Bewegungssystem. Illustrationen von Wesker K, Voll M. 2. Aufl. Stuttgart: Thieme; 2007)

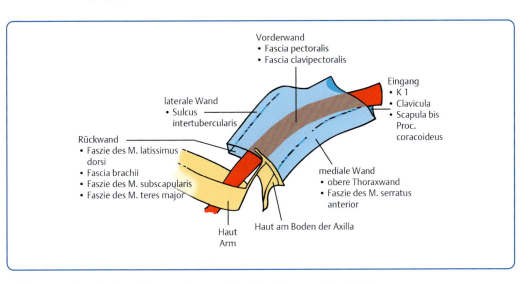

▶ **Abb. 9.10** Axillaaufbau. (Strunk A. Fasziale Osteopathie. 2. Aufl. Stuttgart: Haug; 2015)

9 – Bindegewebe und Faszien

Die Trennung der Muskulatur durch Faszienlogen, die aus der Fascia antebrachii, den eigentlichen Muskelfaszien (Pars superficialis – mittlerer und tiefer Anteil) und der **Membrana interossea** gebildet werden, gestaltet sich weitaus aufwendiger als am Oberarm.

Die Fascia antebrachii ist direkt oder durch Muskelfaszienkontakt mit dem Radius und der Ulna verbunden. Dadurch und in Kombination mit der zwischen den Knochen verlaufenden Membrana interossea entstehen zwei Faszienlogen, die die palmaren von den dorsalen Muskeln trennen. Das Einlagern der Muskeln in den Faszienlogen wird nochmals durch Faszienplatten in eine oberflächige und eine tiefe Schicht unterteilt (▶ Abb. 9.11).

Fascia dorsalis manus
Sie bedeckt den Handrücken und besteht aus einer oberflächigen und einer tiefen Schicht.

Lamina superficialis der Fascia dorsalis manus: Sie setzt sich direkt aus der Fascia brachii fort und bildet mit ihr zusammen das Retinaculum musculorum extensorum. Seitlich hat sie Kontakt mit der Fascia palmaris.

Lamina profunda der Fascia dorsalis manus: Dieser Anteil bedeckt die Handwurzelknochen und die Mm. interossei dorsales. In ihr sind die Bursae subcutaneae metacarpophalangae dorsales und intermetacarpophalangae eingelagert.

Fascia palmaris
Diese Faszienschicht bildet in der Handinnenfläche Faszienräume, die gegeneinander abgeschlossen sind: ein Raum um den Thenar, einen weiteren um den Hypothenar und um die Mittelschicht herum. Die Loge der Mittelschicht bildet der Karpaltunnel. Diese Räume bilden Kammern, die die Hand mit ihren Strukturen schützen und den aufkommenden Druck gleichmäßig verteilen sollen. Im Mittelfach verlaufen die Sehnen der langen Fingerbeuger, die Nerven und Gefäße sowie die Mm. lumbricales. Thenar und Hypothenar haben abge-

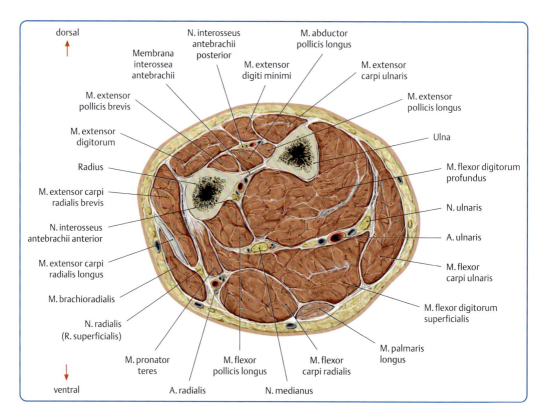

▶ **Abb. 9.11** Querschnitt durch einen rechten Unterarm. (Schünke M, Schulte E, Schumacher U. Prometheus LernAtlas der Anatomie. Allgemeine Anatomie und Bewegungssystem. Illustrationen von Wesker K, Voll M. 2. Aufl. Stuttgart: Thieme; 2007)

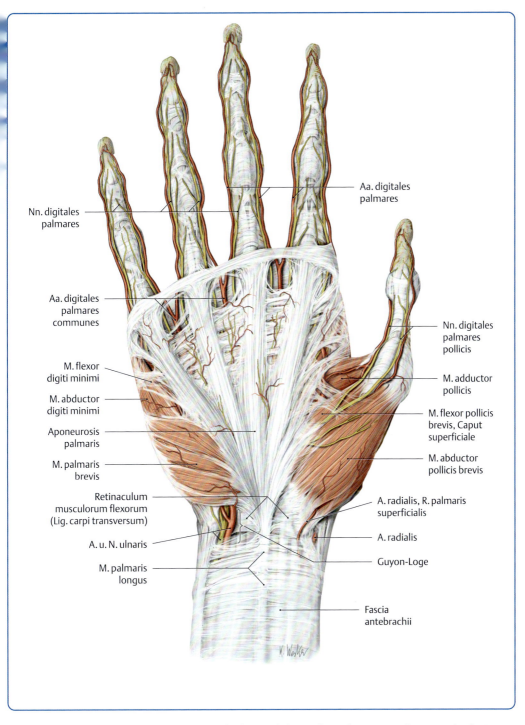

▶ **Abb. 9.12** Die Hohlhand, Arterien und Nerven. (Schünke M, Schulte E, Schumacher U. Prometheus LernAtlas der Anatomie. Allgemeine Anatomie und Bewegungssystem. Illustrationen von Wesker K, Voll M. 2. Aufl. Stuttgart: Thieme; 2007)

9 – Bindegewebe und Faszien

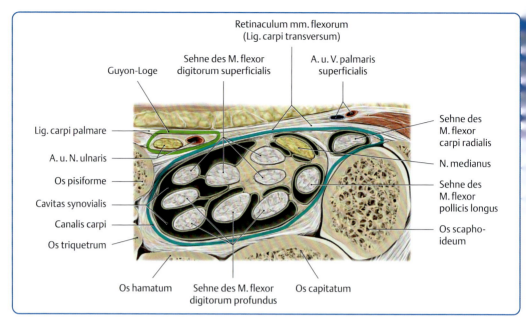

▶ **Abb. 9.13** Anlage der Guyon-Loge. (Schünke M, Schulte E, Schumacher U. Prometheus LernAtlas der Anatomie. Allgemeine Anatomie und Bewegungssystem. Illustrationen von Wesker K, Voll M. 2. Aufl. Stuttgart: Thieme; 2007)

schlossene Räume, in denen jeweils die Muskeln des Daumen- und des Handballens verlaufen (▶ Abb. 9.12).

Loge de Guyon

Der N. ulnaris und die Vasa ulnares verlaufen außerhalb des Karpaltunnels durch die Loge de Guyon. Diese wird dorsal vom Retinaculum musculorum flexorum und vom Lig. pisometacarpeum bzw. Lig. pisohamatum begrenzt. In der Handinnenfläche besteht die Begrenzung aus einem Anteil der Fascia palmaris – dem Lig. carpi palmare sowie dem M. palmaris brevis. Innen – medial – begrenzen die Sehne des M. flexor carpi ulnaris und das Os pisiforme die Loge. Letztendlich schließt sich die Loge lateral durch das Retinaculum musculorum flexorum und das Os hamatum (▶ Abb. 9.13).

Eine Übersicht über die Faszien der Schulter- und Armregion ist in ▶ Tab. 9.2 zusammengefasst.

▶ **Tab. 9.2** Zusammenfassung der Pars superficialis in der Schulter- und Armregion.

Faszie	Ursprung	Ansatz/Übergang	Muskeln/Strukturen, die in Verbindung mit der Faszie stehen
Fascia axillaris Lamina profunda		Sie wird gebildet aus Anteilen der Faszien des • M. subclavius • M. pectoralis minor • M. teres major • M. serratus anterior	Lymphknoten Gefäß- und Nervenbündel Achselband (Ligament von Gerdy)
Fascia axillaris Lamina superficialis		Sie wird gebildet aus Anteilen der Faszien des • M. latissimus dorsi • M. pectoralis major • M. teres major	Achselband (Ligament von Gerdy)

▶ Tab. 9.2 Fortsetzung

Faszie	Ursprung	Ansatz/Übergang	Muskeln/Strukturen, die in Verbindung mit der Faszie stehen
Fascia deltoidea			M. deltoideus
Fascia infraspinata			M. infraspinatus
Fascia subscapularis			M. subscapularis
Fascia brachii	Schultergürtelfaszien	Ellenbogen mit • Epicondyli medialis/lateralis • Olekranon • Bizepssehne	Nerven und Gefäße des Oberarms • M. triceps brachii • M. biceps brachii • M. brachialis • M. coracobrachialis • Bizepsrinne (A./V. brachialis, Plexus brachialis)
Fascia cubiti	Fascia brachii	Epicondyli lateralis und medialis	trennt Unterarmbeuger von radialer Muskelgruppe
Fascia olecrani	Fascia brachii	Olekranon Ulna	Bursa subcutanea olecrani
Fascia antebrachii	Fascia cubiti	Handgelenk	Retinacula flexorum/extensorum M. brachialis M. biceps brachii M. triceps brachii Loge für: M. brachioradialis Mm. extensores carpi radiales longus/brevis Loge für: M. flexor carpi ulnaris M. extensor carpi ulnaris
Fascia dorsalis manus	Fascia antebrachii	radial/ulnar mit Fascia palmaris	Mm. interossei Schleimbeutel
Fascia palmaris	Karpaltunnel	Ossa metacarpalia I–V Thenar und Hypothenar	Sie bildet drei Faszienräume (Thenar, Hypothenar und Mittelloge Karpal), die die Hand polstern und alle Strukturen schützen sollen.
Dorsalaponeurose	Retinaculum musculorum extensorum	Strecksehnen der Fingerknochen Metacarpalia I + V	Sehnen der Extensoren Mm. interossei
Palmaraponeurose Dupuytren-Faszie	Retinaculum musculorum flexorum	fächerförmig als Sehnen an den Phalangen der Finger • Os scaphoideum • Os trapezideum • Os pisiforme • Ossa metacarpalia I–V	Karpaltunnel Flexoren Gefäße und Nerven Thenar- und Hypothenarmuskeln Mm. lumbricales

Pars superficialis der Faszien der Brustwand

Siehe dazu insbesondere: [24] [26] [30] [51]

Fascia pectoralis

Über dem M. pectoralis major erstreckt sich die Fascia pectoralis. Sie hat einen Kontakt kranial zur Klavikula und verschmilzt in der Tiefe mit der Fascia clavipectoralis. Medial hat sie am äußeren Rand des Sternums Kontakt. Zusammen mit der Faszie des M. latissimus dorsi bildet sie einen Anteil der Fascia axillaris.

Fascia clavipectoralis

Die Fascia clavipectoralis ist eine dicke Faszienmembran, die die Klavikula mit dem Boden der Axilla verbindet. Sie spannt sich um den M. subclavius und den M. pectoralis minor und verbindet die beiden ebenfalls miteinander.

Durch die Fascia pectoralis und die Fascia clavipectoralis und deren Übergänge in die Fascia colli superficialis, die Fascia deltoidea und in die Fascia latissimus dorsi im Bereich der Achselhöhle entsteht eine kontinuierliche Verbindung der vorderen Thoraxwand mit dem Rücken und dem Hals. Durch die nahtlosen Übergänge in die Fascia abdominalis superficialis und die Muskelfaszien der Mm. obliqui abdominales, des M. transversus abdominalis und des M. rectus abdominalis, zeigt sich der fächerförmige Verlauf vom Sternum bis zum Übergang in die Linea alba.

Fascia thoracica (externa)

Einen mittleren Anteil der Pars superficialis stellt die Fascia thoracica externa dar. Diese liegt von außen dem Periost der Rippen und den Interkostalmuskeln an. Sie wird lediglich durch die Ursprünge der Mm. pectorales major et minor, des M. serratus anterior und des M. obliquus externus „durchbrochen".

Membrana intercostalis externa und Membrana intercostalis interna

Diese Membranen gehören zum tiefen Anteil der Pars superficialis.

Die **Membrana intercostalis externa** vervollständigt den Übergang der Mm. intercostales externi zum Knorpel der Rippen. Da die Muskeln anterior nur bis zur Knorpel-Knochen-Grenze rei-

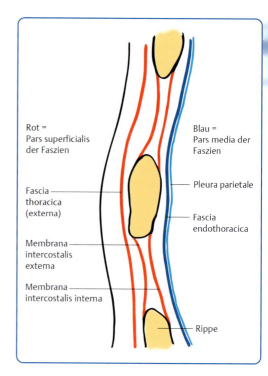

▶ **Abb. 9.14** Fascia thoracica externa, Fascia endothoracica und Pleura parietale. (Strunk A. Fasziale Osteopathie. 2. Aufl. Stuttgart: Haug; 2015)

chen, wird der Raum zwischen dem Rippenknorpel durch die Membrana intercostalis externa aufgefüllt.

Die Mm. intercostales interni reichen nur bis zum Angulus costae und auch hier wird die Lücke bis zur Wirbelsäule mit der **Membrana intercostalis interna** aufgefüllt (▶ Abb. 9.14).

Eine Übersicht über die Pars superficialis der Brustwand ist in ▶ Tab. 9.3 zusammengefasst.

Pars superficialis der Faszien in der Rückenregion

Siehe dazu insbesondere: [30] [51]

Fascia thoracolumbalis

Die Fascia thoracolumbalis bedeckt die Muskeln von Rücken und Stamm und dient als Ansatz für mehrere Muskeln. Sie geht kranial kontinuierlich in die Faszie des M. serratus posterior superior und die Fascia colli (cervicalis) superficialis über. In der HWS wird sie durch die Fascia nuchae ersetzt. Im thorakalen Bereich umgibt sie die mitt-

▶ **Tab. 9.3** Zusammenfassung der Pars superficialis der Brustwand.

Faszie	Ursprung	Ansatz/Übergang	Muskeln/Strukturen, die in Verbindung mit der Faszie stehen
Fascia clavipectoralis	Klavikula	Boden der Achselhöhle	M. subclavius M. pectoralis minor Lig. coracoclaviculare
Fascia pectoralis	Klavikula Fascia clavipectoralis Fascia latissimus Fascia deltoidea Fascia axillaris	Sternum	M. pectoralis major
Fascia thoracica		auf dem Periost der Rippen	Mm. intercostales

leren und die oberflächigen Muskelgruppen des Rückens und trennt sie von den tief liegenden Muskeln. Gerade im Lumbalbereich ist sie eine sehr dicke Faszie, in der sich sogar glatte Muskelzellen befinden.

Die Fascia thoracolumbalis kann dort in drei Schichten geteilt werden. In eine Lamina superficialis – dorsales Blatt, eine Lamina media und eine Lamina anterior – ventrales Blatt.

Die Lamina superficialis – dorsales Blatt findet Fixationen an den Procc. spinosi der LWS, dem Sakrum und dem Lig. supraspinale. Von dort verbreitert sie sich nach lateral, um den M. erector spinae von dorsal zu bedecken. Dieses oberflächige Blatt der Fascia thoracolumbalis wird vom M. latissimus dorsi und dem M. serratus posterior inferior als Ursprung verwendet. Im sakralen Bereich zeigt sie fließende Übergänge in die Glutealfaszie (und damit in die Extremitäten) und in die sakralen Bänder wie Lig. sacrotuberale und sacrospinale. [30]

Die Lamina media der Fascia thoracolumbalis ist die Mittelschicht zwischen der autochthonen Rückenmuskulatur und z. B. dem M. quadratus lumborum, welchen sie von posterior bedeckt. Am lateralen Rand verschmilzt die mittlere Schicht mit der dorsalen Schicht.

Der tiefe Anteil liegt vor dem M. quadratus lumborum und fixiert sich medial an den Procc. transversi der LWS. Es bildet unter anderem das Lig. arcuatum zur Befestigung des Zwerchfells (▶ Abb. 9.15).

Eine Übersicht über die Faszien der Pars superficialis der Rückenregion ist in ▶ Tab. 9.4 zusammengefasst.

Pars superficialis der Faszien der Bauchregion

Siehe dazu insbesondere: [22] [30] [51]

Fascia abdominalis superficialis

Sie bedeckt als Pars superficialis die gesamte vordere Bauchwand. Nach kranial geht sie grenzenlos in die Fascia pectoralis über. Zur Mitte wird sie durch die Linea alba verstärkt. Im unteren Bereich wird die Fascia abdominalis superficialis in zwei Anteile geteilt: einen oberflächigeren Anteil, in dem mehr Fett eingelagert ist, und in einen tieferen Anteil, der sich faseriger darstellt (▶ Abb. 9.16).

Oberflächiger Anteil – Camper-Faszie

Beim Mann: Der oberflächige Anteil und der tiefe Anteil verschmelzen beim Mann an der Vorderfläche der Wurzel des Penis. In der Höhe des Pubis setzen sie sich auf dem Penis als Fascia penis superficialis fort.

Bei der Frau: Die Camper-Faszie bei der Frau enthält mehr Fettgewebe als beim Mann und wird zu einem Teil der äußeren Schamlippen.

Tiefer Anteil – Scarpa-Faszie

Kaudal setzt sich dieser Anteil, im Bereich des Lig. inguinale, in die Fascia lata des Oberschenkels fort. Mittig ist sie fest mit der Linea alba und der Symphysis pubis verbunden, um von dort über die Rr. inferiores ossis pubis bis zum Diaphragma urogenitale zu laufen. Dort wird sie zur Fascia urogenitalis superficialis (Colles-Faszie) – vgl. Faszien des Beckens (S. 107).

9 – Bindegewebe und Faszien

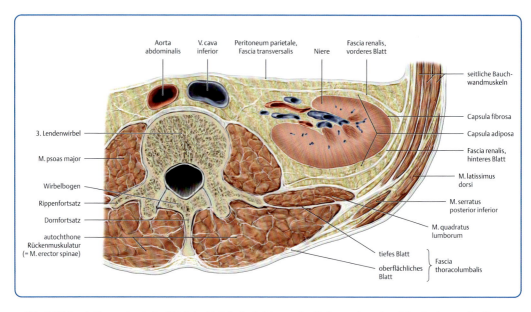

▶ **Abb. 9.15** Fascia thoracolumbalis. (Schünke M, Schulte E, Schumacher U. Prometheus LernAtlas der Anatomie. Allgemeine Anatomie und Bewegungssystem. Illustrationen von Wesker K, Voll M. 2. Aufl. Stuttgart: Thieme; 2007)

▶ **Tab. 9.4** Zusammenfassung der Pars superficialis der Rückenregion.

Faszie	Ursprung	Ansatz/Übergang	Muskeln/Strukturen, die in Verbindung mit der Faszie stehen
Fascia nuchae superficialis	Linea nuchae superior Fascia cervicalis superficialis	Fascia thoracolumbalis/Lamina dorsalis superficialis	M. trapezius Mm. rhomboideii
Fascia latissimus	Crista iliaca Sakrum – Übergang Fascia glutaea Fascia thoracolumbalis	Fascia axillaris Tuberculum minor	M. latissimus dorsi
Fascia thoracolumbalis [32]	Sakrum Os coccygis Crista iliaca Fascia glutaeus maximus Lig. sacrotuberale Lig. sacrospinale	oberhalb L4-Proc. spinosus und Lig. supraspinale Fascia nuchae Fascia colli superficialis sakral mit den Fasern der Lamina dorsalis profunda/Fascia thoracolumbalis verwachsen	M. latissimus dorsi M. obliquus externus abdominalis M. trapezius M. glutaeus maximus M. erector spinae von dorsal

Beim Mann: Die Scarpa-Faszie nimmt mittig ligamentäre Formen an und verlängert sich in das Lig. fundiforme penis, welches sich in einen rechten und linken Anteil spaltet, um den Corpus cavernosum penis zu umschlingen und von dort ins Skrotum zu laufen. Im Bereich des Leistenbands, am Angulus inguinalis superficialis, geht die Fascia abdominalis superficialis in die Fascia spermatica externa über und begleitet so den Samenstrang als äußerste Hülle bis ins Skrotum und bedeckt, nach dem Austritt aus dem äußeren Leistenring, den M. cremaster (▶ Abb. 9.17).

Bei der Frau: Bei der Frau setzt sich der faserigere Anteil in die Labia majora und in den vorderen Abschnitt des Perineums (Damm) fort.

9.5 Anatomie und Topografie

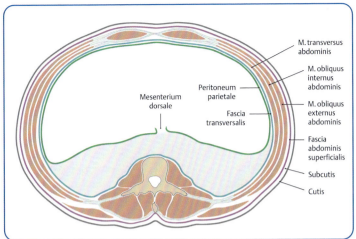

▶ **Abb. 9.16** Fascia abdominalis. (Schünke M, Schulte E, Schumacher U. Prometheus LernAtlas der Anatomie. Allgemeine Anatomie und Bewegungssystem. Illustrationen von Wesker K, Voll M. 2. Aufl. Stuttgart: Thieme; 2007)

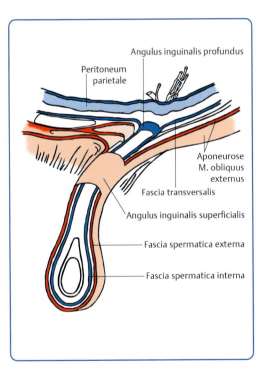

▶ **Abb. 9.17** Fascia transversalis zur Fascia spermatica interna. (Strunk A. Fasziale Osteopathie. 2. Aufl. Stuttgart: Haug; 2015)

Rektusscheide

Die Rektusscheide ist eine Anhäufung von Sehnenplatten der queren und schrägen Bauchmuskeln. Sie umhüllt den M. rectus abdominis beidseits und trägt deswegen ihren Namen: Rektusscheide oder auch Vagina musculi recti abdominis. Die Rektusscheide ist nach den Ansätzen der Bauchmuskeln ausgerichtet. So läuft der M. obliquus externus der einen Seite über seine Sehnenplatte in die Sehnenplatte des M. obliquus internus der anderen Seite über. Gemeinsam bilden sie damit eine Funktionseinheit. Die Rektusscheide bietet aber auch Schutz für die Organe. Man stelle sich vor, der M. transversus abdominis würde einmal zirkulär um den Bauch herum laufen. Dies würde bei maximaler Anspannung das Einschnüren der Organe bedeuten.

Die jeweilig ausgerichtete Muskulatur teilt die Rektusscheide in Blätter. Durch die Sehnenausläufer der queren Bauchmuskeln bildet sich das hintere Blatt. Die Sehnenausläufer der äußeren schrägen Bauchmuskeln bilden das vordere Blatt und die Sehnenausläufer der inneren schrägen Muskeln schließen sich sowohl dem vorderen als auch dem hinteren Blatt an. Die Zwischensehne des M. rectus abdominis ist mit dem vorderen Blatt der Rektusscheide verwachsen.

Linea alba

Die Linea alba ist ein sehniger Mittelstreifen der Aponeurosen der schrägen Bauchmuskulatur. Sie läuft vom Proc. xiphoideus bis zur Symphyse. Oberhalb des Bauchnabels ist sie ca. 10–25 mm breit und verdichtet sich um den Bauchnabel herum auf 14–18 mm. Dort hat sie eine kreisförmige Öffnung, die durch zirkuläre Fasern verstärkt ist: den Anulus umbilicalis. Unterhalb des Bauchnabels, unterhalb der Linea acurata, wird die Linea

9 – Bindegewebe und Faszien

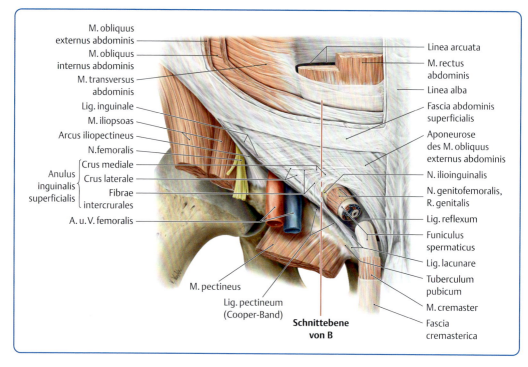

▶ **Abb. 9.18** Lage des Leistenkanals beim Mann. (Schünke M, Schulte E, Schumacher U. Prometheus LernAtlas der Anatomie. Allgemeine Anatomie und Bewegungssystem. Illustrationen von Wesker K, Voll M. 4. Aufl. Stuttgart: Thieme; 2014)

alba undeutlicher und geht eher in eine sehnenförmige Struktur über, welche dann mit einer Verstärkung – dem Adminiculum lineae albae – fächerförmig an der Symphyse inseriert. Der Grund für das undeutlichere Auftreten liegt darin, dass die Sehnenzüge der Bauchmuskulatur im unteren Bereich direkt in das vordere Blatt der Rektusscheide einfließen (▶ Abb. 9.18).

Eine Übersicht über die Faszien der Pars superficialis der Bauchregion ist in ▶ Tab. 9.5 zusammengefasst.

▶ **Tab. 9.5** Zusammenfassung der Pars superficialis der Bauchregion.

Faszie	Ursprung	Ansatz/Übergang	Muskeln/Strukturen, die in Verbindung mit der Faszie stehen
Fascia abdominalis superficialis	Fascia pectoralis	Linea alba Lig. fundiforme penis sive clitoridis Leistenkanal (äußerer Anteil) in Samenstrang Fascia penis Oberschenkelfaszie	bedeckt die gesamte vordere Bauchwand über Lig. fundiforme und den Samenstrang (Fascia spermatica externa) mit dem Skrotum verbunden
Rektusscheide	Fascia pectoralis	Aponeurose der Mm. obliqui externus/internus abdominis M. transversus abdominis	Aponeurose der lateralen Bauchmuskulatur Hülle des M. rectus abdominis
Linea alba	Sternum	Symphyse mit Adminiculum lineae albae	Verbindung der Rektusscheide oberhalb Bauchnabel schwächer als unterhalb

Pars superficialis der Faszien in der Leisten- und Dammregion

Siehe dazu insbesondere: [30] [39] [51]

Fascia perinei superficialis

Die Fascia perinei superficialis setzt sich aus der Fascia abdominalis superficialis ins Becken fort. Sie ist die subkutane Faszie im Dammbereich. Ventral läuft die Faszie beim Mann in die fibröse Hülle des Penis aus, während sie sich bei der Frau in das Bindegewebe der kleinen Schamlippen und der Fascia clitoridis einfügt. Lateral spannt sie sich zwischen den beiden Tubera ischiadica aus, um dorsal bis zum R. superior des Os ischii zu laufen. Sie geht seitlich nahtlos in die Fascia lata des Oberschenkels über.

Canalis inguinalis

Der Canalis inguinalis ist ein Produkt aus zusammengerollten Faszien und Muskelaponeurosen. Er wird sowohl aus Anteilen der Pars superficialis als auch aus Anteilen der Pars media der Faszien (Organtüte) gebildet. Er durchdringt die vordere Bauchwand in schräger Richtung von lateral-profunda nach medial-superfiziell. In ihm laufen beim Mann der Samenstrang und bei der Frau das Lig. teres uteri.

Seine **vordere Wand** wird durch die Aponeurose des M. obliquus externus abdominis, der Fascia abdominalis superficialis und der Subkutis gebildet. Die **hintere Wand** wird durch die Fascia transversalis (Pars media, oberflächiger Anteil), dem Lig. interfoveolare (aus der Fascia transversalis) und Teilen des Peritoneum parietale (Pars media, mittlerer Anteil) gebildet. Der **kaudale Teil** des Canalis inguinalis wird durch die Aponeurose des M. obliquus externus abdominis gebildet, der in diesem Teil zum Aufbau des Leistenbands beiträgt. Das **kraniale Dach** wird durch den unteren freien Rand des M. obliquus internus abdominis gebildet, der in diesem Bereich meist mit dem M. transversus abdominis verwachsen ist.

Der innere Eingang – Anulus inguinalis profundus – wird medial durch das Lig. interfoveolare begrenzt, während der laterale Rand durch eine Absenkung der Fascia transversalis geformt wird, die ab diesem Punkt als Fascia spermatica interna (Pars media, oberflächiger Anteil) den Samenstrang umhüllt. Die äußere Öffnung – Anulus inguinalis superficialis – wird durch das Aufspalten der Aponeurose des M. obliquus externus abdominis gebildet. Diese Anteile werden Crura laterale und mediale der Aponeurosis obliquus externus abdominis genannt.

Pars superficialis der Faszien der Becken- und Beinregion

Siehe dazu insbesondere: [24] [29] [30] [51]

Faszien des M. iliopsoas

Die Mm. psoas major und minor werden in ihrem Ursprungsbereich von einer eigenen Faszie umhüllt. Sie ist ein Teil der Fascia lumbalis (Fascia thoracolumbalis) und geht kranial in die fasziale Ausziehung des Diaphragmas über, in den Arcus lumbocostalis medialis, welcher aus den Crura des Diaphragmas gebildet wird. Bei der Zusammenkunft der Mm. psoas major et minor mit dem M. iliacus gehen die Faszien der beiden Muskeln in die Fascia iliaca über, die ab diesem Punkt alle drei Anteile des M. iliopsoas umspannt. Die Fascia iliaca hat mit der Fascia transversalis (Pars media, oberflächiger Anteil) und den Beckenfaszien Kontakt. Nach ihrem Durchtritt durch die Lacuna musculorum des Leistenbands, bis zur Ansatzstelle am Trochanter minor, wird die Faszie auch Fascia iliopsoas genannt. Diese Faszien bilden eine logenförmige Tüte, die vom Diaphragma bis zum Trochanter minor reicht. Im Bereich des Leistenbands entspringt aus der Fascia iliaca das Lig. (Arcus) iliopectineus, welches die Lacuna vasorum von der Lacuna musculorum trennt.

Fascia glutaea

Die Fascia glutaea ist dorsal die Fortsetzung der Fascia thoracolumbalis. Sie ist ein gesondert benannter Anteil der Fascia lata und kommt von der Crista ilaca und dem Sakrum. Die Faszie liegt dem M. glutaeus medius auf und umschließt lateral den M. tensor fasciae latae. Der Anteil um den M. glutaeus medius ist mit dem Periost des Os ilium verwachsen und bildet so eine regelrechte „Tüte" für diesen Muskel. Über dem M. glutaeus maximus ist sie relativ dünn, verzweigt sich aber in kleinste Anteile zwischen ihm und bildet so etliche Muskelfaserkammern innerhalb des M. glutaeus maximus. Unter dem M. glutaeus maximus bildet die

Fascia glutaea ein Stratum subgluteale, welches aus lockerem, fettreichem Bindegewebe besteht und die „Straße" für die austretenden Nerven und Gefäße bildet. Dieses Stratum subgluteale hat im Bereich der Foramina supra- und infrapiriforme Kontakt mit den Faszien des Retroperitonealraumes des Beckens. Die Fascia glutaea geht in die Fascia lata und den Tractus iliotibialis über.

Tractus iliotibialis

Der Tractus iliotibialis stellt eine Verdichtung der Fascia lata dar. Er läuft von der Crista iliaca, der Spina iliaca anterior superior und dem Trochanter major bis zum Tuberculum tractus iliotibialis des Condylus lateralis tibiae. Das oberflächige Blatt umschließt den M. tensor fasciae latae teilweise, während das tiefe Blatt Kontakt mit der Hüftgelenkkapsel hat. Kurz vor dem Ansatz an der Tibia entspringt ein kräftiger, horizontal verlaufender Anteil aus dem Tractus, um am lateralen Rand der Patella anzusetzen. Dies trägt zu dem lateralen Verspannungssystem gegen die medialen Kräfte bei. Ein kleiner Anteil des Tractus iliotibialis inseriert am Fibulaköpfchen. In den Tractus iliotibialis strahlt von vorne der M. tensor fasciae latae und von hinten der M. glutaeus maximus ein. Diese beiden Muskeln schaffen über den Tractus iliotibialis ein Gegenlager zu den medial wirkenden Biegekräften am Femur.

Fascia lata

Die Fascia lata entspringt vorne am Lig. inguinale und an der Rückseite an der Crista iliaca. In diesem Bereich wird sie Fascia glutaea genannt. Sie ist die Fortsetzung der superfiziellen Rumpf- und Bauchwandfaszien. Kaudal geht die Fascia lata in die Fascia cruris – die Unterschenkelfaszie – über. Wie am Oberarm bildet die Fascia lata Muskelsepten aus, die dorsal an der Linea aspera des Femurs fixiert sind. Außer dem M. sartorius, M. gracilis und M. tensor fasciae latae (diese haben eine eigene Faszie) liegen die Muskeln in diesen Logen. Um das Knie herum verdichtet sich die Fascia lata fast ringförmig, horizontal um die Patella herum.

Das **Septum intermusculare femoris lateralis** liegt zwischen dem M. vastus lateralis und dem Caput breve des M. biceps femoris. Der M. vastus medialis wird vom M. adductor magnus durch das **Septum intermusculare femoris mediale** getrennt. Durch diese beiden Septen entsteht eine Loge für die Strecker und eine Loge für die Beuger. Zusätzlich liegt zwischen der ischiokruralen Gruppe und den Adduktoren eine lockere Bindegewebsschicht, das **Septum intermusculare posterior**, in der der N. ischiadicus verläuft. Dieses Septum entspringt kranial aus der Fascia glutaea – dem Stratum subgluteale – und geht in die Faszien der Fossa poplitea über.

Im kranialen Bereich, dort, wo die Venen das Bein verlassen, ist die Fascia lata durchlöchert. Vor allem durch die V. saphena magna wird die Faszie durchstoßen und bildet dadurch den Hiatus saphenus.

Fascia poplitea

Der Kniekehlenübergang von der Fascia lata in die Fascia cruris wird durch die Fascia poplitea gebildet. Unter ihr liegt der Bindegewebsraum der Regio genus posterior (Kniekehle), in der sich die Gefäß-Nerven-Straße befindet. Dieser Anteil setzt sich unter dem Arcus tendineus musculi solei in die Bindegewebsloge zwischen den oberflächigen und tiefen Flexoren des Unterschenkels fort. Nach oben besteht eine Verbindung entlang des N. ischiadicus in die Flexorenloge des Oberschenkels. Über den Adduktorenkanal ist die Fascia poplitea mit der Fascia lata der Vorderseite des Oberschenkels verbunden.

Fascia cruris

Die Fascia cruris stellt die kontinuierliche Verbindung aus der Fascia lata nach distal dar. Sie ist an der Fascies medialis tibiae und an den freien Rändern der Fibula und Tibia mit dem Knochen verbunden. Hinten geht sie in die Fascia poplitea über und distal in die Fascia pedis. Sie bildet eine Aponeurose für den M. tibialis anterior und den M. extensor digitorum longus, an welcher Teile dieser Muskeln ihren Ansatz finden. Auch hier werden über die Fascia cruris Septen gebildet, die zur Muskelunterteilung führen.

In die Tiefe, zur Fibula hin, bildet die Fascia cruris das **Septum intermusculare anterius** aus, welches am Margo anterior fibulae fixiert ist, und zusätzlich ein **Septum intermusculare posterius**, welches am Margo posterior fibulae seinen Ansatz findet. Dadurch entstehen **drei Muskellogen**, die von den Septa intermusculares, der Fascia cruris, der Tibia, der Fibula und der Membrana interossea begrenzt werden (▶ Abb. 9.19).

9.5 Anatomie und Topografie

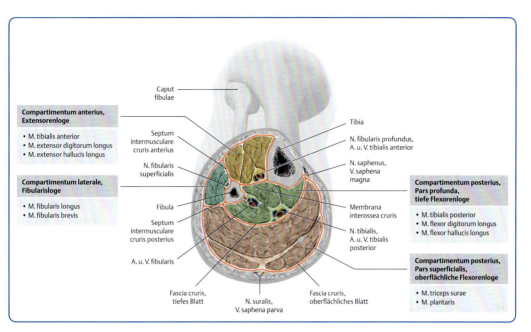

▶ **Abb. 9.19** Die drei Muskellogen am Unterschenkel. (Schünke M, Schulte E, Schumacher U. Prometheus LernAtlas der Anatomie. Allgemeine Anatomie und Bewegungssystem. Illustrationen von Wesker K, Voll M. 2. Aufl. Stuttgart: Thieme; 2007)

Extensorenloge
- M. tibialis anterior
- M. extensor digitorum longus
- M. extensor hallucis longus
- Vasa tibialia anterior

Peronaeusloge
- Mm. peronaei longus et brevis

Flexorenloge
Diese wird durch den tiefen Anteil der Fascia cruris (Fascia cruris profunda) nochmals in eine oberflächige und eine tiefe Loge geteilt.

- Oberflächige Flexorenloge
- M. triceps surae

- Tiefe Flexorenloge
- M. tibialis posterior
- M. flexor hallucis longus
- M. flexor digitorum longus
- Vasa tibialia posterior

Distal bildet die Fascia cruris durch horizontal verlaufende Fasern das Retinaculum musculorum extensorum superius (Lig. transversum cruris), welches vorne an Fibula und Tibia verankert ist. Etwas weiter Richtung Fußrücken befindet sich eine Y-förmige Faszienverstärkung, das Retinaculum musculorum extensorum inferius (Lig. cruciatum cruris).

Auf der Flexorenseite entsteht durch eine Faszienverstärkung im Bereich des medialen Knöchels das Retinaculum musculorum flexorum und im Bereich des lateralen Knöchels das Retinaculum musculorum peronaeorum. Die Retinacula sind Führungslogen für die Sehnen der zum Fuß führenden Muskulatur.

Membrana interossea cruris
Sie verbindet die Fibula mit der Tibia und besteht aus straffem Bindegewebe. Die Fasern der Faserplatte in der Mitte verlaufen zum größten Teil von der Tibia schräg nach unten außen zur Fibula. Vor und hinter dieser Faserplatte verlaufen nicht so stark ausgeprägte Faserbündel in die Gegenrichtung. Im oberen Bereich befindet sich eine Faserlücke, durch die die Vasa tibialia anterior laufen. Im distalen Bereich, kurz oberhalb der Syndesmosis tibiofibularis, weist die Membrana interossea einen weiteren Schlitz auf, durch die die Rr. perforantes der Vasa peronaeae laufen.

9 – Bindegewebe und Faszien

Fußfaszien

Die Fußfaszien stellen die Verlängerung der Retinacula musculora flexorum und extensorum dar und enden als Sehnenscheiden an den Zehen.

Auf dem Fußrücken entsteht die **Fascia dorsalis pedis**, die in ein oberflächiges und ein tiefes Blatt geteilt ist.

Das **oberflächige Blatt – Fascia dorsalis pedis superficialis** – bildet das Y-förmige Band Lig. cruciforme (Retinaculum musculorum extensorum inferius). Der erste Teil läuft vom Malleolus medialis zum Sinus tarsi, der zweite Teil beginnt unterhalb des lateralen Knöchels und verläuft quer zur Tuberositas ossis naviculare. Dort, wo sich beide Anteile überkreuzen, geht ein dritter Anteil in die Tiefe des Sinus tarsi und bildet das Lig. fundiforme.

Das Retinaculum musculorum extensorum inferius ist das Führungsband für die Extensoren und bildet mit seinen Verstärkungszügen den bindegewebigen Anteil der Sehnenscheiden des Fußrückens.

Das **tiefe Blatt – Fascia dorsalis pedis profunda** – bedeckt die Fußwurzelknochen, die Gelenkkapsel und die Bänder. Im Bereich der Ossa metatarsalia umhüllt der tiefe Anteil die Mm. interossei.

Zwischen oberflächigem und tiefem Blatt der Fascia dorsalis pedis verlaufen die Vasa dorsales pedis und der N. peronaeus profundus.

Das Retinaculum musculorum flexorum

Das Retinaculum musculorum flexorum ist ein eigenständiger Anteil, der aus der Fascia cruris entsteht und besteht ebenfalls aus einem oberflächigen und einem tiefen Blatt.

Das **oberflächige Blatt – Pars superficialis retinaculum musculorum flexorum** – kommt vom Malleolus medialis und läuft zum Tuber calcanei.

Das **tiefe Blatt – Pars profunda retinaculum musculorum flexorum** – setzt sich aus der Fascia cruris profunda fort und bildet das Führungsband für die Flexoren. Es beginnt am Malleolus medialis und zieht zum Talus und Kalkaneus. Neben den Flexoren laufen unter diesen Anteilen (in der dritten Loge) die Vasa tibialia posteriora und der N. tibialis im sogenannten Malleolenkanal.

Plantaraponeurose

Die Plantaraponeurose besteht aus einem sehr kräftigen mittleren Teil sowie medial und lateral aus einem schwächeren Anteil.

Der mittlere Anteil kommt von den Procc. medialis und lateralis tuberis calcanei und zieht fächerförmig über die Fasciculi longitudinalis bis zu den Zehen, welche durch die Fasciculi transversales quer verstärkt werden.

Im Bereich des Vorfußes verzweigt sich die Plantaraponeurose in etliche Verstärkungen, so z. B. das Lig. metatarseum transversum profundum und das Lig. plantare transversum subcutaneum (Lig. metatarseum transversum superficiale). Es existieren aber auch feste Verbindungen mit dem Kapsel-Band-Apparat der Metatarsophalangealgelenke und der Subkutis der Zehenhaut. Dadurch kommt es zu einer regelrechten Zuggurtung zwischen Kalkaneus und den Metatarsalen, wie auch den Metatarsalen untereinander, welches als Längs- und Quergewölbe bekannt ist.

Eine Übersicht der Faszien der Pars superficialis der Becken- und Beinregion ist in ▶ Tab. 9.6 zusammengefasst.

9.5.4 Pars media der Faszien – die „Organtüte"

Übersicht über die Pars media mit ihren drei Anteilen:

Oberflächiger Teil der Pars media der Faszien
- die äußere große Umkleidung der gesamten Organtüten
- Verbindung zum Parietalen (Rippen, Muskeln, Wirbelsäule)

Mittlerer Teil der Pars media der Faszien
- die etwas tiefer liegende äußere Umkleidung der Organe
- allgemeine Organfaszie des Halses
- Perikard/Epikard und seine Bänder
- Pleura parietale und seine Bänder
- Peritoneum parietale und seine Bänder, Omentas und Mesos

Tiefer Teil der Pars media der Faszien
- die tiefste, innerste Tüte der Organe
- spezielle Organfaszien des Halses
- Endokard
- Pleura viscerale
- Peritoneum viscerale

▶ Tab. 9.6 Zusammenfassung der Pars superficialis der Becken- und Beinregion.

Faszie	Ursprung	Ansatz/Übergang	Muskeln/Strukturen, die in Verbindung mit der Faszie stehen
Fasciae psoas major et minor	Arcus lumbocostalis medialis des Diaphragmas	in die Fascia iliaca	M. psoas major M. psoas minor
Fascia iliaca	aus der Faszie der Mm. psoas major et minor	Leistenband	M. iliacus M. psoas major M. psoas minor Fascia transversalis Beckenfaszien
Fascia iliopsoas	Anteil der Fascia iliaca – unterhalb Leistenband	Trochanter minor	M. iliopsoas Lig. iliopectineus
Fascia glutaea	Fascia thoracolumbalis Crista iliaca Sakrum	Fascia lata Tractus iliotibialis	M. glutaeus maximus M. glutaeus medius Gefäß- und Nervenstraße
Tractus iliotibialis	Crista iliaca SIAS Trochanter major	Tibia (kleiner Anteil am Fibulaköpfchen)	M. tensor fasciae latae M. glutaeus maximus Patella
Fascia lata	Lig. inguinale Crista iliaca Rumpf- und Bauchwandfaszien	Fascia cruris	Septen für Oberschenkelmuskeln, Gefäße und Nerven
Fascia poplitea	dorsal aus Fascia lata	dorsal in Fascia cruris	Gefäß- und Nervenstraße im Bereich Regio genus posterior
Fascia cruris	aus Fascia lata und Fascia poplitea Tibia und Fibula	Fascia dorsalis pedis Plantaraponeurose	Septenbildung für die Muskulatur des Unterschenkels Retinaculum mm. flexorum und extensorum
Membrana interossea	von der Tibia absteigend nach lateral	Fibula	Verbindung Tibia und Fibula Syndesmose Vasa tibiales anterior Rr. perforantes der Vasa peronaeae
Fascia dorsalis pedis superficialis	Malleolus medialis und unterhalb Malleolus lateralis	Y-förmig Sinus tarsi Tuberositas ossis naviculare	Retinaculum musculorum extensorum – Führungsband der Extensoren
Fascia dorsalis pedis profunda	Fascia cruris profunda	Fußwurzelknochen Gelenkkapsel und Bänder des Fußes	Mm. interossei mit superfizialem Anteil Loge für Vasa dorsales pedis und N. peronaeus profundus
Retinaculum musculorum flexorum superficialis	Fascia cruris Malleolus medialis	Kalkaneus	
Retinaculum musculorum flexorum profunda	Fascia cruris profunda Malleolus medialis	Talus Kalkaneus	Führungsband der Flexoren Vasa tibiales posterior N. tibialis
Plantaraponeurose	Kalkaneus	über die Fasciculi longitudinales an den Zehen	Längsgewölbe Quergewölbe Fettpolster

Pars media der Faszien des Halsbereiches

Siehe dazu insbesondere: [22] [29] [30]

Im Halsbereich stellt die Aufteilung der Pars media in drei Schichten eine Besonderheit dar. Zum einen umhüllt in diesem Bereich der oberflächige Anteil der Pars media die Muskulatur und läuft nicht zirkulär um den gesamten Organtrakt, zum anderen sind die eigentlich tieferen Schichten (mittlerer und tiefer Anteil) hier spezifisch aufgeführt – als eigenständige Organfaszien.

Pars media – oberflächiger Anteil – im Halsbereich

Fascia cervicalis media = Fascia colli media = Fascia praetrachealis

Die dreieckige Fascia cervicalis media befindet sich im vorderen Teil des Halses unter der Pars superficialis der Faszien (Fascia cervicalis superficialis) und dem M. sternocleidomastoideus. Sie umhüllt den Hals aber nicht zirkulär, sondern bedeckt die Halsorgane nur von ventral. Somit stellt sie im eigentlichen Sinne keine Tüte, sondern eher eine dreieckige Wand dar.

Die Spitze des Dreiecks ist am Hyoid befestigt, und die Ansätze finden sich am Hinterrand des Manubriums und der Klavikula bis zu der Stelle, wo der M. omohyoideus nach hinten zur Skapula läuft (äußeres Drittel der Klavikula). Auf ihrem Weg nach kaudal bildet sie den vorderen Anteil der Fascia thyreoidea. Die laterale Begrenzung ist durch den M. omohyoideus und den vorderen Rand des M. trapezius begrenzt. Dort geht sie in die Gefäßlogenfaszie (Vagina carotica) und in die Fascia cervicalis superficialis über. Am Manubrium und der Klavikula fließt sie in die Fascia endothoracica (Fascia thoracica interna) des Thorax ein.

Die Fascia cervicalis media umhüllt die infrahyalen Muskeln:
- M. sternohyoideus
- M. sternothyreoideus
- M. thyrohyoideus
- M. omohyoideus

Siehe hierzu auch ▶ Abb. 9.7 und ▶ Abb. 9.8.

Pars media – mittlerer Anteil – im Halsbereich

Allgemeine Organfaszie des Halses [30]

Spezieller Name, der der allgemeinen Organfaszie zugeordnet wird: Fascia pharyngobasilaris

Fascia pharyngobasilaris

Die allgemeine Organfaszie stellt schematisch nun wieder eine „Tüte" dar, da sie zirkulär um die Halsorgane verläuft. In ihr befinden sich der Pharynx, der Larynx, die Trachea, der Ösophagus und die Schilddrüse. Die Pars media der Fascia cervicalis medialis besitzt dorsal eine Verstärkung, die Fascia pharyngobasilaris. Mit dieser Verstärkung ist sie kranial an der Pars basilaris des Os occiput – Tuberositas pharyngea – befestigt, am unteren Teil der Pars petrosa/Os temporale, und verschließt das Foramen lacerum extrakranial. In ihrem Anheftungsverlauf läuft sie über die Tuba auditiva. Die Fascia pharyngobasilaris trennt dorsal den Pharynx und den Ösophagus von den tief liegenden Schichten der Pars media der Faszien und setzt sich in das Mediastinum fort. In ihrem vorderen Bereich bildet die Fascia pharyngobasilaris die Hinterfläche der Fascia thyreoidea.

Seitlich und vorne umschließt die allgemeine Organfaszie alle Halseingeweide und läuft mit der Trachea im ventralen Bereich bis in den Brustraum.

Pars media – tiefer Anteil – im Halsbereich

Spezielle Organfaszien [30]

Spezielle Namen, die den speziellen Organfaszien zugeordnet werden:
- Fascia thyreoidea (um Schilddrüse)
- Vagina carotica (Gefäß-Nerven-Scheide)
- Fascia buccopharyngea (um M. buccinator und Pharynx)
- Faszien des Ösophagus, der Trachea, des Kehlkopfes und der Glandula parathyreoidea
- Sie umschließen jedes Organ einzeln und verschmelzen mit der mittleren Schicht der Pars media der Faszien – der allgemeinen Organfaszie.

Pars media der Faszien des Thorax

Siehe dazu insbesondere: [22] [24] [26] [29] [30]

Die Pars media des Thorax ist die „Organtüte", die den gesamten Inhalt des Thorax, einschließlich des Mediastinums, von den Rippen trennt und mit ihren Schichten die Thoraxorgane umgibt.

Pars media – oberflächiger Anteil – des Thorax

Fascia endothoracica – Fascia thoracica interna

Die **Fascia endothoracica** umkleidet die Brustkorbeingeweide als äußerste Schicht und trennt sie damit von den Rippen und den Interkostalmuskeln. Im oberen Bereich verdichtet sich die Fascia endothoracica und bildet mit der Pleura parietale einen festeren Bindegewebsstrang für die Aufhängung der Lunge. Dieser Anteil, der das **Diaphragma cervicothoracale** bildet, wird **Membrana suprapleurale (Sibson-Faszie)** oder **Lig. suspensorium diaphragmale** genannt. Durch diese Verstärkung wird die Lunge an der I. Rippe, der Klavikula und der Fascia praevertebralis (Fascia cervicalis profunda) aufgehängt. Teile der Membran entstehen aus dem inkonstanten M. scalenus minimus **(Sibson-Muskel)**, der seinen Ursprung an C 7 findet. Gelegentlich lassen sich weitere Ansätze im Bereich von C 5 und C 6 finden. Ist der M. scalenus minimus atrophiert, stellt er sich als Bindegewebsstrang dar.

In den Ansatzgebieten der Membrana suprapleurale entstehen Verstärkungen, die sich an einem Präparat als Ligamente konstruieren lassen:

- Lig. costopleurale
- Lig. vertebropleurale
- Lig. transversopleurale
- Lig. clavicopleurale

Der Teil der Fascia endothoracica, der dem Diaphragma aufliegt, wird auch als **Fascia phrenicopleuralis** bezeichnet. In ihrem vorderen und hinteren Bereich bildet die Fascia endothoracica die vordere und hintere Begrenzung des Mediastinums. Mit Ausnahme der Rückwand des Sternums umschließt die Fascia endothoracica somit als ganze Tüte den Thorax und findet zusätzliche Anheftungen im Bereich des Trigonum sternocostale, an der Wirbelsäule, dem Angulus posterior der Rippen und am Perikard. In ihr laufen ventral die A. und V. thoracica interna und dorsal die Nn. intercostales.

Pars media – mittlerer Anteil – des Thorax

Pleura parietale/Perikardium

■ Pleura parietale – Rippenfell

Die Pleura parietale liegt fast ungetrennt direkt hinter der Fascia endothoracica und bildet zwei Tüten, in denen die beiden Lungen liegen – die **Cavitas pleuralis**.

Die Pleura parietale wird je nach Lage bezeichnet als:

- **Pleura costalis:** Dieser Anteil liegt anterior am Außenrand des Sternums und läuft von dort nach innen in den mediastinalen Teil und lateral in den parietalen Teil über.
- **Pleura mediastinale:** Dieser Anteil bildet die beiden lateralen Wände des Mediastinums.
- **Pleura parietalis:** Dieser Anteil liegt im Bereich der Rippen unterhalb der Fascia endothoracica, ausgehend von dem sternalen Teil, und dorsal umgeschlagen in den mediastinalen Teil.
- **Pleura diaphragmatica:** Diese Bezeichnung beschreibt den Anteil, der dem Diaphragma zugewandt ist.
- **Kraniale Verdichtung:** Kranial bildet die Pleura parietale zusammen mit der Fascia endothoracica die Aufhängung der Lunge.

■ Perikardium

Das Perikardium ist die „Tüte" des Herzens, welche dem Herz den nötigen Platz zur Ausdehnung freihält, aber gleichzeitig auch die stabile Wand für die volle Kontraktionskraft bietet. Der Herzbeutel besteht aus zwei Anteilen:

Pericardium fibrosum. Dieser **äußere Anteil** besteht aus einer derben, festen Bindegewebsschicht, deren Kollagenfasern scherengitterartig angeordnet sind. Er ist maximal 30 % dehnbar und bietet damit die Wand als Gegenlager der Kontraktion des Herzens. Gegenüber der Pleura mediastinale ist das Pericardium fibrosum gut verschiebbar, während es mit dem Centrum tendineum diaphragmale fest verwachsen ist.

Weitere ligamentärähnliche Verbindungen bestehen zur Trachea, zum Sternum und zur Wirbelsäule:

- Lig. sternopericardiacum superior: vom Perikard zum Manubrium
- Lig. sternopericardiacum inferior: vom Perikard zum Proc. xiphoideus

- Lig. vertebropericardicum: vom Perikard zu C 6 bis Th 3
- Lig. cervicopericardiacum: vom Perikard zum tiefen Anteil der Pars media des Halses – Fascia thyreoidea (diese bedeckt die Thymusloge dorsal)
- Ligg. visceropericardiaca: Dieser Anteil verbindet den Herzbeutel
  - mit dem Ösophagus – Ligg. oesophagopericardiaca
  - mit der Bifurcatio tracheae und lateral mit den Lungenvenen – Ligg. tracheopericardiaca/ Ligg. bronchopericardiaca (▶ Abb. 9.20)

Pericardium serosum. Der **innere Teil** des Herzbeutels besteht wiederum aus zwei Schichten, dem **Pericardium serosum – parietales Blatt**, welches die Verbindung zwischen Pericardium fibrosum und dem **Pericardium serosum – viszerales Blatt** – Epikard herstellt.

Zwischen diesen beiden Blättern befindet sich seröse Flüssigkeit zur freien Beweglichkeit des Herzens.

Pars media – tiefer Anteil – des Thorax

Die Pars media – tiefer Anteil – liegt den Organen direkt auf. Sie ist nur „virtuell" trennbar für die Anatomie, in vivo umgibt sie jede kleinste Furche des Lungen- und Herzgewebes und ist mit ihr fest verbunden. Name: Pleura viscerale/Endokard.

Pars media der Faszien des Bauchraumes

Siehe dazu insbesondere: [7] [22] [24] [29] [30] [31]

Die Pars media im Bauchraum ist das Pendant zur Pars media des Thoraxraumes. Sie umgibt die Baucheingeweide – beginnend von einer großen „Tüte", welche alles umhüllt und die kleiner werdenden „Tüten" in sich trägt.

Pars media – oberflächiger Anteil – des Bauchraumes

Name: Fascia abdominalis interna = Fascia abdominalis parietalis = Fascia endoabdominalis

Spezielle Namen, die der Pars media – oberflächiger Anteil – zugeordnet werden:
- Fascia transversalis
- Fascia diaphragmatica

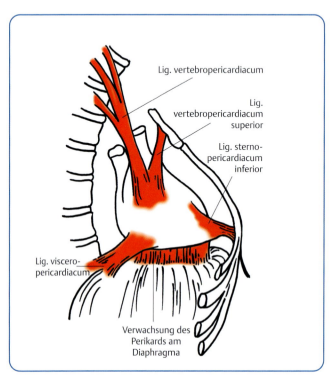

▶ **Abb. 9.20** Herzbänder. (Strunk A. Fasziale Osteopathie. 2. Aufl. Stuttgart: Haug; 2015)

- Fascia umbilicalis
- Fascia renalis
- Fascia retropancreatica
- Fascia retrocolica

Fascia abdominalis interna
Die Fascia abdominalis interna, auch Fascia abdominalis parietalis oder Fascia endoabdominalis genannt, ist die Fortsetzung der Fascia endothoracica im Bauchraum. Sie umgibt die Bauchorgane, sowohl die intra-, die retro- als auch die extraperitonealen Organe, wie eine große „Tüte". Im Bereich des M. transversus abdominalis wird sie **Fascia transversalis** genannt. Dennoch gibt es viele Literaturstellen, die die gesamte innere Bauchwandfaszie als Fascia transversalis benennen (s. hierzu ▶ Abb. 9.16).

Sie ist vorne mit der oberen Linea alba und kaudal mit dem Lig. inguinale verwachsen, wo sie ebenfalls einen engen Kontakt mit der Fascia iliaca aufweist und den M. quadratus lumborum von vorne bedeckt. Unterhalb des Bauchnabels wird der M. rectus abdominis nur noch von der Fascia abdominalis interna von innen bedeckt. Weiter bildet sie gemeinsam mit dem Peritoneum die hintere Wand des Canalis inguinalis. Am Angulus inguinalis profundus geht sie beim Mann in die **Fascia spermatica interna** über, während sie bei der Frau das **Lig. teres uteri** umkleidet [26]. Kranial geht sie in den Abschnitt der Fascia abdominalis interna über, der das Zwerchfell von kaudal bedeckt.

Zwischen der Fascia abdominalis interna und dem Peritoneum parietale befindet sich eine dünne Schicht – die **Fascia subperitonealis – Tela subserosa**. Diese liegt dem Peritoneum parietale auf. Zwischen ihnen befindet sich das **Spatium extraperitoneale**. Dies ist eine Schicht aus Fettgewebe und stellt sich dorsal wesentlich stärker ausgeprägt dar als ventral. In diesem Spatium liegen die retroperitonealen Organe, wie große Teile des Duodenums, das Pankreas und Teile des Kolons. Das Spatium extraperitoneale erstreckt sich bis in die Mesenterien hinein und führt die Blutversorgung der Organe.

Die **Fascia abdominalis interna** und die mit ihr verbundene Fascia subperitonealis bekommen je nach Lage einen anderen Namen.

Fascia diaphragmatica. Dies ist der Teil der Fascia abdominalis, welcher das Zwerchfell von kaudal bedeckt.

Fascia umbilicalis. Eine Faszienverstärkung im Bereich des Bauchnabels.

Fascia transversalis. Im eigentlichen Sinne nur der Teil der Fascia abdominalis interna, der den M. transversalis abdominis von innen umkleidet. Wie oben jedoch schon erwähnt, wird dieser Name in vielen Literaturas als Synonym für die Fascia abdominalis interna verwendet.

Fascia renalis. Der Fasziensack der Niere und Nebenniere ist eine Ausstülpung des Bindegewebegerüstes des Retroperitonealraumes – der Fascia subperitonealis. Die Fascia renalis umhüllt die Niere, die Nebenniere und die Fettkapsel. Sie kann man in zwei Anteile teilen:
- **Fascia praerenalis:** Dieser Anteil stammt aus der sekundären Verwachsung von Mesocolon ascendens und Mesocolon descendens. Sie umhüllt die Niere und Nebenniere von ventral und verliert sich im Bereich des Bindegewebes der Aorta und V. cava inferior.
- **Fascia retrorenalis:** Dieser Anteil ist stärker ausgeprägt als der vordere und läuft bis zu den Bindegewebsstrukturen vor der Wirbelsäule.

Beide Blätter sind oben an dem Teil der Fascia abdominalis interna miteinander verschmolzen, die den Bereich des Zwerchfells von kaudal bedeckt. Seitlich schließt sich der Fasziensack durch seine zwei Blätter von selbst. Nach unten hin ist die Fascia renalis offen. Zwischen den beiden Blättern medial befindet sich der Hilus – ein offener Bereich zum Eintritt der Gefäße für die Niere.

Faszie von Treitz – Fascia retropancreatica
Die Fascia von Treitz stellt ein Überbleibsel der Ursprungsmesenterien dar. Das embryologische Mesenterium dorsale primitivum wird durch die Drehung der Organe und das Verlagern von Teilen des Duodenums, des Pankreas sowie des Colon ascendens und Colon descendens nach retroperitoneal verlagert und verschmilzt mit dem dorsalen Peritoneum. Dahinter entsteht eine breite bindegewebige Lamelle (Umschlagfalte), die der späte-

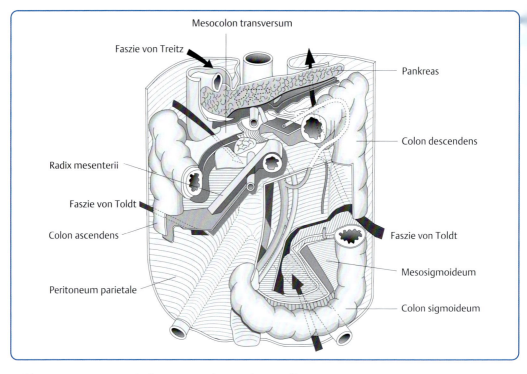

▶ **Abb. 9.21** Faszie von Treitz. (Hebgen E. Viszeralosteopathie. 4. Aufl. Stuttgart: Haug; 2011)

ren Tela subserosa – Fascia subperitonealis – entspricht. Durch diese bindegewebige Lamelle heften die Partes duodenale II und III mit dem Pankreaskopf an der dorsalen Bauchwand an (▶ Abb. 9.21).

Ähnlich sieht die Fixierung des Pankreasschwanzes aus. Dieser liegt in der peritonealen Umschlagfalte, in der sich die Milz befindet, und damit im eigentlichen Sinne intraperitoneal. Dieser Anteil wird aber zur Faszie von Toldt gezählt.

Faszie von Toldt – Fascia retrocolica

Dieser Anteil ist die Fixierung des Colon ascendens und des Colon descendens, wobei in diesem Bereich große anatomische Variationen existieren, die aufgrund nicht vollständiger Darmdrehung embryonal entstehen. Ursprünglich intraperitoneal, wandern diese Anteile des Dickdarms retroperitoneal und sind in ihrer Gänze nur auf der Vorderseite mit Peritoneum parietale bedeckt. Bei ihrer Drehung an den Endort nehmen sie jedoch eine Umschlagfalte des Peritoneums hinter sich mit, die dann mit der eigentlichen Tela subserosa – Fascia subperitonealis – verwächst. Dadurch ist die Fascia von Toldt durchgängig an der hinteren Abdominalwand von einer Seite zur anderen vertreten. In der Umschlagfalte von medial hinein laufen die eigentlichen Mesocola ascendens und descendens, welche die Gefäße und Nerven für diese Anteile des Kolons führen (▶ Abb. 9.22).

Pars media – mittlerer Teil – des Bauchraumes

Peritoneum parietale

Das Peritoneum parietale bildet die Bauchhöhle – die eigentliche „Tüte" – um die intraperitoneal gelegenen Organe herum. Sie bildet Umschlagfalten und Abgänge, die je nach Lage Omentas, Mesenterien oder Ligamente genannt werden.

Pars media – tiefer Anteil – des Bauchraumes

Peritoneum viscerale

Der tiefe Anteil der Pars media der Bauchorgane liegt den Organen direkt auf. Sie ist auch hier, genau wie im thorakalen Bereich, nur virtuell trennbar für die Anatomie. In vivo umgibt sie jede kleinste Furche der Organe und teilt die einzelnen funktionsunterschiedlichen Zellanteile der Organe voneinander.

9.5 Anatomie und Topografie

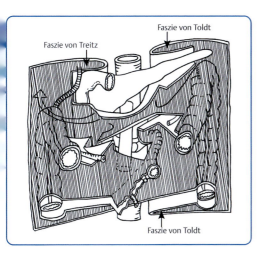

▶ **Abb. 9.22** Faszie von Toldt. (Strunk A. Fasziale Osteopathie. 2. Aufl. Stuttgart: Haug; 2015)

Pars media der Faszien des Beckenbereiches mit ihren drei Anteilen – oberflächiger, mittlerer und tiefer Anteil

Siehe dazu insbesondere: [22] [24] [25] [30] [31] [32]

In diesem Bereich bildet die Pars media der Faszien die Auskleidung des kleinen Beckens und setzt die tiefe Bauchfaszie ins Becken fort.

Die Schichtung im Becken folgt etwas anderen Regeln, da die in diesem Bereich liegenden Organe nicht mehr innerhalb des Peritoneums liegen, wie zum Beispiel das Jejunum, sondern nur zum Teil vom Peritoneum, wie durch eine „Tischdecke", abgedeckt werden. Diese Organe sind sub- bzw. retroperitoneal (Cervix uteri, Blase, Flexura sacralis des Rektums). Die Beckenorgane, die keinen Kontakt mehr zum Peritoneum haben, werden auch als extraperitoneal liegende Organe (Flexura perinealis des Kolons, Prostata, Urethra, Cavum uteri) bezeichnet. Ein Teil der Organe verlagert sich jedoch so weit in das Peritoneum von kaudal nach kranial herein, dass sie vollkommen von Peritoneum umschlossen werden (Ovar, Tuba uterina und Teile des Corpus uteri) und deswegen trotzdem als intraperitoneale Organe definiert werden.

Von der Art des Faszienüberzugs ist die Pars media der Faszien im Becken eher mit der Pars media im Halsbereich zu vergleichen.

Um den Abschluss im Becken besser verständlich zu machen, wird an dieser Stelle auf die Einteilung in einen oberflächigen, einen mittleren und einen tiefen Anteil im Detail verzichtet. Vielmehr soll hier eine vereinfachte Darstellung des **Beckenbodens** und der Räume zwischen den einzelnen Faszienschichten Platz finden, da es schon ausreichend erscheint, den Beckenboden als ein komplexes Gebilde aus Muskeln und Faszien im Ganzen zu verstehen.

Fascia pelvis

Sie setzt die Fascia transversalis (Fascia abdominalis interna) ins kleine Becken fort. Mit ihr werden alle Faszien zusammengefasst, die die Beckenmuskulatur vom Spatium extraperitoneale (auch Spatium subperitoneale genannt) trennt.

Die Fascia pelvis wird in einen parietalen und einen viszeralen Anteil unterteilt.

Die teilweise stark ausgeprägte **Fascia pelvis parietalis** bedeckt die Wand des Beckens. Ihr könnte man die Zuordnung in **Pars media – oberflächiger Anteil –** des Beckenbereiches zukommen lassen.

Im Bereich des M. iliacus wird sie in einigen Literaturen (z. B. [22]) als Fascia iliaca bezeichnet, welche aber genau genommen zum Anteil der Pars superficialis der Faszien gehört, da der M. iliacus zwar zu den inneren Becken- und Bauchmuskeln gehört (ebenso wie der M. piriformis und der M. obturatorius internus), diese aber embryologisch aus den Beinen ins Becken gewandert sind.

Die Fascia pelvis parietalis bildet beim Mann das Lig. puboprostaticum und bei der Frau das Lig. pubovesicale.

Die **Ligg. umbilicalia** (mediale und medianum) setzen sich gemeinsam mit der Fascia transversalis ins Becken fort und werden dort als **Fascia vesicoumbilicale** bezeichnet. Diese Faszie bildet den Übergang der Bauchfaszien zur **Fascia vesicalis**.

Zum Sammelbegriff der Fascia pelvis parietalis werden gezählt:
- Fascia obturatoria
- Fascia piriformis
- Fasciae diaphragmaticae pelvis superior et inferior
- Fasciae diaphragmaticae urogenitale superior et inferior

Die **Fascia pelvis visceralis** bedeckt die kleinen Beckenorgane und stellt damit am ehesten die **Pars media – mittlerer Anteil – des Beckenbereiches** dar. Beim Mann bildet dieser Anteil zusätzlich das Septum retrovesicale (Raum zwischen Rektum, Prostata und Harnblase) und bei der Frau das Septum retrovaginale (Raum zwischen Rektum und Uterus).

Möchte man eine Zuordnung zum **tiefen Anteil der Pars media im Becken** herstellen, so sind dies die eigenständigen Umhüllungen der Beckenorgane:
- Paracystium – um die Harnblase
- Paraproktium – um das Rektum
- Parametrium – um den Uterus
- Parakolpium – um die Vagina (oberer Anteil)

Beckenboden von extern nach intern

Siehe dazu insbesondere: [22] [24] [30] [31] [32]

Der Beckenboden besitzt eine Doppelfunktion. Auf der einen Seite muss er die Last der Eingeweide tragen und deren Lage im Becken sichern, auf der anderen Seite verschließt er durch Muskeln die Öffnungen für Rektum, Harnröhre und Vagina und übt dadurch eine Sphinkterfunktion aus. Um dies zu erreichen, ist der Beckenboden mit Schichten von Muskulatur und Faszienplatten kulissenartig und trichterförmig aufgebaut.

Fascia perinei superficialis – ein Teil der Pars superficialis der Faszien

Dieser Anteil wurde schon detailliert bei der Pars superficialis der Faszien beschrieben (S. 431). Sie schließt zusammen mit der Fascia lata den Beckenring von kaudal ab.

Spatium perinei superficialis

Dieser Raum liegt zwischen Fascia perinei superficialis und der Fascia diaphragmatica urogenitalis inferior. In diesem Raum liegt die Peniswurzel beim Mann und der M. bulbospongiosus und M. ischiocavernosus.

Fascia diaphragmatica urogenitalis inferior

Der Anteil des unteren Diaphragmas bedeckt die äußere Fläche des M. transversus perinei profundus.

Spatium perinei profundum

Der Raum zwischen Fasciae diaphragmaticae urogenitales inferior und superior wird als Spatium perinei profundum bezeichnet. In ihm liegen die Mm. transversi perinei profundus et superficialis, der M. sphincter urethrae, die Gll. bulbourethrales (Mann), die Gll. vestibulares majores (Frau), der N. pudendus und die A./V. pudenda interna eingebettet [26]. Im vorderen Abschnitt des Spatiums vereinigen sich Fasciae diaphragmaticae urogenitales inferior und superior miteinander und bilden das Lig. transversum perinei. Das Diaphragma urogenitale wird beim Mann durch die Harnröhre und bei der Frau zusätzlich von der Scheide durchquert. Oberhalb des Diaphragma urogenitale liegt das blinde Ende der Fossa ischiorectalis.

Fascia diaphragmatica urogenitalis superior

Sie bedeckt die Innenfläche des M. transversus perinei profundus und hat Kontakt zur Fascia diaphragmatica pelvis inferior und der Fascia obturatoria.

Diaphragma urogenitale

Die Fasciae diaphragmaticae urogenitales inferior und superior, zusammen mit dem Spatium perinei profundum, wird als Diaphragma urogenitale bezeichnet.

Subfaszialer Raum

Ein Anteil des subfaszialen Raumes wird als Fossa ischiorectalis bzw. Fossa ischioanalis bezeichnet. Sie wird wie folgt begrenzt.
- ventral: vom Diaphragma urogenitale
- dorsal: vom Lig. sacrotuberale und dem M. glutaeus maximus
- lateral: von der Fascia obturatoria und dem M. obturatorius internus
- medial: von der Fascia diaphragmatica pelvis inferior und dem M. levator ani
- kaudal: von der Fascia diaphragmatica urogenitalis superior und dem M. transversus perinei profundus

Durch die Fossa ischiorectale laufen der N. pudendus und Äste der Vasa pudenda interna, die ihre Stämme im **Canalis pudendalis (Alcock-Kanal)** liegen haben. Der Canalis pudendalis liegt an der lateralen Wand der Fossa ischiorectalis und wird durch eine Duplikatur der Fascia obturatoria gebildet.

Fascia diaphragmatica pelvis inferior
Der inferiore Teil des Pelvisdiaphragmas bedeckt den äußeren Teil des M. levator ani nebst dem M. coccygeus und bildet den medialen Teil der Fossa ischiorectalis.

Fascia diaphragmatica pelvis superior
Der obere Anteil umkleidet die Oberfläche des M. levator ani.

Diaphragma pelvis
Beide oben genannten Faszien, Fasciaa diaphragmaticaa pelvis inferior und superior, werden zusammen als Diaphragma pelvis bezeichnet. Es ist in einer Linie am seitlichen Beckenrand, beginnend am Os pubis, über die Fascia obturatoria, die Spina ischiadica und das Lig. sacrospinale hinweg bis zum IV. Sakralwirbel befestigt.

An einem Teil weist das Diaphragma pelvis einen fast dreieckigen Spalt auf – den Hiatus levatoris. Durch den Levatorschlitz treten hinten der Enddarm, vorne die Harnröhre und bei der Frau die Scheide aus. Diese Ausgänge sind durch bindegewebig-muskuläre Einlagerungen voneinander nochmals unterteilt.

Das Diaphragma pelvis stellt den letzten, nach kranial liegenden Teil der Fascia pelvis parietalis dar. Über ihm beginnt der subperitoneale Raum, der auch extraperitonealer Raum genannt wird (▶ Abb. 9.23).

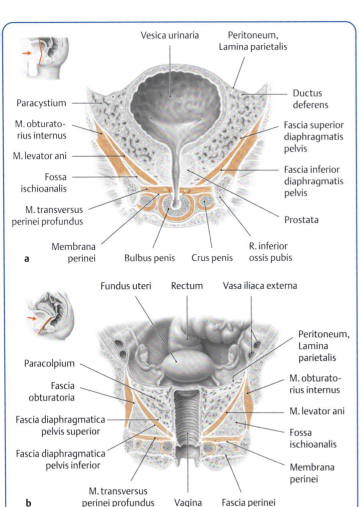

▶ **Abb. 9.23** Peritonealbezüge, Faszien und Räume im Becken. (Schünke M, Schulte E, Schumacher U. Prometheus LernAtlas der Anatomie. Hals und Innere Organe. Illustrationen von Wesker K, Voll M. Stuttgart: Thieme; 2005)

Spatium extraperitoneale = Extraperitonealer Raum = Subperitonealer Raum

Dieser Raum wird nach kaudal zum Beckenboden durch das Diaphragma pelvis abgetrennt und nach kranial zur Bauchhöhle durch das Peritoneum parietale. Ventral ist die Begrenzung die Symphyse und dorsal das Sakrum. Die Fossa ischiorectalis wird durch den M. levator ani vom extraperitonealen Raum abgetrennt. In ihm liegen die Beckenorgane. Er enhält die Harnblase, den Anfangsteil der Urethra und das Rektum. Bei der Frau finden sich dort außerdem der Uterus und die Vagina, während beim Mann dort die Prostata und die Samenbläschen zu finden sind. Zwischen den Organen liegt lockeres Bindegewebe, welches mit glatten Muskelzellen durchsetzt ist.

Im Spatium extraperitoneale verlaufen die A./V. iliaca interna, die A./V. obturatoria, der N. pudendus, der Plexus sacralis und der Plexus hypogastricus inferior.

Peritonealhöhle des Beckens – Cavitas peritonealis

Dieser Bereich des Beckens zählt im beschriebenen Sinne noch zur Bauchhöhle, da einige Beckenorgane teilweise wie von einer „Tischdecke" von Peritoneum bedeckt werden (retroperitoneal). So z. B. die Harnblase, der Uterus und die Vorderfläche des Rektums. Manche Organe haben sich embryologisch so weit von kaudal nach kranial in das Peritoneum eingestülpt, dass sie nur noch über ein Meso mit dem extraperitonealen Raum verbunden sind (z. B. die Eierstöcke und der Eileiter). Dadurch wird diesen Organen auch manchmal die Beschreibung sekundär-intraperitoneal zugeteilt.

Das Peritoneum parietale der Cavitas peritonealis hat kaudal Kontakt mit dem Colon sigmoideum. Die Harnblase (vom Blasenscheitel bis zum Eintritt der Ureteren) und die Vorderfläche des Rektums liegen dem Peritoneum eng an. Bei der Frau besteht Peritoneumkontakt oder sogar vollkommene Einstülpung ins Peritoneum von Uterus, Ovarien und Tubae. Das Peritoneum bildet zwischen den Organen Umschlagfalten aus:
- Excavatio vesicouterina (zwischen Blase und Uterus)
- Excavatio rectouterina – der Douglas-Raum (zwischen Uterus und Rektum)
- Excavatio rectovesicale (zwischen Rektum und Blase beim Mann)

9.5.5 Pars profunda der Faszien – die „Neuro-WS-Tüte"

Siehe dazu insbesondere: [30] [45] [51]

Die Pars profunda der Faszien im Rücken stellen in diesem von der Autorin erstellten Schema die Fortsetzung der in der faszialen Literatur explizit beschriebenen Fascia cervicalis profunda der HWS dar.

Die Pars profunda der Faszien verbindet, umhüllt und bildet
- die Umhüllung der autochthonen Muskulatur,
- das Periost der Wirbel,
- die Umhüllung des Rückenmarkes und der austretenden Nerven,
- Ligamente der Wirbelsäule und
- die Umhüllung des Grenzstranges.

Die Pars profunda der Faszien bildet in diesem Schema die dorsalste Tüte der drei Schichten. Im Halsbereich wird sie als Fascia praevertebralis – Fascia cervicalis profunda explizit beschrieben (s. u.). Dies liegt an der unterschiedlichen embryologischen Entwicklung des Hals- und Kopfbereiches gegenüber dem Rumpf. Dennoch kann eine Kontinuität der Fascia cervicalis profunda beibehalten werden, da ein eigenständiges dorsales System, welches in der Faszieneinteilung aufgegriffen und der Pars profunda der Faszien zugeordnet wird, besteht.

Der profunde Anteil stellt den Bereich der Faszien dar, die zum Segment gehören und die Strukturen umkleiden, welche durch den R. dorsalis und den R. meningeus des Spinalnervs innerviert werden und deren Ursprung im paraxialen Mesoderm liegt – die Somitenbildung. Somiten sind die embryologischen Vorläufer des axialen Skeletts, auch Urwirbel genannt. Ende der 4. Entwicklungswoche beginnt eine Differenzierung der Somiten in kraniokaudaler Richtung, um u. a. das axiale Skelett und dessen zugehörige Skelettmuskulatur segmentiert auszubilden. Das Ergebnis der Differenzierung zeigt sich dann später in den Wirbelkörpern mit Periost, der autochthonen Rückenmuskulatur, der Dura mater spinalis und den ligamentären Strukturen der Wirbelsäule. [29]

Ebenso werden die Dura mater und die Pia mater zu diesem System dazugenommen. Diese Betrachtungsweise ist allerdings erst ab dem Foramen magnum legitim, da ab hier die Arachnoidea spinalis fast gänzlich mit der Dura mater spinalis verwachsen ist und somit als wichtige, eigenständige Struktur – wie sie sich im Kranium darstellt – nicht mehr wirklich existiert. Somit entsteht aus einem – im Gehirn dreischichtigen System – funktionell ein zweischichtiges System. Dieses stellt in diesem Faszienschema dann den mittleren und den tiefen Anteil der Pars profunda der Faszien dar.

Das meningeale System kann aus kraniosakraler Sicht eigenständig betrachtet werden und ist dort unter dem „Core Link" nach W.G. Sutherland bekannt.

Trotz dieser eigenständigen Betrachtungsweise der reziproken Spannungmembranen steht diese der Zuteilung zur Pars profunda der Faszien in der Wirbelsäule nichts entgegen. Ein vergleichbarer Sachverhalt wäre die Zuordnung des Herzens mit seinen Hüllen einerseits zum faszialen System des Mediastinums, andererseits aber auch dessen eigenständige Betrachtung als Organ selbst.

Pars profunda der Faszien im Halsbereich

Im Halsbereich gibt es eine explizite anatomische Aufteilung, bei der man von einer Fascia profunda spricht.

Pars profunda – oberflächiger Anteil – im Halsbereich

Fascia cervicalis profunda = Fascia colli profunda = Fascia praevertebralis

Sie hat ihren Ursprung an der Pars basilaris des Os occipitale und zieht über die Querfortsätze der HWS bis zu Th 1. Sie umkleidet anterior die prävertebralen Muskeln, die kurzen Nackenmuskeln, die autochthonen Muskeln der HWS, den M. levator scapulae und die Mm. scaleni.

Die sympathischen Halsganglien mit ihren Nervenverbindungen – Rr. communicantes – finden in einer Faszienfalte der Fascia cervicalis profunda ihren Platz und damit eine Stütze. Sie hat sowohl mit der Fascia cervicalis superficialis als auch mit der Fascia cervicalis media Kontakt. Durch diese Kontakte steht sie, nur durch leichtes Bindegewebe getrennt, in enger Verbindung mit der Gefäß-Nerven-Scheide (A. carotis communis, V. jugularis, N. vagus), dem Pharynx und dem Ösophagus. Kaudal geht die Fascia cervicalis profunda in die Fascia endothoracica (Fascia media, Pars superficialis) über. Siehe hierzu auch die ▶ Abb. 9.7 und ▶ Abb. 9.8.

Fascia nuchae profunda

Das tiefe Blatt der Fascia nuchae liegt unterhalb des M. trapezius und umschließt die tiefe Halsmuskulatur von dorsal. In ihrer Mitte kommt es zu einer Verdichtung, dem sehr großen breiten Lig. nuchae in der Sagittalebene.

Pars profunda – mittlerer Anteil – im Halsbereich

- Dura mater spinalis

Pars profunda – tiefer Anteil – im Halsbereich

- Pia mater spinalis

Pars profunda der Faszien im Rückenbereich

Pars profunda – oberflächiger Anteil – im Rückenbereich

[30]

Sie bildet die Ligamente und Gelenkkapseln der Wirbelsäule. Zusätzlich besitzt jeder Anteil der autochthonen Muskulatur seine eigene Faszie, welche aber nicht näher beschrieben werden.

Pars profunda – mittlerer Anteil – im Rückenbereich

- Dura mater spinalis

Pars profunda – tiefer Anteil – im Rückenbereich

- Pia mater spinalis

9.5.6 Spezielle Fasziennamen

Sibson-Faszie und Sibson-Muskel

Im Bereich der Pleurakuppel (Cupula pleurae) wird die Pleura parietale mit einem Anteil der Fascia endothoracica überspannt und ist mit ihr fest verbunden. Dieser Anteil wird auch als Membrana suprapleurale oder Sibson-Faszie bezeichnet. Als Sibson-Muskel wird der inkonstante M. scalenus minimus definiert. Er kommt als tatsächlicher Muskel in mehr als einem Drittel der Erwachsenen vor und wird dann aus dem Segment C 8 innerviert. Sein Ursprung befindet sich am Proc. transversus von C 7, in manchen Fällen auch schon an C 5 und C 6. Er inseriert in die Pleurakuppel und in einigen Fällen an dem Innenrand der I. Rippe. In Fällen, in denen der Muskel atrophiert ist, befindet sich ein Bindegewebsstrang zwischen HWS und Pleurakuppel, der dann als **Lig. costo-pleuro-vertebrale** oder **Lig. transverso-cupulare** bezeichnet wird. [22] [51]

Bourgerey-Faszie

Als Bourgerey-Faszie wird das zervikothorakale Diaphragma zusammengefasst. Dieses besteht aus Cupula pleurae und Membrana suprapleuralis. Ein weiteres Synonym stellt die Bezeichnung **Lig. suspensorium pleurale** dar (▶ Abb. 9.24). [29]

Gerota-Faszie

Die Gerota-Faszie beschreibt die Fascia praerenalis: der Teil der Fascia renalis, der vor der Niere und hinter dem Peritoneum parietale liegt und mit dem Peritoneum zusammen den vorderen Pararenalraum bildet. Die Gerota-Faszie verschmilzt seitlich mit der Zuckerkandl-Faszie. [12]

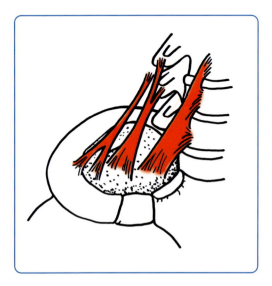

▶ **Abb. 9.24** Lig. suspensorium diaphragmale – Sibson-Faszie. (Strunk A. Fasziale Osteopathie. 2. Aufl. Stuttgart: Haug; 2015)

Zuckerkandl-Faszie

Dieser Eigenname steht für die Fascia retrorenalis. Der Raum zwischen Gerota-Faszie und Zuckerkandl-Faszie wird Pararenalraum genannt. Der Raum zwischen der Zuckerkandl-Faszie und dem M. quadratus lumborum und dem Lig. lumbocostalis stellt den dorsalen Pararenalraum dar. [31]

Treitz-Faszie

Dies ist die Fascia retropancreatica. Damit wird eine Bindegewebsansammlung v. a. hinter dem Pankreaskopf und dem Duodenum Partes II, III bezeichnet, die diese Organe an der dorsalen Bauchwand befestigen. [17] [31]

Muskel von Treitz – Ligamentum von Treitz

Als Muskel von Treitz – M. suspensorius duodeni – wird ein Strang mit glatten Muskelzellen bezeichnet, der von der Flexura duodenojejunalis zum Hiatus aorticus, dem Truncus coeliacus und der A. mesenterica superior verläuft. Ist dieser Muskel atrophiert, spricht man vom „Ligamentum von Treitz". [17] [22]

Toldt-Faszie

Die Fascia retrocolica ist eine embryologische Umschlagfalte des Peritoneums, welche bei der Drehung des Kolons nach hinten mitgenommen wird und mit der dorsalen Bauchwand im Bereich des Colon ascendens und des Colon descendens verschmilzt. Im medialen Teil führt sie jedoch noch das eigentliche Mesenterium für die Versorgung der Cola ascendens und descendens. [17] [31]

Camper-Faszie und Scarpa-Faszie

Die Fascia abdominalis externa wird in zwei Bereiche aufgeteilt, da dies für chirurgische Schnitte von Bedeutung ist. Diese beiden Anteile müssen getrennt genäht werden.

Der oberflächige Anteil – **Camper-Faszie** – stellt die Fascia subcutanea abdominalis dar. Innerhalb dieser Faszie liegt die Fettschicht.

Der tiefe Anteil – **Scarpa-Faszie** – ist die Fascia investiens abdominalis oder Fascia abdominalis superficialis und beschreibt den Teil, der direkt den Bauchmuskeln aufliegt. [24]

Luschka-Faszie

Nach Hubert von Luschka (1820–1875) benannt: die Fascia abdominalis interna oder Fascia endoabdominalis. [39]

Delbet-Faszie

Die Lamina sacro-recto-genito-pubicales. Wie das Wort schon verrät, werden hier Strukturen der Fascia pelvis zusammengefasst, die einen anterior-posterioren Verlauf haben. Dazu gehören [17] [29]:
- Fascia vesicoumbilicale
- Septum vesicovaginale oder Halban-Faszie
- Septum rectovesicale beim Mann
- Septum rectovaginale bei der Frau
- Fascia praesacralis

Halban-Faszie

Als Halban-Faszie wird der Raum zwischen dem Trigonum der Blase dorsal und dem vorderen Teil der Vagina benannt – das Septum vesicovaginale. Es ist eine mesenchymale Lamina, ein fibro-elastisches Blatt aus Kollagen und Muskelfasern mit einer reichen Blutversorgung und Innervation. Man glaubt, dass dieser Teil in der frühen Embryogenesis aus dem gleichen mesenchymalen Ursprung entstammt wie der Corpus spongiosum penis, der um die Harnröhre angelagert ist und auch als Harnröhrenschwellkörper bezeichnet wird. Im Bereich der Halban-Faszie soll sich die erogene Zone der Frau (Gräfenbergzone/G-Punkt) befinden, eben ein Pendant zum Corpus spongiosum, der ursächlich für den Orgasmus vermutet wird. [29] [43]

Denonvilliers-Faszie

Dieser Sondername bezeichnet das Septum rectoprostatica bzw. das Septum rectovesicale im rektovesikalen Raum und trennt die Blase nebst Prostata vom Rektum. Sie korrespondiert mit dem retrovaginalen Septum bei der Frau. [32]

Douglas-Raum

Dieser Raum bezeichnet die Falte des Peritoneums, welches bei der Frau zwischen Uterus und Rektum die Excavatio rectouterina bildet. [22]

Proust-Raum

Das Pendant zum Douglas-Raum. Die Excavatio rectovesicalis des Mannes ist nicht ganz so tief wie bei der Frau und liegt zwischen Blase und Rektum. [22]

Retzius-Raum

Dies bezeichnet das Spatium praevesicale oder Spatium retropubicum. Das Spatium retropubicum ist von lockerem Bindegewebe ausgefüllt und ermöglicht die Vergrößerung der Harnblase, wenn diese bei starker Füllung im kleinen Becken ansteigt. Beim Mann wird es nach unten hin vom Lig. puboprostaticum begrenzt, bei der Frau vom Lig. pubovesicale. [33]

Alcock-Kanal

Ein Synonym für den Canalis pudendalis – Pudenduskanal. [33]

Carcassonne-Band

Dieses beschreibt den inferioren Anteil des Diaphragma urogenitale. [29]

Henlé-Band

Das Henlé-Band beschreibt das Lig. transversum perinei. Dies ist eine Verbindung aus der Fascia perinei superficialis und dem Diaphragma urogenitale Pars superior im vorderen Bereich und endet im Lig. arcuatum pubis. [29]

9.6 Fasziale Diaphragmen – die Pufferzonen

Die Faszien des Körpers sind mehr oder minder longitudinal ausgerichtet. Manche verlaufen zwar von lateral nach medial, zeigen aber dennoch die kraniokaudale Tendenz. Sie verbinden alle Anteile des Körpers miteinander und übertragen ihre Mobilität auf den gesamten Körper. Die Faszien sind aber auch Ursprung von Verspannungen und/oder können diese mit unterhalten und an weiter weg gelegene Orte übertragen. Damit sich diese Spannungen nicht auf die gesamten Faszienketten verteilen, gibt es an bestimmten Stellen Pufferzonen (fasziale Diaphragmen), welche die longitudinale Ausrichtung der Faszien transversal unterteilen.

Je nach Literatur werden mehrere Pufferzonen angegeben, wovon einige als primär erachtet werden, da sie zu den respiratorischen Diaphragmen gehören. Andere werden bisweilen zusätzlich genannt, da sie wichtige Kreuzungspunkte zur Stabilisierung der faszialen Spannungen in der Aufrichtung darstellen.

Zu den **respiratorischen Diaphragmen** zählen [1] [12] [54]:
- Diaphragma urogenitale/pelvis
- Diaphragma abdominale
- kraniales Diaphragma – Tentorium cerebelli

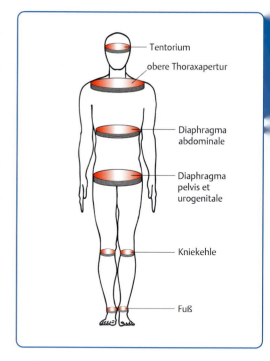

▶ **Abb. 9.25** Fasziale Diaphragmen – Pufferzonen. (Strunk A. Fasziale Osteopathie. 2. Aufl. Stuttgart: Haug; 2015)

Diese drei Diaphragmen sollten bei der Ein- und Ausatmung konform laufen. Bei der Einatmung baut sich eine Spannung in diesen Diaphragmen auf, die mit einer zeitgleichen Senkung einhergeht. Bei der Ausatmung kommt es zu einer Rückkehr nach kranial, mit einer gleichzeitigen Entspannung einhergehend. Liegt dieses synchrone Zusammenspiel bei der sekundären Ein- bzw. Ausatmung (Zwerchfellatmung), aber auch bei der primären Ein- bzw. Ausatmung (PRM) nicht vor, so spricht man von einer osteopathischen Paradoxatmung.

Diese Diaphragmen stellen nicht nur transversale Pufferzonen dar, sondern haben einen sehr großen Anteil an den Druckverhältnissen im Körper und sorgen damit im höchsten Maße für den venös-lymphatischen Rückfluss. Durch das optimale Funktionieren dieser drei Diaphragmen wird ein wesentlicher Grundstein für die interstitielle Flüssigkeitsbewegung in allen Zellen gelegt.

Zu den Pufferzonen – den **faszialen Diaphragmen** – zählen ebenfalls [1] [54]:
- der zervikookzipitale Übergang
- das Os hyoideum
- der Schultergürtel – die obere Thoraxapertur
- die Kniekehle
- die Fascia plantaris

Diese Anteile der faszialen Diaphragmen sind wichtige Aufhänge- und Kreuzungspunkte für Faszien, Punkte, an denen es zu Schaltstellen zwischen auf- und absteigenden Faszienketten kommt (▶ **Abb. 9.25**).

9.7 The Bowstring und Le Tendon central

9.7.1 The Bowstring – Bogenstrang, Bogensehne

The Bowstring – frei übersetzt „der Bogenstrang" – ist im europäischen Raum als Bogensehne bekannt. Sie stellt ein Gegenlager zu den großen Rückenfaszien dar (ähnlich der Bauchmuskulatur gegenüber der Rückenmuskulatur). Bereits Still erkannte die longitudinal ausgerichteten faszialen Verbindungen von kranial nach kaudal und beschrieb diese Kontinuität von Kopf bis Fuß. Er schenkte dieser Verbindung große Aufmerksamkeit und erkannte, dass Züge in diesen Strukturen

9.7 The Bowstring und Le Tendon central

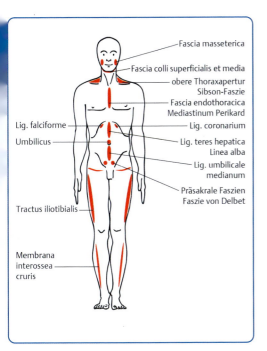

▶ **Abb. 9.26** The Bowstring oder die Bogensehne. (Strunk A. Fasziale Osteopathie. 2. Aufl. Stuttgart: Haug; 2015)

Fascia colli (cervicalis) media

Die Fascia cervicalis media stellt sich wie ein Dreieck dar. Sie ist die „Organtüte" des Halses. Sie bildet Berührungspunkte zu den Fasciae cervicales superficialis und profunda aus. Ihr Verlauf ist vom Os hyoideum, dem M. omohyoideus bis zum sternalen Teil der Klavikula und dem Manubrium. Kaudal setzt sie sich in die Fascia endothoracica fort.

Obere Thoraxapertur – Sibson-Faszie – Pleurakuppel

Das Diaphragma thoracale wird aus der Pleurakuppel gebildet. Diese setzt sich aus einer Verdichtung der Fascia endothoracica und der Pleura parietale zusammen, welche über die Ligg. suspensoria (Sibson-Faszie) an der HWS, der I. Rippe und Klavikula fixiert ist. Die Fascia endothoracica verschmilzt nahtlos mit den Halsfaszien (▶ Abb. 9.27).

Fascia endothoracica – Mediastinum – Perikard

Die Fascia endothoracica umgibt die Thoraxeingeweide und trennt sie damit von den Rippen und den Zwischenrippenmuskeln. Sie bildet im vorderen und hinteren Bereich einen kleinen Teil des Mediastinums mit. Kranial geht sie fließend in die Halsfaszien (mediale und tiefe) über, während sie sich kaudal, nur durch das Diaphragma abdominale getrennt, in die Fascia abdominalis interna fort-

durch das Gewicht der Organe, Hypotonizität, Zerrungen und Haltungsfehler hervorgerufen werden können. Eine Rückenbehandlung ohne Berücksichtigung dieser „Züge" im anterioren Bereich stellt sich daher als fast aussichtslos dar [16] [45]. Die Bogensehne stellt das Gleichgewicht zwischen den hinteren und vorderen Strukturen her und verbindet alle Diaphragmen miteinander (▶ Abb. 9.26).

Verlauf der Bogensehne

Siehe hierzu besonders: [45]

Fascia masseterica

Ihr Ursprung liegt unter anderem am Arcus zygomaticus des Os temporale und nimmt einen Ansatz an der Mandibula. Lateral setzt sie sich in die Fascia parotidea und kaudal in der Fascia cervicalis superficialis fort.

Fascia colli (cervicalis) superficialis

Ihr Verlauf zieht sich von der Mandibula über das Os hyoideum zur Klavikula und dem Manubrium sterni. Dorsal geht sie in die Fascia nuchae, kranial in die Fascia masseterica und kaudal in die Fascia pectoralis über.

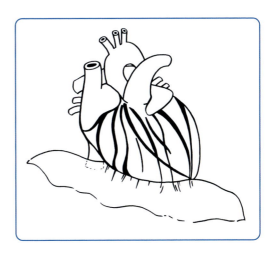

▶ **Abb. 9.27** Perikard, Ansicht von rechts-ventral. Zentrierung der Faserverläufe zum Zwerchfell. (Strunk A. Fasziale Osteopathie. 2. Aufl. Stuttgart: Haug; 2015)

setzt. Das „Herzstück" des Thorax – das Mediastinum – wird durch Anteile der Pleura parietale gebildet und beherbergt das Herz, welches über Bänder mit der Wirbelsäule und dem Sternum in Verbindung steht. Im unteren Teil ist das Perikard mit seinem fibrösen Anteil am Centrum tendineum des Diaphragma abdominale verwachsen.

Ein ganz besonderes Augenmerk soll hier auf den Verlauf und die Ausrichtung der fibrösen Fasern des Perikards gelegt werden. Sie weisen einen zentrierten Verlauf auf, der sich mittig (Ansicht von anterior) in seinem Ansatz am Centrum tendineum bündelt.

Bei der Ansicht von lateral-dorsal zeigt sich eine Verstärkung der Faserzüge im anterioren und posterioren Bereich des Perikards. Diese Verstärkungen bündeln sich auf der von anterior zu sehenden Mediallinie (▶ Abb. 9.27).

Diese Faserzugverstärkungen enden oberhalb des Diaphragma abdominale an der Stelle, wo unterhalb die Fixation der Leber durch das Lig. falciforme und Lig. coronarium beginnt. Somit kann man sagen, dass der Herzbeutel „nahtlos" in die ligamentären Strukturen der Leber übergeht und lediglich durch das dünne Diaphragma abdominale topografisch von ihnen getrennt wird.

Ligamentum falciforme und Ligamentum coronarium

Das Lig. coronarium und das Lig. falciforme sind, mit der Area nudae zusammen, die zentrale Befestigung der Leber am Diaphragma abdominale.

In der Ansicht der vorderen Bauchwand – von innen gesehen – ist die zentrierte Fixation des Lig. falciforme direkt unterhalb der von kranial kommenden Fixation des Perikards gut visualisierbar (▶ Abb. 9.28).

Ligamentum teres hepatis – Linea alba – Umbilicus

Der weitere Verlauf geht vom Lig. falciforme in das Lig. teres hepatis. Im oberen abdominalen Bereich besteht eine Verbindung mit der Linea alba. Diese Strukturen vereinigen sich am Umbilicus.

Umbilicus – Plica umbilicalis medialis (Ligamentum umbilicale medianum) – Delbet-Faszie

Vom Umbilicus aus setzt sich die Bogensehne über das Lig. umbilicale medianum zur Fascia vesicoumbilicalis fort. Von dort findet ein direkter Übergang in die Faszie von Delbet statt und somit eine anterior-posteriore Verbindung durch die Fascia pelvis parietalis vom Pubis bis zum Sakrum.

Tractus iliotibialis/Membrana interossea cruris

In manchen Literaturen wird sowohl der Tractus iliotibialis als auch die Membrana interossea cruris als Fortsetzung der Bowstrings (Bogenstrang/Bogensehne) in die Peripherie beschrieben. [45]

9.7.2 Le Tendon central – Zentralsehne

Le Tendon central – die Zentralsehne – findet ihren beschriebenen Ursprung im französischsprachigen Raum [6] [8]. Sie bildet mit myofaszialen Strukturen und den Membranen des Schädels eine zentralere innere Kette im menschlichen Körper. Beginnend an der Falx cerebri verläuft diese an der oberen Thoraxapertur zum Diaphragma, vorbeigehend über die Faszien und Ligamente des zervikalen Bereichs und über die Kontinuität des Viszerums, um dann über den Beckenboden an der unteren Extremität medial abzusteigen.

Der Balancepunkt der Tendon central (Zentralsehne) ist Th 9, welcher ebenfalls einen zentralen Punkt für die unten angegebenen Funktionen darstellt:

- der Schlüsselpunkt der Wirbelsäulenkrümmung
- der Pivot-Punkt der beiden elementaren Wirbelsäulenbögen
- das Zentrum, an dem die Schwerkraft das Viszerale und das Parietale am meisten in der anziehenden Kraft nach unten beansprucht
- der Ort, an dem sich synergistische Muskeln beim Gehen kreuzen
- der Fixpunkt bei der Einatmung für das Diaphragma abdominale
- ein neurovegetativ-hormonell wichtiger Zentralpunkt, aus dem die Innervation der Nebennieren erfolgt

9.7 The Bowstring und Le Tendon central

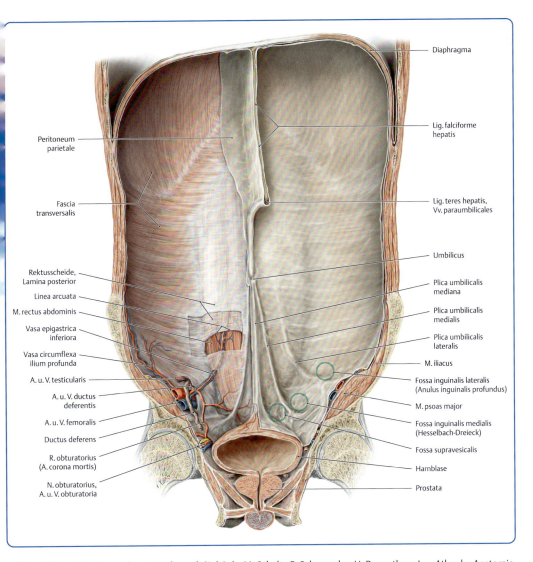

▶ **Abb. 9.28** Ansicht der vorderen Bauchwand. (Schünke M, Schulte E, Schumacher U. Prometheus LernAtlas der Anatomie. Hals und Innere Organe. Illustrationen von Wesker K, Voll M. Stuttgart: Thieme; 2005)

Dieser Punkt steht in enger Verbindung zum venösen System im Thorax – V. azygos und V. hemiazygos.

Die Zentralsehne steht in enger Beziehung zum Hyoid, welches als „Wasserwaage" fungiert, um den Schultergürtel, das TMG und die Ossa temporalia in der Horizontalen zu halten. Dies ist wichtig für die Posturologie, da der menschliche Körper danach strebt, die Augen und Vestibularorgane immer an der Horizontalen auszurichten. Alle Veränderungen in dem wichtigen Zusammenspiel der Anteile der Zentralsehne haben Auswirkungen auf die afferenten Informationen. Diese wiederum ergeben fehlerhafte Informationen über die efferenten Fasern zu den Zielorganen. Dadurch entstehen Abweichungen in der Lotlinie (Anpassung gegen die Schwerkraft) und Spannungen im viszeralen Bereich (▶ **Abb. 9.29**).

9 – Bindegewebe und Faszien

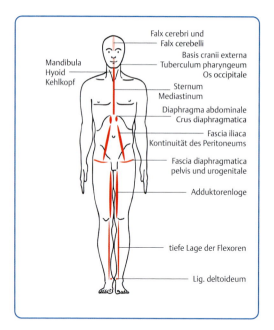

▶ **Abb. 9.29** Le Tendon central – Zentralsehne. (Strunk A. Fasziale Osteopathie. 2. Aufl. Stuttgart: Haug; 2015)

Verlauf der Zentralsehne

Siehe dazu insbesondere: [6]

Falx cerebri und Falx cerebelli

Die Dura mater encephali findet eine anteriore-posteriore Verstärkung durch die Falx cerebri. Beginnend an der Crista galli des Os ethmoidale und der Crista frontalis des Os frontale, verläuft sie über die Sutura metopica, weiter über die Sutura sagittalis bis zum Inion, an dessen Punkt sie in die Falx cerebelli übergeht, welche am Foramen magnum ausläuft. Am Inion bildet sie das Tentorium mit aus, welches über Okziput, Parietale und Temporale bis zum Sphenoid verläuft (▶ Abb. 9.30).

Basis cranii externa/Tuberculum pharyngeum des Os occiput – Pars petrosa des Os temporale – Proc. pterygoideus des Os sphenoidale

Der kranial externe Beginn der Tendon central liegt, über die Raphe pharyngis, an der Basis cranii externa und somit von unten an der SSB. Die Raphe pharyngis, welche die Aufhängung des Pharynx kranial ist, verläuft in einem C, dessen Öffnung nach anterior zeigt, von der Pars basilaris (Tuberculum pharyngeum) des Os occiput über die Pars petrosa des Os temporale. An dieser Stelle kreuzt sie den knorpeligen Anteil der Tuba auditiva, um von dort aus zu den Procc. pterygoidei des Os sphenoidale zu gelangen.

Mandibula – Os hyoideum – Kehlkopf

Die laterale, ventrale Befestigung des Pharynx verläuft:
- vom Proc. pterygoideus ossis sphenoidalis über die Raphe pterygomandibularis (Lig. sphenomandibulare) zur Mandibula, wo sie ihren Ansatz etwa hinter dem 3. Molar findet

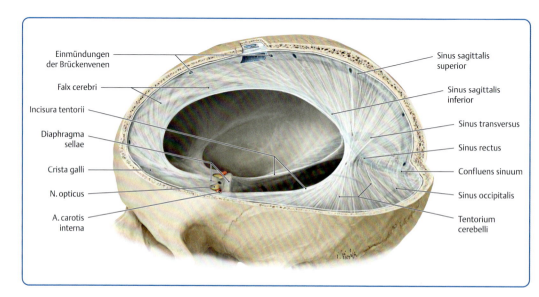

▶ **Abb. 9.30** Durasepten. (Schünke M, Schulte E, Schumacher U. Prometheus LernAtlas der Anatomie. Kopf und Neuroanatomie. Illustrationen von Wesker K, Voll M. Stuttgart: Thieme; 2006)

9.7 The Bowstring und Le Tendon central

- über das Lig. stylohyoideum zum Corneus minus des Os hyoideum, um von dort aus einen Ring um den Cornus majus herumzulegen
- vom Tuberculum thyreoideum superior des Kehlkopfes zur Linea obliqua und von dort weiter zum Tuberculum thyreoideum inferior bis hinunter zur Cartilago cricoidea (▶ Abb. 9.31)

Faszien, mit denen der Pharynx in Kontakt steht

[30]
- Fascia buccopharyngea
  - Diese umkleidet die Pharynxmuskulatur von außen, vom M. buccinator über die oberen Schlundschnürer (M. constrictor pharyngis superior) bis zum Gaumensegel und Pharynx.
- Fascia pharyngobasilaris
  - Sie bedeckt die Innenseite der Pharynxmuskulatur und bildet den anterioren Teil der Pars profunda der Faszien im Halsbereich.
- Fascia praetrachialis – Fascia thyreoidea
  - Diese gehören zur Pars media der Faszien im Halsbereich.
- Karotisloge

Der Pharynx geht ca. in Höhe von C6 in den Ösophagus über.

Klavikula – C6 bis C7 – Pleurakuppel – Ligg. suspensoria pleuralia – Sibson-Faszie

Im Übergang des Pharynx in den Ösophagus, bei C6, beginnt die Aufhängung der Pleurakuppel über die Ligg. suspensoria, die sich aus einer Verdichtung der Fascia endothoracica mit der Pleura parietale ergibt.

Sternum – Mediastinum

Das Sternum bildet den knöchernen anterioren „Verschluss" des Mediastinums. Durch die Aufhängung der Pleurakuppel, aus Teilen der Verdichtung der Fascia endothoracica, geht es fließend in das Mediastinum über. Die Fascia endothoracica bildet anterior und posterior kleine Teile des Mediastinums mit. Lateral wird dieses durch die Pleura parietale gebildet, welche man dadurch in diesem Bereich Pleura mediastinale nennt. Das Mediastinum geht in das Diaphragma abdominale über.

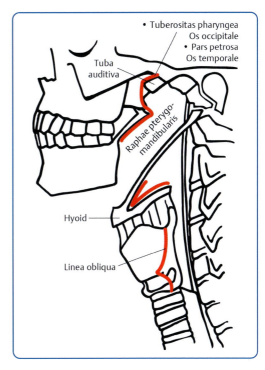

▶ Abb. 9.31 Ansätze der Raphe pharyngis. (Strunk A. Fasziale Osteopathie. 2. Aufl. Stuttgart: Haug; 2015)

Diaphragma abdominale – Pars lumbalis

Bis auf die zirkulären Befestigungen des Diaphragma abdominale am Sternum und den Rippen, bildet es zwei ligamentäre Ausläufer zur Wirbelsäule aus. Das Crus mediale sinistrum setzt ventral an den Wirbelkörpern von L1–L2 (L3) an, das Crus mediale dextrum hingegen läuft bis L3 (L4) herunter. Beide Crura gehen mit den Crura lateralia in einer Kontinuität in die Faszie des M. psoas major über, um sich danach – beim Zusammenschluss mit dem M. iliacus – in die Fascia iliaca fortzusetzen (▶ Abb. 9.32).

Kontinuität des Peritoneums – Fascia iliaca

Über das Diaphragma abdominale geht es in die Kontinuität des Peritoneums, welche durch die Umschlagfalten, die Mesenterien und die Omenta, eine durchgehende fasziale Verbindung bis ins Becken herstellen. Aus dieser Kontinuität wird eine spezifisch verlaufende Faszie expliziter betrachtet – die Faszien des M. iliopsoas.

Der M. psoas major wird in seinem Ursprungsbereich von einer eigenen Faszie umhüllt. Sie ist

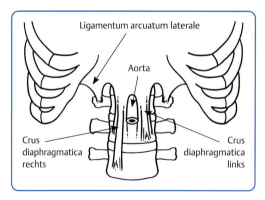

▶ **Abb. 9.32** Diaphragma abdominale – Pars lumbalis. (Strunk A. Fasziale Osteopathie. 2. Aufl. Stuttgart: Haug; 2015)

ein Teil der Fascia lumbalis (Fascia thoracolumbalis) und geht kranial in die fasziale Ausziehung des Diaphragmas über – in den Arcus lumbocostalis medialis. Dieser wird aus den Crura lateralia gebildet. Bei der Zusammenkunft des M. psoas major mit dem M. iliacus gehen die Faszien des Muskels in die **Fascia iliaca** über, die ab diesem Punkt alle drei Anteile des M. iliopsoas umspannt. Die Fascia iliacus hat mit der Fascia transversalis (Pars media – oberflächiger Anteil) und den Beckenfaszien Kontakt. Nach ihrem Durchtritt durch die Lacuna musculorum des Leistenbands, bis zur Ansatzstelle am Trochanter minor, wird die Faszie auch **Fascia iliopsoas** genannt. Diese Faszien bilden eine logenförmige Tüte, die vom Diaphragma bis zum Trochanter minor reicht.

Faszien des Beckenbodens
Siehe direkte Befreiung der Faszien des Beckenbodens (S. 482).

Faszien der Adduktoren
Der Adduktorenkanal geht im Bereich der Fascia poplitea in die Loge der Flexoren des Fußes über. Diese Loge wird durch die Fascia cruris profunda in eine oberflächige und eine tiefe Loge geteilt. Hier soll die Aufmerksamkeit auf die tiefe Loge gelegt werden, in der der M. flexor digitorum longus verläuft. Dessen Faszie schließt direkt an die Faszie des Adduktorenkanals an.

Tiefe Loge der Flexoren
Die tiefe Loge der Flexoren des Unterschenkels wird gebildet durch die Fascia cruris profunda. Sie enthält:
- M. tibialis posterior
- M. flexor hallucis longus
- M. flexor digitorum longus

Für die Zentralsehne soll das Augenmerk auf die eigenständige Faszie des M. flexor digitorum longus gelegt werden. Der Muskel verläuft über das Lig. deltoideum – Lig. von Farabeuf.
In diesem Bereich verschmelzen die Faszien miteinander.

Ligamentum deltoideum (Ligamentum von Farabeuf) – tiefer Anteil – Partes tibiotalares anterior et posterior
In ihrem Verlauf endet hier die Zentralsehne zur Stabilisation der Beinachsen im Sinne der Posturologie.

9.8 Fasziale Diagnostik

9.8.1 Einführung in die Diagnostik

Bei der Befunderhebung der Faszien gibt es, wie in allen Bereichen der Diagnostik, ein Schema der normalen Beweglichkeit. Legt man die Hand auf eine oberflächige Faszie, so sollte sie in alle Richtungen frei beweglich sein und einen Neutralpunkt (Ruhepunkt) besitzen. Wenn die Faszie keine Abnormität aufweist, ruht die Hand ruhig am Neutralpunkt und wird in keine Richtung gezogen. Bringt der Therapeut eine Faszie auf Zug, so wird sich kein Spannungsunterschied z. B. zwischen rechts und links zeigen. Betrachtet man zusätzlich die embryologische Entwicklung bei der Diagnostik mit, so wird des Öfteren eine Richtung auftreten, die größer und freier erscheint, und eine weitere, die sich etwas eingeschränkter zeigt. Dies ist jedoch der Normalzustand. Eine Hüfte hat ca. 150° Flexion im Gegensatz zu 15° Extension, dies gilt ebenfalls als normal. Von vorne gesehen dreht das Peritoneum eher im Uhrzeigersinn (Kontraentwicklungsrichtung) als gegen den Uhrzeigersinn (Entwicklungsrichtung). Auch dies gilt als Normalzustand. [25]

9.8 Fasziale Diagnostik

Bei Dysfunktionen der tiefen Faszien werden diese auf die oberflächigen Faszien gespiegelt. Dies geschieht aufgrund der Tatsache, dass alle Faszien miteinander in Verbindung stehen. Dadurch verändert sich die Beweglichkeit der subkutanen Faszie unter der Hand. Das Gleiche gilt aber auch für Dysfunktionen der oberflächigen Faszien. Sind deren Gleitfähigkeiten eingeschränkt oder ist die Faszie selbst verkürzt, so wird sich eine Richtung als frei und weich zeigen (State of Ease) und eine andere Richtung als fest (State of Bind). Durch diese Veränderung wird auch der Neutral- bzw. Ruhepunkt der Faszie an einer anderen Stelle zu finden sein.

9.8.2 Inspektion und oberflächige Palpation

Beim Befund ist das amerikanische Memoric **TART** (**T**enderness – Spannung, **A**symmetry – Seitenunterschied, **R**ange of Motion – Bereich der Bewegung, **T**issue Texture Abnormality – anormale Gewebebeschaffenheit) hilfreich. Im Folgenden sind einige Beispiele aufgezeigt, die unter die Systematik des TART fallen. Grundsätzlich sucht man nach Abweichungen im Bereich der Spannung, der Symmetrie, des Bewegungsausmaßes und des Erscheinungsbildes der Haut. Dies kann dem Therapeuten schon einen Hinweis auf eine dysfunktionelle Zone geben.

Tenderness: „Zartheit", Spannung, Empfindlichkeit des Gewebes
   Hier ist auf Folgendes zu achten:
- Verschiebbarkeit der Haut
- Kibler-Hautfalte
- Einziehungen oder Faltenbildung
- Ticklishness – anormal hohe Kitzligkeit, oder Kitzligkeit an Stellen, wo es nicht so normal (alltäglich) ist

Asymmetry: Seitenunterschiede in der Haltung oder Bewegung
   Hier ist auf Folgendes zu achten:
- Bauchwandskoliosen
- Wirbelsäulenskoliosen
- Haltung im Allgemeinen
   (z. B. sternosymphysiale Haltung)
- Kopfhaltung
- Schulterhochstand
- Beckenshift
- vorgewölbter Ober- oder Unterbauch

Range of Motion: Bereich der Bewegung
   Hier ist auf Folgendes zu achten:
- Hypermobilitäten
- Hypomobilitäten
- Abweichung der Bewegung im Seitenvergleich

Tissue Texture Abnormality: anormale Gewebebeschaffenheit
   Hier ist auf Folgendes zu achten:
- gesteigerte Schweißproduktion
- vermehrter Haarwuchs
- Venenzeichnung
- Ekzeme etc.

9.8.3 Fasziale Tests

Fasziale Diagnostik sollte nicht nur genutzt werden, um danach ausschließlich mit faszialen Techniken zu behandeln. Ganz im Gegenteil: Fasziale Tests können relativ schnell Auskunft über die Problemzonen des Körpers geben und eignen sich hervorragend zur Kontrolle der Therapie. Der Körper „beschäftigt" sich akut meist nur mit einer Sache: dem Problem, welches nicht mehr kompensiert werden kann. Dadurch wird bei den faszialen Tests meist der momentane „Fixpunkt" vergegenwärtigt. Dies ist der Punkt, der zum aktuellen Zeitpunkt nicht mehr kompensiert werden kann. Dennoch sind die Tests mit der Anamnese zu vergleichen. Stimmt der Test mit der gegenwärtigen Anamnese in großen Teilen überein, so zeigt der Körper meist die momentane Dekompensation oder einen Akutzustand/Trauma – den Ist-Status. Stimmen Anamnese und Test nicht überein, so liegt es durchaus im Bereich des Möglichen, dass der Test die „Schlüsselzone" spiegelt.

Wie bei jeder Diagnostik sollte man auch bei der faszialen Befundung vom Globalen über das Regionale zum Lokalen (dem Spezifischen) gehen. Die globalen Tests bieten eine gute Übersicht über den ganzen Körper und können zur Planung der regionalen und spezifischen Tests genutzt werden. Wichtig sind jedoch immer die Ausführung, das Fingerspitzengefühl und das Prinzip des Tests. Hierbei existieren zwei Grundprinzipien:

9 – Bindegewebe und Faszien

- Man sucht nach der Spannung bzw. der freien Richtung in den Faszien.
- Man ist dem Körper behilflich, sich in die Dysfunktionsrichtung einzustellen, zu bewegen.

Die nachstehend aufgeführten Tests stellen eine Auswahl von Möglichkeiten dar, um eine fasziale Diagnostik aufzubauen. Dies bedeutet jedoch nicht, dass alle Tests in einem einzigen Befund durchgeführt werden sollten. Um die wesentlichen Punkte zu erkennen, kann durchaus eine individuelle Reihenfolge gewählt werden. Die meisten Therapeuten entwickeln Vorlieben für gewisse Techniken, ebenso spielt die Erfahrung eine wesentliche Rolle. Ein Test sollte immer aus der gleichen Position heraus geschehen, stets die gleiche Hand auf die jeweils zu diagnostizierende Struktur legen. Je feiner das Tastempfinden wird und je häufiger ein Test durchgeführt wird (positive Routine), desto besser wird seine Aussage für den Therapeuten und umso weniger Tests werden im Laufe der Zeit benötigt, um das eigentliche Ziel zu erreichen.

Praxistipp
Alle Menschen sind an und für sich etwas asymmetrisch. Nicht jede kleinste Festigkeit ist auch diagnostisch wertvoll. Deswegen gilt: „Nicht kleckern, sondern klotzen!" – Nur die wirklich auffälligen Festigkeiten und Züge sollten in die Bewertung der Diagnose einfließen. Der zweite Tipp besteht im Folgenden: Werden zwei Auffälligkeiten gefunden, so sollte man sich zunächst für die auffälligere von beiden in der Diagnosefindung entscheiden. Der nicht so auffällige Zweitbefund kann als Randbemerkung im Diagnosebogen verzeichnet werden, um ihn später, z. B. als möglichen Kontrollpunkt, zu nutzen. Nach Behandlung des auffälligeren Befundes kann der Zweitbefund evtl. schon nicht mehr vorhanden sein. Dies spräche für eine Kompensation. Bleibt der Zweitbefund bestehen oder zeigt sich jetzt dominant, so sollte er in einem neuen Behandlungsaufbau berücksichtigt werden.

9.8.4 Globale Tests

Global Listening oder globaler Ecoute-Test im Stand

Siehe dazu insbesondere: [8] [17] [29]

Ausgangsstellung
Der Patient steht mit leicht auseinandergestellten Füßen entspannt, aber aufrecht. Der Therapeut steht seitlich vom Patienten. Eine Hand wird auf den Vertex (höchster Punkt des Schädels) des Patienten gelegt und nur so viel „Druck" ausgeübt, dass der Patient ein Sicherheitsgefühl zum Entspannen erhält und man mit den Faszien in Kontakt kommt. Die andere Hand kann auf dem Sakrum oder zwischen den Schulterblättern platziert werden. Mit der Hand auf dem Sakrum bekommt der Therapeut einen Eindruck des gesamten Ober- und Unterkörpers. Mit der Hand zwischen den Schulterblättern fokussiert er mehr den oberen Bereich (▶ Abb. 9.33).

Vorgehen
Liegen die Hände des Therapeuten auf den genannten Punkten, schließt der Patient die Augen. **Die fasziale Antwort der Spannung kommt meist in den ersten Sekunden**, danach übernimmt das Gehirn den Ausgleich in eine scheinbare Symmetrie. Die Gleichgewichtsreaktion, welche einen größeren Ausschlag bedingt, darf nicht mit der faszialen Reaktion verwechselt werden.

Beurteilung
Im Moment des Augenschlusses wird der Körper in die Richtung der faszialen Spannung gezogen.
  Nach vorne: Fasziale Spannung ventral – meist aus dem Viszerum. Je größer und globaler die Flexion ist, umso kaudaler liegt die Dysfunktion. Oder es herrscht Spannung in der Bogensehne.
  Nach hinten: Fasziale Spannung dorsal – meist im axialen-somatischen System. Liegt die Dysfunktion im vertebralen System, so zeigt sich eher eine anterior-posteriore Bewegung des Kopfes oder des Oberkörpers. Liegt das Problem hingegen in Sakrumhöhe, wird die Extensionsbewegung größer, globaler und vergleichbarer mit einem Opisthotonus – der Kopf wird zum Sakrum gezogen. Aber auch Dysfunktionen an den Nieren oder der Leber können Extensionsmuster aufweisen.

9.8 Fasziale Diagnostik

mit regionalen und spezifischen Tests weiter untersucht werden sollte.

Global Listening oder globaler Ecoute-Test im Sitz

Siehe dazu insbesondere: [8] [17]

Dies stellt eine Verfeinerung des Listenings im Stand dar. Dadurch, dass nun die Beine ausgeschaltet sind, kann jetzt mehr der Rumpf beurteilt werden. Jetzt ist die erste Differenzialdiagnose zum Stand möglich. Zeigt der Stand einen Zug nach dorsal-lateral rechts und der Sitz einen Zug in Flexion und Seitneigung rechts, so passen diese Befunde trotz der Flexion-Extension-Veränderung zusammen. In diesem Fall könnte das einen Rückschluss auf die Leber liefern. Im Stand muss die Aufrichtung erhalten bleiben und der Körper benötigt mehr Spannung gegen den Flexionszug der Leber. Im Sitzen zeigt sich dieser Flexionszug dann aber deutlicher, da sich in Bezug auf die Posturologie die Unterstützungsfläche des Körpers um ein Vielfaches durch den Sitz vergrößert hat.

Ausgangsstellung und Vorgehen

Der Patient sitzt auf der Behandlungsbank. Die Beine berühren nicht den Boden, da es sonst wieder zu einer faszialen Spannungskette nach oben kommen kann. Der Therapeut steht seitlich hinter dem Patienten. Der Testablauf ist dann wie beim Global Listening im Stand. Eine Hand ruht mit leichtem Druck (zur Kontaktaufnahme der Faszien) auf dem Kopf des Patienten, die andere Hand wird auf dem Sakrum oder zwischen den Schulterblättern platziert.

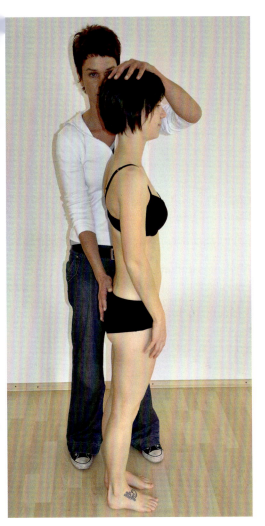

▶ **Abb. 9.33** Global Listening oder globaler Ecoute-Test im Stand.

Zur Seite: Seitliche fasziale Spannung – je globaler und größer die Seitneigung ist, umso lateraler liegt die Dysfunktion.

Zusätzlich kann die Globalität der Bewegung befundet werden. Wird der ganze Körper nach vorne gezogen, liegt die Spannung mehr in den unteren Extremitäten/Becken ventral. Entsteht das Gefühl, dass sich nur der Oberkörper nach vorne neigt, kann dies ein Hinweis auf eine viszerale Spannung sein. Nickt nur der Kopf, so ist das Problem im oberen Bereich zu suchen. Im Bereich der größten Konkavität ist die diagnostische Zone, in der dann

Beurteilung

Zug ventral, dorsal oder lateral: Jetzt erhält man beim Augenschluss mehr Informationen über abdominale oder wirbelsäulenbedingte Spannungen vom Becken aufwärts.

Zug in die zentrale Tiefe: Spannung der Tendon central – der Zentralsehne oder der Dura mater.

9 – Bindegewebe und Faszien

> **Cave**
>
> **Fehlerquellen beim Global Listening im Stand und Sitz:**
> - Der Therapeut ist nicht neutral. Er bewegt den Patienten in eine Richtung.
> - Der Patient lässt nicht locker – kurz vor Augenschluss nochmals auffordern, locker zu lassen.
> - Der Patient hat bereits die Augen geschlossen, bevor sich der Therapeut auf die Faszienzüge einlassen kann. Das Vorzugsmuster ist schon durchgelaufen.

Shift des Beckens nach rechts und links

Vorgehen
Das Becken wird passiv nach rechts und links geshiftet, so weit, bis der Patient jeweils auf einer Seite eine volle Belastung einer Extremität erfährt (▶ Abb. 9.34).

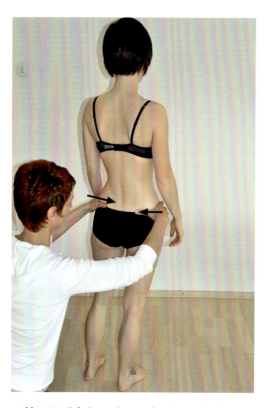

▶ **Abb. 9.34** Shift des Beckens nach rechts und links.

Beurteilung
Lässt sich das Becken zu einer Seite schlechter shiften? Welche Auslöser können dafür verantwortlich sein? Lateralflexion/Translation der LWS, Sakrum zum Ilium, Hüftadduktion oder eine eingeschränkte Gewichtsübernahme auf ein Bein. Durch diesen Test kann man ebenfalls eine Vorzugshaltung beurteilen. Steht der Patient beruflich bedingt viel und gerne nur auf einem Bein, so wird diese Seite sich freier zeigen.

Global Listenings oder globale Ecoute-Tests im Liegen – Beintests

Siehe dazu insbesondere: [8] [17]

Ausgangsstellung
Der Patient liegt in Rückenlage und hat die Augen geschlossen. Nun lässt sich im Vorfeld bereits eine „Vorzugslage" des Patienten beurteilen: Ist ein Fuß mehr innenrotiert, liegt der Patient in einem C, ist ein Knie flektierter, liegt eine Schulter mehr auf der Liege?

Ventrale und dorsale Spannung der unteren Extremitäten

Vorgehen
Der Therapeut drückt beide Füße in Plantarflexion.

Beurteilung
Wie ist die Spannungsantwort? Kommt bei einem Fuß schneller ein Spannungswiderstand? Dann lässt man die Füße schnell los (Rebound) und beurteilt das „Zurückschnellen" der Füße in Richtung Dorsalextension. Der Fuß, welcher schneller zurück in die Neutralstellung „springt", hat mehr ventrale Spannung. Gleiches gilt für die Dorsalextension. Bei welchem Bein kommt der Spannungswiderstand früher? Dieses Bein hat eine erhöhte dorsale fasziale Spannung.

Schweretest

Vorgehen
Der Therapeut umfasst die Fersen des Patienten und hebt die Beine etwas an.

Beurteilung
Welches Bein fühlt sich schwerer an? Durch fasziale Spannungen entstehen Spannungen im venös-

lymphatischen System. Diese Gefäße passieren die Pars superficialis der Faszien, und es kommt zu Rückstauungen in dieses System. Dadurch wird ein Bein schwerer. Im Gegensatz zur anderen Seite entsteht das Gefühl eines höheren Gewichts der Extremität. Dies kann ein Hinweis auf Stauungen im venös-lymphatischen System sein.

Dichtetest
Vorgehen
Die Beine werden an der Ferse angehoben. Nun zieht der Therapeut in Längsrichtung an den Beinen (am besten im Wechsel).

Beurteilung
Die Idee im Kopf des Therapeuten beruht auf einer Art „Etagenbefundung". Beginn des Zuges – Befund Fuß und Sprunggelenk. Weitere Zugvermehrung – Kniebefund. Danach die Hüfte/das Becken, über die Beckenorgane bis hin zu den Unterbauchorganen.

Hier sollte ein Gefühl für die Dichte, die Zugfestigkeit des Gewebes aufgebaut werden. Zug im Fuß ist weich, Zug bis zum Knie ist weich, Zug bis zur Hüfte wird zäh und fest. Dies könnte ein Hinweis für eine fasziale Spannung im Hüftbereich dieser Seite sein.

IR-Test
Vorgehen
Beim IR-Test werden die angehobenen Beine an der Ferse gehalten und passiv in eine Innenrotation bewegt. Es ist darauf zu achten, dass aus der persönlichen AR des Patienten heraus begonnen wird und nicht die Beine durch das Anheben bereits in IR gebracht werden.

Beurteilung
Auch hier kommt es zu einem „Etagenbefund". Gelenk für Gelenk wird in IR bewegt und beurteilt. Erste IR unteres Sprunggelenk, weitere IR oberes Sprunggelenk, IR Knie, IR Hüfte, IR (Inflair) Ilium, Rotation LWS. Die Interpretation liegt auf der Weichheit der zu testenden Struktur. Können alle Etagen nacheinander in IR gedreht werden oder wird eine Etage übersprungen? Dann kann in dem übersprungenen Gelenk eine Dysfunktion vorliegen.

Lateralflexionstest für LWS und untere BWS
Vorgehen
Der Therapeut hat beide Beine über die Fessel leicht von der Unterlage abgehoben. Nun werden beide Beine zeitgleich nach rechts und links bewegt.

Beurteilung
Dadurch entsteht in der Wirbelsäule eine Lateralflexion. Auf der Seite, wo die Lateralflexion fester erscheint, kann es zu faszialen Spannungen in der Wirbelsäule oder im Viszeralen gekommen sein.

Atemtest
Vorgehen
Der Therapeut legt die Hände, jeweils eine Hand pro Bein, auf die Schienbeinvorderfläche im Bereich oberhalb der Malleolengabel. Nun wird ein leichter Zug auf die oberflächigen Faszien nach kaudal ausgeübt, bis der Therapeut eine Vorspannung empfindet. Der Patient atmet dann maximal ein.

Beurteilung
Wird man auf beiden Seiten symmetrisch nach kranial gezogen, so ist der Test negativ. Kommt auf einer Seite kein Zug an oder ist der kraniale Zug vermindert, so wird auf dieser Seite die Gleitfähigkeit der Faszien bei maximaler Einatmung gestört. Um die Höhe der Fixation zu bestimmen, können nun die Hände Richtung Knie, Oberschenkel oder Leiste aufgelegt werden. Kommt dort der kraniale Zug bei maximaler Einatmung wieder an, so sitzt die Dysfunktion unterhalb der Zone, in der die Hände liegen.

Global Listenings oder Ecoute-Tests im Liegen – Armtests

Siehe dazu insbesondere: [8] [17]

Ausgangsstellung
Der Patient liegt mit geschlossenen Augen in Rückenlage. Der Therapeut steht am Kopfende und nimmt beide Arme über die Handgelenke auf (▶ Abb. 9.35).

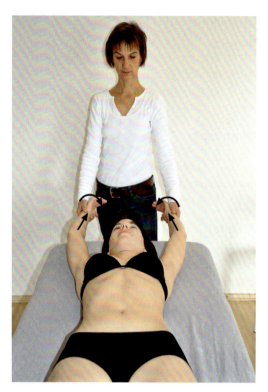

▶ **Abb. 9.35** Global Listenings oder Ecoute-Tests im Liegen – Armtests.

Bewegungsausmaß

Vorgehen
Die Arme befinden sich in Elevation, aber nicht am maximalen Bewegungsende des Schultergelenks. Jetzt lässt sich die fasziale Spannung gut testen, indem man die Arme leicht in eine größere Elevation „fallen" lässt.

Beurteilung
Die Seite der höheren Spannung kann Aufschluss über ein kapsuläres Gelenkproblem oder eine hohe fasziale Spannung – v. a. der ventralen oberflächigen Faszien im Bereich des Thorax – geben. Für die weiteren Tests sollte der „bessere" Arm dem „schlechteren" in seiner Höhe angepasst werden.

Schweretest

Vorgehen
Der Therapeut umfasst beide Handgelenke des Patienten und bringt die Arme in Richtung Elevation (es darf zu keinem maximalen Bewegungsende im Schultergelenk kommen). Sollte eine Seite in Elevation eingeschränkt sein, so wird die nicht eingeschränkte Seite dieser angepasst. Sollte die Einschränkung zu groß sein, so kann dieser Test nicht durchgeführt werden.

Beurteilung
Welcher Arm fühlt sich schwerer an? Durch fasziale Spannungen entsteht das Gefühl eines höheren Gewichts im Gegensatz zur anderen Seite, ähnlich wie beim Beintest.

Dichtetest

Vorgehen
Die Arme werden an den Handgelenken angehoben und in Richtung Elevation gebracht. Nun zieht der Therapeut in Längsrichtung nach kranial an den Armen (am besten im Wechsel).

Beurteilung
Die Idee im Kopf des Therapeuten beruht auch hier auf einer Art „Etagenbefundung". Beginn des Zuges – Befund Handgelenk. Weitere Zugvermehrung – Ellenbogenbefund. Danach die Schulter/der Schultergürtel, der Thorax, bis hin zu den Oberbauchorganen.

Hier sollte ein Gefühl für die Dichte und die Zugfestigkeit des Gewebes aufgebaut werden. Zug im Handgelenk ist weich, Zug bis zum Ellenbogen ist weich, Zug bis zur Schulter ist weich, Zug zum Thorax wird fest und zäh. Dies könnte ein Hinweis für eine fasziale Spannung innerhalb des Thorax und dessen Organen auf dieser Seite sein.

AR-Test

Vorgehen
Die Arme werden an den Handgelenken angehoben und in Richtung Elevation gebracht. Nun werden die Arme (am besten im Wechsel) langsam in AR gedreht. Auch hier erfolgt der „Etagenbefund". Erste AR – Befund im Handgelenk, dann weiter die AR einleiten – Befund im Ellenbogen, dann in der Schulter, anschließend im Schultergürtel (Protraktion) mit der Beurteilung der Lateralisation der Schulterblätter.

Beurteilung
Wie bei allen „Etagentests" wird das flüssige Bewegen der einzelnen Gelenke nacheinander in AR

bewertet. Dort, wo ein Gelenk übersprungen wird, kann eine Dysfunktion vorliegen.

9.8.5 Regionale Tests

Sollten bei den globalen Tests ein oder mehrere Orte auffällig sein, so sollte nun weiter in die Tiefe hinein befundet werden. Bis zu diesem Zeitpunkt liegen dem Untersuchenden möglicherweise folgende Informationen vor:

- eine Seite – rechts/links
- mehr anterior (eher viszeral oder „Bowstring") oder mehr posterior (eher parietale oder retroperitoneale Organe)
- Zug in die Tiefe (evtl. Dura mater oder Zentralsehne)
- ein Bein oder ein Arm mit eventueller Angabe des Gelenks, welches in Dysfunktion sein könnte
- Vorzugshaltungen der Wirbelsäule oder des Thorax
- eine auffällige Organregion

Diese Informationen lassen sich bereits schon „im Geiste" koppeln und können erste Hinweise auf Dysfunktionen und Ketten geben.

Beispiel: Ist der Armzug rechts beim Dichtetest im Bereich des Thorax aufgefallen und der Patient zeigt zusätzlich beim globalen Listening im Stand einen Zug nach lateral rechts, so könnte die Dysfunktion im rechten Thoraxbereich liegen.

Möglichkeiten für die positiven faszialen Tests können nun sein: der Thorax selbst mit seinen Rippen und den dazugehörigen Wirbeln, die Pleura/Lunge rechts, die rechte Seite des Diaphragma abdominale, die Oberbauchorgane (intra- und retroperitoneal) der rechten Seite oder die Muskulatur mit ihren oberflächigen Faszien der rechten Seite (z. B. M. pectoralis, M. latissimus dorsi, Fascia thoracolumbalis).

Dennoch sollte man sich **zu diesem Zeitpunkt nicht festlegen**, bevor nicht dieser ganze infrage kommende Bereich bis ins Detail untersucht wurde. Ansonsten können wichtige Strukturen, die mit Dysfunktionen oder Ketten in Zusammenhang stehen oder deren Ursache sie sein könnten, möglicherweise übersehen werden.

In dem Beispiel scheint nur die Region des Oberbauches/Thorax rechts betroffen zu sein. Hier ist es erforderlich, diesen Bereich mit all seinen Strukturen genauestens zu untersuchen.

Die globalen Tests bieten einen Eindruck, welche von den infrage kommenden Strukturen die Auffälligste ist. Es besteht die Möglichkeit, die globalen Befunde miteinander zu vergleichen, um z. B. zu dem Schluss zu kommen, dass der Fuß wesentlich auffälliger erscheint als der Unterbauch links. Dies kann dann für eine aufsteigende Kette sprechen.

Um genauer herauszufinden, welche Struktur in Dysfunktion steht, und ob alle gefundenen globalen Tests in einer Kette zusammengehörig sind, empfiehlt es sich, mit dem – jeweils für das Gebiet aussagekräftigsten – regionalen Test weiter fortzufahren.

Beispiele für regionale Tests

Siehe dazu insbesondere: [8] [29]

Regionale Untersuchung der Hüfte über AR und IR

Ausgangsstellung und Vorgehen

Der Patient befindet sich in Rückenlage, der Therapeut steht am Fußende der Behandlungsbank.

IR-Test: Mit beiden Händen die Fersen umgreifen und beide Beine in IR drehen, bis beide Hände den gleichen Spannungswiderstand verspüren (▶ Abb. 9.37).

AR-Test: Die Hände überkreuzt an beide Fersen legen und beide Beine in AR bewegen, bis der Spannungswiderstand auf beiden Seiten als gleich empfunden wird (▶ Abb. 9.36).

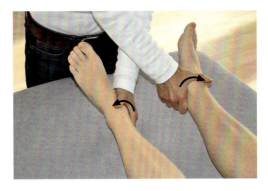

▶ **Abb. 9.36** Regionale Untersuchung der Hüfte – Außenrotation.

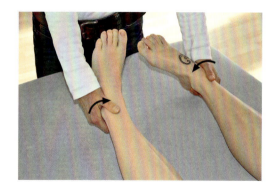

▶ **Abb. 9.37** Regionale Untersuchung der Hüfte – Innenrotation.

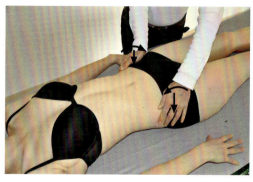

▶ **Abb. 9.38** Regionale Untersuchung des Beckenrings – ISG und Pubis.

Beurteilung
Nachdem der Spannungswiderstand als gleich empfunden wird, ist der Bewegungsausschlag beider Beine zu beurteilen.

Gleichmäßige Spannung bei IR beider Beine – ein Bein steht aber zu diesem Zeitpunkt schon weiter in IR als das andere: Die Außenrotatoren der Hüfte mit ihren Faszien sind auf der Seite des kleineren Bewegungsausmaßes auf Spannung.

Gleichmäßige Spannung bei AR beider Beine – ein Bein steht aber weiter in AR als das andere: Die Innenrotatoren mit ihren Faszien sind auf der Seite des geringeren Bewegungsausmaßes auf Spannung.

Es kommt häufiger vor, dass das AR-Defizit auf der anderen Seite des IR-Defizits liegt.

Da der Rotationstest ein unspezifisch regionaler Test ist, müssen in diesem Fall nicht nur beide Hüften mit ihren zugehörigen Muskelgruppen und Faszien kontrolliert werden, sondern auch die Strukturen, die auf die Hüfte Einfluss nehmen: Hinterfuß, LWS und thorakolumbaler Übergang, ISG, Mons pubis, M. iliopsoas mit seiner Faszie, Beckenboden und alle viszeralen Strukturen aus dem Bereich des kleinen Beckens.

Regionale Untersuchung des Beckenrings – ISG und Pubis

Ausgangsstellung und Vorgehen
Der Patient befindet sich in Rückenlage, der Therapeut steht seitlich an der Behandlungsbank. Beide Hände werden rechts und links auf die Beckenschaufel im Bereich der SIAS aufgelegt. Der Oberkörper des Therapeuten wird so weit über den Patienten gebracht, bis der Schultergürtel des Therapeuten über dem Beckengürtel des Patienten steht (▶ Abb. 9.38).

Globaler Druck in die Tiefe. Zuerst wird im Wechsel ein Ilium, dann das andere Ilium Richtung Behandlungsbank gedrückt.

Alternierende Bewegung Richtung Ilium anterior und Ilium posterior. Nach dem Druck kann ein Ilium Richtung posterior bewegt werden und das andere Richtung anterior. Es kann auch erst eine Seite Richtung anterior und posterior bewegt und mit der anderen Hand das gegenüberliegende Ilium fixiert werden.

Beurteilung
Beim **Druck in die Tiefe** wird die Weichheit des Iliums gegenüber den zusammenhängenden Strukturen beurteilt. Findet sich eine Festigkeit bei diesem Test, so muss die Seite mit lokalen Tests befundet werden. Dazu gehört das Os pubis, das ISG, der Beckenboden und die Organe des kleinen Beckens dieser Seite.

Beim **alternierenden Rollen** nach anterior und posterior kann bereits ein Eindruck davon gewonnen werden, ob ein Ilium in Dysfunktion anterior oder posterior steht. Doch Vorsicht: Die meisten Ilii stehen in einer bevorzugten Haltung. Dies heißt jedoch nicht zwangsläufig, dass sie in einer mechanischen Dysfunktion stehen. Befindet sich ein Ilium in einer mechanischen Dysfunktion, so ist die Bewegung in die Gegenrichtung hart und nicht ausführbar. Hier müssen weitere parietale Tests erfolgen, um die Dysfunktion benennen zu können. Steht es jedoch in einer faszialen Vorzugshaltung, so ist die eine Bewegungsrichtung zwar zäher und auch meist eingeschränkter als auf der anderen Seite, kann aber grundsätzlich ausgeführt werden. Hier geben die parietalen Tests meist keine schlüssige Auskunft. Das sind die Ossa ilia, bei denen der Vorlauftest tendenziell positiv erscheint, aber auch nicht so stark, als dass der Therapeut ein Ilium in anterior oder posterior diagnostizieren kann. Dies kann z. B. auf eine physiologische Kompensation für das Parietale hindeuten. Oder das Ilium steht in einer Helferfunktion für die Viszera.

Eine weitere Möglichkeit für eine fasziale Vorzugshaltung der Ossa ilia wird als Anpassung an das Kranium beschrieben. An der Seite, wo das Os temporale in AR steht, zeigt das Ilium der gleichen Seite eine Tendenz zur Anteriorität. [4]

Regionale Untersuchung oberer Thoraxeingang

Ausgangsstellung und Vorgehen
Der Patient sitzt aufrecht auf der Behandlungsbank, der Therapeut steht hinter ihm. Die Hände werden auf beiden Seiten der Schulter sanft aufgelegt, sodass die Fingerspitzen des Therapeuten rechts und links erst oberhalb der Klavikula und dann unterhalb zu liegen kommen (▶ Abb. 9.39).

Beurteilung
Spannungstest oberhalb und unterhalb der Klavikula. Die Spannung wird beurteilt, indem mit den Fingerspitzen in die Weichteile oberhalb und unterhalb der Klavikula sanft hineingedrückt und der Spannungszustand im direkten Seitenvergleich beurteilt wird. Gibt es in diesem Bereich Unterschiede oder beidseitige Festigkeiten im Gewebe, kann dies durch die Schultergürtelmuskulatur, die Klavikula, die ersten Rippen mit den dazugehörigen Wirbeln, die Pleurakuppel, die Halsorgane, über die Fascia cervicalis media oder über die Organe aus dem Thorax- und Oberbauchbereich ausgelöst werden. Auch hier müssen lokale Untersuchungen der möglichen Ursachen erfolgen.

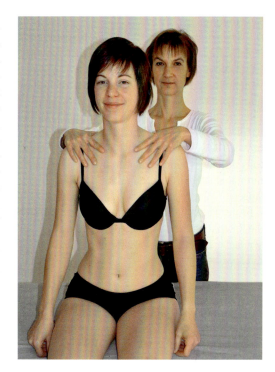

▶ Abb. 9.39 Regionale Untersuchung oberer Thoraxeingang.

Regionaler Listening- oder Ecoute-Test des Abdomens

Ausgangsstellung und Vorgehen
Der Patient befindet sich in Rückenlage, die Beine sind gestreckt. Der Therapeut sitzt seitlich zum Patienten. Er legt seine Hand im Bereich des Umbilicus sanft auf den Bauch und „horcht" in das Fasziensystem des Abdomens hinein. Um ein besseres Gefühl für die Faszien des Patienten aufzubauen, empfiehlt es sich, den Unterarm auf dem Patienten leicht abzulegen (▶ Abb. 9.40).

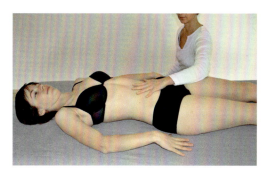

▶ Abb. 9.40 Regionaler Listening- oder Ecoute-Test des Abdomens.

Beurteilung

Die Bewegung der Faszien wird wahrgenommen. Eine Dysfunktion entwickelt eine große Spannung, welche über die Faszien weitergeleitet wird. Dieser Weiterleitung wird gefolgt, bis man in der diagnostischen Zone angekommen ist.

Bisweilen führt der Zug weiter weg vom Bauchnabel, sodass das Gefühl entsteht, dass der verfolgte Weg zu weit wird. Dann kann die Hand in Richtung des Zuges auf dem Bauch umgesetzt werden, um näher an den Ursprung der Spannung zu gelangen.

Ist der Punkt der Stille erreicht, so befindet sich die Restriktion meist in seiner Umgebung. An dieser Stelle müssen die darunterliegenden Organe mit spezifisch-viszeralen Tests untersucht werden.

Elastizitätstest für den Thorax diagonal

Ausgangsstellung und Vorgehen

Der Patient befindet sich in Rückenlage, die Beine sind gestreckt. Der Therapeut steht seitlich der Behandlungsbank. Die kraniale Hand wird auf die Schulter der Seite, die zum Therapeuten zeigt, gelegt. Die kaudale Hand wird gegenüber auf dem unteren Rippenbogen positioniert.

Nun mit beiden Händen langsam Druck in die Tiefe geben, bis ein guter Kontakt zum Thorax und dessen innenliegenden Organen aufgebaut ist. Dann einen Zug diagonal zwischen den beiden Händen aufbauen. Die Seite wechseln und die Diagonalen miteinander vergleichen (▶ Abb. 9.41).

Beurteilung

Die Spannungen in den Diagonalen eignen sich sehr gut, um afferent oder efferent kreuzende Ketten herauszufinden. Mit ein wenig Übung kann man unter der Traktion sogar den Punkt der höchsten Fixierung ausfindig machen.

Elastizitätstest für den Thorax homolateral

Ausgangsstellung und Vorgehen

Der Patient befindet sich in Rückenlage, die Beine sind gestreckt. Der Therapeut steht seitlich der Behandlungsbank. Die kraniale Hand wird auf die Schulter der Seite, die zum Therapeuten zeigt, gelegt. Die kaudale Hand wird den unteren Rippenbogen homolateral positioniert.

Nun mit beiden Händen langsam Druck in die Tiefe geben, bis ein guter Kontakt zum Thorax und dessen innenliegenden Organen aufgebaut ist. Dann einen Zug vertikal zwischen den beiden Händen aufbauen. Die Seite wechseln und die vertikalen Traktionen miteinander vergleichen.

Beurteilung

Die Spannungen in den Vertikalen eignen sich sehr gut, um afferent oder efferent homolaterale Ketten herauszufinden. Mit ein wenig Übung kann man unter der Traktion sogar den Punkt der höchsten Fixierung ausfindig machen. Zusätzlich resultiert daraus natürlich auch ein allgemeiner Eindruck der Mobilität jeder Thoraxseite.

Regionaler Listening- oder Ecoute-Test des Thorax

Ausgangsstellung und Vorgehen

Der Patient befindet sich in Rückenlage, die Beine sind gestreckt. Der Therapeut sitzt seitlich zum Patienten. Er legt seine Hand im Bereich des Mediastinums sanft auf das Sternum und „horcht" in das Fasziensystem des Thorax hinein.

Sollen die Informationen mehr über die Lunge, die obere Thoraxapertur und das Bronchialsystem aussagen, so empfiehlt es sich, die Hand etwas höher – etwa im Übergang des Manubriums – quer aufzulegen.

Beurteilung

Eine fasziale Restriktion im Thorax, aber v. a. im Mediastinum, kann durch die große Verbindung des Perikards über die Bänder zum Sternum, der Wirbelsäule, den Rippen und dem Diaphragma als ein zentral verdichteter Punkt weitergeleitet werden. Die Hand wird von den Faszien zum Ursprung dieses Punktes „gezogen". Dort, wo die Bewegung

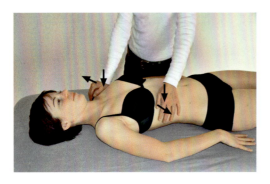

▶ Abb. 9.41 Elastizitätstest für den Thorax diagonal.

zum Stillstand kommt, besteht häufiger die zusätzliche Empfindung, in die Tiefe des Gewebes „gezogen" zu werden. Dies ist dann der Ort, an dem genauer untersucht werden muss.

Manchmal führt der Zug von der momentanen Handposition am Sternum weiter weg, sodass das Gefühl entsteht, der Weg wäre zu weit, um ihm zu folgen. Dann kann die Hand in Richtung des Zuges auf dem Thorax umgesetzt werden, um näher an den Ursprung der Spannung zu gelangen.

Spezielle regionale Tests – Zentrallinien

Regionaler Test der Bogensehne – Bowstring

Ausgangsstellung
Der Patient befindet sich in Rückenlage, die Beine sind gestreckt. Der Therapeut steht am Kopfende der Behandlungsliege (▶ Abb. 9.42).

Vorgehen
Eine Hand des Therapeuten wird unter das Okziput gelegt. Über das Okziput wird eine leichte Flexion der HWS eingeleitet, bis die Fascia cervicalis superficialis auf Vorspannung steht. Mit der anderen Hand werden nun nacheinander drei Etagen auf Zug gebracht und miteinander verglichen.
- Hand auf dem Sternum: etwas Druck Richtung Behandlungsbank und dann langsam Schub nach kaudal aufbauen
- Hand auf den Bereich Regio umbilicalis – superior des Bauchnabels: leichten Druck in die Tiefe geben, um dann wiederum Schub nach kaudal aufzubauen
- Hand auf den Bereich Regio pubica legen: durch leichten Druck in die Tiefe Kontakt aufnehmen und Schub nach kaudal aufbauen

Beurteilung
Diese drei Etagen werden miteinander verglichen. Ist der Schub im Bereich des Sternums am schwersten, so kann die Zentrallinie eine Störung vom Schädel bis zum Mediastinum aufweisen. Ist dagegen der Schub im Bereich der Regio umbilicalis am zähesten, so liegt die Dysfunktion der Bogensehne eher im Bereich zwischen Mediastinum, den Oberbauchorganen und dem Bauchnabel. Stellt der Schub im Bereich der Regio pubica den höchsten Widerstand dar, so befindet sich die Festigkeit innerhalb der Bogensehne am ehesten zwischen Bauchnabel und Beckenboden.

Dieses kann diagnostisch benutzt werden, um den Bereich zu erkennen, an dem die Bogensehne am meisten leidet. Es können nun einzelne Teile der Sehne speziell untersucht werden und auch in die Behandlungen einzeln eingebaut werden.

Sieht man die Bogensehne aber als eine einheitliche anteriore Struktur, so sollte die ganze Sehne in einer Behandlung berücksichtigt und therapiert werden. Der gefundene Bereich im Test verdient dann intensivere therapeutische Aufmerksamkeit bis es zum Release kommt, während es ausreichend ist, die freieren Anteile lediglich „anzutherapieren", da das Release oft direkt geschieht.

Regionaler Test der Zentralsehne – Tendon central

Ausgangsstellung
Der Patient liegt in Rückenlage, die Beine sind gestreckt. Der Therapeut steht zuerst am Kopfende der Behandlungsliege. Bei der Testung der Crura des Diaphragmas, des M. iliopsoas und des Beckenbodens steht der Therapeut seitlich der Behandlungsliege.

Vorgehen
Die Zentralsehne wird ebenfalls in mehreren Schritten untersucht.
- Eine Hand des Therapeuten wird unter das Okziput gelegt. Über das Okziput wird eine leichte Extension mit Traktion der HWS eingeleitet, bis der Pharynx und die Fascia cervicalis medialis auf Vorspannung stehen. Die andere Hand wird

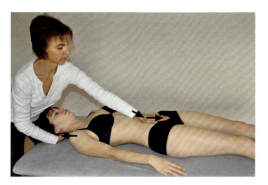

▶ Abb. 9.42 Regionaler Test der Bogensehne – Bereich Regio umbilicalis.

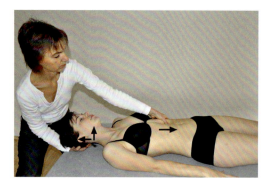

▶ **Abb. 9.43** Regionaler Test der Zentralsehne – Bereich Regio epigastrica für Pharynx.

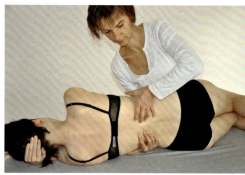

▶ **Abb. 9.44** Regionaler Test der Zentralsehne – Bereich Crura des Diaphragmas. Handhaltung für den Test der Crura.

im Bereich der Regio epigastrica aufgelegt, um sich an der kleinen Kurvatur des Magens anzuhängen. Über den Magen wird der Ösophagus nach kaudal bewegt, um Zug auf den Pharynx auszuüben. Durch einen Schluckakt kann die Spannung im Bereich der Pars media der Faszien noch erhöht werden (▶ Abb. 9.43).

- Test der Festigkeit des Mediastinums über das Sternum: Beide Hände werden übereinander auf das Sternum gelegt, sodass die Fingerspitzen in Richtung Regio epigastrica zeigen. Es wird ein leichter Druck auf das Sternum ausgeübt, um dann das Sternum in allen drei Ebenen zu bewegen. Man sucht die Vorzugshaltung des Sternums auf, um einen Rückschluss auf die Spannung im Mediastinum zu erhalten.
- Test der Crura des Diaphragmas: Beide Hände werden rechts und links von hinten auf den Bereich der Crura des Diaphragmas paravertebral positioniert. Durch ein leichtes Anheben des Patienten von der Unterlage weg – und damit eine Provokation in Extension – kann die Spannung rechts und links miteinander verglichen werden (▶ Abb. 9.44, ▶ Abb. 9.45).
- Test des M. iliopsoas: Die Beine des Patienten werden dafür aufgestellt. Es werden beide Seiten nacheinander befundet. Zieht man eine Linie zwischen SIAS und Bauchnabel, so lässt sich, etwa in der Mitte dieser Linie, in die Tiefe des Bauchraumes vortasten. Um sicher zu sein, dass man auf dem M. iliopsoas ist, kann der Patient das Bein auf der zu testenden Seite leicht anheben. Direkter Spannungsvergleich rechts zu links wird beurteilt.

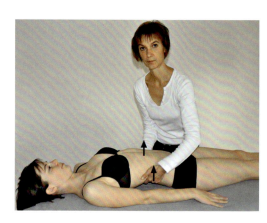

▶ **Abb. 9.45** Regionaler Test der Zentralsehne – Bereich Crura des Diaphragmas. Testausführung.

- Test des Beckenbodens: Der Patient hat die Beine angestellt. Aufsuchen des Tuber ischadicum, ipsilateral und medial davon langsam nach kranial in die Tiefe palpieren. Im Moment des Palpierens der Spannung am Beckenboden verändert der Therapeut die Ausrichtung der Finger II und III leicht nach lateral. Um sicher zu gehen, auch auf dem Beckenboden zu sein, lässt er den Patienten husten. Durch den Gegenhalt des Beckenbodens werden die Finger leicht herausgedrückt. Direkter Spannungsvergleich rechts zu links wird beurteilt.

Beurteilung

Wie bei der Bogensehne können natürlich einzelne Anteile der Zentralsehne behandelt werden. Dennoch empfiehlt sich auch hier, diese Sehne als Ganzes zu verstehen und sie als Ganzes zu behandeln.

9.8.6 Lokale spezifische Tests (für den Bewegungsapparat, die Viszera und das Kranium)

Ist eine spezielle Region in den o.g. osteopathischen Systemanteilen gefunden worden, muss die Region mit spezifischen parietalen, viszeralen und kraniosakralen Tests untersucht werden. Diese finden sich im jeweiligen Teil dieses Buches ausführlich beschrieben.

Lokaler Differenzierungstest

Der lokale Differenzierungstest eignet sich hervorragend, um den eventuellen „Verursacher" zwischen zwei sich bedingenden Dysfunktionen zu ermitteln.

Beispiel. Durch die vorgenannten Tests werden ein Ilium anterior rechts, ein Zäkum, welches lateral steht, und eine Dysfunktion der Wirbelsäule im Bereich Th 10 ermittelt.

Fragestellung. Welche der gefundenen Strukturen stellt die Ursache für die gefundenen Dysfunktionen dar? Haben alle Dysfunktionen miteinander zu tun oder sind einige eigenständig?

Differenzierung Zäkum

Vorgehen

Steht das Zäkum im Verdacht, Ausgangspunkt der Dysfunktionen zu sein, so wird das Zäkum differenziert, um zu sehen, ob die anderen Dysfunktionen sich zum Positiven hin verändern.

Dafür stehen zwei Möglichkeiten zur Verfügung: Entweder mobilisiert man das Zäkum leicht aus dem Ilium nach medial, oder man oszilliert auf dem Zäkum. Das heißt, es wird mit der Frequenz von ca. 150–180/min ein Druck auf das Zäkum ausgeübt [17]. Direkt im Anschluss daran wird wiederum das rechte Ilium überprüft, ob sich die Dysfunktion nach anterior verbessert hat.

Die gleiche Vorgehensweise kann bei den anderen Dysfunktionen angewandt werden.
- Differenzierung Zäkum – Kontrolle Th 10
- Differenzierung Zäkum – Kontrolle Dichtetest Bein

Beurteilung

Sollte sich das Ilium nach der Differenzierung des Zäkums freier verhalten, so handelt es sich mit hoher Wahrscheinlichkeit um eine Anpassungsdysfunktion an das Zäkum. Das Gleiche gilt für Th 10. Verlässt der Wirbel seine Dysfunktion nach der Differenzierung, so sorgt das Zäkum über fehlerhafte Afferenzen für ein fasziliertes Segment Th 10 und damit für seine Dysfunktion.

Lässt sich das Ilium nicht von der Differenzierung des Zäkums beeindrucken, so kann das Ilium eine eigenständige Dysfunktion sein, oder es handelt sich um eine Anpassung an eine aufsteigende Kette des rechten Beins.

Differenzierung Th 10

Vorgehen

Die Differenzierung kann aber genauso umgekehrt stattfinden. Th 10 wird durch ein Positional Release inhibiert. Das heißt, der Wirbel wird in allen drei Ebenen dort eingestellt, wo er seine freie, bewegliche Richtung aufweist, oder es wird eine Oszillation auf dem Wirbel ausgeführt.

Beurteilung

Zeigt sich das Zäkum nach der Differenzierung des Wirbels mobiler, scheinen der Wirbel und die durch die Dysfunktion fehlerhaften Efferenzen das Zäkum zu beeinflussen. Hier sollte man dann zusätzlich eine Gedankenkette bzgl. der Frage eröffnen, mit welchen Strukturen Th 10 noch in Kontakt steht. Diese können sein: Diaphragma abdominale, Jejunum, Ileum, X. Rippe etc. Weiterhin gilt es zu beurteilen, ob eine dieser Strukturen die Ursache für Th 10 in Dysfunktion sein kann. Hier spielt die Anamnese dann auch eine sehr wichtige Rolle.

9.9 Behandlungsprinzipien in der faszialen Osteopathie

Für A.T. Still war ein Osteopath kein Therapeut, der unzählige Techniken zur Behandlung eines Patienten erlernt hat und zur Anwendung bringt. Für ihn war ein Osteopath jemand, der die Anatomie, Physiologie und Topografie jeglicher Gewebe im Körper versucht zu verstehen, der die Fähigkeit besitzt, den Strukturen und ihrer allumfassenden Gemeinsamkeit zuzuhören und deren Dysfunktionen zu erkennen, um dann, mit dem Verständnis der Grundprinzipien, den Geweben ihre Freiheit, ihre Funktion und ihre Versorgung wieder zurückzugeben. [16]

Diese Denkweise lässt sich besonders gut auf die Therapie der Faszien übertragen. In der Faszienliteratur gibt es Unmengen an beschriebenen Techniken, deren gemeinsamer Urgedanke aber in den Grundprinzipien liegt. Diese Techniken sind meist aufeinander aufbauend und stellen Weiterentwicklungen oder Verbesserungen von schon bekannten Konzepten dar. Dadurch entsteht jedoch ein Wust aus Technikinformationen, die es einem „Anfänger" in dieser Materie erschweren, sich in der faszialen Therapie relativ schnell zurechtzufinden.

Aus diesem Grund werden in diesem Buch nicht unzählige Techniken vorgestellt, sondern die Vorgehensweise ist wie folgt:

- Es wurden in den vorangegangenen Kapiteln die **Physiologie und Topografie** (Kap. 9.4, Kap. 9.5) der Faszien beschrieben, um ihre Funktion zu verstehen.
- Es wird der **Schwerpunkt** in diesem Kapitel auf die **drei Grundprinzipien** der faszialen Behandlung gelegt, da sich damit alle Faszien behandeln lassen – Techniken können dann sozusagen selbst erfunden werden.
- Es wird in diesem Kapitel zusätzlich der Gebrauch von **Verstärkern (Enhancer)** – erklärt, um die Effektivität der Grundprinzipien zu verstärken.

Um den Einstieg in die Behandlung der Faszien zu erleichtern, werden Beispieltechniken zu den drei Grundprinzipien beschrieben, welche dann nahezu ausreichend sein sollten, um diese auf jegliche Faszien im Körper und deren Bedürfnisse umzusetzen. Zusätzlich lassen sich im Folgenden einige spezielle Techniken finden, die für bestimmte Bereiche des Körpers bzw. Krankheitsbilder als Behandlungsmethode von Vorteil sein können. Die Faszienbehandlung bietet – gerade am Anfang des Osteopathiestudiums – viele Möglichkeiten, den Körper als Ganzes zu behandeln, ohne seine eigenen Grenzen und Fähigkeiten zu überschreiten.

9.9.1 Drei Grundprinzipien zur Behandlung von Faszien

Um Faszien zu behandeln, stehen drei Grundprinzipien zu Verfügung.
1. direkte Befreiung
2. indirekte Befreiung
3. kombinierte Befreiung

Prinzip der direkten Befreiung

Das Prinzip der direkten Befreiung beruht auf der Einstellung der Faszien mit ihren verbindenden und umhüllenden Strukturen am „State of Bind".

Die direkte Befreiung könnte man als „Dehnungs- oder Mobilisationstechniken" definieren. Die Struktur wird dabei in Richtung der restriktiven Barriere bewegt – in die Richtung, in die sie nicht mehr kann – „State of Bind". Oder es werden zwei Punkte einer Faszie voneinander entfernt (Längsdehnung). Zur direkten Befreiung zählen auch Druckpunktbehandlungen, die zu einer Querdehnung der Faszie und einem punktuellen „Schmelzen" führen. Bei der Behandlung von Gelenken mit ihren ligamentären Strukturen und umgebenden Faszien werden diese in die zu mobilisierende Richtung eingestellt.

Auf dieses Grundprinzip der direkten Befreiung können dann zusätzlich Verstärker **(Enhancer)** gesetzt werden, um eine noch höhere Effektivität zu erreichen.

Enhancer – mögliche Verstärker für die **direkte Befreiung:**
- tiefe Einatmung mit Apnoephase
- „Twist" – die Dehnung einer Faszie nicht nur in Längsrichtung, sondern auf allen Ebenen des Körpers
- Kompression oder Traktion – bei der direkten Befreiung ist es meist die Traktion, die die Spannung im Gewebe noch erhöht
- Dehnlagerungen, welche Ansatz und Ursprung der Faszie noch weiter voneinander entfernt
- Muskelaktivität der zugehörigen Faszienmuskulatur
- Augenbewegungen
- Triggerpunktbehandlungen

Es folgen Beispiele von in der Literatur beschriebenen Konzepten, die dem **Prinzip der direkten Befreiung** zugeordnet werden können:

Einfache passive Dehnung
Die zu behandelnde Faszie wird in ihrer Längsrichtung durch den Therapeuten passiv gedehnt. Zusätzlich kann man aus der vollen Dehnung heraus die Faszie noch weiter „verwringen" („Twist"), um eine noch effektivere Dehnung zu erhalten.

Myofascial Release – R. Ward
Hier geht es um die Dehnung einer Faszie unter Einbezug von Muskelaktivität, Twist und Atmung. Ward benannte dies als POE (T)2. POE steht für Point of Entry – der optimale Eintrittspunkt in die Faszie oder die optimale Dehnposition zur Behandlung. Die beiden „T" stehen für Traktion (Dehnung) und Twist (Verwringung) der Faszie. [14]

Direkte Behandlung – S. Paoletti
Hier wird zur Dehnung und Mobilisation der Faszie Kontakt aufgenommen. Paoletti beschreibt vier Arten von direkten Techniken. [29]

Knet-Druck-Technik. Dies ist eine Therapieform für den Ansatz einer Faszie oder knotenförmige Veränderungen innerhalb von Fasziensträngen. Es erfolgt ein Druck an dem Verspannungspunkt in die Tiefe, um ihn dann durch Rotationen oder Dehnungen in die Festigkeit zu steigern.

Dehnungstechnik. Hierbei geht es um ganze Faszienstränge oder größere Faszienabschnitte. Die Faszie wird longitudinal gedehnt, um – zusätzlich in ihren Ursprüngen – dann eine rechtwinklige Traktion zum Faserverlauf auszuüben.

Gleit-Druck-Technik. Diese Technik dient v. a. zur Behandlung von Verspannungszonen mit größeren Ausdehnungen in Längsrichtung mit zusätzlich knotenförmigen Zonen, v. a. im Bereich zum Periostübergang, wie z. B. im Tractus iliotibialis. Es geht hauptsächlich darum, mit einem Längsdruck durch die Faszie zu ziehen. Zusätzlich kann an fixierten Punkten ein Druck in die Tiefe gehalten werden. Dieser Druck kann durch eine Rotation im Gewebe oder eine Querdehnung verstärkt werden.

Spezialtechnik für Ligamente. Auf ein zu behandelndes Ligament wird Druck ausgeübt, um mit der freien Hand das zugehörige Gelenk oder den Körperanteil um den Druckpunkt herum zu bewegen. Diese Bewegung kann auch aktiv durch den Patienten stattfinden.

Direkte myofasziale Entspannung zur Behandlung von Myofascial Strains – W.G. Sutherland
Hierbei geht es um die Therapie von Muskelfaszien, Sehnen und größeren Faszienabschnitten: Es wird mit Druck in die Tiefe der Faszie oder der zu behandelnden Muskelfaszie gearbeitet. Als zweite Komponente kommt eine Dehnung in Längsrichtung des Faserverlaufs der zu behandelnden Struktur hinzu, bis es zur Entspannung kommt. [45]

Direkte ligamentäre artikuläre Entspannung – W.G. Sutherland
Das Augenmerk der Behandlung liegt hier auf den Ligamenten und artikulären Strukturen. Ein Gelenk mit seinen Bändern wird über eine langsame, dehnende Bewegung in die Position gebracht, in die es sich nicht bewegen kann. Steht z. B. die Fibula kranial, so wird mit der einen Hand das Fibulaköpfchen sanft nach kaudal mobilisiert, während die andere Hand den Fuß langsam, immer der neuen Spannung angepasst, in eine Supination führt, bis die Fibula über die lateralen Ligamente wieder in ihre normale Position zurückkehrt. [45]

Recoil-Techniken
Auf die Zone der größten Spannung wird Druck in die Tiefe ausgeübt oder eine Faszie gedehnt. Der Druck kann dann einfach mit jedem Atemzug weiter verstärkt werden, eine Dehnung kann weiter vergrößert werden und zusätzlich kann am Ende eine Vibration ausgeübt werden, um das Gewebe auf noch mehr Vordehnung zu bringen. Durch ein „schlagartiges" Loslassen, am besten bei Beginn einer maximalen Inspirationsphase, schnellt das Gewebe in eine neu gewonnene Ausgangsstellung zurück und die Strukturen können sich befreien. [9]

Mögliche Indikationen für eine **direkte Befreiung**:
- Vorbereitung/Nachbehandlung für/von Manipulationen
- Manipulation und Mobilisation (HVLA und Manuelle Therapie)
- Mobilisation von vizeralen Ligamenten und Mesos

9 – Bindegewebe und Faszien

- Mobilisation der Dura mater spinalis
- zur Dehnung von großen Körperfaszien mit viel kollagenen Fasern (z. B. Fascia thoracolumbalis, Fascia plantaris)
- direkte Behandlung und Befreiung einer Faszie mit ihrer zugehörigen Muskulatur – Integration eines Systems
- Einarbeitung neu gewonnener Körperpositionen in die Gesamtheit
- die großen Faszien als Ursprung und Unterstützer von Haltungsfehlern
- alte, chronische Dysfunktionen
- Stauungsprobleme (venös-lymphatisch)

Fascia thoracolumbalis – Beispiel für eine direkte Befreiung

- **Grundprinzip:** direkte Befreiung
- **Enhancer:** Twist, Lageveränderung, Muskelanspannung, Einatmungsapnoe
- **Konzeptzuordnung:** Myofascial Release

Ausgangsstellung
Der Patient liegt in Bauchlage auf der Behandlungsliege, der Therapeut steht seitlich daneben. Beide Hände werden flächig rechts und links unterhalb des Rippenbogens im Bereich der autochthonen Muskulatur platziert (▶ Abb. 9.46).

Vorgehen
Druck in das Gewebe, bis ein guter Kontakt zu den Faszien und den Muskeln besteht. Eine Dehnung durch Schub der Hände nach kranial ausführen. Die Seite, deren Spannung höher ist, ist die eigentliche Behandlungsseite. **Enhancer auf der Behandlungsseite**: „Twist" – zusätzliches Verschieben der Faszie durch Rotation – das Gewebe auf noch mehr Spannung bringen. Aktive Lageveränderung durch den Patienten: Arm nach oben lang strecken und nach kranial rausschieben. Bein der gleichen Seite nach kaudal rausschieben – es entsteht eine C-Lage mit Konvexität auf der Behandlungsseite. Muskelaktivität: Arm und Bein (hier muss man ausprobieren, ob man eher das rechte oder das linke Bein anheben lässt) leicht von der Unterlage anheben, sodass die Muskulatur unterhalb der Fascia thoracolumbalis anspannt. Atmung: Den Abschluss bildet eine tiefe Einatmung, die so lange wie möglich angehalten wird.

Prinzip der indirekten Befreiung

Das Prinzip der indirekten Befreiung beruht auf der Einstellung der Faszien mit ihren verbindenden und umhüllenden Strukturen am State of Ease.

Die indirekte Befreiung könnte man als „Entspannungs- oder Annäherungstechniken" definieren. Eine Idee hinter den indirekten Befreiungen ist eine Art „Reset" der „pathologisch" neurologischen Innervation. Eine fehlerhafte Afferenz durch z. B. eine verspannte Faszie hat auf kurz oder lang durch die unzähligen Rezeptoren, die in ihr liegen, eine angepasste fehlerhafte Efferenz an die Erfolgsorgane zu Folge. Erlaubt man nun der Faszie einen neuen Neutralpunkt oder eine Release-Position einzunehmen und sich damit zu entspannen, so werden die „fehlerhaften" Afferenzen unterbrochen. Durch diese Entspannung bestünde der Grundgedanke der indirekten Befreiung darin, eine neue Efferenz zu schaffen, die es der Faszie und ihren umhüllenden Strukturen erlaubt, wieder in ihre normale physiologische Stellung zurückzukehren. Um diese Entspannung und damit das „Aufatmen" einer Faszie zu erreichen, bestehen **drei grundsätzliche Möglichkeiten** der Herangehensweise:

Pain Positional Release. Beim Pain Positional Release ist der Patient der „Chef". Er gibt beim Aufsuchen der Positional-Stellung den Ort der geringsten Schmerzhaftigkeit an. Ziel sollte sein, dass der Patient in einer vollkommen schmerzfreien Position zur Ruhe kommt. Eine andere Herangehensweise des Pain Positional Release ist die

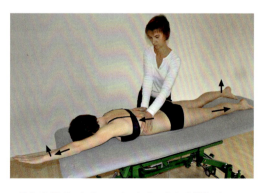

▶ **Abb. 9.46** Fascia thoracolumbalis – Beispiel für eine direkte Befreiung.

Nutzung von einem Kontrollpunkt – dem Tenderpoint. Dort wird so lange der State of Ease gesucht, bis der Tenderpoint nach Angaben des Patienten inaktiv ist.

Positional Release. Die Struktur wird bei dieser Herangehensweise für die Behandlung von Faszien, Gelenken etc. an seinem State of Ease positioniert. Diese Position wird durch das Ertasten des Therapeuten eingestellt. Einfach gesagt: Der Therapeut ist beim Auffinden des State of Ease der „Chef".

Dynamic Release. Dynamic steht für Bewegung zum Balancepunkt. Hier stellt weder der Therapeut nach seinem Empfinden die Faszie ein, noch wird die Position durch die schmerzorientierten Angaben des Patienten aufgefunden. Man lässt sich von der Faszie mitziehen und ist ihr allenfalls unterstützend behilflich, den State of Ease selbst zu finden. Vereinfacht ausgedrückt: Der Körper mit seinen Faszien und Strukturen ist bei dieser Herangehensweise der „Chef". Der Therapeut „dient" dem Gewebe bei der Findung des Still-Points und „unterstützt" dieses durch eine geringfügige Hilfe in die richtige Richtung.

Wie bei der direkten Befreiung können auch bei der **indirekten Befreiung** dann zusätzlich Verstärker **(Enhancer)** eingesetzt werden, um die Lösung und Entspannung des Gewebes noch mehr zu forcieren.

Enhancer – mögliche Verstärker für eine indirekte Befreiung:
- tiefe Ausatmung mit Apnoephase
- „Stacking" – das Stapeln von freien Richtungen einer Faszie oder eines Gelenks aufeinander für den optimalen State of Ease
- Kompression oder Traktion (je nachdem, wobei sich die Faszie noch mehr lösen kann) – meist ist es die Kompression bei der indirekten Befreiung
- Annäherungslagerungen, welche Ansatz und Ursprung der Faszie noch weiter zueinander führen
- Unterstützung durch den PRM

Kontrollmöglichkeiten für die Einstellung der Position und/oder die Wirkung der indirekten Befreiung:

- **Tenderpoints:** Dies sind „Schmerzpunkte" am Körper, die durch L. Jones definiert und beschrieben wurden. Sie dienen zur Einstellung des Pain Positional Release und zur Kontrolle des Behandlungserfolges. Bei der Einstellung der Positional-Release-Stellung wird so lange die Position gesucht, bis der Tenderpoint seine Schmerzhaftigkeit verliert. Nach 90 Sekunden Halten der Positional-Release-Stellung sollte der Tenderpoint 75 % seiner Intensität verloren haben.
- **P**rimärer **r**espiratorischer **M**echanismus: W.G. Sutherland nutzte den PRM als eine Art Kontrolle seiner Behandlung. Der PRM sollte sich in einem gesunden Körper in jedem Gewebe mit einer freien „Potency" ausdrücken. Er brachte Gelenke und Faszien so lange in eine optimale Positional-Release-Stellung, bis der PRM unter seinen Händen wieder ganz und in seiner vollen Ausdrucksweise funktionierte.

Es folgen Beispiele von in der Literatur beschriebenen Konzepten, die dem **Prinzip der indirekten Befreiung** zugeordnet werden können:

Pain-Positional-Release-Techniken

Strain-Counterstrain (SCS) ohne Tenderpoint – L. Jones

Beim reinen Strain-Counterstrain wird der Patient nach seinem subjektiven Empfinden in einer maximalen schmerzfreien Position eingestellt, damit sich die verfestigten Strukturen lösen können. Schmerzhafte Afferenzen werden gelöscht – neue positive Efferenzen werden kreiert [19].

Strain-Counterstrain (SCS) mit Tenderpoint – L. Jones

Das Strain-Counterstrain mit Tenderpoint unterscheidet sich in einem Punkt vom normalen SCS. Es wird nicht einfach eine schmerzfreie Position des Körpers eingestellt, sondern es wird als diagnostischer Schmerzpunkt ein Tenderpoint aufgesucht und darauf hin eingestellt. Spezifisch für diesen Punkt gibt es eine schmerzfreie Position, in der der Tenderpoint an Intensität verliert. Diese Position sollte mindesten 90 Sekunden aufrechterhalten werden, während der Tenderpoint nicht mehr gedrückt wird. Danach sollte der Tenderpoint auf erneuten Druck 75 % seiner vorherigen Stärke verloren haben [19].

Positional-Release-Techniken

Balance and Hold (BaH)

Bei diesem Konzept nach H. V. Hoover [5], auch als dynamische Neutralstellung bezeichnet, ist der Therapeut der „Chef". Das Gewebe, welches behandelt werden soll, wird mittels Tastempfinden des Therapeuten in allen Ebenen an seinen „State of Ease" gebracht. Hier kann man sich das „Stacking" zunutze machen: Es wird erst der „State of Ease" zwischen Flexion und Extension eingestellt, dann zwischen den Rotationen, dann zwischen den Lateralflexionen. Zusätzlich bieten sich in manchen Strukturen noch Translation und Kompression zum Stacking an. Ziel sollte es sein, die Struktur am maximalen Punkt der Gelöstheit zu balancieren. Diese Position wird bis zum „Erweichen" des Gewebes gehalten, um dann passiv zum neuen Neutralpunkt zu gehen.

Behandlung von Ligamentous Articular Strain (LAS) – W.G. Sutherland – Balanced Ligamentous Tension (BLT)

Hierbei gilt das Augenmerk der Behandlung von Ligamenten und artikulären Strukturen. Die Ausführung der Technik ist fast identisch mit der der dynamischen Neutralstellung. Für W.G. Sutherland war der PRM von allergrößter Wichtigkeit. Grundlegend für das Therapiekonzept ist nicht das dreidimensionale Annähern der Strukturen, sondern die „Heilung" durch den PRM. Erst wenn sich der PRM im Gewebe wieder frei ausdrücken konnte, war Sutherland mit seiner Behandlung am Ende angelangt [45].

Behandlung des Ligamentous Articular Strains (LAS) – W.G. Sutherland – Balanced Membranous Tension (BMT)

Diese Technik nach W. G. Sutherland bezieht sich auf die Behandlung der Membranen, aber auch auf die der verbindenden membranösen Faszien, z. B. der Membrana interossea. Die Ideologie und Herangehensweise ist dieselbe wie beim BLT, nur dient diese Technik einer genaueren membranösen oder auch großflächigeren faszialen Entspannung. [45]

Dynamic-Release-Techniken

Funktionell dynamische Techniken – V. Frymann/R. Becker

Bei den funktionell dynamischen Techniken wird kein Balancepoint aufgesucht und beibehalten, sondern der Therapeut lässt sich vom Gewebe zum Ursprungsort seiner Dysfunktion und in die für das Release beste Stellung ziehen. Er ist annähernd passiv dabei, lediglich eine kleine Unterstützung bei der „Bewegung" der Faszien zum Ursprungsort ist erlaubt [1] [13].

Unwinding – J.E. Upledger

Das Unwinding stellt eine weiterlaufende Technik zur funktionell dynamischen Technik dar [54]. Es ist das komplette „Entwirren – Entwickeln" der Faszien in ihrer Gesamtheit, wie ein Wollknäuel zu einem langen Faden. Beispiel: Bei einem Schleudertrauma ist die HWS mit deren angrenzenden Strukturen (BWS, Schultergürtel usw.) betroffen. Sie vollziehen in einer Gesamtheit eine bestimmte Bewegung während des Unfalls. Beim Unwinding stellt man nicht nur eine Faszie ein, sondern alle beteiligten faszialen Strukturen werden in die Position zum Zeitpunkt des Traumas zurückgeführt. Dies kann sich in extremen Fällen auf den ganzen Körper auswirken. Dadurch können ganze Traumaketten und deren Folgen aufgelöst werden. Zusätzlich geht es beim Unwinding um ein psychoemotionales Release. Trauma und Empfindung können sich zum Zeitpunkt des Unfalls koppeln (s. Energiezysten nach Upledger, Kap. 9.2.8) und ebenfalls durch das Unwinding gelöst werden. Deswegen ist gerade diese Herangehensweise an die fasziale Behandlung mit äußerstem Respekt und Sensibilität für den Patienten zu handhaben.

Mögliche Indikationen für eine **indirekte Befreiung**:
- subakute Traumen
- postoperativer Zustand
- akute Schmerzzustände
- akute Bandscheibenvorfälle
- chronische Schmerzpatienten
- Hirnmembranen/Rückenmarkshautspannungen
- psychoemotional angespannte Zustände
- Stauungsprobleme (venös-lymphatisch)
- Narben, Adhäsionen
- „zarte" Mentalität
- Schwangerschaft

Dysfunktion C 1 – Beispiel für indirekte Befreiung

- **Grundprinzip:** indirekte Befreiung
- **Enhancer:** Ausatmungsapnoe, Traktion/Kompression Okziput
- **Konzeptzuordnung:** Positional-Release: dynamische Neutralstellung

Ausgangsstellung
Der Patient befindet sich in Rückenlage, der Therapeut sitzt am Kopfende der Behandlungsbank. Eine Hand umfasst das Okziput. C 1 wird auf Daumen und Finger II und III mit seinen Massae laterales aufgelegt (▶ Abb. 9.47).

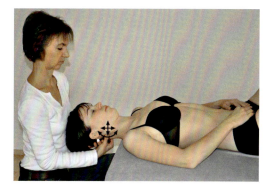

▶ **Abb. 9.47** Dysfunktion C 1 – Beispiel für indirekte Befreiung.

Vorgehen
Das Okziput an seinem Neutralpunkt ausbalancieren und halten. C 1 wird durch Stacking (Flexion/Extension, Translation, Rotation) an seinen Release-Punkt gebracht. **Enhancer:** Durch minimalistische Traktion oder Kompression über das Okziput schauen, ob C 1 noch weicher wird. Eine Ausatmungsapnoe kann das Release noch weiter verstärken. Nach dem Release ist entweder C 1 befreit, oder man sucht die neue Neutralstellung und beginnt das Vorgehen von vorne.

Dysfunktion Kiefergelenk – Beispiel für indirekte Befreiung

- **Grundprinzip:** indirekte Befreiung
- **Enhancer:** Traktion oder Kompression
- **Konzeptzuordnung:** Positional-Release: dynamische Neutralstellung

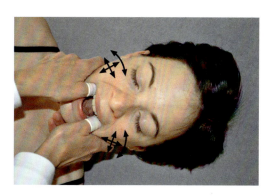

▶ **Abb. 9.48** Dysfunktion Kiefergelenk – Beispiel für indirekte Befreiung.

Ausgangsstellung
Der Patient befindet sich in Rückenlage, der Therapeut steht seitlich in Schulterhöhe neben der Behandlungsliege und trägt Fingerlinge. Die Daumen werden auf der Molarreihe rechts und links der Mandibula gelegt, die Finger umgreifen den Unterkiefer von außen (▶ Abb. 9.48).

Vorgehen
Beide Kiefergelenke über den Unterkiefer ausbalancieren. Mittels Stacking alle freien Richtungen aufeinanderstapeln – und dies für jede Seite (Protrusion/Retrotrusion, Mediotrusion, Laterotrusion, Translation, Rotation anterior-posterior). Das kann bedeuten: rechtes Kiefergelenk möchte in die Protrusion – linkes in die Retrotrusion usw. Meist passen jedoch die Bewegungen zueinander, da der Unterkiefer ein Knochen mit zwei Gelenken ist. **Enhancer:** Zum Abschluss Traktion oder Kompression auf jedes Gelenk einzeln bringen und das beibehalten, welches den Balancepunkt verstärkt. Halten bis zum Release.

Prinzip der kombinierten Befreiung

Es können alle direkten und indirekten Befreiungen miteinander kombiniert werden. Meist wird erst eine indirekte Befreiung eingeleitet, um dann in eine direkte Befreiung überzugehen. Bei einem Lendenwirbel in Dysfunktion mit einer Ischialgie zum Beispiel hat man als Therapeut oft nur eine Chance zur Verwendung einer HVLA-Technik (direkte Befreiung), da alleine die Einstellung des Wirbels für den Patienten oft schon äußerst schmerzhaft ist und er dagegen anspannt. In einem solchen Fall empfiehlt es sich, den Wirbel mittels einer indirekten Befreiung vorzutherapieren. Das Gewebe ist danach nicht mehr so schmerzempfindlich, die gesteigerten Afferenzen und daraus resultierenden Efferenzen sind abgeschwächter, und der Wirbel besitzt eventuell schon eine neue Neutralstellung in Richtung physiologischer Funktion, die es nun einfacher macht, den Wirbel zu manipulieren.

9.9.2 Behandlung der Bogensehne – Bowstring

Siehe dazu insbesondere: [45]
- **Grundprinzip:** Kombinierte Befreiung, da sowohl direkte als auch indirekte Techniken verwendet werden.

Ausgangsstellung. Die gesamte Bogensehne wird in Rückenlage behandelt. Der Therapeut muss seine Ausgangsstellung je nach Anteil der Sehne wechseln.

Fascia masseterica (direkte Befreiung)

Ausgangsstellung
Der Therapeut sitzt am Kopfende. Beide Hände werden über die Fingerbeeren unterhalb des R. zygomaticus auf der Fascia masseterica platziert. Man behandelt beide Seiten, legt jedoch mehr Aufmerksamkeit auf die verspannte Seite, bis es zu einer Ausgewogenheit zwischen beiden kommt (▶ Abb. 9.49).

Vorgehen
Erst einen Druck Richtung Oberkieferzähne in die Tiefe der Faszie und des M. masseter aufbauen. Dann zusätzlich einen Zug nach kranial ausüben, bis der M. masseter und seine Faszie sich lösen.

Fasciae colli (cervicalis) superficialis und media am Ursprungspunkt – Mundboden (direkte Befreiung)

Ausgangsstellung
Der Therapeut sitzt am Kopfende. Beide Hände werden mit den Fingerspitzen unterhalb der Mandibula aufgelegt. Man behandelt beide Seiten, legt jedoch mehr Aufmerksamkeit auf die verspannte Seite, bis es zu einer Ausgewogenheit kommt (▶ Abb. 9.50).

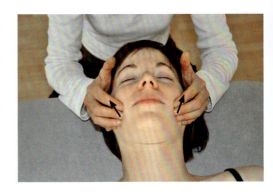

▶ **Abb. 9.49** Fascia masseterica (direkte Befreiung).

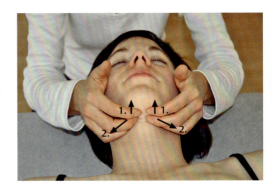

▶ **Abb. 9.50** Fascia colli (cervicalis) superficialis – Mundboden (direkte Befreiung).

Vorgehen
Durch Druck nach kranial tiefen Kontakt mit den Ansätzen der Faszien nehmen (richtig um die „Ecke" gehen), bis es zu einer Entspannung kommt. Dann einen zusätzlichen Zug nach posterior und lateral ausüben, bis beide Seiten zueinander ausgewogen sind.

Obere Thoraxapertur – Fasciae colli superficialis und media – Ansatzpunkte (direkte Befreiung)

Ausgangsstellung
Der Therapeut sitzt am Kopfende. Die Daumen der rechten und linken Hand in die Fossa supraclavicularis, beidseits der Fossa jugularis und lateral vom M. sternocleidomastoideus legen. Man behandelt beide Seiten, legt jedoch mehr Aufmerksamkeit auf die verspannte Seite, bis es zu einer Ausgewogenheit kommt.

Vorgehen

Langsam Druck nach kaudal in das Gewebe aufbauen, bis es zu einem ersten Release kommt. Dann, unter Beibehalten des Drucks, einen zusätzlichen Zug nach lateral in Richtung ACG ausführen.

Fascia endothoracica – Mediastinum – Perikardbänder (indirekte Befreiung)

Ausgangsstellung

Der Therapeut steht am Kopfende. Der Handballen der dominanten Hand wird auf das Sternum im Bereich Manubrium gelegt, die Fingerspitzen platzieren sich im Bereich Synchondrosis xiphosternalis (▶ Abb. 9.51).

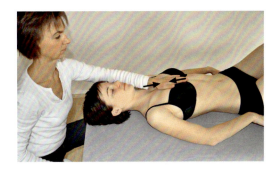

▶ **Abb. 9.51** Mediastinum – Perikardbänder (indirekte Befreiung).

Vorgehen

Durch ein Stacking wird ein Positional Release herbeigeführt. Als Erstes wird das Sternum zwischen Handballen und Fingerspitzen verkürzt. Unter Beibehaltung der Verkürzung kommen kraniokaudale und laterale Bewegungen dazu. Zum Abschluss kann das Sternum rotiert und gekippt werden. Ziel ist es, den Punkt der größten Freiheit zu suchen und diesen bis zum Release zu halten.

Ligamentum coronarium (direkte Befreiung)

Ausgangsstellung

Der Therapeut steht seitlich der Behandlungsliege in Höhe des Abdomens auf der rechten Seite. Der Daumen der dominanten Hand nimmt Kontakt unter dem Rippenbogen links im Bereich lateral vom Proc. xiphoideus auf. Soll die Behandlungsseite nicht gewechselt werden, so kann das Lig. coronarium auch von der linken Seite aus behandelt werden (▶ Abb. 9.52).

Vorgehen

Langsam Druck durch alle Schichten nach kranial, posterior und etwas lateral aufbauen, bis zur Entspannung. Hier kann es von Vorteil sein, wenn der Patient die Beine aufgestellt hat.

Ligamentum falciforme (direkte Befreiung)

Ausgangsstellung

Der Therapeut steht seitlich der Behandlungsliege in Höhe des Abdomens auf der linken Seite. Der

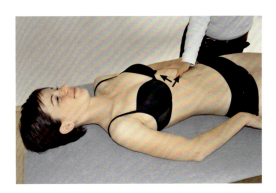

▶ **Abb. 9.52** Lig. coronarium (direkte Befreiung) von der linken Seite aus.

Daumen der dominanten Hand nimmt Kontakt unter dem Rippenbogen rechts im Bereich lateral und etwas unterhalb des Proc. xiphoideus auf. Das Band könnte auch von der rechten Seite aus behandelt werden, um die Bankseite nicht wechseln zu müssen. Auch hier kann von der rechten Seite aus behandelt werden.

Vorgehen

Langsam Druck durch alle Schichten nach kranial, posterior und etwas lateral aufbauen, bis zur Entspannung. Hier kann es von Vorteil sein, wenn der Patient die Beine aufgestellt hat.

Ligamentum teres hepatis – Linea alba (direkte Befreiung)

Ausgangsstellung

Der Therapeut steht seitlich der Behandlungsliege. Beide Hände nebeneinander mit aufgestellten Fingern senkrecht auf das Abdomen bringen. Sie soll-

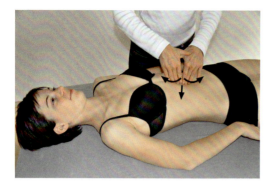

▶ **Abb. 9.53** Lig. teres hepatis – Linea alba (direkte Befreiung).

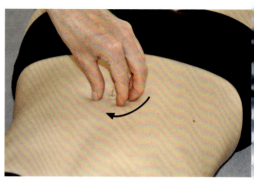

▶ **Abb. 9.55** Umbilicus (direkte Befreiung). Pfötchenstellung der Hand.

ten in einer Linie auf der Linea alba zwischen Proc. xiphoideus und Umbilicus liegen (▶ Abb. 9.53).

Vorgehen
Langsam Druck in die Tiefe der Linea alba aufbauen. Nach dem ersten Release die Finger wie einen „Fächer" auseinanderspreizen. Abwarten bis zur vollen Entspannung.

Umbilicus (direkte Befreiung)

Ausgangsstellung
Der Therapeut steht seitlich der Behandlungsliege und nimmt mit der Daumenkuppe der dominanten Hand Kontakt in der „Tiefe" des Umbilicus auf.

Vorgehen
Langsam in die Tiefe des Bauchnabels vordringen (▶ Abb. 9.54). Ist dies zu unangenehm für den Patienten, kann die Handhaltung zu einer Pfötchenstellung um den Umbilicus herum geändert werden (▶ Abb. 9.55). Dies ist jedoch nicht so effektiv wie über den Daumen. Der Umbilicus wird in die feste Richtung (direkte Befreiung) gedreht und gehalten. Nach einem Release kann die Rotation weiter verstärkt werden, bis der Bauchnabel befreit ist.

Plica umbilicalis medialis (Ligamentum umbilicale medianum; direkte Befreiung)

Ausgangsstellung
Der Therapeut steht seitlich der Behandlungsliege. Die Handhaltung ist identisch mit der Handhaltung zur Behandlung Linea alba – Lig. teres hepatis. Die Finger werden steil im Abdomen nebeneinander aufgestellt, sodass sie in einer Linie zwischen Umbilicus und Pubis zu liegen kommen.

Vorgehen
Langsam Druck in die Tiefe des Abdomens aufbauen. Nach dem ersten Release die Finger wie einen „Fächer" auseinanderspreizen. Abwarten bis zur vollen Entspannung.

Präsakrale Faszien (indirekte Befreiung)

Ausgangsstellung
Der Therapeut steht seitlich der Behandlungsliege in Höhe des Beckens. Daumen und Mittelfinger der dominanten Hand werden wie ein „Hufeisen" gehalten und im Unterbauch, ca. auf Höhe der inneren Leistenringe, platziert (▶ Abb. 9.56).

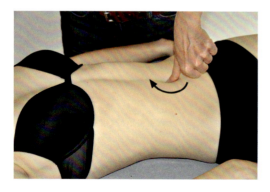

▶ **Abb. 9.54** Umbilicus (direkte Befreiung). Über den Daumen.

9.9 Behandlungsprinzipien in der faszialen Osteopathie

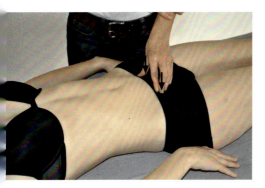

▶ Abb. 9.56 Präsakrale Faszien (indirekte Befreiung).

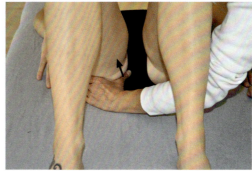

▶ Abb. 9.57 Faszie von Delbet – Diaphragma pelvis (direkte Befreiung).

Vorgehen
Langsam Druck in die Tiefe des Unterbauchs aufbauen, bis beide Seiten zueinander ausgeglichen sind. Hier kann es von Vorteil sein, wenn der Patient die Beine aufgestellt hat.

Faszie von Delbet – Diaphragma pelvis (direkte Befreiung)

Es müssen beide Seiten befundet werden. Zeigt sich nur eine Seite auffällig, so ist es ausreichend, nur diese zu behandeln.

Ausgangsstellung
Der Therapeut steht seitlich der Behandlungsliege, die Beine des Patienten sind aufgestellt. Mit dem Daumen der dominanten Hand wird auf der Gegenseite der Tuber ischadicum aufgesucht. Medial davon gleitet man in die Tiefe nach kranial (▶ Abb. 9.57).

Vorgehen
Ist das Diaphragma pelvis verfestigt, trifft man auf einen zähen Widerstand. Hier behält man den Druck gleichmäßig bis zur Entspannung bei. Durch weiteren Druck in die Tiefe nach kranial und lateral folgt nun die Behandlung der tieferen Schichten. Auch hier den gleichmäßigen Druck bis zum Release beibehalten.

Tractus iliotibialis (direkte Befreiung)

Es müssen beide Seiten befundet werden. Zeigt sich nur eine Seite auffällig, so ist es ausreichend, nur diese zu behandeln.

Ausgangsstellung
Der Therapeut sitzt seitlich der Behandlungsliege in Höhe des Oberschenkels.

Vorgehen
Man sucht den festesten Punkt im Tractus iliotibialis auf. Beide Daumenkuppen übereinander auf diesen Punkt auflegen, wobei der eine Daumen den anderen verstärkt, um dann einen Druck in die Tiefe nach medial und posterior auszuüben. Entspannt sich der Punkt etwas, kann zusätzlich eine Querdehnung auf den Tractus gebracht werden, indem man sich posterior des Stranges mit den Daumen anhakt, diesen nach anterior drückt und dann etwas auseinanderzieht.

Membrana interossea (direkte Befreiung)

Ausgangsstellung
Der Therapeut steht seitlich in Höhe des Unterschenkels an der Bank. Das Bein wird passiv in 90° Flexion (Hüfte und Knie) gebracht. Der Daumen der kranialen Hand liegt auf dem Caput fibulae, die kaudale Hand umfasst den Fuß (▶ Abb. 9.58).

Vorgehen
Der Daumen der kranialen Hand mobilisiert das Fibulaköpfchen sanft nach kaudal. Gleichzeitig wird der Fuß immer weiter in eine Supinationsstellung gebracht, um so über die Bänder die Fibula nach kaudal zu ziehen und die Membrana interossea zu mobilisieren, bis es zur Entspannung kommt.

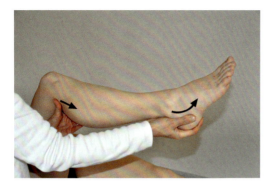

▶ Abb. 9.58 Membrana interossea (direkte Befreiung).

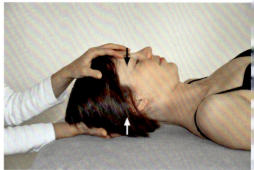

▶ Abb. 9.59 Falx cerebri und Falx cerebelli (indirekte Befreiung).

9.9.3 Behandlung der Zentralsehne – Tendon central

- **Grundprinzip:** Kombinierte Befreiung, da sowohl direkte als auch indirekte Techniken verwendet werden.

Ausgangsstellung. Die gesamte Zentralsehne wird in Rückenlage behandelt. Der Therapeut muss seine Ausgangsstellung je nach Anteil der Sehne wechseln.

Falx cerebri und Falx cerebelli (indirekte Befreiung)

Ausgangsstellung
Der Therapeut sitzt am Kopfende. Eine Hand wird in longitudinaler Richtung so unter den Hinterkopf gelegt, dass der Mittelfinger im Bereich Okziput – C1 zu liegen kommt. Die andere Hand wird auf das Os frontale gelegt, sodass der Mittelfinger auf der Glabella zu liegen kommt. Die Mittelfinger sind Hauptakteure bei dieser Technik (▶ Abb. 9.59).

Vorgehen
Man visualisiert den Membranverlauf unter seinen Mittelfingern, die jetzt genau darüber liegen sollten. Durch ein Annähern der Hände (Mittelfinger) werden die Falx cerebri und Falx cerebelli einander angenähert. Die frontale Hand übt leichten Druck nach posterior, die okzipitale Hand leichten Druck nach anterior aus. Warten, bis eine Erweichung unter den Fingern spürbar ist oder die Membranen in ihre Ausgangsposition zurück wollen.

Os hyoideum – Kehlkopf – Befestigungen Pharynx (direkte Befreiung)

Ausgangsstellung
Der Therapeut sitzt seitlich der Behandlungsliege im Bereich des Schultergürtels. Die kraniale Hand ruht unter dem Okziput, mit der anderen Hand wird vorsichtig das Hyoid zwischen die Finger genommen (▶ Abb. 9.60).

Vorgehen
Zuerst das Okziput durch einen leichten Schub nach anterior in eine kraniale Flexionsstellung bringen. Dann das Hyoid sanft in seiner festen Richtung – State of Bind – einstellen und langsam Entspannung für Entspannung weiter mobilisieren.

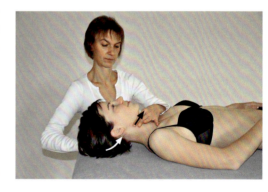

▶ Abb. 9.60 Os hyoideum – Kehlkopf – Befestigungen Pharynx (direkte Befreiung).

9.9 Behandlungsprinzipien in der faszialen Osteopathie

Pleurakuppel – Sibson-Faszie – obere Thoraxapertur (direkte Befreiung)

Siehe Obere Thoraxapertur – Fasciae colli superficialis und media – Ansatzpunkte (S. 476).

Mediastinum (indirekte Befreiung)

Siehe Fascia endothoracica – Mediastinum – Perikardbänder (S. 477).

Raphe pharyngis – Pharynx – Ösophagus – Hiatus oesophageus (direkte Befreiung)

Ausgangsstellung

Der Therapeut steht am Kopfende der Behandlungsbank. Eine Hand ruht unter dem Okziput, die andere nimmt mit dem Handballen Kontakt am epigastrischen Winkel im Bereich der kleinen Magenkurvatur auf (▶ Abb. 9.61).

Vorgehen

Über die Okziputhand wird eine kraniale Flexion durch leichten Schub des Okziputs nach anterior eingeleitet. Zusätzlich wird eine leichte Traktion nach kranial ausgeübt. Über die abdominale Hand langsam Druck in die Tiefe des Abdomens geben, bis man durch die oberflächigen Strukturen auf der kleinen Kurvatur des Magens ankommt. Dann, unter Beibehalten des Drucks, einen Schub nach kaudal ausführen, bis dieser Zug am Okziput ankommt. Die Dehnung bis zur Erweichung beibehalten.

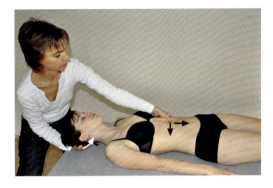

▶ **Abb. 9.61** Raphe pharyngis – Pharynx – Ösophagus.

Crura des Diaphragmas (direkte Befreiung)

Ausgangsstellung

Der Therapeut steht seitlich an der Behandlungsliege im Bereich des Abdomens. Durch ein Umgreifen des Patienten werden die Hände dorsal in Höhe Th 12 bis L 3 beidseits abgelegt, sodass der Patient auf den Therapeutenhänden liegt und die Fingerspitzen zur Wirbelsäule zeigen (▶ Abb. 9.62).

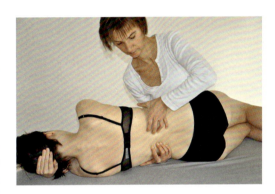

▶ **Abb. 9.62** Crura des Diaphragmas (direkte Befreiung). Handhaltung.

Vorgehen

Die Fingerspitzen werden aufgestellt und der Patient leicht nach anterior angehoben, um diesen Bereich in eine Extensionshaltung zu bringen (▶ Abb. 9.63). Warten bis zur Entspannung.

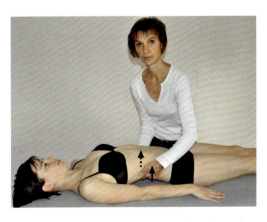

▶ **Abb. 9.63** Crura des Diaphragmas (direkte Befreiung). Behandlung.

Kontinuität des Peritoneums – Fascia iliaca (direkte Befreiung)

Es müssen beide Seiten befundet werden. Zeigt sich nur eine Seite auffällig, so ist es ausreichend, nur diese zu behandeln.

Ausgangsstellung

Der Patient liegt in Rückenlage, beide Beine sind aufgestellt. Der Therapeut steht seitlich auf der zu behandelnden Seite (▶ Abb. 9.64).

Vorgehen

Eine Linie vom Bauchnabel zur SIAS ziehen. Etwa in der Mitte dieser Linie mit den Fingern in die Tiefe des Abdomens vordringen. Zur besseren Lokalisation des M. psoas den Patienten das Bein der Behandlungsseite leicht anheben lassen. Dann ist die Kontraktion und somit der Muskel gut lokalisierbar. Auf dem Muskelbauch Druck ausüben. Twist kann eingesetzt werden – zusätzlich zum Druck die Finger leicht drehen. Die festere Richtung beibehalten. Aktive Lageveränderung durch den Patienten: Der Patient streckt nun langsam das Bein der Behandlungsseite, bis es auf der Unterlage zum Liegen kommt.

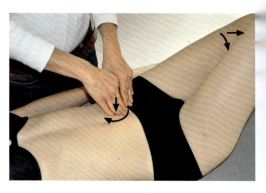

▶ Abb. 9.64 Fascia iliaca (direkte Befreiung).

Faszien des Beckenbodens (direkte Befreiung)

Siehe Faszie von Delbet – Diaphragma pelvis (S. 478).

Faszien der Adduktoren (direkte Befreiung)

Es müssen beide Seiten befundet werden. Zeigt sich nur eine Seite auffällig, so ist es ausreichend, nur diese zu behandeln.

Ausgangsstellung

Der Therapeut steht seitlich an der Behandlungsbank. Die kraniale Hand wird an der Innenseite des Oberschenkels im Bereich der Adduktorenursprünge gelegt, die kaudale Hand kommt etwas oberhalb des Knies medial zu liegen (▶ Abb. 9.65).

Vorgehen

Eine passive Dehnung in Längsrichtung ausüben, indem sich beide Hände voneinander entfernen. Dann übt sowohl die kraniale Hand als auch die kaudale Hand eine translatorische Bewegung aus – die festere Richtung wird zusätzlich beibehalten bis zum Release.

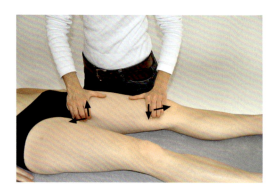

▶ Abb. 9.65 Faszien der Adduktoren (direkte Befreiung).

Loge der tiefen Flexoren – Ligamentum deltoideum (Ligamentum von Farabeuf) (direkte Befreiung)

Es müssen beide Seiten befundet werden. Zeigt sich nur eine Seite auffällig, so ist es ausreichend, nur diese zu behandeln.

Ausgangsstellung

Der Therapeut steht seitlich in Höhe des Unterschenkels an der Behandlungsliege. Hüfte und Knie werden ca. 90° flektiert. Die kraniale Hand untergreift die Kniekehle, sodass die Fingerspitzen am Unterschenkel medial liegen. Die kaudale Hand umgreift den Fuß, sodass die Fingerspitzen auf dem Lig. deltoideum liegen (▶ Abb. 9.66).

Vorgehen

Die kraniale Hand übt einen Zug nach superior aus. Die kaudale Hand stellt den gesamten Fuß so ein, dass die höchste Spannung im Bereich der medialen Ligamente des Fußes ankommt. Es sollte zwischen beiden Händen die gesamte Spannung

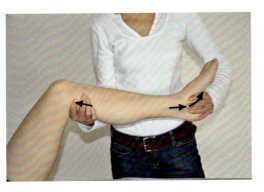

▶ **Abb. 9.66** Loge der tiefen Flexoren – Lig. deltoideum (direkte Befreiung).

vom Knie über die tiefe Loge der Flexoren des Unterschenkels bis zum Lig. deltoideum spürbar sein. Diese Dehnung wird bis zur Entspannung beibehalten.

Literatur

[1] Becker R. Leben in Bewegung und Stille des Lebens. Pähl: Jolandos; 2007

[2] Bricot B. La reprogrammation posturale. Montpellier: Sauramps Médical; 2009

[3] Bücker J. Anatomie und Physiologie. 23. Aufl. Stuttgart: Thieme; 1988

[4] Busquet L. Les chaines musculaires. Tome IV. Membres inférieurs. Paris: Éditions Frison-Roche; 2000

[5] Chaitow L. Positional Release-Techniken in der Manuellen Medizin und Osteopathie. München: Urban & Fischer; 2003

[6] Chantepie A, Perot JF, Toussirot Ph. Cashiers d'ostéopathie – concept ostéopathie de la posture, Tome 1. Paris: Maloine Editions; 2010

[7] Clark ME. Angewandte Anatomie 1906. Montréal: Éditions Spirales; 2005

[8] Croibier A. Diagnostik in der Osteopathie. München: Elsevier; 2006

[9] Debroux JJ. Faszienbehandlung in der Osteopathie. Stuttgart: Hippokrates; 2004

[10] First International Fascia Research Congress – About Fascia. http://www.fasciacongress.org/2007/ (Stand: 16.01.2017)

[11] Fossum C. Faszie, das osteoartikuläre System und das allgemeine Kompensationsmuster in der Osteopathie. Osteopathische Medizin 2003; 4(1): 4–12

[12] Freyschmidt N, Heywang-Köbrunner SH, Nicolas V, Hrsg. Handbuch diagnostische Radiologie. Urogenitaltrakt, Retroperitoneum, Mamma. Heidelberg: Springer; 2004

[13] Frymann V. Die gesammelten Schriften von Viola Frymann DO. Pähl: Jolandos; 2007

[14] Greenman PE. Lehrbuch der Osteopathischen Medizin. 3. Aufl. Stuttgart: Haug; 2005

[15] Guimberteau J-C. Strolling under the skin – Images of living matter architectures. ADF Video Productions; 2005

[16] Hartmann C, Hrsg. Das große Still-Kompendium. Zitate: Seite III–37, Seite III–38, Seite III–40. Pähl: Jolandos; 2005

[17] Hebgen E. Viszeralosteopathie – Grundlagen und Techniken. 4. Aufl. Stuttgart: Haug; 2011

[18] Hirth T. Das viszerale Faszienskelett des Bauchraums. Deutsche Zeitschrift für Osteopathie 2010; 8(1): 20–23

[19] Jones L. Strain-Counterstrain. 2. Aufl. München: Elsevier; 2005

[20] Kahle W, Leonhardt H, Platzer W. Taschenatlas der Anatomie in 3 Bänden. Band 1: Bewegungsapparat. 5. Aufl. Stuttgart: Thieme; 1986

[21] Lee P. Interface. Pähl: Jolandos; 2009

[22] Leonhardt H, Hrsg. Rauber/Kopsch. Anatomie des Menschen – Lehrbuch und Atlas. Band 2. Innere Organe. Stuttgart: Thieme; 1987

[23] Leonhardt H. Taschenatlas der Anatomie in 3 Bänden. Band 2: Innere Organe. 4. Aufl. Stuttgart: Thieme; 1984

[24] Lippert H. Lehrbuch Anatomie. 7. Aufl. München: Elsevier; 2006

[25] Meert G. Das Becken aus osteopathischer Sicht. 3. Aufl. München: Elsevier; 2009

[26] Moll M, Moll KJ. Anatomie. 18. Aufl. München: Elsevier; 2006

[27] Moore K, Persaud TVN. Embryologie. 5. Aufl. München: Elsevier; 2007

[28] Myers T. Anatomy Trains. München: Elsevier; 2004

[29] Paoletti S. Faszien. München: Elsevier; 2001

[30] Paulsen F, Hrsg. Drake RL, Vogl W, Mitchell AWM. Gray's Anatomie für Studenten. München: Elsevier; 2007

[31] Perlemuter L, Waligora J. Anatomie Enseignement des centres hospitalo-universitaires. 1. Abdomen. Paris: Masson; 1975

[32] Perlemuter L, Waligora J. Anatomie Enseignement des centres hospitalo-universitaires. 2. Abdomen et petit bassin. Paris: Masson; 1975

[33] Reuter P. Universalwörterbuch Medizin, Pharmakologie, Zahnmedizin – Englisch-Deutsch. Berlin, Heidelberg: Springer; 2005

[34] Richter P, Hebgen E. Triggerpunkte und Muskelfunktionsketten in der Osteopathie und manuellen Therapie. 3. Aufl. Stuttgart: Haug; 2011

[35] Rohen J, Lütjen-Drecoll E. Funktionelle Embryologie. 3. Aufl. Stuttgart: Schattauer; 2006

[36] Schleip R. Die Bedeutung der Faszien in der manuellen Therapie. Deutsche Zeitschrift für Osteopathie 2004; 2(1): 10–16

[37] Schleip R. Fascial plasticity – a new neurobiological explanation. Part 1. Journal of Bodywork and Movement Therapies 2002; 7(1): 11–19

[38] Schleip R. Fascial plasticity – a new neurobiological explanation. Part 2. Journal of Bodywork and Movement Therapies 2002; 7(2): 104–116

[39] Schleip R. Faszien und Nervensystem. Osteopathische Medizin 2003; 4(1): 20–28

[40] Schleip R. The Nature of Fascia – Latest news from connective tissue research. DVD. Fascia Research Projekt, Applied Physiology. Universität of Ulm, Germany; 2008

[41] Schumpelick V. Hernien. 4. Aufl. Stuttgart: Thieme; 2000

[42] Schwind P. Faszien- und Membrantechniken. München: Urban & Fischer; 2003

[43] Silbernagl S, Despopoulos A. Taschenatlas der Physiologie. 6. Aufl. Stuttgart: Thieme; 2003

[44] Smadja A, Hoang NM, Hervé de Sigalony JP. The reality and usefulness of Halban's fascia, I. Gynecol Obstet Biol Reprod, Paris: PubMed 2 019 719; 1991

[45] Speece C, Crow WT, Simmons S. Osteopathische Körpertechniken nach W.G. Sutherland. Ligamentous Articular Strain (LAS). Stuttgart: Hippokrates; 2003

[46] Stanborrough M. Direct Release Myofascial Technique. München: Elsevier; 2004

[47] Stark J. Stills Faszienkonzepte. 2. Aufl. Pähl: Jolandos; 2007: Zitat S. 170

[48] Staubesand J, Hrsg. Sobotta: Atlas der Anatomie des Menschen. Band 1: Kopf, Hals, obere Extremitäten, Haut. 19. Aufl. München: Urban & Schwarzenberg; 1988

[49] Thews G, Vaupel P. Vegetative Physiologie. 5. Aufl. Heidelberg: Springer; 2005

[50] Thiel W. Photographischer Atlas der Praktischen Anatomie. 2. Aufl. Heidelberg: Springer; 2005

[51] Tillmann B, Hrsg. Rauber/Kopsch: Anatomie des Menschen – Lehrbuch und Atlas. Band 1. Bewegungsapparat. 3. Aufl. Stuttgart: Thieme; 2003

[52] Ulfig N. Kurzlehrbuch Histologie. 2. Aufl. Stuttgart: Thieme; 2005

[53] Ulfig N. Kurzlehrbuch Embryologie. 2. Aufl. Stuttgart: Thieme; 2009

[54] Upledger JE. Lehrbuch der CranioSacralen Therapie II. Stuttgart: Haug; 2002, S. 216

[55] Welsch U. Sobotta: Lehrbuch Histologie. 2. Aufl. 4. Nachdruck. München: Elsevier; 2009

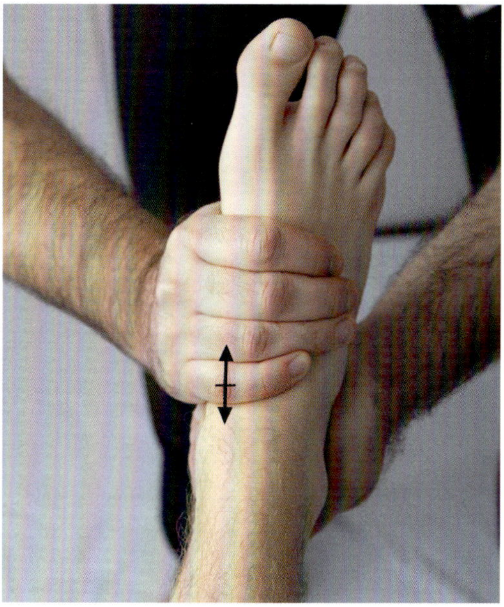

▶ Abb. 5.105

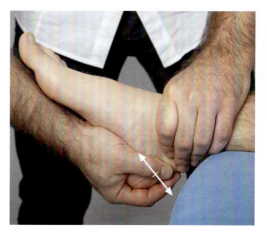
▶ Abb. 5.106

- beide Hände: fixieren und bewegen die beiden Knochen als Ganzes
- Test (▶ Abb. 5.105):
  - In erster Linie wird die Hauptbewegungskomponente des Talus nach anterior-posterior getestet. Hierzu den Talus während einer geringgradigen Dorsalextension nach posterior schieben und dementsprechend bei einer geringgradigen Plantarflexion nach anterior.
  - Ebenso werden Nebenbewegungen des Talus in Abduktion/Adduktion und Innenrotation/Außenrotation getestet.

Test Kalkaneus (USG)

■ Ausgangsstellung
- *Patient:* in Rückenlage, Füße über den Rand der Behandlungsliege
- *Therapeut:* steht am Fußende der Behandlungsliege

■ Vorgehen
- Ertasten des Talushalses
- äußere Hand: greift von lateral den Kalkaneus
- innere Hand: fixiert (mit gleichem Griff wie beim Talus, s. o.) von medial den Talus
- Test:
  - Abduktion/Adduktion
  - Innenrotation/Außenrotation des Kalkaneus

- Test anterior-posterior:
  - hierzu stellt sich der Therapeut seitlich vom Patienten an das Fußende der Behandlungsliege
  - kraniale Hand: fixiert den Talus durch Druck der beiden Malleolen nach innen
  - kaudale Hand: greift den Kalkaneus von plantar
- Test: Verschieben des Kalkaneus nach anterior-posterior (▶ Abb. 5.106). Der Fuß sollte dabei nicht aus der entspannten Plantarflexionsposition herausgeholt werden, um keine Spannung auf den plantaren Strukturen zu verursachen.

Osteopathische Techniken der Behandlung

Die hier vorgestellten Techniken sind zum Großteil Impulstechniken, mit veränderter Bewegungsamplitude und Frequenz können sie aber auch als Mobilisationstechniken eingesetzt werden, je nach Indikation bzw. Kontraindikation. Neben der Position des Therapeuten und des Patienten wird für jede Technik die dazugehörige Handposition beschrieben, mit der zunächst ein „Öffnen" und anschließend die Korrektur des jeweiligen Gelenks stattfindet. Das Aufsuchen des Widerstands, das Einleiten der Korrektur durch Steigern des Widerstands in Form einer Vorspannung sowie der kurze, schnelle und gezielte Impuls stellen die wichtigsten Punkte bei der Durchführung der Techniken dar.

5.5 Extremitäten – Untere Extremität

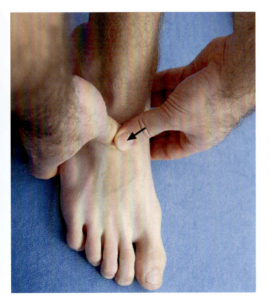

▶ Abb. 5.102

Test Os cuboideum

■ Ausgangsstellung
- *Patient:* in Rückenlage, das gesamte Bein wird etwas in Innenrotation gelegt
- *Therapeut:* sitzt am Fußende der Behandlungsliege (oder steht seitlich vom Patienten)

■ Vorgehen
- Ertasten der Tuberositas ossis metatarsi V, um proximal davon das Os cuboideum zu lokalisieren
- kraniale Hand: fixiert den Kalkaneus
- kaudale Hand: greift mit Pinzettengriff das Os cuboideum (Daumen von dorsal, Zeigefinger von plantar)
- Test: Rotation des Os cuboideum nach innen und nach außen (Benennung bezieht sich auf die plantare Fläche; ▶ Abb. 5.104)

■ Vorgehen
- Ertasten der Tuberositas ossis navicularis mit der kaudalen Hand zur Orientierung
- kraniale Hand: mit dem Daumen auf dem Talushals, fixiert den Talus an/mit dem Kalkaneus, der mit dem Zeige- und Ringfinger umfasst wird
- kaudale Hand: greift mit Pinzettengriff das Os naviculare
- Test: Rotation des Os naviculare nach innen und nach außen (Benennung bezieht sich auf die plantare Fläche; ▶ Abb. 5.103)

Test Talus (OSG)

■ Ausgangsstellung
- *Patient:* in Rückenlage, Füße über den Rand der Behandlungsliege
- *Therapeut:* steht am Fußende der Behandlungsliege

■ Vorgehen
- Ertasten des Talushalses
- äußere Hand: greift von lateral den Kalkaneus
- innere Hand: greift von medial den Talus (Kleinfingerkante am Talushals)

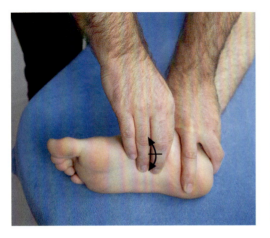

▶ Abb. 5.103

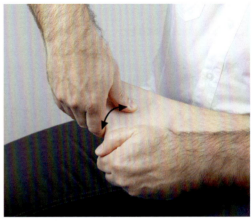

▶ Abb. 5.104

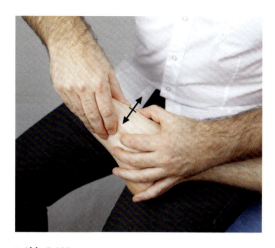

▶ Abb. 5.100

Test Os metatarsale V

- Ausgangsstellung
- *Patient:* in Rückenlage, der zu untersuchende Fuß kann auf den Oberschenkel des Therapeuten gelegt werden
- *Therapeut:* sitzt am Fußende der Behandlungsliege (oder steht seitlich vom Patienten)

- Vorgehen
- Ertasten des Gelenkspalts zwischen Os cuboideum und Os metatarsale V
- kraniale Hand: fixiert mit Pinzettengriff das Os cuboideum
- kaudale Hand: greift mit Pinzettengriff das Os metatarsale V
- Test: Verschieben der Basis des Os metatarsale V nach plantar und nach dorsal (▶ Abb. 5.101)

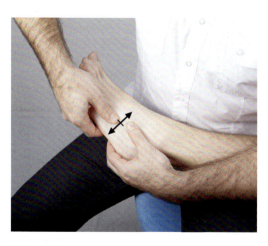

▶ Abb. 5.101

Für den Test (einer deutlich weniger häufig vorkommenden Dysfunktion) des Os metatarsale IV wird ebenfalls das Os cuboideum fixiert.

Test Os cuneiforme I (mediale)

- Ausgangsstellung
- *Patient:* in Rückenlage, der zu untersuchende Fuß kann auf den Oberschenkel des Therapeuten gelegt werden
- *Therapeut:* sitzt am Fußende der Behandlungsliege (oder steht seitlich vom Patienten)

- Vorgehen
- Ertasten des Gelenkspalts zwischen Os naviculare und Os cuneiforme I durch den 3-Finger-Griff (s. o.)
- kraniale Hand: fixiert mit Pinzettengriff das Os naviculare
- kaudale Hand: greift mit Pinzettengriff das Os cuneiforme I
- Test: Verschieben des Os cuneiforme I nach plantar und nach dorsal

Test Os cuneiforme II (intermedium)

- Ausgangsstellung
- *Patient:* in Rückenlage, Hüft- und ausreichend Knieflexion, um den Fuß entspannt auf die Behandlungsliege aufstellen zu können
- *Therapeut:* steht auf Höhe des Fußes (in Richtung Fuß oder Kopf gedreht)

- Vorgehen
- Das Os cuneiforme II wird ertastet, indem man dem 2. Strahl von distal nach proximal bis auf das 2. Keilbein folgt.
- beide Hände: liegen am Fußrand, jeweils eine Hand medial bzw. lateral, beide Daumen liegen aufeinander auf dem Os cuneiforme II
- Test: Verschieben des Os cuneiforme II durch Druck nach plantar („Eiswürfeltest"; ▶ Abb. 5.102)

Test Os naviculare

- Ausgangsstellung
- *Patient:* in Rückenlage, das gesamte Bein wird in Außenrotation gelegt
- *Therapeut:* steht seitlich vom Patienten

Test der Ver-/Entwringung des Fußes

- **Ausgangsstellung und Vorgehen**
- *Patient:* in Rückenlage, beide Füße über den Rand der Behandlungsliege
- *Therapeut:* eine Hand von medial mit dem kleinen Finger auf dem Os naviculare, die übrigen Finger auf den Keilbeinen und den Basen der Mittelfußknochen; die andere Hand von lateral an das Fersenbein, Verwringung (Rückfuß in Supination, Vorfuß in Pronation) und Entwringung des Fußes (Rückfuß in Pronation, Vorfuß in Supination)

- **Beurteilung**
- Man prüft die Elastizität des Fußes.
- Der Fuß mit der erhöhten Rigidität beim Testen zeigt die Dysfunktionsseite an. Daneben kann unterschieden werden, ob eher eine Festigkeit vorliegt im Bereich
  - des Rückfußes: dann sind der Kalkaneus und der Talus weiter zu untersuchen,
  - des Mittel- bzw. Vorfußes: dann sind die übrigen tarsalen und metatarsalen Knochen spezifisch (s. unten) zu untersuchen.

Test OSG

- **Ausgangsstellung und Vorgehen**
- *Patient:* in Rückenlage, beide Füße über den Rand der Behandlungsliege
- *Therapeut:* jeweils eine Hand von plantar an beide Füße und passive Dorsalextension, dann jeweils eine Hand von dorsal an beide Füße und passive Plantarflexion

- **Beurteilung**
- Geprüft werden die Bewegungsamplitude und Elastizität des Fußes im OSG.
- Ist der Test der Dorsalextension im Seitenvergleich positiv: es liegt entweder eine Dysfunktion des Talus anterior vor oder eine erhöhte Festigkeit des myofaszialen Gewebes im dorsalen Unterschenkelbereich, bzw.
- ist der Test der Plantarflexion im Seitenvergleich positiv: es liegt entweder eine Dysfunktion des Talus posterior vor oder eine erhöhte Festigkeit des myofaszialen Gewebes im ventralen Unterschenkelbereich.

Spezifische Bewegungstests

Die spezifischen Bewegungstests des Fußes sollten aus einer neutralen „Startposition" heraus beginnen. Sie werden dann nacheinander in die eine und anschließend in die andere Richtung durchgeführt, mit einem Innehalten (Zwischenstopp) in der Startposition. In der Regel ist ein Seitenvergleich notwendig. Beurteilt werden die viskoelastische Antwort, der Rebound und eine mögliche Veränderung der beiden Parameter im Sinne einer Rigidität des zu testenden Gelenks/Gewebes und die Bewegungsamplitude. Die beschriebenen Untersuchungshandgriffe können auch mit Anpassung der Bewegungsamplitude und der Frequenz bei der Behandlung zur Mobilisation eingesetzt werden.

Test Os metatarsale I

- **Ausgangsstellung**
- *Patient:* in Rückenlage, der zu untersuchende Fuß kann auf den Oberschenkel des Therapeuten gelegt werden
- *Therapeut:* sitzt am Fußende der Behandlungsliege (oder steht seitlich vom Patienten)

- **Vorgehen**
- 3-Finger-Griff: mit der „kranialen" Hand, zur Orientierung und zum Aufsuchen der Basis des Os metatarsale I:
  - Ringfinger tastet die Tuberositas ossis navicularis
  - Mittelfinger liegt dann auf dem Os cuneiforme I (mediale) und
  - Zeigefinger auf der Basis des Os metatarsale I
- Ertasten des Gelenkspalts zwischen Os metatarsale I und Os cuneiforme I
- kraniale Hand: fixiert mit Pinzettengriff das Os cuneiforme I
- kaudale Hand: greift mit Pinzettengriff das Os metatarsale I
- Test: Verschieben der Basis des Os metatarsale I nach plantar und nach dorsal (▶ Abb. 5.100)

Für den Test des Os metatarsale II ist das Os cuneiforme II zu fixieren, für einen Test des Os metatarsale III dementsprechend das Os cuneiforme III. Dysfunktionen dieser Knochen kommen deutlich weniger häufig vor als solche des Os metatarsale I.

Innerhalb des **Längsgewölbes** bildet der 2. Strahl den höchsten Punkt (II. Zehe, Os metatarsale II, Os cuneiforme intermedium, Os naviculare und Kalkaneus).

Der mediale Fußrand/-bogen absorbiert den überwiegenden Teil der übertragenen Kraft: vom Kalkaneus ausgehend über das Os naviculare, das Os cuneiforme mediale bis zum Os metatarsale I, das einen Kontaktpunkt mit dem Boden bildet.

Der laterale Fußrand
- weist ein deutlich weniger ausgeprägtes Gewölbe auf,
- leitet die Kraft vom Kalkaneus über das Os cuboideum bis zum Auflagepunkt des Os metatarsale V.

An der Stabilisation der Fußwölbungen sind passive und aktive Faktoren beteiligt. Die nicht ermüdbaren passiven Strukturen sind bei voller Funktion des Fußes ausreichend in der Lage, die Gewölbe aufzubauen und zu stabilisieren. Bei gesteigerter körperlicher Belastung, wie beim Laufen auf unebenem Untergrund oder bei vielen Sportarten, müssen die aktiven Muskeln zusätzliche Stabilisationsarbeit verrichten.

Die passiven Faktoren sind:
- die Verwringung des Vorfußes (in Pronation) gegenüber dem Rückfuß (in Supination)
- für das Längsgewölbe die plantaren ligamentären Verspannungsstrukturen, bestehend aus:
  – Plantaraponeurose, Lig. plantare longum, Lig. calcaneonaviculare plantare (Pfannenband)
  – hier gilt: je weiter vom Gewölbe entfernt, desto größer der Hebelarm
- im Vorfuß zusätzlich für das Quergewölbe das Lig. metatarseum transversum profundum

Die aktiven Faktoren für die Stabilisation des Quergewölbes sind:
- im Fußwurzelbereich der M. fibularis (peronaeus) longus (Sehne des Muskels verläuft plantar von lateral nach medial) und der M. tibialis posterior (mit fächerförmiger Befestigung an mehreren Fußwurzelknochen)
- im Bereich der Mittelfußknochen das Caput transversum des M. adductor longus

Die aktiven Faktoren für die Stabilisierung des Längsgewölbes:
- kurze Fußmuskeln: M. abductor hallucis, M. flexor hallucis brevis, M. flexor digitorum brevis, M. quadratus plantae und M. abductor digiti minimi
- M. flexor hallucis longus (Sehne läuft unter dem Sustentaculum tali entlang)
- M. fibularis (peronaeus) longus, M. tibialis posterior und M. flexor digitorum longus

Osteopathische Techniken der Untersuchung

Orientierende „Schnelltests"

Als orientierende „Schnelltests" für den Fußbereich eignen sich:

Test der Elastizität der Fußgewölbe

- Ausgangsstellung und Vorgehen
- *Patient:* in Rückenlage, beide Füße über den Rand der Behandlungsliege
- *Therapeut:* stellt einen breiten Kontakt der Hände auf Höhe des höchsten Punkts des Querbogens her (Daumen am medialen, Finger am lateralen Fußrand) und komprimiert den Fuß wie mit einer Zange

- Beurteilung
- Man prüft die Viskoelastizität und den Rebound des Gewebes.
- Der Fuß mit der erhöhten Rigidität beim Testen zeigt die Dysfunktionsseite an.

Fußschütteltest

- Ausgangsstellung und Vorgehen
- *Patient:* in Rückenlage, beide Füße über den Rand der Behandlungsliege
- *Therapeut:* nimmt Kontakt mit den Fersenbeinen auf (Daumen lateral, Finger medial) und schüttelt mit beiden Hände (möglichst) gleichzeitig den gesamten Fuß

- Beurteilung
- Man prüft die Elastizität des Fußes.
- Der Fuß mit der erhöhten Rigidität beim Testen zeigt die Dysfunktionsseite an.

Bewegungen im USG lösen dreidimensionale Bewegungen aus:
- Die Inversion besteht aus Plantarflexion, Adduktion und Supination.
- Die Eversion besteht aus Dorsalextension, Abduktion und Pronation.

Kinematik. Zusammengefasst lassen sich die Bewegungen des Fußes folgendermaßen beschreiben: Im OSG findet hauptsächlich eine Bewegung des Talus nach anterior (Plantarflexion) und posterior (Dorsalextension) statt. Die in diesem Gelenk bereits auftretenden Nebenbewegungen setzen sich im USG weiter fort. Die Gelenklinien nach Chopart und Lisfranc ermöglichen Bewegungen des Vorfußes gegenüber dem Rückfuß: nach plantar und dorsal (diese treten beim Anheben der Fußspitze oder beim Abrollen des Fußes während des Gehens auf) sowie Drehbewegungen, auch Vorfußverwringung genannt. Durch die Gesamtheit der Bewegungen kann sich der Fuß optimal an jeden Untergrund anpassen.

Mögliche Ursachen parietaler Dysfunktionen. Größere Traumata im Alltag oder beim Sport können zu strukturellen oder funktionellen Störungen führen. Sie treten dementsprechend häufig in den unteren Extremitäten auf und stellen v. a. im Fuß eine mögliche Ursache für Beschwerden dar. Dysfunktionen der an der Bildung der Fußwölbungen beteiligten Strukturen stören die Funktion des Gewölbes. Mögliche Folgen können sein:
- Verlust der Elastizität des Fußes
- vergrößerte Rigidität („stiffness") des Fußes
- schlechtere Anpassung an den Untergrund
- Überbelastung der passiven Strukturen (u. a. der Plantaraponeurose)
- Überbelastung der aktiven Strukturen (Muskeln), die die Fußwölbungen unterstützen
- Überbelastung der anderen Stoßdämpfersysteme der unteren Extremität und möglicherweise auch des Beckens und der Wirbelsäule

Leitsymptome
Der „Schmerzfahrplan" kann beim Fuß – aber auch in anderen Bereichen – interessante Hinweise geben. Dazu gehört die Frage, ob Belastungs- und/oder Ruheschmerzen vorliegen.

Belastungsschmerzen im Fußbereich können auftreten bei
- Metatarsalgien: Die Schmerzen sind sofort zu Beginn der Belastung da und steigern sich zumeist noch während der Belastung, Barfußgehen verursacht mehr Schmerzen als Gehen in festem Schuhwerk.
- Arthrosen: Dann sind sie bereits beim Start der Bewegung vorhanden (Anlaufschmerz), verbessern sich während der Anfangsphase der Bewegung, um sich bei längerer Belastung wieder aufzubauen.
- Morton-Neuralgie: Keine oder geringe Schmerzen am Anfang der Belastung; sie treten sehr akut und massiv auf unter Belastung, Besserung durch unmittelbare Ruhe oder Ausziehen der Schuhe.

Ruheschmerzen können Folgen sein einer
- Polyneuropathie: hierbei können die Schmerzen auch nachts auftreten
- radikulären Problematik: hier lässt sich in der Regel eine positive Rückenanamnese finden
- akuten mechanisch-entzündlichen Reizung von Weichteilen, wie bei der Plantarfasziitis, Achillodynie etc.

Die Therapie sollte sich nach dem Stadium der Problematik richten. In der akuten Reparaturphase sind leicht mobilisierende und v. a. drainierende Techniken indiziert. In einer späteren Adaptationsphase kann die Intensität der Mobilisationen z. B. mittels Dehnung gesteigert werden.

Besonderheiten
Besonderheiten des Fußes sind seine Längs- und Quergewölbe. Die Hauptaufgabe der Wölbungen besteht in der Aufnahme der Druckkräfte, die von oben über die Tibia erfolgen und auf die Kräfte treffen, die durch den Bodenkontakt entstehen. Die Fußwölbungen absorbieren – einem Stoßdämpfersystem gleich – diese Kräfte, indem sie federnd nachgeben.

Das **Quergewölbe** beginnt im Rückfuß durch die Lage des Talus auf dem Kalkaneus und des Os naviculare vor dem Talus und gleichzeitig auf dem Os cuboideum. Es wird weiter fortgeführt nach distal über die Keilbeine, und hier besonders durch die Funktion des Os cuneiforme intermedium als „Schlussstein" des Bogens.

- zieht nach distal, durch den medialen Tarsaltunnel zur Plantarseite des Fußes
- teilt sich in die Endäste: Nn. plantares lateralis und medialis für die motorische Versorgung der plantaren (kurzen) Fußmuskeln
- N. fibularis communis (L4 bis S2)
  - läuft um das Fibulaköpfchen herum zur Vorderseite des Unterschenkels, teilt sich in den
- N. fibularis profundus
  - tritt in die Extensorenloge ein und innerviert diese Muskelgruppe
  - verläuft dann zum Fußrücken
- N. fibularis superficialis
  - verläuft zwischen den Peroneusmuskeln (die er motorisch innerviert) bis zum Fußrücken

Die Innervation der Haut erfolgt
- für den lateralen/ventralen Unterschenkel: durch den N. cutaneus surae lateralis (L5 bis S2), einem Ast des N. fibularis communis
- für den medialen/ventralen Unterschenkel: durch den N. saphenus (L3, L4) aus dem N. femoralis
- für den dorsalen Unterschenkel:
  - proximal durch den N. cutaneus surae medialis (L5 bis S2) aus dem N. tibialis
  - distal durch den N. suralis (Vereinigung des vorherigen Nervs mit einem Ast des N. cutaneus surae lateralis); dieser versorgt mit seinem Endast dem N. cutaneus dorsalis lateralis die Außenkante des Fußes
- für den Bereich des Außenknöchels und den Fußrücken inklusive (fast aller) Zehen: durch die Nn. cutanei dorsales intermedius und medialis als Endäste des N. fibularis superficialis. Ausnahme: die Haut zwischen der I. und II. Zehe durch den N. fibularis profundus
- für den Bereich der Fußsohle:
  - Fersenbereich durch Rr. calcanei mediales aus dem N. tibialis und durch Rr. calcanei laterales aus dem N. suralis
  - der übrige Bereich durch die Nn. plantares lateralis und medialis (aus dem N. tibialis, s. o.)

Vaskularisation
Siehe Fibula (S. 182).

Biomechanik
Die Hauptbewegungen des OSG sind
- **Plantarflexion**: Bewegung des schmaleren, hinteren Bereichs der Sprungbeinrolle nach vorne
- **Dorsalextension**: Bewegung des etwa 5–6 mm breiteren, vorderen Bereichs der Sprungbeinrolle nach hinten, dies „drückt" die Malleolengabel auseinander und führt zur erhöhten Spannung der Syndesmosenbänder

Die Bewegungsachse verläuft durch beide Knöchel:
- von innen nach außen
- von vorne nach hinten
- von oben nach unten

Dies führt zu Nebenbewegungen des Talus: Ohne Bodenkontakt des Fußes sind diese assoziierten Komponenten bei
- Plantarflexion: Adduktion und Supination
- Dorsalextension: Abduktion und Pronation

Hat der Fuß Bodenkontakt, führt dies zu einer Bewegung des Unterschenkels gegenüber dem Talus. Der Unterschenkel bewegt bei
- Plantarflexion in Außenrotation
- bei Dorsalextension in Innenrotation

Siehe auch gekoppelte Bewegungen im Kniegelenk (S. 174).
Im USG setzen sich die Bewegungen fort, die im OSG als Nebenbewegungen mit kleinen Amplituden zu finden sind. Die beiden Sprunggelenke hängen scheinbar funktionell eng zusammen. Ebenso haben die Bewegungen des Rückfußes (Talus und Calaneus) einen Einfluss auf die distal davon gelegenen Fußabschnitte.
Es finden sich unterschiedliche Benennungen für die Bewegungen im USG, mitunter werden die Begriffe Pronation und Supination benutzt, im klinischen Sprachgebrauch aber v. a. Inversion und Eversion. Die Bewegungsachse des Gelenks verläuft durch den Kalkaneus
- von innen nach außen
- von vorne nach hinten
- von oben nach unten

Ligamente
Ligamente des OSG und des USG: Es werden im inneren und im äußeren Knöchelbereich zwar unterschiedliche Anteile beschrieben, der Bandapparat insgesamt bildet allerdings eine anatomische und funktionelle Einheit, die ihre Fortsetzung in den Syndesmosenbändern und somit auch in der Membrana interossea findet.

Lateraler Bandapparat
- Ligg. talofibulare anterius und posterius
  - beinahe horizontaler Verlauf
  - tief gelegene Verdickungen der Kapsel
  - Funktion: passive Stabilisierung und Führung OSG
  - Alle Bandanteile kommen bei Inversion auf Spannung, bei zusätzlicher Plantarflexion v. a. das Lig. talofibulare anterius, bei zusätzlicher Dorsalextension das Lig. talofibulare posterius.
- Lig. calcaneofibulare
  - vertikaler oberflächlicher Verlauf
  - Funktion: passive Stabilisierung und Führung OSG und USG

Medialer Bandapparat
- Lig. deltoideum
  - *Partes tibiotalares anterior und posterior*
    - tief gelegene Verdickungen der Kapsel
    - Funktion: passive Stabilisierung und Führung OSG und USG
  - *Pars tibiocalcanea und Pars tibionavicularis*
    - oberflächlich verlaufend
    - Funktion: passive Stabilisierung und Führung OSG und USG

Der mediale Bandapparat hemmt die Eversion.

Bänder der Syndesmosis tibiofibularis
- Ligg. tibiofibulare anterius und posterius
  - fixieren die beiden Unterschenkelknochen miteinander
  - von der Tibia nach unten zur Fibula verlaufend (wie die meisten Fasern der Membrana interossea)

Ligamente der Chopart-Gelenklinie
- Lig. talonaviculare dorsale
- Lig. calcaneocuboideum plantare (tiefer Schenkel des Lig. plantare longum, s. u.) und dorsale
- Lig. bifuracatum (vom Kalkaneus zum Os naviculare und zum Os cuboideum)

Zur 3-Etagen-Bandsicherung des Längsgewölbes tragen bei:
- das Lig. calcaneonaviculare plantare (s. unteres Sprunggelenk)
- das Lig. plantare longum: vom Kalkaneus (Unterfläche) zu den Basen der Ossa metatarsalia II–V
- die Aponeurosis plantaris: vom Tuber calcanei zu den metatarsalen Köpfen

Bandsicherung des Quergewölbes durch:
- das Lig. cuboideonaviculare plantare
- das Lig. metatarsale transversum profundum, das zwischen den Kapseln der Zehengrundgelenke verläuft

Muskeln
Siehe Fibula (S. 181): Auf eine Beschreibung der kurzen Fußmuskeln wird an dieser Stelle verzichtet.

Faszien
Die Fascia pedis stellt eine Fortsetzung der Unterschenkelfaszie nach distal dar und besteht aus einem oberflächlichen und einem tiefen Blatt. Die Faszie wird auch hier von epifaszial gelegenen neurovaskulären Strukturen durchbrochen. Hier können Entrapment-Syndrome auftreten. Die Faszie weist am Übergang zum Fußrücken verstärkte Querfasern auf. Diese bilden die Retinakula. Der Aponeurosis plantaris (Plantarfaszie) kommt aufgrund ihres langen Hebelarms eine wichtige Bedeutung bei der passiven Sicherung des Längsgewölbes zu. Septen (Zwischenwände) dieser Faszie trennen über die Bildung von Logen die folgenden Muskeln voneinander: Großzehenloge, Mittelloge, Kleinzehenloge.

Innervation (peripher und segmental)
Die motorische Innervation der Muskeln unterhalb des Kniegelenks erfolgt über den N. ischiadicus und seinen Ästen. In der Regel teilt sich der Nerv kurz oberhalb der Regio poplitea in den N. fibularis (peroneaus) communis und den N. tibialis.
- N. tibialis (L4 bis S3)
  - Rr. musculares für die tiefen und oberflächlichen Flexoren

timale Zirkulation eine wichtige Voraussetzung für die stattfindenden Reparaturprozesse dar.

5.5.6 Fuß

Anatomische Grundlagen

Gelenkflächen

Oberes Sprunggelenk (Art. talocruralis)
Die am oberen Sprunggelenk beteiligten Knochen sind:
1. das distale Ende der beiden Unterschenkelknochen: die Malleolengabel
2. der Talus:
   - Korpus mit Facies superior (konvex in sagittaler Richtung, Gelenkfläche für die Tibia, zentral mit Führungsrille) der Facies articularis malleoli lateralis (Gelenkfläche für das distale Ende der Fibula) und der Facies articularis malleoli medialis (Gelenkfläche für das distale Ende der Tibia)
   - die Trochlea tali ist vorne etwa 4–5 mm breiter als hinten. Im Gegensatz zu der Differenz in der anatomischen Breite fällt der Unterschied in der funktionellen Breite mit ca 1,5 mm deutlich kleiner aus. Diese Größenangabe entspricht auch der Amplitude der Fibulatranslation bei Dorsal- und Plantarflexion (s. u.)

Die Kapsel befestigt sich an der Knorpel-Knochen-Grenze. Im vorderen Bereich ist sie sehr dünn und nachgiebig, im seitlichen und hinteren Bereich besitzt sie Verdickungen (Ligamente).

Unteres Sprunggelenk (Art. talotarsalis)
Dazu gehören:
- Art. subtalaris (hintere Gelenkkammer): besteht aus der Facies articularis talaris posterior (des Kalkaneus), die mit der entsprechenden Fläche des Talus, der Facies articularis calcanea posterior artikuliert
- Art. talocalcaneonavicularis (vordere Gelenkkammer): hier artikuliert der kugelförmige Taluskopf mit seiner Gelenkfläche (der Facies articularis navicularis) mit dem Os naviculare und mit zwei kleineren Gelenkflächen des Kalkaneus (Facies articulares talaris anterior und media). Das Gelenk wird komplettiert durch das Lig. calcaneonaviculare plantare (Pfannenband): es besitzt an der Innenseite Knorpelzellen, legt sich von plantar um den Taluskopf herum, sichert diesen damit und trägt passiv zur Verspannung der Längswölbung des Fußes bei.

Die Kapsel ist dünn und relativ weit. Es handelt sich um zwei getrennte Gelenke. Die Kapsel wird hier vom Lig. talocalcaneum interosseum verstärkt, wodurch das Ligament die vordere und hintere Gelenkkammer faktisch voneinander trennt. Das Ligament liegt im Canalis tarsi (bestehend aus Sulcus tali und Sulcus calcanei) und besteht aus sich zum Teil überkreuzenden lateralen („cervical ligament") und medialen Fasern (Lig. canalis tarsi). Es handelt sich um ein sehr kräftiges Band, das eine große Bedeutung für die Stabilität des USG hat. Es wird begleitet von Gefäßen und fungiert als Drehpunkt für die Bewegungen im USG.

Zusätzliche Verstärkungen der Gelenkkapsel:
- Art. subtalaris: Ligg. talocalcanea mediale und laterale, Lig. talofibulare posterius
- Art. talocalcaneonavicularis: Lig. talonaviculare dorsale

Fußwurzel- und Mittelfußgelenke
Dazu gehören:
- Chopart-Gelenklinie: zwischen Talus und Os naviculare (Art. talonavicularis) und Kalkaneus und Os cuboideum (Art. calcaneocuboidea) mit darüber plantar und dorsal verlaufenden kräftigen Bändern (s. Ligamente)
- Die übrigen Fußwurzelgelenke sind in der Regel Gelenke mit geringen Bewegungsamplituden. Es finden Bewegungen in den jeweiligen Gelenkflächen statt zwischen:
  - dem Kahnbein und den Keilbeinen (Art. cuneonavicularis)
  - den Keilbeinen (Artt. intercuneiformes)
  - den Fußwurzel- und Mittelfußknochen (Lisfranc-Linie): Hier ist die größte Mobilität zu finden in der Verbindung des 1. Strahls mit dem Os cuneiforme mediale und des 5. Strahls mit dem Os cuboideum, wobei die Beweglichkeit lateral größer als medial ist.

Auf die Metatarsophalangeal- und Interphalangealgelenke wird in diesem Lehrbuch nicht explizit eingegangen.

5.5 Extremitäten – Untere Extremität

2. Impulstechnik bei Dysfunktion Fibula rechts nach posterior

- **Ausgangsstellung**
- *Patient:* in Rückenlage, Knie- und Hüftgelenk um 90° flektiert
- *Therapeut:* steht seitlich vom Patienten (in Schrittstellung, linkes Bein vor)

- **Vorgehen**
- linke Hand: liegt mit dem Zeigefingergrundgelenk als Keil dorsal des Caput fibulae
- rechte Hand: umfasst den distalen Unterschenkel

- **Korrektur**

Phase der Mobilisation:
- die Flexion des Knies steigern
- dabei den Unterschenkel etwas in Außenrotation halten, um einen guten Kontakt mit dem „Keil" zu erhalten

Phase der Beschleunigung:
- Widerstand des Caput fibulae am Ende der Flexion suchen
- Vorspannung aufbauen
- Impuls auf den distalen Unterschenkel in posteriore Richtung (▶ Abb. 5.98)

Mobilisationstechnik Fibula nach kranial-kaudal – „Fibulaschaukel"

- **Ausgangsstellung**
- *Patient:* in Seitlage, das zu behandelnde Bein auf einer Therapierolle oder auf dem anderen Bein
- *Therapeut:* steht oder sitzt vor oder hinter dem Patienten

- **Vorgehen**
- eine Hand nimmt das Caput fibulae zwischen Thenar und Hypothenar
- eine Hand nimmt den Außenknöchel zwischen Thenar und Hypothenar

- **Korrektur**

Phase der Mobilisation – drei mögliche Vorgehensweisen (▶ Abb. 5.99):
- die Fibula in einer Schaukelbewegung nach kaudal und kranial mobilisieren
- die Fibula in die Richtung des Bewegungsverlusts/des höheren Widerstands mobilisieren (direkte Technik)
- die Fibula in die Richtung des geringeren Widerstands bewegen und die maximale Entspannung des Gewebes aufsuchen (indirekte Technik, LAS-Technik)

Ziel der Behandlung ist eine Normalisierung der Bewegung der Fibula in kraniokaudale Richtung sowie eine Entspannung der Membrana interossea mit Verbesserung der Zirkulation des Unterschenkels und des Fußes. Bei posttraumatischen Zuständen, wie einem Supinationstrauma, stellt eine op-

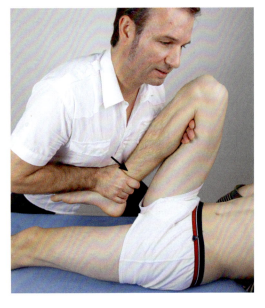

▶ Abb. 5.98

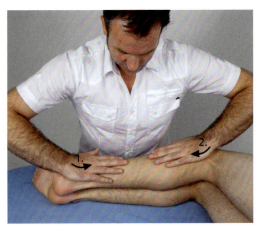

▶ Abb. 5.99

5 – Parietale Osteopathie

Art. tibiofibularis proximalis

- **Ausgangsstellung**
  - *Patient:* in Rückenlage
  - *Therapeut:* sitzt (oder steht) am Fußende der Behandlungsliege

- **Vorgehen**
  - äußere Hand: Finger von dorsal an das Fibulaköpfchen (sich von medial dem Knochen nähernd), Daumen von ventral an das Fibulaköpfchen
  - die innere Hand liegt an der proximalen Tibia und fixiert so den Unterschenkel
  - Test: Verschieben der Fibula nach anterior-lateral und nach posterior-medial (▶ Abb. 5.96)
  - Beurteilung: Elastizität/Rebound/Rigidität, Bewegungsamplitude

Osteopathische Techniken der Behandlung

Techniken

Mobilisationstechnik Syndesmosis tibiofibularis bei Dysfunktion der Fibula nach anterior-posterior

Hier kann der in den Tests beschriebene Handgriff benutzt werden (S. 183). Die Bewegungsamplitude und die Frequenz sind im Vergleich zum Test anzupassen und im Sinne einer Mobilisation anzuwenden.

Art. tibiofibularis proximalis
1. Impulstechnik bei Dysfunktion Fibula links nach anterior

- **Ausgangsstellung**
  - *Patient:* in Rückenlage, Füße über den Rand der Behandlungsliege, linkes Bein liegt am Rand der Behandlungsliege
  - *Therapeut:* steht am Fußende der Behandlungsliege, in Richtung Kopfende gedreht

- **Vorgehen**
  - die rechte Hand liegt mit dem Thenar ventral am Caput fibulae
  - die linke Hand fixiert das linke Bein über einen Kontakt am distalen Oberschenkel des Patienten in leichter Innenrotation

- **Korrektur**
Phase der Mobilisation:
  - die Fibula in posteriore Richtung mobilisieren

Phase der Beschleunigung:
  - im Falle eines sehr festen Widerstands diesen eventuell steigern
  - Vorspannung aufbauen
  - Impuls in dorsale Richtung (▶ Abb. 5.97)

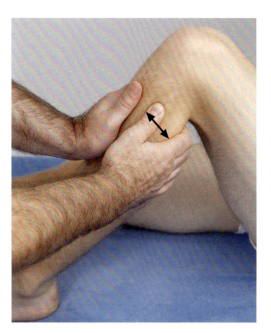

▶ Abb. 5.96

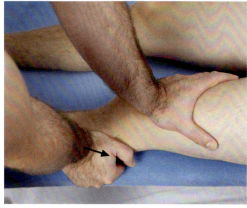

▶ Abb. 5.97

die sich dann noch weiter verästeln und den Bereich der Fußsohle versorgen.

Venös
Die venöse Drainage geschieht über zumeist doppelt angelegte Begleitvenen der Arterien für die tieferen Strukturen. Daneben via zwei Hautvenen, die mit den tiefen Venen in Verbindung stehen:
- V. saphena magna
  - entsteht aus dem Arcus venosus dorsalis pedis, der neben dem Fußrücken auch mit der Fußsohle in Verbindung steht. Die Vene verläuft vor dem Innenknöchel medial am Unterschenkel zum Oberschenkel.
- V. saphena parva
  - bildet sich am lateralen Fußrücken, zieht dann hinter den Außenknöchel und mündet in der Kniekehle in die V. poplitea

Lymphatisch
Siehe Kniegelenk (S. 173) und Hüftgelenk (S. 163).

Biomechanik
Die Bewegungen der Fibula sind gekoppelt an Bewegungen im OSG [42]. So bewegt sich nach dem Modell von Le Coeur [63]
- bei Dorsalextension:
  - der distale Anteil der Fibula (Außenknöchel) nach lateral
  - die gesamte Fibula nach oben und
  - in Rotation nach innen
- bei Plantarflexion:
  - der distale Anteil der Fibula nach medial
  - die gesamte Fibula nach unten und
  - in Rotation nach außen

Nach Klein und Sommerfeld [54] weisen experimentelle Studienergebnisse auf die bei der Dorsalextension stattfindende laterale Translation hin, allerdings mit kleineren Bewegungsamplituden als von Le Coeur vermutet. Bei den lateralen Bewegungen der Fibula sind Amplituden von 1–1,5 mm möglich. In anterior-posteriore Richtung wurden Amplituden von 0,6–1,5 mm beschrieben. Eine Translation nach posterior fand während der Dorsalextension statt. Die Daten zu kraniokaudalen Bewegungen und zu Rotationen sind nach Klein und Sommerfeld [54] in der zitierten Studie „kaum praktisch interpretierbar". Dennoch sei es denkbar, dass u. a. beim Gehen während des Fersenkontakts kraniokaudale Translationsbewegungen auftreten könnten.

Osteopathische Techniken der Untersuchung

Tests

Syndesmosis tibiofibularis
- ■ Ausgangsstellung
- *Patient:* in Rückenlage, auf ausreichende Knieflexion achten, damit der Fuß entspannt aufgestellt werden kann
- *Therapeut:* sitzt (oder steht) am Fußende der Behandlungsliege

- ■ Vorgehen
- äußere Hand: Finger von posterior am Malleolus lateralis
- innere Hand: Daumen von anterior auf den Malleolus lateralis
- Test: Verschieben der Fibula nach anterior und posterior, zusätzlich dabei leicht nach lateral bewegen (▶ Abb. 5.95)
- Beurteilung: Elastizität/Rebound/Rigidität, Bewegungsamplitude

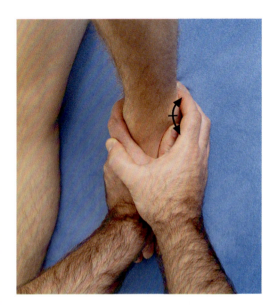
▶ Abb. 5.95

- Funktion: Plantarflexion OSG, Eversion USG
- Innervation: N. fibularis profundus (L 5 bis S 1)
- M. tibialis posterior
  - Ursprung: Membrana interossea und angrenzende Bereiche der beiden Unterschenkelknochen
  - Ansatz: Tuberositas ossis navicularis, Ossa cuneiformia mediale und intermedium, laterale Basen Ossa metatarsalia II–IV
  - Funktion: Plantarflexion OSG, Inversion USG
  - Innervation: N. tibialis (L 4 bis S 1)
- M. flexor digitorum longus
  - Ursprung: Facies posterior (mittleres Drittel) der Tibia
  - Ansatz: Basis Endphalangen II–V
  - Funktion: Plantarflexion OSG, Inversion USG, Plantarflexion der Grund-, Mittel- und Endgelenke der Zehen II–V
  - Innervation: N. tibialis (L 5 bis S 2)
- M. flexor hallucis longus
  - Ursprung: Facies posterior (distale zwei Drittel) der Fibula und angrenzende Membrana interossea
  - Ansatz: Basis Endphalanx I
  - Funktion: Plantarflexion OSG, Inversion USG, Plantarflexion des Grund- und Endgelenks der Großzehe
  - Innervation: N. tibialis (L 5 bis S 2)

Faszien
Die Bewegungen der Fibula (s. u.), wie beim Gehen, übertragen sich auf den Unterschenkel und die Faszien des Unterschenkels: die Fascia cruris mit dem oberflächlichen und tiefen Blatt und deren Abspaltungen der Septen zur Bildung der Muskellogen. Diese übertragenen Bewegungen könnten – einer Pumpe gleich – die Drainage des distalen Bereichs des Beins und des Fußes unterstützen oder im Falle einer Dysfunktion hemmen.

Innervation (peripher und segmental)
Siehe Muskulatur (S. 181).

Vaskularisation

Arteriell
Bei Dysfunktionen der Fibula ist es denkbar, dass es zu veränderten Spannungen der Fasern der Membrana interossea kommen könnte. Die durch diese Fasern ziehenden Gefäßstrukturen (siehe weiter unten) könnten dann u. U. eingeengt werden, was zu einer schlechteren Versorgung der Gewebe im Zielgebiet der Strömungsbahn führen und im Falle von posttraumatischen Zuständen nach z. B. einem Supinationstrauma die Heilung beeinträchtigen könnte. Die A. poplitea teilt sich, nachdem sie die Aa. surales abgegeben hat (Kap. 5.5.5), in die Aa. tibiales anterior und posterior.

- A. tibialis anterior
  - beteiligt sich an der Rete articulare via Aa. recurrentes tibiales posterior und anterior
  - versorgt die Extensoren (erreicht diese durch eine Öffnung in der Membrana interossea cruris)
  - gibt im distalen Unterschenkelbereich die Aa. malleolares anteriores medialis und lateralis ab (anastomosieren mit Ästen der Aa. tibialis posterior und fibularis zum Rete malleolare mediale und Rete malleolare laterale)
  - verläuft unter dem Retinaculum musculorum extensorum und wird dann zur A. dorsalis pedis: gibt Äste ab für den Fußwurzelbereich (Aa. tarsales lateralis und medialis) und bildet dann auf Höhe der Basen der Metatarsalknochen die A. arcuata, die sich weiter verzweigt in die vier Aa. metatarsales dorsales, die sich dann weiter aufzweigen in zwei Aa. digitales dorsales
- A. tibialis posterior
  - Gibt unterhalb der Kniekehle die A. fibularis (peronea) als wichtigsten Ast ab. Diese verläuft in der Loge der Flexoren zum Außenknöchel und versorgt die Fibula, die Flexoren, die Peroneusmuskeln und über die Rr. malleolares laterales den Rete malleolare laterale und trägt zur Bildung des Rete calcaneum bei. Sie zieht im distalen Unterschenkelbereich nach vorne und durchbohrt hierbei mit dem R. perforans die Membrana interossea.
  - Danach läuft die A. tibialis posterior in der Flexorenloge zwischen dem M. tibialis posterior und M. flexor hallucis longus mit Ästen für die
    - Flexoren,
    - die Tibia (A. nutricia tibiae),
    - Retia malleolare mediale und calcaneum.
  - Im Fußsohlenbereich teilt sie sich in die A. plantaris lateralis und A. plantaris medialis,

- Dann folgt eine Rotation, die das jeweilige Horn des Meniskus vom entsprechenden Femurkondylus wegdreht.

■ **Korrektur**

Diese besteht in einem Ausstreichen – oder, wenn man so möchte, einer Reinformation – durch:
- Kompression (Adduktion für den Innen- und Abduktion für den Außenmeniskus) und Rotation, die den Anteil des Meniskus zum medialen oder lateralen Femurkondylus hindreht
- Flexion (für die Hinterhörner) bzw. Extension (für die Vorderhörner)
- Die Bewegung erfolgt aus der Ausgangs- in Richtung der Endstellung und kann mehrmals rhythmisch wiederholt werden. In aller Regel streicht man alle Anteile der beiden Menisken auf diese Art aus.

5.5.5 Fibula

Anatomische Grundlagen

Gelenkflächen

Die Fibula erfüllt keine tragende Funktion, sie wirkt vielmehr als Befestigungsstelle für Muskeln, v. a. für Muskeln des Fußes. Sie ist beteiligt an der Bildung des OSG, was bei Traumata oder Dysfunktionen in diesem Gelenk zu eventuellen Störungen in der Mechanik der Fibula führen könnte. Die Fibula steht mit der Tibia in Verbindung durch:

Art. tibiofibularis proximalis

Dieses Gelenk stellt eine Amphiarthrose mit kleinen Bewegungsamplituden dar. In etwa 20 % der Fälle steht das Gelenk über den Recessus subpopliteus in Kontakt mit der Kniegelenkshöhle.

Syndesmosis tibiofibularis

Hierbei handelt es sich um eine bandhafte Verbindung, aus der die Malleolengabel entsteht.

Membrana interossea cruris

Diese besteht aus straffem kollagenem Bindegewebe, dient als Ursprungsfläche für Muskeln und trennt die Extensoren von den Flexoren, sie besitzt Öffnungen als Durchtrittsstellen für Gefäße:
- proximal für den Durchtritt der A. tibialis anterior
- distal für den Durchtritt des R. perforans aus der A. fibularis

Ligamente
- zu Art. tibiofibularis proximalis: hier findet man kapselverstärkende Ligamente: Ligg. capitis fibulae anterius und posterius
- zu Syndesmosis tibiofibularis: hier spricht man von den Syndesmosenbändern: Ligg. tibiofibulares anterius und posterius

Muskeln

Hier werden Muskeln aufgeführt, die sich an der Fibula selbst oder an der Membrana interossea befestigen:
- M. tibialis anterior
  - Ursprung: Membrana interossea, Facies lateralis tibiae (obere zwei Drittel), Fascia cruris superior (oberster Teil)
  - Ansatz: Os cuneiforme mediale, Os metatarsale I (mediale/plantare Fläche)
  - Funktion: Dorsalextension OSG, Inversion USG
  - Innervation: N. fibularis profundus (L 4, L 5)
- M. extensor digitorum longus
  - Ursprung: Membrana interossea, Condylus lateralis tibiae, Caput fibulae, Margo anterior fibulae
  - Ansatz: Dorsalaponeurosen (über 4 Teilsehnen) und Basen der Phalanges distales der II.–V. Zehe
  - Funktion: Dorsalextension OSG, Eversion USG, Extension der Grund-/Mittel- und Endgelenke der II.–IV. Zehe
  - Innervation: N. fibularis profundus (L 4 bis S 1)
- M. extensor hallucis longus
  - Ursprung: Membrana interossea, Facies medialis fibulae (mittleres Drittel)
  - Ansatz: Dorsalaponeurose der Großzehe und Basis seiner Endphalanx
  - Funktion: Dorsalextension OSG, Inversion/Eversion USG (je nach Ausgangsstellung), Extension des Grund- und Endgelenks der Großzehe
  - Innervation: N. fibularis profundus (L 5 bis S 1)
- Mm. fibulares (peronaeus) longus und brevis
  - Ursprung: Facies lateralis fibulae, Caput fibulae (longus)
  - Ansatz: Os cuneiforme mediale/Basis Os metatarsale I (longus), Tuberositas ossis metatarsalis V (brevis)

5 – Parietale Osteopathie

▶ **Tab. 5.4** Ausgangs- und Endstellung im Verlauf der Mobilisation des Meniskus.

	Innenmeniskus Hinterhorn (▶ Abb. 5.91)	Außenmeniskus Hinterhorn (▶ Abb. 5.92)	Innenmeniskus Vorderhorn (▶ Abb. 5.93)	Außenmeniskus Vorderhorn (▶ Abb. 5.94)
Ausgangsstellung	Flexion um 90° Abduktion Innenrotation	Flexion um 90° Adduktion Außenrotation	Flexion um 90° Abduktion Außenrotation	Flexion um 90° Adduktion Innenrotation
Endstellung	maximale Flexion Adduktion Außenrotation	maximale Flexion Abduktion Innenrotation	maximale Extension Adduktion Innenrotation	maximale Extension Abduktion Außenrotation

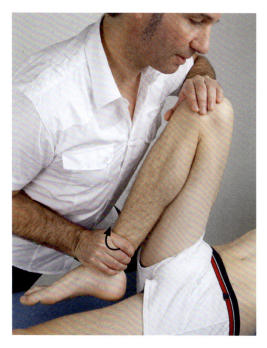

▶ **Abb. 5.91** Hinterhorn Innenmeniskus.

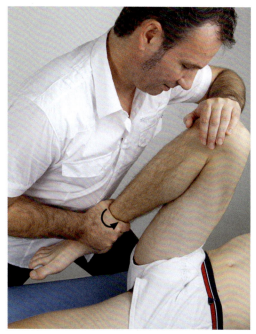

▶ **Abb. 5.92** Hinterhorn Außenmeniskus.

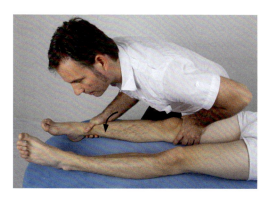

▶ **Abb. 5.93** Vorderhorn Innenmeniskus.

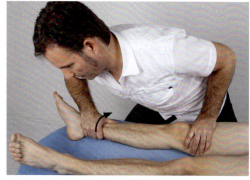

▶ **Abb. 5.94** Vorderhorn Außenmeniskus.

5.5 Extremitäten – Untere Extremität

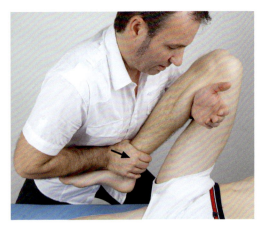

▶ Abb. 5.89

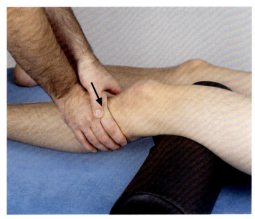

▶ Abb. 5.90

■ Vorgehen
- rechte Hand: umfasst den distalen Unterschenkel
- linker Unterarm: wird als Keil in die Kniekehle gelegt (Daumen zeigt nach oben)

■ Korrektur
Phase der Orientierung und Phase vor der Manipulation:
- die Flexion des Kniegelenks steigern, bis ein Kontakt mit dem Keil entsteht
- Widerstand testen und wieder etwas lösen

Phase der Beschleunigung:
- Flexion impulsartig steigern
- mit dem Körpergewicht arbeiten, das Brustbein auf die Hand am distalen Unterschenkel drücken (▶ Abb. 5.89)

Tibia anterior rechts

■ Ausgangsstellung
- *Patient:* in Rückenlage, den distalen Oberschenkel mit einem Kissen (alternativ: mit dem flektierten anderen Bein des Patienten) unterlagern
- *Therapeut:* steht auf Höhe des Kniegelenks, zum Kopf hin ausgerichtet (in Schrittstellung, rechtes Bein vor)

■ Vorgehen
- beide Hände: liegen aufeinander und umfassen die proximale Tibia

■ Korrektur
Phase der Orientierung und Phase vor der Manipulation:
- die Tibia in posteriore Richtung mobilisieren
- Widerstand testen und im Sinne einer Mobilisation immer wieder aufsuchen oder übergehen in eine

Phase der Beschleunigung:
- mit Impuls in posteriore Richtung (▶ Abb. 5.90)

Behandlungstechnik Menisken

Liegt eine strukturelle Beschädigung des Meniskus (s. o.) vor, ist die hier beschriebene Technik in aller Regel nicht indiziert. Hingegen kann diese Technik angezeigt sein bei klinischen Zeichen, wie leichten Schmerzen im Knie nach ungewohnten Belastungen oder einem störenden Gefühl im Gelenk. Ziel der Behandlung ist es, die insgesamt vier Hörner der Menisken unter leichter Kompression auszustreichen, um dadurch die normale Mobilität und Funktion wiederherzustellen. Zur Stellung der Menisken während der Behandlung s. ▶ Tab. 5.4.

■ Ausgangsstellung
- eine Knie- und Hüftgelenkflexion von 90°

■ Vorgehen
- Es findet ein Öffnen im Sinne einer Dekompression statt: für die Anteile des Innenmeniskus ist dies eine Abduktion, für die des Außenmeniskus eine Adduktion.

5 – Parietale Osteopathie

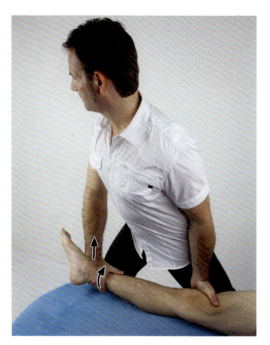

▶ Abb. 5.88

■ Korrektur
Phase der Orientierung und Phase vor der Manipulation:
• die Außenrotation der Tibia einleiten, dabei gleichzeitig eine Extension im Kniegelenk durchführen (*wichtig:* das Bein auf der Behandlungsliege ablegen)
• Widerstand aufsuchen und steigern

Phase der Beschleunigung:
• Vorspannung aufbauen
• Impuls in Richtung der (Hyper-)Extension unter Beibehaltung der endgradigen Außenrotation (▶ Abb. 5.88)

Tibia in Abduktion rechts
■ Ausgangsstellung
• *Patient:* in Rückenlage, Kniegelenk leicht flektiert
• *Therapeut:* steht seitlich vom Patienten, nimmt das Bein des Patienten seitlich neben die Behandlungsliege, fixiert den distalen Unterschenkel zwischen seinen Oberschenkeln

■ Vorgehen
• rechte Hand: breitflächig am Condylus medialis des Ober- und des Unterschenkels
• linke Hand: breitflächig am Condylus lateralis des Ober- und des Unterschenkels (▶ Abb. 5.85)

■ Korrektur
Phase der Orientierung und Phase vor der Manipulation:
• das Knie mit der rechten Hand von medial nach lateral mobilisieren
• Widerstand aufsuchen und steigern

Phase der Beschleunigung:
• Vorspannung aufbauen
• Impuls in laterale Richtung

Tibia in Adduktion rechts
■ Ausgangsstellung
• s. Dysfunktion in Abduktion (s. o.)

■ Korrektur
Phase der Orientierung und Phase vor der Manipulation:
• das Knie mit der linken Hand von lateral nach medial mobilisieren
• Widerstand aufsuchen und steigern

Phase der Beschleunigung:
• Vorspannung aufbauen
• Impuls in mediale Richtung

> **Beachte**
> Bei sehr festen Widerständen ist es mitunter notwendig, einen etwas kräftigeren Impuls zu geben. Dazu nimmt man zunächst etwas „Anlauf", indem man das Knie in seiner Dysfunktion in Abduktion bzw. Adduktion einstellt, um dann mit einer schwungartigen Bewegung in Richtung der Korrektur zu beschleunigen.

Tibia posterior rechts
■ Ausgangsstellung
• *Patient:* in Rückenlage, Knie- und Hüftgelenk leicht flektiert
• *Therapeut:* steht seitlich vom Patienten, zum Kopf hin ausgerichtet (in Schrittstellung, linkes Bein vor)

5.5 Extremitäten – Untere Extremität

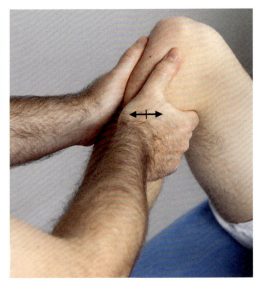

▶ Abb. 5.86

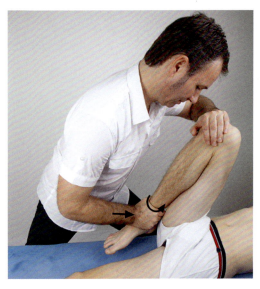

▶ Abb. 5.87

Osteopathische Techniken der Behandlung

Bei den Korrekturtechniken der Dysfunktionen der Tibia in Rotation macht man sich das Prinzip der Koppelungen von Bewegungen zunutze. An eine Flexion im Kniegelenk ist mechanisch eine Innenrotation, an eine Extension eine Außenrotation gekoppelt. Die nachfolgenden Techniken werden mit dementsprechender Einstellung der Flexion bzw. der Extension durchgeführt.

Techniken

Tibia in Außenrotation rechts

- **Ausgangsstellung**
- *Patient:* in Rückenlage, Knie- und Hüftgelenk um etwa 90° flektiert
- *Therapeut:* steht seitlich vom Patienten, zum Kopf hin ausgerichtet (in Schrittstellung, linkes Bein vor)

- **Vorgehen**
- rechte Hand: umfasst den distalen Unterschenkel
- linke Hand: liegt am Knie/distalen Oberschenkel des Patienten

- **Korrektur**

Phase der Orientierung und Phase vor der Manipulation:
- die Innenrotation der Tibia einleiten, gleichzeitig die Flexion im Kniegelenk maximal steigern
- Widerstand aufsuchen und steigern

Phase der Beschleunigung:
- Vorspannung aufbauen
- Impuls in Richtung der Flexion unter Beibehaltung der endgradigen Innenrotation (▶ Abb. 5.87)

Tibia in Innenrotation rechts

- **Ausgangsstellung**
- *Patient:* in Rückenlage, Knie- und Hüftgelenk um etwa 90° flektiert
- *Therapeut:* steht seitlich vom Patienten, zum Fußende hin ausgerichtet (in Schrittstellung, rechtes Bein vor)

- **Vorgehen**
- rechte Hand: umfasst den distalen Unterschenkel von medial
- linke Hand: liegt von lateral am distalen Oberschenkel des Patienten

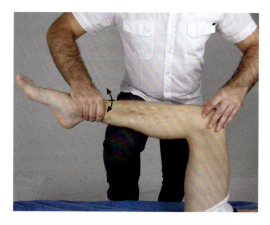

▶ Abb. 5.84

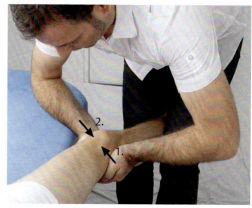

▶ Abb. 5.85

- kaudale Hand: greift den distalen Unterschenkel und leitet jeweils aus der 0-Stellung heraus eine Rotation nach innen und außen ein (▶ Abb. 5.84)
- Beurteilung: Elastizität/Rebound/Rigidität, Bewegungsamplitude

Test Abduktion/Adduktion

■ Ausgangsstellung
- *Patient:* in Rückenlage, Kniegelenk leicht flektiert
- *Therapeut:* steht seitlich vom Patienten, nimmt das Bein des Patienten seitlich neben die Behandlungsliege und fixiert den distalen Unterschenkel des Patienten zwischen seinen Oberschenkeln

■ Vorgehen
- mediale Hand: breitflächig am Condylus medialis des Ober- und des Unterschenkels
- laterale Hand: breitflächig am Condylus lateralis des Ober- und des Unterschenkels
- Test der Adduktion durch Druck der medialen Hand nach lateral
- Test der Abduktion durch Druck der lateralen Hand nach medial (▶ Abb. 5.85)
- Beurteilung: Elastizität/Rebound/Rigidität, Bewegungsamplitude

Test Tibia anterior (Extension)/Tibia posterior (Flexion)

■ Ausgangsstellung
- *Patient:* in Rückenlage, Kniegelenk deutlich flektiert, Fuß entspannt auf der Behandlungsliege aufgestellt
- *Therapeut:* steht (oder sitzt) am Fußende der Behandlungsliege

■ Vorgehen
- mediale Hand: Finger von dorsal an der Tibia, Daumenballen von ventral am Condylus medialis der Tibia, Palpation des Gelenkspalts mit den Daumen
- laterale Hand: Finger von dorsal an der Tibia, Daumenballen von ventral am Condylus lateralis der Tibia, Palpation des Gelenkspalts mit den Daumen
- Test der Flexion: Verschieben der Tibia nach posterior (mit den Daumenballen)
- Test der Extension: Verschieben der Tibia nach anterior (mit den Fingern; ▶ Abb. 5.86)
- Beurteilung: Elastizität/Rebound/Rigidität, Bewegungsamplitude

- Test: Schub von lateral nach medial, positiv bei vergrößerter Aufklappbarkeit oder Schmerz an der Innenseite des Knies: Hinweis auf mögliche Schädigung des Bands und/oder des posteromedialen Kapselbereichs

Test des Lig. collaterale laterale

- Ausgangsstellung und Vorgehen
- *Patient:* in Rückenlage, Knie nach Möglichkeit gestreckt
- *Therapeut:* eine Hand medial am Knie, die andere Hand lateral am distalen Unterschenkel
- Test: Schub von medial nach lateral, positiv bei vergrößerter Aufklappbarkeit oder Schmerz an der Außenseite des Knies: Hinweis auf mögliche Schädigung des Bands und/oder des posterolateralen Kapselbereichs

Test der Ligg. cruciata anterius/posterius Lachmann-Test (stabiler)

- Ausgangsstellung und Vorgehen
- *Patient:* in Rückenlage, das Knie um etwa 20–30° flektiert
- *Therapeut:* Der Therapeut kann seinen Oberschenkel unter den distalen Oberschenkel des Patienten legen und diesen mit einer Hand fixieren. Die andere Hand liegt zum Testen des vorderen Kreuzbands dorsal-proximal an der Tibia.
- Test für das vordere Kreuzband: den Unterschenkel nach vorne ziehen
- Test für das hintere Kreuzband: die Hand an der Tibia ventral-proximal anlegen und den Unterschenkel nach hinten schieben
- Ein vermehrtes vorderes Schubladenphänomen (um mehr als 0,5 cm) weist in Richtung einer Läsion des vorderen Kreuzbands und analog dazu eine vermehrte hintere Schublade (um mehr als 0,5 cm) in Richtung einer Läsion des hinteren Kreuzbands.

Test der Menisken

Meniskusschäden zeigen sich häufig als Hyperextensions- oder Hyperflexionsschmerz. Daneben gibt es eine ganze Reihe von Tests, die – je nach Befund – Hinweise auf mögliche Läsionen des Meniskus geben, sowie die Tests nach Steinmann (I und II), McMurray, Apley oder Payr. Die meisten dieser Tests benutzen die Rotation als Stressmoment und unterscheiden hierdurch zwischen Schäden des Innen- bzw. Außenmeniskus. Mit dem nun folgenden Test wird mechanischer Stress auf den medialen Meniskus (durch passive Adduktion des Knies) und nachfolgend auf den lateralen Meniskus (passive Abduktion) ausgeübt. Zudem wird durch den Grad an Flexion zwischen Hinter- und Vorderhörnern unterschieden.

- Ausgangsstellung und Vorgehen
- *Patient:* in Bauchlage
- *Therapeut:* gibt (vorzugsweise mit der Schulter) eine axiale Kompression vom Fuß in Richtung des Knies
- Der Unterschenkel wird nun in unterschiedliche Positionen gebracht (▶ Tab. 5.3).
- positiv bei Schmerzprovokation: ärztliche Abklärung indiziert!

Bewegungstests (dynamische Palpation) Kniegelenk

Rotationstest

- Ausgangsstellung
- *Patient:* in Rückenlage, Hüft- und Kniegelenk um 90° flektiert
- *Therapeut:* steht seitlich vom Patienten, den „kaudalen" Fuß auf die Behandlungsliege aufgestellt, den distalen Unterschenkel des Patienten auf dem Oberschenkel des Therapeuten liegend

- Vorgehen
- kraniale Hand: ertastet den Gelenkspalt zum Erspüren der Bewegung

▶ Tab. 5.3 Position des Unterschenkels.

	Innenmeniskus Hinterhorn	Außenmeniskus Hinterhorn	Innenmeniskus Vorderhorn	Außenmeniskus Vorderhorn
Flexionswinkel	etwa 140°	etwa 140°	etwa 40°	etwa 40°
Kompression plus	Adduktion	Abduktion	Adduktion	Abduktion

Biomechanik

Es folgt ein kurzer Überblick zur Osteokinematik des Kniegelenks. Aktiv ist das Kniegelenk in Flexions- und Extensionsrichtung zu bewegen. Zusätzlich ist bei gebeugtem Knie die Innenrotation und Außenrotation möglich.

Passiv und als Nebenbewegungen im Rahmen gekoppelter Bewegungen im Kniegelenk sind die Adduktion und Abduktion zu beschreiben. Eine Flexion geht mit Innenrotation und Adduktion einher, eine Extension mit Außenrotation („Schlussrotation") und Abduktion.

Im Kniegelenk ist die Arthrokinematik von essenzieller Bedeutung für die Funktion des Gelenks. Darum werden an dieser Stelle die hierbei häufig verwendeten Termini kurz anhand eines Bildes veranschaulicht:
- Rollen entspricht dem Rad, das sich auf der Straße dreht und sich dadurch fortbewegt.
- Gleiten entspricht dem Rad, das auf (glatter) Straße durchdreht.
- Translation entspricht dem Rad, das bei getätigter Bremse auf der Straße weiterrutscht, ohne sich dabei zu drehen.

Beim **Rollen** kommt es zu ständig wechselnden Auflageflächen im Bereich des hyalinen Gelenkknorpels beider Gelenkpartner. Beim **Gleiten** kommt es zu einer punktuellen und damit sehr intensiven Belastung des konkaven Gelenkpartners. Bei der **Translation** wird der konvexe Gelenkpartner stetig an derselben Stelle belastet. Das Knie weist bis zu einer Beugung von 25° fast nur Rollen auf. Die Femurkondylen rollen hierbei aus der Extensionsposition heraus nach hinten und erreichen hierbei relativ schnell das hintere Viertel des Tibiaplateaus. Dann folgt eine Phase des Gleitens, bei der die Kondylen im Grunde genommen auf der Stelle drehen, um dann am Ende nur noch eine Translation durchzuführen. Diese wird v. a. durch die Kreuzbänder bedingt und bewirkt bei der Flexion ein „Nach-vorne-Ziehen" der Femurkondylen. Funktionell wird dies von den Flexoren des Kniegelenks unterstützt, die sich von hinten an den Tibiakondylen und der Fibula befestigen und die Tibia gegenüber den Femurkondylen nach hinten ziehen können.

Leitsymptome

Die Knie- und Hüftgelenke gehören zu den am häufigsten von Arthrose betroffenen Bereichen. Im Vordergrund stehen hierbei v. a. belastungsabhängige Schmerzzustände und Bewegungseinschränkungen. Als typisch zu nennen ist in diesem Zusammenhang auch der Anlaufschmerz.

In der Kindheit/Adoleszenz auftretende Beschwerden des Kniegelenks sind v. a.
- der Morbus Osgood-Schlatter: bewegungsabhängiger Knieschmerz, häufig Druckdolenz und Schwellung der Tuberositas tibiae, und
- die Chondropathia patellae: belastungsabhängiger Knieschmerz, Druckdolenz der Patellaränder.

In beiden Fällen sollte nach biomechanischen Dysfunktionen des Fußes, der Hüfte, des Beckens und der LWS gesucht sowie die Einflüsse der Abdominal- und Thorakalhöhle berücksichtigt werden.

Osteopathische Techniken der Untersuchung

Ausschlusstests sind hier v. a. posttraumatisch unerlässlich und sollten in diesem Fall vor den Bewegungstests des Kniegelenks durchgeführt werden. Bei positivem Befund ist der Patient unbedingt an einen Arzt zu überweisen. Ein erster Indikator für das Vorliegen einer schwerwiegenden Knieinnenverletzung kann u. a. ein Kniegelenkerguss im Sinne einer Hämarthrose sein. Eine massive Schwellung ist entweder direkt sichtbar oder indirekt aufgrund der Schonhaltung (in leichter Flexionsstellung) herzuleiten.

Das Ausstreichen des oberen Rezessus des Kniegelenks kann zu einem Dancing-Patella-Phänomen führen: Bei einem Erguss muss die Patella eine gewisse Strecke bis auf die Femurrolle heruntergedrückt werden.

Tests der ligamentären Strukturen

Test des Lig. collaterale mediale
- Ausgangsstellung und Vorgehen
- *Patient:* in Rückenlage, Knie nach Möglichkeit gestreckt
- *Therapeut:* eine Hand lateral am Knie, die andere Hand medial am distalen Unterschenkel

- Ansatz: gemeinsam über Achillessehne am Tuber calcanei
- Funktion: Flexion Knie, Plantarflexion oberes Sprunggelenk, Inversion/Supination unteres Sprunggelenk
- Innervation: N. tibialis (S 1, S 2)
• M. plantaris
  - Ursprung: Epicondylus lateralis femoris
  - Ansatz: s. M. triceps surae (s. o.)
  - Funktion: verhindert Kompression der Vasa tibialia posteriora bei Knieflexion
  - Innervation: s. M. triceps surae

Faszien

Störungen der Kniegelenke gehen häufig mit Veränderungen der Spannung der Fascia poplitea in der Kniekehle einher. Diese Faszie ist die Fortsetzung der Fascia lata und geht distal in die Fascia cruris über. Das Knie stellt somit einen Kreuzungspunkt auf- und absteigender faszialer und auch muskulärer Ketten dar. Die proximal und distal des Kniegelenks gelegenen Körperbereiche sollten bei Kniegelenkbeschwerden in der Diagnostik unbedingt berücksichtigt werden. Störungen im Bereich des Hüftgelenks können zu Stauung des venösen und lymphatischen Abflusses führen. Die drainierenden Gefäße des Knies können dadurch „rückgestaut" werden und werden dann verhärtet oder gestaut in der Kniekehle ertastet.

Innervation (peripher und segmental)

Die Muskeln des Kniegelenks werden aus dem Plexus lumbosacralis versorgt. Ein Teil dieser Muskeln und Nerven wurde in Kap. 5.3 und Kap. 5.5.3 besprochen. Die sensible Versorgung der Oberschenkel- und Kniegelenksregion erfolgt
• *dorsal* durch den N. cutaneus femoris posterior (S 1 bis S 3): Rückseite Oberschenkel und Kniekehle
• *lateral* durch den N. cutaneus femoris lateralis (L 2, L 3): vom Trochanter major bis zum Knie
• *medial* durch den R. cutaneus (L 2, L 3) des N. obturatorius: v. a. Oberschenkel und den N. saphenus (L 3, L 4) als Endast des N. femoralis: Knieinnenseite

Anscheinend gibt der R. posterior des N. obturatorius auch einen Ast zur Kniegelenkkapsel ab [99]. Sowohl der N. obturatorius als auch der N. femoralis kommen aus Segmenten, in denen sich viszerale afferente Fasern der Bauch- und Beckenorgane verschalten, über deren Einfluss eine gesteigerte vegetativ sympathische Aktivität entstehen kann. Dies hätte nachteilige Folgen für die Zirkulation: Aufgrund der Vasokonstriktion würden weniger Nährstoffe und weniger Sauerstoff ins Insterstitium gelangen und sich gleichzeitig die Drainage der metabolen Abfallstoffe verschlechtern. Dies könnte auf die Funktion und langfristig auf die Struktur der Gewebe Einfluss nehmen.

Vaskularisation

Arteriell

Die A. femoralis wird nach Durchtritt durch den Adduktorenkanal zur A. poplitea. Zuvor gibt sie die A. genus descendes ab. Diese zieht zum Rete articularis genus. In der Fossa poplitea gibt die A. poplitea folgende Äste ab:
• zur den unteren Anteilen der ischiokruralen Muskulatur (die oberen Anteile dieser Muskelgruppe werden von den Aa. perforantes aus der A. profunda femoris versorgt)
• Aa. superiores medialis und lateralis genus
• Aa. inferiores medialis und lateralis genus: bilden mit Aa. superiores medialis und lateralis genus gemeinsam Anastomosen im Rete articulare genus
• die unpaare A. media genus: durchbohrt die Kapsel und übernimmt die Versorgung der Kreuzbänder
• die Aa. surales: für den M. gastrocnemius

Venös

Die Arterien werden von gleichnamigen tiefen Venen begleitet. Bis auf die V. poplitea selbst sind diese doppelt angelegt. Die V. poplitea nimmt neben dem Blut der tiefen Venen auch das Blut der oberflächlichen V. saphena parva auf.

Lymphatisch

In der Kniekehle befinden sich oberflächliche und tiefe Lymphknoten:
• die epifaszial gelegenen Nll. popliteales superficiales erhalten die Lymphe der Wade und des lateralen Fußrandes, sie fließen in die
• tiefen Nll. popliteales profundi: ihr Einzugsgebiet besteht aus dem Unterschenkel und dem Fuß, ihr Hauptabfluss erfolgt in die Nll. inguinales profundi (S. 163)

den sich aber in ihrer Form voneinander: der Außenmeniskus ist beinahe o-förmig, der Innenmeniskus c-förmig. Ihr innerer Bereich besteht aus Faserknorpel und ist gefäßfrei, die Ernährung geschieht über die Synovialflüssigkeit. Der äußere Bereich aus straffem Bindegewebe ist zum Teil mit der Kapsel verwachsen und wird auf diesem Wege auch vaskularisiert und innerviert. Sie dienen der gleichmäßigen Kraftübertragung und bewirken so und über eine Kontaktflächenvergrößerung eine Druckverminderung durch Verteilung des Gelenkdrucks. Meniskektomien werden folgerichtig als Präarthrosen gesehen. Die Menisken stellen transportable Gelenkflächen dar. Bei Flexion ist eine posteriore, bei Extension eine anteriore Verlagerung zu beobachten. Bei Innenrotation kommt es zu einer posterioren Verlagerung des Außenmeniskus und einer anterioren Verlagerung des Innenmeniskus; bei Außenrotation umgekehrt. Bei schnell durchgeführten Bewegungen (z. B. Verdrehungstrauma) oder bei Bewegungs- bzw. Deformationsverlust des Meniskus (hier spielen u. a. die muskulären und ligamentären Verbindungen des Meniskus eine Rolle, s. u.) besteht grundsätzlich Verletzungsgefahr für die Menisken. Die Menisken verbinden sich über kurze Bandzüge an der Tibia und über das Lig. transversum genus (zwischen den beiden Vorderhörnern) miteinander. Daneben hat der Innenmeniskus Verbindungen mit Fasern des vorderen Kreuzbands, dem Lig. collaterale mediale und dem M. semimembranosus, der Außenmeniskus mit Fasern des hinteren Kreuzbands und eine eher lockere Verbindung mit dem M. popliteus.

Ligamente

Kollateralbänder

Sie dienen der Sicherung des Kniegelenks in der frontalen Ebene. Das breite, als Verstärkung der Gelenkkapsel medial gelegene Lig. collaterale tibiale verläuft von oben/hinten am Epicondylus medialis des Femurs nach unten/vorne zum Condylus medialis und zur Facies medialis der Tibia. Das extrakapsuläre laterale Lig. collaterale fibulare verläuft von oben/vorne (Epicondylus lateralis femoris) nach unten/hinten an das Caput fibulae. Beide Bänder werden angespannt in Streckstellung und bei Außenrotation des Kniegelenks.

Kreuzbänder

Die Kreuzbänder dienen der Sicherung des Kniegelenks in der sagittalen Ebene. Beide entspringen aus der Area intercondylaris, das vordere vom anterioren, das hintere vom posterioren Bereich. Sie liegen dort auf der gleichen anterior-posterioren Linie. Von dort ziehen beide nach oben, das vordere Kreuzband nach lateral (mediale Fläche des lateralen Femurkondylus) und hinten, das hintere Kreuzband nach medial (laterale Fläche des medialen Femurkondylus) und vorne. In Streckstellung sowie bei Innenrotation sind die beiden Bänder maximal angespannt, allerdings sind aufgrund des unterschiedlichen Verlaufs und der unterschiedlichen Länge der Fasern zumindest Teile der Bänder in jeder Position des Gelenks gespannt.

Ventrale Bänder

Diese sind die bei der Beschreibung der Gelenkflächen/Gelenkkapsel (s. o.) genannten Verstärkungen der Kapsel.

Dorsale Ligamente

Die dorsalen Ligamente werden beide bei Streckstellung angespannt.
- Lig. popliteum obliquum
  - Verstärkung der Gelenkkapsel, verläuft von unten/medial (med. Tibiakondylus) nach oben/lateral (lat. Femurkondylus), hemmt die Außenrotation, erhält Fasern des M. semimembranosus
- Lig. popliteum arcuatum
  - vom Caput fibulae bogenförmig nach oben/medial, in die Kapsel einstrahlend

Muskeln

Die ventrale und dorsale Oberschenkelmuskulatur wurde bereits im Kontext mit dem Becken beschrieben (S. 104). Es verbleiben:
- M. popliteus
  - Ursprung: Condylus lateralis des Femurs, Hinterhorn Außenmeniskus
  - Ansatz: Facies posterior der Tibia
  - Funktion: Flexion, Innenrotation Tibia
  - Innervation: N. tibialis (L 5 bis S 2)
- M. triceps surae
  - Ursprung: M. soleus: Fibula (Caput und Collum fibulae), Tibia (Arcus tendineus), M. gastrocnemius: Caput mediale (Epicondylus medialis femoris), Caput laterale (Epicondylus lateralis femoris)

■ **Korrektur**
Phase der Orientierung:
- Elastizität/Rebound/Rigidität und eventuelle Druckdolenzen (im Seitenvergleich) oder Triggerpunkte durch Druck in den Muskel hinein beurteilen

Phase der Korrektur: s. o.

5.5.4 Kniegelenk

Anatomische Grundlagen

Gelenkflächen
Diese werden geformt von den Kondylen des Femurs, dem Tibiakopf und der Patella. Zwei (Tibia und Femur) der drei Gelenkpartner des größten Gelenks des Körpers haben äußerst unterschiedliche Formen und Krümmungsgrade. Die knöcherne Kongruenz und Stabilität ist verhältnismäßig klein. Zum Ausgleich besitzt das Kniegelenk die Menisken und ein einzigartiges ligamentäres, muskuläres und sehniges System. Bei Traumata des Kniegelenks können diese Strukturen verletzt werden oder Funktionsstörungen zurückbleiben.

Die Funktion des gesamten Gelenks ist daneben abhängig von der nervalen und vaskulären Versorgung. Hier gibt es intensive Verbindungen zum knöchernen Becken und zu den abdominalen Viszera.

Femurkondylen
Sie sind bikonvex und weisen im hinteren Teil die stärkere Krümmung auf. Diese liegt in Beugung dem Tibiaplateau an. Die flache Krümmung im unteren, vorderen Teil liegt dem Tibiaplateau in Streckstellung an. Der laterale Kondylus ist an der Unterseite breiter und flacher als der mediale und im hinteren Bereich stärker gekrümmt. Die beiden Kondylen konvergieren von hinten nach vorne. An der Vorderseite befindet sich die Facies patellaris. Die Fossa intercondylaris bildet eine Vertiefung zwischen den beiden Kondylen, die den Kreuzbändern als Anheftungsstelle dient. An den lateralen Seiten liegen der Epicondylus medialis und lateralis. Die Artikulationsfläche der Kondylen mit den Tibiakondylen ist mit hyalinem Knorpel überzogen.

Tibiakondylen
Die mediale Gelenkfläche ist nach oben leicht konkav in sagittaler und in transversaler Richtung, die laterale Gelenkfläche hingegen nach oben leicht konvex in sagittaler und geringfügig konkav in transversaler Richtung. Die Eminentia intercondylaris stellt eine knorpelfreie knöcherne Erhebung dar. Die Areae intercondylares anterior und posterior sind der vor bzw. hinter der Eminentia liegende Raum. Hier findet man die Ansätze für die Meniskusvorder- bzw. -hinterhörner und die Kreuzbänder.

Patella
Die Patella ist als Sesambein in die Quadrizepssehne eingelagert. Sie besitzt eine runde obere Basis, die spitz zuläuft in den Apex patellae. Die posteriore Fläche weist einen vertikal orientierten First auf, der die leicht konvexe mediale Fläche von der leicht konkaven lateralen Fläche trennt. Der Knorpel ist mit einer Dicke von etwa 6 mm der dickste Gelenkknorpel des Körpers.

Gelenkkapsel
Diese heftet sich nahe der Knorpel-Knochen-Grenze der Tibia- und Femurkondylen an. Im vorderen Bereich sind die Patella, das Lig. patellae und die Quadrizepssehne als Verstärkung in die Kapsel eingelassen. Proximal der Facies patellaris befindet sich unter der Quadrizepssehne die Bursa suprapatellaris, die aufgrund ihrer Kommunikation mit der Gelenkhöhle zum Recessus suprapatellaris wird. Zwischen der Membrana synovialis und der Membrana fibrosa der Gelenkkapsel sind im hinteren Kniegelenkbereich die Kreuzbänder und im vorderen Bereich der Hoffa-Fettkörper eingelagert. Die Membrana synovialis biegt im Bereich der Area intercondylaris posterior nach vorne bis vor den Ansatz des vorderen Kreuzbands in der Area intercondylaris anterior. Durch diesen Verlauf liegen die Kreuzbänder intrakapsulär (zwischen den beiden Schichten der Kapsel), aber extraartikulär/extrasynovial (nicht von Gelenkflüssigkeit umspült). Die Membrana fibrosa ist durch Bänder (u. a. Lig. collaterale tibiale) und Sehnenausläufer (u. a. Retinacula patellae) verstärkt.

Menisken
Die Menisken sind beide keilförmig und ragen mit der Spitze in die Gelenkhöhle hinein, unterschei-

5 – Parietale Osteopathie

> **❗ Beachte**
> Wie eingangs erwähnt, hat die Muskulatur eine große Bedeutung für die Funktion des Hüftgelenks: Ist die Innenrotation des Hüftgelenks eingeschränkt und/oder rigide, sollten die Muskeln der Außenrotation untersucht und ggf. behandelt werden. Hierzu gehören die pelvitrochantären Muskeln: Mm. piriformis, obturatorius internus, obturatorius externus, gemelli und quadratus femoris, die Glutealmuskeln: M. gluteus maximus und die hinteren Teile der Mm. glutaei medius und minimus, der überwiegende Teil der Adduktoren und der M. iliopsoas. Daneben sollte auf ein eventuelles Kapselmuster (Innenrotation mehr eingeschränkt und evtl. schmerzhafter als Flexion, Extension und Abduktion) und eine degenerative Veränderung, Fabere-Test (S. 164), hin untersucht werden. Ist die Außenrotation des Hüftgelenks auffällig, sollten die Muskeln der Außenrotation (vordere Anteile der Mm. gluteus medius und minimus, M. tensor fasciae latae) untersucht und ggf. behandelt werden.

Untersuchungs- und Behandlungstechnik Beckenboden (hauptsächlich M. levator ani)

■ Ausgangsstellung
- *Patient:* in Bauchlage
- *Therapeut:* steht nacheinander rechts und links vom Patienten auf Höhe des Beckens

■ Vorgehen
- rechte Hand benutzen für die Beurteilung/Behandlung des linken Beckenbodens
- linke Hand benutzen für die Beurteilung/Behandlung des rechten Beckenbodens, die Finger (in der Regel Zeige- bis Ringfinger) medial des Tuber ischiadicum platzieren und nach kranial ausrichten

■ Korrektur
Phase der Orientierung:
- die Finger langsam nach kranial schieben, bis man an den Muskel stößt (den Patienten zur Bestätigung husten lassen)
- Elastizität bzw. Rigidität und eventuelle Druckdolenzen (im Seitenvergleich) testen

Phase der Korrektur:
- grundsätzliche Optionen: s. o.

Die Untersuchung/Behandlung des Beckenbodens ist nicht nur bei Störungen des Hüftgelenks indiziert, sondern u. a. auch bei:
- **einem erhöhtem IAP (engl.: intra-abdominal pressure)** Der Beckenboden kann sich ein- oder beidseitig an einen erhöhten IAP anpassen. Er tut dies in der Regel mit einer Hypertonie, die zu einer Beeinträchtigung der Funktionen des Beckenbodens führen kann. Eine der Aufgaben ist u. a. die Kontinenz, die nachteilig beeinflusst werden kann.
- **ISG-Mobilitätsverlusten** Der Muskel zieht das Sakrum kaudalwärts in die iliosakralen Gelenkflächen hinein. Ein ein- oder beidseits hypertoner Beckenboden kann so die Mobilität des ISG beeinträchtigen.
- **viszeralen Störungen der Organe des kleinen Beckens** Der Beckenboden kann in eine Ursache-Folge-Kette von Bewegungsverlusten der Organe des kleinen Beckens eingebunden sein.
- **Störungen der venösen Drainage des Beckens und der unteren Extremitäten** Druckerhöhungen im Abdomen mit Anpassungen der Diaphragmen (thoracalis und pelvis) könnten einen Einfluss auf die Flüssigkeitsbewegungen im Niederdrucksystem haben, zu denen u. a. das venöse System gehört. In diesem System befindet sich ca. 85 % des gesamten Blutvolumens.

Untersuchungs- und Behandlungstechnik M. piriformis

■ Ausgangsstellung
- *Patient:* in Bauchlage
- *Therapeut:* steht rechts oder links vom Patienten auf Höhe des Beckens

■ Vorgehen
- rechte Hand: mit dem Daumen auf dem rechten M. piriformis
- linke Hand: mit dem Daumen auf dem linken M. piriformis (hierzu den lateralen Rand des Sakrums palpieren, von dort eine Linie zur Spitze des Trochanter major bilden und den Daumen etwa auf die Hälfte der Verbindungslinie legen)

5.5 Extremitäten – Untere Extremität

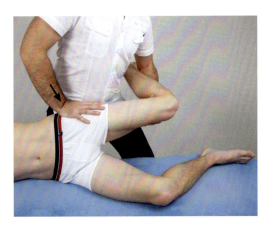

▶ Abb. 5.83

Phase der Beschleunigung:
- Vorspannung aufbauen
- Impuls in medial-kaudale Richtung
  (▶ Abb. 5.83)

Behandlungstechnik Lig. capitis femoris

Die folgende Technik kann man durchführen, wenn der Patient weniger über Schmerzen, sondern eher über ein „störendes Gefühl" oder ein „Knacken" im Hüftgelenk klagt.

- **Ausgangsstellung**
- *Patient:* in Rückenlage, die Füße über den Rand der Behandlungsliege
- *Therapeut:* steht am Fußende der Behandlungsliege

- **Vorgehen**
- beide Hände umgreifen den distalen Unterschenkel

- **Korrektur**
- das Bein unter einer leichten Traktion etwas von der Behandlungsliege abheben
- dann eine Zirkumduktionsbewegung durchführen: Start in Abduktion/Außenrotation, Ende in Adduktion/Innenrotation
- zum Schluss das Bein ablegen
- eventuell einige Male wiederholen

Behandlungstechnik Membrana obturatoria/ M. obturatorius externus

Ziel der folgenden Techniken ist eine Verbesserung der Zirkulation des Hüftgelenks und der angrenzenden Regionen: dem Abdomen im Allgemeinen bzw. dem kleinen Becken im Speziellen sowie den Muskeln der pelvitrochantären Muskelgruppe, die den Anpressdruck im Hüftgelenk verstärken können.

- **Ausgangsstellung**
- *Patient:* in Rückenlage, rechtes Bein in ausreichender Flexion im Hüft- und Kniegelenk, sodass der rechte Fuß aufgestellt werden kann (der Patient sollte das rechte Bein gut entspannen und kann dieses an den Therapeuten anlehnen)
- *Therapeut:* steht seitlich rechts vom Patienten auf Höhe des Hüftgelenks

- **Vorgehen**
- rechte Hand: orientiert sich am M. gracilis als dem am weitesten medial gelegenen Muskel der Adduktorengruppe, der Daumen wird posterior dieses Muskels platziert, die Daumenkuppe zeigt nach kranial, die Finger liegen dorsal um den Oberschenkel herum

- **Korrektur**
Phase der Orientierung:
- den Daumen langsam nach kranial und etwas nach lateral schieben; hier stößt man an den unteren Rand des M. obturatorius externus und kann dessen Elastizität bzw. Rigidität und eventuelle Druckdolenzen testen
- orientiert man den Daumen nun nach medial, trifft man auf die Membrana obturatoria und kann deren Elastizität etc. beurteilen

Phase der Korrektur:
- gehaltener Druck oder gesteigerter Druck bei Ausatmung, evtl. Vibrationen oder sanfte Friktionen jeweils bis zum Nachlassen der Gewebespannung
- hier je nach Vorgehen möglich für die Membrana obturatoria oder den M. obturatorius externus

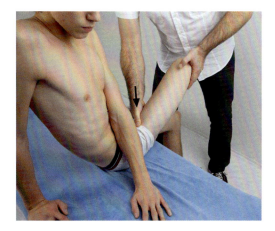

▶ Abb. 5.81

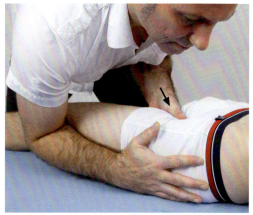

▶ Abb. 5.82

⚠ Beachte
Falls die Ausführung der beiden letztgenannten Techniken in Sitzposition nicht möglich sein sollte, kann man sie auch in Rückenlage ausführen.

Impulstechnik Hüftgelenk bei Dysfunktion in Abduktion links

■ Ausgangsstellung
- *Patient:* in Rückenlage, das nicht zu behandelnde Bein zur Seite nehmen und auf den Boden aufsetzen
- *Therapeut:* zwischen den beiden Beinen des Patienten (in Schrittstellung, linkes Bein vor)

■ Vorgehen
- rechte Hand und Unterarm: seitlich am linken Oberschenkel des Patienten
- linke Hand: mit dem Zeigefingergrundgelenk in der Leistenbeuge, Ausrichtung des linken Unterarms nach lateral-kranial

■ Korrektur
Phase der Orientierung:
- das linke Bein des Patienten in Adduktion schieben, bis die Bewegung von der linken Hand ertastet wird

Phase vor der Manipulation:
- Bein in der Adduktion halten und mit der linken Hand den Femurkopf nach lateral-kranial mobilisieren
- Widerstand aufsuchen und steigern

Phase der Beschleunigung:
- Vorspannung aufbauen
- Impuls in lateral-kraniale Richtung (▶ Abb. 5.82)

Impulstechnik Hüftgelenk bei Dysfunktion in Adduktion links

■ Ausgangsstellung
- *Patient:* in Seitlage rechts
- *Therapeut:* steht hinter dem Patienten auf Höhe des Hüftgelenks (in Schrittstellung, rechtes Bein vor)

■ Vorgehen
- rechte Hand: von lateral auf den Trochanter major platzieren, Ausrichtung des Unterarms nach medial-kaudal
- linke Hand: umfasst das linke Bein des Patienten auf Höhe des Knies, Daumen in der Kniekehle, Finger von medial

■ Korrektur
Phase der Orientierung:
- das linke Bein des Patienten etwas in Abduktion anheben, bis die Bewegung von der linken Hand ertastet wird

Phase vor der Manipulation:
- Bein in der Abduktion halten
- mit der linken Hand den Femurkopf nach medial-kaudal mobilisieren
- Widerstand aufsuchen und steigern

Muskeltechnik Hüftgelenk bei Dysfunktion in Adduktion/Innenrotation rechts

- **Ausgangsstellung**
- *Patient:* in Sitzposition am Rand der Behandlungsliege, das rechte Bein über das linke gelegt, der Patient neigt sich etwas nach links und stützt sich auf der linken Hand ab
- *Therapeut:* steht etwas links vor dem Patienten (in Schrittstellung, rechtes Bein vor und gegen den linken Fuß des Patienten gestellt)

- **Vorgehen**
- rechte Hand: liegt auf dem medialen Oberschenkel zum Ertasten der Korrekturbewegung
- linke Hand: umfasst den distalen Oberschenkel
- Abduktion und Außenrotation einleiten, bis die Bewegung zu spüren ist (▶ Abb. 5.80)

- **Korrektur**
Phase der Anspannung:
- das linke Bein des Patienten leicht nach außen drücken und den Patienten auffordern, einen Gegendruck nach innen aufzubauen
- isometrische Aktivität (in Adduktion und Innenrotation) kontrollieren und so dosieren, dass sie als Spannung wahrgenommen wird, dabei darf keine Bewegung im Hüftgelenk stattfinden
- 3–5 Sekunden halten

Phase der Entspannung:
- den Patienten auffordern, die Spannung zu lösen
- minimal 1–2 Sekunden warten
- das Bein des Patienten langsam nach außen bewegen und so die motorische Barriere für die Abduktion und Außenrotation neu aufsuchen

Wiederholen der beiden Phasen.

Muskeltechnik Hüftgelenk bei Dysfunktion in Abduktion/Außenrotation rechts

- **Ausgangsstellung**
- *Patient:* in Sitzposition am Rand der Behandlungsliege, das rechte Bein über das linke gelegt, der Patient dreht sich nach rechts und stützt sich hauptsächlich mit der rechten Hand ab
- *Therapeut:* steht etwas links vor dem Patienten (in Schrittstellung, rechtes Bein vor und gegen den linken Fuß des Patienten gestellt)

- **Vorgehen**
- rechte Hand: liegt mit dem MCP des Zeigefingers in der Leistenbeuge
- linke Hand: liegt von außen auf dem distalen Oberschenkel
- Adduktion und Innenrotation einleiten, bis die Bewegung zu spüren ist

- **Korrektur**
Phase der Anspannung:
- das linke Bein des Patienten leicht nach innen drücken und den Patienten auffordern, einen Gegendruck nach außen aufzubauen
- isometrische Aktivität (in Abduktion und Innenrotation) kontrollieren und so dosieren, dass sie als Spannung wahrgenommen wird, dabei darf keine Bewegung im Hüftgelenk stattfinden
- 3–5 Sekunden halten

Phase der Entspannung:
- den Patienten auffordern, die Spannung zu lösen
- minimal 1–2 Sekunden warten
- Bein des Patienten langsam nach innen bewegen und so die motorische Barriere für die Abduktion und Außenrotation neu aufsuchen
- gleichzeitig die Hand in der Leistenbeuge in kraniale/laterale/dorsale Richtung schieben (▶ Abb. 5.81)

Wiederholen der beiden Phasen.

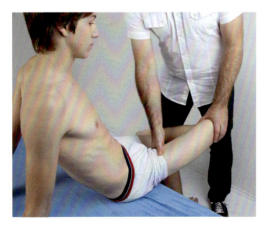

▶ Abb. 5.80

Ähnlich wie im Kniegelenk gibt es auch im Hüftgelenk Koppelungen von Bewegungsrichtungen. So finden in Bewegungsabläufen häufig Kombinationen aus Abduktion und Außenrotation sowie Adduktion und Innenrotation statt. Diese Koppelungen sind auch bei einigen der nachfolgenden Techniken zu sehen.

Techniken

Mobilisationstechnik Hüftgelenk bei Dysfunktion in Innenrotation rechts

- Ausgangsstellung
- *Patient:* in Rückenlage
- *Therapeut:* steht auf Kniehöhe rechts vom Patienten

- Vorgehen
- rechte Hand: umgreift von innen den distalen Unterschenkel
- linke Hand: liegt auf dem distalen Oberschenkel, hält das Knie in Extension

- Korrektur

Phase der Mobilisation:
- das Hüftgelenk nach außen rotieren und gleichzeitig eine Abduktion durchführen (▶ Abb. 5.78)
- diese Position einige Sekunden halten
- dann das Bein unter Beibehaltung der Außenrotation in die Adduktion bringen, bis ein Widerstand zu spüren ist
- diese Position einige Sekunden halten (in der Regel, bis der Widerstand etwas nachlässt)
- mit der nächsten Abduktion die Außenrotation erneut steigern
- den Wechsel zwischen Abduktion und Adduktion einige Male wiederholen

Mobilisationstechnik Hüftgelenk bei Dysfunktion in Außenrotation rechts

- Ausgangsstellung
- *Patient:* in Rückenlage
- *Therapeut:* steht rechts vom Patienten auf Kniehöhe

- Vorgehen
- rechte Hand: umgreift von außen den distalen Unterschenkel des Patienten
- linke Hand: liegt auf dem distalen Oberschenkel, hält das Knie in Extension

- Korrektur

Phase der Mobilisation:
- Hüftgelenk nach innen rotieren und gleichzeitig eine Adduktion durchführen (▶ Abb. 5.79)
- diese Position einige Sekunden halten
- dann das Bein unter Beibehaltung der Innenrotation in die Abduktion bringen, bis ein Widerstand zu spüren ist
- diese Position einige Sekunden halten (in der Regel, bis der Widerstand etwas nachlässt)
- mit der nächsten Adduktion die Innenrotation erneut steigern
- den Wechsel zwischen Adduktion und Abduktion einige Male wiederholen

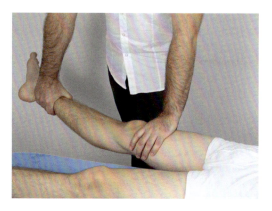

▶ Abb. 5.78

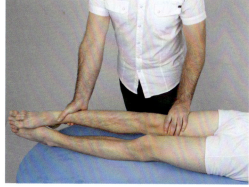

▶ Abb. 5.79

Test Abduktion

- Ausgangsstellung
- *Patient:* in Rückenlage
- *Therapeut:* steht seitlich vom Patienten

- Vorgehen
- kraniale Hand: ertastet die SIAS (homo- oder heterolateral)
- kaudale Hand: umfasst den distalen Unterschenkel
- Test: Abduktion bis zum Einsetzen einer Beckenbewegung (▶ Abb. 5.76)

Test Adduktion

- Ausgangsstellung
- *Patient:* in Rückenlage
- *Therapeut:* steht am Fußende der Behandlungsliege

- Vorgehen
- die heterolaterale Hand umfasst das zu testende Bein
- die homolaterale Hand umfasst das andere Bein und hebt es etwas von der Behandlungsliege ab
- Test: Adduktion, bis eine Beckenbewegung sichtbar wird (▶ Abb. 5.77)

Test Flexion/Extension

Dieser Text ist eher als orientierender und Ausschlusstests zu sehen, deutliche Einschränkungen und/oder Schmerzhaftigkeiten dieser Bewegungen deuten in der Regel auf degenerative Veränderungen des Gelenks hin. Sie kommen als klinischfunktionelle Zeichen vor, neben dem Verlust/der Schmerzhaftigkeit bei Innenrotation und Abduktion und häufig hypertonen Außenrotatoren.

- Ausgangsstellung
- *Patient:* in Rückenlage
- *Therapeut:* steht seitlich vom Patienten

- Vorgehen
- Test der Flexion auf der einen Seite ist gleichzeitig Test der Extension für die andere Seite (hier auf ein eventuelles Abheben des Beins achten)

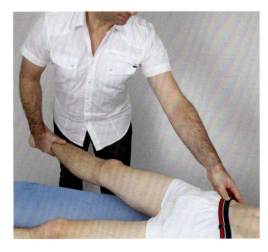

▶ Abb. 5.76

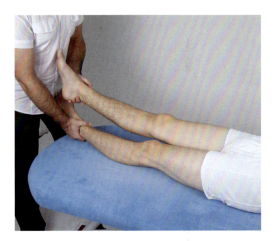

▶ Abb. 5.77

Osteopathische Techniken der Behandlung

Unter den Behandlungstechniken für das Hüftgelenk befinden sich nur wenige Impulstechniken, dafür umso mehr Techniken zur Mobilisation, deren Ziel es ist, störende Einflüsse der periartikulären Gewebe des Hüftgelenks, v. a. von den Muskeln und deren Faszien sowie der Kapsel (s. o.), mit den Ligamenten zu korrigieren. Daneben spielt bei der Behandlung des Hüftgelenks die Zirkulation eine große Rolle. Die Behandlung des Beckenbodens und des Foramen obturatorium werden hier stellvertretend für einen zirkulatorischen Ansatz vorgestellt.

Über Funktionsstörungen, wie eine Abspreizhemmung oder Bewegungseinschränkungen im Allgemeinen, wird seltener geklagt.

Osteopathische Techniken der Untersuchung

Tests

Ausschlusstests für das Hüftgelenk sind im klinisch-praktischen Alltag durchzuführen, um bei Verdacht Hinweise auf strukturelle Schäden des Gelenks zu sammeln. Sollten die nachfolgenden zwei Tests zu Schmerzen in der Leistengegend führen, sollte die Hüfte dringend ärztlich auf das Vorliegen pathologischer Zustände wie fortgeschrittene Degenerationen (gilt v. a. für den Fabere-Test), Infektionen, Tumoren oder Frakturen untersucht werden.

Fabere-Test (Patrick-Sign, Viererzeichen)

■ Ausgangsstellung und Vorgehen
• *Patient:* in Rückenlage, das zu testende Bein liegt mit dem Fuß ruhend auf (oder an) dem anderen Oberschenkel
• *Therapeut:* bewegt das Bein passiv aus der **F**lexion, in die **Ab**duktion mit Außenrotation (**E**xternal **R**otation) und **E**xtension (Fabere)

Treten bei diesem Test endgradig Schmerzen auf, deuten anteriore Schmerzen (Leiste) auf eine Problematik in der Hüfte hin; posteriore Schmerzen auf eine Problematik im ISG.

Klopftest

■ Ausgangsstellung und Vorgehen
• *Patient:* in Rückenlage
• *Therapeut:* gegenüber der zu testenden Seite, eine Hand wird mit der Innenfläche lateral auf den Trochanter major gelegt. Die andere Hand klopft fest mit der Faust auf den Trochanter major in Richtung der Gelenkpfanne.

Die Funktion des Hüftgelenks wird sehr intensiv beeinflusst von den zahlreichen und kräftigen Muskeln und ihren Faszien. Deren Zustand sollte dementsprechend untersucht und bei Vorliegen einer Indikation behandelt werden. Grundsätzlich bieten sich hierfür an:

• eine Palpation des Gewebes mit Beurteilung der Viskoelastizität, des Rebounds, der Rigidität (Tonus) und der Anwesenheit von Triggerpunkten
• ein Längentest des Muskels im Sinne einer passiven Dehnung des Muskels über Entfernung von Ursprung und Ansatz bei fixiertem Ursprung oder Ansatz. Auch hier ist das Beurteilungskriterium die Viskoelastizität, der Rebound und die Rigidität sowie das Bewegungsausmaß.

Der Zustand des myofaszialen Systems weist im Falle des Vorliegens einer somatischen Dysfunktion einige typische Veränderungen auf, die in einer Merkhilfe im sogenannten TART-Modell zusammengefasst werden können (Kap. 9.8.2).

Rotationstest

■ Ausgangsstellung
• *Patient:* in Rückenlage, Hüft- und Kniegelenk um 90° flektiert
• *Therapeut:* steht seitlich vom Patienten

■ Vorgehen
• kraniale Hand: umfasst den distalen Oberschenkel
• kaudale Hand: umfasst den Fuß
• Test: jeweils aus der 0-Stellung heraus eine Rotation nach innen (▶ Abb. 5.75) und außen

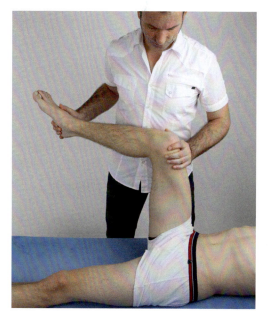

▶ Abb. 5.75

Vaskularisation

Arteriell

Die Versorgung des Hüftgelenks, des Oberschenkels und auch der Kniegelenke geschieht überwiegend aus der Fortsetzung der A. iliaca externa, der A. femoralis und ihren Ästen. Daneben spielt die zumeist aus der A. iliaca interna entstammende A. obturatoria eine Rolle für die Versorgung des Hüftkopfes: ein Endast dieser Arterie ist der R. acetabularis, der vom Lig. capitis femoris umhüllt wird und ein Fünftel bis ein Drittel der arteriellen Versorgung des Hüftkopfes übernimmt. Dieser Ast entspringt meistens aus der A. obturatoria, in Einzelfällen aus der A. circumflexa femoris medialis oder aus beiden Arterien. Die A. obturatoria läuft gemeinsam mit der gleichnamigen Vene und dem Nerv durch den Canalis obturatorius in der Membrana obturatoria. An der Membrana befestigen sich die Obturatoriusmuskeln, von denen der M. obturatorius internus eine Verbindung zum Beckenboden hat. Der Beckenboden schließt das kleine Becken ab und reagiert auf Drucksteigerungen im Becken (v.a. im kleinen Becken). Auf diesem Wege könnten viszerale Störungen die Funktion des Hüftgelenks stören. Die Versorgung des Hüftkopfes und des Schenkelhalses wird daneben von einem arteriellen Ring übernommen, bestehend aus den Aa. circumflexae femores medialis und lateralis, die aus der A. profunda femoris stammen. Der arterielle Ring hat Anastomosen mit den Aa. gluteae superior, inferior und obturatoria und übernimmt mit diesen gemeinsam die Versorgung der Gesäßmuskeln und des proximalen Oberschenkels. Die A. profunda femoris selbst stellt den tiefen kräftigen Hauptast der A. femoralis dar und versorgt den größten Teil des Oberschenkels und der Hüftregion.

Venös

Mit den Arterien laufen tiefe Venen, die die gleiche Benennung erhalten wie die Arterien. Die Venen sind, mit Ausnahme der V. femoralis, doppelt angelegt. Das oberflächliche venöse System verläuft epifaszial (in der Subkutis). Die V. saphena magna erstreckt sich vom Fußrücken, dem Unterschenkel (medial) und dem Knie über den vorderen Oberschenkelbereich bis zur Einmündung in die V. femoralis im Bereich des Trigonum femorale. Hier fließen sternenförmig zusätzlich die Vv. epigastrica superficialis, circumflexa ilium superficialis, pudendae externae und saphena accessoria ein.

Lymphatisch

Wie in Kap. 5.3 (Becken) beschrieben, lässt sich eine Unterteilung in oberflächliche und tiefe Lymphknoten machen. Die epifaszial gelegenen Nodi lymphoidei inguinales superficiales erhalten die Lymphe aus:
- der Haut des Beins (Ausnahme: Wade und lateraler Fußrand)
- der Bauchwand (unterhalb des Nabels)
- der Gesäß- und Analregion, Damm
- dem äußeren Genitale und Fundus uteri
- dem Rücken (kaudaler Anteil)

Die tiefen Nodi lymphoidei inguinales profundi sammeln die Lymphe aus:
- den oberflächlichen Lymphknoten
- den tiefen Lymphgefäßen des Beins

Biomechanik

Funktionell handelt es sich beim Hüftgelenk um ein Kugelgelenk. Bewegungen sind als Flexion/Extension um eine transversale Achse möglich, als Abduktion/Adduktion um eine sagittale Achse und als Innen-/Außenrotation um eine longitudinale Achse.

Die Zirkumduktionsbewegung stellt eine Kombination aus allen drei Raumebenen dar. Das Hüftgelenk wird v.a. beim Gehen stark belastet. Die Belastung entspricht hierbei dem Zwei- bis Dreifachen des Körpergewichts. Der spongiöse Knochen zeigt dabei Anpassungen in seiner Architektur an die Zug- und Druckkräfte.

Leitsymptome

Im Vordergrund stehen in der Regel (belastungsabhängige) Schmerzen. Nehmen diese im Laufe von Monaten oder Jahren zu, deutet dies eher auf arthrotische Prozesse hin, schubweise auftretende Schmerzen eher auf einen entzündlichen Prozess, z.B. eine (Poly-)Arthritis.

Lokalisation der Schmerzen:
- unter dem Leistenband und am Trochanter major
- ausstrahlend in Ober- und sogar Unterschenkel (können in dieser Form isoliert vorkommen bei Kindern mit Hüftgelenkserkrankungen)

Innervation aller Muskeln:
- N. tibialis (L 5 bis S 2)
- Ausnahme: Caput breve des M. biceps femoris: N. fibularis (L 5 bis S 2)

Faszien

Der Tractus iliotibialis stellt eine Verstärkung der Fascia lata dar. Diese Verstärkung ist eine Art Zuggurtung gegen die „laterale Ausbiegungstendenz des Femurs" unter Einwirkung des Körpergewichts als Folge der medial des Femurschafts verlaufenden Traglinie [1]. Veränderungen der Mechanik der Hüfte und weiterführend des Beckens und der Gelenke der unteren Extremität könnten zu einer veränderten Stoßdämpferfunktion führen und damit zu Überbelastungen passiver Strukturen wie dem Tractus iliotibialis, die in Form von Reizungen regelmäßig in der Praxis zu finden sind. Durchaus interessant ist auch die Anwesenheit von Chapman-Reflexpunkten auf dem Tractus, die eine Verbindung zum Kolon und zur Gebärmutter/Prostata und damit zum viszeralen System darstellen. Grundsätzlich besteht zwischen dem Bauch- und Beckenraum und den Hüftgelenken eine myofasziale Kontinuität. Störungen können so in beide Richtungen weitergegeben werden.

Innervation (peripher und segmental)

Die Muskeln des Hüftgelenks werden aus dem Plexus lumbosacralis – s. Becken (S. 107) – versorgt. Die sensible Versorgung der Gesäßregion und des Oberschenkels bis zur Kniekehle erfolgt durch:

dorsal:
- Nn. clunium superiores (aus den Rr. posteriores L 1 bis L 3): kranialer Teil der Gesäßregion
- Nn. clunium medii (aus den Rr. posteriores S 1 bis S 3): die Haut über dem Sakrum
- Nn. clunium inferiores (aus dem Plexus sacralis/ Rr. anteriores S 1 bis S 3) sind Äste des N. cutaneus femoris posterior: Haut der kaudalen Gesäßregion
- N. cutaneus femoris posterior (S 1 bis S 3): Haut des Oberschenkels bis zur Kniekehle

lateral:
- N. iliohypogastricus – s. Becken (S. 107), Th 12, L 1 – über den R. cutaneus lateralis: kranialer Abschnitt der Hüftregion
- N. cutaneus femoris lateralis (L 2, L 3): vom Trochanter major bis zum Knie

ventral:
- N. genitofemoralis über den R. femoralis (L 1, L 2): Haut direkt unter dem Leistenband
- N. femoralis über die Rr. cutanei anteriores (L 2 bis L 4): Haut bis zum Kniegelenk
- N. saphenus (L 3 bis L 4) über den R. infrapatellaris: Haut des vorderen Kniebereichs

medial:
- N. ilioinguinalis (L 1) über die Nn. scrotales anteriores: kraniales Drittel des Oberschenkels
- N. femoralis (L 1 bis L 4) über die Rr. cutanei anteriores: mittleres Drittel des Oberschenkels
- N. obturatorius (L 2 bis L 4) über den R. cutaneus: distaler Oberschenkelbereich
- N. saphenus: Knieinnenseite

Das Hüftgelenk selbst weist eine variable Innervation auf. Grieve [32] ist der Meinung, dass das Gelenk von Ästen des N. obturatorius, des N. glutaeus superior und des Nervs für den M. quadratus femoris innerviert wird. Angenommen wird zudem, dass das Gelenk grundsätzlich Fasern erhalten kann von Nerven für die das Gelenk überziehenden Muskeln.

Vegetativ. Die **unteren Extremitäten** erhalten ihre sympathische Versorgung aus den Segmenten Th 11 bis L 2. Sich in diesen Segmenten verschaltende parietale und v. a. auch viszerale Afferenzen, haben das Potenzial, eine „spinale Fazilitation" zu verursachen, in deren Rahmen sympathikotone Störungen auftreten können, die u. a. auch die Gelenke und die Muskulatur der unteren Extremitäten betreffen können.

Die Organe der Becken- und Bauchhöhle können über ihre viszeralen Afferenzen Segmente sensibilisieren, die sympathisch (aber auch mechanisch) für die unteren Extremitäten von Bedeutung sind, und zudem Veränderungen des IAP (engl: intraabdominal pressure) bewirken können, infolge derer sich u. a. die Drainage der unteren Extremitäten verschlechtern kann.

Die **inneren Hüftmuskeln** (Mm. psoas major und iliacus) wurden im Kapitel Becken (S. 104) beschrieben.

Adduktorengruppe
- M. obturatorius externus
  - s. pelvitrochantäre Muskulatur (S. 160)
- M. pectineus
  - Ursprung: Pecten ossis pubis
  - Ansatz: Linea pectinea, proximal: Linea aspera
  - Funktion: Adduktion (Hauptfunktion), Außenrotation
- M. adductor longus
  - Ursprung: R. superior des Os pubis
  - Ansatz: Linea aspera
  - Funktion: Adduktion (Hauptfunktion), Flexion (in Neutralstellung), Extension ab einer Beugung von 80°
- M. adductor brevis
  - Ursprung: R. inferior des Os pubis
  - Ansatz: Linea aspera
  - Funktion: Adduktion (Hauptfunktion), Flexion (in Neutralstellung)
- M. adductor magnus
  - Ursprung: R. inferior des Os pubis, zusätzlich: R. ossis ischii/Tuber ischiadicum
  - Ansatz: Linea aspera, zusätzlich: Epicondylus medialis femoris
  - Funktion: Adduktion (Hauptfunktion), Außenrotation, proximale Anteile: Flexion (in Neutralstellung)
- M. gracilis
  - Ursprung: R. inferior des Os pubis
  - Ansatz: medial der Tuberositas tibiae am Pes anserinus superficialis
  - Funktion: Adduktion (Hauptfunktion), proximale Anteile: Flexion (in Neutralstellung), Flexion/Innenrotation Kniegelenk

Innervation aller Muskeln der Adduktorengruppe:
- N. obturatorius (L2 bis L4)
- zusätzlich N. femoralis (L2 bis L4) für den M. pectineus

Ventrale Muskeln des Oberschenkels
- M. sartorius
  - Ursprung: SIAS
  - Ansatz: medial der Tuberositas tibiae: Pes anserinus superficialis
  - Funktion: Flexion/Abduktion/Außenrotation Hüfte, Flexion/Innenrotation Knie
  - Innervation: N. femoralis (L2 bis L4)
- M. quadriceps femoris
  - Ursprung:
    - M. rectus femoris: SIAI, Pfannendach des Hüftgelenks
    - M. vastus medialis: Linea aspera (medial), Linea intertrochanterica (distal)
    - M. vastus lateralis: Linea aspera (lateral), Trochanter major (lateral)
    - M. vastus intermedius: Femurschaft (Vorderseite)
  - Ansatz: Tuberositas tibiae (über das Lig. patellae), lateral der Tuberositas (über die Retinacula patellae mediale und laterale)
  - Funktion:
    - Hüftgelenk: Flexion durch M. rectus femoris
    - Kniegelenk: Extension
  - Innervation: N. femoralis

Dorsale Muskeln des Oberschenkels
- M. biceps femoris
  - Ursprung:
    - Caput longum: Tuber ischiadicum und Lig. sacrotuberale
    - Caput breve: Linea aspera (Labium laterale)
  - Ansatz: Caput fibulae
  - Funktion:
    - Hüftgelenk: Extension, Adduktion
    - Kniegelenk: gemeinsam Flexion
    - zusätzlich: Außenrotation
- M. semimembranosus
  - Ursprung: Tuber ischiadicum
  - Ansatz: Pes anserinus profundus
  - Funktion:
    - Hüftgelenk: Extension, Adduktion
    - Kniegelenk: gemeinsam Flexion
    - zusätzlich: Innenrotation
- M. semitendinosus
  - Ursprung: Tuber ischiadicum und Lig. sacrotuberale
  - Ansatz: Pes anserinus superficialis
  - Funktion:
    - Hüftgelenk: Extension, Adduktion
    - Kniegelenk: gemeinsam Flexion
    - zusätzlich: Innenrotation

- in Außenrotation: vermehrte Spannung der vorderen Bänder (v. a. deren horizontale Fasern)
- in Innenrotation: vermehrte Spannung des hinteren Bands
- Adduktion: Zug an den oberen Anteilen des Lig. iliofemorale
- Abduktion: Zug an den Ligg. pubofemorale und ischiofemorale

❗ Beachte
Außer bei Veränderungen, die mit einer Verkürzung des Kapsel-Band-Apparats einhergehen, sowie bei degenerativen Prozessen ist in Bezug auf Dysfunktionen der Einfluss der passiven Strukturen wahrscheinlich geringer als der der aktiven Strukturen.

Muskeln

Pelvitrochantäre Muskulatur
- M. piriformis, s. Becken (S. 104)
  - Funktion: Abduktion, Extension und Außenrotation (der Muskel kehrt seine Rotationsfunktion bei einer Flexion zwischen 60° und 80° um)
- M. obturatorius internus
  - Ursprung: Innenfläche der Membrana obturatoria
  - Ansatz: Fossa trochanterica
  - Innervation: direkte Äste aus dem Plexus sacralis (L 5 bis S 2)
  - Funktion: Adduktion
- M. obturatorius externus
  - Ursprung: Außenfläche der Membrana obturatoria
  - Ansatz: Fossa trochanterica
  - Innervation: N. obturatorius
  - Funktion: Adduktion
- Mm. gemelli
  - Ursprung: Spina ischiadica (superiore Muskelanteile) bzw. Tuber ischiadicum (inferiore Muskelanteile)
  - Ansatz: gemeinsamen Ansatzstelle mit M. piriformis (Spitze des Trochanter major)
  - Innervation: direkte Äste aus dem Plexus sacralis (L 5 bis S 2)
  - Funktion: Adduktion, Extension
- M. quadratus femoris
  - Ursprung: lateraler Rand des Tuber ischiadicum
  - Ansatz: Crista intertrochanterica
  - Innervation: direkte Äste aus dem Plexus sacralis (L 5 bis S 2)
  - Funktion: Adduktion

❗ Beachte
Die pelvitrochantären Muskeln bewirken v. a. eine Stabilisation des Hüftgelenks durch Zentrierung des Hüftkopfes und sind somit keine dynamischen Muskeln. Alle Muskeln wirken als Außenrotatoren.

Gesäßmuskulatur
- M. gluteus maximus
  - Ursprung: Facies glutaea (Os ilium), zusätzlich vom seitlichen Teil des Os sacrum, Fascia thoracolumbalis, Lig. sacrotuberale
  - Ansatz: Tractus iliotibialis, Tuberositas glutaea
  - Innervation: N. gluteus inferior (L 4 bis S 2)
  - Funktion: in Neutralstellung Adduktion/Außenrotation, bei einer Flexion von ca. 70° Abduktion
- M. gluteus medius
  - Ursprung: Facies glutaea (Os ilium)
  - Ansatz: Trochanter major
  - Innervation: N. gluteus superior (L 4 bis S 1)
  - Funktion: Abduktion, zusätzlich in Neutralstellung durch die vorderen Fasern Innenrotation/Flexion bzw. die hinteren Fasern Außenrotation/Extension, ab einer Flexion von 20°: Innenrotation des gesamten Muskels
- M. gluteus minimus
  - Ursprung: Facies glutaea (Os ilium)
  - Ansatz: Trochanter major
  - Innervation: N. gluteus superior (L 4 bis S 1)
  - Funktion: Abduktion, zusätzlich durch die vorderen Fasern Innenrotation/Flexion bzw. die hinteren Fasern Außenrotation/Extension
- M. tensor fasciae latae
  - Ursprung: SIAS
  - Ansatz: Tractus iliotibialis
  - Innervation: N. gluteus superior
  - Funktion: Abduktion/Flexion/Innenrotation, spannt den Tractus iliotibialis

lenk. Ist konvex nach ventral; weist im dorsalen Bereich die Linea aspera auf, deren Labium mediale und laterale Befestigungsstellen für Muskeln darstellen.

Am Übergang Collum femoris/Corpus femoris findet man den Trochanter major (lateral) und den Trochanter minor (medial-dorsal). Ventral verläuft zwischen diesen beiden kräftigen Muskelansatzhöckern die Linea intertrochanterica, dorsal die massivere Crista intertrochanterica. Die Fossa trochanterica befindet sich medial-kranial vom Trochanter major.

Der Centrum-Collum-Diaphysen-Winkel (CCD-Winkel) zwischen dem Schenkelhals und dem -schaft beträgt beim Neugeborenen etwa 150° und verringert sich dann auf etwa 126° beim Erwachsenen. Ein vergrößerter Winkel wird als Valgusstellung (Coxa valga) bezeichnet und führt zu einer nach außen abgewinkelten Stellung des distalen Skelettabschnitts. Eine Coxa vara beschreibt eine Varusstellung, bei der der Winkel zu klein ist und es zu einer nach innen abgwinkelten Stellung des distalen Skelettabschnitts kommt. Der sogenannte Antetorsionswinkel entsteht durch eine Verdrehung des Schenkelhalses zur Referenz, die gebildet wird von einer Achse durch die beiden Femurkondylen in der Frontalebene. Dieser Winkel verändert sich von etwa 30–40° beim Neugeborenen zu etwa 12° beim Erwachsenen. *Wichtig:* Diese beiden Winkel sind sehr variabel in ihrer Größe, was sich auch in den Bewegungsmustern und -amplituden des Hüftgelenks widerspiegelt.

Die Gelenkkapsel befestigt sich proximal am Os coxae (u. a. Limbus acetabuli und Labrum acetabulare), und distal umfasst sie den Großteil des Schenkelhalses. Sie reicht ventral bis zur Linea intertrochanterica, dorsal bis ca. einen Fingerbreit vor die Crista intertrochanterica.

Die Fasern der inneren Gelenkhaut (Membrana synovialis) biegen etwa 1 cm vor der Anheftung der äußeren Gelenkhaut (Membrana fibrosa) um und ziehen zur Knorpel-Knochen-Grenze des Femurkopfes. Unter der inneren Haut verlaufen die Blutgefäße auf dem Knochen. Die kräftige Membrana fibrosa wird zusätzlich an einigen Stellen durch Ligamente verdickt.

Ligamente
- Lig. iliofemorale
  - ist das stärkste Ligament des Köpers
  - verläuft von unterhalb der Spina iliaca anterior inferior (SIAI) fächerförmig bis Trochanter major und Linea intertrochanterica
  - ist im Bereich der Seitenränder am kräftigsten entwickelt: Partes lateralis (superior) und medialis (inferior)
  - bremst v. a. die Extension und mit dem lateralen Anteil die Adduktion
- Lig. pubofemorale
  - zieht vom lateralen Teil des R. superior des Os pubis nach medial, inferior bis zur medialen Seite des Collum femoris und zum Teil bis Pars media des Lig. iliofemorale
  - bremst Extension, Außenrotation und Abduktion
- Lig. ischiofemorale
  - entspringt von der Rückseite des Os ischii (superior und posterior vom Azetabulum)
  - horizontal verlaufend: die oberen Fasern gehen über in die Pars lateralis des Lig. iliofemorale, die unteren Fasern befestigen sich proximal vom Trochanter major (Fossa trochanterica)
  - bremst Extension und Innenrotation und teilweise die Adduktion
- Die Zona orbicularis
  - stellt eine aus tiefen Fasern der Gelenkkapsel angelegte Verstärkung dar
  - umgibt das Collum femoris ringförmig an der engsten Stelle
  - hält den Femurkopf, ähnlich einem Knopfloch, in der Pfanne
  - erhält auch Fasern von den anderen beiden Ligamenten
- Lig. transversum acetabuli
- Lig. capitis femoris
  - hat keine mechanische Bedeutung
  - zieht von der Fovea capitis femoris zur Fossa acetabuli
  - gefäßführend, s. Vaskularisation

Funktionsweise des Kapsel-Band-Apparates
- in Neutralstellung (normaler Stand) entspannt
- bei Extension ist ein zunehmender Anstieg der Spannung des Kapsel-Band-Apparats zu beobachten

sind im direkten Vergleich zu denen der oberen Extremitäten deutlich kräftiger, was einmal mehr die Interaktion von Struktur und Funktion verdeutlicht.

5.5.2 Phylogenese und Embryologie

Die Extremitätenknospen werden am Anfang der 5. Entwicklungswoche sichtbar. Die unteren Extremitäten entwickeln sich sowohl intrauterin als auch in der weiteren Ausprägung verzögert im Vergleich zu den oberen Extremitäten. Der mesenchymale Kern der Knospen wird von Ektoderm bedeckt und stammt vom parietalen Mesoderm der Leibeswand ab. Die Ausbildung vollzieht sich von proximal nach distal. Neben der sich entwickelnden äußeren Form entsteht ein Modell aus hyalinem Knorpel. Sogenannte perichondrale Knochenmanschetten als primäre Knochenkerne tauchen in den Diaphysen des Femurs in der 6. Woche, der Tibia in der 7. Woche und der Fibula in der 8. Woche auf. Auf diese perichondrale Ossifikation der primären Knochenkerne folgt eine enchondrale Ossifikation in proximale und distale Richtung. Die Diaphyse der Röhrenknochen ist in der Regel bei der Geburt komplett verknöchert, während die Epiphysen noch aus Knorpel bestehen. Die Epiphysenfuge (oder -platte) zwischen den Kernen in der Epiphyse und der Diaphyse bildet den Ausgangspunkt für das Längenwachstum der Knochen. Sie bleibt bis zum Abschluss des Längenwachstums erhalten.

Zwischen dem 4. und 8. postpartalen Monat erscheint der Femurkopfkern, von dem aus die Verknöcherung des Kopfes und des Halses stattfindet. Später folgt das Auftreten von Kernen im Trochanter major (3.–5. Jahr) und im Trochanter minor (zwischen dem 10. und 13. Jahr). Beim Morbus Perthes kommt es häufig zwischen dem 5. und 7. Lebensjahr zu einer aseptischen Nekrose des Kerns im Femurkopf, was unbehandelt zu Deformierungen und letztlich zu einer Koxarthrose führen kann. Die Epiphyseolysis capitis femoris tritt später zwischen dem 9. und 18. Lebensjahr auf und betrifft v. a. (übergewichtige) männliche Jugendliche. Hierbei kommt es durch Auflockerung des Epiphysenknorpels zu einem Abrutschen des Femurkopfes nach medial-dorsal. Mögliche Folgen dieses Prozesses: Beinlängendifferenz (aufgrund der Wachstumsstörung), Coxa vara und eine schlechtere Versorgung des Femurkopfes, die zu einer Arthrose führen kann.

Das kindliche Hüftgelenk ist luxationsanfälliger als das eines Erwachsenen. Die Umbauprozesse des Hüftkopfes und -halses sowie der Gelenkpfanne sorgen dafür, dass der Hüftkopf in der Entwicklung der Gelenkpfanne optimal zentriert wird. Die Gelenkpfanne vertieft sich u. a. durch die Weiterentwicklung des knöchernen und knorpeligen Pfannendachs. Störungen dieses Reifungsprozesses zeigen sich in Form der kongenitalen Hüftdysplasie.

5.5.3 Hüftgelenk

Anatomische Grundlagen

Gelenkflächen

Die Gelenkpfanne – das Azetabulum – entsteht aus der Verschmelzung des Os ilium, Os ischii und Os pubis. Seine räumliche Ausrichtung ist offen nach lateral, inferior, anterior. Die Facies lunata ist die mit hyalinem Knorpel überzogene hufeisenförmige Fläche des Azetabulums. Im inferioren Bereich ist diese unterbrochen von der Incisura acetabuli, die wiederum überspannt wird vom Lig. transversum acetabuli. Der Limbus acetabuli als knöcherne Gelenkklippe am Rand des Azetabulums dient der Befestigung des Labrum acetabuli. Dieser geschlossene Ring aus Faserknorpel schließt das Gelenk hermetisch ab und vertieft die an sich schon tiefe Pfanne noch mehr, was zur Stabilität des Gelenks beiträgt. Der zentrale Bereich des Azetabulums ist ein nicht überknorpelter, mit lockerem Bindegewebe und Fett gefüllter Bereich: die Fossa acetabuli.

Der Gelenkpartner ist das Os femoris. Er besteht aus folgenden Abschnitten:
- dem Caput femoris: Dieses ist zu zwei Drittel mit hyalinem Knorpel überzogen, eine Ausnahme bildet eine kleine knorpelfreie Stelle, die Fovea capitis femoris. Der mittlere Durchmesser beträgt ca. 5 cm. Seine Ausrichtung ist medial, superior, anterior;
- dem Collum femoris: in der Regel lang gezogen, geht über in
- den Corpus femoris: verläuft nach inferior, medial (Schrägstellung im Raum) bis zum Kniege-

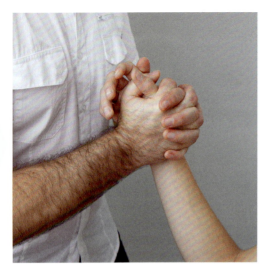

▶ Abb. 5.74

Phase der Entspannung:
- den Patienten auffordern, die Spannung zu lösen
- unter distaler Traktion die Hand in alle Richtungen mobilisieren

Wiederholen der beiden Phasen.

Danach bleibt die rechte Hand mit der Kleinfingerkante ventral auf der proximalen Handwurzelreihe liegen und die linke Hand wird mit der Kleinfingerkante dorsal auf die distale Handwurzelreihe gelegt. Dann erfolgt erneut die Mobilisations- und Pumptechnik wie zuvor beschrieben.

☑ **Fragen zur Selbstüberprüfung**

Die Antworten finden sich im vorangegangenen Kapitel und werden hier nicht explizit aufgeführt.
1. Wie kann über den N. phrenicus eine Verbindung zwischen Viszera und den oberen Extremitäten hergestellt werden?
2. Welcher ist der kritische Zeitraum der Schwangerschaft in der Entwicklung der Extremitäten?
3. Aus welchen Gelenken ist der Schultergürtel aufgebaut?
4. Welche Muskeln verbinden den Schultergürtel mit dem Rumpf?
5. Welche Äste gehören zum Pars infraclavicularis des Plexus brachialis?
6. Aus welchen Segmenten kommt die vegetativ sympathische Versorgung der oberen Extremitäten?
7. Wie verläuft der humeroskapulare Rhythmus?
8. Aus welchen drei Teilgelenken ist das Ellenbogengelenk zusammengesetzt?
9. Was ist die Aufgabe des Ringbands (Lig. anulare radii)?
10. Welches sind die Knochen der proximalen und distalen Reihe der Hand?

5.5 Extremitäten – Untere Extremität

5.5.1 Allgemeine Einführung

Die oberen und unteren Extremitäten weisen zwar den gleichen Bauplan auf, unterscheiden sich aber in Struktur und Funktion deutlich voneinander. Es gibt in beiden Extremitäten drei Gelenkbereiche:
- proximal das Schulter- bzw. Hüftgelenk
- distal das Hand- bzw. Sprunggelenk
- dazwischengeschaltet das Ellenbogen- bzw. Kniegelenk

Beide Extremitäten sind mit dem Rumpf verbunden: Die untere Extremität ist durch das Hüftgelenk mit dem äußerst stabilen und nur geringfügig mobilen knöchernen Beckengürtel verbunden (S. 102). Über diese Verbindungen sind auf- und absteigende Ketten vom Rumpf auf die Extremitäten und umgekehrt möglich. Wie schon im Kapitel über das Becken dargelegt wurde, beeinflussen die unteren Gliedmaßen das Iliosakral- und das Pubisgelenk mehr über das Os coxae (u. a. Os ilium und Os pubis) als über das Sakrum. Solche Ketten zwischen den unteren Extremitäten und dem Becken als Teil der LBH-Region können über verbindende (Hüft-)Gelenke, das kräftige myofasziale System und/oder über die nervalen und vaskulären Zusammenhänge erklärt werden.

Die unteren Extremitäten erfüllen gleichzeitig scheinbar gegensätzliche Aufgaben, indem sie je nach Anforderung stabil oder mobil sein müssen. Sie funktionieren im Stand und beim Gehen unter Kompression und spielen durch die Absorption dieser Kräfte eine wichtige Rolle im gesamten Stoßdämpfersystem des Körpers. Die Knochen, Ligamente und Muskeln der unteren Extremitäten

Os lunatum

Siehe Os scaphoideum (s. o.), dabei liegen beide Daumen auf dem Os lunatum.

Os triquetrum

Siehe Os scaphoideum und Os lunatum (s. o.).

Os pisiforme

- ▪ Vorgehen
- eine Hand greift die Hand des Patienten
- eine Hand greift das Os pisiforme zwischen Daumen und Zeigefinger
- Test/Behandlung: Gleiten des Knochens in alle Richtungen (v. a. radial/ulnar)

Proximale karpale Gelenkreihe radial/ulnar

- ▪ Vorgehen
- kraniale Hand: fixiert den Unterarm des Patienten
- kaudale Hand: Griff wie beim Händeschütteln
- Test/Behandlung: Gleiten der Knochen der proximalen Reihe nach radial/ulnar

Daumensattelgelenk

- ▪ Vorgehen
- kraniale Hand: fixiert das Os trapezium des Patienten zwischen Daumen und Zeigefinger
- kaudale Hand: greift Os metacarpale I
- Test/Behandlung: Verschieben des Os metacarpale I nach anterior-posterior und radial-ulnar (▶ Abb. 5.73)

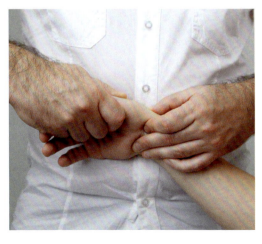

▶ Abb. 5.73

Osteopathische Techniken der Behandlung

Die Anwendung parietaler Techniken im Bereich der Hand geschieht eher selten. Nur in Ausnahmefällen ist die eigentliche Ursache der Störung in den Gelenken der Hand selbst zu finden. Falls doch, ist dies zumeist Folge eines Traumas und ggf. bildgebend abzuklären. Die Gelenke der Hand und v. a. die der Finger sind so mobil, dass die Patienten sich kleinere Bewegungsstörungen durch alltägliche Bewegungen oder manchmal auch durch einen speziellen „Handgriff" selbst korrigieren.

Die Techniken bestehen aus Mobilisationen und benutzen die gleiche Vorgehensweise wie die Tests, mit Anpassung der Bewegungsamplitude und der Frequenz. Es ist ebenfalls möglich, die eine oder andere Technik bei vorliegender Indikation (fester Widerstand, keine Mobilitätsverbesserung durch Mobilisation möglich) als Impulstechnik durchzuführen.

Techniken

Behandlungstechnik beim Karpaltunnelsyndrom

Eine globale Mobilisationstechnik für die beiden karpalen Reihen (zur Mobilisation und zur Verbesserung der Zirkulation, da es sich bei dem Krankheitsbild um eine ischämische Problematik handelt).

- ▪ Ausgangsstellung
- *Patient:* in Sitzposition
- *Therapeut:* steht vor dem Patienten

- ▪ Vorgehen bei der Behandlung rechts
- linke Hand: liegt mit der Kleinfingerkante dorsal auf dem distalen Unterarm
- rechte Hand: liegt mit der Kleinfingerkante ventral auf der proximalen Handwurzelreihe
- Unterarme: senkrecht zueinander
- beide Hände geben etwas Kompression, wodurch die proximale karpale Reihe nach dorsal mobilisiert wird (▶ Abb. 5.74)

- ▪ Korrektur
Phase der Anspannung:
- den Patienten auffordern, die Hand zu schließen
- 3–5 Sekunden halten

- R. superficialis: zieht in die Loge des kleinen Fingers und versorgt dessen palmare Haut sowie die ulnare Seite des Ringfingers
- N. medianus
  - erreicht über den Canalis carpi (hier 2. Entrapment des Nervs möglich: Karpaltunnelsyndrom) die Handinnenfläche und versorgt dort sensibel die Gelenkkapsel des Handgelenks (Rr. articulares) und die palmare Haut von:
  - Daumen, Handinnenfläche bis Zeige-, Mittel- und radiale Seite des Ringfingers (radialen 3½ Finger); dorsal: Haut der gleichen Finger etwa ab den Endgliedern
- N. radialis
  - gelangt nach distal zum Handrücken
  - versorgt die Haut der dorsalen Fläche des Daumens und die radiale Seite des Mittel- und Zeigefingers bis zu den Endgliedern

Vaskularisation
Siehe Ellenbogen (S. 144).

Biomechanik

Handgelenk
- Palmarflexion (ca. 80°) und Dorsalextension (ca. 65°)
  - Bei maximaler Flexion ist die Bewegung im proximalen Handgelenk um das 1,5-Fache größer als in der distalen Reihe.
  - Bei maximaler Extension ist die Bewegung im distalen Handgelenk um das 1,5-Fache größer als in der proximalen Reihe.
  - Bei ADL-Bewegungen sind die Bewegungsausschläge in den beiden Reihen etwa gleich groß.
- (bis zu) 20° radiale Abduktion und (bis zu) 40° ulnare Abduktion

Ulnar- und Radialabduktion finden aufgrund der Verzahnungen der Knochen im distalen Handwurzelgelenk fast ausschließlich im proximalen Handgelenk statt.

Auf eine Beschreibung der Verschiebungen einzelner Handknochen während der Bewegungen der Hand wird im Rahmen dieses Lehrbuchs verzichtet (siehe hierzu [42]).

Leitsymptome
Handgelenkschmerzen stellen die wohl häufigste Symptomatik dar. Diese treten auf als Eigenerkrankung (Arthrose), infolge einer Systemerkrankung (Arthritis) oder von Überbelastungen (in Freizeit oder Beruf), nach Verletzungen (Zerrungen, Prellungen) oder auch im Rahmen eines Morbus Sudeck. Auch Nervenwurzelirritationen in der HWS können eine radikuläre Problematik mit Schmerzen im Hand-/Fingerbereich generieren. Schmerzen in Kombination mit Taubheitsgefühlen und Kribbelparästhesien treten z. B. beim Karpaltunnelsyndrom auf.

Osteopathische Techniken der Untersuchung

Tests
Ausgangsstellung für die nachfolgenden Tests:
- *Patient:* in Sitzposition
- *Therapeut:* steht vor dem Patienten

Os scaphoideum
■ Vorgehen
- beide Hände: umfassen zwischen kleinem Finger und Ringfinger die Hand des Patienten (lateral zwischen kleinem Finger und Ringfinger, medial zwischen Daumen und Zeigefinger des Patienten), beide Daumen liegen auf dem Os scaphoideum
- Test/Behandlung: nach palmar und/oder dorsal (▶ Abb. 5.72)

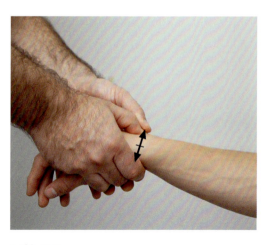

▶ Abb. 5.72

Die oberflächlichen und tiefen Extensorenmuskeln werden innerviert vom N. radialis.

Handmuskulatur
Auf eine genaue Beschreibung der kurzen Handmuskeln wird an dieser Stelle verzichtet. Man kann diese unterteilen in:

Thenarmuskulatur
- M. abductor pollicis brevis
- M. adductor pollicis
- M. flexor pollicis brevis
- M. opponens pollicis

Hypothenarmuskulatur
- M. abductor digiti minimi
- M. flexor digiti minimi
- M. opponens digiti minimi
- M. palmaris brevis

Mittelhandmuskulatur
- Mm. lumbricales manus I–IV
- Mm. interossei dorsales manus I–IV
- Mm. interossei palmares I–III

Faszien
Eine besondere Region stellt die Palmarfläche der Hand dar, welche drei Kammern besitzt, die von Faszien abgegrenzt werden.

Die Thenarkammer: umgeben von der Fascia thenaris mit den kurzen Daumenmuskeln und der Sehne des M. flexor pollicis longus

Die Hypothenarkammer: umhüllt von der Fascia hypothenaris mit den kurzen Kleinfingermuskeln

Die Palmarkammer (Spatium palmare intermedium): wird zur Haut hin geschlossen durch die straffe Palmaraponeurose (deren in Längsrichtung verlaufende Fasern sind eine Fortsetzung des M. palmaris longus). Der M. palmaris longus verankert sich am Retinaculum musculorum flexorum (Lig. carpi transversum). Für den Verlauf dieses Bands siehe „Ligamente/Palmares System" (s. o.). Das Band schließt die von den Handwurzelknochen im palmaren Bereich gebildete konkave Rinne. Der proximale Rand liegt über der proximalen Handwurzelreihe, der distale Rand über den Basen der Ossa metacarpalia II–V. Die Stärke des Bands beträgt proximal und distal ca. 0,6 mm, in der Mitte ist es bis zu 1,6 mm dick.

Ausläufer der Unterarmfaszie (Fascia antebrachii) bilden das Lig. carpi palmare, dessen radialer Anteil fest mit dem Retinaculum musculorum flexorum verwachsen ist. Im so gebildeten osteofibrösen Karpaltunnel verlaufen 10 Beugersehnen und der N. medianus. Fasziale Spannungen können hier zum Entrapment der neurovaskulären Strukturen und zu einem ischämischen Beschwerdebild führen. Aufgrund der Kontinuität der Faszien ist eine auslösende Verbindung bis zur Schulter-/Nackenregion möglich.

Innervation (peripher und segmental)
Die genaue motorische Versorgung ist dem Abschnitt über die Muskeln zu entnehmen (s. o.). Als Merkhilfe (aus Anatomie: Duale Reihe [1]) hier an dieser Stelle:
- N. radialis innerviert alle Extensoren
- N. medianus innerviert alle Flexoren mit zwei Ausnahmen:
  - M. flexor carpi ulnaris und ulnarer Teil des M. flexor digitorum profundus durch N. ulnaris
- N. ulnaris innerviert alle Handmuskeln bis auf „Olaf":
  - Mm. opponens pollicis, lumbricales I/II, abductor pollicis brevis, flexor pollicis (Caput superficiale)

Haut des Unterarms
- *medial:* N. cutaneus antebrachii medialis (C 8, Th 1) bis zum distalen Unterarm
- *lateral:* N. cutaneus antebrachii lateralis (C 6, 7) als Endast des N. musculocutaneus
- *dorsal:* N. cutaneus antebrachii posterior (C 6, 7)
- *distal ulnar:* R. palmaris des N. ulnaris

Haut der Hand
- N. ulnaris
  - über den R. dorsalis (zum Handrücken, verteilt sich in Nn. digitales dorsales für die Haut des Klein- und Ringfingers und die ulnare Seite des Mittelfingers)
  - Der N. ulnaris selbst läuft unter dem Lig. carpi palmare und über dem Retinaculum musculorum flexorum (Guyon-Loge: hier gleichnamiges Syndrom möglich) zur Handinnenfläche und gibt als sensiblen Ast ab:

- Ansatz: II.–V. Finger (Palmarseite der Endphalangen)
- Funktion: Flexion Hand-, Grund-, Mittel- und Endgelenke
- Innervation: N. medianus (II., III. Finger), N. ulnaris (IV., V. Finger)
• M. flexor pollicis longus
  - Ursprung: vom Radius (mittlere Vorderfläche) und der Membrana interossea
  - Ansatz: Palmarseite der Endphalanx des Daumens
  - Funktion: Flexion und Radialabduktion Handgelenk, Opposition Daumensattelgelenk, Flexion Daumengrund- und Endgelenk
  - Innervation: N. medianus
• M. pronator quadratus
  - Ursprung: von der Ulna (distales Viertel)
  - Ansatz: Radius (distales Viertel)
  - Funktion: Pronation
  - Innervation: N. medianus

Zur **oberflächlichen dorsalen Muskulatur** gehören:
• M. brachioradialis
  - Ursprung: an der lateralen Seite des distalen Humerus, am Septum intermusculare laterale
  - Ansatz: zum Proc. styloideus radii
  - Funktion: Flexion Ellenbogengelenk, Pronation/Supination Unterarm
• M. extensor carpi radialis longus
  - Ursprung: an der lateralen Seite des distalen Humerus, am Septum intermusculare laterale
  - Ansatz: dorsal an der Basis des Os metacarpale II
  - Funktion: Dorsalextension, Radialabduktion Handgelenk, Pronation/Supination Unterarm
• M. extensor carpi radialis brevis
  - Ursprung: Epicondylus lateralis
  - Ansatz: dorsal an der Basis des Os metacarpale III
  - Funktion: Dorsalextension, Radialabduktion Handgelenk, Pronation/Supination Unterarm
• M. extensor carpi ulnaris
  - Ursprung: Epicondylus lateralis, Dorsalseite der Ulna
  - Ansatz: zur Basis des Os metacarpale V
  - Funktion: Dorsalextension, Ulnarabduktion
• M. extensor digitorum
  - Ursprung: Epicondylus lateralis
  - Ansatz: zur Dorsalaponeurose II.–V. Finger
  - Funktion: Dorsalextension, Extension und Spreizen II.–V. Finger in Grund-, Mittel- und Endgelenken
• M. extensor digiti minimi
  - Ursprung: Epicondylus lateralis
  - Ansatz: zur Dorsalaponeurose des V. Fingers
  - Funktion: Dorsalextension, Ulnarabduktion, Extension und Spreizen des V. Fingers im Grund-, Mittel- und Endgelenk
  - Innervation dieser Muskeln: N. radialis

Zur **tiefen dorsalen Muskulatur** gehören:
• M. supinator
  - Ursprung: vom Epicondylus lateralis, Lig. collaterale ulnare, Lig. anulare radii und Olekranon
  - Ansatz: Facies lateralis radii (proximales Drittel)
  - Funktion: Supination
• M. abductor pollicis longus
  - Ursprung: von der Facies posterior der Ulna und des Radius und der Membrana interossea
  - Ansatz: Basis Os metacarpale I
  - Funktion: Radialabduktion Handgelenk, Abduktion (und Extension) im Karpometakarpalgelenk des Daumens
• M. extensor pollicis longus
  - Ursprung: von der Facies posterior der Ulna, Membrana interossea (M. extensor pollicis brevis distal von longus)
  - Ansatz: Basis der Grundphalanx des Daumens
  - Funktion: Dorsalextension, Radialabduktion, Adduktion Daumensattelgelenk, Extension Grund- und Endgelenk
• M. extensor pollicis brevis
  - Ursprung: Facies posterior des Radius, Membrana interossea (siehe M. extensor pollicis longus)
  - Ansatz: Basis der Endphalanx des Daumens
  - Funktion: Radialabduktion, Extension Grundgelenk
• M. extensor indicis
  - Ursprung: Facies posterior der Ulna (distales Drittel)
  - Ansatz: Dorsalaponeurose des II. Fingers
  - Funktion: Dorsalextension Handgelenk, Dorsalextension Grund-, Mittel- und Endgelenk II. Finger

5 – Parietale Osteopathie

Artt. interphalangeae proximalis und distalis (Mittel- und Endgelenke)
- Scharniergelenke
- Bewegungen: Flexion und Extension, Abduktion und Adduktion (Spreizen bzw. Aneinanderlegen)

Ligamente
Beschrieben werden die Bänder der Hand, verzichtet wird auf eine Beschreibung der Bänder der Finger. Die Bänder der Hand können in folgende drei Systeme unterteilt werden:

Laterales System
- Lig. collaterale carpi radiale
  - vom Proc. styloideus des Radius zum Os scaphoideum
- Lig. collaterale carpi ulnare
  - vom Proc. styloideus der Ulna zum Os triquetrum und Os pisiforme

Diese Ligamente sind im Grunde genommen Teil des Sehnensystems der dorsalen Unterarmmuskeln (S. 152), die an der ulnaren und radialen Seite zum Teil mit der Kapsel des Handgelenks verwachsen sind.

Palmares System
- Lig. radiocarpeum palmare
  - vom Proc. styloideus radii schräg verlaufend zum Os capitatum und Os triquetrum
- Lig. ulnocarpeum palmare
  - vom Proc. styloideus ulnae zum Os triquetrum und Os lunatum

Zwischen den proximalen und den distalen Handwurzelknochen:
- Lig. carpi radiatum
  - vom Os capitatum zum Os hamatum, Os scaphoideum, Os triquetrum und Ossa trapezii
- Ligg. intercarpeae palmaria
- Lig. pisohamatum: palmare Begrenzung der Rinne für den N. ulnaris (Guyon-Loge)
- Lig. carpi transversum (Retinaculum musculorum flexorum)
  - zwischen Tuberculum scaphoidei und Os pisiforme
  - zwischen Tuberculum trapezii und Hamulus ossis hamati
  - bildet die palmare Begrenzung des Karpaltunnels, der M. palmaris longus strahlt über die Palmaraponeurose in das Band ein

Dorsales System
- Lig. radiocarpeum dorsale
  - von der dorsalen Fläche des Radius schräg zum Os scaphoideum und Os triquetrum
- Lig. arcuatum dorsale (inkonstant):
  - zwischen dem Os triquetrum und dem Os scaphoideum

Muskeln

Unterarmmuskulatur
Die nachfolgenden **oberflächlichen ventralen Muskeln** entspringen alle vom Epicondylus medialis.
- M. pronator teres
  - Ursprung: zusätzlich Proc. coronoideus
  - Ansatz: äußere Fläche des Radius
  - Funktion: Pronation Ellenbogen, (schwache) Flexion Ellenbogen
- M. flexor carpi radialis
  - Ansatz: Basis Os metacarpale II (manchmal III)
  - Funktion: Palmarflexion, Radialabduktion, Pronation
- M. palmaris longus
  - Ansatz: Palmaraponeurose
  - Funktion: Palmarflexion, Spannen der Aponeurose
- M. flexor digitorum superficialis
  - Ursprung: zusätzlich Proc. coronoideus und der proximale anteriore Rand des Radius
  - Ansatz: II.–V. Finger (Seiten der Mittelphalangen)
  - Innervation: so wie auch die vorherigen Muskeln durch den N. medianus
- M. flexor carpi ulnaris
  - Ursprung: zusätzlich Olekranon
  - Ansatz: Hamulus ossis hamati, Basis des Os metatarsale V und Os pisiforme
  - Funktion: Palmarflexion, Ulnarabduktion
  - Innervation: N. ulnaris

Zur **tiefen ventralen Muskulatur** gehören:
- M. flexor digitorum profundus
  - Ursprung: von der Facies anterior und medialis der Ulna (obere zwei Drittel) und der Membrana interossea

- entspringt am distalen Rand der Incisura ulnaris des Radius und zieht zum Proc. styloideus und zur Basis der distalen Ulna,
- ist mit radioulnaren Bändern verwachsen,
- ist Teil des triangulären fibrokartilaginären Komplexes, der nach Verletzungen oder im Rahmen von Degenerationen strukturelle Veränderungen aufweisen kann.

Der allgemeine Aufbau der **Hand** sieht wie folgt aus:

Carpus (Handwurzel)
Proximale Reihe:
- Os scaphoideum
- Os lunatum
- Os triquetrum
- Os pisiforme

Distale Reihe:
- Os trapezium
- Os trapezoideum
- Os capitatum
- Os hamatum

Metacarpus (Mittelhand)
- Ossa metacarpalia I–V

Digiti manus (Finger)
- Daumen aus 2 Phalangen
- die übrigen Finger, aus 3 Phalangen bestehend

Im Handgelenk artikulieren miteinander: der Radius (und der Discus articularis) mit der proximalen und diese mit der distalen Reihe der Handwurzelknochen.

Art. radiocarpea (Radiokarpalgelenk)
- Gelenkfläche weist in ulnare Richtung, da der Radius weiter nach distal reicht als die Ulna
- Gelenkkopf
  - Os scaphoideum und Os lunatum artikulieren direkt mit dem Radius
  - das Os triquetrum artikuliert mit dem Discus articularis
- Gelenkpfanne
  - Radius und Discus articularis
- Os pisiforme
  - ist nicht Bestandteil dieses Gelenks, es artikuliert ausschließlich mit dem Os triquetrum

Art. mediocarpea (distales Handgelenk)
Die distalen Gelenkflächen der proximalen Reihe artikulieren mit den proximalen Gelenkflächen der distalen Reihe. Dadurch entsteht Kontakt zwischen:
- Os scaphoideum und Os trapezium
- Os trapezoideum und Os capitatum
- Os lunatum und Os capitatum und mitunter auch mit dem Os hamatum
- Os triquetrum und Os hamatum

Art. intercarpea
Gelenke zwischen den Knochen der proximalen und der distalen Reihe untereinander
Verbindungen über Ligamente:
- u. a. Ligg. intercarpeae dorsalia, interossea und palmaria
- distale Reihe: durch straffe Verbindungen der Bänder sind Bewegungen zwischen den Knochen beinahe unmöglich
- proximale Reihe: hier sind Bewegungen gegeneinander möglich

Art. mediocarpea und Art. intercarpea bilden gemeinsam das mediokarpale Kompartiment.

Art. carpometacarpalis
- zwischen der distalen Handwurzelreihe und den Basen der Mittelhandknochen:
  - straffe Gelenke (Amphiarthrosen)
  - kräftige Bandstrukturen
  - elastische Verformungen möglich (Ausnahme: Daumensattelgelenk)

Art. carpometacarpalis pollicis (Daumensattelgelenk)
- zwischen der Basis ossis metacarpalis I und dem Os trapezium
- durch sattelförmige Gelenkfläche Flexion/Extension, Abduktion/Adduktion und Rotation möglich (wichtig für die Opposition des Daumens)

Artt. intermetacarpeae
- Basen der Metakarpalen untereinander
- Amphiarthrosen

Artt. metacarpophalangeae (Fingergrundgelenke)
- Kugelgelenke

5 – Parietale Osteopathie

■ **Vorgehen**
- linke Hand liegt mit dem Hypothenar als Keil in der Gelenkbeuge
- rechte Hand: umgreift den distalen Unterarm

■ **Korrektur**
Phase der Orientierung:
- Mobilisation des Ellenbogengelenks in Richtung der Flexion, dabei den Kontakt mit dem Keil suchen und über diesen den Radiuskopf nach posterior mobilisieren

Phase vor der Manipulation:
- den größtmöglichen Widerstand für diese Bewegung des Radiuskopfes suchen

Phase der Beschleunigung:
- den Widerstand steigern
- Vorspannung aufbauen
- Impuls durch Flexion des Unterarms

Dysfunktion in Abduktion/Radiuskopf posterior rechts

(z. B. bei Patienten mit einer Epicondylitis lateralis oder medialis)

■ **Ausgangsstellung**
- *Patient:* in Sitzposition
- *Therapeut:* steht vor dem Patienten, den rechten Unterarm des Patienten zwischen dem linken Oberarm und dem Thorax

■ **Vorgehen**
- linke Hand: liegt mit dem gebeugten Zeigefinger posterior am Radiuskopf
- rechte Hand: liegt breitflächig medial mit dem Thenar auf dem distalen Oberarm und mit dem Hypothenar auf dem proximalen Unterarm, Finger dorsal am Ellenbogengelenk

■ **Korrektur**
Phase der Orientierung:
- Mobilisation des Ellenbogengelenks in Richtung der Extension, dabei den Radiuskopf nach anterior und gleichzeitig den Unterarm von medial nach lateral mobilisieren

Phase vor der Manipulation:
- den größtmöglichen Widerstand für diese Bewegungen suchen

Phase der Beschleunigung:
- den Widerstand steigern
- Vorspannung aufbauen
- den Impuls in Richtung Adduktion etwas vor Erreichen der maximalen Extension und vor dem Impuls nach anterior mit dem Zeigefinger geben

5.4.6 Unterarm/Hand

Anatomische Grundlagen

Gelenkflächen
Besonderheiten des **Unterarms** ergeben sich durch die Verbindungen zwischen Radius und Ulna:
  Art. radioulnaris proximalis: siehe Ellenbogen (S. 142).

Membrana interossea
- Hauptaufgabe: Ursprungsfläche für Muskeln
- schräger Verlauf der meisten Fasern vom Radius nach distal zur Ulna
- gespannt in der Mittelposition zwischen Pronation und Supination
- entspannt bei zunehmender Pronation oder Supination

Chorda obliqua
(proximal der Membrana interossea und durch eine Öffnung von dieser getrennt)
- dünne ligamentäre Struktur
- von der lateralen Seite der Tuberositas ulnae schräg nach distal zum Radius (gleich unter der Tuberositas radii)
- Widerstand gegenüber Traktionskräften, wenn z. B. am Unterarm gezogen wird

Art. radioulnaris distalis
- Gelenkflächen
  - Circumferentia articularis der Ulna
  - Incisura ulnaris des Radius
- Gelenkkapsel
  - besitzt keine nennenswerten Verstärkungen
  - setzt sich nach proximal zwischen den beiden Unterarmknochen als Recessus sacciformis fort (Fasern des M. pronator quadratus strahlen hier als Kapselspanner ein)

Daneben artikuliert das distale Ende der Ulna mit dem dreieckigen Discus articularis (Discus ulnocarpalis). Dieser

5.4 Extremitäten – Obere Extremität

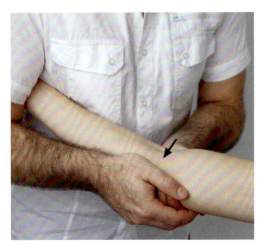

▶ Abb. 5.70

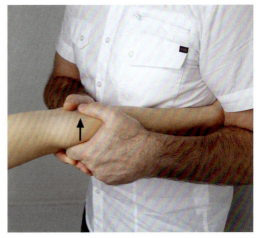

▶ Abb. 5.71

■ Korrektur
Phase der Orientierung:
- Mobilisation des Ellenbogengelenks von lateral nach medial in Richtung der Abduktion

Phase vor der Manipulation:
- den größtmöglichen Widerstand suchen

Phase der Beschleunigung:
- den Widerstand steigern
- Vorspannung aufbauen
- Impuls in mediale Richtung (▶ Abb. 5.70)

Alternative

■ Ausgangsstellung
- *Patient:* in Rückenlage, rechts am Rand der Behandlungsliege
- *Therapeut:* steht in Richtung des Fußendes der Behandlungsliege (in Schrittstellung, linkes Bein vor), den linken Ellenbogen an den eigenen Oberschenkel oder das Becken setzen, linker Unterarm horizontal

■ Vorgehen
- linke Hand: liegt breitflächig lateral mit dem Thenar auf dem distalen Oberarm und mit dem Hypothenar auf dem proximalen Unterarm, Finger dorsal am Ellenbogengelenk
- rechte Hand: umgreift den distalen Unterarm ventral mit den Fingern ulnar
- Durchführung: wie bei der Technik im Sitzen (s. o.)

Dysfunktion Radiuskopf posterior rechts

■ Ausgangsstellung
- *Patient:* in Sitzposition
- *Therapeut:* steht vor dem Patienten, den rechten Unterarm des Patienten zwischen dem linken Oberarm und dem Thorax

■ Vorgehen
- linke Hand liegt mit dem gebeugten Zeigefinger posterior am Radiuskopf
- rechte Hand: medial am Ellenbogengelenk

■ Korrektur
Phase der Orientierung:
- Mobilisation des Ellenbogengelenks in Richtung der Extension, dabei den Radiuskopf nach anterior mobilisieren

Phase vor der Manipulation:
- den größtmöglichen Widerstand für diese Bewegung des Radiuskopfes suchen

Phase der Beschleunigung:
- den Widerstand steigern
- Vorspannung aufbauen
- Impuls mit dem Zeigefinger in anteriore Richtung (▶ Abb. 5.71)

Dysfunktion Radiuskopf anterior rechts

■ Ausgangsstellung
- *Patient:* in Rückenlage, rechts am Rand der Behandlungsliege
- *Therapeut:* sitzt seitlich vom Patienten

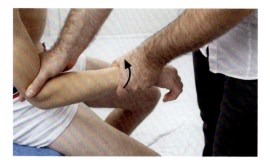

▶ Abb. 5.68

Impulstechniken

Dysfunktion in Abduktion rechts

- Ausgangsstellung
- *Patient:* in Sitzposition
- *Therapeut:* steht vor dem Patienten, den rechten Unterarm des Patienten zwischen dem linken Oberarm und dem Thorax

- Vorgehen
- rechte Hand: liegt breitflächig medial mit dem Thenar auf dem distalen Oberarm und mit dem Hypothenar auf dem proximalen Unterarm, Finger dorsal am Ellenbogengelenk
- linke Hand: lateral etwas unterhalb des Ellenbogengelenks (▶ Abb. 5.64)
- Öffnen bzw. Entspannen der Seitenbänder durch etwas Flexion

- Korrektur

Phase der Orientierung:
- Mobilisation des Ellenbogengelenks von medial nach lateral in Richtung der Adduktion

Phase vor der Manipulation:
- den größtmöglichen Widerstand suchen

Phase der Beschleunigung:
- den Widerstand steigern
- Vorspannung aufbauen
- Impuls in laterale Richtung

Alternative

- Ausgangsstellung
- *Patient:* in Rückenlage, rechts am Rand der Behandlungsliege

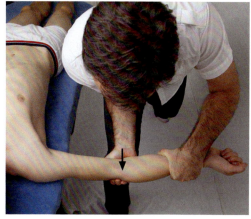

▶ Abb. 5.69

- *Therapeut:* steht in Richtung des Kopfendes der Behandlungsliege (in Schrittstellung, rechtes Bein vor), den rechten Ellenbogen an den eigenen Oberschenkel oder das Becken setzen, rechter Unterarm horizontal

- Vorgehen
- rechte Hand: liegt breitflächig medial mit dem Thenar auf dem distalen Oberarm und mit dem Hypothenar auf dem proximalen Unterarm, Finger dorsal am Ellenbogengelenk
- linke Hand: umgreift den distalen Unterarm ventral mit den Fingern radial
- Mobilisation und Impuls von medial nach lateral (▶ Abb. 5.69)

Dysfunktion in Adduktion rechts

- Ausgangsstellung
- *Patient:* in Sitzposition
- *Therapeut:* steht vor dem Patienten, den rechten Unterarm des Patienten zwischen dem rechten Oberarm und dem Thorax

- Vorgehen
- linke Hand: liegt breitflächig lateral mit dem Thenar auf dem distalen Oberarm und mit dem Hypothenar auf dem proximalen Unterarm, Finger dorsal am Ellenbogengelenk
- rechte Hand: medial etwas unterhalb des Ellenbogengelenks
- Öffnen bzw. Entspannen der Seitenbänder durch etwas Flexion

Test distales Radioulnargelenk

- **Ausgangsstellung**
- *Patient:* in Sitzposition, Unterarm in leichter Pronationsstellung auf der Behandlungsliege abgelegt
- *Therapeut:* steht (oder sitzt) vor dem Patienten

- **Vorgehen**
- mediale Hand: umfasst den Radius am distalen Ende
- laterale Hand: umfasst die Ulna am distalen Ende
- Test: bei fixierter Ulna den Radius nach anterior und posterior bewegen (▶ Abb. 5.66)

> **Beachte**
> Mit veränderter Bewegungsamplitude und Frequenz ist dieses Verfahren zur Mobilisation geeignet, dabei können auch beide Knochen bewegt werden.

Osteopathische Techniken der Behandlung

Techniken

Muskeltechnik bei Dysfunktion in Pronation rechts

- **Ausgangsstellung**
- *Patient:* sitzt am Rand der Behandlungsliege, das rechte Ellenbogengelenk um 90° flektiert
- *Therapeut:* steht vor dem Patienten

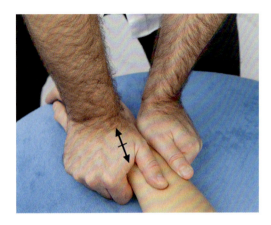

▶ Abb. 5.66

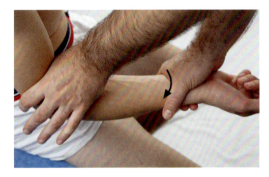

▶ Abb. 5.67

- **Vorgehen**
- linke Hand: liegt ventral am Ellenbogengelenk
- rechte Hand: liegt auf dem distalen Unterarm
- Supination mit der rechten Hand bis zum Bewegungsende einstellen

- **Korrektur**

Phase der Anspannung:
- den Unterarm in Richtung der Supination drücken und den Patienten auffordern, einen Gegendruck nach innen aufzubauen (▶ Abb. 5.67)
- isometrische Aktivität (in Pronation) kontrollieren und so dosieren, dass sie als Spannung wahrgenommen wird, dabei darf keine Bewegung im Ellenbogengelenk stattfinden
- 3–5 Sekunden halten

Phase der Entspannung:
- den Patienten auffordern, die Spannung zu lösen
- minimal 1–2 Sekunden warten
- den Unterarm des Patienten langsam in Richtung Supination bewegen und so die motorische Barriere für die Supination neu aufsuchen

Wiederholen der beiden Phasen.

Muskeltechnik bei Dysfunktion in Supination rechts

Die Ausgangsstellung und das Vorgehen erfolgen analog zur Dysfunktion in Pronation rechts (s. o.). Abweichend wird eine Pronation eingestellt, der Unterarm in Richtung der Pronation gedrückt und die isomerische Aktivität in Supination kontrolliert (▶ Abb. 5.68).

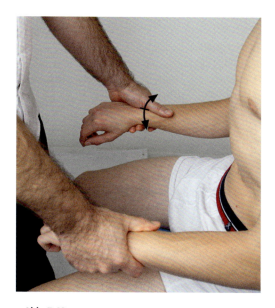

▶ Abb. 5.63

■ Vorgehen
• beide Hände umgreifen jeweils den distalen Unterarm des Patienten
• Test: passive Bewegungen in Pronation/Supination (▶ Abb. 5.63)

Test Abduktion/Adduktion

■ Ausgangsstellung
• *Patient:* in Sitzposition
• *Therapeut:* steht vor dem Patienten und fixiert den distalen Unterarm des Patienten zwischen seinem nicht gleichseitigen Arm und seinem Thorax

■ Vorgehen
• laterale Hand: breitflächig mit dem Thenar am Epicondylus lateralis und mit dem Hypothenar am proximalen Radius
• mediale Hand: breitflächig mit dem Thenar am Epicondylus medialis und mit dem Hypothenar an der proximalen Ulna
• Test: Adduktion durch Druck der medialen Hand nach lateral bzw. Abduktion durch Druck der lateralen Hand nach medial (▶ Abb. 5.64)

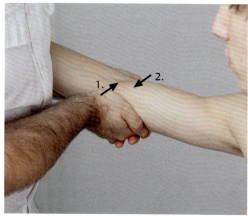

▶ Abb. 5.64

Test Radiuskopf

■ Ausgangsstellung
• *Patient:* in Rückenlage, Unterarm auf dem Bauch liegend
• *Therapeut:* steht (oder sitzt) seitlich vom Patienten

■ Vorgehen
• kraniale Hand: fixiert den Ellenbogen
• kaudale Hand: umfasst den Radiuskopf
• Test: Verschieben des Radiuskopfes nach anterior und posterior (▶ Abb. 5.65)

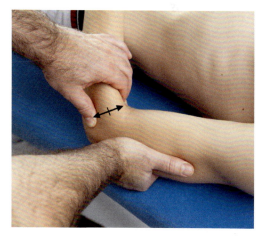

▶ Abb. 5.65

■ 2. Äste der A. ulnaris
im proximalen Unterarmbereich:
- A. recurrens ulnaris (zum Rete articulare cubiti) aus der
- A. interossea communis: Diese teilt sich in einen anterioren (verläuft auf der ventralen Seite der Membrana interossea nach distal bis proximal des M. pronator quadratus und dort nach posterior durch die Membrana) und einen posterioren Ast, beide ziehen bis zum Handgelenk und versorgen die Flexoren der Ulnarseite.
- A. nutricia ulnae
  - zum Rete carpale dorsale über den R. carpalis dorsalis
  - zieht durch die Guyon-Loge und gibt dort den R. palmaris profundus ab, bildet mit der A. radialis den Arcus palmaris profundus
- Der Arcus palmaris superficialis stellt das Ende der Arterie dar, dieser übernimmt die Versorgung der ulnaren 3½ Finger über weitere Abzweigungen aus dem oberflächlichen Hohlhandbogen.

Venös
Tiefe Drainage via doppelter Begleitung der genannten Arterien. Oberflächlich liegt das Rete venosum dorsale manus.

Lymphatisch
- Die radiale Seite der Hand, des Unter- und des Oberarms drainiert in die Nll. axillares laterales.
- Auf der ulnaren Seite liegen im Ellenbogenbereich die Nll. cubitales. Von dort passiert die Lymphe auf dem Weg zu den Nll. axillares laterales noch die Nll. brachiales in der Mitte des Oberarms.

Biomechanik
Beim Ellenbogengelenk handelt es sich um ein typisches Scharniergelenk. Die Hauptbewegungskomponenten sind die Bewegungen in der sagittalen Ebene:
1. Flexion: zumeist Weichteilhemmung
2. Extension: Knochenhemmung

Dabei finden Nebenbewegungen statt:
3. Abduktion: bei Extension
4. Adduktion: bei Flexion

Zusätzlich kann das Gelenk bei gebeugtem Ellenbogen rotieren:
5. Pronation
6. Supination: Drehung des Radiuskopfes hauptsächlich im osteofibrösen Ring bei gleichzeitiger Drehung der Fovea articularis radii unter dem Capitulum humeri. Am Ende der Pronationsbewegung liegen beide Unterarmknochen überkreuzt zueinander, in Supinationsstellung parallel zueinander. Es handelt sich bei der Pronation und Supination um Bewegungen im proximalen und im distalen Radioulnargelenk (diese sind durch die Membrana interossea gekoppelt). Die Achse verläuft schräg vom Capitulum humeri (lateral) in Richtung des Proc. styloideus ulnae (medial).

Leitsymptome
Eine häufig vorkommende Problematik des Ellenbogens ist die Epikondylitis, die medial und/oder lateral auftreten kann. Typischerweise tritt ein brennender Schmerz auf, anfänglich während der Belastung, später auch nach der Belastung und sogar in Ruhe. Der Schmerz kann bis in den Unterarm und mitunter bis in die Hand ausstrahlen. Die Bewegung sowie die Kraft des Gelenks sind in der Regel eingeschränkt. Kennzeichnend sind Schmerzen beim Händeschütteln und Greifen, wie z. B. beim Heben einer Tasse. Es liegt eine akute Reizung der Weichteile vor. Ätiologisch werden Überbelastungen, wie monotone Arbeitsabläufe bei Handwerkern, Bürokräften etc. als mögliche triggernde Ursachen diskutiert. Die Behandlung sollte sich allerdings nicht nur auf eine Reduzierung der Belastung und der Reizung beschränken, vielmehr sollte der Grund der verminderten Belastbarkeit ermittelt und therapiert werden.

Osteopathische Techniken der Untersuchung

Tests

Test Pronation/Supination
■ Ausgangsstellung
- *Patient:* in Sitzposition, beide Ellenbogengelenke um 90° flektiert
- *Therapeut:* steht vor dem Patienten

Muskeln

Ventrale Oberarmmuskeln
- M. biceps brachii
  - Ursprung: Tuberculum supraglenoidale (Caput longum), Proc. coracoideus (Caput breve)
  - Ansatz: Tuberositas radii
  - Funktion: Flexion/Supination Ellenbogengelenk, Abduktion/Innenrotation Caput longum, Anteversion beide Anteile
  - Innervation: N. musculocutaneus (C 5 bis C 7)
- M. brachialis
  - Ursprung: Humerus (distale vordere Hälfte), Septa intermuscularia mediale und laterale
  - Ansatz: Tuberositas ulnae
  - Funktion: Flexion Ellenbogengelenk
  - Innervation: N. musculocutaneus (C 5 bis C 7), N. radialis (C 5, 6)

Dorsale Oberarmmuskeln
- M. triceps brachii
  - Ursprung: Tuberculum infraglenoidale (Caput longum), Hinterfläche Humerus und Septa intermuscularia mediale und laterale (Capita mediale und laterale)
  - Ansatz: Olekranon
  - Funktion: Extension Ellenbogengelenk, über Caput longum Retroversion und Adduktion im Schultergelenk
  - Innervation: N. radialis (C 6 bis C 8)

Faszien
Dem Prinzip eines Netzwerks der Faszien folgend, kann man den Faszien des Unter- und Oberarms nach proximal und nach distal folgen. Über das myofasziale System übertragene Reizungen können dementsprechend zentralwärts ihren Ursprung haben: beispielsweise im Thorax (Wirbelsäule, Rippen, myofasziale Ungleichgewichte im Schulter-Nacken-Bereich etc.), im Kranium (CMD, Schädelasymmetrien etc.). Eine solche Verkettung findet man frequent. Die Ursache solcher Reizungen könnte aber auch peripher initiiert sein: Dysfunktionen der Hand und/oder des Unterarms. Lokale Überbelastungen können die Faszien und Muskeln um das Ellenbogengelenk herum chronisch reizen (Kap. 9).

Innervation (peripher und segmental)
Für die motorische Innervation s. o. (Rubrik Muskeln). Sensibel wird das Ellenbogengelenk über ein Netzwerk folgender Nerven innerviert:
- N. radialis
  - Epicondylus lateralis
  - Kapsel-Band-Apparat ventral
- N. ulnaris
  - Epicondylus medialis
  - Kapsel-Band-Apparat dorsal
- N. medianus
  - Epicondylus medialis
  - Kapsel-Band-Apparat ventral (zusätzlich N. musculocutaneus)

Für die sensible Innervation der Haut s. Schulter (S. 132), ebenso für die vegetativ sympathische Versorgung.

Vaskularisation

Arteriell
Die A. brachialis, s. Schultergürtel (S. 133) teilt sich in der Fossa cubitalis in ihre beiden Endäste: A. radialis und A. ulnaris, die beide eine A. recurrens (radialis/ulnaris) zum Rete articulare cubiti abgeben. Das Ellenbogengelenk wird daneben noch versorgt von der A. interossea recurrens (s. u.).

■ 1. Äste der A. radialis
- A. recurrens radialis zum Rete articulare cubiti des Ellenbogengelenks
- Rr. musculares zu den Muskeln des Unterarmes
- A. nutricia radii (für den Knochen)
- Im distalen Unterarmbereich oberhalb des Retinaculum musculorum flexorum und der Hand wird der R. palmaris superficialis abgegeben, dieser bildet in der oberflächlichen Hohlhand eine der zahlreichen Anastomosen mit der A. ulnaris über den Arcus palmaris superficialis.
- Im dorsalen Bereich gibt sie den R. carpalis dorsalis ab, der zum Rete carpale dorsale zieht (hier auch Äste der A. ulnaris).
- Im Bereich der Mittelhand und der Finger: A. princeps pollicis (die sich noch weiter für die Versorgung des Daumens aufteilt), A. radialis indicis für den II. Finger.
- Der Arcus palmaris profundus stellt auf Höhe der metakarpalen Basen das Ende der A. radialis dar.

- Medial die Trochlea humeri. Diese besitzt eine zentrale rinnenförmige Vertiefung, die zusammen mit der Incisura trochlearis der Ulna das **Humeroulnargelenk** (Art. humeroulnaris) bildet. Der ventrale Ausläufer der Incisura ist der Proc. coronoideus. Distal davon befindet sich die Tuberositas ulnae.
- Lateral befindet sich die halbkugelige Artikulationsfläche des Capitulum humeri, die mit der tellerförmigen Fovea articularis des Radiuskopfes im **Humeroradialgelenk** (Art. humeroradilalis) artikuliert.

2. Ulna. Dorsal das Olekranon, ventral die Incisura trochlearis für die zangenförmige Artikulation mit der Trochlea humeri, diese ist um 45° gegenüber der Schaftachse nach ventral gewinkelt (hierdurch ist – in Kombination mit der Winkelung des distalen Humerus – die große Flexionsamplitude möglich). Eine zentrale Leiste endet ventral am Proc. coronoideus, distal davon liegt die Tuberositas ulnae, lateral die Incisura radialis ulnae für die Artikulation mit dem Radiusköpfchen. Am posterioren und anterioren Rand befestigt sich das Ringband, am kaudalen Rand das Lig. quadratum, das zur Basis des Radiusköpfchens zieht.

3. Radius. Caput radii mit Fovea articularis radii, eine leicht konkave Gelenkpfanne für das Capitulum humeri. Die Circumferentia articularis ist die Drehfläche für das proximale Radioulnargelenk. Gleich unterhalb des Collum liegt die Tuberositas radii. Der Schaft ist proximal eher rundlich, distal eher dreieckig und breiter (bei der Ulna verhält es sich umgekehrt).

So weist das Ellenbogengelenk insgesamt drei Teilgelenke auf mit unterschiedlichen Funktionen, aber einer Gelenkhöhle und umhüllt von einer Gelenkkapsel. Diese ist weit, vorne und hinten deutlich dünner und seitlich verstärkt durch Kollateralbänder. Unterhalb des Ringbands bildet sie den Recessus sacciformis als Reservefalte bei Drehbewegungen des Unterarms aus. Als Kapselspanner fungiert vorne der M. brachialis und hinten der M. anconeus.

Ligamente

Kollateralbänder
- kräftig, fächerförmig
- verstärken die Gelenkkapsel im seitlichen Bereich
- Lig. collaterale ulnare
  - Ursprung: Epicondylus medialis
  - Verlauf:
    - vordere Fasern: bis zum Proc. coronoideus und teilweise bis in das Ringband hineinstrahlend
    - mittlere Fasern: sehr kräftig
    - hintere Fasern: reichen bis zum Olekranon
- Lig. collaterale radiale
  - Ursprung: Epicondylus lateralis
  - Verlauf:
    - vordere Fasern: bis an den vorderen Rand der Incisura radialis ulnae
    - hintere Fasern: bis an den hinteren Rand der Incisura radialis ulnae
    - beide Schenkel strahlen in das Ringband ein

Die Seitenbänder sichern das Gelenk in der frontalen Ebene, sie verhindern/hemmen die Valgisierung (Abduktion) durch das ulnare Band bzw. die Varisierung (Adduktion) durch das radiale Band.

Ringband (Lig. anulare radii)
- Verlauf:
  - am vorderen und hinteren Rand der Incisura radialis ulnae angeheftet, umfasst so den Radiuskopf
  - bildet gemeinsam mit der Incisura radialis ulnae einen osteofibrösen Ring mit zwei Aufgaben:
- 1. Haltefunktionen:
  - umschließt und presst den Radiuskopf in die Gelenkfläche der Ulna
  - wird hierbei unterstützt vom Lig. quadratum (unterhalb der Incisura radialis ulnae)
- 2. Gelenkoberfläche:
  - Innenfläche mit knorpelähnlicher Struktur
  - Fasern des M. supinator strahlen in das Ringband hinein
  - am ventralen und dorsalen unteren Teil des Bands verbunden mit Lig. quadratum (bremst die Pronationsbewegung)

Weitere Ligamente
- Lig. anterius und Lig. obliquum anterius
  - ventrale, relativ dünne kapselverstärkende Ligamente mit längs verlaufenden und schrägen Faserzügen

Mobilisationstechnik Glenohumeralgelenk bei Dysfunktion des Humerus anterior rechts

■ Ausgangsstellung
- *Patient:* in Rückenlage, rechts am Rand der Behandlungsliege
- *Therapeut:* steht seitlich zwischen Thorax und Arm des Patienten (in Schrittstellung, rechtes Bein vor; dies wird als Keil in die Achselhöhle des Patienten platziert)

■ Vorgehen
- linke Hand: umfasst den distalen Oberarm
- rechte Hand: liegt ventral am Humeruskopf
- Öffnen: durch Traktion am Arm und durch Adduktion unter Benutzung des Keils (s. o.)

■ Korrektur
Phase der Mobilisation:
- Die rechte Hand mobilisiert den Humeruskopf nach posterior bis zum Widerstand des Gelenks.
- Wiederholen der Mobilisation

Optional kann man aus der Mobilisation in eine Phase der Manipulation übergehen:
- den Widerstand steigern
- Vorspannung aufbauen
- Impuls nach posterior

Globale Mobilisation des Glenohumeralgelenks

Die nachfolgende Technik kann zum einen als globale Mobilisation unter Kompression gesehen werden, die man mit Anpassungen der Bewegungsamplitude und der Frequenz bei z. B. Omarthrosen oder einer Tendopathica ankylosans („frozen shoulder") anwenden kann. Zum anderen kann man diese Technik auch posttraumatisch (nach erfolgter ärztlicher Abklärung) mit dem Ziel einsetzen, das faserknorpelige Labrum glenoidale auszustreichen bzw. zu reinformieren.

■ Ausgangsstellung bei Dysfunktion rechts
- *Patient:* in Rückenlage, rechts am Rand der Behandlungsliege
- *Therapeut:* steht seitlich vom Patienten (in Schrittstellung, linkes Bein vor)

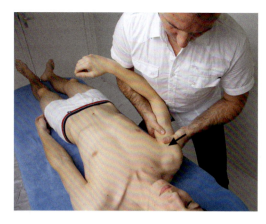

▶ Abb. 5.62

■ Vorgehen
- linke Hand: umfasst den proximalen Oberarm lateral
- rechte Hand: umfasst den proximalen Oberarm medial

■ Korrektur
Phase der Mobilisation:
- mit beiden Händen (und unter Einsatz des Körpers) den Humeruskopf in Richtung der Gelenkpfanne drücken (▶ Abb. 5.62)
- unter Beibehaltung der Kompression den Humerus in alle Richtungen mobilisieren

5.4.5 Ellenbogen

Anatomische Grundlagen

Gelenkflächen
Am Aufbau des Art. cubiti sind folgende Knochen beteiligt:

1. Humerus. Der Humerus mit seinem distalen Ende. Dieses ist um 45° gegenüber der Schaftachse nach ventral gewinkelt. Es verbreitert sich zum Epicondylus lateralis und dem prominenteren Epicondylus medialis. Ventral liegt die Fossa coronoidea zur Aufnahme des Proc. coronoideus der Ulna und die Fossa radialis zur Aufnahme des Radiuskopfes bei Flexion. Dorsal befindet sich die große Fossa olecrani als Führungsschiene für das Olekranon.

Die überknorpelten Flächen des distalen Humerus sind:

5.4 Extremitäten – Obere Extremität

- Die Bewegungen der Innen- und Außenrotation werden so oft wiederholt, wie eine Verbesserung der Mobilität möglich ist.
- Die Klavikula ist in der jeweiligen Position einige Sekunden zu halten.

Mobilisations-/Impulstechniken ACG
Bei Stürzen auf den ausgestreckten Arm oder auf die Schulter können große Kräfte auf dieses Gelenk wirken. Folge hiervon können Funktionsstörungen oder strukturelle Schädigungen sein. Letztere sollten zunächst bei Verdacht bildgebend abgeklärt werden, um eine Fraktur der Klavikula oder eine Verletzung nach Tossy ausschließen zu können. Liegt keine oder nur eine geringe Verletzung nach Tossy vor, kann folgende Behandlungstechnik versuchsweise angewendet werden.

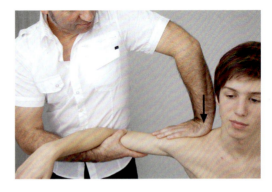

▶ Abb. 5.61

Technik bei bei Dysfunktion der Klavikula kranial rechts
- ■ Ausgangsstellung
- *Patient:* in Sitzposition
- *Therapeut:* steht rechts hinter dem Patienten

- ■ Vorgehen
- linke Hand: liegt mit dem Bereich zwischen Thenar und Hypothenar auf dem lateralen Ende der Klavikula, Finger zeigen nach lateral
- rechte Hand: umfasst den rechten Arm des Patienten und führt diesen in eine Abduktion von etwa 90°
- Öffnen: mit der rechten Hand durch laterale Traktion

- ■ Korrektur

Phase der Orientierung:
- Mobilisation der Klavikula nach kaudal im ACG

Phase vor der Manipulation:
- den größtmöglichen Widerstand suchen

Phase der Beschleunigung:
- den Widerstand steigern
- Vorspannung aufbauen
- Impuls in kaudale Richtung (▶ Abb. 5.61)

Mobilisationstechnik Schulterblatt-Thorax-Gelenk
Die Bewegungen der Skapula spielen eine wichtige Rolle für den humeroskapularen Rhythmus und damit für die funktionelle Einheit des Schultergürtels. Eine Positionsveränderung der Skapula und/oder ein Mobilitätsverlust des Knochens verändern das feine Zusammenspiel der Bestandteile des Schultergürtels.

- ■ Ausgangsstellung
- *Patient/Therapeut* und Handposition: s. Test Schulterblatt-Thorax-Gelenk (S. 137)

- ■ Vorgehen
- als direkte Technik: Mobilisation der Skapula in Richtung der möglichen Einschränkungen oder
- global durch Abheben der Skapula vom Thorax

> **Beachte**
> Myofasziale Asymmetrien und Reizungen haben bei der Behandlung von Patienten mit Schulter-Arm-Problematiken einen hohen Stellenwert. Die Muskeln und Faszien des Schultergürtels und des Arms sollten auf ihren Zustand hin untersucht und bei vorliegender Indikation behandelt werden (Kap. 9). Zu diesen myofaszialen Geweben gehören u. a. die Muskeln der Rotatorenmanschette, die bei Patienten mit Schulter-Arm-Syndromen häufig Auffälligkeiten aufweisen (z. B. Triggerpunkte). Die Behandlung der Achselregion ist ebenso äußerst interessant bei der Behandlung von Patienten mit Schulter-Arm-Beschwerden (Kap. 9.5).

Klavikularotation anterior rechts

▪ Ausgangsstellung
- *Patient:* in Sitzposition
- *Therapeut:* steht rechts hinter dem Patienten

▪ Vorgehen
- linke Hand: liegt mit den Fingern im lateralen Bereich von ventral-kaudal an der Klavikula, mit dem Daumen von dorsal-kaudal an der Spina scapulae
- rechte Hand: umfasst den rechten Unterarm des Patienten

▪ Korrektur
Phase der Mobilisation:
- mit der rechten Hand die Schulter nach außen rotieren, bis die Bewegung der Klavikula in Rotation nach posterior zu ertasten ist
- mit den Fingern der linken Hand der Klavikulabewegung folgen und die gewonnene Mobilität fixieren, während mit der rechten Hand die Schulter nach innen rotiert wird, bis die Bewegung der Skapula nach kranial-anterior zu ertasten ist
- mit dem Daumen der linken Hand der Skapulabewegung folgen und diese während der nächsten Rotation nach außen fixieren (▶ Abb. 5.59)
- Die Bewegungen der Außen- und Innenrotation werden so oft wiederholt, wie eine Verbesserung der Mobilität möglich ist.
- Die Klavikula ist in der jeweiligen Position einige Sekunden zu halten.

Klavikularotation posterior rechts

▪ Ausgangsstellung
- *Patient:* in Sitzposition
- *Therapeut:* steht rechts hinter dem Patienten

▪ Vorgehen
- linke Hand: liegt mit dem Daumen im lateralen Bereich von dorsal-kranial an der Klavikula
- rechte Hand: umfasst den rechten Unterarm des Patienten

▪ Korrektur
Phase der Mobilisation:
- mit der rechten Hand die Schulter nach innen rotieren, bis die Bewegung der Klavikula in Rotation nach anterior zu ertasten ist
- mit dem Daumen der linken Hand der Klavikulabewegung folgen und die gewonnene Mobilität fixieren, während mit der rechten Hand die Schulter nach außen rotiert wird (und somit die Skapula nach kaudal-posterior; ▶ Abb. 5.60)

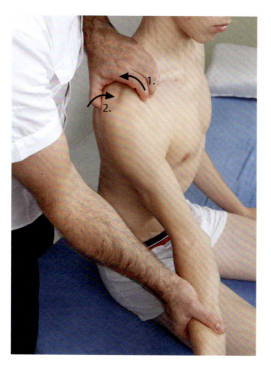

▶ Abb. 5.59

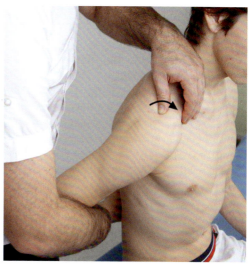

▶ Abb. 5.60

Die Korrektur in der Phase der Mobilisation erfolgt nach oben beschriebenem Schema, wobei die Mobilisation der Klavikula während der Ausatmung in kaudale Richtung geführt wird (▶ Abb. 5.57).

❗ Beachte
In der Regel werden diese beiden Techniken als Mobilisationen (mit Atmung) durchgeführt. Es kann allerdings auch ein Impuls hinzugefügt werden, falls der Widerstand am Bewegungsende der Mobilisation sehr fest sein sollte. In diesem Falle sucht und steigert man während der Ausatmung den Widerstand des Gelenks, baut eine Vorspannung auf und gibt den Impuls in die Richtung der Mobilisation.

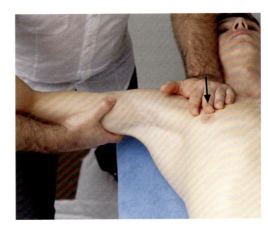

▶ Abb. 5.57

Mobilisationstechnik für das SCG bei Dysfunktion der Klavikula retrosternal rechts

- Ausgangsstellung
- *Patient:* in Rückenlage, rechts am Rand der Behandlungsliege
- *Therapeut:* steht seitlich rechts vom Patienten auf Höhe des Schultergürtels

- Vorgehen
- linke Hand: liegt breitflächig auf dem Sternum
- rechte Hand: liegt breitflächig auf der rechten Schulter
- Unterarme: kreuzen sich im Raum
- Öffnen: geschieht durch die rechte Hand während der Mobilisation

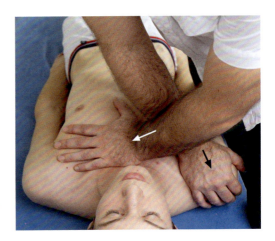

▶ Abb. 5.58

- Korrektur
Phase der Mobilisation:
- den Patienten auffordern, erst ein- und dann tief auszuatmen, während der Ausatmung der Bewegung des Sternums nach dorsal folgen und passiv sanft in diese Richtung mobilisieren
- die Schulter und damit die Extremitas acromialis der Klavikula nach dorsal mobilisieren (hierdurch wird der mediale Anteil der Klavikula nach ventral in Korrekturrichtung gehebelt; ▶ Abb. 5.58)
- den Patienten auffordern, wieder einzuatmen, und dabei das Sternum und die Schulter (Klavikula) dorsal sanft fixieren
- während der nächsten Ausatmung wieder der Bewegung des Sternums nach dorsal folgen und sanft mobilisieren, die Schulter und damit die Extremitas acromialis der Klavikula dabei wieder nach dorsal mobilisieren
- diese beiden Phasen wiederholen
- am Ende den Patienten auffordern, tief einzuatmen, und dabei das Sternum und die Schulter/Klavikula (maximal) dorsal halten, anschließend den Druck langsam lösen

Mobilisationstechniken bei Dysfunktion der Klavikula in Rotation
Die Rotation der Klavikula ist innerhalb des Schultergürtelkomplexes eine relativ große und wichtige Bewegung.

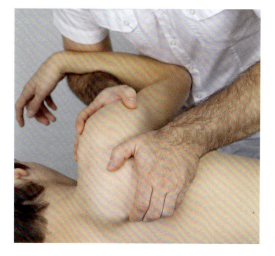
▶ Abb. 5.55

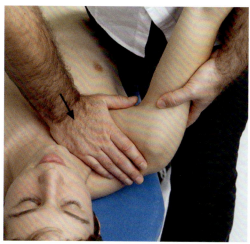
▶ Abb. 5.56

Osteopathische Techniken der Behandlung

Mobilisationstechniken für das SCG

Mobilisationstechnik für das SCG bei Dysfunktion der Klavikula prästernal rechts

- Ausgangsstellung
- *Patient:* in Rückenlage, rechts am Rand der Behandlungsliege
- *Therapeut:* steht seitlich zwischen Thorax und Arm des Patienten und fixiert den Unterarm des Patienten zwischen seinem Oberarm und Thorax

- Vorgehen
- linke Hand: umfasst den Schulterbereich von außen
- rechte Hand: liegt mit dem Handbereich zwischen Thenar und Hypothenar auf dem medialen Ende der Extremitas sternalis der Klavikula
- Öffnen: mit der linken Hand eine leichte laterale Traktion bis zum SCG einleiten

- Korrektur
Phase der Mobilisation:
- den Patienten auffordern, erst ein- und dann tief auszuatmen, während der Ausatmung der Bewegung der Klavikula nach dorsal folgen und passiv sanft in diese Richtung mobilisieren (▶ **Abb. 5.56**)

- den Patienten auffordern, wieder einzuatmen, und dabei die Klavikula dorsal sanft fixieren
- während der nächsten Ausatmung wieder der Bewegung der Klavikula nach dorsal folgen und sanft mobilisieren
- diese beiden Phasen so oft wiederholen, wie eine Verbesserung der Mobilität der Klavikula nach dorsal möglich ist
- am Ende den Patienten auffordern, tief einzuatmen, dabei die Klavikula (maximal) dorsal halten, anschließend den Druck langsam lösen

Mobilisationstechnik für das SCG bei Dysfunktion der Klavikula suprasternal rechts

- Ausgangsstellung
- *Patient:* in Rückenlage, rechts am Rand der Behandlungsliege
- *Therapeut:* steht am Kopfende der Behandlungsliege (in Schrittstellung, rechtes Bein vor)

- Vorgehen
- linke Hand: liegt mit dem Hypothenar von kranial auf dem medialen Ende der Extremitas sternalis der Klavikula
- rechte Hand: umfasst den Oberarm und trägt den Unterarm des Patienten *Wichtig:* Abduktion nicht über 90°
- Öffnen: Die rechte Hand leitet eine leichte laterale Traktion bis zum SCG ein.

5.4 Extremitäten – Obere Extremität

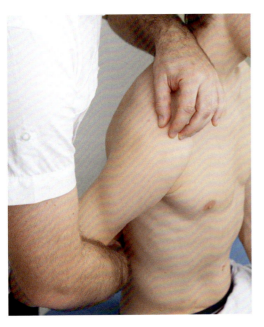

▶ Abb. 5.52

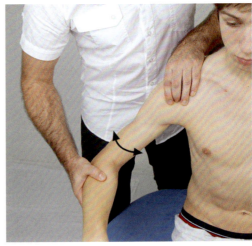

▶ Abb. 5.54

■ Vorgehen
- mediale Hand: ertastet das Caput humeri und beurteilt Bewegungen des Knochens bei den eingeleiteten Bewegungen mit den Fingern von ventral sowie mit dem Daumen von dorsal
- laterale Hand: greift den proximalen Unterarm oder die Ellenbogenregion des Patienten
- Test: passive Bewegungen in Anteversion/Retroversion, Abduktion/Adduktion und Innenrotation/Außenrotation (▶ Abb. 5.54)

Test Schulterblatt-Thorax-Gelenk

■ Ausgangsstellung
- *Patient:* in Seitlage, mit dem Arm auf Ober- und Unterarm des Therapeuten
- *Therapeut:* steht vor dem Patienten

■ Vorgehen
- kaudale Hand: umfasst die Skapula breitflächig mit den Fingern am Margo medialis
- kraniale Hand: trägt den Arm des Patienten (▶ Abb. 5.55)
- Test: passive Bewegungen der Skapula in den einzelnen Bewegungsrichtungen oder als Zirkumduktion

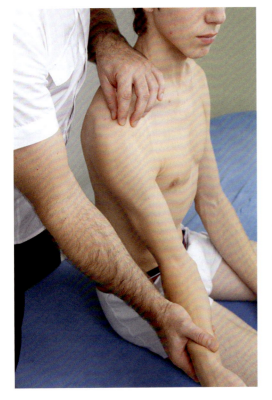

▶ Abb. 5.53

5 – Parietale Osteopathie

Allgemeine Untersuchung des Schultergürtels

SCG, Rotation Klavikula, Glenohumeralgelenk

- **Ausgangsstellung**
- *Patient:* in Sitzposition
- *Therapeut:* steht hinter dem Patienten

- **Vorgehen**
- Beide Hände mit den Fingern auf die Klavikula legen und die Mobilität der Klavikula in Rotation nach posterior bei der Einatmung und in Rotation nach anterior bei der Ausatmung beurteilen.
- Jeweils einen Finger in den rechten und linken Gelenkspalt des SCG legen und den Patienten auffordern, den Schultergürtel aktiv zu kreisen. Dabei die Bewegungsamplituden im rechten und linken SCG miteinander vergleichen.
- Aktive und passive Bewegungen des Arms in Abduktion/Adduktion, Innenrotation/Außenrotation durchführen (lassen) und überprüfen, ob hierbei deutliche Bewegungseinschränkungen, evtl. ein „Kapselmuster" und/oder Schmerzen („painful arc") bestehen. Falls ja, kann dies ein Hinweis sein auf u. a. subakromiale Reizungen, eine Periarthritis humeroscapularis oder auf degenerative Prozesse.

Spezifische Tests

Test SCG

- **Ausgangsstellung**
- *Patient:* in Rückenlage
- *Therapeut:* steht seitlich zwischen Thorax und Arm des Patienten und fixiert diesen Arm zwischen seinem Oberarm und Thorax

- **Vorgehen**
- laterale Hand: umfasst den Schulterbereich von außen
- mediale Hand: legt einen Finger in den Gelenkspalt des SCG (▶ Abb. 5.51)
- Test: Die äußere Hand bewegt den Schultergürtel, die mediale Hand ertastet die Bewegung der Klavikula im SCG und beurteilt diese im Seitenvergleich.
  - nach oben (Elevation): Bewegung der Klavikula im SCG nach kaudal
  - nach unten (Depression): Bewegung der Klavikula im SCG nach kranial

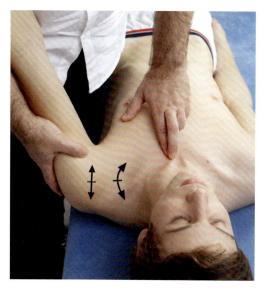

▶ Abb. 5.51

  - nach vorne (Protraktion): Bewegung der Klavikula im SCG nach anterior
  - nach hinten (Retraktion): Bewegung der Klavikula im SCG nach posterior

Test Klavikularotation (SCG/ACG)

- **Ausgangsstellung**
- *Patient:* in Sitzposition
- *Therapeut:* steht hinter dem Patienten

- **Vorgehen**
- mediale Hand: Mittelfinger von ventral und den Daumen von dorsal an das laterale Ende der Extremitas acromialis der Klavikula, Zeigefinger auf den Gelenkspalt
- laterale Hand: greift den Unterarm des Patienten und leitet die Bewegungen ein
- Test: Rotation der Klavikula nach anterior (▶ Abb. 5.52) durch Innenrotation (und leichte Retroversion) der Schulter bzw. Rotation der Klavikula nach posterior (▶ Abb. 5.53) durch Außenrotation (und leichte Anteversion)

Test Schultergelenk

- **Ausgangsstellung**
- *Patient:* in Sitzposition
- *Therapeut:* steht hinter dem Patienten

Skapula, bevor es dann zu einer Beteiligung der Wirbelsäule und der Rippen kommt. Der Ablauf der drei Phasen ist sehr individuell, genaue Gradzahlen sind bei der Untersuchung weniger relevant als der Seitenvergleich. Störungen des Rhythmus führen zu Überbelastungen, v. a. im subakromialen Raum.
- Extension: ca. 40–50° und Flexion: findet ebenso in drei Phasen statt
- Rotation nach innen und nach außen: Diese Bewegungskomponente ist bei Störungen des Glenohumeralgelenks häufig am deutlichsten und sehr früh eingeschränkt.

Leitsymptome
Schultergürtelbeschwerden gehen häufig von subakromialen Reizzuständen aus. Deren Ursache ist nicht selten in den Verbindungen der Schulter zur Wirbelsäule (mechanisch, nerval: motorisch, sensibel und vegetativ sympathisch), zu den thorakalen und abdominalen Viszera, zum kranialen System und zum myofaszialen System zu finden. Typischerweise klagen die Patienten über Schmerzen bei alltäglichen Bewegungen wie Haarekämmen oder Über-Kopf-Greifen von Dingen. Auch nächtliche Schmerzen beim Liegen auf der betroffenen Schulter werden häufig beschrieben. Die Schulter ist v. a. in ihren Rotationsbewegungen und bei aktiver Abduktion/Elevation schmerzhaft und/oder eingeschränkt.

Osteopathische Techniken der Untersuchung

Ausschlusstests

Test ACG
- v. a. posttraumatisch von Bedeutung
- Palpation der Klavikula auf Druck-, Klopf- oder Vibrationsschmerz etc.
- Klaviertastenphänomen als Hinweis auf eine Verletzung nach Tossy:
  - Tossy I: Überdehnung der Ligg. acromioclaviculare und coracoclaviculare
  - Tossy II: Ruptur des Lig. acromioclaviculare und Subluxation des ACG
  - Tossy III: komplette Ruptur des gesamten Bandapparats mit vollständiger Luxation des Gelenks

Test Schultergelenk
Instabilitäten können angeboren (habituelle Schulterluxation) oder erworben (nach einem einmaligen oder wiederholten Trauma) sein. Als Stabilitätstests sind der **vordere und hintere Schubladentest** durchzuführen:
- *Patient:* in Sitzposition oder Rückenlage
- *Therapeut:* umfasst mit einer Hand die Spina scapulae und den Proc. coracoideus, die andere Hand zentriert den Humeruskopf in der Fossa glenoidalis und bewegt diesen erst nach vorne und anschließend nach hinten
- positiv bei übermäßiger Verschieblichkeit

Zur **statischen Palpation** gehört:
- die Palpation der myofaszialen Strukturen des Schultergürtels und eventuell des Arms
- eine Bestimmung der Stellung der knöchernen Anteile des Schultergürtels

Die Untersuchung (und Behandlung) der Strukturen und Gelenke des Schultergürtels findet in der Regel vor einer Behandlung des eigentlichen Glenohumeralgelenks statt. (Akute) Reizungen der Strukturen im Subakromialgelenk stellen häufig das Ende einer ganzen Kette von Störungen dar. Behandelt und korrigiert man nun als Ursache der Reizung zuallererst diese Kette, kann sich das irritierte Gewebe regenerieren, sodass man die akut betroffenen subakromialen Gewebe sehr niedrig dosiert angeht und eventuell erst in einer Folgesitzung behandelt. Im Idealfall ist eine Behandlung dieser Strukturen sogar nicht mehr notwendig. Verfolgt man diese Kette weiter, so endet man aus parietaler Sicht bei Störungen der oberen Extremitäten häufig beim Körperstamm, der Wirbelsäule und dem knöchernen Thorax mit den Rippen. Bei dort vorliegenden Dysfunktionen sind diese in der Regel primär zu korrigieren. Ausnahmen sind von den Extremitäten aus „zentral aufsteigende" Ketten.

Dynamische Palpation (Bewegungstests): Diese erfolgen nach den Kriterien, wie es in der Einleitung zum parietalen System (Kap. 4.1) beschrieben wird.

- R. pectoralis: verläuft zwischen den beiden Pektoralismuskeln
- A. thoracica lateralis: M. pectoralis minor, M. serratus anterior, Brustdrüse
- A. subscapularis u. a. zum gleichnamigen Muskel, teilt sich in A. thoracodorsalis: zieht mit dem Nerv nach dorsal-kaudal unter dem M. latissimus dorsi und die A. circumflexa scapulae: zur Fossa infraspinata, Anastomose mit der A. suprascapularis (s. o.) aus der A. subclavia
- Aa. circumflexae humeri anterior und posterior: umwickeln das Collum chirurgicum des Humerus, versorgen die Kapsel und den in die Kapsel einstrahlenden Teil der Rotatorenmanschette

Die Versorgung des Oberarms und des Ellenbogens geschieht über Äste der A. brachialis:
- A. profunda brachii: verläuft mit dem Nerv nach dorsal und wickelt sich um den Humerus herum, Äste für Muskeln und den Humerus (Aa. nutriciae humeri), ihre Endäste sind die A. collateralis media und die A. collateralis radialis, die beide das Rete articulare cubiti für die Versorgung des Ellenbogengelenks und der umgebenden Muskeln mitbilden, ebenso wie die
- Aa. collaterales ulnares superior und inferior.

Venös
Die oberflächlichen Venen sind Hautvenen, die tiefen, mit Klappen ausgestatteten Venen begleiten doppelt angelegt die Arterien.

Die Schulterregion wird entblutet über die V. subclavia. Diese erhält das venöse Blut aus den Vv. suprascapularis und dorsalis scapulae im dorsalen Bereich und den Vv. pectorales im ventralen Bereich. Aufgrund ihres Verlaufs zwischen der I. Rippe und der Klavikula können Störungen dieser Knochen und des CTÜ zu Beeinträchtigungen der Venen ebenso wie der übrigen neurovaskulären Strukturen führen, wie dies innerhalb des TOS möglich ist.

In die V. axillaris fließt das venöse Blut der Vv. thoracoacromialis, thoracica lateralis, subscapularis, circumflexae humeri anterior und posterior, zusätzlich noch die V. thoracoepigastrica als oberflächliche Hautvene.

Lymphatisch
Auch hier unterscheidet man zwischen oberflächlichen (epifaszialen) und tiefen Gefäßen, die mit den Arterien und den tiefen Venen verlaufen. Zwischen den beiden Systemen gibt es Anastomosen. Lymphknotenstationen befinden sich v. a. in der Achselhöhle (ca. 30–60 Lymphknoten). Hierin wird der überwiegende Teil des lymphatischen Blutes des Schultergürtels drainiert. Von dort wird die Lymphe weitergegeben in den Truncus subclavius und mündet schließlich in die beiden Venenwinkel. Medial im Schulterbereich gelegene Sammelstellen drainieren direkt in den Truncus subclavius.

Biomechanik
Der gesamte Schultergürtel weist folgende Bewegungen im Raum auf:
- Protraktion und Retraktion: dabei bewegt die Skapula bis etwa 15 cm, das akromiale Ende der Klavikula bis zu 10 cm nach vorne bzw. etwa 3 cm nach hinten
- Elevation und Depression: Gesamtbewegung der Skapula bis etwa 10–12 cm, Bewegung der Klavikula nach oben um ca. 10 cm; nach unten um etwa 3 cm

Reine Pronationen/Retraktionen und Elevationen/Depressionen kommen im Alltag kaum vor, zumeist handelt es sich um Kombinationsbewegungen aus den bereits erwähnten Komponenten, zu denen sich noch eine weitere Bewegung hinzufügt:
- Rotation der Skapula nach innen bzw. nach außen (v. a. die Außenrotation ist sehr wichtig), Rotation der Klavikula nach anterior bzw. nach posterior (hat mit etwa 30° ein relativ großes Bewegungsausmaß)

❗ Beachte
Bei Störungen des Schultergürtels und/oder des Schultergelenks ist die Rotation der Klavikula häufig schon sehr früh eingeschränkt.

Bewegungen im Schultergelenk
- Adduktion und Abduktion: Die Abduktion findet dabei in drei Phasen statt. Die Bewegung startet im glenohumeralen Gelenk, ab ca. 30–50° kommt es zu einem Mitbewegen der

- **Oberarmregion**
  - medial-ventral: N. cutaneus brachii medialis (s. o.), N. cutaneus antebrachii medialis (C 8 bis Th 1) für die Haut weiter distal (Epicondylus medialis) und bis zum distalen Unterarm
  - medial-dorsal: N. cutaneus brachii posterior (C 5, C 6) und N. cutaneus antebrachii posterior (C 6, C 7) aus dem N. radialis
  - lateral: proximal N. cutaneus brachii lateralis superior (s. Schulterregion), übergehend in N. cutaneus brachii lateralis inferior (C 6, C 7) aus dem N. radialis und N. cutaneus antebrachii lateralis (C 6, C 7) aus dem N. musculocutaneus für vordere, äußere Seite des Unterarms

vegetativ sympathisch:

Hier sind v. a. die Segmente Th 2 bis Th 8 zu nennen. In den Seitenhörnern dieser Markregionen befinden sich die präganglionären Neuronen für die Versorgung der oberen Extremitäten. In diesen Segmenten liegt somit die Steuerung der Pilo-, Sudo- und v. a. der Vasomotorik der oberen Extremitäten. Kleinkalibrige afferente Fasern können in diesen Segmenten zu einer Sensibilisierung und zum Phänomen der spinalen Fazilitation führen. Die Stimulation solcher Fasern in den angesprochenen Segmenten kann primär von parietalen Strukturen (Muskeln, Gelenken, Faszien etc.) ausgehen oder auch von viszeralen Strukturen. Hier sind die thorakalen Organe und die Organe des Oberbauches zu nennen. Eine gesteigerte viszerale Afferenz kann zu einer gesteigerten sympathischen Aktivität führen mit negativem Einfluss auf die Gefäße der oberen Extremitäten.

Neben den viszeralen afferenten Fasern, die in BWS-Segmente hineinleiten, ist aus nervaler Sicht der N. phrenicus ein möglicher Übermittler viszeraler Störungen mit Einfluss auf die obere Extremität. Er ist der Nerv der „Hüllen", indem er sensibel die Pleura parietalis, das Perikard, (Teile des) Peritoneums parietale und die Leberkapsel versorgt. Daneben zieht er mit Fasern in das Ganglion coeliacum und gelangt so wahrscheinlich zu den Oberbauchorganen. Über seine afferenten Fasern kann es in seinen Ursprungssegmenten (C 3 bis C 5) über eine „spinale Fazilitation" zu Veränderungen der Aktivität der motorischen Vorderhornzellen kommen. Dies beträfe Fasern des Plexus cervicobrachialis. Im Falle einer (häufig) entstehenden Hypertonie kann es zur Ausbildung von Triggerpunkten kommen, die selbst zur Schmerzquelle werden können. Ferner kann es zu Störungen der Mobilität von Gelenken und der Funktion der aus diesen Segmenten innervierten Muskeln kommen. Betroffen sind v. a. Muskeln des Schultergürtels, u. a. die der Rotatorenmanschette. Auf diesem Wege könnte die Funktion und die Struktur dieser Muskeln beeinträchtigt werden, was letztendlich zu Beschwerden führen könnte. Ist z. B. die Zentrierung suboptimal, wird der Oberarmkopf bei jeder Kontraktion des M. deltoideus tendenziell nach kranial gezogen und die Strukturen im subakromialen Raum komprimiert und gereizt.

Vaskularisation

Arteriell

Die arterielle Versorgung des Schultergürtels und des Arms erfolgt über die A. subclavia. Diese verläuft durch die hintere Skalenuslücke und wird nach Passieren des M. subclavius zur A. axillaris, die wiederum, nachdem sie die Achselhöhle durchlaufen hat, zur A. brachialis wird, die sich, vorne in der Fossa cubitalis liegend, in ihre Endäste, die A. ulnaris und die A. radialis, teilt. In der Schulterregion gibt es zahlreiche Anastomosen zwischen den Ästen aus der A. subclavia und der A. axillaris.

- **Äste der A. subclavia**
  - Die A. suprascapularis läuft zur Fossa supraspinata und bildet eine Anastomose mit der A. circumflexa scapulae, ebenso wie
  - die A. transversa colli über ihren R. profundus (A. dorsalis scapulae).

- **Äste der A. axillaris**
Rr. subscapulares für den gleichnamigen Muskel
  - A. thoracica superior für den M. subclavius, Mm. intercostales I/II, M. serratus anterior, inkonstant, kann durch die Rr. pectorales der
  - A. thoracoacromialis ersetzt werden. Weitere Äste dieser Arterie:
    - R. acromialis: Akromion, Schultergelenk, Schlüsselbein, Mm. deltoideus, serratus anterior und pectoralis major, anastomosiert im Rete acromiale mit der A. suprascapularis
    - R. deltoideus für den gleichnamigen Muskel

- Funktion: Innenrotation und Adduktion des gesamten Muskels, Atemhilfsmuskel bei fixiertem Schultergürtel
  - Anteversion Partes clavicularis und sternocostales
  - Innervation: Nn. pectorales medialis und lateralis (C 5 bis Th 1)
- M. coracobrachialis
  - Ursprung: Proc. coracoideus
  - Ansatz: Humerus (distal der Crista tuberculi minoris)
  - Funktion: Anteversion, Adduktion, Innenrotation
  - Innervation: N. musculocutaneus (C 6, 7)

Faszien
Am Beispiel der Achsel als faszialen Kreuzungspunkt lassen sich einige wichtige Bedeutungen der Faszien für die Schulter-Arm-Region darlegen. Die Fascia axillaris bildet den Boden der Achsellücke. Sie bietet zum einen neurovaskulären Strukturen für die Versorgung des Arms Durchtrittsstellen, und zum anderen geht sie direkt über in die Fascia pectoralis (vordere Achselfalte), in die dorsale Rückenfaszie und in die Fascia brachii des Arms (Kap. 9). So lässt sich nachvollziehen, dass Spannungen des Rumpfes sowohl ventral als auch dorsal auf die Schulter-Arm-Region einwirken können. Zur Erinnerung: Der Arm ist myofaszial am Rumpf befestigt!

Innervation (peripher und segmental)
Die Nerven für den Schultergürtel und für den Arm werden von den Rr. ventrales der Spinalnerven aus (C 4)C 5 bis Th 1(Th 2) gebildet, dem Plexus brachialis. Dieser teilt sich auf in den Pars infraclavicularis und den Pars supraclavicularis. Von Letzterem gehen folgende Äste aus:
- N. dorsalis scapulae (C 3 bis C 5) für die Mm. levator scapulae, rhomboidei major und minor
- N. suprascapularis (C 4 bis C 6) für die Mm. supraspinatus und infraspinatus
- N. subclavius (C 5, C 6) für den M. subclavius
- N. thoracicus longus (C 5 bis C 7) für den M. serratus anterior

Beschrieben werden ferner direkte Äste für die Skalenusmuskeln. Die Pars infraclavicularis entsteht folgendermaßen:

Aus den Rr. ventrales entstehen die drei Trunci
- Truncus superior (C 5 und C 6),
- Truncus medius (C 7),
- Truncus inferior (C 8 und Th 1).

Diese bilden untereinander Verbindungen, sogenannte Divisionen, die eine erste funktionelle Einteilung erkennen lassen. In die Divisiones anteriores konvergieren die Fasern der Flexoren, in die Divisiones posteriores die Fasern der Extensoren.
In der Axilla (zwischen der I. Rippe und der Klavikula) gruppieren sich diese um die A. axillaris und erhalten je nach Lage zu dieser Arterie ihren Namen: die anterioren Divisionen der Trunci superior und medius werden zum Fasciculus lateralis, die anteriore Division des Truncus inferior zum Fasciculus medialis und die posterioren Divisionen aller drei Trunci zum Fasciculus posterior. Distal der Axilla teilen sich die Fasciculi in die Endäste auf:
- aus dem Fasciculus lateralis wird der N. musculocutaneus (C 5, C 6)
- aus dem Fasciculus medialis: der N. ulnaris (C 8, Th 1), die Nn. cutaneii brachii (C 8) und antebrachii mediales (C 8, Th 1)
- und aus beiden gemeinsam: der N. medianus (C 6 bis Th 1), die Nn. pectorales (C 5 bis Th 1)
- aus dem Fasciculus posterior: die Nn. axillaris (C 5, C 6), radialis (C 5 bis C 8), subscapularis (C 5 bis C 8) und thoracodorsalis (C 6 bis C 8)

Beteiligte Nerven
Die motorischen Fasern der Endäste werden bei den Muskeln der jeweiligen Region beschrieben. Die sensible Versorgung der Haut erfolgt hier:

- Schulterregion
- kranial: N. supraclavicularis (C 3, C 4) aus dem Plexus cervicalis
- lateral-dorsal (Regio deltoidea): N. cutaneus brachii lateralis superior (C 5, C 6) als Endast des N. axillaris
- medial: Rr. cutanei anteriores aus den oberen Interkostalnerven
- axillar: N. cutaneus brachii medialis (Th 1, Th 2) aus dem Fasciculus medialis

- M. sternocleidomastoideus
  - Ursprung:
    - *Caput sternale:* Manubrium sterni
    - *Caput claviculare:* mediales Drittel der Klavikula
  - Ansatz: Proc. mastoideus, Linea nuchalis superior
  - Funktion: homolaterale Lateralflexion und heterolaterale Rotation des Kopfes bei einseitiger Kontraktion
  - Dorsalextension bei beidseitiger Kontraktion
  - Einatemhilfsmuskel
  - Innervation: N. accessorius (XII. Hirnnerv) und Plexus cervicalis (C 1 bis C 2)
- M. omohyoideus
  - Ursprung: Margo superior der Skapula
  - Ansatz: Zungenbein
  - Funktion: Absenkung/Fixierung des Zungenbeins, Phonation und Schluckvorgang, hält die V. jugularis interna offen durch Spannung der Halsfaszie
  - Innervation: Ansa cervicalis (C 1 bis C 4)

Muskeln des Schultergelenks (Rotatorenmanschette)

- M. supraspinatus
  - Ursprung: Fossa supraspinata
  - Ansatz: Tuberculum majus (am weitesten anterior-kranial)
  - Funktion: Zentrierung und Stabilisierung des Humeruskopfes (Hauptfunktion), Abduktion
  - Innervation: N. suprascapularis (Pars supraclavicularis, s. o.)
- M. infraspinatus
  - Ursprung: Fossa infraspinata
  - Ansatz: Tuberculum majus
  - Funktion: Zentrierung und Stabilisierung des Humeruskopfes (Hauptfunktion), Außenrotation
  - Innervation: s. M. supraspinatus
- M. teres minor
  - Ursprung: Margo lateralis (Skapula)
  - Ansatz: Tuberculum majus (am weitesten posterior-kaudal)
  - Funktion: Zentrierung und Stabilisierung des Humeruskopfes (Hauptfunktion), Außenrotation
  - Innervation: N. axillaris (C 5, 6)
- M. subscapularis
  - Ursprung: Fossa subscapularis
  - Ansatz: Tuberculum minus
  - Funktion: Zentrierung und Stabilisierung des Humeruskopfes (Hauptfunktion), Innenrotation
  - Innervation: N. subscapularis (C 5 bis C 8)

> **Merke**
> Die zusätzlich genannten Bewegungskomponenten obiger Muskeln sind u. a. aufgrund des kurzen Hebels gering.

- M. deltoideus
  - Ursprung: laterales Drittel der Klavikula, Akromion und Spina scapulae
  - Ansatz: Tuberositas deltoidea (Humerus)
  - Funktion: Anteversion, Innenrotation, Adduktion Pars clavicularis
  - Retroversion, Außenrotation, Adduktion Pars spinalis
  - Beide Anteile assistieren bei der Abduktion zwischen 60° und 90°.
  - Abduktion Pars acromialis
  - Innervation: N. axillaris (C 5, 6)
- M. latissimus dorsi
  - Ursprung: Dornfortsätze des VII.–XII. BWK, Fascia thoracolumbalis und darüber an den Dornfortsätzen der LWK und des Os sacrum, hinteres Drittel der Crista iliaca, IX.–XII. Rippe, Angulus inferior (inkonstant)
  - Ansatz: Crista tuberculi minoris
  - Funktion: Innenrotation, Adduktion, Retroversion Schultergelenk, „Hustenmuskel"/Ausatmungshilfsmuskel
  - Innervation: N. thoracodorsalis (C 6 bis C 8)
- M. teres major
  - Ursprung: Angulus inferior
  - Ansatz: Crista tuberculi minoris
  - Funktion: Innenrotation, Adduktion, Retroversion
  - Innervation: N. subscapularis (C 5 bis C 8)
- M. pectoralis major
  - Ursprung: mediale Hälfte der Klavikula: Pars clavicularis
  - Sternum und Rippenknorpel der II.–VII. Rippe: Pars sternocostalis
  - Rektusscheide: Pars abdominalis
  - Ansatz: Crista tuberculi majoris

Schultergelenk

Als Kapselverstärkungen findet man die
- Ligg. glenohumeralia superius, mediale und inferius
  - Sie bilden ein „Z" im vorderen Bereich der Gelenkkapsel.
  - Im hinteren Bereich findet man keine solche bandhaften Verstärkungen, dafür aber strahlt der größte Teil der Muskeln der Rotatorenmanschette dorsal in die Kapsel ein (s. o.).
  - Die medialen Fasern sind sehr dünn und variabel angelegt.
  - verstärkte Spannung aller drei Anteile des glenohumeralen Bands bei Außenrotation
  - bei Abduktion: größere Spannung der unteren und mittleren Bandanteile
- Lig. coracohumerale
  - vom Proc. coracoideus ausgehende Faserzüge zum Tuberculum majus (bei Anteversion auf Spannung) bzw. zum Tuberculum minus (bei Retroversion auf Spannung)

Muskeln

Muskeln des Schultergürtels

- M. levator scapulae
  - Ursprung: I.–IV. HWK (Querfortsätze)
  - Ansatz: Angulus superior (der Skapula)
  - Funktion: Skapula-Bewegung nach kranial-medial und Innenrotation, bei fixierter Schulter ipsilaterale Lateralflexion HWS
  - Innervation: N. dorsalis scapulae (C 5)
- Mm. rhomboidei major und minor
  - Ursprung: Dornfortsatz I.–IV. BWK (major) bzw. VI. und VII. HWK (minor)
  - Ansatz: Margo medialis der Skapula (major: unterhalb der Spina scapulae; minor: oberhalb)
  - Funktion: Fixierung der Skapula am Rumpf, Skapula-Bewegung nach kranial-medial
  - Innervation: s. M. levator scapulae
- M. serratus anterior
  - Ursprung: I.–IX. Rippe
  - Ansatz: Skapula
  - Funktion: Skapula-Bewegung nach lateral-ventral, heben der Rippen bei fixierter Skapula
  - Innervation: N. thoracicus longus (C 5 bis C 7)
- M. subclavius
  - Ursprung: von der I. Rippe (Knorpel-Knochen-Grenze)
  - Ansatz: Unterseite der Klavikula (äußeres Drittel)
  - Funktion: Fixierung der Klavikula im SCG
  - Innervation: N. subclavius (C 5, 6)

Alle bisher genannten Muskeln des Schultergürtels werden von Nerven aus dem Pars supraclavicularis des Plexus brachialis versorgt (C 4 bis C 6). Diese zweigen zum Teil von den Trunci ab (s. u.) oder entstehen direkt aus den Spinalnerven. Zu beachten ist, dass auch der N. phrenicus aus diesen Segmenten entsteht und sich somit auch dessen afferenten Fasern aus dem Thorakal- und Bauchraum hier verschalten.

- M. pectoralis minor
  - Ursprung: III.–V. Rippe
  - Ansatz: Proc. coracoideus
  - Funktion: Protraktion und Depression
  - Innervation: Nn. pectorales medialis und lateralis (C 6–Th 1)
- M. trapezius
  - *Pars descendens:*
    - Ursprung: Os occipitale (Linea nuchae superior, Protuberantia occipitalis externa), Procc. spinosi der HWS (über Lig. nuchae)
    - Ansatz: laterales Drittel der Klavikula
  - *Pars transversa:*
    - Ursprung: Procc. spinosi der I.–IV. BWK
    - Ansatz: Akromion
  - *Pars ascendens:*
    - Ursprung: Procc. spinosi der V.–XII. BWK
    - Ansatz: Spina scapulae
  - *Funktion:*
    - Außenrotation der Skapula: Partes descendens und ascendens
    - Retraktion: Partes transversa und ascendens
    - Elevation: Pars descendens
    - Depression: Pars ascendens
    - gesamter Muskel: Fixierung des Schulterblattes am Thorax
  - Innervation: N. accessorius (XII. Hirnnerv) und Plexus cervicalis (C 2 bis C 4)

lenkflächen sind weitestgehend plan, nur in Ausnahmefällen kommt ein variabel geformter Discus articularis vor.

zu 3: Schultergelenk. Der Humeruskopf (Caput humeri) ist drei- bis viermal größer als die Gelenkpfanne und besitzt eine (unregelmäßige) Kugeloberfläche. Er ist nach oben, innen, hinten ausgerichtet. Die Gelenkpfanne (Cavitas glenoidalis) ist wenig konkav bis flach und schaut nach oben, leicht außen, vorne. Insgesamt ist die knöcherne Führung und Stabilität in diesem Gelenk äußerst gering. Diese wird nur unwesentlich vergrößert durch eine faserknorpelige Gelenkklippe.

Dieses Labrum glenoidale befestigt sich mit seiner Innenfläche am leicht erhabenen Rand der Pfanne. Die zentrale Fläche weist einen Übergang zum hyalinen Gelenkknorpel auf und die äußere Fläche dient als Kapselansatzfläche.

Der Hals (Collum anatomicum) des Oberarmknochens ist verhältnismäßig kurz. Gleich darunter befinden sich zwei knöcherne Erhebungen als Ansatzstellen für Muskeln: das Tuberculum majus und das Tuberculum minus. Diese gehen distal in zwei Knochenleisten über: die Crista tuberculi majoris und Crista tuberculi minoris (ebenfalls Muskelansatzstellen). Dazwischen verläuft der Sulcus intertubercularis für die lange Bizepssehne.

Die Kapsel ist weit und schlaff und v. a. im hinteren Bereich ausgesprochen dünn. Der Recessus axillaris stellt eine untere Reservefalte dar, die schlaff ist bei herunterhängendem Arm und gespannt wird bei Abduktion. In die Kapsel strahlen sehnige Ausläufer der Muskeln der Rotatorenmanschette ein: Mm. supraspinatus, infraspinatus, teres minor und subscapularis. Sie wirken wie „kontraktile Bänder", indem sie zur Stabilisierung des Gelenks durch Zentrierung des Oberarmkopfes in der Pfanne beitragen.

zu 4: skapulothorakale Gleitfläche. Die Skapula liegt bei herabhängendem Arm der II.–VII. Rippe an, die Gleitfläche wird dementsprechend gebildet von der inneren Fläche der Skapula und den hinteren Anteilen der Rippen. Dazwischen liegen der M. serratus anterior und der M. subscapularis. Die äußere Fläche des Schulterblattes dient einer Reihe von Muskeln als Ursprung. Sie wird durch die Spina scapulae aufgeteilt in eine Fossa infraspinatus und eine Fossa supraspinatus. Auch die mediale Kante (Margo medialis) dient wie der Angulus superior als Ansatzstelle für Muskeln, über die u. a. eine Verbindung zur Wirbelsäule hergestellt wird. Muskuläre und fasziale Dysbalancen können die Mobilität des Schulterblattes und damit des Schultergürtels maßgeblich beeinflussen.

zu 5: subakromialer Gleitraum/subakromiales Nebengelenk. Das subakromiale Nebengelenk besteht aus zwei Flächen, die zueinander gleiten:
- der tiefen Oberfläche des M. deltoideus
- den Oberflächen der Mm. supraspinatus, infraspinatus und teres minor

Dazwischen liegt – im subakromialen „Gelenkraum" – die Bursa subdeltoidea, die in der Regel mit der Bursa subacromialis kommuniziert.

Ligamente

Sternoklavikulargelenk (SCG)

Die Ligamente bestehen hier aus straffen Bandzügen:
- Ligg. sternoclaviculare anterius und posterius: sind Verdickungen der Kapsel
- Lig. interclaviculare: verläuft zwischen den beiden Klavikeln über das Manubrium sterni, strahlt in die Kapsel ein
- Lig. costoclaviculare: zieht vom Knorpel-Knochen-Übergang der I. Rippe zur Unterseite der Klavikula, hat den gleichen Verlauf wie der M. subclavius, hierdurch entsteht eine Koppelung der I. Rippe an die Klavikula: im Falle einer Dysfunktion der I. Rippe oder des I. BWK kann es sekundär zu einer Störung der Mobilität der Klavikula kommen und umgekehrt.

Akromioklavikulargelenk (ACG)

- Lig. acromioclaviculare: als kraniale Verdickung der Kapsel des Gelenks
- Lig. coracoacromiale: ist beteiligt an der Bildung des Schulterdaches, hat keine mechanische Bedeutung
- Lig. coracoclaviculare: vom Proc. coracoideus als zwei Faserbündel verlaufend: 1. Lig. conoideum und 2. Lig. trapezoideum

Der Bandapparat des ACG ist bei Stürzen auf den Arm verletzungsanfällig.

Woche, die weitere Entwicklung und Reife des neuromuskulären Systems findet bis weit nach der Geburt statt. Reife Neugeborene haben nur etwa 20 % der Muskelfasern eines Erwachsenen und die Muskeln sind bis zum 2.–3. Lebensmonat nicht am Knochen, sondern nur an der Knochenhaut befestigt [7].

Die Knochenkerne, u. a. die der Handwurzelknochen, können während der Schwangerschaft und während des späteren Wachstums Rückschlüsse geben auf das (Knochen-)Alter der Kinder. Primäre Knochenkerne an den Endphalangen der Hand tauchen in der 7.–8. Entwicklungswoche auf. Enchondrale (sekundäre) Knochenkerne treten in der Handregion erst nach der Geburt auf, zuerst im Os capitatum (1.–6. Monat) und zuletzt im Os pisiforme (8.–12. Lebensjahr).

5.4.3 Schnelltest obere Extremität

Hier geht es darum, herausfinden, ob eine Dysfunktion der oberen Extremität vorliegt und nicht darum, welche Dysfunktion vorliegt.

Ausgangsstellung

Der Patient steht oder sitzt vor dem Therapeuten und führt mit beiden Armen gleichzeitig eine Abduktion/Elevation durch, bei der am Ende die Handrücken zueinander zeigen.

Beurteilung

- Man prüft, ob die Bewegungen links und rechts synchron verlaufen und die gleiche Bewegungsamplitude aufweisen.
- Falls beide Fragen mit ja zu beantworten sind, sind die oberen Extremitäten ohne Befund.
- Falls deutliche Einschränkungen oder ein „painful arc" auffallen, ist der Schultergürtel näher zu untersuchen.
- Falls auf einer Seite die Bewegung der Skapula deutlich früher einsetzt als auf der anderen Seite, zeigt dies die Seite der Dysfunktion, aber noch nicht die genaue Lokalisation an. Der Schultergürtel und der Thorax sollten dann näher untersucht werden.
- Falls am Ende der Bewegung ein Arm „länger" erscheint als der andere, deutet dies in der Regel auf eine Kompensation hin und zeigt die Seite der Dysfunktion an. Eine Ausnahme bildet eine Dysfunktion des Ellenbogens, die beim Test das Bild eines „kürzeren" Arms auf der Dysfunktionsseite ergeben kann.

Ein „Faszialer Test der oberen Extremitäten" wird in Kap. 9.8.4 beschrieben (S. 461).

5.4.4 Schultergürtel

Anatomische Grundlagen

Gelenkflächen
Der Schultergürtel besteht aus drei echten Gelenken:
1. dem Sternoklavikulargelenk (SCG): Art. sternoclavicularis
2. dem Akromioklavikulargelenk (ACG): Art. acromioclavicularis
3. dem Schultergelenk: Art. glenohumeralis

und zwei Nebengelenken:
4. der skapulothorakalen Gleitfläche/Schulterblatt-Thorax-Gelenk
5. dem subakromialen Gleitraum/subakromiales Nebengelenk

Die Gesamtheit aller Gelenke und Nebengelenke bildet eine funktionelle Einheit. Diese Einheit weist eine äußerst große Mobilität auf. Jedwede Störung in einem Gelenk hat Auswirkungen auf die anderen Gelenke. Wie das Beispiel einer aktiven Abduktion zeigt, finden Bewegungen der Schulter mehr oder weniger nacheinander in allen Verbindungen statt.

zu 1: Sternoklavikulargelenk (SCG). Das SCG weist sattelförmige Gelenkflächen auf: Der „Reiter" wird gebildet von der Extremitas sternalis der Klavikula, der „Sattel" von der sternalen Fläche der Klavikula. Die Gelenkfläche ist konvex von vorne nach hinten, konkav von oben nach unten. Der Discus articularis teilt das Gelenk in zwei Kammern.

zu 2: Akromioklavikulargelenk (ACG). Das laterale Ende der Klavikula (Extremitas acromialis) besitzt an der Unterseite eine Gelenkfläche, deren Ausrichtung ist nach unten, hinten, außen. Diese liegt sozusagen der Gelenkfläche des Akromions auf, die sich nach oben, vorne, innen orientiert. Die Ge-

Phase der Entspannung:
- den Patienten auffordern, die Spannung zu lösen
- minimal 1–2 Sekunden warten
- das linke Bein weiter in die Beugung bringen, das rechte Bein auf der Behandlungsliege halten

Wiederholen der beiden Phasen.

☑ **Fragen zur Selbstüberprüfung**
Die Antworten finden sich im vorangegangenen Kapitel und werden hier nicht explizit aufgeführt.
1. In welchen wesentlichen Punkten unterscheidet sich die embryologische und frühkindliche Entwicklung des Os ilium von der des Os sacrum?
2. Welche Gelenkbereiche umfasst die LBH-Region? Welche Zusammenhänge ergeben sich hieraus?
3. Wie ist der Verlauf der extrinsischen Ligamente des Beckens?
4. Welche Strukturen verlaufen in den Lacunae musculorum und vasorum?
5. Welche neurovaskulären Strukturen ziehen durch das Foramen infrapiriforme?
6. Beschreibe die osteo- und arthrokinematischen Bewegungen des Beckens.
7. Welche Aussage lässt ein positiver Gleittest zu?
8. Welche Tests kämen nach dem positiven Gleittest infrage?
9. Wozu dient der Spine-Test?
10. Was soll die Muskelkontraktion während der Durchführung einer Muskeltechnik bei einer Dysfunktion des Os ilium bewirken?

5.4 Extremitäten – Obere Extremität

5.4.1 Allgemeine Einführung

Die oberen und unteren Extremitäten weisen zwar den gleichen Bauplan auf, unterscheiden sich aber in Struktur und Funktion deutlich voneinander. Es gibt in beiden Extremitäten drei Gelenkbereiche. Bei den oberen Extremitäten sind dies
- proximal das Schultergelenk,
- distal das Handgelenk,
- dazwischengeschaltet das Ellenbogengelenk.

Beide Extremitäten sind unterschiedlich mit dem Rumpf verbunden: Der sehr mobile Schultergürtel ist Teil der oberen Extremität und mittels Muskeln und Faszien am Rumpf aufgehängt. Über diese Verbindungen sind auf- und absteigende Ketten vom Rumpf auf die Extremitäten und umgekehrt möglich. Solche Ketten können über das myofasziale System entstehen und/oder über die nervalen und vaskulären Zusammenhänge erklärt werden, wie dem N. phrenicus, der eng mit den thorakalen und Organen des Oberbauchs verbunden ist. Viszerale afferente Fasern dieser Organe können bei Reizungen und Dysfunktionen thorakale Segmente, die die sympathische Versorgung der oberen Extremitäten steuern, und/oder zervikale Segmente, die für die motorische und sensible Versorgung der Schulterregion bedeutsam sind, dysregulieren. Dabei benötigen die artikulären und periartikulären Strukturen der oberen Extremitäten gleichermaßen eine optimale Versorgung (nerval und vaskulär) und eine optimale Drainage (venös und lymphatisch). Störungen können lokal und auf Abstand die Belastbarkeit der Gelenke und der Weichteile reduzieren. Viele solcher Störungen der oberen Extremitäten manifestieren sich als Reizzustände im myofaszialen Gewebe wie Epikondylitis, Tendinitis, Bursitis etc.

Solche Zustände im Bereich der oberen Extremitäten werden durch die relativ große Projektion dieser Körperregion im Gyrus postcentralis und den assoziierten Kerngebieten sehr genau wahrgenommen und lassen die Patienten dementsprechend intensiv „leiden". Psychische und/oder emotionale Störungen können gerade auf die oberen Körperpartien einen (mit-)auslösenden oder triggernden Einfluss haben.

5.4.2 Phylogenese und Embryologie

Wie in Kap. 5.5.2 beschrieben, gibt es in der grundsätzlichen Entwicklung der beiden Extremitäten deutliche Parallelen. So erfolgt die Entwicklung der Gliedmaßen aus den Knospen heraus von proximal nach distal. Die kritische Phase in der Entwicklung der Knospen ist zwischen der 4. und 6. Schwangerschaftswoche. Schwere Gliedmaßenfehlbildungen sind in der Regel auf Störungen in dieser Zeit zurückzuführen. Die Innervation der Extremitätenmuskeln beginnt etwa in der 10.

Phase der Entspannung:
- den Patienten auffordern, die Spannung zu lösen
- minimal 1–2 Sekunden warten
- Schulter/Oberkörper passiv langsam etwas nach hinten bewegen

Wiederholen der beiden Phasen, dann die Handposition ändern.

Schritt 2:
- linke Hand: palpiert den linken Sulkus und die linke Sakrumbasis
- rechte Hand: umgreift die Füße des Patienten, Unterschenkel von der Behandlungsliege nehmen und diese langsam in Richtung des Bodens absenken, bis die Bewegung im Becken (als Seit-Kipp-Bewegung) zu ertasten ist

■ Korrektur
Phase der Anspannung – 2. Korrektur über den unteren Hebel (untere Extremitäten):
- die Füße des Patienten leicht nach unten drücken und den Patienten auffordern, einen Gegendruck nach oben aufzubauen
- isometrische Aktivität (Abduktionskette des oberen und Adduktionskette des unteren Beins) kontrollieren und so dosieren, dass sich die linke Basis nach posterior bewegt
- Bewegt sich die linke Basis nicht nach posterior oder sogar nach anterior, ist im LSÜ zu wenig Flexion eingestellt worden; dies ist ggf. zu korrigieren.
- 3–5 Sekunden halten

Phase der Entspannung:
- den Patienten auffordern, die Spannung zu lösen
- minimal 1–2 Sekunden warten
- Füße des Patienten passiv langsam weiter nach unten in Richtung Boden bewegen

Wiederholen der beiden Phasen.

Muskeltechnik bei einer Dysfunktion der Symphysis pubica mit Os pubis rechts superior/Os pubis links inferior

Die im Folgenden beschriebene Technik behandelt die Symphysis pubica als Artikulationsfläche des rechten und des linken Os pubis.

■ Ausgangsstellung
- *Patient:* in Rückenlage, das linke Bein in Hüft- und Kniegelenk gebeugt, das rechte Bein liegt auf der Behandlungsliege
- *Therapeut:* steht rechts neben der Behandlungsliege

■ Vorgehen
- linke Hand: auf dem distalen Oberschenkel des rechten Beins
- rechte Hand: am proximalen Unterschenkel des linken Beins, Flexion im Hüftgelenk einleiten, bis die Bewegung im Becken ankommt

■ Korrektur
Phase der Anspannung:
- das rechte Bein gegen die Behandlungsliege und das linke Bein gegen den Oberkörper des Patienten drücken und den Patienten auffordern, mit beiden Beinen einen Gegendruck aufzubauen (▶ Abb. 5.50)
- isometrische Aktivität so dosieren, dass keine Bewegung, sondern nur Spannung im Becken auftritt
- 3–5 Sekunden halten

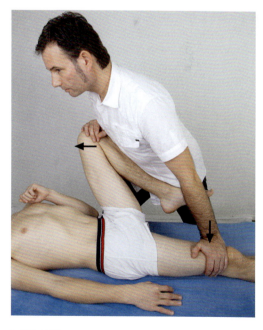

▶ Abb. 5.50

Phase der Entspannung:
- den Patienten auffordern, die Spannung zu lösen
- minimal 1–2 Sekunden warten
- Schulter/Oberkörper passiv langsam etwas nach hinten bewegen, dabei nicht zu weit rotieren (die Technik funktioniert sehr gut auch ohne deutliche Steigerung der Rotation)

Wiederholen der beiden Phasen, dann Handposition erneut ändern.

Schritt 2:
- linke Hand: palpiert die linke Sakrumbasis
- rechte Hand: umgreift die Füße des Patienten, Unterschenkel von der Behandlungsliege nehmen und diese langsam in Richtung des Bodens absenken, bis die Bewegung im Becken (als Seit-Kipp-Kewegung) zu ertasten ist

■ Korrektur
Phase der Anspannung – 2. Korrektur über den unteren Hebel (untere Extremitäten):
- die Füße des Patienten leicht nach unten drücken und den Patienten auffordern, einen Gegendruck nach oben aufzubauen
- isometrische Aktivität (Abduktionskette des oberen und Adduktionskette des unteren Beins) kontrollieren und so dosieren, dass sich die linke Basis nach anterior bewegt
- Bewegt sich die linke Basis nicht nach anterior oder sogar nach posterior, ist im LSÜ entweder zu viel Rotation oder zu wenig Extension eingestellt worden; dies ist ggf. zu korrigieren.
- 3–5 Sekunden halten

Phase der Entspannung:
- den Patienten auffordern, die Spannung zu lösen
- minimal 1–2 Sekunden warten
- Füße des Patienten passiv langsam weiter nach unten in Richtung Boden bewegen

Wiederholen der beiden Phasen.

Muskeltechnik bei Dysfunktion des Sakrums R/R (anterior stehende Basis)

■ Ausgangsstellung
- *Patient:* wird (entweder aus dem Sitzen oder aus der Bauchlage heraus) in eine kombinierte

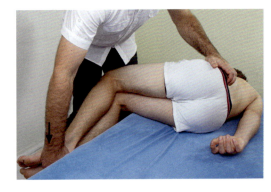

▶ Abb. 5.49

Bauch-Seit-Lage gebracht, auf der rechten Seite des Beckens liegend, beide Beine liegen gebeugt aufeinander auf der Behandlungsliege, Oberkörper nach vorne gedreht in Rotation rechts
- *Therapeut:* steht vor der Behandlungsliege

■ Vorgehen
- linke Hand: im LSÜ
- rechte Hand: umgreift die Beine des Patienten und schiebt diese langsam in Flexion, bis diese im LSÜ ankommt (dadurch ist der LSÜ in Flexion und die Sakrumbasis tendenziell nach posterior eingestellt; ▶ Abb. 5.49)
- dann die Handposition wie folgt ändern:

Schritt 1:
- rechte Hand: palpiert mit einem Finger die linke Sakrumbasis
- linke Hand: liegt vorne an der linken Schulter des Patienten

■ Korrektur
Phase der Anspannung – 1. Korrektur über den oberen Hebel (Wirbelsäule):
- die linke Schulter des Patienten leicht nach hinten ziehen und den Patienten auffordern, einen Gegendruck nach vorne aufzubauen
- isometrische Aktivität (in Rotation rechts) kontrollieren und so dosieren, dass sich die linke Basis nach posterior bewegt
- Bewegt sich die linke Basis nicht nach posterior oder sogar nach anterior, ist im LSÜ zu wenig Flexion eingestellt worden; dies ist ggf. zu korrigieren.
- 3–5 Sekunden halten

5 – Parietale Osteopathie

funktionell gehört, s. o.) wird bei einer Dysfunktion mit anteriorer Basis in eine Flexionsposition gebracht, bei einer Dysunktion mit posteriorer Basis dementsprechend in Extensionsposition. Zusätzlich wird die Rotation korrigierend eingestellt und dann wird hauptsächlich über zwei Hebel gearbeitet:

1. Hebel: die unteren Extremitäten. Durch eine isometrische muskuläre Anspannung **beider Beine** (im oberen Bein: Abduktionskette, im unteren Bein: Adduktionskette) wird ein Öffnen des kurzen Pols im oben liegenden ISG und ein Öffnen des langen Pols im unten liegenden ISG bewirkt.

2. Hebel: Wirbelsäule. Ähnlich verhält es sich mit dem Sakrum bei isometrischer Anspannung der **Wirbelsäule** in Rotation. Bei einer passiven maximalen Rotation der Wirbelsäule wird die auftretende artikuläre, myofasziale und ligamentäre Spannung der Wirbelsäule dafür sorgen, dass das Sakrum der Wirbelsäule ab einem bestimmten Moment in die Rotation folgt (dieses Phänomen nutzt man bei den Impulstechniken des Sakrums). Bei den vorgestellten Muskeltechniken ist es deshalb wichtig, keine maximale Rotation der Wirbelsäule einzustellen. Lässt man die Wirbelsäule dann isometrisch in Rotation anspannen, bewegt sich das Sakrum in Gegenrotation hierzu. Dabei lässt man die Wirbelsäule in Richtung der Rotation anspannen, in der sich das Sakrum in Dysfunktion befindet.

Für beide Hebel gilt: Durch die Kombination aus Anspannung und Positionierung wird das Sakrum im Moment der muskulären Aktivität sozusagen passiv korrigiert.

Merkhilfe: Bei den folgenden Muskeltechniken für das Sakrum wird der Patient so gelagert, dass er auf seiner Achse und damit die zu behandelnde Basis oben liegt.

Muskeltechnik bei Dysfunktion des Sakrums L/R (posterior stehende Basis)

- Ausgangsstellung
- *Patient:* in Seitlage rechts, beide Beine liegen gebeugt aufeinander (Unterschenkel zunächst auf der Behandlungsliege), Oberkörper leicht nach hinten gedreht in Rotation links (*wichtig:* keine maximale Rotation)
- *Therapeut:* steht vor der Behandlungsliege

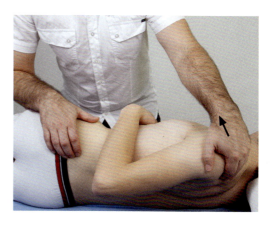

▶ Abb. 5.48

- Vorgehen
- linke Hand: palpiert den LSÜ
- rechte Hand: umgreift die Beine des Patienten und schiebt diese aus einer Beugung von etwa 90° langsam in Extension, bis diese im LSÜ ankommt (dadurch ist der LSÜ leicht in Extension und die Sakrumbasis tendenziell nach anterior eingestellt)
- dann Handposition wie folgt ändern:

Schritt 1:
- rechte Hand: palpiert mit einem Finger die linke Sakrumbasis
- linke Hand: liegt hinten an der linken Schulter des Patienten (▶ Abb. 5.48)

- Korrektur

Phase der Anspannung – 1. Korrektur über den oberen Hebel (Wirbelsäule):
- die linke Schulter des Patienten leicht nach vorne ziehen und den Patienten auffordern, einen Gegendruck nach hinten aufzubauen
- isometrische Aktivität in Rotation links (extrinsische Ligamente verlaufen in räumlichem Abstand zum ISG) kontrollieren und so dosieren, dass sich die linke Basis nach anterior bewegt
- Bewegt sich die linke Basis nicht nach anterior oder sogar nach posterior, ist im LSÜ entweder zu viel Rotation oder zu wenig Extension eingestellt worden; dies ist ggf. zu korrigieren.
- 3–5 Sekunden halten

Phase vor der Manipulation:
- der linke Arm greift mit der Hand von dorsal an die linke Schulter/das Schulterblatt des Patienten, dabei den Unterarm evtl. auf den linken Oberarm des Patienten legen
- rechte Hand: an der linken SIAS
- Oberkörper des Patienten zum Therapeuten hin rotieren, gleichzeitig das linke Ilium über die Hand an der SIAS auf der Behandlungsliege fixieren
- Widerstand bei der Bewegung immer wieder neu beurteilen

Phase der Beschleunigung:
- den maximalen Widerstand suchen
- Ilium auf der Behandlungsliege halten
- Impuls über die Rotation der Wirbelsäule

Bei einer Dysfunktion des Sakrums R/L ist in entgegengesetzter Richtung vorzugehen als hier beschrieben.

Impulstechnik bei einer Dysfunktion des Sakrums R/R (Basis anterior)

■ Ausgangsstellung
- *Patient:* in Seitlage rechts, Becken senkrecht zur Behandlungsliege, das obere Bein ist leicht gebeugt, das untere leicht gestreckt, die LWS liegt neutral in Bezug auf Flexion und Extension, der Oberkörper ist leicht nach hinten rotiert (dadurch liegt der Patient stabiler und ist besser einzustellen)
- *Therapeut:* steht vor dem Patienten, Zug am rechten Arm des Patienten (als Traktion/Lateralflexion und als Rotation der Wirbelsäule nach links, beide Bewegungen bis einschließlich L5/S1), dann auf Höhe der Dysfunktion positionieren, oberes Bein des Patienten zwischen den Oberschenkeln

■ Vorgehen
- rechter Arm: Hypothenar auf den rechten AIL, Ausrichtung des Unterarms zur gegenüberliegenden linken Basis
- linke Hand: greift an die oben liegende linke Schulter des Patienten und hält die Wirbelsäule in Rotation (▶ Abb. 5.47)

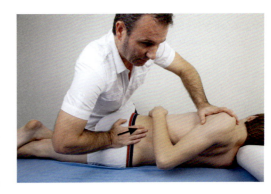

▶ Abb. 5.47

■ Korrektur
Phase der Orientierung:
- den Patienten „en bloc" etwas nach vorne drehen, der Oberschenkel des Patienten zwischen den Oberschenkeln des Therapeuten, das Becken des Therapeuten zur Stabilisierung am Becken des Patienten
- dabei die Rotation zwischen Wirbelsäule und Becken nicht verlieren

Phase vor der Manipulation:
- manuell das Sakrum mit der rechten Hand am AIL um die rechte Achse nach posterior rotieren und den Widerstand suchen

Phase der Beschleunigung:
- Impuls mit der rechten Hand am rechten AIL in Richtung der linken Basis geben
- die Wirbelsäule dabei in Rotation halten

Bei einer Dysfunktion des Sakrums L/L ist in entgegengesetzter Richtung vorzugehen als hier beschrieben.

ⓘ Muskeltechniken des Sakrums
Die Anwendung dieser Techniken bei Dysfunktionen des Sakrums bedürfen einer kurzen Erklärung: Das Sakrum hat keine aktive Mobilität, und insofern ist eine aktive Korrektur durch Muskelzüge im Grunde genommen nicht möglich. Es folgt ein Vorschlag für die modellhafte Erklärung der Muskeltechniken des Sakrums.
Wie schon bei den Muskeltechniken der Wirbelsäule oder des Iliums spielt die Positionierung des Sakrums eine erste entscheidende Rolle. Das Sakrum und der lumbosakrale Übergangsbereich (zu dem das Sakrum

Phase der Entspannung:
- den Patienten auffordern, die Spannung zu lösen
- minimal 1–2 Sekunden warten
- Die Hände am Becken fixieren die gewonnene Bewegungsamplitude

Wiederholen der beiden Phasen.

Impulstechnik bei einer Dysfunktion Ilium Up-Slip links – Jackson-Technik

- Ausgangsstellung
- *Patient:* in Rückenlage, mittig auf der Behandlungsliege, beide Hände hinter dem Nacken verschränkt
- *Therapeut:* steht zunächst rechts vom Patienten und sollte sich später in der Phase der Beschleunigung auf Höhe des Kopfes positionieren (▶ Abb. 5.45)

- Vorgehen
- wie bei der Jackson-Technik Ilium anterior (S. 119)

- Korrektur

Phase der Orientierung:
- die Wirbelsäule zum Therapeuten hin nach rechts rotieren, das Becken soll sich dabei mitdrehen und in eine beinahe senkrechte Position zur Behandlungsliege gebracht werden

Phase vor der Manipulation:
- linker Arm: s. o.
- rechte Hand: breitflächig von kranial auf den Beckenkamm legen
- das Ilium nach kaudal schieben und den maximalen Widerstand hierbei suchen

Phase der Beschleunigung:
- Oberkörper in Rotation halten
- Impuls mit der rechten Hand am Beckenkamm nach kaudal

Impulstechnik bei Dysfunktion des Sakrums L/R (Basis posterior) – Jackson-Technik

- Ausgangsstellung
- *Patient:* in Rückenlage, auf der rechten Seite der Behandlungsliege, beide Hände hinter dem Nacken verschränkt, beide Beine nach links gelagert

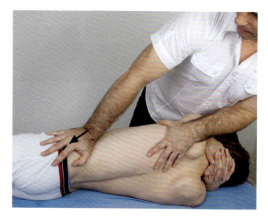

▶ Abb. 5.45

- *Therapeut:* steht rechts vom Patienten und sollte sich später in der Phase der Beschleunigung etwas weiter kopfwärts positionieren (▶ Abb. 5.46)

- Vorgehen
- wie bei der Jackson-Technik für eine Dysfunktion Ilium anterior (S. 119)

- Korrektur

Phase der Orientierung:
- Der Patient sollte nun so eingestellt sein, dass eine Rotation der Wirbelsäule unmittelbar am Becken ankommt.

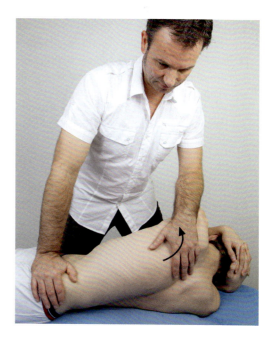

▶ Abb. 5.46

5.3 Becken

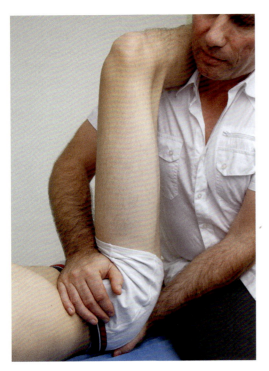

▶ Abb. 5.43

- beide Arme leiten eine Rotation des Iliums nach posterior über eine Flexion des Beins ein, bis die Bewegung am Becken zu ertasten ist, dabei beugt sich der Therapeut etwas vor

■ Korrektur
Phase der Anspannung:
- den Patienten auffordern, den Unterschenkel gegen die Schulter des Therapeuten zu drücken
- isometrische Aktivität (der ischiokruralen Muskeln) kontrollieren und so dosieren, dass sie am Becken als Bewegung in posteriore Rotation wahrgenommen werden kann, die Hände am Becken folgen der Bewegung
- 3–5 Sekunden halten

Phase der Entspannung:
- den Patienten auffordern, die Spannung zu lösen
- minimal 1–2 Sekunden warten
- die Hände am Becken fixieren die gewonnene Bewegungsamplitude

Wiederholen der beiden Phasen.

Muskeltechnik bei einer Dysfunktion des Iliums posterior rechts

■ Ausgangsstellung
- *Patient:* in Rückenlage, rechts am Rand der Behandlungsliege, linkes Bein gebeugt, rechtes Bein hängt über den Rand der Behandlungsliege
- *Therapeut:* steht rechts vom Patienten, in Schrittstellung: linkes Bein vor (▶ Abb. 5.44)

■ Vorgehen
- die linke Hand liegt posterior am Ilium, Finger haken sich medial der SIPS ein, Handballen liegen an der Darmbeinschaufel
- die rechte Hand liegt auf dem distalen Oberschenkel
- beide Arme leiten eine Rotation des Iliums nach anterior über eine Extension des rechten Beins ein, bis die Bewegung am Becken zu ertasten ist
- Therapeut bringt dabei mehr Gewicht auf sein hinteres Bein

■ Korrektur
Phase der Anspannung:
- den Oberschenkel des Patienten nach posterior drücken und den Patienten auffordern, einen Gegendruck hierzu aufzubauen
- isometrische Aktivität (der Flexoren der Hüfte) kontrollieren und so dosieren, dass sie am Becken als Bewegung in anteriore Rotation wahrgenommen werden kann (*Achtung:* eine [zu] kräftige Anspannung dreht das Ilium häufig nach posterior!), die Hände am Becken folgen der Korrekturbewegung
- 3–5 Sekunden halten

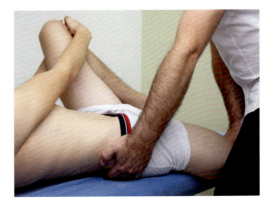

▶ Abb. 5.44

Bewegung in der Wirbelsäule stattfindet und diese Region dadurch „geschützt" wird.
- *Wichtig:* Das Becken des Patienten muss dabei auf der Behandlungsliege bleiben.
- eventuell etwas Extension der Wirbelsäule hinzufügen

■ Korrektur

Phase der Orientierung:
- Der Patient sollte nun so eingestellt sein, dass eine Rotation der Wirbelsäule unmittelbar am Becken ankommt

Phase vor der Manipulation:
- linker Arm: mit der Hand von dorsal an die linke Schulter/das Schulterblatt des Patienten greifen, dabei den Unterarm evtl. auf den linken Oberarm des Patienten legen
- rechte Hand: an der linken SIAS, Ausrichtung des Unterarms dorsal-kranial
- Oberkörper des Patienten zum Therapeuten hin rotieren, gleichzeitig das linke Ilium über die Hand an der SIAS nach posterior rotieren
- Widerstand bei der Bewegung immer wieder neu beurteilen

Phase der Beschleunigung:
- den maximalen Widerstand suchen
- Oberkörper in Rotation halten
- Impuls mit der rechten Hand von der SIAS aus nach dorsal-kranial

Impulstechnik bei einer Dysfunktion des Iliums posterior links

■ Ausgangsstellung
- *Patient:* in Seitlage rechts, etwas weiter nach hinten auf der Behandlungsliege gelagert, Becken senkrecht zur Behandlungsliege, das obere Bein ist leicht gebeugt, das untere leicht gestreckt, die LWS liegt neutral in Bezug auf Flexion und Extension, der Oberkörper ist leicht nach hinten rotiert (dadurch liegt der Patient stabiler und ist besser einzustellen)
- *Therapeut:* steht vor dem Patienten, Zug am rechten Arm des Patienten (als Traktion/Lateralflexion und als Rotation der Wirbelsäule nach links – beide Bewegungen bis einschließlich L 5/ S 1), dann auf Höhe der Dysfunktion positionieren, oberes Bein des Patienten zwischen den Oberschenkeln

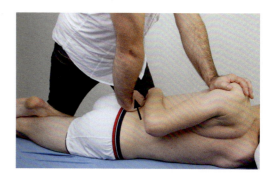

▶ Abb. 5.42

■ Vorgehen
- rechter Arm: Hypothenar an der SIPS, Ausrichtung des Unterarms nach ventral-kaudal
- linke Hand: greift an die oben liegende linke Schulter des Patienten und hält die Wirbelsäule in Rotation (▶ Abb. 5.42)

■ Korrektur

Phase der Orientierung:
- den Patienten „en bloc" weit nach vorne drehen
- den Oberschenkel des Patienten zwischen den Oberschenkeln des Therapeuten, das Becken des Therapeuten zur Stabilisierung an das Becken des Patienten, dabei die Rotation zwischen Wirbelsäule und Becken nicht verlieren

Phase vor der Manipulation:
- manuell das Ilium mit der rechten Hand nach anterior drehen und den Widerstand testen

Phase der Beschleunigung:
- Impuls mit der rechten Hand von der SIPS aus nach anterior-kaudal

Muskeltechnik bei einer Dysfunktion des Iliums anterior rechts

■ Ausgangsstellung
- *Patient:* in Rückenlage
- *Therapeut:* sitzt auf der Behandlungsliege, das rechte gebeugte Bein des Patienten liegt auf seiner rechten Schulter (▶ Abb. 5.43)

■ Vorgehen
- die rechte Hand liegt auf der SIAS
- die linke Hand liegt unter der rechten Gesäßhälfte des Patienten, der Sitzbeinhöcker des Patienten befindet sich zwischen Thenar und Hypothenar

5.3 Becken

- Asymmetrie der Stellung des rechten und linken R. superior ossis pubis. Ein Ramus steht weiter kranial bzw. der andere weiter kaudal. Die Daumen hierzu breitflächig von kranial auf den rechten und linken R. superior ossis pubis legen.

Zusätzlich können u. a. rezidivierende Blasenentzündungen, Adduktorenreizungen, Leistenschmerzen auf mögliche Dysfunktionen des Pubisgelenks hindeuten.

Für die **dynamische Palpation** wird folgender Test empfohlen.

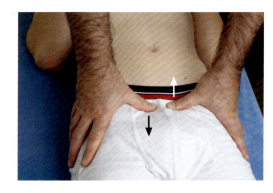

▶ Abb. 5.40

Test Pubisgelenk

■ Ausgangsstellung
- *Patient:* in Rückenlage
- *Therapeut:* steht neben dem Patienten in Richtung der Füße

■ Vorgehen
- beide Hände mit den Daumen breitflächig auf das myofasziale Gewebe etwas kranial-lateral der Symphysis pubica auflegen
- Test: mit der rechten Hand das Gewebe nach inferior schieben, gleichzeitig mit der linken Hand das Gewebe nach superior ziehen, dann umgekehrt (▶ Abb. 5.40)

■ Beurteilung
- Beurteilt wird die myofasziale Elastizität bzw. Rigidität und der Rebound beim Testen nach superior und inferior.
- Bewegt sich ein Ramus weniger gut nach kaudal, so bewegt er sich auf der anderen Seite weniger gut nach kranial und umgekehrt.
- Daraus resultiert eine Behandlungstechnik, die das Pubisgelenk „auf beiden Seiten" mobilisiert (S. 126).

Behandlung

Techniken

Impulstechnik bei einer Dysfunktion des Iliums anterior links – Jackson-Technik

■ Ausgangsstellung
- *Patient:* in Rückenlage, rechts auf der Behandlungsliege, beide Hände hinter dem Nacken verschränkt, beide Beine nach links gelagert (indu-

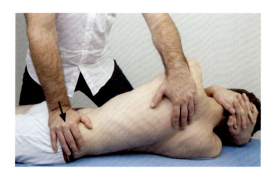

▶ Abb. 5.41

ziert eine Lateralflexion in der unteren Wirbelsäule)
- *Therapeut:* steht zunächst rechts vom Patienten und sollte sich später in der Phase der Beschleunigung auf Höhe des Beckens positionieren (▶ Abb. 5.41)

■ Vorgehen
- rechter Arm: mit dem Ellenbogen auf dem linken Beckenkamm des Patienten, mit der Hand im linken Schulter-/Achselbereich des Patienten
- linker Arm: mit der Hand im rechten Schulter-/Achselbereich des Patienten
- Beide Arme bewegen gemeinsam den Oberkörper des Patienten in Lateralflexion vom Therapeuten weg und in Rotation zum Therapeuten hin (nach rechts).
- Die Lateralflexion, die via Oberkörper- und Beinposition eingestellt wird, baut eine Art Festigkeit in der unteren LWS auf und führt dazu, dass sich die Wirbelsäulenbewegungen schneller auf das Becken übertragen, wodurch weniger

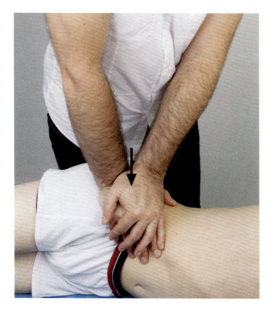

▶ Abb. 5.37

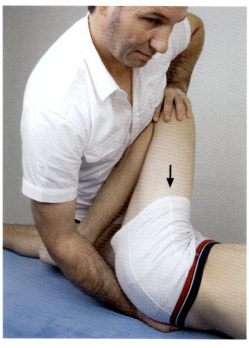

▶ Abb. 5.39

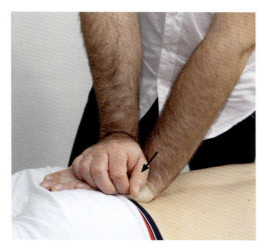

▶ Abb. 5.38

■ Ausgangsstellung und Vorgehen
- *Patient:* in Rückenlage
- Test: Der Patient wird aufgefordert, erst das eine und danach das andere Bein gestreckt von der Behandlungsliege abzuheben.

Beurteilt werden:
- dabei auftretende Schmerzen im Becken (ISG inklusive Projektionsareale oder Pubisregion)
- Grad der möglichen Instabilität: Bein anheben nicht schwierig bis unmöglich (Letzteres spricht in Kombination mit Schmerzen für eine deutliche Instabilität, wie man sie z. B. nach einer postnatalen Symphysendislokation findet)

Falls sich die positiven Befunde durch externe Stabilisierung des ISG (z. B. durch manuelle transversale Kompression des Beckens) verringern, spricht dies für das Vorliegen einer Instabilität.

Symphysis pubica. Deuten die bisher vorgestellten Tests auf eine Dysfunktion der Symphysis pubica hin, so finden sich bei der **statischen Palpation** häufig die nachfolgend aufgeführten Veränderungen:
- Elastizitätsverlust bzw. größere Rigidität und fehlender Rebound im myofaszialen suprapubischen Gewebe und oberflächlich im Bauchdeckenbereich (zumeist auf der Seite, auf der der Ramus superior ossis pubis kranial steht), evtl. in Kombination mit einer erhöhten Empfindlichkeit.

5.3 Becken

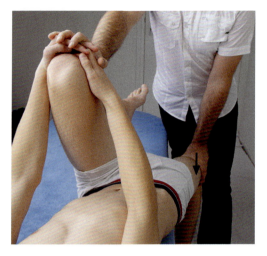

▶ Abb. 5.34

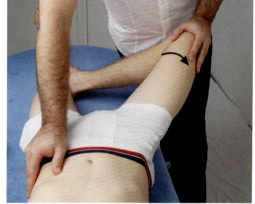

▶ Abb. 5.35

Patrick-Faber-Test
- Ausgangsstellung und Vorgehen
- *Patient:* in Rückenlage
- *Therapeut:* steht neben dem Patienten
- *Test:* Flexion, Abduktion und Rotation nach außen (▶ Abb. 5.35)

Kompressionstest
- Ausgangsstellung und Vorgehen
- *Patient:* in Rückenlage
- *Therapeut:* steht neben dem Patienten, Hände auf SIAS, Unterarme überkreuzt
- *Test:* Schub nach dorsal-lateral (▶ Abb. 5.36)

Distraktionstest
- Ausgangsstellung und Vorgehen
- *Patient:* in Seitlage
- *Therapeut:* steht hinter dem Patienten, Hände lateral auf der Beckenschaufel
- *Test:* Schub in Richtung Behandlungsliege (▶ Abb. 5.37)

Sacral-thrust-Test
- Ausgangsstellung und Vorgehen
- *Patient:* in Bauchlage
- *Therapeut:* steht seitlich vom Patienten
- *Test:* senkrechter Schub nach anterior auf die Sakrumbasis (▶ Abb. 5.38)

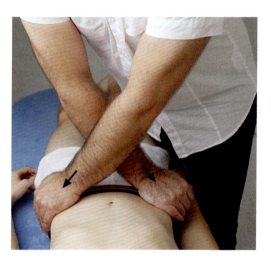

▶ Abb. 5.36

Thigh-thrust-Test
- Ausgangsstellung und Vorgehen
- *Patient:* in Rückenlage
- *Therapeut:* steht seitlich vom Patienten, eine Hand liegt unter dem Sakrum, die andere Hand greift das gegenüberliegende flektierte Bein
- *Test:* impulsartiger Schub über das Bein in Richtung ISG (▶ Abb. 5.39)

Active-Straight-Leg-Raise-Test
Vermutet man eine **Hypermobilität** mit funktioneller Instabilität im Becken, ist dieser Test anzuwenden.

■ Beurteilung
Zum einen wird die Elastizität/Rigidität der Basis beurteilt, zum anderen palpiert der Daumen die Bewegungsamplitude des AIL nach posterior. Anschließend erfolgt ein Vergleich mit der gleichen Bewegung um die rechte Achse.

❗ Beachte
Bei gleicher Ausgangsstellung und mit angepasster Bewegungsamplitude und -frequenz kann man aus dem Schaukeltest eine Mobilisationstechnik machen. Mit folgenden Anpassungen: Auf die Palpation kann verzichtet werden, d. h. diese Hand kann zur Unterstützung auf die andere Hand gelegt werden. Zum „Öffnen" wird das Bein auf der Seite der zu behandelnden Sakrumbasis so weit in Adduktion und das andere Bein so weit in Abduktion gelegt, bis die Bewegung das Becken mitnimmt. Steht die Sakrumbasis anterior, wird der AIL während einer tiefen Einatmung (hierzu den Patienten auffordern) nach anterior in Richtung der gegenüberliegenden Basis mobilisiert und während der Ausatmung (erneut den Patienten auffordern) in dieser Position gehalten. Steht die Sakrumbasis posterior, wird die Sakrumbasis während einer tiefen Ausatmung nach anterior in Richtung des gegenüberliegenden AIL mobilisiert und während der Einatmung gehalten.

Atemtest
- ■ Ausgangsstellung
- *Patient:* in Bauchlage
- *Therapeut:* steht neben dem Patienten

- ■ Vorgehen
- linke Hand mit dem Daumen in den linken Sulkus
- rechte Hand mit dem Daumen in den rechten Sulkus
- Test: Patient atmet tief ein und dann aus

- ■ Beurteilung

Bleibt eine Basis (immer im Vergleich zur anderen Seite) bei der Einatmung anterior, befindet sich diese in Dysfunktion nach anterior, bleibt sie bei der Ausatmung posterior, dementsprechend in Dysfunktion nach posterior.

Daneben kann der AIL getestet werden. Dazu wird jeweils ein Daumen auf den AIL gelegt, und der Patient atmet tief ein, dann aus.

Bleibt ein AIL bei der Einatmung posterior, befindet sich dieser in Dysfunktion nach posterior, bleibt er bei der Ausatmung anterior, dementsprechend in Dysfunktion nach anterior.

Provokationsstellung
- *Sphinx-Position:* Hierbei wird der LSÜ in Extension eingestellt, d. h., die Sakrumbasen sollten sich nach anterior und die AIL nach posterior bewegen (so wie bei der tiefen Ausatmung, s. o.).
- *Päckchen-Position:* Hierbei wird der LSÜ in Flexion eingestellt, d. h., die Sakrumbasen sollten sich nach posterior und die AIL nach anterior bewegen (so wie bei der tiefen Einatmung, s. o.).

- ■ Beurteilung

Vergleich der Bewegungsamplituden Basis und AIL rechts und links durch Palpation wie beim Atemtest.

Provokationstest
Mit der Durchführung der nachfolgenden **Provokationstests** sollen Schmerzen beim Patienten ausgelöst und somit reproduziert werden, die aufgrund einer Beckengürtelstörung auftreten können. Die Tests, außer dem Active-Straight-Leg-Raise-Test, sind jeder für sich positiv, wenn ein lokaler Schmerz im ISG oder in der Symphyse oder ein vom ISG ausstrahlender Schmerz auftritt. Sind insgesamt drei der Tests positiv, spricht dies für eine ISG-Problematik.

Gaenslen-Test
- ■ Ausgangsstellung und Vorgehen
- *Patient:* in Rückenlage, am Rand oder am Fußende der Behandlungsliege, ein Bein maximal im Hüft- und Kniegelenk gebeugt, das andere Bein reicht über den Rand der Behandlungsliege hinaus
- *Therapeut:* steht neben dem Patienten
- Test: Der Therapeut fixiert mit dem Patienten das gebeugte Bein, das andere Bein wird in Extension gebracht (▶ Abb. 5.34).

5.3 Becken

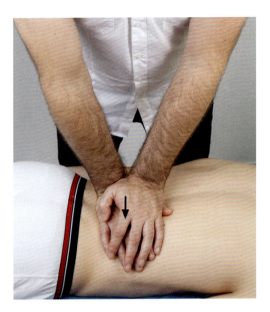

▶ Abb. 5.31

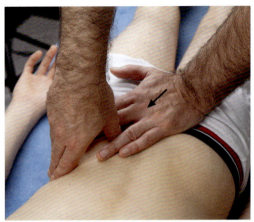

▶ Abb. 5.32

Schaukeltest 1
Mit diesem Test kann man das Sakrum in alle Richtungen und um beide schrägen Achsen testen. Ebenso ist er zur Bestätigung vorhergehender Tests geeignet: Hat man z. B. einen ISG-Test, der rechts positiv ist, einen Sulkus, der auf dieser Seite tiefer ist, und einen AIL, der auf der gegenüberliegenden Seite posterior ist, so spricht dies für eine Dysfunktion L/L. Der Schaukeltest wird dann folgendermaßen durchgeführt:

- Ausgangsstellung
- *Patient:* in Bauchlage
- *Therapeut:* steht links neben dem Patienten

- Vorgehen
- linke Hand: liegt mit dem Hypothenar auf dem linken AIL
- rechte Hand: Daumen im Sulkus (▶ Abb. 5.32)
- Test: Die linke Hand drückt den AIL nach anterior in Richtung der rechten Basis.

- Beurteilung
Zum einen wird die Elastizität/Rigidität des AIL beurteilt, zum anderen palpiert der Daumen die Bewegungsamplitude der Basis nach posterior. Anschließend erfolgt ein Vergleich mit der gleichen Bewegung um die rechte Achse.

Schaukeltest 2
(hier zur Bestätigung einer vermuteten Dysfunktion R/L – mit Basis posterior)

- Ausgangsstellung
- *Patient:* in Bauchlage
- *Therapeut:* steht rechts neben dem Patienten

- Vorgehen
- eine Hand (dies kann wahlweise die rechte oder linke sein) liegt mit dem Hypothenar auf der rechten Basis (Hand dabei etwas ulnar kippen, um nicht auf die SIPS zu drücken)
- andere Hand: Daumen auf dem linken AIL (▶ Abb. 5.33)
- Test: die Basis nach anterior in Richtung des rechten AIL drücken

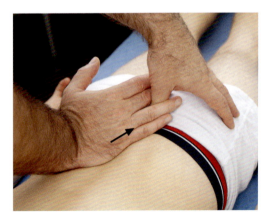

▶ Abb. 5.33

5 – Parietale Osteopathie

▶ **Tab. 5.2** Befunde der statischen Palpation.

Sakrum	Torsion, Basis anterior (R/R bzw. L/L)	Torsion, Basis posterior (R/L bzw. L/R)
in Bauchlage:		
Sulkus auf der Dysfunktionsseite	tiefer	flacher
AIL der anderen Seite	posterior	anterior
AIL der gleichen Seite	anterior	posterior

nicht eindeutig einem Ilium anterior oder posterior zuzuordnen sind, sollte die Möglichkeit einer Dysfunktion der Symphysis pubica in Betracht gezogen werden.
- Ist die Bewegung nach anterior und nach posterior auf derselben Seite eingeschränkt, deutet dies auf eine zumeist traumatisch entstandene Upslip-Dysfunktion des Iliums auf dieser Seite hin.

Alternativ kann das **Ilium** in Bezug auf anterior-posterior auch folgendermaßen getestet werden:

■ Ausgangsstellung
- *Patient:* in Rückenlage
- *Therapeut:* steht seitlich vom Patienten und positioniert sich mit dem Oberkörper mittig über dem Becken des Patienten, beide Unterarme im gleichen Winkel zum Becken. Die Bewegung des Iliums (s. u.) aus dem eigenen Oberkörper, nicht aus den Händen heraus, einleiten.

■ Vorgehen
- Test der Rotation nach posterior: beide Hände mit den Daumenballen an die SIAS legen und eine Rotationsbewegung des Iliums rechts und links nacheinander einleiten. Dabei die SIAS nach posterior, kranial und leicht medial bewegen.
- Test der Rotation nach anterior: beide Hände mit den Fingerkuppen in den Sulcus sacralis legen und die SIPS anhaken und eine Rotationsbewegung des Iliums rechts und links nacheinander einleiten. Dabei die SIPS nach anterior, kaudal und leicht lateral bewegen.

■ Beurteilung
- Ist die Viskoelastizität nach anterior im Seitenvergleich eingeschränkt und liegt eine größere Rigidität auf dieser Seite vor, deutet dies auf eine Dysfunktion des jeweiligen Iliums in Rotation posterior hin.
- Ist die Viskoelastizität nach posterior im Seitenvergleich eingeschränkt und liegt eine größere Rigidität auf dieser Seite vor, deutet dies auf eine Dysfunktion des jeweiligen Iliums in Rotation anterior hin.

Sakrum. Deuten die bisher vorgestellten Tests auf eine Dysfunktion des Sakrums hin, so lassen sich folgende Befunde der **statischen Palpation** Dysfunktionen des Sakrums nach anterior oder posterior zuordnen (▶ Tab. 5.2).

Als **dynamische Palpationen** des Sakrums eignen sich:

Federungstest

■ Ausgangsstellung
- *Patient:* in Bauchlage
- *Therapeut:* steht neben dem Patienten

■ Vorgehen
- eine Hand: sucht die Verbindungslinie zwischen den beiden SIPS
- beide Hände: liegen aufeinander und sind direkt oberhalb der Linie zu platzieren (▶ Abb. 5.31)
- Test: Der Patient wird aufgefordert auszuatmen, dabei erfolgt ein federnder Druck nach anterior.

Liegen aufgrund zuvor durchgeführter Tests gesicherte Hinweise auf eine Dysfunktion des Sakrums vor, erfolgt die Beurteilung des Tests wie folgt:
- Federung möglich (weich/elastisch): Dysfunktion der Sakrumbasis nach anterior
- Federung weniger gut möglich (fest/rigide): Dysfunktion der Sakrumbasis nach posterior

▶ Tab. 5.1 Befunde der statischen Palpation.

Ilium	Ilium anterior („langes Bein")	Ilium posterior („kurzes Bein")
im Stand:		
Crista iliaca	höher	tiefer
SIAS	weiter ventral-lateral	weiter dorsal-medial
SIPS	v. a. weiter ventral	v. a. weiter dorsal
in Rückenlage:		
Crista iliaca	tiefer	höher
Malleolus medialis	tiefer	höher
R. superior ossis pubis	tiefer	höher
SIAS-Bauchnabel-Abstand	größer	kleiner
in Bauchlage:		
Sulkus	flacher	tiefer

Diese Unterscheidung wird von einigen Autoren kritisch betrachtet. Unterschiedliche Ergebnisse beim Vorlauftest im Stand und im Sitzen sind wohl eher Indikationen für Asymmetrien der unteren Extremität als sakroiliakale Dysfunktionen [25].

Ilium. Deuten die bisher vorgestellten Tests auf eine Dysfunktion des Iliums hin, so lassen sich folgende Befunde der **statischen Palpation** Dysfunktionen des Iliums nach anterior oder posterior zuordnen (▶ Tab. 5.1).

Als **dynamische Palpation** eignet sich der Spine-Test zur Klärung der Frage, ob das Ilium anterior oder posterior in Dysfunktion ist.

Spine-Test

■ Ausgangsstellung
• Patient: steht mit den Händen abgestützt an/vor einer Wand
• Therapeut: steht hinter dem Patienten

■ Vorgehen
• laterale Hand mit dem Daumen von kaudal-dorsal an der SIPS zum Ertasten der Positionsveränderung der jeweiligen Beckenhälfte
• mediale Hand: liegt mit dem Daumen auf der Crista sacralis mediana und ertastet das Mitbewegen des Sakrums (▶ Abb. 5.30). *Wichtig:* Sobald sich das Sakrum mit dem Ilium bewegt, ist die iliosakrale Mobilität ausgeschöpft.
• Test: Der Patient beugt erst auf der einen, dann auf der anderen Seite das Bein im Hüftgelenk, bis die Bewegung des Beins das Ilium mit nach posterior nimmt, danach streckt er erst das eine und dann das andere Bein, bis die Bewegung des Beins das Ilium mit nach anterior nimmt. Die Position der Palpationshände wird dabei jeweils gewechselt.

■ Beurteilung
• Ist die Mobilität nach posterior im Seitenvergleich eingeschränkt, liegt eine Dysfunktion des Iliums nach anterior auf dieser Seite vor. Ist die Mobilität der Bewegung nach anterior im Seitenvergleich eingeschränkt, liegt eine Dysfunktion des Iliums nach posterior vor.
• Ist die Bewegung nach anterior auf der einen und nach posterior auf der anderen Seite eingeschränkt, oder liegen andere Befunde vor, die

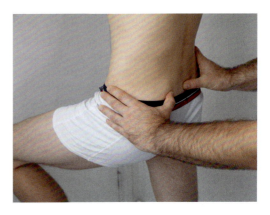

▶ Abb. 5.30

- Falls nein, liegt eine Mobilitätsstörung vor. In den meisten Fällen handelt es sich im osteopathisch-klassischen Sinne bei einer solchen Links-rechts-Differenz um eine Hypomobilität eines der beiden Gelenke, in Ausnahmefällen (z. B. bei Beckenbeschwerden nach der Entbindung) ist aber auch eine Hypermobilität mit funktioneller Instabilität als Ursache für eine Seitendifferenz denkbar.

Alternative Durchführung

- Ausgangsstellung
- *Patient:* in Rückenlage
- *Therapeut:* steht neben dem Patienten auf der zu testenden Seite

- Vorgehen
- laterale Hand: Palpationshand, liegt mit zwei oder drei Fingern medial der gleichseitigen SIPS (dorsal des Sulcus sacralis)
- mediale Hand: umfasst die Beckenschaufel von anterior an der SIAS oder alternativ das Knie des Patienten bei flektiertem Hüft- und Kniegelenk (Fuß auf der Behandlungsliege aufgestellt)

- Test
- eine nach posterior gerichtete Gleitbewegung (nicht Rotationsbewegung) des Iliums über die SIAS einleiten, alternativ über das Knie einen axialen Druck in Richtung des Beckens geben

- Beurteilung
- s. o. in Bezug auf die Rechts-links-Mobilität
- Ist der Gleittest positiv, könnten folgende Dysfunktionen im Becken vorliegen:
  – des **Iliums**: Ilium anterior oder Ilium posterior
  – des **Sakrums**: anterior in Torsion (R/R oder L/L) oder posterior in Torsion (R/L oder L/R)
  – der **Symphysis pubica**: Os pubis superior oder Os pubis inferior

Tests zur Differenzierung Ilium/Sakrum

Die statische Palpation („Referenzpunkte") kann Hinweise darauf geben, wo die Dysfunktion primär zu suchen ist. Hier empfiehlt sich folgende Vorgehensweise:

- Ausgangsstellung
- *Patient:* in Bauchlage
- *Therapeut:* steht neben dem Patienten

- Vorgehen
- eine Hand palpiert mit dem Daumen den rechten Sulkus (von der SIPS nach kranial-medial), die andere Hand den linken Sulkus, Vergleich der Tiefe des Sulkus rechts und links
- danach: eine Hand mit dem Daumen auf den rechten AIL, andere Hand auf den linken AIL, Vergleich der Position (anterior-posterior) des AIL rechts und links

- Beurteilung
- Gibt es bei der Palpation nur Unterschiede in der Tiefe des Sulkus rechts/links, liegt eine mögliche Dysfunktion des Iliums vor:
- Sulkus tiefer: Ilium posterior
- Sulkus flacher: Ilium anterior
- Gibt es bei der Palpation Unterschiede im Sulkus und beim AIL, liegt eine mögliche Dysfunktion des Sakrums vor:
  – Sulkus tiefer: Sakrumbasis auf der Seite anterior
  – Sulkus flacher: Sakrumbasis auf der Seite posterior
  – AIL posterior: gegenüberliegende Sakrumbasis anterior
  – AIL anterior: gegenüberliegende Sakrumbasis posterior

> **Beachte**
> - **Palpationen sind nur in Kombination mit Bewegungstests aussagekräftig.**
> - **Nicht jede Asymmetrie (des Beckens und grundsätzlich) ist per Definition eine Dysfunktion, also eine Bewegungsstörung.**

Als **dynamische Palpation** („Bewegungstest") zur Differenzierung Ilium/Sakrum findet man häufig den Hinweis, unterschiedliche Vorlaufphänomene im Stand und im Sitz zu berücksichtigen.

Hierzu führt man nach dem Vorlauftest im Stand einen gleichen Test im Sitzen durch. Der Patient hat hierbei die Füße auf dem Boden und beugt sich aus einer aufrechten Sitzposition maximal vornüber. Die Daumen des Therapeuten liegen wie beim Test im Stand auf den SIPS als Referenz. Das Vorlaufphänomen im Sitz wird nun mit dem im Stand verglichen. Ist das auftretende Vorlaufphänomen im Stand deutlicher, wird dies als Hinweis auf eine vorliegende Ilium-/Pubisdysfunktion gesehen. Ist der Vorlauf im Sitzen deutlicher, deutet dies in Richtung einer Sakrumdysfunktion.

Leitsymptome

Kreuzschmerz im Bereich der Iliosakralgelenke, evtl. mit Ausstrahlung
- in den lumbosakralen Übergang,
- in die Gesäßregion,
- in die Rückseite der Oberschenkel bis zur Kniekehle und
- in die Leiste.

Mitunter Schmerzverstärkung
- nach längerem Sitzen
- oder bei Belastung des betroffenen Beins (z. B. beim Gehen).

5.3.3 Osteopathische Techniken

Untersuchung

Schnelltests/globale Tests

Das Becken ist Teil der LBH-Region. Ist der folgende Vorlauftest im Stand positiv, so deutet dies auf eine Bewegungsstörung dieser Region hin. Diese kann bedingt sein durch eine Beckenstörung, eine LWS-Störung, eine Störung der Hüftgelenke/unteren Extremitäten oder durch mehrere solcher Störungen.

Vorlauftest im Stand

- Ausgangsstellung
- *Patient:* beugt sich im Stand maximal vornüber, die Knie sollten dabei gestreckt bleiben
- *Therapeut:* ertastet die Bewegungen der SIPS, indem er die Daumen von posterior-kaudal an diese Referenzpunkte des Beckens legt

- Beurteilung
- Man prüft, ob rechts und links die gleiche Bewegung der beiden SIPS stattfindet.
- Falls ja, liegen keine deutlichen Zeichen für eine Dysfunktion in der LBH-Region vor.
- Falls nein (positives Vorlaufsphänomen: eine SIPS ist am Ende der maximalen Bewegung weiter vorgelaufen als die andere), sind die Gelenkabschnitte der Region näher zu untersuchen.

Nachteile dieses Tests sind die aktive Durchführung und dabei möglicherweise auftretende Ausweichbewegungen sowie eine geringe bis keine Aussagekraft bei Patienten, die sich nicht maximal vornüberbeugen können (wie z. B. bei Akutpatienten mit Lumboischialgien).

Bei positivem Befund des Vorlauftests im Stand testet man in der weiteren Vorgehensweise zur genaueren Bestimmung der Dysfunktionen die ISG, die LWS und die Hüftgelenke/unteren Extremitäten. Nachfolgend die Tests für das Becken. Ist die Durchführung des Vorlauftests im Stand nicht möglich bzw. nicht aussagekräftig, oder ist der Vorlauftest positiv, sind auf jeden Fall die Beckengelenke wie folgt zu testen:

Gleittest ISG

- Ausgangsstellung
- *Patient:* in Bauchlage
- *Therapeut:* Die Palpationshand („kraniale" Hand) liegt mit zwei oder drei Fingern medial der gegenüberliegenden SIPS, dorsal des Sulcus sacralis. Die andere („kaudale") Hand umfasst die Beckenschaufel von anterior und leitet eine nach posterior gerichtete Gleitbewegung (nicht Rotationsbewegung) des Iliums ein, dann wieder nach anterior gleiten lassen (▶ Abb. 5.29).

- Beurteilung
- Man ertastet, ob rechts und links die gleiche Mobilität vorhanden ist.
- Falls ja, liegen keine Zeichen für eine Dysfunktion im ISG vor.

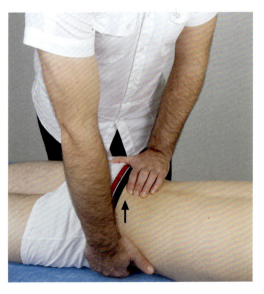

▶ Abb. 5.29

- Es finden Rotationsbewegungen im ISG statt mit äußerst kleiner Amplitude (2–4° im Mittelwert).
- Es gibt kaum signifikante Unterschiede der Bewegungsamplituden zwischen Männern und Frauen sowie zu Frauen, die bereits Kinder geboren haben.
- Bewegungen verlaufen um schräg stehende, helikoidale Achsen:
  - diese weisen auf einen dreidimensionalen Bewegungsablauf hin
  - der Schnittpunkt der Achse mit der Sagittalebene liegt posterior zum Sakrum im Bereich der posterioren Ligamente und der Tuberositas iliaca
  - es gibt keine gemeinsame Achse für beide Gelenke
  - Translationskomponente: durchschnittlich 0,7 mm
- Hauptkomponente der Bewegungen ist in der Sagittalebene

Der letzte Punkt bezieht sich auf das Ilium und auf das Sakrum. Die Hauptbewegungskomponente bei den Iliumbewegungen ist eine Rotation in Richtung anterior oder eine Rotation in Richtung posterior. Dabei treten kleinere Nebenbewegungen auf: Mit der Bewegung nach anterior findet eine Bewegung nach kaudal und nach lateral statt, mit der Bewegung nach posterior nach kranial und medial.

Auch das Sakrum bewegt sich hauptsächlich in der Sagittalebene (mit der Basis) nach anterior oder nach posterior. Weil es keine gemeinsame Achse für die beiden Iliosakralgelenke gibt und man vom Becken als kinematisch geschlossene Kette ausgehen kann, wird sich das Sakrum nicht frei zwischen den beiden Ilia bewegen können und es müsste bei/für einer/eine Bewegung des Sakrums zu einer Bewegung zwischen den beiden Ilia kommen. Die Bewegungen, die das Sakrum macht, sind überwiegend Rotationsbewegungen, die in der Regel Torsionen genannt werden. Dabei benennt man zuerst die Richtung (rechts oder links), in die sich das Sakrum dreht, und dann die Achse (rechts oder links), um die sich das Sakrum dreht. Die Achse erhält ihre Benennung nach der Basis, durch die sie verläuft. So ist eine R/L-Bewegung des Sakrums eine Drehung nach rechts um eine linke Achse, d. h. die rechte Basis des Sakrums bewegt sich nach posterior, der linke AIL (Angulus inferior lateralis) bewegt sich dabei nach anterior. R/R und L/L sind Bewegungen, bei denen sich die Sakrumbasis nach anterior bewegt, bei L/R und R/L dementsprechend nach posterior. Bewegt sich eine Basis nach anterior, findet als Nebenbewegung ein Gleiten der gleichen Basis nach kaudal statt, bei einer Bewegung einer Basis nach posterior dementsprechend nach kranial.

Kinematik des Pubisgelenks. Translationsbewegungen des Pubisgelenks findet man in allen drei Raumebenen. Die größte Bewegungsamplitude (1–1,6 mm) findet sich in kraniokaudale Richtung. Die Translation anterior-posterior bleibt im Mittelwert unter 1 mm, medial-lateral zwischen 0,5–0,9 mm.

Rotationen haben ein Bewegungsausmaß, das zumeist unter 1,5° bleibt.

Kinematik des Sakrokokzygealgelenks. In der Sagittalebene bewegt sich das Os coccygis mit der Spitze nach anterior: Flexion – oder mit der Spitze nach posterior: Extension. Das gemeinsame Bewegungsausmaß beträgt etwa 15°. Betreffende Bewegungen treten z.B auf bei Anspannung der Beckenbodenmuskulatur, interner Drucksteigerung (bei entspannter Beckenbodenmuskulatur), Stürzen auf das Gesäß oder Geburtstraumata.

Für die Bewegungen in der Frontalebene liegen keine Studiennachweise vor [54] und es sollte von kleinsten Bewegungsamplituden ausgegangen werden.

Zusammenfassung. Die Mobilität des Beckens ist äußerst gering. Es finden im Grunde genommen keine isolierten Beckenbewegungen statt, vielmehr wird das Becken passiv bewegt. Dabei ist das Ilium v. a. an Bewegungen der unteren Extremitäten gekoppelt und unterliegt somit störenden Einflüssen dieser Region. Ähnliches gilt für das Pubisgelenk. Das Sakrum hingegen ist wie ein Wirbel zu sehen: Es unterliegt sehr stark den Bewegungen und Einflüssen der Wirbelsäule. Das gesamte Becken ist die knöcherne Umhüllung des Bauchraums. Spannungen/Störungen in dieser Kavität können Auswirkungen haben auf die Ausrichtung und Mobilität des Beckens.

- anastomosiert über den R. pubicus mit gleichnamigem Ast aus der A. epigastrica inferior (einem Ast der A. iliaca externa) zur Corona mortis
- A. glutaea superior
  - verläuft durch das Foramen suprapiriforme nach posterior
- A. glutaea inferior
  - verläuft durch das Foramen infrapiriforme nach posterior
  - die beiden letztgenannten Arterien und die begleitenden Venen und Nerven können hier bei Hypertonie des M. piriformis eingeengt werden
  - versorgen die Gesäßmuskulatur, die Außenrotatoren (pelvitrochantäre Muskulatur), den N. ischiadicus, die dorsale Fläche des Os coccygis und des Os sacrum

Zu den viszeralen Ästen gehört u. a. die
- A. pudenda interna
  - Sie verlässt das Becken durch das Foramen infrapiriforme, biegt um das Lig. sacrospinale herum und betritt durch das Foramen ischiadicum minus die Regio perinealis und
  - versorgt über eigene Abgänge u. a. den Dammbereich, den M. levator ani, den Analkanal, einen Teil der äußeren Genitale und die Urethra.

Als mediane Fortsetzung der Pars abdominalis aortae versorgt die
- A. sacralis mediana die ventrale Fläche des Kreuz- und Steißbeins.

Aus der A. iliaca externa:
- A. circumflexa ilium profunda
  - versorgt die seitliche Beckenwand, die Mm. iliacus und psoas major, anastomosiert häufig mit der A. iliolumbalis
- A. epigastrica inferior
  - versorgt die ventrale Bauchwand, das Schambein, Samenstrang und Skrotum bzw. rundes Mutterband und große Schamlippen

Aus der A. femoralis:
- A. circumflexa ilium superficialis
  - versorgt die Haut und Faszien der Leistenregion

Venös

Die parietalen Venen (wie auch die viszeralen Venen) verlaufen mit den gleichnamigen Arterien. Als Teil des sogenannten Niederdrucksystems reagieren Venen empfindlicher auf die Druckverhältnisse und Kräfte in ihrer direkten Umgebung. Ein erhöhter mechanischer Druck im Becken oder im Abdomen könnte somit einen Einfluss auf die Fließgeschwindigkeit und -richtung der Beckenvenen haben. *Beachte:* Diese Venen sind klappenlos und die Fließrichtung im Prinzip bidirektional.

Lymphatisch

Die Lymphknoten liegen in direkter Nähe zu den Blutgefäßen. Die Beckenorgane geben die Lymphe über Sammelstellen in die Trunci lumbales. Die Nll. inguinales superficiales und profundi sammeln Lymphe aus den unteren Extremitäten, Beckenboden, äußeren Geschlechtsorganen und Urethra.

Biomechanik

Osteokinematisch ließen sich die deutlichen, von außen sichtbaren Knochenbewegungen beschreiben. Dies sind Bewegungen des gesamten Beckens im Raum in der sagittalen, frontalen oder transversalen Ebene. Solche Bewegungen beeinflussen die Wirbelsäule, und hier v. a. den lumbosakralen Übergang und die Hüftgelenke. Eine Ventralkippbewegung (Anteversion) des (gesamten) Beckens führt in der Regel zu verstärkten Krümmungen der Wirbelsäule mit Zunahme der Lordose in der LWS und zu einer Flexion in den Hüftgelenken. Eine Dorsalkippbewegung bewirkt jeweils das Gegenteil. Macht das Becken Rotationsbewegungen, kommt es auch in der LWS und den Hüftgelenken zu ebensolchen Bewegungen. Senkt sich das Becken auf einer Seite ab, z. B. rechts, kommt es zu einer Lateralflexion der LWS nach links, zu einer Flexion im rechten und zu einer Adduktion im linken Hüftgelenk.

Die **Arthrokinematik** beschreibt die relative Bewegung der Gelenkflächen zueinander bei einem osteokinematischen Bewegungsvorgang. Sie bezeichnet das Geschehen innerhalb eines Gelenks, wenn sich die Knochen im Raum bewegen. Auf das ISG bezogen bedeutet das (nach [54]):

- N. obturatorius (L 2–L 4) versorgt
  - als Endast des R. anterior den medialen, unteren Teil der Oberschenkelhaut (aufgrund seines Verlaufs im kleinen Becken können u. a. entzündliche Prozesse der Ovarien zu einer Schmerzausstrahlung zur Innenseite des Oberschenkels und Knies führen); der R. posterior gibt nach Meinung Schieblers et al. [99] einen Ast an die Kniegelenkkapsel ab
  - motorisch die Mm. obturatorius externus, adductor longus, adductor brevis, gracilis, pectineus und adductor magnus

Die Äste des Plexus sacralis verlassen das Becken posterior-lateral. Hierbei ziehen sie (wie auch die Arterien, s. u.) durch die Öffnungen im Foramen ischiadicum: durch das Foramen suprapiriforme der N. glutaeus superior (plus gleichnamige Arterie und Vene), durch das Foramen infrapiriforme die Nn. glutaeus inferior (plus gleichnamige Arterie und Vene), cutaneus femoris posterior, ischiadicus und pudendus.
- N. glutaeus superior (L 4–S 1)
  - versorgt motorisch: Mm. glutaeus medius, glutaeus minimus, tensor fasciae latae
- N. glutaeus inferior (L 5–S 2)
  - versorgt motorisch: M. glutaeus maximus
- N. cutaneus femoris (S 1–S 3)
  - versorgt die Haut des hinteren Oberschenkels, mit den Nn. clunium inferiores die Gesäßfurche, mit den Rr. perineales einen Teil der Dammregion
- N. ischiadicus (L 4–S 3)
  - versorgt motorisch: Mm. semitendinosus, semimembranosus, biceps femoris und adductor magnus (oberflächlicher Teil)
  - teilt sich in der Regel kurz oberhalb der Regio poplitea in N. fibularis (peronaeus) communis und N. tibialis, der weitere Verlauf des Nervs wird bei den unteren Extremitäten (S. 187) besprochen
- N. pudendus (S 1–S 4)
  - zieht nach seinem Austritt aus dem Becken im Foramen infrapiriforme um das Lig. sacrospinale herum und durch das Foramen ischiadicum minus zur Fossa ischioanalis; dort verläuft er im Alcock-Kanal nach ventral
  - versorgt die Haut der Regio urogenitalis und der Regio analis
  - motorisch: die Beckenbodenmuskulatur (Mm. levator ani, transversus perinei superficialis und profundus, bulbospongiosus, ischiocavernosus, sphincter ani externus, sphincter urethrae)

Als direkte Äste aus dem Plexus sacralis werden beschrieben:
- N. musculi piriformis (S 1–S 2): für den gleichnamigen Muskel
- N. musculi obturatorii interni (L 5–S 2): für den gleichnamigen Muskel und die Mm. gemelli
- N. musculi quadrati femoris (L 4–S 1): für den gleichnamigen Muskel

Der Plexus coccygeus besteht im Grunde genommen aus dem
- N. coccygeus und versorgt motorisch den M. coccygeus, sensibel die Haut zwischen Steißbein und Anus.

Vaskularisation

Arteriell
Aus der Aorta abdominalis gehen die beiden Aa. iliacae communes hervor, die sich ventral des ISG in eine A. iliaca externa und A. iliaca interna teilen. Die erstgenannte Arterie besitzt kaum Abgänge im Beckenbereich, sondern zieht zum Leistenband, wo sie zur A. femoralis (für die Versorgung der unteren Extremität) wird. Aus der A. iliaca interna entspringen viszerale und folgende parietale Äste:
- A. iliolumbalis
  - verläuft dorsal des M. psoas major zur Fossa iliaca
  - versorgt Mm. psoas und quadratus lumborum, die seitliche Beckenwand und den kranialen Teil des ISG
- A. sacralis lateralis
  - verläuft absteigend über den anterolateralen Teil des Sakrums
  - versorgt das Kreuz- und Steißbein, die Cauda equina, den Sakralkanal und den M. piriformis
- A. obturatoria
  - verläuft nach ventral zum Canalis obturatorius
  - versorgt (im Beckenbereich) die vordere und seitliche Beckenwand sowie die Symphysenregion

Faszien

Das Becken ist eine Region, die v. a. über die Faszien eine reichhaltige und intensive Verbindung zu angrenzenden Regionen besitzt. Zudem wird die Funktion des Beckens vom Zustand dieser Faszien beeinflusst.

Der Beckenboden hat über die Faszie des M. obturatorius internus (Arcus tendineus m. levatoris ani) eine Verbindung zum Hüftgelenk. Die Fascia thoracolumbalis stellt eine Struktur dar, über die Beanspruchungskräfte des Körperstammes auf die unteren Gliedmaßen transferiert werden. Viele für die Stabilität wichtigen Muskeln befestigen sich an dieser Faszie: Mm. transversus abdominis, obliquus internus abdominis, glutaeus maximus, latissimus dorsi, erector spinae, multifidus und biceps femoris. Kontraktionen sowie Verkürzungen dieser Muskeln können die Spannung der Faszie beeinflussen. Im Kapitel zur Wirbelsäule (S. 68) wurde bereits darauf hingewiesen, dass die thorakolumbale Faszie Verbindungen zu den Wirbelbogenbändern aufweist. Wenn man die Verbindungen zu den anterioren Muskeln und den anterioren abdominalen Faszien hinzufügt, entsteht ein „circle of integrity" [66].

Die im anterioren Beckenbereich verlaufende Fascia iliaca verbindet sich mit der Fascia transversalis, die wiederum Verbindungen zum Diaphragma thoracalis aufweist und Spannungen vom Becken auf den Thorax und umgekehrt übertragen kann.

Am Becken befestigen sich auf sehr intensive Weise Muskeln und deren Faszien der unteren Extremitäten. Diese Befestigungen verlaufen ebenfalls ringförmig um den gesamten Beckengürtel herum: vom Sakrum, dem Os coccygis, dem Sitzbeinhöcker, dem Lig. sacrotuberale, dem Beckenkamm, dem Leistenband, den Ästen des Os pubis. Eine bidirektionale Beeinflussung von Becken und unteren Extremitäten ist so möglich.

Innervation (peripher und segmental)

Bezüglich des ISG wurden histologischen Analysen zufolge Nervenfasern in der Kapsel und in den angrenzenden Ligamenten bestätigt. Es finden sich unterschiedliche Aussagen über die versorgenden Nerven für das ISG. Anscheinend erhält das ISG seine Innervation überwiegend von den Rr. dorsales aus L5, S1 und S2, aber auch von den Rr. ventrales aus L4 und L5 und dem N. glutaeus superior. Dies spiegelt sich klinisch wider in der Verschiedenheit von Schmerzarealen bei Patienten mit ISG-Reizungen.

Das Pubisgelenk wird sensibel versorgt über Äste des N. genitofemoralis und des N. pudendus. Nerven und Nervenplexus, die im Beckenraum gefunden werden, können in vegetative und somatische Fasern unterteilt werden. Letztere entstammen drei Plexus: dem Plexus lumbalis (zum Teil Th 12) L1–L4, dem Plexus sacralis L4–S4 und dem Plexus coccygeus S4–Co1. Die Äste des Plexus lumbalis verlaufen in enger Beziehung zum M. iliopsoas und, mit Ausnahme des N. obturatorius, an der Rumpfwand. Sie orientieren sich überwiegend nach ventral.

- N. iliohypogastricus (Th 12–L 1) versorgt
  - über den R. cutaneus lateralis und anterior die Haut der Hüft- und Leistenbandregion, lateral-posterior bis Trochanter major
  - motorisch die kaudalen Anteile der Mm. transversus abdominis und obliquus internus abdominis
- N. ilioinguinalis (L1) versorgt
  - den medialen, oberen Teil der Oberschenkelhaut, die Haut oberhalb der Symphysis pubica sowie das Skrotum bzw. die Labia majora
  - motorisch siehe N. iliohypogastricus
- N. genitofemoralis (L1–L2) versorgt
  - über den R. femoralis die Haut unterhalb des Leistenbands, über den R. genitalis die Haut der großen Schamlippen bzw. des Skrotums
  - motorisch über den R. genitalis beim Mann den M. cremaster
- N. cutaneus femoris lateralis (L2–L3)
  - versorgt die laterale Seite der Oberschenkelhaut
- N. femoralis (L1–L4) versorgt
  - über Rr. cutanei anteriores die Haut der ventralen, medialen Oberschenkelseite, über den N. saphenus erreicht der Nerv die Haut des medialen Knies (R. infrapatellaris) und gelangt dann als N. saphenus zur Haut des medialen Unterschenkels und des Fußes
  - motorisch die Mm. iliopsoas, pectineus, sartorius und quadriceps femoris

- M. multifidus
  - gehört zum medialen Trakt, ist in der LWS am kräftigsten entwickelt, entspringt dem Sakrum und der Crista iliaca
- M. iliocostalis lumborum
  - gehört zum lateralen Trakt, entspringt dem Sakrum, der Crista iliaca und der Fascia thoracolumbalis
- M. longissimus thoracis
  - gehört zum lateralen Trakt, entspringt dem Sakrum und der Crista iliaca

Über diese Muskeln können Störungen des Beckens auf die Wirbelsäule (Thorax) übertragen werden und umgekehrt.

Muskeln, die das **Ilium nach posterior** rotieren können, die **ischiokrurale Muskulatur**:
- M. biceps femoris
  - Ursprung: Caput longum: Tuber ischiadicum und Lig. sacrotuberale, Caput breve: Linea aspera (Labium laterale)
  - Ansatz: Caput fibulae
  - Funktion: Hüftgelenk: Extension, Adduktion; Kniegelenk: Flexion, zusätzlich: Außenrotation
- M. semimembranosus
  - Ursprung: Tuber ischiadicum
  - Ansatz: Pes anserinus profundus
  - Funktion: Hüftgelenk: Extension, Adduktion; Kniegelenk: Flexion, zusätzlich: Innenrotation
- M. semitendinosus
  - Ursprung: Caput commune mit dem Caput longum des M. biceps femoris
  - Ansatz: Pes anserinus superficialis
  - Funktion: Hüftgelenk: Extension, Adduktion; Kniegelenk: Flexion, zusätzlich: Innenrotation

Innervation der drei Muskeln:
- N. tibialis (L 5 bis S 2); Ausnahme: Caput breve des M. biceps femoris: N. fibularis (L 5–S 2)

Vordere und seitliche/schräge Bauchwandmuskeln
- M. obliquus externus abdominis
  - Ursprung: V.–XII. Rippe (Außenfläche)
  - Ansatz: Crista iliaca (Labium externum), Rektusscheide (vorderes Blatt), Linea alba
  - Innervation: Nn. intercostales (Th 5–Th 12)
- M. obliquus internus abdominis
  - Ursprung: Fascia thoracolumbalis (Lamina profunda), Crista iliaca (Linea intermedia), Spina iliaca anterior superior (SIAS), Lig. inguinale (laterale Hälfte)
  - Ansatz: X.–XII. Rippe (von kaudal), Rektusscheide (vorderes und hinteres Blatt), Linea alba
  - Innervation: Nn. intercostales (Th 8–Th 12), N. iliohypogastricus, N. ilioinguinalis
- M. transversus abdominis
  - Ursprung: VII.–XII. Rippenknorpel (Innenflächen), Fascia thoracolumbalis (tiefes Blatt), Crista iliaca (Labium internum), SIAS, Lig. inguinale (lateraler Teil)
  - Ansatz: Rektusscheide (hinteres Blatt), Linea alba
  - Innervation: Nn. intercostales (Th 5–Th 12), N. iliohypogastricus, N. ilioinguinalis
- Funktion der schrägen Bauchwandmuskeln beidseitig: Bauchpresse und Ausatmung, Ventralflexion des Rumpfes, Aufrichtung des Beckens (Mm. obliqui externus/internus abdominis); einseitig: ipsilaterale Rotation des Rumpfes (Mm. obliqui internus/transversus abdominis), kontralaterale Rotation (M. obliquus externus abdominis), ipsilaterale Lateralflexion (Mm. obliqui externus/internus abdominis)

Vordere Bauchwandmuskulatur
- M. rectus abdominis
  - Ursprung: V.–VII. Rippe (Knorpel), Proc. xiphoideus
  - Ansatz: Os pubis (zwischen Tuberculum pubicum und Symphyse)
  - Innervation: Nn. intercostales (Th 5–Th 12)
  - Funktion: Ventralflexion, Aufrichtung des Beckens, Bauchpresse, Ausatmung
- M. pyramidalis
  - Ursprung: Os pubis (ventral des M. rectus abdominis)
  - Ansatz: Linea alba (verläuft innerhalb der Rektusscheide)
  - Funktion: spannt Linea alba
  - Innervation: N. intercostalis (Th 12; N. subcostalis)

- M. pubococcygeus
  - Ursprung: Symphyse
  - Ansatz: Lig. anococcygeum und Steißbein
- M. iliococcygeus
  - Ursprung: Faszie des M. obturatorius internus
  - Ansatz: Lig. anococcygeum und Steißbein

Funktion aller drei Muskeln:
- Sicherung der Beckenorgane gegen Schwerkraft und Druck des Diaphragma thoracalis
- Verschluss des Bauch- und Beckenraums nach kaudal

Innervation aller drei Muskeln:
- N. pudendus (S 2–S 4)

2. Diaphragma urogenitale
- M. transversus perinei profundus
  - Ursprung: R. inferior ossis pubis
  - Ansatz: Vagina-/Prostatawand, Wand der weiblichen bzw. männlichen Urethra
- M. transversus perinei superficialis
  - Ursprung: R. ossis ischii
  - Ansatz: Centrum (tendineum) perinei

Funktion beider Muskeln:
- Sicherung der Beckenorgane
- Verschlussmechanismus Urethra

Innervation beider Muskeln:
- N. pudendus (S 2–S 4)

Daneben gehören zur Beckenbodenmuskulatur noch die Schließ- (Mm. sphincter ani externus und sphincter urethrae externus) und Schwellkörpermuskeln (Mm. bulbospongiosus, ischiocavernosus), die ebenfalls vom N. pudendus versorgt werden.

Eine einseitig oder beidseitig erhöhte Spannung der Beckenbodenmuskulatur hätte die Potenz, die ISG ein- oder beidseitig zu komprimieren und dadurch „fester" bzw. weniger mobil zu machen.

Die Muskeln der tiefen hinteren Wand des Beckens vervollständigen den Beckenausgang lateral des Sakrums:
- M. (ischio-)coccygeus
  - Ursprung: ventral auf dem Lig. sacrospinale und der Spina ischiadica
  - Ansatz: Apex des Sakrums
  - Innervation: Rr. ventrales (S 3 und S 4)

- M. piriformis
  - Ursprung: Facies pelvina des Sakrums (S 2–S 4), von der ventralen Kapsel des ISG, dem anterioren Bereich der SIPI und häufig vom oberen Anteil des Lig. sacrotuberale, durchzieht das Foramen ischiadicum majus und lässt Raum für durchlaufende neurovaskuläre Strukturen im Foramen suprapiriforme und Foramen infrapiriforme
  - Ansatz: Trochanter major des Femurs
  - Innervation: Rr. ventrales (L 5 und S 1)

Vom Verlauf her gehört der M. piriformis wie auch der M. glutaeus maximus zu den Muskeln, die stabilisierend (z. B. beim Einbeinstand) auf das ISG wirken können.

Muskeln, die das **Ilium nach anterior** rotieren können:
- M. quadratus lumborum
  - Ursprung: Crista iliaca
  - Ansatz: XII. Rippe, I.–IV. LWK (Procc. costarii)
  - Funktion: einseitig: ipsilaterale Lateralflexion; beidseitig: Bauchpresse und Ausatmung, Iliumrotation nach anterior
  - Innervation: N. intercostalis (Th 12)
- M. iliopsoas
  - Ursprung: M. psoas major: oberflächliche Schicht: XII. BWK bis IV. LWK (Seitenflächen) und den dazwischenliegenden Bandscheiben; tiefe Schicht: I.–V. LWK (Procc. costarii); M. iliacus: Fossa iliaca, Ansatz beider Muskeln: Trochanter minor des Femurs
  - Funktion: Hüftgelenk: Flexion und Außenrotation; LWS: einseitig: ipsilaterale Lateralflexion; beidseitig: Aufrichten des Rumpfes aus der Rückenlage, Iliumrotation nach anterior
  - Innervation: N. femoralis (L 1–L 4) sowie direkte Äste aus dem Plexus lumbalis

Aufgrund ihrer Lage und ihrer Versorgung (vaskulär und neurologisch) sind diese beiden Muskeln zum einen häufig beteiligt bei LWS- und Beckenstörungen und werden zum anderen stark durch die Viszera beeinflusst.

Einige Anteile der **autochthonen Rückenmuskulatur**, s. Wirbelsäule (S. 67), befestigen sich am Becken:

Beide Ligamente (Lig. sacrotuberale und Lig. sacrospinale) tragen zur ligamentären Stabilisation des Beckens sowie zur Bildung des Foramen ischiadicum majus und Foramen ischiadicum minus bei und haben eine Funktion als Verschluss des Beckenbodens.
- Lig. iliolumbale
  - Die einzelnen Faserzüge dieses Ligaments scheinen sehr variabel zu sein in ihrer Anzahl und Form, entspringen aber durchweg von den Querfortsätzen des L4 und L5, sie verschmelzen inferior mit den sakroiliakalen Ligamenten und ziehen nach lateral bis zur Crista iliaca. Auch Verbindungen zum M. quadratus lumborum werden beschrieben.

Bänder des Pubisgelenks
- *zentral:* Lig. interosseum = Discus interpubicus
- *posterior:* membranöses, dünnes Gewebe
- *superior:* Lig. pubicum superius, ein starkes Band zwischen Tuberculum pubicum rechts und links
- *inferior:* Lig. arcuatum pubicum, ein sehr kräftiges, an den beiden Rr. inferiores des Pubis befestigtes Band
- *anterior:* dicker als posterior, erhält Fasern des M. rectus abdominis, M. pyramidalis, M. obliquus abdominis externus (crus mediale), M. adductor longus, M. gracilis

Bänder des Sakrokokzygealgelenks
zentral:
- Lig. interosseum (Relikt des Diskus)

peripher:
- Lig. sacrococcygeum ventrale (anterius): Fortsetzung des Lig. longitudinale anterius
- Lig. sacrococcygeum dorsale profundum: Fortsetzung des Lig. longitudinale posterius
- Lig. sacrococcygeum laterale: verbindet die sakralen und kokzygealen Cornua

In dieses Bandsystem strahlen Fasern des Lig. sacrospinale und des Lig. sacrotuberale ein. Zusätzlich setzt am Co1 das Filum terminale externum an.

zusätzlich im Becken zu beschreiben:
- Lig. inguinale
  - verläuft von der SIAS zum Tuberculum pubicum und hat keine mechanische Funktion für das Becken
  - bildet den kaudalen Boden des Leistenkanals (Canalis inguinalis); dieser beinhaltet:
    - Samenstrang beim Mann (mit diesem läuft der R. genitalis des N. genitofemoralis)
    - rundes Gebärmutterband (Lig. teres uteri) bei der Frau
    - N. ilioinguinalis, Lymphgefäße
  - besitzt eine innere (Anulus inguinalis profundus) und eine äußere Öffnung (Anulus inguinalis superficialis); eventuelle Bruchpforte für Hernien
- Arcus iliopectineus (als Abspaltung des Lig. inguinale)
  - verstärkter medialer Teil der Faszie des M. iliacus
  - grenzt die Lacuna musculorum von der Lacuna vasorum ab
- Lacuna musculorum: Raum für
  - N. cutaneus femoris lateralis
  - M. iliopsoas
  - N. femoralis
  - N. genitofemoralis
- Lacuna vasorum: von lateral nach medial
  - R. femoralis des N. genitofemoralis
  - A. femoralis
  - V. femoralis
  - Lymphknoten

Muskeln

An dieser Stelle werden in einer Auswahl besonders wichtige Muskeln für den Beckenbereich vorgestellt. Diese können zur Entstehung einer Bewegungsstörung des Beckens beitragen oder eine solche instand halten.

Beckenbodenmuskulatur
1. Diaphragma pelvis = M. levator ani, besteht aus
- M. puborectalis
  - Ursprung: Symphyse
  - Ansatz: schlingenförmig um Junctio anorectalis (keine posteriore ossäre Befestigung)

iliosakralen Gelenkfläche vor. Für die Biomechanik hat dies zur Folge, dass es keine gemeinsame Achse gibt, sondern jedes ISG seine eigene Achse für Bewegungen aufweist.

Von der Klassifikation her herrscht keine Eindeutigkeit in Bezug auf das ISG. Wenn man den Raum hinter der eigentlichen Gelenkfläche, der vom Lig. interosseum ausgekleidet wird, hinzuzieht, kann man das ISG als Mischung aus Diarthrose (synoviales Gelenk mit Gelenkhöhle, hyalinem Knorpel, Kapsel und Ligamenten) und Amphiarthrose (kleine Amplituden, hyaliner Knorpel, Gelenkhöhle mit Bindegewebe ausgefüllt) sehen.

Das Pubisgelenk weist eine 1–2 mm dicke hyaline Knorpelschicht auf. Im Gelenkinneren befindet sich der Discus interpubicus mit einem zentralen Hohlraum, der Cavitas symphysialis. Es handelt sich eher um eine Amphiarthrose als um eine Symphyse.

Ebenso verhält es sich mit dem Sakrokokzygealgelenk. Die beiden Knochen werden durch das Lig. interosseum, ein Relikt des Diskus, miteinander verbunden.

Ligamente

Intrinsische Ligamente überspannen direkt die **iliosakrale Gelenkfläche**.

Die posterior gelegenen Anteile bilden eine funktionelle Einheit und sind anatomisch aus drei Schichten aufgebaut:
- tiefe Schicht: Ligg. sacroiliaca interossea
  - kräftigster Teil, von Tuberositas iliaca zu Tuberositas sacralis, befestigen sich von dorsal an der Kapsel
- mittlere Schicht: Ligg. sacroiliaca dorsalia profundus
  - von der Spina iliaca posterior superior (SIPS) zur Crista sacralis lateralis
- oberflächliche Schicht: Ligg. sacroiliaca dorsalia superficialis
  - von der SIPS zur Crista sacralis intermedia

Die dorsalen Bänder bestehen vorwiegend aus transversal und schräg verlaufenden Fasern und sind sehr kräftig. Daneben beschreiben einige Autoren:

- Lig. sacroiliacum dorsale longum ("long dorsal sacroiliac ligament"):
  - Es verläuft *posterior* vom Lig. sacroiliacum interosseum von der SIPS zur Crista sacralis lateralis auf Höhe von S 3 und S 4; mediale Fasern befestigen sich an der tiefen Schicht des posterioren Blattes der Fascia thoracolumbalis und der Aponeurose des M. erector spinae, laterale Fasern vermischen sich mit dem Lig. sacrotuberale.

von anterior:
- Ligg. sacroiliaca ventralia
  - weniger kräftig als die hinteren Bänder
  - werden als „Verdickungen" der anterioren und inferioren Teile der Gelenkkapsel gesehen

Extrinsische Ligamente verlaufen in räumlichem Abstand zum ISG:
- Lig. sacrotuberale aus drei Abschnitten bestehend:
  - superiore Anteile von der SIPS zum lateralen Rand des Sakrums und des Os coccygis
  - mediale Anteile vom lateroinferioren Winkel des Os sacrum und vom Os coccygis zum Tuber ischiadicum, spiralförmiger Verlauf der Fasern: die lateral am Tuber entspringenden Fasern ziehen zum kaudalen Teil des Sakrums, die medial am Tuber entspringenden weiter kranialwärts zum Sakrum
  - laterale Anteile von der Spina iliaca posterior inferior (SIPI) zum Tuber ischiadicum: überspannen den M. piriformis und erhalten manchmal von diesem einige Fasern.

Daneben strahlen Fasern des M. glutaeus maximus und zumeist auch des M. biceps femoris in das Band ein. Neben diesen beiden Muskeln verschmelzen auch die tiefen Fasern des M. multifidus häufig mit dem Band. Deren Kontraktionen können die Spannung des Bands vergrößern und könnten somit eine stabilisierende Rolle für das Becken spielen, u. a. beim Einbeinstand.
- Lig. sacrospinale
  - zieht vom lateralen Rand des Os sacrum und Os coccygis zur Spina ischiadica, ist sehr eng verbunden mit dem M. coccygeus

5.3 Becken

5.3.1 Phylogenese und Embryologie

Das Os sacrum entwickelt sich in der Regel aus den 31. bis 35. Somitenpaaren (siehe Wirbelsäule, Kap. 5.1), die zwischen dem 20. und dem 35. Entwicklungstag aus dem paraxialen Mesoderm hervorgehen. Der Anteil des Sklerotoms an diesen Somiten wandert ventral- und dorsalwärts und umhüllt so die Chorda dorsalis und das sich entwickelnde Rückenmark. So wie in der Entwicklung der Wirbelsäule, wachsen kaudale und kraniale Anteile zweier Sklerotome aufeinander zu. Die aneinandergrenzenden Sklerotome verschmelzen zum Zentrum des Sakrums. Die dorsalen Anteile bilden den vertebralen Bogen, aus dem sich u. a. die Facies dorsalis bildet und die ventrolateralen Anteile werden zum kostalen Fortsatz, aus dem sich die Ala ossis sacri mit der Pars lateralis formt. Primäre Knochenkerne erscheinen zwischen der 10. und 20. Woche im Zentrum und im Bereich der Bögen. Im Bereich der kostalen Anteile tauchen diese später auf, zwischen dem 6. und 8. Monat. Die drei Anteile des Sakrums bleiben bis zum 2.–5. Lebensjahr durch Knorpel voneinander getrennt. In der Phase der Entwicklung verschmelzen die ventrolateralen und dorsalen Elemente des Sakrums miteinander, die Fusionierung mit dem Zentrum findet ca. im 8. Lebensjahr statt. Zwischen den Segmenten des Sakrums bleibt Knorpel erhalten, im lateralen Bereich liegen dort Epiphysen. Die Verschmelzung der Segmente beginnt nach der Pubertät, von kaudal nach kranial verlaufend. Zeitgleich ist das Auftreten von sekundären Knochenkernen zu beobachten.

Das Hüftbein (Os coxae oder Os innominatus) erscheint etwa in der 7. Entwicklungswoche und tritt in Form dreier Knochen auf: dem Os ilium, dem Os ischii und dem Os pubis. Die primären Knochenkerne sind im 3.–6. Fetalmonat zu sehen, zuallererst im Os ilium (3. Monat) und zuletzt im Os pubis (6.–7. Monat). Zur Geburt sind der Beckenkamm, die Fossa acetabulare und der R. inferior ossis pubis noch knorpelig. Das Os pubis und das Os ischii synostosieren im 7.–8. Lebensjahr. Die drei Knochen des Os coxae sind im Bereich des Azetabulums durch knorpelige Wachstumsfugen (die sogenannte Y-Fuge) verbunden. Diese schließt sich zwischen dem 12. und 14. Lebensjahr.

Zum Zeitpunkt der Geburt ist der Beckengürtel noch nicht komplett entwickelt und verknöchert. So scheint die iliosakrale Gelenkfläche bis zum Ende der ersten Dekade noch flach zu sein. Erst sehr viel später entstehen scheinbar die typischen Erhöhungen und Vertiefungen.

5.3.2 Anatomische Grundlagen

Gelenkflächen

Die Gelenke des Becken(-gürtels) sind die beiden Iliosakralgelenke (ISG), das Pubisgelenk und das Sakrokokzygealgelenk. Ferner besitzt das Becken anatomische Verbindungen u. a. in der Form von Gelenkflächen mit den angrenzenden Körperabschnitten: der unteren LWS und den beiden Hüftgelenken. Hierdurch ist das Becken Teil einer biomechanisch funktionellen Einheit, der sogenannten Lenden-Becken-Hüft-Region (LBH-Region) oder Lenden-Becken-Hüftgelenk-Schere. Des Weiteren muss erwähnt werden, dass das Becken die untere Begrenzung der abdominalen Kavität formt und als Kyphose, einem Behälter gleichend, einen Teil der Viszera umgibt. Von diesen kann es in seiner Funktion und in seiner Mobilität beeinflusst werden, genauso wie umgekehrt eine Beckenstörung auf die Viszera wirken kann. Die Verbindungen des Beckens mit dem kranialen System erklären sich u. a. über die Anheftung der duralen Fortsätze am Sakrum und über das zerebrospinale venöse System.

Die **iliosakrale Gelenkfläche** wird von den Facies auriculares ossis sacri und ilii gebildet. Die sakrale Gelenkfläche besteht aus hyalinem Knorpel und weist mit etwa 1–2,5 mm eine größere Knorpeldicke auf als die eher fibröse Fläche auf dem Ilium (ca. 0,2–1,0 mm). Die L-förmige Gelenkfläche erstreckt sich über die Segmente S 1 bis S 3. Sie besitzt einen kurzen oberen und einen langen unteren Schenkel. Im Stand richtet sich der obere beinahe senkrecht, der untere beinahe horizontal aus. Im Mittel beträgt der Winkel zwischen den beiden Schenkeln 110°, die individuellen Unterschiede sind allerdings sehr groß. Gleiches gilt für die Orientierung der Gelenkfläche und für die Erhöhungen und Vertiefungen, die diese aufweist. Neben den Interindividualitäten weist das ISG intraindividuelle Unterschiede auf. Es liegt eine unterschiedliche Ausrichtung der rechten und linken

- *Wichtig:* Bei Dysfunktionen in Inspiration nicht zu tief einatmen und nicht zu kräftig anspannen lassen, d. h., beide Aktivitäten stoppen, sobald sie an der III. Rippe spürbar sind.
- 3–5 Sekunden halten

Phase der Entspannung:
- ist die Phase der Korrektur bei Dysfunktion in Inspiration, den Patienten auffordern, die Spannung zu lösen und langsam tief auszuatmen, dabei mit dem Daumen der III. Rippe nach dorsal folgen und diese passiv über zusätzlichen sanften Schub korrigieren und bei der nächsten Einatmung halten
- die Dehnungsposition für den Muskel etwas steigern

Wiederholen der beiden Phasen.

Muskeltechnik I. Rippe links bei Dysfunktion in Inspiration

■ Vorgehen
- linke Hand: das MCP des Zeigefingers breitflächig auf den lateralen Rippenkörper der I. Rippe links legen
- rechte Hand: liegt am Hinterhaupt des Patienten (▶ Abb. 5.28)

■ Korrektur
Phase der Anspannung:
- die HWS so wie oben beschrieben in Vordehnung bringen und den Patienten auffordern, eine Gegenspannung aufzubauen und dabei langsam einzuatmen
- isometrische Aktivität und die Einatmung kontrollieren und so dosieren, dass sie an der I. Rippe wahrgenommen werden können
- *Wichtig:* Bei Dysfunktionen in Inspiration nicht zu tief einatmen und nicht zu kräftig anspannen lassen, d. h., beide Aktivitäten stoppen, sobald sie an der I. Rippe spürbar sind.
- 3–5 Sekunden halten

Phase der Entspannung:
- ist die Phase der Korrektur bei Dysfunktion in Inspiration, den Patienten auffordern, die Spannung zu lösen und langsam tief auszuatmen, dabei mit der linken Hand der I. Rippe nach kaudal folgen und diese passiv über zusätzlichen sanften Schub korrigieren und bei der nächsten Einatmung halten
- die Dehnungsposition für den Muskel etwas steigern

Wiederholen der beiden Phasen.

Bei einer Dysfunktion der I. Rippe in Exspiration liegt der Daumen auf der II. Rippe und die Vorgehensweise erfolgt wie oben beschrieben. Die eingesetzten Muskeln sind die Mm. scaleni anterior und medius. Die Korrektur erfolgt durch die Anspannung dieser Muskeln und die Einatmung.

> ✓ **Fragen zur Selbstüberprüfung**
> Die Antworten finden sich im vorangegangenen Kapitel und werden hier nicht explizit aufgeführt.
> 1. In welche Abschnitte gliedern sich die Rippen von dorsal nach ventral?
> 2. Welche gelenkigen Verbindungen haben die Rippen mit der Wirbelsäule?
> 3. Was zieht durch die jeweiligen Durchtrittsstellen des Diaphragmas?
> 4. Aufgrund welcher Funktionen und Besonderheiten sollte das Zwerchfell in einer globalen osteopathischen Herangehensweise untersucht werden?
> 5. Wie ist der Verlauf der Halsachse?
> 6. Wo finden sich in der Regel bei Dysfunktionen der Rippen druckdolente Stellen in der Palpation?
> 7. Welche Tests für die Rippen gehören zur dynamischen Palpation?
> 8. Wozu dient die muskuläre Anspannung während der Muskeltechniken bei Dysfunktionen in Exspiration?

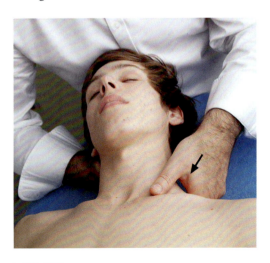

▶ Abb. 5.28

den Arm über den Ellenbogen weiter nach hinten bringt
- M. serratus anterior: durch einen Schub der Skapula vom Thorax, indem der Patient die Hand auf die gegenüberliegende Schulter legt und der Therapeut über den Ellenbogen einen Schub nach hinten gibt

> **Praxistipp**
> In der Regel benutzt man für die I./II. Rippe die Muskeln der Skalenusgruppe und für die oberen/mittleren Rippen die Pektoralismuskeln.

Für alle folgenden Muskeltechniken der Rippen gilt:

Ausgangsstellung
- *Patient:* entweder in Rückenlage oder in Sitzposition
- *Therapeut:* sitzt oder steht etwas seitlich am Kopfende der Behandlungsliege oder steht hinter dem Patienten

Muskeltechnik IV. Rippe links bei Dysfunktion in Exspiration

■ Vorgehen
- rechte Hand: sucht zur Orientierung den vorderen Rippenkörper der IV. Rippe links, dann den Daumen breitflächig auf die V. Rippe legen
- linke Hand: bringt einen der Muskeln mit Ansatz an der IV. Rippe – wie oben beschrieben – in Vordehnung (hier den M. pectoralis major; ▶ Abb. 5.27)

■ Korrektur
Phase der Anspannung:
- ist die Phase der Korrektur bei Dysfunktionen in Exspiration, den Arm des Patienten weiter in Richtung der Dehnung drücken/schieben und den Patienten auffordern, eine Gegenspannung aufzubauen und dabei langsam einzuatmen
- isometrische Aktivität und die Einatmung kontrollieren und so dosieren, dass sie an der V. Rippe wahrgenommen werden können, dabei die V. Rippe mit dem Daumen fixieren, sodass die IV. Rippe durch die Einatmung und die Anspannung des Muskels maximal korrigiert wird
- Einatmung und Muskelaktivität 3–5 Sekunden halten

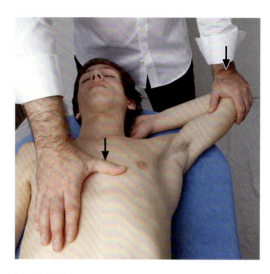

▶ Abb. 5.27

Phase der Entspannung:
- den Patienten auffordern, die Spannung zu lösen und tief auszuatmen, dabei mit dem Daumen der V. Rippe nach dorsal folgen
- danach die Dehnungsposition für den Muskel etwas steigern

Wiederholen der beiden Phasen.

Muskeltechnik III. Rippe links bei Dysfunktion in Inspiration

■ Vorgehen
- rechte Hand: sucht zur Orientierung den vorderen Rippenkörper der III. Rippe links, den Daumen breitflächig auf die III. Rippe legen
- linke Hand: bringt einen der Muskeln mit Ansatz oder Ursprung an der III. Rippe so wie oben beschrieben in Vordehnung

■ Korrektur
Phase der Anspannung:
- soll den Muskel postisometrisch relaxieren
- in der jeweiligen Dehnungsposition den Arm des Patienten weiter in Richtung der Dehnung drücken/schieben und den Patienten auffordern, eine Gegenspannung aufzubauen und langsam einzuatmen
- isometrische Aktivität und die Einatmung kontrollieren und so dosieren, dass sie an der III. Rippe wahrgenommen werden können

5.2 Thorax/Rippen

Impulstechnik I. Rippe rechts

Mit kleinen Anpassungen möglich bei Dysfunktion der I. Rippe in Exspiration und Inspiration.

Bei einer Dysfunktion der Rippe in Exspiration steht das Tuberculum costae „hoch" und wird nach unten korrigiert. Bei einer Dysfunktion in Inspiration ist es der laterale Anteil des Rippenkörpers, der zu kontaktieren ist und auf dem der Impuls erfolgt.

■ Ausgangsstellung
- *Patient:* in Sitzposition
- *Therapeut:* steht links hinter dem Patienten (linkes Bein mit dem Fuß oder mit dem Knie auf der Behandlungsliege)

■ Vorgehen
- linke Hand: liegt auf dem Kopf des Patienten, linker Unterarm seitlich am Hals des Patienten, linker Ellenbogen auf dem Schulter-Nacken-Bereich (▶ Abb. 5.26)
- rechte Hand:
  – liegt bei einer Dysfunktion in Exspiration mit dem Metakarpophalangealgelenk (MCP) des Zeigefingers auf dem Tuberculum costae der I. Rippe rechts
  – liegt bei einer Dysfunktion in Inspiration mit dem MCP des Zeigefingers lateral auf dem Rippenkörper der I. Rippe rechts

■ Korrektur

Phase der Orientierung:
- den gesamten Rumpf nach links zum aufgestellten Bein des Therapeuten hin schieben, Kopf und Hals dabei „en bloc" etwas nach rechts schieben oder Lateralflexion rechts/Rotation links einleiten
- mit dem Zeigefinger auf die I. Rippe drücken und den Widerstand testen

Phase vor der Manipulation:
- empfohlen werden bei folgender Vorgehensweise:
  – eine deutliche Translation der beiden Hebel (Rumpf und Hals)
  – eine Lateralflexion der HWS zur Rippe hin und
  – eine Rotation von der Rippe weg
- zusätzliche Nebenvektoren: Flexion/Extension und Kompression
- den größtmöglichen Widerstand suchen

Phase der Beschleunigung:
- positive(n) Nebenvektor(en) stapeln
- Impuls auf die I. Rippe
- v. a. in kaudale/mediale Richtung, richtet sich aber grundsätzlich nach dem Widerstand (s. Phase vor der Manipulation)

Muskeltechniken

Bei den folgenden Techniken wird unterschieden zwischen Techniken für Dysfunktionen der Rippen in Exspiration, bei denen die muskuläre Aktivität zur Korrektur eingesetzt wird, sowie Techniken für Dysfunktionen in Inspiration, bei denen die Rippe nach der Anspannungsphase passiv manuell korrigiert wird. Der Muskel, der bei der jeweiligen Technik zum Einsatz kommt, wird vor der isometrischen Anspannung in eine leichte „Dehnung" gebracht (zur Anatomie, Kap. 5.2.2):
- Mm. scaleni anterior und medius: durch Lateralflexion der HWS zur Gegenseite
- M. scalenus posterior: durch Lateralflexion der HWS zur Gegenseite
- M. pectoralis minor: durch Retraktion der Schulter, indem die Schulter nach hinten gedrückt wird
- M. pectoralis major: durch eine Außenrotation/Abduktion der Schulter, indem der Patient die Hand hinter den Kopf nimmt und der Therapeut

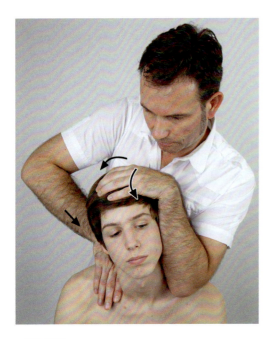

▶ Abb. 5.26

Die folgende Technik kann für eine Dysfunktion einer Rippe (ab der II. Rippe) in Inspiration und Exspiration eingesetzt werden. Ziel ist, die Wirbel-Rippen-Gelenke mittels einer Traktionskraft zu korrigieren.

Impulstechnik IV. Rippe links

- Ausgangsstellung
- *Patient:* in Rückenlage auf der rechten Hälfte der Behandlungsliege, Arme vor dem Oberkörper gekreuzt (gegenüberliegender Arm oben, Ellenbogen aufeinander), Hände auf der jeweils gegenüberliegenden Schulter, Beine können je nach Höhe der zu behandelnden Rippe gebeugt oder gestreckt werden
- *Therapeut:* steht rechts vom Patienten (großer Ausfallschritt, linkes Bein vor) und platziert sein Sternum von kranial am oberen Ellenbogen des Patienten

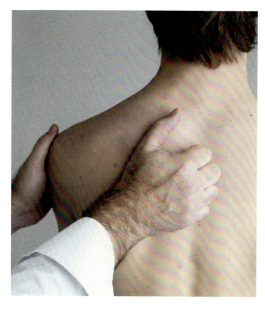

▶ Abb. 5.25

- Vorgehen
- linke Hand: liegt mit den Fingern (nach kaudal) am CTÜ des Patienten
- linker Unterarm: liegt am Hinterkopf des Patienten
- rechte Hand, „Keilhand": palpiert mit den Fingern den hinteren Rippenbogen der IV. Rippe links, legt anschließend den Thenar an diesen Rippenbogen, Faust machen oder offene Hand (▶ Abb. 5.25)

- Korrektur

Phase der Orientierung:
- den Patienten anheben und zum Therapeuten hin drehen, evtl. auf dem linken Oberschenkel ablegen, Keilhand platzieren
- den Patienten zurückdrehen und langsam unter Beibehaltung der Flexion des Oberkörpers auf die Keilhand legen
- den Widerstand der Rippe testen

Phase vor der Manipulation:
- Nebenvektoren testen und einstellen inklusive Ein-/Ausatmung
- empfohlen wird eine Lateralflexion vom Therapeuten weg und etwas Rotation in die gleiche Richtung

Phase der Beschleunigung:
- positive Nebenvektoren stapeln
- leichte Kompression
- Impuls in dorsokraniale Richtung
- *Wichtig:* zeitgleich macht die Hand an der Rippe eine Pronationsbewegung

> **Praxistipp**
> So wie bei den DOG-Techniken für die BWS (S. 81) kann man auch bei dieser Technik auf das Anheben des Oberkörpers verzichten. Hierdurch kann man den linken Unterarm anstelle des Sternums auf die Ellenbogen (Oberarm) des Patienten legen und darüber unter Verwendung kleinerer Hebel die einzelnen Bewegungskomponenten einstellen. Bei den oberen Rippen (II.–IV. Rippe) kann man den Impuls anstatt über die Ellenbogen direkt über die gegenüberliegende Thoraxhälfte geben. Hierzu legt man die dementsprechende Hand ventral auf die Rippen. Des Weiteren erreicht man hier mehr Widerstand, indem man den Patienten mit dem Oberkörper etwas mehr in Extension lagert und/oder den Patienten während der Phase der Beschleunigung den Kopf anheben lässt.

Dynamische Palpation. Vermutet man aufgrund von oben beschriebenen Auffälligkeiten eine Dysfunktion einer Rippe – hier der IV. Rippe rechts – dann sind folgende Tests angezeigt.

Bewegungstest 1

- Ausgangsstellung
- *Patient:* in Sitzposition oder Rückenlage
- *Therapeut:* steht hinter (oder seitlich) vom Patienten

- Vorgehen
- eine Hand liegt ventral an der IV. Rippe rechts
- eine Hand liegt ventral an der IV. Rippe links
- Test: Patient atmet tief ein und dann tief aus

- Beurteilung
- Bewegt sich die IV. Rippe rechts bei der Einatmung vor der IV. Rippe links, befindet sie sich in Dysfunktion Inspiration. Bewegt sie sich bei der Einatmung später als die IV. Rippe rechts, liegt eine Dysfunktion in Exspiration vor.

> **Praxistipp**
> Anstatt die Reihenfolge der einsetzenden Bewegung zu beurteilen, kann man auch die Bewegungsamplitude bei Ein- und Ausatmung bestimmen.

Bewegungstest 2
hier der IV. Rippe rechts

- Ausgangsstellung
- *Patient:* in Sitzposition
- *Therapeut:* steht rechts vom Patienten

- Vorgehen
- rechte Hand: liegt ventral, einen Finger im Interkostalraum oberhalb und einen Finger im Interkostalraum unterhalb der IV. Rippe
- Test: Patient atmet tief ein und dann tief aus.

- Beurteilung
- Fehlendes Öffnen eines kleinen Interkostalraums (während der Einatmung) deutet auf eine Dysfunktion der kranial davon gelegenen Rippe in Exspiration hin, fehlendes Schließen eines großen Interkostalraums (während der Ausatmung) auf eine Dysfunktion der kranial davon gelegenen Rippe in Inspiration.

Statische Palpation der I. Rippe

- Ausgangsstellung
- *Patient:* in Sitzposition
- *Therapeut:* steht hinter dem Patienten

- Vorgehen
Test: Ist der Bereich um das Tuberculum costae auf einer Seite vom Gewebe her rigider und druckempfindlich, deutet dies auf eine Dysfunktion der I. Rippe hin. Steht das Tuberculum dabei im Vergleich zur anderen Seite hoch, liegt möglicherweise eine Dysfunktion der Rippe in Exspiration vor. Steht das Tuberculum hingegen tiefer und der laterale Anteil der Rippe höher als auf der anderen Seite, liegt möglicherweise eine Dysfunktion der Rippe in Inspiration vor.

Bewegungstest der I. Rippe
hier beim Hinweis auf eine Dysfunktion der I. Rippe rechts

- Ausgangsstellung
- *Patient:* in Sitzposition
- *Therapeut:* steht hinter dem Patienten

- Vorgehen
- rechte Hand: liegt auf dem Tuberculum oder auf dem Corpus costae der I. Rippe rechts
- linke Hand: dementsprechend auf der I. Rippe links
- Test: Patient atmet tief ein und aus.

- Beurteilung
- Bewegt sich die I. Rippe rechts bei der Einatmung vor der I. Rippe links, befindet sie sich in Dysfunktion Inspiration. Bewegt sie sich bei der Einatmung später als die I. Rippe links, befindet sie sich in Dysfunktion Exspiration. Anstatt die Reihenfolge der einsetzenden Bewegung zu beurteilen, kann man auch die Bewegungsamplitude bei der Ein- und Ausatmung bestimmen.

Behandlung der Rippen

Impulstechniken
Diese Impulstechniken, die ab der II. Rippe – wie unten beschrieben – benutzt werden können, werden ähnlich wie die DOG-Techniken für die BWS durchgeführt (S. 81).

5.2.3 Osteopathische Techniken

Untersuchung

Tests

Schnelltest Rippen

- Ausgangsstellung
- *Patient:* in entspannter Sitzposition, Oberschenkel liegen komplett auf
- *Therapeut:* Palpation der myofaszialen Spannung und eventueller Druckdolenzen rechts und links lateral des Tuberculum costae/Übergang zum Angulus costae der II.–XII. Rippe (bei der I. Rippe am Tuberculum costae)

- Beurteilung
- Beidseitig erhöhte Rigidität des Gewebes – evtl. in Kombination mit Druckdolenzen – deutet in der Regel in Richtung einer Wirbeldysfunktion.
- Einseitig erhöhte Rigidität des Gewebes – evtl. in Kombination mit Druckdolenzen – deutet in der Regel in Richtung einer Dysfunktion der Rippe auf dieser Seite. Der chondrosternale Übergang der Rippe ist dann zumeist ebenfalls druckempfindlich.

Orientierender Test der Spannung des Diaphragmas (nach Finet und Williame)

- Ausgangsstellung
- *Patient:* in Rückenlage
- *Therapeut:* Beide Hände liegen ventral auf dem unteren Thoraxbereich. Nacheinander baut jeweils eine Hand auf dem Thorax einen Druck nach posterior-kaudal auf, während der Thorax in diese Richtungen geschoben wird (▶ Abb. 5.24).

- Beurteilung
- Man prüft die Viskoelastizität und den Rebound.
- Die Seite mit der erhöhten Rigidität und fehlendem Rebound ist die Dysfunktionsseite des Diaphragmas.
- In der Regel weist dieser Befund auf eine Anpassung des Diaphragmas an einen erhöhten intraabdominalen Druck hin: Durch diesen wird das Diaphragma „hoch", also in Exspiration gedrückt.

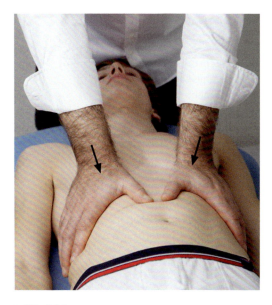

▶ Abb. 5.24

> **Praxistipp**
> Ist der Test positiv, kann man aus der Untersuchungs- eine Behandlungstechnik machen. Hierfür schieben beide Hände den Thorax in die beschriebene Richtung und halten diesen etwa 60 Sekunden in dieser Position. Zum Ende der Technik hin spürt man ein Nachlassen des Gewebewiderstands des Thorax, was auf eine myotensive Korrektur des Diaphragmas hindeutet.

Mit dem oben beschriebenen Schnelltest kann man herausfinden, ob eine Dysfunktion einer Rippe vorliegt. Die nachfolgenden Tests sollen helfen herauszufinden, ob die Rippe sich in In- oder Exspirationsstellung befindet.

Statische Palpation. Zur Stellung der Rippe über Bestimmung der
- Größe der ventralen Interkostalräume:
  - Rippe in Dysfunktion Inspiration: großer Interkostalraum darunter, kleiner Interkostalraum darüber
  - Rippe in Dysfunktion Exspiration: kleiner Interkostalraum darunter, großer Interkostalraum darüber
- Stellung des dorsalen oder ventralen Anteils des Corpus costae im Vergleich zu den Rippen darüber oder darunter.

Vaskularisation

Arteriell

Aa. intercostales posteriores
- entstammen der A. thoracica
- Ausnahmen:
  - die ersten beiden kommen aus der A. subclavia (Truncus costocervicalis)
  - die unter der XII. Rippe heißt A. subcostalis
- ziehen nach ventral und bilden dort Anstomosen mit den

Aa. intercostales anteriores
- entstammen in den oberen 6 Interkostalräumen der A. thoracica interna (als Äste der A. subclavia), in den unteren 6 Interkostalräumen der A. musculophrenica

A. thoracica interna
- zieht als A. epigastrica superior weiter, die auch einen Teil des Zwerchfells versorgt
- zieht durch das Trigonum sternocostale (siehe Durchtrittsstellen weiter oben) und gibt kranial davon die
- A. musculophrenica ab:
  - endet nahe dem letzten Interkostalraum
  - versorgt die unteren Interkostalräume, Ansätze der Bauchmuskeln und das Zwerchfell

Biomechanik

Die Biomechanik der BWS wurde bereits beschrieben (S. 71), sodass es hier u. a. um die bei der Atmung auftretenden Bewegungen des Brustkorbs geht. Der gesamte Brustkorb bewegt sich dabei als Einheit:
- Einatmung (Inspiration) führt zu einem vergrößerten sagittalen, transversalen und longitudinalen Durchmesser des Brustkorbs,
- Ausatmung (Exspiration) dementsprechend zu einer Verkleinerung der genannten Durchmesser.

Die Atmung wird u. a. von folgenden Faktoren beeinflusst:
- Alter
- Dehnbarkeit (engl.: „compliance") des Brustkorbs: abhängig vom Zustand der einzelnen Teile:
  - Rippen inklusive der Artikulationen mit thorakalen Wirbeln und dem Sternum
  - myofasziale Strukturen inklusive Zwerchfell
  - abdominale/thorakale Organe
  - strukturelle Veränderungen: Erkrankungen wie Morbus Bechterew, Lungenemphysem, deutliche Trichter-/Kielbrust oder Skoliosen

Die Bewegungen der Rippen finden bei Ein- und Ausatmung um die sogenannte „Halsachse" statt. Diese verläuft vom Rippenköpfchen durch den Hals bis zum Rippenhöcker:
- Bei den oberen Rippen nähert sich diese Achse der frontalen Ebene: Dies führt zu sogenannten „Pumpenschwengelbewegungen", als Folge dessen vergrößert sich der sagittale Durchmesser des Brustkorbs.
- Bei den unteren Rippen nähert sich die Achse der sagittalen Ebene: Dies führt zu „Korbhenkelbewegungen", der transversale Durchmesser des Brustkorbs vergrößert sich.

Wenn überhaupt (isolierte) Bewegungen in den **Rippen-Wirbel-Gelenken** stattfinden, ist davon auszugehen, dass die beiden Gelenke (Rippenkopf- und Rippenquerfortsatzgelenk) mechanisch zwangsläufig gekoppelt sein dürften und aufgrund des straffen Kapsel-Band-Apparats nur geringfügige Bewegungen aufweisen, die v. a. aus gekoppelten Drehbewegungen bestehen [81].

> **Praxistipp**
> Da die Bewegungsamplitude größer ist, je weiter man sich von der Achse entfernt, ist die dynamische Palpation der Bewegungen der Rippen im ventralen Bereich des Brustkorbs deutlich einfacher als dorsal. Bei Verlust der Elastizität des Brustkorbs sind alle oben genannten Faktoren zu untersuchen.

Leitsymptome

Dysfunktionen des Thorax/der Rippen können zu folgenden Symptomen führen:
- Gefühl, nicht durchatmen zu können
- Schmerzen bei der Ein- oder Ausatmung, häufig interkostal ausstrahlend
- thorakale Schmerzen

Während der Einatmung steigt durch die Aktivität der beschriebenen Muskeln der Bauchdruck (IAP) und somit auch der Druck auf die Gefäße. Dies gilt u. a. auch für die V. cava im Foramen venae cavae. Gleichzeitig werden Kanäle, die für einen Teil der lymphatischen Drainage des Abdomens verantwortlich sind, im posterioren peritonealen Blatt durch das Zwerchfell in ihrem Durchmesser eingeengt.

Die **Ausatmung** hingegen unterstützt sowohl den venösen Rückfluss als auch die Lymphdrainage aus dem Bauchraum. Eine entscheidende Rolle hierbei scheint der Druck in den Kavitäten zu spielen: Je größer der intraabdominale Druck (IAP) ist, desto größer ist der diaphragmale Druck und desto weniger optimal findet der Rückfluss statt [39] [76] [77]. Der erhöhte IAP (intraabdominale Druck) hat auf die Venen, die zum Niederdrucksystem gehören, einen größeren Einfluss als auf die Arterien. Eine optimale venöse Drainage im Bauch-/Rumpfbereich ist gleichzeitig ein Faktor, der die Homöostase und die Ernährung der Wirbelsäule positiv unterstützt.

Das Zwerchfell kann sich an einen erhöhten intraabdominalen Druck anpassen, es kann aber auch Auslöser für eine Veränderung des IAP sein [38]. Während der Kontraktionsphase des Diaphragmas erhöht sich die Festigkeit/Steifigkeit der LWS. Die LWS erfährt also eine atmungssynchrone Kompression und Dekompression. Dieser Mechanismus könnte die Versorgung und Drainage der Bandscheiben begünstigen.

Klinisch findet man nicht selten synergetisch zum Zwerchfell eine gesteigerte Aktivität des M. transversus abdominis sowie des Beckenbodens, was den Druck auf die Wirbelsäule nochmals erhöht und die Mobilität des Beckens (Iliosakral- und Pubisgelenk) beeinträchtigen kann.

Das Zwerchfell wird in **posturale Aufgaben** eingebunden, wenn die Stabilität des Rumpfes aufrechterhalten werden muss, wie dies z. B. beim Einbeinstand oder auch bei Bewegungen der oberen Gliedmaßen der Fall ist. Eine solche postural ausgelöste erhöhte Aktivität des Zwerchfells weist weiterhin Modifikationen im Rhythmus der Ein- und Ausatmung auf [37].

Und schließlich trägt das Zwerchfell zur **Unterstützung des gastroösophagealen Verschlussmechanismus** bei. Bei Veränderungen, die mit Steigerungen des IAP einhergehen, werden Beeinträchtigungen des Verschlussmechanismus (Refluxbeschwerden) beschrieben, z. B. bei Personen mit Adipositas oder bei schwangeren Frauen.

Zusammenfassend kann man sagen, dass das Zwerchfell eine Reihe herausragender Funktionen im Körper erfüllt und es zudem sehr viele myofasziale Verbindungen, sowohl nach kaudal als auch nach kranial, besitzt. Daher sollte das Zwerchfell bei jeder osteopathischen Herangehensweise angemessen berücksichtigt werden.

Faszien

Der Brustkorb wird innen bekleidet von der Fascia endothoracica, die fest verwachsen ist mit der Pleura parietalis. Außen befestigt sich die Fascia thoracica externa am Periost der Rippen und den äußeren Interkostalmuskeln. Sich an den Rippen befestigende Muskeln strahlen „unterbrechend" in diese Faszie mit ein.

Innervation (peripher und segmental)

Die Interkostalnerven sind die thorakalen Rr. anteriores der Spinalnerven I–XI. Sie versorgen
- motorisch u. a. die Interkostalmuskeln und
- sensibel die Brustwand über Rr. cutanei mediales und laterales. Letztere ziehen um den Thorax herum bis nach posterior und grenzen an die Hautäste der Rr. posteriores (s. u.).

Der infraklavikuläre Abschnitt der Haut des Brustkorbs wird noch aus dem N. supraclavicularis (C 3, 4) versorgt.

Die Haut des Rückens wird von den Rr. posteriores der Spinalnerven versorgt, die sich in einen R. cutaneus medialis und einen R. cutaneus lateralis aufteilen. Diese versorgen die direkt an die Wirbelsäule angrenzende Haut
- subokzipital,
- zervikal bis zum lateralen Rand des M. trapezius,
- thorakal bis zum Angulus inferior der Skapula,
- von dort hinunter (lumbal) bis zur Mitte der Crista iliaca, dann sich verjüngend bis zum Steißbein.

in der Literatur. Unter Umständen sind sie nicht an der Ein- oder Ausatmung beteiligt, sondern erfüllen propriozeptive Funktionen [94].

zu 4: Diaphragma (Zwerchfell). Das Zwerchfell besteht aus folgenden Teilen:
1. Centrum tendineum
   - zentrale Ansatzstelle für die muskulären Anteile
2. Pars costalis
   - größter Teil:
     • Ursprung: Innenseite der VII.–XII. Rippe
   - Pars lumbalis
     • Ursprung: als Crura dextrum und sinistrum
   - medialer Teil
     • vom I.–III. LWK, den Bandscheiben dieser Segmente und dem Lig. longitudinale anterior
   - lateraler Teil
     • mit dem Lig. arcuatum mediale (bildet die Psoasarkade) zwischen Wirbelkörper und Proc. costalis des II. LWK
     • Lig. arcuatum laterale (bildet die Quadratusarkade) zwischen Proc. costalis des II. LWK und der XII. Rippe
3. Pars sternalis
   - Ursprung: Hinterfläche Proc. xiphoideus
   - Funktion und Innervation: s. u.

Durchtrittsstellen im Diaphragma
1. Hiatus aorticus
   - sehnige Umrahmung auf Höhe des XII. BWK
   - Durchtritt für Aorta und Ductus thoracicus
2. Hiatus oesophageus
   - muskuläre Umrahmung auf Höhe des X. BWK
   - Durchtritt für Ösophagus und Trunci vagales anterior und posterior
3. Foramen venae cavae
   - im Centrum tendineum auf Höhe des IX. BWK
   - Durchtritt für V. cava inferior und den R. phrenicoabdominalis (sensibler Ast) des rechten N. phrenicus für das parietale Peritoneum des Oberbauchs

Neben diesen drei großen Öffnungen noch:
1. medialer Lumbalspalt
   - Durchtritt für V. azygos (rechts), V. hemiazygos (links), N. splanchnicus major
2. lateraler Lumbalspalt
   - Durchtritt für Truncus sympathicus, N. splanchnicus minor
3. Spalte ventrolateral vom Perikard
   - Durchtritt für den R. phrenicoabdominalis des linken N. phrenicus
4. Trigonum sternocostale (Larrey-Spalte)
   - Durchtritt für Vasa epigastrica superiora (Fortsetzung als Vasa thoracica interna)

Funktionen und Besonderheiten des Zwerchfells

Das Zwerchfell hat respiratorische sowie posturale Funktionen und unterstützt den Verschlussmechanismus des gastroösophagealen Übergangs. Es ist in seiner Funktion eng verknüpft mit dem IAP (engl. intra-abdominal pressure: intraabdominaler Druck). Ist das Zwerchfell (zu) intensiv in eine dieser Aufgaben eingebunden, könnte das einen Einfluss auf die anderen Funktionen haben [85].

Das Zwerchfell kann insgesamt als Motor der viszeralen Mobilität bezeichnet werden (Kap. 6): Unter Einfluss der diaphragmalen Dynamik weisen die thorakalen und abdominalen Organe stereotype Bewegungen auf [16]. Diese Bewegungen unterstützen die Funktion der Organe und der dazugehörigen zirkulatorischen und neurologischen Leitungsbahnen.

Dem kostalen und kruralen Anteil des Zwerchfells kommen dabei unterschiedliche Funktionen zu. Funktionell können diese beiden Anteile wie zwei separate Muskeln [10] gesehen werden. Der kostale Anteil erfüllt v. a. respiratorische Aufgaben. Seine Innervation erfolgt hauptsächlich über Fasern des N. phrenicus aus C 3. Der krurale Teil hat hauptsächlich posturale Funktionen und wird mehr aus den Segmenten C 4/C 5 versorgt. Die Anteile können bei Anstrengung in Serie geschaltet werden, in Ruhe ist v. a. der kostale Anteil aktiv. Die 6 unteren Interkostalnerven führen sensible Fasern für das Diaphragma.

Das Zwerchfell erfüllt **respiratorische Funktionen**: Bei **Einatmung** ist es in Serie geschaltet mit einem Teil der Interkostalmuskeln und den Skalenusmuskeln. Ein viszerales Problem könnte sich so über das Zwerchfell hoch bis zur Kraniovertebralregion auswirken. Die beiden Kuppeln des Zwerchfells können unterschiedliche Spannungen und Aktivitäten aufweisen.

- der Brustbein-Rippen-Gelenke:
  - Das Lig. sternocostale intraarticulare teilt das Gelenk zwischen der II. Rippe und dem Brustbein in eine obere und untere Kammer.
  - Ligg. sternocostalia radiata, Verstärkungen der Kapsel der echten Gelenke an der Vorderseite, bilden mit dem Periost des Brustbeins die kräftige Membrana sterni.

Die **Ligamente des Brustkorbs** sind insgesamt äußerst kräftig und straff. Sie lassen kaum Bewegungen zwischen Wirbelsäule und Rippen zu und unterstützen das Prinzip der funktionellen Einheit des gesamten Brustkorbs.

Muskeln

Diese können eingeteilt werden in:
1. Muskeln zwischen den Rippen (interkostal)
2. Muskeln zwischen Brustbein und Rippen (sternokostal)
3. Muskeln zwischen Rippen und Wirbelsäule (trunkokostal)
4. das Diaphragma

zu 1: Zwischenrippenmuskeln:
- Mm. intercostales externi
  - Verlauf: von hinten-oben nach vorne-unten
  - Ausbreitung: vom Rippenhöcker bis zur Knorpel-Knochen-Grenze
- Mm. intercostales interni
  - Verlauf: von hinten-unten nach vorne-oben
  - Ausbreitung: vom Rippenwinkel bis zum Brustbein
- Mm. intercostales intimi
  - Abspaltung von und gleicher Verlauf wie Mm. intercostales interni
- Funktion der Zwischenrippenmuskeln:
  - Verspannen der Zwischenrippenräume, Stabilisation der Thoraxwand
  - Innervation: Nn. intercostales I–XI

zu 2: sternokostale Muskeln:
- M. transversus thoracis
  - Ursprung: Innenseite des Knorpels der II.–VI. Rippe
  - Ansatz: Innenseite Corpus sterni und Proc. xiphoideus (Muskelfasern können mitunter von sehnigen Fasern ersetzt werden)
  - Funktion: Exspiration
  - Innervation: Nn. intercostales II–VI

zu 3: trunkokostale Muskeln:
- Mm. scaleni (sind im Grunde genommen Interkostalmuskeln, da sie von den Rippenrudimenten der HWS zu den Rippen ziehen):
  - anterior: Ursprung: Tubercula anteriora der Querfortsätze des III.–VI. HWK
  - medius: Ursprung: Tubercula posteriora der Querfortsätze des III.–VII. HWK, auch Befestigungen am I. und II. HWK werden beschrieben [52]
    - Ansatz dieser beiden Anteile: I. Rippe (hinter Sulcus arteriae subclaviae)
  - posterior: Ursprung: Tubercula posteriora der Querfortsätze des V.–VII. HWK
    - Ansatz: II. Rippe (Außenfläche)
  - Funktion der gesamten Muskelgruppe:
    - Inspiration (Thorax): die Skalenusmuskeln scheinen in Synergie mit dem Diaphragma zu arbeiten, ipsilaterale Lateralflexion HWS bei einseitiger und Ventralflexion HWS bei beidseitiger Kontraktion
    - Innervation: Rr. musculares aus Plexus cervicalis und brachialis (C 3 bis C 6)
  - Besonderheit: Beteiligung des Muskels am Thoracic-outlet-Syndrom möglich!
- M. scalenus minimus: inkonstant
  - Ursprung: Querfortsatz C 7
  - Ansatz: I. Rippe Innenseite und Pleurakuppel („Scalenus pleuralis")
- Mm. levatores costarum
  - Bestandteil des intertransversalen Systems der autochthonen Rückenmuskulatur (S. 67)
- M. serratus posterior-superior
  - Ursprung: Dornfortsätze C 6 und 7, Th 1 und Th 2
  - Ansatz: II.–V. Rippe seitlich der Rippenwinkel
  - Innervation: Nn. intercostales I–IV
- M. serratus posterior-inferior
  - Ursprung: oberflächliches Blatt der Fascia thoracolumbalis auf Höhe von Th 11 und Th 12, L 1 und L 2
  - Ansatz: untere 4 Rippen
  - Innervation: Nn. intercostales IX–XI

Die Zuordnung der beiden letztgenannten Muskeln zur Ein- bzw. Ausatmung ist nicht eindeutig

5.2 Thorax/Rippen

- Körper (Corpus sterni):
  - schmal und lang, mit
  - der Incisura costalis für die III.–VII. Rippe
  - die letzte Gelenkfläche befindet sich am Übergang zum Proc. xiphoideus
- Schwertfortsatz (Proc. xiphoideus):
  - besteht aus einem knöchernen Zentrum, umgeben von hyalinem Knorpel
  - weist sehr viele Varianten in Form und Größe auf

! Beachte
Im fortgeschrittenen Alter kann sowohl der Proc. xiphoideus als auch die Verbindung zum Corpus sterni verknöchern.

Rippen

Der Corpus costae formt den knöcherner Anteil der Rippe, dieser kann in folgende Abschnitte eingeteilt werden:
- Rippenkopf (Caput costae): für die Artikulation mit den BWK
- Rippenhals (Collum costae): vom Caput costae bis zum Rippenhöckerchen (Tuberculum costae)
- lateral davon ändert der Rippenkörper (Corpus costae) als Rippenwinkel (Angulus costae) seine Ausrichtung (mit Ausnahme der I. Rippe)
- besitzt am Unterrand des hinteren Teils den Sulcus costae für die A. und V. intercostalis posterior und den N. intercostalis (außer I., XI. und XII. Rippe)
- Der knöcherne Teil geht über in die Cartilago costalis, den knorpeligen Anteil der Rippen.

Einteilung der Rippen
- Costae verae: I.–VII. Rippe, direkt über ihren knorpeligen vorderen Anteil mit dem Brustbein verbunden
- Costae spuriae: VIII.–X. Rippe, mit dem Knorpel der VII. Rippe verbunden
- Costae fluctuantes: Knorpelspitzen der XI. und XII. Rippe enden frei

Gelenke

Zwischen den Rippen und den Wirbeln gibt es gelenkige Verbindungen (Artt. costovertebrales):

- 1. Rippenkopfgelenk (Art. capitis costae)
  - zwischen der Facies articularis capitis costae des Rippenkopfes und der Fovea costalis des Wirbelkörpers
  - Die II.–X. Rippe weist eine Kante am Rippenkopf (Crista capitis costae) auf, an der sich das Lig. capitis costae intraarticulare befestigt und die Gelenkfläche teilt für die Artikulation mit der Fovea costalis inferior des darüberliegenden Wirbels und der Fovea costalis superior des gleich nummerierten Wirbels.
  - Die I., XI. und XII. Rippe artikuliert mit nur einem Wirbelkörper.
- 2. Rippenquerfortsatz-Gelenk (Art. costotransversaria):
  - zwischen der Facies articularis tuberculi costae des Rippenhöckers und der Fovea costalis des Proc. transversus des BWK
  - Nur die I.–X. Rippe weist eine solche Gelenkfläche auf.

Brustbein-Rippen-Gelenke (Artt. sternocostales und Artt. interchondrales)
Die Verbindungen der I.–VII. Rippe können sowohl echte Gelenke (häufig II.–V. Rippe) als auch Synchondrosen sein. Die Verbindungen zwischen den Knorpeln der VI. und IX. Rippe werden als Artt. interchondrales bezeichnet.

Ligamente

Ligamente der Rippen-Wirbel-Gelenke
- der Rippenkopfgelenke:
  - Lig. capitis costae radiatum als Verstärkung der vorderen Gelenkkapsel, verläuft fächerförmig vom Rippenkopf zu den seitlichen Flächen der Wirbelkörper und den Bandscheiben
  - Lig. capitis costae intraarticulare: von der Crista capitis costae zu den Bandscheiben ziehend (fehlt bei der I., XI. und XII. Rippe)
- der Rippenhöckergelenke:
  - Lig. costotransversarium zwischen Collum costae und Proc. transversus
  - Lig. costotransversarium laterale als Verstärkung der Gelenkkapsel vom Tuberculum costae bis zur Spitze des Proc. transversus
  - Lig. costotransversarium superius von der Crista colli costae zum Proc. transversus des darüberliegenden Wirbels

5 – Parietale Osteopathie

■ **Korrektur**

Phase der Anspannung:
- den Kopf des Patienten mit dem rechten Daumen nach links drücken und den Patienten auffordern, einen Gegendruck nach rechts aufzubauen
- isometrische Aktivität (in Rotation rechts) kontrollieren und so dosieren, dass sie am Atlas wahrgenommen werden kann, dabei darf keine Bewegung des Wirbels stattfinden
- 3–5 Sekunden halten

Phase der Entspannung:
- den Patienten auffordern, die Spannung zu lösen
- minimal 1–2 Sekunden warten
- die Rotation nach links passiv langsam steigern und die neue motorische Barriere aufsuchen

Wiederholen der beiden Phasen.

> ☑ **Fragen zur Selbstüberprüfung**
> Die Antworten finden sich im vorangegangenen Kapitel und werden hier nicht explizit aufgeführt.
> 1. Wie entwickeln sich die Wirbelkörper embryologisch?
> 2. Mit welchen Teilen des Myotoms verbinden sich der R. posterior respektive der R. anterior des Spinalnervs?
> 3. Wie sieht der allgemeine Aufbau der Wirbelsäule aus?
> 4. Welche Ligamente gehören zu den Wirbelbogenbändern?
> 5. Welche Strukturen versorgt der R. dorsalis des N. spinalis?
> 6. Über welche Plexus geschieht die venöse Drainage der Wirbelkörper und -fortsätze?
> 7. Welche gekoppelten Bewegungen zeigt die Wirbelsäule in den verschiedenen Abschnitten häufig?
> 8. In welchen Segmenten verschalten sich die viszeralen Afferenzen der Oberbauchorgane?
> 9. Was ist der Verlauf und die Funktion der Ligg. alaria?
> 10. Aus welchen Phasen bestehen die vorgestellten Muskeltechniken?

5.2 Thorax/Rippen

5.2.1 Phylogenese und Embryologie

Die Rippen sind segmental angelegt. Sie werden von Zellen aus den Sklerotomen gebildet, die von den Somiten ausgehend nach lateral gewandert sind. Am Ende des 2. Embryonalmonats setzt die enchondrale Verknöcherung der Rippen ein, beginnend im Angulus costae und sich nach ventral ausbreitend. Im Caput und im Tuberculum costae erscheinen die Knochenkerne während der Pubertät.

Das Sternum entsteht aus zwei Sternalleisten. Diese erhalten Kontakt zu den echten Rippen rechts und links und wachsen dann aufeinander zu. Die Verknöcherung läuft im Zeitraum zwischen dem 6. Fetalmonat und der Pubertät. Die Übergänge zwischen Manubrium/Corpus und Corpus/Proc. xiphoideus können bis ins 4. Lebensjahrzehnt synchondrotisch erhalten bleiben.

In der Entwicklung der Rippen gibt es eine ganze Reihe von Variationen. Hals- oder Lendenrippen ebenso wie 11 Rippen oder eine von der Norm abweichende Anzahl der echten Rippen können vorkommen. Die Kiel- oder Trichterbrust stellen Abweichungen in der Entwicklung des Brustbeins dar.

5.2.2 Anatomische Grundlagen

Gelenkflächen

Allgemeiner Aufbau des knöchernen Thorax:
- hinten: die BWS (S. 70)
- vorne: das Brustbein (s. u.)
- seitlich: die Rippen (s. u.)

Brustbein (Sternum)

- Handgriff (Manubrium sterni) mit Incisura clavicularis als Gelenkfläche für das Sternoklavikulargelenk (SCG; Gelenkfläche)
  - Incisura jugularis (Drosselgrube)
  - Incisurae costales für die:
    - I. Rippe gleich unterhalb der Incisura clavicularis
    - II. Rippe am Übergang zum Corpus sterni (Synchondrosis sternalis), hier knickt das Sternum häufig nach hinten (Angulus sterni)

Muskeltechnik bei Dysfunktion in der HWS in Flexion, Rotation und Lateralflexion links

■ Ausgangsstellung und Vorgehen
Siehe vorherige Technik.
- mittlere HWS: Patient in Rückenlage, den Kopf erst etwas von der Bank abheben, dann die Extension angulär über eine Bewegung des Kopfes einleiten, bis diese im zu korrigierenden Segment zu ertasten ist
- untere HWS und CTÜ: Patient in Sitzposition, Extension angulär oder über einen Schub nach hinten/unten einleiten bis diese im zu korrigierenden Segment zu ertasten ist
- Lateralflexion und Rotation so wie in der vorhergehenden Technik beschrieben nach rechts einstellen
- Phasen der Anspannung und Entspannung s. o.

Muskeltechnik bei Dysfunktion des Okziputs posterior links (in Flexion)

■ Ausgangsstellung
- *Patient:* in Rückenlage
- *Therapeut:* sitzt am Kopfende der Behandlungsliege

■ Vorgehen
- beide Hände: umfassen mit den Fingern das Hinterhaupt und heben den Kopf zum „Verspannen" der mittleren und unteren HWS von der Unterlage ab
- Extension einleiten: Ellenbogen auf der Behandlungsliege abstützen, Okziput/Kopf weit nach anterior schieben (Kinn passiv vorstrecken), bis diese Bewegung links am Okziput zu ertasten ist.
- Lateralflexion links/Translation des Kopfes nach rechts einleiten, bis diese Bewegung links am Okziput zu ertasten ist. Hieran ist im OAA-Bereich automatisch eine Rotation des Okziputs nach rechts gekoppelt, bei der sich die linke Okziputkondyle nach anterior bewegt.

■ Korrektur
Phase der Anspannung:
- den Patienten auffordern, nach unten in Richtung seiner Füße zu blicken
- isometrische Aktivität (in Flexion), die am Hinterhaupt als Spannung wahrgenommen werden soll, dabei darf keine Bewegung in den Kopfgelenken stattfinden
- 3–5 Sekunden halten

Phase der Entspannung:
- den Patienten auffordern, die Spannung zu lösen
- minimal 1–2 Sekunden warten
- v. a. die Translation des Kopfes nach rechts (gefolgt von der Rotation nach rechts) steigern, dabei den Kopf in der Extension halten, oder – wenn möglich – ebenfalls korrigieren und die neue motorische Barriere aufsuchen (das Okziput sollte sich dabei mitbewegen, der Atlas nicht)

Wiederholen der beiden Phasen.

Muskeltechnik bei Dysfunktion des Okziputs anterior rechts (in Extension)

Prinzipiell erfolgt das Vorgehen wie bei der Muskeltechnik Okziput posterior (s. o.) mit folgenden Unterschieden:

Beim Einleiten der Flexion werden Okziput/Kopf weit nach hinten gezogen (passiv ein Doppelkinn machen), bis dies rechts am Okziput zu ertasten ist. Es wird eine Lateralflexion nach links/Translation rechts des Kopfes eingeleitet. Hieran ist im OAA-Bereich automatisch eine Rotation des Okziputs nach rechts gekoppelt, bei der sich die rechte Okziputkondyle nach posterior bewegt. In der Phase der Anspannung den Patienten auffordern, nach oben in Richtung des Therapeuten zu blicken. In der Phase der Entspannung v. a. die Translation des Kopfes nach rechts (gefolgt von der Rotation nach rechts) steigern, dabei den Kopf in der Flexion halten, oder – wenn möglich – ebenfalls korrigieren und die neue motorische Barriere aufsuchen (das Okziput sollte sich dabei mitbewegen, der Atlas nicht).

Muskeltechnik bei Dysfunktion Atlas in Rotation rechts

■ Ausgangsstellung
Siehe vorherige Technik.

■ Vorgehen
- beide Hände: umfassen mit den Fingern den rechten und linken hinteren Atlasbogen, heben den Kopf zum „Verspannen" der mittleren und unteren HWS von der Unterlage ab, die Daumen liegen im Bereich der Schläfen oder etwas darunter
- Rotation nach links einleiten, bis diese am Atlas zu ertasten ist

5 – Parietale Osteopathie

■ **Korrektur**

Phase der Anspannung:
- den Kopf des Patienten leicht nach rechts ziehen und den Patienten auffordern, einen Gegendruck nach links aufzubauen
- isometrische Aktivität (in Rotation links) kontrollieren und so dosieren, dass sie am zu behandelnden Segment als Spannung wahrgenommen wird, dabei darf keine Bewegung im Segment stattfinden
- 3–5 Sekunden halten
- Alternativ könnte man den Patienten auch in Richtung der Extension oder der Lateralflexion links anspannen lassen.

Phase der Entspannung:
- den Patienten auffordern, die Spannung zu lösen
- minimal 1–2 Sekunden warten
- Kopf/HWS des Patienten passiv nach rechts rotieren und nach rechts lateroflektieren und so die motorische Barriere für die Rotation rechts und die Lateralflexion rechts von C 6/C 7 neu aufsuchen, dabei in der Flexion bleiben oder diese, wenn möglich, leicht steigern (C 6 sollte sich dabei mitbewegen, C 7 nicht).

Wiederholen der beiden Phasen.

Muskeltechnik für die mittlere HWS mit Patient in Rückenlage bei Dysfunktion des C 3 in Extension, Rotation links und Lateralflexion links

■ Ausgangsstellung
- *Patient:* in Rückenlage
- *Therapeut:* sitzt oder steht am Kopfende der Behandlungsliege

■ Vorgehen
- beide Hände: umfassen das Hinterhaupt und liegen mit Zeige- oder Mittelfinger aufeinander im Interspinalraum C 3/C 4, die Daumen liegen im Bereich der Schläfen oder etwas darunter (▶ Abb. 5.23)
- Flexion über den Kopf des Patienten einleiten, bis die Flexion am Wirbel oder alternativ im Interspinalraum C 3/C 4 zu ertasten ist
- Lateralflexion nach rechts über den Kopf des Patienten einleiten, bis die Lateralflexion im Interspinalraum C 3/C 4 zu ertasten ist

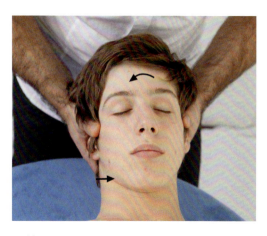

▶ Abb. 5.23

- Rotation nach rechts über den Kopf des Patienten einleiten, bis diese im Interspinalraum C 3/C 4 zu ertasten ist

■ **Korrektur**

Phase der Anspannung:
- den Kopf des Patienten mit dem linken Daumen nach rechts drücken und den Patienten auffordern, einen Gegendruck nach links aufzubauen
- isometrische Aktivität (in Rotation links) kontrollieren und so dosieren, dass sie am zu behandelnden Segment als Spannung wahrgenommen werden kann, dabei darf keine Bewegung im Segment stattfinden
- 3–5 Sekunden halten
- Alternativ könnte man den Patienten auch in Richtung der Extension oder der Lateralflexion links anspannen lassen.

Phase der Entspannung:
- den Patienten auffordern, die Spannung zu lösen
- minimal 1–2 Sekunden warten
- Kopf passiv langsam nach rechts rotieren und nach rechts lateroflektieren und so die motorische Barriere für die Rotation rechts und die Lateralflexion rechts von C 4 neu aufsuchen, dabei in der Flexion bleiben oder diese, wenn möglich, leicht steigern (C 3 sollte sich dabei mitbewegen, C 4 nicht)

Wiederholen der beiden Phasen.

Phase der Beschleunigung:
- positive Nebenvektoren stapeln
- Impuls mit dem rechten Zeigefingergrundgelenk geben, ähnlich einem Billardstoß von posterior nach anterior in Richtung des gegenüberliegenden Auges des Patienten
- *Wichtig:* Gleichzeitig üben die linke Hand und der linke Unterarm einen Gegendruck seitlich am Kopf aus (wie eine Bremse), wodurch es zu der entscheidenden Bewegung atlantookzipital kommt.

> **Praxistipp**
> Die Hauptschwierigkeiten bei dieser Technik bestehen v. a. im Erspüren des Widerstands, dem Aufbau des Gegendrucks und der Beschleunigung. Vor der Behandlung von Dysfunktionen des Atlas sollte immer zuerst das Kranium untersucht und – falls Indikationen dafür vorliegen – auch behandelt werden. Häufig ist danach eine Muskeltechnik zur Wiederherstellung des noch bewegungsgestörten Atlas ausreichend.

Auf ähnliche Weise kann man eine Dysfunktion des Okziputs rechts-posterior korrigieren:

Hierbei wird das Zeigefingergrundgelenk der rechten Hand rechts posterior an das Okziput gelegt. Die Vorgehensweise ist identisch zu der der Atlasdysfunktion, lediglich das „Abbremsen" während der Phase der Beschleunigung entfällt. Empfehlenswert ist es ferner, mehr Translation als Nebenvektor einzustellen als bei der Atlastechnik.

Steht das Okziput in Translation rechts, wird das Zeigefingergrundgelenk (wie bei einem Halswirbelkörper) mehr von lateral in Kontakt zum Okziput gebracht. Die Impulsrichtung ist in diesem Falle weniger posterior-anterior, sondern transversal. Alternativ legt man jeweils eine Hand seitlich an den Schädel mit dem Thenar lateral an das zu behandelnde Okziput (z. B. rechts). Man leitet etwas Rotation ein, sodass die zu behandelnde Seite oben liegt. Dann fügt man eine Lateralflexion nach rechts mit deutlicher Translation nach links hinzu und sucht so den Widerstand für den Korrekturparameter der Translation.

Muskeltechniken

Muskeltechnik für die untere/mittlere HWS und den CTÜ bei Dysfunktion des C 6 in Extension, Rotation und Lateralflexion links

■ Ausgangsstellung
- *Patient:* in Sitzposition
- *Therapeut:* steht rechts vom Patienten

■ Vorgehen
- rechte Hand: umgreift (wie bei einem Turban) den Kopf des Patienten, Oberarm vorne an der Stirn
- linke Hand: palpiert mit Daumen oder Finger das Segment C 6/C 7 (beide Dornfortsätze und den Interspinalraum; ▶ Abb. 5.22)
- Flexion über den Kopf des Patienten einleiten, bis diese im Interspinalraum C 6/C 7 zu ertasten ist
- Lateralflexion nach rechts einleiten, bis diese im Interspinalraum C 6/C 7 zu ertasten ist
- Rotation nach rechts einleiten (C 6 sollte dabei mitrotieren, C 7 nicht)

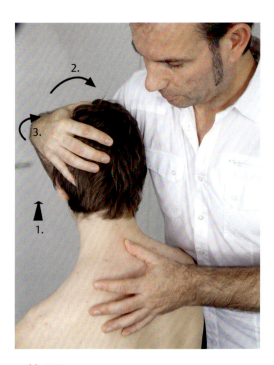

▶ Abb. 5.22

5 – Parietale Osteopathie

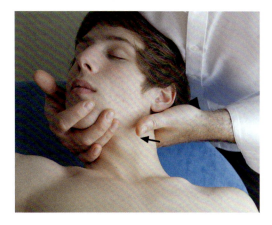

▶ Abb. 5.20

■ Vorgehen
- linke Hand: ertastet zunächst den linken Gelenkfortsatz von C 4
- rechte Hand: nimmt das Kinn des Patienten zwischen Zeige- und Mittelfinger (▶ Abb. 5.20)

■ Korrektur
Phase der Orientierung:
- mit der rechten Hand den Kopf des Patienten etwas anheben und nach rechts drehen (der Kopf ruht auf dem rechten Unterarm, der seitlich temporal liegt), Oberarm und Brustkorb zur besseren Kontrolle der nachfolgenden Bewegungen in Kontakt mit dem Kopf bringen
- Zeigefingergrundgelenk der linken Hand hinter den linken Gelenkfortsatz von C 4 legen
- Kopf- und HWS-Rotation wieder zurücknehmen

Phase vor der Manipulation:
- Vor der korrigierenden Rotation nach rechts stellt man eine Lateralflexion nach links (Translation nach rechts) ein. Darauf folgt aufgrund der gleichseitigen Koppelung von Rotation und Lateralflexion, s. Biomechanik HWS (S. 73), eine Rotation nach links. Wird dann die Rechtsrotation eingeleitet, befindet der Wirbel sich im Optimalfall noch in der Neutralstellung, wodurch die Technik schonender wird. Danach:
- Rotation nach rechts wieder einstellen und die übrigen Nebenvektoren testen: Flexion/Extension, Schub nach anterior-posterior und Kompression/Traktion
- Widerstand der Rotation immer wieder neu beurteilen

Phase der Beschleunigung:
- positive Nebenvektoren stapeln
- Impuls mit dem linken Zeigefingergrundgelenk, ähnlich einem Billardstoß von posterior nach anterior

Impulstechnik obere HWS (Atlas/Okziput) – bei Dysfunktion Atlas rechts

■ Ausgangsstellung
Siehe vorhergehende Technik.

■ Vorgehen
linke Hand, Unterarmposition, Oberarm- und Brustkorbkontakt: siehe vorhergehende Technik.

■ Korrektur
Phase der Orientierung:
- Verspannung der unteren und mittleren HWS mittels deutlicher Flexion und Entspannung der oberen HWS durch leichte Extension
- Zeigefingergrundgelenk der rechten Hand hinter den rechten hinteren Atlasbogen legen (▶ Abb. 5.21)

Phase vor der Manipulation:
- Lateralflexion rechts (Translation links) als 1. Nebenvektor einstellen
- Rotation nach links einstellen und die übrigen Nebenvektoren testen: Flexion/Extension, Schub nach anterior-posterior und Kompression/Traktion
- Widerstand der Rotation immer wieder neu beurteilen

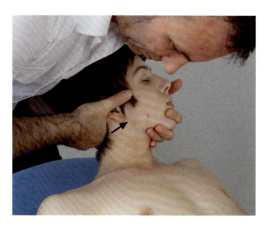

▶ Abb. 5.21

5.1 Wirbelsäule und Rumpfwand

Technik aus der sitzenden Position heraus bei Dysfunktion des Th 1 in Rotation rechts
(grundsätzlich bei Flexions- und Extensionsdysfunktion des Wirbels möglich)

■ Ausgangsstellung
- *Patient:* in Sitzposition
- *Therapeut:* steht hinter dem Patienten, linkes Bein mit dem Fuß oder mit dem Knie direkt neben dem Patienten auf der Behandlungsliege aufgestellt

■ Vorgehen
- linke Hand: liegt auf dem Kopf des Patienten, linker Unterarm seitlich am Hals des Patienten, linker Ellenbogen auf dem Schulter-Nacken-Bereich
- rechte Hand: umfasst den rechten M. trapezius, den Daumen von rechts am Dornfortsatz von Th 2 (▶ Abb. 5.19)

■ Korrektur
Phase der Orientierung und Phase vor der Manipulation:
- Nebenvektor einstellen: Anstatt nur Kopf und Hals „en bloc" nach rechts zu schieben, ist es bei dieser Technik einfacher, den gesamten Rumpf und v. a. Th 2 nach links zum aufgestellten Bein des Therapeuten hin zu schieben.
- Rotation einleiten: Die linke Hand bleibt auf dem Kopf und dreht diesen nach links, der Daumen dreht gleichzeitig den Wirbel Th 2 nach rechts.
- beide Hebel gegenläufig drehen, bis die Bewegung am Segment Th 1/Th 2 ankommt
- mit den beiden Hebeln „spielen"
- zusätzliche Nebenvektoren: Flexion/Extension, Kompression, Ein-/Ausatmung testen
- Nur die Bewegungskomponenten, die zu einer Reduzierung der Bewegungsamplitude der Rotation führen, werden in die nächste Phase mitgenommen.

Phase der Beschleunigung:
- positive(n) Nebenvektor(en) stapeln
- Impuls durch Rotation beider Hebel
- Empfehlung: Den Impuls mit dem Daumen am Wirbel Th 2 geben und den oberen Hebel „nur" unter Spannung/Widerstand halten.

Muskeltechnik
Siehe HWS: in Sitzposition (S. 87).

Behandlung der Halswirbelsäule

Impulstechniken
Gerade, wenn es um die Anwendung von Impulstechniken in der Region HWS geht, ist auf die Wichtigkeit einer Ausschlussdiagnostik hinzuweisen. Die Anwesenheit und der Verlauf der A. vertebralis und die Tatsache, dass es sich bei der HWS um den in der Regel mobilsten Abschnitt der Wirbelsäule handelt, machen diese Region „besonders".

Impulstechnik mit der Rotation als Hauptvektor bei Dysfunktion des C 4 in Rotation links (möglich bei C 2 bis etwa C 6) – bei Flexions- und Extensionsdysfunktion des Wirbels

■ Ausgangsstellung
- *Patient:* in Rückenlage
- *Therapeut:* steht am Kopfende der Behandlungsliege, zunächst mittig, später (Phase der Orientierung und folgende) links vom Patienten auf Höhe der Dysfunktion

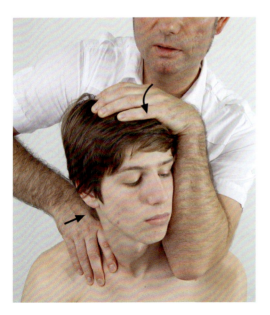

▶ Abb. 5.19

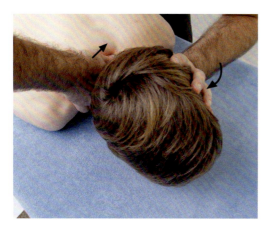

▶ Abb. 5.17

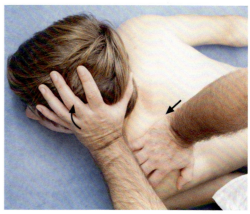

▶ Abb. 5.18

- rechte Hand: umfasst den rechten M. trapezius, den Daumen von rechts am Dornfortsatz von Th 2 (▶ Abb. 5.17)

■ Korrektur
Phase der Orientierung und Phase vor der Manipulation:
- gemeinsam mit dem Patienten den Kopf etwas anheben
- Nebenvektor einstellen: Kopf und Hals „en bloc" nach rechts schieben, bis die Bewegung am Daumen ankommt
- Kinn aufsetzen
- Rotation einleiten: dafür die linke Hand auf das linke Ohr des Patienten legen (Finger zeigen in Richtung Schädeldach), beide Unterarme in diametraler Verlängerung zueinander, Therapeut beugt sich weit herunter
- *Wichtig:* Sobald die Rotation vom „oberen" Hebel (Kopf) her eingeleitet wird, sollte der Daumen den „unteren" Hebel (Rumpf und v. a. Th 2) nach links schieben.
- beide Hebel gegenläufig drehen, bis die Bewegung am Segment Th 1/Th 2 ankommt
- mit den beiden Hebeln „spielen"
- den größtmöglichen Widerstand für die Rotation suchen

Phase der Beschleunigung:
- positive Nebenvektoren stapeln
- Impuls durch Rotation beider Hebel
- Empfehlung: Deutlich mit dem Daumen am unten liegenden Wirbel arbeiten, je mehr Th 2 bewegt wird (in der Phase vor der Manipulation und der Beschleunigung), desto weniger Rotation des oberen Hebels ist notwendig und desto schonender wird die Technik.

Alternative
Falls ein Kontakt mit dem Daumen am Wirbel unterhalb des Dysfunktionswirbels schwierig bzw. nicht möglich sein sollte, ist diese Variante möglich:
- bei Dysfunktion des Th 3 in Rotation rechts

Phase der Orientierung und Phase vor der Manipulation:
- Phase der Orientierung s. o.
- *Wichtig:* Sobald die Rotation vom „oberen" Hebel (Kopf) her eingeleitet wird (s. o.), wird nun der Kontakt der rechten Hand am darunterliegenden Wirbel (hier des Th 4) im Vergleich zu der obigen Technik geändert: Der rechte Hypothenar wird dorsal an den linken Querfortsatz des Wirbels gelegt (▶ Abb. 5.18), linker Arm wie oben, rechter Arm etwas mehr gestreckt, Therapeut aufgerichtet.
- beide Hebel gegenläufig drehen, bis die Bewegung am Segment Th 3/Th 4 ankommt

Weiteres Vorgehen und Phase der Beschleunigung s. o.

5.1 Wirbelsäule und Rumpfwand

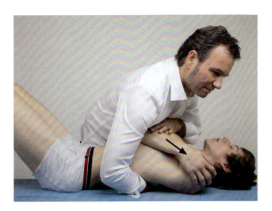

▶ Abb. 5.15

Kreuzhandtechnik – bei Dysfunktion des Th 5 in Rotation links, bei Flexions- und Extensionsdysfunktion des Wirbels möglich

- Ausgangsstellung
- *Patient:* in Bauchlage, Kopf nach rechts gedreht
- *Therapeut:* steht rechts oder links vom Patienten (senkrecht zur Behandlungsliege)
- kaudale Hand: liegt mit dem Hypothenar auf dem linken Querfortsatz des Wirbels in Dysfunktion
- kraniale Hand: liegt mit dem Hypothenar auf dem rechten Querfortsatz des Wirbels direkt unterhalb der Dysfunktion (▶ Abb. 5.16)

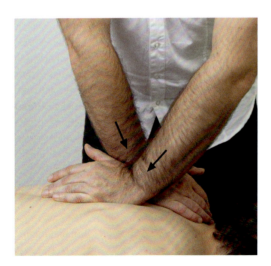

▶ Abb. 5.16

- Vorgehen

Phase der Orientierung:
- Rotation einleiten (Th 5 in Rotation rechts, Th 6 in Rotation links)
- beide Hände drücken den jeweiligen Querfortsatz nach ventral

- Korrektur

Phase vor der Manipulation:
- Als Nebenvektor kommt hier v. a. die Lateralflexion nach rechts und links infrage.
- Lateralflexion manuell über die Hände einleiten (Therapeut sollte dabei den ganzen Rumpf drehen)
- eventuell Ein-/Ausatmung
- Widerstand neu beurteilen
- In der oberen BWS könnte man durch Absenken oder Aufstellen des Kopfteiles der Behandlungsliege noch die Flexion/Extension als Nebenvektoren testen

Phase der Beschleunigung:
- positive(n) Nebenvektor(en) stapeln
- Impuls durch Rotation beider Hände

Muskeltechnik
Siehe obere LWS (S. 80).

Behandlung des zervikothorakalen Übergangs (CTÜ)

Impulstechniken
Bei dieser Technik stellt die Rotation den Hauptvektor dar.

Kinndrehtechnik – bei Dysfunktion des Th 1 in Rotation rechts (bei Flexions- und Extensionsdysfunktion des Wirbels möglich)

- Ausgangsstellung
- *Patient:* in Bauchlage, Stirn auf der Behandlungsliege
- *Therapeut:* steht links vom Patienten (in Schrittstellung, linkes Bein vor)

- Vorgehen
- linke Hand: liegt anfänglich auf dem Kopf des Patienten, linker Unterarm seitlich am Hals des Patienten, linker Ellenbogen auf dem Schulter-Nacken-Bereich

5 – Parietale Osteopathie

■ **Vorgehen**
- linke Hand: liegt mit den Fingern (nach kaudal) am CTÜ des Patienten
- linker Unterarm: liegt am Hinterkopf des Patienten
- rechte Hand: „Keilhand", palpiert den Interspinalraum Th 8/Th 9, Mittelfinger in den Interspinalraum platzieren, Faust machen oder flache Hand, „Fixierung" des Wirbels unterhalb des Dysfunktionswirbels, Finger liegen rechts, Thenar links von der Wirbelsäule

■ **Korrektur**
Phase der Orientierung:
- den Patienten (evtl. leicht anheben und) zum Therapeuten hin drehen, evtl. auf dem linken Oberschenkel ablegen (je tiefer die Dysfunktion, desto weiter)
- Keilhand platzieren, Patienten zurückdrehen und langsam unter Beibehaltung der Flexion des Oberkörpers auf die Keilhand legen
- Rotation einleiten, leichter Schub mit dem Sternum in Richtung der linken Schulter des Patienten (Traktion und Rotation), bis die Bewegung bei Th 8 ankommt
- Widerstand des Hauptvektors testen

Phase vor der Manipulation:
- die Nebenvektoren einzeln über den Oberkörper hinzufügen und testen
- Lateralflexion links und rechts
- Flexion/Extension des oberen Hebels
- evtl. Kompression (nicht zu viel, da dies von den meisten Patienten als unangenehm erfahren wird und zu einem „Schließen" der Gelenkflächen führen könnte)
- evtl. Ein-/Ausatmung
- nur die Bewegungskomponenten, die zu einer Reduzierung der Bewegungsamplitude der Rotation/Traktion führen, werden in die nächste Phase mitgenommen

Phase der Beschleunigung:
- positive Nebenvektoren stapeln
- Impuls im Sinne einer Traktionskraft nach **kranial**-dorsal von Th 8 (mit dem Sternum [Oberkörper] über die Ellenbogen in Richtung der Schultern des Patienten). *Wichtig:* Der Kraftvektor sollte nicht zu sehr dorsal gerichtet sein, hierdurch entsteht eine Kompressionskraft in den Zygapophysialgelenken, die der Traktion entgegenwirkt.
- Die Traktion kann von der linken Hand (am CTÜ), die die Wirbelsäule in eine Traktion in Längsrichtung bringt, unterstützt werden.

> ⚡ **Praxistipp**
> Bei Durchführung der Technik in der oberen BWS kann man den Patienten während der Phase der Beschleunigung auffordern, den Kopf anzuheben. Alternativ kann der Patient aufgefordert werden, das Gesäß so weit anzuheben, bis die Bewegung der Wirbelsäule an der Keilhand wahrgenommen wird. Das Aufstellen der beiden Beine ist v. a. bei Anwendung der Technik in der unteren BWS hilfreich. In der mittleren BWS ist dies nicht zwingend erforderlich. Häufig (aber nicht immer) wird der Widerstand größer, wenn man bei einer Dysfunktion in Flexion die Lateralflexion heterolateral zur Rotation einstellt (beim obigen Beispiel also: Lateralflexion rechts und Rotation links) und bei einer Dysfunktion in Extension homolateral (d. h. beide Parameter nach links).

Alternative Vorgehensweise der oben vorgestellten DOG-Technik
- Mit etwas Übung ist die oben vorgestellte Technik auch ohne das Anheben des Oberkörpers möglich. Diese Variante bietet auch den Therapeuten Vorteile, denen es grundsätzlich oder bei einem Patienten mit etwas mehr Körperfülle an Körperlänge mangelt. Weitere Vorteile: 1. Anstelle des Sternums legt man den kranialen Unterarm auf die Unterarme des Patienten. Über diesen Kontakt kann man den Haupt- und die Nebenvektoren einstellen (▶ Abb. 5.15). 2. Man kann mit kürzeren Hebeln arbeiten. Tipp: Im Moment des Impulses nach kranial-dorsal kann die Keilhand einen Zug nach kaudal machen.
- Anstatt die Arme vor dem Oberkörper zu kreuzen, legt der Patient die Hände in den Nacken, wobei die Ellenbogen so weit wie möglich zusammengeführt werden sollten. Der Therapeut legt dann seinen Unterarm quer auf die Ellenbogen des Patienten (u. a. empfehlenswert für Therapeutinnen, denen es unangenehm ist, den eigenen Brustkorb mit dem Sternum auf die Ellenbogen des Patienten zu platzieren).

rektur der Extension und der Rotation wie oben beschrieben. Zur Normalisierung der Lateralflexion wird eine dementsprechende Bewegungskomponente nach links bzw. eine Translation nach rechts eingestellt (Anspannung in Richtung Rotation links, Extension oder Lateralflexion rechts; Phase der Entspannung: Aufsuchen der neuen motorischen Barrieren in den Raumebenen).

Muskeltechnik für die obere LWS und BWS (bis etwa Th 4) bei einer Dysfunktion in Flexion

- Ausgangsstellung

Gleiche Ausgangsstellung und gleiches Vorgehen wie bei der Dysfunktion in Extension (s.o.; ▶ Abb. 5.13).

Extension
- über den Oberkörper des Patienten einleiten, bis die Extension im Interspinalraum Th 7/Th 8 zu ertasten ist
- dabei den Patienten nicht nach hinten strecken, sondern den Oberkörper über die Sitzbeinhöcker als Drehpunkte etwas nach vorne holen

Rotation und Lateralflexion
- Bei Rotation und Lateralflexion ist so vorzugehen wie bei der Technik für die Dysfunktion in Extension beschrieben (s.o.). Gleiches gilt für die Phase der Anspannung und die Phase der Entspannung. Sollten Rotation und Lateralflexion nicht homo-, sondern heterolateral in der Dysfunktion gekoppelt sein, ist so vorzugehen wie im Zusatz beschrieben.

Behandlung der Brustwirbelsäule

Impulstechniken

DOG bei Dysfunktion des Th 8 in Rotation rechts

Der Hauptvektor des Impulses ist bei diesen Techniken eine Art Traktion. Diese ist aufgrund der Stellung der Wirbelbogengelenke (55 (S.70)) in der BWS sehr effektiv. Bei Flexions- und Extensionsdysfunktion des Wirbels möglich.

- Ausgangsstellung
- *Patient:* in Rückenlage, auf der rechten Hälfte der Behandlungsliege, Arme vor dem Oberkörper gekreuzt (gegenüberliegender Arm oben, Ellenbogen aufeinander), Hände auf der jeweils gegenüberliegenden Schulter, Kopf möglichst unterlagern; optional: beide Beine gebeugt, Füße auf der Liege
- *Therapeut:* steht rechts vom Patienten (großer Ausfallschritt, linkes Bein vor), platziert sein Sternum von kranial am oberen Ellenbogen des Patienten (▶ Abb. 5.14)

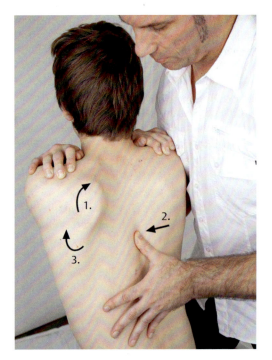

▶ Abb. 5.13

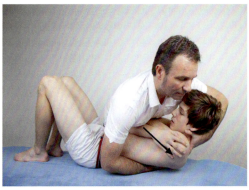

▶ Abb. 5.14

Wiederholen der beiden Phasen.

Bei einer Dysfunktion in Extension, Rotation rechts (s. o.) und Lateralflexion links erfolgt die Korrektur der Extension und der Rotation wie oben beschrieben. Zur Normalisierung der Lateralflexion werden die Füße nach oben in Richtung Decke bewegt, bis die Bewegung im gestörten Segment ankommt (Anspannungsphase: Füße des Patienten leicht nach oben ziehen bzw. Patient nach unten anspannen lassen).

Muskeltechnik für die obere LWS und BWS (bis etwa Th 4) bei einer Dysfunktion in Extension

■ Ausgangsstellung
- *Patient:* in Sitzposition, Arme vor dem Oberkörper gekreuzt, Hände auf der jeweils gegenüberliegenden Schulter
- *Therapeut:* rechts vom Patienten (▶ Abb. 5.12)

■ Vorgehen
- rechte Hand: auf der linken Schulter des Patienten, rechter Arm zwischen Oberarmen und Thorax des Patienten
- linke Hand: palpiert mit dem Daumen das Segment Th 11/Th 12 (beide Dornfortsätze und den Interspinalraum)

Flexion
- über den Oberkörper des Patienten einleiten, bis die Flexion im Interspinalraum Th 11/Th 12 zu ertasten ist

Lateralflexion
- nach rechts einleiten
- *Wichtig:* Je tiefer das zu behandelnde Segment liegt, desto mehr Translation (zur Gegenseite) ist beim Einstellen der Lateralflexion einzusetzen.

Rotation
- nach rechts einleiten (Th 11 sollte dabei mitrotieren, Th 12 nicht)

■ Korrektur
Phase der Anspannung:
- die linke Schulter des Patienten leicht nach vorne ziehen und den Patienten auffordern, einen Gegendruck nach hinten aufzubauen

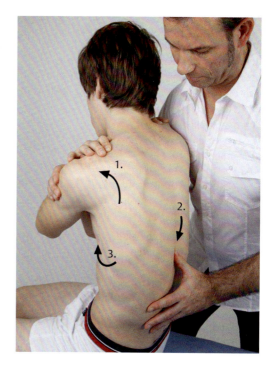

▶ Abb. 5.12

- isometrische Aktivität (in Rotation links) kontrollieren und so dosieren, dass sie am zu behandelnden Segment als Spannung wahrgenommen wird, dabei darf keine Bewegung im Segment stattfinden
- 3–5 Sekunden halten
- Alternativ könnte man den Patienten auch in Richtung der Extension oder der Lateralflexion links anspannen lassen.

Phase der Entspannung:
- den Patienten auffordern, die Spannung zu lösen
- minimal 1–2 Sekunden warten
- Schulter/Oberkörper langsam passiv nach rechts rotieren und nach rechts lateroflektieren und so die motorische Barriere für die Rotation rechts und die Lateralflexion rechts von Th 11 neu aufsuchen, dabei in der Flexion bleiben oder diese, wenn möglich, leicht steigern (Th 11 sollte sich dabei mitbewegen, Th 12 nicht)

Wiederholen der beiden Phasen.

Bei einer Dysfunktion Th 11 in Extension, Rotation links und Lateralflexion rechts erfolgt die Kor-

5.1 Wirbelsäule und Rumpfwand

Bei einer Dysfunktion in Flexion, Rotation rechts (s. o.) und Lateralflexion links erfolgt die Korrektur der Flexion und der Rotation wie oben beschrieben. Zur Normalisierung der Lateralflexion werden die Füße nach unten in Richtung Boden bewegt, bis die Bewegung im gestörten Segment ankommt (Anspannungsphase: Füße des Patienten leicht nach unten drücken bzw. Patient nach oben anspannen lassen).

Muskeltechnik für die untere LWS bei Dysfunktion des L 4 in Extension, Rotation rechts und Lateralflexion rechts

- Ausgangsstellung
- *Patient:* wird (entweder aus dem Sitzen oder aus der Bauchlage heraus) in eine kombinierte Bauch-Seit-Lage gebracht, wodurch die LWS in Flexion und Rotation links positioniert wird, die Beine liegen aufeinander
- *Therapeut:* steht rechts vom Patienten (▶ Abb. 5.11)

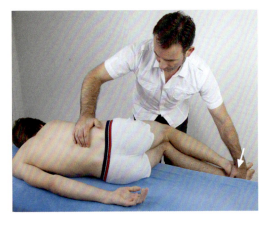

▶ Abb. 5.11

- Vorgehen
- rechte Hand: palpiert das Segment L 4/L 5 (beide Dornfortsätze und den Interspinalraum), diese Hand in der weiteren Vorgehensweise wechseln
- Flexion über beide Beine einleiten, bis die Flexion im Interspinalraum L 4/L 5 zu ertasten ist

Rotation
- nach links ist bereits eingestellt

- Korrektur

Phase der Anspannung:
- die rechte Schulter des Patienten leicht nach vorne drücken und den Patienten auffordern, einen Gegendruck nach hinten aufzubauen
- isometrische Aktivität (in Rotation rechts) kontrollieren und so dosieren, dass sie am zu behandelnden Segment als Spannung wahrgenommen wird, dabei darf keine Bewegung im Segment stattfinden
- 3–5 Sekunden halten

Phase der Entspannung:
- den Patienten auffordern, die Spannung zu lösen
- minimal 1–2 Sekunden warten

- Schulter/Oberkörper passiv langsam nach vorne bewegen und so die motorische Barriere für die Rotation links von L 4 neu aufsuchen (L 4 sollte dabei mit rotieren, L 5 nicht)

Wiederholen der beiden Phasen.

Lateralflexion
- linke Hand: greift die Füße des Patienten, um den Lateralflexionsparameter zu korrigieren, dabei beide Füße des Patienten nach unten in Richtung Boden absenken, bis die Bewegung bei L 4 ankommt (L 4 sollte sich dabei mitbewegen, L 3 nicht)

- Korrektur

Phase der Anspannung:
- die Füße des Patienten leicht nach unten drücken und den Patienten auffordern, einen Gegendruck nach oben aufzubauen
- isometrische Aktivität kontrollieren und so dosieren, dass sie am zu behandelnden Segment als Spannung wahrgenommen wird, dabei darf keine Bewegung im Segment stattfinden
- 3–5 Sekunden halten

Phase der Entspannung:
- den Patienten auffordern, die Spannung zu lösen
- minimal 1–2 Sekunden warten
- Beine langsam nach unten bewegen und so die motorische Barriere für die Lateralflexion links von L 4 neu aufsuchen (L 4 sollte sich dabei mitbewegen, L 3 nicht)

5 – Parietale Osteopathie

Muskeltechnik für die untere LWS bei Dysfunktion des L 4 in Flexion, Rotation rechts und Lateralflexion rechts

- **Ausgangsstellung**
- *Patient:* in Seitlage rechts, Becken senkrecht zur Behandlungsliege, Beine liegen aufeinander, Oberkörper leicht nach hinten rotiert (dadurch liegt der Patient stabiler und ist besser einzustellen)
- *Therapeut:* steht vor dem Patienten, Zug am rechten Arm des Patienten, um durch Traktion und Rotation myofasziale Spannung aus dem Rumpf zu nehmen, dann auf Höhe der Dysfunktion positionieren (▶ Abb. 5.10)

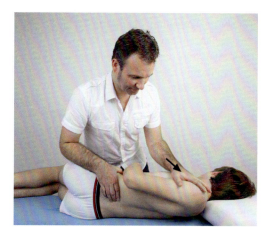

▶ Abb. 5.10

- **Vorgehen**
- linker Arm: liegt zwischen linkem Oberarm und Thorax des Patienten
- rechte Hand: palpiert das Segment L 4/L 5 (beide Dornfortsätze und den Interspinalraum)
- Extension über beide Beine einleiten, bis die Extension im Interspinalraum L 4/L 5 zu ertasten ist

Rotation
- nach links einleiten, Oberkörper des Patienten nach hinten rotieren, bis die Bewegung im Segment L 4/L 5 ankommt (L 4 sollte dabei mitrotieren, L 5 nicht)

- **Korrektur**
Phase der Anspannung:
- die linke Schulter des Patienten leicht nach hinten drücken und den Patienten auffordern, einen Gegendruck nach vorne aufzubauen
- isometrische Aktivität (in Rotation rechts) kontrollieren und so dosieren, dass sie am zu behandelnden Segment als Spannung wahrgenommen wird, dabei darf keine Bewegung im Segment stattfinden
- 3–5 Sekunden halten

Phase der Entspannung:
- den Patienten auffordern, die Spannung zu lösen
- minimal 1–2 Sekunden warten
- Schulter/Oberkörper passiv langsam nach hinten bewegen und so die motorische Barriere für die Rotation links von L 4 neu aufsuchen (L 4 sollte dabei mitrotieren, L 5 nicht)

Wiederholen der beiden Phasen.

Lateralflexion
- rechte Hand: greift die Füße des Patienten, um den Lateralflexionsparameter zu korrigieren, dazu beide Füße des Patienten nach oben in Richtung Decke anheben, bis die Bewegung bei L 4 ankommt (L 4 sollte sich dabei mitbewegen, L 3 nicht)

- **Korrektur**
Phase der Anspannung:
- die Füße des Patienten leicht nach oben ziehen und den Patienten auffordern, einen Gegendruck nach unten in Richtung des Bodens aufzubauen
- isometrische Aktivität (in Lateralflexion rechts) kontrollieren und so dosieren, dass sie am zu behandelnden Segment als Spannung wahrgenommen wird, dabei darf keine Bewegung im Segment stattfinden
- 3–5 Sekunden halten

Phase der Entspannung:
- den Patienten auffordern, die Spannung zu lösen
- minimal 1–2 Sekunden warten
- Beine langsam nach oben bewegen und so die motorische Barriere für die Lateralflexion links von L 4 neu aufsuchen (L 4 sollte sich dabei mitbewegen, L 3 nicht)

Wiederholen der beiden Phasen.

- HWS in Sitzposition, über den Kopf Flexion und Extension einleiten und beurteilen (so wie in der BWS) oder aus der Rückenlage über Test der Lateralflexion oder Rotation in gesteigerter Flexion oder Extension

■ Beurteilung
- Ist das Öffnen eines IS-Raumes (im Vergleich zu den Nachbarsegmenten) eingeschränkt, steht der darüberliegende Wirbel in Extension, ist das Schließen eingeschränkt, dementsprechend in Flexion.
- Ist der Test der Rotation oder der Lateralflexion in der HWS bei Einstellung des Wirbels in Flexion deutlicher positiv, steht der Wirbel in Extension, ist der Test in Extensionsstellung deutlicher positiv, dementsprechend in Flexion.

Behandlung der Wirbelsäule

Die Impulstechniken für einzelne Wirbelsäulenabschnitte werden nach dem Prinzip der Multiple-Komponenten-Techniken beschrieben. Die genaue Vorgehensweise dieser und der Muskeltechniken wurde in Kap. 4.1.1 beschrieben.

Behandlung der Lendenwirbelsäule

Techniken

Impulstechnik bei Dysfunktion L 4 in Rotation rechts

■ Ausgangsstellung
- *Patient:* in Seitlage rechts, Becken zunächst senkrecht zur Behandlungsliege, das obere Bein leicht gebeugt, das untere Bein leicht gestreckt, neutrale Lage der LWS in Bezug auf Flexion und Extension, Oberkörper leicht nach hinten rotiert (dadurch liegt der Patient stabiler und ist besser einzustellen)
- *Therapeut:* steht vor dem Patienten, Zug am rechten Arm des Patienten, um durch Traktion und Rotation die myofasziale Spannung aus dem Rumpf zu nehmen, dann auf Höhe der Dysfunktion positionieren (▶ Abb. 5.9)

■ Vorgehen
- rechter Unterarm: liegt schräg auf dem Becken des Patienten, Ausrichtung von dorsal-kaudal nach ventral-kranial

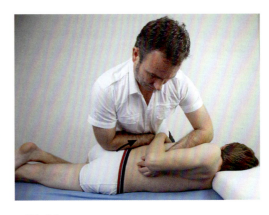

▶ Abb. 5.9

- linker Unterarm: liegt zwischen dem linken Arm und dem Thorax des Patienten
- linke Hand: palpiert das Segment L 4/L 5

■ Korrektur
Phase der Orientierung:
- Rotation der Wirbelsäule nach links einleiten
- mit den beiden Hebeln (Oberkörper leicht nach hinten/Becken nach vorne drehen) spielen, bis die Bewegung bei L 4/L 5 ankommt
- Widerstand des Hauptvektors (Rotation) testen

Phase vor der Manipulation:
- Die Nebenvektoren einzeln hinzufügen und testen:
  – Lateralflexion links: Becken nach kranial kippen; Lateralflexion rechts: Becken nach kaudal kippen (hierzu wird das Becken des Therapeuten an das Becken des Patienten gebracht)
  – Flexion/Extension: durch oben liegendes Bein oder vom Becken her einleiten
  – Ein- bzw. Ausatmung
- Widerstand immer wieder neu beurteilen
- nur die Bewegungskomponenten, die zu einer Reduzierung der Bewegungsamplitude der Rotation führen, werden in die nächste Phase mitgenommen

Phase der Beschleunigung:
- positive Nebenvektoren stapeln, den Patienten eventuell etwas nach vorne drehen, ohne Spannung zwischen den beiden Hebeln aufzubauen
- dann beide Hebel justieren und Impuls durch Rotation links von L 4

5 – Parietale Osteopathie

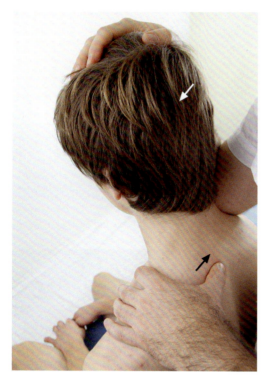

▶ Abb. 5.6

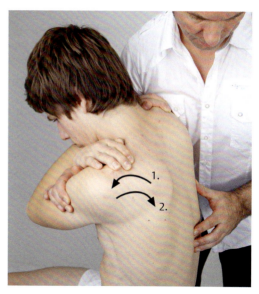

▶ Abb. 5.7

- **Beurteilung**
- Ohne Befund, falls eine Bewegung des Dornfortsatzes des zu testenden Wirbels zu spüren ist, ohne dass der benachbarte Wirbel direkt mitgenommen wird. Beim LWS-Test aus der Seitlage ist der darüberliegende Wirbel die Referenz, ansonsten der darunterliegende Wirbel. Hat man „nur" Kontakt am zu testenden Wirbel, ist die Beurteilung der Viskoelastizität bzw. der Rigidität besonders wichtig.
- Ist beim Test die Lateralflexion nach links (Translation rechts) auffällig, steht der Wirbel in Lateralflexion rechts.

Flexionstests/Extensionstests

- **Ausgangsstellung und Vorgehen**
- in Bauchlage, jeweils einen Finger in zwei benachbarte IS-Räume legen, über Ein- (entspricht einer Flexion) bzw. Ausatmung (entspricht einer Extension) Öffnen und Schließen der IS-Räume einleiten, für L5 bis CTÜ möglich
- untere LWS aus der Seitlage, Kontakt in zwei IS-Räumen, über Hüftbeugung Flexion und über Hüftstreckung Extension der LWS einleiten

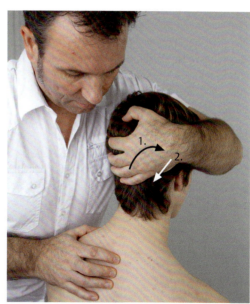

▶ Abb. 5.8

- obere LWS und BWS in Sitzposition, über den Rumpf Flexion (Öffnen) und Extension (Schließen) im zu testenden Segment einleiten, zum Vergleich jeweils einen Finger in zwei benachbarten IS-Räumen (▶ Abb. 5.7)
- CTÜ in Sitzposition (▶ Abb. 5.8)

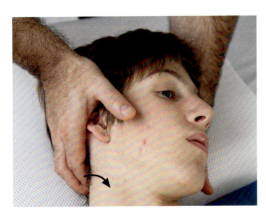

▶ Abb. 5.2

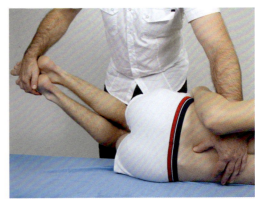

▶ Abb. 5.3

- oder wenn die Rotation in beide Richtungen das gleiche Bewegungsausmaß und das gleiche viskoelastische Endgefühl aufweist
- positiver Befund:
  - falls der darunterliegende Wirbel direkt mitgenommen wird
  - oder bei Verlust der Viskoelastizität (in Kombination mit einem fehlenden Rebound) am Bewegungsende und gleichzeitig vergrößerter Rigidität
- ist beim Test die Rotation nach links auffällig, steht der Wirbel in Rotation rechts

Lateralflexionstests

■ Ausgangsstellung und Vorgehen
- untere LWS aus der Seitlage, z. B. rechts, Kontakt in einem Bewegungssegment, d. h. an zwei Dornfortsätzen, Füße des Patienten umgreifen und bei gebeugten Knie- und Hüftgelenken einmal in Richtung Decke (Lateralflexion links; ▶ Abb. 5.3) und einmal in Richtung Boden (Lateralflexion rechts) bewegen
- obere LWS und BWS (bis Th 4) im Sitzen über Rumpflateralflexion (z. B. rechts) und -translation (in diesem Falle links), Kontakt an einem oder zwei Dornfortsätzen möglich (▶ Abb. 5.4)
- C 0 und C 1 aus der Rückenlage (▶ Abb. 5.5), mittlere HWS aus Rückenlage oder in Sitzposition, CTÜ in Sitzposition (▶ Abb. 5.6), Kontakt am zu testenden Wirbel, beim CTÜ beim Test der Lateralflexion rechts eine Translation der HWS-Abschnitte darüber und des Kopfes nach links und des zu testenden Wirbels nach links machen

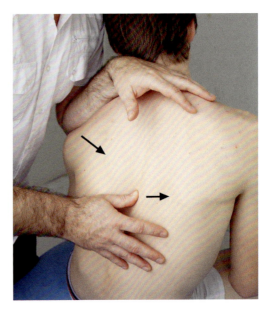

▶ Abb. 5.4

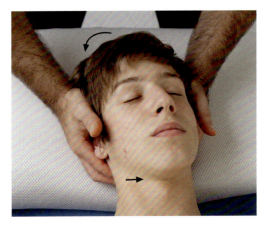

▶ Abb. 5.5

aus den Gefäßen der Wirbelkörper. Den größten Teil ihrer Nährstoffe und des Sauerstoffs erhaltn sie über Diffusion und Osmose aus den benachbarten Wirbeln. Bei Schädigungen der Bandscheibe bildet die insgesamt reichliche Versorgung die Voraussetzung für Reparaturprozesse. Bei degenerativen Prozessen scheint die Durchblutung – wie auch die Innervation (s. o.) – zuzunehmen und auch in die zentralen Bereiche der Bandscheiben vorzudringen.

5.1.3 Osteopathische Techniken

Untersuchung

Asymmetrien bei der **statischen Palpation** können Hinweise auf mögliche Dysfunktionen geben:
- Größe der Interspinalräume
- Stellung der Dorn- und/oder Querfortsätze
- veränderte Zustände der periartikulären myofaszialen Strukturen

Die **dynamische Palpation** (Bewegungstest) bestätigt oder revidiert dann den Verdacht. Hierbei kann man unterscheiden zwischen sich global orientierenden Schnelltests und spezifischen/segmentalen Tests.

Schnelltests, global orientiert

Test für die Wirbelsäule (bis zum CTÜ möglich)
- Patient in Bauchlage; Therapeut bringt die Wirbelsäule über eine Art Schüttelbewegung des Beckens in Rotation, dabei Daumen in einen IS-Raum legen (Kontakt mit den Dornfortsätzen der am Bewegungssegment beteiligten Wirbel)
- Positiv bei verringerter Bewegungsamplitude/ verändertem Bewegungsverhalten. Das Segment ist dann spezifisch in allen drei Raumebenen zu untersuchen.

Test für die HWS und den CTÜ: passiver Kopfrotationstest
- Patient in Sitzposition; Therapeut steht hinter dem Patienten, zum Testen der Rotation nach rechts die rechte Hand auf den Kopf des Patienten und die linke Hand an die Schulter legen (zum Testen der Rotation nach links wird die Position der beiden Hände gewechselt)
- Positiv bei Unterschieden im Seitenvergleich im Sinne eines Verlusts der Viskoelastizität (in Kombination mit einem fehlenden Rebound) am Bewegungsende und/oder einer geringeren Bewegungsamplitude zu einer Seite hin.

Spezifische/segmentale Tests

Passive Rotationstests
- Ausgangsstellung und Vorgehen
- untere LWS: Seitlage, Kontakt in einem Bewegungssegment, d. h. an zwei Dornfortsätzen (▶ Abb. 5.1)
- obere LWS und BWS (bis Th 4): Sitzposition über Rumpfdrehung, Kontakt an zwei Dornfortsätzen
- C 0 bis Th 3 über Kopfdrehung, obere und mittlere HWS aus der Rückenlage, Kontakt mit jeweils einem Finger hinter dem rechten und linken Gelenkmassiv oder, wie auch für die untere HWS und den CTÜ möglich, mit Patient in der Sitzposition, Kontakt entweder von dorsal an die Zygapophysialgelenke oder im IS-Raum an zwei Dornfortsätzen
- für Okziput und Atlas die HWS deutlich flektieren, für das Okziput zur besseren Beurteilung der Viskoelastizität zusätzlich zur Rotation rechts eine Translation nach rechts einleiten (▶ Abb. 5.2)

- Beurteilung
- ohne Befund:
  – falls eine Bewegung des Dornfortsatzes zu spüren ist, ohne dass der darunterliegende Wirbel direkt mitgenommen wird

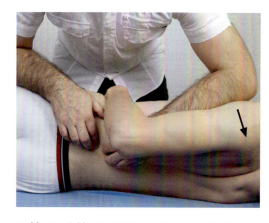

▶ **Abb. 5.1** (Abb. 5.1–5.116: aus Maassen A. Checkliste Parietale Osteopathie. Stuttgart: Haug; 2011)

5.1 Wirbelsäule und Rumpfwand

- N. occipitalis major: motorisch: M. semispinalis, M. longissimus, M. splenius (im Nackenbereich); sensorisch: Haut des Hinterhaupts
- N. occipitalis tertius: sensorisch: paravertebrale Nackenhaut

Vaskularisation
Wirbel und Rückenmark siehe LWS (S. 68).

Biomechanik
- OAA-Bereich: Kontralaterale Assoziation, bei primärer Lateralflexion nach rechts wird diese von einer assoziierten Rotation nach links (des Okziputs) begleitet und umgekehrt.
- C 2 bis etwa Th 4: Homolaterale Assoziation, diese ist bei C 2 sehr deutlich und nimmt in den darunterliegenden Segmenten sukzessive ab.

Leitsymptome
- Bewegungseinschränkungen der HWS
- Kopfschmerzen (häufig am Hinterhaupt)
- Schwindel
- akute oder chronische zervikale Schmerzen mit oder ohne Ausstrahlung in die oberen Extremitäten, häufig begleitet von muskulärem Hartspann (Schulter-Nacken-Region) und Klopfschmerzhaftigkeit über den Dornfortsätzen
- als radikuläre Symptomatik möglich mit zumeist ausstrahlenden Schmerzen, evtl. Parästhesien, Sensibilitätsstörungen (Dermatom) und motorischen Störungen (Paresen, Ausfall oder Abschwächung der Muskeleigenreflexe)
- oder pseudoradikulär mit (ausstrahlenden) Schmerzen, aber dem Fehlen sensomotorischer Störungen

Besonderheit der Wirbelsäule: die Bandscheiben

Gelenkflächen
Die äußeren Bereiche der Bandscheiben (Anulus fibrosus) verbinden sich direkt mit den Wirbelkörpern. Im zentralen Bereich geschieht dies indirekt. Sowohl Fasern der Bandscheibe als auch Teile der Wirbelkörper verbinden sich hier mit der Endplatte (auch Grund- bzw. Deckplatte genannt), die somit Bandscheibe und Wirbelkörper verbindet.

Ligamente
Die Bandscheiben sind mit den Wirbelkörperbändern verbunden, das vordere Längsband hat allerdings kaum Verbindungen mit dem Faserring, das hintere Längsband hingegen strahlt mit seinen Fasern sehr intensiv in den Faserring der Disken ein.

Funktion
- Absorption von Kompressions- und Stoßkräften
- hält die Ligamente der Wirbelsäule auf Spannung, wirkt u. a. dadurch stabilisierend auf die Wirbelsäule
- lässt Bewegungen zwischen zwei benachbarten Wirbeln zu

Aufbau
- äußerer Faserring: Anulus fibrosus
- wässeriges Innere: Nucleus pulposus

Zwischen diesen beiden Anteilen gibt es (bei der Erwachsenen-Bandscheibe) eine fließende Übergangszone vom äußeren in den inneren Bereich hinein. Der Kern ist morphologisch nicht so deutlich von den Faseranteilen abzugrenzen wie häufig dargestellt. Insofern verschiebt sich der Kern bei Bewegungen der Wirbelsäule nicht wirklich innerhalb des Faserrings. Es kommt eher zu Bewegungen des Wassers, das den Druckgradienten folgt.

Innervation (peripher und segmental)
Die sensible Innervation der Bandscheiben erreicht normalerweise die äußeren (etwa 7 mm) Bereiche des Anulus fibrosus und das hintere Längsband. Bei der Innervation beschädigter Bandscheiben kommt es zu einer Ausdehnung der Nerven bis in den Nucleus pulposus hinein. Die Innervation der intervertebralen Bandscheibe erfolgt im posterioren Bereich über den N. meningeus, s. Innervation LWS (S. 68), im anterioren Bereich scheinbar über den R. ventralis des Spinalnervs. Über freie Nervenendigungen können die Bandscheiben eine Rolle bei der Schmerzentstehung spielen, und über Propriozeptoren scheinen sie die Statik und Kinematik unterstützen zu können.

Vaskularisation
Die Bandscheiben werden nur in einem kleinen Bereich durchblutet. Dies geschieht u. a. über Gefäße in den Wirbelkörperbändern und Anastomosen

Besonderheiten

Das **Lig. supraspinale** wird in der zervikalen Region zum Lig. nuchae. Daneben weist v. a. die obere HWS (OAA-Region) spezielle Bandzüge auf.

Membrana atlantooccipitale anterior
- spannt sich zwischen dem Arcus anterior des Atlas und dem vorderen Rand des Foramen magnum aus
- stellt eine Verbreiterung des Lig. longitudinale anterius dar

Membrana atlantooccipitale posterior
- verbindet den Arcus posterior des Atlas mit dem hinteren Rand des Foramen magnum

Lig. transversum atlantis
- verbindet die beiden Massae laterales des Atlas miteinander
- horizontaler Verlauf, umschließt als Zuggurtung den Dens des Atlas von dorsal und verhindert Bewegungen des Dens gegen das Rückenmark

Fasciculi longitudinales
- senkrechter Verlauf
- Verlängerungen der tiefen Schicht des Lig. longitudinale posterius
- von der Hinterfläche des Axiskörpers zum vorderen Rand des Foramen magnum

Lig. cruciforme atlantis
- gebildet von Lig. transversum atlantis und Fasciculi longitudinales

Membrana tectoria
- Verlängerung der oberflächlichen Schicht des Lig. longitudinale posterius
- bildet die ventrale ligamentäre Begrenzung des Wirbelkanals
- liegt dem Lig. cruciforme von posterior eng an

Lig. apicis dentis
- dünnes Band
- von der Spitze des Dens zur Innenkante des Vorderrands des Foramen magnum

Ligg. alaria
- paarig
- von den Seitenflächen des Dens axis zum seitlichen Rand des Atlas und zum Foramen magnum
- auf Spannung bei Nick- und Drehbewegungen des Kopfes
- verantwortlich für die heterolaterale Koppelung von Lateralflexions- und Rotationsbewegungen im OAA-Bereich [42] [68]

Muskeln

Autochthone Muskulatur: siehe LWS (S. 67).

Neben der autochthonen Muskulatur beeinflussen auch die lateralen und vorderen Rumpfmuskeln die Funktion der Wirbelsäule. Hier sind für die HWS-Region v. a. der M. sternocleidomastoideus, der M. trapezius, die Mm. scaleni, die prävertebrale Muskulatur und die Zungenbeinmuskulatur zu nennen.

Die OAA-Region besitzt als Fortsetzung der autochthonen Muskeln muskuläre Züge zwischen C 2 und C 0 (M. rectus capitis posterior major), zwischen C 1 und C 0 (Mm. rectus capitis posterior minor und obliquus capitis superior) und C 2 und C 1 (M. obliquus capitis inferior). Die Innervation der Kopfgelenkmuskulatur erfolgt über den N. suboccipitalis.

Faszien

Die Fascia thoracolumbalis setzt sich in der HWS als oberflächiges Blatt der Lamina praevertebralis fort.

Innervation (peripher und segmental)

Wirbelbogengelenke etc. siehe LWS (S. 68).

Schulter/Nacken/Halsregion: Plexus cervicalis

Aus den Rr. ventrales C 1 bis C 4:
- N. occipitalis minor: Haut am seitlichen Hinterhaupt
- N. auricularis magnus: Haut am Kieferwinkel, Ohrmuschel
- N. transversus colli: vordere Halsregion zwischen Unterkieferrand und Schlüsselbein, Anastomosen mit N. facialis (R. colli)
- Nn. supraclaviculares: Haut der Schulter und des oberen Brustbereichs

Aus den Rr. dorsales:
- N. subocccipitalis: motorisch: subokzipitale Muskulatur, M. semispinalis capitis

- A. subscapularis mit ihren Ästen A. circumflexa scapulae (M. subscapularis, M. teres minor, M. teres major und M. infraspinatus), A. thoracodorsalis (M. latissimus dorsi, M. serratus anterior und M. teres major)

von innen:
- A. thoracica interna (A. mammaria interna; Thymus, Mediastinum anterior, Brustdrüse, Brustwand, Zwerchfell, M. rectus abdominis), Rr. perforantes (Versorgung der vorderen äußeren Brustwand), teilt sich etwa auf Höhe des 6. Interkostalraums in A. epigastrica superior und A. musculophrenica (s. u.), gibt die Aa. intercostales anteriores ab, anastomosiert mit den Aa. intercostales posteriores
- A. musculophrenica (Zwerchfell, untere Interkostalräume, Ansätze der Bauchmuskeln)
- A. epigastrica superior (Zwerchfell, M. rectus abdominis, Bauchwand), anastomosiert in Nabelhöhe mit
- A. epigastrica inferior, aus der A. iliaca externa (M. rectus abdominis, Schambein, Samenstrang und Skrotum bzw. rundes Mutterband und große Schamlippen)
- A. epigastrica superficialis, aus der A. femoralis (Bauchhaut und -faszien bis zum Nabel)

Venös
- Epifasziale Venen: nur im Rahmen eines Pfortaderhochdrucks sicht- und tastbar (z. B. als „Caput medusae" über die Vv. periumbilicales), vereinen sich oberhalb des Nabels zu den Vv. thoracoepigastricae (drainieren in die V. axillaris), unterhalb des Nabels zu den Vv. epigastricae superficiales (Verbindung zur V. saphena magna)
- Tiefe Venen: Diese verlaufen mit den Arterien.
  - Vv. brachiocephalicae dexter und sinister: vereinigen sich zur V. cava superior (Sammelgebiet: Kopf, Hals, Arme, Brustorgane, vordere Brust- und vordere obere Bauchwand)
  - V. thoracica interna: Zuflüsse aus V. epigastrica superior, V. musculophrenica und V. intercostalis anterior
  - V. subcostalis, unterhalb der XII. Rippe, mündet in V. azygos bzw. hemiazygos (Sammelgebiet: hintere und seitliche Rumpfwand, Wirbelkanal einschließlich Inhalt)

Lymphatisch
Siehe LWS (S. 69).

Biomechanik
- C 2 bis etwa Th 4: homolaterale Assoziation, d. h. auf eine rechte Lateralflexion als Primärbewegung folgt eine Rotation rechts und umgekehrt.
- Diese ist bei C 2 noch sehr deutlich, wird in den darunterliegenden Segmenten sukzessive geringer und ist dann in der oberen BWS nicht mehr manifest.
- Mittlere und untere BWS (bis etwa Th 10): kaum Assoziation, kaum bzw. keine gekoppelte Rotationsbewegung bei einer primären Lateralflexion.

Leitsymptome
Bewegungseinschränkungen und/oder Schmerzen, die von der BWS ausgehen oder den BWS-Bereich betreffen, häufig begleitet von muskulären Schmerzen und Verhärtungen.
Mögliche Affektionen
- der Viszera im Sinne eines übertragenen Schmerzes,
- der Interkostalnerven mit Schmerzen in den lateralen, ventralen Brustkorb hinein,
- der Respiration mit erschwerter Atemtätigkeit oder atmungsabhängigen Schmerzen.

Halswirbelsäule

Gelenkflächen
Die Ausrichtung ist in der HWS: Neigungswinkel 52° (nach kaudal zunehmend), Abweichungswinkel C 5 bis C 7: 7° (posterior-lateral), C 3 bis C 4: –14° (posterior-medial).
Besonderheit: Procc. uncinati
- seitliche Aufrichtungen der kranialen Deckplatte der Wirbelkörper C 3 bis C 7
- entstehen im Laufe der Kindheit
- führen zur Spaltbildung in den zervikalen Bandscheiben von lateral in das Bandscheibenzentrum hinein
- können degenerative Veränderungen aufweisen (mögliche Ursache radikulärer Problematiken)

Ligamente
Siehe LWS (S. 67).

- als LWS-Syndrom (lumbales Wurzelirritationssyndrom) mit radikulärem Erscheinungsbild: zumeist ausstrahlende Schmerzen, evtl. Parästhesien, Sensibilitätsstörungen (Dermatom), motorische Störungen (Paresen, Ausfall oder Abschwächung der Muskeleigenreflexe)
- bei sich schnell manifestierenden Blasen-, Darm- oder Potenzstörungen: Notfall (sofortige Operation)
- oder pseudoradikulär mit (ausstrahlenden) Schmerzen, aber dem Fehlen sensomotorischer Störungen

Brustwirbelsäule

Gelenkflächen

Wirbelbogengelenke: Art. zygapophysialis
Die Ausrichtung in der BWS: Neigungswinkel 71°, Abweichungswinkel 14° (posterior-lateral)

Ligamente
Siehe LWS (S. 67).

Muskeln
Siehe LWS (S. 67).

Faszien
Sie bilden eine membranöse Umhüllung der autochthonen Muskeln und trennen diese von den Muskeln, die die obere Extremität mit dem Rumpf verbinden.

Innervation (peripher und segmental)
Wirbelbogengelenke etc. siehe LWS (S. 68), Thorax und Bauch (weitgehend segmental):

ventral:
- über Nn. intercostales (aus den Rr. ventrales der Spinalnerven), diese teilen sich in Rr. cutanei laterales und anteriores
- zusätzlich im unteren Bauchraum: Nn. iliohypogastricus und ilioinguinalis (Plexus lumbalis)
- im oberen Brustbereich: Nn. supraclaviculares

dorsal:
- über Rr. dorsales der Nn. spinales, diese teilen sich in Rr. cutanei medialis und lateralis

Daneben spielt die BWS (sowie die Segmente C 8 und L 1 bis L 3) eine bedeutende Rolle im Zusammenhang mit der sympathischen Versorgung der Organe, des Kopfes, des Rumpfes sowie der Extremitäten. Vereinfacht (es gibt zum Teil große interindividuelle Unterschiede) dargestellt ergibt sich folgendes Schema:
- C 8 bis Th 2: Augen, Kopfgefäße, Tränen- und Speicheldrüsen
- Th 1 bis Th 6: Herz, Lunge
- Th 5 bis Th 9: Oberbauchorgane
- Th 10 bis Th 11: Dünndarm, rechte Hälfte Dickdarm, Nieren
- Th 12 bis L 2(3): linke Hälfte Dickdarm, Nieren, Beckenorgane
- Th 2 bis Th 8: obere Extremitäten
- Th 11 bis L 2: untere Extremitäten

Neben der efferenten sympathischen Versorgung sind an dieser Stelle auch die viszeralen Afferenzen zu nennen, die rückläufig von den Organen kommend die oben aufgeführten Segmente im Falle von Reizungen/Dysfunktionen fazilitieren könnten. Im Rahmen solcher Störungen kann es u. a. zu „referred pain" (übertragener Schmerz) von den Eingeweiden in den Bewegungsapparat hinein kommen, oder es kann die Entstehung von Bewegungseinschränkungen im parietalen System begünstigt werden.

Vaskularisation
Wirbel und Rückenmark siehe LWS (S. 68).

Arteriell
Aa. intercostales posteriores (Zwischenrippenräume, Rückenmuskeln, Haut, Wirbelkanal, Rückenmark)

von außen:
Abgänge der A. axillaris (aus der A. subclavia):
- A. thoracica superior (für: M. subclavius, Mm. intercostales I/II, M. serratus anterior)
- A. thoracoacromialis (Akromion, Schultergelenk, Schlüsselbein, M. deltoideus, M. serratus anterior und M. pectoralis major)
- A. thoracica lateralis (M. pectoralis minor, M. serratus anterior, Brustdrüse)

5.1 Wirbelsäule und Rumpfwand

- Plexus venosus vertebralis internus
- im epiduralen Raum

Zuflüsse aus
- V. basivertebralis (aus den Wirbelkörpern)
- anastomisieren darüber mit dem Plexus venosus vertebralis externus anterior
- Vv. radiculares ventrales und dorsales (aus dem Rückenmark)

anterior:
- 2 durch Queranastomosen verbundene Längsvenen (lateral des hinteren Längsbands)
- diese bilden die Verlängerung des kranialen Plexus basilaris (im HWS-/Kopfbereich mit dem Sinus cavernosus und dem Sinus petrosus inferior verbunden)

posterior:
- im hinteren Spinalkanal
- steht über den Sinus occipitalis mit dem Confluens sinuum in Verbindung

Verbindung des internen und externen Venenplexus mit
- den Vv. lumbales bzw. den Vv. intercostales posterior
- der V. lumbalis ascendens bzw. V. (hemi-)azygos

Funktion des Venenplexus
- u. a. wichtig für die Regulation des intrakraniellen Drucks bei Veränderungen der Haltung und des venösen Rückflusses aus dem Gehirn (zerebrospinales venöses System [89])

Lymphatisch

- Trunci lumbales
- sammeln die Lymphe der beiden Beine, des Beckens inklusive der Eingeweide sowie der Bauch- und Rückenwand
- vereinen sich vor den oberen lumbalen Wirbeln liegend mit dem Ductus thoracicus

- Ductus thoracicus (Milchbrustgang)
- bildet dort zumeist eine Verdickung (Cisterna chyli)
- etwa 40 cm lang
- nimmt über den Truncus intestinalis auch die Lymphe der Bauchorgane auf

- läuft mit der Aorta durch den Hiatus aorticus
- empfängt die Lymphe des linken Arms, der linken Brust- und Rückenwand, der linken Kopf- und Halshälfte, der Organe der linken Brusthöhle und aus den linken und rechten Interkostalräumen
- mündet in den Angulus venosus sinister, den Zusammenfluss der linken V. jugularis interna und der linken V. subclavia

- Ductus lymphaticus dexter
- etwa 1 cm lang
- empfängt die Lymphe der rechten Kopf- und Halshälfte, des rechten Arms, der rechten Brust- und Rückenwand (oberer Quadrant) und der Organe der rechten Brusthöhle
- mündet in den Angulus venosus dexter, den Zusammenfluss der rechten V. jugularis interna und der rechten V. subclavia

Biomechanik
Rotationsbewegungen in den drei Raumebenen
- Flexion (Gleiten des superioren Wirbels des Bewegungssegments nach superior-anterior = Divergenz) bzw. Extension (Gleiten nach inferior-posterior = Konvergenz)
- Lateralflexion rechts (divergentes Gleiten links, konvergentes Gleiten rechts) bzw. links (umgekehrtes Gleitverhalten)
- Rotation rechts (Koaptation links/Dekoaptation rechts) bzw. links (umgekehrt)

Gekoppelte Bewegungen (um Achsen, die schräg zu den drei Ebenen stehen)
- In der gesamten lumbalen Region und im angrenzenden ThLÜ findet man (im Vergleich zur BWS, s. u.) verstärkt assoziierte Bewegungen im Sinne einer Lateralflexion, die auf eine primäre Rotation folgt und umgekehrt.
- Diese Assoziationsbewegungen sind allerdings nicht strikt vorhersagbar.

Leitsymptome
- Bewegungseinschränkungen
- akute oder chronische lumbale Schmerzen mit oder ohne Ausstrahlung in die unteren Extremitäten, häufig begleitet von muskulärem Hartspann (paravertebral) und Klopfschmerzhaftigkeit über den Dornfortsätzen

diale Trakt setzt sich zusammen aus einem spinalen System (Mm. spinalis und interspinalis) und einem transversospinalen System (Mm. rotatores, multifidus, semispinalis). Der laterale Trakt teilt sich in ein sakrospinales System (Mm. iliocostalis und longissimus), ein spinotransversales System (M. splenius) und ein intertransversales System (Mm. intertransversarii und levatores costarum).

Neben der autochthonen Muskulatur beeinflussen auch die lateralen und vorderen Rumpfmuskeln die Funktion der Wirbelsäule. Hier sind für die LWS v. a. der M. iliopsoas (Th 12 bis L 5), der M. quadratus lumborum (L 1 bis L 4) und das Diaphragma zu nennen.

Faszien

Die Wirbelbogenbänder sind eng mit dem thorakolumbalen Fasziensystem verwachsen. In der lumbalen Region besteht dieses aus drei Blättern. Es umhüllt die tiefen dorsalen Muskeln des Rückens und des Brustkorbs. Gleichzeitig dient es den Mm. transversus abdominis und obliquus internus als aponeurotischer Ursprung und setzt sich als deren Umhüllung in den Bauchraum fort. Viszerale Spannungen könnten sich so auf die Wirbelsäule auswirken und umgekehrt.

Innervation (peripher und segmental)

Der R. dorsalis des N. spinalis versorgt die Ligamenta capsularia und die autochthonen Muskeln. Bei Reizungen der Gelenke ließe sich hierüber ein gesteigerter Tonus der Muskeln erklären und umgekehrt.

Der rückläufige N. meningeus (auch N. sinuvertebralis genannt) scheint ein gemischter Nerv zu sein, der sich aus der somatischen Wurzel des R. ventralis und der autonomen Wurzel des R. communicans griseus zusammensetzt. Es besteht eine Segmentüberlappung in der Versorgung. Zum Versorgungsgebiet gehören die äußeren Fasern des Anulus fibrosus und das hierin einstrahlende hintere Längsband, zudem Teile des Periosts, die Meningen und epidurale Gefäße.

Vaskularisation

Arteriell
- vier Aa. lumbales: Bauch- und Rückenmuskeln, hintere Bauchwand, Wirbelkanal/Rückenmark
- Jede 3.–4. Arterie (interkostal und lumbal) teilt sich in der Nähe des Foramen intervertebrale in einen R. spinalis (Wirbelkörper, Rückenmark und dessen Hüllen) und einen R. dorsalis (Haut, Muskulatur).

Venös
- Epifasziale Venen vereinen sich
  - oberhalb des Nabels zu den Vv. thoracoepigastricae und drainieren in die V. axillaris,
  - unterhalb des Nabels zu den Vv. epigastricae superficialis, Verbindung zur V. saphena magna.
- Tiefe Venen: Diese verlaufen mit den Arterien.
- Vv. lumbales ziehen zwischen M. psoas und der Wirbelsäule:
  - dorsale Zuflüsse aus den Rückenmuskeln und Hüllen der Lendenregion/seitlichen Bauchwand
  - ventrale Zuflüsse aus den Wänden des Abdomens; Anastomose mit den epigastrischen Venen
  - im Bereich der Wirbelsäule Zuflüsse aus den Venen der internen und externen Plexus (s. u.)
  - Verbindung zur V. cava inferior
  - versammeln sich zu 2 Vv. lumbales ascendentes (rechts und links der Wirbelsäule): Nach Passage des Zwerchfells werden sie rechts zur V. azygos (mündet in die V. cava superior) und links zur V. hemiazygos (hat auf Höhe von Th 8 eine Verbindung zur V. azygos). Diese erhalten über Vv. intercostales posteriores das venöse Blut der Brustwand und anastomosieren mit den Vv. intercostales anteriores.

■ Plexus venosus vertebralis externus
anterior:
- im HWS-/Kopfbereich über den Plexus pharyngeus und Plexus pterygoideus mit dem Sinus cavernosus in Verbindung

posterior:
- tief in der Hals- und Rückenmuskulatur
- vom subokzipitalen Venenplexus bis sakral
- setzt sich subokzipital über die kondylaren und mastoidalen Vv. emissariae in den Sinus sigmoideus fort

- Querfortsätze: enden in Tuberculi anterius und posterius, bilden das Foramen transversarium (für die A. vertebralis ab dem VI. HWK), Sulcus nervi spinalis: liegt auf der kranialen Fläche der Querfortsätze (III.–VII. HWK)
- Dornfortsätze: kurz und gegabelt beim III.–VI. HWK, prominent und länger beim VII. HWK
- Atlas: besitzt keinen Wirbelkörper und keinen Dornfortsatz, besteht aus:
  - Arcus posterior und Arcus anterior atlantis (mit Tuberculum posterius bzw. anterius)
  - 2 Massae laterales
  - artikuliert: mittels 2 kranialen Gelenkflächen mit den Okziputkondylen (Art. atlantooccipitalis), mittels 2 kaudalen Gelenkflächen (Art. atlantoaxialis lateralis) und der Fovea dentis (Art. atlantoaxialis mediana) mit dem Axis
  - Sulcus arteriae vertebralis: Rinne auf dem Arcus posterior für die A. vertebralis
- Axis: besteht aus Wirbelkörper mit Dens axis
  - Dornfortsatz: massiver als bei C 3 bis C 6 (guter Referenzpunkt bei der orientierenden Palpation)

Lendenwirbelsäule

Gelenkflächen

Wirbelbogengelenke: Art. zygapophysialis

Diese Diarthrosen sind paarig angelegt. In die Ligamente der Gelenkkapsel (Ligg. capsularia) strahlen Fasern des Lig. flavum und des M. multifidus ein. Die Innervation findet über den R. dorsalis des Spinalnervs statt. Die Ausrichtung in der LWS: Neigungswinkel 82°, Abweichungswinkel –50° (posterior-medial). Es gibt große inter- und intraindividuelle Unterschiede in der Ausrichtung der Gelenkflächen sowie in der Gestaltung der Übergangsbereiche. Letztere finden häufig über mehrere Segmente statt.

Ligamente

Wirbelkörperbänder

Das **Lig. longitudinale anterius** erstreckt sich von der Schädelbasis bis zum Os sacrum. Es ist am ventralen Wirbelkörper und den vorderen Deckplattenrändern befestigt und nur locker mit den Bandscheiben verbunden. Tiefe Fasern verlaufen mono-, die oberflächlichen Fasern polysegmental.

Das schwächere **Lig. longitudinale posterius** zieht von der Schädelbasis bis in den Sakralkanal. Es ist mit den oberen und unteren Rändern der WK verwachsen, zwischen dem Band und dem hinteren Rand der WK liegen Gefäße aus dem und für das Foramen nutricium. Es wird breiter im Bereich des Anulus fibrosus und ist dort fest verwachsen.

Wirbelbogenbänder

Die **Ligg. capsularia** besitzen eine innere Schicht aus elastischen und eine äußere Schicht aus kollagenen Fasern. In Letztere strahlen Ausläufer des Lig. flavum und des M. multifidus ein (in der HWS zusätzlich die Mm. semispinalis und rotatores). Sie spielen aufgrund der Anwesenheit von Propriozeptoren und Nozizeptoren eine Rolle für die Statik und Kinematik und für potenzielle Schmerzmechanismen, ausgehend von den Wirbelbogengelenken (im Rahmen struktureller und funktioneller Störungen).

Die **Ligg. flava** bestehen überwiegend aus elastischen Fasern. Sie verlaufen zwischen Laminae arcus vertebrae eines oberen und unteren Wirbels. Die tiefen und oberflächlichen Anteile, die in die Ligg. capsularia einstrahlen, vereinen sich im mittleren Teil des Ligaments.

Mitunter findet man Kalzifikationen der Bänder im Rahmen degenerativer Umbauprozesse, die u. a. von den Wirbelbogengelenken ausgehen und sich auf die Ligg. flava ausdehnen können. Dies kann zu einer Stenose des Lendenwirbelkanals führen.

Bei den **Ligg. intertransversaria** findet man uneinheitliche Klassifikationen, sie werden in der LWS teilweise beschrieben als sehnige Ausläufer von Muskeln und zum Teil als membranöse Ausläufer des thorakolumbalen Fasziensystems. Sie verbinden die Querfortsätze miteinander.

Die **Ligg. interspinalia** sind anterior mit dem Lig. flavum verbunden und spannen sich zwischen benachbarten Dornfortsätzen aus. Sie setzen sich dorsal fort in das **Lig. supraspinale**, das von Dornfortsatz zu Dornfortsatz zieht. Einige Faserzüge überspringen ein oder mehrere Segmente.

Muskeln

Die autochthone Muskulatur kann in einen medialen und lateralen Trakt unterteilt werden. Der me-

ginnt in der 6. Entwicklungswoche. Die Verknöcherung setzt in der 9. Woche ein und endet um das 25. Lebensjahr. Sie geht von einem Knochenkern im Wirbelkörper und zwei Knochenzentren im Wirbelbogen aus. Störungen des knöchernen Verschlusses zeigen sich z. B. als Spina bifida. Diese Spaltbildung, die schätzungsweise bei 10–20 % der Menschen auftritt, kann geringgradig als Spina bifida occulta ausgeprägt sein oder als Spina bifida cystica mit fehlendem Verschluss des Neuralrohrs und eventuellen neurologischen Ausfällen einhergehen. Störungen der Bogenspalten findet man am häufigsten im lumbosakralen Bereich. So wie auch die zumeist doppelseitig auftretende Spondylolyse, die die Entstehung von Ermüdungsfrakturen begünstigt, die dann zu einem ventralen Gleiten (Spondylolisthese) von zumeist L5 gegenüber dem Sakrum führen können. Weitere Fehlbildungen sind u. a. eine veränderte Anzahl der Wirbel/Rippen gegenüber der Norm (z. B. 6 Lendenwirbel/Hals- oder Lendenrippen) oder eine Vereinigung zweier aufeinanderfolgender Wirbel. Diese findet man v. a. an den Enden der Wirbelsäule als Sakralisation (L5 ist knöchern mit dem Sakrum verbunden) oder als Atlasassimilation (Atlas ist mit dem Okziput verwachsen). Auch Blockwirbel und Halbwirbel weisen auf Störungen des Skelerotommaterials hin.

5.1.2 Anatomische Grundlagen

Allgemeiner Aufbau: einheitlicher Bauplan aller Wirbel (Ausnahme Atlas und Axis)
- 1 Wirbelkörper (Corpus vertebrae)
- 1 Wirbelbogen (Arcus vertebrae), mit
  - Pediculus arcus vertebrae: Verbindung zum Wirbelkörper
  - Lamina arcus vertebrae
  - bilden gemeinsam das Wirbelloch (Foramen vertebrale bzw. Canalis vertebralis)
- 1 Dornfortsatz (Proc. spinosus)
- 2 Querfortsätze (Procc. transversi); in der Lendenwirbelsäule [LWS]: Procc. costales):
  - Ansatzstellen für Ligamente und Muskeln (paravertebral)
- 4 Gelenkfortsätze (Procc. articulares)

Foramen intervertebrale
- Raum begrenzt von der Incisura vertebralis superior des unteren und der Incisura vertebralis inferior des oberen Wirbels
- Durchtritt für den Spinalnerv, begleitet von intraforaminalen Gefäßen, gefüllt mit intraforaminalem Fett
- Pathologische Ursachen für Veränderungen der Weite:
  - Facettenarthrose mit eventueller Hyperplasie des Lig. flavum und/oder der Ligg. capsularia
  - Unkovertebralarthrosen der Halswirbelsäule (HWS)
  - Bandscheibenvorfälle
  - Höhenverlust der Bandscheibe, z. B. bei Osteochondrose
- Physiologische Ursachen für Veränderungen der Weite:
  - größer bei Flexion, hierdurch mehr Platz für die durchziehenden neurovaskulären Strukturen, kleiner bei Extension
  - größer auf der kontralateralen Seite einer Rotation und/oder einer Lateralflexion, kleiner auf der Rotations-/Lateralflexionsseite

Lendenwirbelsäule

- 5 querovale massive Wirbelkörper
- Dornfortsätze: kräftig, beidseitig abgeplattet
- Querfortsätze: Procc. costales (Rippenrudimente)
- Procc. mamillares: an den Außenflächen der oberen Gelenkfortsätze: Muskelhöcker für die autochthonen Rückenmuskeln

Brustwirbelsäule

- 12 Wirbelkörper, die progredient höher werden vom I.–XII. Wirbelkörper
- Dornfortsätze: lang, stark nach kaudal orientiert (v. a. in der mittleren Brustwirbelsäule [BWS]; „dachziegelartige" Anordnung)
- Querfortsätze: leicht nach dorsal orientiert

Halswirbelsäule

- III.–VII. HWK von kranial betrachtet annähernd würfelförmig
- Procc. uncinati: siehe HWS, Gelenkflächen (S. 71)

5 Parietale Osteopathie – Osteopathie des Bewegungsapparates

Andreas Maassen

Die Untersuchung und Behandlung des Bewegungsapparates wird im nachfolgenden Kapitel ausführlich erörtert. Ebenso sind die anatomischen Grundlagen detailliert nachzulesen. Um die Übersicht zu wahren, werden zuerst allgemeine, phylogenetische und embryologische Aspekte erläutert. Es folgen Beschreibungen von Anatomie, Biomechanik sowie physiologische Aspekte für die einzelnen Körperregionen in alphabetischer Reihenfolge. Danach werden Untersuchungs- und Behandlungstechniken vorgestellt. Daran anschließend finden sich Fragen zur Selbstüberprüfung.

5.1 Wirbelsäule und Rumpfwand

5.1.1 Phylogenese und Embryologie

Das muskuloskelettale System unseres Körpers differenziert sich aus dem Mesoderm. Ab dem 16. Entwicklungstag bildet sich median aus dicht gepackten Mesodermzellen die Chorda dorsalis, die als längliche Struktur zwischen dem Ento- und dem Ektoderm liegt. Zusammen mit dem aus dem Ektoderm entstehenden Neuralrohr (für die Entwicklung des ZNS) bildet die Chorda das Achsenorgan. In der weiteren Entwicklung bildet sich die Chorda dorsalis im Bereich der Wirbelsäule wieder zurück, lediglich im Bereich der Zwischenwirbelscheiben bleibt sie erhalten, vergrößert sich dort noch und wird zum Nucleus pulposus der Disken. Neben den Achsenorganen befindet sich das paraxiale Mesoderm. Dieses gliedert sich zwischen dem 20. und dem 35. Tag zu 42–44 Somitenpaaren. Diese repräsentieren symmetrisch aufgebaute verdichtete Zellhaufen des Mesoderms. In der weiteren Differenzierung werden aus den Zellen der Somiten die

- **Dermatome:** Dermis und Subkutis (bindegewebige Anteile der Haut),
- **Sklerotome:** Wirbelsäule mit Wirbeln, Disken und Bänder, Rippen, Extremitätenknochen, Knorpelgewebe (= zusammengefasst: Stützgewebe),
- **Myotome:** autochthone Rückenmuskulatur, Muskulatur der ventrolateralen Leibeswand und der Extremitäten.

Bei der Entwicklung der Wirbelkörper wird Material zweier benachbarter Wirbel benutzt, d. h. ein Wirbelkörper ist aus den Zellen der Sklerotome eines kranialen und eines kaudalen Abschnitts zusammengesetzt. Es kommt hierbei insgesamt zu einer Verschiebung der Metamerie (lineare Abfolge gleichartiger Bausteine) um ein halbes „Ursegment". Erst hierdurch überbrücken die von den Myotomen gebildeten Anlagen der Muskeln, die zunächst am Ort ihrer Entstehung verbleiben, ein Bewegungssegment und sind in der Lage, die Wirbel zu bewegen. Einige der Zellen verbleiben auch weiterhin in der Nähe der Wirbelanlagen, sie formen das Epimer, aus dem sich die autochthonen Rückenmuskeln entwickeln. Andere Zellen wandern nach lateral-ventral zur Rumpfwand und zu den Extremitätenknospen, sie formen das Hypomer, aus dem sich alle übrigen Rumpf-, Hals- und Extremitätenmuskeln entwickeln. Etwa zur gleichen Zeit (ab der 5. Entwicklungswoche) teilt sich auch der in die Muskelanlagen hineinwachsende Spinalnerv in einen R. anterior, der das Hypomer versorgt, und einen R. posterior, der das Epimer versorgt.

Der überwiegende Teil des knöchernen Skeletts entwickelt sich durch chondrale Osteogenese: Chondroblasten bilden als knorpelige Vorstufe das sogenannte Primordialskelett, das dann knöchern umgebaut wird. Eine Ausnahme bilden die Knochen des Schädeldaches, einige Knochen des Gesichtsschädels und das Schlüsselbein, die eine desmale Osteogenese durchlaufen. Der knorpelige Umbau der Wirbelkörper von bindegewebigem Material zu embryonalem, hyalinem Knorpel be-

Spread", bei der ein gerichteter Flüssigkeitsimpuls die Suturenlippen öffnet. Mithilfe des „Fluid Drive" kann die Zirkulation des Liquor cerbrospinalis als vitalitätssteigerndes Element eingesetzt werden.

Eine sehr direkte Technik zur Behandlung von Verkeilungen im Bereich des Gesichtsschädels ist der „Cant Hook". Der Therapeut benutzt einen Fixpunkt, an dem er sich abstützt, um dann mit einem langen Hebel des betroffenen Knochens die Verkeilung zu lösen.

„Spread" und „Lift" (Spreizen und Heben) dienen der Behandlung der intrakranialen Membranen, lösen aber auch Spannungen zwischen den paarigen Knochen. Das „Molding" (Modellieren) dient der Behandlung von intraossären Dysfunktionen innerhalb des desmalen Neurokraniums.

Literatur

[1] Liem T. Kraniosakrale Osteopathie. 5. Aufl. Stuttgart: Hippokrates; 2010

[2] Magoun HI. Osteopathy in the cranial field. 3. Ausgabe 1976. Deutsche Übersetzung. Montreal: Edition Spirales; 2000

[3] Sutherland WG: The Cranial Bowl – A Treatise Relating to Cranial Articular Mobility, Cranial Lesions and Cranial Techniques. (Mankato: Free Press Company; 1939) Repr. 1994

4.4 Kraniosakraler Bereich

Nach 20 Jahren Forschungsarbeit trat Dr. W.G. Sutherland an die Öffentlichkeit und publizierte seine Ergebnisse 1939 in seinem Buch *The Cranial Bowl* [3]. Bis zu diesem Zeitpunkt war der Schädel auch für die Osteopathen eine unbewegliche Kugel. Er stieß, wie damals Dr. A.T. Still, auf Unverständnis und Ablehnung, sodass noch weitere Jahre vergingen, bis sich die kraniosakrale Osteopathie etablieren konnte. Schließlich gelang ihm 1946 auf einem Kongress in Denver die endgültige Postulierung seiner Idee.

Das erste Lehrbuch der kraniosakralen Osteopathie wurde 1951 unter dem Titel *Osteopathy in the Cranial Field* von H.Y. Magoun (1898–1981) [2], einem Schüler Dr. Sutherlands, veröffentlicht. Sein Buch ist heute immer noch ein wichtiges Lehrbuch, welches Anatomie, Physiologie, Untersuchung und Behandlung des Schädels und der mit ihm in Verbindung stehenden Strukturen detailliert beschreibt. Neben H.Y. Magoun machten sich auch Viola Frymann, Thomas Schooly und später Rollin Becker, John E. Upledger und Jim Jealous um das Fortkommen der Osteopathie im kranialen Bereich verdient.

Große Anerkennung gebührt Torsten Liem für seine akribischen Nachforschungen und seine zahlreichen, mit bedeutenden europäischen und amerikanischen Osteopathen geführten Gespräche, deren Ergebnis in zwei praktischen Lehrbüchern veröffentlich worden ist. Zur Vertiefung der kraniosakralen Materie möchte ich besonders sein Buch *Kraniosakrale Osteopathie*, 2010 bereits in 5. Auflage erschienen [1], empfehlen.

Das Einzigartige an der kraniosakralen Osteopathie ist die besondere Art der Wahrnehmung oder auch Palpation der entsprechenden Strukturen, die über das einfache Abtasten und Bewegen von Elementen weit hinausgeht.

Die kraniosakrale Osteopathie ist zum großen Teil rein empirisch und deshalb auch der Anteil der Osteopathie, der von der klassischen wissenschaftlichen Betrachtung am meisten infrage gestellt wird. Schnell entsteht der Eindruck, der Hintergrund sei esoterisch oder primär energetisch. Tatsache scheint zu sein, dass wir es mit einem Grenzbereich zwischen energetischem und ganz strukturellem Inhalt zu tun haben. Sich darauf einzulassen ist anfangs sicher eher befremdlich. Es gibt wenig wissenschaftlich fundierte Aussagen, in den meisten Fällen arbeiten die Osteopathen auf diesem Gebiet mit Hypothesen.

Moderne Untersuchungsmethoden, wie z. B. das MRT oder das PET, lassen jedoch hoffen, viele Beobachtungen von Dr. Sutherland und seinen Kollegen bildlich darzustellen. Heute kann niemand mehr behaupten, der Schädel sei eine unbewegliche Kugel.

In diesem Sinne hoffe ich, mit meinem Beitrag (Kap. 7) den Einstieg in die kraniosakrale Osteopathie bodenständig zu gestalten, ohne ihr den Raum für das „Mystische bzw. Fluidale" zu nehmen. Ich hoffe, ich werde meinen Lehrern Philippe Misslin und Piet Dys hiermit gerecht.

4.4.1 Prinzipien der Therapie: Kompression/Dekompression, Fluid Drive, Cant Hook, Spread/Lift, Molding

Im Bereich der Therapie arbeitet die kraniosakrale Osteopathie hauptsächlich indirekt. Die betroffene Struktur wird in die Richtung der freien Bewegung begleitet oder dirigiert, bis sich alle beteiligten Gewebe in einer ausgeglichenen Spannung befinden. Der sogenannte Point of Balance wird eingestellt. Befindet sich z. B. ein Os temporale in Außenrotationsdysfunktion, begleitet der Therapeut während der Inspiration das Os temporale in die Außenrotation. Während der Exspirationsphase wird die Innenrotation des Os temporale sanft „blockiert". Nach einigen kranialen Zyklen stoppt der Mechanismus der kraniosakralen Bewegung. Es entwickelt sich der sogenannte Still-Point. Während des Still-Points geschieht die Korrektur der Dysfunktion. Der Therapeut beobachtet den Still-Point, bis die kraniosakrale Bewegung wieder einsetzt. Nun überprüft der Therapeut, ob die eingeschränkte Beweglichkeit, in diesem Fall die Innenrotation des Os temporale, frei ist. In einigen Fällen, die im Einzelnen besprochen werden, arbeitet der Therapeut „kombiniert", erst indirekt und dann direkt oder von Beginn an „direkt".

Um eine Sutur zu befreien, benutzt der Therapeut die Kompression als indirekte Technik und dann die Dekompression als direkte Technik. Eine andere, sanftere Methode zur Befreiung von Suturen ist ein Aspekt des „Fluid Drive", der „V-

4 – Behandlungsprinzipien

Man unterscheidet eine Exspirationsphase, d. h. die Bewegung zur Medianlinie, von der Inspirationsphase, einer gegenläufigen Bewegung von der Medianlinie weg. Die Frequenz beträgt 7–8 Zyklen pro Minute. Ein Zyklus besteht aus einer Exspirations- und einer Inspirationsphase.

Verbesserung der Organzirkulation

Ziel: Ein Organ kann über seine Zirkulation beeinflusst werden. Zur Zirkulation gehören das arterielle, venöse und lymphatische System sowie die sympathische und parasympathische Innervation. Durch diese Behandlungstechniken wird die Trophik des Organs beeinflusst.

Die Voraussetzung für diese Techniken ist die Kenntnis der zirkulatorischen Anatomie, die bei den einzelnen Organen besprochen wird.

Prinzip der Techniken

Arterielle Stimulation. Die großen Gefäßstämme für den Bauchraum liegen vor der Bauchaorta und somit vor der Wirbelsäule. Eine Behandlung der Wirbelsäule (Manipulation, Mobilisation usw.) auf entsprechender Höhe oder die Behandlung der präaortalen Plexus stimuliert die arterielle Versorgung der anhängenden Organe (▶ Abb. 4.1).

Venöse Stimulation. Die Organe des Magen-Darm-Trakts drainieren ihr Blut in die V. portae, bevor es durch die Leber in die V. cava inferior abfließt. Techniken, welche die V. portae, die Leber oder das Diaphragma beeinflussen, verbessern den venösen Abfluss aus dem Magen-Darm-Trakt.

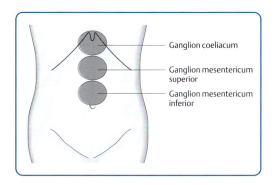

▶ **Abb. 4.1** Behandlung der präaortalen Plexus. (Hebgen E. Viszeralosteopathie. 4. Aufl. Stuttgart: Haug; 2011)

Lymphatische Stimulation. Alle Techniken, die den Abfluss der Lymphe fördern, verbessern die trophische Situation des Organs, z. B. Diaphragmatechniken, Grand Manœuvre.

Vegetativer Ausgleich

Parasympathisch. Techniken, die den N. vagus oder den sakralen Parasympathikus erreichen, beeinflussen die inneren Organe ausgleichend, z. B. kraniosakrale Techniken, Kehlkopfbehandlung, Mediastinumtechniken.

Sympathisch. Eine sympathisch ausgleichende Behandlung erfolgt mit Kenntnis der Innervation des Organs im Verlauf der sympathischen Nerven bzw. Plexus, z. B. Grenzstrangstimulation durch Rib-Raising-Technik, Diaphragmatechniken oder Ausgleich der prävertebralen Ganglien.

4.4 Kraniosakraler Bereich

Kristin Peters

Neben parietaler und viszeraler Osteopathie ist die dritte Achse innerhalb der osteopathischen Medizin die kraniosakrale Osteopathie.

Sie wurde begründet durch Dr. William Garner Sutherland (1873–1954), einem Schüler von Dr. Still, der die Prinzipien der Osteopathie auf die Behandlung des Schädels übertrug. Mit der festen Überzeugung, dass sich alle Bestandteile des menschlichen Organismus bewegen und dass, sollte die Bewegung verändert oder sogar reduziert sein, dies Auswirkungen auf die Gesundheit und Vitalität des Organismus hat, untersuchte er die anatomischen und physiologischen Beziehungen des kraniosakralen Mechanismus. Beim Studium eines exartikulierten Schädels erregten besonders die abgeschrägten Suturen des Os temporale und der Ala major des Os sphenoidale seine Aufmerksamkeit. Die Form erinnerte ihn an die Kiemen eines Fisches und er erwartete eine atemähnliche Bewegung des Schädels. Mithilfe einer Reihe selbst entwickelter Instrumente studierte er die kraniosakrale Bewegung und die Auswirkungen von Einschränkungen der kraniosakralen Bewegung auf den gesamten Organismus.

möglichkeit geprüft und direkt mobilisierend behandelt, bis wieder ein normales Bewegungsausmaß hergestellt ist. Lediglich sein Konzept der viszeralen Motilität folgt einem eher energetischen Ansatz.

Georges Finet (D.O.) und **Christian Williame** (D.O.), zwei belgische Osteopathen, unternahmen in den 80er-Jahren umfangreiche röntgen- und ultraschallgestütze Studien, um die Bewegungen der abdominellen Organe in Abhängigkeit von der diaphragmatischen Atmung zu untersuchen. Dabei entdeckten sie Bewegungen der Organe, die nach bestimmten Regeln ablaufen. Sie definierten für die untersuchten Organe Bewegungsrichtungen und -ausmaße, die weitgehend mit den Ergebnissen Barrals übereinstimmen. Außerdem entwickelten sie eine Behandlungsmethode zur Beeinflussung von gestörten Organbewegungen und waren auch in der Lage, ihre Methode unter Röntgen- oder Ultraschallkontrolle zu kontrollieren. Im Gegensatz zu Barral, der für seine mobilisierenden Techniken die Organe palpiert und direkt bewegt, benutzen Finet und Williame das ventrale parietale Peritoneum für ihre Therapie. Sie verschieben das Peritoneum und erreichen einen mobilisierenden Effekt, ohne das Organ selbst zu palpieren. Sie nennen ihre Methode faszial, weil das Peritoneum als Faszie betrachtet wird und alle abdominellen Organe miteinander verbindet: Zieht man an einer Stelle des ventralen Peritoneums, so hat dies auch einen Effekt an einer entfernten Region, z. B. am Peritoneum auf dem Pankreas. Man könnte die peritoneale Hülle mit einem Luftballon vergleichen: Wenn man an einer Stelle des Luftballons drückt oder zieht, breitet sich dieser Zug über den ganzen Luftballon aus und verformt ihn.

Beide Behandlungskonzepte erreichen letztlich eine Wiederherstellung der physiologischen Mobilität eines Organs, Finet und Williame mit ihrem Vorgehen etwas weniger invasiv. Die Indikation für diese Methode erweitert sich somit auch auf Organe, die aufgrund einer Erkrankung nicht direkt palpiert und mobilisiert werden sollten.

Bei den zirkulatorischen Behandlungen nach **William A. Kuchera** (D.O.) und **Michael L. Kuchera** (D.O.) sucht der Osteopath keinen Kontakt zu dem zu behandelnden Organ, er analysiert vielmehr, aus welchen Arterien, Venen, vegetativen Nerven und lymphatischen Gefäßen ein Organ ver- oder entsorgt wird, und nimmt durch die Techniken Einfluss auf die Zirkulation des Organs. Die Mobilisierung eines Organs steht hier nicht im Vordergrund. Somit ist dieses Konzept eine hervorragende Ergänzung zu den mobilisierenden Konzepten von Barral und Finet/Williame. Diese Behandlungen sind wenig invasiv und in Europa viel zu wenig bekannt.

4.3.2 Behandlungsprinzipien

Verbesserung der Organmobilität

Unter Mobilität versteht man in der viszeralen Osteopathie die Bewegung zwischen zwei Organen oder die Bewegung zwischen einem Organ und der Rumpfwand, dem Diaphragma oder einer anderen Struktur des muskuloskelettalen Systems.

Motor dieser Bewegung können passive Verlagerungen von Organen, hervorgerufen durch die Willkürmotorik des Bewegungsapparates (Beispiel: eine Flexion des Rumpfes führt zu Organverlagerungen), oder verschiedene „Automatismen" sein.

Unter einem Automatismus versteht man eine Bewegung, die unwillkürlich in der quergestreiften oder glatten Muskulatur abläuft. Unterscheiden kann man ferner zwischen Automatismen, die ununterbrochen ablaufen, und jenen Bewegungen von Organen, die einen periodischen Charakter aufweisen. Zu den Automatismen zählen die diaphragmatische Atembewegung, die Herzaktion und die Peristaltik der Hohlorgane.

Verbesserung der Organmotilität

J. P. Barral definiert Motilität als intrinsische Bewegung der Organe mit langsamer Frequenz und geringer Amplitude. Sie ist kinetischer Ausdruck von Bewegungen der Organgewebe. In der embryonalen Entwicklung vollziehen die entstehenden Organe Wachstumsbewegungen oder positionelle Verlagerungen, die als eine Art Gedächtnis in jeder einzelnen Organzelle gespeichert bleiben. Die Motilität ist ein rhythmisches Wiederholen dieser embryonalen Bewegung zum Entstehungsort und wieder zurück in die postnatale Endposition.

Ein Zusammenhang mit dem kraniosakralen Rhythmus ist ebenfalls nicht auszuschließen, obwohl die Motilität eine andere Frequenz aufweist.

Positional Release. Das Wort „Positional" bringt gut zum Ausdruck, welche Ideologie hinter diesen Techniken steckt. Die Struktur wird bei dieser Herangehensweise für die Behandlung von Faszien, Gelenken etc. an seinem State of Ease positioniert. Diese Position wird durch das Ertasten des Therapeuten eingestellt. Einfach gesagt: Der Therapeut ist beim Auffinden des State of Ease der „Chef".

Dynamic Release. Auch hier verrät das Anfangswort die Herangehensweise. „Dynamic" steht für Bewegung zum Balancepunkt. Hier stellt nicht der Therapeut die Faszie ein, sondern man lässt sich von der Faszie mitziehen und ist ihr allenfalls unterstützend behilflich, den „State of Ease" selbst zu finden. Vereinfacht ausgedrückt: Der Körper mit seinen Faszien und Strukturen ist bei dieser Herangehensweise der „Chef". Sowohl das „gedanklich übergeordnete Schmerzempfinden" als auch die durch den Therapeuten eingestellte Stellung spielen hier keine Rolle. Der Therapeut „dient" der Findung des Gewebes zum Still-Point und „unterstützt" dieses durch eine geringfügige Hilfe in die richtige Richtung.

Wie bei der direkten Befreiung können auch bei der indirekten Befreiung dann zusätzlich Verstärker – Enhancer – eingesetzt werden, um die Lösung und Entspannung des Gewebes noch mehr zu forcieren.

Indikationen:
- subakute Traumen
- postoperativer Zustand
- akute Schmerzzustände
- akute Bandscheibenvorfälle
- chronische Schmerzen
- Hirnmembranen- und Rückenmarkshautspannungen
- psychoemotional gespeicherte Zustände
- Stauungsprobleme (venös-lymphatisch)
- Narben, Adhäsionen
- „zarte" Mentalität
- Schwangerschaft

Kombination aus direkter und indirekter Befreiung

Grundsätzlich können alle direkten und indirekten Befreiungen miteinander kombiniert werden. Der Therapeut sollte sich in einer faszialen Behandlung die Fähigkeit aneignen, dem Gewebe die Technik zu geben, die es im Moment der Behandlung „wünscht", um sich zu befreien.

Literatur
[1] First International Fascia Research Congress – About Fascia. http://www.fasciacongress.org/2007/ (Stand: 16.01.2017)

[2] Schleip R. Faszien und Nervensystem. Zeitschrift für Osteopathische Medizin 2003; 4(1): 20–28

4.3 Viszeraler Bereich

Eric Hebgen

4.3.1 Behandlungskonzepte in der Viszeralosteopathie

Die Behandlung der inneren Organe nach **J.-P. Barral** (D.O.) ist in Europa die Standardmethode in der Viszeralosteopathie. Barral betrachtet die Organe dabei mechanisch: Organe bilden viszerale Gelenke mit einem anderen Organ oder einem Teil des Bewegungsapparates, z. B. dem Diaphragma. Wie ein Gelenk am Bewegungsapparat bewegen sich die beiden Gelenkpartner in festgelegten Richtungen und Ausmaßen gegeneinander. Damit dies möglichst reibungsfrei geschehen kann, besitzen die Gelenkpartner eines parietalen Gelenks eine glatte Oberfläche und eine Synovia, die etwas Gelenkflüssigkeit produziert. Die Organe haben ebenfalls eine glatte Oberfläche, weil ihre äußere Oberfläche von einer serösen Haut abgeschlossen wird. Dies ist entweder Peritoneum, Pleura oder Endokard. Ebenso befindet sich in den serösen Höhlen etwas Flüssigkeit zwischen den Organen. Die Organe bewegen sich nicht beliebig gegeneinander, sondern unterliegen Gesetzmäßigkeiten: Sie sind durch Mesenterien, Omenta oder Ligamente untereinander und am Bewegungsapparat befestigt. Dadurch wird ihre Bewegungsmöglichkeit limitiert. Dies findet man auch an den Gelenken des Bewegungsapparates: Ligamente erlauben und beschränken Bewegungsausmaße und -richtungen.

Barral baut seine Theorie also parallel zu parietalen Gelenken auf. Seine Behandlungstechniken orientieren sich weitgehend ebenso daran: Organe werden wie Gelenkpartner auf ihre Bewegungs-

4.2 Faszien

Einatmungs- oder Ausatmungsapnoe, Dorsalextension-Plantarflexion der Füße
- **Balance:** Ausbalancieren einer Struktur am momentanen Neutralpunkt
- **Still-Point:** der Punkt oder Moment, an dem die Faszie zur Ruhe kommt und die eigentliche autoregulative Körperarbeit beginnt. Dieser Punkt kann in einer Behandlung mehrmals durchlaufen werden, bis die Faszie endgültig ihre normale physiologische Spannung/Entspannung wiedergefunden hat.
- **Fulcrum:** ein Dreh- und Angelpunkt. Er kann an andere Positionen verlagert werden und bleibt trotzdem der Dreh- und Angelpunkt. Beispiel: Das Ellenbogengelenk ist der Dreh- und Angelpunkt für die Bewegung des Ober- und Unterarms. Egal, in welcher Position im Raum sich das Gelenk befindet: Die Bewegungen der beiden Hebel bleiben dieselben (bezogen auf die knöcherne Ebene). Ein neues Fulcrum kann für eine Faszie gesetzt werden. Die Faszie entspannt sich nun um dieses Fulcrum herum. Der Therapeut kann für sich selbst Fulcren setzen, um seine Hände noch effektiver für die Behandlung freizugeben.
- **Twist:** Zusätzlich zu einer Längsdehnung wird das schon gedehnte Gewebe in alle noch nicht verwendeten Richtungen bewegt. Dabei gilt die Suche dem Punkt der noch größeren Spannung unter den Händen, um eine vermehrte Dehnung auf allen Ebenen zu erhalten.
- **Stacking:** Dies ist das „Stapeln" von allen freien Bewegungen aufeinander, um einen möglichst optimalen Balance-Point – State of Ease für z. B. ein Gelenk zu erreichen.
- **State of Ease:** Zustand der Gelöstheit, Entspanntheit und Schmerzfreiheit
- **State of Bind:** Zustand der größten Gewebespannung
- **Potency:** die Kraft der Gesundheit, des Lebens

4.2.3 Drei Grundprinzipien für die Behandlung

Um Faszien zu behandeln, stehen drei Grundprinzipien zur Verfügung.
1. direkte Befreiung
2. indirekte Befreiung
3. Kombination aus indirekter und direkter Befreiung

Direkte Befreiung

Direkte Befreiungen könnten auch als „Dehnungs- oder Mobilisationstechniken" definiert werden. Die Struktur wird in Richtung der restriktiven Barriere bewegt. Zusätzlich können Enhancer, Twist, Muskeltechniken und Dehnlagerungen eingesetzt werden, um die Dehnung/Mobilisation noch zu verstärken.

Indikationen:
- Vorbereitung/Nachbehandlung für/von Manipulationen
- Manipulation und Mobilisation
- Mobilisation von viszeralen Ligamenten und Mesos zur Versorgungsverbesserung der Organe
- Mobilisation der Dura mater spinalis
- zur Dehnung von großen Körperfaszien mit einem hohen Anteil kollagener Fasern (z. B. Fascia thoracolumbalis)
- Einarbeitung neu gewonnener Körperpositionen in die Gesamtheit
- die großen Faszien als Ursprung und Unterstützung eines Haltungsfehlers
- alte, chronische Dysfunktionen und Verletzungen
- Ansprechen der in den Faszien liegenden Mechanorezeptoren

Indirekte Befreiung

Indirekte Befreiungen könnten als „Entspannungs- oder Annäherungstechniken" definiert werden. Ziel ist es v. a., „fehlerhafte Afferenzen", die durch die fasziale Spannung unterhalten oder ausgelöst werden, zu löschen, um einen Einfluss auf die daraus resultierenden „fehlerhaften Efferenzen" nehmen zu können. Um dieses „Aufatmen" einer Faszie herbeizuführen, bestehen drei Möglichkeiten der Herangehensweise:

Pain Positional Release. Beim Pain Positional Release ist der Patient der „Chef". Er gibt beim Aufsuchen der Positional-Stellung den Ort der geringsten Schmerzhaftigkeit an. Ziel sollte sein, dass der Patient in einer vollkommen schmerzfreien Position zur Ruhe kommt. Eine andere Herangehensweise des Pain Positional Release ist die Nutzung von Tenderpoints. Dort wird so lange der State of Ease gesucht, bis der Tenderpoint nach Angaben des Patienten inaktiv ist.

gen die „Tüten" des Körpers. Viele kleine „Tüten", die in immer größer werdende „Tüten" eingepackt und mit diesen verbunden sind. Die Anteile des Bindegewebes, welche in der Osteopathie unter dem Oberbegriff „Faszien" zusammengefasst werden, lassen sich in folgende Teilgebiete gliedern:
- Bindegewebe, welches Bänder, Sehnen und Kapseln bildet
- die „Tüten" der Körperhöhlen – Peritoneum, Pleura und Perikard mit ihren Umschlagfalten, die dann, je nach Lage und Aufgabe, als Ligamente, Mesenterien und Omenta bezeichnet werden
- die spinalen Membranen: Rückenmarkshäute
- die im eigentlichen Sinne umhüllenden großen Körperfaszien (Oberflächenfaszien)

Diese Anteile
- umhüllen und durchziehen alle Muskeln, Organe, Gefäße und Nerven (ZNS, PNS und VNS),
- trennen Strukturen und gewähren ihre Gleitfähigkeit untereinander,
- verbinden (verankern) Gewebe/Strukturen miteinander,
- bilden „Spalten" für Gefäße und Nerven, um diese zu begleiten und vor Scherabrissen zu schützen,
- bilden die Aufhängungen der Organe und sorgen für die optimal fixierte Organlage bei bestmöglicher Mobilität,
- stellen eine Einheit zwischen dem Parietalen, dem Viszeralen und dem Kraniosakralen her,
- geben dem Körper und all seinen Anteilen die Form – das Aussehen,
- schützen einen gesamten Verbund aus funktionsgleichen Zellen vor übergreifenden Infektionen und
- können Spiegel unserer psychoemotionalen Gemütslage sein.

4.2.1 Warum behandeln wir Faszien?

Durch ihren Einfluss auf Rezeptoren, Gefäße, Nerven und die Organlage können fasziale Spannungen Urheber von osteopathischen Dysfunktionen sein. Faszien verbinden alle Strukturen miteinander. Dadurch besteht die Möglichkeit, Traumata bzw. Dysfunktionen eines Ortes an einen anderen Ort weiterzuleiten. Damit können sie ebenso Dysfunktionen unterhalten und nicht nur auslösen. Der Körper scheint die Faszien auch als einen kurzzeitigen Aufbewahrungsort für Körperschlacken und Säuren zu nutzen. Dies führt bei einer pathologisch hohen Nutzung zu Veränderungen innerhalb der Faszie und damit wieder zu einem Ausgangspunkt von Dysfunktionen.

In neueren Studien [1] [2] wurden in großen Faszien (z. B. Fascia thoracolumbalis) Myofibroblasten gefunden, deren Funktionen ähnlich denen der glatten Muskelzellen sind. Da glatte Muskeln dem neurovegetativen Nervensystem unterliegen, in der Peripherie zum größten Teil dem Sympathikus, liegt auch hier die Annahme nahe, dass die Faszien über das gleiche System innerviert werden. Dies könnte eine Erklärung für eine hohe allgemeine Körperspannung bei erhöhtem Sympathikotonus (Stress) liefern.

Die osteopathische Behandlung von Faszien beinhaltet eine ganzheitliche Integration aller Systeme des Menschen. Faszientechniken stellen eine sanfte Art dar, den Körper in seiner Gesamtheit zu behandeln, um alle lebenswichtigen Flüssigkeiten wieder zum Fließen zu bringen oder das Gewebe auf andere Techniken vor- oder – auf diese folgend – nachzubehandeln.

Die Wahl der Technik richtet sich u. a. nach Lage und Aufbau der Faszie, dem Zusammenhang zu ihrer umgebenden Struktur, dem Grund der Faszienveränderung, der Mentalität des Patienten und der zur Verfügung stehenden Zeit für die Behandlung.

4.2.2 Behandlungsprinzipien in der faszialen Osteopathie

In Kap. 9 (Bindegewebe und Faszien als Basis der osteopathischen Therapie) wird das Thema „Faszien" mit all seiner Ganzheitlichkeit ausführlich beschrieben. Damit Erklärungen von faszialen Techniken, gleich in welcher faszial orientierten Literatur, vollumfänglich verstanden werden können, sollen bereits jetzt einige „Schlagwörter" der Faszientherapie vorab genannt werden:
- **Release-Punkt:** der Punkt im Gewebe, im Gelenk, am Organ vor, während oder nach einer Behandlung, mit der niedrigsten Spannung, bzw. der größten Entspannung
- **Enhancer:** Verstärker für direkte und indirekte Techniken, wie z. B. Muskelanspannung, tiefe

- Beim Einstellen des Patienten ist zu beachten, dass dies keinesfalls unangenehm oder sogar schmerzhaft sein darf, der Patient bei der Durchführung entspannt ist, sich passiv verhält und sich sicher fühlt. Um dies sicherzustellen, erkundigt man sich während der Behandlung regelmäßig beim Patienten nach seinem Wohlbefinden.

4.1.2 Muskeltechniken

Muskeltechniken können allgemein eingesetzt werden bei Störungen/Reizungen von Muskeln (Muskelverspannungen und -verkürzungen, Triggerpunkten etc.) und Gelenken (Hypo-, Hypermobilitäten). Ziel der Muskeltechnik ist eine verbesserte Funktion des Muskels bzw. Gelenks, die sich u. a. in einer verbesserten Dehnfähigkeit bzw. Beweglichkeit zeigt. Kontraindiziert sind aktive Muskeldehnungen bei frischen muskulären Verletzungen.

Was die Durchführung angeht, so findet man unterschiedlichste Anwendungsvorschläge, insbesondere in Bezug auf Richtung, Dauer und Intensität der Anspannung. Die wohl am häufigsten verwendeten Formen sind die postisometrische Relaxation (PIR) und die reziproke Inhibition (RI). Die in diesem Lehrbuch vorgestellten Muskeltechniken sind so gewählt, dass bei Iliumdysfunktionen die während der Kontraktion des Muskels entstehende Kraft zur Korrektur des bewegungsgestörten Gelenks benutzt wird, was prinzipiell einer RI entspräche. Die Muskeltechnik für die Korrektur einer Störung der Symphysis pubica wird als PIR durchgeführt, ebenso wie die Techniken bei Dysfunktionen der Wirbelsäule. Hierbei lässt man Muskeln kontrahieren, die bei der Entstehung der Dysfunktion oder bei deren Aufrechterhaltung bedeutsam sind. Die Korrektur erfolgt passiv in der Phase der Entspannung. Die Muskeltechniken für das Sakrum werden im Kapitel Becken (Kap. 5.3) gesondert beschrieben.

Bei den Muskeltechniken zur Wiederherstellung bewegungsgestörter Gelenke ist das korrekte Positionieren von größter Bedeutung: Das Gelenk wird aus der Dysfunktions- in die Korrekturposition gebracht. Sobald die Bewegung zur Korrektur im Gelenk ertastet wird, hat man die „Startposition" zur Durchführung der Technik erreicht. So verfährt man im Falle einer Wirbelsäulendysfunktion mit allen drei Raumparametern. Hat man diese Einstellung gefunden, folgt:

1. eine Phase der Anspannung: Hier lässt man den oder die Muskeln in eine vorher festgelegte Richtung, die der der Dysfunktion entspricht, einige Sekunden anspannen – dabei darf je nach Art der Durchführung der Technik keine Bewegung im zu behandelnden Gelenk stattfinden (PIR-Technik) oder eine Bewegung stattfinden, wenn sie in Richtung der Korrektur erfolgt (RI-Technik).

2. eine Phase der Entspannung: Hier bewegt man das oder die Gelenke passiv weiter in die Korrektur und sucht die „neue motorische Barriere".

3. eine Wiederholung der beiden Phasen: Die Wiederholungen erfolgen so oft, wie eine weitere Korrektur des Gelenks möglich ist.

Muskeltechniken wirken Studien zufolge hypalgetisch, sie verbessern die Propriozeption/die motorische Kontrolle und stimulieren die Flüssigkeitsdrainage des Gewebes. Hierdurch sind sie besonders dann indiziert, wenn keine Manipulationen durchgeführt werden können/dürfen und bei akuten Zuständen. Letztere gehen mit Reizungen aufgrund von sich anhäufenden Entzündungsmediatoren und lokalen Stauungen einher. In dieser Phase des Reparaturprozesses besteht eine vergrößerte metabolische Nachfrage, und es sind besonders Techniken mit der Potenz angezeigt, Flüssigkeitsbewegungen und -austausch zu stimulieren. Muskeltechniken weisen, wie oben beschrieben, diese Eigenschaften auf.

Neben der Durchführung von Muskeltechniken stellen die im Kapitel Faszien (Kap. 9) vorgestellten funktionellen Techniken eine weitere Alternative dar für die Fälle, in denen eine Impulstechnik kontraindiziert bzw. eine andere als eine Impulstechnik indiziert ist.

4.2 Faszien

Angelika Strunk

Faszien (lat. „fascis" = Bund, Bündel, Verbund) bezeichnen die Anteile des Bindegewebes, die den ganzen Körper als ein umhüllendes und verbindendes Netzwerk durchdringen. Sie sind sozusa-

4 – Behandlungsprinzipien

Rigidität des Gewebes. Der „Anschlag" wird fester. Bei den Untersuchungstechniken des parietalen Systems in diesem Lehrbuch sollten die dynamischen Tests nach diesen Kriterien beurteilt werden:
1. Bewegungsausmaß
2. Endgefühl mit Rebound-Effekt/Viskoelastizität/ Rigidität

Eine Dysfunktion im parietalen System kann Folge oder Ursache einer kranialen oder viszeralen Störung sein. Die Interaktion zwischen den drei großen Systemen kann anatomisch-physiologisch über zwei „Netzwerke" im Körper erklärt werden. Zum einen über das Nervensystem, das über afferente und efferente Bahnen verfügt, die Signale aus den drei Systemen übermitteln und übertragen können. Und zum anderen die Faszien, die, auch wenn wir sie in verschiedene Schichten und Regionen unterteilen und diesen Abschnitten eigenständige Namen geben, doch ein durchgängiges Gewebe darstellen, von Kopf bis Fuß und sowohl oberflächlich als auch tief gelegen. Die Faszien stellen somit das im wahrsten Sinne des Wortes verbindende Gewebe in unserem Körper dar und sind über das parietale System hinaus von größter Wichtigkeit für viele physiologische Prozesse in unserem Körper.

Die in diesem Lehrbuch aufgeführten Techniken zur Behandlung von Dysfunktionen im parietalen System bestehen aus Impuls- und Muskeltechniken. Die Handgriffe, die bei den Impulstechniken beschrieben werden, können je nach Indikations- bzw. Kontraindikationslage mit angepasster Bewegungsamplitude und Frequenz auch zur Mobilisation eingesetzt werden.

4.1.1 Impulstechniken

Diese werden als Multiple-Komponenten-Techniken eingesetzt. Die Korrektur findet über einen Hauptvektor (Hauptbewegung) statt: In der LWS und der HWS ist dies häufig die Rotation, alternativ kann auch die Lateralflexion genutzt werden. In der Durchführung durchläuft man folgende Stadien (modifiziert nach Dugailly):

1. Phase der Orientierung: Hier sucht man über den Hauptvektor die Spannung des Gelenks/des Gewebes im Sinne eines Widerstands auf.

2. Phase vor der Manipulation: Hier testet man diesen Widerstand in Kombination mit Nebenvektoren. Nacheinander eingestellt (ohne strikte Vorgabe der Reihenfolge) können dies je nach Region sein: Flexion und Extension, Lateralflexion rechts/ Lateralflexion links, Translationen rechts/links, Traktion/Kompression, eventuell Ein-/Ausatmung, Schwerkraft und Körpergewicht. Fühlt sich der Widerstand weich/federnd an, oder erreicht man erst gar keinen wirklichen Widerstand, liegt eine Kontraindikation für eine manipulative Technik und somit eine Indikation für eine Muskeltechnik (oder eine andere funktionelle Technik) vor. Lässt sich der Patient nicht bewegen, sondern kontrolliert die Bewegung selbst, ist dies ebenfalls neben anderen absoluten Kontraindikationen als Kontraindikation für eine manipulative Technik anzusehen. Fühlt sich der aufgebaute Widerstand fest/ hart an, liegt eine Indikation für eine manipulative Impulstechnik vor und man geht über in die

3. Phase der Beschleunigung: Hier wählt man die positiven Nebenvektoren, d. h. die, die zu einer Zunahme des Widerstands und zu einer Reduktion der Bewegungsamplitude des Hauptvektors führen. Nebenvektoren, die keinen Effekt auf den Widerstand haben, finden bei der weiteren Durchführung keine Berücksichtigung. Hierdurch stapelt man sozusagen die Nebenvektoren auf und benötigt eine deutlich geringere Bewegungsamplitude für den Hauptvektor. Das Ziel sollte sein, sich bei guter Anwendung der Technik in der Neutralzone der Rotation zu befinden.

4. Nach der Beschleunigungsphase: bringt man den Patienten passiv in die Ausgangsstellung zurück.

Daneben gibt es weitere wichtige Aspekte:
- Der Therapeut sollte in Bezug zu seiner eigenen Position beachten, mit dem eigenen Körpergewicht zu arbeiten, eine stabile Ausgangsstellung zu wählen (eigenes Ungleichgewicht führt zu einem kortikalen Input und stört die nötige Feinmotorik), sich viel aus dem Oberkörper heraus zu bewegen, wenig Bewegung und Spannung in den Händen zu haben und sich die Anatomie der zu korrigierenden Gelenke vor Augen zu führen (zu visualisieren).

4 Behandlungsprinzipien

Dieser Abschnitt des Buches soll uns vorab eine Übersicht über die allgemeinen Behandlungsprinzipien in der Osteopathie geben. Das Ziel aller osteopathischen Techniken ist es, Mobilitätseinschränkungen in den Strukturen und Geweben zu beheben. Die Vorgehensweisen sind grundsätzlich die gleichen für alle Bereiche. Mobilisation kann über aktive und passive Maßnahmen geschehen. Dazu werden Hilfsmittel eingesetzt. Entweder mobilisiert der Therapeut die Gewebe, oder er stimuliert die inhärenten Kräfte der Gewebe, um das Gleichgewicht, die Ökonomie und den Komfort im Organismus des Patienten zu erreichen. Dies bedeutet, der Patient kann seine Gesundheit wiedererlangen; so formuliert es A.T. Still. Die Osteopathische Medizin bedient sich vieler Techniken, die auch aus anderen Therapien bekannt sind. Im folgenden Abschnitt werden eher typische osteopathische Behandlungsprinzipien für den parietalen, viszeralen und kranialen Bereich beschrieben.

4.1 Parietaler Bereich

Andreas Maassen

Grundlage einer jeden Behandlungstechnik ist eine Indikationsstellung, die sich aus der Untersuchung heraus ergibt. Bei der Untersuchung bedient sich der Osteopath neben der Anamnese (Ohren) und dem Sichtbefund (Augen) v. a. seines eigentlichen Sinneswerkzeugs, seiner Hände. Zu den manuellen Untersuchungstechniken für das parietale System gehören:
- Die statische Palpation
  - von Weichteilen (dem myofaszialen Gewebe) als Hinweise auf einen mechanischen Stress des Gewebes mit Veränderungen der Struktur des Gewebes, z. B. Triggerpunkte,
  - knöcherner Strukturen als Hinweise auf die „Stellung" eines Knochens, z. B. eines Wirbels (Querfortsätze) im Raum und im Vergleich zu den angrenzenden Wirbeln,
  - auf eventuelle Druckdolenzen hin, die sich zumeist in der direkten Umgebung einer somatischen Dysfunktion finden lassen, wie z. B. bei einer Wirbeldysfunktion an einem Dornfortsatz oder in den periartikulären Weichteilen.
- Die dynamische Palpation
  - in Form von Bewegungstests, um Bewegungseinschränkungen zu diagnostizieren.

Bei der dynamischen Palpation werden folgende Kriterien berücksichtigt:
- das Bewegungsausmaß
- der Bewegungsverlauf
- das Endgefühl
- eventuell auftretende Schmerzen

Liegt eine somatische Störung im parietalen System vor, kann man die dabei auftretenden Veränderungen im englischen Akronym TART zusammenfassen:
- T: beschreibt eine „tenderness" im Sinne einer erhöhten Empfindlichkeit bis hin zu einer Druckdolenz
- A: beschreibt eine „asymmetry", z. B. eines Wirbels (s. o.)
- R: beschreibt die Einschränkung der Mobilität („range of motion")
- T: beschreibt die „tissue texture change", die myofasziale Veränderung des Gewebes

Bewegungen in Gelenken werden durch das Weichteilgewebe gehemmt. Hierzu gehören verschiedene Bindegewebe wie die Haut, Faszien, Sehnen, Bänder, Gelenkkapseln, die Gelenkoberflächen und indirekt die in den Geweben liegenden Gefäße und Nerven. Liegt eine Dysfunktion im Sinne einer Einschränkung der Bewegungsamplitude vor, ist die Ursache in diesen Geweben zu suchen. Dabei zeigen die Gewebe unter mechanischem Stress einen Verlust ihrer viskoelastischen Eigenschaften. Hierdurch ändern sich der Bewegungsverlauf und der Umfang der neutralen Zone, dem Bereich, in dem die Bewegung ohne großen Kraftaufwand und bei nur geringfügigem Widerstand vollführt werden kann. Am Ende der Bewegung kommt es zu einem veränderten Endgefühl. Anstelle eines elastischen Rebound-Effekts, der wie ein Zurückfedern wie beim Trampolinspringen gesehen werden kann, tritt eine erhöhte

3 Einleitung

Im ersten Buchteil haben wir etwas über die Geschichte und die Definition der Osteopathie erfahren. Der zweite Teil des Buches widmet sich den Grundkenntnissen, die für einen Osteopathen Voraussetzung sind, um therapeutisch tätig zu werden.

Es sind teilweise die gleichen Grundlagen, die auch in der klassischen Schulmedizin gelten. Besonderes Augenmerk legt die Osteopathie auf die Anatomie. Ein intensives Studium der Gewebe, der Muskeln, der Gelenke, aber auch des Bindegewebes und der Organe, sind unerlässlich für den Osteopathen, um seine Hand in der exakten Palpation zu schulen. Kenntnisse über den genauen Verlauf der Gefäß- und Nervenbahnen sind notwendig für manuelle Untersuchungs- und Behandlungstechniken. Um ein osteopathisches Verständnis und eine korrekte Analyse eines Patienten zu gewährleisten, braucht ein Osteopath ein grundlegendes Verständnis der Biomechanik des Bewegungsapparates.

Zur Ausbildung gehören ebenfalls das Studium der physiologischen Grundlagen der Organe, Muskeln und Gewebe. Nicht nur die Kenntnis der Funktion, sondern auch der Fehlfunktion ist unerlässlich für einen Therapeuten. Das Wissen über die Pathologie und v. a. das Erkennen der pathologischen Zeichen am Patienten sind die Gewährleistung für sicheres Handeln am Patienten.

Des Weiteren werden in diesem Teil des Buches die manuellen Techniken der Untersuchung und der Behandlung beschrieben. Sie sind das Arbeitsmaterial des Osteopathen und bedürfen eines langjährigen Trainings, um gut beherrscht zu werden. Viele Techniken stammen aus unterschiedlichen Bereichen der Medizin, der Physiotherapie, der Chiropraxis, der manuellen Medizin oder anderen Fachgebieten. Diese Arbeitsinstrumente dienen als Hilfsmittel, um den Patienten besser zu untersuchen, um in ihn „hineinzuhorchen" und um die Mobilität der Gewebe wiederherzustellen.

Das Erlernen der Techniken sollte den angehenden Osteopathen nicht dazu verleiten, Osteopathie als ein Rezeptbuch mit Techniken für bestimmte Erkrankungen zu betrachten. Osteopathie ist mehr als nur Technik zur Untersuchung und Behandlung von Patienten. Erst wenn der Therapeut die Fehlfunktionen des Patienten erkennen und deuten kann, wird er die richtigen Behandlungen einsetzen können. Dazu bedarf es auch des Einsatzes klassischer Untersuchungen (z. B. Labor, bildgebende Verfahren usw.), die dem Osteopathen nicht immer direkt zur Verfügung stehen, die er aber kennen sollte und nach Bedarf anfordern muss. Für die Behandlung gibt es meist auch nicht nur eine alleinige „Technik", häufig gibt es viele Wege und Behandlungsmöglichkeiten, die zum Ziel führen können. Osteopathie ist also viel mehr, als ein Handbuch mit Techniken für Therapeuten.

Die **Kap. 5** bis **Kap. 9** sind in allen anatomischen Einzelbereichen gleich strukturiert:
- In einem ersten Kapitelabschnitt wird das funktionelle Verständnis für die Anatomie der Körperregion geweckt. Entwicklungsbedingte Aspekte und embryologische Sichtweisen sollten dazu beitragen.
- Der zweite Abschnitt beschreibt die topografische Anatomie, die Biomechanik und die Physiologie der verschiedenen Körperregionen und Organe.
- Der dritte Abschnitt ist der Beschreibung der Untersuchungs- und Behandlungstechniken gewidmet.
- Um den Lernprozess der Studenten und Schüler zu unterstützen, haben wir Fragen zur Selbstüberprüfung für jedes Kapitel eingefügt.

Dieser 2. Teil ist der umfangreichste in diesem Buch. Er kann trotzdem nur als detaillierte Übersicht betrachtet werden, denn die Details und genauere Abbildungen der Anatomie, Physiologie und Pathologie sollten die Studenten den entsprechenden Fachbüchern entnehmen. Die Grundausbildung zum Osteopathen entspricht in Zeit und Inhalten in etwa der einer medizinischen Grundausbildung.

Teil 2
Grundwissen und Grundlagen der Osteopathie

3	Einleitung	54
4	Behandlungsprinzipien	55
5	Parietale Osteopathie – Osteopathie des Bewegungsapparates	65
6	Viszerale Osteopathie – Osteopathie der Inneren Organe	207
7	Kraniosakrale Osteopathie	295
8	Vegetativum und vegetatives Nervensystem	392
9	Bindegewebe und Faszien als Basis der osteopathischen Therapie	404

Literatur

[1] Benchmarks for Training in Osteopathy: World Health Organization 2010 NLM classification: WB 940 WHO Press, Switzerland 2010

[2] Dürckheim K Graf. Unterricht in "Bethanie" Centre de Recherche et de Méditation (Gorze): Alphonse und Rachel Goettmann; 1988

[3] Gesundheitsbericht für Deutschland. Oktober 1998: Stuttgart: Metzel Poeschel; 1998

[4] Grün A. Leben und Beruf. Eine spirituelle Herausforderung. Münsterschwarzach: Vier Türme Verlag; 2005 (Vie privée, vie professionnelle. Comment les concilier. Paris Editions DDB; 2006)

[5] Grün A. Wenn du Gott erfahren willst, öffne deine Sinne. Münsterschwarzach: Vier Türme Verlag; 2000 (Ouvre tes sens à Dieu. Paris: Editions Mediaspaul; 2006)

[6] Hartmann C. Das große Still-Kompendium. 2. Aufl. Pähl: Jolandos; 2005

[7] Hartmann C. Das große Sutherland-Kompendium. Pähl: Jolandos; 2008

[8] Richard R. Osteopathy 1979. Lyon: Richard; 1980

[9] Sournia JC, Poulet J, Martiny M. Illustrierte Geschichte der Medizin/Digitale Bibliothek. Berlin: Directmedia Publishing; 2001

[10] Still AT. Philosophie de l'Ostéopathie. In dem Unterricht von René Briend: Ostéopathe DO (Frankreich). Enseignements biocinétiques et biodynamiques de l'Ostéopathie; 2002

[11] Still AT. The Philosophy and Mechanical Principles of Osteopathy. Kirksville: Osteopathic Enterprise; 1986

[12] Tricot P. Approche tissulaire de l'ostéopathie. Livre 2. Vannes: Editions Sully; 2005

[13] Unterricht im Institut W.G. Sutherland. Paris (1981–1986)

Indem wir die Geduld und das Unterscheidungsvermögen akzeptieren, öffnen wir uns der Hand des Herzens!

Wenn wir auch nur ein wenig an die Globalität der Osteopathie zurückdenken, möchte ich Axel Kahn, einen französischen Genetiker, der in einer Fernsehsendung auftrat, zitieren: „Beim Menschen ist alles hundert Prozent genetisch!" Er unterbrach einen Moment seinen Satz. Und als der Widerstand der Anwesenden stärker war, sagte er mit einer Prise Humor: „Und alles ist hundert Prozent Umwelt." Der Mensch „ist" tatsächlich in dieser Gesamtheit der genetischen Systeme: Er ist Produkt seiner Gene, aber genauso ist er Produkt seiner Kindheit, seiner Erziehung, seiner Umwelt – ja, er ist Produkt dieser Verbindungen zwischen den unterschiedlichen Daten aller Systeme, die aufeinander reagieren. Unsere Hände empfinden diese dann als eine lebende Einheit.

Wir als Osteopathen wissen, dass das Symptom die Ursache ignoriert. Genauso weiß die Ursache nicht, welche Folge sie haben wird. Dieses Gesetz ist eines der Prinzipien der Osteopathie. Osteopathie hat diese Dimension der Globalität, da sie den Menschen in seiner Gesamtheit behandelt. Der Mensch besteht nicht aus zusammengezählten Anteilen, sondern aus einer Gesamtheit, die ihn **sein** und **existieren** lassen. Der Mensch ist Teil einer Gruppe aus genau sortierten Systemen. Diese Systeme sind untereinander und voneinander abhängig: Vom Anatomischen zum Physiologischen, vom Knöchernen zum Viszeralen, vom Faszialen zum Kranialen, vom Neurologischen zum Hormonellen usw. All diese Systeme haben Einfluss auf den Körper: auf seine Art, mit Emotionen umzugehen, genauso wie sämtliche Reaktionen, die davon abgeleitet werden. Diese gegenseitige Abhängigkeit ist auch in unserer eigenen Geschichte vorhanden. Auch in den unterschiedlichen Lebenssystemen, die wir von unseren Eltern haben und sie selbst von ihren Eltern usw. Wir stellen fest, dass ein System nur dank des Austauschs und der Verbindungen zwischen diesen Elementen existiert.

Alles – von Zelle zur Fibrille, von Fibrille zur Faser, von Faser zum Faserbündel, vom Faserbündel zum Muskel an sich, zur Faszie, zum Organ, zur Gesamtheit des Bindegewebes, nach und nach zum Wesen in seiner Gesamtheit – ist im Austausch und in Verbindung, in einem regelrechten Bewusstsein, mit dem Ziel, Beziehungen aufzubauen. Und weiter geht dieser Austausch vom Therapeuten zum Patienten und umgekehrt, von jedem Menschen zum nächsten. Das alles in der Tradition seiner Zugehörigkeit zum Universum.

Der Mensch: Verwurzelt in der Erde, um sich der Himmelsenergie zu öffnen; der Mensch als Teil der wunderbaren Gedanken und Wörter, die nach und nach der Poesie und Philosophie Bedeutung geben; der Mensch: voll im Bewusstsein des universellen Bewusstseins. – Der Mensch, völlig präsent in der **Präsenz**: Nicht als passiver Zuschauer, sondern als aktiver Spieler, der sich sein ganzes Leben lang aufbaut und heranreift. Der Mensch, der zu einem Ziel hin handelt, und dessen Weg und Richtung der Sinn des Lebens ist.

Als Schlussfolgerung werden wir sagen, dass – nachdem er die erforderlichen Grundkenntnisse erlangt hat – der Osteopath sein Talent ausübt, indem er Mobilität wagt. Wenn der Osteopath gut in seinem Wissen verwurzelt ist, kann er sich öffnen, indem er sich mit den Quellen des Lebens verbindet. Immer bereit zuzuhören, kann er dem Patienten helfen, Geduld zu erfahren und nach und nach sich selbst und dem Leben zuzuhören. Der Osteopath ermöglicht dem Patienten ein langsames und reifendes Verständnis seiner Symptome, seines Körpers. Er hilft dem Patienten, seine Haltungen, seine Verhaltensweisen, seine Lebensgewohnheiten bewusst zu beherrschen, in einer besseren Selbstakzeptanz, in größerer Wertschätzung.

Wir können als Osteopathen nur dann Osteopathie verstehen, wenn wir Osteopathie voll **leben**. Alles, was wir darüber lesen können, ist zwar interessant, aber unvollständig. Alle wissenschaftlichen Untersuchungen, alle anatomischen Präparationskurse sind zwar notwendig, aber nicht ausreichend und auch nicht voll fruchtbar. Sie ermöglichen die Studie der Fruchtschale, aber sie sind nicht in der Lage zu verstehen, was die Frucht selbst ist: ihr Geschmack, ihr Aroma, ihr Fleisch: ihr Herz!

Wagen wir Osteopathie im Sinne der Weisen. Wagen wir den Blick des Herzens, der langsam und geduldig der Osteopathie entgegenkommt. Er berührt sie, enthüllt sie, um ihr die wahrhafte Bedeutung des **Zusammentreffens** zu geben: von deiner Hand zu meiner; von meinem Wesen zu deinem; von deinem Herzen zu meinem!

um diese innere Emotion, die tief in unserem Körperinneren sitzt, manchmal so tief verkapselt, dass sie sich nicht befreien lässt. Wir haben als Therapeut die Verantwortung, nicht unbedingt alle Türen zu öffnen. Wir müssen in der Lage sein aufzuhören, eine Pause in unseren Behandlungen einzulegen und den Patienten anderen Therapeuten weiterzureichen. Es geht darum, seine eigenen Grenzen zu erkennen und dem Versuch zu widerstehen, unsere Grenzen um jeden Preis hinauszuschieben. Denn wären wir schwach, wäre das Scheitern vorhersehbar.

Aber auch wenn wir scheitern geht es darum, dies zu akzeptieren und zu analysieren, um sich darauf zu stützen und sich daraufhin zu verbessern. Carl Gustav Jung [4] sagte: „Ein Leben voller Erfolge ist der größte Feind der Veränderung"; und Anselm Grün: „Derjenige, dem alles gelingt, glaubt sich nicht ändern zu müssen. Er bleibt also da stehen, wo er ist und bleibt unreif. Er versteht das Leben nicht, ist nie in sein tiefstes Innere gegangen und bleibt unfähig, das Leid der anderen zu verstehen."

Die Geduld erlangen wir nur um den Preis der Beständigkeit und Unterscheidungsfähigkeit. Wir sind Menschen, die die Fähigkeit haben, eine bestimmte Form der Mobilität wiederherzustellen. Wir sind imstande, Türen einen Spalt zu öffnen. Dem Körper ist damit Platz gelassen, sie weiter zu öffnen, um sich zu erholen und zu regulieren. Wir haben in keinem Fall die Fähigkeit zu heilen! Die Heilung gehört uns nicht! Nur, wenn wir dies stets vor Augen haben, können wir unsere Unterscheidungsfähigkeit erhalten.

- Legen wir Nachsicht an den Tag, bewahren wir diese Kraft in uns, sie ist die Kraft der Sanftheit.
- Üben wir Stetigkeit und Geduld: Nicht der Überstürzung nachgeben, sonst würden wir einer Raupe gleichen, der man die Flügel eines Schmetterlings aufgeklebt hätte …
- Setzen wir unsere Hände ein: Symbol der Kenntnis und Symbol der Anerkennung. Diese Hand, die nie ergreift, sondern empfängt und respektiert.

Wenn wir es schaffen, durch eine langsame und stetige Arbeit an uns selbst ein breiteres Bewusstsein zu erlangen, befreien wir uns nach und nach von diesem Zustand der Leichtfertigkeit.

Dann verwandelt sich unsere Hand in einen Energieträger und sie wird als akzeptierend und respektierend empfunden. Sie wird den anderen „anders" berühren können, mit einer wohlwollenden Kenntnis, die den einen und den anderen verändern wird. Unsere Berührung ist der Spiegel unseres „Ichs". Wir wissen alle, wie es ist, Hände zu schütteln, die wir nicht mögen, oder Hände zu schütteln, von denen man spürt, dass sie uns Gutes wollen – die uns Frieden und Ausgeglichenheit bringen.

An dieser Stelle möchte ich einen wunderbaren Abschnitt aus dem Buch [5] von Anselm Grün zitieren:

„Im Tasten spüre ich die Qualität des Betasteten. Was ich betaste, erzeugt in mir ein Gefühl. Tasten heißt zugleich berühren. Und was ich berühre, das rührt mich an, das setzt etwas in mir in Bewegung, das bewegt meine Emotionen, das geht mir zu Herzen. So hat Tasten sehr viel mit Gefühl und innerer Rührung zu tun. Vom Tastsinn geht offensichtlich ein direkter Weg zur inneren Rührung, zum Herzen, zur Gestimmtheit des Menschen. Das deutsche Wort ‚rühren' hat mit Vermischen, Vermengen zu tun. Wenn ich etwas berühre, vermischt sich das Berührte mit mir selbst. Es fließt von dem Betasteten etwas zu mir her, und ich kann nicht mehr genau unterscheiden, wo ich bin und wo der oder das andere ist. Es geschieht Vermischung, Einswerdung.

Alles, was ich betaste, erzeugt in mir ein Gefühl. Aber dieses Gefühl kann sehr unterschiedlich sein. Wenn ich einen kalten Stein berühre, dann zucke ich unwillkürlich zusammen. Ich schrecke zurück. Wenn ich etwas Glitschiges berühre, ekelt es mich. Wenn ich einen Menschen berühre, spüre ich sehr schnell den Unterschied. Beim einen berühre ich eine weiche und warme Hand, von der Liebe ausgeht. Beim anderen spüre ich sofort die Kälte und Härte, das Abweisende, Verschlossene. Wenn ich die Haut eines Menschen streichle, dann fließt meine Liebe zu ihm hin. Und ich spüre, dass von ihm auch etwas zu mir strömt, entweder Abweisung oder Zuwendung, Wohlwollen oder Ablehnung. Betasten schafft Beziehung, ja mehr als Beziehung, es lässt mich eins werden mit dem, den ich berühre. Ich habe teil an seiner Gestimmtheit. Indem ich den anderen berühre, komme ich auch mit mir selbst in Berührung. Ich spüre mich auf neue Weise."

in der Vollkommenheit des Seins. Aber vor all dem muss sich der Osteopath in wissenschaftliche Kenntnisse der Anatomie und der Physiologie verwurzeln, genauso wie in die Pathologie und auch ein wenig in die Psychologie und Philosophie des Menschen.

Zitieren wir an dieser Stelle Andrew Taylor Still: „Mein Ziel ist es, aus dem Osteopathen einen Philosophen zu machen, um ihn auf den Fels des Verstandes anzusiedeln. So werde ich nicht die Sorge haben, alle Details über die Behandlung eines jeden Organs des menschlichen Körpers zu schreiben. Er wird qualifiziert genug sein, um zu wissen, was Veränderungen in Form und Bewegung verursacht haben wird." – So ermahnte er seine Schüler, philosophische Therapeuten zu werden. [11]

Vor jeder „Öffnung" gibt es eine fundamentale Notwendigkeit (fundamental auch als Basis, Fundament gemeint): die Verwurzelung.

Ich zitiere aus den Erinnerungen Karlfried Graf Dürckheims, der in seinen Lehren sagte: „Der Mensch kann mit einem Baum verglichen werden. Dieser Baum kann nur dann schöne Blätter produzieren, wenn er tief in der Erde verwurzelt ist" [2]. Der Mensch, geerdet durch seine tiefen Wurzeln, der Mensch mit den Himmelskräften, verbunden durch seine Öffnung!

Es sind diese festen Grundlagen, diese Fundamente, die es uns ermöglichen, die rechten Kenntnisse zu erlangen, die so tief in uns ihre Wurzeln schlagen. Es ermöglicht einen wahrhaften Elan und eine Bewegung der Öffnung zum Leben. Es geht für den osteopathischen Therapeuten darum, einen Weg zu sich selbst zu finden, um dann dem anderen zu begegnen auf dem Weg des Bewusstseins: dem Lebensweg.

Der Osteopath soll versuchen, seine eigenen Mängel zu erkennen und zu nennen, seine eigenen Verletzungen, denn sie sind Teil seiner eigenen Geschichte: Die Geschichte, die ihn als Mensch strukturiert und geformt hat. Erst wenn wir unsere Verletzungen akzeptiert haben, werden wir in der Lage sein, uns mit ihnen zu versöhnen, bevor wir sie in „Perlen verwandeln können" (nach einer Formulierung der heiligen Hildegard von Bingen).

Unsere eigenen Verletzungen ermöglichen es uns, die Verletzungen und Leidenszustände – manchmal sogar Notrufe – unserer Patienten besser zu verstehen. Wir können sie akzeptieren, ohne sie zu verurteilen und ihnen vielleicht sogar helfen, sich darauf zu stützen, sie zu unterstützen, um ihnen weiterzuhelfen. Unsere eigenen Verletzungen machen uns offen für mehr Gutmütigkeit und Empathie. Jeder trägt seine eigene Geschichte.

Gutmütigkeit zu pflegen, den Rahmen der Sympathie oder Antipathie zu überschreiten, ist ein einfaches, aber effizientes Mittel des Nichtverurteilens, des Nichtschuldigfühlens in Bezug auf die Erkrankung des Patienten, seine Pathologie und seine Persönlichkeit.

Es ist hilfreich für uns, unsere „Schattenseite", unsere eigenen Spannungen, Traumata (egal, welcher Art) mit einzubeziehen. Denn so können wir uns entwickeln. So können wir auch dem anderen helfen: Wir bringen Verständnis für ihn auf. Wir akzeptieren ihn trotz seiner Fehler, in seinen Schwierigkeiten, in seinen Dysfunktionen und Dekompensationen – mit seinen Höhen und Tiefen. Wir können in Betracht ziehen, ihm auf einem Weg behilflich zu sein, der im Gleichgewicht liegt, mit einem hellen Bewusstsein der Akzeptanz, der Geduld und des Unterscheidungsvermögens.

Diese beiden Eigenschaften erscheinen mir wesentlich als Therapeut. Als Allererstes muss der Therapeut geduldig sein. Im Französischen und im Englischen steht für „Patient" und „Geduld" der gleiche Begriff. Die Geduld hilft uns, nicht zu schnell sein zu wollen. Sie hilft uns, die Zeit zu akzeptieren, die das Leben zum Reifen braucht.

Die Geduld bringt uns bei, die Momente zu akzeptieren, in denen wir trotz unseres ehrlichen Maximaleinsatzes in der Therapie nicht das erwartete Ergebnis erlangen. Wir haben selbstverständlich unsere Grenzen. Doch auch unsere Patienten haben manchmal Grenzen, oder besser Türen, die sie nicht öffnen können oder wollen, weil sie das aus Abhängigkeiten reißen würde, aus manchen Gewohnheiten, aus manchen funktionierenden Schemata, die eigentlich „ganz gemütlich" sind. Sie akzeptieren, dass wir ihren Körper bis zu einem bestimmten Punkt behandeln – und nicht weiter. Ganz so, als würde nähere Berührung ein neues Bewusstsein bedeuten.

Sie lassen nicht immer Platz für das „Loslassen", für das Öffnen, denn es könnte Veränderung bedeuten. Es könnte eine neue Art der Gedanken entstehen, in ihrem Körper, in Bezug auf alles, was sie bewegt und berührt in ihrer Umwelt. Es geht

2.6 Osteopathie: Ein Weg des Bewusstseins

Osteopathie öffnet uns die Türen der **Sinne** (als sensorische Organe) und des **Sinns,** als Sinn des Lebens, als Lebensrichtung. Auf Französisch entspricht „le sens" gleichermaßen einer **Richtung**, einem **Ziel**, einer **Bedeutung** und einer **Erklärung**. – Wir suchen nach einer Bedeutung, weil unser Leben eine Richtung hat.

Anselm Grün sagt, dass das Wort „Sinn" aus dem Altdeutschen „sinnan" stammt und bedeutet: „reisen, nach etwas streben, schreiten […]."[5]

Osteopathie vermittelt Sinn, denn zum einen öffnet sie die Tore der immer tieferen Kenntnis des Lebens, und zum anderen weist sie uns eine Richtung, einen Kurs, ein Ziel, auf dem Weg unseres Lebens. Dank unserer Sinnesöffnung, unserer palpatorischen Feinfühligkeit und unserer Fähigkeit zuzuhören, können wir als Osteopathen diese immense Fähigkeit, dieses Privileg (denn wir sind privilegiert!) der Vermittlung erlangen. Nur wir selbst können während unseres Lebens unsere Sinne so entwickeln, dass wir auch wissen, was wir vermitteln.

Die Sinnesorgane entwickeln sich vom Berühren zum Horchen: wenn sich unser Horchen verfeinert, werden wir unsere Berührung und Wahrnehmung immer mehr beherrschen.

Im Französischen ist das Wort „percevoir" mehr mit dem Blick und dem Empfinden verbunden. Das deutsche Wort „Wahrnehmen" dagegen besagt, dass wir etwas „Wahres in die Hand nehmen" (Anselm Grün). „Wir belassen es nicht dabei, über Wahrheit nachzudenken. Wir erfassen sie körperlich. Um die Wahrheit aufgreifen zu können, unterliegt der Verstand den Sinnen." [5]

Wenn wir eine Person behandeln, müssen wir in der Lage sein, unsere gesamte Aufmerksamkeit und unsere Absichten über die Informationen, die uns unsere Hände als Sinnesorgane geben, abzugleichen.

Pierre Tricot, ein französischer Osteopath, beschreibt Aufmerksamkeit wie folgt: „Attention" (Aufmerksamkeit) und „Intention" (Absicht) sind um das Verb „tendre" (aus dem lateinischen „tendere") konstruiert. Es bedeutet Verlängerung, Dehnung, Spannung. Aber auch Entwicklung, Richtung (nach etwas streben). Der Unterschied liegt im Präfix: „At" – hin, zu; „In" – innerhalb. Attention und Intention (also Aufmerksamkeit und Absicht) sind untrennbar und mit der grundsätzlichen Aktivität des Bewusstseins verbunden: Das **Ich**, das **Sein**. Über die Aufmerksamkeit projiziert das **Ich** sich in den physischen Raum, den das **Ich** umgibt. So entsteht ein virtueller Raum der Wahrnehmung. Und durch die Absicht wird seiner Projektion eine Form, ein Ziel verliehen: Es informiert. [12]

Daraus lässt sich schließen, dass der Osteopath sein Wahrnehmungsvermögen über die Kontrolle der Aufmerksamkeit entwickelt.

Pierre Tricot sagt [12]:

„Die Aufmerksamkeit ist ein Zustand der Wachsamkeit und vollen Bewusstseins. Sie schließt nichts aus. Sie ist ständig nach dem körperlichen Gesamtsystem des Patienten gerichtet."

„Die Aufmerksamkeit ist definiert als die Projektion des Bewusstseins. Da, wo meine Aufmerksamkeit ist, da bin ich."

„Die Absicht ist die Projektion des Bewusstseins als Träger einer Information (der Sinn). Der Absicht antwortet das Leben. Der Kraft fügt es sich."

So sind unsere Hände in der Lage, die tief liegende Anatomie wahrzunehmen sowie die Sprache und die Informationen des Gewebes unserer Patienten zu „hören". Denn das Gewebe, das „als Alleiniges weiß", kommuniziert, informiert und lehrt – laut Rollin Becker [13].

So „riechen" unsere Hände, sie fühlen, denn sie sind empfänglich für unglaublich feine Variationen in Spannung, Symmetrien, Amplituden, Leistung, Energie und Gleichgewicht. Unsere Hände haben im Lauf der Zeit gelernt, ihre Fähigkeiten in Geduld, Kenntnis und Intuition zu verbessern. In dieser Lernphase haben die Hände auch manches „vergessen", aber nie ganz. Denn die Erfahrung wird immer mehr Kenntnis mit sich bringen.

In diesem noblen Sinnesorgan – dem Tastsinn, der Berührung – sind weitgehend die anderen Sinne enthalten, sogar das Schmecken: der Geschmack des anderen. Der Osteopath pflegt diese „Würze", die aus dem lateinischen „sapere" (probieren) und „sapientia" (Weisheit) stammt.

Der Osteopath ist dieser unermüdliche Forscher, der den Körper dank seiner Hände erforscht, um ihn sich vertraut zu machen, ihn intim zu erfahren, um ihn zu fühlen, zu spüren, ihn zu kennen und zu erkennen – um ihn nach und nach zu zähmen, um ihn dann endlich zu erreichen, zu finden. Er findet ihn durch sein therapeutisches Berühren

2 – Was ist Osteopathie?

Verweilen wir in dieser Ära; in den ersten Jahrhunderten nach Christus war es selbstverständlich, dass laut orientalischer Traditionen der Mensch in seiner Gesamtheit behandelt wurde, in seiner Verbindung mit der Erde und dem gesamten Kosmos, der ihn umgibt. Diese Denkweise stand auch in völligem Einklang mit der chinesischen oder auch der indischen Medizin.

Lange Zeit später, im 19. Jahrhundert, beschrieb A.T. Still die Bewegung als Ausdruck des Lebens; er brachte sie in Bezug zu Materie und Geist. Durch seine empirische und wissenschaftliche Erforschung der Anatomie und Physiologie vermittelte er uns Osteopathen die außergewöhnliche Bedeutung der Bewegung im menschlichen Körper, dies ist sein ganz besonderer Verdienst. So wird es uns erst möglich zu verstehen, dass die makroskopische Bewegung des menschlichen Körpers eigentlich der Spiegel der zellulären (mikroskopischen) Bewegung ist.

Es verlangt aber eine grundlegende Kenntnis der Basisstrukturen (Anatomie, Biologie und Physiologie), um in der alltäglichen Praxis über die Bewegung in eine besondere Kommunikation mit dem Patienten einzutreten.

Osteopathie ist ein wundersames Werkzeug. Sie hilft uns dabei, ein immer neues Bewusstsein zu erlangen, uns immer wieder offen den Fragen zu stellen, die unser Dasein bewegen. Osteopathie ist eine wahre Einladung zum vollen **Existieren** – zum **Sein**!

Bewusstsein bedeutet Wachzustand und Wachsamkeit gleichzeitig, auch der Osteopath wacht, er ist ein „Wächter".

Bewusstsein lässt sich nicht einem anatomischen Zentrum im Gehirn zuordnen. Es unterscheidet sich vom Unbewussten. Ziel der Osteopathie ist, mit äußerster Wachsamkeit Mobilitätsverluste und Spannungen in der Tiefe der Gewebe aufzuspüren. Dadurch nimmt der Therapeut Einfluss auf die Vergangenheit des Patienten: seine Traumata, seine Erziehung, seine Lebensgewohnheiten, seine Lebenseinstellung, seine Persönlichkeit und seine Lebensweise. Er kann helfen, körperlich tief liegende Blockaden zu lösen, um so dem Patienten die Möglichkeit zu geben, sich besser auf seine Traumata und seine Mängel zu stützen und in die Zukunft zu blicken. – Osteopathie ist ein Weg des Bewusstseins und der Gegenwart.

Da der Mensch sich der Vergangenheit bewusst ist, dank seines Gedächtnisses, und der Gegenwart, dank seiner Sinne, kann er der Zukunft ausgeglichen entgegensehen.

Der Osteopath erwirbt während seiner Ausbildung solide Grundlagen, derer er sich bewusst wird. Er hat Erfahrungen als Therapeut gesammelt, mit dem ewigen Ziel vor Augen, sich zu verbessern. Ein guter Osteopath sollte sich durch intensives Kommunizieren mit dem Patienten auf allen Ebenen und durch ein gutmütiges und bescheidenes Auftreten auszeichnen.

Andrew Taylor Still, und vielleicht noch mehr William Garner Sutherland, haben Zeit benötigt, um die Osteopathie auszuarbeiten und weiterzuentwickeln. Die Osteopathie war Teil ihres Lebens und noch viel mehr ein Erfahrungsweg. Der schmerzvolle Verlust mehrerer seiner Kinder hat Still sicher ermöglicht, noch weiter auf dem Weg der Osteopathie zu gehen, auf der Suche nach dem **Sinn**.

Erinnern wir uns auch, mit welcher Geduld Sutherland die Knochen behandelt hat, wie er an sich selbst die kranialen Suturen experimentiert hat. So hat er auch die Existenz der reziproken Spannungsmembranen herausgefunden, diese kranialen Expansionen der Dura mater aus dem Rückenmark in Verbindung mit anderen Geweben des Körpers, und letztendlich auch die Komplexität des Myofaszialnetzes. Er hat noch am Ende seines Lebens tief greifende Erkenntnisse gesammelt in der Erforschung des Liquor cerebrospinalis (das nobelste Element nach A.T. Still) und der Flüssigkeiten im menschlichen Körper.

A.T. Still, W.G. Sutherland und die Osteopathen, die ihnen folgten, hatten eines gemeinsam: Sie haben stets der Erfahrung und ihrer Interpretation Platz gelassen. Für sie war es wichtig, die schrittweise Erklärung ihrer Experimente mit ihrer Erfahrung in Einklang zu bringen. Es bewegte sie die Geduld und der Glaube an das Leben. Sie waren wissensdurstig und trugen in sich diesen Willen nach Wahrheit und Echtheit.

Der Philosoph Ernst Bloch sagte: „Meine Lebenserfahrung hat mir gezeigt, dass Sehnsucht die einzig ehrliche Eigenschaft des Menschen ist." Anselm Grün meint: „Sehnsucht entfällt jeglicher Manipulation. Der Mensch ist seine Sehnsucht." [5]

Schulmedizin an meisten. Dies steht auch absolut konträr zur Bescheidenheit, die uns überwältigt, wenn wir die Vorgänge des Lebens und die Bedeutung der menschlichen Gesundheit verstehen lernen.

Die **Grenzen der Osteopathie** sind schwer zu definieren. Da viele Osteopathen keine komplette medizinische Ausbildung vorweisen, ist ihr Betätigungsfeld auf die Behandlung funktioneller Störungen begrenzt. Gravierende Erkrankungen muss jeder Osteopath im Rahmen der Untersuchung erkennen können. Es ist seine Pflicht, in diesem Fall die Verantwortung an einen zuständigen Arzt oder Facharzt weiterzuleiten. Ein Osteopath trägt die volle Verantwortung für sein Tun. Still sagte immer wieder: „Beweise, was du tust." Das bedeutet, dass die Osteopathie sich nicht in unbewiesenen Theorien und unseriösen Behauptungen verfangen darf.

Die osteopathische Medizin ist **keine vollständige Alternative zur Allopathie**. Der menschliche Körper hat Grenzen. Wenn diese überschritten werden, bedarf es medizinischer Hilfe, um Autoregulation zu betreiben. Diese Hilfe kann der einfache Osteopath nicht immer leisten. Bei großen Traumen mit Schädigung der Struktur bedarf es klassischer Chirurgie oder Orthopädie.

Ebenso können massive Aggressionen von Keimen, Bakterien, Viren, Bazillen, Mikroben den Körper schädigen; dann ist der Einsatz von lebensrettenden Medikamenten unerlässlich.

Pathologische Veränderungen der Struktur (Gewebe) gehören ebenfalls primär in die Hände der klassischen Medizin.

Der Osteopath muss
- schlimme Pathologien erkennen können,
- seine eigenen Fähigkeiten kennen und
- die Grenzen seiner Intervention respektieren.

2.6 Osteopathie: Ein Weg des Bewusstseins

Philippe Misslin

Übersetzung: Geneviève Beau

„Kennen ist erkennen!" (Platon)

„Das Leben ist eine Substanz, eine universelle Substanz, unendlich, und sie füllt jedes Atom und jeden Raum im Universum."

„Das Leben ist die Weisheit, die Kraft, und die Bewegung des Ganzen. Das Leben im Menschen ist selbst Mensch, und der Körper ist das regierte Reich."

„[…] wieso dann nicht diese Kraft benutzen, die es kann und es will?"

Diese Aussagen stammen von Andrew Taylor Still [6].

Osteopathie ist an sich eine Lebensrichtung, die es uns ermöglicht, auf unserem Weg und im Laufe unserer Weiterentwicklung eine Reife, eine Unterscheidungsfähigkeit und ein immer wieder erneuerbares und weltoffenes Bewusstsein zu erlangen.

Osteopathie befindet sich auf der geraden Linie der Vorläufer-Philosophen der Antike (wie z. B. Heraklit von Ephesus), die im 6. Jahrhundert v. Chr. schon behaupteten, dass Leben Bewegung sei. „Alles fließt, nichts bleibt stehen."

Anaxagorus sagte: „Der Mensch denkt, weil er eine Hand hat." Die Hand hat sich als Werkzeug des Bewusstseins und der Erkenntnis entwickelt, sie kann Güte, Großzügigkeit und Geduld vermitteln.

Später schrieb der Apostel Paulus in seinen Episteln: „[…] das Leben ist die Bewegung und das Wesen […]." Im Anschluss an ihn hatten die ersten Väter der Kirche und die Therapeuten, wie Philon aus Alexandria, schon sehr genaue Kenntnisse des menschlichen Wesens und der unterschiedlichen Systeme, die miteinander verbunden sind. Gregorius von Nysse und Gregorius von Nazianze, zwei Kapadoziner-Väter, sahen und entwickelten die Verbindungen zwischen den unterschiedlichen Rädchen der physischen, emotionalen und spirituellen Ebene des Menschen.

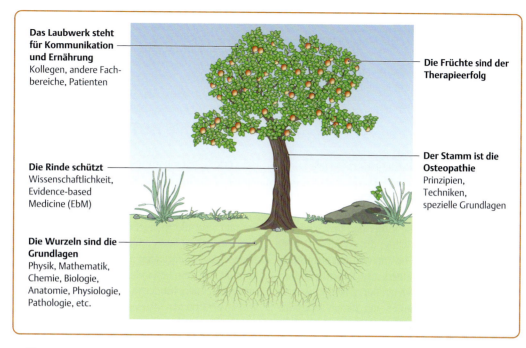

▶ **Abb. 2.1** Osteopathie ist Wissenschaft, Therapie und Philosophie.

auf manuellen Untersuchungen der Integrität, der Bewegung und Beschaffenheit aller Gewebe. Dabei verzichtet der Osteopath bei Bedarf auch nicht auf die Hilfsmittel und Errungenschaften der modernen Schulmedizin.

Osteopathie steht auch heute eher für zufriedene Patienten als für berühmte Theorien und Therapeuten. Die Zeit, die für die individuelle Untersuchung und Behandlung aufgewendet wird, ist Markenzeichen der Osteopathie. Auch das sanfte, behutsame „Einrenken", das Zurückführen ins Gleichgewicht ohne großen Eingriff in die natürlichen Prozesse, kennzeichnen den modernen Osteopathen. Ehrfurcht vor dem Leben und Respekt für den Menschen sind Leitsätze eines guten Osteopathen.

▶ Abb. 2.1

2.5 Die Grenzen und Gefahren

Die Osteopathie ist aus dem Bedürfnis entstanden, eine menschliche Medizin zu praktizieren, die auf verlässlichen wissenschaftlichen Grundlagen basiert. Dieses Bedürfnis wird auch heute noch deutlich. Es ist gekennzeichnet von einer Unzufriedenheit mit der Funktionsweise der klassischen Medizin (Hyperspezialisierung, Mechanisierung, Kommerzialisierung, fehlende individuelle Betreuung des Patienten usw.). Diese Unzufriedenheit findet ihren Ausdruck auch in einer Welle des Zuspruchs und einer steigenden Patientenzahl für die sogenannte alternative oder komplementäre Medizin. Dieser Zulauf beruht meines Erachtens nicht darauf, dass die Qualität dieser Therapien besser ist (eher das Gegenteil ist der Fall), sondern laut einigen Statistiken eher auf der individuelleren Zuwendung und Betreuung der Patienten.

Heute ist die **größte Gefahr für die Osteopathie**, dass Tendenzen erkennbar sind, in die gleichen Fehler zu verfallen wie die Schulmedizin des 19. Jahrhunderts. Mangelhaft ausgebildete Osteopathen verlassen nicht selten den festen Boden der wissenschaftlichen Logik, um ihn durch gewagte Modelle und Behauptungen zu ersetzen. Anstatt, wie Still es forderte, zu beweisen, was man behauptet, verlangen sie, dass die Wissenschaft glaubt, was sie behaupten. Dadurch wird gelegentlich ein wahrer Kult um den Osteopathen gebildet, und er wird wieder zum heroischen Heiler. Genau das störte A.T. Still an der damaligen

schnell zur Anpassung der Gewebe: Der inaktivierte Muskel atrophiert und das inaktive Gelenk versteift (bis zur Arthrodese). Bewegung ist lebensnotwendig, Bewegung ist Zirkulation und Zirkulation ist Metabolismus und Ernährung: „Bewegung ist Leben".

2.3 Osteopathie ist Wissenschaft

Still verlangte von seinen Studenten, dass sie auf dem neuesten Stand der Wissenschaft waren. Neben der gründlichen Kenntnis des menschlichen Körpers war es ihm wichtig, die „Wahrheit" über die Zusammenhänge und Interaktionen im Menschen zu kennen. Er untersuchte, forschte und erfand ständig Neues in vielen Bereichen. Er war, so ist bekannt, auch Erfinder von neuen landwirtschaftlichen Maschinen. Er forderte stets auf, die Wahrheit und das Wissen aus der Beobachtung der Dinge, des Lebens und der Natur zu lernen. Dies gilt auch heute noch für die Osteopathie. Die ständige Infragestellung und Erforschung der Vorgänge des Lebens und die Überprüfung unserer Einflüsse auf die Gesundheit, sollten die Grundlagen der Osteopathie sein. Darin unterscheiden wir uns keineswegs von der Schulmedizin. Wer behauptet, die Osteopathie sei nicht wissenschaftlich, hat nicht verstanden, dass Osteopathie genau dieselben wissenschaftlichen Grundlagen hat wie die klassische Medizin.

Sicher ist die Osteopathie ständig aufgefordert, ihre spezifische Vorgehensweise einer wissenschaftlichen Überprüfung zu unterwerfen. Dies wird heute sehr gefördert. Forschung ist jedoch ein sehr aufwendiges Unternehmen und benötigt Geld und Einrichtungen, in denen geforscht werden kann. Die Osteopathie als sogenannte „Komplementärmedizin", die sich im modernen Gesundheitswesen einen Platz schaffen möchte, hat keine große Lobby und somit auch kaum Zugang zu Forschungsmitteln.

Der Osteopath, der im Sinne Stills arbeitet, wird sicher nicht auf die Hilfen der modernen Diagnostik verzichten, um einen Patienten zu untersuchen. Mit seinen Händen alleine kann er nicht alle Befunde erstellen. Genau wie in der klassischen Medizin wird der Osteopath auch auf bildgebende Verfahren, Ultraschalluntersuchungen, Laboruntersuchungen und alle anderen speziellen Untersuchungsverfahren zur genauen Diagnose zurückgreifen.

2.4 Osteopathie ist Therapie

Der Erfolg osteopathischer Behandlungen liegt zum Teil auch im besonderen Umgang mit dem Patienten. Eines der größten Probleme moderner Schulmedizin ist oft der mangelnde persönliche Kontakt und die mangelnde Kommunikation mit dem Patienten. Dieser fühlt sich nicht genügend einbezogen, übergangen und nicht informiert. Der Kontakt mit dem behandelnden Arzt ist kurz, kühl und zu fachlich. Moderne Medizin gleicht oft eher wissenschaftlicher Forschung als individueller ganzheitlicher Patientenbetreuung.

Die individuelle und ganzheitliche Betreuung in der Osteopathie verlangt ein Vertrauensverhältnis zwischen dem Patienten und dem Therapeuten. Dies wird noch wichtiger, wenn der Therapeut in der Untersuchung und Behandlung intensiven Körperkontakt mit dem Patienten aufnimmt.

Die ganzheitliche Betrachtung des Patienten tangiert ebenfalls soziale, emotionale und intime Bereiche. Es ist also unerlässlich, dass das Individuum „Patient" in den Mittelpunkt der Therapie gestellt wird. Es wird dem Patienten klar gemacht, dass er Verantwortung für seine Gesundheit trägt, dass nur er selbst gesund werden kann. Der Therapeut ist sein Begleiter in dieser Situation, er kann eventuelle Blockaden beheben, er ist richtungsweisend und wirkt unterstützend.

Der emotionale und psychologische Einfluss auf den Heilungsprozess ist heute eindeutig bewiesen. Deshalb ist es unverständlich, dass diese Faktoren kaum Berücksichtigung in der medizinischen Ausbildung und somit auch in den meisten Therapieformen finden. Die Osteopathie integriert Körper, Geist und Seele und sollte den psychoemotionalen Aspekt in die Therapie integrieren.

Still betont in seinen Schriften häufig, dass Prinzipien und Dogmen nicht wichtig für die Arbeit des Therapeuten sind. Die Individualität des Patienten und der individuelle Befund diktieren das Vorgehen. Untersuchung und Behandlung basieren

2 – Was ist Osteopathie?

Das, was Still als „die wunderbare Schöpfung" bezeichnet oder die heutige Wissenschaft unter Evolution beschreibt, ist der hundertprozentige Überlebenserfolg auf der Erde. Nur durch stetige Anpassung und Auslese haben die Lebewesen, die wir heute auf unserem Planeten finden, überlebt.

Im 19. und besonders im 20. Jahrhundert, den Jahrhunderten des rasanten wissenschaftlichen Fortschritts, haben Menschen gelegentlich geglaubt, dass die menschliche Intelligenz der biologischen überlegen sei. Glücklicherweise scheint heute ein Großteil der wissenschaftlichen Elite eines Besseren belehrt zu sein und imitiert, lernt und vertraut wieder mehr in die natürlichen Prozesse.

Dies hatte der Begründer der Osteopathie schon um 1850 erkannt und v. a. den Irrglauben der damaligen heroischen und allopathischen Medizin angeprangert, die die Heilungsprozesse im menschlichen Körper als ihr persönliches Werk betrachtete. Er sprach von Selbstheilungskräften, die den Menschen gesund machen und halten. Still hatte erkannt, dass alle Mediziner und Therapeuten dem Patienten nur Hilfestellung geben können beim primären, lebenslangen Bestreben, das Leben zu erhalten, d. h., gesund zu sein.

Je mehr wir die fantastischen Vorgänge in einer lebenden Zelle erkunden und verstehen lernen, desto mehr werden wird uns bewusst, dass all diese Dinge ohne unser Einwirken funktionieren. Täglich lehrt uns die Forschung, wie schwierig es ist, kontrolliert in diese Mechanismen einzugreifen und Voraussagen über ihre Entwicklung zu machen.

Die Sichtweise der Osteopathie ist deshalb eindeutig: Die beste „Heilung" kann nur der Organismus selbst bewirken. Alle Therapien sind letzten Endes nur Hilfestellungen für den Organismus, die es ihm ermöglichen, das Leben zu erhalten oder nicht.

Bewegung

In den vorangegangenen Erklärungen haben wir erfahren, dass Leben sich immer in Bewegung äußert. Die Kommunikation mit der Umwelt zeigt sich durch Bewegung. Behinderung der Bewegungsfreiheit schränkt den Austausch mit dem Umfeld ein. Das heißt, die Ernährung und die Überlebensstrategie werden gestört. Bewegung im menschlichen Organismus umfasst ein immenses Repertoire. Es sind die großen sichtbaren Bewegungen im Muskel- und Skelettsystem, es sind jedoch auch die Bewegungen unserer Organe, die Bewegung der Flüssigkeiten in den großen Gefäßen, aber auch der Flüssigkeiten im extrazellulären Raum und im zellulären Austausch. Es sind auch die inhärenten Bewegungen der Organe und der Zellen.

Still untersuchte seine Patienten sehr gründlich und deutete Bewegungseinschränkungen als Dysfunktionen und Ursachen für Erkrankungen. Aktuelle Forschungen unterstützen Stills Beobachtungen. Die Studien von Finet und Williame, zwei belgischen Osteopathen, die nach 20 Jahren ursprünglich gesunde Probanden noch einmal untersuchten, zeigen einen deutlichen Zusammenhang zwischen Bewegungseinschränkungen und pathologischen Entwicklungen der Verdauungsorgane. Zahlreiche andere Studien beweisen heute, dass bei vielen Verletzungen durch Bewegung ein deutlich besserer Heilungsprozess erzielt wird als durch Ruhigstellung. Die Analyse von Bewegungseinschränkungen und die Behandlung durch Bewegung kennzeichnen die Osteopathie. Wichtigstes Instrument zur Untersuchung der Bewegung ist eine gut geschulte Hand. Die Kenntnis der Gewebe und ihrer Beschaffenheit, das Ertasten von Bewegungsmangel und veränderter Konsistenz der Gewebe, von eingeschränkten Rhythmen in den Geweben des Körpers, gehören zu den Grundlagen der Osteopathie.

Struktur und Funktion

Das Prinzip der ständigen Interaktion zwischen Struktur und Funktion entstammt auch der genauen Beobachtung der Natur. Die Blätter einer Pflanze richten sich stets hin zur Lichtquelle. Verlangt unsere Funktion nach Kraft, dann bilden wir kräftige Muskeln, der Ausdauersportler vergrößert die Herz- und Lungenkapazität. Sogar das Blut des Ausdauersportlers wird sich verändern. Die Funktion verändert die Struktur und eine veränderte Struktur verändert die Funktion. Dieses Naturgesetz erklärt uns, dass eine Dysfunktion zur Störung in der Struktur, in den Geweben führt. Die Ruhigstellung eines Gelenks durch Gipsverband führt

körperliche Ganzheit, sondern als lebendiges Individuum, das auf die lebensnotwendige Kommunikation mit seiner Umwelt angewiesen ist. Im folgenden Abschnitt werden die sogenannten „Still'schen Prinzipien" beschrieben.

Ganzheitlichkeit

„Ich bin nicht krank, weil ich eine Angina habe, sondern ich habe eine Angina, weil ich krank bin!" Dieser Satz eines Philosophen drückt in wenigen Worten die osteopathische Denkweise aus.

Der erste Teil dieser Aussage erinnert sehr an die Sicht der klassischen Schulmedizin: „Ich bin krank, weil ich eine Angina habe." – Da hat irgendein Erreger mir ein Problem im Hals verursacht. Die normale Reaktion ist, den Erreger zu identifizieren und zu bekämpfen. Diese medizinische Vorgehensweise bezeichnet man auch als Allopathie. Der Arzt übernimmt sozusagen die Funktion, den Aggressor zu bekämpfen.

Wenn ich aber davon ausgehe, dass der Aggressor mir ein Problem geschaffen hat, weil in meinem Organismus etwas fehlläuft, „weil ich krank bin", dann wird die Aufgabe des Arztes sein, die Fehlfunktion oder Dysfunktion zu finden und zu beheben. Dann erst wird der Patient all seine autoregulativen Kräfte mobilisieren können, um sein Gleichgewicht und seine Harmonie mit der Natur wiederzufinden. Dass dann vielleicht zusätzliche Hilfsmittel in Form von Medikamenten oder anderen Interventionen vonnöten sind, sollte auch für einen modernen Osteopathen verständlich sein.

Unter Ganzheitlichkeit versteht man aber mehr als nur die Betrachtung des Menschen von Kopf bis Fuß. Ganzheitlichkeit bedeutet, den Menschen als Individuum in seiner Umwelt und besonders in seiner Kommunikation mit der Umwelt zu betrachten.

Beobachten wir das kleinste Lebewesen, einen Einzeller. Das einzige Kriterium, welches uns sagt, dass es sich um eine lebendige Zelle handelt, ist die Bewegung: Wenn es sich bewegt, ist es lebendig. Das primäre Bedürfnis dieses Wesens ist, sich zu ernähren, um zu überleben. Ohne Nahrung wird jede Zelle schnell zugrunde gehen. Ernährung bedeutet Aufnahme von Nährstoffen aus der Umwelt und später Ausscheidung von Abfallstoffen. Dabei werden Moleküle und Atome durch die Membran der Zelle geschleust. Dieser Vorgang verändert die Polarität der Membran und verursacht dadurch Bewegung. Dieser Austausch mit der Umwelt (= Kommunikation) verursacht Bewegung und dient der Lebenserhaltung der Zelle.

Übertragen wir dieses Bild auf den Patienten. Ein Mensch besteht aus vielen Millionen von Zellen, die alle untereinander kommunizieren. Dieser „Zellhaufen" hat evolutionsbedingt Strategien entwickelt, um zu überleben. Dabei wurden spezialisierte Zellen für die Kommunikation nach außen und innen gebaut, andere übernehmen die Aufgabe der Nahrungsverwertung und wiederum andere die Aufgabe der Fortbewegung zur erfolgreichen Überlebensstrategie. Ganzheitlichkeit bedeutet also mehr als nur der Zusammenhang zwischen Organen, Muskeln und Gelenken. Die Einflüsse aus der Umwelt, sei es die Ernährung, seien es physikalische Reize oder psychoemotionale Faktoren, werden durch direkten Zellkontakt oder über afferente Nervenreize Einfluss auf unser Sein haben. Sie ernähren die Zellen oder schädigen sie. Über die Reaktionen des Nervensystems haben sie Einfluss auf Muskeln, Organe und Geist. Ganzheitlichkeit heißt also, den Menschen als Individuum in seiner Kommunikation mit der Umwelt zu betrachten.

Autoregulation

Die ganzheitliche Betrachtung und das Verständnis der Evolution des Lebens auf der Erde zeigen uns sehr deutlich, dass die Lebewesen mit der besten Überlebensstrategie bis heute ihren Platz verteidigen. Überlebensstrategie heißt auch, mit Kampfverletzungen, Traumen und Aggressionen jeder Art durch andere Organismen fertig zu werden. Das verlangt, autoregulative und reparative Prozesse zu entwickeln.

Bei der genauen Beobachtung der Natur, so wie es Andrew Taylor Still intensiv gemacht hat, wird uns schnell verständlich, dass die lebenden Organismen so fantastisch aufgebaut sind, dass jeder Versuch, dies besser zu machen, schon an der mangelnden Evolutionserfahrung (im Vergleich von Hunderten Millionen Jahren Evolution) scheitert. Beste Beispiele finden wir in den Verteidigungsstrategien vieler Tierarten, Pflanzen und Mikroorganismen.

2 – Was ist Osteopathie?

2.1.4 Erkenntnisse aus der Beobachtung der Natur

Die wahre Erkenntnis der Schöpfung nannte Still Wissenschaft. Seine Aussagen waren beeinflusst vom sozialen und kulturellen Umfeld der damaligen Zeit und auch von dem aus heutiger Sicht begrenzten Wissen der Medizin und der Wissenschaft. Still mahnte, die Natur und die Geschöpfe genau zu beobachten, um von ihnen die Wahrheit und das Wissen zu erfahren. Heute bezeichnen wir dies mit dem Wort „forschen". Sein Ziel war es, Patienten wieder in Gleichgewicht und Harmonie mit Umwelt und Natur zu versetzen und so die Gesundheit zu finden und zu erhalten.

Als peinlichst genauer Beobachter der Natur suchte er nach wissenschaftlichen Beweisen und Erklärungen für die Funktion des Lebens und des Menschen im Besonderen. Diese fand er im Studium der Anatomie und der Biologie sowie bei den damaligen Philosophen Darwin und Spencer. Sein Menschenverständnis beruhte auf Naturgesetzen, seine Behandlungen waren gekennzeichnet vom Respekt vor der Schöpfung. Stills Vorstellungen von einer Patientenbehandlung stießen zuerst häufig auf Ablehnung in medizinischen Kreisen. Inzwischen findet die Osteopathie als ganzheitliche Diagnostik und Behandlung in vielen Ländern eine große Akzeptanz, auch bei Medizinern, und ist weltweit verbreitet.

Osteopathie ist also Medizin; sie basiert auf den Grundlagen der Anatomie, Physiologie und der Pathologie. Als Behandlungsmethode hat sie auch den Beweis ihrer Effizienz erbracht. Sicherlich bedarf es weiterer wissenschaftlicher Forschung und Belege, um in der Lobby der Schulmedizin zu bestehen. Durch das Bemühen, die Ausbildung zum Osteopathen auf ein akademisches Niveau zu bringen, wird die solide Basis erweitert. Dies sollte jedoch nicht die Individualität und Ganzheitlichkeit der Behandlungen in den Hintergrund drängen.

2.2 Osteopathie ist eine Philosophie

Zu Beginn von Stills Wirken stand der Zweifel. Er zweifelte an der Wirkung der damaligen Medikamente, an den damals bekannten Therapien, wie z. B. Aderlässe. Er stellte Thesen und Arbeitsweisen der damaligen Medizin infrage. Seine Zweifel wurden besonders deutlich, als er durch eine Meningitis-Epidemie viele Menschen aus seiner Familie und seinem Freundeskreis verlor. Still stellte sich die Frage, wieso er und einer seiner Söhne überleben konnten, da sie doch auch in Kontakt mit den Erregern gekommen sein mussten. Dieses Ereignis, so ist bekannt, führte dazu, dass er sich zurückzog und sich mit Philosophie und Medizin beschäftigte.

Im Studium der Natur suchte er nach Erklärungen. Seinen Kollegen und Schülern riet er später zur selben Haltung, d. h., Skepsis an den Tag zu legen, Hypothesen aufzustellen und zu beweisen – Hypothesen über die grundlegenden Dinge des Lebens und der Schöpfung. Das ist seit Menschengedenken das, was wir Philosophie nennen. Somit wurde A.T. Still zu einem Philosophen. Ob er dies bewusst als Philosophie betrieb oder unbewusst als denkender Mensch, sei dahingestellt. Bekannt ist, dass Still sich sehr mit der Darwin'schen Lehre beschäftigte, aber auch andere große Philosophen der damaligen Zeit studierte und verehrte. Besonders der britische Philosoph Herbert Spencer scheint ihn geprägt zu haben. So entstand nach und nach die osteopathische Denkweise, die auch in osteopathischen Prinzipien festgehalten ist.

2.2.1 Die Prinzipien der Osteopathie

Aus dieser philosophischen Auseinandersetzung mit der Schöpfung und dem Menschen entstanden die viel zitierten Prinzipien der Osteopathie.

Wahrscheinlich hat Still diese Prinzipien nie selbst niedergeschrieben, dies taten seine Schüler. Vielleicht finden wir deshalb so viele verschiedene Auflistungen und Erklärungen über diese Prinzipien. Die Anzahl, die Reihenfolge oder Zusammenfassung dieser Prinzipien ist nicht unbedingt von Bedeutung für das Verständnis der Osteopathie. Würde Still heute leben, würde er darauf bestehen, seine Thesen an den heutigen Stand des Wissens anzupassen.

Die Osteopathie muss auch heute ihren philosophischen Part leisten. Sie muss sich mit der Philosophie des Lebens und der Schöpfung auseinandersetzen und dabei lernen, den Menschen holistisch zu betrachten. Das bedeutet, nicht nur als

teopath als reiner Manualtherapeut ohne ganzheitliche diagnostische Kompetenz.

Das, was Still lehrte, geht aber weit über eine reine Methode oder Behandlungstechnik hinaus. Stills Osteopathie ist kein Rezeptbuch, mit Techniken für die Behandlung parietaler Blockierungen. Osteopathie ist nicht nur eine Technik oder die Anwendung von manuellen Techniken. Sie beschränkt sich nicht auf die Behandlung der Knochen und Gelenke, wie der Begriff vermuten lässt.

Dass Osteopathie eine ganzheitliche Medizin darstellt, wird deutlich, wenn wir uns die Definition anschauen, die der 1996 verstorbene, berühmte Osteopath Rollin E. Becker verfasste:

„Die Wissenschaft der Osteopathie umfasst das Wissen der Philosophie, Anatomie und Physiologie des gesamten Körpers, und die klinische Anwendung dieses Wissens, sowohl bei Diagnose als auch bei Behandlung – so hat sie ihr Begründer, Dr. Andrew Taylor Still, konzipiert." [7]

A.T. Still formulierte den Begriff „Osteopathie", um seine Auffassung von Medizin von der ihm damals bekannten Medizin zu unterscheiden. Er beschäftigte sich intensiv mit den Grundlagen der „Gesundheit" und der Natur. Sein Ziel war es, die Medizin, wie sie in seinem Wirkungskreis gehandhabt wurde, zu verändern, sie zu reformieren. Er wollte und konnte sich nicht mit der heroischen und allopathischen Medizin identifizieren. Osteopathie steht somit ursprünglich als eine Art Erneuerungsbewegung.

2.1.3 Erneuerungsbewegungen in der damaligen Medizinepoche

Nicht ohne Ursache beschäftigten sich einige Mediziner im 19. Jahrhundert mit den damaligen Behandlungsmethoden. Die Medizin war ihrer Meinung nach nicht mehr das, was sie eigentlich sein sollte: Hilfe und Begleitung kranker Menschen auf dem Weg zur Gesundheit.

Die Behandlungsmethoden waren oft brutal und wenig erfolgreich. Nicht selten verstarben die Patienten eher an den Folgen der Behandlungen, als an ihrer Krankheit. Medikamente waren oft giftige Gemische, deren Wirkung gar nicht oder nur unzureichend bekannt waren. Aderlässe waren an der Tagesordnung.

In dieser Epoche des 19. Jahrhunderts entstanden mehrere neue Ansätze in der Medizin, z. B. Osteopathie, Chiropraktik und Homöopathie. Unter dem Einfluss der rasanten technischen Entwicklung, markanter Erfindungen und Forschungen und durch die prägende Philosophie der damaligen Zeit, entstand auch Bewegung in der Medizin. Es bildeten sich Erneuerungsbewegungen, die der klassischen Schulmedizin sehr kritisch gegenüberstanden. Darwin mit seiner Evolutionstheorie der natürlichen Auslese revolutionierte die Biologie und Spencer als Zeitgenosse Darwins übertrug den Evolutionsgedanken in die Philosophie, Psychologie und Soziologie, d. h. spezifisch auf den Menschen. Beide Philosophen lebten zu der Zeit von A.T. Still und haben seine Denkweise stark beeinflusst.

Osteopathie war ursprünglich eine dieser Erneuerungsbewegungen in der damaligen Medizin. Das Ziel A.T. Stills war nicht, einen neuen medizinischen Beruf zu installieren. Noch heute sind die amerikanischen Osteopathen ausnahmslos Mediziner. Erst als in anderen Ländern andere Berufsgruppen, v. a. Physiotherapeuten, zu Osteopathen geschult wurden, entstand ein eigenständiger Beruf. Heute zählt man die Osteopathie in den europäischen Ländern zur sogenannten Komplementärmedizin oder zur Alternativmedizin.

Stills Bemühen war es, eine auf modernsten Erkenntnissen basierende Medizin zu praktizieren. Er entwickelte eine besondere Herangehensweise bei die Untersuchung und Behandlung eines Patienten.

Still war überzeugt, dass sich die Medizin auf Irrwegen befand. Ihn störte v. a. der Arzt als „heroischer Heiler", der sich über die Natur und ihre Kräfte stellte. Seit seiner frühen Kindheit beobachtete er die Natur. Er war fasziniert von der Perfektion der lebenden Organismen und von den Gesetzen des Lebens und Überlebens. Nie wollte er es wagen, sich oder seine Fähigkeiten über die der Schöpfung zu stellen. Deshalb verpönte er jegliche Medikation. Er betrachtete Medikamente als einen störenden und anmaßenden Eingriff auf die natürlichen Prozesse. Er vertraute vielmehr auf die körpereigene Selbstregulierung und Selbstheilung.

Still lehrt die Ganzheitlichkeit, die Einheit von Körper, Geist und Seele. Er formuliert den Begriff des „triune man". Still war ein präziser Beobachter der Natur, er studierte die Anatomie der Lebewesen und die physiologischen Vorgänge des Lebens sehr gründlich. Weil er von der Vollkommenheit der Schöpfung überzeugt war, empfand er es als anmaßend, in diese einzugreifen. Er bezeichnete es als seine Leidenschaft, die Gesundheit zu finden. Nach seiner Auffassung ist alles, was vom normalen Zustand der Anatomie und Physiologie abweicht, in der Lage, den freien Fluss der Nahrung und der Energie zu stören oder den Abtransport der Flüssigkeiten zu behindern. Indem er den Körper von Störungen befreite und somit die Flüssigkeiten frei zirkulieren konnten, ermöglichte er dem Menschen, die Selbstheilungskräfte zu aktivieren.

Andrew Taylor Still war zu Beginn seines Wirkens ein sehr mechanisch und praktisch denkender Mensch; so schrieb er:

„Der Osteopath sucht zuerst die physiologische Vollkommenheit der Form, indem er den knöchernen Rahmen korrigiert, sodass alle Arterien das Blut transportieren, um alle Teile zu ernähren und aufzubauen, und die Venen alle Unreinheiten fortbringen, die von ihnen in ihrer Erneuerung abhängen." [6]

Diese Aussage Stills mag vielleicht ausschlaggebend für den Namen „Osteopathie" gewesen sein („Knochen" = lateinisch: „Os", griechisch: „osteo"). Dass die Osteopathie weit mehr als nur den „knöchernen Rahmen" betrifft, zeigen die weiteren Aussagen Stills im gleichen Textabschnitt:

„Auch die Nerven aller Klassen mögen frei und ungestört sein, während sie die Lebenskraft und Dynamik zu allen Abteilungen und dem ganzen System des natürlichen Labors lenken.

Eine vollständige Versorgung mit arteriellem Blut muss ermöglicht sein und alle Teile, Organe und Drüsen durch die Arterien genannten Kanäle erreichen. Wenn es seine Arbeit getan hat, müssen die Venen alles ohne Verzögerung zum Herzen und zu den Lungen zur Erneuerung zurückbringen." [6]

Als Arzt behandelte Still alle Krankheiten, in seinen Augen ist Osteopathie eine holistische Medizin und keinesfalls nur eine manuelle Technik. Sie beruht auf den neuesten Erkenntnissen von Wissenschaft und Forschung und auf der Kenntnis des menschlichen Körpers.

„Wir schlussfolgern nur um des benötigten Wissens willen und sollten versuchen, mit so vielen bekannten Tatsachen wie möglich zu beginnen. Wenn wir über Krankheiten der Organe des Kopfes, des Abdomens oder der Hüfte nachdenken, müssen wir zuerst wissen, wo diese Organe liegen, wie und von welcher Arterie das Auge, Ohr oder die Zunge ernährt werden." [6]

Immer wieder forderte Still von seinen Schülern das Studium der Anatomie sowie logische und nachweisbare Grundlagen für ihr Wirken am Patienten.

2.1.2 Osteopathie heute

Osteopathie wird heute laut WHO als Traditionelle Medizin oder auch als sogenannte komplementäre bzw. alternative Medizin eingestuft. In einem 2010 veröffentlichten Artikel unter dem Namen „Benchmarks for Training in Osteopathy" steht zu lesen:

„Osteopathy (also called osteopathic medicine) relies on manual contact for diagnosis and treatment. It respects the relationship of body, mind and spirit in health and disease; it lays emphasis on the structural and functional integrity of the body and the body's intrinsic tendency for self-healing. Osteopathic practitioners use a wide variety of therapeutic manual techniques to improve physiological function and/or support homeostasis, that has been altered by somatic dysfunction, i. e. impaired or altered function of related components of the somatic system; skeletal, arthrodial and myofascial structures; and related vascular, lymphatic, and neuroelements." [1]

Diese Definition erklärt in modernerer Ausdrucksweise ziemlich genau das, was wir von Still im vorherigen Abschnitt nach Lesart des 19. Jahrhunderts erfuhren.

Der Begriff „Osteopathie" wird leider allzu oft missverstanden. Von der Wortdeutung her ist er nicht geeignet, zur Definition der „Osteopathie" beizutragen. Übersetzt heißt Osteopathie eigentlich „Knochenkrankheit" und der Osteopath wäre demzufolge ein Knochenkranker. Im berufspolitischen Zwist zwischen klassischen Schulmedizinern und Osteopathen wird die Osteopathie gerne als reine manuelle Technik degradiert und der Os-

2 Was ist Osteopathie?

Werner Langer

Osteopathie zu definieren ist eine schwierige Aufgabe. Die Beschreibung unter verschiedenen Gesichtspunkten – Medizin, Philosophie, Wissenschaft und Therapie – vermittelt ein ziemlich ausführliches Bild der Osteopathie von ihren Anfängen bis heute.

> „Ich bin nicht krank, weil ich eine Angina habe, aber ich habe eine Angina, weil ich krank bin."
> (Aus der chinesischen Medizin)

Diese Aussage definiert osteopathisches Denken in einem Satz. Schon seit den ältesten Überlieferungen der Menschheitsgeschichte erfahren wir, dass das Bestreben nach Gesundheit mit den Grundprinzipien des Lebens unzertrennlich zusammenhängt. Ein Organismus, der in seinem Funktionieren gestört ist, wird krank und stirbt, wenn es ihm nicht gelingt, sein Gleichgewicht, seine gute Funktion wiederzufinden.

In allen Kulturen hat die Medizin einen besonderen Platz in der Gesellschaft. Der kranke Mensch braucht Hilfe, um sein Gleichgewicht wiederzufinden. Es werden ihm körperliche Maßnahmen verabreicht (Massagen, Einrenkungen, chirurgische Eingriffe usw.). Gaben von Substanzen sollen ihm Hilfe spenden (Kräuter, Wurzeln, Dämpfe etc.), ebenso gehören emotionale Stimulationen seit jeher zur Therapie (Rituale, Tänze, Gebete, Opfer usw.). Ohne die Ursachen vieler Krankheiten zu kennen, haben die Menschen versucht, dem Patienten neue Lebenskräfte einzuhauchen, mit dem Ziel, dass er selbst seine Krankheit besiegt.

Die moderne Schulmedizin hat sich unter dem Einfluss des rasanten technischen und wissenschaftlichen Fortschritts zu einer fast rein wissenschaftlichen Medizin entwickelt. Sie erforscht genauestens die Krankheiten, die Erreger, die Gendefekte. Sie sucht die Lösungen in der Behandlung mit chemischen Substanzen, mit Eingriffen in die biochemischen Abläufe. Neuerdings sucht sie auch nach Möglichkeiten, in die genetischen Strukturen einzugreifen.

Dabei wird der Mensch als Individuum, als leidender Patient, nicht mehr berücksichtigt. Der Arzt als Therapeut wird zum Handlanger dieser wissenschaftlichen Medizin degradiert. Er erhält die Diagnose per Computer und verordnet die vorgegebene Therapie. Die sozialen und emotionalen Faktoren sowie die psychologischen Möglichkeiten, die sowohl bei der Entstehung als auch bei der Behandlung von Krankheiten eine enorme Rolle spielen, werden als zweitrangig, ja sogar oft als völlig unwichtig (da sie wissenschaftlich schwer zu erklären sind) dargestellt.

Dies hat zu einer hochspezialisierten Medizin geführt. Der Therapeut hat oftmals nur noch einen Hilfsstatus. Die Konsequenz aus dieser Entwicklung ist ein Gesundheitssystem, welches große Mittel für Forschung, Apparaturen und v. a. für Pharmaprodukte bereitstellt. Unterstützung für Hausärzte, für Gesprächstherapie, für alternative und komplementäre Medizin, für Pflege und Betreuung ist dagegen kaum zu finden. Dieses Ungleichgewicht beklagt v. a. der Patient; er sucht und findet Gleichgesinnte in der „holistischen Medizin Osteopathie".

Die Osteopathie betrachtet die wissenschaftliche Medizin als einen Teil der Wissensgrundlage, der andere Teil ist die osteopathische Philosophie, wie sie A.T. Still gelehrt hat.

2.1 Osteopathie ist Medizin

2.1.1 Was sagt Still?

In A.T. Stills Schriften findet man keine ausdrückliche Definition der Osteopathie. Bis heute gibt es für den Begriff „Osteopathie" oder auch „Osteopathische Medizin" keine einheitliche Beschreibung. Osteopathie steht für eine Philosophie, für eine Wissenschaft und für eine Vorgehensweise in Diagnostik und Therapie. Still hat sich sicherlich etwas dabei gedacht, als er seine Behandlung, die „Still cure", Osteopathie nannte.

[19] Kuchera M. Persönliche Aufzeichnungen im Rahmen einer IFAO-Lehrerfortbildung. Berlin, 2004

[20] Lee P. Interface. Der Mechanismus des Geistes in der Osteopathie. Pähl: Jolandos; 2009

[21] Liem T, Dobler TK, Hrsg. Leitfaden Osteopathie. Parietale Techniken. München: Urban & Fischer; 2002

[22] Littlejohn JM. Zwei Schriften zur Osteopathie. Die physiologische Grundlage des therapeutischen Gesetzes und Psychophysiologie. Pähl: Jolandos; 2008

[23] LJ Osteopathic Lecture Notes; http://www.jolandos.de/ (Stand: 30.01.2017)

[24] Magoun HI. Osteopathie in der Schädelsphäre. Deutsche Übersetzung der 3. Ausgabe Osteopathy in the Cranial Field. Montreal: Edition Spirales; 2001

[25] Osborne R. Philosophie. München: Fink; 1996

[26] Pöttner M, Hartmann C. Von Littlejohn lernen: Osteopathie – angewandte Wissenschaft (Teil 1). DO – Deutsche Zeitschrift für Osteopathie 2010; 8(4): 33–35

[27] Rippe O et al. Paracelsusmedizin. Altes Wissen in der Heilkunst von heute. Aarau: AT; 2002

[28] Schünemann M. Ableiten, ausleiten, entgiften. Konzepte der traditionellen Naturheilkunde. Augsburg: Foitzick; 2006

[29] Seider R. John Wernham – A.T. Stills „Enkel". DO – Deutsche Zeitschrift für Osteopathie 2005; 3(1): 4–5

[30] Speece CA, Crow WT, Simmons SL. Osteopathische Körpertechniken nach W.G. Sutherland. Ligamentous Articular Strain (LAS). Stuttgart: Hippokrates; 2003

[31] Ward R, ed. Foundations for Osteopathic Medicine. 2nd ed. Vol. 1. Philadelphia: Lippincott Williams and Wilkins; 2003

[32] Wissenschaftliche Bewertung osteopathischer Verfahren. Deutsches Ärzteblatt 106; 46 (13.11.2009): A2325–A2343

reich ergänzt. Die französischen Osteopathen Jean-Pierre Barral und Jacques Weischenck beschäftigten sich eingehend mit der osteopathischen Diagnostik und Behandlung der Organe. Sie griffen dabei u. a. auf die Techniken und Erkenntnisse des schwedischen Gymnasten Thure Brandt (1819–1895) und seines Schülers Henri Stapfer zurück und erweiterten die Osteopathie um den sogenannten viszeralen Bereich.

1.3.4 Kraniale Osteopathie

Die Osteopathie im Schädelbereich ist in der amerikanischen Ausbildung zum Doctor of Osteopathy momentan reduziert auf etwa 100 Unterrichtsstunden. Der interessierte Doctor of Osteopathy kann zusätzliche Kurse belegen, welche jedoch außerhalb des Curriculums stattfinden [19]. Dagegen durfte die kraniale Osteopathie auf dem europäischen Kontinent neu aufleben.

Die Osteopathie wurde fortan beschrieben als eine manuelle Behandlungsmethode mit der Unterscheidung in einen parietalen, viszeralen und kranialen Bereich. So findet man das in nahezu jeder Homepage eines osteopathisch tätigen Therapeuten. Obwohl diese Unterscheidung didaktisch eventuell sinnvoll sein kann, dürfen wir nicht vergessen, dass in der Osteopathie der Mensch ganzheitlich gesehen werden muss. Und „ganzheitlich" bedeutet nicht alleine, dass wir die drei Systeme parietal-viszeral-kranial in einem Zusammenhang sehen sollen. Auch die geistige, seelische, soziale, kulturelle und individuelle Erscheinung des Patienten muss in ihrer Gesamtheit betrachtet werden und in die Beurteilung, in das Verständnis und letztendlich in die Behandlung mit einfließen.

Wichtige historische Daten, die das Wirken der drei Begründer belegen, sind in ▶ Abb. 1.1 zusammengefasst.

Literatur

[1] Aschner B. Lehrbuch der Konstitutionstherapie. 10. Aufl. Stuttgart: Hippokrates; 2000

[2] Biography.com Editors. Abraham Lincoln Biography: U.S. Representative, U.S. President, Lawyer (1809–1865). Last update: 19.09.2016. http://www.biography.com/people/abraham-lincoln-9 382 540 (Stand: 30.01.2017)

[3] Chaitow L. Obituary Irvin Korr Ph.D. (1904–2004). Journal of Bodywork and Movement Therapies 2004; 8: 155–157

[4] Duffy TP. The Flexner Report — 100 Years Later. Yale J Biol Med 2011; 84(3): 269–276

[5] Fuller DB. Swedenborg's Brain and Sutherland's Cranial Concept. The New Philosophy, October–December 2008 http://www.craniosacrale.it/wp-content/uploads/2015/12/Fuller_Article-New_Philosophy_October-December_20 081.pdf (Stand: 30.01.2017)

[6] Flint I, Hague S. Alan Stoddard. British Medical Journal 2002; 325(7 375): 1305

[7] Greenmann PE. Lehrbuch der Osteopathischen Medizin. Heidelberg: Hüthig; 1998

[8] Grosch G. Kurze Geschichte der Physiotherapie. In: Hüter-Becker A, Schewe H, Heipertz W, Hrsg. Physiotherapie, Band 3. Stuttgart – New York: Thieme; 1996: 231–259

[9] Hartmann C, Hrsg. Das große Still-Kompendium. Pähl: Jolandos; 2002

[10] Hartmann C, Hrsg. Das große Sutherland-Kompendium: Die Schädelsphäre. Einige Gedanken. Unterweisungen in der Wissenschaft der Osteopathie. Mit klugen Fingern. Pähl: Jolandos; 2008

[11] Hartmann C. Osteopathie Teil I. A.T. Stills Medizinphilosophie. Physiotherapie-med 2009; 1: 13–16

[12] Hartmann C. Osteopathie Teil II. Die Gründerväter und klinischen Aspekte. Physiotherapie-med 2009; 2: 31–35

[13] Hartmann C. Osteopathie Teil IV. Abgrenzung zur Chiropraktik und manuellen Medizin. Physiotherapie-med 2009; 4: 35–38

[14] Hartmann C. Osteopathie und Chiropraktik. DO – Deutsche Zeitschrift für Osteopathie 2005; 3(1): 33

[15] Hermanns W. GOT – Ganzheitlich Osteopathische Therapie. Auf der Grundlage des Body Adjustment nach Littlejohn und Wernham. 2. Aufl. Stuttgart: Hippokrates; 2009

[16] Hufeland CW. Enchiridion medicum, oder Anleitung zur medizinischen Praxis. 4. Aufl. Berlin: Jonas Verlagsbuchhandlung; 1838 (digitalized by Google)

[17] Jordan T. Swedenborg's Influence on Sutherland's "Primary Respiratory Mechanism" model in cranial Osteopathy. International Journal of Osteopathic Medicine 2009; 12: 100–105

[18] Korr LM. Zitiert in: Kaiser F. Erkenntnisfindung in der Osteopathie des 20. Jahrhunderts. J.M. Littlejohn versus Sutherland Cranial Teaching Foundation. DO – Deutsche Zeitschrift für Osteopathie 2010; 8(1): 35–37

1 – Geschichte der Osteopathie

lin Winer. Dummer entwarf für die Schule das Curriculum. Aus rechtlichen Gründen musste die Schule in 1965 nach England umsiedeln, wo sie sich 1968 in Maidstone niederließ. 1971 wurde der Name in European School of Osteopathy geändert. Viele französische Physiotherapeuten zählten zu ihren Schülern. Im Jahr 1986 kam die Schule zurück nach Frankreich als Collège International d'Ostéopathie in St. Etienne mit Thomas G. Dummer und Jean Pierre Barral als Direktoren. Die Franzosen haben die ganzheitlichen Ideen von Still wieder aufgegriffen und um den viszeralen Be-

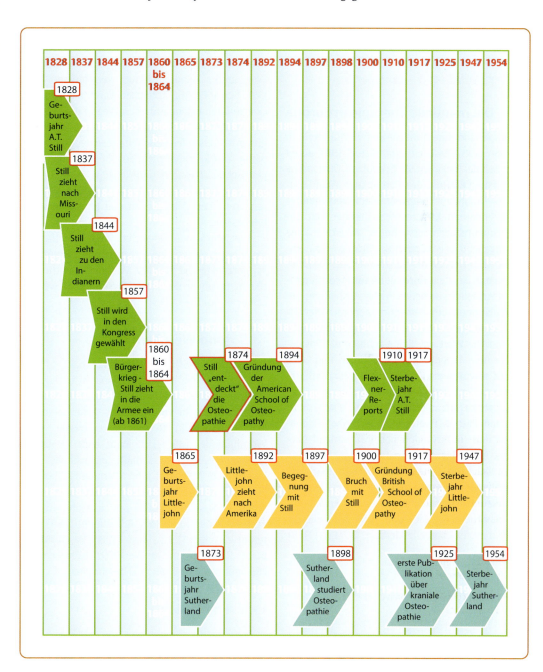

▶ **Abb. 1.1** Wichtige historische Daten des Wirkens der drei Begründer der Osteopathie.

mischen. Jedoch sind seitdem in den USA Osteopathen (Doctor of Osteopathy) im schulmedizinischen Sinne ganzheitlich berechtigt zu arbeiten. Die Chiropraktiker (Doctor of Chiropractic) dürfen lediglich am Bewegungsapparat arbeiten.

Zwischen 1906 und seinem Todesjahr 1913 schrieb Palmer einige Bücher: *The Sience of Chiropractic* und *The Chiropractor's Adjuster.* Einige Schulen für Chiropraktik wurden eröffnet. Palmer starb mit 68 Jahren in Los Angeles nach einer Typhuserkrankung.

1.2.2 Die manuelle Therapie in Europa

In Europa fand eine ähnliche Entwicklung wie in den USA statt. Nach Littlejohns Tod 1947 geriet seine Schule, The British School of Osteopathy (BSO), unter Einfluss des Orthopäden Alan Stoddard [6]. Um die nichtkonventionelle Nomenklatur der Osteopathen für die medizinische Welt zugänglich zu machen versuchte er, die Osteopathie so weitgehend wie möglich der Schulmedizin anzugleichen. Er strich die ganzheitlichen, spirituellen Ansätze aus dem Curriculum und reduzierte – wie in Amerika geschehen – die Ausbildung auf Manipulationen am Bewegungsapparat. Die Osteopathie erreichte hierdurch in England nie eine akademische Wertung. Seine Schüler, die Physiotherapeuten Freddy M. Kaltenborn und Olaf Evjenth, machten die Osteopathie für Physiotherapeuten zugänglich, indem sie ein Konzept der orthopädischen manuellen Therapie (OMT) entwickelten. Die OMT verbreitete sich über Skandinavien, den Niederlanden und Deutschland über Europa. Auch andere namhafte Mediziner (Paget, Cyriax, Gutmann, Biedermann) befassten sich mit der manuellen Therapie und es entstand im Jahr 1953 die Forschungsgemeinschaft für Arthrologie und Chirotherapie (FAC) und 1966 die Deutsche Gesellschaft für Manuelle Medizin (DGMM) [7] [8].

1.3
Die Osteopathie in Europa

Wie schon beschrieben, sahen sich die amerikanischen Universitäten ab 1910 gezwungen, sich dem *Flexner-Report* zu unterwerfen. Die Vereinheitlichungen führten dazu, dass ganzheitliche Konzepte und Ideen aus der Osteopathie verschwanden.

1.3.1 The British School of Osteopathy

Littlejohn, der diese Entwicklung nicht mitmachen wollte, zog 1913 nach England, wo er dann 1917 die British School of Osteopathy gründete. Hier konnte er sein ganzheitliches Konzept weiterentwickeln, doch ähnlich wie in den USA kam es in England gleichfalls zu Eingriffen in das medizinische Bildungssystem. Littlejohn weigerte sich, sich der Entwicklung anzupassen, wodurch ihm der Weg in die Akademisierung verschlossen blieb [32]. Vor allem die ärztlichen Vereinigungen blockierten den osteopathischen Weg in die Medizin. Die weitere Entwicklung über Stoddard haben wir im vorhergehenden Abschnitt gesehen. Die Osteopathie wurde immer mehr zu einem manualtherapeutischen Physiotherapiekonzept. Das erklärt auch, weshalb in England eine deutliche Konkurrenz zwischen Osteopathen und Physiotherapeuten besteht.

„The neuro-musculo-skeletal system is the Primary Machinery of life – the visceral systems are supportive to the Primary Machine. It is through the neuro-musculo-skeletal system that we can carry out our lives." [18]

1.3.2 John Wernham

Der Littlejohn-Schüler John Wernham (1907–2007) trat in die direkten Fußspuren Littlejohns. Während sich die englische Osteopathie-Entwicklung immer mehr von Littlejohn distanzierte, um der Schulmedizin Rechnung zu tragen, blieb Wernham der Lehre Littlejohns treu. Er nannte sich selber „unverhältnismäßig eigensinnig" [29]. Er gründete 1949 das John Wernham College of Classical Osteopathy. Hier hat er das General Osteopathic Treatment (GOT) von Littlejohn mit den Techniken des Total Body Adjustment (TBA) weiterentwickelt [15]. Eine ausführliche Beschreibung beider Konzepte sind im Werk *GOT – Ganzheitliche Osteopathische Therapie* [15] beschrieben.

1.3.3 Frankreich

In Frankreich gründete Paul Geny (DO) 1951 die Ecole Française d'Ostéopathie. Sie stand unter starkem englischem Einfluss, u. a. von Thomas G. Dummer, Parnell Bradbury, Denis Brookes und Co-

The Breath of Life

Ein anderes wichtiges Konzept, welches Sutherland beschäftigte, war „The Breath of Life". Zum Ende seines Lebens war die Arbeit Dr. Sutherlands eher spirituell geprägt. Für ihn war „The Breath of Life" etwas Unsichtbares, welches sich im Liquor ausbreitet, von flüssiger Natur, mit einer göttlichen Kraft. Den Begriff „Atem des Lebens" hat er aus der Bibel (1. Mose, 2, 7) entnommen, wo es heißt: „Da bildete Gott, der Herr, den Menschen aus Staub vom Erdboden und er hauchte in seine Nase den Atem des Lebens, so wurde der Mensch eine lebende Seele." – Es sei dieser „Atem des Lebens", der als die initiale, treibende Kraft des Lebens dient. Sutherland beschrieb sie weiter als nichtmateriell, als „Flüssigkeit in einer Flüssigkeit" und als „Fluss im Fluss", das höchste bekannte Element, welches die Nervenzellen nährt.

Sutherland brachte mit seinem „Atem des Lebens", viel mehr als Still und Littlejohn vor ihm, die Spiritualität wissenschaftlich untermauert in die Osteopathie ein.

1.2 Chiropraktik versus Osteopathie – ein auf der Historie basierter Vergleich

Wenn man sich mit der Osteopathie beschäftigt, oder wenn Patienten sich in die Materie vertiefen, kommt die Frage nach den Unterschieden zwischen Chiropraktik und Osteopathie auf. Um einen Vergleich der beiden Methoden anzugehen, ist es hilfreich, sich mit der Historie und Entstehungsgeschichte zu befassen. Die Osteopathie wurde bis hierher ausführlich beleuchtet.

1.2.1 Daniel David Palmer

Biografie

Daniel David Palmer, der als Begründer der Chiropraktik gilt, wurde 1845 in Ontario, Kanada, geboren. Im Alter von 20 Jahren emigrierte er in die Vereinigten Staaten von Amerika. Hier schlug er sich während der Bürgerkriegsjahre mit dem Unterrichten an Schulen, mit Bienenzucht und Himbeerverkauf durch. Mit 40 Jahren wurde sein Interesse an Phrenologie sowie am Magnetismus, einer Therapie, welche die magnetischen Kräfte des Körpers zur Heilung einsetzte, geweckt. Seine Triebfeder war höchst wahrscheinlich eine finanzielle. 1887 zog er nach Davenport, Iowa, wo er das Palmer Cure and Infirmary gründete.

Um sich neue Behandlungsmethoden zu erschließen, besuchte D.D. Palmer über eine Periode von sechs Wochen die American School of Osteopathy. Auch danach ließ er sich von einigen Osteopathen unterrichten [12] [13] [14] [24].

Palmer ersetzte die Lang-Hebeltechniken der Osteopathie durch Kurz-Hebeltechniken und nannte 1895 seine Methode „Chiropractic". Er strich die ganzen philosophischen Hintergründe von Still aus seiner Methode und befasste sich nur mit dem Einrenken von Wirbeln. Er reduzierte das ganzheitliche Konzept Stills auf eine einfache strukturelle Methode. Laut Palmer befreite die Chiropraktik die Nerven und damit die von ihnen transportierte „Hitze". Er meinte, Stills Methode würde nur den Blutstrom befreien. Das zeigt, dass Palmer Stills Ideen absolut missverstanden hatte. Es wird sogar angezweifelt, ob Palmer überhaupt Stills Bücher gelesen hatte. 1898 benannte er seine Schule in Palmer School of Infirmary of Chiropractic um. Es wurde ein aggressives Marketing betrieben, um sich gegen die Osteopathie behaupten zu können. 1906 wurde Palmer inhaftiert, weil er ohne medizinische Erlaubnis gearbeitet hatte.

Veränderungen

1910 erschien in den USA der *Flexner-Report*, auch *Carnegie Foundation Bulletin Number Four* genannt [4]. Er wurde ins Leben gerufen, weil es nach Ansicht der Politiker zu viele Mediziner in Ausbildung gab und die Universitäten kein einheitliches Curriculum hatten. Wie bei den Osteopathen erzeugte dies auch bei den Chiropraktikern viel Spannung. Die ganzheitlichen Aspekte mussten aus den Curricula gestrichen werden. Auch intern gab es dadurch Streitereien. Letztendlich konnten die „Nichtpuristen" unter den Chiropraktikern, also diejenigen, die auch andere Methoden in ihrem Denken zuließen, sich durchsetzen. Man nannte sie die „Mixture Chiropractics". Weil bei den Osteopathen eine gleiche Entwicklung stattfand, konnten sich beide Methoden leicht ver-

Diese Flüssigkeiten erhielten ihre Kraft von der Seele.

Die Kortexbewegung werde passiv und reziprok auf die Dura übertragen. In der Expansionsphase des Gehirns werde die Dura gedehnt, während der Gehirnkontraktion werde sie entspannt. So entstehe eine reziproke Bewegung. Die Übertragung auf den Schädelknochen sei passiv. Swedenborg benutzte als Erster das Wort „reziprok" für diese abwechselnde Bewegung.

Die fünf Prinzipien des PRM

Sutherland fasste sein kraniales Konzept in fünf wesentlichen Punkten zusammen. Diese waren die Grundlage für den **primären respiratorischen Mechanismus** (PRM) [10] [24]. Wie wir sehen werden, sind vier von fünf Punkten auf Swedenborg zurückzuführen.

1. Das Gehirn und die Medulla spinalis haben eine inhärente Motilität. Sutherland beschrieb eine subtile, kraftvolle, rhythmische Bewegung des Gehirns (CRI – kranialer rhythmischer Impuls).

Er nannte die Expansion die Flexions- oder Inspirationsphase. Bei Swedenborg sehen wir hier auch die Expansion. Die Kontraktionsphase nach Swedenborg nannte Sutherland die Extensions- oder Exspirationsphase. Diese Bewegungen des Gehirns beschrieb er als Motilität. Die übertragene Bewegung auf die intrakranialen Membranen und Schädelknochen nannte er Mobilität. Die Motilität entsteht im Großhirn und Kleinhirn, spannt das spinale Mark mit ein und überträgt sich auf den ganzen Körper. Diese Bewegung des kranialen reziproken Impulses ist primär und laut Sutherland nicht gekoppelt an Herz- oder Atemfrequenz, auch wenn sie häufig hiermit synchron verläuft. Swedenborg beschrieb eine Vibration, ein Zittern in den Flüssigkeiten des Gehirns.

2. Fluktuation der zerebrospinalen Flüssigkeit. Synchron mit der Hirnmotilität fluktuiert die zerebrospinale Flüssigkeit. Anders als Swedenborg meinte Sutherland, dass die Flüssigkeit nicht zirkuliere, sondern sich in einem semi-geschlossenen System bewege.

3. Mobilität der reziproken Spannungsmembranen. Die intrakraniellen und intraspinalen Membranen folgen reziprok dem Rhythmus der Hirn- und Rückenmarksmotilität. Sutherland wählte den Terminus „reziprok" analog zu Swedenborg. Die Dura behält eine Spannung im System, während sie sich reziprok in der Falx cerebri und dem Tentorium cerebelli mit dem Gehirn bewegt. Sie dienen dem Gehirn als Ligament, um dessen Bewegung zu kontrollieren und zu bremsen und um die Fluktuation der zerebrospinalen Flüssigkeit zu leiten. Die Dura verbindet das Gehirn mit den Schädelknochen und verbindet den Schädel (Os occipitale) mit dem Becken (Os sacrale).

4. Die Schädelknochen bewegen sich artikulär. In dem primären respiratorischen Mechanismus bewegen sich die Schädelknochen auf eine subtile rhythmische Weise unter Einfluss der Motilität. Auch hier beschrieb Sutherland eine Flexions- und Extensionsphase. In der Flexion wird der Schädel breiter (lateral) und kürzer (sagittal). Die SSB (Synchondrosis sphenobasilaris) steigt. Die paarigen Knochen des Schädels gehen dabei in eine Außenrotation. In der Extension findet der umgekehrte Weg statt. Es ist Sutherlands Verdienst, dass er die Bewegungen aller Schädelknochen detailliert beschrieben hat. Swedenborg erwähnte lediglich die Ossa frontale, parietale und occipitale.

5. Das Sakrum bewegt sich unwillkürlich zwischen beiden Iliumknochen. Dieser Punkt wird von Swedenborg nicht erwähnt. Sutherland beschrieb eine unwillkürliche Bewegung des Sakrums, welche korrespondiert mit dem CRI (kranialer rhythmischer Impuls). Diese Bewegung (Mobilität) wird von den intraspinalen Meningen (Dura mater spinalis) vom Okziput auf das Sakrum übertragen.

Körpertechniken

Wir würden Sutherland ungerecht werden, wenn wir seinen Namen nur mit der Osteopathie in der Schädelsphäre in Verbindung brächten. Es ist Sutherlands großer Verdienst, dass er die Behandlung sämtlicher Gelenke der Extremitäten und Wirbelsäule mittels direkten und v. a. indirekten Techniken beschrieben hat (Kap. 9) [30]. Mit den sogenannten Sutherland-Körpertechniken, oder Balanced Ligamentous Tension (BLT), werden Gelenk- oder Gewebemobilitätseinschränkungen über ligamentäre Stressreduktion behandelt.

an der Schule war, und redigierte seine Texte. Sutherland mag also direkt sowohl von Still als auch von Littlejohn beeinflusst worden sein. Still unterrichtete damals als 70-Jähriger selber an der Schule, die inzwischen 700 Studenten hatte. Still wachte peinlichst darüber, dass seine osteopathischen Prinzipien im Unterrichtskonzept beherzigt wurden. In dieser Zeit schrieb Littlejohn sowohl über die Lebenskraft, die er „Vital Force" nannte, als auch über Bewegungen des Schädels.

Die Idee

Unterwegs durch die Flure der Schule kam Sutherland an einer Vitrine mit Schädelknochenpräparaten vorbei. Sie zogen seine Aufmerksamkeit auf sich. Es handelte sich um einen gesprengten Schädel, sodass die Suturen deutlich sichtbar waren. Später schrieb Sutherland in seinem Buch With thinking Fingers [10]: „Als ich da stand, und in den Bahnen von Stills Philosophie dachte, wurde meine Aufmerksamkeit von den abgeschrägten Gelenkflächen des Sphenoids angezogen. Plötzlich hatte ich einen Gedanken (ich nenne es einen Leitgedanken): Abgeschrägt wie die Kiemen eines Fisches, einen Hinweis auf gelenkige Beweglichkeit für einen respiratorischen Mechanismus." [10]

Die Lehrmeinung der damaligen Zeit besagte jedoch, dass die Schädelknochen unbeweglich seien. Da Sutherland ein stiller, zurückhaltender Mann war, wollte er mit seiner Idee kein Aufsehen um seine Person erwecken. „Warum sollte ich ein lächerlicher Don Quixote sein und versuchen, einen jahrhundertealten anatomischen Grundsatz umzudrehen? Wenn diese Idee so irrational ist wie es den Anschein hat, was sagt das über mich aus" [10]? Fortan galt es für Sutherland, sich zu beweisen, dass er im Unrecht war. Später, in seiner eigenen Osteopathiepraxis niedergelassen, griff er diesen Gedanken wieder auf und begann, wie zuvor A.T. Still, die Knochen zu studieren. Er war davon überzeugt, dass laut dem Gesetz der Struktur und Funktion die Physiologie die Knochenform erzeugt hatte. Sutherland unternahm viele Experimente an sich selbst, um seine Thesen zu beweisen. So schaffte er es zum Beispiel, mit Lederbändern um seinen Kopf jegliche Bewegung seiner beiden Temporalknochen zu unterbinden. Mit professioneller Offenheit meinte er, dass er „Persönlichkeitsveränderungen" durchlief. Seine Frau Adah bemerkte, dass „ein solch seltsamer Sinn für die Realität entstand, dass selbst, als sie Jahre später darüber redeten, ein Schatten ebendieser veränderten Realität Besitz von seinem Bewusstsein ergriff" [10]. 1925 hielt Sutherland, von Angst und Zweifel gequält, seine erste Vorlesung über kraniosakrale Osteopathie. 1929 schickte Sutherland seinen ersten Artikel an den amerikanischen Osteopathieverband. Die Arbeit wurde im selben Jahr veröffentlicht.

Der Einfluss Swedenborgs

Wahrscheinlich war Sutherland bei der Entwicklung seines kranialen Konzeptes maßgeblich von den Schriften Emanuel Swedenborgs beeinflusst. Der schwedische Publizist, Wissenschaftler, Philosoph und Theologe Swedenborg (1688–1772) schrieb 1743/44 sein wichtiges Buch De Cerebro. Dieses Buch basierte auf seinen Studien, die er in Italien auf der Suche nach dem Sitz der Seele unternahm. Der deutsche Germanist und Herausgeber Rudolf Tafel hatte die in lateinischer Sprache verfassten Bücher Swedenborgs zwischen 1882 und 1887 aus dem Deutschen ins Englische übersetzt und kommentiert (The Cerebrum und The Brain [17]). Somit ist es wahrscheinlich, dass Sutherland Zugang zu diesen Skripten hatte. Dreimal legte er in seinen Werken einen kurzen Link zu Swedenborg. Die Verbindung von Sutherland und Swedenborgs Buch The Brain wurde auch von Sutherlands früherer Sekretärin Dr. Ida Rolf bestätigt. Wir kennen sie als die Begründerin des Rolfings.

Swedenborg war an der Beziehung zwischen Körper und Seele interessiert. Er meinte, dass der Körper das organische Abbild der Seele sei und gleichzeitig dessen Behälter [5] [17]. Im Körper sei v. a. das Gehirn und insbesondere das Großhirn die Stelle, die mit der Seele interagiere. Er stellte fest, dass sich das Gehirn bewegt, und zwar ähnlich dem Herzen in ausbreitendem und kontaktierendem Sinne, abwechselnd diastolisch und systolisch. Dieser Bewegung sei die Lunge übergeordnet und hätte ihren Ursprung in der Großhirnrinde. Diese Bewegung setze Flüssigkeiten in Bewegung, die den Körper beleben. Alle Gewebe und Organe würden dadurch in Bewegung gebracht. Leben sei Bewegung in einer rhythmischen Kontraktion. Die Flüssigkeiten beschrieb Swedenborg als spirituell und feiner als alle anderen Körperflüssigkeiten.

Schriften über Anatomie, Physiologie, Biomechanik und Pathologie in Bezug zur Osteopathie. Er verknüpfte die Osteopathie mit den Erkenntnissen der modernen Medizin, Neurophysiologie und Hirnforschung. Viele seine Schriften sind bewahrt geblieben und können unter www.meridianinstitute.com nachgeschlagen werden. Seine Schule war wissenschaftlich orientiert und bildete viele namhafte Osteopathen wie Freyette und Mitchell aus. Die zugrunde liegende Philosophie seiner Werke war die Basis für das General Osteopathic Treatment, die globale osteopathische Therapie (GOT) [15].

England

1903 besuchte Littlejohn Europa und traf sich mit den graduierten Osteopathen der ASO (American School of Osteopathy), Dr. Horn und Dr. Walker, um die Möglichkeit einer Schulgründung in England zu besprechen. Die Gespräche fruchteten jedoch nicht und er kehrte in die Staaten zurück, wo er von 1908 bis 1910 Präsident des ACO (American College of Osteopathy) wurde. Die für die Osteopathie negativen politischen Entwicklungen in den USA bildeten mit dem sogenannten Flexner-Report für Littlejohn den Grund, um 1913 Amerika den Rücken zu kehren und nach England zu gehen.

Littlejohn ließ sich in Thunderley in Essex nieder, in der Nähe von London, und arbeitete im Krankenhaus. 1917 gründete er die British School of Osteopathy in London. Mit der Gründung der Zeitschrift *Journal of Osteopathy* legte er einen Meilenstein für die wissenschaftliche Publikation der Osteopathie.

1911 gründeten in England drei Absolventen der Kirksviller Schule, J. Dunham, L. Willard-Walker und F. J. Horn, die British Osteopathic Association (BOA). Die Organisation war ausschließlich für Absolventen der amerikanische Osteopathieschulen, welche in Großbritannien praktizierten, offen. Inzwischen versuchten viele in England schlecht ausgebildete Laien, das lukrative Potenzial der Osteopathie abzuschöpfen. Der Staat, auf welchen die BOA Hoffnung setzte, unternahm jedoch nichts dagegen.

Littlejohn mit seiner BSO hielt nichts von Organisationen, Strukturen und Regulierungen. Er meinte, dass eine locker regulierte, aber hoch qualifizierte Schule immer besser wäre als gar keine. Hierdurch entstanden zwei Strömungen. In diesem Streit gründeten immer mehr unterqualifizierte Osteopathen aus England und Amerika ihre Schulen.

Eine andere, dritte Organisation, die Incorporated Association of Osteopaths Ld., entstand unter Leitung von Dr. William Looker; sie wurde 1936 als Osteopathic Association of Great Britain weitergeführt. Die Schule von Looker wurde später in die BSO aufgenommen.

Am 8. Dezember 1947 starb John Martin Littlejohn. Seine Werke und Ideen wurden in der britischen Osteopathie weitergeführt und v. a. von John Wernham weiterentwickelt.

1.1.3 William Garner Sutherland

Biografie

William Garner Sutherland (1873–1954) wurde in Portage County, Wisconsin, geboren. Es war eine ländliche Region im mittleren Westen. Wie A.T. Still wuchs er auf der Farm seines Vaters auf und arbeitete dort mit. Über seine Bauernarbeit gibt es eine Anekdote, die Sutherlands Durchsetzungswille betont und verständlich macht. Die Kinder Sutherland sollten bei der Kartoffelernte helfen. Nach getaner Arbeit, als scheinbar alle Kartoffeln geerntet waren, gebot ihnen der Vater: „Dig on!" – „grabe weiter!", und sie fanden noch mehr Knollen; nach einem nächsten „Dig on!" fanden sie abermals weitere Kartoffeln. Auch bei seiner Erforschung des Schädels, seinen Knochen und Nähten, befasste Sutherland sich fortwährend mit immer kleineren Details, um immer tiefer in die Funktion und Bedeutung des Schädels zu graben. „Dig on!" wurde Sutherlands Lebensleitmotiv.

Bis 1898 arbeitete Sutherland als Drucker und später als Journalist und Herausgeber bei den Medien. Als er von Dr. Still und seiner Osteopathie hörte, schrieb er sich als 25-Jähriger als Student an der American School of Osteopathy ein. Ein entscheidender Grund, um die Journalistenlaufbahn aufzugeben war, dass sein Bruder durch eine osteopathische Behandlung geheilt wurde.

Sutherland studierte mit Dr. Still als einem seiner Lehrer, zu einer Zeit, als auch Littlejohn an der Schule studierte. Er arbeitete nebenbei als Assistent von Dr. Littlejohn, der gleichzeitig auch Lehrer

richtung der Knochen, konnte einen normalen physiologischen Durchtritt von Nerven und Gefäßen gewährleisten. Vordergründiges Ziel in der Osteopathie war es dann auch immer, die abnormale Position in eine normale zu verbessern. Es waren die konservativen praxisorientierten Anhänger von Still innerhalb der Fakultät, denen dieser anatomische Zugang heilig war. Still suchte die motorische Abweichung von der Norm und behandelte, indem er jede Läsion korrigierte: „Find it, fix it and leave it alone."

Littlejohn und seine Brüder sahen jedoch die weit differenziertere Physiologie als Kernpunkt der Osteopathie. Sie vertraten damit die von Still geächteten universitär ausgebildeten Ärzte. Hintergrund der Pathologie war für Littlejohn eine gestörte Physiologie. Die Symptome, die daraus resultierten, waren nicht pathologisch, sondern ein physiologischer Ausdruck und eine lebendige Offenbarung des Organismus. Littlejohn suchte im physikalischen Skelett die unsichtbaren Funktionen, welche sich hinter der Physiologie verbergen. Die Problemgebiete müssen wieder in Korrelation zueinander und dann in den Körper integriert werden: „You can't adjust the abnormal to the normal!" Eine weitere Aussage von Littlejohn lautet: „The principle of osteopathy is not bone adjustment but body adjustment [...]."

Der Behandlungsansatz war demzufolge nicht das Knocheneinrenken oder Mobilisieren von Muskeln und Sehnen, sondern die im Organismus vorgefundenen Mittel zu nutzen, um ihn in ein richtiges Verhältnis zu sich selbst und seine Umgebung zu bringen [23]. Littlejohns wortwörtliche Aussage: „You can't adjust the abnormal to the normal" stand hier regelrecht konträr zu Stills Ideen. Die Osteopathie kannte demnach nur ein einziges Prinzip: Das Leben ist physiologisch. Littlejohn glaubte nicht an etwas Göttliches. Auch hier distanzierte er sich von Still: „Wir beschäftigen uns nicht mit Metaphysik." Der Organismus und der Mechanismus passen sich fortwährend an, um eine Koordination von Struktur, Funktion und Umgebung zu erreichen. Der Organismus dominiert und steuert in seiner Funktion stets die notwendigen Veränderungen als Regenerationskraft, um sich anzupassen. Pathologische Symptome sind hier Ausdruck dieser regenerativen Funktion. Littlejohn kritisierte Still, indem er meinte, dass die alleinige chiropraktische Beseitigung von Dysfunktionen der Gelenke nicht die Läsion des Körpers behebe. Die einzelne lokale Dysfunktion und die betroffenen Organe müssten koordiniert werden: „The principle of osteopathy is not bone adjustment but body adjustment." [15]

Um dieses vitalistische Ziel zu erreichen, akzeptierte Littlejohn dann auch alles in seiner Behandlung, was die Selbstheilungskräfte anregen könnte. Er ließ eine Erweiterung der Osteopathie mit integrierenden Verfahren ausdrücklich zu. Deswegen nannte man seine Anhänger „Broadists". Die Anhänger von Still nannte man „Lesionists" [26]. Ein Streit zwischen den beiden Männern konnte nicht ausbleiben. Beide arbeiteten an der Theorie und Philosophie der Osteopathie, doch nie als ein Team und nie im Einverständnis miteinander. John Martin Littlejohn verließ Kirksville und zog nach Chicago. Über diese Zeit sagte H. Freyette: „[...] when he left, Littlejohn took all of the brains out of Kirksville [...]."

Littlejohns Konzepte

Im mechanischen Sinn hatte Littlejohn nach vielen Studien und Experimenten ein kompliziertes, doch bahnbrechendes Konzept erstellt. Im Großen und Ganzen bestand es aus zwei Teilen: Zum einen gab es das Konzept der Kraftlinien, die zusammen das „Polygon of Forces" bildeten. Zum anderen war da das Konzept der Bögen. Für eine ausführliche Beschreibung verweisen wir auf die weiterführende Literatur [15].

Mit seinem mechanischen, im Sinne von Evidence-based Medicine beweisbaren Konzept legte Littlejohn die wissenschaftliche Grundlage für die Osteopathie als medizinisches Verfahren [26]. Das nichtlineäre Konzept, nicht beweisbare, der Vital Force (Littlejohn), der Göttlichen Intelligenz (Still) und des Breath of Life (Sutherland, Kap. 1.1.3) gab diesem manuellen Verfahren die nötige Philosophie, um die Osteopathie als eigenständige Medizin darzustellen.

Chicago

Nach dem Bruch mit Stills Schule gründete Littlejohn im Jahr 1900 das Chicago College of Osteopathy. Hier unterrichte er Physiologie. Littlejohn beschäftigte sich mit dem Verfassen unzähliger

lige Gesundheit und litt ständig unter dem rauen schottischen Klima. In der Großfamilie Littlejohns herrschte Armut. Trotzdem wurde in der Familie viel Wert auf Ausbildung gelegt. Sein Vater, ein Pfarrer, ermöglichte ihm eine gute universitäre Bildung. Mit 16 Jahren begann Littlejohn ein Studium in Sprachwissenschaften und Theologie. Nach seinem Studium verbrachte er kurze Zeit als Pfarrer in Nordirland, zog dann jedoch wieder zurück in seinen Geburtsort Glasgow, um weiter zu studieren. Er erwarb einige Titel im juristischen, theologischen, sozialen und philosophischen Bereich. Außerdem studierte Littlejohn Medizin. Mit 21 Jahren hielt er Lesungen an der Universität in Glasgow.

Doch das schottische Klima machte ihm immer mehr zu schaffen und Halskrankheiten mit Blutungen gefährdeten seine Gesundheit so sehr, dass er laut seiner Ärzte nur noch ein halbes Jahr zu leben hätte. 1892 wanderte er nach Amerika aus. Seine zwei Brüder James und William begleiteten ihn.

An der New Yorker Universität studierte er weiter und wurde 1894 Leiter am Amity College in College Springs, Iowa. Trotzdem machten ihm seine Halsblutungen weiter zu schaffen. Er hörte von den fabelhaften Leistungen Dr. Stills in Kirksville und besuchte ihn 1897. Die osteopathische Behandlung besserte seine Krankheit deutlich und Littlejohn war vom Gründer der Osteopathie schwer beeindruckt.

Stationen im Leben Littlejohns

Begegnung mit Still

Zu ihrer ersten Begegnung schrieb Still in seiner Autobiografie [9] eine Anekdote: Ein Arzt aus Edinburgh in Schottland, er nannte ihn nicht mit Namen, suchte ihn zu Hause auf. Er wollte mit Still sprechen und etwas über das Gesetz erfahren, das Krankheiten heilte, bei welchen die Schulmedizin all die Jahre versagte. Er hatte von vielen Ärzten von der Osteopathie gehört, doch keiner konnte etwas Genaueres berichten. Es hatte ihn gewundert, dass eine so erfolgreiche Methode bei den Nachbarärzten so unbekannt war. Er erzählte, dass er selber eine fünfjährige medizinische Ausbildung genossen habe. Dieser Arzt war Littlejohn.

Still erklärte, dass er im Vergleich zu Littlejohn, der so viel studiert und gesehen hat, nur ein „unwissender Mann" sei, der sein ganzes Leben im Westen verbracht hatte. Er verstrickte ihn in ein Gespräch über Elektrizität und gab sich unwissend. Littlejohn wurde dazu verleitet, Still zu erklären, wie Elektrizität über zwei Polen, gesteckt in zwei Fässern mit verschiedenen Chemikalien, entstünde. Still fragte über Umwege nach der Elektrizität in der menschlichen Maschine. „Was passiert, wenn ich ein Stück Seife in den mit den Polen besetzten Fässern werfe?" Littlejohn erklärte ihm, dass die Maschine „zur Hölle fahren würde". Still fragte weiter, was passieren würde, wenn er zwei Viertel Bier in die menschliche Batterie kippen würde. Still versuchte ihm so klarzumachen, was Alkohol oder Medikamente mit dem Menschen machen.

Still fragte: „Was ist Fieber? Es ist Hitze, entstanden aus Elektrizität in Bewegung." Still war der Meinung, dass Fieber kein Krankheitssymptom, sondern ein Zeichen der Gesundheit ist. Der Körper zeigt im Fieber seine Selbstheilungskraft.

Alle Arten von Nerven hätten laut Still ein Zentrum, von dem aus die Nerven mit Energie beliefert werden. Was würde passieren, so führte er aus, wenn wir die Nerven halbieren oder durchtrennen? Würden sie ihre vasomotorische Fähigkeit zur Blutversorgung oder ihre motorische Fähigkeit zum Bewegungsimpuls noch aufrechterhalten können? Was würde passieren, wenn wir auf ein sensorisches Ganglion drücken? Könnten wir nicht einfach die Hitze im Körper, das Fieber, stoppen, wenn wir die elektrische Energie, deren Tätigkeit das Herz und die Lungen anregt, unterbrechen? Das ist doch genau das, was wir mit Medikamenten versuchen zu machen.

Da verstand Littlejohn, dass der „unwissende" Still ihm eine Lektion über die allopathische Medizin hielt. Littlejohn sagte: „Sie haben entdeckt, wonach alle (medizinischen) Philosophen 2000 Jahren lang vergeblich gesucht haben." Still schätzte jedoch Littlejohns Kenntnis der Medizin so hoch, dass er ihn als Lehrer für seine Söhne engagierte.

Der Bruch mit Still

Still war ein überzeugter Anhänger der anatomischen Grundlagen der Osteopathie. Nur ein korrektes Alignment, eine anatomisch korrekte Aus-

Still sah die Spiritualität als zugrunde liegendes Konzept in der Osteopathie. Er sagte: „Nachdem ich mich viele Jahre meines Lebens mit dem Studium der Anatomie des physischen Menschen, seines knöchernen Gerüstes und allem, was daran ansetzt, beschäftigte, habe ich auch versucht, mich mit dem wahrhaft spirituellen Menschen bekannt zu machen" [20]. Da Still eine Abneigung gegen Kirchenorganisationen hatte und einen personifizierten Gott nicht anerkannte, kann hier Spiritualität nicht mit Religion verwechselt werden. „Ich verstehe nichts von der Arbeit des Predigers. Ich habe die Bibel nicht daraufhin studiert. Aber das Wissen, das ich von der menschlichen Konstruktion erworben habe, überzeugt mich von der überlegenen Weisheit der Gottheit" [9]. Einen Gott leugnete Still nicht: „In den letzten 25 Jahren war es mein Ziel, einen einzigen Fehler in der Natur zu finden, einen einzigen Fehler Gottes. Aber ich habe in dieser Hinsicht vollkommen versagt" [20].

Die Konsequenz des Biogenkonzepts ist, dass der Mensch als Teil eines gewaltigen Systems erkannt wird. Paracelsus: „Die Natur ist eine Einheit, niemals vollendet, sondern immer im Werden" [27]. Die Natur stellt einen Makrokosmos dar, der Mensch, dagegengestellt, einen Mikrokosmos. Oder: wie im Großen, so im Kleinen. Der Mensch ist laut Still auch „eine verschlüsselte Repräsentation von Welten" [9]. In seiner Idee über das Himmlische (Geist, die Liebe, Intelligenz Gottes) und das Irdische (Materie, Körper), vereint durch Bewegung, stimmt Still in großen Linien mit Emanuel Swedenborgs Theorien überein. Auch das Qi der chinesischen Philosophen, das Ki der Japaner, das Prana der ayurvedischen Medizin und das Mercurische Prinzip der Abendländischen Heilkunde stimmen in ihren vitalistischen Prinzipien mit Stills Idee der Bewegung als Aktivator der Materie überein. Bei den Shawnee-Indianern, bei denen Still von 1853–1854 lebte, entdeckte er die allem innewohnende Vitalität des Menschen.

Noch ein letztes Mal zurück zu den Antiken Europas. In den hermetischen Schriften, die u. a. auf die Gestalt des Hermes Trismegistos zurückzuführen sind, wird der Mensch wie folgt bedichtet:

Sein Vater ist die Sonne
Seine Mutter ist der Mond
Die Luft trägt es in seinem Bauch
Die Erde ist seine Amme

Gemeint ist, dass der Mensch aus den vier Elementen (Feuer, Wasser, Luft, Erde) aufgebaut ist. Es sind diese Elemente, die das ganze All ausmachen. Ein fünftes Element, die Quintessenz, könnte man als die Vitalität sehen. Diese gibt dem Menschen den göttlichen Funken.

Konsens

Welche Konsequenzen hat dies alles jetzt für Stills Ideen der Osteopathie? Fassen wir zusammen und erweitern:

Der menschliche Körper besteht aus Lebenskraft (Geist) und materieller Substanz (Form), welche durch Bewegung (Motion) zusammengehalten wird. Innerhalb der materiellen Substanz sind die Flüssigkeiten das Medium der Übertragung der Lebenskraft. Das Bindegewebe ist der Behälter der Flüssigkeiten, also der Träger der Lebenskraft. Das Ziel der osteopathischen Behandlung besteht darin, dem Körper einen Ansatz zu geben, selbst seine Bindegewebe (Knochen, Sehnen, Muskeln, Gelenke, Faszien) in den ursprünglichen Zustand zurückzuversetzen. Das ergibt eine optimale Gesundheit. Die materielle Form reagiert ebenso stark auf Gedanken, Absicht, Ernährung wie auf die Lebenskraft und die Selbstheilungskräfte. Der Verstand beherrscht die Materie („Mind over Matter"). Hiermit wird dem sogenannten „Plazebo-Effekt" ein neuer Aspekt verliehen.

1.1.2 John Martin Littlejohn

Kein Osteopath hat nach Still die Osteopathie so beeindruckend beeinflusst und ist dennoch so in Vergessenheit geraten wie Dr. John Martin Littlejohn. Er hat die Osteopathie nicht nur auf ein wissenschaftliches, auf der Physiologie basiertes Fundament gestellt, sondern er beschäftigte sich auch am Ende des 19. Jahrhunderts mit Psychophysiologie [22]. Zusammen mit einem neuen, bahnbrechenden, biomechanischen Konzept hat er die Osteopathie mit diesen genannten drei wichtigen Aspekten bereichert.

Biografie

John Martin Littlejohn wurde 1865 in Glasgow in Schottland geboren. Er besaß eine mehr als anfäl-

Da die enormen wissenschaftlichen Fortschritte, v. a. auf dem Gebiet der Pharmakologie, Psychologie und Psychoneuroimmunologie, auch vor der Osteopathie nicht Halt machten, wurden im Laufe der Jahre einige von Stills Dogmen gebrochen [3]. So wurde noch während Stills Präsidentschaft an seiner Schule die von ihm als unnötig betrachtete Vakzination gegen Pocken als ein Teil der osteopathischen Praxis akzeptiert. Obwohl Still Medikamente vehement ablehnte, war er wohl für Anästhetika, Antidote gegen Gifte und „einige andere, die ihr Nützen bewiesen hatten".

1948 korrigierte das College of Osteopathic Physicians and Surgeons in Los Angeles ihre osteopathischen Prinzipien. „Wie eine Maschine kann der Körper nur effizient funktionieren, wenn er gut mechanisch eingestellt ist und seine chemischen Bedürfnisse entweder durch Nahrung oder durch pharmakologische Substanzen befriedigt sind." Im Textbook *Foundations for Osteopathic Medicine* [31] wurde das erste Prinzip der Osteopathie wie folgt ergänzt: „Der Körper ist eine Einheit. Der Mensch ist eine körperliche, psychische und geistige Einheit."

Doch noch einmal zurück zu Still. In seinen Texten erwähnte er nirgendwo, unter welchen Theorien und Einflüssen er zu seiner Philosophie der Osteopathie kam. Er war einer von den meist belesenen Ärzten seiner Zeit, schrieb jedoch in seiner *Philosophie der Osteopathie* [9], er habe viel entdeckt durch Lesen über verschiedenste Themen. Doch seine Hoffnung, etwas über die Gesetze des Lebens zu finden, wurde enttäuscht. – Sicher waren einige zeitgenössische Autoren wie Herbert Spencer, Alfred Russel Wallace und Emanuel Swedenborg von großem Einfluss auf Stills Denken. Littlejohn sah die Wurzeln der Osteopathie in der griechischen und römischen Medizin. Die Entwicklungen in Europa (iatromechanische, iatrochemische und vitalistische Medizin) haben zu den osteopathischen Ideen sicher ihren Beitrag geleistet [15].

Die Manipulation der Gelenke war sicher nicht neu. Hippokrates schrieb schon über „Subluxationen" und ihre Behandlung. Im 18. Jahrhundert war bereits bekannt, dass eine Beziehung zwischen ausgerenkten Wirbelgelenken und muskuloskelettalen und viszeralen Problemen bestand. Andrew Taylor Still war jedoch, obwohl er ein sehr belesener Mensch war, an erster Stelle Autodidakt. Er studierte die Natur, die Geologie, Botanik und Zoologie, Mechanik, Elektrizität, Philosophie, Spiritualität und den Humanismus. Er konnte sich tagelang zurückziehen in die Natur, um einen Knochen zu studieren.

Das spirituelle Konzept

Die OMT (Osteopathische Manipulative Therapie) war nicht Stills alleiniges Konzept gewesen. Ein anderes Konzept, welches von ihm beschrieben wurde, war die Biogenese. Er beschrieb die Biogenese in Kapitel XI seines Buches *Die Philosophie und mechanischen Prinzipien der Osteopathie* [9]. Kurz nachdem er 1892 dieses Buch publiziert hatte, versuchte er, so viele Exemplare wie möglich wieder einzuziehen. Wahrscheinlich fand er seine Ideen zu dieser Zeit zu radikal für die breite Öffentlichkeit. Der Begriff „Biogen" wird in Websters *Third New International Dictionary* definiert als „eine hypothetische, ultimative lebende Einheit, aus der Zellen aufgebaut sind". Für Still war Leben eine fein geteilte materielle Substanz, abgespalten von der alles bewegenden Kraft der Natur und in Form gebracht durch die archetypischen Ursprünge [20]. Vielleicht könnten wir heute „Biogen" mit dem Begriff des lebendigen Protoplasmas austauschen. Wir finden Ähnliches auch beim Vitalisten Gottfried Wilhelm von Leibniz. Er entdeckte die Monade als kleinste Energieeinheit. Die Übereinstimmung aller Monaden nennt Leibniz die prästabilisierte, d. h. vorherbestimmte Harmonie. Das heißt, dass auch Krankheiten in den Monaden festgelegt sind [15]. Der Unterschied liegt jedoch darin, dass Still das „Biogen" als den primären Ausdruck der Lebenskraft im materiellen Bereich sah. Leben kleidet sich also in Materie. Ohne Bewegung ist jedoch kein Leben möglich. Die treibende Kraft dazu ist die Schöpfungsintelligenz (die Höhere Weisheit oder „Mind").

Still sprach vom Menschen als dreifach differenzierte Einheit: Mind, Matter, Motion (Geist, Materie, Bewegung), „the triune man". Die unbewegte Materie ist infolgedessen tot und nur Form. Hier sehen wir also, dass der Mensch ein Produkt aus der Vereinigung von Himmel (Geist) und Erde (Form, Materie) ist und angetrieben wird von der Bewegung.

Das mechanische Konzept

Die Aufgabe des Osteopathen wäre dann laut Still, Anomalität in Normalität zu führen. Denn eine normale Ausrichtung der Knochen oder Gewebe geht einher mit Gesundheit. Die normale physiologische Ausrichtung gibt der arteriellen, venösen, lymphatischen Versorgung freien Lauf. Hierzu benutzte Still die Knochen als Hebel, um die ossalen Foramina, Gelenke, Sehnen, Muskeln und Faszien als Durchtrittsstellen der Gefäße zu behandeln. Bewegung war laut Still der erste und einzige Beweis des Lebens.

A.T. Stills Grundkonzept der Osteopathie kann zusammengefasst werden im Sinne von Gesundheit, Krankheit und Patientenfürsorge (▶ Tab. 1.1).

Das energetische Konzept

In seinem Vergleich des menschlichen Körpers mit einer Maschine spielen alle diese versorgenden und entsorgenden Komponenten eine Rolle. Doch Stills Vergleich ging weiter: Eine Maschine braucht eine Energiequelle. Und Still sah das Gehirn als Dynamo der menschlichen Maschine. Von hier würden elektrische Impulse generiert und zu den Nerven geleitet. Einige Nerven dienten dazu, den Blutstrom in Gang zu halten. Die vasomotorischen Nerven bestimmten den Diameter der Gefäße und damit Blutmenge und Blutfluss zu den Geweben und Organen. Damit wären Nervenaktivität und Blutstrom voneinander abhängig. Doch obwohl das arterielle Gesetz als absolut und universal galt, betonte Still auch einen ungestörten Lymphfluss. Der Osteopath berührt die Quelle des Lebens, wenn er das lymphatische System behandelt. Doch es gab ein weiteres Element im Körper von noch höherer Bedeutung, und das war die zerebrospinale Flüssigkeit. Wenn sie nicht ausreichend ströme, würde der Körper nicht funktionieren können.

Obwohl Still diese osteopathischen Konzepte immer wieder in den Vordergrund stellte, sah er, dass Vererbung, Lebensgewohnheiten, Umgebungseinflüsse, Gifte, Inaktivität sowie psychischer und sozialer Stress die Gesundheit beeinflussten. Auch Drogenmissbrauch, mangelnde Hygiene und Fehlernährung trugen zu Entstehung von Krankheiten bei.

Die osteopathischen Prinzipien

Im Catalogue of the American School of Osteopathy, Session 1899–1900, Kirksville, wurden folgende vier osteopathischen Prinzipien beschrieben:
1. Der Körper ist eine Einheit.
2. Der Körper besitzt selbstregulierende Mechanismen.
3. Struktur und Funktion stehen in reziproker Relation zueinander.
4. Rationale Therapie basiert auf dem Zusammenspiel von diesen drei Prinzipien.

▶ **Tab. 1.1** Klassische osteopathische Philosophie. [31]

Grundbegriff	Osteopathisches Verständnis
Gesundheit	• Gesundheit ist ein natürlicher harmonischer Zustand. • Der menschliche Körper ist eine perfekte Maschine, geschaffen für Gesundheit und Aktivität. • Der Gesundheitszustand hält so lange an, wie Körperflüssigkeiten normal fließen und normale Nervenaktivität besteht.
Krankheit	• Krankheit ist eine Folge von grundlegenden, öfter multifaktoriellen Ursachen. • Erkrankung wird häufig durch Behinderung des normalen Flusses der Körperflüssigkeiten oder der normalen Nervenaktivität verursacht. • Die Umgebung, das Verhalten, soziale und mentale Faktoren tragen zu der Entstehung von Krankheit und Erkrankung bei.
Patientenfürsorge	• Der menschliche Körper stellt alle Chemikalien, welche die Organe und Gewebe brauchen, zur Verfügung. • Beseitigung der mechanischen Behinderungen lässt einen optimalen Fluss der Körperflüssigkeiten, Nervenaktivität und Heilung zu. • Die Umgebung, das Verhalten, kulturelle, soziale und mentale Faktoren sollen als Teil des Patientenmanagements berücksichtigt werden. • Jedes Patientenmanagement sollte mit den individuellen Patientenbedürfnissen realistisch korrelieren.

Die Schule

Die Universität Baldwin, an deren Aufbau Still und sein Vater maßgeblich und finanziell beteiligt waren, verwehrte ihm den Eintritt als er anfragte, Osteopathie unterrichten zu dürfen. Seine Aussagen, er könne Fieber unterdrücken, indem er die Wirbelsäule behandele, oder Diphtherie heilen durch Bewegung, wurden belächelt. Still kehrte daraufhin nach Missouri zurück, wo er sich nach einigen Rundreisen als Arzt schließlich in Kirksville niederließ. Osteopathisch konnte er eine große Patientenschar von ihren Leiden erlösen und seine Erfolge, Bekanntheit und Praxis vergrößern. Nach und nach wurde Still von seinen vier Söhnen in der Behandlung seiner Patienten unterstützt.

Hin und wieder unterrichtete Still einen Interessierten in Osteopathie. Als Dr. John Martin Littlejohn aus Schottland sich ihm vorstellte, kam Still mit ihm zu einem Tauschgeschäft. Littlejohn sollte Stills Söhne, seine Tochter sowie einige andere in Anatomie unterrichten, dafür bekam er Unterricht in Osteopathie. Still baute zu diesem Zweck ein kleines Haus. Zum Einfluss Littlejohns auf die Osteopathie kommen wir später zu sprechen (Kap. 1.1.2). Obwohl Still in seinen Büchern mit Personennennungen nicht geizte und bei vielen seiner Anekdoten die Namen der betreffenden Menschen nannte, sprach er von Littlejohn schlicht als „dem Arzt aus Edinburgh" oder „dem schottischen Arzt". Sein Verhältnis zu Littlejohn war niemals feindselig, doch gewiss auch nicht warmherzig. Am 30. Oktober 1894 war die erste Osteopathieschule, die American School of Osteopathy in Kirksville, Missouri, ein Fakt. Sie hatte den gleichen Status wie eine medizinische Fakultät. Es war die erste Universität, die Frauen als Studenten annahm. Still war voller Lob über ihre Kompetenzen. Für die Studenten war Anatomie ein Hauptfach. Sie mussten 90 von 100 Punkten erreichen, bevor sie in die Praxis durften. Er verlangte von seinen Schülern, es ihm gleichzutun: In einem Beutel befand sich eine Anzahl von menschlichen Knochen. Die Studenten sollten durch Palpieren jeden Knochen benennen können und sagen, zu welcher Körperseite er gehört.

Doch Still wollte mehr, als nur die Osteopathie unterrichten. In Artikel III der Satzung der ASO heißt es: „Das Ziel dieser Einrichtung ist es, ein College für Osteopathie einzurichten, dessen Plan darin besteht, die bestehenden Systeme der Chirurgie, der Geburtshilfe und der allgemeinen Behandlungen von Krankheiten zu verbessern, und sie auf eine rationalere und wissenschaftlichere Basis zu stellen sowie die Informationen an die medizinische Profession weiterzugeben" [20]. So konnte Still in den nächsten Jahren seine Schule ausbauen, und einige seiner Nachfolger gründeten selber eigene Schulen für Osteopathie.

1910 veranlasste die American Medical Association eine Standardisierung der Unterrichtsmaterie der amerikanischen medizinischen Universitäten. Sie wurden nach deutschem Vorbild in dem sogenannten Flexner-Report zusammengefasst. Nur solche Schulen, die dem Standard folgten, konnten sich staatliche Finanzunterstützung sichern. Die Folge war, dass viele osteopathische Ideen Stills aus dem Curriculum verschwanden. Vor allem das spirituelle Konzept vom „triune man" (S. 26) hatte in der neuen Struktur keinen Platz mehr. Und bis auf den heutigen Tag ist es so, dass die 50 000 Osteopathen, die in Amerika praktizieren, in ihrer Behandlungsweise nicht groß abweichen von den 350 000 medizinischen Ärzten. Das spirituelle Konzept von Still konnte in Europa Jahre später wieder aufgegriffen werden (Kap. 1.3).

Die Philosophie

Die Osteopathie von A.T. Still (M.D., D.O.) basierte also auf zwei wichtigen Grundlagen: erstens auf einer fundierten Kenntnis in Anatomie, die zu einer ausführlichen palpatorischen Diagnostik und manipulativen Behandlung führte; daneben wurde die Bedeutung von Gesundheit in den Vordergrund gestellt. Still sagte, Krankheit könnte jeder finden. Der Osteopath sollte die Gesundheit im Menschen suchen, d.h., den Ressourcen des Patienten eine Möglichkeit zu geben, den Körper zu gesunden, indem die blockierenden Faktoren durch Justierung beseitigt werden. Zum Wohlbefinden im weitesten Sinne, einschließlich einer psychischen, emotionalen und geistigen Gesundheit, gehört auch das Vermeiden von Alkohol, Suchtmitteln, Medikamenten oder anderen negativen Gewohnheiten.

len. Das macht alle von außen kommenden Medikamente, die homöopathischen inklusive, überflüssig. Der Arzt, als ordnende Person, sollte die Medikamente (Selbstheilungskräfte) im Körper des Menschen finden und freisetzen, wie bei einer Maschine, die gewartet werden muss.

Still war ein vielseitig interessierter Zeitgenosse, und die Mechanik von Maschinen war sein Steckenpferd. So war er beteiligt an der Entwicklung der Mähmaschine und er erfand eine Buttermaschine. Fasziniert von den Hebeln, Dreh- und Schwungrädern übersetzte er die mechanischen Prinzipien auf den menschlichen Körper. Nun muss man bedenken, dass eine Maschine in dieser Zeit mit Respekt betrachtet wurde. Der Mensch, der Erfinder, und die Maschine, das zweckmäßig Erfundene, waren eng miteinander verknüpft. Alle Komponenten der menschlichen Maschine – Sehnen, Muskeln, Nerven, ihre Versorgung mit Blut und Energie, ihre Arbeit zum Erhalt der Gesundheit oder ihre Blockaden – weckten Stills Interesse. Er sah Fieber, Ischias, Rheuma, Koliken, Gicht oder Husten nicht als Krankheiten an, sondern als Symptome einer fehlgesteuerten Flüssigkeitsversorgung durch vermehrte oder verringerte Nervenaktivität. Auf diesem Prinzip beruht die Osteopathie seit dem 22. Juni 1874.

Die Entdeckung

An diesem besagten Tag, so wird erzählt, spazierte Still durch die Straßen von Macon, Georgia. Es begegnete ihm eine Frau mit drei Kindern, die offensichtlich an Ruhr litten. Ruhr oder blutige Dysenterie, eine Shigellen-Infektion, war zu Zeiten Stills bei Kindern eine oft tödlich verlaufende Krankheit. Er bot an, ein Kind zu tragen und begann spontan, dessen Rücken und Bauch zu massieren. Ihm fiel dabei auf, dass es eine ungleichmäßige Verteilung von Wärme und Vitalität zwischen Rücken und Bauch gab. Mehr oder weniger intuitiv begann er die Vitalenergie zwischen seinen Händen zu verteilen und auszubalancieren. Schwellungen und Knoten in der Rückenmuskulatur löste er, damit die Vitalkräfte wieder fließen konnten. Am Ende der Behandlung war die Hitze ausgeglichen. Still bot der Frau an, am nächsten Tag umsonst Medikamente bei ihm zu holen. Zu Stills Verwunderung hatten die Blutungen am nächsten Tag aufgehört.

Nachdenkend über diese „Heilung" stellte er fest, dass er ohne Knocheneinrenken, doch mit bewusstem Dirigieren der Vitalkräfte dem Körper des Kindes die nötigen „Medikamente" hat zukommen lassen. Er hatte durch Visualisierung seiner Intentionen die Heilung herbeigerufen. Weder durch die Kraft einer Wirbelsäulenmanipulation, noch durch die Gedanken eines Heilers, doch durch bewusste, fokussierte Kraftübertragung hatte er den Körper zur Selbstheilung angeregt [21].

Im gleichen Jahr, nämlich 1874, erklärte Still, dass eine gestörte Arterie den Beginn markiert, wenn eine Krankheit ihre Saat der Zerstörung im menschlichen Körper aussät. Die arterielle Versorgung von Nerven, Muskeln, Bändern etc. und die Arterie selbst wird unterbrochen. Es galt, diesen Fluss wiederherzustellen. Es gab laut Still keine Ausnahme zu diesem Gesetz der Arterie. Es ist absolut, universal und darf nicht ignoriert werden, sonst folgt Krankheit. Außerdem sind alle Nerven von diesem Gesetz abhängig. So angewendet trägt der Körper alle „Medikamente" in sich, welche für das menschliche Glück und die Gesundheit als nötig erachtet werden.

Still meinte, dass der Knochen Ausgangspunkt pathologischer Umstände sei, und so kombinierte er die griechischen Wörter „Osteon" (Knochen) und „Pathos, Pathei" (Leiden) zu dem Begriff der **Osteopathie**. Die Knochen konnten die Versorgungswege des Körpers unterbrechen. Still lästerte über die „reguläre Medizin", indem er schrieb: „Was tut der Arzt in einem solchen Fall? Wie ein Viehtreiber sein lahmendes Maultier durch die Peitsche antreiben kann, ihn weiter zu tragen, kann ein Arzt durch den Einsatz von Chinin oder anderen Stimulanzien versuchen, das Blut durch den Körper zu peitschen. Bei zu starkem Einsatz der Morphinpeitsche wird das Leben manchmal zu Tode gepeitscht" [9]. Im gleichen Fall würde ein Osteopath die Blockade der Versorgung aufheben. Osteopathie, so meinte Still, sehe den Menschen nicht als Kriminellen an, der durch Erbrechen, Durchfall und Krankheit von Gott gestraft würde. Gott manifestiere sich selbst in Materie, Dynamik und Geist. Der Osteopath müsse seine Manifestationen gut studieren. Mit Sutherlands Worten ausgedrückt: „Dig on" – „Grabe weiter, studiere die Dinge, die du machst!" [10]

schen zwei Bäume, legte ein Tuch darüber, legte sich ausgestreckt auf den Boden und nutzte das Seil als schwebendes Kissen. Nach einem leichten Schlaf wachte er ohne Kopfschmerzen auf. Auch die begleitenden Magenschmerzen waren verschwunden. Zu dieser Zeit machte sich Still keine Gedanken über den Mechanismus dieses Erfolges. Doch später war er davon überzeugt, dass die Arterien den Fluss des Lebens, der Heilung und der Linderung darstellen, und ihre Verstopfung oder Verletzung Krankheit zur Folge haben (Arterial Rule).

Stationen/Biografie

Die Indianer

Im Jahre 1844 zerstritt sich die Kirche, für die Stills Vater, Abraham Still, als Prediger tätig war. Die Methodistenkirche Süd war davon überzeugt, dass die Bibel die Sklaverei rechtfertigte. Stills Vater glaubte nicht daran, dass Sklaverei von Gott gewollt war und verweigerte sich der neuen Kirche. Er predigte, dass Sklaverei eine Sünde sei. Bedroht mit dem Tod sah er sich gezwungen, der Abberufung von seiner Kirche in das Revier der Shawnee-Indianer in Kansas Folge zu leisten. A.T. Still behandelte hier in der Wakarnsa-Mission zusammen mit seinem Vater die Indianer. Zwar lernte er vieles von den Indianern, ihre Sprache, ihre Heilkunde, Kräuter und ihren Glauben, doch sah er, dass ihre Medizin der großen Choleraseuche genauso hilflos gegenüberstand wie seine eigene. Viele Indianer starben. Und Still wurde, wie er selber beschreibt, zu einem Dieb im Namen der Wissenschaft [9]. Er exhumierte Indianerleichen, um die Toten zu studieren, damit die Lebenden davon profitieren konnten: „Die größte Studie des Menschen ist der Mensch" [9]. In dieser Zeit lernte Still mehr über Anatomie und Funktion des Körpers, als ihm die Schulmedizin der Universität beigebracht hatte.

Der Krieg

In der Zeit um 1857–1860 spitzte sich die Sklavereifrage nicht alleine in der Kirche zu, sondern auch politisch, und A.T. Still wollte auf der politischen Ebene für seine Ideale einstehen. 1857 wurde er als Repräsentant von Douglas County, Kansas, in die Legislative gewählt. 1860, in dem Jahr, als Abraham Lincoln zum Präsidenten gewählt wurde, brach der Rebellionskrieg aus. Einige Südstaaten wollten die Abspaltung von den Vereinigten Staaten. Während seiner gesamten Amtszeit als US-Präsident sah sich Abraham Lincoln gezwungen, einen Bürgerkrieg zur Wiederherstellung der Union zu führen. Dabei stand er im Wesentlichen vor vier großen Aufgaben: Er musste den Krieg militärisch gewinnen, bei der Bevölkerung des Nordens die Kampfbereitschaft aufrechterhalten, die Einmischung europäischer Mächte zugunsten der Konföderierten verhindern und schließlich die Abschaffung der Sklaverei betreiben, um die Ursache des Konflikts ein für allemal zu beseitigen [2]. Still schrieb sich im September 1861 als Freiwilliger in der Kavallerie der Nordstaaten ein. Als Major blieb er bis zum Kriegsende 1864 Soldat.

Die „neue" Sklaverei

Am Ende des Krieges sah Still jedoch eine neue Sklaverei das Land regieren: Die Sucht nach Medikamenten und Alkohol als Folge ärztlicher Behandlungen. Still sah in der Ignoranz der „Schulmedizin" die Ursache dieser neuen Sklaverei, welche tyrannischer herrschte als die alte. Er meinte spöttisch, dass eines Chirurgen Ausrüstung komplett wäre, wenn sie Kalomel, Chinin, Whisky, Opium und ein Messer enthielte. Auf diese Weise würde die Liebe zu starken Getränken genährt werden. Der Krieg hatte Stills Familie geschont, doch ein neuer Feind kam auf die Bühne, und der war nicht gnädig. Eine Meningitis-Epidemie überzog das Land, und seine Familie wurde getroffen. Die Ärzte, die Still konsultierte, konnten seine Familie nicht retten. Drei von seinen vier Kindern starben. Still hatte in dieser Zeit großes Vertrauen in die Ehrbarkeit der Ärzte und Pfarrer. Sie täten ihr Bestes. Und obwohl in einer solchen Zeit viele Menschen sich von Gott abwenden würden, wurde Still in seinem Glauben gestärkt. Er kam zu dem Entschluss, dass Gottes Gesetz absolut und animalisch ist. Gott hat den Körper in Perfektion geschaffen und ihm zugleich Heilungskräfte gegeben. Es ist nicht Gott, der die Krankheiten bestimmt, sondern die Natur. Gott, als liebender, intelligenter Schöpfer des Menschen hat Medikamente in genügender Menge im menschlichen Körper bereitgestellt, um alle Krankheiten zu hei-

1 Geschichte der Osteopathie

Wim Hermanns

Irgendwo nimmt alles seinen Anfang. Wim Hermanns zeichnet in diesem Kapitel die Geschichte der Osteopathie in den USA und in Europa nach und stellt ihre Entstehung in den Kontext der Zeit.

1.1 Die Begründer der Osteopathie

1.1.1 Andrew Taylor Still

Der Ursprung

Die Evidence-based Medicine, das große Schlagwort des 21. Jahrhunderts, hat seinen Begründer in Andrew Taylor Still. Still wurde als Sohn eines Methodistenpredigers im Jahr 1828 geboren und verbrachte seine Jugend im sogenannten Durchgangsland („the Frontierland"), dem unberührten Westen der USA. Dieses Gebiet in Tennessee war damals die Grenze der Zivilisation. Durch die Beobachtung der Natur und ihrer Vorgänge eignete sich Still einen Schatz an funktionellem anatomischem Wissen an. So entstand neben seinem vom Vater geprägten strengen Glauben eine starke Naturverbundenheit.

Doch die menschliche Natur beinhaltet nicht alleine ein physisches Konzept, sondern auch – wie bei den Ärzten aus der griechischen Antike – psychologische und philosophische Komponenten. Im späten christlichen Mittelalter verschwanden letztgenannte Aspekte gänzlich aus der medizinischen Landschaft. Die Ärzte befassten sich mit dem Körper, die Kirche wachte über den Geist. Heilung lag in den Händen Gottes. Die Klostermedizin ließ keine non-theologische Krankheitsursache zu.

Paracelsus (1493–1541) lebte im inquisitatorischen Europa gefährlich, als er neben dem „Ens die", die durch Gottes Wirken verursachten Krankheiten, auch andere Ursachen für Leiden nannte. So konnten auch die Gestirnkonstellation (Ens astrale) oder Gifte (Ens veneri) oder die Vorherbestimmung (Ens naturale) Einfluss auf die Entstehung von Krankheiten haben [27]. Dass es jedoch psychosoziale oder psychosomatische Ursachen für Krankheiten geben könnte, wurde von der katholischen Kirche vehement abgestritten.

Descartes (1596–1650) ging sogar noch weiter und trennte Geist und Körper in einem dualistischen Konzept [24]. Der Lebensgeist lebe in der körperlichen Maschine. Er trenne das Dasein in einen Res extensae, eine Objektenwelt, und einen Res cognitantes, eine Gedankenwelt.

Auch in Amerika bestand in der Mitte des 19. Jahrhunderts eine von Europa geprägte Organmedizin. Die Ausleitungsverfahren, die Galen lehrte, fanden „heroisch" ihre Anwendung: Aderlass, Brechmittel, phytotherapeutische und mineralische Betäubungsmittel [1] [28]. Die Spagyrik, eine Paracelsus-Medizin, blühte jedoch erneut auf [16], die Homöopathie fand ihren Weg, elektromedizinische Verfahren fanden immer mehr Anhänger.

In Amerika stand A.T. Still, wie auch einige andere Ärzte, der erfolgsarmen europäischen Medizin kritisch gegenüber. Doch es gab keine Alternative. Die Medizin hatte sich in den sechs Jahrhunderten seit dem Mittelalter nicht grundlegend verändert. Im Nachfolgenden werden wir sehen, wie Still sich kompromisslos gegen seine Kollegen und ihre „trügerischen Theorien" [9] kehrt, und die Prinzipien der Evidence-based Medicine dabei beherzigt: „Der erfolgreiche Mann verfolgt nicht nur die Theorie. Sein Motto heißt ausschließlich beweisen!" [9]

Still war neun Jahren alt, als sein Vater als Missionar nach Nord-Missouri berufen wurde. Hier erfuhr er das harte Pionierleben, das aus Schule, Haus- und Feldarbeit und Jagd bestand. Die Wildnis war sein Lehrmeister, und beim Häuten von Eichhörnchen, Hirschen und anderen wilden Tieren lernte Still nach und nach immer mehr über funktionelle Anatomie und die Natur, mehr als ihn ein Lehrbuch hätte lehren können. Aus dieser Zeit berichtete Still von seiner ersten Entdeckung in der Wissenschaft der Osteopathie. Er war zehn Jahre alt, als er plötzlich starke Kopfschmerzen und Verstimmungen bekam. Er band ein Seil zwi-

Teil 1
Entstehung und Bedeutung der Osteopathie

1	Geschichte der Osteopathie．．．．．．．．．．．．．．．．．．．．．．．．	20
2	Was ist Osteopathie?．．．．．．．．．．．．．．．．．．．．．．．．．．．．．．．	37

Anschriften

Thomas Kuschel
Steinkaulstr. 14
54595 Prüm
Deutschland

Christian Lademann
VIA MANUS
Praxis f. Physiotherapie und Osteopathie
Am Haushof 6
40670 Meerbusch
Deutschland
info@via-manus.de

Andreas Maassen
Andreasstr. 12
52538 Selfkant
Deutschland
andreasmaassen@nexgo.de

Renate Mahler
Eduard-Hiller-Str. 24
73630 Remshalden
Deutschland
renatemahler@gmx.de

Dorothea Metcalfe-Wiegand
Praxis für Osteopathie und Somatic Experiencing
Niedenau 36
60325 Frankfurt a. M.
Deutschland
info@osteomove.de

Dr. med. Ernst Meyer
Burg-Reuland 42 E
4790 Reuland
Belgien
ernst.meyer@skynet.be

Philippe Misslin
Rue des Orpailleurs 20
67100 Straßburg
Frankreich
Philippe.misslin3@gmail.com

Kristin Peters
Giersiepen 2
58553 Halver
Deutschland
kristinpeters@t-online.de

Gabi Prediger
Praxis am Schloss
Notburgastr. 2
80639 München
Deutschland
gabi.prediger@nexgo.de

Philipp Richter
Thommen 57 d
4791 Burg Reuland
Belgien
phiri@ifaop.com

Michaela Rütz
Onnert 12
41334 Nettetal
Deutschland
m.ruetz@osteopathie-akademie.de

Dr. med. Roger Seider (†)

Johanna Slipek-Ragnitz
Zentrum für Osteopathie
Leipzig Lobstädt
Funkenburgstr. 12
04105 Leipzig
Deutschland
info@zoll-osteopathie.de

Angelika Strunk
Chaussée de Liège 12
4850 Plombières
Belgien
strunk@gussmann-vm.de

Peter Verhaert
Kiefernweg 7
53894 Mechernich
Deutschland

Anschriften

Herausgeber

Eric Hebgen
Lange Hecke 25
53639 Königswinter
Deutschland
osteopathie-hebgen@t-online.de;
info@osteopathy-hebgen.de

Werner Langer
Walleroder Weg 6 A
4780 St. Vith
Belgien
wela@ifaop.com

Mitarbeiter

René Assink
Paul-Steen-Str. 8
23560 Lübeck
Deutschland
assink@t-online.de

Michael Bonacker
Hardtstr. 2
76287 Rheinstetten
Deutschland
michael-bonacker@t-online.de

Arndt Bültmann
Am Wiesengrund 7
47647 Kerken
Deutschland

Dieter Burkhardt-Elbing
Annostr. 4c
53773 Hennef
Deutschland

Uwe Conrad
Praxis für Osteopathie
Homrichstr. 62
66839 Schmelz
Deutschland
osteopathie-conrad@t-online.de

Jürgen Gröbmüller
Praxis für Osteopathie
Schwanthalerstr. 5
80336 München
Deutschland

Gert Groot Landeweer
Im Maueracker 2
79279 Vörstetten
Deutschland
gertgl@t-online.de

Dr. med. Jürgen Güttler
Sudermanstr. 5
50670 Köln
Deutschland
praxis@osteopathie-dr-guettler.de

Wim Hermanns
Praxis für
Physiotherapie u. Osteopathie
Venloer Str. 192
41462 Neuss
Deutschland
info@wimhermanns.de

Simone Huss
Merkurstr. 6
76571 Gaggenau
Deutschland
info@impulse-gesundheitszentrum.de

Raimond Igel
Lukas-Cranach-Str. 11
12203 Berlin
Deutschland
raimond.igel@web.de

Albrecht K. Kaiser
Fontainengraben 40
53123 Bonn
Deutschland
albrecht-kaiser@gmx.de

10.2.10	Erniedrigtes Serumeisen	500
10.2.11	Extremitätenschmerz	501
10.2.12	Fieber	501
10.2.13	Gelenkschmerzen	502
10.2.14	Hörstörungen	503
10.2.15	Husten	503
10.2.16	Hypertonie	504
10.2.17	Juckreiz	505
10.2.18	Knochenschmerzen	505
10.2.19	Kopfschmerzen	506
10.2.20	Müdigkeit	507
10.2.21	Reflexstörungen	507
10.2.22	Rücken- und Kreuzschmerzen	508
10.2.23	Schlafstörungen, Schlaflosigkeit	509
10.2.24	Schwindel	509
10.2.25	Schwitzen, pathologisches	510
10.2.26	Synkope	511
10.2.27	Thoraxschmerzen	511
10.2.28	Tremor	512

11	**Osteopathische Betrachtungen und Fallbeispiele**	514
11.1	**Fallbeispiele**	514
11.1.1	Wirbelsäule	514
11.1.2	Hals-Nasen-Ohren-Kopf	554
11.1.3	Allgemeine Stresszustände	577
11.1.4	Thorax (Herz, Lunge)	579
11.1.5	Periphere Gelenke	596
11.1.6	Traumata und Sportverletzungen	630
11.1.7	Osteopathie im Leistungs- und Wettkampfsport	637
11.1.8	Verdauungstrakt	646
11.1.9	Kleines Becken	667
11.1.10	Pädiatrie	672
11.1.11	Innere Organe	679
11.1.12	Neurologie	696
11.1.13	Dermatologie	713

Teil 4
Anhang

12	**Glossar**	716
13	**Abkürzungsverzeichnis**	717
	Sachverzeichnis	718

9.4.3	Aufteilung des Bindegewebes	412
9.4.4	Histologie des Bindegewebes, der Faszien	413
9.4.5	Funktion des Bindegewebes, der Faszien	416
9.5	**Anatomie und Topografie**	**416**
9.5.1	Schematische Einteilung der Faszien	416
9.5.2	Pars superficialis der Faszien	417
9.5.3	Zuordnung einzelner Faszien zur Pars superficialis der Faszien mit ihren drei Anteilen	419
9.5.4	Pars media der Faszien – die „Organtüte"	436
9.5.5	Pars profunda der Faszien – die „Neuro-WS-Tüte".	446
9.5.6	Spezielle Faszennamen	447
9.6	**Fasziale Diaphragmen – die Pufferzonen**	**449**
9.7	**The Bowstring und Le Tendon central**	**450**
9.7.1	The Bowstring – Bogenstrang, Bogensehne	450
9.7.2	Le Tendon central – Zentralsehne	452
9.8	**Fasziale Diagnostik**	**456**
9.8.1	Einführung in die Diagnostik	456
9.8.2	Inspektion und oberflächige Palpation	457
9.8.3	Fasziale Tests	457
9.8.4	Globale Tests	458
9.8.5	Regionale Tests	463
9.8.6	Lokale spezifische Tests (für den Bewegungsapparat, die Viszera und das Kranium)	469
9.9	**Behandlungsprinzipien in der faszialen Osteopathie**	**469**
9.9.1	Drei Grundprinzipien zur Behandlung von Faszien	470
9.9.2	Behandlung der Bogensehne – Bowstring	476
9.9.3	Behandlung der Zentralsehne – Tendon central	480

Teil 3
Angewandte Osteopathie

10	**Patient-Therapeuten-Beziehung**	**486**
10.1	**Osteopathische Untersuchung**	**486**
10.1.1	Vorbemerkungen	486
10.1.2	Anamnese	488
10.1.3	Sichtbefund	489
10.1.4	Bewegungsbefund	489
10.1.5	Befundanalyse und Behandlungsplanung	490
10.1.6	Zusammenfassung zur osteopathischen Untersuchung	491
10.1.7	Fallbeispiel	492
10.2	**Leitsymptome/Differenzialdiagnose**	**493**
10.2.1	Adynamie	494
10.2.2	Anorexie (Syn.: Appetitlosigkeit)	495
10.2.3	Arrhythmie	495
10.2.4	Bauchschmerzen (allgemein)	496
10.2.5	Bewusstseinsstörungen	497
10.2.6	Blähungen (Syn.: Meteorismus)	497
10.2.7	Blässe	498
10.2.8	BSG – Beschleunigung	499
10.2.9	Dyspnoe	499

7.20	**Os palatinum**	379
7.20.1	Phylogenese und Embryologie	379
7.20.2	Osteopathische Betrachtung	379
7.20.3	Anatomische Grundlagen	380
7.20.4	Osteopathische Techniken	381
7.21	**Os mandibulare**	382
7.21.1	Phylogenese und Embryologie	382
7.21.2	Osteopathische Betrachtung	382
7.21.3	Anatomische Grundlagen	383
7.21.4	Osteopathische Techniken	386
7.22	**Os hyoideum**	389
7.22.1	Phylogenese und Embryologie	389
7.22.2	Osteopathische Betrachtung	389
7.22.3	Anatomische Grundlagen	389
7.22.4	Osteopathische Techniken	390
8	**Vegetativum und vegetatives Nervensystem**	392
8.1	**Einleitung**	392
8.2	**Entwicklung des Nervensystems**	393
8.3	**Gliederung des Nervensystems**	394
8.4	**Topografie und Funktion des vegetativen Nervensystems**	395
8.4.1	Allgemeiner Aufbau der Zentren des VNS	395
8.4.2	Zentren und Ganglien des Parasympathikus	396
8.4.3	Zentren und Ganglien des Sympathikus	396
8.4.4	Enterisches Nervensystem	400
8.5	**Klinische Bedeutung des vegetativen Nervensystems**	400
8.5.1	Zirkadiane Rhythmen	401
8.5.2	Burn-out	402
8.5.3	Einfluss der Emotionen auf das Vegetativum	403
9	**Bindegewebe und Faszien als Basis der osteopathischen Therapie**	404
9.1	**Definition Faszie**	404
9.2	**Funktionelle Bedeutung**	404
9.2.1	Beschreibung der Faszien durch A.T. Still	405
9.2.2	Faszien als „Flussbett des Lebens"	406
9.2.3	Faszien sorgen für Unterteilung	406
9.2.4	Faszien sorgen für Stabilität und Form	407
9.2.5	Faszien sorgen für Beweglichkeit	407
9.2.6	Faszien verbinden	407
9.2.7	Faszien unterstützen die Posturologie	408
9.2.8	Faszien als psychoemotionaler Speicher	408
9.2.9	Darum werden Faszien behandelt	409
9.3	**Embryologie**	410
9.3.1	Paraxiales Mesoderm – Somiten	410
9.3.2	Intermediäres Mesoderm	410
9.3.3	Seitenplattenmesoderm	410
9.3.4	Das vermeintliche „Zellgedächtnis"	411
9.4	**Histologie und Physiologie**	411
9.4.1	Gewebearten	411
9.4.2	Bindegewebe	411

7.10	**Os occipitale**	344
7.10.1	Phylogenese und Embryologie	344
7.10.2	Osteopathische Betrachtung	344
7.10.3	Anatomische Grundlagen	344
7.10.4	Osteopathische Techniken	346
7.11	**Os frontale**	348
7.11.1	Phylogenese und Embryologie	348
7.11.2	Osteopathische Betrachtung	348
7.11.3	Anatomische Grundlagen	349
7.11.4	Osteopathische Techniken	350
7.12	**Os parietale**	352
7.12.1	Phylogenese und Embryologie	352
7.12.2	Osteopathische Betrachtung	352
7.12.3	Anatomische Grundlagen	352
7.12.4	Osteopathische Techniken	353
7.13	**Os temporale**	355
7.13.1	Phylogenese und Embryologie	355
7.13.2	Osteopathische Betrachtung	355
7.13.3	Anatomische Grundlagen	356
7.13.4	Osteopathische Techniken	357
7.14	**Os ethmoidale**	360
7.14.1	Phylogenese und Embryologie	360
7.14.2	Osteopathische Betrachtung	360
7.14.3	Anatomische Grundlagen	361
7.14.4	Osteopathische Techniken	362
7.15	**Os vomer**	364
7.15.1	Phylogenese und Embryologie	364
7.15.2	Osteopathische Betrachtung	364
7.15.3	Anatomische Grundlagen	364
7.15.4	Osteopathische Techniken	366
7.16	**Os lacrimale**	367
7.16.1	Phylogenese und Embryologie	367
7.16.2	Osteopathische Betrachtung	367
7.16.3	Anatomische Grundlagen	367
7.16.4	Osteopathische Techniken	368
7.17	**Os nasale**	369
7.17.1	Phylogenese und Embryologie	369
7.17.2	Osteopathische Betrachtung	369
7.17.3	Anatomische Grundlagen	369
7.17.4	Osteopathische Techniken	370
7.18	**Os zygomaticum**	371
7.18.1	Phylogenese und Embryologie	371
7.18.2	Osteopathische Betrachtung	371
7.18.3	Anatomische Grundlagen	371
7.18.4	Osteopathische Techniken	372
7.19	**Os maxillare**	374
7.19.1	Phylogenese und Embryologie	374
7.19.2	Osteopathische Betrachtung	374
7.19.3	Anatomische Grundlagen	375
7.19.4	Osteopathische Techniken	376

6.20	**Uterus**	291
6.20.1	Phylogenese und Embryologie	291
6.20.2	Postnatale Entwicklung	291
6.20.3	Anatomische Grundlagen	292
6.20.4	Physiologie	292
6.20.5	Osteopathische Techniken	292
7	**Kraniosakrale Osteopathie**	295
7.1	**Kranium**	295
7.1.1	Phylogenese und Embryologie	295
7.1.2	Osteopathische Betrachtung	295
7.1.3	Anatomische Grundlagen	298
7.1.4	Prinzipien der Diagnostik	301
7.1.5	Prinzipien der Therapie	302
7.1.6	Osteopathische Techniken	302
7.2	**Suturen des Kraniums**	303
7.2.1	Phylogenese und Embryologie	303
7.2.2	Systematik der Suturen	304
7.2.3	Osteopathische Techniken	304
7.3	**Sakrum**	308
7.3.1	Phylogenese und Embryologie	308
7.3.2	Anatomische Grundlagen	308
7.3.3	Osteopathische Techniken	309
7.4	**Diaphragmen**	310
7.4.1	Phylogenese und Embryologie	310
7.4.2	Diaphragmen in der kraniosakralen Osteopathie	310
7.4.3	Anatomische Grundlagen	310
7.4.4	Osteopathische Techniken	311
7.5	**Kraniales und spinales Membransystem**	313
7.5.1	Phylogenese und Embryologie	313
7.5.2	Anatomische Grundlagen	313
7.5.3	Osteopathische Techniken	316
7.6	**Venöse Blutleiter**	321
7.6.1	Phylogenese und Embryologie	321
7.6.2	Anatomische Grundlagen	321
7.6.3	Osteopathische Techniken	323
7.7	**Liquor cerebrospinalis**	326
7.7.1	Phylogenese und Embryologie	326
7.7.2	Anatomische Grundlagen	326
7.7.3	Osteopathische Bedeutung des Liquor cerebrospinalis	331
7.7.4	Osteopathische Techniken	332
7.8	**Symphysis sphenobasilaris**	334
7.8.1	Phylogenese und Embryologie	334
7.8.2	Anatomische Grundlagen	334
7.8.3	Osteopathische Techniken	338
7.9	**Os sphenoidale**	341
7.9.1	Phylogenese und Embryologie	341
7.9.2	Osteopathische Betrachtung	341
7.9.3	Anatomische Grundlagen	341
7.9.4	Osteopathische Techniken	343

6.11.3	Anatomische Grundlagen	258
6.11.4	Physiologie	259
6.11.5	Osteopathische Techniken	261
6.12	**Milz**	263
6.12.1	Phylogenese und Embryologie	263
6.12.2	Postnatale Entwicklung des Immunsystems	263
6.12.3	Anatomische Grundlagen	264
6.12.4	Physiologie	264
6.12.5	Osteopathische Techniken	264
6.13	**Nieren**	265
6.13.1	Phylogenese und Embryologie	265
6.13.2	Postnatale Entwicklung	266
6.13.3	Anatomische Grundlagen	268
6.13.4	Physiologie	269
6.13.5	Osteopathische Techniken	272
6.14	**Ösophagus**	273
6.14.1	Phylogenese und Embryologie	273
6.14.2	Anatomische Grundlagen	273
6.14.3	Physiologie	274
6.14.4	Osteopathische Techniken	275
6.15	**Ovar**	275
6.15.1	Phylogenese und Embryologie	275
6.15.2	Postnatale Entwicklung des Genitalsystem	276
6.15.3	Anatomische Grundlagen	276
6.15.4	Physiologie	277
6.15.5	Osteopathische Techniken	278
6.16	**Pankreas**	279
6.16.1	Phylogenese und Embryologie	279
6.16.2	Postnatale Entwicklung	280
6.16.3	Anatomische Grundlagen	280
6.16.4	Physiologie	281
6.16.5	Osteopathische Techniken	281
6.17	**Peritoneum**	283
6.17.1	Phylogenese und Embryologie	283
6.17.2	Anatomische Grundlagen	284
6.17.3	Physiologie	285
6.17.4	Osteopathische Techniken	285
6.18	**Prostata**	287
6.18.1	Phylogenese und Embryologie	287
6.18.2	Postnatale Entwicklung	289
6.18.3	Anatomische Grundlagen	289
6.18.4	Physiologie	289
6.18.5	Osteopathische Techniken	289
6.19	**Ureter**	290
6.19.1	Phylogenese und Embryologie	290
6.19.2	Postnatale Entwicklung	290
6.19.3	Anatomische Grundlagen	290
6.19.4	Physiologie	291
6.19.5	Osteopathische Techniken	291

6.3	**Eileiter**		213
6.3.1	Phylogenese und Embryologie		213
6.3.2	Anatomische Grundlagen		213
6.3.3	Physiologie		215
6.3.4	Osteopathische Techniken		215
6.4	**Gallenblase**		215
6.4.1	Phylogenese und Embryologie		215
6.4.2	Postnatale Entwicklung		215
6.4.3	Anatomische Grundlagen		215
6.4.4	Physiologie		217
6.4.5	Osteopathische Techniken		217
6.5	**Harnblase**		219
6.5.1	Phylogenese und Embryologie		219
6.5.2	Postnatale Entwicklung		219
6.5.3	Anatomische Grundlagen		220
6.5.4	Physiologie		221
6.5.5	Osteopathische Techniken		222
6.6	**Herz**		223
6.6.1	Phylogenese und Embryologie		223
6.6.2	Postnatale Entwicklung		226
6.6.3	Anatomische Grundlagen		227
6.6.4	Physiologie		228
6.6.5	Osteopathische Techniken		230
6.7	**Jejunum und Ileum**		231
6.7.1	Phylogenese und Embryologie		231
6.7.2	Postnatale Entwicklung		233
6.7.3	Anatomische Grundlagen		235
6.7.4	Physiologie		236
6.7.5	Osteopathische Techniken		238
6.8	**Kolon**		239
6.8.1	Phylogenese und Embryologie		239
6.8.2	Anatomische Grundlagen		239
6.8.3	Physiologie		241
6.8.4	Osteopathische Techniken		242
6.9	**Leber**		243
6.9.1	Phylogenese und Embryologie		243
6.9.2	Postnatale Entwicklung		245
6.9.3	Anatomische Grundlagen		245
6.9.4	Physiologie		246
6.9.5	Osteopathische Techniken		246
6.10	**Lunge**		248
6.10.1	Phylogenese und Embryologie		248
6.10.2	Postnatale Entwicklung		249
6.10.3	Anatomische Grundlagen		252
6.10.4	Physiologie		253
6.10.5	Osteopathische Techniken		255
6.11	**Magen**		257
6.11.1	Phylogenese und Embryologie		257
6.11.2	Postnatale Entwicklung		258

4.2	**Faszien**	57
4.2.1	Warum behandeln wir Faszien?	58
4.2.2	Behandlungsprinzipien in der faszialen Osteopathie	58
4.2.3	Drei Grundprinzipien für die Behandlung	59
4.3	**Viszeraler Bereich**	60
4.3.1	Behandlungskonzepte in der Viszeralosteopathie	60
4.3.2	Behandlungsprinzipien	61
4.4	**Kraniosakraler Bereich**	62
4.4.1	Prinzipien der Therapie: Kompression/Dekompression, Fluid Drive, Cant Hook, Spread/Lift, Molding	63
5	**Parietale Osteopathie – Osteopathie des Bewegungsapparates**	**65**
5.1	**Wirbelsäule und Rumpfwand**	65
5.1.1	Phylogenese und Embryologie	65
5.1.2	Anatomische Grundlagen	66
5.1.3	Osteopathische Techniken	74
5.2	**Thorax/Rippen**	90
5.2.1	Phylogenese und Embryologie	90
5.2.2	Anatomische Grundlagen	90
5.2.3	Osteopathische Techniken	96
5.3	**Becken**	102
5.3.1	Phylogenese und Embryologie	102
5.3.2	Anatomische Grundlagen	102
5.3.3	Osteopathische Techniken	111
5.4	**Extremitäten – Obere Extremität**	127
5.4.1	Allgemeine Einführung	127
5.4.2	Phylogenese und Embryologie	127
5.4.3	Schnelltest obere Extremität	128
5.4.4	Schultergürtel	128
5.4.5	Ellenbogen	142
5.4.6	Unterarm/Hand	150
5.5	**Extremitäten – Untere Extremität**	157
5.5.1	Allgemeine Einführung	157
5.5.2	Phylogenese und Embryologie	158
5.5.3	Hüftgelenk	158
5.5.4	Kniegelenk	171
5.5.5	Fibula	181
5.5.6	Fuß	186
6	**Viszerale Osteopathie – Osteopathie der Inneren Organe**	**207**
6.1	**Viszeralosteopathische Diagnostik der Organe**	207
6.1.1	Viszeraler Dichtetest	207
6.1.2	Allgemeine Behandlungsprinzipien	210
6.2	**Duodenum**	210
6.2.1	Phylogenese und Embryologie	210
6.2.2	Postnatale Entwicklung	210
6.2.3	Anatomische Grundlagen	210
6.2.4	Physiologie	212
6.2.5	Osteopathische Techniken	212

Inhaltsverzeichnis

Vorwort zur 2. Auflage 5
Vorwort zur 1. Auflage 6
Anschriften 17

Teil 1
Entstehung und Bedeutung der Osteopathie

1	**Geschichte der Osteopathie**	20
1.1	**Die Begründer der Osteopathie**	20
1.1.1	Andrew Taylor Still	20
1.1.2	John Martin Littlejohn.	26
1.1.3	William Garner Sutherland	29
1.2	**Chiropraktik versus Osteopathie – ein auf der Historie basierter Vergleich**	32
1.2.1	Daniel David Palmer	32
1.2.2	Die manuelle Therapie in Europa	33
1.3	**Die Osteopathie in Europa**	33
1.3.1	The British School of Osteopathy	33
1.3.2	John Wernham.	33
1.3.3	Frankreich	33
1.3.4	Kraniale Osteopathie	35
2	**Was ist Osteopathie?**	37
2.1	**Osteopathie ist Medizin**	37
2.1.1	Was sagt Still?	37
2.1.2	Osteopathie heute	38
2.1.3	Erneuerungsbewegungen in der damaligen Medizinepoche	39
2.1.4	Erkenntnisse aus der Beobachtung der Natur	40
2.2	**Osteopathie ist eine Philosophie**	40
2.2.1	Die Prinzipien der Osteopathie	40
2.3	**Osteopathie ist Wissenschaft**	43
2.4	**Osteopathie ist Therapie**	43
2.5	**Die Grenzen und Gefahren**	44
2.6	**Osteopathie: Ein Weg des Bewusstseins**	45

Teil 2
Grundwissen und Grundlagen der Osteopathie

3	**Einleitung**	54
4	**Behandlungsprinzipien**	55
4.1	**Parietaler Bereich**	55
4.1.1	Impulstechniken	56
4.1.2	Muskeltechniken	57

durch Mobilitätssteigerung, Zur-Verfügung-Stellung neuer Ressourcen und durch Stimulationen und Konditionierung kann ein Therapeut diesen Prozess der Gesundung unterstützen.

Die Medizin ist seit jeher zwischen Kult und Kenntnis angesiedelt. Über die Wertmenge dieser beiden Faktoren in der heutigen Medizin lässt sich streiten. Dass aber beides seine Bedeutung für den Patienten hat, sollte jedem Mediziner und Therapeuten bewusst sein.

Die osteopathische Medizin will gerade diese ganzheitliche Sicht lehren. Sie basiert auf den wissenschaftlichen Erkenntnissen der Naturwissenschaften und der Schulmedizin, und diese sind Grundlage für das Verständnis und die Behandlung des Patienten. Um aber den Patienten in seiner Ganzheitlichkeit zu erreichen, spielt die Kommunikation, sei sie verbal oder emotional oder über alle Sinne, eine besondere Rolle.

In diesem Buch haben wir versucht, die osteopathische Denkweise zu verdeutlichen, wie sie aus der Geschichte heraus zu erklären ist, und welche Bedürfnisse sie veranlasst haben. Auch kann der Leser sich mit den handfesten praktischen Techniken der Osteopathie vertraut machen. Diese sind aber nur Werkzeug für den Osteopathen und oft auch beliebig ersetzbar durch andere Werkzeuge, um den gesuchten Erfolg zu erreichen. Im letzten Teil des Buches findet sich ein ganz besonders interessantes Kapitel, das den osteopathischen Alltag zeigen soll. Anhand von Patientenbeispielen soll der Leser osteopathisches Denken nachempfinden können.

Bevor wir Ihnen nun viel Spaß beim Studium der Osteopathie wünschen, ist es uns ein großes Anliegen, allen zu danken, die an diesem Buch mitgearbeitet haben. Zuerst gilt es, denen zu danken, die nicht erwähnt werden, die Partnerinnen und Partner, die Familienangehörigen der Autoren, die uns viele Stunden entbehren mussten und viel Freizeit geopfert haben, damit dieses Werk entstehen konnte. Dann gilt der Dank den Autoren der verschiedenen Kapitel. Einige von ihnen haben die schwirige Aufgabe in Angriff genommen, die vielen Techniken der Untersuchung und Behandlung in dieses Buch zu integrieren. Andere haben einen unschätzbaren Beitrag geleistet, indem sie uns teilhaben lassen an ihrer osteopathischen Praxisarbeit.

Dass es am Ende so viele osteopathische Kolleginnen und Kollegen wurden, die zur Realisierung dieses Buches beigetragen haben, erfüllt uns mit Stolz. Auch besonders deswegen, weil dies über die osteopathischen „Parteigrenzen" hinaus möglich war.

Die Entwicklung der Osteopathie ist noch nicht abgeschlossen, es gibt auch in Zukunft immer wieder neue Fälle zu beschreiben und neue Entwicklungen in ein Lehrbuch zu integrieren. Denn schließlich gilt auch hier der osteopathische Grundsatz: Leben ist Bewegung.

St. Vith und Königswinter, im August 2012
Werner Langer, Eric Hebgen

Vorwort zur 1. Auflage

Wenn über wichtige Dinge diskutiert wird, die das Leben betreffen, werden handfeste Argumente gesucht. Spricht man über Umwelt und Klima, über Kernkraft oder auch Medizin, dann zieht man die Wissenschaft und Forschung heran, um den Argumenten Gewicht zu verleihen oder den Gegner mundtot zu machen.

In unserer medialisierten Welt wird das Qualitätsmerkmal „Wissenschaftlichkeit" immer häufiger für Werbezwecke genutzt. Dabei werden Logik und Statistiken auch gelegentlich so „gebogen", dass sie ein günstiges Bild abgeben.

Andrew Taylor Still, der als Begründer der Osteopathie bezeichnet wird, wollte die „Wahrheit" finden. Er liebte die Weisheit, er erforschte das Leben, er war per definitionem ein Philosoph (Philosophie bedeutet: „Liebling der Weisheit"). Er wurde bis zu seinem Lebensende nicht müde aufzufordern, zu beweisen, was man sagt und tut – er war Forscher, Erfinder und Wissenschaftler. Eines seiner viel zitierten Prinzipien heißt Bewegung. Bewegung ist der deutlichste Ausdruck von Leben. Die Begriffe Leben und Bewegung versinnbildlichen ständige Veränderung. Diese ständige Veränderung ist die Anpassung des Lebens an die Umwelt und wird Evolution genannt.

Der Evolutionssprung zum Menschen erlaubt es diesem, seine Umwelt wahrzunehmen, sie zu analysieren und vielleicht sogar zu verstehen. Deshalb kann er sich Vergangenes und Zukünftiges vorstellen und Prognosen für die weitere Entwicklung andenken. Dies ist das Terrain der Forschung und der Wissenschaft. Das Ziel ist, zu erkennen, zu erklären und zu verstehen.

Seit jeher ist es das Bestreben der „Heilkunst", der Medizin, das Leben zu erkennen, zu erklären und zu verstehen, um Gefahren vorzubeugen oder zu beseitigen, damit das Leben erhalten bleibt – das nennen wir Gesundheit. Die moderne Medizin hat hohe wissenschaftliche Standards entwickelt, um diagnostische und therapeutische Maßnahmen zu sichern und zu kontrollieren. Dies führt unbestritten zur hohen Qualität medizinischer Techniken.

Der Mensch lässt sich jedoch im Labor nicht zerlegen wie ein Roboter. Psyche, Emotionen und das, was die Philosophen seit Menschengedenken als die „Seele" bezeichnen, können wir auch mit den höchst entwickelten wissenschaftlichen Geräten und Methoden nicht eindeutig erkennen, erklären und verstehen (beweisen). Das ist der Bereich, in dem wir nicht wissen – hier fangen wir an zu glauben. Entweder wir glauben an die Seele des Menschen, oder daran, dass es sie nicht gibt.

Auch die Heilkunst stößt immer wieder in diese Region vor. Die Beschäftigung mit Menschen, die um ihr Leben kämpfen, der Umgang mit Leben und Tod, führt den Therapeuten oft an die Grenze zwischen Wissen und Glauben. Deshalb wird die Heilkunst nie nur eine reine Wissenschaft sein können. Wenn wir das Leben, und besonders den Menschen, ganzheitlich betrachten wollen, müssen wir über die wissenschaftlichen Grenzen des Körperlichen hinausblicken und befinden uns im Bereich des Glaubens. Dies löst besondere Emotionen aus. Wenn der Glaube nämlich in Dogmen gepresst wird, befinden wir uns im Gebiet der Religionen.

Nun mögen die „Hardliner" der Wissenschaft darauf verweisen, dass heute die Psychologie große Fortschritte in der Wissenschaftlichkeit macht, und dass wir durch technische Errungenschaften in der Lage sind, das Gehirn des Menschen immer besser zu verstehen. Es bedarf jedoch der Beantwortung viel weiter reichender Fragen nach dem Woher und Wohin und nach dem Sinn des Lebens, die uns noch lange glauben lassen werden.

Patienten sind Menschen, deren Leben gestört ist, sei es durch körperliche oder seelische Traumen verursacht. Beides kann den harmonischen Ablauf der physiologischen Prozesse im menschlichen Körper beeinflussen und beeinträchtigen. Die Symbiose im Menschen und zwischen Mensch und Umwelt kann gestört werden. Wir sprechen dann von Krankheit. Es gilt, Störungen zu beheben, um Harmonie und Gleichgewicht wiederherzustellen. Manchmal wird dabei Hilfe benötigt und diese Hilfe kann an vielen Hebeln ansetzen. Durch die Verbesserung der körpereigenen Strategien,

Vorwort zur 2. Auflage

A. T. Still der Urvater der Osteopathie bezweckte mit seiner osteopathischen Denkweise eine ganzheitlichere Betrachtung des Patienten und eine andere therapeutische Vorgehensweise als die Medizin seiner Zeit. Die holistische Sichtweise und die vorrangig manuelle Herangehensweise sind auch heute noch die besonderen Merkmale der Osteopathie. Das Lehrbuch Osteopathie versucht, diese besonderen Merkmale widerzuspiegeln, indem es Grundlagen, Denkweise, Untersuchungs- und Behandlungstechniken sowie alltägliche Praxis in einem Werk vereint. Die 2. Auflage wurde noch einmal um ein besonderes Kapitel erweitert: die Beschreibung des „vegetativen Systems". Vor allem das Verständnis und die evolutionäre Entwicklungsgeschichte, die Steuerung und Regulierung der vegetativen Vorgänge sollen dem Leser ganzheitliche Betrachtungsweisen erleichtern. Auch die „systemische" Sicht der modernen Psychologie wird dadurch tangiert. Der 3. Teil des Buches, die „Angewandte Osteopathie", wurde durch neue Fallbeispiele von zusätzlichen Autoren weiter aufgewertet und unterstreicht die Individualität und die Vielfalt der Osteopathiepraxis. Der osteopathische Beruf verlangt ein gewisses Maß an Grundkenntnissen, um ihn gewissenhaft und gut auszuüben. Dies gilt in besonderem Maße, da die Verantwortung in einem medizinischen Beruf (Heilkunde) sehr groß ist und Folgen eines „Kunstfehlers" die Lebensqualität und sogar das Leben des Patienten betreffen können. Im Sinne von A. T. Still sind für den Osteopathen intensive Kenntnisse der Naturwissenschaften elementar. Er selbst verlangte, die Prozesse der Natur, des Lebens und der Evolution zu kennen und zu verstehen. Daher sind ein gründliches Studium des menschlichen Körpers in seiner Struktur und Funktion (Anatomie, Biomechanik und Physiologie) sowie der medizinischen Fächer Pathophysiologie und Pathologie unerlässlich für einen Osteopathen. Immer wichtiger für moderne Therapeuten wird zudem das Wissen über die Psychologie. Für den Osteopathen als ganzheitlichen Therapeuten ist es entscheidend, dass er den Einfluss der stetig steigenden Reize aus der Umwelt auf unsere Gesundheit erkennt, versteht und in seinen Untersuchungen und Behandlungen berücksichtigt. Ungenügende Ausbildung führt schnell zu Fehleinschätzungen, falschen Schlussfolgerungen und gefährlichen Therapien. Deshalb soll dieses Lehrbuch als Rahmen für die osteopathische Ausbildung dienen, es kann aber kein intensives Studium der Grundlagen der Physik, Chemie, Biologie sowie der medizinischen Fächer Anatomie, Physiologie und Pathologie und der Psychologie ersetzen. Auch gehört zur Osteopathie das jahrelange Training der Hände als wichtiges Instrument für die Untersuchung und Behandlung. Erst eine fundierte Osteopathieausbildung kann dies garantieren. Dann gewährt dieser tolle Beruf „Osteopath" Patientensicherheit und Therapieerfolge.

St. Vith und Königswinter, im August 2017

Werner Langer, Eric Hebgen

Bibliografische Information der Deutschen Nationalbibliothek
Die Deutsche Nationalbibliothek verzeichnet diese Publikation in der Deutschen Nationalbibliografie; detaillierte bibliografische Daten sind im Internet über http://dnb.d-nb.de abrufbar.

Ihre Meinung ist uns wichtig! Bitte schreiben Sie uns unter: www.thieme.de/service/feedback.html

© 2017 Karl F. Haug Verlag in Georg Thieme Verlag KG
Rüdigerstr. 14
70469 Stuttgart
Deutschland

www.haug-verlag.de

Printed in Germany
1. Aufl. 2013

Zeichnungen: Andrea Schnitzler, Innsbruck/Österreich; Carmen Rosskamp-Keutgen, Kelmis/Belgien; Helmut Holtermann, Dannenberg
Mit Übernahmen aus: Schünke M, Schulte E, Schumacher U. Prometheus. LernAtlas der Anatomie. Illustrationen von M. Voll und K. Wesker. Stuttgart: Thieme.
Fotos: Beitragsautoren
Umschlaggestaltung: Thieme Verlagsgruppe
Umschlagfotos: Beitragsautoren
Satz: Druckhaus Götz, Ludwigsburg
Druck: Grafisches Centrum Cuno, Calbe

DOI 10.1055/b-005-143 655

ISBN 978-3-13-240785-5   1 2 3 4 5 6

Auch erhältlich als E-Book:
eISBN (PDF) 978-3-13-240787-9
eISBN (epub) 978-3-13-240788-6

Wichtiger Hinweis: Wie jede Wissenschaft ist die Medizin ständigen Entwicklungen unterworfen. Forschung und klinische Erfahrung erweitern unsere Erkenntnisse, insbesondere was Behandlung und medikamentöse Therapie anbelangt. Soweit in diesem Werk eine Dosierung oder eine Applikation erwähnt wird, darf der Leser zwar darauf vertrauen, dass Autoren, Herausgeber und Verlag große Sorgfalt darauf verwandt haben, dass diese Angabe **dem Wissensstand bei Fertigstellung des Werkes** entspricht.
Für Angaben über Dosierungsanweisungen und Applikationsformen kann vom Verlag jedoch keine Gewähr übernommen werden. **Jeder Benutzer ist angehalten**, durch sorgfältige Prüfung der Beipackzettel der verwendeten Präparate und gegebenenfalls nach Konsultation eines Spezialisten festzustellen, ob die dort gegebene Empfehlung für Dosierungen oder die Beachtung von Kontraindikationen gegenüber der Angabe in diesem Buch abweicht. Eine solche Prüfung ist besonders wichtig bei selten verwendeten Präparaten oder solchen, die neu auf den Markt gebracht worden sind. **Jede Dosierung oder Applikation erfolgt auf eigene Gefahr des Benutzers.** Autoren und Verlag appellieren an jeden Benutzer, ihm etwa auffallende Ungenauigkeiten dem Verlag mitzuteilen.

Geschützte Warennamen (Warenzeichen ®) werden nicht immer besonders kenntlich gemacht. Aus dem Fehlen eines solchen Hinweises kann also nicht geschlossen werden, dass es sich um einen freien Warennamen handelt.

Das Werk, einschließlich aller seiner Teile, ist urheberrechtlich geschützt. Jede Verwendung außerhalb der engen Grenzen des Urheberrechtsgesetzes ist ohne Zustimmung des Verlages unzulässig und strafbar. Das gilt insbesondere für Vervielfältigungen, Übersetzungen, Mikroverfilmungen oder die Einspeicherung und Verarbeitung in elektronischen Systemen.

Die abgebildeten Personen haben in keiner Weise etwas mit der Krankheit zu tun.

Herausgegeben von
Werner Langer, Eric Hebgen

Lehrbuch Osteopathie

Unter Mitarbeit von
René Assink, Michael Bonacker, Arndt Bültmann,
Dieter Burkhardt-Elbing, Uwe Conrad,
Jürgen Gröbmüller, Gert Groot Landeweer,
Jürgen Güttler, Eric Hebgen, Wim Hermanns,
Simone Huss, Raimond Igel, Albrecht K. Kaiser,
Thomas Kuschel, Christian Lademann,
Werner Langer, Andreas Maassen, Renate Mahler,
Dorothea Metcalfe-Wiegand, Ernst Meyer,
Philippe Misslin, Kristin Peters, Gabi Prediger,
Philipp Richter, Michaela Rütz, Roger Seider (†),
Johanna Slipek-Ragnitz, Angelika Strunk,
Peter Verhaert

2., überarbeitete und erweiterte Auflage

513 Abbildungen

Karl F. Haug Verlag · Stuttgart

Herausgeber

Eric Hebgen D.O. M.R.O., geb. 1966
- 1987–1990 Studium der Humanmedizin (1. Staatsexamen) in Bonn
- 1990–1992 Krankengymnastikausbildung an der Eva-Hüser-Schule in Bad Rothenfelde
- 1995–2000 Osteopathieausbildung am Institut für angewandte Osteopathie (IFAO) in Düsseldorf
- 2000–2001 Diplomarbeit der Osteopathie mit Verleihung des Titels „D.O." im September 2001
- 2002 Heilpraktikerprüfung
- **Tätigkeiten:** 1992–1993 St. Josef Krankenhaus in Koblenz
- 1993–1997 Lehrkraft an der Physiotherapieschule des St. Josef Krankenhauses
- seit 1993 eigene Krankengymnastikpraxis in Dierdorf (Fortbildungen in Manueller Therapie nach DGMM [Diplom]; Brügger-Therapeut nach Murnauer Konzept)
- seit 2000–2016 Dozententätigkeit am Institut für angewandte Osteopathie (IFAO) in den Fächern Viszeralosteopathie und Angewandte Osteopathie
- seit 2002 Praxis für Osteopathie in Königswinter-Vinxel
- 2011 Gründung des VXIO – Vinxel Institute of Osteopathy

Werner Langer D.O., geb. 1953
- 1972–1977 Studium der Kinesitherapie und Rehabilitation an der Katholischen Universität Löwen
- Osteopathieausbildung am Sutherland College in Paris
- seit 1981 eigene Osteopathiepraxis
- einige Jahre Übersetzer an der Still Akademie
- Frankreich
- 1997–2016 Dozent und Leiter des Instituts für angewandte Osteopathie (IFAO)

Haug

Teil 3
Angewandte Osteopathie

10	Patient-Therapeuten-Beziehung	486
11	Osteopathische Betrachtungen und Fallbeispiele	514

10 Patient-Therapeuten-Beziehung

Werner Langer

Im ersten und zweiten Teil dieses Buches haben wir versucht zu beschreiben, was Osteopathie bedeutet, welche Denkweisen der Osteopath an den Tag legt und welches Grundwissen erforderlich ist, um Osteopathie anzuwenden. Im dritten Teil dieses Buches wollen wir v. a. die praktische Seite der Osteopathie beleuchten. Es geht darum, den Therapeuten in seiner Funktion zu beschreiben und die Situation „Patient-Therapeut" aus osteopathischer Sicht zu erklären. Gerade diese osteopathische Sicht der Situation „Patient-Therapeut" macht den Osteopathen aus. Aktuelle Statistiken zeigen, dass Patienten immer häufiger Therapeuten aufsuchen, die sich intensiv und v. a. individuell dem Patienten widmen. Auch der Aspekt der Mechanisierung in der klassischen Schulmedizin spielt hier eine nicht zu unterschätzende Rolle. Die menschliche Kommunikation, die körperliche Untersuchung durch den Therapeuten und der psychoemotionale Kontext des persönlichen Gespräches sind die Faktoren, die der Patient vorrangig sucht. Apparatemedizin wirkt bei vielen Patienten zuerst verunsichernd und angsteinflößend. Der Teil „Angewandte Osteopathie" beschreibt die Situation „Patient-Therapeut", den Wert einer guten und korrekten Kommunikation zwischen Patient und Therapeut sowie die Wichtigkeit, in dieser Situation Vertrauen zu schaffen. Ziel ist es ebenfalls, den Ablauf des Patientenbesuchs zu ordnen und zu strukturieren. Im letzten Abschnitt dieses dritten Teils (Kap. 11) haben verschiedene Autoren Beispiele aus der Praxis niedergeschrieben und sie nach den osteopathischen Gesichtspunkten beleuchtet.

10.1 Osteopathische Untersuchung

Werner Langer

10.1.1 Vorbemerkungen

Vor der Eröffnung einer osteopathischen Praxis sollte der Osteopath sich mit einigen wichtigen Themen beschäftigt haben. Der Beruf des Therapeuten erfordert charakterliche Eigenschaften, wie Ehrlichkeit und Offenheit; auch sollte ein Therapeut ausgeglichen, psychisch und emotional stabil sein. Dazu bedarf es auch der Beschäftigung mit ethischen und psychologischen Aspekten des Berufes. Ein Therapeut sollte sich ab und zu mit der Frage auseinandersetzen: *Was ist meine Aufgabe als Therapeut?*

Diese Frage muss jeder Osteopath für sich selbst beantworten. Er wird feststellen, dass die Antwort wenig konkret ausfällt und manchmal sogar viele neue Fragen aufwirft:

- Ist es meine Aufgabe, den Patienten schmerzfrei zu machen?
- Ist es meine Aufgabe, das Umfeld des Patienten zu gestalten?
- Ist es meine Aufgabe, den Patienten „gesund zu machen", „zu heilen"?
- Ist es meine Aufgabe, über den Patienten zu bestimmen?

Ein Ansatz für die Antwort auf diese Fragen liegt in der Bedeutung des Wortes „Therapie". „Therapie" heißt „begleiten". Der Therapeut sollte also Begleiter sein. Die osteopathische Philosophie öffnet uns den Geist und sagt uns, dass kein Therapeut der Welt in der Lage ist, wirklich zu heilen, sondern dass es stets der Patient, das Individuum, der Organismus ist, der letzten Endes selbst den Heilungsprozess übernimmt. Der Therapeut kann nur Türen öffnen, Funktionen auslösen, normalisieren (deblockieren), Richtungen weisen, Wege frei räumen, d. h. Hilfestellung geben für den Patienten auf dem Weg zur Gesundheit. So hat es uns A.T. Still bereits gelehrt, und so lehrt es uns heute die moderne Wissenschaft, besonders die Bereiche der Evolutionswissenschaften und der Epigenetik.

Eine zweite wichtige Frage, die ein Therapeut sich stellen sollte, bevor er Patienten untersucht und behandelt, ist: *Was erwartet ein Patient von mir als Therapeut?*
- Erwartet der Patient, dass ich ihn „heile"?
- Erwartet er, dass ich seine Schmerzen behebe?
- Erwartet er von mir, dass ich sein Umfeld behandle?
- Erwartet er von mir, dass ich ihm zuhöre und ihn berate?

Auch hier wird ein Osteopath keine definitiven Antworten erhalten. Nicht jeder Patient kommt mit den gleichen Erwartungen zum Therapeuten. Manch einer möchte Erleichterung in seinen Beschwerden (Symptomen). Manche Patienten haben aber komplexere Probleme, die nur bei ganzheitlicher Betrachtung klar werden. So gibt es zum Beispiel auch Patienten, die nicht unbedingt „gesund" bzw. von ihren Beschwerden befreit werden möchten, da dies ihre Gesamtsituation aus dem Gleichgewicht bringt und neue Probleme schafft. Deshalb ist es wichtig, dass der Therapeut im Verlaufe der Untersuchung erfährt, welches die wirklichen Bedürfnisse des Patienten sind, anderenfalls kann es sein, dass seine Interventionen komplett entgegengesetzt zu den wirklichen Bedürfnissen des Patienten stehen.

Ein wichtiger Aspekt außerhalb dieser psychologischen Vorbereitungen auf den Patienten stellt auch die praktische Präsentation der Behandlungsräume dar. Ein Therapeut sollte sich Gedanken machen, wie die Praxisräume aussehen sollten, um den Patienten und sich selbst ein angenehmes und professionelles Umfeld zu bieten.

Schaut man in manche Arzt-, Zahnarzt-, Physiotherapie-, Ergotherapie- und Osteopathiepraxen hinein, dann fühlt man sich manchmal wie auf einer verkehrsreichen Kreuzung. Eine Praxis mitten im Kreuzpunkt anderer Therapeuten und Untersuchungseinrichtungen, ohne Intimsphäre, mit dauernden Störelementen (Telefon, Kollegen etc.). Dies ist sicherlich nicht der Ort, an dem ein Patient dem Therapeuten seine Leiden und seine privaten und intimsten Dinge vermitteln möchte. Der Therapeut muss sich auch in die Lage des Patienten versetzen können: ein Patient, der nicht täglich in Arztpraxen zu Hause ist, ein Patient, der zum ersten Mal neue Räume betritt, neue Menschen kennenlernt, neue Untersuchungsmethoden und Apparate sieht. Dieser Patient kommt verunsichert zum Therapeuten. Unsicherheit bedeutet auch Ängstlichkeit. Verschaffen wir ihm also zuerst eine vertrauenerweckende Umgebung durch ein schön gestaltetes, Sicherheit und Ruhe vermittelndes Umfeld in unserer Praxis. Dazu gehören:
- Praxisraum mit ausreichend großer Fläche
- große Räume, die unterteilt werden können, sowie ein Umkleideraum
- gut zugängliche Toiletten
- ausreichend Platz für eine angenehme Gesprächsführung
- Schränke, in denen Material verstaut werden kann
- Behandlungsliege, die es dem Patienten ermöglicht, auch mit körperlichen Beschwerden einfach und gut gelagert zu werden, und dem Therapeuten ungehinderten Raum für die Untersuchung und Behandlung bietet
- fachgerechte Hygiene und Sauberkeit

Zur Befunderhebung gehört das Sammeln vielseitiger Informationen, die es dem Therapeuten erlauben, sich ein möglichst klares Bild seines Patienten zu erstellen. Dazu gehören
- Informationen, die er über ein Patientengespräch erhält,
- Informationen, die er über seine Sinnesorgane erhalten kann (besonders wichtig ist hier der visuelle Befund zu nennen) und
- Informationen, die er über besondere Untersuchungen erfährt.

Hierbei zielt die osteopathische Untersuchung besonders auf die Analyse der Bewegung im weitesten Sinne des Wortes. Dabei genügt nicht nur die visuelle Analyse der Bewegungen, sondern hier kommt die ganze Bedeutung der manuellen Untersuchung zutage. Nur die Hand wird uns helfen, nicht sichtbare Bewegungen beim Patienten zu erforschen. Deshalb ist es selbstverständlich, dass der Osteopath seinen Tastsinn ständig trainieren muss.

Trotz allen Trainings im Bereich der manuellen, visuellen und kommunikativen Befunderhebung ist es unerlässlich, dass jeder Therapeut auch auf moderne Diagnosehilfen aus der klassischen Medizin zurückgreifen muss, falls dies erforderlich ist.

Es wäre unverantwortlich, auf MRT, CT, Ultraschalldiagnostik und Laboranalysen zu verzichten.

10.1.2 Anamnese

Das Gespräch mit dem Patienten steht am Beginn der Befunderhebung. Es sollte in einem angenehmen Umfeld stattfinden. Primär geht es hierbei darum, dass der Therapeut Informationen sammelt, also v. a. „Zuhörer" ist. Nicht er sollte dem Patienten vorgeben, was und wie er seine Beschwerden erklärt, sondern er sollte dem Patienten möglichst großen Freiraum schenken. Andererseits ist es aber auch wichtig, dass der Therapeut das Gespräch leitet, da sonst manche Patienten in umschweifende Erzählungen alltäglicher Belanglosigkeiten verfallen und die für den Therapeuten wichtigen Informationen bewusst oder unbewusst vergessen werden. Auch verhindert eine strukturierte Gesprächsführung, dass wichtige Inhalte vergessen werden. Der Osteopath sollte Kenntnisse über die Grundlagen einer guten Kommunikation haben und wissen, dass der Patient nicht alles über sich berichten kann und manchmal auch nicht möchte. Letzten Endes interpretiert der Therapeut die Informationen des Patienten subjektiv nach seinen Vorstellungen, sodass der Patient immer ein unvollständiges Bild für den Therapeuten bleibt.

Inhalte des Gespräches

Der Konsultationsgrund

Nach der Begrüßung des Patienten sollte der Therapeut ohne große Umschweife nach dem Konsultationsgrund fragen: „Was führt Sie zu mir?" Der Patient sollte seine Beschwerden möglichst präzise schildern. Durch gezielte Fragestellung soll er Art, Ort und Entstehung der Beschwerden schildern:
- Wann?
- Seit wann?
- Wo sind die Beschwerden?
- Wie sind die Beschwerden (lokal, ausstrahlend etc.)?

Die Krankengeschichte

In der Anamnese fragt der Therapeut gezielt nach **Unfällen**, die der Patient erlitten hat. Auch weit zurückliegende Ereignisse können von Bedeutung sein, deshalb sollte eine chronologische Auflistung aller traumatischen Ereignisse stattfinden. Hierbei ist auch nachzufragen, welche Folgen bzw. Verletzungen entstanden sind, wie sie behandelt wurden und ob Nachwirkungen geblieben sind. Der nächste Punkt ist die Frage nach **Operationen**. Auch hier gelten die gleichen Prinzipien der Zusatzinformationen wie oben erwähnt. Dann fragt der Therapeut nach **Erkrankungen**. Die Auflistung aller großen Erkrankungen ist wichtig. Da der Patient meistens nicht weiß, welche Wichtigkeit und Bedeutung der Therapeut Erkrankungen beimisst, sollte der Osteopath alle Organsysteme einmal einzeln abfragen und bei Besonderheiten alle wichtigen Zusatzfragen stellen. Die Zusatzfragen betreffen klinische Zeichen, die auf bestimmte Erkrankungen hindeuten können, und Risikofaktoren, die im Umweltbereich, in der allgemeinen Körperhygiene, in den beruflichen und privaten Aktivitäten oder auch in der Familienanamnese zu suchen sind.

> **Praxistipp**
>
> Der Therapeut sollte möglichst gründlich vorgehen und im Hinterkopf auch das Ziel einer intensiven **Ausschlussdiagnostik** verfolgen. Dabei muss aber stets darauf geachtet werden, dass möglichst keine Nozebos vermittelt werden. Was ist ein Nozebo? Nozebo bedeutet das Gegenteil eines Plazebos. Ein Plazebo bringt einen „Heilungseffekt" ohne erklärbare Wirkungsmechanismen, z. B. Schmerzfreiheit bei Gabe einer wirkungslosen Tablette. Das Nozebo ist die negative Wirkung, die wir durch unbedachte Äußerungen und Fragen auslösen können. Zum Beispiel können manche Fragen im Bereich der Familienanamnese Ängste beim Patienten schüren, dass er ebenfalls an familiären Erkrankungen leidet. Ängste sind nicht geeignet, einen Gesundungsprozess zu unterstützen. Dazu bedarf es im Gegenteil positiver Einflüsse. Auch können Nozebos das Vertrauensverhältnis zwischen Therapeut und Patient beeinflussen. Wenn Misstrauen entsteht, bedeutet das, dass der Patient dem Therapeuten nicht traut; dies ist sicherlich nicht geeignet, um eine erfolgreiche Therapie zu beginnen.

Die Frage nach durchgeführten **Voruntersuchungen** ist von Bedeutung, denn diese Ergebnisse vervollständigen das Bild des Therapeuten von seinem Patienten. Sie vermeiden für den Patienten doppelten Untersuchungsstress sowie doppelten Zeit- und Geldaufwand.

Die Frage nach **Behandlungen**, die bereits gemacht wurden oder noch gemacht werden, ist dem Therapeuten wichtig. Zu den Behandlungen gehören auch Medikamente, die der Patient einnimmt. Der Therapeut sollte deren Wirkung und auch eventuelle Nebenwirkungen kennen. Andere Behandlungen und ihre Auswirkungen müssen ebenso mitgeteilt werden, um in das Behandlungskonzept des Osteopathen einbezogen zu werden.

10.1.3 Sichtbefund

Ein strukturiertes Vorgehen sollte den Therapeuten beim Sichtbefund des Patienten leiten.

Ein erster Aspekt ist der **Allgemeinzustand**, den der Patient dem Therapeuten vermittelt. Hier beginnt der Sichtbefund schon beim ersten Kontakt mit dem Patienten. Besonders das Gesicht des Patienten kann durch die Mimik vieles vermitteln, aber auch die Hautfarbe, Gewicht und Fortbewegung können einen gesunden oder ungesunden Eindruck vermitteln.

> **Praxistipp**
> Auch hier sollte der Therapeut möglichst neutral registrieren, ohne Vorurteile und vorschnelle Rückschlüsse. Die Typologie des Menschen lehrt uns gewisse Verhaltensmuster und auch Anfälligkeiten und Schwachpunkte bestimmter Menschentypen (Astheniker, Choleriker usw.). Man sollte sehr vorsichtig sein mit diesen Beurteilungen, da sie nicht immer sehr verlässlich sind und nur Tendenzen angeben.

Bei der genaueren Betrachtung der **Haut** sollte der Patient sich möglichst entblößen (bis auf die Unterwäsche). Der Therapeut sucht nach Anomalien der Haut. Dazu zählen in erster Linie traumatische Zeichen (Narben, Deformationen usw.), aber auch andere Hautveränderungen, wie Muttermale, anormale Behaarung, anormale Pigmentierungen etc. Auch sollten Veränderungen wie zirkulatorische Zeichen oder Alterungszeichen beobachtet werden. Bei der Beobachtung der Haut gilt es auch, den Aspekt der Hautfarbe, genetische Typen und krankheitsbedingte Veränderungen zu interpretieren. Ebenfalls sollten reflektorische Zeichen, d. h. Bindegewebszonen, analysiert werden. Diese können wichtige Hinweise auf Organerkrankungen geben.

Die **Haltung** steht für viele Therapeuten bei der Beobachtung des Patienten an erster Stelle. Oft wird der Haltungsaspekt bei der Analyse des Patienten überbewertet. Der Aspekt Symmetrie wird tendenziell immer in den Vordergrund gerückt. Dabei sollten wir wissen, dass der Mensch nicht symmetrisch gebaut ist. Unpaare Organe wie Leber, Magen, Darm und Herz liegen nicht in der Mittelachse des Körpers, und jeder Mensch hat eine bevorzugte Hand oder auch ein bevorzugtes Bein, welches er mehr trainiert und benutzt. Auch ist den wenigsten Menschen bekannt, dass sogar die Wirbelsäule meistens eine physiologische Asymmetrie aufweist, und zwar besitzen viele Menschen eine physiologische rechtskonvexe, eine sogenannte Herzskoliose.

Die Symmetrie sollte trotzdem eine Rolle spielen, denn im Groben gesehen ist der Körperaufbau als symmetrisch zu betrachten. Deutliche Abweichungen dieser Symmetrie können Hinweise auf Störungen im Bereich der Haltung und des Bewegungsapparates geben. Interessant ist es aber auch, die Haltung unter dem Aspekt der Harmonie zu bewerten. Die Harmonie der Körperlinien und der Wirbelsäulenkrümmungen kann gestört sein. Disharmonische Körperlinien oder Wirbelsäulenkrümmungen deuten häufig auf Störungen in den Geweben hin.

10.1.4 Bewegungsbefund

Die Bewegungsanalyse wird die osteopathische Besonderheit in der Befunderhebung darstellen. Die Beurteilung der aktiven Bewegungen des Patienten wird eher global durchgeführt, um grobe Einschränkungen deutlich zu machen. Der wichtigste Teil der Bewegungsanalyse betrifft meist nicht sichtbare Bewegungen. Im Gelenkbereich ist dies das Gelenkspiel. Damit sind kleine Gleit- und Rotationsbewegungen gemeint, die meist nicht aktiv durchführbar sind. Im Bereich der Rumpfgewebe (Muskeln, Haut und Faszien) liegt der Wert der Untersuchung auf der Qualität der Beweglichkeit dieser Gewebe. Auch die inhärenten

Gewebsbewegungen, die „Gewebsatmung", sind für den Osteopathen von großer Bedeutung.

Es ist aber nicht nur der Bewegungsapparat, der sich in ständiger Bewegung und Beweglichkeit befindet, sondern auch die Organe und ihre Aufhängungen müssen auf ihre Bewegung und ihre Beweglichkeit getestet werden. Dem Laien erscheint es schwierig, Bewegung und Beweglichkeit innerer Organe manuell zu untersuchen. Hier braucht der Osteopath gründliche anatomische Kenntnisse der Organe, ihrer Aufhängungsstrukturen und ihrer Topografie, um diese Untersuchungen vorzunehmen. Und nur durch regelmäßige Übung und regelmäßiges Training der palpatorischen Fähigkeiten gelingt es, eine korrekte Bewertung vorzunehmen.

Der weitaus feinste Bereich der Untersuchung der Bewegung betrifft das kraniosakrale System. Hierbei handelt es sich um die Beurteilung des „nobelsten Gewebes" des menschlichen Körpers. Es geht um das zentrale Nervensystem, um seine Schutzhüllen, die Meningen, den Schädel, die Wirbelsäule und das Becken. Die intrinsischen Bewegungen des Nervensystems sind heute noch ein großes Thema unter Wissenschaftlern. Dass es Bewegungen gibt, ist unumstritten. Die Diskussion über ihre Auswirkung, ihre Rhythmen und Richtungen wird aber so lange sehr engagiert geführt werden müssen, bis wissenschaftliche Beweise erbracht sind. Darin liegt auch die Schwierigkeit der osteopathischen Anamnese. Die Osteopathie hat ein Modell erstellt anhand von anatomischen und physiologischen Indizien. Dieses Modell steht aber zur Diskussion und verlangt weitere wissenschaftliche Forschung.

Die Vorgehensweise bei der osteopathischen Untersuchung sollte wiederum strukturiert und gezielt sein. Zuerst beurteilt der Osteopath die globalen aktiven Bewegungen und Bewegungsmuster, um Störungen festzustellen (Ganganalyse, Bewegung der Wirbelsäule, des Beckens und des Schultergürtels usw.).

Die genaue Untersuchung des Konsultationsgrundes sollte im Untersuchungsablauf an den Anfang gestellt werden. Es ist für den Patienten wichtig zu erfahren, dass der Therapeut sich seiner Beschwerden annimmt, und für den Therapeuten ist es unabdingbar, auch ein genaues Bild der Symptomatik aus osteopathischer Sicht zu erstellen.

Danach untersucht der Osteopath den Patienten in den drei erwähnten Ebenen: Bewegungsapparat, Organe, kraniosakrales System. Dabei werden globale Untersuchungen den Weg weisen, z. B. kann ein Listening-Test im Stehen und Sitzen Bewegungseinschränkungen oder auch fasziale Spannungen deutlich machen und bevorzugte Achsen anzeigen. Regionale fasziale Tests können Ursprungspunkte verdeutlichen, die Untersuchung der Zink-Pattern machen einen Kompensationsverlust in bestimmten Regionen deutlich. Durch die Funktion der Muskelketten können wir auf- und absteigende Ketten und ihre Ursachen vermuten.

Zum Abschluss erfolgt dann die regionale detaillierte Untersuchung in den drei Bereichen parietal, viszeral und kranial. Ziel der parietalen Untersuchung ist es, Gelenkblockierungen, Muskelspannungen, Triggerpunkte und fasziale Spannungen möglichst genau zu definieren. Im viszeralen Bereich unterscheidet der Osteopath zwischen Mobilitätsverlust von Organen durch Probleme der Aufhängung oder Druckveränderungen. Er sucht nach zirkulatorischen und reflektorischen Zeichen in den Geweben, die auf Organstörungen hinweisen. Im kranialen Bereich kann unterschieden werden zwischen membranösen und faszialen Problemen und zirkulatorischen Störungen. Es können ebenso knöcherne Probleme in den Suturen der Schädelknochen oder der SSB analysiert werden.

10.1.5 Befundanalyse und Behandlungsplanung

Befundanalyse

Nach der Untersuchung ist es wichtig, dass der Therapeut sich ein ganzheitliches Bild des Patienten erstellt. Die Analyse hat zwei Schwerpunkte.

Zuerst muss der Osteopath nach gründlicher Untersuchung **klinische Zeichen und Risikofaktoren** deuten und entscheiden, ob er den Patienten behandeln darf und kann. Wenn Zweifel und Unklarheiten bei der Diagnose auftreten, muss er zusätzliche Untersuchungen veranlassen oder den Patienten einem Arzt oder Facharzt weiterleiten.

Bei der osteopathischen Analyse geht es darum, die Befunde, die Bewegungseinschränkungen und die Symptomatik des Patienten in Verbindung zu bringen, um die eigentlichen **Ursachen für Dysfunktionen und Läsionen** zu erkennen. Oft sind mehrere Auslöser für die Beschwerden des Patienten verantwortlich. Es gilt, die Rangfolge und das Zusammenspiel der Dysfunktionen zu erkennen, um eine sinnvolle Behandlung zu planen.

Dabei finden alle Bereiche des Untersuchungsbefundes ihre Berücksichtigung. Hier zeigen sich die Wichtigkeit der erlernten Grundkenntnisse und das Verständnis der osteopathischen Philosophie. Auch spielt die Erfahrung für den therapeutischen Erfolg eine Rolle. Osteopathie ist nicht zuletzt auch eine medizinische Kunst.

Stellen wir uns vor, wir sollten ein Auto reparieren. Der Konsultationsgrund ist: das Auto startet nicht. Beim Sichtbefund sehen wir eine verrostete Karosserie, glatte Reifen, einen verbogenen Schalthebel und zerrissene Sitze. Bei der genaueren Untersuchung haben wir defekte Schalter, gelockerte Schrauben, geknickte Leitungen und verrostete Teile gefunden. Wenn wir alle diese Teile reparieren, wird das Auto noch immer nicht starten. Um die Maschine funktionstüchtig zu machen, müssen wir ihre Funktionsweise kennen und die Bedeutung der verschiedenen Teile verstehen. Ist dies nicht der Fall, dann riskieren wir, dass trotz des Austausches verschiedener Teile die Maschine nicht anspringt.

Die Behandlung

Nach der Untersuchung und Analyse des Patienten erfolgt natürlich die Behandlung des Patienten. Als Erstes erstellt der Therapeut ein **Behandlungskonzept**, welches sich aus der Analyse des Patienten ergibt. Es gilt, die als primäre Ursachen ausgemachten Dysfunktionen zu beheben. Danach wird der Organismus des Patienten autoregulative Kräfte freisetzen. Dieser Prozess braucht Zeit und manchmal auch kleine Unterstützung seitens des Patienten und/oder des Therapeuten. Die Behandlung ist die logische Konsequenz aus der Befunderhebung. Wenn das Konzept erstellt ist gilt es, die Techniken für die Behandlung auszusuchen und an die Gewebe des Patienten anzupassen.

Die Behandlung ist ein Eingriff in die ganzheitliche Funktion des Patienten. Der Therapeut löst Interaktionen zwischen parietalen, viszeralen und nervalen Strukturen aus, die das objektive und subjektive Wohlbefinden des Patienten verändern können. Es werden physiologische und emotionale Prozesse beeinflusst. Für die Zeit der Reaktion auf die Behandlung sollte der Therapeut den Patienten beobachten, ihn ggf. nachuntersuchen und behandeln. Die Reaktionen, die durch eine Behandlung auftreten, können sowohl angenehm als auch unangenehm sein. Deshalb sollte der Patient gut informiert werden über das, was der Osteopath mit der Behandlung bezweckt und welche Wirkungen zu erwartet sind.

10.1.6 Zusammenfassung zur osteopathischen Untersuchung

Wie untersuche und behandle ich einen Patienten?

Fragen zum Thema „Konsultation"
- Was erwartet der Patient vom Therapeuten?
- Welches ist die Aufgabe des Therapeuten?
- usw.

Fragen zum Thema „Patient"
- Was heißt Patient?
- Was ist Krankheit?
- usw.

Inhalt einer Konsultation
- Zusammenfassung der Untersuchungs-, Bewertungs- und Behandlungsweise

Befunderhebung

Das Gespräch
- Konsultationsgrund: Was? Wann (seit wann)? Wie? Weshalb? usw.
- Krankengeschichte: chronologische Ausführungen zu:
  – Krankheiten – Operationen – Unfällen
  – Untersuchungen, Befunden und Behandlungen
  – Informationen über Lebensgewohnheiten, Familienanamnese usw.

Der Sichtbefund
- Allgemeinzustand
- Haut: Auffälligkeiten, Farbe, Zonen
- Haltung: Muskulatur, Symmetrie, Harmonie …
- Vorgehensweise: global, regional

Die osteopathische Untersuchung

- tasten: Anatomie, Anomalien, Spannungen, Temperatur usw.
- testen: Bewegung aktiv, passiv (Mobilität, Motrizität, Motilität usw.)
- Vorgehensweise:
  - Symptom analysieren
  - Ursachen suchen
  - globale Untersuchung, parietal, kranial, viszeral
  - Detail-Untersuchung (Dysfunktion benennen)

Das Testing wird begleitet von ausschlussdiagnostischen Tests.

Analyse der Befundung

Differenzialdiagnostische Analyse
- Deutung von klinischen Zeichen
- Risikofaktoren erkennen

Osteopathische Analyse
- Beschreibung von Dysfunktionsachsen
- Ordnen nach Bedeutung: primäre und sekundäre Dysfunktionen definieren
- Ordnen nach Chronologie

Behandlung

Erstellen eines Behandlungskonzeptes
- Was ist primär in der Behandlung?
- Was ist sekundär für die Behandlung?
- Was kann der Patient autoregulieren?
- Was muss ich dem Patienten erklären und wie?

Erstellen eines Behandlungsplanes
- Welche „Techniken" kann ich anwenden?
- Was behandle ich in der ersten Sitzung?
- Wie viele Behandlungen sind vorgesehen?

10.1.7 Fallbeispiel

Patient: männlich, 49 Jahre, Beruf: Lehrer

Konsultationsgrund
- Schulterschmerzen rechts, bei Bewegung und nachts, schleichender Beginn vor ca. 2 Monaten
- Punktschmerz beim Anheben des Arms

Krankengeschichte
- vor 6 Monaten Skiunfall, anschließend Lumbago (Behandlung: Spritzen und Medikation)
- mit 25 Jahren Hepatitis (keine weiteren Angaben)
- aktuell: Blähungen, Gastritis und Stress
- keine Untersuchung, Labor, Röntgen
- Medikation: Blutdrucksenker

Untersuchungen

Sichtbefund:
- leicht übergewichtig
- Haut: Zonen Magen, Darm und Leber
- rechte Schulter Hochstand
- Lendenlordose aufgerichtet
- Seitneige links eingeschränkt

Osteopathischer Befund:
Analyse Symptom
- rechte Schulter, schmerzhafte Bewegung aktiv
- leichte Bewegungseinschränkung
- Schulterblatt muskulär fixiert

Analyse Wirbelsäule, viszeral, kranial
- L 3, FRS rechts
- Th 6 bis Th 9 in Extension (starke Muskelverspannung)
- Zäkum, Kolon palpabel
- Talus posterior rechts

Ausschlussdiagnostische Tests
- Röntgen Schulter, ohne Befund
- Blutanalyse, erhöhte Cholesterinwerte
- Blutdruck 140/90 mmHg
- Bandscheibentest, zervikal und lumbal, ohne Befund

Analyse

Differenzialdiagnose: klinische Zeichen und Risikofaktoren
- traumatische Abklärung: Knochen- und Gewebsverletzungen Schulter und Wirbelsäule
- Leberproblematik abklären
- Herzproblematik abklären
- tumoröse und infektiöse Prozesse ausschließen

Osteopathische Analyse
- primäre Dysfunktion L3/parietale Kette zur Schulter
- Dysfunktion Leber, Kolon/viszerale und fasziale Kette zur Schulter (evtl. Einfluss Stress auf kranial und viszeral)
- Talusdysfunktion/parietale Kette

Behandlung

Konzept
- Behandlung der primären Dysfunktion in der Wirbelsäule, Auswahl der Technik
- fasziale Normalisation Rückenfaszien, Schulterfaszien
- viszerale Mobilisation mit dem Ziel der Reizdämpfung des N. phrenicus und Normalisation der Faszien des Abdomens, Thorax und der Schulter
- Normalisation Talus, um Einfluss auf Becken und Wirbelsäule zu beheben

Behandlungsplan
- erste Behandlung:
  - Wirbelsäule, Kolon, Talus normalisieren
  - fasziale Behandlung Schulter, Thorax, Abdomen
  - Beratung Stress, Ernährung
  - Anfrage Abklärung Herzproblematik und evtl. Hepatitis
- zweite Behandlung:
  - Kontrolle und evtl. Nachbehandlung Wirbelsäule und viszeral
  - fasziale Behandlung Schulter, Klavikula, Schulter, Bewegungsnormalisation Schulter

10.2 Leitsymptome/Differenzialdiagnose

Dr. Ernst Meyer

Unser anvisiertes Ziel in diesem Beitrag ist, durch Beispiele eine Logik in der Ursachenforschung aufzuzeigen und anhand von wichtigen Allgemein- und Leitsymptomen den „Weg" der Erforschung von funktionellen, dann entzündlich-infektiösen und toxischen bis hin zu degenerativen Ursachen zu beschreiben. Dies soll stichwortartig geschehen und ist als „Training" gedacht.

Diese Vorgehensweise deckt besser ein mögliches „Eisberg-Syndrom" auf. Relativ banale Symptome können ganz diskret auf schwerwiegende sich anbahnende Krankheiten hinweisen, sie können aber auch irreführend und fälschlicherweise beruhigend sein!

Warum sprechen wir von einem „Eisberg"? – Häufig sieht man nur einen kleinen Teil der pathologischen Prozesse im Körper. Wie beim Eisberg ist nur die Spitze, d.h. etwa 10–15% sichtbar! Außerdem läuft es einem „eiskalt" den Rücken herunter, wenn man bedenkt, wie schnell man aufgrund der „Banalität" von manchen Symptomen an einer drohenden Katastrophe vorbeischauen und vorbeiargumentieren kann.

Wir können nicht alle Symptome abdecken! Das würde zu weit führen. Für den ganzheitlich orientierten Therapeuten ist es von Interesse, Krankheitsursachen anhand von Allgemein- und Leitsymptomen nach dem in den Beispielen (Kap. 11) gezeigten Schema zu bewerten.

Die Morbidität (oder Krankheitshäufigkeit) ist in der Regel eine direkte Folge krank machender Faktoren, den sogenannten Risikofaktoren. Zufälle gibt es nicht, weder im Leben noch in der Medizin! Kompromisse in der Lebensführung werden irgendwann bezahlt werden müssen, mit entsprechenden gesundheitlichen Sorgen.

Hinter dem Konsultationsgrund in der osteopathischen Praxis stecken als „primäre medizinische Läsion" häufig diskrete, kaum bemerkte, aber schon länger bestehende Funktionsstörung(en), und/oder eine frische bzw. schon ältere Verletzung und viel seltener eine genetische bzw. familiäre Disposition! Eine regelmäßige Überforderung des Menschen, in Kombination mit einem chronischen Mangel an Vitalstoffen, sind schlechte Bedingungen für ein reibungsloses Funktionieren eines oder mehrerer Organe, eines oder mehrerer Systeme oder des ganzen Organismus. Das führt mehr oder weniger schnell zu funktionellen Beschwerden und Symptomen verschiedenster Art. Diese kommen in unserer industrialisierten und schnelllebigen Welt äußerst häufig vor und werden ebenso häufig missachtet!

Patienten mit posttraumatischen Folgen oder mit persistierenden und unzureichend behandelten Dysfunktionen, z.B. in Form einer persistierenden Bewegungseinschränkung, kommen besonders häufig in die Osteopathiepraxis. Meistens handelt es sich um klassische Unfälle, aber es konsultieren auch Patienten den Osteopathen mit postoperativen Problemen, mit oder ohne sichtbare Narbenbildungen, und – last but not least – mit psychischen Traumata.

Hier liegt oftmals eine „Krankheitskarriere" vor, die sich über Entzündungen (die eigentlich ein körpereigener Heilungsversuch sind), dann Infektanfälligkeit als Dekompensationszeichen und Allergien (als Hinweis auf eine zunehmende Toxineinlagerung) bis hin zu einer progredienten allgemeinen Degeneration entwickelt.

Es sind sogenannte Risikofaktoren, die auf unterschiedliche Art und Weise bei jedem Einzelnen für diese Entwicklung von „gesund" nach „krank" und für den mehr oder weniger schnellen Verlust von Kompensationsmöglichkeiten verantwortlich sind. Beispiele klassischer und ganzheitlicher Risikofaktoren sind:
- Erbfaktoren, Geschlecht und Alter
- negativer Stress
- Hypertonie und Rauchen (eines der schlimmsten Probleme überhaupt)
- Bewegungsmangel und mangelnde Wasserzufuhr
- Hyperlipidämie und Übergewicht
- ganz besonders die Gewebeübersäuerung und ein rezidivierender oxidativer Stress

Das Vorhandensein, die Intensität und besonders auch die Kombination dieser Risikofaktoren führen zu einer mehr oder weniger schnellen, aber progressiven Schwächung des Organismus. Je schwächer der Körper wird, desto schneller schreiten Alterungsprozesse voran und desto größer wird auch die Krankheitsanfälligkeit.

Jedem ganzheitlich denkenden und arbeitenden Therapeuten sei empfohlen, sich mit dem komplexen Thema der Gewebeübersäuerung und der Wirkung der freien Radikalen als „Krankmacher" ausführlich zu befassen und deren krank machende Wirkung weder aus den Augen zu verlieren noch sie zu unterschätzen!

Allgemeinsymptome kommen in der Praxis häufig vor. Sie sind nicht krankheitsspezifisch, haben dennoch eine herausragende Bedeutung und dürfen unter keinen Umständen vernachlässigt werden. Allgemeinsymptome geben Leitsymptomen erst ihre prognostische Bedeutung und Relevanz.

Sie helfen bedeutend mit, über die Behandlungsfähigkeit, besonders in der ganzheitlichen, nicht ärztlichen (z. B. osteopathischen) Praxis zu entscheiden!

Hier nun einige Beispiele von Allgemein- und Leitsymptomen mit einer Ursachenforschung, die innovativ gestaltet ist – anders als üblicherweise –, und zwar von banal bis schwerwiegend, von funktionell bis degenerativ. Das alles ist abgerundet mit ganzheitlichen Kommentaren, die speziell auch Osteopathen hin und wieder nützliche und praktische Anregungen geben werden.

10.2.1 Adynamie

Definition

Allgemeine Muskelschwäche, Kräftemangel, Erschöpfungszustand

Ursachen

Funktionell
- chronischer und hochgradiger Bewegungsmangel
- chronische Gewebsübersäuerung
- Hypo- und Hyperkaliämie
- Hypo- und Hyperkalzämie
- funktionelle Hypothyreose
- Muskeldystrophie

Entzündlich
- Rheuma und andere Autoimmun- bzw. Systemerkrankungen
- Polyneuritis
- Hashimoto

Infektiös
- verschiedene Virusinfektionen

Toxisch/Allergisch
- Thyreotoxikose
- Hyperkortisolämie bei chronischer Steroidtherapie oder Nebennierentumor

Degenerativ
- degenerative Endokrinopathien
- Neoplasien

Kommentar

Adynamie ist ein äußerst wichtiges, immer sehr ernst zu nehmendes Symptom, da dies häufig auch ein Begleitsymptom bei Tumorerkrankungen ist. Die alles entscheidende Frage muss gestellt werden: „Wie war der Zustand vorher?" Manche Menschen werden „adynamisch" geboren und sterben irgendwann ebenso „adynamisch"!

Adynamie ist logischerweise ein häufiges Begleitsymptom der Fibromyalgie, die streng genommen keine eigenständige Krankheit, sondern eher die Beschreibung eines Syndroms ist. Die Hauptursache der Fibromyalgie ist Gewebsübersäuerung! Die logische Folge dieser Übersäuerung ist eine schlechte Mikrozirkulation mit einerseits entsprechend schlechter Versorgung, auch und insbesondere von Muskelgewebe mit Vitalstoffen. Andererseits besteht aber auch eine schlechte Entsorgung der ständig anfallenden Stoffwechselschlacken. Diese fatale Kombination führt über kurz oder lang zu erheblichen lokalen und globalen Ermüdungserscheinungen.

Notwendige Untersuchungen: Erfassen von neurologischen Symptomen, Dosierung im Blut von Muskelenzymen und mögliche Mangelerscheinungen, des Weiteren Ausgleich von Defiziten, insbesondere von Vitamin B, C und D und diversen Mineralstoffen. – In manchen Fällen ist eine Muskelbiopsie erforderlich.

10.2.2 Anorexie (Syn.: Appetitlosigkeit)

Definition

Verminderte Lust oder Verlangen nach Nahrung

Ursachen

Funktionell
- chronische Obstipation
- Magersucht (Anorexia nervosa)
- Depression

Entzündlich
- akute und chronische Gastritis
- Cholezystitis/Cholangitis
- akute und chronische Pankreatitis
- Appendizitis
- Morbus Crohn und Colitis ulcerosa

Infektiös
- akute fieberhafte Infekte
- chronisch konsumierende Infekte wie Tbc
- akute wie chronische Hepatitis
- akute und chronische Darminfektion
- Darmparasiten

Toxisch/Allergisch
- Neuroleptika, Digitalisintoxikation
- Drogenabusus

Degenerativ
- Gallensteine (Fettunverträglichkeit)
- Stauungsgastritis bei Rechtsherzinsuffizienz
- Ulcus ventriculi
- Magenkarzinom
- Pylorusstenose bei rezidivierenden Ulzera im Pylorusbereich
- Leberzirrhose
- Pankreasinsuffizienz (auch Diabetes mellitus ganz zu Beginn)
- Pankreaskarzinom
- Subileus/Ileus
- Angina abdominalis
- Zerebralsklerose

Kommentar

Anorexie ist ein außerordentlich unspezifisches Begleitsymptom. Die Ursachen sind vielseitig – sie reichen von gut therapierbar bis dramatisch!

Mögliche Ursache: Angina abdominalis (Angina intestinalis). – Bauchschmerzen nach dem Essen (postprandial) verursachen nach und nach, besonders häufig bei älteren Patienten, eine Einschränkung der Nahrungsaufnahme mit der Gefahr eines Malabsorptionssyndroms.

Ursache dieser Schmerzen: Durchblutungsstörung (meistens Arteriosklerose) im Versorgungsgebiet der A. mesenterica superior.

10.2.3 Arrhythmie

Definition

Unregelmäßiger bzw. zu schneller oder zu langsamer Herzschlag

Ursachen

Funktionell
- psychische Konfliktsituationen, Nervosität, Sympathikotonie
- respiratorische Arrhythmie bei vegetativer Labilität (bei Jugendlichen)
- osteopathische Dysfunktionen der BWS
- Hyperthyreose
- Hypertonie
- Anämie: Tachykardie als wichtiges Symptom
- Kaliummangel, aber auch Hyperkaliämie
- Roemheld-Syndrom

Entzündlich
- Myokarditis, Perikarditis
- Kollagenosen

Infektiös
- bakterielle und virale Begleitmyokarditis

Toxisch/Allergisch
- Alkohol- und Nikotinexzesse („Holiday Heart Disease")
- toxische Reaktion auf Medikamente, besonders bei Überdosierung (z. B. Digitalis)
- toxische Begleitmyokarditis (z. B. bei Urämie)

Degenerativ
- koronare Herzkrankheit
- Mitralklappenerkrankung

Kommentar

Herzrhythmusstörungen müssen nicht immer sofort behandelt werden. Eine schnelle Behandlung ist jedoch notwendig bei hämodynamischen Auswirkungen wie
- Schwindel,
- thorakalen Schmerzen und
- Lipothymien.

Rasche Abklärung ist erforderlich, wenn die Arrhythmie regelmäßig und oft auftritt, länger anhält, als unangenehm empfunden wird und ganz besonders, wenn sie bei Belastung psychischer oder physischer Art auftritt.

Das Vorhofflimmern z. B. verlangt eine konsequente Vorgehensweise. Es handelt sich um Kontraktionen des Vorhofs mit einer Frequenz zwischen 300 und 600/min. Diese Arrhythmie kann plötzlich auftreten, wird nicht immer vom Patienten (besonders von älteren Menschen) bemerkt, ist aber sehr gefährlich. Gefahr: Bildung von Thromben im Vorhof und erhebliche Emboliegefahr ins Hirn oder in periphere Gefäße.

Charakteristisch
- keine geordnete Überleitung von der Vorhofkontraktion zum Ventrikel
- die Folge ist eine „absolute Arrhythmie" – gut am Puls erkennbar (total unregelmäßig)

Ursache: Herzinsuffizienz und Mitralstenose. Fördernder Faktor ist eine Hyperthyreose.

10.2.4 Bauchschmerzen (allgemein)

Definition

Schmerzen im Bereich des Abdomens (Organe, Gefäße und Bauchwand)

Ursachen

Funktionell
- Colon irritabile
- akute wie chronische Obstipation

Traumatisch
- stumpfe wie penetrierende Traumata

Genetisch
- Akute intermittierende Porphyrie (z. B.)

Entzündlich
- Ösophagitis, Gastritis
- Hepatitis, Pankreatitis
- Autoimmunkrankheiten wie Morbus Crohn und Colitis ulcerosa

Infektiös
- Lymphadenitis (besonders bei Kindern)
- Enteritis
- Appendizitis und Divertikulitis
- Adnexitis und Zystitis (besonders bei Kindern)

Toxisch/Allergisch
- individuelle Reaktion auf verschiedene Medikamente
- Nahrungsmittelallergie (IgE)
- Nahrungsmittelunverträglichkeit (IgG)
- Bleivergiftung

Degenerativ (z. B.)
- Verwachsungen (Briden)
- Gallengang- und Harnleitersteine
- Angina pectoris/Herzinfarkt
- Ulcus duodeni/Ulcus ventriculi
- Angina abdominalis/Mesenterialinfarkt
- dissezierendes Aortenaneurysma
- Magen-, Pankreas- und Kolonkarzinom
- Ovarialtumor/Ovarialzyste

Kommentar

Um das Leitsymptom „Bauchschmerzen" differenzialdiagnostisch richtig analysieren zu können, sind interessante Zusatzfragen zur Schmerzcharakteristik und weitere Informationen über mögliche Begleitsymptome von essenzieller Bedeutung.
- **Schmerz:** Beginn, Charakter, Ausstrahlung, Abhängigkeit von Nahrungsaufnahme, Position oder Bewegung
- **Übelkeit, Erbrechen:** Wie oft? Wenn Erbrechen: Menge und was?
- **Stuhl:** Entfärbt, zu dunkel, blutig, Durchfall, Verstopfung?
- **Urin:** Wie oft, wie gefärbt, schmerzhaft?
- **gynäkologische Anamnese:** Schwangerschaft, Menstruation, Ausfluss?

10.2.5 Bewusstseinsstörungen

Definition

Pathologische Veränderung der kognitiven Fähigkeiten und Analyse

Ursachen

Funktionell
- vagovasal
- Hysterie
- Epilepsie/Krampfanfall (ohne neurologisch pathologischen Befund)
- Hypoglykämie
- schwere Hypothyreose (Myxödem)

Traumatisch
- Commotio cerebri, subdurales Hämatom

Entzündlich
- Herzrhythmusstörungen, z. B. bei Myokarditis

Infektiös
- Meningoenzephalitis

Toxisch/Allergisch
- Intoxikation mit Alkohol, Drogen verschiedenster Art

Degenerativ
- zerebrale Gefäßsklerose, z. B. A.-basilaris-Insuffizienz
- koronare Herzkrankheit (Herzinfarkt, akute und chronische Herzinsuffizienz)
- Diabetes mellitus
- Coma hepaticum
- Coma uraemicum
- Hirntumor

Kommentar

Die Ursachenforschung für eine Bewusstseinsstörung kann auch ganz anders gestaltet werden.

Ursachen für eine primär zerebrale Störung:
- Trauma und Hirnödem, Blutung oder Ischämie
- Entzündung: Meningitis und Enzephalitis
- Epilepsie (Grand Mal und Petit Mal)

Ursachen für eine sekundär zerebrale Schädigung:
- zirkulationsbedingt:
  - Vagovasal (mit 50 % die häufigste Störung)
  - Herzinsuffizienz
  - Arrhythmien
  - Aortenstenose
- ventilationsbedingt: Hyperkapnie und Hypoxie
- Vergiftungen: Alkohol, Drogen, Neuroleptika
- Stoffwechselstörungen
  - Hypo- oder Hyperglykämie
  - Urämie, Leberkoma, Thyreotoxikose

10.2.6 Blähungen (Syn.: Meteorismus)

Definition

Verstärkte Gasansammlung im Darm

Ursachen

Funktionell
- blähende Speisen
- ungenügendes Kauen
- ungenügende Flüssigkeitsaufnahme

- Aerophagie
- Obstipation
- allgemeine Sympathikotonie (vegetative Dystonie)

Genetisch
- Sprue (Zöliakie)
- Laktasemangel
- Nahrungsmittelallergien
- Morbus Hirschsprung

Entzündlich
- Gastritis (besonders die chronische Form)
- entzündliche Darmerkrankungen, z. B. Morbus Crohn
- Peritonitis

Infektiös
- Fehlbesiedelung des Darmes (Dysbiose), besonders bei Pilzbefall
- infektiöse Enteritis

Toxisch/Allergisch
- postoperativ als Folge der Anästhesie
- Nahrungsmittelunverträglichkeiten

Degenerativ
- Herzinsuffizienz (Leberstauung)
- atrophische Magenschleimhaut mit Anazidität
- Fettleber
- Leberzirrhose
- Pankreasinsuffizienz
- Subileus, Ileus
- Dickdarmkarzinom

Kommentar

Blähungen sind ein häufiges Symptom mit banalen bis schwerwiegenden Ursachen. Auf jeden Fall sollte man an Folgendes denken:
- Stress, blähende Speisen, Bewegungsmangel, ungenügendes Kauen und ganz besonders zu wenig Wasser (vor dem Essen trinken, nicht während des Essens!)
- Bakterielle Fehlbesiedlung im Darm, insbesondere Pilzbefall, der häufig durch Medikamenteneinnahme wie Antibiotika und Kortison verursacht wird.
- Nahrungsmittelallergie(n), Laktasemangel, Zöliakie

Vor einer probiotischen Therapie ist eine totale Darmentleerung oft sinnvoll.

10.2.7 Blässe

Definition
- sehr helle bis hin zu gänzlich weißer Hautfarbe

Ursachen

Funktionell
- hypotone Kreislauflage
- Vasokonstriktion
- Eisenmangelanämie
- Jodmangelhypothyreose
- vasovagaler Kreislaufkollaps

Traumatisch
- Blutverlust bei äußeren und inneren Verletzungen

Genetisch
- konstitutionell
- Anämien durch krankhafte Erythrozyten

Entzündlich/Infektiös
- Begleitentzündung bei Infekten
- Infektionskrankheiten (akut wie chronisch)

Toxisch/Allergisch
- diverse Intoxikationen
- anaphylaktischer und septischer Schock

Degenerativ
- Hypophyseninsuffizienz
- kardiogener Schock
- Leberzirrhose
- Morbus Addison
- Nephrosklerose mit Niereninsuffizienz

Kommentar

Eisenmangel ergibt die am häufigsten vorkommende Anämieform mit Symptomen wie:
- Müdigkeit, Hypotonie (häufig), Blässe (Bindehaut, Gesicht, Lippen)
- Mundwinkelrhagaden und atrophische Glossitis
- Hohlnägel bzw. Löffelnägel

Zur Erinnerung seien hier die klassischen Symptome bei Morbus Addison aufgeführt:
- enorme Antriebslosigkeit und Schwäche (Adynamie – Muskelschwäche)
- Niedriger Blutdruck mit Schwindel- und Kollapsneigung, der lebensbedrohlich sein kann!
- Appetitlosigkeit mit möglichem Gewichtsverlust
- Hypoglykämie
- Salzhunger durch Natriummangel, weil ein Aldosteronmangel vorliegt.
- Kalium kann dementsprechend erhöht sein.
- Generalisierte Hyperpigmentierung, die stärker ausgeprägt sein kann an lichtexponierten Hautstellen und die gut sichtbar ist an den Fingergelenken, der Streckseite der Kniegelenke, an den Brustwarzen, der Mundschleimhaut sowie in der Anal- und Genitalregion.

10.2.8 BSG – Beschleunigung

Definition

Ein labortechnischer Suchtest zum Aufspüren von Entzündungen

Ursachen

Funktionell
- Schwangerschaft ab dem 3. Monat
- ältere Menschen
- Eisenmangelanämie

Traumatisch
- Verletzungen mit Gewebsnekrosen
- postoperativ

Entzündlich
- akute und chronische Entzündungen und insbesondere rheumatische Erkrankungen

Infektiös
- bei Sepsis und chronischen, bakteriellen Infekten

Toxisch/Allergisch
- Toxine von Bakterien, chemische Stoffe, Fremdkörper
- bei Anabolika-Einnahme möglich

Degenerativ
- Leukämien, Lymphome, Plasmozytom (typisch: die sogenannte Sturzsenkung)
- Tumoren, eher im fortgeschrittenen Stadium
- Herzinfarkt nach 1 bis 2 Tagen
- Leberzirrhose
- nephrotisches Syndrom

Kommentar

Jede Verteidigung und jede Reinigung des Organismus macht einen Entzündungsprozess erforderlich. Prinzipiell gilt: Je mehr Entzündung vorliegt, desto höher ist die Blutsenkung. Das ist besonders bei rheumatischen Erkrankungen der Fall.

Tumoren, die noch nicht erkannt wurden, können sich am Anfang nur durch eine erhöhte BSG manifestieren (eher selten!). Umgekehrt kann aber auch eine Tumordiagnose bestätigt, die BSG jedoch kaum erhöht sein.

Weitere Entzündungszeichen:
- erhöhtes CRP (C-reaktives Protein): ein sehr sensibler Wert!
- Leukozytose im Blut, mehr weiße Blutkörperchen im Gewebe
- Ausschüttung von Entzündungsmediatoren, die das Geschehen im Gewebe steuern, u. a.
  - Histamin: erweiterte Mikrozirkulation mit Hautrötung, Bronchokonstriktion, Juckreiz und Schmerzen
  - verschiedene Prostaglandine
  - Zytokine, Kinine und Komplementfaktoren

10.2.9 Dyspnoe

Definition

Subjektiver Mangel an Sauerstoff (Atemlosigkeit)

Ursachen

Funktionell
- Hysterie, Hyperventilationssyndrom
- Eisenmangelanämie
- funktionelle Hyperthyreose
- Adipositas
- Schwangerschaft
- Roemheld-Syndrom

Traumatisch
- Fremdkörper in den Atemwegen

Entzündlich
- Fieber
- Kollagenosen (z. B. Sklerodermie, Lupus)

Infektiös
- Infekte im HNO-Bereich (Sinusitis usw.)
- Bronchitis und Pneumonie
- Pleuritis exsudativa

Toxisch/Allergisch
- Raucherhusten
- Asthma bronchiale

Degenerativ
- Aortenaneurysma
- Herzinsuffizienz – Asthma cardiale
- Pneumothorax
- Lungenembolie
- Bronchialkarzinom
- Mediastinaltumor
- Hiatushernie
- Aszites

Kommentar

Im Vergleich: Eine „Dyspnoe" kann auch anhand einer ganz unterschiedlichen Klassifizierung analysiert werden.

Kardiale Dyspnoe:
- Herzmuskelveränderung
- Klappenvitien
- Arrhythmien
- seltener: Perikarderguss

Bronchiale Dyspnoe:
- Asthma bronchiale
- Bronchitis
- Verlegung der Atemwege

Pulmonale Dyspnoe:
- Pneumonie
- Emphysem
- Pneumothorax
- multiple Lungenmetastasen

Erkrankungen der Lungengefäße:
- akute und rezidivierende Lungenembolien

Andere Ursachen:
- Anämie
- große Höhe
- Übergewicht
- Trainingsmangel

Bei der **paroxysmalen nächtlichen Dyspnoe** handelt es sich um Atemnot bei Rechtsherz- bzw. auch Globalinsuffizienz. Der Patient muss, um Erleichterung zu verspüren, nachts aufstehen und an einem offenen Fenster tief durchatmen. Auslöser können ein akutes Lungenödem und ein Bronchialspasmus (Vagotonie) sein.

10.2.10 Erniedrigtes Serumeisen

Definition
Ferritinwerte unter 10–15 µg/dl Blut

Ursachen
Funktionell
- einseitige Ernährung (wenig oder kein Fleisch und Gemüse)
- starke Regelblutung und Zwischenblutungen
- Schwangerschaft und Wachstumsalter (erhöhter Bedarf)
- Blutspender (!)

Traumatisch
- Blutung bei Verletzungen

Entzündlich
- akute und chronische Entzündungen

Infektiös
- Infekte, besonders chronische
- Hakenwurminfektion (häufig)

Toxisch/Allergisch
- Alkoholkrankheit mit sekundärer Mangelernährung

Degenerativ
- Hämorrhoiden
- Zöliakie
- okkulte oder sichtbare gastrointestinale Blutungen durch Erosionen und Geschwüre
- extreme Niereninsuffizienz (nephrotisches Syndrom)
- Leberzirrhose

Kommentar

Die Resorption von Eisen ist manchmal problematisch. Vitamin C verbessert die Eisenaufnahme. Schwarzer Tee, Kaffee (auch Cola), Kakao und Rotwein hingegen bilden mit Eisen schwer lösliche Komplexe.

Ferritin ist ein Eisen-Speicherprotein. Es befindet sich in vielen verschiedenen Körperzellen, kommt aber besonders in der Leber und in der Darmflora vor. Da das Ferritin, welches auch im Plasma vorkommt, mit dem Gesamteisen des Körpers korreliert, ist die Dosierung von Ferritin im Blut für die Bestätigung eines Eisenmangels, aber auch bei Verdacht auf Tumor, chronische Entzündungen und Infekte von großem Interesse.

Eisenmangel ist weltweit die am häufigsten vorkommende Mangelerscheinung. Die Ursachen für Eisenmangel sind außerordentlich vielseitig, und eine Abklärung ist dementsprechend immer wichtig!

10.2.11 Extremitätenschmerz

Definition

Schmerzen in Arm oder Bein (Haut, Muskeln, Gefäße, Nerven, Knochen)

Ursachen

Funktionell
- spastische Durchblutungsstörungen (Gewebsübersäuerung)
- Muskelkrämpfe (z. B. Magnesiummangel)

Traumatisch
- Muskelriss, Sehnenriss, Fraktur

Entzündlich
- entzündliche Plexuserkrankung, Polyradikulitis
- Lymphangitis
- Thrombophlebitis
- Gicht
- Sudeck-Syndrom

Infektiös
- Herpes zoster

Degenerativ
- Engpass-Syndrom (Skalenuslücke, Thoracic-outlet-Syndrom, Kostoklavikularsyndrom, Karpaltunnelsyndrom)
- tiefe Venenthrombose
- akuter oder chronischer progredienter Arterienverschluss
- Diabetes mellitus
- Bandscheibenprolaps oder -hernie
- Ausdehnung eines Tumors im verlängerten Rückenmark und Rückenmarkskanal
- Tumor- oder Metastaseninfiltration in Nervenplexus

Kommentar

Da Schmerzen außerordentlich subjektiv und sehr unterschiedlich stark empfunden werden, gilt unsere Aufmerksamkeit deshalb umso mehr den Modalitäten – „W"-Fragen (S. 509) – und besonders auch den Begleitsymptomen:
- Hautfarbe
- Lähmung (Reflexe testen!)
- Atrophie
- Ödeme
- Missempfindungen
- Unruhe in den Beinen
- Lymphknotenschwellung
- Veränderung des Allgemeinzustandes
- pathologische Veränderungen des Blutes (Infektion, Entzündungszeichen?)

10.2.12 Fieber

Definition

Erhöhte Temperatur des Körperinneren (rektale Messung in Ruhe): ab 38 °C

Ursachen

Funktionell
- Exsikkose – Durstfieber: Bei Exsikkose ist aufgrund des gravierenden Wassermangels eine Temperaturregelung durch Schwitzen nicht mehr möglich.
- Thyreotoxikose und andere akute hormonelle Entgleisungen

Traumatisch
- postoperativ
- Bluterguss und Nekrosen (Resorptionsfieber: eher subfebrile Temperatur)

Genetisch
- z. B. Sichelzellenanämie

Entzündlich
- Kollagenosen

Infektiös
- alle infektiösen Erkrankungen jeder Genese (akute wie chronische) und Entzündungsprozesse wie Abszesse usw.
- Malaria und andere Parasiten (pyrogene Stoffe)

Toxisch/Allergisch
- Intoxikationen und immunologische Reaktion nach Impfungen
- Fieberhafte allergische Reaktionen sind auf viele Medikamente möglich.

Degenerativ
- Leukämie (Leitsymptom) und Lymphome
- bei Neoplasien das sogenannte Tumorfieber (besonders Magen, Leber und Niere)
- zentral ausgelöstes Fieber mit gravierender Schädigung des Wärmezentrums: bei Hirnverletzung, Enzephalitis, Hirntumor und Apoplex
- Beim Herzinfarkt kommt es zum sogenannten Resorptionsfieber mit entsprechender entzündlicher Reaktion.

Kommentar

Eine fortgeschrittene Exsikkose, die besonders bei Kleinkindern mit Brechdurchfall und bei älteren Menschen durch Ernährungs- und Verdauungsstörungen bzw. Darmerkrankungen vorkommt, führt zu einer äußerst gefährlichen und potenziell lebensbedrohlichen Elektrolyt- und Stoffwechselentgleisung. Ein Temperaturanstieg ist in diesem Zusammenhang ein ebenso bedeutsames wie beängstigendes Symptom.

Jedoch ist Fieber nicht gleich Fieber, sondern kann sich gliedern lassen in:
- mäßiges Fieber: zwischen 38 und 39 °C
- hohes Fieber: zwischen 39 und 40,5 °C
- sehr hohes Fieber: hyperpyretisches Fieber > 40,5 °C
- subfebriles Fieber: Werte zwischen 37,5 und 38 °C mit nächtlichem Schwitzen als Leitsymptom bei sogenannten konsumierenden Krankheiten wie
  - chronischen Infekten, z. B. Tbc
  - Tumoren

10.2.13 Gelenkschmerzen

Definition

Schmerzen am Gelenk selbst und am Halteapparat in Gelenknähe

Ursachen

Funktionell
- osteopathische Dysfunktion
- Übergewicht
- Vitamin-D-Mangel
- endokrine Störungen

Traumatisch
- Distorsion, Luxation, Fraktur
- Bänderriss, Knorpelverletzungen

Genetisch
- Missbildung, Fehlstellung einer Extremität

Entzündlich
- rheumatische Gelenkerkrankungen
- Bursitis
- Gicht
- Arthritis psoriatica
- Morbus Reiter, Behçet-Syndrom
- Morbus Crohn und Colitis ulcerosa

Infektiös
- Lyme-Borreliose (bis Jahre später!)
- akute eitrige Monoarthritis: nach einem Herd suchen (Zähne, Mandeln, Darm usw.)

Degenerativ
- aktivierte Arthrose
- Arthrosis deformans
- Knochentumor (primär oder Metastasen)
- akute Leukämie
- Plasmozytom
- Paraneoplasie

Kommentar

Viele Patienten mit Gelenkerkrankungen leiden an mehr oder weniger ausgeprägten Funktionsstörungen von Leber, Galle, Nieren und ganz besonders des Darmes (häufig chronische Darminfekte und Dysbiosen!).

Von Vorteil – besonders bei chronischen Erkrankungen – ist eine Umstellung der Ernährung. Einige Wochen lang sollte kein tierisches Eiweiß (Fleisch, Wurst, Eier, Milchprodukte), dafür aber eine rohkostreiche vegetarische vollwertige Nahrung (basisch) verzehrt werden. Im Anschluss sollte mehr Fisch als Fleisch auf dem Speiseplan stehen.

Durchblutungsfördernde Maßnahmen sind von größter Bedeutung für eine Verbesserung des lymphatischen Abflusses von Stoffwechselzwischen- und -endprodukten.

Wichtig: Es muss zwischen Entzündung und Arthrose unterschieden werden!

10.2.14 Hörstörungen

Definition

Pathologische Veränderung der Wahrnehmung von Schall

Ursachen

Funktionell
- Zerumen
- Morbus Menière
- Gewebeübersäuerung

Traumatisch
- akutes Schalltrauma oder lange andauernde Lärmexposition (über 100 dB)
- Schädeltraumen

Genetisch
- hereditäre Innenohrschwerhörigkeit

Entzündlich
- rheumatische Vaskulitis

Infektiös
- Akustikusneuritis (z. B. Herpes zoster)
- Otitis media (akute und chronische)

Toxisch/Allergisch
- gewisse Antibiotika (Streptomycin, Neomycin), Schwermetalle
- Nahrungsmittelunverträglichkeiten und Allergien (möglich)

Degenerativ
- Altersschwerhörigkeit
- Akustikusneurinom
- Otosklerose
- Hörsturz
- Trommelfelldefekte (Narben, Verwachsungen)
- Multiple Sklerose im fortgeschrittenen Stadium

Kommentar

Der Hörsturz stellt einen Notfall dar! Eine sofortige medizinische Behandlung ist notwendig! Eine osteopathische Behandlung erfolgt nur begleitend.

Die **Symptome** sind akut. Innerhalb kürzester Zeit erfolgt eine dramatische, einseitige Hörminderung mit begleitendem Tinnitus.

Ursache ist eine Duchblutungsstörung im Bereich der Mikrozirkulation des Innenohrs (Gewebeübersäuerung), häufig in der Folge einer sehr einseitigen Diät oder eines länger anhaltenden massiven Stresses. Möglich ist auch eine starke Hypotonie oder ein Virusinfekt. Manchmal kann es sich um ein erstes Symptom eines Akustikusneurinoms handeln.

Die **Behandlung** erfolgt
- klassisch: antientzündliche, antispastische und durchblutungsfördernde Therapien
- ganzheitlich: Osteopathie, Mineralstoff- und Vitamintherapie, Entsäuerungsmaßnahmen, Entspannungstherapien

10.2.15 Husten

Definition

Eigentlich ein Schutz- bzw. Behandlungsreflex für freie Atemwege

Ursachen

Funktionell
- psychogen
- Fremdkörper

Traumatisch
- traumatischer Pneumothorax

Genetisch
- Mukoviszidose

Entzündlich
- Asthma bronchiale
- Refluxösophagitis
- Kollagenose (Sklerodermie, Lupus)

Infektiös
- HNO-Infekte (Sinusitis, Tonsillitis, Laryngitis)
- Bronchitis
- Bronchiektasien
- Pneumonie

Toxisch/Allergisch
- Raucherhusten
- Nebenwirkung bei der Therapie mit ACE-Hemmern (Antihypertonikum)

Degenerativ
- Bronchialkarzinom
- Larynxkarzinom
- Lungenembolie
- Pneumothorax
- Herzinsuffizienz
- Aortenaneurysma
- Hiatushernie
- Ösophagusdivertikel
- Mediastinaltumor

Kommentar

Wie bereits oben aufgeführt, können mögliche Ursachen für chronischen Husten (länger als 3–6 Wochen) sein:
- psychische Überlagerung
- Entzündungen und Infekte (chronische Bronchitis, Bakterien, Tbc)
- Allergische Reaktion (bei Kindern auch mögliche Nahrungsmittelallergien oder -unverträglichkeiten)
- Asthma bronchiale
- Refluxkrankheit
- Bronchiektasien
- Herzinsuffizienz mit Asthma cardiale (interstitielles Lungenödem)
- Bronchialkarzinom
- Autoimmunerkrankungen (Sarkoidose)

Wichtige **Begleitsymptome** bei der Differenzialdiagnose: Art und Weise, wie und wann der Patient hustet, Sputum (Farbe, Menge, Konsistenz), Thoraxschmerzen usw.

10.2.16 Hypertonie

Definition

Bei mehrfacher Messung Blutdruckwerte von mehr als 140/90 mmHg

Ursachen

Funktionell
- Alter
- Stress
- Bewegungsmangel und Übergewicht
- Schlafapnoe-Syndrom

Genetisch
- genetische bzw. familiäre Disposition bei der „essenziellen" Hypertonie
- Zystennieren
- Nierenarterienstenose

Entzündlich
- akute und chronische Glomerulonephritis
- chronisch persistierende Pyelonephritis

Toxisch/Allergisch
- Gestose (Prä- und Eklampsie)
- Ovulationshemmer

Degenerativ
- Akromegalie
- Aortenisthmusstenose
- Glomerulosklerose (diabetische und andere chronische Nierenerkrankungen)
- generalisierte Arteriosklerose mit Nierenbeteiligung
- Morbus Conn
- Morbus Cushing
- Phäochromozytom
- Prostatahypertrophie mit Hydronephrose

Kommentar

Eine hypertensive Krise wird durch eine gravierende Fehlregulation des Blutdrucks ausgelöst. Es handelt sich in der Regel um einen plötzlichen und sehr starken Blutdruckanstieg über 220/120 mmHg mit entsprechenden Symptomen ohne Organschäden. Es können dadurch aber relativ schnell Komplikationen entstehen, die lebensbedrohlich sein können. In diesem Fall spricht man von einem hypertensiven Notfall.

Symptome:
- Kopfdruck/-schmerz, Schwindel, Synkopen
- Sehstörungen, Ohrensausen
- Nasenbluten
- Angina pectoris, Dyspnoe

Gefürchtete Komplikationen (hypertensive Notfälle):
- Herzinfarkt
- Linksherzdekompensation mit Lungenödem
- neurologische Ausfälle (hypertensive Enzephalopathie), Schlaganfall (Hirnmassenblutung)
- Dissektion eines Aortenaneurysmas

10.2.17 Juckreiz

Definition

Hautempfindung, die zum Kratzen führt

Ursachen

Funktionell
- psychische Erkrankung
- Hygienemangel (Läuse, Flöhe, Krätze)
- Durchblutungsstörungen der Haut bei Gewebeübersäuerung
- Schwangerschaft
- unphysiologische Hormonstörungen
- Vitamin-B-Mangel

Genetisch
- Neurodermitis

Entzündlich
- Kollagenosen

Infektiös
- Pilzinfektionen
- Wurminfektion
- Hepatitis

Toxisch/Allergisch
- Insektenstiche
- Allergie auf Nickel, Medikamente usw.
- Nahrungsmittelunverträglichkeiten

Degenerativ
- Pruritus senilis wegen schlechter Durchblutung und Austrocknung der Haut
- Leberzirrhose und Verschlussikterus
- Diabetes mellitus (beim Altersdiabetes)
- Morbus Hodgkin und andere Blutkrankheiten als paraneoplastisches Syndrom
- Niereninsuffizienz

Kommentar

Bei vorliegendem Juckreiz sind wie immer die famosen „W"-Fragen (S. 509) angebracht!

Ist der Juckreiz eine Begleiterscheinung bei chronischen Allgemeinerkrankungen (häufig generalisiert oder diffuser Pruritus) oder Folge einer spezifischen Hautaffektion (eher lokalisierter Bereich)?

In chronischen Fällen (mehr als 2 Wochen) ist die Ursachenerforschung häufig schwierig! Bevor man sich auf eine psychische oder rein altersbedingte Ursache festlegt, ist eine gründliche Anamnese, eine allgemein-internistische Untersuchung mit kompletten Laboruntersuchungen zwecks Ausschluss einer Stoffwechsel- und/oder Bluterkrankung unbedingt erforderlich.

10.2.18 Knochenschmerzen

Definition

Lokale und/oder generalisierte Schmerzen, besonders der sensiblen Knochenhaut

Ursachen

Funktionell
- Hyperparathyreoidismus
- Vitamin-D-Mangel mit Osteomalazie

Traumatisch
- Frakturen

Entzündlich
- Ostitis
- Morbus Bechterew im Bereich der Ferse

Infektiös
- Osteomyelitis
- Knochentuberkulose

Degenerativ
- Osteoporose
- Knochennekrosen
- primäre Knochentumoren
- Knochenmetastasen
- Morbus Paget
- akute Leukämie
- Plasmozytom (Morbus Kahler)
- Menopause
- Arteriosklerose

Kommentar

Die Osteoporose, eine „verminderte Knochenmasse", tritt besonders häufig nach dem 50. Lebensjahr auf. Sie ist in jedem Alter therapierbar durch die Behandlung einer möglichen (eher seltenen) Grunderkrankung mittels spezifischer Medikamente, Ernährungsumstellung, Bewegung usw.

Primäre Osteoporose (häufigste Ursache in 95 % der Fälle):
- „idiopathisch", wenn man sich nicht mit der allgegenwärtigen Gewebeübersäuerung befasst (eine tägliche, nachvollziehbare Realität)
- postmenopausal: Typ 1 und Typ 2

Diffuse Knochenschmerzen sind möglich bei:
- Osteoporose
- Morbus Paget
- Gicht
- akuter Leukämie und multiplem Myelom (Morbus Kahler)
- Knochenmetastasen (Klopftest: wichtig – nie vergessen!)
- aber auch bei Infekten wie
  - Osteomyelitis
  - Knochentuberkulose

Nicht zu vergessen sind Vitamin-C- und Vitamin-D-Mangel im Hinblick auf Knochenschmerzen!

10.2.19 Kopfschmerzen

Definition

Schmerzen im Gesicht und im gesamten Schädelbereich.

Ursachen

Funktionell
- Verspannung der Nackenmuskulatur
- Seh- und Kiefergelenkstörung
- vasomotorischer Kopfschmerz (Migräne, Hypo- und Hypertonie, allgemeine Übersäuerung mit Gefäßspasmen)
- Sauerstoffmangel bei Eisenmangelanämien

Traumatisch
- HWS-Schleudertrauma
- Schädel-Hirn-Traumata (von der Kommotio bis zum subduralen Hämatom)

Genetisch
- Gefäßanomalien

Entzündlich
- Entzündung der Hirngefäße, Hirnhäute

Infektiös
- Infektionskrankheiten (akute wie chronische Rhinitis, Sinusitis usw.)
- Hirnabszess

Toxisch/Allergisch
- Alkohol- und Nikotinabusus
- Nitropräparate und Ovulationshemmer
- Intoxikationen mit Blei, Kohlenmonoxid, Brom usw.

Degenerativ
- Hirntumor und Hirnmetastasen
- HWS-Degeneration
- Hirnarteriosklerose, Aneurysma und Subarachnoidalblutung
- Glaukom und Hydrozephalus
- maligne Blutkrankheiten (mit Anämie, Polyglobulie, Leukämie)
- Morbus Paget und Morbus Kahler

Kommentar

Es kommen verschiedene Kopfschmerzarten bzw. verschiedene „Kopfschmerztypen" vor.
- Neuralgie-Typ: heftigste einschießende Kopfschmerzen in Gesicht oder Rachen (Triggerpunkte)
- Tumor-Typ: progrediente Schmerzzunahme mit möglicherweise erhöhtem Hirndruck (Erbrechen ohne Übelkeit „im Schwall" als Leitsymptom)
- vaskulärer Typ: chronischer, intermittierender Schmerz wechselnder Lokalisation (Migräne, Nackenverspannung)
- Blutungstyp: heftigste Schmerzen („wie ein Blitz aus heiterem Himmel" oder „wie nie zuvor")!

10.2.20 Müdigkeit

Definition

Körperliche und psychische Abgeschlagenheit, die die Durchführung der gewohnten Aktivitäten erschwert.

Ursachen

Funktionell
- Wassermangel!
- mangelhafte Versorgung mit Vitaminen und Mineralstoffen
- Schlafmangel und Überarbeitung
- vegetative Dystonie, Depression und weitere psychische Krankheiten
- Unter- und Überernährung
- Anämien
- Hypothyreose
- Hypotonie und Hypertonie

Traumatisch
- Commotio cerebri
- traumatische innere Blutungen

Genetisch
- Adynamia episodica hereditaria

Entzündlich
- Kollagenosen
- chronische Darm- und Organentzündungen des Verdauungstraktes
- Glomerulonephritis

Infektiös
- akute und chronische Infekte, insbesondere Hepatitis
- Wurmkrankheiten

Toxisch/Allergisch
- akute allergische Reaktion, z. B. Heuschnupfen
- Nahrungsmittelunverträglichkeiten
- Nebenwirkung oder Überdosierung von Schlafmitteln, Anxiolytika, Neuroleptika usw.
- Drogenabusus

Degenerativ
- Zerebralsklerose und weitere neurologische Erkrankungen
- Herzinsuffizienz
- degenerative Lungenerkrankungen
- Diabetes mellitus
- Leberzirrhose
- fortgeschrittene Tumorerkrankungen
- bösartige Bluterkrankungen

Kommentar

Das Allgemeinsymptom Müdigkeit kommt sehr häufig vor. Es ist ein wichtiges Symptom, wenn es ungewöhnlich und invalidierend ist.

10.2.21 Reflexstörungen

Definition

Inadäquate Antwort von einem Muskel oder Gewebe auf einen Nervenreiz.

Ursachen

Funktionell
- vegetative Dystonie
- funktionelle Hypo- wie auch Hyperthyreose
- Hypokalzämie (gesteigerte Reflexe)
- Hyponatriämie (verlangsamte Reflexe und Muskelkrämpfe)
- Vitamin-B-Mangel

Traumatisch
- Trauma der peripheren Nerven und Nervenwurzeln
- nach Commotio cerebri

Genetisch
- familiäre Areflexie oder Hyporeflexie

Entzündlich
- Guillain-Barré-Syndrom

Infektiös
- Meningitis

Toxisch/Allergisch
- Alkoholabusus

Degenerativ
- Rückenmarksläsion
- Multiple Sklerose
- Hirntumor
- Diabetes mellitus
- arterieller Gefäßverschluss

Kommentar

Übertriebener regelmäßiger Alkoholkonsum führt nicht nur zu Mangelerscheinungen, insbesondere von Vitamin B, sondern birgt auch die Gefahr der spezifischen Neurotoxizität.

Im Allgemeinen führt Vitamin-B-Mangel zu verschiedenen Symptomen:
- Reflexstörungen
- Konzentrationsmangel, Müdigkeit, Schlafstörungen
- Reizbarkeit, depressive Verstimmung, Appetitmangel, Obstipation
- Muskelkrämpfe und Herzrhythmusstörungen

Mangel an Vitamin B_1 (Thiamin) und Mangel an Folsäure kommt in den Industrieländern häufig vor, einerseits durch falsche Ernährung (viel Essen, viel Zucker, viel Alkohol, dementsprechend viel Diabetes mellitus Typ 2), andererseits durch viel zu viel positiven oder negativen Stress.

Polyneuropathien sind effektiv häufig bei Diabetes mellitus und führen zu typischen Symptomen:
- Kribbeln
- Taubheitsgefühl der Arme oder Beine
- Muskelschwäche bis hin zur Lähmung
- meistens strumpf- bzw. handschuhförmig begrenzt

Bei Kräfteverlust, bei dem gleichermaßen Muskeln wie Nerven betroffen sein können, sollte immer der Gefäßstatus kontrolliert werden!

10.2.22 Rücken- und Kreuzschmerzen

Definition

Allgemeine Schmerzen im Bereich der BWS, LWS und im Beckenbereich.

Ursachen

Funktionell
- Fehlhaltung und Muskelkontrakturen
- Muskelschwäche
- Schwangerschaft
- Hyperparathyreoidismus

Traumatisch
- Wirbelfraktur
- Einblutung in die paravertebrale Muskulatur

Genetisch
- Beinlängendifferenz
- Morbus Scheuermann

Entzündlich
- Morbus Bechterew
- Entzündung sämtlicher Bauch- und Beckenorgane, insbesondere der retroperitonealen Organe

Infektiös
- Osteomyelitis und Spondylitis

Degenerativ
- verschiedene Bandscheibenschäden
- Osteoporose
- Wirbelmetastasen
- Wirbelfrakturen
- Angina pectoris und Herzinfarkt
- Aortenaneurysma
- degenerative Erkrankungen der Nieren, Bauch- und Beckenorgane
- Morbus Paget
- Plasmozytom
- Hämangiom im Nervenkanal

Kommentar

Bei der Differenzialdiagnose von Rückenschmerzen sind folgende Punkte wichtig:
- Schmerz – den „roten Faden" erkennen durch die „W"-Fragen
  - Seit wann gab es/gibt es einen Auslöser?
  - Wie ist der Schmerz und wo genau?
  - Wann tritt er auf? Permanent oder intermittierend?
  - Wohin strahlt er aus?
  - Was verbessert die Schmerzsituation?
- Nachbarorgane (z. B. im Bauch)
  - Darm (Stuhlanamnese)
  - Urogenitaltrakt (Urinanamnese)
  - kleines Becken (gynäkologische Anamnese)
- Gefäßzustand

10.2.23 Schlafstörungen, Schlaflosigkeit

Definition
Pathologisches Schlafverhalten mit mangelhafter Erholung

Ursachen

Funktionell
- Überforderung und Depression
- Schichtarbeit
- funktionelle Hyperthyreose
- starkes Übergewicht
- essenzielle Hypertonie
- hormonelle Umstellung bei der Schwangerschaft
- schlechtes Raumklima im Schlafzimmer
- osteopathisch relevante Dysfunktionen

Traumatisch
- Nach Verletzungen diverser Art

Entzündlich
- Asthma bronchiale und chronische Bronchitis

Infektiös
- Bronchial- und Lungeninfekt (Sauerstoffmangel)

Toxisch/Allergisch
- Alkohol-, Kaffee- und Teeabusus

Degenerativ
- Klimakterium
- Herzinsuffizienz (mit oder ohne Nykturie)
- Emphysem (Sauerstoffmangel)
- Hiatushernie mit Reflux
- Ulcus duodeni (mit Nachtschmerz)
- Prostatahypertrophie (Restharn!)
- Menopause

Kommentar

Fast ein Drittel der Menschen in den Industrieländern haben regelmäßig mehr oder weniger stark ausgeprägte Schlafstörungen. Diese sind ein häufiges Begleitsymptom bei einer Reihe von akuten und besonders chronischen Erkrankungen.

Man kann unterscheiden zwischen Ein- und Durchschlafstörungen. Nicht selten besteht eine Kombination von beiden, begleitet von unruhigem Schlaf mit häufigem Erwachen.

Wichtige Überlegungen sind: Gibt es Anlass zu Stoffwechselstörungen mit damit verbundener Intoxikation („innere Vergiftung"), die den Körper nachts nicht zur Ruhe kommen lässt? Oder ist das Problem ein Sauerstoffmangel im Gewebe, wodurch ebenfalls das ruhige Absinken in eine vegetativ eher parasympathische Lage verhindert wird? Sauerstoffmangel ist für den Menschen der allergrößte Stressfaktor.

Typisch bei Schlafmangel oder bei einem nicht erholsamen Schlaf ist das Gefühl, schon beim Aufstehen todmüde zu sein und keinen Erholungseffekt zu verspüren.

10.2.24 Schwindel

Definition
Subjektive Störung der Körperorientierung im Raum.

Ursachen

Funktionell
- orthostatische Dysregulation
- paroxysmaler benigner Lageschwindel
- psychogener Schwindel
- Morbus Menière
- Eisenmangelanämie
- Unterzuckerung

- okulärer Schwindel
- Hyperventilationssyndrom
- als Aura bei Epilepsie im Temporallappen

Traumatisch
- Schädel-Hirn-Trauma mit oder ohne intrakranielle Hypertonie

Entzündlich
- Chronische Darmentzündung mit diversen Mangelerscheinungen, Hypovitaminosen

Infektiös
- Neuronitis vestibularis
- Labyrinthitis
- Herpes zoster oticus

Toxisch/Allergisch
- Intoxikation mit Neuroleptika, Alkohol usw.

Degenerativ
- zervikaler Schwindel, z. B. Reizung des Plexus sympathicus der A. vertebralis durch Hyperostosen
- transitorisch ischämische Attacke (TIA) bzw. labyrinthärer Gefäßinsult
- Zerebralsklerose
- Akustikusneurinom
- Multiple Sklerose

Kommentar

Die Orientierung des Körpers im Raum ist möglich dank einer kontinuierlichen Verarbeitung von Sinnesreizen durch
- den vestibulären Apparat im Innenohr,
- die Augen und
- die Propriorezeptoren der Muskeln.

Schwindel entsteht immer dann, wenn die sensorischen Sinnesreize einander widersprechen oder der Integrationsprozess im Hirnstamm bzw. die normale Funktion der Hirnrinde gestört ist.

Der **Drehschwindel** ist in der Regel bedingt durch eine periphere Störung (z. B. akute virale Labyrinthitis).

Mit zunehmendem Alter muss bei Schwindel immer an eine Durchblutungsstörung der A. basilaris gedacht werden.

10.2.25 Schwitzen, pathologisches

Definition

Abnorm viel oder anormal wenig Aktivität der Schweißdrüsen

Ursachen

Funktionell
- vegetative Dystonie – negativer Stress
- Gewebeübersäuerung
- Adipositas (starkes Übergewicht)
- essenzielle Hypertonie
- funktionelle Hyperthyreose
- Entzugszeichen bei Alkohol- bzw. Suchtkrankheit
- (schwere) Hypoglykämie

Traumatisch
- Blutverlust nach Unfall

Entzündlich
- Fieber und subfebrile Temperaturen
- akutes rheumatisches Fieber

Infektiös
- Pneumonie und andere akute und chronische Infekte („konsumierende Erkrankungen")

Toxisch/Allergisch
- Nikotinvergiftung

Degenerativ
- Klimakterium
- Leukämien, Morbus Hodgkin („B-Symptomatik")
- Herzinsuffizienz mit symptomatischer Kreislaufschwäche
- Phäochromozytom
- Karzinoid (serotoninproduzierender Tumor)
- Hypernephrom
- toxisches Adenom der Schilddrüse

Kommentar

Die Schweißsekretion reguliert nicht nur die Körpertemperatur, sondern ist auch zuständig für die Ausscheidung von Stoffwechselabfallprodukten, also Säuren. Fallen mehr Säuren an, so führt dies logischerweise zu vermehrtem Schwitzen.

Übersäuerung im Gewebe: Die Ablagerung von Stoffwechselschlacken im Interstitium ist besonders intensiv in Bereichen mit hoher Stoffwechselaktivität und intensiver Beanspruchung (Muskeln, Sehnen usw.), aber auch im Umfeld von alten Verletzungen. Hier spielen Durchblutungsstörungen, Verwachsungen und Narbenbildung eine Rolle.

Übersäuerung ist mitverantwortlich bei vielen akuten und insbesondere fast allen chronischen Beschwerden und Krankheiten.

Physiopathologischer Effekt: schwerste Durchblutungsstörungen des Kapillarbettes (Mikrozirkulation): Der Blutfluss kommt nur schleppend oder überhaupt nicht mehr voran, und zwar durch Spastik der kleinsten Gefäße und Erythrozytenstarre.

10.2.26 Synkope

Definition

Plötzlicher Bewusstseinsverlust von kurzer Dauer (Sekunden bis wenige Minuten).

Ursachen

Funktionell
- vasovagal, orthostatische Dysregulation
- Hypoglykämie
- Hysterie – massiver akuter Angstzustand, Hyperventilation
- Epilepsie

Traumatisch
- Contusio cerebri
- massiver Blutverlust mit Hypovolämie

Entzündlich
- Myokarditis (gefährliche Herzrhythmusstörungen möglich)

Infektiös
- akuter Infekt

Toxisch/Allergisch
- Alkohol
- Medikamente (Antihypertonika, Diuretika, Schlaf- und Beruhigungsmittel)
- allergischer Schock

Degenerativ
- Arteriosklerose der Hirn- und Halsgefäße
- TIA, Apoplex
- Karotissinussyndrom (Arteriosklerose)
- Herzinfarkt, akute Herzinsuffizienz
- Vitien, insbesondere eine hochgradige Aortenstenose
- Lungenembolie
- akute Blutungsanämie bei inneren massiven arteriellen oder anhaltenden venösen Sickerblutungen

Kommentar

Eine Synkope geht häufig mit anderen Symptomen einher. Diese haben eine spezifische Pathogenese.

Mögliche Begleitsymptome der Synkope und ihre pathophysiologische Erklärung:
- bleiche Gesichtsfarbe durch Vasokostriktion der Haut
- „Schwarzwerden vor den Augen": Ischämie der Retina
- Bewusstlosigkeit: Blutleere im Gehirn für die Dauer von 1 bis max. 5 min führt zu einer Funktionsstörung der Formatio reticularis mit Kreislaufkollaps als Folge.
- „Zuckungen": vom Hirnstamm generierte Myoklonien
- Körperstarre: kann als kurzzeitige „Enthirnungsstarre" bezeichnet werden
- Apnoe und Inkontinenz: ebenfalls Folge der Anoxämie
- Hypersalivation: bedingt wiederum durch die Anoxämie und Schluckunfähigkeit beim Anfall

10.2.27 Thoraxschmerzen

Definition

Schmerzen in der Brust vom Sternum bis zur BWS und beiden Schultern.

Ursachen

Funktionell
- BWS-Dysfunktion ohne Läsionen
- Aerophagie
- Colon irritabile
- Kardiospasmus

Traumatisch
- Rippenverletzung
- traumatischer Pneumothorax

Entzündlich
- Periarthritis humeroscapularis
- Tietze-Syndrom
- Refluxösophagitis
- Morbus Scheuermann

Infektiös
- Herpes zoster
- Myokarditis, Perikarditis
- Tracheitis
- Mediastinitis

Degenerativ
- Angina pectoris
- Herzinfarkt
- Lungenembolie
- Spontanpneumothorax
- Ösophaguskarzinom
- Tumoren im Mediastinum (Lymphknoten)
- Aortenaneurysma

Kommentar

Weitere mögliche Vorgehensweisen bei der Differenzialdiagnose:
- Herz: Angina pectoris, Infarkt, Myokarditis, Perikarditis
- Lunge: Pleuritis, Pneumothorax, Lungenembolie, Pneumonie, Bronchialkarzinom
- Ösophagus: Hiatushernie, Refluxösophagitis, Ösophaguskarzinom
- Wirbelsäule: Fehlbildung, -haltung, Blockierung, Entzündung, degenerative Veränderung, Tumor
- Thoraxwand: Rippen- und Muskelläsionen
- Mediastinum: Aortenaneurysma, Mediastinitis (v. a. nach Ösophagusperforation, eher selten!)

> **Merke**
> Das Symptom „Thoraxschmerz" wird immer in Kombination mit anderen möglichen lokoregionalen Symptomen (hier: Dyspnoe, Husten, Schluckbeschwerden usw.) analysiert und kann dann viel besser eingeordnet werden. Ebenso von Bedeutung sind hier wie immer die berühmten „W"-Fragen (S. 509)!

10.2.28 Tremor

Definition

Unkontrollierte rhythmische Bewegungen bzw. Zuckungen von Kopf und/oder Extremitäten.

Ursachen

Funktionell
- Kälte
- Angst, Hysterie
- körperliche und seelische Erschöpfung
- Hypoglykämie
- Hyperthyreose
- Präeklampsie
- Alter (seniler Tremor)

Traumatisch
- posttraumatisches Parkinson-Syndrom (z. B. im Boxsport)

Genetisch
- essenzielles familiäres Zittern (dominant)
- seltene Stoffwechselerkrankungen

Infektiös
- Sepsis

Toxisch/Allergisch
- Alkohol, Koffein und Nikotin, Kohlenmonoxid, Blei, Kokain
- mögliche Nebenwirkung von Medikamenten wie Morphine, Neuroleptika, Hydantoin, Brom
- Delirium tremens bei Entzug

Degenerativ
- Hirnarteriensklerose
- Morbus Alzheimer
- Morbus Parkinson
- Multiple Sklerose
- Kleinhirntumor
- schwere Leberinsuffizienz

Kommentar

Tremor ist im fortgeschrittenen Alter keine Seltenheit. Es ist jedoch ein Symptom, welches immer internistisch und neurologisch abgeklärt werden muss.

Das Paradebeispiel von Tremor ist der Morbus Parkinson mit dem Ruhezittern in entspannter Position, aber auch und v. a. mit einer gestörten Bewegungskoordination und eingeschränkter Bewegungsfähigkeit. Durch einen Mangel an Dopamin entsteht eine erhöhte Muskelspannung.

Die Ursache ist im Zelluntergang in der Substantia nigra im Mittelhirn zu suchen, nicht wegen einer Ansammlung von Aluminium (wie früher angenommen), sondern als Folge einer vor Ort erhöhten Konzentration von freien Radikalen – mit anderen Worten eines oxidativen Stresses. Ursache kann aber auch die Folge einer Behandlung mit Neuroleptika oder eine Hirnschädigung sein.

11 Osteopathische Betrachtungen und Fallbeispiele

Osteopathie ist in erster Linie praktische Arbeit am Patienten. Deshalb soll im vorliegenden Lehrbuch diesem Thema ein gebührender Platz eingeräumt werden. Um dies zu bewerkstelligen, haben wir zahlreiche Osteopathen gebeten, Fallbeispiele aus ihrer Praxis zu beschreiben. Einzige Vorgabe war eine Strukturierungsformel für die Präsentation der Fallbeispiele. Für jedes Fallbeispiel sollte der Konsultationsgrund und der Befund beschrieben werden, anschließend eine osteopathische Interpretation und die Behandlung des Patienten. Die große Anzahl verschiedener Fallbeispiele von verschiedenen Osteopathen soll uns ein möglichst komplettes Bild über die Individualität und Vielseitigkeit osteopathischer Behandlung vermitteln. Die Beschreibungen zeigen den osteopathischen Alltag; sie vermitteln ein Bild von der Komplexität und Vielseitigkeit der osteopathischen Überlegungen. Trotz der teils sehr unterschiedlichen Ausbildung der Autoren und der unterschiedlichen Patientenbilder zeigen die Berichte aus den Praxen, dass die osteopathische Philosophie ein kohärentes Vorgehen vermittelt. Osteopathische Medizin wird in verschiedenen Vorgehensweisen und Techniken ausgeführt; die Prinzipien sind aber überall von gleichem Wert und Verständnis. An dieser Stelle geht unser Dank an alle Autoren, die dazu beigetragen haben, dem Leser Einblick in den osteopathischen Alltag zu gewähren. Sie öffnen gleichzeitig dem angehenden Osteopathen einen enormen Schatz, indem sie ihn an der alltäglichen Praxis teilhaben lassen. Dies entspricht auch der Art, wie A.T. Still seine Schüler unterrichtete. Ihm lag es stets am Herzen, praktische Osteopathie zu vermitteln. Fallbeispiele sollten nicht als Vorlagen zur Nachahmung dienen. In diesem Kapitel wird der Leser die Arbeitsweise des Osteopathen kennenlernen. Der Osteopathieschüler soll ermuntert werden, ebenso fundiert und strukturiert seine Patienten zu beschreiben. Eine übersichtliche und verständliche Wiedergabe eines Patientenfalles verlangt automatisch, dass der Therapeut sich ein klares, logisches und nachvollziehbares Konzept bildet. Viele Beiträge beinhalten auch Hinweise über wissenschaftliche Quellen zur beschriebenen Thematik. Das soll dem in der Ausbildung befindlichen Osteopathen Hilfe geben und ihn zur Nachahmung anstiften, im Sinne Stills: das zu beweisen, was er tut.

11.1 Fallbeispiele

11.1.1 Wirbelsäule

Patientin, 32 Jahre alt – Kopfschmerz, Schmerz rechte Hüfte

Renate Mahler

Konsultationsgrund

Als Frau B. in meine Praxis kam, war sie frustriert und entmutigt. Sie litt unter immer wiederkehrenden Schmerzen in der rechten Hüfte sowie unter Stichen im Bereich des Tractus iliotibialis rechts. Weder radiologisch noch mittels einer Computertomografie konnte eine Ursache für ihre Schmerzen gefunden werden. Außerdem wurde sie von starken Kopfschmerzattacken geplagt.

Anamnese

Frau B. war zum Zeitpunkt der ersten Behandlung 32 Jahre alt und Hausfrau. Sie hatte drei Kinder, eines im Alter von knapp 5 Jahren und Zwillinge im Alter von 2 Jahren. Das erste Kind wurde spontan geboren, die Zwillinge kamen per Kaiserschnitt auf die Welt. Die Schmerzen in der Hüfte hatten in der Zwillingsschwangerschaft begonnen und verstärkten sich nach der Geburt. Diese schränkten die Patientin in ihrer Mobilität deutlich ein, zeitweise hatte sie Schwierigkeiten, ihre Kinder zu versorgen. Außerdem litt sie seit ihrer Kindheit unter massiven Kopfschmerzen, die sich im Laufe der Jahre verschlimmert hatten. Deutlich besser bzw. zeitweise sogar ganz verschwunden waren die Schmerzen während der Schwangerschaften und teilweise auch während der Stillzeit.

Zum Zeitpunkt der ersten Behandlung hatte sie drei- bis viermal im Monat starke Schmerzattacken, die seit einiger Zeit auch mit Übelkeit einhergingen. Während solcher Attacken schaffte sie es nicht, ihren Alltag zu bewältigen und war auf die Hilfe ihrer Mutter angewiesen. Zusätzlich hatte sie auch sonst noch an einigen Tagen im Monat leichte bis mittelstarke Kopfschmerzen. Da schulmedizinisch bisher keine Diagnose gestellt werden konnte und sie auch keine Hilfe erfahren hatte, war sie sehr entmutigt und fühlte sich stark überlastet und psychisch instabil.

Weiterhin gab Frau B. an, dass sie schon als Jugendliche unter belastungsabhängigen Schulter-/Nacken- und LWS-Schmerzen gelitten habe. Diese verschwanden aber immer von selbst wieder. Aus diesem Grund hatte sie sich diesbezüglich nie untersuchen lassen. Während der letzten Schwangerschaft entwickelte sich ein Karpaltunnelsyndrom rechts. Diese Beschwerden hatten sich nach der Geburt gebessert, waren aber nicht vollständig verschwunden. Frau B. musste sich folgenden Operationen unterziehen: Extraktion der Weisheitszähne im Alter von ungefähr 20 Jahren und einer Sectio vor 2 Jahren.

Mit ca. 18 Jahren erlitt sie bei einem Auffahrunfall ein Schleudertrauma und sie erinnerte sich an einen Sturz auf das Steißbein, als sie etwa 8 Jahre alt war. Außerdem hatte sie sich in ihrer Jugend nach einem Inlinerunfall den linken Arm sowie den kleinen Finger links gebrochen. Weiterhin erzählte Frau B., dass sie als Kind sehr häufig unter Blasenentzündungen gelitten und im Alter von ca. 13 Jahren eine Zahnspange bekommen hatte.

Inspektion

Frau B. war eine mittelstark übergewichtige Patientin. Ihre psychische Belastung war ihr deutlich anzumerken, sie wirkte unruhig und frustriert. Bei der Inspektion fielen eine Schwellungen über dem Os sacrum und im Bereich des CTÜ auf. Es zeigte sich eine deutliche bindegewebige Blasenzone. Die Patientin neigte bei einer Varikosis beidseits zu geschwollenen Beinen. Die Wirbelsäule war insgesamt relativ steil gestellt, nur in der oberen BWS deutlich kyphotisch und in der HWS stark lordotisch.

Befund

Parietal

Bei der Palpation zeigten sich die Mm. piriformes beidseits als überaus schmerzhaft mit einem Triggerpunkt auf der rechten Seite. Ebenso waren der Beckenboden und beide Foramina obturatoria sehr druckdolent und fest. Die Bewegungsuntersuchung erbrachte eine ERS rechts von L1 und eine Rigidität des rechten Iliums, jedoch ohne Blockade. Das Os coccygis war äußerst schmerzhaft und stand anterior mit einer Deviation nach rechts. Zusätzlich fielen eine FRS links von Th 1 und eine Atlasblockierung auf.

Kraniosakral

Die kraniale Untersuchung erbrachte eine deutliche Spannungserhöhung der intrakraniellen Membranen insgesamt, besonders jedoch des Tentorium cerebelli. Außerdem fand sich eine SSB-Kompression und eine Innenrotationsdysfunktion des rechten Os temporale. Der kraniale Rhythmus war in Frequenz und Amplitude reduziert.

Viszeral

Viszeral auffällig erwies sich die Blase, die in ihrer Mobilität deutlich eingeschränkt war, sowie eine Fixation des Zäkums nach lateral. Die Leber war in ihrer Mobilität und Motilität reduziert. Insgesamt zeigte sich ein Tensionsverlust des gesamten Abdomens mit einer dadurch bedingten Viszeroptose.

Behandlung und Verlauf

In der ersten Sitzung behandelte ich die SSB-Kompression und mobilisierte das Os temporale sowie den Atlas, Th 1 und L 1. Faszial arbeitete ich am Beckenboden und an den Foramina obturatoria, um die Blasenbeweglichkeit und die Zirkulation der Hüften zu verbessern (▶ Abb. 11.1, ▶ Abb. 11.2).

Danach mobilisierte ich das Os coccygis, insbesondere über einen langen Hebel am Bein, um positiv auf die Deviation einzuwirken. Dann versuchte ich die Spannung der intrakraniellen Membranen herabzusetzen, was jedoch in dieser Behandlung nur bedingt gelang.

Zum Abschluss der Behandlung arbeitete ich mit dem kraniosakralen Rhythmus. Ich zeigte der Patientin, wie sie mithilfe des Grand Manoeuvres die Zirkulation des Beckens verbessern konnte und wies sie an, dies als Hausaufgabe regelmäßig durchzuführen. In der zweiten Behandlung, eine Woche später, befragte ich die Patientin nach Veränderungen bzw. Verbesserungen ihrer Beschwerden. Sie hatte während dieser 7 Tage keine Schmerzattacken gehabt, was jedoch im Hinblick auf die kurze Zeitspanne nicht aussagekräftig war. Leichtere Kopfschmerzen waren aufgetreten, jedoch ohne Übelkeit. In der Hüfte gab sie ein „leichteres" Gefühl an, war jedoch nicht schmerzfrei.

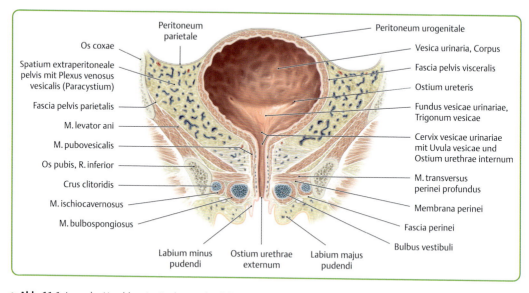

▶ **Abb. 11.1** Lage der Harnblase im Becken und auf dem Beckenboden. (Schünke M, Schulte E, Schumacher U. Prometheus LernAtlas der Anatomie. Hals und Innere Organe. Illustrationen von Wesker K, Voll M. Stuttgart: Thieme; 2005)

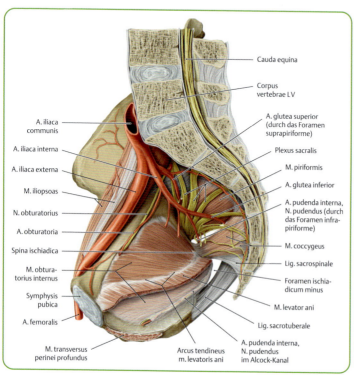

▶ **Abb. 11.2** Lage des Canalis pudendalis und durchziehende Leitungsbahnen. (Schünke M, Schulte E, Schumacher U. Prometheus LernAtlas der Anatomie. Hals und Innere Organe. Illustrationen von Wesker K, Voll M. Stuttgart: Thieme; 2005)

In dieser Sitzung legte ich den Schwerpunkt neben der Behandlung der SSB und der intrakraniellen Membranen auf die Mobilisation der Leber und des Os coccygis. Weiterhin nahm ich Einfluss auf das Aufhängesystem der Blase, des Zäkums und detonisierte die Mm. piriformes. Es folgten drei weitere Behandlungen mit ähnlichem Aufbau, eine nach 8 Tagen, danach zwei in 14-tägigem Abstand. Nach der fünften Behandlung gab Frau B. eine deutliche Verbesserung ihrer Beschwerden an. Sie hatte in den zurückliegenden 10 Tagen keine „normalen" Kopfschmerzen gehabt, und die Stiche im Bereich des Tractus iliotibialis waren verschwunden. Die Schmerzen in der Hüfte waren deutlich besser. Insgesamt fühlte sie sich entspannter und belastbarer. Die Symptomatik des Karpaltunnelsyndroms war nicht mehr aufgetreten. Nach einer Stresssituation hatte sie jedoch eine Kopfschmerzattacke bekommen, allerdings weniger lang und weniger heftig als früher. Es folgten noch drei weitere Behandlungen im Abstand von jeweils 3 Wochen. Danach hatten sich alle Dysfunktionen weitestgehend gelöst. Die Patientin war beschwerdefrei und fühlte sich ihrem Alltag wieder voll gewachsen.

Osteopathische Interpretation/Kommentar

Der frühe Beginn der Kopfschmerzen bei Frau B. könnte auf ein Geburtstrauma hindeuten. Dazu passt die Dysfunktion der SSB-Kompression [1] [2]. Es ist anzunehmen, dass der Sturz auf das Steißbein für eine zusätzliche Duraspannung sorgte und sich negativ auswirkte.

Die Tatsache, dass die Patientin viele Blasenentzündungen durchgemacht hatte und als Jugendliche mit einer Zahnspange versorgt war, weist ebenfalls auf eine kraniosakrale Ursache ihrer Beschwerden hin.

Die arterielle Versorgung der Hüfte kommt zum Teil aus dem gleichen Gefäßstamm wie die der Blase (A. iliaca interna) und wird damit bei Dysfunktionen der Blase beeinflusst, außerdem hat der M. glutaeus maximus seinen Ursprung am Os coccygis und steht damit ebenfalls in Zusammenhang mit der Hüfte. Dies kann die Hüftschmerzen der Patientin erklären, die durch die zusätzliche Belastung während der Schwangerschaft aufgetreten sind.

Die fehlende Kopfschmerzsymptomatik während Schwangerschaft und Stillzeit kann durch die hormonell bedingte Auflockerung der Gewebe und der damit herabgesetzten Tension erklärt werden.

Literatur

[1] Magoun HI. Osteopathie in der Schädelsphäre. Montreal: Éditions spirales; 2001

[2] Liem T. Kraniosakrale Osteopathie. 5. Aufl. Stuttgart: Haug; 2010

[3] Schünke M, Schulte E, Schumacher U. Prometheus LernAtlas der Anatomie. Allgemeine Anatomie und Bewegungssystem. Illustrationen von Wesker K, Voll M. Stuttgart: Thieme; 2005

[4] Schünke M, Schulte E, Schumacher U. Prometheus LernAtlas der Anatomie. Hals und Innere Organe. Illustrationen von Wesker K, Voll M. Stuttgart: Thieme; 2005

Patientin, 72 Jahre alt – Z. n. operativ versorgter Wirbelkörperfraktur LWK II

Kristin Peters

Konsultationsgrund

Die mir bekannte Patientin, Frau W., stellt sich mit lumbalen rechtsbetonten Schmerzen und einem Taubheitsgefühl im Dermatom L2 vor. Die Beschwerden bestehen seit einer Wirbelkörperfraktur L2, die operativ versorgt worden ist.

Anamnese

Frau W. hatte die Fraktur vor 6 Wochen durch einen Sturz bei der Hausarbeit erlitten. Die Fraktur wurde mit einem Fixateur interne und einer zusätzlichen Zementverfüllung versorgt. Aufgrund des Alters und des Zustandes des Herz-Kreislauf-Systems sollte der Fixateur nicht entfernt werden. Frau W. hatte vor 8 Monaten einen Herzinfarkt erlitten, der durch eine sofort eingeleitete Lyse-Therapie und einen in der Folge eingesetzten Stent ohne weitere Beschwerden verlaufen war. Frau W. litt außerdem an rezidivierenden Knieschmerzen beidseits sowie an einer Refluxösophagitis, die medikamentös behandelt wurde. Ferner litt Frau W. an wechselnden akuten Beschwerden des Bewegungsapparates, mit denen sie meine Praxis aufsuchte und die in den meisten Fällen spontan nach der Behandlung gelindert wurden.

Befund
Der Sichtbefund zeigte eine ca. 5 cm lange, noch leicht gerötete Narbe rechts dorsolateral der Wirbelsäule. Frau W. präsentierte eine Schonhaltung in Lateralflexion rechts und leichter Flexion. Sie gab an, noch sehr schwach zu sein und ihren Haushalt noch nicht in der gewohnten Form führen zu können. Staubsaugen, Wischen und Geschirrspülen bereiten ihr immer noch große Schmerzen, sodass sie sich nach der Arbeit hinlegen muss.

Parietal
Bei der körperlichen Untersuchung ist der Hypertonus der Mm. psoas und quadratus lumborum rechts neben einer beidseitigen Tonuserhöhung des lumbalen Erector trunci besonders auffällig gewesen. Außerdem zeigte sich eine FRS rechts von Th 12 und ein Ilium anterior rechts.

Viszeral
Hier zeigte sich eine Motilitätsstörung des gesamten Kolons mit tendenzieller Obstipation, die Frau W. erstmals nach der Operation bemerkte. Eine Nierenptose Grad 1 und eine Leber in anteriorer Rotation in der Sagittalebene vervollständigten den Befund.

Kraniosakral
Die Untersuchung des kraniosakralen Systems blieb ohne Befund.

Osteopathische Interpretation
Da ich die Patientin aus vorherigen Konsultationen kannte, deutete ich die Befunde als Folgen des Sturzes (WS- und Ilium-Dysfunktion) und der Operation (Muskel- und Organ-Dysfunktionen). Die Befunde passten zu den angegebenen Symptomen.

Behandlung und Verlauf
Zunächst behandelte ich die Th-12-Dysfunktion mit BLT und das Ilium anterior mit einer Muskeltechnik der reziproken Spannung. Dadurch erreichte ich neben der Korrektur der knöchernen Dysfunktionen auch eine Tonussenkung der Mm. psoas major und quadratus lumborum rechts. Die Niere mobilisierte ich direkt, die Leber indirekt in der sagittalen Ebene (Kap. 6 „Viszerale Osteopathie"). Durch Vibrationen im Kolonverlauf erreichte ich eine verbesserte Motilität, der Darm konnte in der Folge besser entleert werden. Ich beendete die Behandlung mit einer mobilisierenden Querdehnung des M. erector trunci in Seitlage.

Beim nächsten Besuch hatten sich die Beschwerden in Bezug auf die Schmerzen, die Verdauung und die allgemeine Belastbarkeit verringert. Die Missempfindungen im Bereich der Leiste blieben konstant.

Kommentar
Meine Hoffnung, die Nierenptose für diese Problematik verantwortlich zu machen, wurde leider nicht erfüllt. Vielmehr scheint die Ausstrahlung im Dermaton L2 primär Folge der Fraktur oder/und des OP-Zuganges zu sein.

Ich empfahl Frau W. eine physiotherapeutische Behandlung mit dem Ziel der allgemeinen Kräftigung und der Verbesserung der Nervengleitfähigkeit der Nn. iliohypogastricus und ilioinguinalis.

Patient, 45 Jahre alt – Schmerzen im lumbosakralen Bereich
Michaela Rütz

Hintergrund
Anhaltende Schmerzen gehören zu den häufigsten Gründen, medizinische Behandlung in Anspruch zu nehmen. Besteht ein Schmerz für Wochen oder Monate, können seine Auswirkungen das Wohlbefinden eines Menschen tiefgreifend beeinflussen, mit erheblicher Verschlechterung der physischen und psychischen Gesundheit sowie der Leistungsfähigkeit im sozialen Bereich, inklusive Arbeit und Familie [10].

Die MeSH-Datenbank (Medical Subject Headings; Thesaurus der Datenbank Medline) definiert Schmerzzustände im unteren Bereich des Rückens (Low Back Pain, LBP) so: „Akuter oder chronischer Schmerz in der lumbalen oder sakralen Region, der mit muskuloligamentären Distorsionen und Beanspruchungen, Dislokationen der Bandscheibe und anderen Zuständen assoziiert sein kann." Zwischen XII. Rippe und unterer Gluealfalte lokalisiert, können diese Schmerzzustände mit oder ohne Ausstrahlungen in die untere Extremität einhergehen [8].

Schmerzen im lumbosakralen Bereich kommen häufig vor und sind in vielen Fällen selbstlimitierend. Lumbosakrale Schmerzerkrankungen werden zu einem Problem, wenn sie nicht innerhalb der erwarteten Heilungszeit eines Gewebes verschwinden und chronisch werden [12]. Dabei stellt schon die Definition des chronischen Schmerzes ein kontroverses Thema dar. Einige chronische Schmerzzustände werden definiert als „Schmerz, der über einen erwarteten Zeitrahmen hinaus vorhanden ist", andere werden unter dem Aspekt „eine Heilung könnte niemals eintreten" zusammengefasst. Weitere Definitionen des chronischen Schmerzes orientieren sich am akuten Stadium: „Schmerz, der einen Monat nach dem üblichen Verlauf einer akuten Erkrankung oder nach einem angemessenen Heilungszeitraum einer Verletzung weiter besteht, und der mit chronischen pathologischen Prozessen assoziiert ist, die einen kontinuierlichen oder intervallartigen Schmerzzustand für Monate oder Jahre bedingen. In vielen Fällen wird der chronische Schmerz als fortbestehender Schmerz definiert, der routinemäßigen Methoden der Schmerzkontrolle nicht zugänglich ist" [10].

Etwa 85 % chronischer lumbosakraler Rückenschmerzerkrankungen können keiner bekannten Diagnose zugeordnet werden. Dies führt zu einer Einstufung als „nicht spezifischer chronischer lumbosakraler Rückenschmerz", die ein diagnostisches und therapeutisches Vakuum nach sich zieht. Auch wenn eine spezifische radiologische Diagnose gestellt wird, kann diese nicht immer als zugrunde liegender Schmerzauslöser angenommen werden. In der Klassifikation der chronischen lumbosakralen Schmerzstörung werden drei große Subgruppen unterschieden. Die erste Gruppe präsentiert Erkrankungen, bei denen eine zugrunde liegende Pathologie den Schmerz steuert. Motorische Reaktionen sind adaptiv bei diesen Patienten. Eine zweite Gruppe von Krankheitsbildern, bei der psychologische und/oder soziale Faktoren im Vordergrund stehen, kennzeichnet sich durch einen primären, der Störung zugrunde liegenden Mechanismus zentraler Schmerzentstehung. Adaptationsfähigkeiten, wie Bewältigungsstrategien und motorische Kontrolle, sind unzureichend ausgeprägt. Die letzte, zahlenmäßig große Gruppe der chronischen lumbosakralen Schmerzzustände charakterisiert sich durch Darbietung von Bewegungsstörungen (Schmerzvermeidung) oder Kontrollverschlechterung (Schmerzprovokation). Diese Schmerzzustände sind in erster Linie mechanisch hervorgerufen. Die Patienten zeigen typischerweise schlecht angepasste Kompensationen, primär physische und sekundär kognitive, sodass diese zu einem Mechanismus für den anhaltenden Schmerz werden. Ein Übermaß oder Defizit an Stabilität im Bereich der Wirbelsäule, welches der Schmerzstörung zugrunde liegt, ist typisch [12].

In internationalen Leitlinien werden die sogenannten „Red Flags" (ernst zu nehmende Anzeichen oder Symptome) formuliert, die auf eine spezifische Ursache des Rückenschmerzes hindeuten (z. B. Bandscheibenläsionen, Tumorerkrankungen, entzündliche Knochenerkrankungen, Frakturen). Dazu gehören: radikuläre Syndrome; Anzeichen eines Cauda-equina-Syndroms; schwerer progressiver Schmerz, insbesondere nachts und während des Liegens; bedeutsames Trauma; Gewichtsverlust; Krebserkrankungen in der Vorgeschichte; intravenöser Konsum von Drogen oder Steroiden. Alle Leitlinien stimmen bezüglich ihrer diagnostischen Empfehlungen, Aufnahme der Krankengeschichte und Durchführung einer körperlichen Untersuchung, einschließlich eines neurologischen Screenings, überein. In Fällen, in denen eine spezifische Pathologie vermutet wird (Red Flags), werden von den meisten der internationalen Leitlinien Röntgenverfahren empfohlen. Die meisten Leitlinien ziehen die sogenannten „Yellow Flags", psychosoziale Faktoren, als Behinderung der Genesung in Betracht. Somit dienen diese Anzeichen als prognostische Faktoren, die häufig mit einem ungünstigeren chronischen Verlauf assoziiert sind. Zu den Yellow Flags gehören: die Überzeugung, dass Schmerz und Bewegung schädigend wirken, Vermeidungsverhalten, negative Stimmungslage, sozialer Rückzug, Rentenbegehren und/oder Versicherungsansprüche, Probleme bei der Arbeit, geringe Arbeitszufriedenheit, überbehütende Familie oder ein Mangel an Unterstützung. Alle Leitlinien betonen für diesen Bereich die Wichtigkeit der Krankengeschichte zur Ermittlung von psychosozialen und arbeitsabhängigen Faktoren [8] [13].

Die Lebenszeitprävalenz von lumbosakralen Rückenschmerzen liegt bei 60–85 % [8], die Punktprävalenz wird mit 30 % angegeben [4] [11]. In einer Studie der Weltgesundheitsorganisation (WHO) gaben 22 % der Patienten in der primärärztlichen Versorgung an, unter persistierenden Schmerzen zu leiden, bei 48 % dieser Patienten handelte es sich um Rückenschmerzen [6]. Chronische lumbosakrale Rückenschmerzen stellen eine ökonomische Belastung der Gesellschaft dar, insbesondere in Hinsicht auf eine große Anzahl von beruflichen Fehlzeiten (indirekte Kosten) und nicht weniger bedeutsam bezogen auf direkte Kosten im Rahmen der Therapie. Die jährlichen direkten Kosten belaufen sich in Deutschland auf über 7 000 Euro pro Person. Fehlzeiten am Arbeitsplatz machen 75 % der gesamten Kosten pro Patient bei lumbosakralen Rückenschmerzen aus [7] [8].

Ein beachtlicher Anteil der Patienten mit chronischen lumbosakralen Rückenschmerzen leidet unter chronischen „weit ausgedehnten Schmerzen" („chronic widespread pain", CWP), andere Schmerzmanifestationen sind z. B. Kopfschmerzen, abdominelle Schmerzen und verschiedenartig lokalisierte Schmerzen in den Extremitäten. CWP geht mit einer schlechteren Prognose einher, verglichen mit alleiniger lumbosakraler Schmerzsymptomatik [8].

Behandlungsziele sind Schmerzreduktion und verbesserte Aktivität/Partizipation, einschließlich der Prävention von Behinderung und Aufrechterhaltung der Arbeitsfähigkeit. Leitlinien (Level I a: Evidenz aus Metaanalysen randomisierter kontrollierter Studien) bei chronischen Rückenschmerzen im lumbosakralen Bereich empfehlen Fitnessprogramme und Ausdauertraining, Verhaltenstherapien und multidisziplinäre Behandlungsprogramme, die den Schmerz reduzieren können und die Funktion verbessern bzw. erhalten [8].

Eine große Anzahl randomisierter kontrollierter Studien, die Effekte spinaler Manipulation bei erwachsenen Patienten mit Rückenschmerzen untersuchen, ist in der Literatur vorzufinden. Der Typus des Therapeuten blieb in den meisten Fällen unberücksichtigt. Die Anzahl an Studien, die auf die Untersuchung der Effekte manipulativer Behandlungen durch ausgebildete osteopathische Therapeuten fokussieren, ist wesentlich geringer [3]. Eine Metaanalyse von acht randomisierten kontrollierten Studien untersuchte die Effekte osteopathischer manipulativer Behandlung bei Patienten mit Rückenschmerzen. Insgesamt waren 318 Patienten, die osteopathische manipulative Behandlungen erhielten, eingeschlossen. In den Kontrollgruppen (231 Patienten) wurde gemäß der Standardversorgung bei Rückenschmerzen vorgegangen, die NSAIDs, Muskelrelaxanzien, Narkotika, Physiotherapie und häusliche Übungsprogramme beinhaltete. Eine signifikante Gesamtverbesserung (30 %) der Schmerzbeurteilung der osteopathisch behandelten Patienten konnte im Vergleich zu den Patienten der Kontrollgruppen bei 4- und 12-wöchigen Follow-ups festgestellt werden [9].

Konsultationsgrund

Der 45-jährige Patient stellte sich mit Schmerzen im lumbosakralen Bereich in der Osteopathischen Praxis vor. Unter Rückenschmerzen litt er seit einem Bandscheibenvorfall vor 17 Jahren, der aufgrund von beidseitigen Ausstrahlungen in die unteren Extremitäten mit Fußheberschwäche rechts operativ versorgt worden war. Seit ca. 2 Jahren hatten die Schmerzen an Häufigkeit des Auftretens und Intensität zugenommen und seit 3 Monaten war neben einer ständig anwesenden Schmerzsymptomatik von hoher Intensität in der lumbosakralen Region ein sehr unangenehmes brennendes Empfinden im Gesäßbereich vorhanden. Außerdem habe er das Gefühl, dass sein rechtes Kniegelenk entzündet sei.

Anamnese

Der Patient berichtete bezüglich seiner Vorgeschichte, dass der Bandscheibenvorfall vor 17 Jahren und damit auch der Beginn seiner Rückenproblematik infolge eines Sturzes während eines Fußballspiels aufgetreten war. Es entwickelte sich unmittelbar nach diesem Trauma eine starke Schmerzsymptomatik, die in der darauf folgenden Nacht in die Beine strahlte. Als er am nächsten Tag den rechten Fuß beim Gehen nicht mehr richtig anheben konnte, konsultierte er einen Arzt, der ihn direkt in eine neurochirurgische Klinik überwies, wo der Bandscheibenvorfall in der LWS diagnostiziert und operativ versorgt wurde. Die Fußheberschwäche und auch die massive Schmerzsymptomatik besserten sich nach der Operation, sein Rücken sei jedoch seitdem immer „anfällig" geblieben, insbesondere, wenn ihm Bewegung und Sport fehlen.

Vor 10 Jahren wurde ein Hodenkarzinom entdeckt und der Hoden entfernt. Nach diesem Eingriff und der damit verbundenen Therapiephase verschlechterte sich sein Rücken. Medizinische Befunde, bezogen auf die Krebserkrankung, lagen im Bereich der Wirbelsäule nicht vor, er gab an, dass ihm die „Ruhigstellung" durch die Erkrankung und auch die psychischen Auswirkungen nicht gut getan hätten und dass er den Eindruck hatte, dass sich seine „Schwachstelle" Rücken verschlechtert hätte. In dieser Zeit kam es auch zunehmend zu Problemen des Magen-Darm-Trakts, mit Magenschmerzen und Sodbrennen sowie der Tendenz zu Durchfällen, die auch nach der Behandlungsphase der Krebserkrankung nie wieder ganz verschwanden. Im Moment sei sein Magen-Darm-Trakt ziemlich schlecht, da er aufgrund der Rückenschmerzen häufig, teilweise auch höhere Dosen, Voltaren nehmen würde.

Nach der Krebsoperation hatte er die üblichen routinemäßigen Screenings in Anspruch genommen, in den letzten 5 Jahren waren diese einmal pro Jahr durchgeführt worden. Die letzte Untersuchung im Urogenitalbereich lag jetzt 8 Monate zurück und ging, wie alle anderen auch, ohne Befund einher.

Auf die Verschlechterung seiner Rückenproblematik vor 2 Jahren angesprochen, berichtete der Patient, dass diese zum einen in Zusammenhang mit einer intensiven Tennistrainingperiode gestanden hätte, in der Vorbereitungszeit auf ein Turnier. Auf der anderen Seite hatte er im beruflichen Bereich einen „Sprung auf der Karriereleiter" gemacht, der mit Erhöhung der Arbeitszeiten verbunden sei. Als kaufmännischer Leiter einer größeren Firma mit Sitz im Ausland erstrecke sich sein Tätigkeitsfeld auf viele europäische Länder, was mit zum Teil mehrtägiger Reisetätigkeit einhergehe. Seitdem wären die Rückenschmerzen wieder ständig präsent, längeres Sitzen würde zur Qual und auch bewegungsmäßig würden ihn diese stark einschränken. Eine Kernspinaufnahme zeigte mehrere kleine Vorwölbungen in allen Segmenten der LWS, von einer Operation war ihm aufgrund dieses Befundes abgeraten worden. Es fand daraufhin eine Injektionstherapie unter MRT-Kontrolle statt; eine entscheidende Verbesserung der Schmerzproblematik erbrachte diese jedoch nicht.

Nach seiner Bandscheibenoperation waren zu keinem Zeitpunkt Ausstrahlungen in die unteren Extremitäten mehr aufgetreten, bis er vor 3 Monaten während eines mehrtägigen Aufenthalts in Schweden am Morgen aufwachte und ein starkes Brennen im Gesäßbereich, mehr rechts als links, verspürte, welches ihm das Sitzen fast unmöglich machte. Dieser brennende Schmerz zöge an der Oberschenkelrückseite nach unten bis zum Knie, welches ebenfalls von diesem Schmerz ergriffen sei, egal ob bei Belastung oder in Ruhe. Auch habe er den Eindruck, dass sein Fuß beim Abrollen wieder schlechter funktionieren würde, nicht so schlimm wie nach der Bandscheibenläsion, aber auch nicht so wie vor dem Eintreten dieser Ausstrahlungen. Er konsultierte nach seiner Rückkehr einen Orthopäden, der das Knie untersuchte, Bänder und Menisken waren in Ordnung. Weitere diagnostische Verfahren wurden nicht eingeleitet.

Auf die Frage nach eventuellen weiteren Beschwerden gab er an, dass er auch unter Nackenschmerzen mit Taubheitsgefühl im rechten Zeige- und Mittelfinger leide. Gleichzeitig mit der LWS wurde auch vor 2 Jahren die HWS per Kernspin untersucht, der Befund war ähnlich, mehrere kleine Bandscheibenvorwölbungen wurden dokumentiert. Die Nackenbeschwerden habe er schon seit der Zeit der Bandscheibenproblematik, sie seien insbesondere in den letzten 2 Jahren schlimmer geworden und zögen in den Hinterkopfbereich, sodass heftige Kopfschmerzen ausgelöst werden würden, die immer häufiger und immer stärker geworden wären. Zurzeit habe er fast täglich Kopfschmerzen, gegen die er auch fast täglich Medikamente (Aspirin und/oder Ibuprofen) nehmen müsste, die allerdings nicht immer, und v. a. nicht für längere Zeit helfen würden.

Auf Grundlage dieser Krankheitsgeschichte und dem Verdacht auf Vorliegen von „Red Flags", die sich aus der Krebserkrankung und den sensiblen, eventuell auch motorischen Symptomen im Bereich der rechten unteren Extremität zusammensetzen, wurde von einer anschließenden osteopathischen Befunderhebung und Behandlung erst einmal abgesehen.

Hodentumoren metastasieren in der Regel lymphogen, eine Metastasierung in lumbale Lymphknoten ist in ca. 80 % der Fälle ipsilateral und in ca. 20 % bilateral zu beobachten. Knochenmetastasen im Bereich der Wirbelsäule sind selten, sollten jedoch bei entsprechender Krankheitsgeschichte und Symptomatik in Erwägung gezogen werden [1] [2].

Die Notwendigkeit einer ärztlichen Konsultation hinsichtlich seiner aktuellen Symptomatik wurde unter Berücksichtigung seiner Vorgeschichte mit dem Patienten besprochen. Bei Vorliegen des Befundes solle er sich dann zur weiteren Planung der Vorgehensweise bezüglich der osteopathischen Behandlung wieder melden. Auch wurde ihm nahegelegt, die aktuelle Selbstmedikation mit Schmerzmitteln bezüglich eines eventuell durch Medikamente induzierten Kopfschmerzes mit dem Arzt zu besprechen.

Der durch Medikamente induzierte Kopfschmerz wird als chronische Erkrankung eingestuft, basierend auf einer übermäßigen Einnahme von Analgetika, Triptan oder anderen Präparaten zur akuten Behandlung von Kopfschmerzen. Diese Art des Kopfschmerzes kann einen nicht unerheblichen Effekt auf die Lebensqualität von Patienten bewirken. 2004 wurde die zweite Edition der IHS (International Headache Society) Kopfschmerzklassifikation veröffentlicht, die den medikamenteninduzierten Kopfschmerz beinhaltet. Die Anzahl der monatlich eingenommenen Medikamenteneinheiten bei Patienten mit medikamenteninduziertem Kopfschmerz beläuft sich zwischen 10 und 180, mit einer durchschnittlichen Anzahl von 50. Von Experten übereinstimmend empfohlen wird, nicht die Anzahl der Medikamenteneinheiten, sondern die Anzahl der Tage pro Monat mit Einnahme eines aktiven Medikaments zu erheben. Der medikamenteninduzierte Kopfschmerz tritt in erster Linie bei Patienten mit primären Kopfschmerzerkrankungen auf und wurde eindeutig bei Migräne und Spannungskopfschmerz nachgewiesen [5].

Zwei Wochen nach diesem Anamnesegespräch meldete sich der Patient wieder. Die Untersuchungen beim Onkologen, Radiologen und Orthopäden ergaben bis auf die alten, schon bekannten Strukturveränderungen keine weiteren Befunde. In Anbetracht seiner gesamten Schmerzsymptomatik und seines Schmerzmittelkonsums wurde ihm angeraten, einen Schmerztherapeuten zu konsultieren. Diesen Rat hatte der Patient auch schon befolgt und einen Termin vereinbart, der jedoch erst in 8 Wochen stattfinden sollte. Von ärztlicher Seite sprach nichts dagegen, schon vor diesem Termin mit einer osteopathischen Behandlung zu beginnen.

Osteopathischer Befund

Die osteopathische Befunderhebung zeigte ein sehr umfassendes Bild an Dysfunktionsmustern im parietalen, viszeralen und kraniosakralen System. Es schien fast einfacher, die Regionen und Strukturen aufzulisten, wo keine osteopathischen Dysfunktionen vorhanden waren. Globale osteopathische passive Wahrnehmungstests (Listenings), Tests der Dichte von Geweben und Tests der Spannung von Strukturen, ließen jedoch zwei Strukturen erkennen, die innerhalb des gesamten Bildes an Dysfunktionsmustern sehr dominant erschienen. Die Dura mater zeigte einen erhöhten Spannungszustand mit gleichzeitiger Restriktion ihrer kraniokaudalen Gleitbewegung, und der Beckenboden wies einen hohen Gewebswiderstand auf, mit muskulärer Hypertension (rechts mehr als links). Ein verhärtetes Narbengebiet war in diesem Bereich vorhanden.

Bei der osteopathischen Befunderhebung des Beckens, einschließlich der beinhalteten Organe und des Beckenbodens, äußerte der Patient noch eine weitere Symptomatik. Er würde in letzter Zeit ein wenig Probleme nach dem Wasserlassen verspüren, als wenn seine Blase nicht ganz leer wäre. Er verspüre demzufolge auch häufiger das Bedürfnis, seine Blase zu entleeren, die Menge wäre dann manchmal sehr gering, da nur kurze Zeit zwischen den Miktionen gelegen hätte. Auch müsste er ab und zu schon mal nachts aufstehen und Wasser lassen, ohne dass er am Abend sehr viel getrunken hätte. Hinzu kämen – parallel zur Verstärkung seiner Beschwerden – zunehmende Erektionsstörungen, die er dem Schmerz- und Stresserleben zuordnete. Mit dieser Problematik wäre er noch nie beim Arzt gewesen.

Osteopathische Interpretation

Die erhöhte Gewebsspannung und muskuläre Hypertension im Bereich des Beckenbodens verwundert in diesem Fall schon aufgrund des verhärteten Narbengebietes durch die Hodenoperation nicht. Das Diaphragma urogenitale als unterer Abschluss der Beckenhöhle „trägt" zum einen den „Inhalt" dieser Kavität, somit könnten Verbindungen zu den Organen des kleinen Beckens für die Entstehung von osteopathischen Dysfunktionen und Symptomen verantwortlich sein. In diesem Fall könnte somit ein Einfluss auf die Verdauungssymptomatik, Symptome des unteren Harntrakts sowie die Erektionsstörung hypothetisiert werden. Zum anderen könnte durch die äußere Schicht des Beckenbodens eine fasziale Verbindung zu den unteren Extremitäten die Symptomatik in diesem Bereich beeinflussen.

Auch die Dysfunktion der Dura mater könnte ebenfalls in einem Zusammenhang mit der Symptomatik im Becken und im Bereich der unteren Extremitäten gesehen werden. Eine Verbindung zum Beckenboden wäre über das Steißbein möglich. M. pubococcygeus und M. iliococcygeus, Teile des M. levator ani sowie M. ischicoccygeus, die gemeinsam einen Großteil der inneren Verschlussschicht des Beckenausgangs bilden, besitzen ihre Ansätze an den Steißbeinwirbeln.

Das Filum terminale der Dura mater spinalis inseriert auf der posterioren Fläche des Steißbeins. Vorder- und Hinterwurzel des Rückenmarkes, die sich zum Spinalnervenstamm vereinigen, verlaufen innerhalb des Durasacks. Dessen Ausstülpung reicht bis zum Spinalganglion, wo die meningealen Strukturen kontinuierlich ins Bindegewebe des Spinalganglions übergehen. Ein Einfluss der Dura mater, insbesondere auf die sensible Komponente des Spinalnervs (sensorische Hinterwurzeln und Spinalganglien bilden das afferente Wurzelsystem), wäre somit denkbar. Auch könnte die Dura mater über die Verbindung zur Wand des Wirbelkanals, insbesondere im Bereich von Atlas und Axis, und dem Schädelinnenraum einen Einfluss auf die Kopfschmerzsymptomatik besitzen.

Behandlung und Verlauf

Das erste Behandlungsziel war in diesem Fall auf die aktuelle intensive Schmerzsymptomatik fokussiert. In der ersten Behandlungssitzung wurden die beiden dominierenden Dysfunktionen, die des Beckenbodens und der Dura mater, besonders berücksichtigt. Das Gewebe des Beckenbodens, einschließlich der Narbenregion, wurde mittels myofaszialer Techniken entspannt. Es folgte eine Mobilisation sowie intraossäre Behandlung des Steißbeins, um einen noch größeren Einfluss auf die dort ansetzenden Muskeln des Beckenbodens zu bewirken. Das Steißbein war insgesamt schlecht mobil, sowohl in Flexion als auch in Extension, und wirkte sehr hart und unflexibel. Da der Befund im Bereich des Sakrums ähnlich war, wurden auch hier intraossäre Techniken eingesetzt. Über die Behandlung von Steiß- und Kreuzbein sollte außerdem schon ein erster Einfluss auf das durale System bewirkt werden. Es folgte dann ein Lösen der Restriktion der kraniokaudalen Gleitbewegungen sowie der Rotationsbewegungen von L4 und L5, ebenfalls auch wieder mit dem Hintergrund, die Spannung der Dura mater zu beeinflussen. Eine differenzierte Untersuchung der Kopfgelenke ergab eine Dysfunktion des Atlaswirbels in Seitneige und Rotation sowie eine Translationsbewegung. Diese wurde vor der Behandlung der intrakranialen Membranen (Dura mater und ihre Expansionen) gelöst. Den direkten Kontakt auf der äußeren Schicht des Beckenbodens nahm der Patient im ersten Moment als sehr schmerzhaft wahr, was jedoch nachließ. Ansonsten wurden die Techniken, insbesondere diejenigen, die auf ein Nachlassen der duralen Spannung zielten, als angenehm empfunden.

Der Patient rief am Tag nach der Behandlung an, und berichtete, dass zum ersten Mal seit 3 Monaten das brennende, quälende Schmerzgefühl im Gesäßbereich nicht mehr vorhanden war.

Die osteopathischen Untersuchungen vor den folgenden Behandlungsterminen erbrachten mehrere differenzierte Befunde, die fast alle die in der ersten Untersuchung identifizierten Dysfunktionen des Beckenbodens und der Dura mater beeinflussten. In erster Linie war das viszerale System betroffen, mit Dysfunktionen der Blase, des Sigmoids und Rektums sowie des Dünndarms. Nach individuell befundorientierten Behandlungen verbesserten sich die Schmerzsymptomatik im lumbosakralen Bereich sowie die Funktionsstörungen in der urogenitalen Region. Um den Einfluss auf die unteren Extremitäten zu verstärken, wurden die peripheren Nerven samt ihrer Geflechte in die Behandlung einbezogen – die Ausstrahlungen und auch die Symptome im rechten Knie verloren an Intensität. Das einzige, was relativ konstant weiterhin bestand, war die Kopfschmerzproblematik.

Sie zeigte kaum Reaktionen, obwohl das kraniale System mit in die Behandlung einbezogen war und auch ein Einfluss von weiter entfernten Regionen auf das kraniale System berücksichtigt wurde.

Nach insgesamt vier osteopathischen Behandlungen stand der Termin bei einer Ärztin mit den Fachgebieten Anästhesiologie, spezielle Schmerztherapie und Psychotherapie an. Die Diagnose eines medikamenteninduzierten Kopfschmerzes wurde hier gestellt. Da die Schmerzsymptomatik im lumbalosakralen Bereich zu diesem Zeitpunkt schon erheblich geringer geworden war und die Lebensqualität des Patienten weniger stark beeinflusste, wurde im Rahmen der Behandlung bei der Ärztin als Erstes die Entwöhnung des Schmerzmittelgebrauchs fokussiert.

In der Literatur variieren die Vorgehensweisen bei einer Medikamentenentwöhnung von Patienten mit medikamenteninduziertem Kopfschmerz erheblich. Prospektive randomisierte Studien, die einen abrupten Entzug mit einer allmählichen Reduzierung vergleichen, existieren nicht. Die meisten Kopfschmerzspezialisten favorisieren die abrupte Unterbrechung der Schmerzmitteleinnahme, da diese mit der Assoziation einer schnellen Verminderung des medikamenteninduzierten Schmerzbewältigungsverhaltens in Verbindung stehen soll. Eine allmähliche Reduktion hingegen wird bei Opiaten, Barbituraten und insbesondere Benzodiazepinen angeraten, um die Entzugssymptome zu reduzieren. Die Hauptentzugssymptome sind Verschlimmerung des Kopfschmerzes, Übelkeit, Erbrechen, arterielle Hypotonie, Tachykardie, Schlafstörungen, Unruhe, Angst und Nervosität. Diese Symptome bestehen in der Regel zwischen 2 und 10 Tagen, können manchmal auch bis zu 4 Wochen vorhanden sein. Der Entzugskopfschmerz scheint bei Patienten, die Triptan eingenommen haben, kürzer (durchschnittlich 4 Tage) als bei Patienten, die Ergotamine nahmen (durchschnittlich 7 Tage) oder NSAIDs (durchschnittlich 9–10 Tage) [5].

Auch im hier geschilderten Fall wurde die abrupte Entwöhnungsmethode angewandt. Die Ärztin empfahl, während dieser Entwöhnungsphase eine osteopathische Behandlung einzuplanen, da es möglich sein könnte, dass diese unter Berücksichtigung der im Vorfeld schon positiven Veränderungen der anderen Symptome, eventuell auch auf mögliche Entzugssymptome einen Einfluss haben könnte.

Die osteopathische Behandlung, 3 Tage nach Absetzen der Schmerzmittel, erfolgte auch wieder befundorientiert. Der Patient gab an, dass er seit dem Absetzen unter einem kontinuierlichen Kopfschmerz litt, der jedoch von seiner Intensität her nicht so hoch war, wie die Intensitätsspitzen seiner vorhergehenden Attacken. Der osteopathische Befund war dominiert von Dysfunktionen des kraniosakralen Systems auf membranöser und liquider Ebene.

Die Entwöhnung der Schmerzmedikamente wurde ohne größere Probleme zu Ende geführt. Während eines gesamten Zeitraums von 2 Wochen nach Absetzen waren ständig Kopfschmerzen vorhanden, nach der osteopathischen Behandlung jedoch von geringer Intensität.

Im weiteren Verlauf dieser Fallgeschichte nahm der Patient weiterhin osteopathische Behandlungen in längeren Abständen in Anspruch. Gleichzeitig begann er auch eine Psychotherapie, da ihm die Notwendigkeit, Erlebnisse im Rahmen seiner Leidensgeschichte aufzuarbeiten und Stresssituationen besser bewältigen zu können, bewusst wurde.

Schlussfolgerung
Die Behandlung von Patienten mit chronischen Schmerzerkrankungen kann Herausforderungen an den osteopathisch tätigen Therapeuten stellen, insbesondere bezüglich qualitativ und quantitativ umfassend ausgeprägten Beschwerdebildern und auch Befundergebnissen. Vielleicht könnte gerade der individuelle, auf den Patienten maßgeschneiderte Ansatz einer osteopathischen Behandlung als Vorteil im Umgang mit chronischen, weitreichenden Beschwerdebildern angesehen werden.

Ein Jahr nach der ersten osteopathischen Behandlung beschrieb der Patient seinen Zustand als zufriedenstellend, seine Lebensqualität habe sich verbessert, er habe Perioden mit nur geringer Schmerzsymptomatik, aber auch welche, in denen sich die gesamte Problematik wieder verschlechtert. Dabei wäre es aber für ihn klarer geworden, was diese auslöst und wie er damit umgeht. Die osteopathische Behandlung ist dabei für ihn ein fester Bestandteil.

Literatur

[1] Arnold PM, Morgan CJ, Morantz RA, et al. Metastatic testicular cancer presenting as spinal cord compression: Report of two cases. Surg Neurol 2000; 54(1): 27–33

[2] Berglund RK, Lyden SP, Tsai EC, et al. Nonseminomatous germ cell tumor after chemotherapy with residual mass invading the spine. Eur Urol 2006; 50(2): 372–374

[3] Cole S, Reed J. When to consider osteopathic manipulation. J Fam Pract 2010; 59(5): E2

[4] Deyo RA, Mirza SK, Martin BI. Back pain prevalence and visit rates: Estimates from U.S. National surveys, 2002. Spine 2006; 31(23): 2724–2727

[5] Evers S, Marziniak M. Clinical features, pathophysiology, and treatment of medication-overuse headache. Lancet Neurol 2010; 9(4): 391–401

[6] Gureje O, Korff M v, Simon GE, Gater R. Persistent pain and well-being: A world health organization study in primary care. JAMA 1998; 280(2): 147–151

[7] Juniper M, Le TK, Mladsi D. The epidemiology, economic burden, and pharmacological treatment of chronic low back pain in france, germany, italy, spain and the UK: A literature-based review. Expert Opin Pharmacother 2009; 10(16): 2581–2592

[8] Krismer M, Tulder M v. Low Back Pain Group of the Bone and Joint Health Strategies for Europe Project. Strategies for prevention and management of musculoskeletal conditions. Low back pain (non-specific). Best Pract Res Clin Rheumatol 2007; 21(1): 77–91

[9] Licciardone JC, Brimhall AK, King LN. Osteopathic manipulative treatment for low back pain: A systematic review and meta-analysis of randomized controlled trials. BMC Musculoskelet Disord 2005; 6, 43

[10] Manchikanti L, Singh V, Datta S, Cohen SP, Hirsch JA and American Society of Interventional Pain Physicians. Comprehensive review of epidemiology, scope, and impact of spinal pain. Pain Physician 2009; 12(4): E35–70

[11] Manchikanti L. The epidemiology of low back pain. Pain Physician 2000; 3: 167–192

[12] O'Sullivan P. Diagnosis and classification of chronic low back pain disorders: Maladaptive movement and motor control impairments as underlying mechanism. Man Ther 2005; 10(4): 242–55

[13] Staal JB, Hlobil H, Tulder MW v, et al. Occupational health guidelines for the management of low back pain: An international comparison. Occup Environ Med 2003; 60(9): 618–626

Patient, 34 Jahre alt – Rezidivierende Kreuzschmerzen

Uwe Conrad

Konsultationsgrund

Der Patient stellte sich mit seit ca. 4 Monaten bestehenden und rezidivierenden Kreuzschmerzen im thorakolumbalen Bereich in meiner Praxis vor. Die Beschwerden verschlimmerten sich bei längerem Verharren in einer Position (langes Sitzen und/oder langes Stehen).

Anamnese

Der Patient berichtete, dass die Beschwerden seit 4 Monaten trotz Behandlung durch Orthopäden und Physiotherapie immer schlimmer wurden. Morgens nach dem Aufstehen seien die Kreuzschmerzen ebenfalls verstärkt spürbar. Des Weiteren klagt er über Schmerzen im Bereich der rechten Leiste und im medialen Kniebereich rechts seit ca. 3 Monaten, Druck im thorakolumbalen Übergang und Ziehen im rechten unteren Rippenbereich, je nach Belastung.

Verdauungsstörungen (Stuhlunregelmäßigkeiten) mit vermehrten Blähungen bestünden ebenfalls seit ca. 3 Monaten. Der Patient gab weiterhin an, dass er in den letzten 4 Monaten ca. 26 kg an Gewicht durch Nahrungsumstellung (weniger Kohlenhydrate und nur drei Mahlzeiten am Tag) und Sport (Joggen) verloren habe.

Akut verschlimmert hätten sich seine Beschwerden nach langem Stehen und Springen auf einem Konzert. Röntgen und MRT waren ohne Befund.

Es liegen keine Operationen, Traumata oder Vorerkrankungen vor. Der Patient ist 196 cm groß wiegt 99 kg, er ist Nichtraucher und trinkt ab und zu Alkohol.

Befund

Parietal

Bei der Untersuchung des Beckens stellte ich eine Dysfunktion des rechten Iliums nach anterior fest. In der LWS war LWK V in einer Extensionsdysfunktion nach links. BWK X befand sich in einer Flexionsdysfunktion nach rechts. Rechter M. iliopsoas war druckempfindlich und es bestand ein Diaphragma-Tiefstand rechts. Der mediale Meniskus rechts war blockiert.

Viszeral

Vermehrter Tonus im rechten oberen und unteren Quadranten. Das Zäkum war fest und druckempfindlich. Die rechte Niere war deutlicher zu palpieren als die linke. Die Palpation periumbilikal zeigte vermehrten Tonus.

Kraniosakral
Ohne Befund.

Osteopathische Interpretation

Durch schnelles Abnehmen reduziert sich auch die Fettkapsel (Capsula adiposa), die die Niere umgibt. Dies kann eine Ptose der Niere begünstigen und Störungen im Gleitlager auf dem M. psoas major verursachen. Dieser steht in Verbindung mit dem Plexus lumbalis, insbesondere mit den Nn. subcostalis, iliohypogastricus und ilioinguinalis (▶ Abb. 11.3, ▶ Abb. 11.4).

Aufgrund der von diesen Nerven zu versorgenden Gebiete kann es zu den genannten Symptomen wie Leistenschmerzen und Ziehen im unteren Interkostalbereich kommen. Langes Stehen und Springen/Joggen kann den Effekt der Nierenptose verstärken.

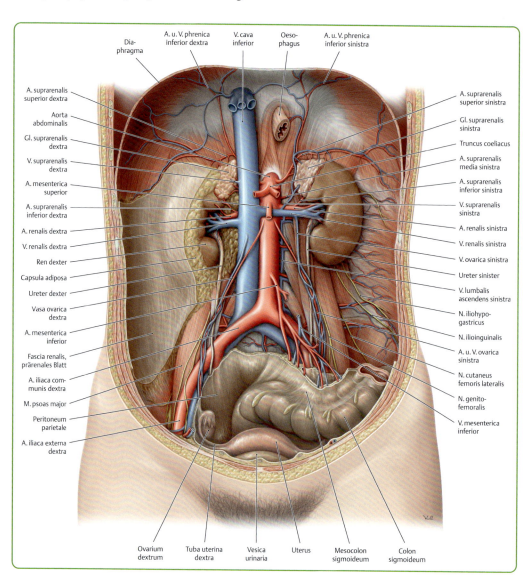

▶ **Abb. 11.3** Lage der Harnorgane in situ. (Schünke M, Schulte E, Schumacher U. Prometheus LernAtlas der Anatomie. Hals und Innere Organe. Illustrationen von Wesker K, Voll M. Stuttgart: Thieme; 2005)

Blähungen durch Nahrungsumstellung führen zu Tonussteigerung im Abdomen. Das Zäkum und das Colon ascendens benötigen somit mehr Platz, was die Dysfunktion Ilium anterior rechts begünstigen kann. Die Anpassung der LWS auf ein Ilium anterior würde eine Extensionsdysfunktion nach links von LWK V erklären. Durch die sympathische Versorgung der Niere (Th 10 bis L 1) kann es zu einer Flexionsdysfunktion in diesem Bereich kommen. Diese Dysfunktionen führen u. a. zu einem erhöhten Muskeltonus, was wiederum Schmerzen im thorakolumbalen Bereich verursachen kann. Die Verbindung der Nieren mit dem Diaphragma über die Lamina retrorenalis und praerenalis kann einen Diaphragma-Tiefstand hervorrufen.

Eine Meniskopathie medial rechts lässt sich durch den Ansatz des M. semimembranosus am medialen Meniskus (im Bereich der medialen Gelenkkapsel) erklären, denn durch eine Dysfunktion des Ilium anterior kommt unter anderem der M. semimembranosus unter vermehrte Spannung, die Verschiebbarkeit des medialen Meniskus wird eingeschränkt, was wiederum die Versorgung beeinträchtigen kann (▶ Abb. 11.5).

Behandlung und Verlauf

In der ersten Sitzung behandelte ich das Zäkum, das Colon ascendens sowie die Faszie von Toldt aus verschiedenen Ausgangsstellungen (nach Barral). Die Niere wurde im Sitz und in Rückenlage mobilisiert (nach Barral). Blockaden (Becken, LWS, BWS) wurden gelöst. Eine Diaphragma-Mobilisation zur Verbesserung der Zirkulation wurde ebenfalls durchgeführt. Ich zeigte dem Patienten als Eigenübung ein Grand Manoeuvre.

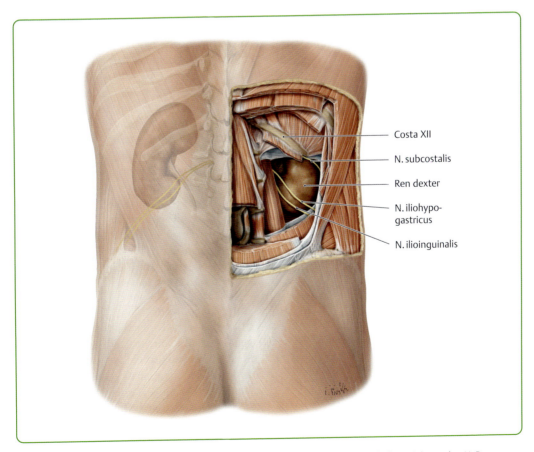

▶ **Abb. 11.4** Nähe der Nieren zu Nn. iliohypogastricus und ilioinguinalis. (Schünke M, Schulte E, Schumacher U. Prometheus LernAtlas der Anatomie. Hals und Innere Organe. Illustrationen von Wesker K, Voll M. Stuttgart: Thieme; 2005)

Mensch wird durch schnelles Abnehmen Rückenschmerzen bekommen. Springen, langes Stehen und Joggen haben hier wohl den Effekt der Ptose verstärkt, sodass der Körper nicht mehr in der Lage war, dies zu kompensieren.

Literatur
[1] Hebgen E. Viszeralosteopathie. Grundlagen und Techniken. 4. Aufl. Stuttgart: Haug; 2011

Patientin, 79 Jahre alt – Gangstörung und lumbale Rückenschmerzen
Peter Verhaert

Konsultationsgrund
Es liegen eine erhebliche Gangstörung und heftige chronische Rückenschmerzen vor.

Anamnese
Die ältere alleinstehende Dame (ehemalige Ärztin) kam wegen erheblicher Gangeinschränkung und ständigen belastungsabhängigen Rückenschmerzen in meine Praxis. Diese Beschwerden hätte sie schon seit sehr langer Zeit, sie wäre deswegen auch mit 58 Jahren frühzeitig berentet worden.

Sie hatte schwere Verdauungsstörungen (Obstipation), die durch Einnahme von Abführmitteln (seit 40 Jahren) kompensiert wurden. Bei Nachfrage wusste sie zwar, dass man eigentlich mehr trinken sollte, es war ihr aber zu umständlich!

Die Patientin ist hart im Nehmen und hat nur bei erheblichem Bedarf schmerzstillende Medikamente genommen. Wegen ihrer schweren Rückenschmerzen, die in die Leiste ausstrahlen, wurde eine Hüftendoprothese links eingesetzt, dies hatte jedoch zu keinerlei Besserung geführt.

Befund/Inspektion
Ihr Gangbild zeigte Folgendes: Die Patientin führte einen Gehstock auf der rechten Seite, weit seitlich gestellt, ein arrythmischer Gang und eine wesentlich längere Belastungsphase auf dem rechten Bein waren zu beobachten. Das linke Bein wurde mit viel Mühe nach vorne geschwungen und in Außenrotation nach vorne gestellt. Während der Belastungsphase konnte man ein erhebliches Trendelenburg-Zeichen beobachten. Der Aktionsradius der Patientin betrug 50 m. Weiter konnte sie es

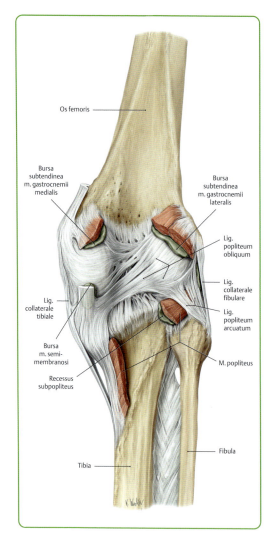

▶ **Abb. 11.5** Kapsel-Band-Apparat und gelenknahe Schleimbeutel. (Schünke M, Schulte E, Schumacher U. Prometheus LernAtlas der Anatomie. Allgemeine Anatomie und Bewegungssystem. Illustrationen von Wesker K, Voll M. 2. Aufl. Stuttgart: Thieme; 2007)

In der zweiten Sitzung, 3 Wochen später, wurden alle Befunde kontrolliert und ggf. behandelt. Außerdem wurde eine Reinformation des rechten medialen Meniskus durchgeführt. Drei Wochen nach der zweiten Sitzung teilte mir der Patient telefonisch mit, dass er beschwerdefrei sei.

Kommentar
Ich denke, dass bei diesem Fall mehrere Faktoren zu den o. g. Symptomen geführt haben. Nicht jeder

nur mühselig und mit anschließend starken Nachschmerzen schaffen. Die Schmerzen zeigten sich im gesamten linksseitigen Lumbalbereich mit Ausstrahlungen im gesamten linken Bein.

Parietal/Myofaszial
- Ein deutliches Upslip-Phänomen (alle topografischen Punkte des Os coxae vollständig nach kranial verschoben)
- Trendelenburg-Zeichen mit Außenrotationsgang
- Das Becken wurde in eine starke Schiefstellung nach links gebracht. Die Belastungsphase war sehr mühsam und schmerzhaft!
- Extreme Spannung und Kontraktur sowie auch Dehnschmerz des M. quadratus lumborum und M. iliopsoas links.
- Die LWS stand delordosiert und die linke Hüfte konnte sie nicht mehr in Neutralstellung bringen (Extension −15°).

Viszeral
Sehr große Spannungen im Colon descendens und Sigmoidalbereich des Kolons.

Kraniosakral
Das linke ISG hatte eine erhebliche fasziale Spannung.

Osteopathische Interpretation
Durch die langzeitige Einnahme der Abführmittel sind die dem Darm anliegenden Muskeln übersäuert und in Kontraktur. Hierdurch ist über Jahre das ISG so gestresst worden, dass es sich aus den Fugen gehebelt hat, und es entstand eine Afunktion des linken Iliosakralgelenks. Die Belastungsübertragung von der Wirbelsäule auf das linke Bein wurde hierdurch erheblich gestört, was das Gehen ohne Hilfe fast unmöglich macht.

Behandlung und Verlauf
Zunächst wurde die Patientin motiviert, vermehrt zu trinken und darüber Tagebuch zu führen. Sie beklagte sich, dass sie dann so oft zur Toilette gehen müsste. Nach 3 Wochen vermehrten Trinkens wurde die Therapie gestartet. Es wurden die allgemeinen Gewebsspannungen der viszeralen Faszien durch indirekte Techniken behandelt. Anschließend wurde die allgemeine Mobilität des Dickdarms und des Mesenteriums verbessert, wodurch auch der portale venöse Rückfluss stimuliert wurde. Dies hat fünf Behandlungen zweimal wöchentlich in Anspruch genommen. Anschließend wurden über mehrere Monate die betroffenen Muskeln zur Entspannung gebracht. Nach 3 Monaten Vorarbeit wurde zunächst mit faszialen Techniken und dann mit Manipulation das Upslip wieder befreit. Dieses wurde mehrmals nachtherapiert.

Schon nach den ersten Wochen, in denen die Patientin vermehrt getrunken hatte, wurde die Verdauung spontan besser, und sie fühlte sich entspannter. Im Laufe der Behandlung wurden die dauerhaften Rückenschmerzen erträglicher. Bei der Behandlung des ISG wurde das Gangbild zuerst vorübergehend, später dauerhaft besser. Das Gewicht konnte besser auf das Bein übertragen und das Gangbild langsam gebessert werden. Nach 6-monatiger Behandlung konnte sie wieder aufrecht gehen, wenn auch mit einem Rest des Trendelenburg-Zeichens. Sie konnte mit dem Stock einen täglichen Spaziergang von 1 km machen. Demzufolge wurde ihre Lebensqualität um ein Mehrfaches verbessert. Die Patientin konnte wieder in der oberen Etage ihrer Wohnung schlafen, was ihr über 10 Jahre nicht möglich gewesen war.

Kommentar
Während meiner Zeit als Osteopathiestudent habe ich nicht geglaubt, dass die jahrelange Einnahme von Laxanzien solche dramatischen Beckenprobleme hervorrufen kann! Nachdem ich nun direkt mit einem solchen Fall sowie mit wenigen anderen parallel laufenden Fällen zu tun gehabt habe, konnte ich von dieser Tatsache überzeugt werden. Ich könnte mir vorstellen, dass dies kein Einzelfall ist, und ich bin davon überzeugt, dass andere, meist ältere Menschen Ähnliches erleiden. Dass sehr starke Rückenschmerzen auch von schweren Problemen im Verdauungssystem verursacht werden können, wird allgemein übersehen.

Patientin, 81 Jahre alt – Gangstörung und lumbale Rückenschmerzen
Peter Verhaert

Konsultationsgrund
Erhebliche Gangstörung und heftige chronische symmetrische Rückenschmerzen in der unteren LWS. Diagnose: Spinalkanalstenose.

Anamnese

Die Patientin litt unter Kreuzschmerzen mit Ausstrahlungen in die beiden Leisten und Oberschenkel. Die Gehstrecke war deutlich vermindert, sie konnte die letzten Monate nicht mehr ohne Begleitung vor die Tür. Sie hatte einen arthrosetypischen symmetrisch gelagerten Anlaufschmerz im tief lumbalen Bereich. Das MRT ergab eine deutliche Spinalkanalstenose der unteren LWS-Segmente, als Folge von osteochondrotischen Prozessen im Spinalkanal.

Die Dame schien sehr unzufrieden, da sie bisher eigentlich eine sehr fleißige, vitale Person gewesen war und sie es nicht mochte, andere Leute um Hilfe zu bitten, z. B. im Haushalt, und sich auch gerne in der Natur aufhielt. Die letzten Jahre jedoch wäre sie in ihrem Aktionsradius immer mehr eingeschränkt gewesen. Sie regeneriert sich jeweils kurzfristig durch kurzes Stehenbleiben. Zusätzlich musste sie ihrem Ehemann öfter Hilfestellung leisten, da sein rechter Arm durch eine Kriegsverletzung nicht mehr funktioniert, und er auch schon längere Zeit starke Rückenschmerzen hat.

Befund/Inspektion

Auffällig waren alte Narben über dem Unterbauch infolge der Entfernung des Appendix als kleines Mädchen sowie durch zweifachen Kaiserschnitt mit starken Verwachsungen. Vor 15 Jahren hatte sie sich einer großen gynäkologischen Operation unterziehen müssen, mit nachfolgenden Komplikationen. Wegen ihrer Verdauung müsste sie sich an strenge Essgewohnheiten halten. Sie gab bei Nachfrage an, eine Schwere im Becken und im Laufe des Tages einen geschwollenen Bauch zu beobachten. Durch eine Blasenschwäche habe sie auch weniger getrunken.

Parietal/Myofaszial

Die allgemeine Beweglichkeit im Becken war stark eingeschränkt. Die Hüften waren in Extension, Abduktion und Innenrotation deutlich eingeschränkt. Es war wenig Lordosierung der unteren LWS möglich.

Viszeral

Die viszerale Mobilität des Unterbauchs war sehr eingeschränkt. Ich fand einen Druck vom Mesenterium auf Unterleib und Becken. Zunächst habe ich sie davon überzeugt, dass sie nur unter der Voraussetzung therapierbar sei, wenn sie mehr trinken würde.

Kraniosakral

Deutlicher duraler Zug auf den unteren Rücken und eingeschränkte PRM-Bewegung am Sakrum.

Behandlung und Verlauf

Die Behandlung begann durch Mobilisierung der Narben von oberflächlich bis in die Tiefe, da der gesamte hypogastrische Bereich in seiner Bewegung gestört war. Danach habe ich verschiedene Techniken zur Zirkulationsrückfluss-Verbesserung des Mesenteriums und des Unterleibs angewandt. Anschließend wurde die Mobilität der ISG und der Dura mater im Spinalkanal durch fasziale Techniken verbessert. Des Weiteren wurde die Membrana obturatoria vom Beckenboden aus behandelt.

Als Hausaufgabe empfahl ich ihr, deutlich mehr zu trinken und selbst regelmäßig das „Grand Manoeuvre" der abdominalen Masse durchzuführen.

Die Hüfte selbst habe ich erst einmal nicht behandelt. In den Folgebehandlungen habe ich sie langsam mobilisiert, da am Anfang die Bewegungen zu schmerzhaft waren. Die Hüftflexoren ließen sich nach der dritten Behandlung entspannen, wahrscheinlich als Folge des verbesserten Wasserhaushaltes.

Nach einer Woche hatte die Patientin ihren zweiten Termin und sie berichtete, dass ihr Aktionsradius sich in den ersten Tagen nach der Behandlung deutlich verbessert hatte. Nach der zweiten Behandlung hielt dieser Effekt länger an. Ich habe diese Patientin ein halbes Jahr lang in Intervallen von 2–3 Wochen behandelt. Hierbei wurden die Claudicatio intermittens und das allgemeine „Funktionieren" besser und weniger rückfällig.

Nach vier Behandlungen ging sie wieder täglich spazieren und ihr Aktionsradius wurde von Woche zu Woche größer. Gleichzeitig verschwanden ihre Hüftschmerzen, sie konnte wieder normal und aufrechter laufen. Ihr Umfeld hat sie schon mehrfach darauf angesprochen, dass sie jetzt viel gerader stehe und gehe. Sie selbst war sich dessen nicht bewusst, da sie sich dafür nicht anstrengen musste.

Jetzt behandle ich die Dame einmal alle 4–6 Wochen. Hierbei wird nur die spinale Mobilität der Dura mater wieder angekurbelt. Sie merkt, dass es nach dieser Zeit wieder „fällig" ist. Nebenbei erzählte sie spontan, dass sie sich seit der Behandlung vom Bauch her wesentlich leichter fühle und sie nicht mehr so sehr auf die Nahrung achten müsse, da ihre Verdauung Besserung gezeigt hatte.

Osteopathische Interpretation
Anscheinend hatten die Vernarbungen der alten OPs die Zirkulation gestört. Die Hüfte, das Becken und die untere LWS hatten darunter zu leiden, und es entstand eine Aufquellung des Spinalkanals, wodurch der enge Spinalkanal noch deutlicher symptomatisch wurde. Da sich das Becken bei venösen Beckenstauungen auch über den Rücken (V. lumbalis ascendens und V. sacralis mediana) entsorgen kann, kann dies auch zum Rückstau bis in die untere Wirbelsäule führen und hierdurch zusätzlich das spinale Gewebe quellen.

Patient, 74 Jahre alt – Gangstörung und lumbale Rückenschmerzen
Peter Verhaert

Konsultationsgrund
Erhebliche Gangstörung und heftige chronische symmetrische Rückenschmerzen in der unteren LWS. Diagnose: Spinalkanalstenose.

Ähnliche Erfahrungen wie bei den zuvor beschriebenen Fällen habe ich bei einem Patienten gemacht, dem die täglichen Spaziergänge ebenfalls schwerfielen und dem seine Frau ständig davoneilte, weil er immer langsamer wurde. Seine Körperlänge war in den letzten 2 Jahren um 3 cm geschrumpft. Er blieb öfter stehen, um sich zu unterhalten (Regeneration).

Anamnese
Die täglichen Spaziergänge werden in den letzten Wochen beschwerlicher, kleine Pausen verschaffen eine Regeneration (Claudicatio intermittens), der Aktionsradius wird von Woche zu Woche geringer. Am besten kann der Patient gehen, wenn er sich leicht nach vorne beugt und dabei die Hände hinter dem Rücken verschränkt. Er klagt über Parästhesien im vorderen und äußeren Bereich der Oberschenkel. Dies äußert sich besonders nach langem Sitzen. Auch hat er einen Muskelkaterschmerz in der hinteren Oberschenkelmuskulatur. Das Ganze habe sich im Laufe des letzten Jahres so eingeschlichen. Im MRT wurde eine Spinalkanalstenose als Folge von Massenverschiebungen der zwei unteren Bandscheiben festgestellt. Er müsse auch mal etwas abnehmen, sein Bauch wäre in den letzten Jahren dicker geworden, obwohl sein Gewicht konstant geblieben sei. Er fühlt sich auch immer steifer, etwas, was nicht mit seinem Ego vereinbar ist.

Befund/Inspektion
- Flexionsstellung der Hüften und Knie
- kyphotische mit leichter Links-Seitneigungs-Stellung der LWS
- erhebliche viszerale Senkung mit Druck auf dem Becken-Leisten-Bereich
- in Rückenlage Verkürzung beider Mm. psoas, die die LWS in Flexion halten

Parietal/Myofaszial
- Hypertonie der ischiokruralen Muskeln
- Sakrum R/L
- linke Hüfte in Flexion-Außenrotation-Dysfunktion
- Sakrum sehr aufgequollen und hart anzufühlen

Viszeral
- viszerale Masse gesenkt, drückt stark auf das Becken

Kraniosakral
- wenige PRM-Bewegungen am Sakrum spürbar

Osteopathische Interpretation
Durch die allgemeine viszerale Ptose erfährt das Becken mehr Druck von oben, und es kommt so zu einer venolymphatischen Stauung des Unterleibs, wodurch es auch zu einem Rückstau in die untere LWS kommen kann.

Behandlung und Verlauf
Wie bei der Patientin im vorher beschriebenen Fallbeispiel habe ich die Zirkulation des Beckens durch die antiptotische Behandlung der viszeralen Masse angeregt. Auch die kraniosakrale Schaukel wurde wieder in Bewegung gebracht. Die Mm. psoas wurden durch PIR detonisiert und wieder auf Länge gebracht. Die ersten drei Behandlungen wurden wöchentlich durchgeführt, die weiteren

fünf Behandlungen jeweils mit einer Woche Verlängerung. Die Spaziergänge wurden sofort nach der ersten Behandlung bedeutend leichter und der Zwang, sich in Flexion zu verhalten, war nicht mehr so manifest.

Kommentar

Da der Patient selbst durch seinen beruflichen Werdegang öfter mit Senkungsproblemen konfrontiert wurde, war der pensionierte Gynäkologe anfangs sehr skeptisch. Doch als er sehr schnell merkte, dass diese Behandlung seinen Aktionsradius wesentlich erhöhte sowie ein besseres Körpergefühl vermittelte und auch die Lebensqualität spürbar steigerte, war er ganz begeistert und bereute es, diese Behandlungsmethode nicht früher gekannt zu haben.

Patientin, 73 Jahre alt – Gangstörung und lumbale Rückenschmerzen

Peter Verhaert

Konsultationsgrund

Erhebliche Gangstörung und heftige chronische symmetrische Rückenschmerzen in der unteren LWS. Diagnose: Spinalkanalstenose.

Leider kann ich bei dieser Patientin über keine positiven Behandlungsergebnisse bei spinalkanalstenose-ähnlichen Symptomatiken berichten.

Anamnese

Spaziergänge werden beschwerlicher, kleine Pausen geben eine Regeneration (Claudicatio intermittens), der Aktionsradius wird geringer. Die Patientin war sehr oft obstipiert.

Befund/Inspektion

Auch diese Patientin hat sich mit einer Flexionstellung in den Hüften und einer kyphotischen LWS vorgestellt. Sie konnte ebenfalls nur noch kurze Strecken gehen, und dadurch ging einiges an Lebensqualität verloren.

Parietal/Myofaszial
- Kontraktur des M. psoas
- kyphotische Stellung des lumbosakralen Übergangs
- Flexion der LWS

Viszeral

Ebenfalls wie die erste Patientin (S. 518) hatte sie eine Narbe aufgrund der Entfernung des Appendix, diese war jedoch nicht so verwachsen. Deutlich hingegen waren die Senkungen der Beckenorgane. Auch sie hatte durch ein MRT eine Spinalkanalstenose bescheinigt bekommen, mit den entsprechenden klinischen Zeichen.

Kraniosakral

Wenige PRM-Bewegungen am Sakrum.

Osteopathische Interpretation

Ähnlich wie bei den zuvor geschilderten Fällen war die Zirkulation aus der Beckenregion zum Herzen gestört, und es gab einen Rückstau bis in die untere LWS.

Behandlung und Verlauf

Es wurde die gleiche Behandlung wie bei den vorherigen Patienten gewählt. Sofort nach der Behandlung erfuhr meine Patientin eine wesentliche Erleichterung, die aber nur von kurzer Dauer war. Einige Stunden danach wurde sie wieder in den alten Status zurückversetzt.

Obwohl die Ausgangslage bei dieser Patientin ähnlich war wie bei den anderen, konnte trotz der Suche nach anderen Ursachen keinerlei wesentliche Verbesserung erzielt werden, die ihre Lebensqualität hätte steigern können. Die Behandlungsserie (sechs Behandlungen) wurde im Einvernehmen mit der Patientin von mir beendet. Auch nach mehreren Behandlungen blieb der Verlauf ähnlich.

Kommentar

Durch einen solchen Fall wird der Osteopath mit der Realität konfrontiert, denn wenn bei anderen Patienten erfolgreich therapiert wurde, muss sich der Erfolg nicht immer einstellen. So bleibt jeder Patient anders! Der Therapeut sollte aus diesem Grund am Anfang der Therapie immer eine „Demutsstellung" gegenüber dem Patienten behalten, sodass Behandlungserfolge und -erwartungen nicht unnötig hoch gesteckt werden, eine Behandlungsserie nicht unnötig in die Länge gezogen wird und für alle Beteiligten die Therapie nicht frustrierend endet.

Patient, 74 Jahre alt – Morbus Bechterew und Leistenschwäche

Peter Verhaert

Konsultationsgrund
Ein 72-jähriger, sehr typisch in Kyphose eingesteifter Morbus-Bechterew-Patient klagt schon seit Monaten über periodische Schmerzen im ventralen Bereich des linken Oberschenkels.

Anamnese
Die Schmerzen traten auf, wenn der Patient einen Schub hatte, und sie waren sehr intensiv (messerstichartiger Schmerz). Den Schmerz konnte er auch selbst auslösen, und zwar beim Aufstehen nach langem, tiefem Sitzen. Mittlerweile konnte er höchstens 50 m schmerzfrei gehen. Sein Allgemeinzustand hatte sich sehr verschlechtert, unter anderem auch deswegen, weil er seine täglichen Spaziergänge nicht mehr machen konnte und sehr kurzatmig geworden war. Daraufhin konsultierte er mehrere Ärzte und Fachärzte. Diese begründeten seinen Zustand mit seiner Grunderkrankung und rieten ihm, die Einnahme der Schmerzmittel zu steigern.

Befund/Inspektion
Bei meiner Beobachtung sah ich, dass der Patient seine linke Leiste schonte. Die linke Hüfte wurde in Rückenlage in 20°-Flexion gehalten.

Parietal/Myofaszial
- Verkürzung der Hüftflexoren
- kyphotische Stellung der LWS
- kyphotische Stellung des lumbosakralen Übergangs (LWS)
- Spannung auf dem Diaphragma (Diaphragma in Inspiration)

Viszeral
- viszerale Senkung des Mesenterialbereichs des Darms
- aufgequollenes Colon sigmoideum
- deutlicher Druck auf das linke Leistenband, wobei die Schmerzprovokation durch einen Druck im mittleren Bereich der Lacuna musculorum möglich war
- Provokation des Leistenbands durch Pressen ergab eine kleine Wölbung unterhalb des Leistenbands, die bei Druckrücknahme wieder verschwand.

Kraniosakral
Die Expansion des Schädels und PRM-Bewegung am Sakrum waren sehr eingeschränkt.

Osteopathische Interpretation
Die Schmerzen wurden ausgelöst durch abdominalen Druck, der punktuell am Leistenband den N. femoralis reizt.

Behandlung und Verlauf
Durch eine Entlastung der linken Leiste und durch die Behandlung der Baucheingeweide mit dem „Grand Manoeuvre" wurde der Schmerz besser. Nach einigen Minuten ließ sich die Hüfte weiter strecken und das Gangbild des Patienten deutlich verbessern.

Ich hatte der Tochter des Patienten – sie ist Physiotherapeutin – die Behandlung gezeigt und sie gebeten, diese ein paar Wochen lang täglich durchzuführen. Später erzählte sie mir, dass ihr Vater nicht mehr über Schmerzen klagte. Er machte wieder seine täglichen Spaziergänge und sein Allgemeinbefinden habe sich verbessert.

Kommentar
Gezielte Befragung, gründliche neurologische Kenntnisse, funktionelle Tests und Interpretation der Symptome sind ein Garant dafür, dass zusätzliche Beschwerden von einer Grunderkrankung differenziert werden können.

Patientin, 65 Jahre alt – ISG-Beschwerden links

Arndt Bültmann

Konsultationsgrund
Die Patientin klagt über anhaltende LWS-Beschwerden links, die sich bis in das linke ISG erstrecken und seit mehreren Wochen bestehen.

Anamnese
Die Beschwerden äußern sich einerseits im lumbosakralen Übergang links, andererseits paraver-

tebral auf Höhe LWK 2–4 links. Die Patientin beschreibt den Schmerz kranial-kaudal ziehend, selten punktuell und nicht ausstrahlend. Der Schmerzcharakter wird als arthrogen beschrieben. Der Schmerz tritt vorrangig in Ruhe auf und lässt sich durch Bewegungsprovokation selten auslösen. Nimmt die Alltagsbelastung zu, verstärken sich die oben genannten Symptome und manifestieren sich im ISG links.

Im weiteren Verlauf der Patientenbefragung gibt die Patientin eine akute Zystitis an, die zurzeit mit einer Antibiose behandelt wird. Auf die Nachfrage nach rezidivierenden Pyelonephritiden gibt die Patientin an, dass sie im Laufe ihrer Patientengeschichte schon mehrfach mit dieser Erkrankung, vorzugsweise auf der linken Seite, zu tun hatte. Ärztlicherseits wurde immer mit einer Antibiose behandelt. In diesem Zusammenhang beschreibt sie Dysbiosestörungen mit veränderten Stuhlgewohnheiten, weichem Stuhl bis hin zu Diarrhoe.

Darüber hinaus klagt die Patientin über sporadisch auftretende Beschwerden in der thorakalen Region um Th 6/Th 7, die in letzter Zeit gehäuft auftreten. Ihre Alltagsbelastung ordnet sie aufgrund der gerade stattgefunden Pensionierung als mäßig ein. Einzige Belastung sei die Betreuung der seit mehreren Jahren pflegebedürftigen Schwiegermutter.

Sie kann keinen Auslöser für ihre Beschwerden angeben und beschreibt sie auf Nachfrage auch nicht im Zusammenhang mit den lumbalen Beschwerden im Rahmen stattgefunder Pyelonephritiden.

Die kürzlich erst überprüften Laborwerte ergaben nur hinsichtlich der Zystitis einen Befund.

Die Konsultation des Orthopäden führte zu einer Röntgenuntersuchung der Wirbelsäule und der Diagnose Spondylose. Der Arzt verschrieb 6 Behandlungseinheiten Krankengymnastik, durch die sich die Symptome im linken ISG allerdings intensivierten.

Befund

Die körperliche Untersuchung der Patientin erfolgte unter dem Einsatz globaler und spezifischer Tests innerhalb der drei großen osteopathischen Systeme. Hierzu wurden abdominelle Tensionstests, Bewegungstests an der Wirbelsäule und Horchtests am Kranium eingesetzt. Zur Differenzierung möglicher Ursache-Folge-Ketten aus einem System mit Wirkung auf ein anderes wurden Inhibitionstests durchgeführt. Diese sollten im Zusammenhang mit neurovegetativen, viszerokutanen und viszeroparietalen Reflexbögen eingesetzt werden.

Die Patientin lässt sich nach einem ersten visuellen Screening von dorsal als stark in der BWS kyphosierte Patientin beschreiben. Die Lotabweichungen in der frontalen sowie transversalen Untersuchungsebene lassen auf eine Kyphoskoliose mit rotoskoliotischen Komponenten in der oberen BWS/HWS und LWS schließen. Die Abweichungen mehrerer Bewegungssegmente sind dabei primär in der LWS mit einer deutlichen Seitneigung/Gegenrotation nach rechts auszumachen. Der Ausgleich dieser statischen Abweichung lässt sich in der oberen BWS, aufsteigend in die mittlere HWS mit einer Lotabweichung in Form einer Seitneigung/Gegenrotation nach links nachvollziehen.

Von ventral betrachtet ist diese rotoskoliotische Wirbelsäulendeviation ebenfalls zu erahnen. Das linke Taillendreieck ist prominent, ebenso stellen sich im linken Unterbauch die Regiones lateralis/paraumbilicalis links prominenter dar als auf der Gegenseite. Der Oberbauch links darüber wirkt eingezogen und weist leichte Marmorierungszeichen auf.

Die linke Thoraxhälfte fällt gegenüber der Gegenseite erheblich ab und wirkt bei Betrachtung der Patientin in Atemmittellage deutlich angestrengter.

Im weiteren Vorgehen der Untersuchung wurden nach Betrachtung der Statik und der Kraftlinien globale Tests der Wirbelsäule in Flexion/Extension und Seitneigung durchgeführt. Diese bestätigten den visuell gewonnenen Eindruck der Skoliose und die stark eingeschränkte Bewegung in der BWS in Richtung Extension. Ein im Anschluss durchgeführter Listening-Test im Stand führte zu einer Schwerpunktverlagerung der Patientin nach ventral. Eine Differenzierung dieses Tests im Sitz, unter Ausschluss der Bodenreaktionskraft über die Gelenke der unteren Extremität, veränderte dieses Ergebnis nicht.

Die Palpation der Inguinalquadranten im Stand unter dem Einfluss der Schwerkraft führte zu einer deutlichen Tensionserhöhung links.

Der im Anschluss durchgeführte Inhibitionstest durch Oszillationsimpulse in diesem Quadranten wirkte sich unmittelbar auf die Statik der Patientin aus. Die Lotabweichung in der LWS nahm latent ab und die Patientin korrigierte spontan ihre Statik und wirkte in der Thoraxregion aufgerichteter.

Die Testergebnisse ließen eine erste viszeroparietale Ursache-Folge-Funktionskette der Patientin erkennen, die im weiteren Verlauf der Untersuchung mit spezifischen Tests im Abdomen differenziert wurde.

Ein lokaler Listening-Test auf dem Abdomen führte zu einer faszialen Tension in die Regio umbilicalis. Weitere Bewegungstests auf den Fasciae superficiales ließen keine Verschiebung des Gewebes nach kranial und lateral zu. In der Abgrenzung zu den Regiones laterales rechts und links trat eine Tension der Fascia superficialis über der linken Regio lateralis auf. Die Verschieblichkeit nach medial war eingeschränkt. Bei der tieferen Palpation und Verschieblichkeit auf dem Peritoneum ließ sich ein ähnliches Befunderergebnis erzielen. Die Dünndarmschlingen waren im Tonus erhöht und imponierten in die Regio lateralis links. Die Untersuchung des Colon descendens ergab eine Dysfunktion lateral mit Tensionserhöhung der Faszie von Toldt links.

Inhibitionstests durch Oszillationen in dieser Region führten paravertebral zu einer Abnahme des muskulären Tonus.

Viszeral
- Hypotonus des Magens mit Mobilitätsrestriktion in der Frontal- und Transversalebene
- Tensionsverlust der Ligg. gastrophrenicum und gastrolienale (▶ Abb. 11.6)
- Tensionserhöhung des Dünndarmkonvoluts paraumbilikal links
- Außenrotationsdysfunktion des Colon descendens
- Tensionserhöhung der Faszie von Toldt links
- Dysfunktion Colon sigmoideum lateral

Parietal/Myofaszial
- NSR rechts von L 2–L 4
- Sakrum rechts/rechts (anterior)
- FRS links von Th 7
- FRS rechts von Th 11
- Gruppendysfunktion Rippen IX–XI kaudal
- myofasziale Tensionserhöhung des M. transversus abdominis links
- myofasziale Tensionserhöhung der Fascia thoracolumbalis links
- Exspirationsdysfunktion I. Rippe links
- NSR links von C 3–C 6

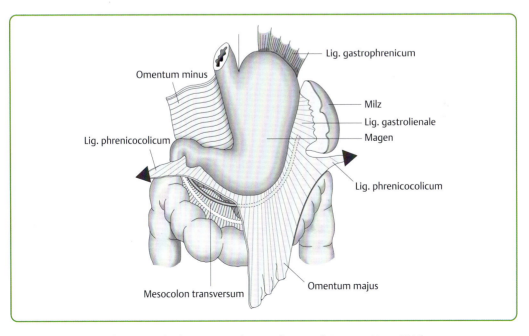

▶ **Abb. 11.6** Ligamente des Magens. (Hebgen E. Viszeralosteopathie. 5. Aufl. Stuttgart: Haug; 2014)

Kranial
- Tensionserhöhung der Falx cerebri
- SSB-Dysfunktion Torsion links
- Kompression der Sutura occipitomastoidea links

Osteopathische Interpretation

Die diagnostizierte Kyphoskoliose im Zusammenhang mit altersbedingter Höhenminderung des Bandscheibengewebes und beginnender Facettenarthrose trifft auf unterschiedliche osteopathische Dysfunktionen, v. a. im viszeralen und myofaszialen Kontext.

Die Adduktionsdysfunktion des Magens kann zu einer intraabdominellen Tensionsverschiebung aus dem Oberbauch in den Unterbauch der Patientin und zu einer Erhöhung der peritonealen Spannung des Dünndarmkonvoluts führen. Dabei kann das hintere Blatt des Peritoneums mit einer Tonussteigerung reagieren und das Colon descendens in seiner Bewegung beeinflussen (▶ Abb. 11.25). Reflektorisch könnte diese Bewegung die Faszie von Toldt, das embryologische Meso des Colon descendens in einen erhöhten Tensionszustand versetzen und zu einer Außenrotation am Kolon führen.

In dieser anatomischen Region kann durch den Kontinuitätszusammenhang von Viszera, Faszie und Muskel die Fascia transversalis in Tension reagieren, die wiederum mit dem tiefen Blatt der Fascia thoracolumbalis in Verbindung steht. Ihre fasziale Kontinuität könnte die Gruppenbewegung der Wirbelsäule und die fortlaufende Bewegung bis in das linke ISG begünstigen und so zu den parietalen Funktionsstörungen beitragen.

Das Diaphragma thoracale als Impulsgeber für die osteopathische Bewegung in das Abdomen wäre durch den ligamentären Zug des Magens in Adduktion in seiner Dynamik beeinflusst und könnte mit einer Tensionserhöhung der Crura des Diaphragmas einhergehen.

Behandlung und Verlauf

Der Behandlungsplan ergab nach Auswertung der Untersuchungsergebnisse über die bereits vorgestellten Reflexbögen einen funktionellen Zusammenhang zwischen parietalen Symptomen und deutlichen viszeralen osteopathischen Dysfunktionen.

Entsprechend wurde in der ersten Behandlung der Schwerpunkt auf die Korrektur der viszeralen Dysfunktionen gelegt. Der Magen wurde mit einer Langhebeltechnik in Richtung Abduktion behandelt, darüber hinaus aus der Seitlage in Richtung Extension mobilisiert. Im weiteren Verlauf wurde das Lig. gastrolienale mobilisiert sowie das Diaphragma thoracale faszial an der Crus und am kostalen Anteil der Rippen VII–X behandelt. Im Anschluss wurde die Wirbelsäule über Muskelenergietechniken aus der Seit- und Bauchlage behandelt. Nach der Behandlung wurde die Patientin mit dem Hinweis entlassen, den Status der Zystitis unter ärztlicher Aufsicht weiterhin beobachten zu lassen. Ein zweiter Behandlungstermin wurde im Abstand von 10 Tagen vereinbart.

In der zweiten Behandlungsstunde wurden die behandelten Dysfunktionen aus der ersten Behandlungseinheit erneut auf Mobilitätseinschränkung untersucht. Dabei erschien die fasziale Verbindung von Magen und Diaphragma thoracale verbessert, ebenso die Mobilitätseinschränkung des Magens. Die Zystitis war nach erneuter Vorstellung beim Allgemeinmediziner abgeklungen und im weiteren Verlauf nicht zu einer Pyelonephritis aufgestiegen. In seiner Beweglichkeit eingeschränkt blieben das Peritoneum, das Colon descendens und die Faszie von Toldt sowie das Colon sigmoideum. Das Peritoneum wurde daraufhin global mit einer Entlastungstechnik und spezifisch in den Regiones umbilicalis/lateralis links behandelt. Danach wurde die Faszie von Toldt detonisiert. Im Anschluss wurden das Colon decendens und Colon sigmoideum nach medial mobilisiert. Danach erschien die Fascia transversalis verschieblicher, die Tension in der dorsalen Rückenfaszie blieb bestehen. Diese wurde mit einer faszialen Technik aus der Bauchlage behandelt. Im Anschluss wurde die Wirbelsäule an ihren Dysfunktionen auf Höhe von Th 11 und Th 7 durch eine Muskeltechnik in ihrer Mobilität verbessert. Zum Abschluss der zweiten Behandlungseinheit wurde die eingeschränkte Gegennutation des Os sacrum getestet, die nach der Behandlung des Colon sigmoideum nun ausgeglichener schien.

Drei Wochen später stellte sich die Patientin beschwerdefrei vor.

Kommentar

Dieses Patientenbeispiel spiegelt in differenzierter Form die häufig in der osteopathischen Praxis auftretenden, interagierenden Komponenten aus Differenzialdiagnostik, strukturellem Verschleiß und Funktionsstörungen in den osteopathischen Systemen des Patienten wider.

Literatur

[1] Liem T. Praxis der Kraniosakralen Osteopathie. 3. Aufl. Stuttgart: Haug; 2010
[2] Hebgen E. Checkliste Viszerale Osteopathie. Stuttgart: Hippokrates; 2009
[3] Hebgen E. Viszerosteopathie-Grundlagen und Techniken 5. Aufl. Stuttgart: Haug; 2014
[4] Schünke M, Schulte E, Schumacher U. Prometheus LernAtlas der Anatomie. Hals und Innere Organe. Illustrationen von Wesker K, Voll M. Stuttgart: Thieme; 2005

Patientin, 46 Jahre alt – Miktionsbeschwerden nach einem Sturz auf das Steißbein

Arndt Bültmann

Konsultationsgrund

Die Patientin berichtet von seit 2 Wochen anhaltenden Miktionsbeschwerden in Form von Harnträufeln nach Druckerhöhung im Unterbauch.

Anamnese

Das Beschwerdebild der Patientin hat sich nach einem Sturz von einem Hocker auf die linke Becken- und rechte Schulterregion aus parietalen Symptomen der Prellung im Beckenkomplex und der Schulter in das kleine Becken mit den oben beschriebenen Symptomen verlagert. Sie berichtet von wenigstens 4 Besuchen bei Chiropraktikern, die die LWS und das ISG auf der linken Seite wegen dumpf anhaltender Beschwerden im Becken nach dem Unfall manipuliert haben. Die Beschwerden verlagerten sich daraufhin verstärkt an das Os coccygis und verlaufen seitdem in Richtung der weiblichen Dammregion. Weitere chiropraktische Behandlungen brachten keine Besserung. Eine Urinuntersuchung mittels Teststreifen ergab keinen Befund. Eine weiterführende Anamnese ergab in puncto Operationen und Traumata keine Ergebnisse. Die Patientin fühlte sich bis zu dem Unfall gesund und nahm aktuell auch keine Medikamente ein.

Befund

Parietal/Myofaszial

In der Wirbelsäule zeigten sich mehrere Blockaden zwischen Th 11 und LWK 2. Eine Lotabweichung im Becken mit einer Dysfunktion des Os sacrum nach posterior links fiel auf, eine leichte Deviation des Os coccygis nach anterior ebenfalls. Die Beckenbodenmuskulatur war auf der linken Seite hyperton. Bindegewebszonen auf dem Sakrum zeigten mögliche Dysfunktionen im Bereich der Kleinbeckenorgane an.

Die Untersuchung des Schultergürtels ergab Dysfunktionen in folgenden Gelenken: Art. glenohumeralis, Art. acromioclavicularis und Art. sternoclavicularis.

Viszeral

Im Unterbauch fielen Dysfunktionen in den Regiones pubica und inguinalis links auf. Vor allem der ligamentäre Aufhängeapparat der Harnblase wies deutliche Tensionsveränderungen auf. Die faszialen Verbindungen von der Harnblase zum Uterus bis hin zum Rektum waren gestört.

Kraniosakral

In dieser Untersuchungsregion ergab sich lediglich eine SSB-Dysfunktion in Form einer Torsion links.

Osteopathische Interpretation

Wenn Patienten von Traumata berichten, so können sie häufig den Unfallvorgang sehr präzise nachskizzieren. Die Aufgabe des Osteopathen ist es, aus dem Gehörten therapierelevante Überlegungen und Untersuchungsstrategien zu schlussfolgern. In diesem Fall war die Patientin auf die linke Beckenregion, Sitzbein-/Steißbeinregion gefallen. Diese Region sollte im Vordergrund der Untersuchung stehen. Die Dysfunktion des Os coccygis mit seinen myofaszialen Verbindungen könnte zu den Beschwerden in der Beckenregion geführt haben (▶ Abb. 11.7).

Die Lamina von Delbet, die die oben genannten Kleinbeckenorgane, Harnblase, Uterus und Rektum miteinander verbindet, könnte durch eine Tensionsverschiebung den funktionellen Zusam-

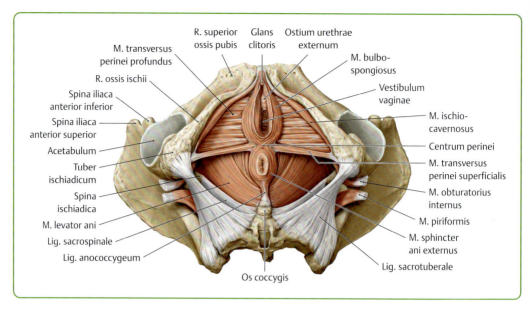

▶ **Abb. 11.7** Beckenboden- und Beckenwandmuskeln bei der Frau in der Ansicht von kaudal. (Schünke M, Schulte E, Schumacher U. Prometheus LernAtlas der Anatomie. Allgemeine Anatomie und Bewegungssystem. Illustrationen von Wesker K, Voll M. 3. Aufl. Stuttgart: Thieme; 2011)

menschluss derselben stören (▶ Abb. 11.8). Die pubovesikalen Muskeln, die bei der Harnentleerung eine bedeutende Rolle spielen, und die kaudal der Harnblase verlaufenden Fasern des Diaphragma pelvis könnten diese myofasziale Störung an die bei der Miktion beteiligten Strukturen (Nerven und Zirkulationsgeflechte) weiterleiten.

Behandlung und Verlauf

In der ersten Behandlung wurde die Korrektur des Os coccygis vorgenommen. Danach erfolgte eine globale Technik zur Tonussenkung des linken Beckenbodenanteils. Die Lamina von Delbet wurde ausgeglichen und die Blasenbänder behandelt. Um die viszeroparietalen Reflexbögen zu stimulieren, wurden die LWK 1 und 2 behandelt.

In einem zweiten Behandlungsgang waren die dumpfen Beckenbeschwerden verschwunden, es blieb eine Empfindlichkeit am Damm. Eine Technik am Damm mit der Idee, die lemniskatenartig verlaufenden Strukturen des Beckenbodens zu erreichen, brachte dann endgültige Beschwerdefreiheit.

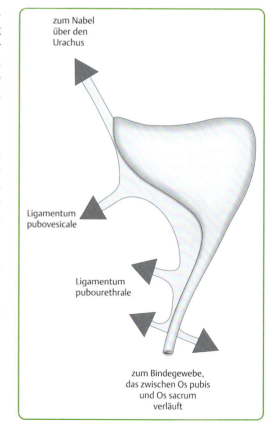

▶ **Abb. 11.8** Ligamente der Blase bei der Frau, seitliche Sicht. (Hebgen E. Viszeralosteopathie. 5. Aufl. Stuttgart: Haug; 2014)

Literatur

[1] Imhoff AB, Baumgartner R, Linke RD. Checkliste Orthopädie. 3. Aufl. Stuttgart: Thieme; 2014

[2] Schünke M, Schulte E, Schumacher U. Prometheus LernAtlas der Anatomie. Allgemeine Anatomie und Bewegungsapparat. Illustrationen von Voll M. und Wesker K. Stuttgart: Thieme; 2005

[3] Schünke M, Schulte E, Schumacher U. Prometheus LernAtlas der Anatomie. Hals und Innere Organe. Illustrationen von Wesker K, Voll M. Stuttgart: Thieme; 2005

Patient, 70 Jahre alt – persistierende ausstrahlende Schmerzen ins rechte Bein nach Bandscheibenoperation/ anatomische Beinlängendifferenz

Philipp Richter

Konsultationsgrund

Persistierende ausstrahlende Schmerzen in das rechte Bein bis zum Außenknöchel.

Anamnese

Der Patient ist seit 7 Jahren Rentner und war Bauarbeiter. Vor 3 Jahren fand eine erfolglose Bandscheibenoperation L5/S1 wegen der gleichen Schmerzsymptomatik wie jetzt statt.

Die Schmerzen sind eigentlich täglich da und werden durch körperliche Anstrengungen schlimmer. Sie beginnen im ISG-Bereich, sind an der Außenseite des Gesäßes am intensivsten, strahlen dann am Tractus iliotibialis entlang bis an die Außenseite des Unterschenkels hinunter bis zum Außenknöchel.

Die Rückenschmerzen bestehen seit der Jugend. Früher lagen häufig akute Lumbago und Tortikollis ohne erkennbaren Grund vor. Ab und zu hat der Patient Kopfschmerzen. Bedeutende Traumata gab es keine.

- Operationen:
  - Bandscheibenoperation vor 3 Jahren
  - Hämorrhoiden vor 7 Jahren
- Medikamente:
  - Schmerzmittel: bei akuten Schmerzen Paracetamol, Voltaren
- organisch:
  - „schon immer Blähungen"
  - Stuhl eher weich, 1- bis 2-mal am Tag, selten Durchfall
  - keine bekannten Unverträglichkeiten

Untersuchung/Inspektion

Inspektion im Stand
- deutlicher Beckenshift nach rechts
- rechtes Darmbein und rechte Schulter höher
- Beinlängendifferenz: rechtes Bein +/– 2 cm länger!
  - rechte Crista höher
  - rechter Trochanter major höher
  - rechte Kniefalte höher
  - Senkfuß rechts
  - Beckenrotation nach rechts
  - LWS-Seitneigung nach rechts und deutliche LWS-Lordose hochlumbal
- Verspannung der Paravertebralmuskulatur in der LWS und der HWS rechts

Palpation und Bewegungstest
- Tractus iliotibialis rechts gespannt und druckdolent
- Triggerpunkte in den Mm. glutaei medius und minimus rechts sowie der Wadenmuskulatur rechts und links
- Einschränkung der Seitneigung nach links in HWS und LWS
- Operationsnarbe gut beweglich
- lumbosakraler Übergang rechts druckschmerzhaft
- Reflexe und Kennmuskeln nicht aussagekräftig
- Nervendehntest nicht aussagekräftig, nur der SLR mit Hüftadduktion und Innenrotation löst einen Schmerz im Gesäß und Tractus-iliotibialis-Bereich aus
- Kompression der Triggerpunkte in der Glutealmuskulatur lösen die bekannten ausstrahlenden Schmerzen aus.

Befund

Parietal
- Sakrum R/L
- L5 und L4 in Flexion links (FRS links)
- NSR links von Th 11–L 3
- FRS links von C 2
- rechtes Wadenbein oben und unten blockiert
- Dysfunktion des rechten USG
- CTÜ in FRS links und I. Rippe rechts in Inspiration

Viszeral
- Dünndarmptose
- Colon sigmoideum nach lateral fixiert
- Zäkum nach medial fixiert (leicht)

Kranial
- auffällige Gesichtsskoliose
- SSB in Seitneigung/Rotation links
- Kreuzbiss
- leichte Kiefergelenksdysfunktion links bei eingeschränkter Beweglichkeit rechts: erhöhter Muskeltonus, Knacken und Druckschmerz

Osteopathische Interpretation

Es ist nicht gesichert, dass die Schmerzausstrahlung vor der Bandscheibenoperation genau identisch mit der jetzigen war. Bei deutlichen Beinlängendifferenzen findet man häufig eine Reizung der Abduktoren an der Seite des langen Beins mit der Entstehung von Triggerpunkten in den Mm. glutaei minimi (▶ **Abb. 11.9**). Dies ist eine Folge der Beckentranslation zum langen Bein hin. Unglücklicherweise wird die daraus resultierende Schmerzsymptomatik häufig als Ischiasreizung fehlinterpretiert.

Es steht außer Frage, dass ein radiologischer Bandscheibenschaden vorlag, jedoch besteht die Möglichkeit, dass die Beinschmerzen nicht von dem Vorfall herrühren. Es ist nur verwunderlich, dass der offensichtlichen Beinlängendifferenz keinerlei Bedeutung beigemessen wurde. Die Skoliose und die kranialen Dysfunktionen passen zu dem Gesamtbild, und so kann davon ausgegangen wer-

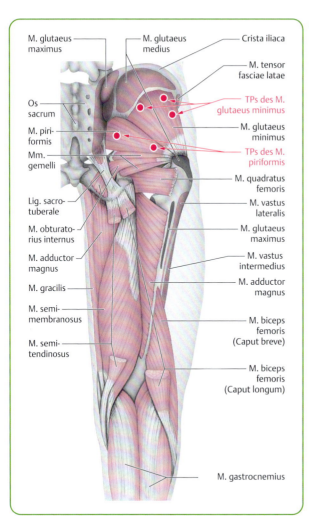

▶ **Abb. 11.9** Triggerpunkte des M. gluteus minimus. (Richter P, Hebgen E. Triggerpunkte und Muskelfunktionsketten in der Osteopathie und manuellen Therapie. 2. Aufl. Stuttgart: Haug; 2007)

den, dass die strukturellen Schäden an Wirbelsäule, Becken und Kranium Folgen eines gestörten Wachstums sind.

Behandlung und Verlauf
Erste Behandlung
- Behandlung der Triggerpunkte durch Active-Release-Technik
- Behandlung der Fibula mit BLT
- Behandlung des lumbosakralen Übergangs mit Muskelenergie- und funktionellen Techniken
- fasziale Behandlung der LWS und HWS

Der Patient gab nach der Behandlung eine Verbesserung der Symptomatik von 50–60 % an.
Empfehlung:
- radiologische Untersuchung der Beinlängendifferenz für eine exakte Messung, um die Schuherhöhung möglichst adäquat anpassen zu können
- Selbstbehandlung der Triggerpunkte am Gesäß mit einem Tennisball

Zweite Behandlung nach 14 Tagen
Der Patient berichtete eine weitere Schmerzreduktion. Der Röntgenbefund ergab eine Beinlängendifferenz von 2,2 cm(!) sowie degenerative Veränderungen in Hüfte, Wirbelsäule und ISG.
Behandlung:
- erneute Behandlung der Triggerpunkte und der betroffenen Muskeln sowie des Tractus iliotibialis, der Fibula und der Membrana interossea
- fasziale Behandlung von Becken und Wirbelsäule sowie GOT
- Behandlung des Kraniums und der HWS

Empfehlung:
- progressive bilaterale Korrektur der Beinlängendifferenz in 4 Etappen (jeweils 4 mm in einem 4-Wochen-Rhyhmus), jeweils mit vorheriger osteopathischer Behandlung:
  – 1. und 2. Etappe: jeweils 4 mm Erhöhung der gesamten linken Schuhsohle
  – 3. Etappe: Verringerung der rechten Schuhsohle um 4 mm
  – 4. Etappe: zusätzliche Erhöhung der linken Schuhsohle um 4 mm

Weiterer Verlauf
Nach 6 Behandlungen in einem Zeitraum von etwa 30 Wochen war die Verbesserung der Schmerzsymptomatik für den Patienten so zufriedenstellend, dass er sich dazu entschloss, in einem 3-monatigen Rhythmus zur Kontrolle zu kommen.

Kommentar
Triggerpunkte sind bekannt dafür, dass sie Pseudoneuralgien verursachen können. Bei genauer Untersuchung stellt man den Unterschied jedoch leicht fest.

Das war bei diesem Patienten so. Der Beckenshift nach rechts hat die rechten Hüftabduktoren und den rechten Tractus iliotibialis chronisch gedehnt, was wahrscheinlich die Ursache für die Entstehung der Triggerpunkte war. Der durch die Beinlängendifferenz verursachte Beckenschiefstand und die Beckenrotation nach rechts waren möglicherweise der Grund für den mutmaßlichen Bandscheibenvorfall L 5/S 1, der schließlich zu der Rückenoperation geführt hat. Die unveränderte Schmerzsymptomatik nach der Operation war ein Hinweis darauf, dass es auf jeden Fall einen anderen Grund für die Schmerzen geben musste.

Dass die Beinlängendifferenz nicht wahrgenommen oder als Schmerzursache erachtet wurde, ist nicht verwunderlich, weil das ein Thema ist, das in der Medizin (auch unter Osteopathen!) immer noch sehr kontrovers diskutiert wird. Allerdings gibt es immer mehr Belege dafür, dass auch weniger deutliche Beinlängendifferenzen (5 mm) die Lumbalmuskulatur negativ beeinflussen und Grund für Rückenbeschwerden sind.

Der Ausgleich von Beinlängendifferenzen unterliegt bestimmten Vorkehrungen. Allgemein geht man davon aus, dass Differenzen von weniger als 5–6 mm nicht korrigiert werden müssen. Bevor man korrigiert, sollte man sich vergewissern, dass der gesamte Bewegungsapparat und das Kranium mobil sind, um auf die statische Veränderung reagieren zu können. Um der Muskulatur die Möglichkeit und die Zeit zu geben, sich anzupassen, sollte die Erhöhung nur schrittweise (+/– 4 mm) und in einem Intervall von 3–4 Wochen vorgenommen werden. Die Beckenrotation kann durch eine Unterlagerung des Vorfußes oder der Ferse beeinflusst werden: Eine Unterlagerung des Vorfußes dreht das Becken zur ipsilateralen Seite,

11 – Osteopathische Betrachtungen

eine Unterlagerung der Ferse zur kontralateralen Seite.

Bedarf es einer Korrektur von etwa 2 cm, dann sollte man die Sohle am langen Bein verringern, damit durch die Schuherhöhung das Gewicht des Schuhs nicht zu groß wird, was zu einer Störung des Gangbildes führen würde.

Patientin, 58 Jahre alt – Kopfschmerzen, rezidivierende Lumbalgien und Nackenschmerzen

Philipp Richter

Konsultationsgrund

Kopfschmerzen beidseits sowie rezidivierende Lumbalgien und Nackenschmerzen seit Jahren, vorwiegend rechts.

Anamnese

Die Patientin hat 4 Kinder zwischen 23 und 34 Jahren, die alle auf natürlichem Weg entbunden wurden. Seit etwa 20 Jahren treten Lumbalgien auf, die akut nach Belastungen wie Gartenarbeit einsetzen. Zwischenzeitlich bestanden häufiger akute Lumbago und Tortikollis ohne Ausstrahlung in Bein oder Arm. Die Schmerzen waren meistens im Schulter-Nacken-Bereich bis zur Skapula bzw. im ISG-Bereich und Gesäß lokalisiert, zumeist auf der rechten Seite. Eine Behandlung erfolgte durch Schmerzmedikamente, Physiotherapie und Chiropraktik. Seit 1 Jahr häuften sich die Schmerzattacken, und es kam zu einer Zunahme der Schmerzen, v. a. der Kopfschmerzen.

- Kopfschmerz:
  - 2- bis 4-mal pro Monat
  - Beginn subokzipital, meistens rechts, dann aber schnell den ganzen Kopf bis in die Stirn und Augenpartie erfassend
  - bei sehr intensiven Krisen mit Übelkeit (nie Erbrechen) sowie einem Gefühl der Müdigkeit und Konzentrationsschwäche
  - häufig in Kombination mit einem „steifen Nacken"
- Nackenschmerzen:
  - meistens rechts bis zum Schulterblatt ausstrahlend
  - Einschränkung der Kopfrotation (deutlicher nach links eingeschränkt)
  - oft nach oder zusammen mit den Kopfschmerzen
  - ab und zu wie ein akuter Tortikollis („kommt wie aus heiterem Himmel")
- Lumbalgien:
  - früher sporadische Rückenschmerzen, jetzt fast täglich leichte Schmerzen; ab und zu eine akute Lumbago
  - kein bekannter Auslöser
  - kein offensichtlicher Zusammenhang mit der HWS
- keine Traumata
- keine Operationen
- Medikamente: Paracetamol bei intensiven Kopfschmerzen
- Behandlungen: Physiotherapie, Chiropraktik (HWS und LWS eingerenkt)
- Untersuchungen:
  - Radiologie: Röntgenaufnahme von HWS und LWS/Becken sowie MRT der LWS: leichte altersentsprechende degenerative Veränderungen sowie geringfügige Höhenminderung der Bandscheiben L4/L5 und L5/S1 ohne deutliche Protrusion
  - Blutbild: Vitamin-D-Mangel, sonst unauffällig
  - gynäkologische Untersuchung: mehrere kleine Myome in der Gebärmutterwand
- organisch:
  - Anfälligkeit für Atemwegsinfekte: 2- bis 3-mal pro Jahr
  - Alkoholunverträglichkeit (Kopfschmerzen)
  - Blähungen und Obstipation

Untersuchung/Inspektion

Inspektion im Stand
- rechte Schulter höher, beide Mm. trapezii gespannt
- unterer Schulterblattwinkel rechts etwas abstehend
- Wirbelsäule insgesamt steil

Palpation und Bewegungstest
- muskuläre Verspannung in der HWS, rechts deutlicher
- beide Mm. trapezii hyperton, ebenfalls rechts deutlicher
- lumbale Paravertebralmuskulatur rechts hyperton

- Facettengelenke in der oberen HWS rechts druckdolent
- Interspinalraum und Facettengelenk L 5/S 1 druckdolent
- beidseits hohe Spannung der Subokzipitalmuskulatur, rechts deutlicher
- Druckpunkt des N. occipitalis major beidseits schmerzhaft

Bewegungstest
- HWS:
  - Seitneigung und Rotation nach links eingeschränkt
  - positiver Spurling-Test rechts: Schmerzprovokation in der HWS und auf der rechten Schulter
  - keine Schmerzprovokation bei Kompression in Flexion
- BWS und LWS/Becken:
  - Paravertebralmuskulatur rechts zwischen Th 3 und Th 10 leicht hyperton, ohne deutliche Wirbelblockierung
  - Hip-drop-Test rechts positiv, ebenso Seitneigungstest der LWS
  - positiver Federungstest ohne Schmerzausstrahlung

Differenzierungstest
Kein Differenzierungstest war deutlich.

Befund

Parietal
- FRS links von C 2
- C 0 anterior rechts
- FRS links von C 7
- ERS rechts von Th 12
- FRS links von L 5
- Sakrum R/L
- Triggerpunkte M. piriformis und Mm. glutaei minimi beidseits, rechts jedoch deutlicher
- leichte Fibularestriktion rechts

Viszeral
- erhöhter Tonus in der rechten Fossa iliaca
- Gebärmutter leicht nach rechts fixiert
- rechter M. iliacus hyperton und druckdolent
- Leberbewegung etwas eingeschränkt in allen Ebenen

Kranial
- deutliche Membranspannungen
- PRM nicht sehr ausgeprägt
- rechtes Os temporale in Außenrotation
- Sutura occipitomastoidea rechts fest
- SSB: Rechtstorsion

Kommentar
Da die Differenzierungstests nicht aussagekräftig waren und keine akute Schmerzproblematik vorlag, war das chronologische Auftreten der Probleme richtungsweisend für den Behandlungsablauf. Ein möglicher Grund für die nicht aussagekräftigen Differenzierungstests könnte die Anspannung der Patientin gewesen sein. Sie hatte „etwas Angst vor den Manipulationen".

Behandlung

Erste Behandlung
- Behandlung von Beckenboden und M. iliacus mit Vibrationen
- MET für Sakrum und L 5
- MET für Th 12
- MET für OAA; C 2 zuerst
- MET C 7
- kranial: Membranen, SSB und Temporale sowie Sutura OM
- Triggerpunkte M. trapezius, M. piriformis und Mm. glutaei
- viszeral: Lebermobilisation

Empfehlung:
- Selbstmobilisation der LWS in Seitenlage und Dehnungen der Nackenmuskulatur
- Behandlung der Triggerpunkte in der Gesäßmuskulatur mit einem Tennisball

Zweite Behandlung nach 1 Woche
Die Kopfschmerzen sind nicht mehr aufgetaucht; der Kopf fühle sich nach Aussage der Patientin freier an. Die HWS ist beweglicher, jedoch nicht ganz frei. Die LWS ist weniger schmerzhaft, jedoch immer noch nicht richtig beweglich.
- erneute Behandlung des Sakrums und von L 5 mit MET, danach Manipulation
- Behandlung der Triggerpunkte der Mm. glutaei und M. piriformis
- Behandlung des Uterus mit einer funktionellen Technik

- CTÜ: MET C 7
- Behandlung der Sibson-Faszie mit einer funktionellen Technik
- Manipulation von C 2
- kraniale Behandlung der Membranen und SSB

Dritte Behandlung nach 3 Wochen
Die Beweglichkeit hat sich allgemein deutlich verbessert. Die Patientin hat keine Kopfschmerzen mehr.
Behandlung:
- funktionelle Technik für den lumbosakralen Übergang und den OAA-Komplex
- kraniale Behandlung der SSB und Membranen

Kommentar
Nachdem die Patientin eine positive Erfahrung nach der ersten Behandlung gemacht hatte, wurde sie zuversichtlich und stimmte Manipulationen zu, die sie dann auch problemlos über sich ergehen ließ.

Patient, 71 Jahre alt – vertebragener Schwindel

Michael Bonacker

Konsultationsgrund
Herr B. (verwitwet, einen Sohn) leidet unter Schwindel beim Kopfdrehen und einer Einschränkung der Kopfrotation nach rechts.
Diagnose: vertebragener Schwindel

Anamnese
Der Patient berichtet von einer erheblichen Belastung seiner Lebensqualität. Vor 1 Jahr verspürte er zunächst leichten, dann schnell zunehmenden Schwindel beim Treppensteigen, Wandern, Fahrradfahren oder auch beim Einkaufen im Supermarkt. Dazu stellten sich in beiden Ohren ein tieffrequentes Rauschen sowie temporäre linksseitige Kopfschmerzen ein.
Vor etwas mehr als 13 Monaten, eines Morgens kurz nach dem Aufstehen, schmerzte ihn die Kopfdrehung nach rechts. Er konnte plötzlich den Kopf nur halb so weit nach rechts drehen wie am Tag zuvor. Die Linksdrehung gelang ohne Probleme. Hinzu gesellten sich linksbetonte Verspannungen über den Nacken in den Kopf hochziehend. Auslösende Ursachen wie Kopftrauma, ungewohnte Arbeiten oder Zugreiz konnte er hierfür nicht angeben. Er war lediglich am Tag zuvor beim Friseur zum Haarewaschen und -schneiden, dann in der Sauna und abends mit Freunden essen gewesen.
Er versuchte sich durch Wärmemaßnahmen und Salben selbst zu kurieren, bis der Schwindel einsetzte. Die Schwindelempfindung ist mit zwei anderen unlustbehafteten Gefühlen vergleichbar, dem Schmerz und der Angst. Deshalb suchte er 2 Wochen später seinen Hausarzt auf. Weitere fachärztliche Konsultationen folgten in den Bereichen der Orthopädie, HNO, Neurologie und inneren Medizin.
Röntgenologische Befunde besagten Unkovertebralarthrosen in den Zervikalsegmenten C 4/C 5, C 5/C 6, C 6/C 7. Alle anderen Untersuchungen waren altersentsprechend unauffällig. Man verschrieb ihm manuelle Therapie und Massagen, welche ihm leider nicht nachhaltig halfen.
Im weiteren Gespräch berichtet er von einem Beschleunigungstrauma im Alter von 20 Jahren nach einem Auffahrunfall als Beifahrer.
Zwischen dem 25. und 40. Lebensjahr litt er unter beträchtlicher episodischer Migräne mit den typischen Halbseitensymptomen, Übelkeit, Licht- und Geräuschempfindlichkeit. Dies besserte sich unter Akupunkturbehandlungen und ist heute komplett remittiert.
Eine Hypothyreose sei mit 50 mg L-Thyroxin abgedeckt. Auch der vor Jahren diagnostizierte Bluthochdruck ist mit Betablockern gut eingestellt.

Befund

Parietal/Myofaszial
Endständige Rechtsrotation sowie Extension der HWS lösten Schmerz, Unwohlsein und Schwindel aus.
Sicherheitstests zum Ausschluss einer strukturellen Läsion der Bandscheiben (Kompressionstest), des Lig. transversum atlantis (Sharp-Purser-Test), der Foramina intervertebralia (Spurling-Test) und der A. vertebralis (De-Kleyn-Test) ergaben keinen Befund.
Bei der Palpation der subokzipitalen Muskeln zeigten sich diese hyperton, besonders links. Das Okziput war beidseits fixiert nach anterior. Der Atlas stand in einer Linksrotation mit einer linken

blockierten Facette. Der Querfortsatz war links deutlich druckschmerzhaft und prominent. Alle anderen Segmente der HWS waren relativ unbeweglich, lediglich die Translationsinduktion war in Richtung C 7 abnehmend.

Weiter kaudal ergaben sich multisegmentale Blockaden von Th 4, Th 5 und Th 8 links, alle in Extensionsdysfunktion. Das Sakrum war bilateral posterior fest. Beide Hüftgelenke waren innenrotatorisch eingeschränkt.

Viszeral
Der Oberbauch imponierte optisch mit einer Vorwölbung im epigastrischen Winkel, welche sich bei der Perkussion als luftgefüllte Darmschlingen herausstellte.

Die Schlingen waren schmerzfrei verschieblich. Das Abdomen insgesamt weich und ohne Druckschmerzhaftigkeit.

Kranial
Der PRM war kaum tastbar. Asterion und die Sutura parietosquamosa links schmerzten stichartig bei der Palpation.

Der Mundschluss ergab eine sichtbare Deviation nach rechts. Die linken Mm. masseter und temporalis waren verspannt.

Osteopathische Interpretation
Wie kommt es, dass ein gesunder 71 Jahre alter Mann ganz plötzlich erhebliche Einschränkungen seiner Lebensqualität ohne nachweisbare strukturelle Defizite hat? Festzuhalten ist, dass sein Gesundheitszustand bereits vorab nicht optimal war, wie die deutlichen arthrotischen Veränderungen an den unteren HWS-Segmenten zeigen. Diese begrenzen Kompensationen für größere Anforderungen der Beweglichkeit im Bereich des CTÜ und der OAA-Region.

Genau hier, in der OAA-Region, zeigten sich in der osteopathischen Befundung auch signifikante Dysfunktionen, die einen vertebragenen Schwindel als Ausdruck einer Störung sowohl der Propriozeption der tiefen Halsmuskulatur als auch der oberen Kopfgelenke vermuten lassen.

Also befragte ich meinen Patienten noch einmal über die Vorkommnisse am Tag vor seinem Leidensbeginn. Wir gingen Schritt für Schritt durch den Tag und fanden dann doch ein Ereignis, welches als Startpunkt für die Probleme infrage kommt. Beim Haarewaschen musste er den Kopf über eine gewisse Zeit in ein Haarwaschbecken überstrecken. Da er eine etwas kräftigere Haarmassage verlangte, stauchte diese mehrmals seinen Nacken.

Durch die steifen unteren Halssegmente kompensierte er mit C 0 und C 1. Dies führte zu den Dysfunktionen. Sie können letztlich Auslöser einer vestibulospinalen Reaktionskette sein, die bei Aktivierung, also Bewegung des Kopfes, zu den typischen Missempfindungen wie Unsicherheitsgefühl, Trunkenheitsgefühl, Schwankschwindel und Kopfschmerz führen. Die Halspropriozeptoren erweitern als extrakranielle Sensoren die Erfassung der Kopf-Rumpf-Koordination, und zwar durch phasische sowie tonische Informationen aus der suboccipitalen Muskulatur und die Stellungsinformation der Gelenke, die die Winkelbeziehung vom Kopf zum Rumpf wiedergeben. In Tierversuchen lässt sich zeigen, dass Propriozeptoren im Bereich der Kopfgelenke eine neuroanatomische Verbindung zu den Vestibulariskernen besitzen.

Behandlung und Verlauf
Die Schlüsselstellung kam in diesem Fall dem Atlas zu. In der Funktionsprüfung war dieser Wirbel am auffälligsten gegenüber allen anderen Dysfunktionen. Ich klärte den Patienten über mögliche Risiken und Gefahren einer Manipulation auf und bat ihn, über seinen Orthopäden eine mögliche Osteoporose sowie andere Kontraindikationen auszuschließen.

In der ersten Sitzung mobilisierte ich die BWS myofaszial aus der Bauchlage. In Rückenlage behandelte ich die HWS mit Muskelenergietechniken und postisometrischer Relaxation. Die Kiefergelenksmuskeln relaxierte ich mit ligamentären artikulären Spannungstechniken nach Dr. Still. Abschließend dekomprimierte ich die Sutura parietosquamosa und entspannte das Membransystem sowie die suboccipitalen Muskeln.

Zwei Wochen nach der ersten Sitzung brachte der Patient den erwünschten Befund seines Orthopäden mit. Hier sprach nichts gegen eine Manipulation an der Wirbelsäule. Sein Feedback zur ersten Behandlung war positiv, er fühlte sich leichter und freier. Jedoch stellte sich bei bestimmten Bewegungen immer noch dieser Schwindel ein. Das tieffrequente Rauschen in den Ohren war aber kaum noch vernehmbar.

Nun korrigierte ich zunächst die blockierte BWS mit DOG-Techniken. Nach einer 5-minütigen, sanften Kompression der gesamten HWS-Segmente manipulierte ich C 1 mit einer Rotationsimpulstechnik. Ein gut hörbarer Knacks bewies akustisch dessen Fehlstellung. Das Okziput korrigierte ich postisometrisch. Zum Abschluss erfolgte eine sanfte GOT-Behandlung der globalen HWS, einschließlich des CTÜ. Ich empfahl ihm als Hausaufgabe einfache funktionelle Übungen nach Klein-Vogelbach. Wir verabredeten uns für eine Woche später.

Mit einem glücklichen Strahlen im Gesicht berichtete er bei unserem nächsten Termin von einer komplett freien Bewegung der HWS, der Schwindel blieb bis heute aus. Die funktionelle Untersuchung zeigte einen regelrechten Stand der OAA-Region. Die kurzen Nackenmuskeln (Mm. recti capites posteriores minor und major, Mm. obliqui capites superior und inferior) waren beidseits normoton, was sich dann auch fühlbar im kraniosakralen Rhythmus bzw. in der SSB auswirkte.

Kommentar
Zervikale Funktionsstörungen mit propriozeptiver Fehlsteuerung und ein sich daraus entwickelnder Schwindel sind in der medizinischen Praxis meist schwer zu diagnostizieren. Apparative Messmethoden und standardisierte Untersuchungsschemata können zwar mögliche strukturelle Läsionen objektivieren, aber eben nicht bewegungsgestörte Segmente, die durch Blockadesituationen verursacht sind. Dies ist die Domäne der funktionellen Medizin und des erfahrenen Untersuchers. Im vorgestellten Fall hat erst die Anamnese einen Verdacht geschürt, der durch die Funktionsuntersuchung erhärtet und durch das Behandlungsergebnis bestätigt wurde.

Literatur
[1] Brandstätter S. Diagnostik und Physikalische Therapie des vertebragenen Schwindels. Österr Z Phys Med Rehabil 2004; 14(2): 62–67

[2] Dorn LJ. Grundlagenuntersuchung der zervikovestibulären Afferenzen in einer plazebokontrollierten klinischen Studie mit monophasischer zervikaler transkutaner Elektronervenstimulation. Dissertation. Berlin: Universitätsmedizin Berlin; 2012

[3] Hülse M, Neuhuber W, Wolff H-D. Die obere Halswirbelsäule – Pathophysiologie und Klinik. Berlin, Heidelberg: Springer; 2005

[4] Schünke M, Schulte E, Schumacher U. Prometheus LernAtlas der Anatomie. Allgemeine Anatomie und Bewegungsapparat. Illustrationen von Voll M. und Wesker K. Stuttgart: Thieme; 2005

[5] Schünke M, Schulte E, Schumacher U. Prometheus LernAtlas der Anatomie. Hals und Innere Organe. Illustrationen von Wesker K, Voll M. Stuttgart: Thieme; 2005

Patient, 43 Jahre alt – HWS-Syndrom und Ausstrahlung in den rechten Arm
René Assink, Gert Groot Landeweer

Konsultationsgrund
Der Patient stellte sich in der Praxis vor, weil ihn seit Wochen Nackenschmerzen plagten, die in den rechten Arm ausstrahlten. Röntgenbilder und MRT zeigten keine Auffälligkeiten.

Definition HWS-Syndrom: Das HWS-Syndrom ist ein Sammelbegriff unterschiedlicher orthopädischer und/oder neurologischer Symptomzusammenhänge, die vom Nacken-Schulter-Arm-Gebiet ausgehen.

Anamnese
Bei der Anamnese wirkte der Patient leicht reduziert und von seinem Ernährungszustand unauffällig. Bei genauerer Befragung zu den Beschwerden gab er an, dass sich die Schmerzen bei Bewegung sowie bei Belastung verstärkten und im Laufe des Tages zunahmen. Obwohl sich die Schmerzen im Liegen verbesserten, war die Nachtruhe des Patienten gestört, weil er im Bett keine schmerzfreie Position fand. Da die Schmerzen auf der visuellen Analogskala mit 6 angegeben wurden, war der Patient seit über 1 Woche arbeitsunfähig und krankgeschrieben.

Der Schmerz wurde in der HWS beidseitig angegeben, die Ausstrahlung jedoch nur in den rechten Arm (Gebiet C 6/C 7). Die Schmerzen im Nacken- und Schulterbereich wurden von starken Verspannungen begleitet, die manchmal auch Spannungskopfschmerzen auslösten. Es gab keine motorischen oder sensiblen Ausfälle im Arm. Der Patient gab an, dass seine Lebenssituation seit Jahren angespannt und von sehr viel Arbeitsstress geprägt sei. Die starke einseitige Arbeitsbelastung hätte dazu beigetragen, dass sich die Problematik über einen langen Zeitraum verfestigen konnte.

Die weitere Anamnese brachte hervor, dass der Patient vor 2 Jahren einen Autounfall hatte, bei dem ein Hyperextensionstrauma mit einem retropharyngealen Hämatom diagnostiziert wurde. Obwohl sich der Patient von diesem Unfall gut erholt hätte, sei es bei genauer Nachfrage der schleichende Beginn der oben genannten Schulter-Arm-Beschwerden gewesen.

Den allgemeinen Gesundheitszustand beschrieb der Patient als „in Ordnung". Er würde sich regelmäßig medizinisch durchchecken lassen und nähme an den angebotenen Vorsorgeuntersuchungen teil. Er gab an, mehrfach in der Woche Ibuprofen einzunehmen; dieses zeige jedoch immer weniger Wirkung, sogar bei der im Beipackzettel vermerkten erlaubten Höchstdosis.

Befund
Das Global Listening fand im Stehen statt und wurde danach auch im Sitzen und in Rückenlage durchgeführt. Es führte primär zum Herzen. Ein Local Listening und eine manuelle thermische Diagnostik bestätigten diesen Befund. Der Adson-Wright- und Soto-Hall-Test mit Bezug zum Herzen ergaben ein positives Testergebnis.

Parietal/Myofaszial
Die obere Körperhälfte wies eine sehr hohe fasziale Festigkeit und starke muskuläre Verspannungen auf. Die BWS zeigte eine Läsion in Höhe von Th 4 (FRS rechts) und die HWS eine in Höhe von C 6 (ERS links).

Viszeral
Der Kehlkopf war in seiner lateralen Beweglichkeit eingeschränkt. Die Fascia pharyngobasilaris wies eine starke Festigkeit mit starkem Zug in Richtung des Herzens auf. Bei der Untersuchung vom Thorax zeigte sich eine deutliche Läsion des Herzens, welches zum Global Listening passte. Bei einer genaueren Untersuchung des Herzens konnte zudem eine erhöhte Spannung des Lig. sternopericardiaca inferior und Lig. vertebropericardica festgestellt werden. Die suspensorischen Bänder der Pleura, insbesondere das Lig. transversopleurale, zeigten Einschränkungen der Mobilität.

Kraniosakral
Der gesamte Schädelbereich fühlte sich mäßig fest an. Die kraniale und spinale Dura hatten eine hohe Spannung, rechts mehr als links. An der Schädelbasis konnten Dysfunktionen in der SSB in Extension und am rechten Os temporale in interner Rotation festgestellt werden.

Neuronal
Der rechte Plexus brachialis zeigte eine deutliche Zugspannung und war in seiner transversalen Mobilität eingeschränkt.

Osteopathische Interpretation
Aufgrund der hohen Anzahl der einzelnen geweblichen Befunde und der seelischen Belastung, die wahrscheinlich nicht nur vom Stress, sondern auch vom Schleudertrauma ausgehen, könnte ein 10-Schritte-Programm einen guten Einstieg in die osteopathische Behandlung darstellen. Durch die systematische Vorgehensweise bei diesem Programm würden sich weitere Möglichkeiten ergeben, das komplexe Muster der Problematik wahrzunehmen.

Die allgemein erhöhte muskuläre und fasziale Spannung im Oberkörper wirkt vermutlich prädisponierend auf die Entstehung von Läsionen und Dysfunktionen ein. Aufgrund der langen einseitigen Überanstrengung kann davon ausgegangen werden, dass sich das Gewebe über Jahre weiter verfestigt hat. Dies würde die Bewegungseinschränkungen am Hals erklären. Ganzheitliche osteopathische Techniken und myofasziale Dehnungen könnten hier helfen, um regionale Spannungen und fasziale Ketten zu lösen. Spezifische lokale Mobilisationstechniken würden danach die verbleibenden Einschränkungen lösen können, wobei die ventrale Seite zuerst und danach die dorsale Seite behandelt werden.

Durch die stark abrupte Schleuderbewegung in Extensions- und die darauf folgende Bewegung in Flexionsrichtung hat wahrscheinlich eine starke Überdehnung der ventralen Strukturen stattgefunden, im Hals waren besonders die Fascia pharyngobasilaris, das Lig. tranversopleurale und der Plexus brachialis betroffen (▶ Abb. 11.10). Die erhöhte Spannung auf der Fascia pharyngobasilaris könnte dazu geführt haben, dass das SSB in ihre Extensionsdysfunktion gezogen oder gehalten wird.

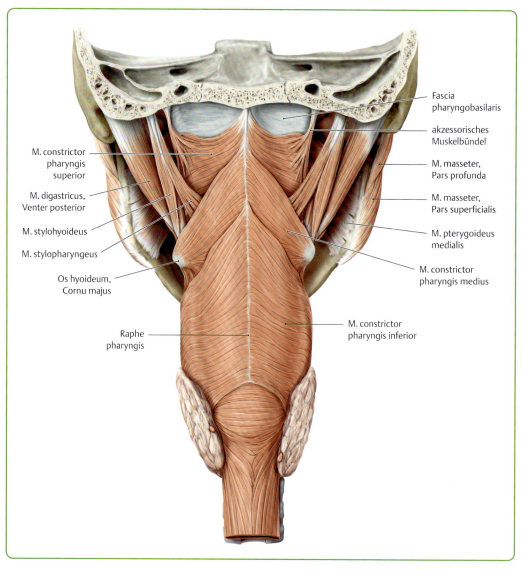

▶ **Abb. 11.10** Muskeln des Pharynx in der Ansicht von dorsal. (Schünke M, Schulte E, Schumacher U. Prometheus LernAtlas der Anatomie. Kopf, Hals und Neuroanatomie. Illustrationen von Wesker K, Voll M. 3. Aufl. Stuttgart: Thieme; 2011)

Das Herz spielt bei dieser Geschichte vermutlich eine zentrale Rolle. Die Migration, die das Herz während der embryonalen Entwicklung vollzogen hat, verbindet das Herz weitgehend mit allen, hauptsächlich faszialen Strukturen des Halses und des Nackens, obwohl die Verbindungen zur HWS nicht so eindeutig sind wie zum Hals. Festigkeiten oder Bewegungseinschränkungen in oder rund um das Herz wirken daher eher einschränkend auf die Beweglichkeit der ventralen Strukturen, die bis zum Schädel verlaufen. Es ist somit davon auszugehen, dass die osteopathischen Befunde des Herzens in diesem Fall eine zentrale Rolle spielen. Die (primäre) Läsion des Herzens würde begünstigend auf das Entstehen von Dysfunktionen in anderen Bereichen wirken.

Die Festigkeit der spinalen Dura könnte über die Foramina intervertebralia an den Plexus brachialis weitergeleitet werden. Zusammen mit der Belastung durch die Schleuderbewegung des Kopfes würde dies ein doppeltes Trauma für den Plexus darstellen.

Bei der Befundung wurden die monosegmentalen Bewegungsstörungen von Th 4 und C 6 als läsionell eingestuft; beide Wirbel zeigten unter Druck beim Global Listening ein abscherendes Verhalten. Da keine Schmerzpunkte in Form von Tenderpoints vorhanden waren, sollten indirekte Lösungstechniken nach Sutherland anstatt Strain-Counterstrain bevorzugt werden. HVLA-Techniken auf diesen beiden Wirbeln würden vermutlich unangemessen sein und könnten den Zustand verschlimmern.

Behandlung und Verlauf

In den ersten beiden Behandlungen wurde ein 10-Schritte-Programm (nach Upledger) durchgeführt, um dabei die einzelnen gefundenen Dysfunktionen/Läsionen in einen ganzkörperlichen Kontext zu setzen und zu lösen. Mit GOT- und myofaszialen Techniken wurde zudem die bleibende hohe Spannung im Oberkörper reduziert, was zu einer deutlichen Reduzierung der Schmerzen führte.

In den nächsten 3 Behandlungen, die jeweils im Abstand von 2 Wochen erfolgten, wurden die segmentalen Bewegungsstörungen in HWS und BWS mit indirekte Techniken nach Sutherland gelöst. Nach einer Behandlung mit Listening-Techniken auf dem Herzen wurde die persistierende ligamentäre Spannung mit viszeralen Mobilisationstechniken (Lig. sternopericardiaca inferior und Lig. vertebropericardica) gelöst. Letzteres bewirkte eine deutliche Reduzierung der Schmerzen und eine erweiterte Mobilität der HWS. Der Spannungszustand des Halses und des Nackens verbesserten sich deutlich nach Mobilisation des Kehlkopfes, Dehnung der Fascia pharyngobasilaris, Dehnung des Lig. tranversopleurale und Lösung der SSB-Dysfunktion. Danach war der Patient nahezu beschwerdefrei. Durch wiederholte, sehr behutsam durchgeführte Mobilisationen des Plexus brachialis (▶ Abb. 11.39), schwand auch die restliche ausstrahlende Symptomatik im Arm.

Am Ende der Behandlungsserie führte eine Harmonisierung der Hals- und oberen Thoraxdiaphragmen zur weiteren Stabilisierung der Behandlungsergebnisse. Um diese zu stabilisieren, wurden dem Patienten Übungen zur Selbstbehandlung mitgegeben.

Kommentar

Aufgrund der beklagten Beschwerden wäre sehr naheliegend gewesen, einen zervikalen Bandscheibenvorfall als Ursache zu vermuten. Auch die Angabe des Schleudertraumas könnte dazu verleiten, dieses als Auslöser der Beschwerden zu sehen. Bei Problemen, die sich über Jahre entwickeln und eine hohe Vielfalt an einzelnen Befunden vorweisen, ist es allerdings eher unwahrscheinlich, eine Monokausalität zu finden. Die strukturierte osteopathische Therapie – auf der Grundlage eines fundierten Wissens und gründlicher Diagnostik – stellt die Basis dafür dar, dass der Körper optimale Möglichkeiten erhält, seine Selbstheilung zu mobilisieren.

Literatur

[1] Assink R, Groot Landeweer G. Osteopathie. In: Ebelt-Praprotny G, Preis R, Hrsg. Leitfaden Physiotherapie. 6. Aufl. München: Elsevier; 2012

[2] Barral J-P. The Thorax. Second Printing. Seattle: Eastland Press; 1992

[3] Barral J-P, Croibier A. Manipulation der peripheren Nerven. München: Elsevier; 2005

[4] Barral J-P, Croibier A. Traumatologie in der Osteopathie. 2. Aufl. Bad Kötzting: Verlag Systemische Medizin; 2013

[5] Brazzo M. Viszerale Automobilisation. München: Elsevier; 2004

[6] Mannheimer CJ. Praxis Myofscial Release. Bern: Hans Huber; 2011

[7] Paoletti S. Faszien. Jena, München: Urban & Fischer; 2001

[8] Schünke M, Schulte E, Schumacher U. Prometheus LernAtlas der Anatomie. Allgemeine Anatomie und Bewegungsapparat. Illustrationen von Wesker K, Voll M. 3. Aufl. Stuttgart: Thieme; 2011

[9] Schünke M, Schulte E, Schumacher U. Prometheus LernAtlas der Anatomie. Kopf, Hals und Neuroanatomie. Illustrationen von Wesker K, Voll M. 3. Aufl. Stuttgart: Thieme; 2011

[10] Speece CA, Crow WT, Simmons SL. Osteopatische Körpertechniken nach W.G. Sutherland. Stuttgart: Hippokrates; 2003

[11] Upledger JE, Vredevoogd JD. Lehrbuch der CranioSacralen Therapie I. 5. Aufl. Stuttgart: Haug; 2003

Patientin, 28 Jahre alt – persistierende und progrediente Kieferöffnungseinschränkung

Gert Groot Landeweer, René Assink

Konsultationsgrund

Die Patientin konsultiert die Praxis mit einer Kieferöffnungseinschränkung, welche sich seit 13 Wochen langsam, aber stetig verschlechtere, in der gesamten Zeit sei zu keiner Zeit eine normale Kieferöffnungsbewegung möglich gewesen.

Definition Kieferöffnungseinschränkung: Es besteht die Unfähigkeit, den Kiefer/Mund unbehindert öffnen zu können (ICD-10: S 03.0, K07.6).

Anamnese

In der Anamnese finden sich Beschwerden des rechten Kiefergelenks seit über 3 Jahren, seit über 1 Jahr seien gelegentlich Kiefersperren vorhanden, wobei sich die Öffnungsmöglichkeit langsam, aber stetig bis auf ca. 2 cm reduziert habe. Als mögliche Ursachen sieht die Patientin eine Weisheitszahnoperation (alle 4 Molaren während einer Sitzung), denn seitdem bestünden Knackgeräusche im rechten Kiefergelenk. Als weiterer Faktor seien Muskelverspannungen in der HWS vorhanden. Im weiteren Verlauf nach der Operation seien neben dem Knacken auch Schmerzen beim Kauen entstanden. Die seit 1 Jahr auftretenden Kiefersperren hätten bis vor 13 Wochen teilweise wenige Minuten bis einzelne Tage bestanden und wären mit normalen Mobilitätsphasen in der Zwischenzeit verbunden gewesen. Es bestand eine starke Verunsicherung und Frustration bezüglich der Frage, ob es jemals möglich sei, die vermutlich vorhandene anteriore Diskusverlagerung zu reponieren und damit dauerhaft von den Einschränkungen befreit zu werden.

Die Diagnose der anterioren Diskusverlagerung sei durch eine MRT gesichert worden. Die Empfehlung zur Behandlung in unserer Praxis wurde von der Universitätsklinik ausgesprochen. Bisherige physiotherapeutische Behandlungen mittels Triggerpunkttherapie hätten in den ersten Jahren stets kurzfristig zu einer vorständigen Besserung der Mobilität geführt, seit 13 Wochen führten sie weder zu einer Verbesserung noch könnten sie eine Verschlechterung aufhalten. Im Vorfeld sei ihr aufgrund des therapieresistenten Zustandes eine kieferorthopädische Behandlung mit festsitzender Apparatur und anschließender Operation zur Stabilisierung der Okklusion angeboten worden.

In der Vorgeschichte seien zwei leichte Auffahrunfälle vorhanden, sie habe einen mehrfach schwerstbehinderten und einen verstorbenen Bruder. Vor 4 Monaten habe es einen gewaltsamen Todesfall im engsten Freundeskreis gegeben. Es hätten Krankenhausaufenthalte wegen einer Infektion mit Rotaviren und ein weiterer wegen einer Blinddarmentzündung stattgefunden. Sie nähme außer einem oralen Kontrazeptivum keine Medikamente.

Befund

Es lassen sich beim Erstbesuch und im Verlauf der ersten Behandlungen verschiedene medizinische und osteopathische Arbeitsdiagnosen feststellen.

Parietal/Myofaszial im kraniomandibulären Bereich

Im rechten Kiefergelenk liegt eine posteriore kondyläre Luxation mit anteriorer Diskusposition ohne kondyläre Reposition sowie eine funktionelle Gelenkkompression vor. Im myofaszialen Bereich bestehen beidseits muskuläre Hypertonien und Hyperaktivitäten der Kieferschließer sowie myofasziale Restriktionen der Kaumuskeln – rechts mehr als links.

Fasziale Zusammenhänge mit dem symptomatischen Bereich

Das Listening im Stehen, Sitzen und Liegen führte während den verschiedenen Behandlungen deutlich zum sakralen, zervikalen und intrakranialen Bereich.

Parietal/Myofaszial im kraniozervikalen Bereich

Das Segment C 1/C 2 zeigt verschiedene Dysfunktionen. Die vorrangige scheint eine laterale Verspannung nach links zu sein, die FRS auf der rechten Seite wäre in diesem Fall als kompensatorisch darauf aufbauend zu betrachten.

Parietal/Myofaszial im übrigen Körper

Das sakrokokzygeale Gelenk und das gesamte Sakrum zeigen deutliche Kompressionsläsionen. In der mittleren BWS findet sich eine Gruppendysfunktion. In Armen und Beine sind keine bedeutsamen Dysfunktionen oder Läsionen vorhanden.

Kraniosakral

Es gibt fasziomembranöse Spannungen innerhalb des gesamten Systems, wobei eine auffällige Hitze (thermisches Phänomen in Anlehnung an Barral und Upledger) im Bereich der kranialen Membranen vorhanden ist. Zudem ist eine bemerkenswerte Verringerung des Finger-Boden-Abstands vorhanden, obwohl der Körper der Patientin eher sehr mobil ist, was auf eine Spannungszunahme der spinalen Meningen hinweisen könnte.

Viszeral

Es konnten keine auffälligen Dysfunktionen oder Läsionen im viszeralen Bereich festgestellt werden.

Osteopathische Interpretation

Einschränkungen der Kieferöffnung können durch verschiedene Mechanismen stattfinden. Aus der Anamnese heraus ist anzunehmen, dass sich trotz des Vorhandenseins der posterioren kondylären Verlagerung mit anteriorer Diskusposition ohne kondyläre Reposition – klassische Bezeichnung: anteriore Diskusverlagerung ohne Reposition – (▶ Abb. 11.11) die eigentliche behindernde Komponente eher in der verspannten Myofaszie als im Gelenk befindet. Die ursprünglich guten Erfolge mithilfe der Triggerpunkttherapie beim Physiotherapeuten zeigen dies. Die Frage war nun also, was dazu geführt haben könnte, dass sich die Muskulatur trotz weiterer Behandlung nicht mehr detonisieren und/oder verlängern ließ. Folgende Überlegung wurde angestellt: Die aus der Literatur bekannte Sensitivierungs- oder Hypersensibilisierungsstörung des Hirnstammes mit zunehmender Reizung des N. trigeminus könnte zu einer nicht mehr lokal behandelbaren andauernden muskulären Spannung der Kieferschließer und damit zu einem verstärkten kranialen Anpressdruck des mandibulären Köpfchens im Gelenk geführt haben (▶ Abb. 11.12). Die deutlichen Befunde in den fasziomembranösen kraniosakralen Strukturen mit auffälliger Hitze in den vom N. trigeminus innervierten kranialen Abschnitten und die bemerkenswerte Verringerung des Finger-Boden-Abstands waren die ersten Hinweise. Auch das Vorhandensein der eher schweren Dysfunktion in der oberen HWS gehört zu den möglichen Komponenten der Sensitivierung.

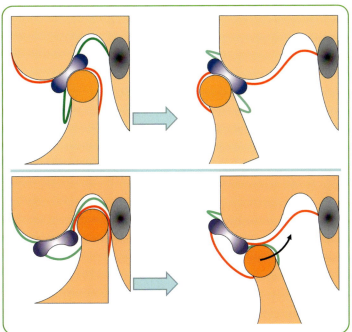

▶ Abb. 11.11 Oberer Bereich: normale Beweglichkeit des Kiefergelenks; unterer Bereich: Einschränkung der Beweglichkeit wegen einer posterioren kondylären Verlagerung bei anteriorer Diskusposition ohne kondyläre Reposition.

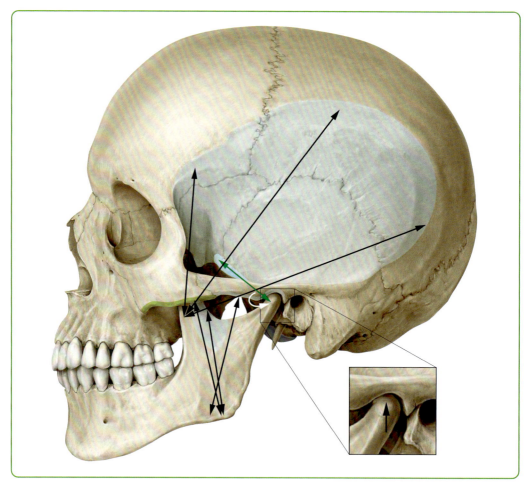

▶ **Abb. 11.12** Schematische Darstellung des kranialen Anpressdrucks im Kiefergelenk aufgrund der Spannung der Kieferschließer.

Die Läsionen im sakralen Bereich wurden als Hintergrund für die spinalen kraniosakralen membranösen Spannungszunahmen angesehen, die Gruppendysfunktion in der BWS als Anpassungsphänomen darauf. Alle letzteren Faktoren zusammen würden über das Foramen magnum als verstärkenden Faktor für die kraniale Spannung gelten können.

Da wir in früheren wissenschaftlichen Untersuchungen bereits festgestellt hatten, dass es einen Zusammenhang zwischen Kondylus-Diskus-Beziehungen und morphologischen Veränderungen innerhalb des Os temporale – die möglicherweise mit Spannungsveränderungen des Tentorium cerebelli zusammenhängen – gibt, deuteten die Befunde darauf hin, dass eine Behandlung der kraniosakralen Strukturen im Zentrum der Behandlung stehen sollte.

Wäre die Arbeitshypothese korrekt, müsste aufgrund der Behandlung der Befunde im gesamten kraniosakralen Bereich und deren auslösenden und aufrechterhaltenden Faktoren im Nacken- und Beckenbereich zu einer Abnahme der Sensitivierung mit Verbesserung der Spannung der Kieferschließer und infolgedessen zu einer Verbesserung der Unterkiefermobilität führen.

Behandlung und Verlauf

In der gesamten Behandlungszeit wurden außer der hier beschriebenen Therapie keine weiteren

Maßnahmen zur Behandlung der Beschwerden durchgeführt.

In den ersten Behandlungen wurden zuerst die Dysfunktionen im Bereich der kranialen membranösen Strukturen mittels indirekter (Listening-Techniken in Anlehnung an Barral und Upledger) und direkter Techniken (rhythmisch vor, an und in der Barriere in Anlehnung an Littlejohn und Wernham) behandelt. Auf diese Techniken folgte dann die Behandlung des Atlas mittels Muskelenergietechniken nach Mitchell und direkten rhythmischen Mobilisationstechniken sowie die indirekte Dekompressionsbehandlung des sakrokokzygealen Gelenks und des Sakrums mit modifizierten Behandlungstechniken nach Sutherland/Still. Zur Kontrolle wurden sowohl die Spannungen der Kieferschließer als auch die aktive und passive Beweglichkeit des rechten Kiefergelenks sowie seine Traktionsfähigkeit bestimmt. Am Ende einer jeden Behandlung wurden Letztere zudem direkt behandelt, wobei die Listening-Technik während muskulärer Querdehnung und Traktion/ventraler Translation zur Anwendung kam. Es konnten kontinuierliche Verbesserungen der Befunde und damit einhergehend der Muskelspannung und Mobilität festgestellt werden. Auffällig war, dass das Hitzegefühl parallel zur Befund- und Beschwerdebesserung nachließ.

Am Anfang der 5. Behandlung – nach 7 Wochen – war die Mobilität zu ca. 90 % wiederhergestellt. Es wurde vereinbart, dass aufgrund der Verunsicherung der Patientin bezüglich der Stabilität des Ergebnisses aufgrund des Rezidivs unter Physiotherapie weitere Behandlungen in ca. 6-wöchigem oder längerem Abstand stattfinden sollten. Es wurden weitere 9 Behandlungen in einem Zeitraum von 18 Monaten durchgeführt, während derer sich das Ergebnis stabilisierte. In dieser Zeit wurden nur geringfügige, ausschließlich lokal wirksame Rezidive in der BWS festgestellt. Das globale Listening blieb stets unauffällig. Die Behandlung wurde aufgrund eines Umzugs beendet, auf Wunsch wurde die Möglichkeit der eventuellen weiteren Kontrolle in der Nähe des neuen Wohnorts besprochen. Ein Follow-up nach weiteren 20 Monaten ergab keine Veränderung der Situation, es bestand nach wie vor eine nahezu freie Mobilität des Unterkiefers, weder eine Kontrolle noch eine Behandlung hatten stattgefunden.

Kommentar

Die Einschränkung der Kieferöffnung wird nicht selten einer sogenannten Diskusverlagerung im Kiefergelenk zugeschrieben. Da die Mobilität des Gelenks jedoch in hohem Maße von der Spannung und Dehnfähigkeit der Kieferschließer abhängt, sollte stets zuerst eine Behandlung dieser Muskeln erfolgen. Der Spannungszustand hängt, neben lokal behandelbaren Faktoren, von verschiedenen Faktoren ab. Die Beeinflussung des N. trigeminus über die Behandlung der eigenen Rezeptorenfelder (Kaumuskeln, Gelenk, supratentorielle Anteile der Dura mater, fasziale Strukturen) und über die Interaktionen mit anderen Informationen aus fernen Bereichen (zervikale Strukturen, spinale Membranen, viszerale Information über den N. vagus, auf- und absteigende sensomotorische Bahnen usw.) benötigen der genauen Befundung und Behandlung, wenn eine lokale Behandlung innerhalb des kraniomandibulären Systems allein nicht erfolgreich ist oder zu Rezidiven führt.

Literatur

[1] Assink R, Groot Landeweer G. Osteopathie. In: Ebelt-Praprotny G, Preis R, Hrsg. Leitfaden Physiotherapie. 6. Aufl. München: Elsevier; 2012

[2] Barral J-P, Croibier A. Traumatologie in der Osteopathie. 2. Aufl. Bad Kötzting: Verlag Systemische Medizin; 2013

[3] Bumann A, Groot Landeweer G, Brauckmann P. Die Bedeutung der Fissura petrotympanica, petrosquamosa und tymponasquamosa für Diskusverlagerungen im Kiefergelenk. Fortschr Kieferorthop 1991; 52: 359–365

[4] Bumann A, Groot Landeweer G, Dannhauer K-H, Münster F. Magnetresonanztomographische Befunde von Kiefergelenken und deren makroskopisch-anatomisches Korrelat. Informationen 1992; 24: 7–15

[5] Groot Landeweer G, Reusch D. Von gründlicher CMD-Diagnostik zur indikationsgerechter CMD-Therapie (Teil 8). Zahntech Mag 2016; 20

[6] Hall TE, Wernham J. The contribution of John Martin Littlejohn to osteopathy. Maidstone: Maidstone Osteopathic Clinic (ohne Jahr)

[7] Heymann W, Köneke C. Tinnitus bei "Hirnstamm-Irritations-Syndrom". Man Med 2009; 47: 239–246

[8] Lippincott HA. The osteopathic techniques of WM. G. Sutherland D.O. Yearbook Acad. Appl. Osteopath 1949; 49: 1–45

[9] Mitchell FL, Moran PS, Pruzzo NA. An evaluation and treatment of osteopathic muscle energy procedures. Valley Park (ohne Verlagsangabe/Eigenverlag); 1979

[10] Sandkühler J. Models and mechanisms of hyperalgesia and allodynia. Physiol Rev 2009; 89: 707–758

[11] Schünke M, Schulte E, Schumacher U. Prometheus LernAtlas der Anatomie. Allgemeine Anatomie und Bewegungsapparat. Illustrationen von Voll M. und Wesker K. Stuttgart: Thieme; 2005

[12] Schünke M, Schulte E, Schumacher U. Prometheus LernAtlas der Anatomie. Kopf und Neuroanatomie. Illustrationen von Wesker K, Voll M. Stuttgart: Thieme; 2006

[13] Upledger JE, Vredevoogd JD. Lehrbuch der CranioSacralen Therapie I. 5. Aufl. Stuttgart: Haug; 2003

11.1.2 Hals-Nasen-Ohren-Kopf

Patientin, 55 Jahre alt – Schluckbeschwerden

Dorothea Metcalfe-Wiegand

Konsultationsgrund

Frau H.-F. stellt sich in meiner Praxis aufgrund von Schluckbeschwerden vor.

Anamnese

Die Patientin berichtet über seit über einem Jahr bestehende Schluckbeschwerden mit kratzendem Gefühl beim Schlucken im Bereich der vorderen rechten Halsseite, etwa in Kehlkopfhöhe. Die Beschwerden hätten wie eine Angina begonnen, seien zunächst antibiotisch behandelt worden, ohne Besserung. Sprechen und Kauen seien nicht gestört, sie muss sich allerdings häufig räuspern. Wegen einer seit 20 Jahren bestehenden Magenhernie mit Refluxösophagitis wurden mehrfache Gastroskopien durchgeführt. Eine aktuelle HNO-ärztliche Untersuchung ergab keine pathologischen Befunde, insbesondere keine Ursache der Schluckbeschwerden. Auch der fachärztliche neurologische Befund ist v. a. in Hinsicht auf den Hirnnervenstatus, die Reflexaktivität und die Koordination sowie das EEG völlig unauffällig. Vor 4 Jahren wurde die Patientin an einem Falxmeningeom restlos operiert. Eine zeitnah erstellte zerebrale Kernspintomografie zeigte einen unauffälligen Befund, besonders keinen Hinweis auf ein Meningeomrezidiv, ebenso war die Ultraschalldiagnostik der hirnversorgenden Gefäße unauffällig.

Befund/Allgemeiner Eindruck

Die Patientin erscheint angespannt, sie berichtet neben den Schluckbeschwerden auch über Schwierigkeiten bei Entspannungsübungen.

Inspektion

Auffallendster Befund ist die starke Kyphose im CTÜ mit deutlicher Einziehung im Sternoklavikularbereich. Der Kopf ist hyperextendiert. Die obere BWS ist steil gestellt. Es finden sich Einziehungen supraklavikulär beiderseits, der M. sternocleidomastoideus und der rechte M. trapezius treten verstärkt rechts hervor, die vordere Halsmuskulatur wirkt gespannt. Bereits in der Inspektion finden sich somit Anzeichen eines erheblichen Ungleichgewichts im kraniofaszialen Bereich.

Palpation

Kraniosakral

Zu prüfen ist, ob der Spannung im zervikothorakalen Bereich Spannungen aus dem kraniomandibulären System zugeordnet werden können: Auffallendster Befund ist ein extrem harter Schädel mit erheblicher Kompression und starkem Lateral strain rechts. Die Meningen zeigen kaum Ausbreitung, sie erscheinen wie festgezurrt. Der Ausdruck der Primärrespiration ist stark verlangsamt und „zittrig". Die rechte Sutura occipitomastoidea ist fixiert. Das Temporomandibulargelenk zeigt einen Vorlauf rechts, der Atlas steht in Translation rechts. Der gesamte Mundboden ist massiv verspannt. Das Hyoid und der Kehlkopf sind in ihrer Mobilität eingeschränkt und nach rechts translatiert.

Myofaszial

Zu prüfen ist, ob der Spannung im zervikothorakalen Bereich Spannungen im myofaszialen System zuzuordnen sind: Hier imponiert die Spannung der kurzen Nackenmuskulatur wie auch der äußeren Kehlkopfmuskulatur. Der gesamte supra- und infrahyoidale Faszienbereich ist in seiner Mobilität eingeschränkt und nach rechts verlagert. Hier sind besonders der ansonsten nicht palpierbare M. omohyoideus mit seinem Ansatz inferolateral am Zungenbein sowie der einseitig unter Spannung stehende M. sternohyoideus palpatorisch auffällig. [2]

Ebenso weisen die Stränge des M. sternocleidomastoideus und des M. trapezius rechts eine erhöhte Spannung auf. Das Sternum ist starr, die Mm. scaleni rechts vermehrt gespannt. Eine von kaudal nach kranial hin gerichtete fasziale Spannung vom Diaphragma in das Mediastinum und die Thoraxapertur sind palpierbar.

Parietal
Hier ist zu prüfen, ob der Einschränkung der Halsstrukturen eine gestörte Innervation aus dem Bereich der Kopfgelenke zugrunde liegt und ob den kranialen und viszeralen Spannungen Dysfunktionen auf parietaler Ebene zuzuordnen sind:
- Dysfunktion C0/C1 mit Translation Atlas nach rechts
- C2/C3, C3/C4 ESR rechts
- C7/Th1 FRS rechts
- Rippe rechts in Inspiration
- Th3/Th4 ESR rechts
- Dysfunktion kostosternal III. und IV. Rippe
- Th12/L1 ERS links
- L5/S1 ERS rechts
- Sakrum L/L

Viszeral
Zu prüfen ist, ob ein Zusammenhang zwischen der Einschränkung der Halsstrukturen mit der Refluxösophagitis zu finden ist: Spannung im Bereich des zervikothorakalen Diaphragmas, deutliche Spannung im Verlauf des Ösophagus, v. a. im kranialen Drittel, Kardia druckdolent, Diaphragma rechts in Exspiration.

Osteopathische Interpretation
Wichtig erscheint, dass sich in den Dysfunktionen von Mandibula, Kehlkopf und Hyoid sowie den Dysfunktionen der HWS und der oberen BWS ein Bereich befindet, der gleich zweifach irritiert wird. Die absteigenden Spannungen aus dem kranialen Bereich treffen auf die durch die Refluxösophagitis aufsteigenden Spannungen. Unter dem Druck dieser gleichzeitig nach kaudal wie auch nach kranial ziehenden Spannungen ist der Körper in seiner Fähigkeit zur Autoregulation überfordert und reagiert mit Schmerzsymptomatik.

Wohl bedingt durch den operativen Eingriff an der Falx cerebri ist es zur Kompressions- und Strain-Symptomatik gekommen. Die abgesenkte Primärrespiration zusammen mit dem „zittrigen" Eindruck weist auf eine neurovegetative Dysbalance hin, was die Patientin auch als psychische Spannung und Unruhe spürt. Der Körper versucht, die hohe Spannung der Meningen durch eine Translation des Atlas auszugleichen, wodurch es zu einer Dysfunktion im OAA-Bereich kommt. Ebenso ist der Vorlauf im TMG als kompensatorischer Versuch des Körpers zu sehen, die Spannung aus der posterioren Schädelsphäre über das Os temporale abzugeben. Dadurch kommt es auch zur Dysfunktion der Sutura occipitomastoidea (▶ Abb. 11.13, ▶ Abb. 11.14).

Besonders der M. digastricus und der M. stylohyoideus geraten durch die kraniale Dysfunktion in diesem Bereich unter Spannung und geben diese an das Hyoid im Sinne einer einseitigen Tonuserhöhung ab. Hier befindet sich auch das Foramen jugulare, das – zusammen mit den Kopfgelenkdysfunktionen – die neurologischen Korrelate für die Schluckstörung bildet (▶ Abb. 11.15):

1. Der N. vagus, der zusammen mit dem N. glossopharyngeus den Plexus pharyngeus bildet und motorisch die Muskulatur und sensibel die Schleimhäute des Pharynx innerviert. Insbesondere der N. laryngeus superior und der N. laryngeus recurrens versorgen die Kehlkopfschleimhaut sensibel und alle Kehlkopfmuskeln motorisch [1].
2. Der N. accessorius, der den M. sternocleidomastoideus sowie den M. trapezius innerviert.
3. Der Plexus cervicalis aus den Segmenten C1 bis C4, der mit seiner Ansa cervicalis die infrahyoidale Muskulatur innerviert [4] [5].
4. Der N. hypoglossus, der über die C1 bis C3 zugeordneten neuromuskulären Verbindungen die suprahyoidale Muskelgruppe mit dem M. geniohyoideus innerviert [4] [5].
5. In Zusammenhang mit der SSB-Kompression kann eine Spannung auf die Fascia pharyngobasilaris gesehen werden, die als Ursprung der Pharynxmuskulatur gilt [2].

Auch die parietalen Fixationen sind zum einen als Kompensation der starken kranialen Spannungen zu sehen. Hierzu gehören besonders die Dysfunk-

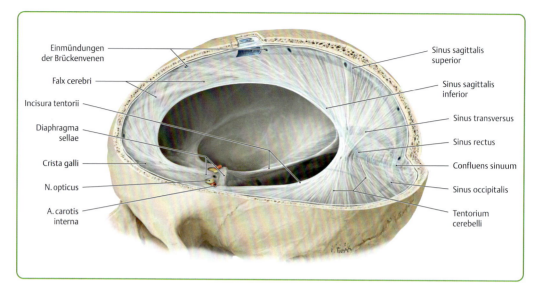

▶ **Abb. 11.13** Durasepten. (Schünke M, Schulte E, Schumacher U. Prometheus LernAtlas der Anatomie. Kopf und Neuroanatomie. Illustrationen von Wesker K, Voll M. Stuttgart: Thieme; 2006)

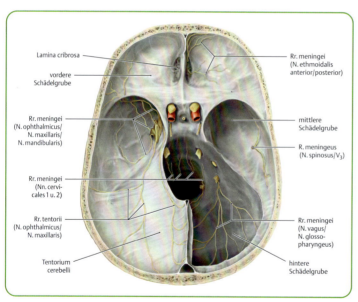

▶ **Abb. 11.14** Innervation der Dura mater im Bereich der Schädelhöhle. (Schünke M, Schulte E, Schumacher U. Prometheus LernAtlas der Anatomie. Kopf und Neuroanatomie. Illustrationen von Wesker K, Voll M. Stuttgart: Thieme; 2006)

tionen im OAA-Bereich, in der HWS sowie im CTÜ. Verbindende anatomische Strukturen für diesen Bereich sind das Lig. nuchae (Okziput bis C 7), die supra- und infrahyoidale Muskulatur sowie die fasziale Kontinuität aus der Fasciae cervicales profunda und media [2].

Die Fascia cervicalis breitet sich zwischen Os hyoideum und Sternum aus, umhüllt die äußeren Kehlkopfmuskeln, steht nach anterior und kranial mit der Fascia pharyngobasilaris in Verbindung und inseriert seitlich am M. trapezius [2]. In diesem Zusammenhang kann auch die Irritation des M. omohyoideus und den segmental mit ihm in Zusammenhang stehenden Muskeln gesehen werden. Der M. omohyoideus hat seinen Ansatz lateral am Zungenbein und hat einen Einfluss auf die Öff-

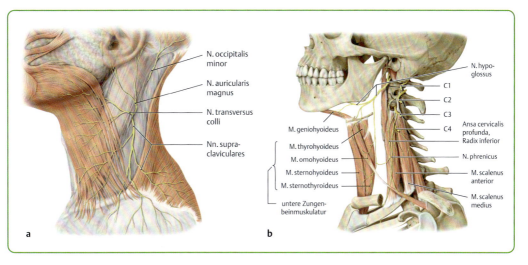

▶ **Abb. 11.15** Vorderer und seitlicher Hals. **a** Sensible Versorgung. **b** Motorische Versorgung. (Schünke M, Schulte E, Schumacher U. Prometheus LernAtlas der Anatomie. Hals und Innere Organe. Illustrationen von Wesker K, Voll M. Stuttgart: Thieme; 2005)

nung und Positionierung der Mandibula und der Zunge. Mit seiner Zwischensehne spannt er die Halsfaszie und hält die V. jugularis interna offen, was bei einer Störung den venösen Rückfluss aus dem Foramen jugulare und damit die kraniale Spannungssituation beeinflusst. Parietale Dysfunktionen im Bereich der Kopfgelenke, aber auch kraniale Spannungen, können ihn deshalb in seiner Funktion stören. Mit seinem Ursprung am Schulterblatt kann er aber auch durch viszerale Dysfunktionen irritiert werden (▶ **Abb. 11.16**) [1].

Die Dysfunktionen im Lumbosakralbereich sind als ein weiterer Versuch des Körpers zu interpretieren, die Duraspannung zu kompensieren. Die

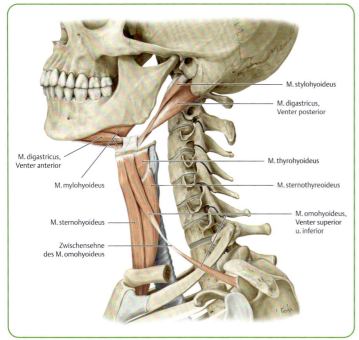

▶ **Abb. 11.16** Supra- und infrahyoidale Muskulatur. (Schünke M, Schulte E, Schumacher U. Prometheus LernAtlas der Anatomie. Hals und Innere Organe. Illustrationen von Wesker K, Voll M. Stuttgart: Thieme; 2005)

parietalen Dysfunktionen können zum anderen aber auch eine kompensatorische Reaktion auf die langjährig bestehende Refluxsymptomatik sein. In dieses Bild fallen die Dysfunktionen im HWS- und BWS-Bereich sowie in Th 12/L 1:
- C 3 bis C 5 als Reaktion auf einen somatoviszeralen Reflexbogen im Sinne einer Irritation des N. phrenicus
- die Dysfunktionen in der BWS als somatoviszerales Zeichen der Refluxösophagitis und der Irritation des Mediastinums
- der Bereich Th 12/L 1 als viszerosomatisches Zeichen der Störung der Zwerchfellbewegung bis in die Diaphragma-Schenkel und ihre Anheftung an die LWS hinein

Die an der vorderen oberen BWS und am Sternum ansetzende Sibson-Faszie bewirkt eine Einschränkung von oberen Rippen und BWS. In ihrer oberen Ausdehnung hat sie Verbindung zum Kopfgelenkbereich. Seitlich verbindet sie sich mit der Fascia cervicalis [3]. Dreh- und Angelpunkt der ab- und aufsteigenden Ketten wird so der Bereich des Hyoids, insbesondere des M. omohyoideus mit seinen segmentverwandten Muskeln.

Behandlungsziele
Aufgrund der Befundung stehen bei Frau H.-F. mehrere Behandlungsstränge nebeneinander:
- Lösen der kranialen, kraniomandibulären und kraniofaszialen Spannungsmuster
- Lösen der viszeralen Spannungen
- Lösen der parietalen und myofaszialen Fixierungen

Behandlung
Die Patientin erhält fünf osteopathische Behandlungen im Abstand von etwa 14 Tagen.

In der ersten Behandlung wird der gesamte Bereich der Fascia cervicalis, der Fascia submandibularis sowie die obere Thoraxapertur, insbesondere die Klavikulae, mit faszialen Techniken befreit. Die Kopfgelenke werden mit Muskelenergietechnik und Strain-Counterstrain behandelt. Das Hyoid und der Kehlkopf werden vorsichtig mobilisiert. Sodann erfolgt die Behandlung der Sutura occipitomastoidea sowie der Meningen mit kraniosakraler Behandlung.

Zu Beginn der zweiten Behandlung berichtet die Patientin von einer erheblichen Besserung ihrer Beschwerden. Sie kann jetzt den Schmerzpunkt rechts parahyoidal genau lokalisieren. Nun erfolgen die Behandlung des Mundbodens sowie die Lösung der supra- und infrahyoidalen Muskulatur. Insbesondere wird der obere Bauch des M. omohyoideus mit BLT-Technik behandelt [1]. Ebenso werden das Mediastinum sowie die Kardia im Sinne einer Hernienbehandlung gelöst und das Diaphragma befreit. Das Hyoid wird einer erneuten Behandlung unterzogen und die Therapieeinheit mit einer kraniosakralen Behandlung, unter Berücksichtigung der SSB-Kompression und des Lateral Strain, abgeschlossen.

Mit der dritten Behandlung ist Frau H.-F. beschwerdefrei. Es werden aufgrund der vorliegenden Befunde und des chronifizierten Verlaufs noch zwei weitere Termine vereinbart, in denen die parietalen Dysfunktionen auch im LWS und im Sakrumbereich gelöst werden sowie weiter intensiv im kraniosakralen Bereich gearbeitet wird.

Eine Behandlung mit Impulsmanipulation erscheint auf dem Hintergrund eines viszeralen Geschehens und der erheblichen Irritation des Neurovegetativums als nicht sinnvoll, sodass hauptsächlich myofasziale Lösetechniken (Strain-Counterstrain und BLT-Technik) und Muskelenergietechniken zum Einsatz kommen.

Einer bereits zu Beginn gegebenen Empfehlung einer medikamentösen Behandlung des Refluxes wird erst nach Beendigung der Behandlungsserie nachgekommen. Auch 6 Monate später ist die Patientin ohne Rückfall beschwerdefrei.

Literatur
[1] Kaluza CL, Goering EK, Kaluza KN, Gross A. Osteopathischer Ansatz bei Omohyoid-Dysfunktion. Osteopathische Medizin 2003; 4(2): 17–21

[2] Paoletti S. Faszien. Anatomie, Strukturen, Techniken, spezielle Osteopathie. München: Urban & Fischer; 2001

[3] Richter P, Hebgen E. Triggerpunkte und Muskelfunktionsketten. Stuttgart: Hippokrates; 2006

[4] Schünke M, Schulte E, Schumacher U. Prometheus LernAtlas der Anatomie. Hals und Innere Organe. Illustrationen von Wesker K, Voll M. Stuttgart: Thieme; 2005

[5] Schünke M, Schulte E, Schumacher U. Prometheus LernAtlas der Anatomie. Kopf und Neuroanatomie. Illustrationen von Wesker K, Voll M. Stuttgart: Thieme; 2006

[6] Trepel M. Neuroanatomie, Struktur und Funktion. 2. Aufl. München: Urban & Fischer; 1999

Raphael, 8 Jahre alt – Wahrnehmungsstörung
Dorothea Metcalfe-Wiegand

Konsultationsgrund
Der 8-jährige Junge wird von seiner Mutter wegen Koordinations- und Wahrnehmungsstörungen in meiner Praxis vorgestellt.

Anamnese
Geboren wurde das Kind in einer Sturzgeburt innerhalb etwa einer Stunde. Im Alter von 3 Monaten entwickelt sich im zeitlichen Zusammenhang mit einer Fünffach-Impfung eine starke, im späteren Verlauf mittelschwere Neurodermitis, die bis in die Schulzeit anhält. Besondere Auffälligkeit ist seit der frühen Kindheit ein überaus starker Speichelfluss, mit Sabbern und einer dicken hypotonen Zunge mit Zungenprotrusion. Stark vergrößerte Mandeln verbessern sich unter homöopathischer Behandlung, was auch eine verbesserte Zungendynamik und Verringerung des Speichelflusses mit sich bringt. Hinzu kommt im Alter von etwa 6 Jahren eine Hausstaub-/Milben-Allergie, die durch die Schwellung der Schleimhäute eine Zunahme der Mundatmung bewirkt.

Seine Sprachentwicklung erscheint der Mutter auffällig verwaschen, wird jedoch von Kindergarten und Schule als nicht behandlungsbedürftig angesehen. Erst in der dritten (!) Klasse fällt der Lehrerin bei seinen ansonsten guten Leistungen ein mangelndes Hörverständnis in Deutsch/Englisch und Mathematik auf. Gehörte Aufgabenstellungen können dabei nur ungenügend, geschriebene Aufgaben dagegen ohne Probleme erledigt werden. Der Junge vermittelt dabei den Eindruck, nicht zuzuhören und kann das Gehörte oft erst nach mehrfacher Wiederholung verarbeiten. Die Untersuchung in einem Zentrum für Wahrnehmungsstörungen ergibt die Diagnose einer auditiven Wahrnehmungsstörung bei normaler Intelligenz.

Die Familienanamnese ergibt keinen Anhalt für eine erbliche Schädigung.

Im Alter von 7 Jahren erfolgt die Diagnose „offener Biss" mit Verordnung einer logopädischen Behandlung. Bei der Untersuchung fällt eine Störung von Haltung und psychomotorischer Entwicklung auf, was zur Überweisung in die osteopathische Behandlung führt.

Befund/Allgemeiner Eindruck
Der Junge erscheint insgesamt etwas verlangsamt, so, als sei er „nicht ganz da". Sein Körper- und Gesichtsausdruck vermitteln den Eindruck von Adynamik und Entmutigung. Seine Sprache ist verwaschen.

Inspektion
Auffallendster Befund bei ihm ist ein starker Haltungsverfall mit Kyphoskoliose. Der gesamte Körper drückt dieses Haltungsmuster aus: Vom Gesichtsschädel mit Hypotonie der Gesichtsmuskulatur, offenem Mund mit offenem Biss und Zungenprotrusion, über die flektierte HWS und eine erheblich verkürzte Zentralsehne, bis in die unteren Extremitäten, die ein entlordosiertes Becken, Innenrotation beider Hüftgelenke, Verkürzung der Ischiokruralmuskulatur, Genu valgum und Pes planum aufweisen.

In der Frontalebene imponieren die skoliotischen Zeichen mit erheblicher Translation in den Kopfgelenken, Schulterhochstand mit auffallender Innenrotation eines Arms und Translation des Beckens.

Untersuchung der Grobmotorik. Auffällig sind eine nicht altersgemäße Instabilität sowie der fehlende Achsenerhalt beim Einbeinstand und beim Einbeinhüpfen. Auch zeigen sich beim Hüpfen assoziierte Reaktionen im Bereich von Mund und linkem Arm. Keine Aufrichtung im Langsitz möglich.

Osteopathische Untersuchung
Kraniosakral
Auffällig ist der sehr träge kraniosakrale Ausdruck. Kompression, Vertical Strain inferior mit SBR, einseitige erhebliche Fixation des Os temporale i. S. einer intraossären Dysfunktion. Das Viszerokranium steht in Innenrotation, Kreuzbiss, offener Biss.

Myofaszial

Lymphatisch gestautes, leicht ödematös verquollenes Gewebe, der Turgor ist feucht und gespannt, die Gleitfähigkeit v. a. im HWS-Bereich und im lumbothorakalen Übergang vermindert.

Viszeral

Einschränkung in der Ausbreitung des Mediastinums, Diaphragma beidseitig in Exspiration.

Parietal

Dysfunktion der Kopfgelenke mit Atlas in Translation, starke Verkürzung der Subokzipitalmuskulatur sowie der Ischiokruralmuskulatur, beidseitige Einschränkung der Hüftaußenrotation, Fixationen im zervikothorakalen, lumbothorakalen sowie lumbosakralen Übergang.

Osteopathische Interpretation

Wird Haltung als eine Integration von Sensorik und Motorik verstanden [1], so kann man bei Raphael eine Störung des Vestibularsystems einer Störung des Bewegungsapparates zuordnen.

Zeichen dafür sind die sogenannten „weichen neurologischen Befunde", wie die Wahrnehmungs- und Verarbeitungsstörung in Verbindung mit Tonusstörungen, sowie leichte assoziierte Reaktionen. Diese sind als „sensomotorische Lernstörungen" zu werten, also als Unreife in der Verarbeitung von Bewegungsabläufen und ihrer efferenten und afferenten Kontrollmechanismen [1].

Die Geschichte des Jungen kann man als „typische Karriere" eines Kindes mit einer frühkindlichen Stresssymptomatik bezeichnen. Im Folgenden soll hier ein hypothetischer Erklärungsversuch gemacht werden.

Vermutlich infolge der Sturzgeburt zeigt Raphael alle typischen Anzeichen einer Kompression der Sphenobasilar-Synchondrose (besonders im kondylären Bereich), mit kraniozervikaler Störung, insbesondere der Sutura occipitomastoidea und der Kopfgelenke.

Nervenfasern aus dem Vestibulariskern führen zu motorischen Neuronen der Halsmuskulatur und wirken über den vestibulokollischen Reflex auf die Halshaltung. Da viele Propriozeptoren im Bindegewebe der HWS lokalisiert sind, hat eine Dysfunktion im Bereich des Vestibularapparates für die spätere Entwicklung der Kopf- und Halshaltung und für den Tonus der paraspinalen Muskulatur eine große Bedeutung [4].

Mit der zunehmenden Schließung der Suturen und der Entwicklung in die Aufrichtung drückt diese kraniale Symptomatik der gesamten Körperhaltung den Stempel auf.

Zum ersten Stressor einer Sturzgeburt mit möglichen Folgen für den Schädel (Kompression, Strain, Os temporale), für die Kopfgelenke (Atlasfehlstellung), Thorax und Diaphragma kommt als weiterer Stressor eine mögliche Impfreaktion. Der Körper wird an wichtigen Schaltstellen irritiert – Hypophyse, limbisches System und Gleichgewichtsorgan – und reagiert mit einer Störung des Neurovegetativums.

Sabbern und Zungenprotrusion deuten auf eine Irritation der kondylären Strukturen an der Durchtrittstelle des N. hypoglossus hin.

Die besondere intraossäre Problematik des Os temporale zeigt sich bei dem Jungen schon in früher Kindheit mit allen Hinweisen auf eine Störung der Sutura occipitomastoidea mit seinem Foramen jugulare und den durchtretenden Strukturen. Dabei scheinen insbesondere der N. glossopharyngeus sowie der N. vagus wie auch der venolymphatische Abfluss gestört.

Gleichgewichts- und Hörorgan sind in der Pars petrosa vereint. Eine intraossäre Störung des Os temporale, insbesondere eine Spannung auf die Pars petrosa, könnte eine Störung der Gleichgewichtsreaktionen bewirken (▶ Abb. 11.17).

Aufgrund der engen Beziehung zwischen dem Gleichgewichts- und dem Hörsystem, kann eine gestörte Funktion des Gleichgewichtssystems u. U. dazu führen, dass akustische Informationen unzureichend verarbeitet werden und ihre Weiterleitung an die sprachverarbeitenden Zentren behindert wird. Störungen der Sprachverarbeitung können aus einer gestörten Hörinformation, andererseits aber auch aus einer gestörten Verbindung von auditiven und somatosensorischen Informationen entstehen. Interessanterweise befinden sich im Gehirn die nervalen Strukturen, die für die Sprachproduktion zuständig sind, an gleicher Stelle, wie die Neuronen des bewegungssteuernden Systems [3].

Im Herangehen an psychomotorische und Wahrnehmungsstörungen ist das Erkennen von kraniofaszialen Zusammenhängen von größter Be-

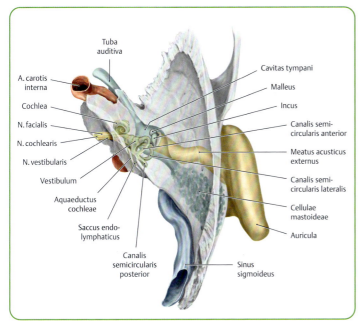

▶ **Abb. 11.17** Ausdehnung und Verbindungen des Mittelohres. (Schünke M, Schulte E, Schumacher U. Prometheus LernAtlas der Anatomie. Kopf und Neuroanatomie. Illustrationen von Wesker K, Voll M. Stuttgart: Thieme; 2006)

deutung. Dr. Sutherland schreibt: „So wie der Ast gebogen wird, so entwickelt sich später der Baum" [7]. Ein deutliches Beispiel dafür ist der Befund bei dem Jungen: Über den N. accessorius kommt es zu einer Weiterleitung der kranialen Spannungen in die Peripherie. Aus der Kompressions- und Strain-Symptomatik entwickeln sich die Translation des Kopfes und der Schulterhochstand mit skoliotischer Weiterleitung über die myofaszialen Strukturen bis in das Becken. Hierbei spielt der veränderte propriozeptive Input über die vestibulären Reflexe für die Entwicklung der Kopf- und Halshaltung und für den Tonus der paraspinalen Muskulatur eine wichtige Rolle. Die Hypotonie des Gesichtsschädels drückt sich als hypotone Muskelsituation durch den gesamten Körper bis in die Füße aus.

Behandlungsziele

Aufgrund des integralen Zusammenhangs von Bewegungs- und Wahrnehmungsentwicklung stehen bei dem Jungen mehrere Behandlungsziele nebeneinander.
- Lösen der kranialen, kraniofaszialen und kraniomandibulären Spannungsmuster
- Lösen der parietalen und myofaszialen Fixierungen
- Aufbau von Kraft, Tonus und Dynamik des Haltungs- und Bewegungsapparates – Übungsprogramm
- Verbesserung der Gesichts- und Zungendynamik – Übungsprogramm
- Hörschulung

Behandlung

Raphael erhält 12 osteopathische Behandlungen in etwa 14-tägigen Abständen. Im Laufe der Behandlung verlagert sich dabei der Schwerpunkt der Arbeit. Zu Beginn steht zunächst das Lösen der parietalen und myofaszialen Fixierungen im Vordergrund, um ihm schnellstmöglich die Voraussetzung für ein freies Aufrichten und ein ungehindertes Durchführen seines Trainingsprogramms zu ermöglichen.

Eingesetzt werden dabei v. a. myofasziale Lösetechniken, Muskelenergietechniken und BLT-Techniken nach W.G. Sutherland. Besonderes Augenmerk liegt dabei im parietalen Bereich auf der Wiederherstellung der Fuß- und Beckendynamik und der Befreiung der Übergänge im Kopfgelenkbereich, zervikothorakal, thorakolumbal und lumbosakral. Im faszialen Bereich wird intensiv an der Befreiung der Zentralsehne unter besonderer Berücksichtigung der Fasciae cervicalis, submandibularis und endothoracica und des Zwerchfells gearbeitet.

Parallel zu dieser Arbeit wird mit ihm (und seiner Mutter) ein Koordinations-, Muskelaufbau- und Dehnungsprogramm erarbeitet, das auch Schwimmen, Trampolinspringen und Übungen an der Reckstange (die bei der Familie im Garten steht) mit einschließt. Gesichts- und Zungendynamik werden im Rahmen des Tenorhornspiels geübt, die Hörschulung erfolgt ebenso im Rahmen des Instrumentalunterrichts.

In Bezug auf die Hörschulung war es von Vorteil, dass der Junge bereits das Tenorhornspielen erlernte. Es wurde ihm empfohlen, zur Verbesserung der Hörverarbeitung besonders das Zusammenspiel mit anderen Musikern sowie eine saubere Intonation und Rhythmusgefühl zu üben. Hierdurch kann es zu einer verbesserten Integration der Hörinformationen und damit zu einer Nachreifung in der Reizverarbeitung kommen [5] [7].

Um den Jungen mit diesem Programm nicht völlig zu überfordern und das „Lustprinzip" nicht aus den Augen zu verlieren, wird mit seiner Mutter vereinbart, auf jeden Fall täglich (!) eine Übungseinheit zu absolvieren.

Ab der fünften Behandlung kann der Schwerpunkt der Behandlung auf die kraniosakrale und kraniomandibuläre Ebene verlagert werden. In der kraniosakralen Behandlung wird mit der Primärrespiration und ihrer Auswirkung auf das Neurovegetativum gearbeitet. Ebenso müssen die kraniale Kompression sowie die Strain-Symptomatik gelöst werden. Besondere Beachtung findet die Lösung der kondylären Strukturen. Das fixierte Os temporale wird erst intraossär befreit und sodann das Zusammenspiel beider Ossa temporalia ausgeglichen. Nun können auch der Gesichtsschädel und die kraniomandibulären Spannungen mit kraniosakraler und myofaszialer Behandlung gelöst werden.

Bereits zu Beginn der Behandlung war nach Rücksprache mit der Logopädin und dem Kieferorthopäden die Anfertigung einer Mundvorhofplatte zur Dynamisierung der Gesichts- und Zungenmuskulatur empfohlen worden. Diese Mundvorhofplatte (nachmittags und nachts getragen) kam erst nach der achten Behandlung zum Einsatz, zeigte dann aber nach der vorher erfolgten osteopathischen Behandlung einen raschen und deutlichen Erfolg im Sinne eines verbesserten Mundschlusses, eines verringerten Zungenstoßes und einer Verringerung des offenen Bisses.

Resultate

Zum Ende des Schuljahrs attestiert seine Lehrerin ihm ein „erheblich verbessertes" Hörverständnis in Deutsch, Englisch und Mathematik. Der Kieferorthopäde erkennt eine Verminderung des Zungenstoßes und eine Schließungstendenz des offenen Bisses. Bei den Bundesjugendspielen erhält er als einziges Kind aus seiner Jahrgangsstufe eine Ehrenurkunde.

Aus osteopathischer Sicht steht der Junge in vielerlei Hinsicht „mehr im Leben": Er nimmt eine aufrechte Haltung ein, ohne sofort wieder zusammenzusacken. Seine Propriozeption und sein Grundtonus haben sich erheblich verbessert, die veränderte Dynamik erkennt man an einer völligen Veränderung der Mimik und seiner Öffnung anderen Menschen gegenüber. Ein Kontrolltermin nach 3 Monaten zeigt eine weitere erhebliche Verbesserung im orofazialen Bereich, allerdings auch – bedingt durch einen erheblichen Wachstumsschub – eine Rezidivneigung der Skoliose. Kontrolltermine in größeren zeitlichen Abständen werden vereinbart.

Kommentar

Unerlässlich erscheinen bei der Arbeit mit Kindern auf dem Gebiet der Wahrnehmungsstörungen eine gute Zusammenarbeit mit den Eltern sowie die Vernetzung der verschiedenen therapeutischen Aspekte. Nach erfolgter Anamnese und der Einholung der entsprechenden Untersuchungen soll in einem Elterngespräch eine Prognosestellung bzw. eine Zieldefinition erfolgen. Ein positiver Gesprächsansatz stellt dabei die Ressourcen, aber auch die Grenzen des Kindes in den Mittelpunkt (und nicht seine Defizite!). Bei einem Kind, das bereits an seine Grenzen stößt, ist die Gefahr der Entmutigung durch Überforderung groß. Hier hilft ein liebevoller aber konsequenter Erziehungsstil und Zurückhaltung bei der Auswahl der verschiedenen Behandlungsansätze.

Literatur

[1] Bauer J. Warum ich fühle, was du fühlst. 13. Aufl. München: Wilhelm Heyne; 2009

[2] Carreiro J. Pädiatrie aus osteopathischer Sicht. München: Elsevier; 2004

[3] Michaelis R, Niemann G. Entwicklungsneurologie und Neuropädiatrie. 3. Aufl. Stuttgart: Thieme; 2004

[4] Huber A, Kömpf D, Hrsg. Klinische Neuroophthalmologie. Stuttgart: Thieme; 1998

[5] Schünke M, Schulte E, Schumacher U. Prometheus LernAtlas der Anatomie. Kopf und Neuroanatomie. Illustrationen von Wesker K, Voll M. Stuttgart: Thieme; 2006

[6] Spitzer M. Musik im Kopf. 8. Aufl. Stuttgart: Schattauer; 2008

[7] Sutherland WG. The Cranial Bowl. Mankato, MN: Free Press; 1939

[8] Tomatis A. Das Ohr und das Leben. 2. Aufl. München: Walter; 2004

Nadine, 7 Jahre alt – Kopfschmerzen
Dorothea Metcalfe-Wiegand

Konsultationsgrund
Die kleine Patientin wird von ihrer Mutter in meiner Praxis wegen täglicher, zum Teil heftiger Kopfschmerzen vorgestellt.

Anamnese
Nadine ist ein Zwilling von zweieiigen Zwillingen, die per geplantem Kaiserschnitt zur Welt kamen. Die motorische Entwicklung der Kleinen verläuft laut Angaben der Mutter unauffällig. Seit dem 6. Lebensmonat bis zu ihrem 6. Lebensjahr leidet sie unter häufigen Pseudokruppanfällen, ohne Nachweis von Allergien. Es kommt zur Entwicklung eines starken Überbisses.

In der Sprachentwicklung zeigt sie sich erheblich verzögert, sodass sie – trotz Sprachfrühförderung – mit 6 Jahren in der Sprachheilschule eingeschult wird. Mit 7 Jahren hat sie noch Probleme bei der Lautbildung sowie im Hörverständnis.

Die HNO-ärztliche Untersuchung ergibt wechselnde Befunde beim Hörtest, die augenärztliche Untersuchung ist o. B., ebenso zeigt die neurologische Untersuchung mit EEG und Kernspintomografie keine Auffälligkeiten. Der Beginn der Kopfschmerzen ist nicht auszumachen. Die Mutter beschreibt ihre Tochter als von klein an still und häufig zurückgezogen. Häufig wirke sie „nicht ganz da". Die Kopfschmerzen treten seit der Einschulung täglich auf, verstärkt bei einem vollen Tagesprogramm ohne Erholungsphasen, außerdem bei stärkerer körperlicher Anstrengung sowie bei Hitze. Wegen der Problematik des „offenen Bisses" befindet sie sich in kieferorthopädischer Behandlung.

Befund/Allgemeiner Eindruck
Nadine macht einen angestrengten Eindruck. Sie ist kooperativ und bemüht, allen Anforderungen gerecht zu werden. Sprachlich fällt eine fast roboterhaft wirkende Sprechlage ohne Modulation auf.

Inspektion
Auffälligster Befund ist bei ihr der gesamte Gesichtsschädelbereich: Die Stirn-Augen-Partie wirkt groß und sehr angespannt, mit einem Spannungsfokus im Bereich der Glabella, der Maxillakomplex ist nach vorne geschoben, der Supralabialbereich steht unter Spannung, sodass der Mund ständig offen gehalten wird. Die Zungenprotrusion ist bei offener Bissstellung deutlich sichtbar. Dezente Fehlstellung des Kopfes in Seitneige rechts mit Linksrotation und Schulterhochstand rechts, Einziehungen supraklavikulär beidseits sowie kostosternal und beidseits im Bereich der unteren Rippenbögen.

Deutlich kyphotische Haltung im CTÜ, der Kopf wird vor dem Rumpf gehalten, ebenfalls deutlich sichtbar sind der anteriorisierte Maxillakomplex sowie die thorakalen Einziehungen.

Untersuchung der Grobmotorik. Dezente assoziierte Reaktionen im Gesichts- und Schultergürtelbereich, Verstärkung der Zungenprotrusion.

Osteopathische Untersuchung
Kraniosakral
Sehr harter Schädel, Kompression der SSB, Vertical Strain superior, mit Lateral-Strain-Komponente rechts, Os frontale und Maxillakomplex fest und in Außenrotation, Prämaxilla anteriorisiert, starker Zug im Viszerokranium nach kaudal, Hyoid fixiert, beide Temporale in Innenrotation, der Ausdruck in der Primärrespiration ist adynamisch und flach.

Myofaszial

Fascia submandibularis, viszerale Loge, gesamte anteriore Halsfaszien erheblich gespannt sowie supra- und infrahyoidale Muskulatur fest, Fascia endothoracica und Sibson-Faszie wenig verschieblich, erhebliche Spannung subokzipital, Kehlkopfbereich eingezogen.

Viszeral

Erhebliche Spannung im Hyoid- und im Kehlkopfbereich, Einziehungen der Thoraxapertur und im oberen Thoraxbereich mit Einschränkung in der Ausbreitung der Lunge, Diaphragma beidseits in Exspiration.

Parietal

- Dysfunktion C 0/C 1 mit Translation Atlas nach rechts
- C 3 bis C 5 ESR rechts
- C 7 / Th 1 bilateral in Flexion
- Fixation der I.–IV. Rippe in Exspiration
- Th 7 bis Th 10 in Flexion

Osteopathische Interpretation

Im Befund des Mädchens sind zwei Spannungsbereiche sehr auffällig. Zum einen die erhebliche kraniale Symptomatik mit Kompressions- und Strain-Muster der SSB und der starken Beteiligung des Viszerokraniums, zum anderen die erhebliche Einschränkung auf faszialer, viszeraler und parietaler Ebene im Thoraxbereich. Die beiden Bereiche scheinen in gegenseitiger Abhängigkeit zueinander zu stehen.

Der Schlüssel zum Verständnis ihrer Problematik kann in den schweren Kruppanfällen liegen. Hier stellt sich die Frage, wie es zu einer so frühen bzw. so lang anhaltenden Entwicklung von Kruppanfällen kommen kann, die dann mit dem 6. Lebensjahr ein Ende haben.

Eine mögliche Erklärung hierfür könnten Kompressions- und Strain-Muster der SSB sein. Diese werden häufig in osteopathischen Untersuchungen gerade bei Kindern gefunden, die durch Kaiserschnitt entbunden wurden. Der Grund dafür liegt möglicherweise in der Tatsache, dass der nasse und rutschige Körper des Kindes mit einem relativ festen Griff möglichst rasch durch eine relativ kleine Öffnung heraus entwickelt werden muss. Kompressionsmuster können eine Spannung im Bereich der viszeralen Loge bewirken. Diese setzt an der Fascia pharyngobasilaris am Unterrand der Pars basilaris des Okziputs sowie am Os temporale an und hat von dort aus ihren anatomischen Zusammenhang zum Kehlkopf und zum Mundboden (Fascia cervicalis media, M. digastricus, M. stylohyoideus, Mandibula, Hyoid).

Die Auslösung von Krupphusten kann als eine Dauerirritation der muskulären wie auch der nervalen (v. a. auch der vegetativen) Strukturen des Kehlkopfes gesehen werden. In Zusammenhang mit Sectio-Entbindungen und den dabei immer wieder anzutreffenden Strain- und Kompressionsmustern findet sich häufig auch eine unvollständige Ausbreitung im thorakalen Bereich im Moment des ersten Atemzuges. Bereits Robert Fulford, Schüler von Sutherland, beschreibt die Symptomatik von Symmetriestörung und Dysbalancen bei einem eingeschränkten „First Breath" [2]. Es kommt zu hohen Druckschwankungen, wenn das Kind in kürzester Zeit aus einem Bereich des Unterdrucks, der in utero herrscht, auf die Welt gebracht wird. Dadurch entsteht ein sogenannter „Rebound-Effekt", der auf Gewebe wirkt, das sich kontrahiert, nachdem es plötzlich gedehnt wurde [1].

Hier kann man den zweiten Bereich von Nadines Spannungsmustern zuordnen und erkennen, was beide verbindet: Beide stehen im zeitlichen Zusammenhang mit der Geburt und einer unvollständigen Ausbreitung des Thorax im Moment des ersten Atemzuges. Zeichen hierfür sind die Dysfunktionen in der BWS sowie in Diaphragma und im Lungenbereich. Möglicherweise hat das Mädchen, bedingt durch die Ineffizienz der Zwerchfellfunktion sowie die Einschränkungen im Brustkorb, auch an einer unerkannten Refluxsymptomatik gelitten, die erst durch das Nachreifen der muskulären und nervalen Funktionen abklingen konnte.

Behandlungsziele

Ziel ist es, die Kopfschmerzanfälle in Intensität, Dauer und Häufigkeit zu vermindern. Dazu werden Mutter und Tochter gebeten, ein Kopfschmerztagebuch zu führen.

Aufgrund der erheblichen Befunde – kranial wie viszeral – wird das Mädchen auf mehreren Ebenen behandelt:
- Lösen der kranialen, insbesondere der viszerokranialen und kraniofaszialen Spannungsmuster
- Lösen der viszeralen Spannungen
- Lösen der myofaszialen Fixierungen

Behandlung

Nadine erhält in einem Zeitraum von 6 Monaten acht Behandlungen in 2- bis 6-wöchigen Abständen. Ab der dritten Behandlung trägt sie eine Mundvorhofplatte zur Verbesserung der Zungendynamik.

In der ersten Behandlung steht die Arbeit mit der Primärrespiration im Vordergrund. Die Kompression und die Strain-Symptomatik werden behandelt, ebenso der Gesichtsschädel. Auch die faszialen Strukturen des Halses und des thorakalen Einlasses werden gelöst. Die Mutter berichtet später, dass ihre Tochter nach dieser ersten Behandlung, wie vorher noch nie, mit einem Redeschwall im Auto saß und den Eindruck vermittelte, „völlig da" zu sein.

Ab der zweiten Behandlung werden Diaphragma und Mediastinum, thorakaler Einlass mit Klavikula sowie die Faszien des Pharynx, des Kehlkopfes sowie Hyoid und Mundboden mit Zungenmuskulatur in die Behandlung mit integriert. Die kraniale Arbeit, insbesondere im Bereich des Viszerokraniums, zeigt, bedingt auch durch den Einsatz der Mundvorhofplatte, recht bald eine Verbesserung im Sinne eines Schließens des offenen Bisses. Die Spannungen im Bereich der SSB beginnen sich ab der vierten Behandlung zu lösen. Zunehmend werden nun auch die parietalen Fixationen im BWS-Bereich gelöst. Hierfür kommen Rib-Raising-Techniken, Atemtechniken sowie BLT-Techniken zum Einsatz.

Resultate

Sehr langsam verbessern sich die Kopfschmerzen. Zuerst reduziert sich die Heftigkeit der Anfälle, dann kommt es nach 2 Monaten zu einer Verkürzung in der Dauer der Anfälle. Erst nach der vierten Behandlung (dreieinhalb Monate später) reduziert sich auch die Häufigkeit der Kopfschmerzanfälle. Bei der letzten Behandlung berichtet die Mutter, dass das Kind jetzt einen wachen und fröhlichen Eindruck macht. Ihr Durchsetzungsvermögen und ihr Selbstbewusstsein sind stark gestiegen. Kopfschmerzen kommen nur noch in Situationen mit erhöhter Reizüberflutung vor.

Literatur

[1] Carreiro J. Pädiatrie aus osteopathischer Sicht. München: Elsevier Urban & Fischer; 2004

[2] Fulford R. Are we on the Path? The Collected papers of R.C. Fulford. Indianapolis: The Cranial Academy; 2003

[3] Hartmann C, Hrsg. Das große Still-Kompendium. Pähl: Jolandos; 2002

[4] Möckel E, Mitha M. Handbuch der pädiatrischen Osteopathie. München: Elsevier Urban & Fischer; 2006

[5] Paoletti S. Faszien. Anatomie, Strukturen, Techniken, spezielle Osteopathie. München: Urban & Fischer; 2001

[6] Sutherland WG. Teachings in the Science of Osteopathy. 2. Aufl. Fort Worth: Sutherland Cranial Teaching Foundation; 1990, Reprint 2003

Patientin, 40 Jahre alt – Tinnitus

Philippe Misslin

Übersetzung: Geneviève Beau

Konsultationsgrund

Eine 40-jährige Friseurin kommt wegen einem seit 2 Jahren ständig anhaltenden Tinnitus, vermehrt im linken Ohr, zu mir in die Praxis. Dazu leidet sie an einem starken Erschöpfungszustand seit ihrer letzten Entbindung vor 2 Jahren.

Anamnese

Die Patientin hat zwei Kinder, einen Jungen (12 Jahre) und ein Mädchen (2 Jahre). Nach der Geburt ihrer Tochter litt sie 5 Monate lang an einer Wochenbettdepression. Sie hat seitdem Schwierigkeiten, sich davon zu erholen. Sie schläft schlecht. Nach 3–4 Stunden Schlaf wacht sie auf und schläft schlecht wieder ein. Sie erwacht müde, aber es bessert sich im Laufe des Tages. Sie leidet seit 2 Jahren an latenter Depression und nimmt auch Antidepressiva ein.

Manchmal hat sie den Eindruck, Schwindel und einen trockenen Mund zu haben. Dazu kommen okulomotorische Störungen wie Zittern des Augenlids und Krämpfe in den Fingern beider Hände. Sie hatte schon zwei Tetanieanfälle mit Blockade der Atmung und tiefe Angstzustände nach einem Trauma: Vor 3 Jahren ist sie beim Klettern aus 3 m Höhe auf den Rücken gefallen und meinte sterben zu müssen. Der zweite Tetanieanfall ist vor einem Jahr ohne ersichtlichen Grund aufgetreten. Sie befürchtete einen erneuten Sturz.

Als zusätzliche traumatische Vorgeschichte hatte sie eine rechte Oberschenkelfraktur im Alter von 12 Jahren erlitten. Sie leidet häufig an Krämpfen in den Waden. Die Patientin ist physisch wenig belastbar. Letzten Frühling hatte sie eine Lungenentzündung gehabt. Ihr Umfeld stempelt sie als „eingebildete Kranke" ab, aber sie hat den Willen, aus dieser Situation herauszukommen.

Die Ärzte sprechen von Spasmophilie (Krampfanfälle). Der Begriff „Fibromyalgie" wurde auch schon erwähnt. Die Patientin nimmt ab und zu Entzündungshemmer und macht regelmäßig Magnesiumkuren.

Der Tinnitus klingt eher wie ein Brummen, jedoch kann sie ihn schlecht beschreiben. Er wird stärker, wenn es um sie herum laut wird. Die HNO-ärztlichen Untersuchungen haben nichts ergeben. Die Röntgenaufnahmen haben eine Uncarthrose in Höhe von C 3 bis C 5 dargestellt. Auch ein EKG wurde gemacht, ohne Auffälligkeiten. Die Blutuntersuchung zeigt einen Mangel an Magnesium und Kalzium.

Die Patientin trinkt täglich vier bis fünf Tassen Kaffee und Tee.

Befund

Parietal/Myofaszial
- Die Atmung ist schnell und oberflächlich, schwingt hin und her. Die Patientin atmet schwer, wenn sie aufhört zu reden.
- Das Diaphragma steht hoch und ist in seiner Mobilität eingeschränkt. Extension von Th 12 bis L 2.
- Der Proc. xyphoideus und das Manubrium sterni sind sehr berührungsempfindlich.
- Die Patientin hat eine Krümmungsumkehrung in der mittleren BWS, ohne osteopatische Läsionen.
- Sie hat Verspannungen in der paravertebralen Muskulatur des Halses und in den Halsmuskeln allgemein.
- C 3 ERS links.
- Das Os hyoideum ist hoch und berührungsempfindlich. Die Patientin hat Schluckbeschwerden.

Viszeral
Es fallen nur ein recht starker Karotis- und Aortenpulsschlag auf, der Transit ist normal. Keine weiteren Auffälligkeiten.

Kraniosakral
- Die kraniale Untersuchung hat einen starken Mobilitätsverlust des Os temporale links gezeigt.
- Stauchung der Sutura petrooccipitalis beidseits und der Sutura occipitomastoidea bis Asterion und zur Sutura parietomastoidea.
- Die auffälligste Dysfunktion ist die des Os temporale in IR mit kranialer Flexion des Os occipitale.
- Die Mandibula ist anterior.
- Die SSB war komprimiert, in der Behandlung hat sich dann ein Upstrain verdeutlicht.
- Das Sakrum ist wenig mobil in kraniosakraler Extension eingestellt.
- Das Sternum ist sehr hart, hat einen intraossären Mobilitätsverlust mit vertikaler Kompression seiner Gelenke Manubrium – Corpus sternale – Proc. xyphoideus.

Dermatologisch
Psoriasis in Höhe der Unterarme und der Flanken.

Zusatzuntersuchungen
Da die Patientin unter regelmäßiger medizinischer Beobachtung steht, waren im Augenblick keine Zusatzuntersuchungen notwendig. Zudem hatten die bisherigen Untersuchungen nichts ergeben. Trotzdem wäre es sinnvoll, eine etwas ausführlichere Blutuntersuchung durchzuführen: 24 Stunden Kalziurie, eine Phosphatämie und alkalische Phosphatasen sind in diesen Fällen häufig vermindert.

Osteopathische Interpretation
Zwei Ideen müssen wir verfolgen: Zum einen das spasmophile und depressive Terrain der Patientin, zum anderen die osteopathischen Dysfunktionen, die durch den Sturz vor 3 Jahren die parietokraniale Ebene betroffen haben. Die dabei aufgetretene Atemblockade kann eventuell das Terrain der Patientin beeinflussen.

Tatsächlich hat dieses Trauma eine Schockwelle im kranialen Bereich verursacht, die eine Weiterleitung auf das Diaphragma und eine Extension des Lendenbereichs und der Zwerchfellpfeiler verursacht hat. Diese Welle ist weiter nach kranial verlaufen. Daraus resultierte ein Konflikt der Knochen der Schädelbasis: Das Os occipitale hat sich nach anterior in kranialer Flexion gegen das Os temporale links verschoben und hat dabei die SSB komprimiert. Das brachte starke Stauchungen folgender Suturen mit sich: Suturae petrobasilaris, petrojugularis, occipitomastoidea, parietomastoidea links.

Solche Stauchungen können die Ohrgeräusche erklären (osteopathische Kette über den Sinus petrosus inferior, entlang der Sutura petrooccipitalis und der V. labyrinthi). Die linke Pars petrosa ist nach links abgewichen und hat dadurch das Os temporale in posteriore Rotation gebracht. Der M. sternocleidomastoideus hat reagiert, indem er immer mehr die Sutura occipitomastoidea komprimiert hat, das Os temporale noch mehr in posteriore Rotation und das Manubrium sterni in intraossärem Mobilitätsverlust fixiert hat. Eine andere Konsequenz des Sturzes ist die Mandibula-anterior-Dysfunktion.

Allgemein betrachtet stellt man fest, dass dieses Trauma das schon emotional labile Terrain der Patientin noch zusätzlich verschlechtert hat. Die Antwort ihres Körpers, um das Gleichgewicht über Kompensationen wiederherzustellen, wurde dadurch sehr gestört.

Auch wenn die medizinischen Befunde nicht eindeutig sind, können wir täglich feststellen, dass manche Teile des Körpers mehr „beladen" sind als andere. Das hängt von unterschiedlichen Faktoren ab: von der inneren Einstellung, von Erlebtem, der persönlichen Geschichte jedes Einzelnen, der Umwelt, dem Umfeld, dem Entfaltungsgrad eines Jeden beim Versuch, sein Gleichgewicht zu finden.

In Anbetracht des Unverständnisses, das die Patientin in ihrem persönlichen Umfeld erlebte, war es bei ihr besonders wichtig, sie ernst zu nehmen. Hinzu kam, dass sie neurovegetativ instabil war. Auch wenn der Behandlungsgrund das Ohrensummen war, ist sie mit einer höheren Erwartung zu mir gekommen: Sie erwartete Hilfe und eine Verbesserung ihres Allgemeinzustandes.

Durch die kranialen Dysfunktionen hat sich das Os hyoideum nach kranial verschoben, was den Zug auf der Zentralsehne vermehrt hat: Upstrain-Projektion nach ventral der Pars basilaris und Pars condylaris des Os occipitale bis zum Centrum tendineum des Diaphragmas. Das hat einen Diaphragma-Hochstand zur Folge und ein Einsatz der Diaphragma-Pfeiler in Extensionsstellung als Atemhilfsmuskel, um den entstandenen Mobilitätsverlust wettzumachen. Die Ausbreitung des Thorax wird geringer, was eine oberflächliche Atmung zur Folge hat. Die Fasern des Diaphragmas, die vom Proc. xyphoideus ausgehen, dehnen sich mehr und reizen so die Propriozeptoren vermehrt, sodass das Diaphragma noch mehr in Flexion posterior arbeiten muss.

Durch die Elevation des Os hyoideum wird der M. omohyoideus eine Atmungsaktivität mit Elevation der Schulter und Einsatz der Skapula verursachen. Diese wird, als letztes Kettenglied der thorakalen Mobilität, ihr Gleitvermögen auf den Rippen verlieren. Es wäre eine mechanische Erklärungsmöglichkeit der Tetanieanfälle: Diaphragma, Sternum und Rippen weiten sich bei der Atmung nicht mehr; Os hyoideum und Skapula komprimieren den Hals. Dadurch verengt sich der Hals, Schluckschwierigkeiten können auftreten, des Weiteren ein C 3 in ERS links mit Inhibition des N. phrenicus, Hyperventilation mit Erhöhung des pH-Wertes im Blut und Verminderung des CO_2-Gehalts, worauf eine Alkalose folgt. Durch die erhöhte Menge an O_2 im Blut wird das ZNS gereizt und die Muskeln reagieren mit Spastik. Die Senkung des CO_2-Gehalts hat eine Verringerung des Kalzium- und Magnesiumgehalts zur Folge.

So schließt sich der Kreis: Diese Patientin fürchtet sich vor neu auftretenden Krämpfen, die ihren ohnehin schon schweren psychoemotionalen Zustand belasten. Die Angstzustände werden durch die oberflächliche Atmung und der zu starken kraniofaszialen Spannung aufrechterhalten.

Noch ein Wort zur Zone Th 11 bis L 1, der Region der Nebennieren: Diese reagieren auf diesen Dauerstress mit Produktion von Adrenalin und Noradrenalin (Atemfrequenz und Herzfrequenz steigen an) und mit Aldosteron, in Verbindung mit dem herabgesetzten Magnesiumgehalt bei dieser Patientin.

Behandlung und Verlauf

Wie schon erwähnt ist es bei dieser Patientin besonders wichtig, sie sympathisch und parasympathisch wieder ins Gleichgewicht zu bringen, indem man die osteopathischen Hauptdysfunktionen behebt.

Erste Behandlung

Ich habe am Diaphragma gearbeitet, die Crus entspannt. Danach habe ich die Kuppeln gesenkt und über sympathische Inhibitionstechniken im Bereich Th 11 bis L 1 dorsal und im Bereich vom Proc. xyphoideus (Plexus solaris) ventral gearbeitet. Der Aortenpulsschlag war zu spüren und deshalb vermied ich, zu sehr die Atmung zu bearbeiten, um dieser Patientin Zeit zu geben, ihre Atmung zu verbessern. Dies wird sich erst später verändern und Zeit in Anspruch nehmen.

Im Vordergrund der ersten Behandlung stand auch das Sternum. Durch seine Verbindung mit der Zentralsehne über die Ligg. sternopericardici superior und inferior und die Aufhängung der Pleura, des Thymus und der Lamina thyreopericardia ist es ein wichtiger Bestandteil der ersten Behandlungseinheit.

Danach habe ich die Dysfunktion von C 3 mit einer Muskeltechnik behoben. Eine strukturelle Manipulationstechnik war nicht vorzuziehen, wenn man an das spasmophile Terrain der Patientin denkt. Es hätte den Sympathikus im Bereich der Ganglia cervicalia medium und superior und der A. vertebralis unnötig gereizt. Es ist eine Wahl, die man durchaus diskutieren kann, wie alles in der Osteopathie. Doch da der Körper ohnehin schon extrem unter Spannung stand, wäre eine durch Manipulation gesteigerte Spannung sicherlich hinderlich gewesen.

Das Ende der ersten Behandlung: Dekompression der Schädelbasis und eine Befreiung der Suturen des Os temporale (Sutura occipitomastoidea, Sutura parietomastoidea, Asterion) und eine Entspannung des Tentoriums. Ganz zum Schluss noch die beiden Temporale in Innen- und Außenrotation ausgleichen (Temporalisrollen) mit dem Ziel, sie zu lösen und das Vegetativum noch mehr herunterzufahren.

Zweite Behandlung
Drei Wochen später: Ich habe mit der Behandlung des Diaphragmas begonnen (Pumptechnik in Korbhenkelrichtung), auch die Crus habe ich behandelt. Danach wurde intraossär das Sternum behandelt und das Dura-mater-Gleichgewicht zwischen Kranium und Sakrum wiederhergestellt.

Dieses Mal hatte ich mehr Zeit für eine kraniale Behandlung in Anspruch genommen: Entstauchung der Sutura occipitomastoidea, Sutt. petrobasilaris, petrojugularis links und SSB. Beendet habe ich es mit Temporalisrollen, um, wie gehabt, das Vegetativum herunterzufahren und die Befreiung der Suturen zu beschleunigen.

Obwohl die Ohrgeräuche nach wie vor vorhanden waren, sah die Patientin schon wacher aus, ihr Schlaf war ruhiger, ihr Gesichtsausdruck nicht mehr so leer.

Dritte Behandlung
Nach einem Monat: Das Brummen war nicht mehr so störend und die Patientin schien entspannter zu sein. Ihr Gesicht war heller, der Blick lebendiger. Ich konnte das Diaphragma besser befreien, immer noch in Richtung einer Weitung des Rippenbogens, um die Kuppeln zu senken. Die Zone Th 11 bis L 2 war nicht mehr so gespannt.

Es war erneut notwendig, kranial in der Tiefe zu arbeiten, aber die SSB und das Os temporale waren schon deutlich mobiler. Die Sutt. petrobasilaris und petrojugularis mussten noch behandelt werden, genauso wie ein Upstrain, den ich während dieser dritten Behandlung diagnostiziert hatte. Zum Schluss habe ich die Mandibula mit TMG, das Os hyoideum, die Aponeurosa cervicalis medialis und C 3 befreit und eine willkürlich symmetrische Behandlung der Ossa temporalia vorgenommen: Erweiterung des 4. Ventrikels (CV4-Technik).

Ich hatte vor, die Patientin nach 6 Wochen wieder in der Praxis zu sehen. In der Zwischenzeit wäre es gut, wenn sie eine langsame, aber progressive Wahrnehmungsarbeit über Atmung und Körpergefühl machen könnte. Ich habe ihr geraten, sich Physiotherapie verschreiben zu lassen, und zwar mit dem Hintergedanken, dass sie zu einem Physiotherapeuten geht, der entweder die Mézières-Techniken (globale Haltungsrehabilitation), die Feldenkrais-Methode oder Eutonie beherrscht. Ihre Wahl hängt von ihrer eigenen Sensibilität ab. Sie hat dennoch verstanden, dass sie mit Geduld und Regelmäßigkeit etwas tun muss.

Meine weiteren Empfehlungen waren
- eine ausgewogene Ernährung (reicher an Magnesium: Vollkorn, Trockengemüse, Hülsenfrüchte, Trockenfrüchte, Feigen, Datteln, Mandeln, Nüsse),
- weniger erregende Getränke wie Tee oder Kaffee, was sie beides viel trinkt, und
- Wanderungen in der Natur oder in den Bergen sollen ihr verhelfen, „frische Luft zu schnappen".

Kommentar

Während der gesamten Behandlungszeit war es notwendig, ein offenes Ohr und ein gutes Wort für die Patientin zu haben. Der Osteopath kann viele Türen öffnen. Falls wir das Glück haben, einen besonders empfänglichen Patienten zu behandeln, merkt dieser, dass der Osteopath nicht nur zu einer symptomatischen Erleichterung verhilft, sondern auch zur Veränderung einlädt: zu einer Veränderung des Lebensverhaltens, der Denkweisen, zu einem neuen Bewusstsein. Solche Patienten helfen auch uns Osteopathen, zu wachsen und uns weiterzuentwickeln. Unsere Hände werden uns immer mehr ermöglichen, den anderen zu berühren, denn sie werden zu Trägern unseres Ichs, unseres Seins.

Patientin, 51 Jahre alt – spastischer Husten mit Bronchitis, Tracheitis und Heiserkeit

Philippe Misslin

Übersetzung: Geneviève Beau

Konsultationsgrund

Die 51-jährige Patientin kommt in meine Praxis, da sie seit 5 Monaten an spastischem Husten mit Bronchitis, Tracheitis und Heiserkeit leidet.

Anamnese

Die Patientin leidet manchmal an einer Verminderung der Mobilität der linken Schulter mit diffusen Schmerzen im Deltoideusbereich. Es liegt eine leichte Inkontinenz nach starken Hustenanfällen (oder Niesen) vor; manchmal hat sie auch Tachykardien. Sie wiegt 72 kg bei einer Größe von 1,60 m; sie treibt keinen Sport und bewegt sich wenig. Vor 10 Jahren hat sie aufgehört zu rauchen, davor rauchte sie (im Alter zwischen 17 und 41 Jahren) täglich ein Päckchen Zigaretten.

Chirurgische Vorgeschichte: Vor 10 Jahren wurde der rechte Eierstock wegen einer Zyste entfernt. Vor 5 Jahren wurde sie an externen Hämorrhoiden operiert. Bei der Geburt ihrer beiden Kinder (20 und 22 Jahre alt) wurde jeweils ein Dammschnitt vorgenommen.

Traumatische Vorgeschichte: Vor 6 Jahren stürzte sie von einer Leiter auf den Hinterkopf, was einen kurzen Bewusstseinsverlust zur Folge hatte.

Befund

Parietal/Myofaszial
- I. Rippe mit Hochstand rechts, kostotransversale Dysfunktion
- eingeschränkte Beweglichkeit in ABD und EXT der rechten Schulter
- Steile BWS-Zone: Th 3 bis Th 5 in ERS. Beide Scapulae sind in ihrer Bewegung eingeschränkt. Das Diaphragma hat kaum Bewegung rechts. Leicht skoliotische Verformung der BWS rechts und LWS links. Verminderte HWS-Beweglichkeit. Ilium posterior rechts, Sakrum links/links.
- Psoas rechts hyperton
- Flexion-AR-Stellung der rechten Hüfte, diverse Krampfadern an beiden Waden, eingeschränkte Bewegung in ABD und Extension der rechten Schulter

Viszeral
- Hypertrophie der Leber. Der inferiore Rand ist palpierbar und unregelmäßig.
- Ileozäkalklappe empfindlich. Zäkum oberflächlich und in AR.
- Erhöhter Intraabdominaldruck. Die Blase und der Uterus sind in ihrer Mobilität eingeschränkt. Lateroflexion rechts der Gebärmutter.

Kraniosakral
- partielle Kompression der SSB
- kraniale Torsion rechts der SSB
- Os temporale rechts komprimiert

Zusatzuntersuchungen

Bevor man mit der Behandlung beginnt muss sichergestellt werden, dass keine schlimmeren Pathologien bestehen, wie z. B. der Pancoast-Tumor. Die Palpation hat keine Auffälligkeiten im Bereich der Pleurakuppel gezeigt, die Schilddrüse war unauffällig. Dennoch wäre es besser, wegen der Bronchitis und Heiserkeit eine Röntgenaufnahme anzufordern. Auch die Schilddrüse könnte über den Larynx – seinen Ligamenten und Aponeurosen (Aponeurosa cervicale media und Lamina thyreopericardica) – auf die Stimmqualität Einfluss haben. Sie sollte in diesem Rahmen ebenfalls untersucht werden.

Des Weiteren sollten die Leberwerte neu überprüft werden, da die letzte Untersuchung über 10 Jahre zurückliegt und manche Werte damals schon grenzwertig waren. Die Patientin leidet unter einer Leberhypertrophie mit Einfluss auf die Atmung wegen Mangel an Beweglichkeit des Zwerchfells. Es kann sogar sein, dass sie schon kardial dekompensiert (Rechtsherzinsuffizienz?). Auch hier wären eine ärztliche Untersuchung durch einen Kardiologen sowie ein Belastungs-EKG sinnvoll.

Osteopathische Interpretation
Die Patientin kommt wegen spastischem Husten und chronischer Bronchitis mit Heiserkeit. Es wird notwendig sein, die myofaszialen Spannungen des CTÜ zu lösen. Dabei wird jedoch der Behandlungsgrund nicht vergessen.

Zwei osteopathische Richtlinien erscheinen mir wichtig, um das Verständnis für die Dekompensierung der Patientin zu verstehen:
- Eine auf- und eine absteigende viszerale Kette. Diese stehen in Verbindung mit der Hypertrophie der Leber und der mangelnden Beweglichkeit des Zwerchfells. Auch wenn es vielleicht nicht die Primärläsion ist, ist sie zumindest „zuführend".
- Eine kranial absteigende Kette in Verbindung mit dem Mobilitätsverlust des Os temporale rechts und mit der partiellen Kompression der Schädelbasis und der Torsion der SSB. Diese kann die Sutura occipitomastoidea und den X. Hirnnerv reizen. Daraus folgen spastischer Husten, Bronchitis und Heiserkeit. Der daraus resultierende osteopathische Gedankengang ist wie folgt zu erklären.

Die Dysfunktion der Leber kann als leitende Läsion betrachtet werden. Durch ihre Hypertrophie kann sie natürlich einen Mobilitätsverlust des Zwerchfells verursachen. Das wiederum wurde im Fall der Patientin unterstützt durch jahrelanges Rauchen (von 17 bis 41 Jahren) und seltene sportliche Aktivitäten. Der Bewegungsmangel der rechten Zwerchfellkuppel kann eine Schließung der rechten Flexura colica verursachen und eine langsame Weitung des Zäkums. Dieses hat wiederum als Konsequenz ein Sakrum L/L und ein kompensatorisches Ilium posterior.

Durch das Entfernen des rechten Eierstocks vor 10 Jahren sind Verwachsungen geblieben. Dazu eine rechte Lateroflexion der Gebärmutter und eine Spannung des Lig. sacrouterinum links. Durch die Schwerkraft geschieht eine langsame Ptose der Organe des kleinen Beckens. Der venöse Rückfluss ist gestört, was Hämorrhoiden und Krampfadern zur Folge hat.

Das Zwerchfell bleibt oben (Hypertrophie der Leber). Dadurch wurden die Rotationsachse der Rippen und ihre Projektion nach ventral (kompensatorische skoliotische BWS-Haltung rechts und LWS-Haltung links) verändert. Zwischen den Schulterblättern besteht eine steife Zone – besonders zwischen Th 3 und Th 5; dies ist ein Umkehrpunkt der thorakalen Mobilität.

Der M. psoas ist rechts palpierbar und hyperton. Er kann eine Verbindung mit dem Zäkum in AR und dem Ilium posterior rechts haben. Auch die rechte Hüfte leidet unter einer Fehlstatik in Flexion und AR – sie hat dadurch eine gestörte Mobilität und ist ebenfalls mit der Problematik des Psoas verbunden. Nicht zuletzt beeinflusst eine verminderte Mobilität der Blase, der perirenalen Faszie und des ersten Diaphragma-Bogens eine Dysfunktion des Zäkums und der Ileozäkalklappe. Die Gruppe Zäkum/Psoas/Diaphragma/Leber ist gestört. – Dabei ist der M. psoas das perfekte Opfer.

Wir dürfen auch nicht vergessen, dass unsere Patientin unter Inkontinenz und erhöhtem Abdominaldruck leidet – durch progressive Entwicklung einer Ptose und Zug durch die uterine Fehlstellung.

Rein osteopathisch betrachtet kann jeder Mobilitätsverlust ein Türöffner für infektiöse Symptome sein, durch ein Zuviel an Kompensierung und zu starkem Stimulus der Schutzmechanismen des Körpers. Vor allem
- die Verminderung der Amplitude des Diaphragmas beim Atmen, der Mangel an dorsaler und kostaler Mobilität allgemein im unteren Bereich des Thorax,
- die Starre zwischen Th 3 und Th 5, der Mobilitätsverlust der Schulterblätter in der mittleren BWS und
- I. Rippe rechts superior.

Das alles stört das Verhältnis zwischen Behältnis und Inhalt (bei topografischer Nähe der V. jugularis und des Ganglion stellatum). Die Patientin leidet an Mobilitätsverlust in Trachea, Bronchien, Lungen. Diese Zone ist der Hauptkonsultationsgrund.

Es gibt noch eine weitere aufsteigende osteopathische Kette: Ausgehend vom Ilium posterior rechts und vom Sakrum L/L bis hoch zur Torsion rechts der SSB – diese hält das rechte Os temporale fest, das sowieso schon Mobilität verloren hat bei der traumatischen Vorgeschichte des Sturzes auf den Hinterkopf ein paar Jahre zuvor.

Selbstverständlich denken wir an den X. Hirnnerv (Vagus), an die Verbindung zwischen der Sutura occipitomastoidea und der Sutura petrojugularis (Foramen jugulare), an den N. recurrens des Halses (ebenfalls abgehend vom N. vagus). Auch der kann, in Bezug auf seine myofaszialen Spannungen (Aponeurosa cervicalis medialis), das Funktionsschema unserer Patientin stören. Diese Faszie, auch Lamina praetrachealis genannt, ist häufig direkt von Tracheitiden und Heiserkeit betroffen.

Diese myofaszialen Spannungen haben Einfluss auf die Zentralsehne des Körpers über folgende Strukturen: Lamina praetrachealis, Lamina thyreopericardica, Ligg. vertebropericardiaca mit ihren Ansätzen in Höhe von Th 3 und Th 4. Nicht zu vergessen ist auch der Sympathikus mit dem sympathischen Kardialzentrum. Dann stoßen wir auf das Centrum tendineum des Diaphragmas, den Startpunkt unserer osteopathischen Untersuchung.

Behandlung und Verlauf

Erste Behandlung
Wir müssen den Körper vorbereiten, die myofaszialen Spannungen zu lösen, indem wir die unterschiedlichen Diaphragmen öffnen.
- kleines Becken: Diaphragma pelvis und urogenitale, Lamina sacro-recto-vesico-pubica (Delbet).
- Fasziale Behandlung des Diaphragma thoracoabdominale und der Leber (Lig. teres hepatis). Die viszerale Anfangsbehandlung ist wichtig, denn wir müssen gegen die Ptose arbeiten, auf die der Körper mit einer intraabdominalen Drucksteigerung antwortet.
- Befreiung der I. Rippe, um dem CTÜ mehr Beweglichkeit zu gewähren.
- Dekompression des Os temporale und der SSB, um eine Entspannung der Zentralsehne zu erreichen.

Trotz der Fülle dieser Behandlungseinheit habe ich zum Schluss noch einmal das Sakrum behandelt und dort die Dura mater wieder ins Gleichgewicht gebracht. Der Zusammenhang mit dem Sakrum geht über den M. latissimus dorsi, der eine direkte Beziehung zu Skapula und Schulter hat.

Zweite Behandlung
Eine Woche später habe ich mehr an Zäkum und Ileozäkalklappe gearbeitet, ebenso am Psoas und erneut an der Leber. Danach erfolgten Behandlungen
- etwas gezielter an der HWS und der Aponeurosa cervicalis medialis und über spezifische Techniken an der Lamina pericardiaca und der Aponeurosa thyreoidea (N. recurrens),
- erneut eine Dekompression des Os temporale, der Schädelbasis über SSB; intraossäre Techniken auf der Pars basilaris des Okziputs, Ansatzstelle der Fascia pharyngobasilaris (Beginn der Zentralsehne),
- Techniken im Bereich der Schulter (Skapula, Mm. rhomboidei) und Mobilisation der Klavikula haben sich als notwendig erwiesen.

Dritte Behandlung
Nach 3 Wochen hatte sich der Allgemeinzustand der Patientin deutlich gebessert.
- Ich habe erneut eine progressive Entspannung der Zentralsehne über die Behandlung von Diaphragma und Leber und einer etwas tiefer wirkenden Hals- und Nackenbehandlung erzielt.
- C 4 ist auffälliger geworden – vorher durch die allgemeine Steifheit versteckt, und somit behandelbar. Dadurch hat der N. phrenicus eine bessere Trophik erhalten. Wir dürfen nicht vergessen, dass dieser direkt betroffen ist und das Diaphragma in seiner Mobilität und die Kapsel der Leber steuert.
- Danach wurden die Blase, die Fascia praesacralis des Uterus und die Narbe behandelt.
- Kranial habe ich eine etwas mehr liquide Arbeit in Höhe der beiden Temporale, des Tentorium cerebelli, getätigt, um eine laterale Fluktuation zu erreichen.

Es ist auffällig, dass mehrmals innerhalb einer gleichen Behandlung an gleichen Systemen gearbeitet werden musste. Wenn man bedenkt, wie sehr die unterschiedlichen Systeme miteinander verknüpft sind, ist das jedoch nicht erstaunlich.

Selbstverständlich wurden der Patientin Ratschläge mitgegeben, die ihre Lebensgewohnheiten im Bereich der Ernährung und der Mobilität (z. B.

eine regelmäßige, angepasste sportliche Aktivität) verbessern sollen.

Diese Patientin sollte in 6–8 Wochen wieder in der Praxis vorstellig werden.

Patientin, 28 Jahre alt – parietookzipitaler Kopfschmerz

Arndt Bültmann

Konsultationsgrund

Die Patientin stellte sich in der Praxis mit seit mehreren Monaten andauerndem Kopfschmerz in der parietookzipitalen Region rechts vor. Beruflich bedingtes langes Sitzen intensiviert die Beschwerden.

Anamnese

Die Patientin berichtet aus ihrer Vorgeschichte von seit nunmehr ca. 6 Monaten andauernden Beschwerden in der OAA-Region. Sie gibt die Schmerzen regional um die rechte Sutura lambdoidea an. Die Patientin befand sich zum Konsultationsgrund nicht in weiterer ärztlicher oder fachärztlicher Behandlung, hatte aber vor 3 Monaten einen Orthopäden bezüglich ihrer Beschwerden konsultiert. Dieser verschrieb nichtsteroidale Antirheumatika (NSAR) in Form von Ibuprofen 600 und empfahl der Patientin, Sport zu treiben.

Bei der Integration der lokalen Problematik in eine ganzheitliche Betrachtung der Patientin ergaben sich keine weiteren Ergebnisse in Form von Symptomen in anderen körperlichen Regionen. Bei der Frage nach den letzten Vorsorgeuntersuchungen gab sie jährliche Intervalle beim Allgemeinmediziner, Gynäkologen und dem Zahnarzt an. Auch diese Untersuchungen ergaben keine Befunde.

Befund

Der Sichtbefund zeigte eine deutliche Lotabweichung der Wirbelsäule in der hohen zervikalen sowie zervikothorakalen Region. Die restlichen Wirbelsäulenabschnitte waren unauffällig.

Bei der frontalen Inspektion fiel eine leichte Gesichtsschädelskoliose auf.

Parietal

- C 2 in Dysfunktion posterior rechts
- Tonuserhöhung der Kopfgelenkmuskeln, Mm. recti capites posteriores major/minor rechts (▶ Abb. 11.18)

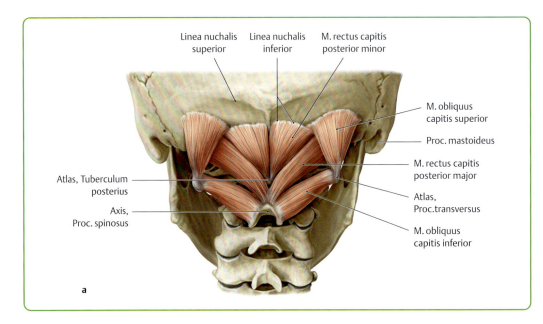

▶ **Abb. 11.18** Autochthone Rückenmuskulatur (kurze Nacken- bzw. Kopfgelenkmuskeln) und prävertebrale Muskulatur. Ansicht von dorsal. (Schünke M, Schulte E, Schumacher U. Prometheus LernAtlas der Anatomie. Allgemeine Anatomie und Bewegungssystem. Illustrationen von Wesker K, Voll M. 4. Aufl. Stuttgart: Thieme; 2014)

- Os occipitale in Dysfunktion posterior rechts
- mittlere HWS von C 3–C 5 posterior links und in Extension
- FRS links von Th 1

Viszeral
In diesem Untersuchungsfeld ergab sich eine Magentonuserhöhung im Bereich der Curvatura gastrica minor, in die Pars pylorica ventriculi verlaufend. Eine Dysfunktion des Magens in Abduktion und Extension vervollständigte den Befund.

Kranial
Der kraniale Befund ergab eine SSB-Dysfunktion (SBR rechts) mit intraossären Spannungen im Bereich der Sutura lambdoidea auf der rechten Seite (▶ Abb. 11.19), die Untersuchung des Gesichtsschädels eine Innenrotationsdysfunktion der rechten Maxilla des Os zygomaticum rechts. Beim Okklusionstest ließ sich ein Kreuzbiss bei der Patientin mit einer lingualen Abweichung der oberen Molaren diagnostizieren. Die Mandibula befand sich in einer Kompressionsdysfunktion auf der rechten Seite.

Osteopathische Interpretation
Der bis zu diesem Zeitpunkt noch nicht diagnostizierte Kreuzbiss und die kraniale SSB-Dysfunktion treffen auf ein beruflich bedingtes langes Sitzen im Auto und führen zu einer deutlichen Belastung in der oberen HWS, im rechten Kiefergelenk und dem Übergang zwischen HWS und BWS. Die Befunde untermauern die Symptome der Patientin.

Behandlung und Verlauf
In der ersten Sitzung behandelte ich die SSB-Dysfunktion mit einer indirekten Technik, befreite die komprimierten Suturen und mobilisierte die Maxilla und das Os zygomaticum rechts. Im weiteren Verlauf nahm ich eine Manipulation von C 2 und Th 1 durch eine chiropraktische Translationstechnik vor und behandelte die Mandibula rechts mit einer direkten Mobilisierungstechnik. Im Anschluss mobilisierte ich den Magen in seinen räumlich eingeschränkten Parametern mit einer direkten Technik.

Die Patientin bekam nach der osteopathischen Analyse einen ersten Zugang zu dem Problem im Kieferbereich und den Auswirkungen auf die SSB und dem damit im Zusammenhang stehenden Symptomenkomplex. Die Beschwerden nahmen für ein Intervall von ca. 3 Wochen deutlich ab, kamen aber schleichend wieder.

Es folgten zwei weitere Nachbehandlungen in den oben aufgeführten Regionen im Zeitintervall von 3 Wochen. Parallel erfolgte eine Beratung in puncto Gesundheitsmanagement am Arbeitsplatz und dem Einbau von eigenständig durchführbaren Mobilisierungstechniken in der BWS und dem Schultergürtel am Arbeitsplatz.

Ein bis zu diesem Zeitpunkt bevorzugt einseitiges Kauen sollte auf die weniger aktive Seite des Kiefergelenks links verlagert werden. Darüber hinaus wurde zum Schutz der Zähne vor zu hohen Press- und Knirschbelastungen ein Zahnarztbesuch mit dem Hintergrund der Erstellung einer Schiene empfohlen.

Nach der vierten Behandlung war die Patientin beschwerdefrei.

Literatur
[1] Liem T. Kraniosakrale Osteopathie. 5. Aufl. Stuttgart: Hippokrates; 2010

[2] Liem T. Praxis der Kraniosakralen Therapie 3. Aufl. Stuttgart: Haug; 2010

[3] Schünke M, Schulte E, Schumacher U. Prometheus LernAtlas der Anatomie. Allgemeine Anatomie und Bewegungsapparat. Illustrationen von Voll M. und Wesker K. Stuttgart: Thieme; 2005

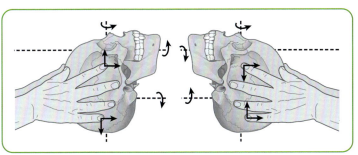

▶ Abb. 11.19 Lateralflexion – Rotation rechts. (Liem T. Kraniosakrale Osteopathie. 5. Aufl. Stuttgart: Hippokrates; 2010)

[4] Schünke M, Schulte E, Schumacher U. Prometheus LernAtlas der Anatomie. Hals und Innere Organe. Illustrationen von Wesker K, Voll M. Stuttgart: Thieme; 2005

Patientin, 68 Jahre alt – akuter Tortikollis und Gallenblasendysfunktion

Philipp Richter

Konsultationsgrund

Akuter Tortikollis rechts seit etwa 2 Wochen, Beginn morgens, progressiv schlimmer werdend.

Die Patientin ist seit 10 Jahren in osteopathischer Behandlung, 3-mal jährlich, präventiv nach akuter Ischialgie rechts.

Anamnese

Die Patientin hat 2 erwachsene Töchter. Sie ist leidenschaftliche Wanderin und treibt immer noch regelmäßig Sport (Radfahren und Yoga).
- Bewegungsapparat: vor 10 Jahren akute Lumbago mit Ischialgie rechts nach „Verheben", ausstrahlender Schmerz bis in den rechten Unterschenkel ohne Parese
- Radiologie: posteromedianer Bandscheibenvorfall L4/L5 rechts, schnelle Besserung nach osteopathischer Behandlung; seitdem ab und zu leichte Lumbalgie ohne Ausstrahlung ins Bein
- damaliger Befund:
  - Sakrum R/L
  - L4 in Flexionsdysfunktion
  - L1 in Extensionsdysfunktion
  - Hypertonie des M. psoas links, Hypertonie des M. iliacus rechts
  - Beckenbodenverspannug
  - Hypertonie der Paravertebralmuskulatur im Lumbalbereich, rechts betont
  - C2 in Dysfunktion rechts
- häufiger Kniebeschwerden rechts: Patellareizung
- mehrere Supinationstraumata beide Füße
- häufiger „den Nacken etwas steif morgens"
- organisch:
  - insgesamt eine träge Verdauung, manchmal jedoch Durchfall ohne Erklärung
  - keine bekannten Allergien oder Unverträglichkeiten
  - leichte Schilddrüsenunterfunktion, medikamentös gut eingestellt (s. u.)
  - Schlaf gut, Appetit gut, keine Gewichtsveränderung, fühlt sich gesund
- Untersuchungen:
  - 2-mal jährlich Blutbild wegen Schilddrüse: unauffällig
  - Röntgenbild und Scan von LWS und Becken vor 10 Jahren: Bandscheibenvorfall L4/L5 und Beckenschiefstand, keine Untersuchung der HWS
- Operationen: Varizen an beiden Beinen aus ästhetischen Gründen
- Traumata: mehrere Supinationstraumata
- Medikamente: L-Thyrox 35
- aktuelle Beschwerden:
  - tags vor dem Tortikollis üppiges, etwas fetteres Essen als üblich, danach leichte Oberbauchschmerzen, die durch tiefes Einatmen verschlimmert wurden
  - Diese sind seitdem geblieben, seither auch dünner Stuhl (kein Durchfall), keine Übelkeit.

Untersuchung/Inspektion

Inspektion im Stand
- rechte Schulter etwas höher
- HWS leicht rechtsgeneigt mit Kopfrotation nach links
- Muskelhypertonie:
  - HWS rechts und rechter M. trapezius
  - Verspannung der Paravertebralmuskulatur rechts im Bereich Th4–Th10
- leichte Beckentranslation nach rechts

Befund

Viszeral
- Bauchdeckenspannung im Epigastrium und subkostal rechts
- Gallenbereich druckschmerzhaft, aber Murphy-Test negativ
- Oddi-Sphinkter leicht druckempfindlich
- Leber nicht vergrößert, bei tiefer Einatmung etwas druckdolent

Parietal/Myofaszial
Wirbelsäule und Becken:
- Triggerpunkte: Mm. trapezius, levatores scapulae und scaleni rechts

- paravertebrale Hypertonien zervikal und thorakal rechts
- Einatmung rechts thorakal eingeschränkt
- deutliche schmerzhafte Einschränkung der Rechtsrotation und Seitneigung der HWS nach rechts
- positiver Spurling-Test rechts bei negativem Bandscheibentest
- C 0 anterior rechts
- FRS links von C 2
- I. Rippe rechts in Inspiration
- Th 5–Th 8 in Extension
- Sakrum posterior rechts (R/L) faszial

Kranial
- SSB in Torsion rechts
- rechtes Os temporale in Außenrotation
- Sutura occipitomastoidea rechts in Dysfunktion

Differenzierungstest
Eine Inhibition des rechten Oberbauches hat eine deutliche Verbesserung der Beweglichkeit der HWS und der BWS zur Folge.

Osteopathische Interpretation
Es gab keinerlei Hinweise auf eine Nervenreizung (keine Ausstrahlung in Schulter oder Arm, keine Kraftminderung). Die Schmerzausstrahlung im HWS-Bereich und auf der Schulter entspricht dem Schmerzausstrahlungsareal bei Facettengelenkstörungen von C 2 oder C 3. Außerdem war der Differenzierungstest sehr deutlich, was einen größeren strukturellen Schaden in der HWS als Ursache wenig wahrscheinlich erscheinen ließ.

Da der Murphy-Test für die Gallenblase negativ war, die Gallenblasenregion aber schmerzhaft, konnte davon ausgegangen werden, dass eine Störung der Gallenblase vorlag (▶ Abb. 11.20). Weil Gallensteine nicht auszuschließen waren, empfahl

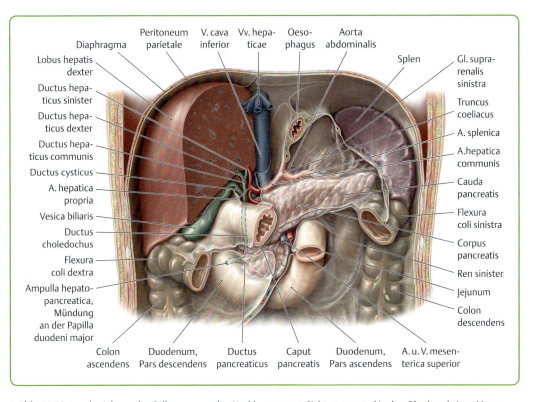

▶ **Abb. 11.20** Lagebeziehung der Gallenwege zu den Nachbarorganen. Sicht von ventral in den Oberbauchsitus. Magen, Dünndarm, Colon transversum und große Teile der Leber entfernt, Peritoneum im Bereich des Lig. hepatoduodenale ist aufgetrennt. (Schünke M, Schulte E, Schumacher U. Prometheus LernAtlas der Anatomie. Innere Organe. Illustrationen von Wesker K, Voll M. 4. Aufl. Stuttgart: Thieme; 2015)

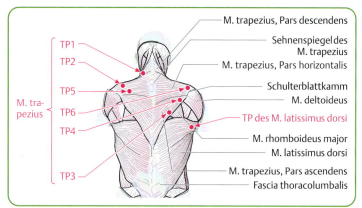

Abb. 11.21 Triggerpunkte des M. trapezius. (Richter P, Hebgen E. Triggerpunkte und Muskelfunktionsketten in der Osteopathie und manuellen Therapie. 2. Aufl. Stuttgart: Haug; 2007)

sich eine vorsichtige Herangehensweise, um eine zusätzliche Reizung der Gallenblase zu vermeiden. Deshalb waren hier sanfte, indirekte Techniken angezeigt. Eine Behandlung des Vegetativums ist in solchen Fällen ebenfalls empfehlenswert.

Der akute Zustand der HWS verlangt ebenfalls zu Beginn sanfte MET-Techniken oder funktionelle Techniken. Zur Schmerzreduktion sind Triggerpunktbehandlungen sehr Erfolg versprechend (▶ Abb. 11.21).

Behandlung

Erste Behandlung
- fasziale Entspannung von Diaphragma und Epigastrium
- Rib-Raising-Technik Th 5–Th 8 und Behandlung der prävertebralen Plexus zur Sympathikusdämpfung
- indirekte fasziale Behandlung von Gallenblase und Leber
- Behandlung der Triggerpunkte durch Active-Release-Technik
- MET C 2, C 0 und I. Rippe

Empfehlungen:
- Ultraschalluntersuchung des rechten Oberbauchs, insbesondere der Gallenblase, beim Arzt
- Zitronensaft und Olivenöl morgens auf nüchternen Magen trinken
- Leber- und Gallentee trinken

Zweite Behandlung
Die Beschwerden waren nach etwa 3 Tagen fast alle komplett verschwunden. Der Oberbauch war kaum noch druckempfindlich und die Beweglichkeit der HWS wieder normal. Der Hypertonus der Paravertebralmuskulatur in der BWS war kaum noch vorhanden. Geblieben ist eine leichte Hypersensibilität auf der rechten Schulter und im Bereich der rechten Klavikula.

Die Ultraschalluntersuchung hat einen großen Gallenstein ans Licht gebracht und die Gallenblasenwand erschien leicht verdickt.

Behandlung:
- Oberbauch faszial
- Manipulation von Th 5
- Manipulation von C 2
- Behandlung der Halsfaszien und der oberen Thoraxapertur
- MET für die Sakrumtorsion

Ein Termin für eine dritte Behandlung wurde festgelegt; er wurde jedoch von der Patientin nicht wahrgenommen, weil sie beschwerdefrei blieb. Der behandelnde Arzt hat es der Patientin überlassen, selbst zu entscheiden, ob sie sich die Gallenblase entfernen lassen will. Sie hatte sich dagegen entschieden und wollte die weitere Entwicklung abwarten, wohl wissend, dass sich solche Krisen wiederholen können und die Gallenblase durch häufige Entzündungen geschädigt wird.

Kommentar
Der Differenzierungstest hat gezeigt, dass es sich um eine visceroparietale Kette handelte. Deswegen wurde die Behandlung dort begonnen.

Da ohne gesicherten Befund unklar war, ob eine direkte Behandlung der Gallenblase ohne Risiko möglich war, wurden ausschließlich indirekte, sanfte Techniken angewendet. Ebenso war eine

Behandlung des Vegetativums sinnvoll, um eine Entspannung herbeizuführen. Diese hat auch einen positiven Effekt auf die Funktionsstörung der Gallenblase.

Die Triggerpunktbehandlung der Nackenmuskulatur ist in schmerzhaften Prozessen empfehlenswert, da Triggerpunkte immer einen Reiz für die betroffenen Segmente darstellen. Dies gilt ebenfalls für die Anwendung von Muskeltechniken in Akutfällen. Studien konnten zeigen, dass sie hier wirksamer sind als Impulsmanipulationen.

Nachdem die akute Symptomatik abgeklungen war, konnten die bleibenden Dysfunktionen manipuliert werden.

Die Sakrumtorsion war nicht primär zu behandeln, da sie nicht direkt mit der Schmerzsymptomatik in Zusammenhang stand.

11.1.3 Allgemeine Stresszustände

Patientin, 56 Jahre alt – unspezifische Rückenprobleme

Wim Hermanns

Hintergrund

In einem modernen medizinischen System zu Hause, haben wir in unserem Studium der Medizin, Physiotherapie oder Osteopathie in kausalen Ketten zu denken gelernt. Die gegenwärtige Medizin ist ein Patenkind der Naturwissenschaften, welche als Basis ein Ursache-Folge-Modell verfolgen. So suchen wir auch in der Osteopathie für jede Krankheit und für jedes Symptom eine Ursache. Das bedeutet, dass es irgendwo oder irgendwann einen Auslöser für die nachfolgende Kette von Symptomen gab.

Doch die „leiblichen Eltern" der Medizin sind nicht die Wissenschaften, sondern die traditionellen, in kybernetischen Regelkreisen denkenden Medizinsysteme. Die Chinesische und Ayurvedische Medizin, die traditionelle europäische oder abendländische Medizin verfahren nach dem Prinzip, dass sich gestörte Funktionskreise im Menschen in Symptomen äußern, die Ausdruck der Selbstheilungskräfte sind. Das oberste Ordnungsprinzip in diesem Denken ist die Natur, und hier finden wir Parallelen zum Denken Andrew Taylor Stills. Die Natur des Menschen setzt sich wie folgt zusammen:

Konstitution

Die Konstitution ist die Summe aller geistigen, seelischen und körperlichen Eigenschaften. Sie besitzt einen dispositionellen Charakter. Die Konstitution ist das phänotypische Resultat, entstanden aus der genotypischen Vorlage.

Lebenshygiene

Die Nahrungsqualität und -quantität, die Bewegung (Arbeit, Sport), die Atmungsqualität und die Luft sind Faktoren, welche die Disposition zum Ausdruck bringen.

Umwelt

Die äußeren Faktoren wie Klima und soziale Kontakte treten mit dem System „Mensch" in Wechselwirkung. In diesem Licht bekommt der Begriff Krankheit eine andere Dimension. Die Ursache eines Symptoms ist nicht nur in der Umwelt (Traumata, abgelaufene Entzündungen, erworbene Bewegungseinschränkungen) zu suchen, sondern vielmehr auch in der Lebenshygiene und Konstitution des Menschen. Krankheiten können wir somit als ein Überschreiten der konstitutionell festgelegten Toleranzgrenzen sehen. Symptome müssen wir als sinnvoller oder als überschießender Versuch der Selbstheilungskräfte betrachten, das System wieder zu regulieren. Sinnvoll kann eine Ausleitung des Körpers über Diarrhoe, Schnupfen oder Katarrh sein. Überschießend ist zum Beispiel eine Autoimmunerkrankung oder eine destruierende Entzündung eines Gelenks. Es führt hier zu weit, um auf alle möglichen Konstitutionssysteme einzugehen, doch für den Osteopathen ist es von Vorteil, einige Kenntnisse über die Typologien und ihre Schwächen zu sammeln. In der folgenden Fallbeschreibung stelle ich dar, wie uns diese Kenntnis in der Osteopathie bei der Therapiewahl behilflich sein kann.

Konsultationsgrund

Eine 56-jährige Patientin, verheiratet, zwei erwachsene Kinder, Bürokauffrau, klagt über unspezifische Rückenprobleme. Mal sei der Nacken betroffen, mal die LWS.

Anamnese

Die Patientin fühlt sich steifer als früher. Vor allem morgens dauert es ungefähr eine halbe Stunde, bis sie fit ist. Sie war nie sportlich, doch immer sehr beweglich. Nach längerem Stehen tun die Füße und die LWS weh. Überhaupt kann sie nichts Ausdauerndes machen. Sie fühlt sich kraftlos, dauernd müde, und sie hat ein starkes Ruhebedürfnis. Medikamente nimmt sie für ihren leicht erhöhten Blutdruck ein und benötigt Salben für trockene Schleimhäute (Nase, Vagina). Im Frühjahr wird sie von einer lang anhaltenden Pollenallergie gequält. Es gibt in der Vorgeschichte keine Traumata und keine Unfälle.

Befund

Die Patientin ist hager. Die fast unheimlich wirkenden hellblauen Augen, durchzogen mit weißen Trabekeln, fallen auf. Die Haut ist hell und durchscheinend. In der Konstitutionsdiagnostik der traditionellen europäischen Medizin zählt sie offensichtlich zu der mesenchymal-hypoplastischen Form [1]. Das bedeutet, dass sie eine angeborene Neigung zu Bindegewebsschwächen in allen Bereichen hat: Bewegungsapparat, organischer Halteapparat, Aufhängeligamente, Interstitium. Man sieht bei der Patientin Senk-Spreiz-Füße, leichte Genu valgi, ein prominentes tiefes Abdomen.

Parietal/Myofaszial
- beide Ossa naviculares in Innenrotation
- Sakrum posterior
- sehr bewegliche Hüften und Füße
- lumbale NSR rechts; thorakale NSR links
- FRS rechts Th 1
- hypertone Mm. trapezii

Kraniosakral
- Schädel in Rechtstorsion

Viszeral
- Spannung Radix mesenterii (Ptose)
- Zäkum in lateraler Dysfunktion (Außenrotation)
- Zwerchfell in Hochstand
- Leberaufhängebänder mit Loslassschmerz
- Kardiaregion druckdolent

Osteopathische Interpretation

Mit den gefundenen Dysfunktionen ist man nicht in der Lage, die undifferenzierten Beschwerden der Patientin zu erklären. Vielmehr spielt ihre konstitutionelle Bindegewebsschwäche im Beschwerdebild eine Rolle. Nicht selten kehrt sich die Insuffizienz des Halteapparates, welche sich in Überbeweglichkeit äußert, im fortschreitenden Alter um in eine Starre (bemerkenswerterweise auch psychisch). Hier finden wir ein Mischbild. Die Bindegewebsschwäche im Interstitium, und damit auch in der Tonizität der Gefäße, erschwert einen Transport von Nährstoffen, Sauerstoff, und einen Abtransport von Kataboliten. Dieses führt zu einer Unterversorgung und Azidose. Die Folge ist eine weitere Schädigung der Gewebe. Erst sind die mesenchymalen, später auch die parenchymalen Gewebe betroffen. Die Leistungsfähigkeit der betroffenen Organe nimmt ab, und damit leidet die Energiebereitstellung des gesamten Organismus.

Behandlung und Verlauf

Um dieser Überlegung gerecht zu werden, entscheide ich mich für eine GOT, eine globale osteopathische Therapie [4]. Sie setzt einen mobilisierenden Reiz an den bewegungseingeschränkten Geweben, einen stärkenden, kräftigenden Reiz an den insuffizienten Geweben und einen stimulierenden Reiz an den Metabolismus. Der Transit zu den Zellen wird allgemein verbessert. Im GOT schließe ich den ganzen Körper mit ein und lege einen zusätzlichen Akzent auf die gefundenen Dysfunktionen der Füße, Wirbelsäule, des zervikalen Übergangs, Mm. trapezii und Abdomen. Eine ausgleichende Behandlung der Leber und der Radix mesenterii nach Finet und Williame [3] und des vegetativen Nervensystems runden die Behandlung ab. Da die GOT-Behandlung hier vorwiegend sympathikostimulierend wirkt, entscheide ich mich für einen vagalen Ausgleich über das Mediastinum, die Halsfaszien und die kranialen Membranen [5]. Ich rate der Patientin zu viel Bewegung an der frischen Luft (Wandern, Walken, Nordic Walking, Fahrrad fahren) und bei der Ernährung auf eine Säure-Basen-Balance zu achten.

Die Behandlungsserie wird sicherlich eine ganze Weile (ein Jahr) in Anspruch nehmen, mit einer Frequenz von einer Behandlung pro Monat.

Literatur

[1] Broy J. Die Konstitution: Humorale Diagnostik und Therapie. Augsburg: Foitzick; 2009

[2] Hebgen E. Checkliste Viszerale Osteopathie. Stuttgart: Hippokrates; 2009

[3] Hebgen E. Viszeralosteopathie – Grundlagen und Techniken. 4. Aufl. Stuttgart: Haug; 2011

[4] Hermanns W. GOT — Ganzheitliche Osteopathische Therapie. 2. Aufl. Stuttgart: Hippokrates; 2009

[5] Kuchera ML, Kuchera WA. Osteopathic Considerations. In: Systemic Dysfunction. 2. Aufl. Columbus/Ohio: Greyden Press; 1994

11.1.4 Thorax (Herz, Lunge)

Säugling (männlich), 9 Wochen alt – Pneumothorax rechts

Dr. med. Jürgen Güttler

Konsultationsgrund

Die Mutter stellt den 9 Wochen alten männlichen Säugling wegen Blähungen, Vorzugshaltung des Kopfes nach rechts und passagerer rechtskonkaver Gesamtkörperhaltung auf Empfehlung der Kinderärztin vor.

Anamnese

Bei drohender Frühgeburt wurde eine geplante Sectio durchgeführt. Bestehende Spontanatmung nach Absaugen von Fruchtwasser, Apgarwerte waren 1' 08, 5' 09, 10' 10. Nabelarterien-pH: 7,28, Gewicht 3 200 g, Länge 52 cm. Drei Stunden postpartal kam es zu zunehmender Atemnot mit interkostalen Einziehungen. Wegen eines spontanen Pneumothorax wurde eine Thoraxdrainage rechts thorakal angelegt, die nach 4 Tagen wieder entfernt werden konnte. Nach 4 weiteren Tagen mit Atemhilfe bestand eine ausreichende Spontanatmung. Die Hyperbilirubinämie erreichte nach 3 Tagen Normalwerte.

Der Säugling wird zum Zeitpunkt der Konsultation voll gestillt und ist altersentsprechend körperlich und neurologisch entwickelt. Die Blähungen bestehen seit Anfang an und sind besonders abends ab ca. 18:00 Uhr von Krämpfen begleitet. Die Verdauung ist regelmäßig (ein- bis zweimal täglich) und sonst unauffällig. Schlafposition ist die Rückenlage mit Kopfdrehung nach rechts.

Befund

Kraniosakral

Der palpatorische Aspekt des Kranioschädels ist insgesamt weich. Es finden sich Spannungen der Sutura occipitomastoidea, rechts mehr als links. Die Squama occipitalis ist rechts abgeflacht und die Behaarung des Hinterhauptes ist rechts weniger. Ansonsten bestehen keine Spannungen der Schädelsuturen. Der Gesichtsschädel zeigt keine Deformität oder Asymmetrie. Die vordere und hintere Fontanelle sind offen und symmetrisch. Der PRM entwickelt sich linksseitig sowohl am Schädel als auch am Thorax freier als rechts.

Parietal

Der Atlas steht in einer Fehlrotation ERS rechts. Der III. BWK steht in FRS rechts. Rechtsthorakal findet sich eine 4 × 4 mm große Narbe im 5. ICR in der vorderen Axillarlinie. Die Rippen III–V befinden sich in Innenrotation. Das Sakrum zeigt nach links, mit Festigkeit rechts im Sinne einer Blockade des rechten ISG. Insgesamt liegt der Säugling in einer rechtskonkaven C-förmigen Haltung.

Viszeral

Das Abdomen, besonders der obere rechte Quadrant, ist gespannt und gebläht. Die Leber zeigt eine Bewegungseinschränkung in sagittaler und frontaler Richtung. Das Colon ascendens und Colon descendens sind gut tastbar. Ebenso ist der Pylorus verspannt tastbar. Die Persitaltik ist rege.

Myofaszial

Die rechte Thoraxhälfte ist faszial deutlich fester als die Gegenseite. Diese Festigkeit ist in der rechten Zwerchfellhälfte gut palpabel und reduziert die Beweglichkeit. Es besteht eine myofasziale Spannung entlang des M. sternocleidomastoideus. Weiterhin ist die Bauchmuskulatur leicht hypoton.

Osteopathische Interpretation

Aufgrund der pulmonalen Dysfunktion mit Einlage der Thoraxdrainage ist es zu einer deutlichen thorakalen Narbenbildung gekommen, die bis zur Pleura parietale reicht [1]. Dadurch ist auch die Fascia endothoracica rechts stark bewegungseingeschränkt und bildet einen konkaven „Drehpunkt" der C-förmigen Gesamtverbiegung. Die Festigkeit leitet sich nach kaudal ins Abdomen fort und führt zu der Bewegungseinschränkung des Zwerchfells, der Leber und des Kolons. Außerdem wird die fasziale Spannung nach kranial über die Lungenspitzenbefestigung, Halsfaszien und den rechten M. sternocleidomastoideus zur rechten OAA-Region weitergeleitet. Hier wirken die Fehlrotation von C 1 und die Spannung im Foramen jugulare auf den N. vagus [2] [3] [5] [6].

Weiterhin ist eine funktionelle Belastung der Leber durch die Hyperbilirubinämie denkbar, die sich in der reduzierten Bewegung und der faszialen Spannung widerspiegelt [4] [7].

Behandlungsziel

Behandlungsziele waren die Entspannung der Thoraxfaszien, -narbe und des Zwerchfells, das Lösen der Altasfehlstellung zur Regulierung des N. vagus, die Verbesserung der Leberbeweglichkeit und das Lösen der Organspasmen des Pylorus und Kolons.

Behandlung und Verlauf

Die ersten zwei Behandlungen fanden wöchentlich statt. Die Atlasfehlstellung konnte mit Faszien- und Weichteiltechniken gelöst werden. Gleiches gelang mit den Thoraxfaszien. Die Organspasmen des Pylorus und des Kolons wurden gelöst. Die Vorzugslage rechts war nach zwei Behandlungen aufgelöst, der Atlas frei beweglich. Ebenso verschwand die abdominale und thorakale Spannung. Lediglich das Zwerchfell benötigte weiterhin eine Befreiung mittels Weichteiltechniken. Dieser Zustand wurde in den nächsten 6 Wochen stabilisiert. Die Blähungen verschwanden, die abdominale Muskulatur konnte stabilisiert werden. Den Eltern wurden Bauch- und Thoraxmassagen sowie Stimulation des Thymus demonstriert. Dies konnten sie eigenständig durchführen. Weiterhin sollte die Ansprache von links und Seitlage sowie Bauchlage mit Stabilisierung des Beckens geübt werden.

Bei der nächsten Konsultation fiel die erneute C-förmige Haltung mit Schräglage des Kopfes sehr deutlich auf. Die Mutter hatte inzwischen abgestillt. Der Säugling hatte einen Längenwachstumsschub gemacht. Die Thoraxfaszienspannung konnte in einer Sitzung gelöst werden, sodass sich die Schräglage sofort wieder auflöste. Die Kopfgelenke waren nicht blockiert. Die nächste Kontrolle nach 2 Wochen war unauffällig. Der Säugling war in der motorischen Entwicklung weiterhin zeitgerecht und die Behandlung wurde nach ausführlicher Beratung der Eltern zunächst ausgesetzt.

Kommentar

Auch wenn die äußeren Narben, wie in diesem Fall, nach einer Thoraxdrainage sehr klein sind, können sie doch der Anfangspunkt einer massiven Faszienspannung sein. Wenn das Längenwachstum einsetzt, sollte auf einen erneuten pathologischen Faszienzug geachtet werden, auch wenn dieser vorher aufgelöst worden war. Hier scheint mir die Aufklärung und Mithilfe der Eltern äußerst notwendig und hilfreich. Sie sind häufig die sorgfältigsten Beobachter.

Literatur

[1] Berchtold R. Chirurgie. München: Urban & Schwarzenberg; 1987

[2] Frick H. Allgemeine Anatomie, Spezielle Anatomie I. Stuttgart: Thieme; 1980

[3] Frick H. Allgemeine Anatomie, Spezielle Anatomie II. Stuttgart: Thieme; 1980

[4] Hebgen E. Viszeralosteopathie – Grundlagen und Techniken. 4. Aufl. Stuttgart: Haug; 2011

[5] Liem T. Checkliste Kraniosakrale Osteopathie. Stuttgart: Hippokrates; 2009

[6] Masuhr KF. Neurologie. Stuttgart: Hippokrates; 1998

[7] Möckel E, Mitha N, Hrsg. Handbuch der pädiatrischen Osteopathie. München: Elsevier Urban & Fischer; 2006

Patientin, 38 Jahre alt – medizinisch unklare Beschwerden im Bereich des Herz-Kreislauf-Systems

Michaela Rütz

Hintergrund

Die Beschwerden eines Patienten gelten als medizinisch unerklärbar, wenn keine spezifische Diagnose nach Abklärung der Konsultationsgründe, Aufnahme der Anamnese, körperlicher Untersuchung und sorgfältiger Prüfung des psychosozialen Kontexts erstellt werden kann. Die klinische Präsentation ist somit nicht vereinbar mit bekannten physischen Erkrankungen, relevanten positiven Zeichen und/oder Laborbefunden, die eine Diagnose einer körperlichen Krankheit stützen [5] [28].

Nicht erklärbare somatische Beschwerden werden als universelles Phänomen beschrieben, welches in weltweit allen Kulturen auftritt und diagnostische Kategorien überschreitet, sowohl medizinische als auch psychiatrische [14] [18] [21].

Etwa 60–80 % der Bevölkerung haben mindestens einmal pro Woche Körperbeschwerden [16]. Erschöpfungszustände, leichte gastointestinale Reaktionen oder temporäre Muskelsteifheit zählen beispielsweise zu physischen Empfindungen, die in der Regel als banal und belanglos erlebt werden, medizinischer Beistand wird in diesen Fällen nur selten in Anspruch genommen. Am anderen Ende des Spektrums finden sich klinische Manifestationen, unerklärbare somatische Symptome führen zu beträchtlichem Unbehagen und einer Anzahl von Behinderungen [13].

Das Vorhandensein somatischer Symptome ist der vorherrschende Anlass für eine ambulante medizinische Konsultation. Physische Symptome ohne relevante organische Pathologie nach medizinischer Untersuchung sind in der allgemeinärztlichen Praxis häufig anzutreffen. Dies trägt dazu bei, dass der Allgemeinmediziner nicht selten die erste Anlaufstelle für Patienten mit mentalen Störungen wie Depressionen und Angstzuständen ist [9] [17].

Die Prävalenzangaben bezüglich medizinisch unerklärbarer Symptome in der Primärversorgung der letzten Jahre schwanken zwischen 13 % und 50 % [6] [7] [10] [30]. Kann der Allgemeinmediziner keine Diagnose stellen, wird der Patient in der Regel zu einem Spezialisten überwiesen. Die Prävalenz medizinisch unerklärbarer Symptome in Spezialeinrichtungen beträgt 14–70 % [15] [20]. In der Notaufnahme werden sogar 76 % der Fälle von thorakalen Schmerzen als „zur Zeit nicht diagnostizierbarer Brustschmerz" klassifiziert [1]. Üblicherweise erfolgt eine „Rück-Überweisung" zu primärmedizinischen Einrichtungen [22] [26]. Ein typisches Phänomen in diesem Zusammenhang ist die wiederholte, teils extrem häufige Inanspruchnahme medizinischer Dienste. Verglichen mit anderen Gruppen von Patienten ist die Verschreibung von Anxiolytika, Schlafmitteln, Analgetika, Antidepressiva und Antibiotika bei Patienten mit medizinisch unerklärbaren Symptomen deutlich höher [27]. Eine hohe Inanspruchnahme medizinischer Leistungen verursacht hohe Kosten und auch Blockierung von Terminwartelisten [22].

60–90 % der Patienten mit medizinisch unerklärbaren Symptomen sind Frauen [1] [2] [17]. Die Prävalenzrate sinkt mit zunehmendem Alter, in der Gruppe der 18- bis 45-jährigen Frauen ist sie um ca. 20 % höher als in der Altersgruppe der 46- bis 65-Jährigen [22]. Menschen mit niedrigem bis mittlerem Ausbildungsniveau und sozialökonomischem Status sind eher betroffen [2] [5] [8].

Faktoren, die mit medizinisch unerklärbaren Symptomen assoziiert sind, können in prädisponierende, auslösende und aufrechterhaltende Faktoren unterteilt werden. Patientencharakteristika, die das Risiko erhöhen, Symptome zu entwickeln, werden als prädisponierende Faktoren bezeichnet; dazu gehören weibliches Geschlecht, niedrigeres Ausbildungsniveau, Arbeitslosigkeit, Erkrankungen in der Kindheit und Misshandlung. Auslösende Faktoren sind Geschehnisse im Leben einer Person, wie z. B. stressbehaftete Lebensereignisse und psychologische Probleme. Zu den aufrechterhaltenden Faktoren zählen diejenigen, die zum Erhalt und zur Steigerung der Symptomatik beitragen, z. B. finanzielle Probleme oder soziale Unterstützung [4].

Aufgrund der Unbestimmtheit hinsichtlich der Kausalität der Beschwerden liegt innerhalb der Therapieplanung medizinisch unerklärbarer Symptome der Fokus nicht auf einer einzelnen Behandlungsoption. Periphere Pharmakotherapie zielt primär auf physiologische Prozesse, z. B. Muskelspannung, Schmerz oder Organfunktion. Zentrale Pharmakotherapie richtet sich auf zentrale Prozesse von Empfindung, Wahrnehmung und Affekt. Verhaltensorientierte Interventionen werden eingesetzt, um körperliche und interpersonelle Verhaltensweisen, Empfindungen und Wahrnehmungen zu verändern. Die aktive Teilnahme des Patienten ist für diesen Bereich Voraussetzung [12]. Drei verschiedene Interventionstypen (Antidepressiva, kognitive Verhaltenstherapie und andere nicht spezifische Interventionen) zeigen wissenschaftliche Beweise im Rahmen der Behandlung von Patienten mit medizinisch unerklärbaren Symptomen. Die kognitive Verhaltenstherapie weist den höchsten Grad an Evidenz Level I (systematische Übersichtsarbeiten) auf, verglichen mit den anderen Behandlungsoptionen. Der Effekt der kognitiven Verhaltenstherapie äußert sich in Reduktion physischer Symptome, psychologischen

Störungen und Behinderungen. Aus randomisierten kontrollierten Studien ergeben sich Hinweise auf den Nutzen von psychodynamischer Psychotherapie. Andere Therapieoptionen, wie Reattributionstraining, Psychoedukation, Hypnose und paradoxe Intention zeigen einige positive Resultate; eine vertrauenswürdige Evidenz eines Nutzens besteht hier allerdings nicht. Antidepressiva (trizyklische und SRIs) and Antipsychotika können zweckdienlich in der Behandlung medizinisch unerklärbarer Symptome sein. Das Auftreten von extrapyramidalen und sedierenden Nebenwirkungen muss hier jedoch bedacht werden [28].

Die Effektivität der osteopathischen Behandlung von Patienten mit somatoformen autonomen Dysfunktionen des kardiovaskulären Systems wurde 2005 durch eine Prä-post-Studie und 2007 durch eine randomisierte kontrollierte Studie untersucht. Insgesamt 66 Patienten waren eingeschlossen und erhielten drei bzw. fünf individuelle befundorientierte osteopathische Behandlungen. Die Anzahl und Intensität der somatischen Symptome sowie die Intensität der Herzbeschwerden und deren Häufigkeit verbesserten sich mit klinischer Relevanz. Auch die Lebensqualität konnte positiv beeinflusst werden [19] [24].

Konsultationsgrund

Eine 38-jährige Frau stellte sich mit Beschwerden im Bereich des Herz-Kreislauf-Systems in der osteopathischen Praxis vor. Sie leide seit ca. 4 Jahren an Brustschmerzen und Druckgefühl in der Herzgegend sowie Palpitationen. Weiterhin habe sie häufige Schweißausbrüche und ermüde sehr schnell, insbesondere auch bei leichteren Anstrengungen.

Anamnese

Die Patientin war seit 3 Jahren geschieden und seitdem alleinerziehend mit zwei Kindern, 6 und 8 Jahre alt. Sie gab an, momentan als Hausfrau tätig zu sein, ihren erlernten Beruf als Bürokauffrau übte sie seit der Geburt des ersten Kindes nicht mehr aus. Außer der Beschäftigung mit Haushalt und Kindern würde sie im Moment keinen anderen Interessen nachgehen. Der Lebensunterhalt würde in erster Linie durch Zahlungen des früheren Ehemannes sowie dem Kindergeld getragen, die finanzielle Situation wäre schon „etwas eng", außergewöhnliche Ausgaben könne sie sich nicht leisten. Aufgrund ihrer Beschwerden wäre es ihr jedoch auch nicht möglich, selber Geld dazuzuverdienen. Die insgesamte Lebenssituation wird als stressbehaftet empfunden, sie mache sich ständig Sorgen um ihre Symptome und was aus ihrem und dem Leben ihrer Kinder werden würde.

Der Beginn der Beschwerden war langsam und schleichend, mit einer Zunahme der Häufigkeit des Auftretens und der Intensität über den gesamten Zeitraum. Momentan seien die Symptome jeden Tag anwesend, richtig beschwerdefrei wäre sie nie. Mindestens dreimal wöchentlich käme es zu einem Anstieg der Intensität, sodass sie körperlich und geistig „nicht mehr zu gebrauchen wäre". Wärme und Ruhe würden ihr gut tun, Stress und körperliche Anstrengung verschlimmern ihren Zustand. Trotz ihres Gefühls, ständig erschöpft und am „Rande ihres Leistungslimits" zu sein, könne sie schlecht schlafen.

Neben den Beschwerden im Thoraxbereich traten manchmal unangenehme Taubheit oder Kribbelgefühle, insbesondere in Armen und Händen, sowie Glieder- und Gelenkschmerzen auf. Eine Empfindlichkeit des Gastrointestinaltrakts würde sich in einem Gefühl der Überblähung oder in Völlegefühl äußern. Kurz vor und zu Beginn der Menstruation würde sie außerdem unter Unterbauchschmerzen und Kopfschmerzen leiden.

Arztbesuche gehörten zu ihrem Alltag. Ihren Hausarzt würde sie mindestens alle 14 Tage aufsuchen, der jedoch keine erklärbare Ursache ihrer Symptome fände. Sie bekäme von ihm regelmäßig ihr Schlafmittel verschrieben. Der momentane Hausarzt war der achte Allgemeinmediziner, bei dem sie in den letzten 4 Jahren in Behandlung war. Sie war auch schon an diverse Spezialisten überwiesen worden bzw. konsultierte diese teils auch aus eigenem Antrieb. Dazu gehörten Kardiologen, Orthopäden, Gynäkologen und ein Neurologe. Alle bisher durchgeführten körperlichen Untersuchungen, Laboruntersuchungen und bildgebenden Verfahren konnten keine medizinische Ursache ihrer Beschwerden erbringen. Sie wäre sogar schon mehrmals in der Notaufnahme gewesen und hätte drei Krankenhausaufenthalte hinter sich, bei denen auch Herzkatheteruntersuchungen durchgeführt worden waren. Das einzige, was alle festgestellt hätten, wäre ein leicht niedriger Blutdruck gewesen. Von einigen Ärzten war ihr geraten worden, einen Psychologen oder Psychiater zu konsultieren, was sie jedoch nicht in Anspruch genommen hatte, da ihre Symptome schließlich körperlicher Art wären.

In der Vorgeschichte berichtete die Patientin von drei Operationen: die Entfernung des Blinddarms in der Kindheit, das zweite Kind wurde per Kaiserschnitt entbunden, und vor 2 Jahren wurde eine Zyste im Bereich des linken Eierstocks operativ entfernt. Vor 19 Jahren hatte sie einen Auffahrunfall mit einem Schleudertrauma. Ihre Jugend sei überschattet gewesen von der langjährigen Erkrankung und dem frühen Tod ihres Vaters aufgrund eines Herzleidens. Sie war zu diesem Zeitpunkt 25 Jahre alt.

Außer den Schlafmitteln, die sie regelmäßig einnimmt, um nachts schlafen zu können, nimmt die Patientin bei Bedarf Ibuprofen gegen ihre Schmerzen, in der Regel braucht sie diese an 3–4 Tagen pro Woche, in manchen Wochen auch täglich. Der Arzt habe ihr vor ungefähr 2 Jahren auch schon einmal ein Antidepressivum verschrieben, welches ihren allgemeinen Stimmungszustand besserte, jedoch Nebenwirkungen wie noch stärkere Müdigkeit, Verstopfung und Unwohlgefühl im Bereich des Abdomens sowie eine Verstärkung des Schwitzens mit sich brachte. Aus diesem Grund nahm sie das Medikament aus eigener Entscheidung heraus nicht weiter ein. Ein anderer Arzt verabreichte ihr Betablocker, die jedoch keine Besserung mit sich brachten. Sie gab an, dadurch mehr Kopfschmerzen zu haben. Ein Muskelrelaxans wurde ebenfalls einen kurzen Zeitraum lang eingenommen, auch dieses setzte die Patientin aus eigenem Antrieb wieder ab, da sich der von ihr erhoffte Erfolg nicht einstellte. Von ihrem Orthopäden bekäme sie einmal im Quartal sechs Behandlungen Fango und Massage verschrieben, was ihr immer sehr gut täte, jedoch keine andauernde Veränderung mit sich bringen würde.

Osteopathischer Befund

Die Befunderhebung erfolgte gemäß den Prinzipien der Osteopathie. Die drei großen Systeme des Körpers, das parietale, viszerale und kraniosakrale System, wurden einbezogen. Nach Inspektion des gesamten Körpers mit Schwerpunkt auf Körperstatik und Schwerkraftlinien, folgten globale osteopathische Testverfahren zur Identifikation von Dysfunktionsregionen. Es wurden globale und lokale „passive Wahrnehmungstests" (Listening), Tests der Gewebsdichte einer Region und Tests der Spannung einer Struktur eingesetzt. Die identifizierten Regionen wurden im Anschluss spezifisch untersucht, um so die Dysfunktionen im parietalen, viszeralen und kraniosakralen Bereich zu definieren. Die vorgefundenen Dysfunktionen wurden auf ihre gegenseitige Abhängigkeit hin mittels Inhibitionstests untersucht.

Die Dysfunktionen der Eingangsuntersuchung zeigten sich recht gleichmäßig auf die drei Systeme verteilt.

Parietal

Im parietalen System lagen folgende Dysfunktionen vor:
- Blockierung des atlantookzipitalen Gelenks links (mit C 0 in Posteriorität)
- intraossäre Dysfunktion des Sternums
- Blockierung von Th 4 und Th 8 in Extension, Seitneigung und Rotation links

Viszeral

Die viszeralen Dysfunktionen definierten sich wie folgt:
- Hypertension der linken Diaphragmakuppel mit Anspannung der Crura des Diaphragmas
- erhöhte Gewebsdichte im Bereich der ligamentären und bindegeweblichen Verbindungen des Perikards zum Sternum und zur Wirbelsäule
- Einschränkung der embryologischen Motilität des Perikards
- Hypertension der Muskulatur des Magens mit Restriktion seiner Mobilität
- erhöhte Anspannung des Omentum minus und Mobilitätseinschränkung des Uterus mit Fixation links

Kraniosakral

Im kraniosakralen System konnten die folgenden Dysfunktionen dokumentiert werden:
- erhöhte Spannung der intrakranialen Membranen, insbesondere des Tentorium cerebelli mit Kompression der Schädelbasis
- Blockierung der suturalen/synchondrotischen Verbindung zwischen Os occipitale und Os temporale links

Osteopathische Interpretation

Die parietalen Dysfunktionen könnten auf der einen Seite einen Anteil des vegetativen Nervensystems beeinflussen (die Blockierung im Bereich der Kopfgelenke das Ganglion cervicale superius, welches knapp unterhalb der Schädelbasis im tiefen Blatt der Fascia cervicalis liegt, die Blockierung der oberen BWS Ganglien des thorakalen Anteils des Truncus sympathicus, welche an der Verbindungsstelle vom Rippenköpfchen zum Rippenhals bedeckt von der Pleura costalis in der Fascia endothoracica liegen). Die drei Halsganglien des Grenzstranges entsenden jeweils einen Ast zum Plexus cardiacus (Nn. cardiaci cervicales), dem Nervengeflecht des Herzens (▶ Abb. 11.22), welches auch Zuflüsse aus den oberen thorakalen sympathischen Ganglien erhält (Nn. cardiaci thoracici).

Die Wirkung einer Stimulation des Herzsympathikus besteht in einer Beschleunigung der Herzfrequenz sowie der Überleitungszeit vom Vorhof auf den Ventrikel und in einer Steigerung der Herzkraft. Die intraossäre Dysfunktion des Sternums könnte über die Bindegewebszüge zwischen Sternum und Perikard [3] ebenfalls einen Einfluss auf die Herzregion ausüben.

Das Diaphragma, eine der viszeralen Strukturen, bei denen eine osteopathische Dysfunktion im Befund erhoben wurde, weist eine sehr feste Verbindung mit dem Perikard auf (▶ Abb. 11.23), wobei die gegenseitige Bewegungsübertragung beobachtet werden konnte [3].

Der Magen wiederum wird in der anatomischen Literatur eng mit dem Zwerchfell zusammenhängend beschrieben, was hier ebenso eine gegenseitige Beeinflussung möglich machen könnte. Die Dysfunktion im Bereich des Magens könnte auch mit dem parietalen System in Verbindung gebracht werden, seine vegetativ-sympathische Versorgung entstammt der mittleren bis unteren BWS (N. splanchnicus major) – der Sympathikus hemmt die Kontraktilität des Magens durch Modulation des Plexus myentericus und sorgt über eine Vasokonstriktion der glatten Gefäßmuskulatur zu einer Abnahme der Durchblutung. Die Anspannung des Omentum minus, zwischen Magen und Leber verlaufend, durch welches der Ductus choledochus im Lig. hepatoduodenale liegt, könnte mit dazu beitragen, dass die Patientin funktionelle Störungen im abdominalen Bereich verspürt. Die osteo-

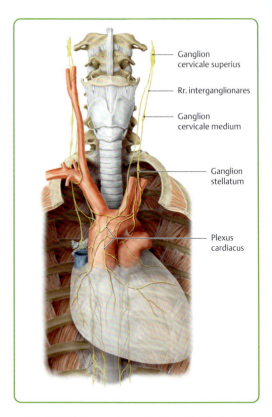

▶ Abb. 11.22 Halsgrenzstrang. (Schünke M, Schulte E, Schumacher U. Prometheus LernAtlas der Anatomie. Hals und Innere Organe. Illustrationen von Wesker K, Voll M. Stuttgart: Thieme; 2005)

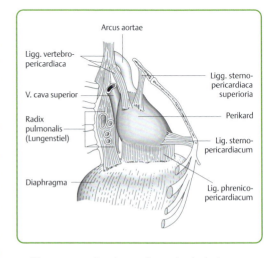

▶ Abb. 11.23 Bandstrukturen des Perikards. (Hebgen E. Viszeralosteopathie. 4. Aufl. Stuttgart: Haug; 2011)

pathische Dysfunktion im Bereich des Uterus kann weder nerval noch über fasziale Verbindungen direkt mit dem Hauptbeschwerdegebiet in Zusammenhang gebracht werden. Fasziale Ketten, die auch Strukturen auf Distanz miteinander in Kommunikation bringen könnten, wären denkbar.

Im Rahmen der kraniosakralen Hypothese nach Sutherland wird eine Beeinflussung von Funktionen im Bereich des gesamten Körpers postuliert. Überträgt man diese auf den vorliegenden Fall, könnten sich die Dysfunktionen auf das Beschwerdebild der Patientin auswirken.

Behandlungsziel

Ziel der osteopathischen Behandlung ist, über eine Behandlung der aktuellen Dysfunktionen einen Effekt auf das Symptombild der Patientin zu bewirken. In Anlehnung an die beiden osteopathischen Studien, welche Hinweise auf eine Effektivität in Betracht ziehen, erfolgt eine Behandlung der Patientin gemäß der dort beschriebenen Vorgehensweise. Eine Mindestanzahl von fünf Behandlungen im Abstand von je 2 Wochen wurde anvisiert, die Behandlung erfolgte ganzheitlich individuell und befundorientiert.

Behandlung und Verlauf

Bei der ersten osteopathischen Sitzung wurden gemäß des Befundes als Erstes die Dysfunktionen behandelt, die eine sehr hohe Gewebsdichte aufwiesen und die einen möglichen Einfluss auf andere Dysfunktionen haben könnten. Dabei handelte es sich um die Dysfunktionen im Bereich des Thorax und Diaphragmas sowie im Bereich der Schädelbasis und der intrakranialen Membranen. Somit wurde auf allen Niveaus gearbeitet. Die Patientin konnte sich bei der Behandlung sehr gut entspannen und berichtete nachher, dass sie schon in diesem unmittelbaren Moment ein Gefühl gehabt hätte, tiefer durchatmen zu können.

Im Gespräch vor der zweiten Behandlungssitzung erzählte sie, dass ihre Symptome im Bereich des Thorax und kardialen Systems nicht mehr so häufig extreme Intensitäten angenommen hätten. Sie empfand ihren nächtlichen Schlaf als erholsamer, wobei sie die Schlafmittel weiterhin regelmäßig eingenommen hatte. Die Regionen im Bereich der Wirbelsäule, die behandelt worden waren, zeigten sich für ein paar Tage nach der Behandlung ein wenig unangenehm, vergleichbar mit einem leichten Muskelkater. Die anschließende osteopathische Untersuchung zeigte Veränderungen im Bereich der Dysfunktionen der Wirbelsäule, während die anderen Regionen und Gewebe unverändert vorgefunden wurden. Die Behandlung wurde in Anlehnung an diesen Befund wieder auf die Thoraxregion inklusive der kardialen Strukturen fokussiert sowie auf das kraniosakrale System, und dann auch auf Oberbauchorgane ausgedehnt. Diese Behandlungssitzung wurde von der Patientin als angenehmer als die erste empfunden, da keine strukturellen Techniken mit Impuls (kleine Amplitude, hohe Geschwindigkeit) mehr eingesetzt wurden.

Nach dieser zweiten Behandlung hatte sich für die Patientin „mehr getan" als nach der ersten, sie schlief am gleichen Abend ein, ohne ihr Schlafmittel genommen zu haben. Während dieser und den nächsten drei Behandlungen verringerte sich die Anzahl der osteopathischen Dysfunktionen, insbesondere in der Thoraxregion und im Oberbauchbereich. Die Dysfunktionen des Uterus wurden in die Behandlung einbezogen, gleichzeitig musste auch das Narbengewebe der Kaiserschnittnarbe mit berücksichtigt werden. Die Patientin berichtete im Verlauf dieser Termine über ein Nachlassen der Häufigkeit und der Intensität ihrer Symptome im Brustbereich; die Empfindsamkeit des Magens sowie das Überblähungsgefühl ließen vollständig nach. Der Schmerzmittelverbrauch reduzierte sich auf ein- bis zweimal Ibuprofen wöchentlich. Ab und zu „vergaß" sie auch weiterhin, ihr Schlafmittel zu nehmen. Insgesamt berichtete sie, dass sie den Eindruck hätte, ihr Schlaf wäre erholsamer geworden, mit und ohne Medikament. Im Laufe der osteopathischen Behandlungsserie berichtete sie darüber, dass sie zunehmend das Gefühl hätte, dass eine psychologische Behandlung für sie doch nicht ganz so abwegig sei. Sie hätte zunehmend das Gefühl, dass die frühere familiäre Belastung, die Scheidung und die Lebenssituation als alleinerziehende Mutter doch eine größere Rolle spielen könnten. Nach diesen fünf osteopathischen Behandlungssitzungen entschied sie sich dann dafür, erst einmal einen Psychologen zu kontaktieren und dann vielleicht später noch einmal osteopathische Behandlungen in Anspruch zu nehmen.

Schlussfolgerung

Die in diesem Fallbericht dargestellte Patientin spiegelt das typische anamnestische Profil eines Patienten mit medizinisch unerklärbaren Symptomen, wie es in der Literatur beschrieben ist, wider:
- Sie ist weiblich, im Alter zwischen 18 und 45 Jahren.
- Es sind multiple Symptome vorhanden, auch wenn ein Bereich als „Hauptbeschwerde" angegeben wird.
- Sie hat Schwierigkeiten zu akzeptieren, dass keine ausreichende organmedizinische Ursache für die körperlichen Beschwerden vorliegen, was die Arzt-Patienten-Beziehung belastet bzw. dazu führt, dass weitere organmedizinische Maßnahmen eingefordert werden oder der Arzt gewechselt wird.
- Außerdem sind prädisponierende, auslösende und aufrechterhaltende Faktoren vorhanden.

Die anamnestischen Details und die vorliegenden osteopathischen Dysfunktionen zeigen Analogien zur Darstellung in den beschriebenen osteopathischen Studien der Behandlung von Patienten mit somatoformen autonomen Dysfunktionen des kardiovaskulären Systems. Auch zeigt sich die osteopathische Behandlung in diesem Fallbericht als Erfolg versprechender Ansatz in der Therapie medizinisch nicht erklärbarer Symptome.

Literatur

[1] Abbass AA, Kisely S, Kroenke K. Short-term psychodynamic psychotherapies for somatic symptom disorder. Systematic review and metanalysis. Psychother Psychosom 2009; 78: 265–274

[2] Assumpção A, Cavalcante AB, Capela CE et al. Prevalence of fibromyalgia in a low socioeconomic status population. BMC Musculoskelet Disord 2009; 10: 64

[3] Bartmer-Leitl E, Kaufer C. Osteopathische Untersuchung der Anhaftungen des Pericards (im Mediastinum) zu seinen kaudalen, dorsalen, anterioren und lateralen Nachbarstrukturen. Grundlagenstudie. Bonn: Akademie für Osteopathie; 2006

[4] van den Berg B, Yzermans CJ, van der Velden PG et al. Risk factors for unexplained symptoms after a disaster: A five-year longitudinal study in general practice. Psychosomatics 2009; 50(1): 69–77

[5] van Bokhoven MA, Koch H, van der Weijden T et al. Influence of watchful waiting on satisfaction and anxiety among patients seeking care for unexplained complaints. Ann Fam Med 2009; 7(2): 112–120

[6] Brage S, Bentsen BG, Bjerkedal T, Nygård JF, Tellnes G. ICPC as a standard classification in norway. Fam Pract 1996; 13(4): 391–396

[7] Duddu V, Husain N, Dickens C. Medically unexplained presentations and quality of life: A study of a predominantly south asian primary care population in England. J Psychosom Res 2008; 65(4): 311–317

[8] Dwamena FC, Lyles JS, Frankel RM, Smith RC. In their own words: Qualitative study of high-utilising primary care patients with medically unexplained symptoms. BMC Fam Pract 2009; 10: 67

[9] Fink P, Rosendal M, Olesen F. Classification of somatization and functional somatic symptoms in primary care. Aust N Z J Psychiatry 2005; 39(9): 772–781

[10] Hartz AJ, Noyes R, Bentler SE et al. Unexplained symptoms in primary care: Perspectives of doctors and patients. Gen Hosp Psychiatry 2000; 22(3): 144–152

[11] Hebgen E. Viszeralosteopathie – Grundlagen und Techniken. 3. Aufl. Stuttgart: Hippokrates; 2008

[12] Henningsen P, Zipfel S, Herzog W. Management of functional somatic syndromes. Lancet 2007; 369 (9565): 946–955

[13] Hiller W, Rief W, Brähler E. Somatization in the population: From mild bodily misperceptions to disabling symptoms. Soc Psychiatry Psychiatr Epidemiol 2006; 41(9): 704–712

[14] Janca A, Isaac M, Ventouras J. Towards better understanding and management of somatoform disorders. Int Rev Psychiatry 2006; 18(1): 5–12

[15] Jonsbu E, Dammen T, Morken G et al. Cardiac and psychiatric diagnoses among patients referred for chest pain and palpitations. Scand Cardiovasc J 2009; 43(4): 256–259

[16] Katon W, Sullivan M, Walker E. Medical symptoms without identified pathology: Relationship to psychiatric disorders, childhood and adult trauma, and personality traits. Ann Intern Med 2001; 134(9 Pt 2): 917–925

[17] Kirmayer LJ, Groleau D, Looper KJ, Dao MD. Explaining medically unexplained symptoms. Can J Psychiatry 2004; 49(10): 663–672

[18] Mangelli L, Bravi A, Fava GA et al. Assessing somatization with various diagnostic criteria. Psychosomatics 2009; 50(1): 38–41

[19] Mühlen N. Osteopathische Behandlung bei somatoformen autonomen Funktionsstörungen des Herz- und Kreislaufsystems. Randomisierte kontrollierte Studie. Bonn: Akademie für Osteopathie; 2007

[20] Nimnuan C, Hotopf M, Wessely S. Medically unexplained symptoms: An epidemiological study in seven specialities. J Psychosom Res 2001; 51(1): 361–367

[21] Prins JB, van der Meer JW, Bleijenberg G. Chronic fatigue syndrome. Lancet 2006; 367(9 507): 346–355

[22] Reid S, Wessely S, Crayford T, Hotopf M. Medically unexplained symptoms in frequent attenders of secondary health care: Retrospective cohort study. BMJ 2001; 322(7 289): 767

[23] Reid S, Wessely S, Crayford T, Hotopf M. Frequent attenders with medically unexplained symptoms: Service use and costs in secondary care. Br J Psychiatry 2002; 180: 248–253

[24] Sauerburger S, Zorgman M. Osteopathie bei somatoformen autonomen Funktionsstörungen des Herz- und Kreislaufsystems. Prä-Post-Studie. Bonn: Akademie für Osteopathie; 2005

[25] Schünke M, Schulte E, Schumacher U. Prometheus LernAtlas der Anatomie Hals und Innere Organe. Illustrationen von Wesker K, Voll M. Stuttgart: Thieme; 2005

[26] Smith RC, Gardiner JC, Luo Z et al. Primary care physicians treat somatization. J Gen Intern Med 2009; 24(7): 829–832

[27] Smits FT, Brouwer HJ, ter Riet G, van Weert HC. Epidemiology of frequent attenders: A 3-year historic cohort study comparing attendance, morbidity and prescriptions of one-year and persistent frequent attenders. BMC Public Health 2009; 9: 36

[28] Sumathipala A. What is the evidence for the efficacy of treatments for somatoform disorders? A critical review of previous intervention studies. Psychosom Med 2007; 69(9): 889–900

[29] Sumathipala A, Siribaddana S, Hewege S et al. Understanding the explanatory model of the patient on their medically unexplained symptoms and its implication on treatment development research: A Sri Lanka Study. BMC Psychiatry 2008; 8: 54

[30] van der Weijden T, van Velsen M, Dinant GJ, van Hasselt CM, Grol R. Unexplained complaints in general practice: Prevalence, patients' expectations, and professionals' test-ordering behavior. Med Decis Making 2003; 23(3): 226–231

Patientin, 29 Jahre alt – Oberbauch- und unklare Herzbeschwerden (8. Woche postnatal, natürliche Geburt)

Christian Lademann

Konsultationsgrund

Oberbauch- und unklare Herzbeschwerden, Parästhesien in der linken Hand

Anamnese

Eine 29-jährige Frau, in der 8. postnatalen Woche (erstgebärend), kommt mit seit Mitte der Schwangerschaft anhaltenden Beschwerden im linken Oberbauch, Druck hinter dem Sternum mit Atembeklemmungen und besonders in der letzten Zeit zunehmenden Parästhesien in der linken Hand in die Praxis.

Internistische Untersuchungen (kardiologisch, gastroenterologisch) hatten keinen Befund hinsichtlich ihrer empfundenen Herz- und Oberbauchbeschwerden ergeben. Die Parästhesien konnten per bildgebender Diagnostik (Röntgen und MRT) im Sinne einer nachweisbaren neuronalen Bedrängung im Spinalkanal der HWS und oberen BWS nicht belegt werden. Die anschließende Untersuchung der Nervenleitgeschwindigkeit beim Neurologen wies zwar eine Abschwächung im linken Plexus brachialis nach, diese wurde aber als nur geringgradig eingestuft.

Nach Unfällen in der Vergangenheit befragt, gab sie u. a. einen Surfunfall vor 2 Jahren an, bei dem ihr das Brett bei einem Sturz ins Wasser ins Epigastrium (Oberbauch-/Solarplexus-Region) gestoßen wurde. Unter massiven Schmerzen suchte sie einen Arzt auf. Radiologische und sonografische Untersuchungen konnten eine Fraktur der Rippen oder Ruptur der Weichteile ausschließen. Da unter Schonung die Beschwerden langsam nachließen, war eine massive Prellung die wahrscheinlichste Diagnose. Ansonsten gab es keine anderen Verletzungen, sonstige Beschwerden oder Vorerkrankungen, die erwähnenswert wären.

Da sie als Wöchnerin an einer Rückbildungsgymnastik teilnimmt, empfand sie insbesondere die dort praktizierte Atemgymnastik als angenehm lindernd für ihre Oberbauch- und sternalen Beschwerden, leider war dies nur von kurzer Dauer.

Sie ist selber Physiotherapeutin und treibt in ihrer Freizeit regelmäßig abwechslungsreichen Sport.

Befund/Inspektion

In der statischen Inspektion ergab sich das Bild einer Wöchnerin mit einer leicht vermehrten BWS-Kyphose (Rundrücken) und vorgewölbtem Abdomen (Bauch), wobei nicht von einer Haltungsschwäche gesprochen werden konnte.

In der Frontalebene zeigte sich eine Verschiebung des thorakalen Blocks gegenüber dem Abdomen und Becken nach links. Gleichzeitig war eine deutliche Einziehung des linken Rippenbogens und des linken Oberbauchs erkennbar, die sich bei der Inspiration im Rahmen der dynamischen Inspektion noch verstärkte. Gleichzeitig kam es dabei zu einer Zunahme des thorakalen Shifts nach links (▶ Abb. 11.24).

Obwohl ihr Kind schon auf der Welt war, gab die Patientin persistierende Atembeklemmungen im Oberbauch an, die sie noch von der Spätschwangerschaft kannte. Der Atemrhythmus war skandierend (unrhythmisch) und vermittelte den Eindruck, nur unter Mühen stattfinden zu können.

Beschreibung der deutlichsten **Sichtbefunde:**
- Schulterhochstand und Protraktion links
- Einziehung linker Oberbauch
- linke Crista iliaca kranial mit Verkürzung der linken Flanke
- linke SIPS tiefer als rechte SIPS (Ilium posterior links)
- rechte SIAS tiefer als linke SIAS (Ilium anterior rechts)
- diskrete Valgus-Stellung (X-Bein) beider Kniegelenke
- leichte Abflachung mediales Fußgewölbe beidseits

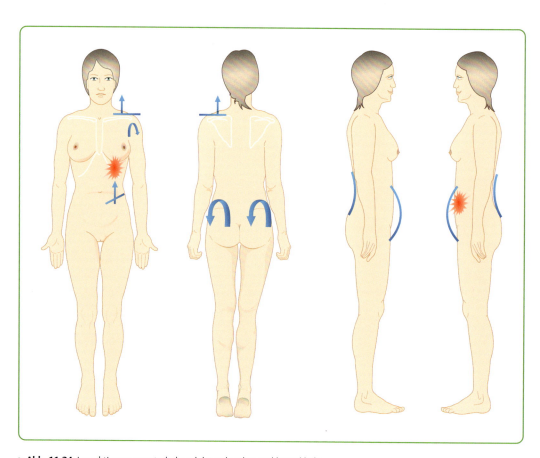

▶ **Abb. 11.24** Inspektion von ventral, dorsal, lateral rechts und lateral links.

Palpation
Neben einer erhöhten Spannung im linken Schulter-Nacken-Bereich fiel v. a. eine Überwärmung im linken Oberbauch auf. Selbst bei leichterer Palpation in diesem Bereich verspürte die Patientin ein Unwohlsein und hielt in Erwartung eines Schmerzes die Luft an.

Osteopathischer Befund
Bei der globalen Untersuchung der Elastizität des Thorax fiel eine vermehrte Spannung zwischen dem linken Schultergürtel und dem linken Oberbauch auf.

Kraniosakral
- vermehrte Dichte im Bereich des linken Okziputs, Beweglichkeitsverlust Sutura occipitomastoidea links, intraossäre Läsion Os temporale links
- Verkürzung der kurzen Nackenmuskeln links mit Blockaden im Bereich der Kopfgelenke links
- Einschränkung der Kopfrotation und Lateralflexion nach rechts
- Triggerpunkte im M. sternocleidomastoideus links und in den Mm. scaleni links

Parietal
- Blockade links SCG mit Mobilitätsverlust/Dekompression und AR
- verminderte Gleitmobilität der neuralen Strukturen des linken Arms mit Provokation der Parästhesien
- Spannung Mm. praevertebrale und Mm. scaleni links
- Blockade der kostosternalen Gelenke der III.–VII. Rippe, v. a. in Inspiration
- Blockade Th 11 bis L 2 links (Mobilitätsverlust Extension, Lateralflexion und Rotation rechts)
- M. psoas links gespannt und druckdolent im gesamten Verlauf
- Blockade ISG links (Ilium posterior links) mit Mobilitätsverlust nach anterior
- Blockade der symphysialen Verbindung mit Schmerzpunkt am inneren Ansatzpunkt des Lig. inguinale (Leistenband) links
- Hüftgelenk links in Innenrotationsstellung mit Triggerpunkt am Ansatz des M. piriformis links
- erhöhte Spannung des Tractus iliotibialis links mit Blockade im proximalen Tibiofibulargelenk links
- Blockade im distalen Tibiofibulargelenk links

Viszeral
- deutlicher Palpationsschmerz im linken oberen abdominalen Quadranten
- verminderte Abhebbarkeit des linken Rippenbogens (erhöhte Diaphragmaspannung)
- Palpationsschmerz der chondralen Anteile des linken Rippenbogens
- erhöhte Dichte im linken Nierenlager mit schmerzhafter Spitze der XII. Rippe (Provokation N. subcostalis) und Druckschmerzhaftigkeit im Raum von Grynfelt (Anamnese ergab keine Hinweise auf Beeinträchtigung der Nierenfunktion)
- Verschiebbarkeit des Ileums (Dünndarm) nach rechts unten eingeschränkt (Anheftung der Radix mesenterii auf Höhe von L1/L2 links; ▶ Abb. 11.25)

„Die Wurzel (Radix mesenterii) ist der befestigte Teil, der besonders im Mittelabschnitt sehr straff mit der hinteren Bauchwand verbunden ist. [...] Im oberen Abschnitt, schräg nach rechts unten, erstreckt sie sich von der Flexura duodenojejunalis, wo sie fest mit dem linken Querfortsatz des 2. Lendenwirbels (L2) verbunden ist [...]." [1]

Osteopathische Interpretation
Anhand dieses Fallbeispiels lässt sich erkennen, wie ein jahrelang zurückliegendes Trauma als stille Problematik zu erneuten Beschwerden führen kann, sobald dieses durch Veränderungen im Organismus (Schwangerschaft) wieder aktiviert wird. Da sich keine weiteren Ursachen für körperliche Störungen feststellen ließen, ist davon auszugehen, dass möglicherweise eine funktionelle Veränderung des linksseitigen oberen thorakoabdominalen Blocks zu den Beschwerden geführt hat.

Das sternale Druckgefühl, das von der Patientin dem Herzen zugeordnet wurde, lässt sich am ehesten mit den einseitigen Mobilitätsverlusten der kostosternalen Gelenke in Zusammenhang bringen. Es ist anzunehmen, dass die massive Prellung im thorakoabdominalen Bereich mit einer Beteiligung der Rippen und des Lungenfells einhergegangen ist und somit ein von innen hervorgerufener Elastizitätsverlust des Thorax zu einer Beeinträchtigung der Rippenmobilität geführt hat.

Diese statischen Veränderungen am Thorax, in Verbindung mit der vermehrten Tragebelastung durch den Säugling, könnten eine Beeinträchti-

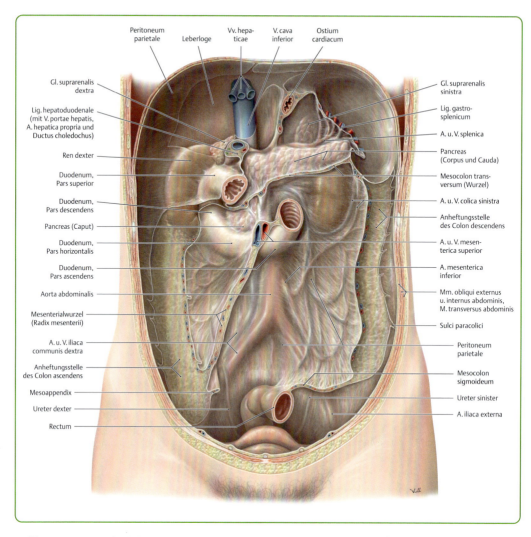

▶ **Abb. 11.25** Peritonealverhältnisse an der dorsalen Wand der Peritonealhöhle. (Schünke M, Schulte E, Schumacher U. Prometheus LernAtlas der Anatomie. Hals und Innere Organe. Illustrationen von Wesker K, Voll M. Stuttgart: Thieme; 2005)

gung der muskuloskeletatlen Haltestrukturen der oberen Thoraxapertur bewirkt haben und als Folge eine Überbeanspruchung des Gefäß-Nerven-Geflechts im CTÜ.

Insbesondere die Mm. scaleni mit der anatomisch beschriebenen Scalenus-Lücke bedrängen häufig in Form eines Thoracic-Outlet-Syndroms die dort befindliche A. subclavia und den Plexus brachialis.

Behandlung

Sollte es zu einer Narbenbildung in der linken Oberbauchregion gekommen sein, so lässt sich diese durch die Behandlung zwar nicht beseitigen, aber ihre Qualität im Sinne einer Mobilitätsverbesserung behandeln. Ob durch das Trauma selbst oder als Folge desselben sich die parietalen Mobilitätsverluste am Thorax entwickelt haben, war nicht eindeutig feststellbar.

Da der linke Oberbauch druckdolent war, begann die Behandlung am parietalen Thorax im Bereich der kostosternalen Gelenke. Ich verwendete dabei zunächst eine funktionelle Arbeit an den betreffenden Rippenknorpeln, die über die Atmung unterstützt wurde. Anschließend wurde von mir eine myotensive Arbeit im Bereich des linken ventralen Halsabschnitts zur Detonisierung der prävertebralen Muskulatur und der Halsfaszien vorgenommen. Dabei stand die hyoidale Muskulatur mit dem Ansatz am Sternum und dem linken Schultergürtel im Vordergrund. Neurale Mobilisationstechniken für den linken Plexus brachialis brachten eine Verringerung der Parästhesien in der linken Hand.

Im Anschluss wurde eine globale Mobilisation am gesamten linken Thorax durchgeführt, wobei über eine Contract-Relax-Technik (Prinzip der postisometrischen Relaxation) am Ursprung des M. psoas der thorakolumbale Übergang mit berücksichtigt wurde. Die Ausgangsposition der Wahl war dabei die Seitlage rechts, um über eine verriegelte Stellung zwischen dem Thorax und dem Becken die zu behandelnde Region punktgenau als Drehpunkt festzulegen. Im Anschluss wurden oszillierende Mobilisationen mit geringen Amplituden durchgeführt. Um die neu gewonnene Mobilität besser ins Gesamtbild zu integrieren, vollzog ich eine global-funktionelle Arbeit zwischen dem linken Thorax und dem linken Becken.

Bereits nach der ersten Behandlung verspürte die Patientin eine Druckabnahme am Thorax, die sie durch befreiteres Atmen wahrnahm. Zur zweiten Konsultation kam sie mit der Schilderung einer Abnahme der Parästhesien in der linken Hand und einem weiterhin bestehenden Befreiungsgefühl bezüglich der Atmung. Da auch der Druck im Oberbauch abgenommen hatte, konnte gleichfalls im viszeralen Bereich des Oberbauchs die Behandlung fortgesetzt werden. Hierbei verwendete ich eine funktionelle Mobilisation zwischen dem linken Rippenbogen und der darunter befindlichen viszeralen Region. Auch hier wurde die Atmung mit einbezogen.

Im Ganzen wurde die Patientin in einem Zeitraum von drei Monaten fünfmal behandelt, zunächst wöchentlich, dann mit größeren Pausen. Zum Ende hin bestand nahezu eine Beschwerdefreiheit.

Literatur
[1] Paoletti S. Faszien. München: Urban & Fischer; 2001

Patient, 8 Jahre alt – vegetative Störungen nach Herzoperation
Johanna Slipek-Ragnitz

Konsultationsgrund
Der 8-jährige Junge wurde zusammen mit seinen Eltern in der Praxis vorstellig. Seit ca. 10 Monaten bestand folgende zunehmende Symptomatik:
- Nachtschweiß ohne Fieber (Schlafanzug wird 3- bis 4-mal gewechselt), Unruhe
- Er schläft primär 2–3 Stunden, wacht dann mit Kopfschmerz und Übelkeit auf, es folgt Erbrechen; dann schläft er wieder, bis er mit der gleichen Symptomatik erneut aufwacht.
- mehrmalige Einlieferung ins Krankenhaus mit Verdacht auf akutes Abdomen (ohne Befund; Diagnose: Lymphadenitis mesenterialis)
- neuerdings auch tagsüber Kopfschmerzen, Konzentrationsstörungen, körperliche Unruhe, Aggressivität und Leistungsabfall in der Schule (2. Klasse)

Es erfolgten bereits mehrere Konsultationen bei diversen Fachärzten bezüglich der Symptomatik, allerdings ohne Befund (Ergebnis: symptomatische bzw. psychotherapeutische/psychiatrische Therapieoption).

Anamnese
- Z. n. komplikationsloser Herzoperation vor 1 Jahr (offen via Sternotomie) wegen asymptomatischem, hämodynamisch nicht wirksamem Tumor (3 × 4 cm) im rechten Vorhof (Zufallsbefund bei einer Kontrollsonografie der Nieren und des Ureters wegen angeborener Ureterstriktur und Stauungsniere rechts, im Neugeborenenalter mittels Katheterisierung behoben)
- direkt postoperativ: Perikarditis und atypische Pneumonie links, sonst komplikationsloser Verlauf
- ab ca. 8. Woche postoperativ langsamer Aufbau der oben genannten Symptome
- in den letzten Monaten mehrfache Klinikaufenthalte wegen rezidivierender atypischer Pneumonien
- daneben keine Traumata, keine Operationen, keine Kinderkrankheiten

- empfohlener Impfstatus komplett, keine Komplikationen
- keine Allergien und Unverträglichkeiten
- Medikamente: bei Bedarf Ibuprofen, Vomex

Befund

Allgemein
- aufgeschlossener, altersgerecht entwickelter Junge
- normalgewichtig, jedoch mit reduziertem Befinden
- keine Haltungsasymmetrien
- Reflexe seitengleich auslösbar, sehr lebhaft, keine sensiblen oder motorischen Defizite

Parietal
- HWS/CTÜ:
  - Steilstellung, C 0/C 1 bds. eingeschränkt, CTÜ eingeschränkt, diskrete venöse Zeichnung auf der Haut darüber, subokzipitale Muskulatur hyperton und druckdolent, Palpation löst Faszikulationen der lokalen Muskulatur aus
  - verstrichene Fossae supraclaviculares bds., sichtbar angespanntes Platysma, Hochstand beider Schultern, auffällige Spannung des M. trapezius bds.
- BWS:
  - abgeflacht, leicht druckdolent
  - Beweglichkeit über mehrere Segmente Th 1–Th 8/Th 9 deutlich eingeschränkt
- Thorax:
  - rigide, muskuläre und mediastinale Spannung sehr hoch
  - Horizontalisierung der Rippen/des unteren Rippenbogens, Sternum kranial
  - reizlose Narben mit tastbarer Verdrahtung
  - auffällige hochthorakale Atmung
  - Zwerchfell bds. hoch
  - anteroposteriore Kompression des Thorax sei angenehm, schmerze aber in der BWS
  - Auskultation: Vesikuläratmung, Herztöne rein und leise, keine Herzgeräusche
- LWS:
  - verstärkte Lordose und Ventralisierung des Beckens
  - hoher Tonus in der lumbalen paravertebralen Muskulatur, Druckdolenzen
- Becken: rigide, aber keine auffälligen Dysfunktionen
- Sakrum: sehr zögerlicher Rhythmus, keine parietalen Dysfunktionen
- Extremitäten: Hände und Füße blass und schweißig, sonst unauffällig

Viszeral
- Abdomen leicht aufgetrieben und gespannt
- Druckdolenzen im Bereich epigastrischer Winkel, Sigmoid, Zäkum und über den Dünndarmschlingen, Versuch der Mobilisierung schmerzhaft
- transabdominale Palpation des M. psoas: bds. schmerzhaft, rechts mehr als links
- Auskultation: positive Darmgeräusche über allen Quadranten
- Perkussion: tympanischer Klopfschall über Colon ascendens, Colon descendens, Zäkum, Sigmoid, Dünndarm und Magen, teils schmerzhaft

Kranial
- Schädel rigide und ebenfalls zögerlicher Rhythmus, Verdacht auf Extensionsstellung und SSB-Kompression, die manuelle Kompression des Schädels wird spontan als sehr angenehm beschrieben
- hypertoner, druckdolenter M. masseter/M. temporalis bds.
- Nervenaustrittspunkte frei
- Zahnstatus altersgerecht, keine Auffälligkeiten

Osteopathische Interpretation

Der operative Eingriff am Herzen des Jungen erfolgte mittels Sternotomie und Eröffnung des Mediastinalraumes und des Herzbeutels. Der Heilungsprozess der durchtrennten Gewebe geht mit einer entzündlichen Reaktion des Körpers einher, die immer auch eine ödematöse Aufschwemmung mit sich bringt. Ist der Heilungsprozess nach ca. 6 Wochen abgeschlossen, verändert sich das Narbengewebe, und es kommt in der Mehrzahl der Fälle zur Retraktion des Gewebes, welches seine nun hohe Spannung auf seine Fixationspunkte und -flächen überträgt. Neben der eigentlichen Narbenheilung weist die Anamnese des Jungen noch eine Perikarditis und eine Pneumonie infolge der Operation auf. Auch hier hinterlässt die Entzündung Veränderungen im Gewebe und dessen Umgebung/Einbettung im Mediastinum.

Hat man nun die Anheftung des Mediastinums (▶ Abb. 11.26) vor Augen, erklären sich einige Symptome und Befunde des Patienten. Nach ventral überträgt sich die Spannung auf das Sternum und zieht es nach dorsal. Nach dorsal überträgt sie sich auf die BWS und zieht diese nach ventral. Kaudal sitzt das Mediastinum auf dem Zwerchfell auf und zieht dieses nach kranial. Und nach kranial hat das Mediastinum über den Ösophagus und Pharynx eine Verbindung zur Schädelbasis, genauer zum Tuberculum pharyngeum des Os occipitale und übt dort einen Zug nach kaudal aus. Der Thorax ist somit infolge der Operation einer zentripetal wirkenden mechanischen Kraft ausgesetzt.

Durch diese hohen Spannungsverhältnisse des Mediastinums kommt es zur Reizung neurologischer Strukturen wie des Grenzstranges, der mit einem vermehrten sympathischen Output reagieren kann, ableitbar z. B. an der **übermäßigen Schweißproduktion** in der Nacht. Ebenso in dieses Bild passen die kalten und schweißigen Hände und Füße des Jungen, da die sympathische Versorgung der arteriellen Gefäße aus den oberen (Th 5) und unteren thorakalen (Th 12–L 2) Abschnitten erfolgt. Es ist ein typisches Phänomen, dass solche vegetativen sympathischen Reizzustände in Ruhe heftiger werden, wenn die teilweise ausgleichenden Bewegungen in den hypertonen Strukturen

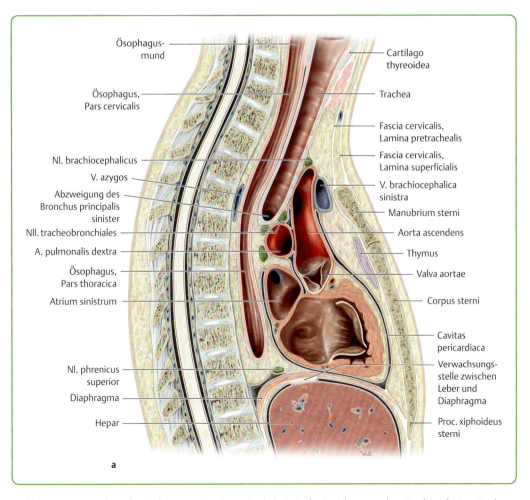

▶ **Abb. 11.26** Unterteilung des Mediastinums. Mediansagittalschnitt in der Ansicht von rechts. Herzbeutel, Herz, Trachea und Ösophagus aufgeschnitten, Bild stark vereinfacht. (Schünke M, Schulte E, Schumacher U. Prometheus LernAtlas der Anatomie. Innere Organe. Illustrationen von Wesker K, Voll M. 4. Aufl. Stuttgart: Thieme; 2015)

fehlen und sich eventuell noch mehr Spannung aufbaut.

Im Hinblick auf die viszerovertebralen Reflexe sei bedacht, dass die Nozizeption des Herzens/Perikards über die sympathischen Afferenzen über das Ganglion stellatum in die oberen Thorakalganglien und über die Rr. communicantes albi in die Spinalganglien und nach Umschaltung über die Hinterwurzeln von C 8–Th 5 das Rückenmark erreichen. Durch solche anhaltenden mechanischen Reizzustände kann es zur Tonuserhöhung der von diesen Segmenten über das Vorderhorn innervierten somatischen Muskulatur kommen, bis hin zum Hartspann – eine Erklärung für die hohe Spannung der thorakalen sowie ventralen und lateralen abdominalen Muskulatur.

Ein weiteres heftiges und stark beeinträchtigendes Symptom des Jungen ist der nächtliche **Kopfschmerz** beim Aufwachen nach einer kurzen Schlafphase, welcher mit Übelkeit und Erbrechen einhergeht. Schulmedizinisch gab es in der Diagnostik dazu keinen Befund – es werden Schmerzmittel und Antiemetika verordnet.

Eine logische Erklärung für diesen Schmerz und die vegetativen Begleitsymptome, welche nach dem Erbrechen komplett rückläufig sind, wäre eine venöse Stauung im Schädelbereich. Diese baut sich in der bewegungsarmen Schlafphase des Jungen auf. Thorax und obere Thoraxapertur stehen unter massiver muskulärer und faszialer Spannung, sodass ein Abfluss des venösen Blutes (und damit auch eine ausreichende Liquorresorption) über die Vv. jugulares und die Vv. vertebrales stark behindert sein können (▶ Abb. 11.27). Über den sich im Schädel aufbauenden Druck entstehen die Kopfschmerzen, und es kommt neben diesen zu einer Reizung des vagalen Systems, welche dann das Erbrechen auslöst (zentrale Übelkeit).

Mit dem Erbrechen und den einhergehenden heftigen Druckanstiegen und muskulären Kontraktionen im Zwerchfell-, Abdominal-, Thorax und Pharynxbereich kommt es vermutlich zu einem Druckausgleich und einer Entlastung der venösen Drainagewege des Schädels. Der Kopfschmerz und damit die vagale Reizung und Übelkeit gehen zurück, und der Junge schläft wieder ein.

Ebenso wie sich aus genannten Gründen eine Stauung oberhalb der oberen Thoraxapertur aufbauen kann, ist dies auch an der unteren Apertur, also subdiaphragmal, möglich. Das Diaphragma steht beidseits hoch. Der Versuch einer tiefen Inspiration mittels Zwerchfell scheitert nach Aufforderung. Der Patient atmet ausschließlich thorakal unter deutlichem Einsatz sämtlicher Atemhilfsmuskeln.

Das Zwerchfell bzw. dessen Pfeiler sind hyperton. Man darf in diesem Fall mit Sicherheit von einer venösen (V. cava inferior und Vv. azygos und hemiazygos) und einer lymphatischen Stauung (Ductus thoracicus) im Abdomen ausgehen (▶ Abb. 11.27), welches allein schon die Druckdolenzen im Abdomen erklären würde (und eventuell die sonografisch gestellte Diagnose einer Lymphadenitis mesenterialis, die keinerlei positives Labor hinsichtlich einer Entzündung zeigte!) Hinzu kommt noch eine eventuell vorhandene Reizung der sympathischen Efferenzen der Thorakalsegmente, welche entsprechend ihrem Versorgungsgebiet zu Sphinktertonisierungen, Peristaltikminderungen und Blähungen bis hin zu Magen- und Darmatonien und Verstopfung führen können. Solche Bewegungseinschränkungen fördern natürlich ihrerseits wieder die venöse und lymphatische Stauungssymptomatik und sind durchaus in der Lage, mit dem Bild eines akuten, aber befundlosen Abdomens zu imponieren.

Die Symptome der **körperlichen Unruhe** tagsüber, die **Kopfschmerzen** und **Konzentrationsstörungen**, Aggressivität und der Leistungsknick in der Schule ließen sich allein schon aufgrund des nun schon länger gestörten Nachtschlafes erklären. Aber auch die Extensionsdysfunktion, wahrscheinlich verursacht durch einen kaudalen Zug an der Schädelbasis, und die deutlich erhöhte Spannung in den Membranen könnte man als Erklärung heranziehen. Der träge Ausdruck des Schädels und des Sakrums sowie die spontan geäußerte Erleichterung des Jungen bei Kompression des gesamten Schädels sprechen für eine Dysfunktion im Bereich des gesamten membranösen Systems und damit ZNS. Unruhe und Zappeligkeit bei Kindern, die angehalten sind, still zu sitzen, Konzentrationsschwierigkeiten und auch Aggressivität dürften nach Ausschluss möglicher vorhandener Pathologien immer als Hinweis auf solche Dysfunktionen zu werten sein. Insbesondere die körperliche Unruhe kann als ein simples unbewusstes

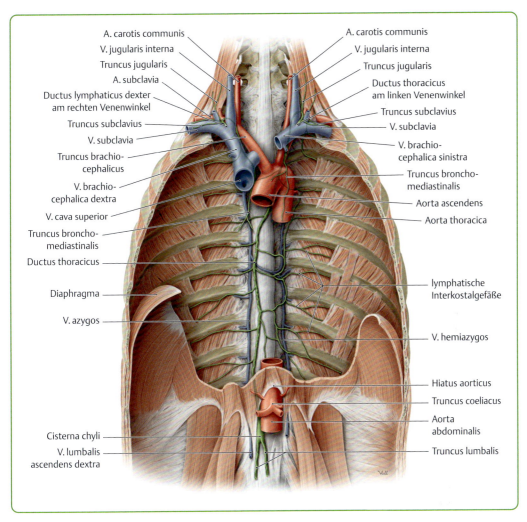

▶ Abb. 11.27 Lymphstämme im Thorax. Sicht von ventral. (Schünke M, Schulte E, Schumacher U. Prometheus LernAtlas der Anatomie. Innere Organe. Illustrationen von Wesker K, Voll M. 4. Aufl. Stuttgart: Thieme; 2015)

Gegensteuern gewertet werden. Nicht zuletzt darf man auch von einer nicht optimalen Entsorgungssituation des ZNS aufgrund der venösen Stauungen sowohl im Hirn als auch Rückenmark ausgehen, die durchaus Stoffwechselveränderungen der Zellen im ZNS und entsprechende Symptome zur Folge haben könnten.

Behandlung und Verlauf

Nach erfolgter ausführlicher Anamnese und Bewertung des Befundes steht primär die Behandlung des Thorax und seiner dysfunktionalen Strukturen im Fokus.

Begonnen wurde mit einer Mobilisierung des Mediastinums in allen Ebenen. Zeitgleich wurde der Patient angehalten, mit dem Zwerchfell eine Bauchatmung umzusetzen, was nach einigen Versuchen gelang. Die einsetzende, deutlich hörbare Peristaltik und damit Entstauung führte zum Abklingen der Druckdolenz des Abdomens. Ebenfalls änderte sich bereits durch diese Maßnahme das im Liegen auffällige Hautkolorit an Hals und Schädel von blass-livide zu rosig, was für eine Entspannung/Öffnung der oberen Einflussebene des Thorax sprach. Der gesamte Thorax verlor deutlich an Rigidität und Spannung. Das Atmen fiel dem Jungen nun viel leichter. Auf eine Manipulation der Thorakalwirbel bzw. Rippen wurde primär verzichtet, um eine vegetative Überreizung zu vermeiden. Ein Bewegen innerhalb der regulatorischen Grenzen des Jungen war obligat!

Des Weiteren wurde eine sanfte globale Mobilisation des Dünn- und Dickdarms vorgenommen, was bereits ohne Schmerzen möglich war. Die Dysfunktionen der oberen HWS wurden mittels BLT-, BMT- und Mitchell-Techniken behandelt, auch hier erfolgte der bewusste Verzicht auf Manipulationen mit HVLA-Techniken. Das membranöse System des Schädels wurde mittels axialer und globaler Kompression und Release entspannt. Eine anschließende Kontrolle zeigte einen lebhaften Ausdruck und Rhythmus. Auch hier bemerkte der Patient wieder eine angenehme Entspannung während der Techniken.

Empfohlen wurde zum einen Bewegung, konkret der Klettersport in der Kletterhalle, zum anderen, wann immer es geht, die Bauchatmung zu praktizieren.

Drei Wochen nach der ersten Behandlung wurde die Familie wieder in der Praxis vorstellig. Die sehr belastenden Symptome waren komplett zurückgegangen, was ganz sicher auch der noch hohen kompensatorischen Fähigkeiten von Kindern zuzuschreiben war. Der Junge war bereits ein erstes Mal bei einem Kletterkurs für Kinder. Und er hatte, so die Mutter, deutlich mehr Appetit.

Therapeutisch erfolgte in der zweiten Behandlung wiederum eine Mobilisation des Mediastinums und dieses Mal eine Manipulation von Th 3, Th 5 und Th 6 (Extensionsdysfunktion) sowie zweier Rippen auf der linken Seite (Rippe V und VI). Der Schädel zeigte sich insgesamt formbarer und besser im Ausdruck. Die auffälligen hohen Spannungen der Mm. masseter und temporalis waren regredient. Das Abdomen zeigte keine Auffälligkeiten mehr.

Seitdem erfolgt präventiv jedes halbe Jahr eine Behandlung des Jungen, der in Stresssituationen (Schule etc.) immer wieder etwas in die Symptomatik tendiert, jedoch bisher nie wieder so heftig wie bei seiner ersten Vorstellung.

Literatur

[1] Barral J-P. The Thorax. Seattle: Eastland Press; 1989

[2] Barral J-P, Croibier A. Trauma: Ein osteopathischer Ansatz. Bad Kötzting: Verlag für ganzheitliche Medizin; 2003

[3] Caporossi R. Le système neuro-végétatif et ses troubles fonctionnels. Aix-en-Provence: Verlaque; 1995

[4] Frymann V. Die gesammelten Schriften von Viola Frymann DO. Pähl: Jolandos; 2007

[5] Hohmann D, Kügelgen B, Liebig K, Schirmer M, Hrsg. Neuroorthopädie 3. Berlin, Heidelberg: Springer; 1985

[6] Liem T, Dobler TK, Puylaert M, Hrsg. Leitfaden Viszerale Osteopathie. München: Urban & Fischer; 2005

[7] Meert GF. Das venöse und lymphatische System aus osteopathischer Sicht. 2. Aufl. München: Elsevier; 2014

[8] Schiffter R. Neurologie des vegetativen Systems. Berlin, Heidelberg: Springer; 1985

11.1.5 Periphere Gelenke

Patient, 49 Jahre alt – Schulter-Nacken-Schmerzen

Kristin Peters

Konsultationsgrund

Herr M. ist ein mir bekannter Patient und stellt sich mit hoch akuten Schulter-Nacken-Schmerzen vor.

Anamnese

Die Beschwerden bestehen seit ein paar Tagen. Auslöser war eine Soziusfahrt auf einem Sportmotorrad. Er habe zusammengekrümmt hinter dem Fahrer gehockt und sich mit aller Macht an dem Haltegriff hinten festgeklammert. Der Fahrer sei sehr schnell gefahren, habe hart abgebremst und dann wieder stark beschleunigt. Der Kopf wurde bei diesen Manövern mehrmals heftig nach vorne bzw. hinten geschleudert. Es habe dabei mehrfach in der HWS gekracht. Nach der Fahrt verspürte Herr M. ein leichtes Ziehen in der Halsregion, dem er keine weitere Beachtung schenkte. Am nächsten Morgen konnte er nur mit Mühe das Bett verlassen, alle Bewegungen von Kopf und Hals verursachten starke Schmerzen, zudem bestand ein mittelschwerer Ruheschmerz.

Der Patient hatte noch nie vorher so starke Schmerzen verspürt, bekannt war lediglich ein leichter Schmerz in der Region durch Muskelverspannung als Folge seiner sitzenden Tätigkeit. Herr M. hatte sich vor anderthalb Jahren mit einer Sportverletzung des rechten Ellenbogens vorgestellt. Nach der Behandlung der anterioren Radiusdysfunktion und Konvergenzdysfunktion der rechten Facette von Th 4 war er beschwerdefrei. Mit 16 Jahren hatte Herr M. ein Supinationstrauma links. Weitere Unfälle, Operationen und schwere Erkrankungen lagen nicht vor.

Befund
Beim Sichtbefund zeigte der Patient einen geschwollenen M. trapezius beidseits, der Kopf schien zwischen den Schultern zu verschwinden. Beide Arme waren marmoriert. Palpatorisch erwiesen sich der gesamte Bereich der Mm. trapezii und die Mm. sternocleidomastoidei als hyperton. Aktive und passive Bewegungen des Kopfes waren aufgrund der Schmerzen kaum durchzuführen. Der Schmerz ließ sich auch durch eine globale Rumpfflexion steigern.

Parietal
Die segmentale Untersuchung der BWS und der HWS zeigte eine bilaterale Divergenzdysfunktion von Th 4, eine starke Fixation der Segmente C 5/C 6, eine Konvergenzdysfunktion von C 3 links und eine bilateral anteriore Dysfunktion von C 0.

Viszeral
Hier zeigte das Mediastinum eine erhöhte Spannung mit dem Eindruck einer ventralen Kompression.

Kraniosakral
Bei der Palpation des Schädels zeigten sich keine primären Dysfunktionen, das Membransystem, besonders im Bereich des Tentorium cerebelli, zeigte einen Elastizitätsverlust bei der Dekompression.

Ausschlusstests
Safty-Tests waren schon bei leichter Kompression positiv, jedoch ohne Ausstrahlung. Der De-Kleyn-Test war nicht durchführbar, der Hautant-Test negativ.

Osteopathische Interpretation
Die Anamnese und die osteopathische Untersuchung deuten auf eine akute Bandscheibenverletzung hin. Der Patient muss also unbedingt in ärztliche Behandlung überwiesen werden. Trotzdem ist es in diesem Fall sinnvoll, den Patienten osteopathisch zu behandeln, um den akuten Schmerz und die funktionellen Dysfunktionen zu lindern.

Behandlung und Verlauf
Der Patient konnte einigermaßen schmerzfrei auf dem Bauch liegen, sodass der starke Hypertonus des M. trapezius mittels einer flächigen Bindegewebsmassage und einer faszialen Release-Technik gesenkt werden konnte. Danach ließ sich die thorakale Wirbeldysfunktion mit einer Impulstechnik lösen.

Herr M. verspürte eine Erleichterung seiner Beschwerden. In Rückenlage konnte der Kopf nun nach hinten bewegt und nach links rotiert werden. Die Dysfunktion von C 3 ließ sich mit einer postisometrischen Muskeltechnik lösen (Kap. 5). Im Anschluss konnte ich die Technik Okziput-Release anwenden und das Okziput befreien, das Membransystem reagierte mit einer Entspannung, das Mediastinum löste sich ebenfalls (Kap. 7). Herr M. fühlte sich deutlich besser. Der Kopf konnte nun auch im Sitzen zu beiden Seiten geringfügig gedreht und nach hinten bewegt werden.

Die Flexion bleibt schmerzhaft eingeschränkt. Der Schmerz breitet sich über beide Schultern aus und zieht mittig die Wirbelsäule herunter. Traktion lindert den Schmerz. Mein Verdacht einer Bandscheibenverletzung erhärtet sich, da auch nach der Behandlung durch eine leichte Kompression in geringgradiger Flexionsstellung die Symptomatik deutlich gesteigert werden kann. Ich informiere den Patienten über meine Vermutung und veranlasse die sofortige Weiterbehandlung in einer orthopädischen/chirurgischen Klinik. Das MRT bestätigt den Verdacht. Herr M. hat einen in den Spinalkanal ragenden medialen Bandscheibenvorfall, der operativ behandelt werden sollte. Aufgrund seiner beruflichen Situation entschied er sich für eine operative Behandlung.

Zehn Tage nach der Operation stellt sich der Patient erneut in der Praxis vor. Die HWS ist bis auf eine endgradige Einschränkung in die Flexion frei beweglich. Bei der Untersuchung zeigt sich eine verminderte Gleitbewegung der Dura mater spinalis im Bereich der unteren HWS, vermutlich durch das postoperative Ödem. Die Befreiung der Dura mater spinalis gelingt mit den im Abschnitt über die kraniale Osteopathie beschriebenen Techniken Okziput-Release, Sakrum-Release und der Duraschaukel. Im Anschluss empfehle ich eine physiotherapeutische Behandlung mit dem Ziel, Herrn M. auf seine größtenteils sitzende Tätigkeit vorzubereiten.

Kommentar
Wie hoch die Verantwortung in einer osteopathischen Praxis ist, zeigt sich an diesem Fall. Der Osteopath hat hier die Aufgabe, die Schwere der Verletzung richtig einzuschätzen und den Patienten in ärztliche Behandlung zu überweisen sowie nach der ärztlichen Intervention die weitere Therapie für den Patienten zu koordinieren.

Patient, 55 Jahre alt – Z. n. Frakturen rechter Humerus, rechter Radius und XII. Brustwirbelkörper, angeborene thorakolumbale Skoliose und Osteoporose

Dr. med. Jürgen Güttler

Konsultationsgrund
Der Patient wird vom Hausarzt wegen persistierender Rückenschmerzen bei Wirbelfraktur BWK XII und zur postoperativen Nachbehandlung vorgestellt.

Anamnese
Der Patient berichtet über einen Sturz beim Wandern im Ausland, wobei es zu den oben genannten Verletzungen gekommen war. Nach einer turbulenten Rettungsaktion wurde die operative Versorgung in einer unfallchirurgischen Klinik mit einer Plattenosteosynthese durchgeführt (▶ Abb. 11.28). Die Radiusfraktur wurde konservativ mit Gipsschiene versorgt. Wieder zu Hause, klagte der Patient über Rückenschmerzen und wurde zunächst beim Hausarzt vorstellig. Da bei dem Patienten eine thorakolumbale Skoliose und eine Osteoporose vorbesteht, sind ihm Rückenschmerzen durchaus geläufig. Bei Persistenz der Beschwerden, insbesondere im thorakolumbalen Übergang, zeigte das durchgeführte Röntgenbild eine massive Kompressionsfraktur des XII. BWK mit zwar stabiler

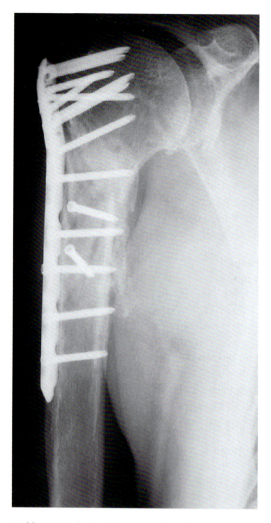

▶ **Abb. 11.28** Rechter Oberarm postoperativ.

Hinterkante, aber mit Auswölbung nach dorsal (▶ Abb. 11.29a–c). Diese Verletzung war bis dato nicht erkannt worden. Es bestanden keine neurologischen Ausfälle.

Der Patient ist Lehrer für körperbehinderte Kinder und Jugendliche. Er unterstützt die Schüler auch bei der Mobilisierung und den Alltagstätigkeiten, sodass er körperlich belastet ist. Er treibt viel Sport (Fitness, Wandern, Yoga, Fahrradfahren).

Protelos und Kalzium werden als Dauermedikation gegen die Osteoporose eingenommen, die bei ihm vor Jahren aufgrund diffuser Knochenschmerzen festgestellt worden war. Die Knochendich-

11.1 Fallbeispiele

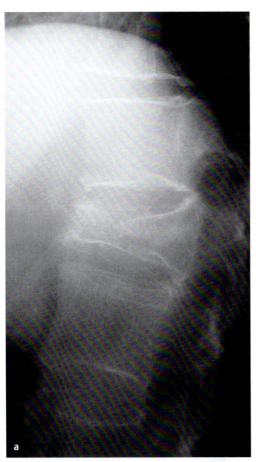
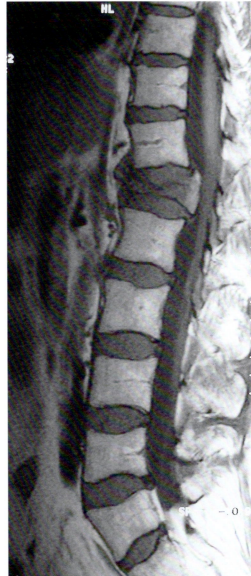
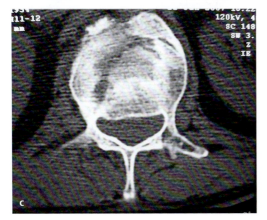

▶ **Abb. 11.29** Bildgebende Diagnose des XII. Brustwirbelkörpers. **a** Seitliche Röntgenaufnahme: Fraktur BWK XII. **b** MRT: Verschiebung der Hinterkante BWK XII. **c** CT: Zertrümmerung des BWK XII und Hinterkantenverschiebung.

temessungen der letzten Jahre sind im Normbereich. Er raucht gelegentlich drei bis vier Zigaretten pro Woche. Er ist Rechtshänder.

Befund

Kraniosakral

Der Gesamteindruck des Kraniums war von einer dorsalen Spannung getragen, wobei das Os occiput rechts in Extension stand, die Os temporalia beidseits in Innenrotaton. Deutliche Spannung verzeichnete die rechte Sutura occipitomastoidea. Die Beweglichkeit der Dura mater war nach kaudal eingeschränkt. Das Sakrum stand in einer posterioren Position mit einer Rotation nach rechts. Die Bewegung zwischen Os occiput und Sakrum war deutlich arrhythmisch und von flacher Amplitude.

Parietal

Es bestand ein falsches langes Bein rechts bei Osilium-anterior-Stellung. Das Sakrum zeigte eine R/L-Stellung, die rechte Hüfte eine verminderte Innenrotation. Die Wirbelsäule hat eine rechtskonvexe Skoliose < 10° der LWS mit LWK V und I als Neutralwirbel sowie eine flachbogige lang gezogene linkskonvexe Skoliose der BWS mit BWK II als Neutralwirbel sowie eine rechtskonvexe flache HWS-Skoliose. Es fanden sich verschiedene Wirbelblockaden im Rahmen von Gruppendysfunktionen. LWK III in ERS links, BWK X in FRS rechts, HWK VII in ERS links, Atlas in ERS rechts.

Das rechte Schultergelenk war deutlich bewegungsgemindert: Abduktion/Adduktion 70–0–20°, IR/AR bei angelegtem Oberarm 80–0–30°, Anteversion/Retroversion 110–0–20°, die Elevation konnte bis 160° über Anteversions- und Abduktionsausweichbewegungen demonstriert werden. Die postoperative Narbe verläuft von der Bizepsaußenseite durch die vordere Axillarlinie bis zum vorderen Akromionrand und war sehr gespannt und strangförmig. Es bestanden keine Entzündungszeichen. Die Muskelsilhouette der gesamten rechten Schulter war stark reduziert, besonders im Bereich des M. pectoralis und deltoideus (▶ **Abb. 11.30a** und **b**). Die Klavikula stand in Innenrotation und die I. Rippe nach dorsal. Das rechte Schulterblatt war auf der Thoraxwand fixiert. Das rechte Handgelenk steht in leichter Bajonettstellung nach lateral und war in Flexion/Extension, Abduktion/Adduktion und Supination/Pronation endgradig eingeschränkt.

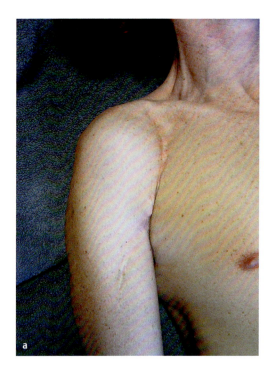 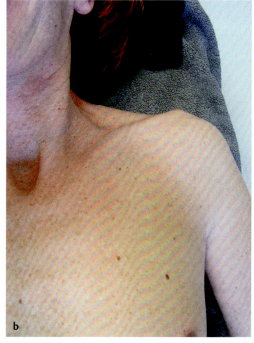

▶ **Abb. 11.30** Operierte und gesunde Seite im Vergleich. **a** Operierte Seite. **b** Gesunde Seite.

Viszeral
Die Thoraxbeweglichkeit war insgesamt herabgesetzt, das Zwerchfell war links mehr als rechts bewegungsgehemmt. Die Mobilität des Magens wie auch der Leber war in der Frontalebene herabgesetzt. Das Kolon und die mesenteriale Aufhängung standen leicht unter Spannung. Eine deutliche Spannung und Druckempfindlichkeit wiesen beide Muskelbäuche des M. psoas entlang der LWS auf.

Myofaszial
Sehr auffällig war die rechte Hals- und Schulterregion hinsichtlich der faszialen Spannung. Auch entlang des M. sternocleidomastoideus setzte sich die Verspannung bis zum Os occiput fort. Gleiches galt für die Fossa supraclaviculare und die klavipektoralen Faszien. Das Zungenbein stand in einer rechts lateralfixierten Stellung. Der M. subclavius, der M. levator scapulae, der M. pectoralis major sowie die Bänder des Proc. coracoideus (Ligg. coracoacromiale, trapezoideum, conoideum) waren rechts deutlich druckschmerzhaft. Weitere Druckschmerzhaftigkeiten bestanden in der ellenbogenseitigen Streckmuskulatur rechts und der Membrana interossea des rechten Unterarms. Im Bereich der Narbe bestand am Bizepsaußenrand eine deutliche Muskellücke.

Die paravertebrale Muskulatur ist entsprechend der skoliotischen Achsabweichung verhärtet, aber nicht druckschmerzhaft. Lediglich um den BWK XII ist die kurze autochthone Muskulatur tastempfindlich. Der M. piriformis des rechten Hüftgelenks zeigt eine deutliche Spannung im Vergleich zur Gegenseite.

Osteopathische Interpretation
Vor dem Unfallereignis war der Patient trotz der bestehenden Skoliose und Osteoporose in einer leistungsfähigen Situation. Die Schmerzen im Rücken waren passager und konnten durch Eigenbehandlung gelindert werden. Die Fraktur des rechten Oberarmes, des XII. BWK und des Radiusgelenks rechts verändern aus osteopathischer Sicht den bisher bestehenden kompensierten Zustand. Die Bewegungseinschränkung des rechten Arms und des rechten Handgelenks führen zu anhaltenden Schmerzen bei Belastung und stellen eine Einschränkung im Alltag dar. Die resultierenden muskulären Defizite unterstützen diesen Zustand, ebenso wie die veränderten faszialen Zugverhältnisse, die über den rechten Arm bis in die OAA-Region und von dort in die Wirbelsäule getragen werden [7] [9] [10]. Hinzu kommt die Kompressionsfraktur des XII. BWK mit Verstärkung der sagittalen und frontalen Wirbelsäulenachsabweichung und Veränderung des faszialen und muskulären Zuges nach kaudal ins Sakrum und Becken, mit dem Ergebnis einer funktionellen Beinlängendifferenz [2] [3] [4] [5] [8] [12].

Des Weiteren bestand eine psychosoziale Belastung für den Patienten. Da war zunächst der Unfall mit dramatischer Rettungsaktion, welche sich eine längere Zeit verzögerte, sodass es zu tiefen Angstsituationen gekommen war. Dann die im Ausland durchgeführte Operation ohne Unterstützung der Familie und mit entsprechender Sprachbarriere. Als dies gut überstanden war, folgte eine lange Rekonvaleszenz und Arbeitsunfähigkeit, wobei höchste Motivation zur Verbesserung der Muskelkraft und Beweglichkeit gefordert war.

Behandlungsziel
Entspannung der Faszien in Hals, Thorax, Arm, Becken, Wirbelsäule. Verbesserung der Muskelkraft des rechten Arms und der Beweglichkeit der rechten Schulter und des Handgelenks. Behebung der Beckendysfunktion und der Wirbelblockaden. Motivation des Patienten zur Durchführung des notwendigen Muskeltrainings und Dehnungsprogramms.

Behandlung und Verlauf
Während der ersten drei Behandlungen, die in 3- bis 4-wöchigen Abständen stattfanden, lag der osteopathische Behandlungsschwerpunkt auf der Lösung der Beckendysfunktion und der faszialen Spannung um das rechte Schultergelenk. Nach Detonisierung der Hüftrotatoren (Mm. piriformis), Hüftbeuger (Mm. psoas) und der Rumpfmuskulatur (Mm. quadratus) konnte die Iliumrotation und Sakrumtorsion durch direkte Techniken normalisiert werden. Die Faszientechniken an Klavikula, Schulterblatt und besonders Pektoralis führten zu einer deutlichen Entspannung in diesen Regionen, sodass die Beweglichkeit auch im Schultergelenk besser wurde. Regelmäßig wurde die Narbe und die Membrana interossea detonisiert. Die zwi-

schenzeitliche Materialentfernung der Oberarmosteosynthese führte zu einer ca. 4-wöchigen Verzögerung der Behandlung, wobei der präoperative Zustand sehr schnell wiederhergestellt werden konnte.

Nach Verbesserung des faszialen Gleichgewichts konnte durch Muskelenergietechniken die Mobilität des rechten Schulter- und Handgelenks bleibend auf nahezu normale Bewegungswerte gebracht werden. Lediglich die Außenrotation bei 90° abduziertem Oberarm ist noch 10° defizitär. Die viszeralen Behandlungen an Magen, Leber und Zwerchfell führten zu einer sehr guten und bleibenden Mobilität.

Schließlich wurden durch Lösen der kranialen Spannungsfelder die Beweglichkeit des Os occiput und der Ossa temporalia freigesetzt, wodurch das Zusammenspiel zwischen Sakrum und Okziput harmonischer wurde, aber immer noch in der Amplitude niedrig blieb. Durch die Skoliose und die Wirbelfraktur sind in diesem Bereich sicherlich Grenzen gesetzt.

Die Behandungszyklen sind weiträumiger geworden und finden noch alle 6–8 Wochen statt. Je nach körperlicher oder seelischer Belastung sind mehr Rückenschmerzen zu verzeichnen, die durch die oben genannten Therapien gut zu lindern sind. Hervorzuheben ist, das sich dann die faszialen Dysfunktionen im Schulter-Hals-Bereich und in der Bauchregion um den M. psoas in den Vordergrund stellen.

Kommentar

Es wurde kurz die psychosoziale Belastung nach einem solchen Trauma angesprochen. Es kann durchaus notwendig und sinnvoll sein, eine gesprächstherapeutische Betreuung bei den betroffenen Patienten einzuleiten. Bei dem vorgestellten Fall war dies nicht indiziert. Der Patient ist sehr selbstkritisch, reflektiert und diszipliniert, sodass er die moralischen Tiefpunkte während der langen Behandlung und Genesung meisterte. Täglich führte er ein spezielles Fitnessprogramm durch, machte Yoga-Übungen und konnte sich immer wieder motivieren, auch wenn sich die Erfolge nur in kleinen Schritten zeigten. Manchmal war eine sanfte, motivierende Aufforderung im Rahmen der ganzheitlichen osteopathischen Sichtweise notwendig, um die Enttäuschung und Zweifel auszuräumen. Außerdem darf nicht unerwähnt bleiben, dass der Patient hervorragend physiotherapeutisch begleitet und angeleitet wurde. Ich sehe die enge Zusammenarbeit innerhalb des Dreieckes Patient – Osteopath – Physiotherapeut für sehr wichtig an, da es sich nicht um ausschließende, sondern ergänzende Therapieansätze handelt.

Literatur

[1] Bauer R, Kerschbaumer F, Poisel S. Orthopädische Operationslehre. 3 Bde in 4 Tl.-Bdn. Stuttgart: Thieme; 1991–1997

[2] Breusch S, Clarius M, Mau H, Sabo D, Hrsg. Klinikleitfaden Orthopädie Unfallchirurgie. 6. Aufl. München: Elsevier; 2009

[3] Frick H. Allgemeine Anatomie – Spezielle Anatomie I. Stuttgart: Thieme; 1980

[4] Frick H. Allgemeine Anatomie – Spezielle Anatomie II. Stuttgart: Thieme; 1980

[5] Frisch H. Programmierte Untersuchung und Therapie des Bewegungsapparates. Heidelberg: Springer; 2007

[6] Greenspan A. Skelettradiologie. 4. Aufl. München: Elsevier Urban & Fischer; 2007

[7] Hebgen E. Viszeralosteopathie – Grundlagen und Techniken. 4. Aufl. Stuttgart: Haug; 2011

[8] Lanz Tv, Wachsmuth W. Praktische Anatomie, Rücken. Berlin, Heidelberg: Springer; 2004

[9] Liem T. Checkliste Kraniosakrale Osteopathie. Stuttgart: Hippokrates; 2009

[10] Masuhr KF. Neurologie. Stuttgart: Hippokrates; 1998

[11] Matzen P-F. Orthopädischer Röntgenatlas. Stuttgart: Thieme; 1980

[12] Niethard FU. Orthopädie. Stuttgart: Hippokrates; 1997

Patientin, 42 Jahre alt – Periarthritis humeroscapularis rechts

Philippe Misslin

Übersetzung: Geneviève Beau

Konsultationsgrund

Frau L., 42 Jahre alt, arbeitet als Bedienung in einem Restaurant. Sie leidet seit 2 Jahren an einer Periarthritis humeroscapularis rechts, die durch Bewegung verschlimmert wird.

Anamnese

Die Patientin wiegt 66 kg und ist 1,65 m groß. Sie sieht übermüdet aus; ihre Gesichtshaut ist blass, emotional ist sie sehr labil. Frau L. ist immer hungrig und scheint lustlos zu sein. Sie leidet an Verstopfung und an diffusen Schmerzen im Lendenbereich. Sie berichtet über unregelmäßige Menstruation mit weißem Ausfluss, Hämorrhoiden, Krampfadern (Beinvarizen), Schwitzen am Tag und auch Nachtschweiße sowie Einschlafstörungen. Die Patientin hat weder Lust noch Zeit, Sport zu treiben. Sie hat keine Kinder (sie konnte keine bekommen).

Vorgeschichte: Eine Appendektomie mit 11 Jahren und vor 15 Jahren ein Sturz auf den rechten Fuß aus 2 m Höhe. Darauf Distorsion, die nicht richtig behandelt wurde.

Sie leidet häufig unter Tachykardie und Hypoventilation. Die Lunge ist belegt. Die Blutdruckmessung ergab 140/70 mmHg und der Puls betrug 80/min.

Befund

Parietal/Myofaszial
- Upslip rechts
- Sakrum L/L
- Tibia anterior rechts
- Th 1 und I. Rippe in Inspiration rechts
- C 4 FRS links
- C 1 Translation links
- steile Stellung im Bereich Th 4, 5, 6 (ERS) und erneut im Bereich Th 11, 12, L 1, L 2, L 3 (ERS)
- Schulterblattmuskulatur rechts verspannt
- Einschränkung der globalen Rotation der HWS (ca. 70–75°)
- Verminderung der Bewegung des rechten Schulterblatts
- Ellenbogen rechts in Abduktionsdysfunktion
- Scaphoid rechts total blockiert (Beginn einer Rhizarthrose)

Viszeral
- Inferiorer Rand der Leber palpierbar. Beim Perkussionstest ist das matte Geräusch des oberen Randes der Leber niedriger als erwartet im 6. Interkostalraum hörbar.
- Diaphragma-Tiefstand
- Enteroptose
- Uterus laterale Flexion rechts

Kraniosakral
- partielle Kompression der SSB
- vertikaler Strain Sphenoid superior
- PRM-Rhythmus 6–7 mit einer Verminderung der Amplitude und der inneren Energie
- rechter M. temporalis in IR mit leichter Kompression der Sutura occipitomastoidea (OM)

Zusatzuntersuchungen

Bevor man eine Behandlung beginnt, ist es ratsam, nach einer Blutuntersuchung zu fragen, mit Messung des BSG und der Leberwerte, um eventuelle Infektionen auszuschließen. Es gibt zwar keinen Diabetes mellitus in der Familie der Patientin, aber man kann von einem prädiabetischen Zustand sprechen. Die Schilddrüse ist hypomobil und die Halsfaszien sind gespannt (CTÜ).

Verringerung der HWS-Mobilität. Es stellt sich die Frage nach einer Hyperthyreose (die Patientin gibt an, dass sie immer hungrig sei und tagsüber schwitze, auch sieht sie übermüdet aus).

Im Fall von Frau L. wäre es sinnvoll, wenn sie ihre Symptome bei einem Kardiologen abklären ließe. Die Patientin hat ein schwaches Immunsystem, eine gynäkologische Untersuchung (vor einem Monat) war ohne Befund.

Osteopathische Interpretation

Die Patientin kommt wegen Schulterschmerzen, die sich durch mechanische Bewegung verschlimmern, in die osteopathische Praxis. Berufsbedingt sind die Schulter und die obere Extremität steten Belastungen ausgesetzt.

Der Therapeut wird versuchen, positiv auf ihr neuroendokrines Ungleichgewicht Einfluss zu nehmen (Kranium – Sakrum) und sich die drei mechanischen Ketten, die sich herauskristallisiert haben, vergegenwärtigen:
- zwei aufsteigende Ketten:
  - auf der Achse der oberen Extremität: Os scaphoideum, Elle, Schulter, M. supraspinatus
  - auf der Vertebral- und Iliosakral-Achse, wo M. latissimus dorsi und M. teres major auch eine Rolle spielen können, bis zum Bizepssulkus
- eine absteigende Kette:
  - Hier können die Mm. scaleni anterior und medius sowie die Mm. trapezii den Beweglichkeitsverlust dieser Schulter beeinflussen.
  - Mm. scaleni (C 4) auf der I. Rippe („up")

- Mm. trapezii in Höhe der Klavikula und in Höhe seiner tiefen BWS-Ansätze (Steilstellung in Höhe Th 11 und Th 12)

Das Untersuchungsergebnis lässt sich wie folgt bewerten:
1. Hierbei darf nicht vergessen werden, dass der N. phrenicus direkt das Zwerchfell beeinflusst. Daher auch der Zusammenhang mit Hypoventilation, Tiefstand, schneller Herzfrequenz (80/min.), Lebertiefstand. Hinzu kommt noch, dass das Diaphragma durch die ständige Spannung die abdominalen viszerosomatischen Schürzen senkt (als viszerale und hämodynamische Folgen: Enteroptose, Hämorrhoiden, Varizen der Beine).
2. Der venolymphatische Rückfluss wird durch die Hypoventilation gestört sein. Hier müssen wir den Zusammenhang sehen zwischen dem Flachrücken (Th 11 bis L 3) und den Ansätzen der Zwerchfellpfeiler und den Bögen, auch die des M. quadratus lumborum, der uns hier besonders interessiert.
3. Zudem gibt es einen Zusammenhang zwischen Pleurakuppel und I. Rippe in Inspiration rechts über den N. phrenicus. Dies kann eine Störung des Gleichgewichts des Thorax in Verbindung mit dem Plexus cardiacus als Folge haben (Schlafstörungen, Herzrasen, Herzrhythmusstörungen).
4. Das Diaphragma steht tief und in Inspiration. Es wird sich mehr auf der Leber und auf den Kolonflexuren abstützen müssen, insbesondere auf der rechten Flexura.
5. Das wird wiederum dem M. quadratus lumborum mehr anstrengen (Ilium Upslip rechts). Denken wir auch an die Tibia anterior (Überbleibsel des Sturzes?), welche ebenfalls nach Entlastung schreit.
6. Auch hier gibt es eine Verbindung mit dem M. latissimus dorsi und dessen Aponeurose, welche das Schulterblatt an die Rippen anpressen (der untere Winkel der Skapula) und auch den M. teres major bis zu seinem humeralen Ansatz.
7. Der M. supraspinatus wird mehr arbeiten müssen, um den Verlust der Skapula-Mobilität zu kompensieren. Er ist also auch sehr in diese Periarthritis-humeroscapularis-Problematik eingebunden.
8. Die aufsteigenden Ketten der unteren und oberen Extremitäten: Das Scaphoid der rechten Hand ist blockiert, mit einer beginnenden Rhizarthrose (gerne als typische berufsbedingte Arthrose gesehen); der rechte Ellenbogen ist in ABD-Dysfunktion, die Schulter reagiert auf beide Dysfunktionen. Es wird nötig sein, dem Diaphragma eine höhere Stellung zu gewährleisten. In der Behandlung wird das Diaphragma gelöst, damit kein Tiefstand mehr vorhanden ist. Die Tiefstellung der Leber und die Enteroptose dürfen nicht vergessen werden. Dabei auch an die Verbindung mit dem Uterus in Seitneigung rechts denken und an das Sakrum L/L kompensatorisch infolge der viszerosomatischen Zusammenhänge. Die Leber ist zu drainieren, um den Rückfluss zu verbessern (portaler Stau, Hämorrhoiden, Varizen usw.).
9. In Anbetracht des sympathikotonen Zustandes von Frau L. hat die kraniale Sphäre Vorrang (unregelmäßige Menstruation, Uterus in Seitneigung). Wir müssen auch an einen Zustand einer Prämenopause denken. Die Hypophysen- und Schilddrüsenprobleme können auch mit der Kompression und dem vertikalen Strain der SSB verbunden sein, mit C 1 in Translation, mit der Verringerung der HWS-Mobilität, dem Mobilitätsverlust der Halsbasis und v. a. mit dem Os temporale in IR-Dysfunktion.

Beachte
Zusammenhänge zwischen Os temporale in IR und Schulterbeschwerden erklären sich über die kraniomyofaszialen Verbindungen:
- Fascia pharyngobasilaris: SSB und Os temporale – Os hyoideum – Schulter
- Aponeurosis cervicalis medialis: Os hyoideum – Os scapulare (M. omohyoideus und Fascia thyreoidea)

Behandlung und Verlauf
Zunächst müssen mechanische Riegel geöffnet werden, wie die Tibia anterior und das Ilium superior (Upslip), begleitet von einer Dehnung des M. quadratus lumborum. Aufgrund der extrem niedrigen Belastbarkeit der Patientin (Müdigkeit, sympathikoton) wäre es nicht sinnvoll gewesen, in der ersten Behandlung gleich vertebral oder viszeral zu arbeiten.

Dagegen war es von Vorteil, mit einer Wiederherstellung des Kranium-Sakrum-Gleichgewichts zu beginnen und dadurch das neurovegetative System zu regulieren, dann das Zwerchfell zu behandeln, die SSB zu befreien und danach den kranialen Rhythmus wieder anzukurbeln. Die Technik der Temporalisrolle der Ossa temporalia war meines Erachtens die beste Technik, um ihr sympathisches System wieder anzuregen und um den PRM etwas zu erhöhen.

Was den Behandlungsanlass betrifft (die Schulter), habe ich auch da nur eine ausgleichende Faszienbehandlung vorgenommen, indem ich die Aponeurose zwischen Klavikula, M. pectoralis und Axilla und die des M. latissimus behandelt habe, ohne die Schulter selbst zu sehr zu beanspruchen.

Eine Woche später kam die Patientin wegen des akuten Problems der Periarthritis humeroscapularis in die Praxis. Sie litt nun schon mehr als 2 Jahre daran, und es muss bedacht werden, dass die Schulter durchaus ihren Zustand verschlimmern kann, v. a. weil die Arbeitsbelastung der Patientin groß und konstant ist.

Mittlerweile sah sie gesünder aus und ihr Schlaf hatte sich deutlich verbessert. Obwohl sie noch unter dem Schulterschmerz litt, fühlte sie mehr Dynamik bei der Arbeit. Ich habe den Schwerpunkt mehr viszeral gesetzt, mit einem „Grand Manoeuvre", einem Diaphragma-Lift und einer Leberpumpe. Die Verriegelung von der I. Rippe in Inspiration habe ich behoben, um die Mm. scaleni anterior und medius zu entlasten.

Eine Muskelenergietechnik habe ich für C 4 angewandt. Danach habe ich erneut die Temporalrolle zur Regulierung benutzt, zusätzlich zu einer genaueren Arbeit auf den Aponeurosen des Halses und der Schulter. Ebenfalls behandelt wurden der Ellenbogen und das Os scaphoideum.

In Bezug auf die Essgewohnheiten der Patientin habe ich nur grobe Veränderungen angesprochen, z. B. weniger Fette und fettes Fleisch zu verzehren.

Ich habe die Patientin noch zweimal mit 3 Wochen Zwischenraum gesehen, ihr Gesamtzustand hatte sich ganz deutlich verbessert. Nun habe ich besonders die Mobilität der Schulter behandelt, denn der M. latissimus erlaubte es. Auch den Schädel habe ich weiter behandelt, mit der Betonung auf der Öffnung der Ossa temporalia (AR der beiden Ossa temporalia).

Frau L. hat jetzt viel mehr Lebensfreude, ihr Gemütszustand und ihre Schlafqualität haben sich gebessert. Das Scaphoid bleibt empfindlich wegen der präsenten Rhizarthrose, doch die allgemeine Mobilität der Karpalknochen ist verbessert. Die spezifische Behandlung des Scaphoids und eine allgemeine myofasziale Behandlung der oberen Extremität waren erfolgreich.

Patientin, 34 Jahre alt – Schmerzen in der rechten Schulter

Wim Hermanns

Hintergrund
Wie in dem Fallbeispiel zur Patientin, 56 Jahre alt – unspezifische Rückenprobleme (S. 577) ist auch in diesem Fall eine kausale Kette nicht naheliegend. Erst das Wissen über Haltungstypologien bringt uns auf die Spur der effektiven Behandlung.

Konsultationsgrund
Die Patientin (ledig, kinderlos, von Beruf Erzieherin) klagt über seit 4 Monaten bestehende Schmerzen in der rechten Schulter.

Anamnese
Es handelt sich bei weiterem Nachfragen um Verspannungsschmerzen im M. trapezius sowie Bewegungsschmerz beim Armheben. Keine Ausstrahlungen oder Parästhesien. Ärztlicherseits wurde mithilfe röntgenologischer und sonografischer bildgebender Verfahren eine Supraspinatus-Tendinitis ohne Rupturierung diagnostiziert. Injektionen und Medikation mit Antiphlogistika sowie tiefe Querfriktion nach Cyriax und Trainingstherapie blieben bis jetzt ohne anhaltenden Erfolg. Der Schmerz hatte nach einer längeren Zugfahrt mit Kofferheben und -tragen begonnen. Die Anamnese gibt keine internistischen, traumatischen oder chirurgischen Hinweise.

Befund/Inspektion
In der seitlichen Ansicht steht die Patientin im Lot, ohne Auffälligkeiten. Sie wäre im Schema nach T.E. Hall mit einer normalen posturalen Haltung zu klassifizieren [1]. Nach der Kretschmer-Typologie wäre sie als athletisch anzusehen. Doch in frontaler Ansicht zeigt sie eine asymmetrische Haltung:

11 – Osteopathische Betrachtungen

- Der rechte Fuß ist abgeflacht im Sinne einer Eversionsstellung.
- Das rechte Knie ist im Vergleich zum linken in Valgusstellung.
- rechte SIAS tiefer als links
- rechte SIPS höher als links
- rechte Crista iliaca höher als links
- Trochanter majores auf gleicher Höhe
- lumbale NSR links (lumbaler Gibbus links bei Flexion)
- thorakale NSR rechts (thorakaler Gibbus rechts bei Flexion)
- Schulterhochstand rechts
- Schulterprotraktion links (scheint in Innenrotation)
- Schulterretraktion rechts (scheint in Außenrotation)

Parietal/Myofaszial
In der osteopathischen Bewegungsuntersuchung sind v. a. die parietalen Befunde auffällig.
- rechtes Os naviculare in Innenrotation
- rechtes Os talare in Anteriordysfunktion
- rechte Plantaraponeurose gespannt und druckdolent
- Ilium links posterior
- Sakrum in anteriorer Torsion um eine rechte Achse (rechts/rechts)
- verkürzte Ischiokruralmuskulatur links
- verkürzter Iliopsoas rechts
- I. Rippe rechts in Inspirationsstellung ohne Beteiligung der Articulatio costovertebrale
- C 4 in ERS links
- C 1 in Rechtsrotation
- Okziput in Linksrotation und Rechtsseitneigung
- Schädel in Torsion rechts

Osteopathische Interpretation
Sicherlich kann man aus den Rippen- und HWS-Dysfunktionen eine Kette ableiten, die die Schulterproblematik erklärt. Eine Behandlung dieser Einschränkungen wäre aber sicher nicht von dauerhaftem Erfolg. Der erfahrene Osteopath erkennt in der beschriebenen Vielfalt von Dysfunktionen ein Muster.

Zum Ersten kann er das Common Pelvic Pattern, das gewöhnliche Beckenmuster (CPP) nach John Wernham [1] erkennen. Dieses beschreibt eine Haltungsasymmetrie, die wir laut Wernham bei über 80 % der Patienten finden. Die restlichen 20 % haben eine spiegelbildliche Asymmetrie (Uncommon Pelvic Pattern, nicht gewöhnliches Beckenmuster). Für ihn gilt als Ursache für das CPP die asymmetrische Anlage der Organe. Die Leber an der rechten Seite würde durch ihren abwärts gerichteten Druck ein rechtes Ilium anterior verursachen. Das Ilium anterior mit seinem scheinbar längeren Bein wird kompensiert über ein Valgusknie und eine Fuß-Eversion links. Die Wirbelsäule passt sich nach oben in einer skoliotischen Haltung an. An der linken Seite würde das tief liegende Sigmoid ein Ilium posterior verursachen. Nach Meinung des Autors ist diese Erklärung nicht mehr haltbar, erklärt sie ja nicht, wie es zum Uncommon Pelvic Pattern kommt. Wernham stützt sich auf das theoretische John-Martin-Littlejohn-Modell „The Polygon of Forces".

Untersucht man die Patientin auf fasziale Vorzugsrotationen, findet man folgendes Muster:
- Die okzipitozervikale Region dreht nach links.
- Die zervikothorakale Region dreht nach rechts.
- Die thorakolumbale Region dreht nach links.
- Der Beckengürtel dreht bevorzugt nach rechts.

Nach Gordon Zink entspricht dies einem L/R/L/R, Common Compensatory Pattern (gewöhnliches Kompensationsmuster, CCP). Es besitzt im Bezug zu den faszialen Rotationen alle Merkmale des Wernham-Modells. Im Grunde genommen ist das Wernham-Modell damit eine parietale Darstellung des nach Zink benannten CCP. Die untersuchten Übergänge stellen allesamt wichtige fasziale Kreuzungen dar. In der Beckenregion bilden das urogenitale und pelvische Diaphragma den horizontalen Abschluss der Leibeshöhle. Das Atmungsdiaphragma steht am thorakolumbalen Übergang für die Trennung zwischen Bauch- und Brusthöhle. In der zervikothorakalen Region bilden verschiedene Strukturen (I. Rippe, Th 1, Klavikula, Sibson-Faszie, Pleurakuppel) die Thoraxapertur. Der okzipitovikale Übergang bildet den Übergang von der kranialen Höhle zur Wirbelsäule. Diese vier Diaphragmen bilden Durchtritte für venöse, lymphatische, arterielle und neurale Leitungsbahnen. Eine Asymmetrie eines Diaphragmas beeinträchtigt somit die vasalen und neuralen Durchlässe, mit Konsequenzen für alle davor- und zurückliegenden Strukturen. In der Asymmetrie, auch wenn sie als

„gewöhnlich" bezeichnet wird, besteht also ein starkes pathologisches Potenzial. Sobald Toleranzgrenzen überschritten sind, kommt es zu Problemen in der Versorgung. Das CCP und UCCP sind aus dieser Sicht behandlungsbedürftig.

Ross Pope [2] gibt einige mögliche Erklärungen für die Entstehung des CCP. Die meist plausible Darlegung geht davon aus, dass die kindliche Lage im Mutterleib eine ist, bei der das Kind am Ende der Eintreibungsphase so liegt, dass die Nase nach rechts zeigt. Dadurch wird die linke Okziputschuppe gegen das linke Ilium der Mutter gedrückt. Der kindliche Schädel wird dadurch verformt. Die Dysfunktion, die dadurch entsteht, ist eine Rechtstorsion in der Synchondrosis sphenobasilaris. Durch Durazüge wird auch das Sakrum in Dysfunktion gezogen. Die Außenrotation des Os temporale bringt über Muskelketten das rechte Ilium in Outflare. Diese Stellung impliziert ein Ilium anterior rechts.

Behandlung und Verlauf

Die Behandlung der Patientin wäre aus dieser Sicht kraniosakral anzusetzen. Doch die parietalen Strukturen sind in ihrem Alter schon so gefestigt, dass eine kraniosakrale Behandlung sicherlich nicht das erhoffte Resultat für die Haltung und die Schulterproblematik bringen würde.

So bleiben verschiedene fasziale Behandlungen aller beteiligten Faszien oder eine ganzheitliche osteopathische Therapie (GOT) als Möglichkeiten. Ich entscheide mich für die GOT, weil diese – mehr als eine fasziale Behandlung – dem athletischen Naturell der Patientin entspricht. Die gefundenen Dysfunktionen werden nach der GOT nochmals untersucht und ggf. manipuliert (Fuß, Becken, Rippe, C 0/C 1/C 2). Außerdem zeige ich der Patientin einige Muskeldehnungen aus dem Janda-Konzept, die sie zu Hause durchführen soll.

Fünf Behandlungen mit Abständen von 2 Wochen bringen eine Verbesserung der Asymmetrie sowie eine restlose Verbesserung der Schulterschmerzen.

Literatur

[1] Hermanns W. GOT – Ganzheitliche osteopathische Therapie. 2. Aufl. Stuttgart: Hippokrates; 2009

[2] Pope R. The common compensatory pattern: its origin and relationship to the postural model. Am Acad Osteopath J 2003; 13(4):19–40

Patientin, 30 Jahre alt – Fersensporn

Eric Hebgen

Konsultationsgrund

Die Patientin kam in meine Praxis, weil sie seit einem halben Jahr an einem Schmerz an der linken Ferse beim Stehen und Gehen litt. Die Diagnose ergab einen Fersensporn. (Die Definition für einen Fersensporn lautet: knöcherne Ausziehung des Kalkaneus, medioplantar am Ursprung der Plantarfaszie.)

Anamnese

Die Schmerzen, die die Patientin unter Belastung an der linken Ferse spürte, traten vor einem halben Jahr langsam zunehmend auf. Besonders nach längerem Entlasten, z. B. durch Liegen oder Sitzen, trat lokal ein klar umschriebener Fersenschmerz als eine Art Anlaufschmerz während der ersten Schritte auf. Besonders deutlich spürte sie dies nachts, wenn sie zur Toilette gehen musste.

Längere Gehstrecken waren zum Zeitpunkt der Konsultation kaum möglich, da der Schmerz sich unter andauernder Belastung verschlimmerte. An der rechten Ferse hatte sie ein Jahr zuvor auch schon einen Fersensporn, der ihr Schmerzen in ähnlicher Art verursacht hatte. Damals wurde eine radioaktive Bestrahlung als Therapie durchgeführt, was zur Schmerzfreiheit führte. Die gleiche Therapie wurde auch links versucht, führte aber zu keiner Veränderung des Beschwerdebildes. Zusätzlich entwickelten sich im Laufe des Fersenschmerzes links sporadisch auftretende lumbale Rückenschmerzen.

Die weitere Anamnese erbrachte, dass die Patientin vor 5 Jahren an einem Meningeom operiert worden war. Rezidive traten bisher nicht auf, und sie hatte auch keine darauf hinweisende Symptomatik.

In der Vergangenheit hatte sie keine Unfälle, nahm keine Medikamente ein, die inneren Organe und ihr Blutdruck waren ohne schulmedizinischen Befund. Im Alter von 25 Jahren hat sie ein Kind bei komplikationslos verlaufender Schwangerschaft und Geburt bekommen.

Zum Zeitpunkt der Anamnese hatte sie einen regelmäßigen Monatszyklus ohne Regelschmerzen, nahm weder die Pille noch hatte sie eine Spirale zur Verhütung.

Befund

Parietal/Myofaszial

Auf der linken Seite hatte meine Patientin eine deutliche Gelenkblockade im linken Fersenbein: einen Kalkaneus posterior. Die Wadenmuskulatur war verkürzt, im M. triceps surae hatte sie aktive Triggerpunkte. Ebenfalls verkürzt zeigte sich die Ischiokruralmuskulatur auf der linken Seite. Die linke Kniekehle war bei leichter Palpation deutlich schmerzhaft. Dies ist ein Indiz für eine hohe fasziale Spannung an dieser Stelle, zumal die Gegenseite unempfindlich anzutasten war.

Ihr Becken hatte eine Fehlstellung mit Ilium posterior links. Die LWS war zum Zeitpunkt der Untersuchung nicht blockiert, aber in die Streckung (Extension) weniger gut beweglich.

Viszeral

Auf beiden Seiten fand ich im Unterbauch einen hohen viszeralen Tonus. Die nähere Untersuchung ergab Dysfunktionen am Colon sigmoideum, der Harnblase und den Aufhängebändern der Gebärmutter.

Kraniosakral

Im Schädelbereich zeigten sich hohe membranöse Spannungen ohne Blockierungen der Schädelknochen.

Osteopathische Interpretation

Ungeachtet eines röntgenologisch gesicherten knöchernen Fersensporns gibt es vielerlei Gründe, warum ein solcher Knochensporn plötzlich Symptome hervorrufen kann, obwohl er meistens schon sehr lange vorhanden ist. Die Frage ist also: Warum macht ein Fersensporn nach jahre- oder gar jahrzehntelanger Beschwerdefreiheit auf einmal Schmerzen?

Vergleichbar ist eine solche Situation mit einem Fass, das langsam voll läuft und irgendwann überläuft. Der Fersensporn an sich muss also keine Schmerzen machen. Kommen aber noch andere Dysfunktionen hinzu, so kann die Kompensationsfähigkeit eines Körpers überfordert sein, und es treten Symptome auf. Im Fall meiner Patientin war das blockierte und damit bewegungsgehemmte Fersenbein eine für den Körper nicht zu kompensierende Dysfunktion. Der Fersensporn und die umgebenden Weichteile wurden nun beim Gehen

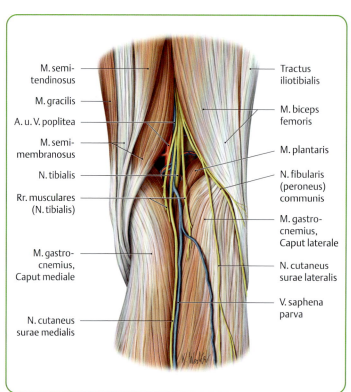

▶ **Abb. 11.31** Muskuläre Begrenzung der Kniekehle. (Schünke M, Schulte E, Schumacher U. Prometheus LernAtlas der Anatomie. Allgemeine Anatomie und Bewegungssystem. Illustrationen von Wesker K, Voll M. 2. Aufl. Stuttgart: Thieme; 2007)

und Stehen komprimiert, Schmerzen waren die Folge.

Die dorsale Beinmuskulatur passte sich der Fehlstellung des Kalkaneus an, indem sie sich verkürzte. Triggerpunkte in der Wadenmuskulatur sind die Folge einer Verkürzung, nämlich dann, wenn die Muskulatur zusätzlich akut oder chronisch überlastet wird.

Die Kniekehle ist ein Knotenpunkt der dorsalen Beinmuskulatur und der Zirkulation für das Bein. Ein Hypertonus der Ischiokrural- und Wadenmuskulatur führt zu einem auch in den Faszien spürbaren hohen Tonus in der Kniekehle. Dadurch wird die Zirkulation für Unterschenkel und Fuß negativ beeinflusst, besonders der venöse und lymphatische Abfluss sind gestört. Die trophische Situation am Fersenbein inklusive des Bindegewebes um den Fersensporn wird gestört, was die Schmerzen aufrechterhalten kann (▶ Abb. 11.31).

Die viszeralen Dysfunktionen im Unterbauch schränken in ihrer Gesamtheit die Zirkulation des Beins zusätzlich ein, weil die sich dadurch ergebende Kompression auf venöse und lymphatische Abflüsse zu einem manchmal schon sichtbaren Stau im Bein führt (Besenreiser oder lymphatische Ödeme; ▶ Abb. 11.32).

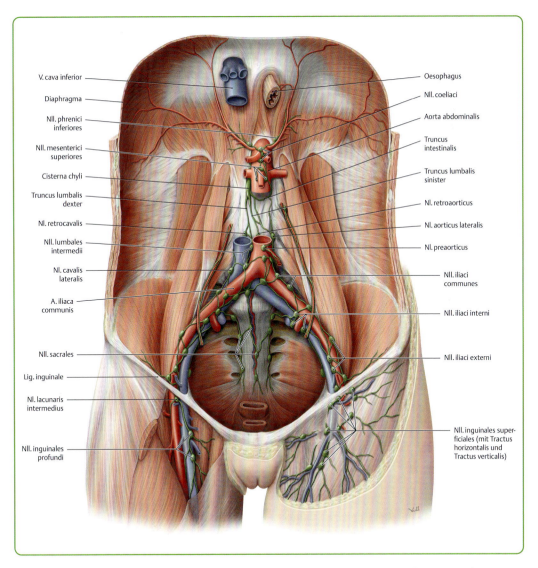

▶ Abb. 11.32 Parietale Lymphknoten in Abdomen und Becken. (Schünke M, Schulte E, Schumacher U. Prometheus LernAtlas der Anatomie. Hals und Innere Organe. Illustrationen von Wesker K, Voll M. Stuttgart: Thieme; 2005)

Die viszeralen Dysfunktionen allein hätten die Schmerzsituation eher nicht auslösen können, in Kombination mit blockiertem Kalkaneus, verkürzter Beinmuskulatur und faszialer Dysfunktion der Kniekehle war das Persistieren der Beschwerden wahrscheinlich.

Behandlung und Verlauf

Ich löste in der Behandlung das blockierte Fersenbein mit einer Manipulation und anschließender reinformierender Mobilisation zur Wiederherstellung des freien Gelenkspiels. Anschließend behandelte ich die viszeralen Dysfunktionen und die faszial hypertone Kniekehle zur Verbesserung der zirkulatorischen Situation im Bein. Als Eigenübung bekam die Patientin den Auftrag, ihre Wadenmuskulatur zu dehnen.

Nach etwa einer Woche waren die Beschwerden vollständig verschwunden. Eine zweite Behandlung war nicht notwendig.

Kommentar

Die röntgenologische Diagnose eines Fersensporns sollte nicht dazu verleiten, darin auch die kausale Ursache für den weit verbreiteten Fersenschmerz zu sehen. Vielmehr sollte man sich die Frage stellen, was dazu geführt hat, dass ein Knochensporn, der unter Umständen schon jahrzehntelang ohne Beschwerden vorhanden war, auf einmal Schmerzen verursacht.

Literatur

[1] Hebgen E. Checkliste Viszerale Osteopathie. Stuttgart: Hippokrates; 2009

[2] Hebgen E. Viszeralosteopathie – Grundlagen und Techniken. 4. Aufl. Stuttgart: Hippokrates; 2011

[3] Imhoff AB, Baumgartner R, Linke RD. Checkliste Orthopädie. 4. Aufl. Stuttgart: Thieme; 2006

Patientin, 30 Jahre alt – Schulterschmerz

Eric Hebgen

Konsultationsgrund

Die Patientin wurde mit linksseitigen Schulterschmerzen, bestehend seit ca. 9 Monaten, in meiner Praxis vorstellig. Die Schmerzen traten bei bestimmten Bewegungen auf und waren im Bereich des ACG lokalisiert.

Anamnese

Die Schulterschmerzen traten vor 9 Monaten plötzlich auf, an einen traumatischen Anlass konnte sie sich nicht erinnern. Nicht alle Bewegungen waren schmerzhaft. Zu den schmerzauslösenden Bewegungen gehörten die transversale Abduktion und der Griff auf den Rücken zum BH-Verschluss. Beide Bewegungen lösten einen lokalen Schmerz am ACG auf der linken Seite aus. Eine Schmerzreduktion konnte z. B. durch das Tragen von Einkaufstaschen mit der linken Hand erreicht werden. Eine Röntgendiagnostik brachte keinen Befund. Therapieversuche wurden nicht veranlasst.

Die weiterführende Anamnese erbrachte, dass zweieinhalb Jahre zuvor eine Sectio durchgeführt wurde, bei der gleichzeitig eine geplante Sterilisation erfolgte. Insgesamt hatte die Patientin zwei Schwangerschaften ohne Komplikationen, die erste lag schon 10 Jahre zurück.

Weitere Operationen gab es nicht, Traumata lagen auch nicht vor. Sie nahm zum Zeitpunkt der Befragung keine Medikamente. Für die inneren Organe gab es keine aktuellen Befunde – sie war organisch gesund.

Befund

Parietal/Myofaszial

In der mittleren BWS im Bereich von BWK VI–IX zeigten sich mehrere Blockaden und eine generelle Hypomobilität. Das SCG war nach anterior blockiert.

Viszeral

Im Oberbauch waren mehrere organische Dysfunktionen zu finden: Die Leber war im osteopathischen Sinne gestaut, der Magen hatte einen hohen Tonus (Spasmus), das Duodenum ebenfalls. Die Papilla duodeni major stach dabei hervor, sie war außerdem deutlich druckschmerzhaft.

Kraniosakral

Hier zeigten sich keine Befunde.

Osteopathische Interpretation

Schmerzen treten häufig nicht unbedingt dort auf, wo die Ursache liegt. Vielmehr macht sich das schwächste Glied in der Reihe bemerkbar. Hier war es die linke Schulter im Bereich des ACG.

Bei Bewegungen des Arms muss sich die BWS bis etwa BWK VI frei bewegen können, dies war bei meiner Patientin nicht der Fall. Darüber hinaus

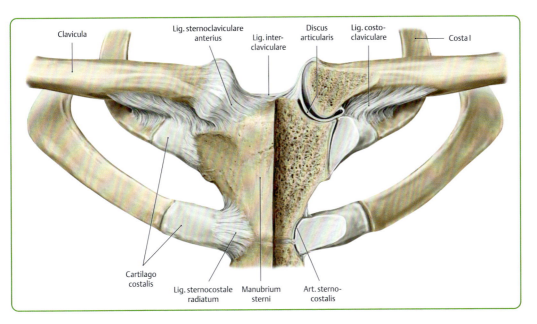

▶ **Abb. 11.33** Articulatio sternoclavicularis und Bandapparat. (Schünke M, Schulte E, Schumacher U. Prometheus LernAtlas der Anatomie. Allgemeine Anatomie und Bewegungssystem. Illustrationen von Wesker K, Voll M. 2. Aufl. Stuttgart: Thieme; 2007)

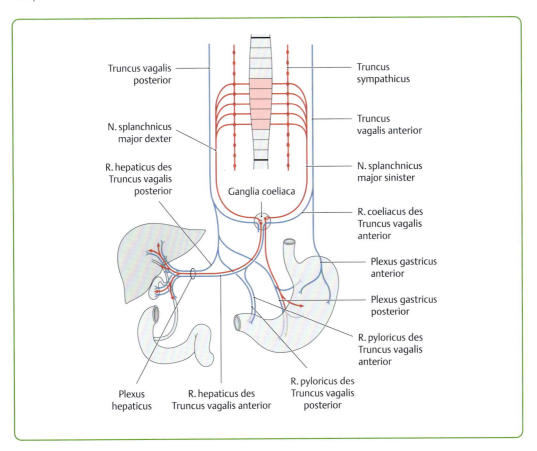

▶ **Abb. 11.34** Vegetative Innervation von Leber, Gallenblase und Magen. (Schünke M, Schulte E, Schumacher U. Prometheus LernAtlas der Anatomie. Hals und Innere Organe. Illustrationen von Wesker K, Voll M. Stuttgart: Thieme; 2005)

schmerzt ein blockiertes SCG meist selbst nicht, beeinträchtigt die Biomechanik der Schulter aber immens (▶ Abb. 11.33). Die Schmerzen traten bei bestimmten Bewegungen auf, die offensichtlich die bewegungsgestörten Gelenke in der BWS und an der Schulter überforderten und das ACG überlasteten. Das Tragen auf der linken Seite dürfte das ACG entlastet haben, sodass die Schmerzen sich reduzierten.

Eine Blockade des SCG kann unbemerkt, z. B. in der Nacht, entstehen, wenn man eine Weile auf der Seite liegt. Erinnert wird sich jedenfalls meist nicht an ein auslösendes Geschehen. Da die Gelenkstörung auch keine direkten Schmerzen hervorruft, kann sie lange Zeit unbemerkt bleiben.

Kommen andere Faktoren hinzu, kann die Kompensationsfähigkeit des Körpers ausgereizt sein, und es zeigen sich Symptome. Die blockierte BWS kann in diesem Fall das „Fass zum Überlaufen" gebracht haben. Auch hier stellt sich die Frage, was die Gelenkdysfunktion ausgelöst hat. Meist sind dies alltägliche Bewegungen, die das Gelenk überfordern, sofern es selbst schon eine vorgetriggerte Fehlstellung zeigt. Eine generelle Hypomobilität vermag so etwas zu sein. Dies kann natürlich biomechanische, haltungsbedingte Ursachen haben oder aber, wie hier zu vermuten ist, organische Ursachen. Die Organe des Oberbauchs zeigten bei meiner Patientin osteopathische Dysfunktionen, ohne dabei schulmedizinisch auffällig zu sein.

Leber, Magen und Duodenum werden vegetativ sympathisch aus der mittleren BWS innerviert, gerade dort, wo die Blockierungen saßen. Hat ein Organ eine Dysfunktion (oder auch eine relevante Erkrankung), kann es über die Ausbildung von viszerosomatischen Reflexen auf Rückenmarksebene zu einem Hypertonus der segmentalen Muskulatur kommen. Eine Hypomobilität und später vielleicht Gelenkblockaden sind die Folge (▶ Abb. 11.34).

Behandlung und Verlauf

Ich behandelte die Leber, den Magen, die Papilla duodeni major und das Duodenum in seiner Gesamtheit. Dabei zeigte sich, dass der Zwölffinger-

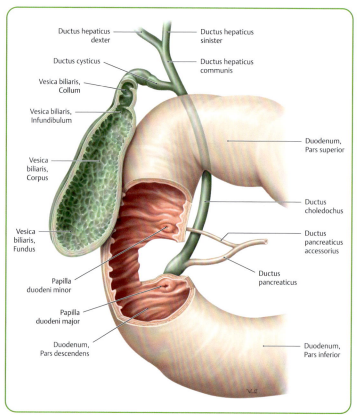

▶ **Abb. 11.35** Gliederung der extrahepatischen Gallenwege. (Schünke M, Schulte E, Schumacher U. Prometheus LernAtlas der Anatomie. Hals und Innere Organe. Illustrationen von Wesker K, Voll M. Stuttgart: Thieme; 2005)

darm den größten Einfluss auf den Bauch hatte. Dies ist nachvollziehbar, da über den Ductus choledochus die Leber den Gallensaft drainiert.

Ist die Leber als Folge eines Abflusshindernisses im Duodenum gestaut, ist weiterlaufend nun der venöse Abfluss des Magens zur V. portae gestört. Man sieht also, dass diese Organe zirkulatorisch voneinander abhängig sind (▶ Abb. 11.35, ▶ Abb. 11.36).

Dann löste ich noch die Blockaden der BWS und des SCGs. Als Eigenübung sollte die Patientin täglich eine Dehnung der Pektoralmuskulatur zur Mobilisierung der BWS und des SCGs durchführen.

In der zweiten Behandlung kontrollierte ich die Befunde und behandelte noch einmal nach, zur dritten Behandlung und damit einen Monat nach der Erstkonsultation war die Patientin beschwerdefrei.

Kommentar

Chronifiziert ein Schulterschmerz und zeigt er röntgenologisch eine strukturelle Veränderung im Schultergelenk, ACG oder periartikulär, ist eine Therapie langwierig und „nur Reparatur". Ein Schulterschmerz sollte frühzeitig ernst genommen werden.

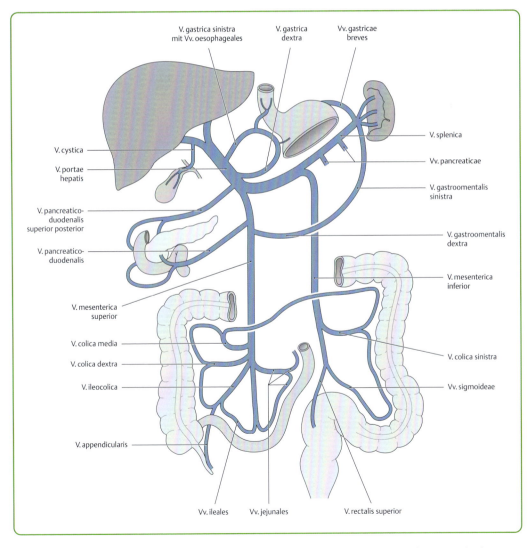

▶ **Abb. 11.36** Zuflussgebiet der V. portae hepatis. (Schünke M, Schulte E, Schumacher U. Prometheus LernAtlas der Anatomie. Hals und Innere Organe. Illustrationen von Wesker K, Voll M. Stuttgart: Thieme; 2005)

Literatur

[1] Hebgen E. Checkliste Viszerale Osteopathie. Stuttgart: Hippokrates; 2009

[2] Hebgen E. Viszeralosteopathie – Grundlagen und Techniken. 4. Aufl. Stuttgart: Haug; 2011

Patient, 50 Jahre alt – Ellenbogenschmerz

Eric Hebgen

Konsultationsgrund

Der Patient kam in meine Praxis mit Schmerzen am rechten lateralen Epikondylus des Ellenbogens. Außerdem hatte er seit etwa 4 Monaten beidseitige Nackenverspannungen und Kopfschmerzen, die vom Hinterkopf helmartig bis in die Augen ausstrahlten.

Anamnese

Kopfschmerzen hatte der Patient zwar schon vorher, besonders am Wochenende, aber nicht so dauerhaft wie in den letzten 4 Monaten.

Den Ellenbogen hatte der Patient auch zuvor schon gespürt, v. a. nach schwerer körperlicher Arbeit, z. B. Gartenarbeit, aber in den vergangenen 4 Monaten hatten sich auch diese Schmerzen eindeutig verschlimmert und ließen sich schon bei alltäglicher Computerarbeit auslösen.

Die weitere Anamnese ergab, dass eine Migräneerkrankung schon früher ausgeschlossen worden war. Er war vor etwa 30 Jahren einmal von der Leiter gestürzt und brach sich dabei die Kniescheibe. An beiden Knien wurden die Innenmenisken teilentfernt – links vor 5 Jahren und rechts vor 14 Jahren. Ein Trauma ging beiden Meniskusschäden nicht voraus.

Der Patient neigt zu niedrigem Blutdruck bei ansonsten gesundem Herz und unauffälliger Lunge. Auch das Urogenital- und Verdauungssystem stellt sich ohne schulmedizinischen Befund dar.

Befund

Parietal/Myofaszial

Der Patient hatte eine sehr auffällige Gelenkblockade der Kopfgelenke. Im CTÜ fand ich Dysfunktionen in Flexion und Extension in den Bereichen HWK VII bis BWK III. Die I. Rippe auf der rechten Seite stand kranial und die Fossa supraclavicularis major zeigte hohe fasziale Spannung.

Viszeral

Die linke Niere war im osteopathischen Sinn gestaut und in ihrer Bewegung eingeschränkt.

Kraniosakral

Hier zeigten sich keine Befunde.

Osteopathische Interpretation

Gelenkblockaden im CTÜ mit einer Fehlstellung der I. Rippe nach kranial erzeugen in der Fossa supraclavicularis major (FSM) hohe fasziale Spannungen. Ein Hypertonus der segmentalen Muskulatur als Schutzmechanismus für die Gelenkdysfunktion erzeugt in der oberen Thoraxapertur bzw. in der FSM ebenso wie die Faszienspannung eine Kompression der zirkulatorischen Strukturen für den Arm, d. h. eine Kompression auf die Nerven des Plexus brachialis und die Vasa subclaviae (▶ Abb. 11.37).

Die eingeschränkte Zirkulation im Arm kann sich in verschiedenen zirkulatorischen Syndromen bemerkbar machen. Karpaltunnelsyndrom, Morbus Sudeck oder Epikondylitis sind Beispiele dafür.

Im Fall meines Patienten scheint sich die schon mit dezenten Symptomen vorhanden gewesene Epicondylitis humeri lateralis unter der verminderten Zirkulation durch die Gelenkblockade im CTÜ verschlimmert zu haben.

Eine Kopfgelenkblockade kann Kopfschmerzen auslösen, die fast dauerhaft sind. Die Beweglichkeit der HWS ist aber typischerweise nicht eingeschränkt. Dies traf in diesem Fall ebenfalls zu.

Behandlung und Verlauf

Ich mobilisierte die Kopfgelenke und löste die Blockaden des CTÜ und der I. Rippe. Danach erfolgte eine ausführliche fasziale Behandlung der oberen Thoraxapertur. Ich schickte den Patienten mit einer Übung zur Eigenmobilisation nach Hause.

Zur zweiten Behandlung, 3 Wochen nach der ersten, hatten sich die Schmerzen im Ellenbogen reduziert, und die Kopfschmerzen waren verschwunden. Die Kopfgelenke zeigten sich auch normal beweglich. Ich setzte in der Behandlung die fasziale Arbeit an der Thoraxapertur fort, mobilisierte die I. Rippe und den CTÜ noch weiter und behandelte die Niere.

Nach weiteren 3 Wochen war die Symptomatik des Ellenbogens auf das Maß vor der akuten Verschlimmerung reduziert. Mit einer Anleitung, die Unterarmextensoren und -flexoren regelmäßig zu

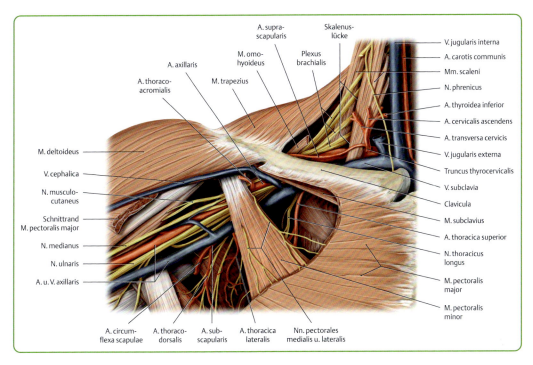

▶ **Abb. 11.37** Verlauf der A. subclavia dextra in der seitlichen Halsregion. (Schünke M, Schulte E, Schumacher U. Prometheus LernAtlas der Anatomie. Allgemeine Anatomie und Bewegungssystem. Illustrationen von Wesker K, Voll M. 2. Aufl. Stuttgart: Thieme; 2007)

dehnen, verabredeten wir, dass er es nun ohne weitere Behandlung versuchen sollte. Nach 20 Monaten stellte er sich erneut in meiner Praxis wegen eines akuten Überlastungsschmerzes des ISG vor. Der Ellenbogen hatte sich seit damals allerdings nicht mehr schmerzhaft bemerkbar gemacht.

Kommentar

Karpaltunnelsyndrom, Morbus Sudeck oder Epikondylitis sind zirkulatorische Syndrome des Arms. Man sollte sich also bei diesen Krankheitsbildern fragen, wo die Zirkulation auf dem Weg zur Hand eingeengt sein könnte bzw. wo sich der „Abfluss" für den Arm – lymphatisch oder venös – befindet.

Patientin, 50 Jahre alt – Schulterschmerz rechts

Johanna Slipek-Ragnitz

Konsultationsgrund

Die Patientin, von Beruf selbstständige Friseurin, kam in die Praxis mit einer schmerzhaften und in der Bewegung eingeschränkten Schulter rechts, die ihr kaum noch das Arbeiten am Kunden ermöglichte, weil sie den Arm nicht heben konnte. Auch nachts schmerzte die Schulter.

Sie war bereits beim Orthopäden und hat, nachdem sie „in der Röhre" (MRT) war, von diesem die Diagnose Impingement-Syndrom erhalten, einhergehend mit einer Operationsempfehlung. Das ginge aber für sie nicht, weil sie nicht so lange in ihrem Salon ausfallen könne.

Impingement-Syndrom: Hierbei handelt es sich um eine schmerzhafte Einklemmung von Sehnen oder Kapselanteilen in einem Gelenkspalt, bei dem Schultergelenk als subakromiales Impingement bekannt. Verletzungen oder Degeneration führen zu einer subakromialen Einklemmung der Supraspinatussehne mit entsprechender Reizung, im weiteren Verlauf zur Entzündung bis hin zur Verkalkung der Sehne. Eingeschränkt sind insbesondere die Abduktion, aber auch die Rotation des Gelenks.

Anamnese
Die Patientin, Rechtshänderin, beschreibt einen seit 5–6 Wochen zunehmenden Schmerz bei Bewegung der rechten Schulter, besonders, wenn sie mit Fön oder Schere am Kunden arbeite, aber auch nächtlichen Ruheschmerz, der sie kaum noch schlafen lasse. Ibuprofen helfe nur anfänglich, außerdem bekomme sie davon Magenschmerzen. Die Schmerzen seien schleichend gekommen, auf die Schulter gefallen sei sie nicht und könne sich auch sonst an keine heftige oder ruckartige Bewegung erinnern. Die vom Orthopäden verschriebene Physiotherapie war so schmerzhaft, dass sie nicht wieder hingegangen war. Eine Operation käme für sie nicht infrage. Es sei nicht das erste Mal, dass sie so etwas hätte, aber meist war es nach einer Woche wieder gut.

Sonstige Beschwerden bestehen in Kopfschmerzen, die ab und an auftreten; zudem Magenschmerzen. Ihr Magen sei etwas nervös. Die Verdauung ist gut, der Stuhlgang regelmäßig. Hämorrhoiden werden bejaht.

Der Schulter- und Nackenbereich sei immer verspannt und schmerze, ebenso der untere Rücken, gerade nach langen Arbeitstagen im Friseursalon.

Regelmäßig müsse sie zur Laborkontrolle, weil sie als Kind eine Hepatitis hatte und ihre Leberwerte immer zu hoch und grenzwertig ausfielen. Deswegen durfte sie auch nie die Pille nehmen und passe auch sonst mit Medikamenten genau auf. Auch Alkohol trinke sie deswegen nicht, er schmecke ihr sowieso nicht.

Herz und Kreislauf seien in Ordnung, der Blutdruck wohl etwas niedrig. Es gab bislang keine weiteren Vorerkrankungen, auch keine Operationen und größeren Traumata.

Eine Tochter kam vor 30 Jahren spontan zur Welt, in der Schwangerschaft waren die Laborwerte immer auffällig, welche genau, weiß sie aber nicht. Inzwischen ist sie mit den Wechseljahren durch, das lief ohne Probleme. Sie lebe in einer langjährigen und glücklichen Beziehung mit ihrem Mann.

Befund

Allgemein
- sehr schlanke, zierliche mittelgroße Frau, gepflegtes Äußeres, blasses Hautkolorit
- Muskulatur eher wenig ausgeprägt, kaum Fettgewebe
- Labor:
  - erhöhte Transaminasen (ALAT/ASAT erhöht; keine Cholinesterase abgenommen)
  - diskrete Hinweise auf megaloblastäre Anämie (Magen, Vitamin-B_{12}-Status nicht erhoben)
  - niedriger Vitamin-D-Spiegel
  - sonstige Profile normal

Lokal
- rechte Schulter „painful arc" (▶ Abb. 11.38), Neer- und Jobe-Zeichen positiv, keine Überwärmung, Rötung und Schwellung, links ohne Befund
- Sensibilität, Kraft und Reflexe seitengleich
- hohe Spannung im M. trapezius bds., den Mm. scaleni und ventralen Thoraxmuskeln
- I. Rippe rechts in Inspirationsstellung fixiert; druckschmerzhaftes SCG rechts, Klavikula rechts kranial verlagert im SCG

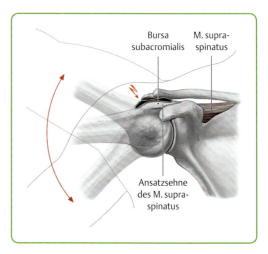

▶ **Abb. 11.38** Schmerzhafter Bogen – Impingement-Syndrom. Von einem schmerzhaften Bogen spricht man, wenn die Abduktion des Arms zwischen 60 und 120° Schmerzen verursacht. (Schünke M, Schulte E, Schumacher U. Prometheus LernAtlas der Anatomie. Allgemeine Anatomie und Bewegungssystem. Illustrationen von Wesker K, Voll M. 4. Aufl. Stuttgart: Thieme; 2014)

- Versuch einer vorsichtigen kaudalen Subluxation des Humeruskopfes rechts schmerzbedingt unmöglich, links möglich
- ventralisierte Schultergelenke bds., verstrichene Fossae supraclaviculares und angespannter M. sternocleidomastoideus bds.
- Humeruskopf rechts lässt sich nicht nach dorsal mobilisieren. Druck auf die lange Bizepssehne rechts ist sehr schmerzhaft, Druck auf die Tuberositas deltoidea ebenso.

Parietal
- HWS/CTÜ:
  - hyperlordosiert, schmerzhafte Bewegungseinschränkung der Rotation rechts und links sowie der Extension, C1 in Translation rechts, Palpation der Procc. transversi C2–C5 rechts schmerzhaft
  - CTÜ eingeschränkt
  - Untergreifen der Leber im Sitzen mindert das Spannungsgefühl und bessert die Beweglichkeit, verursacht aber auch leichte Übelkeit.
- Thorax:
  - sehr zierlich mit auffälligem anteroposteriorem Durchmesser, Sternum ventral/kranial
  - sehr druckschmerzhafte Sternokostalgelenke, Diaphragma angespannt, in mittlerer Position befindlich, Durchführung der Bauchatmung verursacht Krämpfe in den Zwerchfellpfeilern bzw. in der paravertebralen lumbalen Muskulatur
- BWS: starke Kyphose, sehr rigide, Patientin kann nur mit erhöhtem Kopfteil bequem liegen
- LWS:
  - aufgehobene Lordose, die Patientin möchte die Beine in Rückenlage gerne angestellt lassen
  - Becken: insgesamt nach dorsal gekippt
- untere Extremitäten: leichte Flexion in Hüft- und Kniegelenken bds., rechts mehr als links, Besenreiser und leichte Varizen bds.

Viszeral
- im Stehen vorgewölbter Unterbauch
- Abdomen weich, Leberrand tastbar und leicht druckdolent, Verstärkung bei Inspiration
- Curvatura gastrica major schmerzhaft
- epigastrischer Winkel und Pylorus sehr unangenehm in der Palpation
- über Zäkum und Sigmoid ebenfalls Druckdolenzen, beide lateral fixiert
- Dünndarm ptosiert und schmerzhaft
- M. psoas bds. transabdominal schmerzhaft palpabel

Kranial
- Schädel: Os temporale rechts in AR, rechter vorderer und hinterer Quadrant auffällig

Osteopathische Interpretation

Da die Patientin kein Trauma der Schulter angibt, wohl aber eine schon öfter aufgetretene Symptomatik, die der aktuellen gleicht, darf man von einer schon über längere Zeit bestehenden Dysfunktion ausgehen, deren Kompensation nun anscheinend nicht mehr gelingt. Ihre Arbeit als Friseurin stellt für das Schultergelenk eine besondere Belastung dar.

Liegt keine primäre Degeneration vor, gilt es, neurologische bzw. neuromuskuläre Verbindungen zu betrachten, um der Ursache nahe zu kommen.

Die inneren Organe bzw. deren Zustand können über die sogenannten viszerosomatischen und viszerovegetativen Reflexe Einfluss auf die Muskulatur und Trophik bestimmter Körperregionen nehmen. Sensible Afferenzen der inneren Organe verlaufen entlang sympathischer oder parasympathischer Fasern nach zentral und treten über das Hinterhorn in das Rückenmark ein. Hier kann es zu einer direkten Durchschaltung auf die vegetativen Zentren des Seitenhorns und das motorische Vorderhorn kommen. In der Folge treten **vegetative Begleitsymptome** (Durchblutung, Schweißsekretion, Piloarrektion) und eine Aktivierung von Motoneuronen, welche die diesem Segment zugeordneten Muskeln ansteuern, auf. Besteht ein solcher afferenter Reiz dauerhaft, kann dies über die Efferenzen zur Tonuserhöhung in den Muskeln führen, bis hin zum Hartspann und einem geweblichen Umbau (Insertionstendinopathien gehen oft damit einher). Es kommt ebenfalls zu vegetativen Störungen.

Auch der N. phrenicus leitet sensible Afferenzen aus dem viszeralen Bereich nach zentral (Segmente C3–C5), da er u. a. die Unterseite des Zwerchfells und die peritonealen Überzüge von Leber, Gallenblase und Mageneingang versorgt. Im Fall der Patientin liegt die Vermutung nahe, dass sich mehrere innere Organe in Dysfunktion befinden, allen voran jedoch die **Leber** mit stattgehabter Entzündung, erhöhten Leberwerten und auffälligem Tastbefund. Sie ist über viszeral-afferente Fasern den Segmenten Th 5–Th 9 zugeordnet.

Unter anderem aus diesen Segmenten heraus erfolgt die vegetative Innervation der oberen Extremität (Th 2–Th 8), welche die Durchblutung, die Schweißsekretion und die Piloarrektion steuert. Kommt es aufgrund der afferenten Reizung dieser Segmente zu einem erhöhten Sympathikotonus mit gesteigerter Reizantwort über die Efferenzen, dann können **trophische Störungen** für die obere Extremität die Folge sein. Das Gewebe ist weniger gut versorgt, damit weniger gut belastbar, regeneriert schlechter und ist anfälliger für Verletzungen und Degeneration. Das sind keine optimalen Bedingungen für die besondere Belastung des Schultergelenks der Patientin bei der Arbeit.

Motorisch erfolgt aus den Segmenten Th 5–Th 9 teilweise die Versorgung der thorakalen sowie ventralen und lateralen Bauchwandmuskulatur (der M. rectus abdominis dient als Kennmuskel). Dies ist eine Erklärung für den sehr rigiden Thorax der Patientin. Auch kann man entsprechend einem Hyper- oder Hypotonus das Auswandern des Nabels aus der Medianlinie feststellen.

Von einer Affektion des N. phrenicus durch die schmerzhafte, gespannte Leberkapsel ist mit Sicherheit auszugehen. Auch hier könnte über eine dauerhafte Reizung der zervikalen Segmente C 3–C 5 eine somatische Dysfunktion entstehen, da von hier aus der untere Anteil des Plexus cervicalis (C 3 und C 4) und der obere Anteil des Plexus brachialis (C 5) entspringen (▶ Abb. 11.39). Aus diesen Segmenten werden wichtige Muskeln für das Schultergelenk versorgt (Mm. subclavius, supraspinatus, infraspinatus, pectorales major/minor, teres major und subscapularis), die mit ihrer Tonuserhöhung das Gelenk in seiner Bewegung stark einschränken.

Als weiterer Weg sind die Afferenzen zu sehen, die über den N. vagus von der Leber nach kranial ziehen. Die Theorie besagt, dass übermäßige afferente Signale über den N. vagus durch das Foramen jugulare in den Schädel und zur Medulla oblongata gelangen und ihrerseits eine Dysfunktion im OAA-Gebiet auslösen können. Der umgekehrte Fall erscheint plausibler – eine primäre OAA-Dysfunktion kann den N. vagus in seinem Verlauf sicher beeinflussen. In beiden Fällen könnte es zu einer Störung der Segmente C 1–C 3 kommen, die sich mit ihren austretenden Spinalnerven an der Bildung des Plexus cervicalis (C 1–C 4) beteiligen. Unter anderem werden von diesen die bei der Patientin auffälligen Mm. scaleni und die supra- und infrahyoidale Muskulatur versorgt. Mit kleineren Ästen tragen sie auch zur Versorgung des M. sternocleidomastoideus und des M. trapezius bei. Ebenso kann es zu sensiblen Störungen im Bereich der Schulter und des Halses kommen. Natürlich ist aufgrund der örtlichen Nähe auch eine Reizung des N. accessorius nicht auszuschließen.

Darüber hinaus kann auch der Mechanismus des **„referred pain"** Schmerzen in der Schulter und im ventralen Dermaton Th 10 verursachen. Dieser entsteht durch sogenannte neuronale Konvergenz: Afferenzen innerer Organe laufen gemeinsam mit Afferenzen bestimmter Hautareale und projizieren auf dieselben Neurone der Schmerzbahn. So wird ein Reizzustand des Organs als Schmerz auf der Haut wahrgenommen. Im genannten Fall aber ist dieser Mechanismus sicher als sekundär zu betrachten.

Der sehr **angespannte Thorax** sowie das **fixierte Zwerchfell** können aber auch zirkulatorisch Einfluss auf das Geschehen nehmen, indem u. a. der Abfluss der Leber behindert wird. Die gespannte Kapsel und die tastbare Vergrößerung sprechen dafür. Infolgedessen gäbe es einen Rückstau in das Drainagegebiet der Leber, was die Druckdolenzen über Zäkum und Sigmoid und auch die Hämorrhoiden erklären könnte. Der nervöse Magen kann ebenfalls über den Rückstau erklärt werden; der blande Fall einer chronischen Stauungsgastritis ist wahrscheinlich (die aktuellen Magenschmerzen rühren von der Hemmung der Prostaglandinsynthese durch das Ibuprofen her). Auch der lymphatische Rückfluss über den Ductus thoracicus (Hiatus aorticus/Mediastinum) kann behindert sein.

Ein fixiertes Zwerchfell findet man nicht selten bei Frauen, die Kinder geboren haben (auch noch nach Jahren und Jahrzehnten) und die unwillkürlich dem Abrutschen der Oberbauchorgane (Organptosis), insbesondere der Leber nach der Ent-

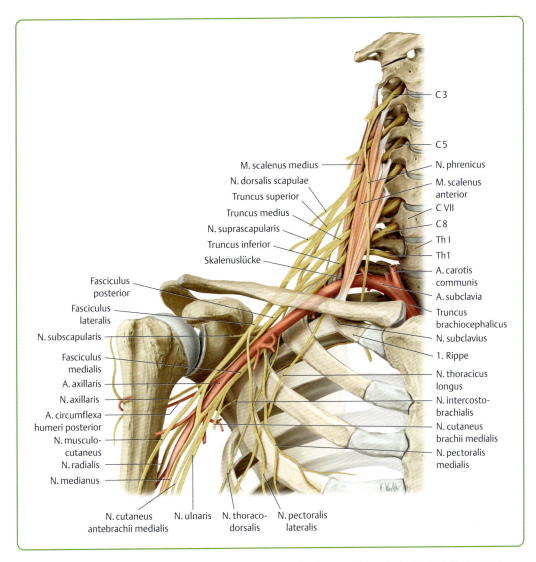

▶ **Abb. 11.39** Verlauf des Plexus brachialis und seine Projektion auf den Thorax nach Durchtritt durch die Skalenuslücke. Rechte Seite, Ansicht von ventral. (Schünke M, Schulte E, Schumacher U. Prometheus LernAtlas der Anatomie. Allgemeine Anatomie und Bewegungssystem. Illustrationen von Wesker K, Voll M. 4. Aufl. Stuttgart: Thieme; 2014)

bindung, eine hohe Spannung des Zwerchfells entgegensetzen. Gerade nach der Geburt hat die Leber als schweres Organ die Tendenz abzusinken. Dies wird begünstigt durch die hormonell bedingte Laxizität sämtlicher Bindegewebe und eine nahezu nicht mehr vorhandene Bauchwandmuskulatur. Des Weiteren hat die Schwangere im letzten Trimenon fast nur noch thorakal atmen können und verbleibt oft nach der Entbindung in diesem Muster.

Eine Kongestion der Leber hätte ähnliche neurologische Folgen wie oben besprochen, aber eben auch einen Rückstau in ihr komplettes Drainagegebiet zur Folge. Für die Leber selbst stellt dies eine mitunter deutliche Einschränkung ihrer Leistungsfähigkeit dar, bis hin zum Erscheinen von Zellzerstörungsmarkern im Laborbefund (ALAT/ASAT bzw. GPT/GOT erhöht).

Eine **Stauungssymptomatik** findet sich begünstigt durch den stehenden Beruf der Patientin, durch die Ptose der Bauchorgane, aber auch durch einen Stau in die V. cava inferior, die Vv. iliacae bzw. Vv. femorales (Becken und untere Extremitäten) ebenfalls im lumbalen Bereich und in den unteren Extremitäten. Die Schmerzsymptomatik im Lumbalbereich rührt unter zirkulatorischen Gesichtspunkten von einer übermäßigen Beanspruchung der venösen Drainagewege im Bereich der Wirbelsäule her (Plexus venosi vertebrales internus und externus).

Im parietalen/muskulären Bereich findet sich beidseits ein hypertoner M. iliopsoas, der sowohl die Flexion in beiden Hüft- und Kniegelenken als auch die nahezu aufgehobene LWS-Lordose erklärt.

Da der M. psoas in enger Verbindung mit dem Zwerchfell und dessen Aktion steht und an der Ventralflexion der LWS beteiligt ist, würde jedes Aufrichten und Strecken in der LWS durch die Erhöhung der Spannung des M. psoas zusätzlich Stress auf das Zwerchfell und den Thorax bringen, was sowohl Schmerzen als auch vegetative Symptome zur Folge hätte. Die Patientin vermeidet dies und nähert die Ursprünge dem Ansatz des Muskels an. Auch könnte man annehmen, dass sie der Absenkung der Bauchorgane „folgt"; also den gestressten, sich im Unterbauch und Becken befindlichen Organen zur Entlastung verhelfen möchte.

Behandlung und Verlauf
Anamnese, Befund und Interpretation wiesen auf eine maßgebliche Beteiligung der Leber und des Thorax an der Entstehung der Symptomatik hin, sodass hierin auch der primäre Zugang in der ersten Behandlung lag.

Da eine Mobilisierung und Behandlung der Leber ohne vorherige Befreiung sämtlicher Drainagewege des Organs obsolet ist, wurde mit der Behandlung von Diaphragma, Mediastinum, V. cava superior, Omentum minus mit Ductus choledochus sowie Duodenum mit Papilla vateri begonnen. Somit war der Thorax schon inbegriffen. Im Zwischenbefund zeigte sich bereits eine Minderung der Druckdolenzen im Oberbauch sowie eine Abnahme der Schmerzsymptomatik der rechten Schulter, deren passive Beweglichkeit ebenfalls besser wurde. Des Weiteren kamen nun Drainagetechniken für die venösen Abflüsse im Thorax-bereich zur Anwendung und die Patientin wurde wiederum zur Bauchatmung aufgefordert.

Das rechte Schultergelenk und angrenzende Gelenke wurden mittels GOT-Techniken vorsichtig, möglichst ohne Schmerzen auszulösen, behandelt. Es folgten eine Mobilisierung der hoch stehenden I. Rippe rechts mittels faszialer und Muskelenergietechniken nach Mitchell (Mm. scaleni und der HWS-Muskulatur) sowie die Behandlung des OAA-Bereiches mittels BLT- und BMT-Techniken.

Im Abdomen wurden der Dünndarm sowie Zäkum und Sigmoid nach Abnahme der Druckdolenzen mobilisiert. Der M. psoas entspannte sich beidseits unter Vibrationstechnik. Abschließend erfolgte eine Leberdrainagetechnik und eine Korrektur des Os temporale rechts mittels einer direkten Technik.

> **Beachte**
> Aufgrund der veränderten Hämodynamik im venösen Rückfluss zum rechten Herzen muss beim Aufsetzen bzw. Aufstehen der Patientin nach der Behandlung mit einem Druckabfall und einer entsprechenden Gegenreaktion des Körpers (Schwindel, „vernebelte" Wahrnehmung, Anstieg der Herzfrequenz, Zittern, Frieren und Schweißausbruch) gerechnet werden – dem sollte mit hoher Aufmerksamkeit durch den Therapeuten begegnet werden! Eine Erklärung der Phänomene gegenüber der Patientin ist sehr wichtig, damit keine Unsicherheit und Angst aufkommen.

Die Patientin wurde nach drei Wochen nochmals in der Praxis vorstellig und wies eine deutliche Verbesserung der Symptome auf, was durch den Befund objektiviert werden konnte.

Kommentar
Eine Operation konnte bis dato umgangen werden. Die Schulter ist wieder vollumfänglich und schmerzfrei beweglich. Bezüglich der eingangs beschriebenen Statik/Haltung der Patientin kann man nur bedingt von einer Besserung sprechen. Das Aufrichten falle ihr deutlich leichter, sie fühle sich freier und leichter. Grundsätzlich sei aber an dieser Stelle angemerkt, dass man als Therapeut genau abwägen sollte, inwieweit man sich in die Konstitution eines Patienten mittels eines Korrek-

turvorhabens „einmischen" sollte. Vielmehr ist es ratsam, sich um ein optimales Funktionieren der Physiologie unter den individuell gegebenen Umständen zu bemühen.

Innerhalb der 3 Wochen zwischen der ersten und zweiten Behandlung erfolgte zufälligerweise eine der üblichen Laborkontrollen der Blut- und Leberwerte. Hier fiel ein Abfall der Leberenzyme auf ein fast gesundes Niveau auf, was Anlass zu der Vermutung gibt, dass eine Entstauung der Leber die Regeneration der Hepatozyten möglich machte (wie bereits im Befund erwähnt, erfolgte keine Bestimmung der Cholinesterase, welche eine Aussage zur Syntheseleistung der Leber hätte untermauern können). Parallel zu diesem Abfall kam es aber zu einem Anstieg des TSH-Wertes um das 8-Fache des Vorbefundes, ohne jegliche Symptomatik einer Schilddrüsenunterfunktion. Leider wurden die Feinhormone der Schilddrüse bei den Kontrollen nicht mitbestimmt.

Ich gehe davon aus, dass ein bis dato über die bekannten Feedback-Mechanismen eingespieltes Verhältnis von freiem Trijodthyronin zu freiem Tetrajodthyronin und TSH durch ein sicher erhöhtes Stoffwechselniveau der Leber nach der ersten Behandlung massiv in dem Sinne gestört wurde, dass es zu einer vermehrten Aktivierung des freien Tri- und Tetrajodthyronins und auch zu einer vermehrten Inaktivierung des biologisch wirksamen freien Trijodthyronins kam. Somit war das gesamte verfügbare Trijodthyronin deutlich erniedrigt, was wiederum zu einer vermehrten Ausschüttung von TSH führte.

Leider erfolgte nach diesem Laborbefund die sofortige Einstellung der Patientin mit Euthyrox 100. Man hätte den Mut haben dürfen, hier etwas abzuwarten. Eine selbstständige Regulation dieses Missverhältnisses wäre meines Erachtens durchaus wahrscheinlich gewesen.

Literatur

[1] Barral J-P. The Thorax. Seattle: Eastland Press; 1989

[2] Caporossi R. Le système neuro-végétatif et ses troubles fonctionnels. Aix-en-Provence: Verlaque; 1995

[3] Hohmann D, Kügelgen B, Liebig K, Schirmer M, Hrsg. Neuroorthopädie 1 + 3. Berlin, Heidelberg: Springer; 1985

[4] Lange A. Physikalische Medizin. Berlin, Heidelberg: Springer; 2002

[5] Liem T, Dobler TK, Puylaert M, Hrsg. Leitfaden Viszerale Osteopathie. München: Urban & Fischer; 2005

[6] Meert GF. Das venöse und lymphatische System aus osteopathischer Sicht. 2. Aufl. München: Elsevier; 2014

[7] Mitchell FL Jr, Mitchell PKG. Handbuch der Muskel-Energie-Techniken. Band 3. Stuttgart: Hippokrates; 2005

[8] Schiffter R. Neurologie des vegetativen Systems. Berlin, Heidelberg: Springer; 1985

Patient, 43 Jahre alt – Z. n. nach mehrmaliger Knieoperation

Gabi Prediger

Konsultationsgrund

Der 43-jährige Patient, der als Aktionsfotograf arbeitet, wurde vom Orthopäden wegen Knieschmerzen rechts im Bereich des medialen Gelenkspalts überwiesen.

Anamnese

Der Patient hat sich schon mehreren Knie-Operationen unterzogen. Die erste Operation, eine Kreuzbandplastik auf der rechten Seite, wurde nach einem Skiunfall vor etwa 20 Jahren notwendig. Hierbei wurde das vordere Kreuzband mit der Patellarsehne rekonstruiert. Die zweite Operation wurde vor etwa 15 Jahren wegen eines Innenmeniskusrisses durchgeführt, der Meniskus wurde hierbei teilreseziert. Vor etwa 10 Jahren erlitt er abermals am rechten Knie einen Kreuzband- und Innenmeniskusriss durch einen Sturz beim Bobfahren. Die Kreuzbandplastik wurde dieses Mal mit der Semitendinosussehne ersetzt, der Innenmeniskus konnte genäht werden. Die Schmerzen, derentwegen der Patient in die Praxis kam, traten am rechten Knie bei Belastungen wie Skifahren, Reiten und Joggen auf. Der Patient gibt an, dass er seit der ersten Knie-OP vor 20 Jahren nie mehr völlig schmerzfrei gewesen sei. Er wurde von Zeit zu Zeit physiotherapeutisch behandelt. Vor Beginn der osteopathischen Behandlung wurden zur Abklärung ein Röntgenbild und ein MRT des Knies gemacht. Es ergaben sich jedoch keine Befunde.

Durch einen Motorradunfall erlitt der Patient eine Milzruptur und einen Pneumothorax. Da sich der Patient in Afrika befand, erfolgte die Behandlung konservativ. Als Jugendlicher zog er sich bei einem Fahrradunfall eine Klavikulafraktur links zu. Die letzte größere Verletzung erlitt der Fotograf bei einem Mountainbike-Unfall: Er verletzte sich unter dem linken Rippenbogen mit dem abgesägten Ende eines Astes so stark, dass die Ärzte überlegten, das entstandene Hämatom operativ zu entfernen. Sie entschieden dann aber, eine Punktion durchzuführen. Durch sein unregelmäßiges Leben und die damit verbundene Ernährung leidet er immer wieder an Magenbeschwerden. Aufgrund der vielen Impfungen, die der Patient wegen häufiger Auslandsaufenthalte bekam, waren die Leberwerte vor einigen Jahren auffällig.

Der Patient gab an, dass ihm Blockaden der BWS und Muskelverspannung im Bereich des Herzens zeitweise Probleme bereiten. Die kardiologische Untersuchung ergab jedoch keinen Befund.

Befund

Schon der Sichtbefund von dorsal zeigte eine Unterbrechung der BWS-Kyphose. Palpatorisch konnte eine diskokorporale Läsion von Th 7 festgestellt werden. Auch Th 2 wies eine diskokorporale Läsion auf. Auf der rechten Seite hatte er ein Upslip des Iliums. Die Okziputkondyle auf der rechten Seite stand anterior, C 2 stand in einer Rechtsrotation.

Exkurs

Diskokorporale Läsion. Auf die Läsion FRS links hat sich eine weitere Läsion, in diesem Fall eine FRS rechts, aufgesetzt.
Merkmale dieser Läsionen sind:
- Der Dornfortsatz steht anterior im Verhältnis zu seinen Nachbarwirbeln.
- Es sind mindestens drei Wirbel sehr rigide.
- Bei der Palpation erscheint es, als ob der Dornfortsatz zur Seite des posterioren Querfortsatzes steht (bei dem angegebenen Beispiel auf der rechten Seite).

Der Magen wies eine unphysiologische Läsion (Seitneige links, Rotation links) auf. Die Milz stand in einer Inspirationsstellung. Beide Organe hatten eine stark verminderte Vitalität. Die endothorakale Faszie war auf beiden Seiten stark gespannt, links jedoch war die Spannung noch höher als rechts. Auch die beiden Nieren und das Diaphragma fand ich in einer Inspirationsstellung vor.

Der Befund des Knies zeigte lediglich eine Fibula, die im proximalen Gelenk dorsal blockiert war, sowie eine intraossäre Kompaktion des Tibiaplateaus. Kranial zeigte sich eine sehr gute Vitalität mit gutem PRM und einer Torsion links der SSB. Der Sichtbefund in der Schwerkraft zeigte, dass das Becken von der Mittellinie abwich, dies wurde als eine aufsteigende Läsion gewertet.

Osteopathische Interpretation

Aufgrund der Vielzahl von Traumata war die Interpretation der vorliegenden Befunde nicht ganz einfach. Das Hämatom bzw. die Vernarbungen und Verklebungen, die das Hämatom hinterlassen hatte, schränkte die Mobilität der Fascia endothoracica deutlich ein.

Durch die Verbindung dieser Faszie mit dem Perikard, der Pleura und dem Diaphragma (▶ Abb. 11.40) erscheint es logisch, dass die Läsionen, die hier gefunden wurden, im Zusammenhang stehen. Die Inspirationsläsion der Nieren kann über den Zusammenhang der endothorakalen Faszie mit der Fascia transversalis, die wiederum Verbindung mit der Fascia renalis hat, erklärt werden (▶ Abb. 11.41).

Der Upslip des rechten Iliums ist einerseits über die Spannung der Faszien (die transversale Faszie geht nicht nur in die Fascia renalis, sondern auch in die Faszie der unteren Extremität über) zu erklären. Andererseits gibt der Patient genügend weitere Traumen an, die hierfür verantwortlich sein können.

Die Blockaden von Th 7 und von Th 2 sind ein Grund für die Problematik im Bereich des Magens und des Herzens. Eine Verbindung besteht hier wieder über die Fascia endothoracica, die – wie erwähnt – mit den Faszien des Perikards verschmilzt und über die Fascia cervicalis profunda Kontakt zur Fascia pharyngobasilaris hat. Auch die Läsionen von C 0 und C 2 können auf diesem Wege erklärt werden.

Behandlung

Zu Beginn der Behandlung entschied ich mich, meine Konzentration auf die Narbe, die das Hämatom hinterlassen hatte, und auf die endothorakale Faszie zu legen. Nach einer relativen Entspannung

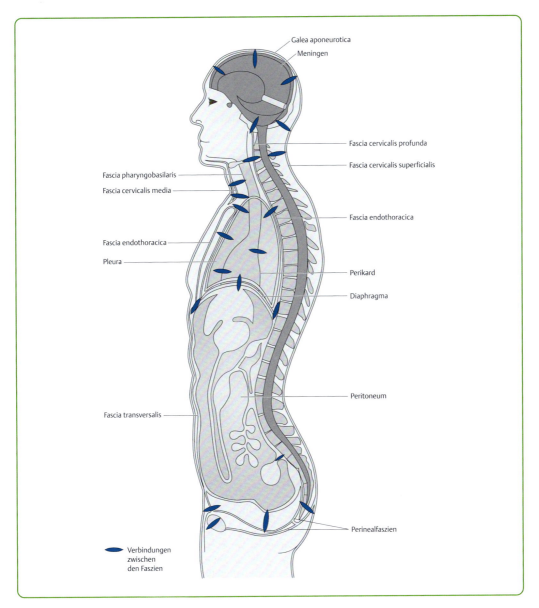

▶ **Abb. 11.40** Anordnung und Verbindungen der Faszien untereinander. (Corts M. Diagnoseleitfaden Osteopathie. Stuttgart: Haug; 2012)

dieser Strukturen wurde der Upslip des Iliums mit einer direkten Technik korrigiert. Hierauf folgte mit strukturellen Techniken die Korrektur der Läsionen von Th 7 und Th 2. Die nicht physiologische Läsion des Magens wurde im Sitzen behandelt. Bei der Korrektur des Magens wurde zuerst die größte Läsion, in diesem Fall die Seitneige, korrigiert. Das heißt, der Magen wurde in eine Seitneige rechts und Rotation links eingestellt.

Nach einer Technik für die Ligg. suspensoria (Lig. costopleurale, Lig. transversopleurale, Lig. vertebropleurale) konnte die Stellung der Pleura ohne Probleme behandelt werden. Im nächsten Schritt wurde dann die Korrektur der Kopfgelenke vorgenommen.

Als vorbereitende Maßnahme zur Korrektur der Nieren habe ich das Diaphragma und die Diaphragma-Pfeiler entspannt. Die eigentliche Be-

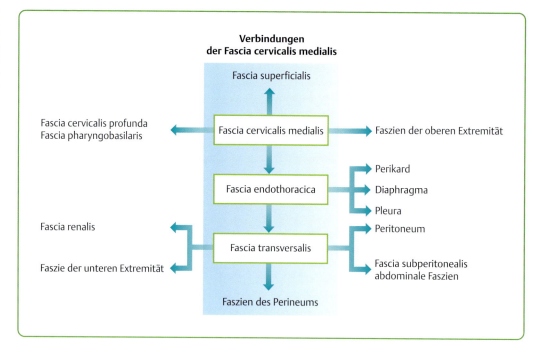

▶ Abb. 11.41 Verbindungen der mittleren Halsfaszie.

handlung der Milz erfolgte auch wieder im Sitzen. Als Integration habe ich die Ligg. gastrosplenicum, pancreaticosplenicum und splenorenale befreit.

Es folgte eine Dekompression des Tibiaplateaus, eine Entspannung der Membrana interossea cruris und die Behandlung der posterior blockierten Fibula mit einer funktionellen Technik.

Kommentar

Meistens kann der Zusammenhang verschiedener Läsionen und Störungen über unterschiedliche Mechanismen erklärt werden. Vor allem bei Patienten mit multiplen Traumen.

In dem vorliegenden Fall habe ich bei der Aufarbeitung der Läsionen den Ansatz in der endothorakalen Faszie gesehen, die vor etwa einem Jahr durch das Hämatom verletzt wurde. Warum der Patient aber seit der ersten Kreuzbandoperation vor etwa 20 Jahren stets Schmerzen im Knie hatte, vermag ich nicht zu sagen. – Man fragt sich, mit welcher Verletzung der Fotograf wohl das nächste Mal in die Praxis kommt.

Patientin mit angeborener Fußdeformität

Dr. med. Roger Seider

Konsultationsgrund

(Alter bei Beginn der Behandlung 4 Jahre, bei Abschluss 18 Jahre)

Im Alter von 2 Jahren war bei der kleinen Patientin auf der rechten Seite eine angeborene Fußdeformität, ein Talus verticalis, operiert worden. Es handelte sich dabei um eine aufwendige große Operation mit Sehnenverlängerungen und Umlagerung des Talus in der Gelenkkapsel sowie postoperativer Fixierung des Ergebnisses mit einem Kirschnerdraht, der in einem Gipsstiefel eingegipst wird. Der Autor war damals als Assistenzarzt an der Operation beteiligt. Das Operationsergebnis war aus orthopädischer Sicht optimal. Auf der linken Seite bestand die gleiche Deformierung, der Befund war aber deutlich schwächer ausgeprägt, sodass man sich mit der Mutter einigte, zunächst den Verlauf abzuwarten, da auch diese Operation schwierig gewesen wäre. Die Vorstellung des 4-jährigen Kindes erfolgte nun in der osteopathischen Privatpraxis, um einerseits die Funktion des operierten rechten Fußes zu verbessern. Andererseits war zu entscheiden, ob die konservative Behandlung mit Krankengymnastik nach Vojta für den linken Fuß ausreichend wäre oder ob man ihn jetzt doch noch operieren sollte.

Anamnese

Das Mädchen ist ein Zwillingskind und lag intrauterin mit über den Kopf geschlagenen Beinen. Eine Nabelhernie war operiert worden. Es bestand eine Neurodermitis.

Befund

Parietal/Myofaszial

Ausgeprägte Dysfunktionen beider Füße, wobei der nicht operierte linke Fuß deutlich kürzer war als der rechte. Narben und Gelenkeinschränkungen im Bereich des rechten Fußes verursachten myofasziale Spannungen, die zu einem Ilium anterius rechts mit reaktiver, linkskonvexer Skoliose führten.

Viszeral

Spannungen um die Nabelregion herum bei Z. n. Hernien-OP.

Kraniosakral

Kompression der Hinterhauptskondylen sowie des Jochbeins rechts.

Osteopathische Interpretation

Es kann mit hoher Wahrscheinlichkeit angenommen werden, dass die atypische Lage in der mütterlichen Gebärmutter mit maximal in den Hüften gebeugten Beinen, im Zusammenwirken mit der räumlichen Enge der Zwillingsschwangerschaft, die Ursache für die Deformität der Füße ist. Weder bei der Zwillingsschwester noch bei sonst jemandem in der Familie sind solche Fußdeformitäten bekannt. In diesem Entwicklungsstadium sind Knochen nur rudimentär angelegt. Es handelt sich mehr um fasziale Strukturen. Die Gelenk- und Bandstrukturen haben noch nicht ihre spätere Festigkeit, sind also stark überdehnbar. Osteopathische Techniken, die Probleme behandeln, welche aus dieser Lebensperiode stammen, sollten also ausschließlich „weich" sein, d. h. insbesondere myofaszial. „Harte" Gelenktechniken versprechen in diesen Fällen keinen oder nur geringen Erfolg, weil der Körper nicht auf der Ebene der ehemaligen Schädigung abgeholt wird.

Behandlung und Verlauf

In der mehr als 14-jährigen Betreuung des Mädchens unterschieden sich die verwendeten Techniken für den operierten wie für den nicht operierten Fuß, abgesehen von der Entspannung der Narbengewebe, nur hinsichtlich der Lokalisation. Mit einem myofaszialen Release lässt sich eine operativ verlängerte Achillessehne ähnlich behandeln wie eine verkürzte, nicht operierte. Dreidimensional exakte Entspannungen von Gelenkkapseln, Bändern, Arterien, Venen oder Nerven kamen zum Einsatz, wie auch Entwindungstechniken für das bindegewebige Grundgerüst der Knochen. Ein gutes Vorstellungsvermögen für die faszialen Zusammenhänge im Unterschenkel-/Fußbereich erleichtert natürlich die Arbeit.

Obwohl das Hauptaugenmerk auf der guten Funktion der Füße lag, kamen zwischenzeitlich auch immer wieder kraniosakrale und viszerale Behandlungen zum Einsatz, wenn es geboten erschien. Abgesehen vom ersten Jahr mit sechs Behandlungsterminen, spielte sich eine Frequenz von zwei Vorstellungen pro Jahr ein. Insbesondere in Wachstumsphasen waren immer wieder Verschlechterungen in der Funktion des nicht operierten Fußes zu verzeichnen, sodass sich jeweils wieder die Frage nach einer nun doch sinnvollen Operation stellte. Der Fuß reagierte dann jedoch auf die osteopathische Behandlung so gut, dass man sich jeweils auf weiteres Zuwarten verständigte.

Heute ist der nicht operierte Fuß ca. 1,5 cm kürzer als der operierte und sieht etwas hochgespannter aus, was kosmetisch kaum stört. Die Funktion beider Füße ist fast so gut wie die gesunder Füße. Die junge Frau kann sie uneingeschränkt belasten, und auch nach Belastung verspürt sie keine Schmerzen.

Kommentar

In dem vorgestellten Krankheitsbild ergänzten sich der schulmedizinische sowie der osteopathische Ansatz optimal. Wesentlich erleichtert wurde diese Kombination hier dadurch, dass der Osteopath auch ausgebildeter Orthopäde ist. In anderen

Patient, 48 Jahre alt – starke Kniearthrose

Jürgen Gröbmüller

Konsultationsgrund

Der Patient kam wegen mehrerer Beschwerden in die Praxis, die größte Beschwerde betraf sein rechtes Knie. Er erschien mit der eher ungewöhnlichen Aussage „Sie können mir sicherlich nicht helfen" zur Behandlung. Ein Freund des Patienten hatte darauf bestanden, nochmals einen Therapieversuch mit Osteopathie zu unternehmen und vermittelte den Termin.

Anamnese

Die Schmerzen in seinem Knie traten seit seinem 21. Lebensjahr auf. Zu der Zeit war der Patient beruflich als Profifußballspieler aktiv und zog sich einen Kreuzbandriss am rechten Knie zu. Das war der Startschuss für eine lange Zeit voller Beschwerden. Der Kreuzbandriss wurde damals auf Anraten der Ärzte nicht operiert mit der Begründung, dass der gute muskuläre Zustand ausreiche, um das Gelenk stabil zu halten. Starke Schmerzen an der Innenseite des rechten Knies und immer häufiger auftretende Reizergüsse führten 3 Jahre später zu einer Sportinvalidität. Sowohl die zwischenzeitlich durchgeführten Therapien als auch die Versuche, die Abnutzung des Gelenks operativ mit Anbohrungen des Knorpels und des Knochens aufzuhalten, waren erfolglos. Laut Aussage des Patienten erhöhten diese Maßnahmen nur noch die Geschwindigkeit dieses rasanten Gelenkabbaus. Diese bisherigen Erfahrungen erklären wohl auch die Aussage des Patienten bei unserer ersten Begegnung. Zum Zeitpunkt der Sportinvalidität hatte der Patient bereits Abnützungen des Gelenks 3. und 4. Grades sowie eine massive Randzackenbildung. Eine Röntgenaufnahme aus der Zeit vorher belegte dies.

Beruflich hatte der Patient wegen seines parallel zu seiner Fußballkarriere absolvierten Abiturs keine Probleme und begann anschließend mit einem Studium.

Je weniger an seinem Knie therapiert wurde, desto schneller stabilisierten sich zumindest die Reizergüsse. Die Leidenschaft zum Fußball war so groß, dass der Patient damit begann, sein Hobby in einer Freizeitmannschaft fortzusetzen. Das Ergebnis war jedes Mal ein „dickes Knie", das 4–6 Wochen Erholung benötigte – bis zum nächsten Einsatz.

Der Patient gab außerdem Beschwerden auf der rechten Seite in der Beckenregion, seitlich auf den kleinen und hinten auf den großen Gesäßmuskeln, an. Ab und zu habe er auch ausstrahlende flächige Beschwerden seitlich entlang des gesamten Beins bis teilweise in den kleinen Zeh. Dieses Gebiet stehe auch immer unter hoher Spannung. Seltener traten auch Schmerzen in der LWS auf, diese jedoch bereits seit seiner Kindheit (ca. 8./9. Lebensjahr).

Weitere Verletzungen waren ein Innenbandriss des rechten Knies im Alter von 8 Jahren sowie mehrere Umknicktraumen des rechten Sprunggelenks ca. 2 Jahre zuvor.

Befund

Parietal/Myofaszial

Im Bereich der Beine befanden sich zwei dominante gegenläufige Spannungsketten. Zum einen stand der M. peronaeus auf der rechten Seite mit seiner Faszienumhüllung unter starker Spannung. Die Spannung setzte sich über den Tractus iliotibialis bis hin zu den kleinen Gesäßmuskeln fort. Die Verhärtungen wurden ab dort schwächer, reichten aber über den M. quadratus lumborum bis auf Höhe des I. Lendenwirbels fort. Dies war auch die Region, in der wiederholt die Rückenbeschwerden auftraten. Passend zu dieser Kette befand sich der Talus in posterior-externer Position.

Eine zweite Kette verlief über die Innenseite des rechten Knies im vorderen Adduktorenbereich, entlang der Innenseite der vorderen Oberschenkelmuskulatur, des M. sartorius und M. psoas major und endete, wie die erste Kette auch, abgeschwächt auf Höhe des I./II. Lendenwirbels.

Das Becken hatte sich in einer Ilium-anterioren-Position fixiert, bei gleichzeitiger Hüftflexion. In der LWS befand sich der V. Wirbel in einer Extensionsläsion. Die restlichen Lendenwirbel waren in einer neutralen Position fixiert, mit Einschränkungen der Seitneigung rechts und der Rotation links.

Im Kniegelenk war keinerlei Klaffbewegung mehr möglich. Die Streckung hatte ein Defizit von etwa 5°, die Beugung hatte eine Limitierung der Bewegung bei etwa 100°. Optisch bedurfte es einiger Fantasie, um das Gelenk als Knie zu erkennen. Die knöchernen Anbauten wie auch die vielen Gelenkergüsse veränderten das Gelenk drastisch. Wie zu erwarten, lagen auch Einlagerungsprozesse und Veränderungen im Bindegewebe rund um das Gelenk in jeder Gewebsschicht vor.

Viszeral

Der Bauchraum war relativ unauffällig. Einzig die rechte Niere hatte kaum Bewegungsspielraum. In der Leistenregion zeigte sich nur der M. psoas mit erhöhter Spannung. Operationen oder andere Verletzungen hatten weder im Bauchraum noch am restlichen Körper stattgefunden.

Kraniosakral

Im Kranium wie auch an der rechten Sutura occipitomastoidea lagen leichte Störungen in den Meningen vor. Da diese Störungen nur drei- bis viermal im Jahr ein leichtes Druckproblem ohne Schmerz auslösten, lag der Behandlungsschwerpunkt in den anderen Bereichen.

Osteopathische Interpretation

Aus osteopathischer Sichtweise könnte dieser Fall unter den „schrecklichen Drei" geführt werden, wenn es diesen Begriff gäbe. Die beiden sich am Knie kreuzenden Ketten wirkten in genau entgegengesetzte Richtungen. Dies führte zu der Beckenposition. Die Spannungen fixierten darüber hinaus auch sein Knie. Im Laufe der Behandlungen erinnerte sich der Patient auch wieder an das steife Gefühl, das er als etwa 10-Jähriger schon hatte. Zu dieser Situation kam noch die dritte Komponente hinzu: Die Blutzirkulation des Knies war stark eingeschränkt. Die V. und A. femoralis waren über ihre komplette Länge in ihrer Loge mit dem umliegenden Gewebe verbacken. In einer späteren Sitzung erfuhr ich dann auch von den häufigen Krämpfen in der Wadenmuskulatur. Ob nun die Blutzirkulationsstörung ein eigenständiges Problem war, das sich über die verfestigte Niere aufgebaut hatte, oder ob die Spannungen, die sich mit den ersten Verletzungen in der Kindheit entwickelt haben, die Ursache für die Unterversorgung des Gelenks waren, lässt sich nicht mehr nachvollziehen. Was jedoch verständlich wird ist die Tatsache, dass über die vielen Jahre die verschiedenen Therapieformen das Gelenk in einen Reizzustand brachten, der Körper jedoch nicht in der Lage war, diesen Reiz zu verarbeiten. Die Folgen waren mehr Schwellung, mehr Entzündung und mehr Schmerz.

Behandlung und Verlauf

Fünfzehn Behandlungstermine in einem Zeitraum von 18 Monaten fanden bisher statt. In den ersten Behandlungssitzungen mobilisierte ich die rechte Niere, um den Druck über die Verbindung zum M. psoas und seinem Kontakt zur Lacuna vasorum in der Leiste zu verbessern. Außerdem behandelte ich die Gefäße, die das Knie versorgen und entsorgen. Parallel dazu löste ich die erste Spannungskette mit intensiven faszialen Techniken.

Die einzelnen Schichten der Muskulatur waren stark miteinander verwachsen, sodass ich in den ersten fünf Sitzungen immer wieder nachkorrigieren musste. Erstaunlicherweise reagierte der Patient nach der ersten Sitzung bereits positiv auf die Therapie. In den weiteren Sitzungen löste ich die zweite Kette und begann, mich langsam den Verwachsungen seines Knies zu widmen. Das Lösen des Recessus suprapatellaris, die Mobilisierung der Bursa suprapatellaris, tiefe intraossäre Techniken wie auch die Mobilisation der Membrana interossea brachten folgendes Ergebnis: Der Patient ist heute fast beschwerdefrei. Nur bei hohen Belastungen reagiert das Gelenk in der folgenden Ruhephase mit etwas Schmerz. Der Patient spielte bereits nach 5 Monaten wieder Fußball, seit etwa 6 Monaten sogar völlig beschwerdefrei. Reizergüsse sind nicht mehr aufgetreten. Das Streckdefizit hat sich auf ein paar Grad reduziert, in der Beugung erreicht der Patient jetzt 140°. Die Form des Gelenks und die Statik verändern sich in ganz langsamen Schritten immer weiter zum Positiven.

Wir entschieden uns, die Behandlungen in einem 5- bis 6-wöchigen Rhythmus fortzuführen, solange sich positive Auswirkungen zeigen.

Kommentar

Bei einem Arthroseverlauf, der in solch rasanter Geschwindigkeit vonstatten geht, müssen mehrere Komponenten verantwortlich sein. Eine der wichtigsten dürfte hier die Zirkulation des Blutes sein. Ist die Versorgung nicht in Ordnung, hat es jede Struktur schwer, zu heilen. Alle Therapeuten und Ärzte, die das Knie des Patienten behandelt hatten, stellten sich leider nie die Frage „Warum?". Das hätte vielleicht den Denkanstoß gegeben, um nach Ursachen zu suchen. Eine weitere Anmerkung, die hier erlaubt sein darf: Wie kann es sein, dass ein immer noch abgenutztes Gelenk keine Beschwerden mehr macht?

Patientin, 55 Jahre alt – Z. n. subkapitaler Humerusfraktur

Peter Verhaert

Konsultationsgrund

Zustand nach komplizierter subkapitaler Humerusfraktur infolge eines Skiunfalls mit nachträglicher Nekrose der Region des Tuberculum majus.

Anamnese

Die Patientin kam im Januar 2010 in meine Praxis. Die Fraktur war die Folge eines unbeholfenen Sturzes aus dem Stand mit Skiern an den Füßen, der im April 2009 passiert war. Die Schulter wurde im Ferienort in Österreich osteosynthetisch operiert. Nach der ersten Ausheilungsphase wurde sie mehrfach physiotherapeutisch behandelt. Über den gesamten Zeitraum hatte sie Schmerzen, wurde nachts wach und nahm mehrmals täglich Schmerzmittel. Es war ihr eine Beweglichkeit über 90° Abduktion und Flexion nicht möglich, was sie in ihrer täglichen Arbeit sehr einschränkte.

Bei einer MRT-Nachuntersuchung wurde eine Aufweichung des Knochens im oberen Bereich des Humerus festgestellt. Ihr wurde erklärt, dass dies die Folge einer lokalen Zirkulationsstörung wäre und eine erneute Operation notwendig sei. Die osteosynthetische Versorgung wäre stabil und gut gelungen.

Befund

Bei meiner Untersuchung stellte ich eine erhebliche Spannung der Faszien in der Achselhöhle und eine Kontraktur der Mm. pectorales minor und major (Pars costalis) fest.

Die Mobilität der Leber in Inspirationsstellung war sehr eingeschränkt. Sie hatte folgende segmentale Läsionen:
- FRS rechts von C 4
- ERS links von Th 1
- ERS rechts von Th 7

Osteopathische Interpretation

Durch das Trauma und die nachfolgende Operation wurden die bindegewebigen Strukturen so gereizt, dass der Körper meiner Patientin mit einem algoneurodystrophischen Prozess reagierte. Dies hatte zur Folge, dass sich die gesamten faszialen Strukturen verspannten und dadurch die nervale und vaskuläre Versorgung der Schulterregion gestört wurde. Dieser Reizzustand sorgt reflektorisch für weitere Dysfunktionen auf Höhe der HWS und des CTÜ. Dieser Teufelskreis bewirkt, dass die neurovegetativen Impulse zur Versorgung der betroffenen Region zusätzlich gestört werden.

Behandlung und Verlauf

Ich habe zuerst die Mobilität der Leber verbessert, danach das fasziale Gebilde von der Achsel bis zum Brutkorb mit indirekten Techniken und Inhibitionstechniken behandelt. Sofort wurde die Schulter mobiler und die Schmerzen weniger. Anschließend habe ich die Wirbelsäulendysfunktionen gelöst und eine punktuelle Periostmassage auf Th 1 und auf der Fossa infraspinalis durchgeführt.

Ich bestellte die Patientin nach 4 Tagen wieder ein. Sie hatte wesentlich weniger Schmerzen und wurde nachts nicht mehr wach. Das Schlafen auf der Schulter bereitete ihr keine Probleme mehr. Nach einer Woche kam sie erneut zur Behandlung und klagte wieder über erhebliche Schmerzen, welche sie seit 2 Tagen verspürte und die durch das Hochheben eines Kartons plötzlich auftraten. Das gesamte Spektrum an funktionellen Symptomen hatte sich wieder eingestellt. Durch die gleiche Behandlung verbesserte sich der Zustand schnell wieder.

Nachfolgende wöchentliche Behandlungen ergaben eine sehr große Steigerung der Mobilität, was zur Einsatzfreudigkeit des Arms und zur Absetzung der Schmerzmittel führte. Bei einer erneuten MRT-Untersuchung wurde eine deutliche Verbesserung des Knochenzustandes festgestellt.

Kommentar
Wahrscheinlich hat die fasziale Spannung so stark auf die axillaren Gefäße eingewirkt, dass der Heilungsprozess in Form von Zirkulationsstörungen und daraus folgend die Erweichung des Knochens permanent gestört wurde.

Patientin, 78 Jahre alt – mediale Kniebeschwerden
Peter Verhaert

Konsultationsgrund
Die Patientin hat mediale Kniebeschwerden, besonders im Sitzen und bei Belastung auftretend.

Anamnese
Die Patientin hat Oberschenkelschmerzen, medial bis zum Knie (rechts) ausstrahlend. Das Gehen fällt ihr schwer und die gemeinsamen Einkäufe mit ihrer Tochter sind schon seit längerer Zeit nicht mehr möglich (ca. seit 1½ Jahren). Laut Aussagen der Ärzte ist dieser Zustand auf arthrotische Prozesse des rechten Knies zurückzuführen. Eine Operation wäre notwendig, aber aufgrund ihrer Herzerkrankung nicht möglich.

Als kleines Kind hatte die Patientin eine Blinddarm-OP mit Komplikationen durchgemacht. Mit 35 Jahren wurde eine Hysterektomie durchgeführt.

Befund/Inspektion
- Valgus-Stellung des rechten Knies
- Duchenne-ähnliches Gangbild durch erschwerte Gewichtsübertragung auf das rechte Knie

Parietal/Myofaszial
- rechtes Knie in Innenrotation sowie Abduktion mit Translation der Tibia nach medial
- Os ilium anterior
- Os pubis inferior

Viszeral
- Senkung der Organe des kleinen Beckens mit Ptose des Mesenteriums
- starke Verwachsungen zum Unterleib

Osteopathische Interpretation
Durch Beckendysfunktion und mechanische Probleme im Unterleib wurde der N. obturatorius im Verlauf durch das Becken gereizt. Hierdurch kam es zu einem ausstrahlenden Schmerz und zu einer insuffizienten Funktion der Adduktoren. Die Dysfunktion am Knie brachte noch mehr Instabilität, sodass die Frau versuchte, sie mit einem Duchenne-ähnlichen Gangbild zu kompensieren.

Behandlung
Ich behandelte die Dysfunktionen des kleinen Beckens, des Os pubis, Os ilium und des rechten Knies und führte ein Grand Manœuvre durch. Außerdem wendete ich indirekte Techniken der Faszien an der Innenseite des rechten Oberschenkels an.

Die alte Dame konnte nach zwei Behandlungen beschwerdefrei eine halbe Stunde täglich spazieren gehen und zusammen mit ihrer Tochter auch wieder die Einkäufe erledigen.

Patient, 44 Jahre alt – Knieschmerzen und Lumbalgien
Peter Verhaert

Konsultationsgrund
Der Patient stellte sich mit chronischen Kniebeschwerden und Lumbalgien vor.

Anamnese
Der Patient ist selbstständiger Zaunbauer und spielt hobbymäßig intensiv Tennis. Er beschreibt häufige Rückenschmerzen im linken Iliosakralbereich, seit ca. 5 Jahren therapieresistent und rezidivierend. Außerdem hat er Knieschmerzen links (Innenseite). Dies sei nach einem kleinen Unfall beim Tennisspielen entstanden, als er beim Rückwärtslaufen gestolpert und dabei ausgerutscht sei. Bei Belastung des linken Knies kommt es zur Schwellung, demzufolge kann der Patient das Knie mehrere Tage nicht belasten. Eine Arthroskopie wurde vor 3 Jahren durchgeführt. Es wurden

leichte arthrotische Veränderungen am Condylus medialis sowie eine retropatellare Arthrose festgestellt. Er wurde hierfür operativ behandelt, wonach er in physiotherapeutischer Behandlung war. Nach einigen Wochen war er für 3 Monate beschwerdefrei. Nach Wiederaufnahme des Tennistrainings trat das gesamte Beschwerdebild erneut auf; infolgedessen wurde dem Patienten geraten, das Tennisspielen aufzugeben, was er jedoch nicht wollte. Weil er öfter außer Haus arbeitet, trinkt er meistens zu wenig, um weniger zur Toilette gehen zu müssen.

Befund

Parietal/Myofaszial
- Tibia in Innenrotation mit Streckdefizit
- Ilium anterior
- L5 in FRS links
- M.-piriformis-Syndrom und posteriore Oberschenkelmuskelverspannung

Viszeral
- hohe Spannung des Colon sigmoideum
- empfindliche Fossa iliaca
- M.-iliacus-Kontraktur

Kraniosakral
- allgemein wenig Bewegungsamplitude des PRM

Osteopathische Interpretation

Der Patient hat durch das wenige Trinken Spannungen im Dickdarm bekommen. Diese halten das Ilium in einer anterioren Stellung.

Durch wiederholtes Treten auf eine Schaufel und Arbeiten mit anderen Gartengeräten entstand durch die Ischiokruralmuskulatur eine Hypertonie der dorsalen myofaszialen Kette. Dieses passt nicht ins Konzept eines Ilium anterior und führte zu regelmäßigen Rückenschmerzen nach Belastung. Durch einen Fehltritt beim Tennisspielen hat sich das Knie in eine Dysfunktion gestellt, was zusätzlich den lumbopelvinen Bereich stresste. Letzteres wirkte eigenständig und entzog sich einer Kompensation im Körper.

Behandlung und Verlauf

Der Patient wurde schon von einer Kollegin über die Problematik des wenigen Trinkens aufgeklärt und motiviert, vermehrt Flüssigkeit zu sich zu nehmen. Eine Befreiung des Beckens und der Spannung des Darmes gab nur vorübergehende Erleichterung der Symptomatik. Die Manipulation des linken Kniegelenks in Richtung Außenrotation und Streckung ergab den Durchbruch. Der Patient bekam die Aufgabe, nach der Behandlung eine halbe Stunde zu walken. Das Tennistraining wurde nach 3 Tagen wieder aufgenommen.

Der Patient fühlt sich wesentlich mobiler und spielt wieder uneingeschränkt Tennis. Vereinzelt treten seine Rückenschmerzen noch auf, doch sind sie dann durch schwere Arbeit und Überbelastung bedingt und haben meist eine Spontanremission innerhalb eines Ruhetages. Dazu benötigte er früher meist mehrere Tage, häufig nicht ohne Medikation.

11.1.6 Traumata und Sportverletzungen

Patientin, 40 Jahre alt – Z. n. Schleudertrauma; chronisch (Late Whiplash Syndrome)

Albrecht K. Kaiser

Konsultationsgrund

Vor 14 Monaten gab es eine Heckkollision des Folgefahrzeugs auf den stehenden Wagen der Patientin an einer Verkehrsampel.

Anamnese

Die Patientin kommt wegen persistierender Schmerzen im Bereich mittlerer und unterer HWS und Schmerzen in der Brustmitte (das Tragen eines Büstenhalters ist störend). Die Hände schlafen ihr ein, links stärker als rechts, wobei alle Finger beider Hände betroffen sind. Kopfschmerzen und Sehstörungen treten sporadisch auf, besonders nach Tätigkeiten der Arme über Kopf. Sie hat ein chronisches Müdigkeitsgefühl, verbunden mit Schlafstörungen, die schon vor dem Unfall bestanden. Die Patientin führt global 70 % ihrer jetzigen Beschwerden auf das Unfallereignis zurück.

Nach dem Unfall, der polizeilich aufgenommen worden war, wurde die Patientin im Krankenhaus lege artis diagnostiziert und medikamentös sowie mit einer Halskrawatte versorgt. Es erfolgte eine physiotherapeutische Betreuung über 3 Monate, die zunächst – dem Beschwerdebild entsprechend – eine allgemeine Linderung verschaffte, was zum Abschluss der Behandlung führte.

Seit nunmehr 2 Monaten stellen sich zunehmend Beschwerden ein. Diese sind aber im Gegensatz zu den Beschwerden nach dem Trauma schmerzintensiv nachhaltiger geworden. Die Patientin ist von ihrem Mann in die Praxis gefahren worden, da sie sich das Autofahren zurzeit nicht zutraut.

Zum Zeitpunkt der osteopathischen Behandlung war eine Versicherungsklage abgeschlossen.

Befund

Parietal/Myofaszial
Vertebraler Stellungsbefund:
- Atlas bilateral in Extension.
- C 3/C 4 links segmentale Dysfunktion mit palpatorisch lokaler Druckdolenz auf der Segmentmuskulatur. C 7 bis Th 6 in Gruppenflexionsstellung bei Spannung des Lig. cervicopleurale links stärker als rechts. Gesamtmobilität der HWS wenig eingeschränkt.
- Restriktion und Schmerzen beim Federtest auf dem Sternum nach dorsal mit Ausstrahlung lateral zu den chondrokostalen Verbindungen.
- Rippen I–VI stehen gesamt in Exspiration.
- Druckdolenz der vertebrokostalen Verbindungen dorsal [2] [4] [5].

Viszeral
- Restriktion der linken diaphragmalen Seite bei Inspiration
- leichte Kongestion des gesamten Abdomens
- Nieren beidseits in Restriktion, besonders die linke Niere schmerzhaft beim Mobilitätstest in alle Richtungen [3] [6]

Kraniosakral
- Spannung des Tentorium cerebelli
- Dysfunktion der Sutura occipitomastoidea beidseits
- Restriktion des Duraschlauchs longitudinal

Osteopathische Interpretation
Das Schleudertrauma stellt kein Krankheitsbild im eigentlichen Sinne dar. Ist es doch die schicksalhafte Verwicklung in einen mechanisch traumatischen Prozess, welchem der Körper mit allen Gewebsstrukturen gleichzeitig ausgesetzt wird. Die Entwicklung zum sogenannten „Schleudertrauma" mit einer Vielzahl von somatischen Symptomen ist abhängig – neben einigen externen unfallbedingten Parametern – von der Fähigkeit des Insassen/Patienten, die absorbierte, mechanische Energie zu kompensieren. Für alle therapeutischen Überlegungen, unter Einbeziehung der osteopathischen Herangehensweise eines Behandlungskonzepts, ist der zentrale Gedanke die Fähigkeit zur Selbstregulation des Körpers, um die traumaassoziierten somatischen Dysfunktionen aufzulösen. In diesem Kontext wird die Behandlung achtsam durchgeführt [1] [5].

Der hier dargestellten Kasuistik fehlt jegliches bildgebende Korrelat, sodass aus der therapeutischen Erfahrung die Priorität zur Behandlungshierarchie erfolgt.

Behandlung und Verlauf
Es wurde eine Behandlungsserie von vier Behandlungen im Abstand von 14 Tagen vorgenommen.

Begonnen wurde mit der Mobilisierung beider Nieren zur Verbesserung der Beweglichkeit gegenüber der Gleitfläche zum M. psoas. Ferner wurde die Spannung des M. diaphragmaticus gegenüber dem Magen durch Mobilisierung des Magens wie auch gegenüber der gleichseitigen Pleura mediastinalis vorgenommen. Es folgte die segmentale Manipulation von C 3/C 4 links zur reflexiven Tonusregulation des M. diaphragmaticus und zur Auflösung dieser somatischen Dysfunktion. Darauf folgten Release-Techniken der Ligg. cervicopleuralia. Über zwei Behandlungen wurde vergleichbar behandelt.

Nachdem sowohl die Patientin angab, dass es zu einer „leichten" Gesamtverbesserung gekommen war, mit Ausnahme der chronischen Müdigkeit und der Schlafstörungen, als auch die bisher osteopathisch behandelten Strukturen sich in den Tests mobiler darstellten, wurde in den folgenden Behandlungen der Behandlungsschwerpunkt auf die Restriktionslösung der kranialen Nähte und die Entspannung des Tentorium cerebelli gelegt. Die Traktionsmanipulation von Th 1 bis Th 6, verbunden mit anschließenden Inspirationsmobilisationen durch Muskelenergietechniken an den Rippen, führten zu einer Schmerzreduzierung und Restriktionsabnahme um und auf dem Sternum.

Nach vier Behandlungen über einen Zeitraum von 10 Wochen gab die Patientin eine subjektiv wahrgenommene Reduzierung ihrer Eingangsbeschwerden von 70 auf 20 % an. Bedeutsam in dem hier dargestellten Fall erscheint die Tatsache, dass sowohl der Kopfschmerz, insbesondere aber auch die zeitweise aufgetretenen Sehstörungen bei körperlicher Belastung nicht mehr auftraten. Das Selbstvertrauen, eigenständig zur Behandlung in die Praxis zu fahren, konnte nicht erreicht werden. Es wurde vorgeschlagen, sich fachärztlich einer Prüfung auf eine posttraumatische Belastungsstörung (Post Traumatic Stress Disorder) zu unterziehen.

Kommentar

Das chronifizierte „Schleudertrauma", das in diesem vorgestellten Fall keine strukturellen Veränderungen im Röntgenbild erkennen lässt, bietet sich für die osteopathische Behandlung geradezu an. Durch die geschulte Umsetzung der osteopathischen Prinzipien und die Perzeptionsfähigkeit des Osteopathen, traumatisierte Gewebe aufzuspüren, werden diese somatischen Dysfunktionen entgegen der Richtung der Restriktionen behandelt. Es wird hierdurch die Selbstregulation des Körpers zur „Eufunktion" der gesamten Körpersysteme unterstützt.

Literatur

[1] Barral J-P, Croibier A. Trauma – An osteopathic approach. Seattle: Eastland Press; 1999: 107

[2] Greenman PE. Lehrbuch der Osteopathischen Medizin. 3. Aufl. Stuttgart: Haug; 2005

[3] Hebgen E. Viszeralosteopathie – Grundlagen und Techniken. 4. Aufl. Stuttgart: Haug; 2011

[4] Hinkelthein E, Zalpour C. Diagnose- und Therapiekonzepte in der Osteopathie. Berlin: Springer; 2006

[5] Kaiser A, Gietz R, Kastner R. Studie zur osteopathischen Behandlung der Residualformen des Schleudertraumas. University of Exeter: Conference Paper from the 12th Annual Symposium on Complementary Health Care, Sept. 2003

[6] Paoletti S. Faszien: Anatomie, Strukturen, Techniken, spezielle Osteopathie. München: Elsevier, Urban & Fischer; 2001

Patient, 32 Jahre alt – mit Kokzygodynie

Albrecht K. Kaiser

Konsultationsgrund

Beschwerden nach Sturz auf das Gesäß vor 2 Monaten.

Anamnese

Der Patient kommt wegen persistierender Schmerzen, perianal begrenzt und von dort sowohl nach dorsal ziehend als auch nach ventral, mit Ausstrahlungen und zeitweisem Taubheitsgefühl in den Schwellkörper und das Skrotum. Der Patient begrüßt mich stehend, da das Sitzen nur auf einem weichen Sitzring möglich sei. Es strahlen aus der genannten Region Schmerzen symmetrisch in die mediale Seite beider Oberschenkel. Außerdem gibt er an, dass vom längeren Sitzen in den Stand kommend die Schmerzen kurzzeitig unerträglich werden. Er hat zunehmend Erektionsschwierigkeiten, keine Abnahme der Libido.

Eine Infiltrationstherapie des Orthopäden im sakrokokzygealen Spalt brachte nur kurz (3 Tage) Schmerzlinderung. Die Überweisung an den Proktologen ergab auch keine Klärung der bestehenden Symptome. Der anschließend aufgesuchte Urologe konnte keinen Befund feststellen und überwies zum Osteopathen.

Befund

Parietal/Myofaszial

- Vertebral Druckschmerzhaftigkeit im Sitz bei Provokationstest des Os coccygis gegen das Sakrum.
- Palpationsschmerz beidseits lateral entlang der Ligg. sacrococcygeae.
- Der externe Mobilisationszug der Apex coccygeus nach dorsal ist schmerzfrei.
- Zentraler Druck in der Regio spongiosa (Perineum) ist druckempfindlich und verhärtet, ferner auch der laterale Beckenboden an der medialen Seite der Tubera ischiadici.
- Außerdem liegt beidseits ein Druckschmerz und eine Restriktion der Foramina obturatoria vor. [1] [2]

Viszeral

Die Palpations- und Bewegungstests suprasymphysial im Bereich der Blase und angrenzender Bänder sind schmerzfrei und mobil. Die interne Palpation der Prostata erzeugt Druckschmerz und Schmerzausstrahlung in das Skrotum. Die Prostata selbst war morphologisch unauffällig und gut verschieblich [1].

Kraniosakral

Hier konnte kein Befund festgestellt werden.

Osteopathische Interpretation

Sowohl die atraumatische als auch die traumatische Kokzygodynie erschließen sich dem Osteopathen durch das somatische Dysfunktionsmodell der wechselseitigen Abhängigkeit zwischen viszeralem zum parietalen System bzw. umgekehrt. Ein Sturz auf das Steißbein bedeutet im Zustand einer Dekompensation die daraus resultierende Irritation des Plexus coccygeus nebst dessen motorischen und sensiblen Nerven. Dies ist Ausdruck der fixierten Fehlstellung oder verminderten Mobilität des Os coccygis. Die Folge ist eine dauerhafte Fehlspannung aller am Os coccygis inserierenden Strukturen, mit Fernwirkung bis hin in die mediale Femurregion über die sensiblen Anteile dieses Plexus.

Folglich liegt die Behandlung in der Auflösung der primären Läsion, palpatorisch begründet im Os coccygis.

Behandlung und Verlauf

Ziel der Behandlung ist die Mobilitätsverbesserung des Os coccygis gegenüber dem Os sacrum. Dies erfolgte durch rektale Mobilisation des Os coccygis nach dorsal per digitum bei Fixation auf der pelvinalen Fläche. Ferner wurden anschließend an diese intrarektale Intervention lateral beidseits die sakrokokzygealen Bänder leicht friktioniert oder durch Anspannung/Entspannung der Beckenbodenmuskeln gedehnt. Während der gleichen Sitzung wurde eine Ponsage auf dem Centrum perineum von extern durchgeführt, zur Tonussenkung und Kompressionsentlastung der Nn. scrotales. Dies wurde in einer zweiten Sitzung in gleicher Weise wiederholt. Nach den beiden Behandlungen war das Sitzen auf einem ungepolsterten Stuhl für 2–3 Stunden möglich. Eine geplante dritte Behandlung wurde 2 Wochen später wegen Schmerzfreiheit abgesagt.

Kommentar

Die intrarektale Mobilisation des Os coccygis in die immobile Bewegungsrichtung ist bei eindeutiger Indikationsstellung die Therapie der Wahl und meistens erfolgreich.

> **Cave**
> Es ist im Vorfeld zu erfragen, ob Hämorrhoiden vorliegen.

Ferner handelt es sich bei dieser Intervention um eine Behandlung der Geschlechtsorgane und bedarf neben der Einwilligung des Patienten der Aufforderung durch den Facharzt (hier: den Urologen). Es gilt bei dieser Behandlung besonders, die Schamgefühle des Patienten zu respektieren.

Literatur

[1] Barral J-P. Osteopathie für die Prostata. München: Elsevier, Urban & Fischer; 2004

[2] Richter P, Hebgen E. Triggerpunkte und Muskelfunktionsketten in der Osteopathie und manuellen Therapie. 3. Aufl. Stuttgart: Haug; 2011

Patient, 43 Jahre alt – häufiges Supinationstrauma

Gabi Prediger

Konsultationsgrund

Dem 43-jährigen Dipl.-Kaufmann fiel seine Fehlhaltung nach einer Rippenfraktur und einer Rippenblockade auf. Durch einen Kollegen wurde er auf die Möglichkeit einer osteopathischen Behandlung aufmerksam gemacht.

Anamnese

Der Patient gab an, vor etwa 5 Monaten eine Fraktur der VI. Rippe auf der linken Seite gehabt zu haben, die durch einen Sturz beim Skifahren hervorgerufen worden war. Vor etwa 6 Wochen habe er sich dann beim Aussteigen aus dem Auto eine Rippe auf der rechten Seite blockiert. Diese Rippenblockade wurde vom Orthopäden mit Spritzen behandelt. Seitdem hat der Patient das Gefühl, schief zu stehen. Die Schmerzen im Bereich der Rippen wurden durch die Spritzen weitestgehend ausgeschaltet.

Auch beim Gehen fühlte er sich unsicher, da er schon häufig Distorsionen am Sprunggelenk hatte. Der Patient berichtete weiter, dass er als Jugendlicher eine Fraktur am Handgelenk hatte und bei einem Motorradunfall einen Sturz auf den Hinterkopf erlitten habe. Der Sturz blieb folgenlos.

Über operative Eingriffe berichtete der Patient wie folgt: eine Appendektomie mit etwa 30 Jahren und eine operative Versorgung einer Außenbandruptur des rechten Sprunggelenks im Alter von 23 Jahren. Selbst nach diesem Eingriff hatte der Patient nie das Gefühl von Stabilität im Sprunggelenk.

Vor einem Jahr erkrankte der Patient an einer Pneumonie. Des Weiteren klagt er über wiederholte Verspannungen im Schulter-Nacken-Bereich. Als Ausgleich zu seiner Bürotätigkeit geht er zwei- bis dreimal pro Woche joggen.

Befund

Der Sichtbefund zeigte eine absteigende Läsion und eine kompensierte anteriore Typologie. Neben einer Blockade von Th 6 und Th 4 wurde eine anteriore Okziputkondyle auf der rechten Seite gefunden und ein translatierter Axis nach links. L 5 wies eine Translation nach rechts auf und war mit dem Sakrum kompaktiert.

Auf der rechten Seite stand die proximale Tibia posterior, sodass das Gleiten im Kniegelenk stark eingeschränkt war. Die proximale Fibula war sowohl auf der rechten wie auch auf der linken Seite posterior blockiert. Beide Sprunggelenke wiesen Restriktionen auf. Rechtsseitig wurde ein nach dorsal blockiertes eingeschränktes Kuboid gefunden. Auf der linken Seite stand sowohl das Os cuneiforme sowie das Os naviculare dorsal.

Der Magen befand sich in einer Seitneige links mit einer Rotation links. Da der Magen physiologisch eine Seitneige links mit einer Rotation rechts macht, wird diese Läsion als nicht physiologische Läsion mit Respekt der Achse eingeordnet. Der kraniale Befund ergab lediglich eine herabgesetzte Vitalität.

Die Lunge stand auf beiden Seiten in einer Innenrotation (Exspirationsläsion), die Lungenfissuren waren auf beiden Seiten verklebt, auch die Recessi costodiaphragmatici konnten sich in der Einatmungsphase nicht völlig entfalten. Die Ligg. transversopleurale, costopleurale und vertebropleurale wiesen auf beiden Seiten eine erhöhte Spannung auf.

Osteopathische Interpretation

Aufgrund der Vielzahl der Traumata war die Interpretation der vorliegenden Befunde nicht ganz einfach. Der IV. Brustwirbel ist ebenso Teil der zentralen Schwerkraftlinie nach Littlejohn wie die Okziputkondyle. So beeinflussen alle Elemente diese daraus resultierende Linie (▶ Abb. 11.42).

Durch die diskokorporale Läsion (S. 622) von Th 6 wird über den N. splanchnicus major (Th 5 bis Th 9) die vegetative Versorgung des Magens gestört.

Durch die verminderte Mobilität der Lunge, den Fissuren und den Recessi kommt es zu einer Verminderung der Bewegung der Rippen und des Thorax. Hierdurch lässt sich ein Teil der Verspannung im Schulter-Nacken-Bereich erklären. Eine weitere Erklärung für die Schmerzen sind die Bänder der Pleura, die an der HWS, der Klavikula und der I. Rippe ansetzen, und die blockierte Okziputkondyle. Auch die Spannung des Magens, die über den Ösophagus und die Fascia pharyngobasilaris zur Schädelbasis übertragen wird, kann Auswirkungen auf die Spannung der kleinen Nackenmuskulatur haben.

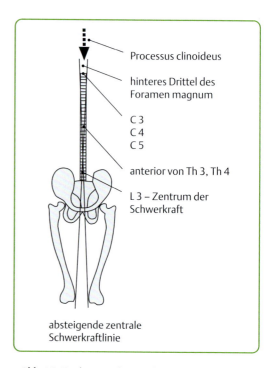

▶ **Abb. 11.42** Absteigende zentrale Schwerkraftlinie nach Littlejohn. (Liem T, Hrsg. Morphodynamik in der Osteopathie. Stuttgart: Hippokrates; 2006)

Die Blockaden in der unteren Extremität und die Veränderung der Haltung haben wohl die Unsicherheit in den Sprunggelenken bewirkt.

Behandlung

Die Behandlung baute sich nach dem Schweregrad der Läsion auf. Demzufolge behandelte ich zunächst die Kompaktion zwischen L5 und dem Sakrum. Im Anschluss daran wurde die diskokorporale Läsion von Th6/Th7 (FRS links/FRS rechts) korrigiert. Darauf folgend wurde die FRS-rechts-Läsion von Th4 behandelt. Die Okziputkondyle wurde in ihre Position zurückgebracht, bevor sich die Aufmerksamkeit auf die Axisbehandlung verlegte. Allen Techniken gingen vorbereitende Maßnahmen mit GOT oder myofaszialen Techniken voraus. Im Anschluss an die Maßnahmen wurden lokale und globale Integrationen angefügt.

Zu Beginn der nächsten Behandlung berichtete der Patient, dass er nach der Behandlung sehr müde gewesen sei, sich aber die nächsten Tage schon deutlich vitaler und auch zentrierter gefühlt hätte. Zunächst überprüfte ich die Befunde der vorangegangenen Behandlung. Danach korrigierte ich die Translation von L5, anschließend folgte die posterior stehende Tibia auf der rechten Seite. Nach einem myofaszialen Ausgleich der Membrana interossea cruris auf beiden Seiten wurden auch die posterior stehenden Fibulae und dann die blockierten Fußwurzelknochen behandelt.

Kommentar

Der Patient berichtete in der folgenden Behandlung, dass er sich schon lange nicht mehr so gut und vital gefühlt hätte wie nach diesen Behandlungen. Er habe nicht geglaubt, dass dies mit über Vierzig noch möglich wäre. Der Sichtbefund zeigte weder in der Frontal- noch in der Sagittalebene eine Abweichung. Auch beim Joggen fühlte sich der Patient sicherer und konnte sowohl seine Laufstrecke als auch sein Tempo steigern.

Patientin, 15 Jahre alt – Kommotio nach Sturz auf den Hinterkopf vor drei Tagen/ starke Kopfschmerzen, Sehstörungen und Konzentrationsschwierigkeiten

Simone Huss

Konsultationsgrund

Die Patientin, eine Schülerin, kam mit ihrer Mutter zu einem Akuttermin in die Praxis. Sie war vor 3 Tagen bei Turnübungen in der Küche heftig auf den Küchenboden gefallen. Sie hatte sich mit den Händen zwischen Herd und Arbeitsplatte aufgestützt, schwang wie bei einer Barren-Übung mit dem Körper vor und zurück, bis sie das Gleichgewicht verlor und mit Kreuzbein, unterem Rücken und schließlich mit dem Hinterkopf auf die Steinplatten des Küchenbodens stürzte.

Für wenige Sekunden war sie ohne Bewusstsein. Danach klagte sie über Schwindel, starke Kopfschmerzen und musste sich übergeben. Sofort fuhr die Mutter mit ihrer Tochter in die Notaufnahme der Kinderklinik. Mit der Diagnose einer starken Gehirnerschütterung musste sie für 3 Tage zur Beobachtung in der Klinik bleiben. Innerhalb dieser Zeit fanden neurologische und orthopädische Untersuchungen statt, deren Ergebnisse alle ohne Befund waren. Noch auf dem Heimweg von der Klinik kam die Mutter mit ihrer Tochter zu mir in die Praxis.

Innerhalb der 3 Tage Klinikaufenthalt war der Schwindel verschwunden. Allerdings hatten sich zu den starken Kopfschmerzen außerdem Sehstörungen in Form von Flimmern vor den Augen und unscharfem Sehen gesellt. Außerdem berichtete die Patientin, sie hätte das Gefühl, sich nicht konzentrieren zu können.

Ich kenne die Patientin seit 3 Jahren. Damals kam sie zu mir mit Kniebeschwerden, die sich mit 2 osteopathischen Sitzungen gut behandeln ließen. Seitdem kommt sie regelmäßig alle 3 Monate, um sich durchchecken zu lassen. Sie hat großes Vertrauen, genießt die Behandlungen und möchte später einmal Osteopathie studieren.

Die junge Teenagerin ist sehr sportlich, spielt aktiv Tennis, trainiert hierfür 3-mal in der Woche und auch sonst freut sie sich über jede Art von Bewegung. Sie ist nicht verbissen, auch nicht übermäßig ehrgeizig und insgesamt ein aufgeschlossener Typ.

Sie berichtete, dass sie unter den derzeitigen Symptomen sehr leide, war für die nächsten 2 Wochen von der Schule freigestellt und hatte Sportverbot bekommen.

Anamnese
- Traumata: Z.n. Supinationstrauma des linken Sprunggelenks vor 2 Jahren
- frühere Erkrankungen:
  - keine Kinderkrankheiten/alle empfohlenen Impfungen erhalten
  - Z.n. Sehnenscheidenentzündung am rechten Unterarm, der rechten Hand vor 1 Jahr
- sonstige Beschwerden: ziehende Schmerzen im unteren Rücken, insbesondere beim Vorneigen des Oberkörpers, hierdurch Verstärkung der Kopfschmerzen
- Operationen: keine
- medizinische Diagnosen: keine
- Medikamente: keine
- Hilfsmittel: keine
- Befunde: neurologisch (Schädel-CT, EEG, Reflexe) und orthopädisch (Röntgen/MRT der HWS) o.B.

Wie oben bereits beschrieben, verbringt die Patientin viel Zeit mit sportlichen Aktivitäten. Neben dem anstrengenden, schulischen Alltag ist dies für sie sehr wichtig. Ansonsten habe sie, laut eigener Aussage, einen jüngeren Bruder, der ab und zu nerve, und verstehe sich im Großen und Ganzen gut mit ihren Eltern.

Ihre Mutter achtet zu Hause sowohl auf eine ausgewogene, gesunde Ernährung der Familie als auch darauf, dass die Kinder genügend Wasser trinken, insbesondere, wenn sie Sport treiben.

Sie schläft genügend und erholsam. Die Treffen mit Freundinnen finden hauptsächlich tagsüber statt. Abendliches Ausgehen steht wohl noch nicht zur Diskussion.

Befund

Parietal
- Okziput/Atlas ESR rechts
- Im Sichtbefund fallen der erhöhte Tonus im Schulter-, Nackenbereich und eine leichte Quellung auf Höhe der Sakrumbasis beidseits auf, ansonsten bestehen keine weiteren Auffälligkeiten.

Faszial
- Fascia glutaea und Fascia thoracolumbalis stark gespannt

Viszeral
- Spannung und Druckdolenz im Bereich des Diaphragma pelvis beidseits

Kraniosakral
- SSB Downstrain, SBR rechts
- longitudinale Liquorfluktuation deutlich vermindert, PRM kaum spürbar
- Okziput und Sakrum in IR/Extension, beide Knochen zeigen eine palpatorisch auffällige Festigkeit
- unruhiges Flattern der Dura mater encephali, insbesondere des Tentorium cerebelli
- starker spinaler Durazug, sowohl von kranial als auch von kaudal

Osteopathische Interpretation

Im vorliegenden Fall handelt es sich um ein akutes, traumatisches Geschehen, welches schulmedizinisch hinreichend abgeklärt ist.

Die reziproken Spannungsmembranen befinden sich sowohl intra- als auch extrakraniell in einem regelrechten Schockzustand. Sowohl die SSB als auch das Okziput und Sakrum sind im wahrsten Sinne des Wortes erschüttert. In den vorherigen Behandlungen war für mich nie ein Downstrain bei der Patientin wahrnehmbar, sodass ich vermute, dass dieser erst seit dem Sturz besteht.

Die Okziputdysfunktion, seine Festigkeit und die motorische Unruhe des Tentorium cerebelli sind vermutlich ursächlich verantwortlich für die Sehstörungen, Konzentrationsschwierigkeiten und Kopfschmerzen der Patientin. Die Dysfunktion des oberen Kopfgelenks erschwert die Konzentrationsfähigkeit zusätzlich.

Der erhöhte Tonus der myofaszialen Strukturen resultiert v.a. aus der Schon- und Schutzhaltung. Insofern werden sie nicht Bestandteil meiner Erstbehandlung sein.

Behandlung und Verlauf

Erste Behandlung

In der ersten Behandlung erschien es mir zuerst wichtig, die Okziput-Atlas-Dysfunktion zu beseitigen, um die notwendige Voraussetzung für eine freie Beweglichkeit der Dura zu schaffen. Im Anschluss daran sollte die Entspannung des Sakrums sowohl dessen Dysfunktion beseitigen als auch dessen Zirkulation hinsichtlich der Flüssigkeiten und nervalen/vegetativen Situation verbessern. Auf dem Weg in Richtung Okziput wurde dann Schritt für Schritt die Dura mater spinalis in Richtung kranial entspannt und harmonisiert. Eine intraossäre Behandlung des Okziputs und die Befreiung der Kondylen schlossen sich an. Die erreichte Detonisierung von Dura und Okziput ermöglichte eine Weiterbehandlung der reziproken Spannungsmembranen, ebenfalls im Sinne einer Detonisierung und Harmonisierung. Die Dysfunktion des Okziputs hatte sich inzwischen aufgelöst, und ich schloss die Behandlung mit einer Platybasia-Technik zur Korrektur des Downstrain ab.

Beim erneuten Test von SSB, Okziput/Atlas, Okziput, Sakrum und Dura zeigten die Gewebe eine deutlich verbesserte Elastizität in alle Richtungen. Insbesondere die verringerte Spannung der Membranen und der nicht mehr wahrnehmbare Downstrain der SSB fielen auf.

Die Patientin verließ sichtlich erleichtert die Praxis, und ich bestellte sie zum nächsten Termin bereits am nächsten Tag ein.

Zweite Behandlung

Es fand wiederum ein kurzer Termin von ca. 20 min statt. Die Patientin konnte schon wieder lachen, ihre Sehstörungen waren verschwunden, sie beschrieb nur noch leichte Kopfschmerzen und ein Gefühl von Muskelkater entlang des gesamten Rückens. Allerdings plagte sie die Angst, dass ihre Konzentrationsfähigkeit noch nicht für die Schule ausreichen würde.

Mein Hauptaugenmerk war weiterhin auf die Behandlung der duralen Strukturen gerichtet. Die Dysfunktionen von Okziput/Atlas, Okziput, Sakrum und SSB waren nicht mehr zu erkennen.

Ausreichend Zeit ließ ich mir für die Harmonisierung der longitudinalen Liquorzirkulation, was sich sehr positiv auf den Ausdruck des PRM auswirkte. Mit einer Myofascial-Release-Technik für die Fascia thoracolumbalis und Fascia glutaea schloss ich die Behandlung ab.

Wir planten keine weitere Behandlung, sondern verabredeten ein Telefonat, um bei Bedarf vor dem ersten Schultag noch einen Termin zu vereinbaren.

Regulär hatten wir in unserem gewohnten Rhythmus einen Termin in 2 Monaten. Nach 3 Tagen erhielt ich eine Nachricht per E-Mail, dass es ihr gutgehe.

Kommentar

Ich bin der Überzeugung, dass im Fall eines akuten Geschehens ein schneller Handlungsbedarf besteht. Wenn aufgrund einer sorgfältigen schulmedizinischen Abklärung keine Kontraindikationen für eine osteopathische Intervention vorliegen, steht einem schnellen Erfolg und einer guten Prognose nichts im Wege.

11.1.7 Osteopathie im Leistungs- und Wettkampfsport

Raimond Igel

Allgemeines

Athleten im Leistungssport haben in der Regel häufig mit Verletzungen, Überlastungserscheinungen sowie Disharmonien der Bewegungsketten zu kämpfen. Eine Vielzahl von (therapeutischen) Berufen ist darum bemüht, diese Leistungsathleten beim Erhalt ihrer Gesundheit und bei der Vorbereitung auf Wettkämpfe zu unterstützen: Ärzte, Masseure, Physiotherapeuten, Psychologen, Ernährungsberater etc. Diese Aufzählung ist noch keinesfalls vollständig.

In den letzten Jahren wird auch die therapeutische Leistung von Osteopathen immer häufiger von Athleten angefordert. Viele Athleten haben bereits gute Erfahrung mit osteopathischen Behandlungen gesammelt, andere wiederum haben beispielsweise von Sportkollegen erfahren, wie wirksam Osteopathie bei bestimmten leistungssportspezifischen Problemen sein kann.

Was kann die Osteopathie im Leistungs- und Wettkampfsport leisten?

Zunächst ist zu beachten, was die klassische Osteopathie beinhaltet: parietale, viszerale, kraniosakrale und – nicht zu vernachlässigen – myofasziale Behandlungen.

Diese Anteile behalten bei der Behandlung von Leistungssportlern ebenso ihre Gültigkeit wie bei der Behandlung von „Nichtsportlern". Allerdings liegt der bedeutsame Unterschied dieser beiden Personengruppen darin, dass bei Leistungssportlern sehr viel häufiger Behandlungsnotwendigkeiten auftreten: Läsionen, also Blockierungen bzw. Dysfunktionen von Gelenken, treten verstärkt aufgrund der trainings- oder wettkampfbedingten Extrembelastungen des Skelett- und Muskelsystems oder auch Bandapparates auf.

Parietale osteopathische Behandlungen
So sind die Dysfunktionen des parietalen Systems (Skelett) signifikant häufiger anzutreffen als sonst in der osteopathischen Praxis. Dies erklärt sich aus der bedeutend höheren physikalischen Belastung der Gewebe, insbesondere der Extremitäten-, Becken- und Wirbelgelenke. Gelenke, die unter Alltagsbedingungen lediglich ausnahmsweise unter außergewöhnlichen Druck geraten, werden bei Athleten im Leistungssport regelmäßig maximal beansprucht.

Zusätzlich müssen die Sehnenrezeptoren sehr viel schneller auf Änderungen der Bewegungsachsen und auf maximale Beschleunigungen – mitunter mit direkt darauffolgender Abbremsbewegung – reagieren. Die technischen Disziplinen sind von diesen hohen Anforderungen ganz besonders betroffen, Ausdauerläufer z. B. haben eher viszerale (organische) Probleme.

So ist es nicht erstaunlich, dass der Osteopath im Leistungssport häufig akute Blockierungen der Becken-, Wirbel-, Fuß- und Extremitätengelenke vorfindet. Häufig treten auch Dysfunktionen der HWS und des CTÜ auf, v. a. bei Disziplinen wie Kugelstoßen, Stabhochsprung etc.

Das Besondere an der Behandlung akuter Blockierungen im Leistungssport ist der besonders dichte zeitliche Bezug zwischen erworbener Dysfunktion und osteopathischer Behandlung. Der Sportler erscheint mit einer eben erworbenen Läsion und muss – besonders in Wettkampfsituationen – schnellstmöglich wieder volle Leistung präsentieren können. Folglich bedeutet das, dass eine erkannte Blockierung nach Möglichkeit umgehend adäquat behandelt werden muss, v. a. auch, um weitere Verletzungen zu vermeiden. Des Weiteren sind in Folgebehandlungen umfassende Überprüfungen der Statik extrem wichtig!

Während man bei der „normalen" osteopathischen Arbeit im Falle einer akuten Dysfunktion annähernd immer Hinweise im umliegenden Gewebe findet, z. B. Härte der Muskulatur, Verquellungen des Gewebes, Ausstrahlungen etc., sind diese Hinweise bei Leistungssportlern meist kaum – und wenn, nur sehr schwer – zu erkennen. Der Therapeut ist fast ausschließlich auf die Aussagen von Bewegungstests sowie des körpersprachlichen Ausdrucks des Athleten angewiesen. Mit deren Hilfe sind – mit der nötigen Erfahrung des Therapeuten – Einschränkungen dann auch deutlich erkennbar. Allerdings wird die Diagnostik mitunter durch die enorme Beweglichkeit des Sportlers erschwert, der Einschränkungen in der gesamten Bewegungskette oft gut kompensieren kann.

Zudem sollte der Athlet möglichst sofort nach der Behandlung wieder beschwerdefrei sein, d. h. er hat im Gegensatz zum „normalen" Patienten in der Regel keine oder nur sehr viel kürzere Zeit zur Regeneration. Der letztgenannte Aspekt bedeutet für die Arbeit des Osteopathen, dass dieser also in kürzester Zeit diagnostisch erfassen muss, an welcher Stelle sich die akute Dysfunktion befindet.

Hierbei sind die Angaben des Sportlers von großer Bedeutung. Leistungsathleten haben erfahrungsgemäß ein sehr präzises Gefühl dafür entwickelt, welche Bewegungseinschränkungen vorhanden sind – das sind hilfreiche Hinweise für den Therapeuten. Trotzdem ist es unumgänglich, genaue Bewegungs- und Gelenktests vorzunehmen. Auch darf – trotz des meist noch geringen Lebensalters des Athleten – bei entsprechender Problemstellung nicht auf Provokations-, Bandscheiben- und ggf. Gefäßtests verzichtet werden.

Klar im Vorteil sind Therapeuten, die selbst aus dem Leistungssport kommen. Aufgrund ihres Wissensvorsprungs und genauer Kenntnisse der Bewegungsabläufe der einzelnen Sportdisziplinen haben sie so die Möglichkeit, fokussierter auf die spezielle Problematik zu reagieren.

Viszerale osteopathische Behandlungen
Das viszerale System des Körpers (hier besonders das Verdauungssystem) ist im Leistungssport ebenfalls hohen Anforderungen ausgesetzt. Zunächst sollten Ernährungsaspekte bei Athleten, also Besonderheiten hinsichtlich Nahrungsmenge und -zusammensetzung, passend abgestimmt sein.

Der vegetative Status der Leistungsathleten ist ebenfalls mehr als einen osteopathischen Blick wert. Verdauungsstörungen gibt es nicht eben selten, an die Leber eines Sportlers werden z. B. hohe Anforderungen gestellt. Es gibt, insbesondere bei sehr schlanken Athleten, Ptosen. Übersäuerungen, Sympathikotonie und venöse Stauungen sind weitere Themen, ebenso wie Reizungen der verschiedenen Darmabschnitte. Leistungseinbußen aus diesen Gründen erfordern neben der manuellen viszeralen Behandlung deshalb auch eine gründliche anamnestische Betrachtung der Essgewohnheiten.

Aufgrund des vom Sportler empfundenen hohen Erwartungsdrucks entwickeln sich häufig sympathikotone Störungsbilder, die sich osteopathisch gut behandeln lassen, besonders in der Trainingsphase gibt es dafür mehr Zeit.

Kraniosakrale osteopathische Behandlungen

Die kraniosakrale Therapie im Rahmen der osteopathischen Behandlung für Leistungsathleten sollte ihren festen Platz in der Therapie haben, allerdings zeitlich nur im Anschluss an Training oder Wettkampf. Während Wettkämpfen gibt es dafür verständlicherweise zum einen keine Zeitfenster und zum anderen könnte durch die entspannende Wirkung der kraniosakralen Therapie bei den Athleten deren Spannung und damit der Anreiz für die sportliche Auseinandersetzung gemindert werden.

Für die regenerativen Phasen nach Trainingseinheiten ist diese Form der Behandlung dann aber von großer Bedeutung, um den ständig empfundenen Leistungsdruck zu kompensieren. Nicht wenige Athleten empfinden während bzw. nach der kraniosakralen Behandlung eine tiefe Entspannung, die ihnen hilft, sich wieder zu sammeln und eine größere Gelassenheit zu entwickeln.

(Myo-)fasziale osteopathische Behandlungen

Der Begriff „Faszie" wird in der anatomischen Literatur für Bindegewebs- und Muskelhülle verwendet. Jedoch steht der Begriff „Faszie" in der osteopathischen Literatur fast synonym für den Begriff „Bindegewebe". Sicherlich ist der Begriff „Faszie" in der Osteopathie deutlich weiter gefasst.

Faszien sind eine spezielle Form von Bindegewebe. Das Bindegewebe hat eine fundamentale Rolle für die Aufrechterhaltung aller Körperfunktionen und stellt einen wichtigen Garanten für die Funktionsfähigkeit des Körpers und die Gesundheit dar.

Die wichtigsten Funktionen der Faszien sind: Stütz- und Trägerfunktion, Schutz- und Stoßdämpferfunktion, Rolle in der Hämodynamik, Abwehrfunktion, Rolle bei Kommunikation und Austausch, biochemische Funktionen.

Faszien existieren überall in unserem Körper und erfüllen vielfältige Aufgaben. Als primäres Bindegewebe sind die Faszien für einen guten Teil des Gewichts und des Volumens unseres Körpers verantwortlich. Faszien umgeben, umkleiden, trennen, unterteilen, schützen, isolieren und bilden Puffer für Organe, Knochen, Muskeln, Gefäße etc. Bei den Faszien kann man zwischen oberflächlichen, mittleren und tiefen Faszien unterscheiden. Diese sind jedoch untereinander verbunden und bilden somit eine Einheit.

„Myofaszial" beschreibt nun die untrennbare, miteinander verknüpfte Einheit aus Muskelgewebe (myo) und dem es umgebenden bindegewebsartigen Netzwerk (Faszien). Unter dem Begriff „Fasziale Behandlungen" verbirgt sich eine Vielzahl verschiedener Behandlungstechniken. Ob myofaszial, viszerofaszial, skelettofaszial oder neurofaszial – es werden hier die umhüllenden Gewebe behandelt.

Ziel der osteopathischen Behandlungen von Faszien ist es, durch die Korrektur der Spannungen, Gewebsirritationen und Verklebungen (innerhalb der Faszien) über bestimmte Techniken zu lösen und ihnen somit die volle Funktionsfähigkeit zurückzugeben. Die Befreiung der Gewebe und die Korrekturen von Fehlstellungen sind von größter Bedeutung für die Aufrechterhaltung einer Hämodynamik. Funktioniert die Hämodynamik ohne Beeinträchtigung, kann der Stoffwechsel im Gewebe ungehindert ablaufen. Die Gewebe werden gut durchblutet und mit allen Stoffen (Hormone, Proteine) versorgt, die sie für ihre Funktion benötigen. Stoffwechselendprodukte können ungestört ausgeschieden werden. Es entstehen keine lokalen Stauungen, die Dysfunktionen bilden können.

Deshalb ist es wichtig, als Therapeut mit großer Sorgfalt darauf zu achten, dass die Gewebe frei von jeglicher Belastung sind („Verklebungen" gelöst werden), da diese der Ausgangspunkt von Dysfunktionen sind und mit der Zeit degenerative

Veränderungen erzeugen. So kommt es z. B. bei länger bestehender Anspannung der Faszien in der Umgebung zu einer veränderten Zusammensetzung der Gelenkflüssigkeit und -schmiere, die degenerative Veränderung begünstigt und letztlich in einer vorzeitigen Abnutzung des Gelenks endet.

Folglich ist es im Hochleistungssport, wo häufig Verletzungen durch Stauchungen, Prellungen und Zerrungen auftreten, extrem wichtig, dass neben der Behandlung der eigentlichen Gelenkblockierung immer auch umliegendes Gewebe und Faszien behandelt werden. Somit wird bestmöglichst sichergestellt, die Leistungs- und Bewegungsfähigkeit des Athleten zu erhalten.

Die klassische Ansprache an den Therapeuten kann sich zum Beispiel so anhören: „Kannst Du mal nachsehen, da stimmt was nicht." – Dieses eher unspezifische Anliegen kann der Osteopath getrost ernst nehmen. Der Leistungssportler kennt, gleich einem Musiker, sein „Instrument" genau und spürt sofort, wenn etwas „nicht stimmt".

Woran das aktuell aber liegt, soll nun der Osteopath zielgenau feststellen, und das erfordert eine präzise Diagnostik. Die Bewegungstests und die manuelle Diagnostik sind dabei die wichtigsten Instrumente. Das biomechanische Verständnis für die spezifischen Leistungsanforderungen der einzelnen Disziplinen ist dabei ebenso vorteilhaft wie das über längere Zeit gewachsene persönliche Vertrauensverhältnis zum einzelnen Sportler. Der Sprinter wird häufiger Probleme präsentieren, die ihren Ausgang vom Fußskelett, den Kniegelenken und der LWS genommen haben; der Werfer wird häufig über Beschwerden am Ellenbogen, der Schulter und der BWS, ebenso über Blockierungen der Beckengelenke klagen.

Die nachfolgend genannten Fallbeispiele betreffen Hochleistungssportler, zum Teil Teilnehmer und auch Gewinner nationaler und internationaler Wettkämpfe, bis hin zu Olympiateilnehmern.

Fallbeispiel 1: Hürdenläufer

Konsultationsgrund
Der Athlet konsultierte mich, da er seit 3 Tagen linksseitige Hüftgelenkschmerzen mit Ausstrahlung in die linke Gesäß- und Kniegelenkbeugemuskulatur („Spannungsgefühl") hatte. Diese Symptomatik war nach dem Techniktraining aufgetreten und dauerte bis zu dem Besuch bei mir an.

Anamnese
Laut Angaben des Athleten ist er bei der Hürdenüberquerung vor ca. 3 Tagen nicht optimal mit dem Schwungbein (das Bein, das als Erstes nach der Hürde wieder Bodenkontakt hat) aufgekommen (▶ Abb. 11.43). Um nicht in die nächste Hürde zu laufen, hatte er den Lauf ruckartig abgebrochen und ist zur linken Seite ausgewichen.

Bei dem Patienten handelt es sich um einen 24-jährigen Leistungssportler. Seine Trainingseinheiten finden in der Regel neunmal pro Woche statt. Grundsätzlich gab es keine nennenswerten gesundheitlichen Probleme in der Vergangenheit, lediglich kleinere muskuläre Verhärtungen. Diese konnten stets im Rahmen der physiotherapeutischen Behandlungen behoben werden.

Befund

Parietal/Myofaszial
Bei der Befundung stellte ich eine starke Blockierung des linken Hüftgelenks sowie eine Blockierung des linken Kreuzbein-Becken-Gelenks fest. Weiterhin ergab mein Test der LWS eine LWS-Torsion. Eine nächste Blockierung fand ich an der Symphyse. Die erhöhte myofasziale Spannung der Adduktoren war deutlich spürbar, was sich sowohl aus den geschilderten Empfindungen sowie der Körpersprache des Patienten als auch aus den von mir durchgeführten Dehntests ergab.

Die Untersuchung des Kniegelenkbeugers zeigte ein erhöhtes Spannungsgefühl beim Athleten, der Tastbefund ergab eine erhöhte myofasziale Spannung. Der proximale Wadenbeinkopf wies eine Funktionsstörung auf.

Auffallend war das Ergebnis meines Tests hinsichtlich der Rumpfbeweglichkeit: Es war eine deutliche Asymmetrie zu erkennen und eine fasziale muskuläre Spannung der Bewegungskette zur HWS zu ertasten.

Viszeral
Auf der linken Seite stellte ich im Unterbauch einen erhöhten Tonus des M. iliopsoas fest.

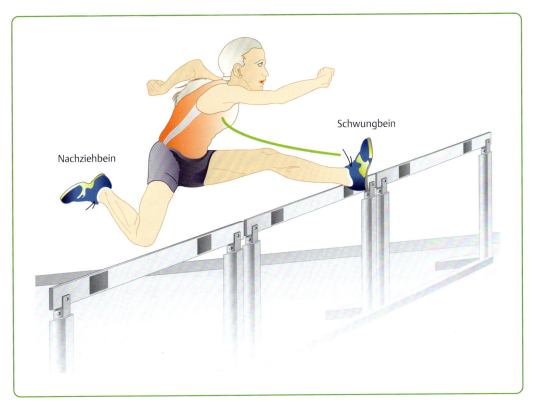

▶ Abb. 11.43

Kraniosakral
Im Schädelbereich zeigte sich kein auffälliger Befund.

Osteopathische Interpretation
Ausgehend von der Leistungssportdisziplin Hürdensprint ist hier besonders zu beachten, welch hohe Kräfte bei Ausübung dieses Sports jeweils auf das parietale System einwirken. Als sich der Patient bei mir vorstellte und mir von der Symptomatik berichtete bzw. von dem möglichen Ereignis, nachdem diese auftrat („nicht richtig nach der Hürde aufgekommen"), richtete ich eingangs und aus den bisherigen Erfahrungen mit ähnlichen Beschwerdebildern mein Hauptaugenmerk zunächst auf die Körpermitte.

Durch die Stauchung beim Aufkommen nach der Hürde hatte sich eine starke Blockierung des linken Hüftgelenks ergeben mit der Folge, dass das linke Kreuzbein-Becken-Gelenk und die Symphyse ebenfalls blockiert waren. Dies ergab einen erhöhten Muskeltonus in der Kniebeugemuskulatur und eine erhöhte Spannung der Hüftgelenkadduktoren. Aufgrund der erhöhten Spannung der Kniegelenkbeugemuskulatur trat somit die Dysfunktion des linken Wadenbeinkopfes auf. Durch die Beckenverwringung hatte sich eine LWS-Torsion gebildet.

Die erhöhte fasziale muskuläre Spannung der Bewegungskette zur HWS deckte sich mit der deutlich erkennbaren Asymmetrie der Rumpfmuskulatur. Nicht zu vernachlässigen hinsichtlich der Rumpfmuskulatur ist beim Leistungssportler allerdings auch die mögliche „disziplinspezifische Asymmetrie", welche erklärbar ggf. vorhanden ist und nicht immer Dysfunktionen hervorrufen muss. Sie darf jedoch auch nicht unbeachtet bleiben.

Behandlung und Verlauf
Zunächst mobilisierte ich den M. iliopsoas (Hüftgelenkbeuger) und führte eine Triggerpunktbehandlung der Maximalpunkte (Gesäß, Tractus iliotibialis) durch. Anschließend führte ich eine

myofasziale Behandlung der Kniegelenkbeugemuskulatur und Adduktoren durch. Zum Zweck der Regulierung des Tonus der Rückenmuskulatur behandelte ich die Laterallinie und oberflächliche Rückenlinie ebenso myofaszial. Dann führte ich die Deblockierung der proximalen Fibula (Wadenbeinkopf), des Beckens, des Hüftgelenks und der LWS durch, schließlich die Symphysen-Dekoaptation.

Nach dieser Erstbehandlung erklärte mir der Patient Beschwerdefreiheit. Trotzdem hielt ich zur Sicherstellung der Nachhaltigkeit des Behandlungserfolges eine Kontrollbehandlung für günstig, die nach 2 Tagen stattfand. Der Athlet war nahezu beschwerdefrei geblieben und wieder voll trainingsfähig gewesen. Somit erfolgte in dieser zweiten Behandlungseinheit die Auflockerung der Gesäßmuskulatur wegen leichter, noch spürbarer muskulärer Verspannungen. Des Weiteren mobilisierte ich die CTÜ wegen Rotationseinschränkung der HWS.

Kommentar

Schlussfolgernd kann man sagen: Sofern die Kraftlinien bezüglich ihres normalen Verlaufs gestört werden, d. h. das parietale System in Dysbalance gerät, werden vermehrt Muskeln rekrutiert, um das Gleichgewicht wiederherzustellen. Aufgrund der Stauchung durch das unnatürliche („falsche") Aufkommen mit einem Bein unter immenser Krafteinwirkung, wurde das parietale System erheblich negativ beeinflusst. Ausgehend von der Körpermitte (Beckenschiefstand) zogen sich die Schmerzketten bzw. parietalen und myofaszialen Beeinträchtigungen sowohl nach kaudal als auch nach kranial. Die Mobilisation und die myofasziale Behandlung der in Mitleidenschaft gezogenen Strukturen brachte die Balance zurück ins parietale System mit dem Ergebnis der umgehenden, nachhaltigen Beschwerdefreiheit.

Fallbeispiel 2: 100-Meter-Sprinter

Konsultationsgrund

Der Patient suchte mich auf, da er seit ca. 2 Wochen Fußschmerzen im rechten Sprunggelenk hatte. Weiterhin hatte er den Eindruck einer festen Muskulatur im Kniegelenkbeuger und ein Spannungsgefühl in der LWS.

Anamnese

Der Athlet berichtete mir, dass er bereits seit 2 Wochen kein optimales Training mehr durchführen konnte, aufgrund der starken Schmerzen im rechten Sprunggelenk. Die Symptomatik war nach sogenannten Zugwiderstandsläufen aufgetreten (dabei wird vom Läufer ein Gewicht „hinterhergezogen"). Auch Einbeinsprünge und Sprints sind ihm seitdem nicht mehr möglich gewesen. Dauerlauf konnte der Athlet lediglich mit geringen Schmerzen durchführen. Trotz bereits erfolgter ärztlicher (Injektion) und physiotherapeutischer Behandlung (Tape und Elektrotherapie) war bislang noch keine Besserung eingetreten.

Bei dem Patienten handelt es sich um einen 27-jährigen Leistungssportler. Seine Trainingseinheiten finden in der Regel achtmal pro Woche statt. Grundsätzlich gab es keine nennenswerten gesundheitlichen Probleme in der Vergangenheit.

Befund

Parietal/Myofaszial

Beim Test der rechten Fußwurzel befundete ich eine Blockierung des Os cuneiforme II und eine Läsion des Talus anterior. Hinsichtlich der rechten Oberschenkelbeugemuskulatur ertastete ich eine erhöhte fasziale Spannung. Das Kreuzbein-Becken-Gelenk war blockiert, die LWS wies eine Torsion auf. Weiterhin war eine deutliche Disharmonie der faszialen Spannung der Muskelkette vom Becken bis zur HWS spürbar, auch eine Funktionsstörung der BWS und HWS stellte ich beim Test fest.

Viszeral

Hinsichtlich des M. iliopsoas stellte ich einen erhöhten Muskeltonus fest.

Kraniosakral

Im Schädelbereich zeigte sich kein auffälliger Befund.

Osteopathische Interpretation

Das Os cuneiforme II ist der sogenannte Schlussstein für alle Bögen des Fußes. Durch die Läsion dieses Schlusssteins war hinsichtlich des vorstelligen Patienten vermutlich die Gesamtstatik des Fußes beeinträchtigt worden. In dem Wissen um die erfolglos durchgeführten Vorbehandlungen war somit eine parietale Dysfunktion sehr wahrscheinlich. Dies bestätigte der Test der rechten Fußwurzel, bei dem ich eine Blockierung des Os cuneiforme II und eine Läsion des Talus anterior feststellte. Hinsichtlich der rechten Oberschenkelbeugemuskulatur ertastete ich eine erhöhte fasziale Spannung, die sich vermutlich als Folgewirkung ergeben hatte. Aufgrund der beeinträchtigten verspannten Muskelketten war auch nicht überraschend das Kreuzbein-Becken-Gelenk blockiert. Die LWS-Torsion war mit großer Sicherheit aus der Beckenverwringung heraus entstanden. Folgernd daraus, dass ausgehend von Läsionen häufig negative Folgewirkungen über die kräftigen Muskelketten der Extremitäten weitergegeben werden, testete ich die Muskelkette vom Becken bis zur HWS, wobei meine Vermutung auf eine erhöhte fasziale Spannung hier deutlich Bestätigung fand. Dies wurde mir weiterhin durch die Körpersprache des Patienten bestätigt. Somit war auch die Funktionsstörung der BWS und HWS eng in diesem Zusammenhang zu sehen.

Behandlung und Verlauf

Als Vorbehandlung begann ich mit der gezielten Triggerpunktbehandlung der Maximalpunkte (Kniegelenkbeuger, Rückenstrecker). Im Anschluss führte ich eine Faszialmobilisation der tiefen Frontallinie sowie eine Mobilisation des M. iliopsoas durch. Im nächsten Schritt löste ich die Blockierungen von Fußwurzel, Becken, LWS, BWS und HWS. Schließlich erfolgte eine kurze abschließende Kraniofrequenz zum Zweck des vegetativen Ausgleichs.

Im Anschluss an die Behandlung berichtete der Patient von sofortiger Beschwerdefreiheit. Er konnte den vorher beschriebenen Schmerz nicht mehr provozieren. Im Nachgang war ihm das Training umgehend wieder möglich. Nach 3 Tagen bestätigte mir der Athlet im Rahmen der vorsichtshalber angesetzten Folgebehandlung noch immer Beschwerdefreiheit.

Kommentar

Da der Fuß bereits unter normaler Belastung schon das gesamte Körpergewicht auffangen und an Unebenheiten des Bodens anpassen muss, so war unter der Extrembelastung des Athleten folglich eine vielfach höhere Krafteinwirkung vorhanden und damit Ursache für die Läsion der Fußwurzel.

Meistens ziehen Läsionen primären traumatischen Ursprungs negative Folgewirkungen nach sich. Über die kräftigen Muskelketten der unteren Extremitäten ergeben sich somit sehr leicht Auswirkungen, wie Störungen auf andere Gelenke, des Beckens, der Wirbelsäule bis hin zu den Kopfgelenken (▶ Abb. 11.44).

Exkurs: Technische Daten

Um zu verdeutlichen, welche immensen Kräfte auf den Bewegungsapparat des Athleten bei Ausübung der jeweiligen Disziplin wirken, im Folgenden einige Beispiele.

100-Meter-Sprinter: Die Krafteinwirkung beim Abdruck aus dem Startblock und einer Körpermasse des

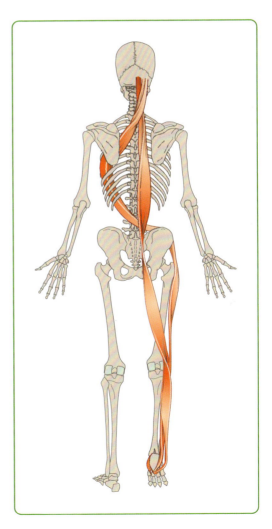

▶ Abb. 11.44 Muskelketten.

Athleten von 80 kg beträgt etwa 80–100 kg (je nach Richtung und vorderer oder hinterer Abdruck). Die Abdruckfläche im Laufschuh (Spike) beträgt pro Fuß etwa 50–80 cm². Über diese Fläche muss die gesamte Kraft von ca. 800–1000 N (Masse x Erdbeschleunigung) übertragen werden. Dies entspricht etwa einem Druck von 1,6–2 kg/cm².

Beim freien Sprint ist die Krafteinwirkung in der Stützphase kurzzeitig mit 9–11 kN um ein Vielfaches größer [1] (▶ Abb. 11.45).

Hürdensprinter: Beim Hürdenlaufen wirken auf das Bein, welches nach der Hürdenüberquerung als Erstes wieder auf dem Boden aufsetzt, kurzzeitig Kräfte von bis zu 3 000 N (m = 86 kg). Das ist etwa das 3,5-Fache des eigenen Körpergewichts (▶ Abb. 11.46).

Weitspringer: Bei einem Sportler mit einer Körpermasse von 70 kg wirken beim Absprung 50 N pro kg Körpergewicht. Damit wirken insgesamt auf den Stützapparat des Sprungbeins ca. 3 500 N, was dem 5-Fachen des eigenen Körpergewichts entspricht. Un-

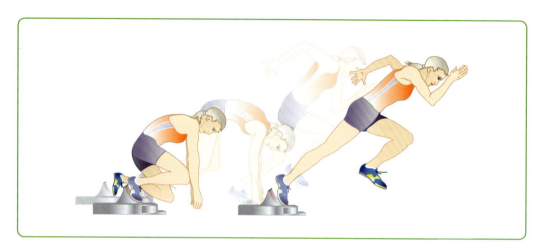

▶ Abb. 11.45

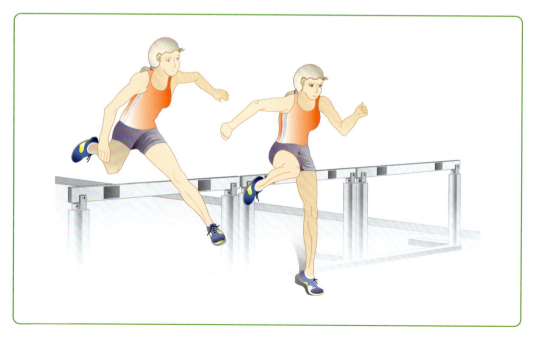

▶ Abb. 11.46

ter ungünstigen Bedingungen, z. B. falscher Fußaufsatz, können diese punktuell sehr hohen Kräfte zu Überlastungen des Stütz- und Bewegungsapparates führen (▶ Abb. 11.47).

Speerwerfer Bei einem Sportler mit einer Körpermasse von 83 kg und einer Anlaufgeschwindigkeit von 5 m/s wirkt beim Setzen des linken Stemmbeins (Rechtshänder) auf dieses eine Kraft von bis zu 3 800 N [2], was etwa 380 kg entspricht.

Je nach Geschwindigkeit können Kräfte bis zum 5- oder 6-Fachen des Körpergewichts auf die Extremitäten einwirken (▶ Abb. 11.48).

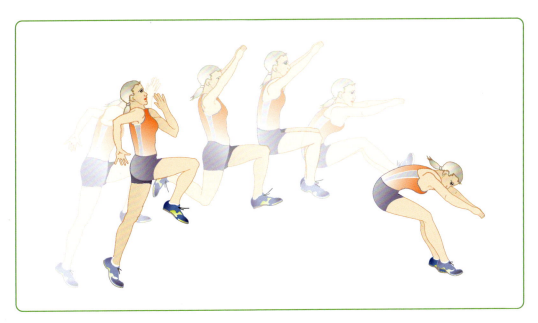

▶ Abb. 11.47

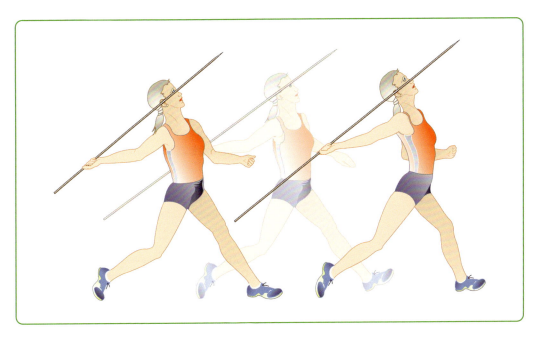

▶ Abb. 11.48

Fazit

Die Analyse dieser beeindruckenden Daten der oben vorgestellten Fallbeispiele zeigt genau, warum gerade im Hochleistungssport Athleten v. a. durch parietale Dysfunktionen beeinträchtigt werden, woraufhin als Folge auch muskuläre Funktionsstörungen entstehen. Um diese Funktionsstörungen bestmöglichst zu vermeiden, ist es umso entscheidender, dass der Athlet permanent an der Perfektionierung seiner Technik arbeitet.

Bereits bei „sauberster" Ausführung des Bewegungsablaufes der jeweiligen Disziplin wirken extreme Kräfte auf den Bewegungsapparat ein. Beeinträchtigungen durch diese Krafteinwirkungen sind selbst durch optimales Training nicht hundertprozentig muskulär abzusichern.

Vor diesem Hintergrund ist es für den Therapeuten hilfreich, dass er mit den Bewegungsabläufen, der Technik und dem Bewegungsmuster der jeweiligen Disziplin gut vertraut ist. Dies verhilft ihm zu schnelleren bzw. sichereren Rückschlüssen auf betroffene Muskelketten und die zu behandelnden myofaszialen Bahnen.

Literatur

[1] Ballreich R, Baumann W. Grundlagen der Biomechanik des Sports. Stuttgart: Enke; 1988: 149–153

[2] IAT Leipzig: Dynamometrische Untersuchungen von Speerwerfern der nationalen Spitzenklasse. Unveröffentlicht; 2010

[3] Myers TW: Anatomy Trains. München: Elsevier, Urban & Fischer; 2004

[4] Richter P, Hebgen E. Triggerpunkte und Muskelfunktionsketten in der Osteopathie und Manuellen Therapie. 3. Aufl. Stuttgart: Haug; 2011

[5] Schmolinsky G. Leichtathletik. 10. Aufl. Leipzig: Sportverlag Berlin; 1980

11.1.8 Verdauungstrakt

Säugling (männlich), 6 Wochen alt – starke Koliken

Kristin Peters

Konsultationsgrund

Der Säugling litt an starken Bauchkrämpfen, schrie viel und ließ sich kaum beruhigen.

Anamnese

Der männliche Säugling begann schon im Wartezimmer zu weinen und kam weinend in den Behandlungsraum. Die Mutter versuchte erfolglos, das Kind zu beruhigen. Nach einer Weile heftigen Schreiens sagte sie, dass nur das Anlegen das Kind beruhigen könne. Ich forderte sie auf, das Kind anzulegen und fragte, wann es das letzte Mal getrunken habe. Das Kind wurde das letzte Mal vor ca. 45 min gestillt. Es habe dann, wie so oft, einen Teil der Milch erbrochen, sodass es für die Mutter nicht verwunderlich war, dass das Kind schon wieder Hunger zu haben schien.

Die Schwangerschaft verlief komplikationslos, beide Eltern freuten sich auf das erste Kind, die Mutter fühlte sich wohl. Beim Einsetzen der Wehen, zunächst unregelmäßig aber ziemlich schmerzhaft, fuhren die Eltern zum Krankenhaus, die Hebamme wurde benachrichtigt. Die starken Schmerzen wurden mit Akupunktur gelindert. Bei Einsetzen der Austreibungsphase zeigte sich eine Reduktion der Herzleistung, ein Notkaiserschnitt wurde durchgeführt. Die Nabelschnur war zu kurz und um den rechten Unterarm gewickelt. Die Apgar-Werte erreichten in der dritten Phase die 10, sodass vermutlich keine zentrale Koordinationsstörung zu erwarten ist.

Befund/Entwicklungsdiagnostik

Die Spontanmotorik des kurzzeitig zufriedenen Säuglings war komplex, variabel und flüssig in der „Writhing Phase" [3]. Der Gesichtsausdruck wechselte von Zufriedenheit immer wieder zu schmerzhaftem Verziehen.

Osteopathische Untersuchung

Hier zeigte sich eine leichte Kompression im Bereich der Schädelbasis mit einem Upstrain, außerdem eine zirkulatorische Dysfunktion im Bereich der rechten Hand mit Schwellung und livider Verfärbung. Der Dünndarm hatte eine gesteigerte Motilität, im Bereich des Nabels deutete eine kaudal des Bauchnabels palpierbare Einziehung auf den erhöhten Zug der Nabelschnur [2].

Osteopathische Interpretation

Nabelschnurumwicklungen führen nicht nur zu Strangulationsverletzungen im Bereich der Umschlingung, sondern irritieren auch häufig den Verdauungsapparat aufgrund der fetalen Gefäßverbindungen zwischen Leber und Bauchnabel mit der Folge eines irritierten Leber-Galle-Stoffwechsels mit entsprechenden neurovegetativen Reaktionen. Außerdem entstehen Spannungen im Bereich des Urachus. Problematische Geburtssituationen führen zu einer geringeren Toleranzschwelle von internen und externen Stressoren [2].

Behandlung und Verlauf

Ich erklärte der Mutter, dass das Kind wahrscheinlich auch im Verlauf der Behandlung weinen werde, jedoch nicht durch meine Behandlung verursacht, sondern durch seine starken Krämpfe im Bereich des Dünndarms. Ich begann mit einem Ausgleich der Spannungen zwischen dem Nabelbereich und den sympathischen Zentren im Bereich der unteren BWS. Im Anschluss wurden das Diaphragma und die Nebennieren entspannt. Das Kind fühlte sich wohl und begann zu gurren. Am Unterarm wurde die Zirkulation durch eine Verspannung der Membrana interossea behindert, dies ließ sich mit BLT lösen [2].

Ich bat die Mutter, eine Hand auf den Bauch des Kindes zu legen und begann mit der Entspannung der Schädelbasis mit der Technik „Platybasia" (S. 347). Der Säugling begann zu jammern und dann zu schreien, hielt den Kopf aber ganz ruhig in meinen Händen. Es dauerte eine geraume Zeit, bis sich die Schädelbasis entspannte und ich vorsichtig über das Os frontale und das Os occipitale den Strain behandeln konnte.

Das Kind beruhigte sich, ich beendete die Behandlung und erklärte der Mutter, warum ihr Kind so unzufrieden ist. Das erhöhte Saugbedürfnis ist zurückzuführen auf die Spannungen in der Schädelbasis, starker Zug im Bereich der Nabelschnur irritieren das Nervensystem des Darmes und bedingen eine verstärkte Darmbewegung, die krampfartige Schmerzen hervorruft. Ich riet der Mutter, das erhöhte Saugbedürfnis mit dem Finger oder mit einem Schnuller zu befriedigen, um den Abstand der Mahlzeiten auf mindestens 3 Stunden auszudehnen, damit sich nicht ständig angedaute Milch mit frischer Milch vermischt, da das den Darm zusätzlich belastet. Ich bat die Mutter um telefonische Rücksprache nach 2 Tagen, um ggf. einen weiteren Behandlungstermin zu vereinbaren.

Bei der nächsten Konsultation zeigte sich das Kind wesentlich zufriedener, die Mutter berichtete, sie sei eigentlich ganz zufrieden. Lediglich etwa eine halbe Stunde nach dem Stillen stellten sich noch Bauchkrämpfe ein, das Kind weine dann eine Weile, ließe sich aber durch Umhertragen beruhigen.

Die Untersuchung zeigte noch Restspannungen in der Nabelregion und eine Fixation des Dünndarmes in der linken Fossa iliaca, wahrscheinlich eine Folge der heftigen Motilität. Die Nabelregion löste sich schnell, der Dünndarm reagierte gut auf einen Lift in Richtung der rechten Schulter. Bei der Behandlung wirkte das Kind deutlich zufriedener und konnte, da es nicht mehr ständig von Krämpfen im Bauch geärgert wurde, intensive mimische Kommunikation betreiben. Ein weiterer Behandlungstermin war nicht erforderlich.

Literatur

[1] Liem T, Schleupen A, Altmeyer P, Zweedijk R, Hrsg. Osteopathische Behandlung von Kindern. Stuttgart: Hippokrates; 2010

[2] Mitha N, Möckel E, Hrsg. Handbuch der pädiatrischen Osteopathie. München: Elsevier; 2006

[3] http://www.spz-frankfurt.de/fuer-profis/fachinformationen/gma/index.html und http://general-movements-trust.info/ (Stand: 16.01.2017)

Patient, 45 Jahre alt – Schwindel, Wahrnehmungsstörungen

Renate Mahler

Konsultationsgrund

Herr W. kam wegen ständigen Schwindels, Gesichtsfeldeinschränkungen und Wahrnehmungsstörungen in meine Praxis.

Anamnese

Der Patient war zum Zeitpunkt der ersten Konsultation 45 Jahre alt und arbeitete als Mechanikermeister. Er erzählte, dass er seit ca. 7 Monaten unter starkem Schwindel litt und zeitweise das Gefühl hatte, umzufallen. Weiterhin plagten ihn Wahrnehmungsstörungen mit Gesichtsfeldeinschränkungen und einem Druckgefühl hinter den Augen. All diese Symptome führten zu einer zeitweisen Gangunsicherheit.

Auf genaues Nachfragen bezüglich der Wahrnehmungsstörungen erzählte Herr W., dass er v. a.

bei Übermüdung Gegenstände nicht mehr richtig erkennen könne und Probleme habe, scharf zu sehen.

Die Beschwerden hatten schleichend begonnen. Herr W. gab an, in der Anfangsphase seiner Probleme beruflich unter starkem Stress gelitten zu haben. Er hatte seinen Hausarzt konsultiert, der ihn nach körperlicher Untersuchung an einen Neurologen überwiesen hatte. Dieser führte eine sonografische Untersuchung beider Karotiden durch, was jedoch keinen pathologischen Befund erbrachte. Eine Kernspintomografie von Kopf und HWS war ebenfalls unauffällig. Die Tatsache, dass keine Diagnose gestellt werden konnte, obwohl er das Gefühl hatte, dass sich die Beschwerden verschlimmerten, belastete ihn zusätzlich psychisch. Auch hatte er Angst um seinen Arbeitsplatz, da er aufgrund seines Zustandes immer wieder mal krankgeschrieben werden musste.

Weiterhin berichtete der Patient von immer wiederkehrenden Schmerzen in der LWS, besonders nach langem Sitzen, die stets spontan verschwanden. Er hatte deshalb noch keinen Arzt aufgesucht. In der Vorgeschichte ergaben sich keine Hinweise auf gravierende Erkrankungen. Allerdings hatte er seit Jahren immer wieder Durchfälle und Blähungen. Außerdem hatte Herr W. mit 30 Jahren einen Auffahrunfall, der aber ohne erkennbare Folgen blieb. Im Alter von 13 Jahren musste er sich nach einer Perforation einer Appendektomie unterziehen. Mit ca. 9 Jahren war er vom Baum gefallen, konnte sich aber an keine Beschwerden erinnern.

Inspektion

Herr W. war ein mäßig übergewichtiger Patient. Er hatte eine Tendenz zu Knick-Senk-Füßen beidseits sowie eine hochgezogene LWS-Lordose. Die mittlere BWS war abgeflacht, die obere BWS zeigte sich in ausgeprägter Kyphose, mit Aufquellungen im Bereich von C 7 / Th 1–2, die HWS in kompensatorischer Lordose.

An Bindegewebszonen fanden sich eine Dünndarm- und eine Leberzone. Der Oberbauch war stark vorgewölbt und der Thorax befand sich in Inspirationsstellung. Am epigastrischen Winkel und am rechten unteren Rippenrand waren deutliche Besenreiser zu erkennen.

Befund

Um neurologische Ursachen für den Schwindel auszuschließen, ließ ich den Patienten den Unterberger-Tretversuch und den Romberg-Test durchführen. Beide Untersuchungen waren unauffällig. Tests für die Aa. vertebrales oder orthostatische Hypotonie brachten ebenfalls keinen Befund.

Parietal

Beim faszialen Zug in Rückenlage waren die unteren Extremitäten seitengleich, auf Höhe der Ossa ilia dominierte die rechte Seite, und die erhöhte Spannung war bis in den Bauchraum deutlich wahrnehmbar. Der Dichtetest am Becken bestätigte dies. Das rechte Ilium befand sich in Anteriorrotation, war aber nicht blockiert. Der rechte M. iliopsoas hatte einen erhöhten Tonus und einen Triggerpunkt.

Das Os sacrum war in einer linken Rotation um eine linke Achse, L 5 in einer ERS rechts blockiert. Th 12 hatte eine Blockade in Extension und Linksrotation. Die mittlere BWS war rigide und hatte eine Tendenz zur Extension, war aber nicht fixiert. Th 1 stand in FRS rechts, die Muskulatur der HWS war besonders an der linken Seite und subokzipital stark hyperton und schmerzhaft.

Kraniosakral

Bei der kranialen Untersuchung zeigte sich der Schädel insgesamt mit einer erhöhten Festigkeit und sehr wenig Bewegungsausdruck. Weiterhin hatte der Patient eine deutliche rechte Torsionsdysfunktion der SSB.

Viszeral

Viszeral imponierten der rechte untere Quadrant und der gesamte Oberbauch mit einer erhöhten Spannung und Druckdolenz. Die Blinddarmnarbe war relativ groß und bis in die Tiefe fest verbacken. Das Diaphragma hatte einen erhöhten Tonus und stand auf der rechten Seite in Inspirationsstellung.

Die Mobilitätstests der Leber waren in allen Ebenen stark eingeschränkt, sie erschien in der gesamten ligamentären Aufhängung fixiert. Der Magen war ebenfalls weniger mobil, allerdings nicht so auffällig. Die Reflexpunkte nach Barral hatten einen erhöhten Tonus und waren sehr empfindlich. Das Zäkum war lateral und kaudal fixiert.

Behandlung und Verlauf

Ich begann die erste Behandlung mit kranialen Techniken zur Mobilisation der SSB und der intrakraniellen Membranen. Danach mobilisierte ich die Leber in allen Ebenen und behandelte ihr Aufhängesystem. Nach der Behandlung des Zäkums und des Triggerpunktes des M. iliopsoas stimulierte ich die Reflexpunkte des Verdauungstraktes. Als Letztes löste ich die Wirbelblockaden.

Als Hausaufgabe erklärte ich dem Patienten die Dreh-Dehn-Lage und wies ihn an, diese in Verbindung mit vertiefter Atmung zur Eigenmobilisation der Leber durchzuführen. Außerdem empfahl ich ihm eine 10-tägige „Leberkur" mit täglicher Einnahme von Olivenöl mit Zitronensaft und die Anwendung feuchter Wärme auf der Leberprojektion am Thorax.

Zur zweiten Behandlung, 10 Tage später, kam Herr W. motiviert und zuversichtlich. Es ging ihm deutlich besser, er konnte besser arbeiten und hatte nicht mehr das Gefühl, ständig umzufallen. Er hatte seine „Hausaufgaben" zuverlässig gemacht. Die erneute Untersuchung zeigte eine Verbesserung der kranialen Befunde, ebenso wie eine freie Beweglichkeit der Wirbelsäule. Die muskuläre Situation war deutlich besser.

In dieser Sitzung legte ich den Behandlungsschwerpunkt auf die Mobilisation von Leber und Blinddarmnarbe. Weiterhin arbeitete ich kranial an der SSB und den intrakraniellen Membranen.

Zu Hause sollte Herr W. die Mobilisationsübungen weiter durchführen. Bis zum nächsten Termin vereinbarten wir eine Pause von 3 Wochen. Allerdings sollte der Patient sich im Falle von Problemen, die länger als 2 Tage anhielten, melden.

Zum dritten Termin erschien ein „anderer Mensch". Der Patient strahlte eine heitere Ruhe und Gelassenheit aus, er wirkte ausgeglichen und zufrieden. Er erzählte, dass er einen Tag nach der letzten Behandlung stärkere Beschwerden gehabt hatte, seitdem aber alle Symptome ständig besser geworden waren. Er war sehr optimistisch, wieder ganz gesund und leistungsfähig zu werden. Ich mobilisierte noch einmal Narbe, Leber und Kranium. Außerdem löste ich eine Flexionsblockade der BWS.

Den vierten Termin sagte Herr W. telefonisch ab, da er erfreulicherweise keinerlei Beschwerden mehr hatte.

Osteopathische Interpretation/Kommentar

Die Symptome von Herrn W. hatten einen kranialen und einen viszeralen Ursprung. Einerseits kann eine SSB-Torsionsdysfunktion Gleichgewichtsstörungen und Augenstörungen [2] verursachen, andererseits beschreibt Barral einen Zusammenhang von Gleichgewichtsstörungen, Schwindel und überempfindlichen Augäpfeln mit Dysfunktionen der Leber [1]. Ebenso beschreibt er eine Wechselbeziehung zwischen Leber und Psyche, die auch in der östlichen Medizin schon immer postuliert wurde. Aufgrund der starken Vernarbungen durch die Appendektomie waren Mobilität und Motilität der Leber beeinträchtigt.

Außerdem kann es bei dem Autounfall zu einer zusätzlichen Belastung gekommen sein. Aufgrund des hohen Gewichts der Leber ist ein „Schleudertrauma" des Organs, ähnlich wie bei der HWS, möglich. Ein solches äußert sich dann ebenfalls in Bewegungsverlusten [3].

An diesem Fall wird auch deutlich, dass der Körper normalerweise Dysfunktionen bis zu einem gewissen Grad gut kompensieren kann. Wird das Maß jedoch überschritten, kann jede weitere Störung zum Zusammenbruch des Systems führen. Diese Störung muss nicht zwangsläufig eine somatische Ursache haben, sondern kann auch, wie hier, durch eine besondere Stresssituation ausgelöst werden.

Literatur

[1] Barral JP. Lehrbuch der Viszeralen Osteopathie. Band 2. München: Urban & Fischer; 2002

[2] Liem T. Kraniosakrale Osteopathie. 5. Aufl. Stuttgart: Haug; 2010

[3] Meert GF. Das venöse und lymphatische System aus osteopathischer Sicht. München: Elsevier; 2007

Junge, 8 Jahre alt – innenrotiertes Gangbild

Renate Mahler

Konsultationsgrund

Der kleine Junge kam im Alter von 8 Jahren, von seiner Mutter begleitet, erstmalig in meine Praxis. Konsultationsgrund war ein stark auffällig innenrotiertes Gangbild sowie Knick-Senk-Füße beidseits. Er hatte bis zu diesem Zeitpunkt eine mehrjährige physiotherapeutische Behandlung der Hüft- und Fußgelenke hinter sich. Diese bestand zu einem Großteil aus Übungen zur Kräftigung der kurzen Fußmuskeln sowie Dehnung der Hamstrings. Anfangs brachten die Therapien noch etwas Besserung. Später wurden aber überhaupt keine Fortschritte mehr erzielt, obwohl er unter Anleitung und mithilfe der sehr engagiert wirkenden Mutter zuverlässig tägliche Stretch-Übungen durchführte.

Anamnese

Der Junge wurde als zweites Kind, nach unauffälliger Schwangerschaft, 2 Wochen vor dem errechneten Geburtstermin spontan geboren. Die Frühentwicklung verlief ohne Auffälligkeiten und Besonderheiten.

Im Alter von ca. 3½ Jahren bemerkte die Mutter seine Tendenz, „über den großen Zeh" zu laufen. Mit 4 Jahren erlitt er eine Gehirnerschütterung nach einem Sturz auf die Stirn, die jedoch keine merkbaren Folgen hatte. Bei einem Schlittenunfall im Alter von ca. 6 Jahren prellte sich der Junge die LWS. Radiologisch ergab sich kein Befund, ca. 3 Wochen lang klagte er danach jedoch hin und wieder über Rückenschmerzen.

Der Junge war seit der Kindergartenzeit sehr anfällig für Erkältungen sowie für Mittelohrentzündungen. Er besuchte die 3. Grundschulklasse und ging seit seinem 6. Lebensjahr zum Bubenturnen. Sein soziales Umfeld war unauffällig.

Inspektion

Der Sichtbefund zeigte ein insgesamt stark auffälliges und außergewöhnlich steifes Gangbild. Neben der Innenrotation beider Hüftgelenke dominierten ein nahezu unbewegliches Becken und eine ebensolche LWS mit ausgeprägter Lordose, deren Scheitelpunkt sich ungefähr in Höhe von L 3 befand. Im Stand war das Längsgewölbe beider Füße ausgesprochen abgeflacht, beide Ossa calcanei standen in deutlicher Valgusstellung und beide Tibiae waren innengedreht.

Befund

Parietal

Die myofasziale Spannung der unteren Extremitäten, des Beckens und der LWS war deutlich erhöht. Die Plantaraponeurose und beide Ligg. calcaneonaviculare plantare waren schmerzhaft verspannt, das Os naviculare rechts in Innenrotation blockiert. Die Hüftgelenke stellten sich rigide, aber nicht fixiert dar.

Die ischiokrurale Muskulatur war beidseits stark verkürzt und im Tonus deutlich erhöht. Beide Mm. iliopsoas waren verkürzt und – wie auch die Adduktoren – deutlich schmerzhaft bei Palpation. Im M. quadratus lumborum rechts fand sich ein Tenderpoint.

Der Atlas zeigte sich in Rechtsrotation blockiert.

Viszeral

Das Abtasten des Bauchraumes ergab eine druckdolente erhöhte fasziale Spannung, insbesondere des Dünndarmes, des Zäkums und des Colon ascendens.

Kraniosakral

Kranial fand sich eine eingeschränkte Beweglichkeit des Os frontale, eine Störung der Sutura coronalis sowie eine SSB-Torsion rechts.

Behandlung und Verlauf

Aufgrund der gefundenen Dysfunktionen bei meinem kleinen Patienten ergaben sich für mich folgende osteopathische Erklärungsansätze für seine Probleme. Die kranialen Befunde könnten von seinem Sturz auf die Stirn herrühren. Die statische Situation der Füße verursachte von peripher eine Innenrotation beider Beine. Andererseits deutete die hohe abdominale Spannung auf ein viszerales Problem.

Da der Junge weder über Bauchschmerzen klagte noch bisher internistische Erkrankungen oder Operationen durchgemacht hatte, lag die Belastung des Verdauungstraktes aufgrund seiner Ernährungsgewohnheiten als „Mitursache" für die Beschwerden nahe. Vor allem auch die Therapieresistenz gegenüber der krankengymnastischen Behandlung ließ sich so erklären.

Deshalb fragte ich ihn und seine Mutter sehr genau nach seinen Ernährungsgewohnheiten. Dabei ergab sich, dass in der Familie wenig Fleisch und Wurst gegessen wurde und die Mutter sehr großen Wert auf gesunde, vollwertige Nahrung legte. Ich ließ mir die einzelnen Mahlzeiten genau beschreiben: Er frühstückte jeden Morgen ein selbst gemachtes Müsli mit frisch gequetschten Haferflocken, Obst, Schokoflocken und Milch. In die Schule nahm er grobes Vollkornbrot, unterschiedlich belegt, und Apfelschorle mit. Mittags gab es Gemüse oder Salat mit Beilagen, hin und wieder Fleisch. Abends aß der Junge Vollkornbrot mit Käse oder manchmal auch Wurst sowie Rohkost. Er trank hauptsächlich Wasser oder Saftschorle, ca. 1 Liter pro Tag.

In der ersten Behandlung löste ich das Os naviculare des rechten Fußes und behandelte die Hüftgelenke mit Techniken des GOT, die Spannung der unteren Extremitäten mit faszialen Methoden. Den Atlas mobilisierte ich mit einer Muskeltechnik. Danach behandelte ich das Os frontale, die Suturen des Schädels sowie die SSB.

Da mein kleiner Patient schon die Untersuchung des Bauchraums kaum tolerierte, verschob ich die viszerale Behandlung auf den zweiten Termin. Aufgrund der hohen faszialen Spannung des gesamten Abdomens vereinbarte ich mit ihm und seiner Mutter einen „Urlaub" für den Verdauungstrakt, d. h., er sollte seine Ernährung so umstellen, dass sie den Magen-Darm-Trakt möglichst wenig belastet. Dazu gehörte der Verzicht auf das geliebte Müsli und die Milch am Morgen, aber auch wenig oder keine Rohkost, sondern Gemüse und Obst, leicht angedünstet, sowie helles Brot. Für die Mutter war dies im ersten Moment schwierig zu akzeptieren, sie erklärte sich aber bereit, diesen Versuch 3–4 Wochen lang mitzumachen.

Ich bestellte ihn zum zweiten Termin 3 Wochen später ein. Nach dieser Zeit hatte sich das Gangbild des Jungen etwas verbessert. Er lief immer noch innenrotiert, konnte sich aber gut korrigieren. Becken und LWS waren mobiler. Erfreut erzählte er, dass er mit seiner Mutter die Dehnungsübungen für die ischiokrurale Muskulatur erneut angefangen hatte und sie nun wieder Erfolg bringen würden. Auch an das Frühstück ohne Müsli hatte er sich gewöhnt, die Umstellung auf ein helleres Brot hatte er sowieso mit Freude durchgeführt.

Bei der Untersuchung zeigte sich eine leicht verbesserte Dehnbarkeit der Hamstrings. Ebenso stellten sich die Faszien von LWS, Becken und unteren Extremitäten weicher und mobiler dar. In dieser zweiten Behandlung war auch eine Untersuchung des Abdomens möglich, da die Palpation für den Jungen zwar noch unangenehm, aber nicht mehr schmerzhaft war.

Hierbei fand sich noch eine Einschränkung der Mobilität des Dünndarms und des Colon ascendens nach medial und kranial. Die Radix mesenterii sowie die Radix des Colon sigmoideum wiesen eine erhöhte Spannung auf und waren schmerzempfindlich. Die Spannung beider Mm. iliopsoas war geringer als bei der ersten Behandlung, aber noch nicht zufriedenstellend, genau wie die Dehnbarkeit dieser Muskeln. Die kranialen Befunde zeigten sich ebenfalls deutlich verbessert.

In dieser Sitzung legte ich primär den Schwerpunkt auf die Behandlung von Jejunum, Ileum und Kolon mit den jeweiligen Mesos. Der Junge tolerierte diese Behandlung sehr gut. Des Weiteren wurden wiederum die Faszien der Beine, des Beckens und beide Mm. iliopsoas sowie das Kranium behandelt.

Für die nächste Therapie vereinbarten wir wieder einen Termin 4 Wochen später. Die Veränderungen zwischen der ersten und zweiten Behandlung hatten mich in meiner Annahme der viszeralen Problematik bestätigt, deshalb wollte ich dem System mehr Zeit für die Arbeit der Selbstheilungskräfte geben.

Beim dritten Termin zeigte sich die Gesamtbeweglichkeit des Jungen sehr viel besser und harmonischer. Dehnbarkeit von Muskeln und Faszien hatten deutliche Fortschritte gemacht. Die Palpation der Strukturen war für ihn nicht mehr schmerzhaft. Die statische Situation der Füße im Stand hatte sich erwartungsgemäß nur unwesentlich geändert. Ich empfahl deshalb, die krankengymnastische Behandlung wieder aufzunehmen und ggf. über eine Versorgung mit Einlagen nachzudenken.

Insgesamt behandelte ich den Jungen achtmal, allerdings vergrößerten wir die Abstände langsam bis auf 2 Monate. Er wurde parallel physiotherapeutisch versorgt. Während einer Behandlung erzählte er mir, dass er Besuch von seinen Cousins hatte, die ebenfalls morgens Schokomüsli aßen. Da konnte er nicht widerstehen und probierte nach längerer Zeit auch wieder davon. Daraufhin habe er furchtbar Bauchschmerzen bekommen und wolle ab jetzt nie mehr Müsli essen.

Bis auf die nach wie vor vorhandenen Knick-Senk-Füße normalisierten sich sämtliche Befunde während des Behandlungszeitraums.

Osteopathische Interpretation

Der Fall des kleinen Patienten macht deutlich, welchen großen Einfluss das viszerale und myofasziale System auf die Integrität des Bewegungsapparates haben [2]. Wichtig bei der Manifestation der Probleme war sicher der M. iliopsoas. Aufgrund seiner anatomischen Nähe zu Dünn- und Dickdarm wurde er durch die erhöhte Spannung in diesen Organen beeinträchtigt [1]. Durch seine Ursprünge und seinen Verlauf kann er bei erhöhtem Tonus die Symptome des Jungen, die ausgeprägte Lendenlordose und die Rigidität des Beckens sowie der Hüftgelenke verursachen. Die Ernährung mit viel Vollkorn bzw. Ganzkorn stellt eine Belastung für die Verdauung dar. Gerade das ganze oder nur grob gemahlene Korn, besonders in Kombination mit Milch, ist für den Körper nicht oder kaum zu verdauen.

Literatur

[1] Barral J-P. Lehrbuch der Viszeralen Osteopathie. Bd. 2. München: Urban & Fischer; 2002

[2] Meert GF. Das Becken aus osteopathischer Sicht. München: Urban & Fischer; 2003

Patientin, 54 Jahre alt – starker LWS-Schmerz, Knacken im Kiefergelenk

Renate Mahler

Konsultationsgrund

Frau S. wurde von ihrem Zahnarzt an mich weiterverwiesen, da sie ein Knacken im rechten Kiefergelenk hatte. Außerdem klagte sie über häufig auftretende Schmerzen in der LWS.

Anamnese

Die 54-jährige Patientin, die im Betrieb ihres Mannes als Industriekauffrau arbeitete, hatte zwei Töchter im Alter von 25 und 26 Jahren, die beide spontan und ohne Probleme zur Welt gekommen waren.

Sie berichtete von einem ständigen Knacken im rechten Kiefergelenk. Als Ursache dafür vermutete sie falsch angepasste Kronen, die sie vor ca. 15 Jahren bekommen hatte. Eine osteopathische Behandlung war ihr von ihrem neuen Zahnarzt empfohlen worden, nachdem dieser die Zähne kontrolliert und die Kronen angepasst hatte, sich an den Kiefergeräuschen aber nichts geändert hat. Sie selber fühlte sich durch das Knacken weder beeinträchtigt noch hatte sie zurzeit Schmerzen im Kiefer.

Fünf Jahre zuvor waren starke Schmerzen im rechten Oberkiefer aufgetreten, für die keine Ursache gefunden wurde und unter denen sie ca. 3½ Jahre gelitten hatte. Damals behalf sie sich mit Schmerzmitteln, wenn die Beschwerden zu quälend wurden. Ein halbes Jahr, nachdem die von ihr gepflegte Mutter verstorben war, verschwanden die Schmerzen von selbst.

Unter Stress hatte sie zeitweise Kopfschmerzen, die vom Nacken in den Hinterkopf zogen. Die Patientin erklärte diese mit Verspannungen im Schulter-Nacken-Bereich, welche ihrer Meinung nach von ihrer sitzenden Tätigkeit herrührten. Weiterhin litt sie seit vielen Jahren häufig unter Schmerzen in der LWS, die sie besonders im Sitzen plagten. Laut einer orthopädischen Untersuchung fanden sich altersübliche Abnutzungen der kleinen Wirbelgelenke, die für die Schmerzen verantwortlich sein sollten. Immer wieder hatte die Patientin Wirbelblockaden, die sie chiropraktisch behandeln ließ, was jedoch nur zu einer vorübergehenden Linderung führte.

Weiterhin war eine latente Schilddrüsenüberfunktion bekannt, die unter ärztlicher Beobachtung stand und keine Probleme bereitete. Außerdem hatte sie einen, aufgrund eines Myoms, vergrößerten Uterus in Retroflexion, weswegen sie regelmäßig zur gynäkologischen Kontrolluntersuchung ging. Zusätzlich gab sie leichte Verdauungsstörungen im Sinne einer Obstipation an. Mit Joghurt, Leinsamen und Bewegung konnte sie sich aber immer wieder behelfen.

Die Patientin konnte sich weder an Erkrankungen der inneren Organe, noch an Stürze oder Unfälle erinnern. Außer der Extraktion der Weisheitszähne im jungen Erwachsenenalter und dem Einsetzen von drei Kronen (zwei im Unterkiefer und einer im Oberkiefer), im Alter von 39 Jahren, hatte sie keine Operationen durchgemacht.

Inspektion

Die Patientin war normalgewichtig, sie wirkte ausgeglichen und zufrieden.

Auffällig bei der Inspektion im Stand war eine deutliche Verlagerung der Schwerkraftlinie nach posterior. Die Patientin stand mit leicht gebeugten Kniegelenken, einer abgeflachten LWS-Lordose, deutlicher BWS-Kyphose und eingesunkenen Schultern, wobei die rechte Schulter höher war als die linke. Die Fossae supraclaviculares waren verstrichen. Die HWS befand sich in Extension, ebenso das Okziput. Im zervikothorakalen und lumbosakralen Übergang konnte man ausgeprägte Besenreiser erkennen.

Obwohl sie schlank war, wölbte sich der Unterbauch deutlich vor. An den Beinen war eine starke Venenzeichnung zu sehen, links mehr als rechts. Am Becken imponierten eine gynäkologische Bindegewebszone sowie eine Venen-Lymph-Zone.

Befund

Parietal

Das gesamte Becken war bezüglich Palpation und Beweglichkeit auffällig: Die Foramina obturatoria sowie der Beckenboden waren druckdolent und von hoher Spannung. Das Sakrum wies intraossär eine Rigidität auf und stand in bilateraler Extension, ohne blockiert zu sein. Das rechte Ilium war in anteriorer Dysfunktion, beide Mm. iliopsoas waren gespannt und schmerzhaft, rechts deutlicher als links. Die Hüftgelenke waren in ihrer Bewegung eingeschränkt. Der lumbosakrale Übergang zeigte sich hypomobil, genau wie der Bereich von Th 12 bis L 2.

Das Diaphragma hatte einen insgesamt erhöhten Tonus und eine Bewegungseinschränkung in Inspiration. Beide Mm. pectorales waren verkürzt, die Nackenmuskulatur hyperton und schmerzhaft. Th 2 hatte eine Flexionsblockade. Der rechte M. omohyoideus war hyperton. In Rückenlage zeigte sich eine kraniale Abflussstörung. Das Okziput hatte eine bilaterale Extensionsdysfunktion, C 2 war hypomobil. Der Tonus der subokzipitalen Muskulatur war erhöht.

Viszeral

Bei der Untersuchung des Abdomens imponierte zuallererst der große und nahezu „steinharte", bewegungslose Uterus. Der Fundus war vier Fingerbreit oberhalb der Symphyse zu tasten. Der gesamte Bauchraum wies eine gestörte Spannung im Sinne einer Hypotension auf. Der Dünndarm erschien ptosiert, das Mesenterium gespannt und schmerzhaft.

Kraniosakral

Der Schädel zeigte sich insgesamt rigide, rechts deutlicher als links. Beide Ossa temporalia befanden sich in Innenrotation. Die Mm. temporales, masseteres und die Mm. pterygoidei waren ebenso schmerzhaft verspannt wie der Mundboden (▶ Abb. 11.49, ▶ Abb. 11.50).

Während der Mundöffnung kam es zu einer Abweichung der Mandibula nach rechts mit intermediärem Knacken. Die Deviation war weniger deutlich bei Inhibition des M. pterygoideus. Bei der passiven Untersuchung der Kiefergelenke ergaben sich keine Bewegungseinschränkungen.

Behandlung und Verlauf

Ich begann die Behandlung bei Frau S. mit faszialen Techniken zur Befreiung der fünf Diaphragmen (Perineum, Diaphragma, zervikothorakales Diaphragma, OAA-Region und Tentorium cerebelli). Danach mobilisierte ich das Os sacrum und löste die Mm. iliopsoas. Als Nächstes behandelte ich den Uterus und sein Aufhängesystem sowie den Dünndarm und die Radix mesenterii. Abschließend löste ich das Okziput mit einer Muskeltechnik und manipulierte Th 2 und das rechte Ilium.

Für die folgende Woche vereinbarte ich mit der Patientin den zweiten Termin. Sie berichtete, dass sie direkt nach der ersten Behandlung sehr erschöpft gewesen war und in der Nacht sehr lange geschlafen hatte. Am nächsten Tag waren die Rückenschmerzen sehr viel besser, jedoch hatte sie im ganzen Körper das Gefühl von Muskelkater gehabt. Bei der erneuten Befundung zeigte sich eine Besserung der Beckenbeweglichkeit, allerdings war das Os sacrum immer noch sehr fest. Der Uterus war unverändert. Ich behandelte den Beckenboden und mobilisierte die Gebärmutter.

Den weiteren Schwerpunkt legte ich auf die kraniale Behandlung. Intraoral löste ich die Mm. pterygoidei. Das Okziput zeigte immer noch eine Einschränkung der Flexion, die ich erneut mit einer Muskeltechnik behandelte. Danach entspannte ich die intrakraniellen Membranen und wandte Techniken zur Verbesserung des venösen Abflusses an. Am Ende mobilisierte ich die Ossa temporalia.

Da die Patientin nun Urlaub hatte, ergab sich bis zum dritten Termin eine Therapiepause von 3 Wochen. Zu dieser Sitzung erschien Frau S. sehr entspannt, der Urlaub hatte ihr sichtlich gut getan. Sie

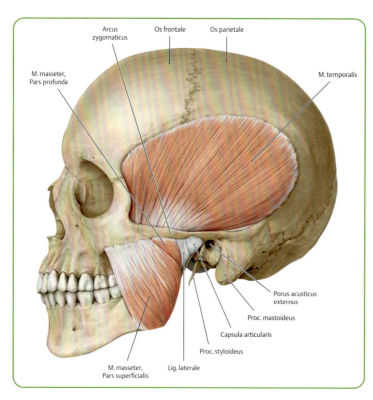

▶ **Abb. 11.49** Mm. temporalis und masseter. (Schünke M, Schulte E, Schumacher U. Prometheus Lern-Atlas der Anatomie. Allgemeine Anatomie und Bewegungssystem. Illustrationen von Wesker K, Voll M. 2. Aufl. Stuttgart: Thieme; 2007)

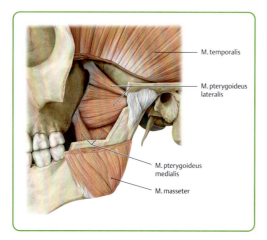

▶ **Abb. 11.50** Mm. pterygoidei lateralis und medialis. (Schünke M, Schulte E, Schumacher U. Prometheus Lern-Atlas der Anatomie. Allgemeine Anatomie und Bewegungssystem. Illustrationen von Wesker K, Voll M. 2. Aufl. Stuttgart: Thieme; 2007)

fühlte sich sehr viel besser und beweglicher. Nachdem sie viel gewandert war, hatten sich ihre Schmerzen deutlich gebessert und auch das Knacken im Kiefer war weniger geworden.

Dieses Mal fühlte sich der Uterus etwas weicher und mobiler an, bei Weitem aber noch nicht zufriedenstellend. Die anderen Befunde hatten sich ebenfalls verbessert. Das Knacken im Kiefer war nicht mehr bei jeder Mundöffnung auslösbar und die Schultern befanden sich auf gleicher Höhe. In dieser Behandlung arbeitete ich hauptsächlich viszeral und faszial. Der Uterus ließ sich nun merkbar leichter bewegen.

Auch in den folgenden Therapieeinheiten lag der Schwerpunkt auf der viszeralen Behandlung. Zum siebten Termin erschien die Patientin mit starken Beschwerden in der HWS und in der rechten Schulter, nachdem sie zwei Nächte in einem unbequemen Hotelbett verbringen musste. Ich fand Dysfunktionen bei C 4 und C 7, die ich mit Impulstechniken behandelte. Außerdem hatte sie eine ERS-Dysfunktion von L 5, die ich ebenfalls mobilisierte. Danach hatte sie keine Schmerzen in Wirbelsäule und Schulter mehr.

Frau S. kam weiterhin in größeren Abständen zur Behandlung und im Laufe der Zeit besserte sich die Beweglichkeit der Gebärmutter deutlich. Auch hatte sich das Myom laut Aussage des Gynäkologen verkleinert. Die Patientin stand nun sehr

11.1 Fallbeispiele

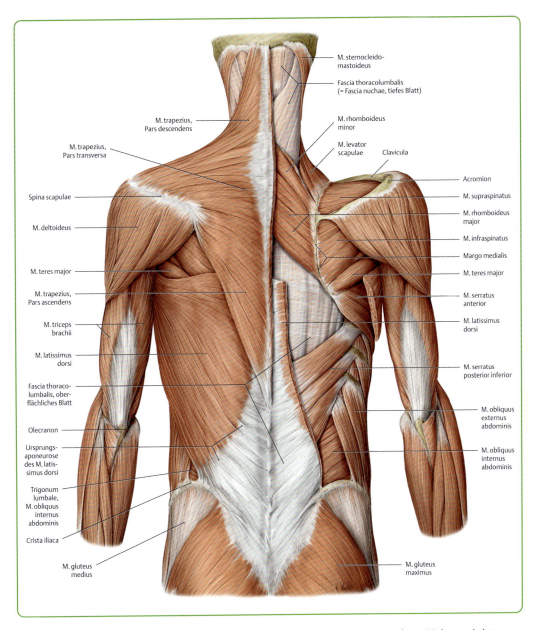

▶ **Abb. 11.51** Fascia thoracolumbalis als „Trennwand" zwischen autochthoner und eingewanderter Rückenmuskulatur. (Schünke M, Schulte E, Schumacher U. Prometheus LernAtlas der Anatomie. Allgemeine Anatomie und Bewegungssystem. Illustrationen von Wesker K, Voll M. 2. Aufl. Stuttgart: Thieme; 2007)

viel lotgerechter. Das Kieferknacken bemerkte sie nur noch in länger andauernden Stresssituationen.

Nach etwa 15 Behandlungen ging es ihr gut und wir machten keine festen Termine mehr aus. Es kommt aber vor, dass Frau S. akut Probleme hat, besonders, wenn sie körperlich schwer gearbeitet oder viel Stress gehabt hat. In der Regel sind die Beschwerden dann aber nach einer Sitzung behoben.

Osteopathische Interpretation

Der Fall von Frau S. war komplex und zeigte, wie die verschiedenen Körpersysteme ineinander verflochten sind und sich gegenseitig beeinflussen. Es ist sehr gut vorstellbar, dass die Zahnbehandlung die Problematik der Patientin ausgelöst hat. Schon geringe Höhenveränderungen oder „Verschiebungen" der Zähne bewirken eine Veränderung der

Kiefergelenkbelastung und eine Tonusänderung der umgebenden Muskulatur [1].

Durch die Verbindung von Os temporale und Os occiput reagieren bei Dysfunktionen der M. trapezius und die tiefe Nackenmuskulatur. Über die Skapula, die Mm. rhomboidei und den M. latissimus dorsi sowie die dorsalen Faszien setzt sich der Einfluss bis in die Beckenregion und schließlich in die Beine fort (▶ Abb. 11.51).

Durch die Verlagerung der Schwerkraftlinie nach posterior kommt es zur Abflachung der Wirbelsäulenbögen und zu einer Zunahme des Drucks auf die Bauchorgane. Der über einen langen Zeitraum erhöhte abdominelle Druck könnte die Entstehung des Myoms begünstigt haben. Dieses Myom hat sich seinerseits negativ ausgewirkt. Durch die direkte Beeinflussung von LWS und Sakrum auf neurovegetativem sowie mechanischem Weg war erneut ein Einfluss auf das Kranium entstanden.

In den starken Kieferschmerzen zeigte sich der Kompensationsverlust nach psychischer Belastung. Nachdem sich die Situation für die Patientin entspannt hatte, griffen die Selbstheilungskräfte wieder und die Patientin befand sich in einem – wenn auch labilen – Gleichgewicht. Durch die erfolgreiche Mobilisation des Uterus konnte der negative Einfluss auf die Wirbelsäule deutlich gemindert und dadurch die Belastbarkeit der Patientin verbessert werden.

Literatur
[1] Liem T. Praxis der kraniosakralen Osteopathie. 3. Aufl. Stuttgart: Haug; 2010

Patientin, 28 Jahre alt – Reizdarmsyndrom

Michaela Rütz

Hintergrund

Das Reizdarmsyndrom gehört dem Oberbegriff der „Funktionellen Somatischen Syndrome" (FSS) an. Weitere Beschwerdebilder, wie z. B. die Fibromyalgie, das chronische Erschöpfungssyndrom, die interstitielle Zystitis und viele andere, sind ebenfalls hier klassifiziert. Überlappungen und Koexistenzen der verschiedenen FSS werden häufig beschrieben. Die Gemeinsamkeiten dieser Syndrome erstrecken sich auf die Epidemiologie, Phänomenologie, Klinik, Vorgeschichte, Behandlung und auch auf die Arzt-Patienten-Beziehung [2] [8] [13] [23].

Funktionelle Somatische Syndrome (FSS) sind charakterisiert durch bestimmte Muster persistierender körperlicher Beschwerden; eine strukturelle oder auf andere Weise spezifizierte Pathologie lässt sich mittels adäquater Untersuchung nicht ermitteln. Drei Haupttypen von körperlichen Beschwerden bei FSS lassen sich unterscheiden: Schmerzen unterschiedlicher Lokalisation (Rücken, Kopf, Muskeln oder Gelenke, Abdomen, Brustkorb etc.), funktionelle Störungen verschiedener Organsysteme (z. B. Palpitationen, Schwindel, Verstopfung oder Durchfall, Bewegungsempfindung) und Beschwerden aus dem Bereich Müdigkeit und Erschöpfung. Die Symptome sind häufig diffus, unspezifisch und unklar. Das jeweils leitende Symptom kennzeichnet typischerweise die Bezeichnung der einzelnen FSS, Definitionen umfassen jedoch in der Regel auch andere körperliche Symptome. Einige FSS sind nicht nach dem Leitsymptom benannt, sondern in Bezug zur implizierten Ursache. Es gibt eine lange und sich stetig verändernde Liste der FSS, jedes medizinische Spezialgebiet besitzt mindestens eines. Das Reizdarmsyndrom wird dem Spezialgebiet der Gastroenterologie zugeteilt [8] [13] [23].

Funktionelle Somatische Syndrome (FSS) haben weitreichende soziokulturelle und politische Dimensionen erlangt. Ihre Beachtung in der öffentlichen Wahrnehmung steht in vernehmlichem Kontrast zu ihrem immer noch nicht geklärten wissenschaftlichen und biomedizinischen Status. Patienten mit FSS besitzen häufig explizite Krankheitszuordnungen für ihre Symptome, und sie behalten ihren Standpunkt bei, auch wenn ihnen Informationen gegeben werden, die diesen Zuordnungen widersprechen. Ein sehr starker Drang zur Selbstbehauptung und Verteilung ihrer ätiologischen Annahme kann dazu führen, dass medizinische Kompetenz und epidemiologische Evidenz, die mit ihrer Überzeugung in Widerspruch steht, abgewertet und nicht ernst genommen werden. Funktionelle somatische Syndrome werden in heterogenen Patientengruppen beobachtet. Bei einigen Patienten lassen sich die Symptome einer bekannten Krankheitsentität zuordnen, bei anderen resultieren sie aus einer unerkannten Störung, die physiologische oder immunologische Überreaktionen sowie Überempfindlichkeiten im Bereich der Wahrnehmung einbeziehen. Wieder andere Patienten weisen Symptome auf Grundlage einer psychiatrischen Erkrankung auf, oder sie leiden an Symptomen, die am besten als Reaktion auf stressbehaftete Lebensumstände angesehen werden können. Das diagnostische Label, welches dem Patienten zugeteilt wird, wird zusätzlich zur vorherrschenden Symptomatik stark vom Kontext und dem medizinischen Spezialgebiet des Diagnosestellers beeinflusst. Mit dem gleichen polysymptomatischen Patienten konfrontiert, fokussiert der Rheumatologe auf die Symptome im Bereich der Extremitäten und diagnostiziert Fibromyalgie, der Internist könnte auf Grundlage von allgemeinen Symptomen der körperlichen Verfassung ein chronisches Erschöpfungssyndrom vermuten und der Allerologe eine multiple chemische Sensibilität. Der Gastroenterologe könnte bei der gleichen Symptomatik ein Reizdarmsyndrom diagnostizieren. Die Gemeinsamkeiten der FSS führen zu der Vorstellung, dass ihre pathophysiologische Grundlage gleich oder ähnlich ist [4].

Patienten mit FSS zeigen höhere Prävalenzen psychiatrischer Erkrankungen, insbesondere Angststörungen, Depressionen und somatoforme Störungen. So findet man z. B. bei Patienten mit Reizdarmsyndrom häufiger gleichzeitig vorliegende psychiatrische Störungen als bei Patienten mit entzündlichen Darmerkrankungen [1] [4] [21].

Mit den Rom-I- und den Rom-II-Kriterien (1994 und 1999) wurden Meilensteine in der Beurteilung von funktionellen gastrointestinalen Störungen (FGS) gesetzt. Im Jahr 2006 wurden die von 87 Experten aus 18 Ländern ausgearbeiteten Rom-III-Kriterien präsentiert. Es handelt sich um ein symptombasiertes Klassifizierungssystem zur Charakterisierung der FGS. Das Reizdarmsyndrom wird nach diesem Klassifizierungssystem definiert als „Abdominale Schmerzen oder Unwohlsein an mindestens drei Tagen pro Monat während der vorangegangenen drei Monate, Beginn vor mindestens sechs Monaten mit mindestens zwei der folgenden Zeichen: (1) Besserung durch Defäkation, (2) Beginn mit Änderung der Stuhlfrequenz, (3) Beginn mit Änderung von Stuhlkonsistenz und -aussehen" [11] [20].

Funktionelle somatische Syndrome zählen weltweit zu einer Gruppe häufig vorkommender Erkrankungen, sie sind praktisch in allen Fachbereichen der Medizin vertreten [8]. Einige FSS, wie z. B. das Reizdarmsyndrom, werden in der Allgemeinbevölkerung mit Prävalenzen bis zu 22 % geschätzt [5] [16]. In der primärärztlichen Versorgung und Gastroenterologie ist das Reizdarmsyndrom mit fast 30 % der Konsultationen bezüglich Darmproblemen eine der am häufigsten vorkommenden Erkrankungen [3] [7] [12] [17] [24]. In Patientenpopulationen mit Reizdarmsyndrom wird eine signifikante Geschlechterdisparität beobachtet, Frauen sind zahlenmäßig überlegen (3:1), insbesondere in Fällen mit Obstipationsprädominanz. Fast 80 % der betroffen Frauen leiden an Verstopfung, Männer hingegen nur zu 60 % [9].

Therapien, die beim Reizdarmsyndrom eingesetzt werden, sind generell auf gastrointestinale motorische, sensorische oder zentralnervöse Prozesse gerichtet. Die Effektivität solch konventioneller Therapien variiert von Studie zu Studie und die Möglichkeit von Plazebo-Effekten macht es schwierig, Studien mit kurzen Studienzeiträumen zu interpretieren [14].

Die Effektivität medikamentöser Therapien in der Behandlung des Reizdarmsyndroms besitzt nur schwache Evidenz. Obwohl ein Nutzen in Bezug auf Spasmolytika bei abdominalen Schmerzen und globalen Symptomen aufgezeigt werden konnte, ist unklar, ob spasmolytische Subgruppen individuell effektiv sind. Es existiert keine deutliche Evidenz eines Nutzens für Antidepressiva oder Quellstoffe. Die Aufmerksamkeit weiterer Forschungsarbeit sollte auf die Methodologie und den Einsatz valider Messinstrumente gerichtet werden [18]. Tegaserod (5-HT 4-Antagonist), ein Medikament, welches die glatte Muskulatur des Gastrointestinaltrakts stimuliert, erzielt wenig Nutzen gegenüber Plazebo in der Behandlung des Reizdarmes, in den Fällen mit Hauptsymptom Konstipation. Patienten, die Tegaserod einnehmen, berichten eine allgemeine Verbesserung ihrer Reizdarmsymptome, eine Steigerung der Anzahl der Darmbewegungen pro Tag und eine Verringerung der Anzahl der Tage ohne Darmbewegungen. Die klinische Bedeutung dieser mäßigen Verbesserungen ist unklar [6]. Der Hersteller Novartis hat in den USA den Verkauf von Tegaserod, welches seit 2002 auf dem Markt war, 2007 gestoppt. Grund ist die aktuelle Auswertung von Studienergebnissen, die ein erhöhtes Risiko von kardiovaskulären Komplikationen gegenüber Plazebo ergab.

Der Mangel an effektiven Therapien beim Reizdarmsyndrom wird begleitet durch vermehrten Einsatz komplementärer und alternativer Therapien. In der westlichen Medizin erfährt die Akupunktur in der Behandlung bestimmter gastrointestinaler Erkrankungen eine wachsende Akzeptanz. Eine Evidenz, die den Einsatz von Akupunktur in der Behandlung des Reizdarmsyndroms befürwortet, existiert nicht und bedarf weiterer Untersuchungen [14]. Traditionelle Therapien mit Pflanzenstoffen werden schon lange Zeit in der Behandlung des Reizdarmsyndroms eingesetzt. Einige dieser pflanzlichen Medikamente scheinen die Symptome zu verbessern. Allerdings sollten positive Resultate aus wenig anspruchsvollen Studien in Hinsicht auf inadäquate Methodologie, kleinen Fallzahlen und Mangel an bestätigenden Daten mit Vorsicht interpretiert werden [15].

Psychologische Therapien werden in immer größerem Maße in der Behandlung des Reizdarmsyndroms bei Erwachsenen empfohlen. Ein Spektrum an Maßnahmen, wie kognitive Verhaltenstherapie, interpersonelle Psychotherapie und Entspannungstherapie oder Stressmanagement werden angeboten. Schlussfolgerungen bezüglich dieser Therapien sind aufgrund von Unterschieden zwischen einzelnen Studien und Qualitätsfragen schwer darzulegen. Die Resultate deuten auf eine Effektivität von kognitiver Verhaltenstherapie und interpersoneller Psychotherapie unmittelbar nach Ende der Behandlungssequenz hin. Unklar ist, ob diese bestehen bleiben. Diese Ergebnisse sind allerdings aufgrund einer nicht optimalen Studienqualität mit Vorsicht zu interpretieren [25].

Eine kleine Anzahl an Studien steht über Hypnose als eine Therapieoption des Reizdarmsyndroms zur Verfügung. Die Durchführungsweise dieser Studien jedoch entspricht keinem hohen Standard, sodass die unzureichende Qualität keinerlei Schlussfolgerungen über die Effektivität der Hypnose in der Behandlung des Reizdarmsyndroms erlaubt. Weitere Forschungsarbeit mit hochqualitativen Studien ist erforderlich [22].

Hundscheid et al. [10] untersuchten den Effekt der osteopathischen Behandlung beim Reizdarmsyndrom. Die Gesamtsymptomatik, gemessen über einen Schwereindex-Score für funktionelle Darmstörungen, verbesserte sich und die Lebensqualität stieg an. In einer weiteren osteopathischen Studie von Stiedl, Müller und Salomon [19] konnte eine Verbesserung der Schmerzintensität erzielt werden.

Konsultationsgrund
Die 28-jährige Patientin stellte sich mit Beschwerden im gastrointestinalen Bereich in der osteopathischen Praxis vor. Sie klagte, seit fast einem Jahr an ständigem Unwohlsein und starken Blähungen im gesamten abdominellen Bereich zu leiden. Diese könnten sich dann bis zu krampfartigen Schmerzen steigern. Der Gastroenterologe diagnostizierte vor ca. einem halben Jahr ein Reizdarmsyndrom.

Anamnese
Die Beschwerden begannen in der Zeit ihres Steuerberaterexamens, welches in ihrem Leben einen extrem stressigen Abschnitt dargestellt hatte, da sie die Prüfung erst im zweiten Anlauf schaffte. Sie gab an, seit 3 Jahren in einer festen Partnerschaft zu leben, Kinder habe sie keine. Vor dieser Prüfungsperiode habe sie regelmäßig Sport gemacht, insbesondere Jogging, Fitness und Spinning. Während der Prüfungszeit sei dies jedoch aus Zeitmangel nicht möglich gewesen, und jetzt traute sie sich nicht, aufgrund der „Unberechenbarkeit" ihres Darmes. Ihren Beruf als freiberuflich tätige Steuerberaterin übe sie sehr gerne aus, wöchentliche Arbeitszeiten von über 40 Stunden seien jedoch an der Tagesordnung. Das viele Sitzen würde sich aber auch nicht positiv auf ihre Beschwerden auswirken, insbesondere das Gefühl, einen aufgeblähten Bauch zu haben, wäre am Abend besonders schlimm.

Das Unwohlsein und die Blähungen begannen in der Vorbereitungszeit zu ihrer Prüfung, zuerst nur ab und zu, später dann ständig. Die Patientin hatte diese zunächst einer unregelmäßigen Nahrungsaufnahme, häufigem Essen von Fastfood und dem vielen Sitzen zugeschrieben. Es fand eine Zunahme der Beschwerden statt, krampfartige Schmerzen kamen hinzu, die immer häufiger wurden und auch intensiver. In dieser Zeit stellten sich auch zunehmend stärkere Verdauungsstörungen ein, die sich in erster Linie in einer Verstopfung äußerten, manchmal tagelang. Eine leichte Tendenz zur Obstipation habe bei ihr immer schon vorgelegen, erklärte die Patientin, aber so schlimm sei es noch nie gewesen. Sie konsultierte erst einmal ihren Hausarzt, der ihr ein krampflösendes Medikament verschrieb und dazu riet, Quellstoffe gegen die Verstopfung zu nehmen. Nachdem die Beschwerden durch die Medikamente nicht deutlich besser wurden und auch ein Ende der Prüfungszeit keinen entscheidenden Einfluss zeigte, wurde sie an einen Spezialisten überwiesen. Dort führte man eine Darmspiegelung durch, die jedoch keinen organischen Befund erbrachte, sodass der Gastroenterologe schließlich die Diagnose „Reizdarmsyndrom" stellte und neben der bisherigen krampflösenden Medikation und der Einnahme von Quellstoffen ein Antidepressivum empfahl. Dieses habe sie jedoch nach Lesen des Beipackzettels nicht genommen, außerdem sei sie ihrer Meinung nach nicht depressiv. Zum Arzt gehe sie seitdem bezüglich ihrer Reizdarmproblematik eigentlich nicht mehr, sie habe einige hömöopathische und pflanzliche Mittel ausprobiert, die jedoch auch keine Veränderung erbrachten.

Auf die Frage nach eventuellen weiteren Beschwerden gab sie an, häufiger an Rückenschmerzen im Bereich LWS/Becken zu leiden. Diese existierten schon seit jugendlichem Alter, waren jedoch immer mit regelmäßigem Sport gut „unter Kontrolle". Seitdem sie jetzt keinen Sport mehr machen könne, wären auch die Rückenbeschwerden häufiger präsent, insbesondere nach langem Sitzen oder Stehen, und auch, wenn die Bauchkrämpfe sehr stark sind oder wenn sie extreme Verstopfung hat.

Es gab keine Operationen in der Vorgeschichte, einen schweren Treppensturz hätte sie als Jugendliche gehabt, nach dem sie tagelang nicht mehr sitzen konnte, eine ärztliche Untersuchung hatte nicht stattgefunden.

Die verschriebenen Spasmolytika nehme sie noch ab und zu, wenn die Beschwerden mit schlimmen krampfartigen Zuständen einhergehen, und die Quellmittel regelmäßig, obwohl diese an der regelmäßigen Verstopfung nicht viel ändern würden. In den letzten Monaten habe sie außerdem häufiger Ibuprofen gegen die Rückenschmerzen eingenommen, damit sie ihren überwiegend sitzenden Beruf besser ausüben konnte.

Als weiteres Medikament gab sie einen Ovulationshemmer an, den sie seit ihrem 17. Lebensjahr nehmen würde. Bei Nachfrage gab die Patientin an, diesen nicht nur aus Verhütungsgründen zu nehmen, sondern auch aus Gründen von zuvor bestehenden starken Menstruationsbeschwerden (krampfartige Schmerzen im Unterbauchbereich, Rückenschmerzen, Kopfschmerzen und starke Stimmungsschwankungen kurz vor und während der Periode).

Osteopathischer Befund

Die Inspektion und globale osteopathische Befunderhebung mittels lokaler „Passiver Wahrnehmungstests" (Listening), Test der Gewebsdichte einer Region und Tests der Spannung einer Struktur ergab eine Dominanz des Befundes im viszeralen Bereich.

Die spezifischen Tests zur Identifizierung definierter Dysfunktionen sowie die Testung der gegenseitigen Abhängigkeit der Dysfunktionen resultierten in folgendem Eingangsbefund:
- Ptose des Dünndarms
- Hypertension der Sphinktermuskulatur der Ileozäkalregion
- Restriktion der Mobilität des Zäkums nach lateral
- Einschränkung der Öffnung der Flexuren des Kolons und Restriktion der Mobilität des Colon sigmoideum

Die embryologische Motilität des gesamten Dünn- und Dickdarmbereichs wies ein nicht harmonisches Bewegungsmuster auf. Die Mobilität des Uterus wurde als eingeschränkt beurteilt (anterior- und lateralwärts).

Parietal
Das Steißbein stand in Flexionsstellung mit Beschränkung der Beweglichkeit in die Extension. Das linke Intervertebralgelenk L4/L5 wurde als blockiert eingeschätzt, in Flexion, Seitneige und Rotation links.

Kraniosakral
Rhythmus und Amplitude des PRM des kraniosakralen Systems zeigten sich verringert.

Osteopathische Interpretation

Obwohl die meisten osteopathischen Dysfunktionen im Bereich des viszeralen Systems erhoben wurden, könnte die Blockierung des Steißbeins als eine schon lange vorliegende Dysfunktion angesehen werden. Der Treppensturz der Patientin mit nachfolgenden Problemen beim Sitzen lag schon fast 15 Jahre zurück. Die Fixierung des Steißbeins in Flexion könnte die vor diesem Bereich liegenden Organe beeinflussen. In erster Linie wäre an den Enddarmbereich sowie an die Gebärmutter zu denken. Vegetative Auswirkungen einer Dysfunktion des Steißbeins werden aufgrund der Lagebeziehung zum untersten Ganglion des Truncus sympathicus auch immer wieder diskutiert. Die schon lange anwesende Symptomatik im Zusammenhang mit der Menstruation und auch die immer schon anwesende Tendenz zur Obstipation könnten als Symptome dieser Problematik gewertet werden. Ein Einfluss der Steißbeinblockierung auf die Dura mater über den Ansatz des Filum terminale auf der posterioren Fläche des Os coccygis, und darüber hinaus auf das kraniosakrale System, wäre als mögliche Auswirkung auf Distanz denkbar. Damit wäre eventuell eine Verbindung zu zentralnervösen Prozessen, die bei Funktionellen Somatischen Syndromen (FSS) eine Rolle zu spielen scheinen, hypothetisch zu erwägen.

Auch die Blockierung von L4/L5 wäre als möglicher Einflussfaktor bezüglich des Symptomenkomplexes der Patientin zu sehen. Die Nn. splanchinici lumbales des lumbalen Anteils des Truncus sympathicus versorgen über den Plexus mesentericus inferior einen Teil des Dickdarms (linker Teil des Colon transversum bis zum Rektum) sowie über die Verbindung zum Plexus hypogastricus inferior die Organe des kleinen Beckens. Aus Sicht der Lagebeziehung des Segments L4/L5 könnte der Dünndarm als zentral liegender Darmabschnitt beeinflusst werden.

Die hier beschriebenen vegetativen, lagebedingten und eventuell auch zentralnervösen Verbindungen könnten dazu beitragen, dass die osteopathischen Dysfunktionen in der Entwicklung der Symptomatik der Patientin eine Rolle spielen. Vielleicht haben sie den Körper in einer extrem stressbehafteten Situation mit ungewohntem Ernährungsverhalten und Bewegungsmangel in seiner Fähigkeit, ein homöostatisches Gleichgewicht aufrechtzuerhalten, eingeschränkt.

Behandlungsziel

In diesem Fall wurde das Behandlungsziel zuerst einmal stark darauf fokussiert, den Körper der Patientin zu unterstützen, sein Gleichgewicht wiederherzustellen.

Behandlung und Verlauf

In der ersten Therapiesitzung erfolgte eine Behandlung der parietalen Dysfunktionen. Nach einem ausführlichen Gespräch mit der Patientin über die Dysfunktionen und ihre Verbindungen sowie den möglichen externen und internen Techniken, die für den Bereich des Steißbeins zur Verfügung stehen, wurde dieser, inklusive der umgebenden Gewebe, behandelt. Außerdem erfolgte ein Lösen der Blockierung L4/L5. Die Behandlung wurde von der Patientin in keinem Bereich als unangenehm empfunden, direkt im Anschluss hatte sie das Gefühl, dass sich ihr Rücken- und Beckenbereich wieder ein wenig mehr wie in der Zeit anfühlten, als sie viel Sport getrieben hatte.

Vor Beginn der zweiten osteopathischen Behandlung erzählte sie, dass sie nach der ersten Therapieeinheit eine enorme Zunahme ihrer Blähungen erlebte und so sehr viel „Luft entweichen konnte". Das „gute Gefühl" im Rücken war anhaltend geblieben, und sie hatte auch das Empfinden, dass ihre Verstopfung ein bisschen weniger schlimm war. Die folgende osteopathische Untersuchung zeigte, dass die Mobilität des Steißbeins verbessert war; auf Niveau von L4/L5 konnte eine im Seitenvergleich freie Beweglichkeit befundet werden. Die Dysfunktionen im Dick- und Dünndarmbereich sowie im kraniosakralen System waren nach wie vor vorhanden. In dieser zweiten Behandlung erfolgte als Erstes die weitere Mobilisation im Bereich des Steißbeins, gefolgt von Techniken, angewendet auf Dick- und Dünndarm mit Mobilisation der eingeschränkten Bereiche, Entspannung der Sphinktermuskulatur, Öffnen der Flexuren und Harmonisierung der Bewegungsmuster der embryologischen Motilität.

Auch infolge dieser zweiten Behandlung verstärkten sich die Blähungen, gleichzeitig hatte sie das Gefühl, dass sich die Verstopfung sehr viel mehr gelöst hatte. Bezüglich der Schmerzen würde sie hingegen keine Veränderung wahrnehmen. Auch die Bauchkrämpfe wären noch vorhanden, allerdings immer nur im Zusammenhang mit einer Defäkation; nach dem Stuhlgang wären diese dann verschwunden. Die dritte Behandlung lief ähnlich ab wie die zweite, zusätzlich wurde das kraniosakrale System mit einbezogen.

Zwischen der dritten und vierten Behandlung lagen aus urlaubstechnischen Gründen 6 Wochen. Verglichen mit den Zeitabständen zwischen den ersten drei Behandlungen war das doppelt so viel Zeit. – Die Patientin kam gerade frisch aus dem Urlaub und erzählte, dass sie eine sehr gute Zeit verlebt hätte. Alle Symptome im Darmbereich wären fast verschwunden gewesen, sie hätte nur noch Schmerzen und leichte Krämpfe gehabt, wenn sie zu viel und „etwas, was ihr Darm nicht verträgt" gegessen hatte. Ihre Verdauung habe für ihre Verhältnisse normal funktioniert mit maximal 2 Tagen zwischen den Stuhlgängen. Ganz wichtig war ihr, dass sie sich v. a. mal wieder hätte „richtig bewegen können", sowohl vonseiten des Rückens her, als auch in Anbetracht der Darmprobleme. Die Mobilität des Steißbeins war stark verbessert, sodass diese Behandlungseinheit komplett auf die noch verbliebenen viszeralen (Zäkum und ileozäkale Verbindung) und kraniosakralen Dysfunktionen (Rhythmus und Amplitude des Mechanismus der primären Respiration) fokussiert wurde. Ein weiterer Behandlungstermin wurde erst einmal nicht festgelegt, die Patientin sollte sich nach 3–4 Wochen melden, sodass die weitere Vorgehensweise besprochen werden konnte.

Im Telefongespräch nach 4 Wochen äußerte die Patientin, dass sie den Eindruck hätte, ihre Situation habe sich „stabilisiert", ihr Darm wäre nach wie vor empfindlich und würde auf äußere Einflüsse, wie Essen, Stress und Bewegungsmangel reagieren. Sie würde jedoch jetzt wieder regelmäßig Sport machen und die Ernährung habe sie auch ganz gut im Griff. Die krampflösenden Medikamente und auch die Quellmittel habe sie seit der zweiten osteopathischen Behandlung nicht mehr genommen und auch schon lange kein Ibuprofen mehr. Daraufhin wurde abgesprochen, dass erst einmal keine weiteren Behandlungssitzungen geplant werden, sodass der Körper etwas Zeit habe, sein Gleichgewicht weiter zu stabilisieren.

Schlussfolgerung

Vier osteopathische Behandlungen verbesserten die Symptomatik dieser Patientin mit Reizdarmsyndrom. Wie in den vorliegenden osteopathischen Studien erstreckte sich der Einfluss auf die gesamte Symptomatik, Schmerzempfindung, Obstipation und Blähungen. Die Lebensqualität stieg an. Nach dieser Behandlungsperiode zeigte sich, dass die Patientin immer wieder unter der dargestellten Symptomatik litt, die Hauptauslöser waren Stress und Bewegungsmangel, sodass sie auch weiterhin in unregelmäßigen Abständen osteopathische Behandlungen in Anspruch nahm.

Literatur

[1] Aaron LA, Bradley LA, Alarcón GS et al. Psychiatric diagnoses in patients with fibromyalgia are related to health care-seeking behavior rather than to illness. Arthritis Rheum 1996; 39(3): 436–445

[2] Aaron LA, Burke MM, Buchwald D. Overlapping conditions among patients with chronic fatigue syndrome, fibromyalgia, and temporomandibular disorder. Arch Intern Med 2000; 160(2): 221–227

[3] Aggarwal VR, McBeth J, Zakrzewska JM et al. The epidemiology of chronic syndromes that are frequently unexplained: Do they have common associated factors? Int J Epidemiol 2006; 35(2): 468–476

[4] Barsky AJ, Borus JF. Functional somatic syndromes. Ann Intern Med 1999; 130(11): 910–921

[5] Drossman DA, Camilleri M, Mayer EA, Whitehead WE. AGA technical review on irritable bowel syndrome. Gastroenterology 2002; 123(6): 2108–2131

[6] Evans BW, Clark WK, Moore DJ, Whorwell PJ. Tegaserod for the treatment of irritable bowel syndrome and chronic constipation. Cochrane Database Syst Rev 2007; (4): CD 003 960

[7] Ford AC, Forman D, Bailey AG et al. Irritable bowel syndrome: A 10-yr natural history of symptoms and factors that influence consultation behavior. Am J Gastroenterol 2008; 103(5): 1229–1239; quiz 1240

[8] Henningsen P, Zipfel S, Herzog W. Management of functional somatic syndromes. Lancet 2007; 369 (9565): 946–955

[9] Herman J, Pokkunuri V, Braham L, Pimentel M. Gender distribution in irritable bowel syndrome is proportional to the severity of constipation relative to diarrhea. Gend Med 2010; 7(3): 240–246

[10] Hundscheid HW, Pepels MJ, Engels LG, Loffeld RJ. Treatment of irritable bowel syndrome with osteopathy: Results of a randomized controlled pilot study. J Gastroenterol Hepatol 2007; 22(9): 1394–1398

[11] Hürlimann R, Stenz V. Gastroenterologie: Die Wiederauferstehung Roms. Schweiz Med Forum 2006; 6: 1155–1157

[12] Jamieson DJ, Steege JF. The prevalence of dysmenorrhea, dyspareunia, pelvic pain, and irritable bowel syndrome in primary care practices. Obstet Gynecol 1996; 87(1): 55–58

[13] Kanaan RA, Lepine JP, Wessely SC. The association or otherwise of the functional somatic syndromes. Psychosom Med 2007; 69(9): 855–859

[14] Lim B, Manheimer E, Lao L et al. Acupuncture for treatment of irritable bowel syndrome. Cochrane Database Syst Rev 2006; (4): CD 005 111

[15] Liu JP, Yang M, Liu YX et al. Herbal medicines for treatment of irritable bowel syndrome. Cochrane Database Syst Rev 2006; (1): CD 004 116

[16] Nicholl BI, Halder SL, Macfarlane GJ et al. Psychosocial risk markers for new onset irritable bowel syndrome – results of a large prospective population-based study. Pain 2008; 137(1): 147–155

[17] Park DW, Lee OY, Shim SG et al. The differences in prevalence and sociodemographic characteristics of irritable bowel syndrome according to rome II and rome III. J Neurogastroenterol Motil 2010; 16(2): 186–193

[18] Quartero AO, Meineche-Schmidt V, Muris J et al. Bulking agents, antispasmodic and antidepressant medication for the treatment of irritable bowel syndrome. Cochrane Database Syst Rev 2005; (2): CD 003 460

[19] Stiedl M, Müller A, Salomon J. Die therapeutische Wirksamkeit der osteopathischen Behandlung beim Reizdarmsyndrom. Randomisierte kontrollierte Studie. Bonn: Akademie für Osteopathie; 2002

[20] Videlock EJ, Chang L. Irritable bowel syndrome: Current approach to symptoms, evaluation, and treatment. Gastroenterol Clin North Am 2007; 36(3): 665–685, X

[21] Walker EA, Roy-Byrne PP, Katon WJ et al. Psychiatric illness and irritable bowel syndrome: A comparison with inflammatory bowel disease. Am J Psychiatry 1990; 147(12): 1656–1661

[22] Webb AN, Kukuruzovic RH, Catto-Smith AG, Sawyer SM. Hypnotherapy for treatment of irritable bowel syndrome. Cochrane Database Syst Rev 2007; (4): CD 005 110

[23] Wessely S, Nimnuan C, Sharpe M. Functional somatic syndromes: One or many? Lancet 1999; 354(9 182): 936–939

[24] Wilson S, Roberts L, Roalfe A, Bridge P, Singh S. Prevalence of irritable bowel syndrome: A community survey. Br J Gen Pract 2004; 54(504): 495–502

[25] Zijdenbos IL, de Wit NJ, van der Heijden GJ et al. Psychological treatments for the management of irritable bowel syndrome. Cochrane Database Syst Rev 2009; (1): CD 006 442

Patient, 45 Jahre alt – chronische Nackenschmerzen

Jürgen Gröbmüller

Konsultationsgrund

Der Patient kam zur Behandlung mit der Hoffnung, durch osteopathische Behandlungen Linderung seiner chronischen Nackenschmerzen zu finden.

Anamnese

Die Schmerzen in seinem Nacken traten seit über 20 Jahren auf. Laut seiner Beschreibung hatte er seit dieser Zeit keinen schmerzfreien Tag mehr verbracht. Die Schmerzen lokalisierten sich im Bereich des rechten absteigenden Trapeziusmuskels, mittig zwischen HWS und Schultergelenk. Selten strahlten die Schmerzen entlang des Nackens Richtung Kopf aus, noch seltener lösten die Spannungen leichte Kopfschmerzen am Hinterhaupt aus. Der Patient gab an, mit der Intensität der Schmerzen grundsätzlich gut leben zu können. Allerdings ging mit dem Schmerz auch ein Gefühl einher, das für den Patienten nicht akzeptabel war: Er beschrieb es mit dem Begriff „nervig".

Die weitere Befragung gestaltete sich als sehr schwierig. Die Angaben des Patienten zu weiteren Problemen waren unklar. Fragen, z. B. nach Gelenkbeschwerden, organisch bedingten Symptomen und sonstigen Erkrankungen sowie zu seinem sozialen Umfeld, beantwortete er unentschlossen mit Aussagen wie „Es könnte sein", „Irgendwie schon, vielleicht aber doch nicht". Diese Entscheidungsunfähigkeit bestimmte mein weiteres Vorgehen in der Anamnese. Sie ist ein Symptom, das häufig bei Störungen der Leber auftritt. Ich änderte die Art meiner Fragestellung, hin zu direkten Fragen. Hierbei stellte sich heraus, dass der Patient bereits vor seinen Nackenbeschwerden unter Problemen mit seiner Verdauung in Form von Blähungen und wechselnder Beschaffenheit seines Stuhlgangs litt (von Durchfall bis Verstopfung). Des Weiteren hatte er immer wieder Beschwerden im Bereich der unteren Rippen auf der rechten Seite, die oft entlang der Rippen wie ein Band nach vorne bis zum Brustbein zogen.

Im Weiteren erfuhr ich, dass die Verdauungsstörungen mit einem längeren Auslandsaufenthalt in mehreren afrikanischen Ländern begonnen hatten. Damals hatte eine „Infektion" einen 6-wöchigen Durchfall ausgelöst. Eine ärztliche Diagnostik und Behandlung war nur bedingt möglich gewesen und wurde nach seiner Rückkehr nicht mehr durchgeführt. Seit dieser Zeit traten die Verdauungsprobleme immer wieder mehr oder weniger stark auf. Kurz darauf begannen auch die Beschwerden mit dem Nacken.

Befund

Parietal/Myofaszial
Der absteigende Ast des M. trapezius und des M. scalenus anterior befanden sich in sehr hoher Spannung. Das Diaphragma stand komplett, rechtsseitig deutlich stärker, unter hoher Spannung. Der Schultergürtel war insgesamt sehr unbeweglich und im Speziellen in der Mobilität der rechten Skapula in horizontaler Bewegungsrichtung eingeschränkt. Bewegungen nach unten waren aktiv und passiv nicht mehr möglich. Die Wirbelsäule war sehr aufrecht und es fanden sich Gruppenläsionen in allen Etagen der BWS. Die VI.–X. Rippe war in Außenrotation positioniert und fixiert.

Viszeral
Im Bauchraum waren mehrere Störungen vorhanden. Die Region des Intestinum tenue und des Kolons waren aufgebläht, unter hoher Spannung und sehr druckempfindlich. Die Leber war wegen der hohen Spannung im Bauchraum kaum palpabel. Alle Mobilitätstestungen zeigten deutliche Einschränkungen der Leber. Zusätzlich lag eine Mobilitätsstörung des rechten N. phrenicus vor und der Provokationstest des Nervs war positiv.

Kraniosakral
Im Kranium lagen leichte Restriktionen vor. Das Os occipitale befand sich in Extension, das Os temporale in Innenrotation. Die Positionen waren nicht fixiert. Die Mobilität war etwas zäh, jedoch in vollem Umfang möglich.

Osteopathische Interpretation
Der Patient war in seiner 20-jährigen „Therapiekarriere" niemals zu Darm-, Leber- oder ähnlichen Beschwerden befragt worden.

Aus differenzialdiagnostischer Sicht wird dieser Patient nun plötzlich mit seinem „einfachen" Nackenproblem zu einem Patienten mit einer möglichen Kontraindikation. Alle Beschwerderegionen sind eindeutig Reflexzonen der Leber zuzuordnen. Afferenzen über den N. phrenicus wie auch die Mobilitätseinschränkung des Nervs sind Zeichen für ein Leberproblem. Aufgrund des venösen Abflusses aus dem Darm und der Zufuhr von Verdauungssäften aus der Leber in den Zwölffingerdarm kann die Verdauung nur funktionieren, wenn die Leber in der Lage ist, ihre Aufgaben zu erfüllen. In diesem Fall war zunächst ärztliche Diagnostik gefragt. Es galt abzuklären, ob die Leber mit Erregern belastet war, die eventuell durch den damaligen Auslandsaufenthalt aufgenommen worden waren.

Behandlung und Verlauf
Laboruntersuchungen brachten erstaunliche Ergebnisse zutage. Im Darm wurde ein Madenwurm (Oxyuren) gefunden. Nach Abschluss der Behandlung durch einen Tropenmediziner stellte sich der Patient zur ersten Behandlung in meiner Praxis vor. Viele der Symptome waren zwischenzeitlich deutlich besser, jedoch immer noch vorhanden.

In der ersten Sitzung mobilisierten wir den N. phrenicus und die Leber in allen Bewegungsebenen. Zusätzlich setzte ich fasziale Techniken ein, um die Mobilität des Schultergürtels zu verbessern und damit die Trapeziusregion von diesem mechanischen Einfluss zu erleichtern.

Zur zweiten Behandlungssitzung nach 4 Wochen kam der Patient in einem nahezu beschwerdefreien Zustand. In dieser Sitzung korrigierte ich die verbleibenden Restriktionen des Brustkorbs und der Organe. Nach einer weiteren Behandlung, 4 Wochen später, entließ ich den Patienten völlig beschwerdefrei. Wir entschieden uns, die verbleibenden leichten Einschränkungen des Brustkorbs erst weiter zu therapieren, wenn der Körper signalisiert, dass er nicht mehr kompensieren kann.

Kommentar
Ein bewährtes Mittel, um Ursachen aufzuspüren, ist, dem Patienten offene Fragen zu stellen. Eine Frage wie „Ist ihr Schmerz spitz oder eher dumpf?" bringt den Patienten in eine schwierige Situation, wenn er beispielsweise ein Brennen als Schmerz hat. Dass er brennende Schmerzen hat, erfahren wir mit dieser Fragestellung eventuell nie, da sich der Patient bei dieser Frage vielleicht für spitz entschieden hätte. Er konnte ja nur aus

den beiden Möglichkeiten (spitz oder dumpf) wählen.

Patienten mit einer Störung der Leber sind jedoch nicht sehr entscheidungsfähig und können bei offenen Fragen oftmals gar keine Antwort finden. In diesen Fällen ist eine Einschränkung der Wahlmöglichkeit sinnvoll, jedoch mit Vorsicht zu betrachten: Die Antworten stellen womöglich nicht mehr die ganze Wahrheit dar.

In diesem Fall war meine Behandlung in erster Linie eine „Aufräumarbeit" und ein „Wegweiser". Osteopathie ist ein Werkzeug, das vielfältig genützt werden kann.

Patientin, 52 Jahre alt – Schmerzen unklarer Genese im linken Oberbauch und lateralen/ventralen unteren Rippenbogen

Simone Huss

Konsultationsgrund

Die Patientin (selbstständig) kam mit einem 3 Tage alten, starken, sowohl stechenden als auch ziehenden Schmerz, der sich zuvor über 2 Wochen eingeschlichen hatte. Sie beschrieb ihn in der Region des linken Oberbauches und am lateralen und ventralen unteren Rippenbogen links lokalisiert. Insbesondere bei Lagewechsel verstärkte er sich und schoss dann geradezu ein. Aufgrund der schmerzbedingten Bewegungseinschränkung fühlte sie sich zunehmend verspannt im Bereich des gesamten Rückens, insbesondere links.

Sie machte einen insgesamt entspannten und ausgeglichenen, allerdings beinahe erschöpften Eindruck. So war auch ihre Selbsteinschätzung. Sie brachte das Gefühl, erschöpft zu sein, in Zusammenhang mit einer erhöhten Belastung im privaten Bereich, die auch in naher Zukunft nicht weniger werden würde. Beruflich fühlte sie sich nicht gestresst.

Zwei Tage vor Einschleichen des Schmerzes hatte sie über mehrere Tage hinweg schwere Gartenarbeit geleistet.

Anamnese
- Traumata:
  - Z. n. Ruptur des vorderen Kreuzbands links vor 22 Jahren, konservativ versorgt
  - Z. n. Teilläsion des Meniskus links vor 20 Jahren, konservativ versorgt
  - Z. n. dreifacher Beckenringfraktur vor 15 Jahren, konservativ versorgt
  - Auffahrunfall als Baby auf dem Schoß der Mutter (Aufprall der Stirn gegen das Amaturenbrett), Sturz als Kind auf den Hinterkopf, 2-mal Kommotio durch Skiunfall als Jugendliche
- Operationen: Tonsillektomie, Konisation
- Kinder: 1 Sohn, Spontangeburt
- medizinische Diagnosen: Hypothyreose seit der Menopause
- Medikamente: Novothyral 75 mg, hochdosiert Dekristol im Winter
- Hilfsmittel: Gleitsichtbrille bei starkem Astigmatismus
- Befunde: Es liegen derzeit weder aktuelle Laborwerte noch MRT- oder Röntgenbilder vor.

Ein Röntgenbild, welches als Abschlussbefund der konservativen Behandlung der Beckenfraktur gemacht wurde, zeigt eine längs verlaufende Fissur der linken Massa lateralis des Os sacrum sowie eine regelmäßig verlaufende Frakturlinie des rechten Schambeinastes. Der linke Schambeinast erscheint im Vergleich zum rechten deutlich verkürzt.

Die Patientin leidet hin und wieder unter Schlafstörungen, die sich in mehrmaligem Aufwachen äußern. Sie befindet sich seit 6 Jahren in der Menopause und beschreibt die Schlafstörungen in diesem Zusammenhang als ihre einzige Beschwerde.

Sie ernährt sich gesund und ausgewogen, hat allerdings Nahrungsmittelunverträglichkeiten gegen Getreide, Hefe und Kuhmilcheiweiß. Beachtet sie diese nicht, reagiere sie mit Blähungen, Durchfällen und Müdigkeit. Sie nimmt 2–3 l Flüssigkeit zu sich (Wasser, Tee), trinkt gerne ein Glas Rotwein und rauchte ca. 3 Zigaretten täglich.

Ihre Freizeit verbringt sie meist draußen mit Gartenarbeit, Wanderungen mit dem Hund und Ausritten mit dem Pferd. Ihre sonst regelmäßigen Yoga-Übungen sind in letzter Zeit unregelmäßiger geworden.

Befund

Parietal
- im Sichtbefund Beckenhochstand links und Translation des Brustkorbs nach rechts
- Instabilität des linken Sprunggelenks
- Ilium anterior links, Ilium posterior rechts
- Druckdolenz im Grynfelt-Dreieck links größer als rechts
- Druckdolenz des M. iliopsoas links
- ESR rechts von C 1/C 2, C 2 / C 3 und Th 12/L 1
- FRS links von C 7 / Th 1, Th 3/Th 4 und Th 7/Th 8
- Druckdolenz der Rippen-Wirbel-Gelenke der Rippen VII–IX links

Faszial
- Fascia thoracolumbalis und Peritoneum im Bereich des linken Oberbauches stark gespannt

Viszeral
- Spannung und Druckdolenz im Bereich des Diaphragma abdominale, der Kardia, der Flexura duodenojejunalis, des Lig. gastrolienale, des Omentum minus, der linken Kolonflexur und der Fascia renalis auf beiden Seiten
- Diaphragma abdominale links in Exspiration

Kraniosakral
- Sutura metopica bei der Palpation erhaben
- SBR rechts, linkes Os temporale in IR
- transversale Liquorfluktuation unrhythmisch
- starker Durazug, sowohl von kranial als auch von kaudal

Osteopathische Interpretation

Hypothetisch bin ich davon ausgegangen, dass sich aufgrund der vorliegenden strukturellen Veränderungen als Folge der Beckenfraktur über viele Jahre Kompensations- und Ausweichmechanismen aufgebaut haben, die insbesondere die Gewebe der linken Körperseite in Anspruch genommen hatten.

Die schwere Gartenarbeit und die damit verbundene rotatorische Überbelastung im thorakolumbalen Übergang (sie zeigte mir die Hauptbewegung, die sie über mehrere Stunden ausgeführt hatte) und die gleichzeitige psychische Belastung, die mit großer Sorge in Bezug auf die Zukunft ihrer Eltern verbunden war (in der chinesischen Medizin sind Milz und Pankreas hier die anfälligen Organe), brachten das Fass dann wohl zum Überlaufen.

Die multiplen BWS-Dysfunktionen sprachen für einen erhöhten Sympathikotonus. Ob diese vor oder erst nach der akuten Überlastung (parietal und emotional) bestanden, bleibt spekulativ. Die Dysfunktionen innerhalb der HWS, die starke Duraspannung und die kranialen Dysfunktionen könnten sowohl kompensatorisch als auch infolge oben genannter Traumata entstanden sein.

Aufgrund der frühen Menopause sollte allerdings ein Osteoporosestatus und aufgrund der Stresssituation, verbunden mit regelmäßigem Alkoholkonsum ein aktueller Laborbefund erstellt werden.

Behandlung und Verlauf

Erste Behandlung
Bei der Zielsetzung und Auswahl der Maßnahmen stand die Verringerung der Schmerzsymptomatik im Vordergrund. Bis auf die beiden Dysfunktionen am Becken wurden alle weiteren parietalen Dysfunktionen mit sanften Weichteil- und Muskeltechniken behandelt. Die Behandlung erfolgte auch mit dem Ziel, eine vegetative Balance zu ermöglichen, um den Autoregulationsmechanismen einen Weg zu öffnen. Schließlich wurde das Diaphragma abdominale mobilisiert und balanciert. Ein erneuter Test ergab bei allen Parametern eine deutliche Verbesserung, auch bezüglich des Beckens.

Zweite Behandlung
Eine Woche später kam die Patientin erneut zur Behandlung und berichtete über eine Verbesserung der Beschwerden, allerdings bestünden die zentralen Schmerzen am linken Oberbauch und den Rippen weiterhin, wenn auch in abgeschwächter Form.

An parietalen Dysfunktionen waren die FRS links Th 3/Th 4 und Th 7/Th 8 noch oder wieder vorhanden. Viszerale, fasziale und kraniosakrale Auffälligkeiten waren entsprechend der ersten Befundung weiterhin auffällig.

Das Hauptaugenmerk der zweiten Behandlung lag auf den viszeralen und faszialen Aspekten. Behandelt wurden das Diaphragma abdominale, die Aufhängungen von Magen, Milz und Pankreas, insbesondere das Lig. gastrolienale, die linke Kolonflexur, Kardia und Flexura duodenojejunalis, das Omentum minus sowie die Nierenfaszie beidseits (▶ Abb. 11.52). Abgeschlossen wurde die Behandlung mit zirkulationsfördernden Techniken an der oberen Thoraxapertur, dem Diaphragma abdominale und dem Beckenboden.

Als Hausaufgabe wurden das „Grand Manoeuvre" sowie eine Yoga-Übung, das „Krokodil", mitgegeben. Als Empfehlung sollte die Patientin 3–4 l Wasser täglich trinken und auf Alkohol und diejenigen Nahrungsmittel verzichten, die sie nicht verträgt.

Ihr wurde geraten, einen aktuellen Laborbefund und eine Osteoporosemessung durchführen zu lassen. Sollten die Beschwerden nach der erfolgten Behandlung nicht deutlich nachlassen, müsse eine weitere Diagnostik der Rippen bzw. der Wirbelsäule mit bildgebenden Verfahren stattfinden.

Dritte Behandlung

Zwei Wochen später war die Patientin nahezu beschwerdefrei. Laborwerte und Osteoporosestatus waren ohne Befund. Zum Röntgen oder MRT war sie nicht gegangen, da es ihr deutlich besser ging. In der osteopatischen Befundung waren ausschließlich die kranialen Befunde weiterhin auffällig. Bei der viszeralen, faszialen und parietalen Untersuchung zeigten sich keine Dysfunktionen mehr. Im Sichtbefund war die Symmetrie im Stand wiederhergestellt.

Die Dura wurde sowohl intra- als auch extrakranial behandelt. Bis sich ein Aufatmen und Entspannen der Dura vom Sakrum ausgehend einstellte, bedurfte es einiger Geduld und Zeit. Das Sakrum selbst fühlte sich weiterhin hart und trocken an, sodass ich im nächsten Schritt die laterale Fluktuation des Liquors innerhalb des Sakrums unterstützte. Schnell stellte sich eine harmonische und rhythmische Fluktuation ein, und das Sakrum rea-

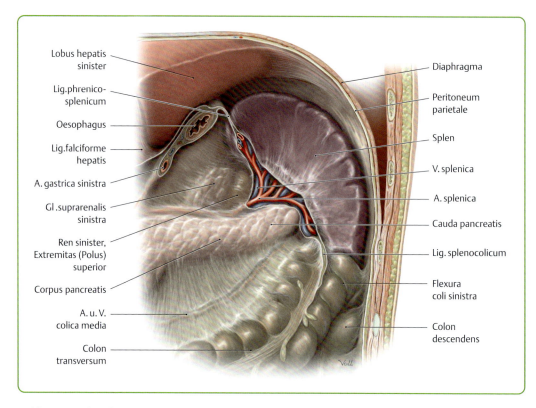

▶ **Abb. 11.52** Milz (Splen) in situ: Peritonealverhältnisse. Sicht von ventral in den linken Oberbauch. (Schünke M, Schulte E, Schumacher U. Prometheus LernAtlas der Anatomie. Innere Organe. Illustrationen von Wesker K, Voll M. 4. Aufl. Stuttgart: Thieme; 2015)

gierte mit einer Erweichung. Beim erneuten Test zeigte die SSB keine Dysfunktion mehr, und ich beendete die Behandlung mit einer CV4-Technik, um dem System den Weg zur vegetativen Balance und zu notwendigen Autoregulationsmechanismen zu erleichtern.

Kommentar
Ich bin immer wieder erstaunt darüber, wie der Körper und seine Gewebe bei der osteopathischen Befundung ihre eigene Geschichte erzählen – oftmals chronologisch. Bei dieser Patientin war das Zusammenspiel von Körper und Geist, Seele oder Psyche für mich von außerordentlicher Bedeutung. Wie schön, dass wir mit der osteopathischen Herangehensweise eine Möglichkeit haben, dieses Zusammenspiel zu harmonisieren.

11.1.9 Kleines Becken

Patientin, 57 Jahre alt – Schmerzen im Beckenbodenbereich

Dieter Burkhardt-Elbing

Konsultationsgrund
Konsultationsgrund für die Patientin waren die seit mehreren Jahren bestehenden starken, brennenden Schmerzen im Rektal-, Genital- und Steißbeinbereich.

Anamnese
Die Beschwerden bestanden schon seit mehreren Jahren. Sitzen, Stehen und Stuhlgang vergrößerten ihre Schmerzen. Aufgrund dessen konnte sie ihren Beruf als Kellnerin seit 2 Jahren nicht mehr ausüben. Als ein traumatisches Ereignis nannte sie einen Stoß auf ihr Steißbein, als sie mit dem Fahrrad einen Bordstein heruntergefahren war.
   Es gab keine sportlichen Aktivitäten. Mit dem Rad zur Arbeit zu fahren, war ihr aufgrund der Schmerzen schon seit Längerem unmöglich.
   Die Patientin hat ein erwachsenes Kind. Die Schwangerschaft war unproblematisch, die Geburt jedoch sehr langwierig. Die Patientin war starke Raucherin. Die vor 20 Jahren als Zufallsbefund diagnostizierte schwere Hypertonie wurde während eines Klinikaufenthaltes festgestellt.

1994 hatte sie einen Drehschwindel nach Übergeben, der aber wieder verging. Seit Juni 2000 litt sie unter sporadisch auftretendem Schwindel. Protrusionen in der HWS von C 3 bis C 6.
- *Operationen:* Hysterektomie, Sectio caesarea, Appendektomie
- *Verletzungen und Unfälle:* starke Bänderdehnung im rechten Sprunggelenk vor ca. 10 Jahren
- *Erkrankungen:* Kinderkrankheiten, Bronchitis, Magenbeschwerden, Hypertonie, Migräne

Erfolgte ärztliche Untersuchungen in diesem Zusammenhang ergaben weder palpatorische noch endoskopische Befunde im Rektalbereich. Tumoröse Geschehen waren ausgeschlossen. Bisherige Therapien wie Krankengymnastik, Manuelle Therapie, Osteopathie, gerätegestützte Therapie, TENS, Akupunktur, Psychotherapie, diverse Entspannungsmethoden und medikamentöse Therapie hatten keine oder nur temporär anhaltende Erfolge. Von ärztlicher Seite wurden weitergehend invasive Therapien vorgeschlagen sowie eine gepulste Radiofrequenztherapie. Ein Termin hierfür stand schon fest.

Befund
Die Patientin machte einen insgesamt stark angespannten Eindruck.

Parietal
Oberes und unteres Sprunggelenk rechts waren in ihrer Mobilität eingeschränkt. Beide Kniegelenke waren instabil. Die Beweglichkeit beider Hüftgelenke war vermindert. Fehlstellung beider Ossa ilia, das Sakrum war sehr unbeweglich. Kam ich bei der Palpation in die Nähe des Steißbeins, traten vermehrt die anfangs beschriebenen Schmerzen auf. Die Patientin hatte Blockaden und Bewegungseinschränkungen in allen Wirbelsäulenabschnitten. Der gesamte Thorax wirkte fest und unbeweglich und stand in Einatemstellung.

Viszeral
Die Mobilität des Magens und des Dünndarms waren eingeschränkt. Die Atmung war im Ruhezustand abgeflacht. Lunge und Leber waren im osteopathischen Sinne in ihrer Bewegung eingeschränkt.

Myofaszial

Die Patientin machte insgesamt einen sehr angespannten Eindruck. Atembewegung und Thoraxbeweglichkeit waren eingeschränkt. Der gesamte Bauch- und Beckenbereich wirkte gespannt. Speziell der Unterbauch oberhalb des Schambeins war überaus druckempfindlich. Schon die kleinste Berührung schmerzte extrem. Die Narben und deren umgebende Areale fühlten sich verhärtet und unflexibel an. Die Beinmuskulatur war hyperton.

Kraniosakral

Der komplette Schädel fühlte sich sehr kompakt an. Der PRM war schwer palpabel.

Osteopathische Betrachtung

Auffällig im Zusammenhang mit den Beschwerden war die Fülle an traumatischen Ereignissen im Bauch- und Beckenbereich und deren Folgen: Schwangerschaft, verschiedene Operationen und der Stoß auf das Steißbein. In Kombination mit den anderen bekannten Faktoren waren die Beschwerden durchaus verständlich.

Die Innervation des Beckenbodens und der angrenzenden Strukturen und seine faszialen Strukturen sind überaus komplex. Die Dammregion des Beckenbodens wird von Ästen des N. pudendus aus dem Plexus sacralis aus S 2 bis S 4 innerviert (▶ Abb. 11.53). Aufgrund seines Verlaufs ergeben sich verschiedene Engpasssituationen. Angrenzend an diese Region befinden sich Innervationsgebiete des Plexus lumbalis Th 12 bis L 4 und des Plexus coccygeus. Durch diese erfolgt u. a. auch die Versorgung des Schambereichs, der Unterbauchhaut und der Haut dorsal des Anus (▶ Abb. 11.54).

Durch ihren stehenden Beruf als Kellnerin war die Muskulatur der Extremitäten und der Glutealmuskulatur sowie des Diaphragma pelvis extrem hyperton. Die Mm. iliopsoas und die lumbale Rückenmuskulatur waren sehr verspannt. Es gab Blockaden der ISG sowie in allen Abschnitten der Wirbelsäule. Solche Spannungen beeinflussen das myofasziale Gleichgewicht des Beckenbodens und fixieren sowohl Sakrum, Ossa ilia und LWS in ihren eventuellen Fehlstellungen. Sie können versorgende Nerven, die in diesem Gebiet verlaufen, irritieren. Durch die Fußverletzung hatte sich das Gangbild der Patientin verändert.

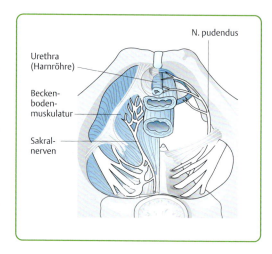

▶ Abb. 11.53 Verlauf des N. pudendus. (Carrière B, Hrsg. Beckenboden. Stuttgart: Thieme; 2003)

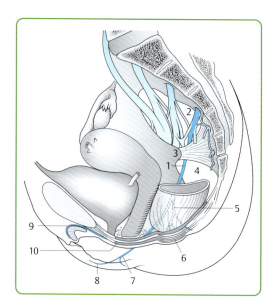

▶ Abb. 11.54 Lage der somatischen Nerven innerhalb der Beckenhöhle bei der Frau: 1 N. pudendus, 2 Foramen infrapiriforme, 3 Spina ischiadica, 4 Foramen ischiadicum minus, 5 Nn. rectales inferiores, 6 M. sphincter ani externus, 7 Nn. perineales, 8 Nn. labiales posteriores, 9 N. dorsalis clitoris, 10 Diaphragma urogenitale. (Carrière B, Hrsg. Beckenboden. Stuttgart: Thieme; 2003)

Das Zwerchfell setzt am Proc. xiphoideus des Sternums, den Rippen VI–XII und den Wirbeln Th 11 bis L 3/L 4 an. Die Innervation erfolgt u. a. aus den Segmenten C 3 bis C 5. Das ist der stark beanspruchte Bereich der Patientin mit mehreren

Protrusionen. Spannungen im Ansatzbereich des Diaphragmas schränken die Thoraxbeweglichkeit ein, vermindern die Mobilität der LWS und haben Einfluss auf den Plexus lumbalis. Fasziale Ketten geben die Spannung über den M. psoas weiter zum Beckenboden.

Die komplexen faszialen Zusammenhänge im Beckenbereich legen nahe, dass die Hysterektomie einen großen Einfluss auf das Spannungsgleichgewicht des Beckens hatte. Narbige Verwachsungen und damit Bewegungseinschränkungen umgebender Gewebe, auch durch den Kaiserschnitt und die Appendektomie, sind nach so langer Zeit wahrscheinlich.

Erstes bekanntes Ereignis mit größeren Auswirkungen auf Becken und Sakrum war sicherlich die Schwangerschaft und der damit einhergehende schwere Geburtsverlauf.

Ob die Gefäße durch die lange Zeit unbehandelter Hypertonie und das starke Rauchen eine Schädigung erlitten haben, war unbekannt.

Die Ursachen für die Magenbeschwerden können vielfältig sein. Einer der Faktoren könnte ein irritierter N. vagus aufgrund einer Kompression des Foramen jugulare durch die stark verspannte Nackenmuskulatur sein.

Behandlung
Anfänglich stand die Detonisierung des ganzen Menschen im Vordergrund. Wäre ich diesem Ziel etwas näher, wäre schon viel gewonnen.

Ich arbeitete daher daran, myofasziale Strukturen zu entspannen. Ich fing mit den unteren Extremitäten an und arbeitete an den verschiedenen Diaphragmen. Parietale Dysfunktionen im Extremitäten- und Beckenbereich wurden korrigiert. Das ganze Becken- und Bauchgebiet war noch viel zu empfindlich, um es direkt anzugehen. Als Hausaufgabe gab ich der Patientin Entspannungs- und Dehnübungen mit.

Wichtig war es auch, den Thorax mobiler zu bekommen und das Diaphragma thoracolumbale zu entspannen. Das sollte die Zirkulation in den Bereichen Brust, Bauch und Becken verbessern und die LWS entspannen. Die Patientin war nach den ersten drei Terminen zwar subjektiv noch nicht beschwerdefrei, doch die Palpation am Unterbauch und Beckenbereich konnte sie deutlich besser tolerieren.

Ich arbeitete weiter an der Entspannung des Rückenbereichs mit spezifischen Techniken und korrigierte vorsichtig noch bestehende LWS- und BWS-Blockaden. Auch arbeitete ich daran, das immer noch sehr feste Sakrum weiter zu befreien. Ermutigt durch die verminderte Empfindlichkeit begann ich vorsichtig, die Becken- und Bauchfaszien zu entspannen und so weit wie möglich die Narben zu behandeln.

In den darauf folgenden Sitzungen berichtete die Patientin, dass die Schmerzen beim Stuhlgang für 1–2 Tage deutlich nachgelassen hatten. Daraufhin widmete ich mich dem Unterbauch- und Beckenbereich intensiver und versuchte, Einfluss auf die Strukturen, die den N. pudendus irritieren können, zu nehmen. Mit speziellen osteopathischen Techniken beeinflusste ich die Faszien des Beckenbodens über den Unterbauch. Schon nach kurzer Zeit schaute mich die Patientin mit ungläubigen Augen an. Auf meine Frage, was denn wäre, schilderte sie, dass die Schmerzen während meiner Behandlung immer mehr nachgelassen hätten. Am Ende der Sitzung war sie schmerzfrei. Das „Wunder" war geschehen. Der Schmerzkreislauf war durchbrochen. Die nächsten Behandlungen widmete ich vermehrt dem nun schmerzfreien Unterbauch, dem Beckenboden und dem Sakrum und behob noch vorhandene Einschränkungen. Nach acht Behandlungen war die Patientin weitgehend schmerzfrei und wieder mit dem Fahrrad unterwegs, anfangs kleinere Strecken, die sich jedoch stetig vergrößerten.

Wir beendeten die Therapie in dem Vertrauen darauf, dass der Körper bzw. das ganze „System Mensch" nun genug Kraft besaß, um weitere noch bestehende Dysfunktionen selber lösen zu können und sich somit weiter in Richtung Gesundheit zu bewegen. Wir verblieben so, dass sich die Patientin melden solle, wenn Sie den Eindruck habe, dass ihre Gesundung stagniert oder wenn die Beschwerden sich wieder verstärken sollten.

Kommentar
Wie so oft waren es mehrere Faktoren, die sich über einen längeren Zeitraum addiert hatten. Meist fehlt dann nur noch ein kleiner Tropfen, um das „Fass" zum Überlaufen zu bringen, In diesem Fall war es der kleine Schlag auf das Steißbein durch das Fahren über den Bordstein. Irgendwann

ist die Kompensationsfähigkeit des „Systems Mensch" erschöpft. Die Beschwerden beginnen. Manchmal gelangen wir nicht sofort zur primären Läsion. Zu viel ist schon geschehen und lässt sich nicht mehr zufriedenstellend entwirren. Wir müssen uns einen Weg durch die verschiedenen Restriktionen bahnen und auch das Vertrauen des Patienten gewinnen, damit dieser nicht, nach all den schon erfahrenen Rückschlägen, vorzeitig aufgibt und die Chance eines neuen Therapieversuches ergreift.

Literatur
[1] Meert GF. Das Becken aus osteopathischer Sicht. München: Urban & Fischer; 2003

Patientin, 47 Jahre alt – postnatale Inkontinenz

Dieter Burkhardt-Elbing

Konsultationsgrund
Die 47-jährige Akademikerin kam aufgrund ihrer Inkontinenzbeschwerden (1. bis 2. Grades) in meine Praxis.

Anamnese
Die Inkontinenzbeschwerden traten nach der Geburt ihres zweiten von drei Kindern vor ca. 10 Jahren auf. Mit der Zeit hatten sich die Beschwerden verschlimmert.
Außer den gängigen Kinderkrankheiten beschrieb sie häufige Blasenentzündungen ohne Nierenbeteiligung. Des Weiteren litt sie im Kindesalter unter chronischer Bronchitis. 1964 und 2008 erkrankte sie an Lungenentzündung und seit einigen Jahren hatte sie in Verbindung mit einer allergenen Komponente asthmatische Beschwerden in unterschiedlich starker Ausprägung entwickelt. Seit ihrer zweiten Schwangerschaft hatte sie Hämorrhoiden und eine leichte Gebärmuttersenkung.
- *Operationen:* Operation einer Nabelhernie mit 12 Jahren aufgrund eines Nabelbruchs im Säuglingsalter, Appendektomie und Episiotomie
- *Verletzungen:* Leistenbruch rechts im Anschluss an die dritte Schwangerschaft, Bänderdehnungen an beiden Füßen und am rechten Knie durch sportliche Aktivitäten in der Jugend (Eiskunstlauf und Turnen)

Befund

Parietal
Der rechte Fuß und das rechte Kniegelenk testeten instabil. Die Iliosakralgelenke und die Symphysis pubica befanden sich in Fehlstellung. Die Untersuchung ergab verschiedene Wirbel- und Rippenblockaden. Der Thorax war im Ganzen unbeweglich. Auffällig waren deutlich sichtbare Wirbelsäulenverkrümmungen in verschiedenen Ebenen. Diese machten der Patientin jedoch nur von Zeit zu Zeit Beschwerden.

Viszeral
Das Lig. pubovesicale war einseitig hyperton. Der Uterus war gesenkt und in seiner Mobilität eingeschränkt. Die Lunge war im osteopathischen Sinn in ihrer Mobilität eingeschränkt und das Zwerchfell wirkte gespannt. Sie hatte einen deutlich gewölbten Unterbauch und Spannungen der umbilikalen Bänder.

Myofaszial
Beckenboden und Zwerchfell waren in Dysbalance und es zeigten sich Spannungen im Umfeld der Narbengewebe.

Kraniosakral
Die Patientin hatte eine deutliche Prognathie.

Osteopathische Interpretation
Das Füllen und Entleeren der Harnblase ist von vielen verschiedenen Faktoren abhängig. Muskuläre und ligamentäre Spannungen können für Dysbalancen im Unterbauch und Beckenboden verantwortlich sein. Ossäre Fehlstellungen können ebenfalls das empfindliche Gleichgewicht stören. Ebenso beeinflussen sowohl Vernarbungen, Lageveränderungen angrenzender Organe als auch kraniale Läsionen die Blasenfunktion (▶ Abb. 11.55).
Bei dieser Patientin gab es gleich verschiedene Faktoren, die ihre Blasenfunktion stören konnten:
- **Läsionen an Fuß und Knie** beeinflussen über aufsteigende fasziale Ketten den Beckenboden.
- Der operierte **Nabelbruch** mit 12 Jahren. Ein Nabelbruch bei Säuglingen entsteht meist durch eine angeborene Schwäche der Bauchfaszie. Eine operative Versorgung der Nabelhernie behebt zwar den Bruch, begünstigt jedoch auch Spannungen im Bauchfaszienbereich und der Ligg. umbilicalia medianum et laterale, die sich

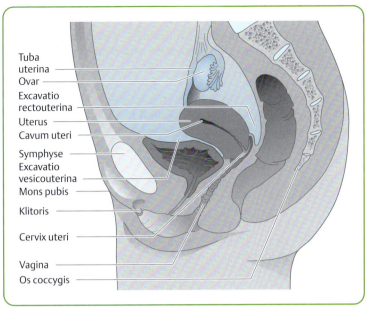

▶ **Abb. 11.55** Weibliche Beckenorgane. (Carrière B, Hrsg. Beckenboden. Stuttgart: Thieme; 2003)

- Tuba uterina
- Ovar
- Excavatio rectouterina
- Uterus
- Cavum uteri
- Symphyse
- Excavatio vesicouterina
- Mons pubis
- Klitoris
- Cervix uteri
- Vagina
- Os coccygis

vom Nabel bis zur Blase erstrecken und damit für eine eingeschränkte Beweglichkeit der Blase verantwortlich sein können.
- Die häufigen **Harnblasenentzündungen** können ebenfalls die Funktionalität der Blase einschränken.
- **Vernarbungen im Beckenbereich** von der Appendektomie, dem Leistenbruch und den Dammschnitten (Episiotomien) haben Auswirkungen auf das empfindliche fasziale Gleichgewicht des Beckenbodens und somit auch auf die Mobilität der Blase.
- Die Entleerung der Blase erfolgt teils willkürlich als auch unwillkürlich. Die Blase wird durch den Plexus hypogastricus superior am Übergang von L5/S1, den Plexus hypogastricus inferior im Beckenbereich und Nerven aus den sakralen Rückenmarksanteilen S2 bis S4 innerviert. Reize aus Hirnstamm und Großhirnrinde stimulieren die Blase. Die **vertebralen und kranialen Blockaden** können daher die Blase in ihrer Funktion beeinflussen.
- **Hämorrhoiden und ein Leistenbruch** können auf veränderte Druckverhältnisse im Becken- und Bauchraum hindeuten.
- **Der gesenkte Uterus** übt vermehrten Druck auf die Blase aus.
- Letztendlich sind **Schwangerschaft und Geburt** für den Körper ein außergewöhnliches Ereignis mit außergewöhnlichen Belastungen. Der erhöhte Druck auf die Blase während der Schwangerschaft, die postnatale Raumforderung der Eingeweide, und damit auch ein erhöhter Druck des Dünndarms auf den Uterus, können zu einer Kontinenzproblematik beitragen.

Behandlungsziel
Das Behandlungsziel war die Behebung der gefundenen Läsionen, eine Verbesserung des myofaszialen Gleichgewichts, die Mobilitätsverbesserung der Organe und der narbigen Strukturen und damit eine Besserung bzw. Behebung der Inkontinenz.

Behandlungen und Verlauf
In der ersten Behandlung widmete ich mich den parietalen Aspekten, den Läsionen des Fußes, des Knies, des Beckens, des Sakrums und der LWS. Auch behandelte ich den Beckenboden und verminderte die Spannung des Lig. umbilicale medianum, das vom Nabel zur Blase verläuft.

Als die Patientin zur zweiten Sitzung erschien, berichtete sie über eine anfängliche Verschlimmerung ihrer Symptomatik, die sich aber nach ca. einer Woche wieder gab. Danach waren die Beschwerden weniger geworden.

In der darauf folgenden Sitzung verbesserte ich die Spannungen des Diaphragma pelvis und thoracolumbale, mobilisierte den Thorax und löste Blockaden im thorakalen Wirbelsäulenabschnitt. Ich entspannte die Blasenbänder, mobilisierte die Blase und den Uterus. Zum Abschluss wendete ich eine in der Osteopathie als „Grand Manoeuvre" bekannte Technik an, um den Druck der Eingeweide auf die Blase zu vermindern.

Auch nach dieser Behandlung gab es eine anfängliche Verschlechterung der Symptomatik, jedoch geringer als nach der ersten Sitzung. Danach war die Patientin für ca. 3 Wochen beschwerdefrei.

Sieben Tage vor der dritten Sitzung begannen die Beschwerden wieder in abgemilderter Form. Ich untersuchte die Patientin erneut auf noch vorhandene Läsionen oder Dysbalancen und behandelte noch bestehende Differenzen. Zum vierten vereinbarten Termin nach 4 Wochen erschien sie beschwerdefrei.

Kommentar
Die immensen Belastungen während und nach der Schwangerschaft und die damit einhergehenden veränderten statischen und dynamischen Bedingungen haben natürlich auch einen großen Einfluss auf die Blase. Das empfindliche myofasziale Gleichgewicht wird gestört. Einer britischen Studie zufolge leiden 54 % aller Frauen ein Jahr nach der Entbindung noch unter Stressinkontinenz unterschiedlicher Ausprägung. Mehrfachgebärende sind umso mehr davon betroffen [1]. Wichtig ist daher eine Begleitung der Mutter während und nach der Schwangerschaft, um Störungen frühzeitig zu erkennen und zu behandeln.

Literatur
[1] Williams A, Herron-Marx S, Knibb R. The prevalence of enduring postnatal perineal morbidity and its relationship to type of birth and birth risk factors. J Clin Nurs 2007; 16(3): 549–561

11.1.10 Pädiatrie

Säugling (männlich), 5 Wochen alt – Lageasymmetrie und Schlafstörungen

Kristin Peters

Konsultationsgrund
Die Mutter berichtete am Telefon von einer stark einseitigen Kopfhaltung mit einer Schädelasymmetrie, die sich zu verschlimmern schien, und heftigen Schreianfällen, sobald das Kind abgelegt werden sollte.

Anamnese
Während der Anamnese schlief der Säugling im Baby-Autositz. Umhertragen, Autofahren und eine eher sitzende Haltung waren die einzige Möglichkeit, das Kind zumindest für eine kurze Zeit zu beruhigen bzw. zum Schlafen zu bringen. Die Schwangerschaft war nicht ganz glücklich verlaufen, es gab einen Todesfall in der Familie der Mutter. Außerdem hatte sie einen starken Infekt und musste Antibiotika nehmen. Die Geburt war termingerecht, aber aufgrund der Primapara prolongiert. Mutter und Kind waren sehr erschöpft, der Säugling schrie nicht spontan. In den ersten Tagen schlief das Kind viel und brauchte beim Stillen etwa 45 min für eine Seite. Das Kind ließ sich nicht an beide Brüste anlegen, sodass die Mutter nur an die rechte Brust anlegen konnte, für die linke musste das Kind mit den Beinen nach links angelegt werden. Nach einigen Tagen ließ sich das Kind nur noch unter Protest ablegen und schlief ausschließlich auf dem Bauch von Mutter oder Vater. Tagsüber musste das Kind getragen werden, die Mutter bezeichnete das Tragetuch als eines ihrer wichtigsten „Kleidungsstücke".

Das Kind begann sofort zu weinen, als es auf den Behandlungstisch gelegt wurde. Über der Nasenwurzel zeichnete sich deutlich die V. emissaria ab. Da das Kind Schmerzen zu haben schien, gab ich es der Mutter auf den Arm, in senkrechter Haltung beruhigte es sich schnell.

Befund
Eine Untersuchung des Entwicklungsstandes war aufgrund des heftigen Weinens nicht möglich. Die osteopathische Untersuchung zeigte eine Kompression im Bereich der unteren LWS, einen Tho-

rax, der nicht ausreichend durch die Lunge ausgefüllt [2] zu sein schien, und eine massive Kompression der OAA-Region mit einer lateralen Kompression der SSB.

Osteopathische Interpretation
Ich erklärte der Mutter, dass durch die prolongierte Austreibungsphase das Kind sehr stark gestaucht worden sei. Das Kind habe durch die Stauchung im Bereich der HWS zunehmend v. a. im Liegen einen Stauungskopfschmerz entwickelt [4], weil die Hauptabflüsse des venösen Blutes in Rückenlage nicht frei waren, außerdem sei die Einschränkung der Kopfdrehung hinderlich beim Trinken. Die Bauchschmerzen seien zum einen erklärbar durch eine Irritation des Nervensystems und durch die Stauchung im Bereich der unteren LWS. Ich erklärte der Mutter, dass dies Funktionsstörungen im Bereich der Wirbelsäule seien, dass diese gut behandelbar sind und dass ihr Kind ansonsten völlig gesund sei. Ich empfahl der Mutter ein Präparat zur Verbesserung ihrer Darmflora, die eventuell nach der Antibiose noch gestört sein könnte [2]. Dies hat nach meiner Erfahrung auch einen positiven Effekt auf die Darmflora des Kindes.

Behandlung und Verlauf
Ich begann mit der Dekompression des lumbosakralen Übergangs, wobei die leicht hängende Haltung in den Armen der Mutter den Lösungsprozess gut unterstützte. Das Kind entspannte sich und ich bat die Mutter, das Kind mit dem Rücken an ihren Bauch zu legen, um den Thorax zu befreien. Ich gab zunächst eine leichte „Kompression", um den äußeren Thorax mit dem Inhalt in Kontakt zu bringen. Das Kind schien diese Annäherung als Erleichterung zu empfinden, die Atmung vertiefte sich und wurde regelmäßiger, sodass ich in die Dekompression übergehen konnte. Für die Behandlung der OAA-Region und die Dekompression der Schädelbasis stellte ich mich hinter die Mutter, befreite mit BLT die OAA-Region [2] und mit der kompressiven Dekompression die Schädelbasis [5]. Ich bat die Mutter, das Kind noch einmal auf den Behandlungstisch zu legen, um einen Eindruck von der Spontanmotorik zu bekommen. Das Kind ließ sich ohne Probleme hinlegen. Der Gesichtsausdruck war entspannt und ich konnte einen visuellen Kontakt aufbauen und mit dem Kind in eine kommunikative Interaktion treten. Die Writhing-Bewegungen der General Movements waren komplex, variabel und flüssig [3], es bestand kein Hinweis auf eine Störung des ZNS.

Ich vereinbarte eine telefonische Rückmeldung in 2 Tagen, um, falls nötig, einen weiteren Behandlungstermin zu vereinbaren. – Es war keine weitere Behandlung erforderlich.

Literatur
[1] Liem T, Schleupen A, Altmeyer P, Zweedijk R, Hrsg. Osteopathische Behandlung von Kindern. Stuttgart: Hippokrates; 2010

[2] Mitha N, Möckel E, Hrsg. Handbuch der pädiatrischen Osteopathie. München: Elsevier Urban & Fischer; 2006

[3] http://www.spz-frankfurt.de/fuer-profis/fachinformationen/gma/index.html (Stand: 16.01.2017)

[4] van Münster T. Der Einfluss der Körperposition auf die zerebrale venöse Drainage. Berlin: Dokumentenserver der Humboldt-Universität; 2008

[5] Mitschriften aus dem Kurs Kinderosteopathie, Piet Dys. Schlangenbad 2006

Säugling (männlich), 4 Monate alt – KISS-Syndrom
Dr. med. Jürgen Güttler

Konsultationsgrund
Die Mutter stellt den 4 Monate alten Säugling auf Veranlassung des Kinderarztes wegen häufigem Erbrechen, abendlichen Schmerz- und Schreiattacken sowie einer deutlich bevorzugten Kopfdrehung nach rechts vor.

Anamnese
Bei dem männlichen Säugling handelt es sich um ein Zwillingskind. Es wurde ein geplanter Kaiserschnitt durchgeführt. Im Vergleich zu seinem Bruder war er eher unzufrieden, konnte schlecht einschlafen, fand keine Ruhe. Beide Kinder werden voll gestillt, wobei der vorgestellte Säugling schlechter an der linken Brust trinkt. Die Schreiattacken finden zurzeit um ca. 18:00 Uhr jeden Abend ihren Höhepunkt. In den letzten 2 Wochen hat sich Durchfall, zwei- bis dreimal täglich, einge-

stellt. Dies ist vor Stuhlentleerung mit Krämpfen verbunden, die sich dann etwas lösen. Vor 2 Monaten wurde für 10 Tage eine antibiotische Therapie wegen beginnender Lungenentzündung durchgeführt. In dieser Zeit zeigte sich eine Stuhlunregelmäßigkeit mit leichter Verstopfung und Durchfällen.

Befund

Kraniosakral
Es besteht ein deutlicher Plagiozephalus rechts mit Abflachung des rechten Os occiput. Die SSB steht in einem leichten lateralen Strain nach rechts. Die Suturae frontoparietale rechts und occipitomastoidea rechts sind komprimiert. Es besteht keine Gesichtsskoliose. Der harte Gaumen ist symmetrisch. Das Sakrum weist eine intraossäre Spannung auf und bewegt sich nicht harmonisch mit dem Os occiput.

Parietal
Die Kopfdrehung nach links ist deutlich eingeschränkt. Die oberen und unteren Extremitäten sind orientierend neurologisch und motorisch unauffällig. Der Atlas steht in ERS rechts, BWK III in FRS links. Das Sakrum steht in einer unilateralen anterioren Fehlstellung links, das linke Os ilium anterior.

Viszeral
Der Bauch ist in Rückenlage gebläht und muskulär hypoton. Das Zwerchfell zeigt eine Bewegungseinschränkung rechts. Die Leber hat eine Einschränkung in der frontalen Beweglichkeit. Es finden sich Dünndarmspannungen um die Bauchnabelregion. Die Ileozäkalklappe und der duodenojejunale Übergang zeigen einen leichten Spasmus.

Myofaszial
Der rechte M. sternocleidomastoideus zeigt eine deutliche Spannung bis zum Sternum. Insgesamt ist der fasziale Ausdruck des Thorax in der Atembewegung gespannt. Dies leitet sich in den rechten Oberbauch fort.

Osteopathische Interpretation
Aufgrund des intrauterinen Platzmangels und der Kaiserschnittentbindung könnte es zu einer Fehlrotation des Atlas gekommen sein, der die Vorzugshaltung, die Bewegungseinschränkung und die vegetativen Symptome verantwortet. [1] [2] [3] [4] [5] [6] [7]

Die fasziale Spannung im Thoraxbereich und im oberen rechten Oberbauch mit Bewegungseinschränkung der Leber kann Folge der Lungenentzündung mit anschließender Antibiotikatherapie sein. [5] [7]

Behandlungsziel
Deblockierung des Atlas mit Auflösung der viszeralen Probleme, Verbesserung des Plagiozephalus, Verbesserung der Beweglichkeit der Thoraxfaszie, des Zwerchfells, der Leber, Entspannung des Säuglings.

Behandlung und Verlauf
In der ersten Sitzung wurden zunächst die kraniosakralen Dysfunktionen gelöst, wobei das Hauptaugenmerk auf der Atlasblockade lag. Diese wurde mittels Weichteiltechnik gelöst. Es kam zu einer Blockadebefreiung, sodass direkt eine Kopfdrehung nach links möglich war. Dann erfolgte die Entspannung der Sutura occipitomastoidea und SSB sowie eine intraossäre Technik für das Os occipitale. Die Fehlstellung des III. Brustwirbels konnte passiv mittels Extension beseitigt werden. Danach folgte die Entspannung der Zentralsehne mit Lösung der Faszien im Halsbereich, anschließend die Bearbeitung der Sphinkteren im Abdomen sowie die Befreiung der Leber mit Verbesserung der Organbeweglichkeit und Mobilisierung des Zwerchfells.

Der Mutter wurden Anregungen zur Lagerung und Ansprache von der linken Seite gegeben. Die Mutter trug den Säugling hauptsächlich auf dem rechten Arm, sodass er sich zum Raum hin nach rechts drehen musste. Es sollte die Gegenseite bevorzugt werden.

Die zweite Sitzung fand eine Woche später statt. Der Säugling war deutlich entspannter, die Bauchprobleme hatten sich nahezu aufgelöst. Der Kopf war fast seitengleich voll beweglich, die Einschlafprobleme waren aufgelöst. Es wurden erneut die Spannungen in den kranialen Suturen gelöst. Die SSB bewegte sich deutlich freier. Der Plagiozephalus bestand nach wie vor, wobei der PRM harmonischer und in einer deutlicheren Ausprägung vorhanden war. Es wurden ebenfalls das Abdomen, das Zwerchfell und besonders das thorakale Fasziensystem mit den entsprechenden lösenden Techniken unter Berücksichtigung der Atmung behandelt.

Die nächsten beiden Sitzungen fanden wieder wöchentlich statt. Der Säugling entwickelte sich weiterhin normal. Die Blockaden waren beseitigt, die faszialen Spannungen in Abdomen und Thorax fast vollständig gelöst und die SSB deutlich befreit. Der Plagiozephalus verbesserte sich in den nächsten Wochen, wobei noch drei Behandlungen im 4-Wochen-Abstand stattfanden.

Nach 2 Jahren wurde das Kind wegen einer Verletzung erneut vorgestellt. Der Kleine hatte sich mittlerweile fein- und gesamtmotorisch normal entwickelt, der Laufbeginn war mit 13 Monaten. Es handelte sich um ein ausgeglichenes, interessiertes und zugewandtes Kind. Die Schädelabflachung hatte sich im ersten Lebensjahr nahezu vollständig zurückgebildet. Während der weiteren Wachstumsschübe kam es zu keinem Auftreten der Wirbelblockaden oder faszialen Asymmetrien mehr.

Kommentar

Die Blockade im Atlas konnte bei diesem Säugling ohne direkte Manipulation gelöst werden. Wichtig erscheint mir die Beachtung der umgebenden Strukturen und Faszien. Werden die SSB, die Sutura occipitomastoidea, die Zentralsehne und v. a. das Os occiput mit Sakrum nicht entsprechend harmonisiert, kann es zu einer Rezidivblockade kommen oder zu einer erneuten KISS-Symptomatik mit entsprechenden viszeralen Beschwerden.

Selbstverständlich sollten Eltern in die Behandlung ihrer Säuglinge mit einbezogen werden. Eine Analyse von Still-, Trage- und Liegehaltungen der Säuglinge, mit entsprechender Anleitung der Eltern zur Vermeidung der Vorzugslage, ist genauso wichtig wie die Herausarbeitung der anregenden Reize für den Säugling. Weiterhin sollten den Eltern Übungen beigebracht werden, um das Kind zu entspannen und die motorische Entwicklung zu unterstützen.

Literatur

[1] Breusch S, Clarius M, Mau H, Sabo D, Hrsg. Klinikleitfaden Orthopädie Unfallchirurgie. 6. Aufl. München: Elsevier; 2009

[2] Frick H. Allgemeine Anatomie – Spezielle Anatomie I. Stuttgart: Thieme; 1980

[3] Frick H. Allgemeine Anatomie – Spezielle Anatomie II. Stuttgart: Thieme; 1980

[4] Frisch H. Programmierte Untersuchung und Therapie des Bewegungsapparates. Berlin, Heidelberg: Springer; 2007

[5] Hebgen E. Viszeralosteopathie – Grundlagen und Techniken. 4. Aufl. Stuttgart: Haug; 2011

[6] Liem T. Checkliste Kraniosakrale Osteopathie. Stuttgart: Hippokrates; 2009

[7] Möckel E, Mitha N, Hrsg. Handbuch der pädiatrischen Osteopathie. München: Elsevier Urban & Fischer; 2006

Mädchen, 4½ Jahre alt – Bettnässen (Enuresis) nach einem Sturz auf den Hinterkopf

Philippe Misslin

Übersetzung: Geneviève Beau

Konsultationsgrund

Ein 4½-jähriges Mädchen leidet seit 6 Monaten an nächtlicher Enuresis (Bettnässen). Ihre Mutter begleitet sie in die Praxis und zeigt eine erhöhte Reizbarkeit. Sie hat wohl große Schwierigkeiten, den Zustand ihrer Tochter zu akzeptieren, v. a., weil diese zuvor schon seit 2½ Jahren keine Windeln mehr getragen hatte.

Anamnese

Es stellt sich heraus, dass das kleine Mädchen vor ca. 6 Monaten einen Treppensturz erlitten hat. Die posteriore Seite des Okziputs hat das stärkste Trauma abbekommen. Die Kleine sagt, sie hätte mehrere Tage nach dem Sturz Schmerzen im Bereich des Hinterkopfes und am Sakrum gehabt. Es gibt keinen radiologischen Befund.

Ihre Geburt erwies sich als unkompliziert: Sie ist Einzelkind, wog 3,2 kg bei 48 cm Länge. Das Baby wurde nicht gestillt. Die Mutter wollte es aus persönlicher Überzeugung nicht. Abgesehen von ein paar Refluxproblemen (schwallartig) zu Beginn – die auf eine Unverträglichkeit der Milch zurückzuführen waren – war die Kleine unauffällig. Sie hat nach Angaben der Mutter die Nächte nach 2–3 Monaten durchgeschlafen. Mit 12 Monaten konnte sie laufen und war mit 2 Jahren sauber.

Es liegen keine HNO-Auffälligkeiten und keine Verdauungsprobleme vor. Das Mädchen hat tagsüber keine Probleme, den Harndrang zu kontrollieren.

Befund

Kraniosakral
- Beide Ossa temporalia haben einen allgemeinen Mobilitätsverlust. Das Os occipitale ist gestaucht und allgemein komprimiert. Die Sutura occipitomastoidea ist komprimiert, der PRM schwach, aber die Frequenz korrekt (seine Amplitude ist verringert).
- Das kleine Mädchen hat Augenringe und eine Verringerung ihres Tonus (ein Energiemangel).
- Downstrain der SSB mit Kompression der Pars basilaris occipitalis.

Parietal/Viszeral
- Der Hals ist gespannt.
- abdominaler Hypertonus
- Steifigkeit zwischen Th 11 und L 2
- Sakrum L/L
- C 4 ERS rechts
- Kontraktur der kurzen Nackenmuskulatur im Scharnier C 0/C 1/C 2

Ein zusätzlicher Ultraschall der Blase könnte sinnvoll sein (zu kleine Blase?). Trotz des vorliegenden Behandlungsgrundes erschien mir diese Untersuchung jedoch nicht als primär.

Osteopathische Interpretation
Es gibt bei diesem kleinen Mädchen zwei Prioritäten: Zum einen die rein mechanischen Konsequenzen des Sturzes auf den Hinterkopf, zum anderen ein gestörter psychoaffektiver Rahmen, der sicherlich osteopathische Dekompensationen erklären kann.
Mechanische Konsequenzen des Treppensturzes auf den Hinterkopf:
- Der Schlag auf das Os occipitale hat ein Gleiten nach vorne mit Kompression der beiden Partes condylaris und basilaris verursacht. Dadurch entstand ein progressiver Downstrain. Das Os occipitale hat sich dann langsam zwischen beiden Ossa temporalia gestaucht, die dadurch ihre Mobilität verloren haben. Über die Dura-mater-Verbindungen (Ansatz der Dura mater spinalis in Höhe S 2 bis S 3) hat das Sakrum sich in Torsion L/L angepasst.
- C 4 ERS rechts ist traumatisch und vermutlich direkt auf den Sturz zurückzuführen.
- Eine Rigidität in den Regionen C 0/C 1/C 2 und Th 11 bis L 2 ist spürbar. Genauso im Lumbosakralbereich: Dies hat neurovegetative Konsequenzen in den Bereichen parietal, abdominal (Ansätze der Diaphragma-Pfeiler), faszial und kranial.
- Als Reaktion auf die progressive Kompression der OM-Suturen wurde der X. Hirnnerv in seiner Trophik beeinträchtigt und dadurch inhibiert. Tatsächlich wurde dies durch die vielen Kompressionen/Stauchungen in der Sagittalebene in Höhe der Partes basilaris und condylaris verursacht. Das wäre der erste Versuch, die Enuresis zu erklären.
- Das kleine Mädchen wird passiver, ruhiger, mit einer deutlichen Verlangsamung des Darmtrakts, die deutlich und schnell auf den Zwerchfellpfeilern zu spüren ist. Das hat ein Ungleichgewicht der posterioren Muskelketten zur Folge. Spannung zwischen Th 11 und L 2: eine Hypomobilität des Zwerchfells ist die Folge.
- Das Trauma in Höhe C 4 hat eine direkte Verbindung mit dem N. phrenicus. Das alles kann wegen der vagalen Störungen vermehrt nachts zu Problemen führen, denn tagsüber ist der Blasenwandtonus relativ im Gleichgewicht. Die Blase wird sympathisch von Th 12 bis L 1 innerviert (Plexus intermesentericus und N. hypogastricus).

Daraus resultiert ein Teufelskreis: Wir sind gestartet bei der osteopathischen Kopf-Hals-Läsion. Darauf haben der thorakolumbale Bereich und das Abdomen stark auf Abwehr reagiert. Dazu kommen ein Sakrum L/L, ein Ilium posterior rechts mit Spannung am Os pubis, am Beckenboden und an der Blase.

Die ventrale Kette wird so bis zum Hals gespannt sein. Als Folge kippt das Os hyoideum nach kranial im anterioren Bereich und nach kaudal im posterioren Bereich. Das wiederum mindert die Durchblutung des Ganglion cervicale superius. So wird der Stress unserer kleinen Patientin erhöht.

Behandlung und Verlauf

Als Erstes und Wichtigstes wird dem Mädchen Vertrauen vermittelt. Auch wenn es nicht die Primärläsion ist, beginne ich am Sakrum und löse die Dura-mater-Spannungen und das Becken. Es fällt mir leicht, lokal zu arbeiten, denn sie weiß, dass der Behandlungsgrund in dieser Ebene liegt.

Dann muss ich kranial arbeiten und Os occipitale, Schädelbasis, die unterschiedlichen posterioren und anterioren intraokzipitalen Synchondrosen und den Downstrain lösen – intraossäre Techniken von Platybasia (S. 347).

In diesem Sinne habe ich die Mutter aufgefordert, mir zu helfen. So konnte sie etwas aktiver am Geschehen teilnehmen. Sie hat das Sakrum in Extension gehalten. Danach sollte sie den Bauch ihrer Tochter leicht massieren, um die Spannungen etwas zu lösen. Ich glaube, dies war notwendig, denn ich habe sie anfangs als sehr zurückhaltend empfunden.

Danach habe ich den thorakolumbalen Übergang behandelt (Zwerchfellpfeiler und Faszie von Treitz L1 bis L2) und die Cisterna chyli. Diese Zone ist wichtig für die Innervation der Blase und um ein myofasziales Gleichgewicht mit dem Zwerchfell herzustellen.

Ich habe mir auch Zeit für ein Gespräch mit der Mutter genommen. Sie musste über das Problem sprechen, um aus ihrer Einstellung zu Schuld und Verweigern herauszukommen. Mein Rat war wie folgt: Sie sollte ihrer Tochter, wenn möglich, kein Getränk zum Abendessen geben und sie daran erinnern, auf die Toilette zu gehen, bevor sie sich schlafen legt.

Während der zweiten Behandlung habe ich den Schädel erneut behandelt – wie beim ersten Mal. Ich habe die Temporalia durch ein „Temporalrollen" in IR und AR mehr ins Gleichgewicht gebracht. Dazu habe ich Sternum und Os hyoideum behandelt, um die Panik des Kindes zu lösen. Die Enuresis ist zwar noch vorhanden, ist aber seltener geworden.

Eine dritte Behandlung nach 3 Wochen hatte dann mehr Einfluss. Das kleine Mädchen erschien entspannter, und die osteopathischen Zeichen hatten sich deutlich gebessert.

Kommentar

Es war wichtig, diese Dysfunktionen zu beheben. Wäre dem nicht so gewesen, hätte dies für das kleine Mädchen einen zusätzlichen kompensatorischen und störenden Mobilitätsverlust in ihrem Gleichgewicht bedeutet. Da die Kleine nun besser schlief und weniger osteopathische Störungen vorhanden waren, war ihr Gesicht deutlich entspannter und die Ringe unter den Augen fast verschwunden.

Zwei Jungen, 8 und 13 Jahre alt – Enuresis

Jürgen Gröbmüller

Konsultationsgrund

Die beiden jungen Patienten kamen gemeinsam und von ihrer Mutter begleitet zur Behandlung. Die Brüder hatten dieselbe Problematik: nächtliches Bettnässen.

Anamnese

Leiden zwei Kinder aus einer Familie unter derselben Problematik, wirft dies sofort die Vermutung auf, dass es sich um ein vererbtes Problem handelt. Dieser Verdacht bestätigte sich durch die weitere Befragung. Der große Bruder (19) der beiden litt von seinem 7.–16. Lebensjahr ebenfalls unter Enuresis. Auch beim Vater und Großvater der Kinder war dieses Problem vorhanden. Der Vater erinnerte sich, dass das Bettnässen kurz vor seiner Volljährigkeit aufhörte. An den Zeitpunkt des Beginns konnte er sich nicht mehr erinnern. Der Großvater der Kinder konnte keine Angaben zu Beginn und Ende des „nächtlichen Traumas" machen. Bei den Buben begann das Problem zwischen dem 4. und 6. Lebensjahr.

Da bereits mindestens drei Generationen mit dieser Belastung leben bzw. lebten, war der Umgang im Gespräch mit den Kindern sehr offen und in keiner Weise von Ängsten oder Scham geprägt. Das psychosoziale Umfeld schien völlig in Ordnung zu sein. Das einzig Auffällige bei den Jungen war die Schwierigkeit, bei Freunden zu übernachten oder an mehrtägigen Ausflügen teilzunehmen. Die Familie wünschte sich, völlig unbefangen mit den Kindern einen Urlaub verbringen zu können. Die beiden konnten das nächtliche Wasserlassen nur verhindern, wenn sie ab Mittag nichts mehr tranken, wobei dies auch keine Garantie für eine stressfreie Nacht war.

Der ältere Bruder gab an, das Wasserlassen in der Nacht teilweise zu bemerken, jedoch meistens zu spät. Der Jüngere wurde nachts irgendwann „wegen der Bescherung" wach. Weitere Symptome eines gestörten Schlaf-Wach-Rhythmus waren nicht zu finden. Die Frequenzen des Wasserlassens am Tag sind mit ein- bis dreimal je nach Trinkmenge als völlig normal einzustufen. Ärztliche Abklärungen waren alle ohne Befund geblieben.

Befund

Parietal/Myofaszial
Der ältere der beiden Brüder hatte eine leichte Skoliose, die in der BWS leicht rechts gekrümmt war. Das Becken war rechts verdreht und in dieser Position fixiert. Das Kreuzbein war in sich sehr rigide und in einer L/L-Stellung fixiert. Der V. Lendenwirbel war in ERS rechts blockiert. Die restliche Wirbelsäule war durch die Skoliose statisch verändert, jedoch in sich gut beweglich.

Der jüngere Bruder hatte identisch zu seinem Bruder eine Veränderung in der Wirbelsäule, jedoch deutlich weniger stark ausgeprägt. Das Becken war hingegen in einer relativ neutralen Position. Die Beweglichkeit war mit dem Begriff „zäh" am besten beschrieben. Der Unterschied in der Beckenstellung war vermutlich wegen einer schlecht verwachsenen Leistennarbe auf der linken Seite zustande gekommen.

Viszeral
Der ältere Bruder zeigte große Auffälligkeiten in der Mobilität der Blase. Der gesamte rechte Unterbauchbereich in der Region um Blase und Blinddarm war sehr hart und ließ die Mobilisation der Organe nach links nicht mehr zu. Folglich waren Spannungen in den Bandverbindungen des kleinen Beckens (Lamina) zu finden. Wegen starker Verklebungen der Blase zum Enddarm hin, waren auch Bewegungen der Blase in die anderen Richtungen kaum mehr möglich. Der restliche Bauchbereich war unauffällig.

Der jüngere Bruder zeigte einen anderen Organbefund. Bei ihm war die Beweglichkeit der Blase nur nach rechts eingeschränkt, bedingt durch die Verwachsungen der Narbe an der linken Leiste.

Angesichts der relativ guten Beweglichkeit in die anderen Richtungen war es sehr ungewöhnlich, dass die Wand der Blase sehr druckempfindlich war und eine hohe Abwehrspannung hatte. Weitere Veränderungen im Bauchraum waren nicht zu finden.

Kraniosakral
Im Kranium fand sich bei beiden Brüdern wieder ein gleiches Bild. Das Os sphenoidale befand sich in einer Torsion rechts. Der gesamte obere Gesichtsschädel, insbesondere alle Verbindungen zur Orbita auf der rechten Seite, war sehr stark in seiner intraossären Beweglichkeit eingeschränkt. Zum Hinterhaupt hin ließen die Spannungen deutlich nach, waren jedoch bis zur Sutura occipitomastoidea nachvollziehbar.

Osteopathische Interpretation
Als Hauptursachen für Bettnässen sieht die Medizin einerseits psychosoziale Faktoren, andererseits hormonelle Veränderungen, welche Auswirkungen auf den Schlaf-Nacht-Rhythmus haben. In beiden Bereichen ist für uns Osteopathen die Beurteilung sehr schwer. Wir sind keine Spezialisten in Sachen Psychoanalytik, und wir haben wenige Möglichkeiten, den Hormonstatus der Patienten zu prüfen oder – falls durch eine Laborauswertung bereits vorhanden – ihn zu bewerten. Auffällig sind bei beiden Fällen aber die Störungen aus osteopathischer Sicht. Zum einen sind Veränderungen in der Statik des Beckens und der Wirbelsäule in der Lage, die neurologische Versorgung der Blase negativ zu beeinflussen. Zum anderen kann eine durch die Statik veränderte Lageposition die Mobilität des Organs, in diesem Fall der Blase, so beeinträchtigen, dass die Funktion nachhaltig gestört wird.

Einschränkungen der Mobilität der Blase, die sich beim Füllen sehr ausdehnen muss, wirken sich ebenfalls negativ auf die Funktion aus. Spannungsstörungen im Bereich der Hypophyse, die häufig ihren Grund in der Einschränkung der Mobilität des Os sphenoidale haben, führen durchaus zu Veränderungen im hormonellen System.

Behandlung und Verlauf
Beim jüngeren Bruder verliefen die Behandlungen sensationell. In der ersten Behandlungssitzung

mobilisierte ich die „alte" Narbe der Leistenoperation. Das Gewebe reagierte sehr gut und löste sich während der Behandlung zusehends. In der gleichen Sitzung korrigierte ich die Spannung im Kranium. Zur zweiten Behandlung, ca. 5 Wochen später, berichtete der Junge freudestrahlend, nach der Behandlung nur noch „zweimal ins Bett gemacht zu haben". Die Mutter korrigierte die Anzahl auf fünf, was im Vergleich zum vorher fast täglichen Prozedere eine große Erleichterung für alle Beteiligten war. Bereits nach der zweiten Behandlung (nur Narbenkorrektur) kam es nur noch zu einem Vorfall und wir entschlossen uns, erst abzuwarten, wie sich das Problem weiterentwickelt. – Es trat nicht mehr auf!

Des einen Freud, des anderen Leid. Die überschwängliche Freude des kleinen Bruders brachte eine große Frustration des Älteren mit sich, da nach zwei Behandlungen keine Veränderung der Probleme erkennbar war. Das Gewebe im kleinen Becken reagierte kaum auf die Mobilisation der Blase und der umliegenden Organe. Positive Reaktionen zeigte nur das Kranium. Mit den beiden Sitzungen verbesserte sich die Spannung hin zu einem völlig normalen Zustand. Ich veränderte die Behandlungsstrategie und therapierte zunehmend mehr die parietalen Strukturen, in erster Linie die Mobilität des Kreuzbeins in sich und die Beweglichkeit des eingeschränkten Beckens. Die Verdrehung des Beckens fing nach weiteren zwei Behandlungssitzungen an, sich langsam zu verbessern. Gleichzeitig gab es die ersten kleinen Anzeichen, dass sich die nächtlichen „Unfälle" langsam reduzierten. Dies veranlasste uns, die Behandlungen fortzusetzen. Weitere fünf Sitzungen waren nötig, in denen ich das Becken, das Kreuzbein und die Blase behandelte, um die Häufigkeit des Bettnässens kontinuierlich zu reduzieren. Ein halbes Jahr später, mit einem Behandlungsintervall von 8 Wochen, ist das Problem noch nicht vollständig gelöst, tritt jedoch durchschnittlich nur noch einmal im Monat auf.

Kommentar
Genetische oder epigenetische Veränderungen stellen uns in der Osteopathie – wie auch in vielen anderen medizinischen Fachgebieten – vor ein schwieriges Problem. In diesem Fall sind die teilweise identischen Befunde der Kinder und die über mindestens drei Generationen bestehende Problematik interessant. Inwieweit hier tatsächlich eine epigenetische Veränderung vorlag, kann ich nicht beurteilen. Jedenfalls hat die Natur in diesem Fall so viel Spielraum gelassen, dass wir den einen Jungen früher, den zweiten etwas später glücklich machen konnten. (Epigenetik funktioniert scheinbar auch in die Gegenrichtung: Vater und Großvater sind jetzt auch glücklicher!)

11.1.11 Innere Organe

Patientin, 42 Jahre alt – Adduktorenmyalgie bds., ISG-Blockaden bds., Z. n. abdominaler Operation

Dr. med. Jürgen Güttler

Konsultationsgrund
Die Patientin wurde wegen belastungsabhängiger Schmerzen in beiden Oberschenkelinnenseiten vom Hausarzt überwiesen. Sie litt neben der Adduktorenmyalgie und den ISG-Blockaden an Uterusdislokation bei Uterusmyomatose, Z. n. Hysterektomie, Peritonitis nach Rektumverletzung, Z. n. Entfernung des Colon sigmoideum mit passagerem Anus praeter des Colon descendens.

Anamnese
Die berufstätige Mutter von drei Kindern berichtete über Schmerzen in beiden Oberschenkelinnenseiten, besonders nach Joggen und in der Nacht. Die Schmerzen sind von ziehendem Charakter und verlaufen vom tiefen Becken startend bis auf Kniehöhe.

Ihre Kinder wurden normal entbunden. Im Kindesalter wurde bei ihr eine Appendektomie durchgeführt. Die Patientin treibt viel Laufsport und ist von schlanker Gestalt. Sie wiegt 66 kg bei einer Körpergröße von 175 cm. Medikamente wurden nicht eingenommen.

Beim ersten Besuch zeigten sich die Hüftgelenke beidseits eingeschränkt in der Innenrotation. Das Os ilium stand rechts in Outflare-Position, links posterior, das Sakrum war intraossär fest und stand in einer anterioren Rotation nach rechts. Die Iliosakralgelenke waren beidseits mobilitätseingeschränkt. Der Uterus war in einer retroflektierten Stellung tastbar, sonstige Vergrößerungen konnten

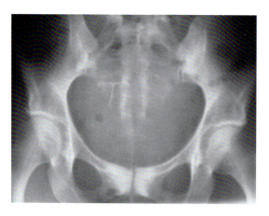

▶ **Abb. 11.56** Röntgenbild Beckenübersicht mit Verlagerung der intrauterinen Spirale nach rechts.

nicht palpiert werden. Die Röntgenaufnahme der beiden Hüften in zwei Ebenen zeigte einen altersentsprechenden Befund, allerdings stellte sich die intrauterine Spirale auf der Beckenübersichtsaufnahme als deutlich nach rechts verlagert dar (▶ Abb. 11.56).

Daraufhin wurde die Patientin zunächst gynäkologisch vorgestellt. Aufgrund der dann festgestellten großen Myome des Uterus wurde eine laparoskopische Hysterektomie vorgenommen. In der Folgezeit kam es durch eine gedeckte Rektumperforation zu einer Unterbauchperitonitis. Nun musste in einer offenen abdominellen Operation mit Eröffnung des Ober-, Mittel- und Unterbauches das Colon sigmoideum entfernt und ein passagerer künstlicher Darmausgang im Bereich des Colon descendens angelegt werden. Die entzündungsbedingten Fibrinablagerungen waren vom Unterbauch bis in die Leberloge zu finden. Außerdem musste ein suprapubischer Katheter angelegt werden. Dieser konnte nach kurzer Zeit entfernt werden, als die Blasenfunktion wieder normalisiert war. Nach etwa 4 Monaten konnten bei ausgeheilter Entzündungssituation der Anus praeter rückverlegt und die Darmkontinuität wiederhergestellt werden.

Befund

Kraniosakral
Das Kranium stellt sich in einer guten Flexions-Extensions-Bewegung dar. Der PRM ist regelmäßig, aber flach in der Amplitude. Die Bewegungen zwischen Sakrum und Os occiput sind disharmonisch.

Parietal
Das Becken steht in einer Antetorsion rechts mit Os ilium anterior rechts und Sakrum in Linksrotation und Antetorsion rechts. Der Beckenboden inklusive der sakralen Bänder ist fest und gespannt. Die LWS zeigt eine normale Lordose. Die Zwischenwirbelräume L4/L5 und L5/S1 sind leicht druckdolent, ohne dass eine radikuläre Symptomatik ausgelöst werden kann. Der Bandscheibendrucktest war negativ. Die Hüftgelenke zeigten weiterhin eine Einschränkung der Innen- und leicht auch der Außenrotation.

Viszeral
Im Bereich der Narben zeigten sich massive Einziehungen der gesamten Weichteile, insbesondere um den Nabel in der Medianlinie. Das Dünndarmpaket hatte eine Ptose nach unten und leicht nach links erfahren, wobei die Bauchmuskulatur recht kräftig ausgeprägt ist (▶ Abb. 11.57). Die Symphyse war gut mobil. Der peritoneale Raum war im gesamten Unterbauch adhäsiv. Deutliche Ädhäsionen und Druckempfindlichkeit zeigte der linke Kolonrahmen, die rechte Faszie von Toldt und besonders der linke untere Abdomenquadrant. Das Zwerchfell stand in Exspirationsstellung mit deutlicher Mobilitätsminderung links. Die Leber war in ihren Bewegungsachsen insgesamt eingeschränkt und auch leicht druckempfindlich.

Weitere Adhäsionen waren kranial der Blase tastbar, wobei die Blase selbst ebenfalls fest in ihren kranialen ligamentären Halterungen (Ligg. umbilicalia medianum, mediale und pubovesicale) hing. Die Darmperistaltik war insgesamt verlangsamt, und es konnten kaum Darmgeräusche wahrgenommen werden.

Myofaszial
Der gesamte Beckenboden und das kaudale Peritoneum waren bewegungseingeschränkt und zeigten einen verstärkten faszialen Zug nach kaudal. Die Hüftrotatoren waren druckempfindlich und gespannt, insbesondere die Mm. piriformis und gemelli. Beide Mm. psoas waren tonusgesteigert. Die Bauchmuskulatur hatte einen nahezu normalen Tonus, lediglich im Bereich der Ptose im unteren linken Quadranten war sie herabgesetzt. Die quer verlaufende Anus-praeter-Narbe zeigt eine deutliche Einziehung mit Randwulsten. Ein fester Narbenstrang verläuft in der Medianlinie um den Nabel linksseitig herum.

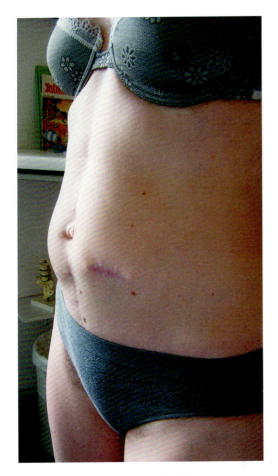

▶ **Abb. 11.57** Darmptose und Narbenbildung.

Osteopathische Interpretation
Die anfänglich bestehenden Beschwerden und Befunde in der Hüft-Becken-Region schienen auf eine Pathologie im parietalen Bereich hinzuweisen. Eine entzündliche Störung aufgrund der Spirale war nicht gegeben, da keine entsprechende Symptomatik bestand. Allerdings wies die verlagerte Spirale in der Beckenübersicht, bei ansonsten unauffälligem arthrogenem Befund, plus des retroflektierten Uterus auf ein viszerales/gynäkologisches Problem hin. Eine Irritation des Plexus lumbalis durch die festgestellte Uterusmyomatose mit Reizung der Nn. obturatorii, besonders beim Joggen, durch den strukturellen Druck und im Schlaf durch den reduzierten Muskeltonus ist gut vorstellbar. [2] [3] [4] [5] [6]

Nach der operativen Odyssee stellen sich die Narbenbildungen und der anatomisch reduzierte Darm deutlich in den Vordergrund der funktionellen Störungen. Die parietalen Störungen sind Anpassungen an die viszeralen Dysfunktionen, sodass die osteopathische Behandlung im viszeralen Bereich ansetzt. [1] [4] [8] [9]

Behandlungsziel
Reduktion der faszialen Narbenspannung in Becken und Abdomen, Verbesserung der Zirkulation im Darmbereich, Verbesserung der Darmptose, Wiederherstellung der körperlichen Belastbarkeit, Unterstützung in der Verarbeitung des Krankheitsgeschehens.

Behandlung und Verlauf
Bei der ersten Vorstellung war zunächst eine weiterführende Diagnostik indiziert, sodass keine osteopathische Behandlung stattfand. Die Patientin konnte erstmals nach Anlage des Anus praeter behandelt werden, wobei hier die Behandlung der abdominalen Faszien und des Beckens parietal sowie myofaszial im Vordergrund stand. Das Peritoneum konnte anfangs nur sehr vorsichtig im kaudalen und dorsalen Anteil mobilisiert werden. Es kam zu vegetativen Symptomen wie Unwohlsein und leichter Schweißbildung. Nach zwei Behandlungen waren die Faszien deutlich entspannter, sodass nun auch mehr in die Tiefe gearbeitet werden konnte. Es wurde der Dünn- und Dickdarm mit seinen Anheftungen, die Nieren, die Mm. psoas und die Blase mobilisiert. Weiterhin konnte die Darmptose behandelt werden. Der Patientin wurden Eigenübungen zur Mobilisierung des Dünndarmpaketes und zur Entstauung des Beckenbodens gezeigt, die sie hochmotiviert durchführte. Nach Rückverlegung des Anus praeter kam es kurzfristig zu einer Dumping-Symptomatik nach der Nahrungsaufnahme. Dies wurde begleitend mit Symbioflor behandelt und besserte sich nach ca. 2 Wochen. Die Patientin konnte ihr Lauftraining wieder aufnehmen und durch die Kombination Ptosebehandlung plus Muskeltraining den Unterbauch wieder zunehmend in Form bringen (▶ Abb. 11.58). Die dann folgenden Behandlungen konzentrierten sich auf die Narbenmobilisation und Despasmierung der betroffenen Darmabschnitte. Die Beckenfehlrotation konnte bleibend verbessert werden, ebenso die Beweglichkeit des Zwerchfells. Die anfänglich bestehenden Beschwerden durch Reizung der Nn. obturatorii sind deutlich rückläufig.

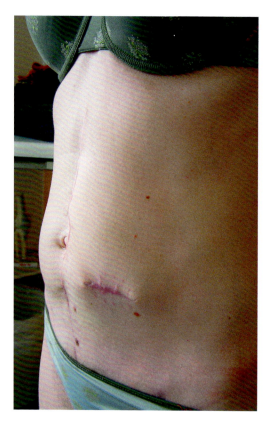

▶ **Abb. 11.58** Darmptose nach 3 Monaten.

Kommentar

Ein noch nicht erwähnter Umstand ist die schwere Traumatisierung der Patientin durch das Erleben einer operativen Komplikation mit all ihren Folgen. Die Patientin kam wegen milden, aber einschränkenden Beschwerden in den Beinen zur Konsultation. Dann wurde eine Pathologie im Uterus diagnostiziert, die eine Entfernung des Organs notwendig machte. In der Folge kam es zu schweren Komplikationen, die zu weiteren Operationen mit Verlust eines Darmabschnittes und zu einem künstlichen Darmausgang führten. Ein medizinisch „harmloser" Routineeingriff weitete sich zu einem Desaster aus. Nicht nur die rein körperlichen Folgen mit Verlust der Gebärmutter, des Colon sigmoideum und dem Vorhandensein von entstellenden Narben, sondern auch die durchlebten Ängste während der Krankenhausaufenthalte, die veränderte häusliche Situation und die Genesung mit unklarer Prognose führten zur einer tief sitzenden Stresssituation. Die Patientin ist sehr selbstreflektiert und hat sich in eine gesprächstherapeutische Behandlung begeben, damit sie bei der Krankheitsverarbeitung Hilfe erfährt.

An diesem Beispiel wird deutlich, dass eine Krankheit immer Folgen und Auswirkungen auf den Körper, die Seele und die eigene soziale Umwelt hat. Nur die reinen körperlichen Folgen oder Störungen einer Erkrankung zu sehen, wird den Patienten nicht gerecht. Die Auswirkungen auf ihre Seele und ihre Umwelt werden bewusst oder unbewusst erlebt. Darauf sollten wir achten, wenn unser therapeutischer Ansatz dem Anspruch auf Ganzheitlichkeit entsprechen soll.

Literatur

[1] Berchtold R. Chirurgie. München: Urban & Schwarzenberg; 1987

[2] Frick H. Allgemeine Anatomie – Spezielle Anatomie I. Stuttgart: Thieme; 1980

[3] Frick H. Allgemeine Anatomie – Spezielle Anatomie II. Stuttgart: Thieme; 1980

[4] Hebgen E. Viszeralosteopathie – Grundlagen und Techniken. 4. Aufl. Stuttgart: Haug; 2011

[5] Lanz Tv, Wachsmuth W. Praktische Anatomie, Bauch. Berlin, Heidelberg: Springer; 2003a

[6] Lanz Tv, Wachsmuth W. Praktische Anatomie, Rücken. Berlin, Heidelberg: Springer; 2003b

[7] Liem T. Checkliste Kraniosakrale Osteopathie. Stuttgart: Hippokrates; 2009

[8] Matzen P-F. Orthopädischer Röntgenatlas. Stuttgart: Thieme; 1980

[9] Niethard FU. Orthopädie. Stuttgart: Hippokrates; 1997

Patientin, 39 Jahre alt – Morbus Crohn, Z. n. Essstörung, Z. n. Borderline-Syndrom

Dr. med. Jürgen Güttler

Konsultationsgrund

Die Patientin wird vom Hausarzt wegen rezidivierender Lumboischalgien rechts und Muskelschmerzen im Beckenbereich überwiesen.

Anamnese

Die 39-jährige Patientin klagt über seit Jahren bestehende Schmerzen im unteren Rücken, mehr rechts als links, und an der Spina iliaca anterior superior mit Ansatz des langen Kopfes des M. quadriceps. Bei Belastung werden die Schmerzen stärker.

Seit ca. 20 Jahren besteht ein Morbus Crohn auch mit Befall des Colon descendens. Es wird eine Dauermedikation mit Azulfidine 500 mg/täglich eingenommen. Sie beschreibt ca. zweimal pro Monat ein Ziehen im linken Unterbauch; es bestehen keine Stuhlunregelmäßigkeiten. Die letzte Kortison-Einnahme ist mehrere Jahre her.

In der Pubertät hat die Patientin an Anorexia nervosa, verbunden mit einer Borderline-Symptomatik gelitten. Die Störungen wurden ambulant behandelt. Damals war es zu einer Gewichtsabnahme bis unter 50 kg gekommen. Seit ihrem 20. Lebensjahr ist ihr Körpergewicht stabil und ausreichend. Bei Stress kommt es immer wieder zu Einschränkungen der Nahrungsaufnahme, ohne allerdings das Körpergewicht ernsthaft zu gefährden.

Die Patientin hat vor 5 Jahren eine Tochter mit Kaiserschnitt entbunden. Seitdem hatte sie ca. zweimal pro Jahr eine Blasenentzündung, welche mit oralen Antibiotika behandelt wurden. Vor etwa einem Jahr ist es zu einer Nierenbeckenentzündung gekommen.

Die Patientin ist verheiratet und als Musikerin selbstständig. Sportliche Aktivitäten bestehen nicht.

Befund

Kraniosakral

Der Gesamteindruck des Schädels war von Spannung geprägt. Die Flexionsentfaltung war gemindert, insbesondere in den Ossa occiput und frontale. Der PRM war kurzwellig und zeigte einen geringen Ausschlag. Die Bewegung zwischen Sakrum und Os occiput war disharmonisch. Die Sutura occipitomastoidea stand links mehr als rechts unter Spannung.

Parietal

Das Sakrum stand in einer unilateralen Flexion rechts und präsentierte sich in einer festen Konsistenz. Das Ilium zeigte nach anterior rechts. Entsprechend flektiert war LWK V in einer FRS rechts. Das linke Ilium stand in Outflare-Position. Die tuberalen Bänder waren links mehr als rechts gespannt mit Tonussteigerung des linken M. piriformis. LWK I zeigte eine ERS links, HWK VII eine ERS rechts. Die I. Rippe stand rechts dorsal.

Viszeral

Es bestand eine deutliche Bewegungseinschränkung des linken Dickdarms und des Bereichs um die Ileozäkalklappe mit entsprechendem Spasmus und Druckschmerzhaftigkeit der Faszie von Toldt links. Das Peritoneum war insgesamt deutlich gespannt, besonders im linken unteren Quadranten. Gleiches galt für die Blasenregion und die quer verlaufende Kaiserschnittnarbe. Der Oddi-Sphinkter und die Flexura duodenojejunalis waren leicht druckschmerzhaft und gut palpabel.

Die Leber war in der sagittalen und frontalen Ebene bewegungseingeschränkt, die linke Niere in der Frontalebene.

Myofaszial

Besonders auffällig war die Spannung beider Muskelbäuche des M. psoas entlang der LWS. Der Sehnenansatz des M. quadriceps an der Spina iliaca anterior superior war druckempfindlich. Das Zwerchfell war mehr rechts als links eingeschränkt, besonders in der Inspiration. Die Zentralsehne wies im Bereich des Os occiput und des Halses bis zum mittleren Sternum eine deutliche Spannung auf.

Osteopathische Interpretation

Die Hauptpathologie ist im Colon descendens und an der Ileozäkalklappe zu suchen. Die latenten Entzündungen und dadurch bedingten faszialen Spannungen beherrschen die gesamte Becken-LWS-Region und zeichnen für die dort bestehenden Pathologien und Fehlstellungen verantwortlich (▶ Abb. 11.59 a, b) [1] [2] [3] [4] [6]. Weiterhin wird über den N. vagus die Spannung auch nach kranial und in die Zentralsehne geleitet. Das Zwerchfell wird auf neurologischer und anatomischer Ebene mit einbezogen und zeigt sich entsprechend in der Mobilität reduziert [7] [8]. Dann folgen schließlich noch die Leber und die linke Niere, welche ebenfalls eine eingeschränkte Bewegung haben. Weiterhin ist die chronische medikamentöse Belastung beider Organe zu beachten [4] [5] [9].

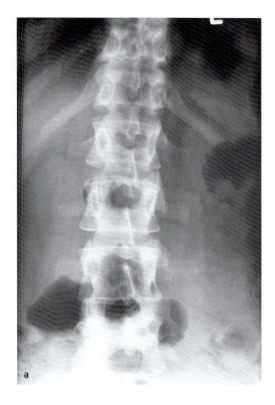
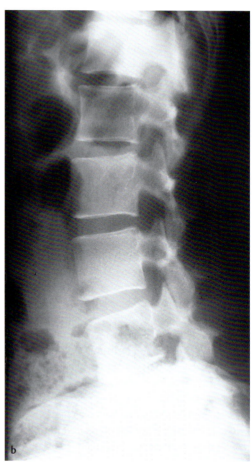

▶ **Abb. 11.59** Röntgenaufnahme der LWS. **a** Leichte Linksverbiegung, viel Luft und Fäzes in Dünn- und Dickdarm. **b** Facettengelenke normal, starke Darmfüllung.

Behandlungsziel
Verbesserung der Organbeweglichkeit und -funktion des Darmes, der Leber und Niere auf faszialer, zirkulatorischer und neurologischer Ebene, Verringerung des Sympathikotonus und Stärkung der vagalen Funktionen. Lösen der faszialen Spannung in Abdomen, Zwerchfell und der Zentralsehne. Verbesserung der Qualität und Quantität des PRM zur Auflösung der kranialen Spannungen.

Behandlung und Verlauf
Während der ersten drei bis vier Behandlungen konnte die fasziale Spannung im Abdomen und im Kranium so weit gelöst werden, dass dann auch eine organspezifische Behandlung des Colon descendens, der Ileozäkalklappe und des M. psoas durchgeführt werden konnte. Die bestehenden Rückenschmerzen waren nach den faszialen Lösungen im Abdomen deutlich reduziert und verschwanden ganz, als der M. psoas und die Niere behandelt werden konnten. Die Becken- und Wirbelfehlstellungen konnten gut durch mobilisierende und selten manipulative Techniken korrigiert werden. Die Fehlstellung des linken Os ilium stellte sich je nach Darmbeschwerden wieder ein, allerdings deutlich geringer.

Mit zunehmender Spannungslösung im Abdomen und der reziproken kranialen Membranen konnte die sympathikotone Situation entschärft werden. Auch wurde ein besserer Ausdruck des PRM durch die kraniale Behandlung erreicht und etabliert.

Die Behandlungen werden regelmäßig ca. alle 6–10 Wochen durchgeführt, je nachdem, welche Belastungssituation, besonders im psychosozialen Bereich, für die Patientin besteht. Die „klassischen" Entzündungsschübe werden durch die bestehende Dauermedikation supprimiert und sind laborchemisch unauffällig.

Kommentar

Beim Morbus Crohn handelt es sich um ein chronisches Krankheitsgeschehen, das bei der Patientin ein ausreichender Störfaktor ist, um Rückenschmerzen, fasziales Ungleichgewicht und Organunbeweglichkeiten zu verursachen. Es sind regelmäßige Behandlungen mit vegetativem Ausgleich und Entspannung der faszialen Systeme notwendig, um die Zirkulation in den betroffenen Darmabschnitten auf einem gut funktionellen Niveau zu halten und somit einen Entzündungsschub möglichst zu vermeiden.

Bemerkenswert ist die Kombination mit einer Essstörung, wobei diese klinisch nicht im Vordergrund steht. Kommt es zu Belastungs- oder Stresssituationen, werden bei der Patientin „alte" Kontrollmechanismen abgerufen, und es kommt – wie sie selbst schildert – zu ungenügender Nahrungsaufnahme. Dadurch wird das Organ „Darm" in eine unphysiologische Situation gebracht.

Literatur

[1] Berchtold R. Chirurgie. München: Urban & Schwarzenberg; 1987

[2] Frick H. Allgemeine Anatomie – Spezielle Anatomie I. Stuttgart: Thieme; 1980

[3] Frick H. Allgemeine Anatomie – Spezielle Anatomie II. Stuttgart: Thieme; 1980

[4] Hebgen E. Viszeralosteopathie – Grundlagen und Techniken. 4. Aufl. Stuttgart: Haug; 2011

[5] Kochen MM. Allgemeinmedizin. Stuttgart: Thieme; 2006

[6] Lanz T v, Wachsmuth W. Praktische Anatomie, Bauch. Berlin, Heidelberg: Springer; 2004

[7] Liem T. Checkliste Kraniosakrale Osteopathie. Stuttgart: Hippokrates; 2009

[8] Masuhr KF. Neurologie. Stuttgart: Hippokrates; 1998

[9] Wellhöner HH. Allgemeine und systematische Pharmakologie und Toxikologie. 6. Aufl. Berlin: Springer; 1997

Patient, 50 Jahre alt – lumbale Rückenschmerzen und Genitalschmerzen

Eric Hebgen

Konsultationsgrund

Der Patient hatte seit mehr als 10 Jahren lumbale Rückenschmerzen mit Ausstrahlungen über die linke Pohälfte ins dorsale Bein bis in die Wade. Außerdem hatte er täglich Schmerzen im linken Hoden.

Anamnese

Bei diesem Schmerzbild ist es zuerst einmal wichtig, die schulmedizinische Abklärung zu erfragen: Für den Rücken lag ein negativer MRT-Befund vor. Das Rückenbild wurde insgesamt als gut bezeichnet, es lagen also keine Spinalkanalstenose oder ein Bandscheibenvorfall vor.

Die Rückenschmerzen waren 8 Wochen vor der Konsultation in meiner Praxis so heftig einschießend, dass er gestürzt ist. Therapieversuche mit Physiotherapie (Detonisierung des M. piriformis) brachten temporäre Entlastung für den Rücken. Die Eigendehnung der Adduktoren der Beine half ihm akut gegen den Rückenschmerz.

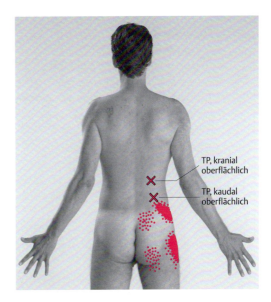

▶ **Abb. 11.60** Triggerpunkte des M. quadratus lumborum. (Richter P, Hebgen E. Triggerpunkte und Muskelfunktionsketten. 3. Aufl. Stuttgart: Haug; 2011)

Die Genitalschmerzen waren auch abgeklärt – ohne Befund. Allerdings hatte er vor 23 Jahren eine Nebenhodenoperation. Neben der erwähnten Operation hatte er noch acht Knieoperationen und eine Appendektomie.

Seine sportliche Aktivität – in erster Linie auf dem Fahrrad – war durch die Schmerzphänomene deutlich eingeschränkt. Es fanden sich in der Anamnese außerdem verschiedene Unfälle, z. B. ein Fahrradsturz und ein Autounfall, bei dem die Klavikula rechts frakturiert wurde.

Er nahm bei Bedarf Schmerzmittel. Die inneren Organe waren schulmedizinisch in Kontrolle und ohne Befund.

Befund

Parietal/Myofaszial

Die Dornfortsätze der Lendenwirbel und der unteren Brustwirbel waren bei leichter Palpation stark druckdolent, ohne dass einzelne Gelenkblockaden besonders hervorstachen. Der M. quadratus lumborum der linken Seite war deutlich hyperton und druckdolent mit aktiven Triggerpunkten (▶ Abb. 11.60).

Viszeral

Es zeigten sich deutliche Verklebungen des gesamten linken Unterbauchs bis zur Medianlinie. Das Colon sigmoideum war in seiner Beweglichkeit deutlich eingeschränkt und spastisch.

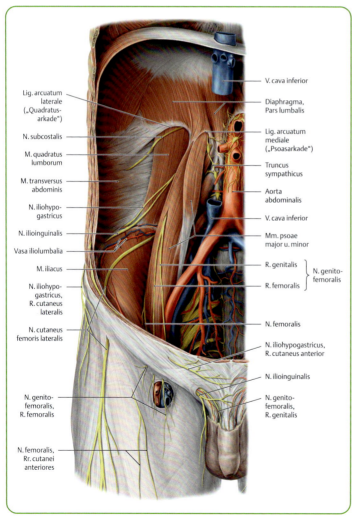

▶ Abb. 11.61 N. genitofemoralis im Verlauf. (Schünke M, Schulte E, Schumacher U. Prometheus Lern-Atlas der Anatomie. Allgemeine Anatomie und Bewegungssystem. Illustrationen von Wesker K, Voll M. 2. Aufl. Stuttgart: Thieme; 2007)

Kraniosakral
Hier zeigten sich keine Befunde.

Osteopathische Interpretation
Verklebungen des linken Unterbauchs bis zur Medianlinie können beim Mann das Kolon, den Dünndarm und die Harnblase betreffen, und Verklebungen zur Bauchwand können bis an den Leistenkanal reichen. Durch den Leistenkanal verläuft mit dem Samenstrang der R. genitalis des N. genitofemoralis, der das Skrotum versorgt und bei Irritationen Genitalschmerzen hervorrufen kann (▶ Abb. 11.61).

Ausgeprägte Verklebungen der Organe mit der Bauchwand können fasziale und muskuläre Züge am Lig. inguinale auslösen, die Schmerzen im gesamten Bein verursachen können.

Der M. piriformis kann bei Irritationen der Organe des kleinen Beckens im Sinne viszerosomatischer Reflexe hyperton werden und den N. ischiadicus irritieren. Dorsale Beinschmerzen wären die Folge. Der M. quadratus lumborum kann in ähnlicher Weise bei den gleichen Organen reagieren. Lediglich der nervale Reflexweg ist ein anderer. Im Fall des M. piriformis beschreitet man den parasympathischen, beim M. quadratus lumborum den sympathischen Weg.

Die topografische Nähe der Befestigungen der angesprochenen Organe indirekt oder direkt mit dem knöchernen Beckenring und den Lendenwirbeln II–V kann die gesamte Wirbelreihe so unter Fehlzug setzen, dass die starke Druckdolenz und letztlich die Rückenschmerzen daraus resultieren (▶ Abb. 11.62, ▶ Abb. 11.63).

Bildgebende Verfahren ergaben keinen Befund, welcher die Rückenschmerzen hinreichend erklären konnte. Urologisch gab es auch keinen Befund. Alles in allem schloss ich daraus, dass ein Behandlungsversuch des Unterbauchs angezeigt zu sein schien, da sich von dort Verbindungen zu allen aufgetretenen Befunden und Schmerzen ableiten ließen.

Behandlung und Verlauf
Eine mobilisierende Bandlung des linken Unterbauchs zur Wiederherstellung der normalen Beweglichkeit von Kolon, Dünndarm und Harnblase wurde primär durchgeführt. Besondere Beachtung schenkte ich der Verbindung der Organe zur ven-

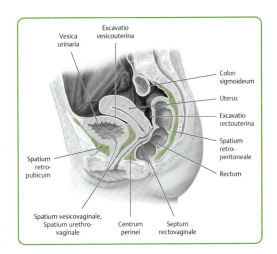

▶ **Abb. 11.62** Eingeweidefaszien im weiblichen Becken. (Schünke M, Schulte E, Schumacher U. Prometheus Lern-Atlas der Anatomie. Hals und Innere Organe. Illustrationen von Wesker K, Voll M. Stuttgart: Thieme; 2005)

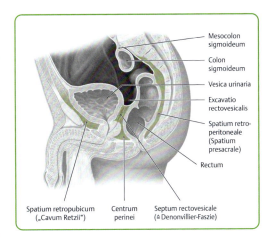

▶ **Abb. 11.63** Eingeweidefaszien im männlichen Becken. (Schünke M, Schulte E, Schumacher U. Prometheus Lern-Atlas der Anatomie. Hals und Innere Organe. Illustrationen von Wesker K, Voll M. Stuttgart: Thieme; 2005)

tralen Bauchwand, dem Leistenkanal und dem Lig. inguinale. Nach dieser Behandlung palpierte ich noch einmal den M. quadratus lumborum und die Procc. spinosi. Die Schmerzhaftigkeit war klar reduziert, teilweise sogar ganz verschwunden.

Dies schien also der richtige Weg zu sein, weshalb ich meinem Patienten eine Anleitung zur Eigenmobilisation des Unterbauchs zur täglichen Anwendung mit nach Hause gab.

Zur zweiten Behandlung, 3 Wochen nach der ersten, hatten sich Rückenschmerzen und Genitalschmerzen eindeutig dezimiert. Meine Behandlung war die gleiche wie beim ersten Mal. Nach telefonischer Rücksprache weitere 3 Wochen nach der zweiten Behandlung war eine erneute Behandlung nicht mehr nötig – der Patient war beschwerdefrei.

Kommentar
Woher solche Verklebungen kommen, lässt sich nicht immer sagen. Möglicherweise sind die beiden Bauchoperationen als die Ursache anzusehen, obwohl sie schon sehr lange zurücklagen. Erstaunlich sind aber die Auswirkungen und die Dauerhaftigkeit der Symptomatik, die dadurch entstehen kann.

Literatur
[1] Hebgen E. Checkliste Viszerale Osteopathie. Stuttgart: Hippokrates; 2009

[2] Hebgen E. Viszeralosteopathie – Grundlagen und Techniken. 4. Aufl. Stuttgart: Haug; 2011

[3] Richter P, Hebgen E. Triggerpunkte und Muskelfunktionsketten in der Osteopathie und Manuellen Therapie. 3. Aufl. Stuttgart: Haug; 2011

Patientin, 39 Jahre alt – Kinderwunsch
Gabi Prediger

Konsultationsgrund
Die Patientin wünschte sich ein zweites Kind und stellte sich wegen unerfüllten Kinderwunschs in der Praxis vor. Dieser Wunsch bestand bereits seit etwa zweieinhalb Jahren. Die junge Mutter hatte von einer befreundeten Ärztin den Tipp bekommen, einen Osteopathen zu konsultieren.

Anamnese
Die Patientin war schon zweimal schwanger: Die erste Schwangerschaft endete mit einem Abort in der 14. Schwangerschaftswoche. Nach dem Abort wurde eine Abrasio durchgeführt. Ein halbes Jahr nach diesem Eingriff wurde sie wieder schwanger. Dieses Kind lag bis zur 38. Woche in Beckenendlage. Dann wurde in der Klinik eine „äußere Wendung" durchgeführt. Die Geburt wurde 3 Tage nach dem errechneten Termin eingeleitet und dauerte etwa 18 Stunden.

Zur weiteren Krankengeschichte gibt die Patientin an, dass sie seit etwa einem drei Viertel Jahr Schmerzen im Beckenring auf der rechten Seite habe. Auch beim Eisprung und bei der Periode leide sie unter Schmerzen in dieser Region sowie im Bereich der LWS. Vor einigen Jahren ist ein Adenom an der Nebenschilddrüse festgestellt worden. Die Patientin ist in den vergangenen 2 Jahren zweimal heftig gestürzt, einmal auf den Rücken, das andere Mal auf das Os coccygis. In der Vorgeschichte gibt sie häufige Stürze beim Sport an.

Befund
Hier wurde eine posteriore Typologie ersichtlich. Das Ilium auf der rechten Seite stand in einer anterioren Position, die Basis des Sakrums auf der linken Seite stand posterior. Außerdem befand sich im Sakrum zwischen S 2 und S 3 eine intraossäre Kompression, ebenso zwischen L 5 und S 1. L 3 wies eine FRS rechts auf und der Uterus hatte eine Translation nach rechts. Kranial wurde eine Kompaktion der SSB festgestellt sowie eine stark herabgesetzte Vitalität. Das thorakale Diaphragma stand kaudal und war sehr gespannt.

Osteopathische Interpretation
Nervenfasern aus dem LWS-Bereich (Nn. splanchnici lumbales, L 1 bis L 5) bilden den Plexus hypogastricus superior. Diese wiederum verbinden sich mit Nervenfasern der Nn. splanchnici sacrales (S 1 bis S 5) zum Plexus hypogastricus inferior (▶ Abb. 11.64). Dieser Nervenplexus kann durch die Kompaktionen, die im Bereich von L 5/S 1 und im Sakrum festgestellt wurden, gestört sein. Da die Innervation des Uterus durch den Plexus hypogastricus inferior erfolgt, können Beeinträchtigungen der Funktionalität hervorgerufen werden.

Die zentrale Schwerkraftlinie verläuft durch L 3 und vor dem Isthmus uteri. Durch die Blockade von L 3 kommt es zu einer Veränderung der Haltung (posteriore Typologie). Die Änderung wiederum führt zu einer Spannungszunahme des thorakalen Diaphragmas und ebenso zu einer Änderung der Druckverhältnisse zwischen der thorakalen Sphäre und dem Bauchraum. Dadurch erhöht sich der Druck auf die Bauch- und Beckenorgane. Diese Druckerhöhung kann wiederum eine Störung der

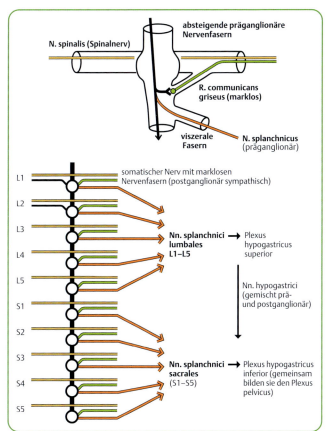

▶ **Abb. 11.64** Nn. splachnici lumbales et sacrales. (Whitaker RH, Borley NR. Anatomiekompass. 2. Aufl. Stuttgart: Thieme; 2003)

Innervation und der Zirkulation bewirken. Der Uterus ist durch die Translation und durch den erhöhten Druck im Becken besonderer Spannung ausgesetzt. Eine befruchtete Eizelle hat somit nicht die Möglichkeit, sich im Uterus einzunisten.

Behandlung

Bei der Behandlung wurde darauf Wert gelegt, dass zuerst die Stellung der einzelnen Strukturen, dann die Vitalität und im Anschluss die Mobilität wiederhergestellt wurden. In dem vorliegenden Fall wurden bei der ersten Behandlung die Kompaktionen der SSB, die intraossären Kompaktionen des Sakrums und die Kompaktion zwischen L5 und S1 behandelt, um die Vitalität zu verbessern. Im Anschluss wurden Techniken für die venösen Sinus des Schädels durchgeführt.

Bei der zweiten Behandlung habe ich nach erneuter Überprüfung und einer Vorbereitung mit GOT zuerst eine osteoartikuläre Adjustierung von L3 durchgeführt. Danach erfolgte die Rezentrierung des Uterus von extern. Um die Vitalität und die Durchblutung zu verbessern, wurde zusätzlich noch eine Pumptechnik der Gebärmutter durchgeführt. Nach der Ausrichtung des rechten Iliums und der linken Hemibasis des Sakrums wurde die Behandlung als Integration mit der Technik des Core Link in Seitenlage abgeschlossen. Nach dieser Behandlung war eine deutliche Veränderung der Haltung festzustellen. Ausschlaggebend hierfür war die Korrektur von L3. Läsionen von L3 haben auch auf die vegetative Versorgung über die Nn. splanchnici lumbales zu den Plexus hypogastrici superior und inferior Einfluss.

Während der dritten Behandlung berichtete die Patientin, dass die Schmerzen im Becken auf der rechten Seite und die Schmerzen während der Periode und des Eisprungs nicht mehr aufgetreten seien. Die Periode setzte in diesem Zyklus bereits nach 21 Tagen ein. In dieser letzten Behandlung überprüfte ich nochmals alle Strukturen, die am

Beginn der Behandlung eine Läsion aufwiesen: Sowohl das Lig. latum als auch die sakrouterinen Bänder waren entspannt. Um den abdominalen Druck weiter herabzusetzen, wurden die drei Diaphragmen ausgeglichen. Als Integration habe ich mit einer funktionellen Technik einen Ausgleich zwischen Uterus, Sakrum und L 3 durchgeführt. Es wurde eine Technik zu Revitalisierung des Sakrums angewendet, um die Funktion des Parasympathikus im Sakralbereich zu verbessern.

Kommentar
Nach drei Behandlungen konnte ich die Behandlung abschließen, da die Patientin Beschwerdefreiheit erreicht hatte. Ungefähr 4 Monate nach dieser letzten Behandlung rief sie mich an und berichtete, dass sie wieder schwanger sei. Ihr Sohn kam am 13. Juni 2009 zur Welt.

Patientin, 47 Jahre alt – Z. n. Gallenkoliken

Thomas Kuschel

Konsultationsgrund
Die Patientin klagte in meiner Praxis über Nacken- und Oberbauchbeschwerden rechts. Nach Angaben der Patientin war der Oberbauchschmerz kolikartig und periodisch.

Anamnese
Ich erfuhr, dass sie 1989 eine Gallenblasenoperation wegen eines Gallensteinleidens hatte. Zwei Jahre nach dieser Operation begannen die Koliken erneut. Internistisch wurden Gallensteine im Gallengang diagnostiziert, welche endoskopisch entfernt wurden. Dieses Prozedere wiederholte sich nach Angaben der Patientin alle 2 Jahre. Zur Konsultation beschrieb sie einen dumpfen Schmerz in Höhe des epigastrischen Winkels rechts. Diese Schmerzen verstärkten sich nach üppigen Mahlzeiten, strahlten dann in die mittlere BWS und lösten Übelkeit bis zum Erbrechen aus. Unabhängig vom Oberbauchschmerz hatte sie Nackenbeschwerden, welche ein- bis zweimal jährlich zu einer Nackensteifigkeit führten.

Die Patientin arbeitet halbtags als Friseurin und hat einen 12- und einen 18-jährigen Sohn. Ihre sportlichen Aktivitäten beschränken sich auf Spazierengehen einmal wöchentlich. Sie war aktuell in internistischer Behandlung und nahm keine Medikamente. Ein aktueller Laborbefund zeigt eine deutliche Erhöhung der Leberwerte (GPT = 52 U/l, normal 10–35 U/l; GGT = 296 U/l, normal < 38 U/l), die anderen Laborwerte waren unauffällig. Dieser Laborbefund wurde 2 Wochen nach der letzten endoskopischen retrograden Cholangiopankreatografie (ERCP) erstellt. Die letzte ERCP fand vor 4 Wochen statt. Die Patientin ernährte sich nach eigenen Angaben gesund und versuchte, Fett und Alkohol zu vermeiden. Stuhlgang hatte die Patientin einmal täglich. Sie hatte in der näheren Vergangenheit keine Traumen und ihr Zyklus war normal und regelmäßig.

Befund

Parietal/Myofaszial
Mir zeigte sich eine normalgewichtige Patientin mit einer deutlichen Konvexität über den ganzen Oberbauch. Die Patientin wies eine leichte Lateralflexion der oberen LWS nach rechts und eine HWS-Rotationseinschränkung nach links auf. Der M. trapezius und die Mm. scaleni rechts waren deutlich verkürzt und hyperton.

Palpatorisch ergab sich eine Blockade von C 5 ERS rechts, von Th 6 in FRS links und von Th 8 in ERS rechts. Weiterhin stellte ich fest, dass das Diaphragma rechts in Exspiration stand.

Viszeral
Es war ein erhöhter Palpationswiderstand im rechten Epigastrium zu finden, und die Patientin gab allgemeine Empfindlichkeit während der Untersuchung in dieser Region an.

Unterhalb des rechten Rippenbogens spürte ich einen erhöhten viszeralen Tonus. Eine spezifische Untersuchung dieser Regionen ergab eine Dysfunktion der Leber und eine Flexibilitätsstörung des Omentum minus.

Kraniosakral
Der Schädel zeigte bis auf eine Flexionstendenz in der SSB und einer leicht erhöhten Membranenspannung keine Auffälligkeiten.

Osteopathische Interpretation
Die Patientin hatte meines Erachtens starke postoperative viszerale Verwachsungen im Bereich der

Leber und des Omentum minus. Diese Adhäsionen können den Transit der Galle im Ductus choledochus stark einschränken und somit Koliken auslösen. Dies führt zu einer Mobilitätseinschränkung der Leber. Die Leber als subdiaphragmales Organ kann das Diaphragma in Läsion bringen (▶ Abb. 11.65).

Weiterhin ist eine sympathische Afferenz vorstellbar, welche die Blockade Th 5 erklären würde (▶ Abb. 11.66).

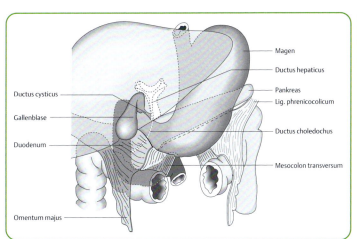

▶ Abb. 11.65 Topografische Beziehungen der Gallenblase. (Hebgen E. Viszeralosteopathie. 4. Aufl. Stuttgart: Haug; 2011)

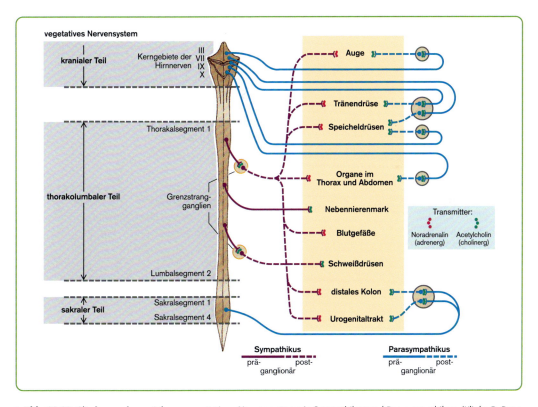

▶ Abb. 11.66 Gliederung des peripheren vegetativen Nervensystems in Sympathikus und Parasympathikus. (Klinke R, Pape HC, Silbernagl S, Hrsg. Lehrbuch der Physiologie. 5. Aufl. Stuttgart: Thieme; 2005)

Die Schmerzen an der HWS könnten auf eine Afferenz des N. phrenicus (innerviert Diaphragma und Leberkapsel) zurückzuführen sein, welcher die HWS im Segment (C 3 bis C 5) verlässt und diese Wirbel in Läsion setzen kann. Dies kann die Blockade C 5 und den erhöhten Muskeltonus der Scaleni erklären. Diese Ansammlung von Läsionen könnte das Beschwerdebild der Patientin definieren.

Behandlung und Verlauf
Mein Behandlungsziel war es, die Beweglichkeit der HWS zu verbessern, den Stoffwechsel der Leber zu stimulieren und die Kolikneigung zu reduzieren.

Es wurden zuerst die Blockaden in der BWS manipuliert, um Einfluss auf die Versorgungsgebiete des Splanchnicus major zu erlangen. Danach wurde, nach einer Muskelenergietechnik, die HWS manipuliert, um eine Bewegungsverbesserung zu erreichen und einen Einfluss auf den N. phrenicus (C 3 bis C 5) zu haben. Nach der parietalen Behandlung wurde das Diaphragma gedehnt und mobilisiert, was zu einer Mobilitätsverbesserung der subdiaphragmalen Organe führen sollte. Anschließend wurden der Oberbauch und das anteriore Peritoneum, insbesondere das Omentum minus, gedehnt.

Diese Therapie erhielt die Patientin am ersten Tag. Drei Wochen später wurde sie zu einer weiteren Therapie einbestellt. Die Patientin gab eine geringe Empfindlichkeit auf Fett in der Nahrung an. Sie war in der Lage, Fett in geringen Mengen in der Nahrung zu vertragen. Die Blockaden von C 5 und Th 8 waren nicht mehr nachweisbar. Die Blockade von Th 6 stellte sich wieder ein und wurde von mir erneut manipuliert. Die Tensionen im Epigastrium waren deutlich geringer als bei der Erstkonsultation. Von mir wurden diese Tensionen wiederum durch Dehnungen und Mobilisationen des Diaphragmas und des Peritoneums behandelt. Eindrucksvoll empfand ich die Veränderung der Leberwerte. Der GPT sank auf 48 U/l und der GGT sank auf 252 U/l, was ein aktuelles Laborergebnis bewies. Die Leberwerte hatten sich innerhalb von 4 Wochen gebessert. Die Patientin klagte seit der letzten Behandlung nicht mehr über Kolikschmerzen im Oberbauch.

Sie hatte gut auf die osteopathische Therapie reagiert. Die klinischen Zeichen, wie Fettunverträglichkeit, Koliken und Bewegungseinschränkungen der HWS, verschwanden. Die Leberwerte im Serum verbesserten sich. Diese Resultate könnten Indizien für die Wirksamkeit von osteopathischen Behandlungen sein.

Kommentar
Eine weitere osteopathische Behandlung hielt ich für angebracht. Dies könnte langfristig den Stoffwechsel der Leber verbessern und somit auch die Leberwerte, welche immer noch deutlich zu hoch waren. Ich empfahl der Patientin, sich aufgrund dieser hohen Leberwerte regelmäßig bei ihrem Facharzt vorzustellen und eine weitere Behandlung bei mir in 6 Wochen wahrzunehmen. Weiterhin riet ich der Patientin, sich fettarm, aber nicht fettfrei zu ernähren, um die Gallenproduktion anzuregen und nicht zu überlasten. Sie sollte auch auf leberbelastende Stoffe wie Konservierungs- und Farbstoffe verzichten und verstärkt Bitterstoffe, wie bittere Salate und Artischocken, zur Anregung des Leberstoffwechsels zu sich nehmen.

Literatur
[1] Hebgen E. Viszeralosteopathie – Grundlagen und Techniken. 4. Aufl. Stuttgart: Haug; 2011

Patient, 59 Jahre alt – benigne Prostatahypertrophie

Uwe Conrad

Konsultationsgrund
Der Patient klagte über zunehmende Probleme beim Wasserlassen.

Anamnese
Der 59-Jährige hatte seit über einem halben Jahr Probleme beim Wasserlassen. Folgende Symptome zeigten sich:
- Pressen, Anstrengen und schwacher Strahl beim Wasserlassen
- häufiges Gefühl, die Blase nicht richtig entleert zu haben
- nachts bis zu dreimal aufstehen, um Wasser zu lassen

Nach mehreren Untersuchungen beim Urologen wurde die Diagnose „benigne Prostatahypertrophie" gestellt. Zur Behandlung der Beschwerden wurden Alphablocker verordnet. Da sich die Beschwerden nicht sehr deutlich verbesserten und der Patient außerdem Kreuzschmerzen (vermehrt morgens nach dem Aufstehen) und Blähungen hatte, stellte er sich in meiner Praxis vor. Der Gesamt-IPSS lag bei 19 Punkten. Verbesserung des IPSS nach Medikamenteneinnahme auf 12 Punkte. Body-Mass-Index: 28.

Exkurs
α-Rezeptorenblocker
Diese wirken über eine Entspannung der glatten Muskulatur in der Prostata und Harnblase.

IPSS = Internationaler Prostata-Symptomen-Score
Ein Symptomenbeurteilungssystem der WHO für Prostatapatienten. Offizielle Einteilung IPSS:
- milde Symptomatik: 0–7 Punkte
- mittlere Symptomatik: 8–19 Punkte
- schwere Symptomatik: 20–35 Punkte

Der Patient hatte in der Vergangenheit folgende Operationen: Appendix-OP als Kind, Inguinalhernien-OP beidseits (1999 rechts, 2002 links).

Befund
Parietal/Myofaszial
Hypomobilität im lumbosakralen Übergang, Extensionsdysfunktion nach rechts von LWK II.

Viszeral
Tonuserhöhung im rechten und linken unteren Quadranten, Fixation des Zäkums nach medial und kaudal, Fixation des Sigmoids nach lateral. Schwellungen der unteren Extremitäten im Bereich der Sprunggelenke. Bei Palpation des Beckenbodens wurden ein erhöhter Tonus und Druckempfindlichkeit beidseits festgestellt.

Kraniosakral
Ohne Befund.

Osteopathische Interpretation
Vermutlich verursachten in diesem Fall Zirkulationsstörungen im venösen Abfluss die genannten Symptome. Narben im Inguinalbereich und Zäkum führen zu zusätzlichen Spannungen im Gewebe, was wiederum den Abfluss im venösen System beeinflusst. Druckanstieg durch Blähungen begünstigt diese Faktoren. Es kann zu einem Rückstau von der V. iliaca interna bis zum Plexus venosus prostatae, Plexus venosus vesicalis und u. a. bis zum Plexus venosus vertebralis kommen, was auch die morgendlichen Kreuzschmerzen erklären würde. Die sympathische Versorgung der Prostata kommt aus Höhe LWK I–II, was wiederum eine Erklärung für die Extensionsdysfunktion von LWK II sein könnte. Blähungen können zu Spannungsveränderungen im Diaphragma thoracale sowie Diaphragma pelvis führen (▶ Abb. 11.67).

Nach Leistenoperationen kann es zu Spannung im Bereich des Lig. inguinale kommen. Dies kann zu Stauungen in der V. femoralis und somit zu Schwellungen in den unteren Extremitäten führen (▶ Abb. 11.68).

Behandlung und Verlauf
Mein Behandlungsziel war es, die Zirkulation zu verbessern. Durch die Behandlung der beiden Diaphragmen (Diaphragma thoracale und pelvis) habe ich einen großen Einfluss auf die Zirkulation. Mobilisation von Zäkum und Sigmoid führen im Bereich der Leistenregion ebenfalls zu einer besseren Zirkulation.

Des Weiteren löste ich die Blockade von LWK II. Eine Nahrungsumstellung (regelmäßiges Essen, nur drei Mahlzeiten am Tag, weniger Kohlenhydrate, mehr frisches Obst und Gemüse) und vermehrte Bewegung legte ich dem Patienten nahe.

Es wurden vier Sitzungen in jeweils zweiwöchigem Abstand durchgeführt, in denen ich zirkulatorische Techniken nach Kuchera und Mobilisation nach Barral angewandt hatte. Der IPSS verbesserte sich von 19 auf 5 Punkte, der Patient brauchte demzufolge keine Alphablocker mehr einzunehmen. Die Schwellungen der unteren Extremitäten und die Kreuzschmerzen bestanden auch nicht mehr (▶ Abb. 11.69).

Kommentar
Das benigne Prostatasyndrom (BPS) ist eine der häufigsten Erkrankungen bei Männern im höheren Lebensalter. Es stehen jedoch bis heute nur ungenügend epidemiologische Daten zur Verfügung. Untersuchungen in Deutschland gehen

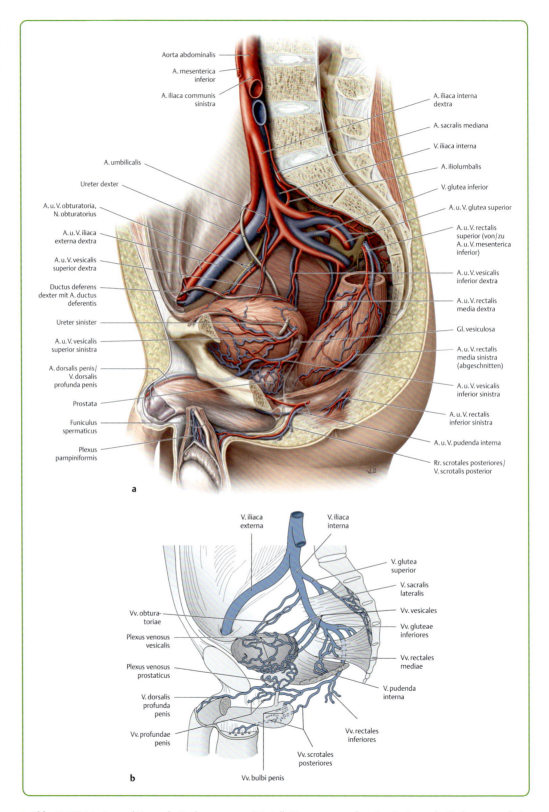

▶ **Abb. 11.67** Arterien und Venen der Beckenorgane. **a** Arterielle Versorgung und venöse Drainage der Beckenorgane beim Mann. **b** Venöse Drainage von Harnblase und männlichem Genitale. (Schünke M, Schulte E, Schumacher U. Prometheus LernAtlas der Anatomie. Hals und Innere Organe. Illustrationen von Wesker K, Voll M. Stuttgart: Thieme; 2005)

11.1 Fallbeispiele

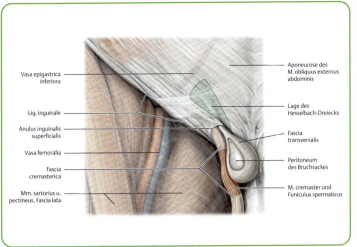

▶ Abb. 11.68 Leistenhernie. (Schünke M, Schulte E, Schumacher U. Prometheus LernAtlas der Anatomie. Hals und Innere Organe. Illustrationen von Wesker K, Voll M. Stuttgart: Thieme; 2005)

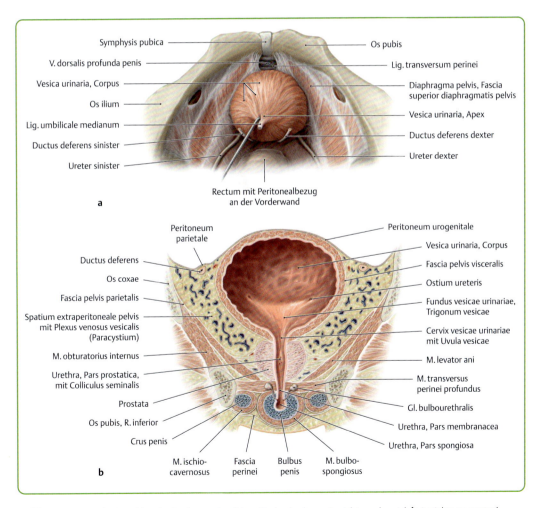

▶ Abb. 11.69 Lage der Harnblase im Becken und auf dem Beckenboden. a Ansicht von kranial. b Ansicht von ventral. (Schünke M, Schulte E, Schumacher U. Prometheus LernAtlas der Anatomie. Hals und Innere Organe. Illustrationen von Wesker K, Voll M. Stuttgart: Thieme; 2005)

von einer Prävalenz des BPS im Bereich 25 % bis 60 % aus. Für einen 45-jährigen symptomfreien Mann beträgt die Wahrscheinlichkeit, in den nächsten 30 Jahren seines Lebens an einer BPS zu erkranken, etwa 45 %. Als Hauptrisiko wird das Alter angesehen. Konzentrationsveränderungen der endokrinen Faktoren sind vermutlich ursächlich für die altersbedingten Wachstumsstörungen der Prostata verantwortlich. Dies kann durch Ernährung, Alkoholabusus, Bluthochdruck, Diabetes mellitus, Rauchen und Sexualität begünstigt werden.

Literatur
[1] Gesundheitsberichterstattung des Bundes, Heft 36: Prostataerkrankungen. Hrsg. vom Robert Koch-Institut. Berlin: Robert Koch-Institut; 2007

[2] Oelke M. Leitlinien der Deutschen Urologen zur Diagnostik des benignen Prostatasyndroms (BPS). Urologe A 2003; 42(4): 584–590

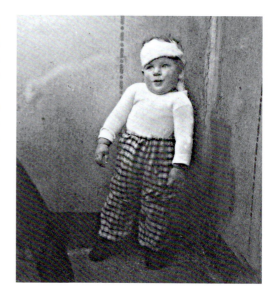

▶ **Abb. 11.70** Patientin mit „Umgipsung".

11.1.12 Neurologie

Patientin, 68 Jahre alt – Piriformis-Syndrom

Gabi Prediger

Konsultationsgrund
Die damals 68-jährige Patientin wurde vom Neurologen mit der Diagnose „Piriformis-Syndrom" in die Praxis überwiesen.

Anamnese
Sie erhielt vor 7 Monaten rechts eine Knieendoprothese. Zwei Tage nach der Operation konnte die Patientin plötzlich nichts mehr sehen, es wurde eine Optikusneuritis diagnostiziert. Die behandelnden Anästhesisten gaben an, dass die Optikusneuritis eine sehr seltene Komplikation nach einer Vollnarkose darstellen kann. In der Literatur habe ich hierüber keine Angaben gefunden. Die Patientin berichtete, dass sich die Sehleistung des rechten Auges nach einer Kortison-Therapie deutlich gebessert habe, die Sehkraft des linken Auges sei aber nach wie vor sehr schlecht. Die Patientin bewegte sich außerhalb der Wohnung bislang nur in Begleitung ihres Mannes. Weiter berichtete die Patientin, dass sie vor 5 Jahren im Bereich zwischen L 3 bis L 5 eine Spondylodese erhalten habe. Als Säugling litt die Patientin an einem Tortikollis, der über eine „Umgipsung" behandelt wurde (▶ Abb. 11.70).

Die Behandlung erfolgte in der Art, wie es vor ca. 70 Jahren üblich war: Zunächst wurde ein Thoraxgips angelegt, in den ein Holzstab integriert wurde. Dieser Stab wurde dann mit einem zirkulären Gips, der um den Schädel des Kindes angelegt wurde, verbunden. Der Kopf des Kindes wurde so in der Gegenrichtung, hier in Rotation links und Seitneige rechts fixiert.

Befund
Im Stand wurde deutlich, dass die Patientin wesentlich mehr Gewicht auf das rechte Bein verlagerte. Die LWS-Lordose war abgeflacht. Die Bewegungstests ergaben ein Ilium anterior auf der rechten Seite sowie ein posteriores Sakrum auf der linken Seite. Das Sakrum zeigte keine Vitalität und Motilität im PRM.

Der Palpationsbefund des Kraniums zeigte einen „Steinschädel" (kein PRM vorhanden) mit einer Kompaktion der SSB und einem Lateral Strain rechts, der sich unter den Händen wie ein Rhombus anfühlte. Mit geschlossenen Augen hatte ich das Gefühl, als würde das Os sphenoidale neben dem Okziput stehen. Diese sehr starke Translation wurde bereits von Liem [1] beschrieben (▶ Abb. 11.71).

11.1 Fallbeispiele

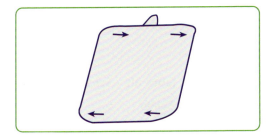

▶ **Abb. 11.71** Diagnostische Merkmale eines Lateral Strain rechts. (Liem T. Kraniosakrale Osteopathie. 5. Aufl. Stuttgart: Hippokrates; 2010)

Osteopathische Interpretation

Die durch den Thoraxgips ausgeübte Krafteinwirkung auf den Kopf müsste also von rechts erfolgt sein. Das hätte allerdings eher zu einem Lateral Strain links geführt. Daher gehe ich davon aus, dass die vorliegende Läsion durch das Geburtstrauma ausgelöst wurde. Die Patientin konnte jedoch keine Angaben zu dem Verlauf ihrer Geburt machen. Erstaunlicherweise wies der Sichtbefund des Schädels auf keine Läsion hin. Vom ästhetischen Gesichtspunkt hatte die Gipsbehandlung einen sehr guten Erfolg. Ich gehe davon aus, dass der Gesichtsschädel und das Schädeldach aufgrund seiner extrem guten Flexibilität in der Kindheit diesen Stress kompensieren konnten. Dementsprechend verneinte die Patientin auch die Frage nach Problemen mit der HWS.

Durch die Translation des Sphenoids nach rechts wurde höchstwahrscheinlich der N. opticus an seiner Durchtrittsstelle in die mittlere Schädelgrube am Canalis opticus einem großen Stress ausgesetzt. Ebenso die A. carotis interna. Zusätzlich wurde durch die erhöhte Spannung des Tentorium cerebelli, v. a. nahe seines Ansatzpunktes am Proc. clinoideus anterior, Druck auf die oben genannten Strukturen ausgeübt (▶ Abb. 11.72).

In fortgeschrittenem Alter konnte der Körper der Patientin diesen Anforderungen nicht mehr gerecht werden. So kam es, dass nach der Vollnarkose für die Knieendoprothesen-Operation die Belastung für den Organismus zu hoch wurde. Die Patientin reagierte mit der bereits beschriebenen Entzündung.

Das Os sphenoidale war komplett nach rechts translatiert, was auf ein Trauma mit extrem großer Krafteinwirkung schließen lässt.

Eine Fotografie der Patientin (▶ Abb. 11.73) zeigt vor der Gipsbehandlung eine Rotation nach rechts und eine Seitneige des Kopfs nach links.

Behandlung

Um den Hartspann der Muskulatur im LWS-Bereich zu lösen, wurden myofasziale Techniken angewendet. Das Ilium anterior auf der rechten Seite konnte korrigiert werden, ebenso das posteriore Sakrum auf der linken Seite. Hiernach reduzierten

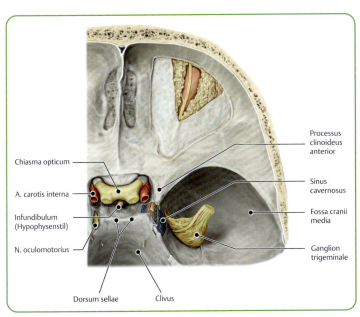

▶ **Abb. 11.72** Blick auf die vordere und mittlere rechte Schädelgrube, Dura mater zum Teil gefenstert. (Schünke M, Schulte E, Schumacher U. Prometheus LernAtlas der Anatomie. Kopf und Neuroanatomie. Illustrationen von Wesker K, Voll M. Stuttgart: Thieme; 2006)

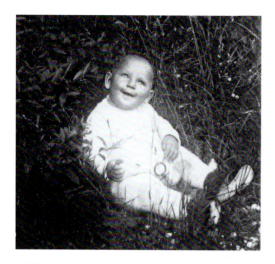

▶ **Abb. 11.73** Die Patientin vor der Gipsbehandlung.

sich die Schmerzen im Rücken deutlich, sodass bei den Behandlungen die Konzentration v. a. auf dem Kopf lag.

Nach der Befreiung, der Dekompaktion der sphenobasilären Synchondrose, wurde mit einer direkten Technik die Translation des Keilbeins behandelt. Ich wählte die direkte Aktion, um die unter Stress geratenen Strukturen, v. a. den N. opticus, nicht noch weiter zu reizen. Mit einer funktionellen Technik könnte man durch die Erhöhung der Spannung des Tentorium cerebelli Gefahr laufen, den N. opticus zu dehnen.

Im Anschluss an diese beiden Techniken legte ich Wert auf die Verbesserung der Fluktuation des Liquor cerebrospinalis und des venösen Abflusses. Hierzu dienten Techniken zur Behandlung der venösen Sinus. Um die Entzündungshemmung zu intensivieren, wurde die erste Behandlung mit der Technik der drei Diaphragmen abgeschlossen. In den weiteren Behandlungen wirkte ich stetig der eingedrungenen Kraft entgegen. Die Bewegung und Vitalität der Schädelknochen wurde verbessert und auf die Harmonisierung der Spannungsmembranen eingegangen [1].

Kommentar

Die Patientin berichtete nach der ersten Behandlung von einer Verbesserung des Sehvermögens für etwa 3 Tage. Nach Abschluss der Behandlung gab die Patientin an, etwa 60 % besser sehen zu können.

Literatur

[1] Liem T. Kraniosakrale Osteopathie. 5. Aufl. Stuttgart: Haug; 2010

Patientin, 52 Jahre alt – Schwindel
Dr. med. Roger Seider

Konsultationsgrund

Vor 8 Monaten unterzog sich die Patientin einer operativen Sanierung sämtlicher Nasennebenhöhlen. Seitdem hatte sie einen Schwindel, der in der Tendenz ständig zunahm. Außerdem fühlte sie sich insgesamt völlig durcheinander, oder wie sie es ausdrückte „völlig durch den Wind". Vorübergehend sei auch Rauschen und Piepen in einem Ohr aufgetreten. Bereits vor 9 Jahren hatte sie eine gleichartige Operation. Nach dieser waren über 6 Monate ähnliche Beschwerden aufgetreten wie jetzt, damals nur noch heftiger, die mit Panikattacken einhergingen.

Anamnese

Als Kind wäre eine Zahnspangenbehandlung dringend indiziert gewesen. Wegen der damit verbundenen Kosten war sie aber nicht möglich gewesen. Gelegentlich traten asthmatische Beschwerden bei nicht sicherem allergischem Ursprung auf.

Die Patientin hatte zwei unkomplizierte Geburten, über ihre eigene Geburt war nichts bekannt.

Befund

Die Patientin erschien insgesamt verspannt, der Kopf wurde in Rechtsseitneige gehalten. Sie zeigte ein sehr unsicheres Gangbild, das Stehen mit geschlossenen Augen war nicht möglich. Auf weitere neurologische Tests wurde verzichtet, da die Symptomatik offensichtlich war und fachneurologische Untersuchungen vorlagen.

Parietal/Viszeral

Parietal wie auch viszeral war ein ausgeprägter Faszienzug nach kranial zu verzeichnen. Spezifische Befunde ergaben sich dadurch zunächst nicht. Insbesondere die Listing-Untersuchung auf Höhe von Hyoid und auf dem zweiten Halswirbel ging in Richtung Schädel, als Hinweis auf ein primär kraniales Problem.

Kraniosakral

Die Vitalität des Schädels war sehr gering, ein geordneter Rhythmus war nicht spürbar. Es fanden sich ausgeprägte Befunde im Hirn- wie auch im Gesichtsschädel: Beide Parietalknochen waren nach medial komprimiert und fühlten sich aus dem Verbund der Kalotte nach kranial gestaucht an. Dadurch bestand eine ausgeprägte Spannung in den Schädelmembranen, insbesondere in den vertikalen Anteilen der Falx cerebri. Die Konturen der Kompressionslinien an den Parietalknochen fühlten sich weich an. Es bestanden ein ausgeprägt hoher Gaumen und intraossäre Spannungen in Maxilla wie auch Mandibula, sodass sich die Mandibula linkskonvex, die Maxilla aber rechtskonvex verbogen darstellte. Daraus resultierte ein Kreuzbiss mit Zahndeformierungen. Die Mittellinienknochen des Gesichtsschädels standen nach kranial verzogen, insbesondere das Os ethmoidale befand sich nicht in seinem Balancepunkt.

Osteopathische Interpretation

Die Art der Kompression des Parietalknochens nach medial und kranial, mit weichen Konturen der Kompressionslinien, deutet auf eine perinatale Schädigung hin, d. h. auf eine Krafteinwirkung vor oder unter der Geburt, als die Schädelknochen noch nicht endgültig mineralisiert und somit noch verformbar waren. Der Schädel ist in dieser Zeit eher „membranös" als knöchern. Dadurch kam es zu einer Fixierung des Schädels in der kranialen Extensionsphase mit Anspannung besonders im ventralen und dorsalen vertikalen Anteil der Falx cerebri. Über den Zug an der Crista galli kam es zu der Ausbildung eines hohen Gaumens. Was zu den intraossären Kompressionen in Maxilla und Mandibula geführt hat, war nicht mehr nachvollziehbar. Der daraus resultierende Kreuzbiss führte aber über massive reaktive Verspannungen der Kaumuskulatur zu einer weiteren Belastung des Schädelsystems. Durch die beiden Operationen an den Nasennebenhöhlen im Abstand von 9 Jahren kam es jeweils zu akuten Dekompensationen. Insbesondere das Os ethmoidale wurde bei einer der Operationen (wahrscheinlich schon bei der ersten) aus der Balance gebracht und damit das zahnradartige Ineinandergreifen der Mittellinienknochen des Gesichts empfindlich gestört (▶ Abb. 11.74).

Behandlung und Verlauf

Erste Behandlung

Bei der ersten Behandlung wurde es den beiden Parietalknochen über zunächst fasziale Techniken, im weiteren Verlauf durch Flüssigkeitstechniken ermöglicht, ihren Platz im Schädelgewölbe neu zu finden. Von dort ausgehend konnte die gesamte Kalotte – mitsamt dem intrakranialen Membransystem – zu einer neuen inneren Balance finden. Über Kontakt am Vomer und dem vorderen Duragürtel wurde das Os ethmoidale in Balance gebracht und weiter der Gesichtsschädelmechanismus ausbalanciert. Hirn- und Gesichtsschädel wurden faszial in Balance gebracht.

Für 2 Tage waren die Beschwerden daraufhin viel besser, danach jedoch wieder so stark wie zuvor, und die Patientin benötigte einen Notfalltermin. Bei deutlicher Besserung der faszialen Gesamtspannung war jetzt ein Überwiegen der Spannung im Gesichtsschädel zu verspüren.

Zweite Behandlung

Entspannung der Mandibula von der faszialen bis zur Flüssigkeitsebene, Release des 3. Zahnes im rechten Unterkiefer (43) im Zahnlager, fasziale Balance der Kiefergelenke, des Gesichtsschädels global, des Bisses zwischen Ober- und Unterkiefer, des gesamten Schädels, des Schultergürtels, Manipulation des dritten Halswirbels, Release der linken Lunge und Balance des (thorakoabdominalen) Diaphragmas.

Nach der Behandlung konnte die Patientin erstmalig wieder durchschlafen. Nach 10 Tagen war der Schwindel anhaltend gebessert, die Asthmabeschwerden hatten jedoch stark zugenommen. Sie benutzte jetzt ein Asthmaspray, klagte über ständigen Hustenreiz und eine belegte Stimme.

Dritte Behandlung

Fasziale und fluidale Balance sämtlicher Nasennebenhöhlen (2 im Os frontale, 2 in den Maxillae, 1 im Os ethmoidale, 1 im Os sphenoidale; ▶ Abb. 11.75), fasziale Balance der Jochbeine, beide Oberkieferhälften mit dem Pflugscharbein (Vomer), Stabilisierung des Gesichtsschädelmechanismus bis zu einer starken, gleichmäßigen Flexions-Extensions-Bewegung, Entspannung der Sutura pterygopalatina rechts (sowie aus Symmetrie-

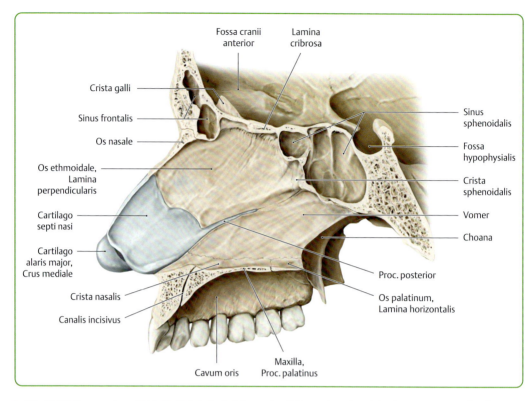

▶ **Abb. 11.74** Nasenseptum. (Schünke M, Schulte E, Schumacher U. Prometheus LernAtlas der Anatomie. Kopf und Neuroanatomie. Illustrationen von Wesker K, Voll M. Stuttgart: Thieme; 2006)

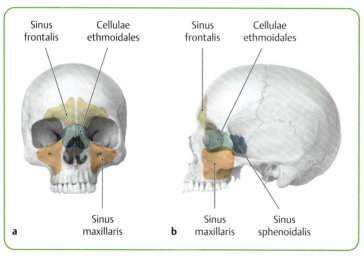

▶ **Abb. 11.75** Projektion der Nasennebenhöhlen auf den Schädel. **a** Ansicht von frontal. **b** Ansicht von links. (Schünke M, Schulte E, Schumacher U. Prometheus LernAtlas der Anatomie. Kopf und Neuroanatomie. Illustrationen von Wesker K, Voll M. Stuttgart: Thieme; 2006)

gründen auch links), Balance der sphenobasilären Symphyse, bis sich ein guter, regelmäßiger und starker Flexions-Extensions-Rhythmus einstellte, fasziale Balance des Zungenbeins, der Luftröhre wie auch der Bronchien.

Beim Anruf einen Monat nach der dritten Behandlung kann die Patientin berichten, dass Schwindel und asthmatische Beschwerden anhaltend verschwunden sind.

Kommentar

Mehrere schwere, funktionelle bis auch strukturelle (gegenläufige Konvexität von Maxilla und Mandibula) Störungen im Bereich des Schädels mussten also in drei Sitzungen zur Auflösung gebracht werden. Obwohl in jeder der Behandlungen große Tiefen des Selbstheilungsmechanismus angesprochen wurden, war es jeweils nur möglich, eine bestimmte Schicht des Störungsmusters anzugehen. Bei der nachfolgenden Sitzung war dann ein starker Fortschritt in der Freiheit des Schädels, wie auch in der nachlassenden Spannung des gesamten Körpers bei zunehmender Dynamik und Expressivität zu verspüren. Insofern konnte, trotz des Wiederauftretens von Symptomen (Schwindel nach der ersten Behandlung und Asthma nach der zweiten), davon ausgegangen werden, dass der eingeschlagene Weg der richtige war.

Parietale und viszerale Techniken kamen in diesem Fall lediglich nachgeordnet zum Einsatz, und dann auch nur, um die im kranialen Bereich erreichte Freiheit noch weiter in die Peripherie zu tragen. Insbesondere bei der dritten Behandlung war es wichtig, nach der Entspannung des Gesichtsschädels die Entspannung auch weiter in die Bronchien zu leiten.

Patient, 55 Jahre alt – Kopfschmerzen unklarer Genese

Peter Verhaert

Konsultationsgrund

Extreme Kopfschmerzen unklarer Genese.

Bericht des Patienten

„Laut meiner Mutter war meine Geburt sehr schwer und sehr lange, da sie eine trockene Geburt hatte, musste man mich mit viel Ziehen auf die Welt bringen (keine Zange). Ich habe auch sehr viel geschrien, ohne Grund. Dies wurde dann vom Arzt als Hunger abgetan.

Soweit ich mich zurückerinnern kann, hatte ich immer mit Kopfschmerzen zu tun. Deswegen wurde ich öfter von der Schule suspendiert. Für diese anfallsartigen starken Kopfschmerzen (Stärke auf der Schmerzskala: 3–7) habe ich nach Bedarf und mit Zustimmung des Hausarztes Schmerzmittel zu mir genommen. Dies erfolgte bis zum Jahr 1995 mit 4–8 Tabletten pro Tag.

Da die Schmerzen im Laufe der Jahre immer mehr zunahmen und die Abstände immer kürzer wurden (Stärke 7 bis über 10), habe ich den Arzt gewechselt. Letzterer hatte mich auf Migräne behandelt. Bei jedem Anfall bekam ich zusätzlich 1–3 Spritzen (je nach Stärke der Schmerzen) und wurde jedes Mal 3 Tage krankgeschrieben. Anfang August (1995) bin ich von der Nachtschicht nach Hause gekommen und habe mich so gegen 6:45 Uhr zu Bett gelegt, gegen 12:00 Uhr wurde ich mit sehr starken Kopfschmerzen wach (Stärke 10). Meine Frau hatte unseren Hausarzt verständigt, welcher kurz darauf bei mir zu Hause eintraf und mir mehrere Spritzen setzte. Daraufhin bin ich eingeschlafen, am nächsten Morgen waren die Kopfschmerzen aber nicht weg. Im Gegenteil, seit diesem Tag hatte ich immer Kopfschmerzen, meist der Stärke 3–5, mit Schüben über 10, bis zu dreimal pro Woche. Der Hausarzt hat dies mit weiteren Schmerzmitteln zu unterdrücken versucht, was ihm jedoch nicht gelang.

Daraufhin wurde ich zum Orthopäden überwiesen. Dieser Arzt hatte dann versucht, durch Streckung der HWS die Schmerzen zu bekämpfen, es wurden mir zehn solcher Sitzungen empfohlen. Er meinte, die HWS sei gereizt und dies sollte mit Spritzen unterdrückt werden, was auch die Beweglichkeit wiederherstellen sollte. Nach drei Sitzungen habe ich weitere Spritzen abgelehnt, da sie nur eine vorübergehende Betäubung erbrachten, außerdem wurden die Schmerzen im Anschluss an diese Spritzen schlimmer, die Beweglichkeit blieb unverändert, mein Allgemeinzustand war schlecht und es trat Übelkeit auf. Nach weiterer Rücksprache mit meinem Arzt wurde ich zur Kernspintomografie überwiesen. Bei dieser Untersuchung wurde laut Arzt ein Tumor im I. Halswirbel gefunden. Ob es ein gut- oder bösartiger war, ließ sich nicht feststellen. Es konnte keine Gewebsprobe entnommen werden, da der Tumor sich im Wirbelkanal befinde. Nach mehreren Untersuchungen in verschiedenen Unikliniken (Bonn, Köln und Hannover) konnte keiner helfen.

Da die Schmerzen immer öfter und stärker auftraten und die Schubintervalle immer kürzer wurden, hat mein Arzt mir vorgeschlagen, einen Schmerztherapeuten aufzusuchen. Er betrachtete meinen Fall als außergewöhnlich. Zunächst wurden alle Medikamente, die ich bis zu diesem Zeitpunkt nahm, abgesetzt. Ich wurde entgiftet, danach begann der Schmerztherapeut mit einer neuen Schmerzmedikation.

Entweder wurden die Schmerzen nicht besser oder meine Psyche wurde verändert. Mit der Zeit wurden die Kopfschmerzen eher schlimmer. Daraufhin wurde Morphin eingesetzt; anfangs 10 mg alle 6 Stunden. Hierbei wurden die Schmerzen 1,5 bis 1 Stunde vor Folgeeinnahme wieder stärker. Schließlich hatte man die Dosierung auf 60 mg pro Tag erhöht.

Ich habe von April 1996 bis Mai 2009 Morphium, 60 mg pro Tag, eingenommen. Aufgrund des Medikaments wurde ich berentet. Hierdurch konnte ich einigermaßen funktionieren. Es verblieb ein Restkopfschmerz der Stärke 2–4, die Schubhäufigkeit nahm ab. Mit diesem Zustand konnte ich im Großen und Ganzen leben.

Nach mehreren Untersuchungen bei weiteren Ärzten wurde die Kopfschmerzsymptomatik nicht besser. Laut Aussagen einiger dieser Ärzte könnten die Kopfschmerzen nicht vom Tumor kommen. Die eigentliche Ursache konnte aber nicht ermittelt werden.

Auf Empfehlung kam ich zu Herrn Verhaert. Er hat mich nach einer Befragung, Einlesung der vorhandenen Berichte und Untersuchung beim darauf folgenden Termin behandelt.

Die Schmerzen wurden deutlich erträglicher, die Schübe wurden seltener. Nach 2 Monaten hatte ich wesentlich weniger intensive Kopfschmerzen. Es gab auch öfter Zeiten ohne jeglichen Kopfschmerz. Im Juni 2009 habe ich mit der Reduzierung der Morphium-Dosierung angefangen. Diese wurde progressiv verringert, da die langjährige Einnahme eine Abhängigkeit mit sich brachte. Ich bemühe mich, die Medikation weiter bis auf Null zu reduzieren, was aber nur mit 30 mg pro Tag möglich war. Die Kopfschmerzen traten nicht mehr auf, ich bekam aber große Schlafstörungen und Kribbeln in den Beinen, wenn die Dosierung niedrig war.

Im Januar 2010 hatte ich einen Auffahrunfall mit dem Auto. Hierdurch wurde mein Zustand wieder erheblich zurückgeworfen. Meine Kopfschmerzen waren wieder wie in alten Zeiten. Nach ärztlicher Untersuchung und Abklärung durch bildgebende Verfahren bin ich 3 Wochen nach dem Unfall wieder bei Herrn Verhaert in Behandlung gewesen. Er hat mich wieder in meinen besseren Status gebracht."

Anamnese
Permanente, helmförmige Zephalgien mit extremen Attacken, die dem Patienten den Alltag paralysieren. Unklare Genese, und dies seit langer Zeit.

Als Mitarbeiter in der Telekommunikationsbranche in frühzeitiger Berentung wegen dieser Symptomatik, arbeitet der Patient im subakuten Stadium nebenbei als Fliesenleger. Er erfüllt nach Möglichkeit Aufgaben im Haushalt. Er stellt sich regelmäßig für soziale Zwecke zur Verfügung. Historie und Medikation sind wie im Bericht des Patienten angegeben.

Befund
Wacher, allseits orientierter, leicht übergewichtiger Patient in gutem Allgemeinzustand. Er scheint trotz Vorgeschichte ausgeglichen und vital und macht keinen depressiven Eindruck.

Starke symmetrische Bewegungsreduktion der HWS, v. a. der Rotation, sowie eingezogener Hals, leichte meningeale Zeichen, keine Ausstrahlungsschmerzen oder Missempfindungen im Körper oder in den Extremitäten.

Parietal/Myofaszial
Fasziale Verspannungen der Körperdiaphragmen, allgemeine Spannung im Thorax.

Subokzipitale Dysfunktionen:
- Okziput anterior links
- Atlas anterior rechts
- C 4 ERS rechts
- Th 2 FRS links
- Th 6 ERS rechts
- L 1 ERS links

Viszeral
Diaphragma rechts in Exspiration, erhebliche Bewegungseinschränkung der Leber in Exspiration.

Kraniosakral
Erhebliche allgemeine durale Spannungen, sowohl kranial (besonders reziproke Membranspannung) als auch spinal (subokzipital). Wenig vitaler, harter Schädel, eingeschränkte Amplitude der PRM-Bewegungen.

Osteopathische Interpretation
Die Ursache der Symptomatik bleibt nach wie vor ungeklärt, eine Geburtsproblematik mit nachfolgenden osteopathischen Dysfunktionen erscheint möglich, ist aber nicht fest belegbar. Nichtsdestotrotz können wir hier beim Patienten von einer Problematik der duralen Spannungen ausgehen, welche schon seit Langem vorhanden sind. In der ersten Sitzung habe ich mir ein Bild von der Gesamtsituation gemacht und war vorsichtig mit meiner Prognose!

Behandlung und Verlauf
Beginn der Konsultation beim Osteopathen: November 2007

Erste und zweite Behandlung, im Abstand von einer Woche: Detonisierung der Körperdiaphragmen, vorsichtige Entspannungstechniken der Falx, Tentorium durch Lifttechniken und der Dura spinalis durch kraniale Release-Techniken. Die spinalen duralen Spannungen wurden wesentlich besser. Die Beweglichkeit der HWS wurde leicht besser. Der Patient fühlte sich benommen, dabei gab er ein befreiendes Gefühl an.

Dritte und vierte Behandlung, im Abstand von 2 Wochen: Weitere Behandlung mit duralen Techniken. Mobilisation von Leber und Diaphragma. Da sich subokziptal die Spannungen verbesserten, ergab sich eine Befreiung der parietalen Läsion durch HVLA-Techniken. Hierdurch wurde die Beweglichkeit der HWS erheblich besser. Der Patient gab an, er fühle sich von den Spannungen in der gesamten Wirbelsäule stark erleichtert.

Es folgten weitere Behandlungen, zunächst im Abstand von 2–3 Wochen (während der folgenden 6 Monate), danach einmal monatlich bis zum Behandlungsende im November 2009. Die Spannung der Subokzipitalregion, die kranialen Restspannungen und die Dura mater cranialis wurden noch nachbehandelt.

Durch Witterungsveränderungen zeigte sich eine leichte Verschlechterung des Allgemeinzustandes, besonders in der Übergangssaison. Seit Beginn 2009 gibt es längere Zeiten (Wochen) ohne Kopfschmerzen; der Patient hat nach Rücksprache mit dem behandelnden Arzt die Medikation verringert. Auf die Medikation, die bei Symptomverschlimmerung eingesetzt werden sollte, wurde vollständig verzichtet.

Anfang 2010 hatte er mit dem Auto einen Auffahrunfall und erlitt ein Schleudertrauma. Dies wurde durch Funktions- und bildgebende Diagnostik medizinisch abgeklärt. Die früheren Beschwerden kamen sofort wieder. Demzufolge wurden die Medikamente von ihm wieder in erhöhter Dosis eingenommen. Der Patient hat sich erneut bei mir gemeldet und wurde dreimal osteopathisch von mir behandelt. Danach wurden die Beschwerden wieder besser, der Patient erreichte den Status wie vor dem Unfall.

Im September 2010 wurde das Morphium vollständig herabgesetzt, das alte Beschwerdemuster ist nicht mehr aufgetreten. Zwischenzeitlich hat mein Patient ein informelles Gespräch mit der Rentenstelle geführt, um die Berentung wieder rückgängig zu machen. Dies wurde von der Dienststelle als sehr befremdend angenommen und als nicht möglich abgetan.

Kommentar
Trotz meiner anfänglichen großen Skepsis über die Effektivität dieser Behandlung ist bei diesem Fall deutlich geworden, dass durale Spannungen, die seit Jahren bestehen, trotz allem ziemlich schnell behandelbar sind.

Patientin, 31 Jahre alt – Piriformis-Syndrom
Michael Bonacker

Konsultationsgrund
Die Patientin klagt seit 3 Jahren über Schmerzen im rechten Gesäßbereich. Die klinische Diagnose besagt ein Piriformis-Syndrom.

Definition Piriformis-Syndrom: Hierbei handelt es sich um einen diffusen pseudoischialgischen Schmerz im Bereich des Gesäßes durch Engpass oder Kompression des N. ischiadicus am Foramen infrapiriforme.

Anamnese

Die Patientin (verheiratet, 1 Kind) ist Ausdauersportlerin und läuft in der Woche 50–60 km. Zusätzlich gibt sie selbst einmal pro Woche Gymnastikunterricht in einem Studio und betreibt leichtes Krafttraining. Neben Familie und Haushalt arbeitet sie stundenweise als Physiotherapeutin.

Vor ca. 3 Jahren stellte sich ein tief sitzender Schmerz im rechten Gesäßbereich nach ungefähr 30 min Joggen ein. Zuerst ignorierte sie den Schmerz, wollte ihn sozusagen rauslaufen, musste aber feststellen, dass dieser Schmerz nach kurzer Zeit auch schon beim Gehen, langem Stehen sowie längeren Autofahrten persistierte. Die Schmerzsensation zieht handbreit von der rechten Kreuzbeinbasis über das Gesäß bis zur Mitte des rechten dorsalen Oberschenkels. Lokale manualtherapeutische Behandlungen und Selbstdehnungen verbesserten kurzfristig das Problem. Stieg sie aber wieder in ihr Training ein, entwickelten sich in kurzer Zeit die alten Probleme.

Die weitere Anamnese ergab ein vor 4 Jahren erlittenes Inversionstrauma am rechten Sprunggelenk mit einer Ruptur des Lig. talofibulare anterius. Die Behandlung erfolgte mit einer supinationshemmenden Orthese für 5 Wochen und frühfunktioneller Wiederbelastung des Fußes.

Nach der Geburt ihrer jetzt 5-jährigen Tochter per Kaiserschnitt ließen sich bei einer später durchgeführten Pelviskopie mehrere peritoneale Endometrioseherde im Douglas-Raum (Excavatio rectouterina) nachweisen.

Definition Endometriose: Dies ist eine häufige gutartige, östrogenabhängige Erkrankung bei Frauen in der Geschlechtsreife. Es handelt sich hier um zyklisch blutende Schleimhautpartikel der Gebärmutter außerhalb des Cavum uteri mit temporären Entzündungen des Peritoneums.

Da noch weitere Kinder erwünscht sind, verzichtet sie auf medikamentöse Antikonzeptiva. Sie klagt jedoch über schmerzhafte Menstruationen.

Als 15-Jährige hatte sie das Pfeiffer'sche Drüsenfieber, weiter gibt sie eine leichte Hypothyreose an, die noch nicht medikamentös behandelt wird. Sie neige eher zur Obstipation, kommt jedoch ohne Abführmittel aus.

Befund

Parietal/Myofaszial

Im unspezifischen Schütteltest zeigte sich eine Mobilitätseinschränkung des rechten Fußes. Bei der genaueren Untersuchung stellte ich ein Os cuboideum in Außenrotation und ein Os naviculare in Innenrotation sowie einen Talus anterior fest. Die Fibula war proximal nach anterior blockiert. Der Unterschenkel reagierte schmerzhaft auf Druck im Bereich der Membrana interossea. Die Ischiokrural- und Glutealmuskulatur war im Seitenvergleich hyperton. Eine Dehnung der Außenrotatoren des Hüftgelenks provozierte genau ihr Schmerzbild, während die linke Seite unauffällig blieb. Triggerpunkte am M. piriformis waren ebenfalls positiv. Das rechte Ilium war dorsal, das Sakrum bilateral anterior fixiert. L4 war in einer Rechtsrotation blockiert.

Viszeral

Oberbauch und Dünndarmschlingen palpierte ich als unauffällig. Die Mobilisation des Sigmoids nach medial-kranial war schmerzhaft. Außerdem tastete ich eine Spastizität an Sigmoid und Zäkum. Bei vorsichtiger, aber tiefer Palpation der linken und rechten Iliakalregion gab die Patientin ausstrahlende Schmerzen in den Unterleib an. Die rechte Membrana obturatoria ergab im Vergleich zur linken einen festen und harten Rebound. Der Beckenboden zeigte sich rechts fester als links.

Kranial

Flexions- bzw. Extensionsphasen des Okziputs waren kaum wahrnehmbar. Die suturalen Verbindungen sowie die Membranspannungen verspürte ich als normal. Die Kiefergelenksmuskeln waren beidseitig verspannt, bei Nachfrage gab sie nächtliches Zähneknirschen an.

Osteopathische Interpretation

Der Fall dieser Patientin war komplex. Der Konsultationsgrund war das schmerzhaft empfundene Symptom einer Kettenreaktion traumatischer und viszeraler Ursachen.

Die unbehandelten Mittelfuß-Sprunggelenks-Fibula-Blockaden der rechten unteren Extremität führten zu einer dysfunktionellen, aufsteigenden myofaszialen Reaktion. Man konnte dies an der schmerzhaften Überspannung der Membrana in-

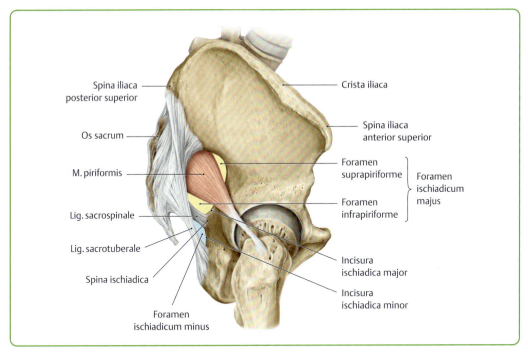

▶ **Abb. 11.76** Der M. piriformis unterteilt das Foramen ischiadicum in ein Foramen suprapiriforme und Foramen infrapiriforme. (Schünke M, Schulte E, Schumacher U. Prometheus LernAtlas der Anatomie. Allgemeine Anatomie und Bewegungssystem. Illustrationen von Wesker K, Voll M. 4. Aufl. Stuttgart: Thieme; 2014)

terossea und der hypertonen ischiokruralen Muskulatur festmachen. Jede erhöhte körperliche Belastung führte zu einer Tonuszunahme der rechten Bein-Becken-Region.

Die Fehlstellungen von Ilium und Sakrum provozierten die Hüftaußenrotatoren. Beim Laufen erhöhte sich der Druck auf das Foramen infrapiriforme (▶ Abb. 11.76), durch den der N. ischiadicus dabei zunehmend unter Kompression geriet. Das Ergebnis war ein pseudoischialgischer Schmerz.

Die rechtsrotatorische Fehlstellung von L4 war dem Ilium posterior geschuldet. Das rechte Lig. iliolumbale überspannte und fixierte dabei L4.

Aber damit nicht genug. Die zyklisch auftretenden Menstruationsbeschwerden, die auf die Endometriose zurückzuführen sind, bahnten zirkulatorisch im kleinen Becken eine sich zunehmend verschlechternde Situation. Der venöse Rückfluss aus den Vv. sacrales in die V. iliaca interna sowie aus den Plexus venosi vertebrales internus/externus in die Vv. lumbales ascendens waren gestört. Es staute sich temporär im Bereich des kleinen Beckens und der unteren LWS.

Afferente Impulse aus dem Plexus hypogastricus inferior werden auf Rückenmarksebene in efferente motorische Impulse gewandelt. Daraus resultierte ein Hypertonus der Muskeln der gesamten Beckenregion. Die ligamentäre Verbindung des Kreuzbeins zu den Beckenorganen (Lamina von Delbet) komplettierte die Anpassung des Beckens durch eine anterior fixierte Basis.

Das gesamte myofasziale und zirkulatorische Gleichgewicht der LBH-Region war durcheinander. Das Zusammenspiel aller Faktoren führte zu einer Dekompensation an einer bestimmten Stelle, in diesem Fall im Bereich des M. piriformis (▶ Abb. 11.76). Bei anderen Patienten, die nicht so sportlich sind, könnten sich durchaus auch an anderen Stellen Schmerzsymptome manifestieren.

Behandlung und Verlauf

Die parietalen Dysfunktionen waren der primäre Angriffspunkt der ersten osteopathischen Intervention.

Ich manipulierte die Dysfunktionen im Fuß- und Fibulabereich sowie L4 aus einer Lumbar-

Roll-Technik, entspannte faszial die Membrana interossea, um die Zirkulation des Fußes zu verbessern, und relaxierte die rechte Glutealregion mit einer Triggerpunktbehandlung. Eine therapeutische Dehnung der rechten Außenrotatoren im Sinne einer PIR sollte abschließend den Muskeltonus normalisieren.

Für zu Hause empfahl ich der Patientin eine Faszienrolle (Black Roll) zur lokalen Selbstbehandlung, ihr tägliches Ausdauer- und Krafttraining sollte sie reduzieren. Das Training sollte koordinativ betont sein und keine Widerstandsübungen zum Kraftaufbau beinhalten. Es galt: Laufen nicht mehr als 5 km, langsames Tempo und anschließend ausgiebiges Dehnen beider Extremitäten und der Beckenmuskeln. Wir machten einen Termin für die folgende Woche aus.

Zur zweiten Behandlung empfing ich eine deutlich glücklichere Patientin. Sie berichtete, dass ihr Körper am Abend muskelkaterähnlich reagiert habe. Am nächsten Tag hätte sie ein verändertes Bewegungsgefühl beim Gehen und Sitzen verspürt. Das Training verlief schmerzfrei, sie hielt sich an das reduzierte Sportprogramm.

Heute konzentrierte ich mich auf die viszerale Mobilität und Zirkulation. Intensiv, aber vorsichtig und schmerzfrei mobilisierte ich sowohl lokal als auch über Beinhebel Sigmoid und Zäkum. Über die Hebelfunktion erreichte ich eine Verstärkung der Mobilisation der Viszera und des Peritoneums in der tiefen Iliakalregion. Durch kleine Rebounds und Zirkulationen auf der rechten Membrana obturatoria und dem Beckenboden konnten sowohl für den M. obturatorius internus als auch für den M. levator ani/M. transversus perinei eine verbesserte Durchblutung und eine Senkung des Tonus erreicht werden. Das Sakrum entspannte ich lokal mit Oszillationen und Atemtechnik.

Abschließend übten wir das Grand Maneuvre als tägliche Zirkulationsförderung der abdominellen Gefäßstraßen für zu Hause. Sie soll sukzessiv ihr Ausdauer- und Krafttraining steigern, immer unterhalb der Schwelle eines auftretenden Schmerzes. Wir vereinbarten einen Termin 4 Wochen später.

Kommentar
Vielen Ausdauerathleten ist das Piriformis-Syndrom schon seit Langem als eine mögliche, sportverhindernde Komplikation bekannt. Die Ursachen, die zu dieser einseitigen Problematik führen, sind jedoch so vielfältig wie das Individuum Mensch.

Im Fall meiner Patientin alleinig von einer Überlastung durch den Sport auszugehen, ohne dabei durchgemachte Vorerkrankungen und Lebenssituationen der Betroffenen zu beleuchten, wäre zu eingleisig und führt oft nicht zum erwünschten therapeutischen Ergebnis. Für das Auslösen des Gesäßschmerzes waren die parietalen Dysfunktionen in Kombination mit der Laufbelastung entscheidend. Sie dekompensierten die kinetische Fuß-Bein-Becken-Achse. Die viszerale Problematik war schon vorher gegeben, störte aber offensichtlich zunächst nicht. In Kombination mit dem Inversionstrauma kam es jedoch zu den beschriebenen Symptomen. Die Homöostase, das physiologische Bestreben des Körpers nach Gleichgewicht, war nun gestört.

Im Nachbefund zeigte sich, dass die Blockaden in der unteren Extremität, im Becken und in der LWS ausblieben, der Beckenboden war ausgeglichen und die Kaumuskelspannung normalisierte sich.

Literatur

[1] Hebgen E. Viszeralosteopathie, Grundlagen und Techniken. 5. Aufl. Stuttgart: Haug; 2014

[2] Leitlinien Endometriose: Diagnostik und Therapie. Stand: 31.08.2013, gültig bis 30.08.2018. http://www.awmf.org/leitlinien/detail/ll/015-045.html (Stand: 16.01.2017)

[3] Maassen A. Checkliste Parietale Osteopathie. Suttgart: Haug; 2011

[4] Meert GF. Das Becken aus osteopathischer Sicht. München: Urban & Fischer; 2003

[5] Schünke M, Schulte E, Schumacher U. Prometheus LernAtlas der Anatomie. Allgemeine Anatomie und Bewegungsapparat. Illustrationen von Voll M. und Wesker K. Stuttgart: Thieme; 2005

[6] Schünke M, Schulte E, Schumacher U. Prometheus LernAtlas der Anatomie. Hals und Innere Organe. Illustrationen von Wesker K, Voll M. Stuttgart: Thieme; 2005

Patientin, 63 Jahre alt – Restless-Legs-Syndrom

Michael Bonacker

Konsultationsgrund

Die Patientin (verheiratet, 1 Tochter, 2 Enkel) kam zu mir, weil sie seit 3 Jahren an einer Unruhe der Beine leidet. Die gesicherte Diagnose lautet: primäres Restless-Legs-Syndrom (RLS).

Definition und Klassifikation RLS: Die Krankheit ist charakterisiert durch stumpfe oder brennende Schmerzen in den unteren, selten den oberen Extremitäten, die während körperlicher Ruhe auftreten. Wenn man dem unwiderstehlichen Drang, das betroffene Glied zu bewegen, nachgeht, lassen die Symptome vorübergehend nach. Man unterscheidet heute zwischen dem primären idiopathischen RLS und der sekundären Form, die als Nebenerscheinung bei anderen Grunderkrankungen oder als Nebenwirkung bei bestimmten Medikamenten auftritt.

Anamnese

In unserem Eingangsgespräch berichtet die Patientin, dass ständige Müdigkeit am Tag der ursprüngliche Grund war, zum Hausarzt zu gehen. Sie könne abends schlecht einschlafen und auch nachts nicht durchschlafen, mit der Konsequenz, am Tag müde zu sein. Zunächst war sie nicht imstande, einen Grund für dieses Phänomen zu erkennen, stellte aber fest, dass sich in Phasen der körperlichen Ruhe (Fernsehen, Theater, im Bett liegen) ein befremdliches Ameisenlaufen, besonders in beiden Beinen, mehr und mehr übergehend in ein Kribbeln bis zu einem brennnesselartigen Schmerz beider Unter- und Oberschenkel einstellte. Imperativer Bewegungsdrang veranlasste sie zum Aufstehen und zum Herumgehen, dabei verblassten die Symptome. Man verordnete ihr eine einmalige Dosis eines dopaminergen Präparates. Sie reagierte darauf positiv, d. h., die Symptome blieben schlagartig aus.

Ein Neurologe veranlasste zusätzlich eine spezifische Untersuchung. Ihre Diagnose primäres RLS stand nun fest. Als medikamentöse Therapie wählte man einen täglich einzunehmenden Dopaminagonisten (Sifrol).

In der weiteren Anamnese gibt sie schon seit Jahren bestehende LWS-Schmerzen an, die temporär bis in den rechten lateralen Oberschenkel ausstrahlen. Sie klagt auch über beidseitige Trochanterschmerzen, besonders nach längeren Wanderungen oder wenn sie nachts darauf liege.

Krankheiten gibt sie außer einer Kardiainsuffizienz mit Reflux und Sodbrennen keine weiteren an.

Die Tochter wurde 1977 per Sectio geboren. 1961 wurde eine Appendektomie durchgeführt, beide Karpaltunnel 2001 operiert. 2007 führte man am rechten Knie eine arthroskopische Abrasion des Innenmeniskus durch und 2008 war wegen Cholelithiasis eine minimalinvasive Cholezystektomie erforderlich.

Befund

Parietal/Myofaszial

Im Sichtbefund zeigte sie einen Schulterhochstand rechts, einen Beckenhochstand links, der CTÜ war leicht ödematös und kyphosiert. Die LWS zeigte sich bis Th 8 hyperlordosiert.

Beim Vorbeugetest erreichte sie einen Finger-Boden-Abstand von 40 cm. Im Seitneigetest hatte sie rechts in Höhe L1/L2 eine Knickbildung und Schmerz. Die Rotation der BWS war nach rechts eingeschränkt. Die segmentale Befundung ergab eine fixierte Linksrotation von Th 12/L1 sowie eine Flexionsdysfunktion von L2 in Linksrotation. Die Palpation beider Trochanter major war im Bereich der Muskelinsertionen schmerzhaft. Die aktive Kniebeuge aus dem Stand erzeugte rechts am Knie Schmerz und Bewegungseinschränkung.

Viszeral

Der Oberbauch bis zum Bauchnabel war vorgewölbt, das Abdomen adipös. Im Bereich des rechten Hypochondriums verspürte sie einen Druckschmerz an der Papilla duodeni major. Das ehemalige Gallenblasenbett reagierte mit stichartigen Schmerzen beim Abtasten. Das Epigastrium war gebläht. Das Sigmoid erwies sich zum linken Ilium hin fixiert. Das ptosierte Colon transversum war hypermobil verschieblich. Das Abdomen hatte wenig Tension. Die Exploration des Beckenbodens ergab eine beidseitige Hypertonie.

Kranial

Die kraniosakrale Untersuchung ergab eine Verminderung des PRM. Im Viszerokranium war eine Deviation der Mundschließer und -öffner nach rechts sichtbar.

Osteopathische Interpretation

Neben der gesicherten Diagnose RLS war sowohl in der subjektiven Einschätzung der Patientin als auch nach meiner Untersuchung die LWS-Region am auffälligsten. Eine Dysfunktion am thorakolumbalen Übergang und eine unphysiologische L 2-Blockierung triggern einen gesteigerten neuronalen Input durch nozizeptive Fasern. Durch erhöhte Interneuronenaktivität im Rückenmark werden die Reizschwellen herabgesetzt, und es werden Reize weitergeleitet, die normalerweise zurückgehalten werden. Segmental verschaltet können diese nozizeptiven Ströme über sympathische Fasern zum Plexus coeliacus die Viszeralorgane beeinflussen, das Diaphragma irritieren und die zugehörige Skelettmuskulatur in eine Überspannung bringen.

Abdominell imponierte eine Ptosesituation des Colon transversum. Da dieser Abschnitt über das Mesocolon transversum an der hinteren Bauchwand fixiert ist, entsteht ein ständiger Zug nach anterior und kaudal (▶ Abb. 11.77). Dies war sichtbar in der lang gezogenen LWS-Lordose bis zur Mitte der BWS. Auch die zirkulatorische Veränderung am CTÜ weist auf oberflächliche und tiefe myofasziale Verbindungen zu den Thorax- und Abdominalorganen hin (hier: Colon transversum) und führen oft zu einem sogenannten Witwenbuckel.

Verspannungen im Schultergürtelbereich lassen auf eine gestörte diaphragmale Atemarbeit unter Einbeziehung der halsseitigen Atemhilfsmuskulatur (Mm. scaleni, M. sternocleidomastoideus) schließen.

Aus dem operierten und fibrosierten Gallenblasenbett leiten nozizeptive Afferenzen über den N. phrenicus (Dermatom C 4) ebenfalls Impulse zur Schultergürtelmuskulatur mit Tendenz der Hypertonie, besonders rechtsbetont.

Die Untersuchungsergebnisse und deren osteopathischen Schlussfolgerungen alternierten mit der RLS.

Spannend war nun die Frage, inwiefern ein kausaler Zusammenhang zwischen diesen parietal-viszeralen Dysfunktionen und dem Konsultationsgrund besteht.

Behandlung und Verlauf

Zuerst löste ich die Dysfunktionen und Blockaden an der LWS. Über GOT-Techniken aus der Bauchlage normalisierte sich der segmentale Tonus. Das Gelenkspiel verbesserte sich. Anschließend behandelte ich aus der Rückenlage alle Barral'schen Reflexpunkte zur globalen Entspannung der Darmschlingen. Als Hausaufgabe empfahl ich der Patientin einfache gymnastische Übungen für den Rücken und einen täglichen Spaziergang.

Zur zweiten Sitzung berichtete die Patientin, dass sie das Gefühl habe, weniger Beinunruhe gehabt zu haben, sie halbierte ihre Medikation. Die Wirbelsäulenbeschwerden seien deutlich besser, es schmerze nur noch die rechte Trochanterregion, wenn sie darauf liege. Ich kontrollierte zunächst die LWS-Dynamik, welche ohne Befund war. Nun behandelte ich schwerpunktmäßig die Kolonflexuren links und rechts, defibrosierte das Gallenblasenbett und regte den Gallenfluss an. Abschließend entspannte ich die Nackenmuskeln mit einem Okziput-Release und behandelte alle Membranen.

„Ich konnte bei den Salzburger Festspielen fünfeinhalb Stunden sitzen, ohne zu zappeln", erzählte die nun überglückliche Patientin 4 Wochen später. Das gelang ihr ohne Einnahme von Sifrol oder Beruhigungstabletten. Nachts kann sie schlafen, hat kein Kribbeln in den Beinen.

Wir vereinbarten, dass sie sich beim Wiedereinsetzen der Symptome meldet.

Kommentar

Betrachtet man Untersuchungen zur Bestimmung von Schmerzschwellen bei RLS-Patienten, so zeigen diese Patienten ein gesteigertes Empfinden mechanischer Schmerzreize. Diese neurogene mechanische Hyperalgesie, vom Patienten selbst nicht als Symptom wahrgenommen, kann durch spezielle Untersuchungen nachgewiesen werden. Dabei liegt die Vermutung nahe, dass den Symptomen beim RLS eine zentrale Übererregung im Rückenmark zugrunde liegt („central sensitization"), was wiederum zu einer gesteigerten Antwort spinaler bzw. zentraler Nervenbahnen auf mechanische Reize führt [1].

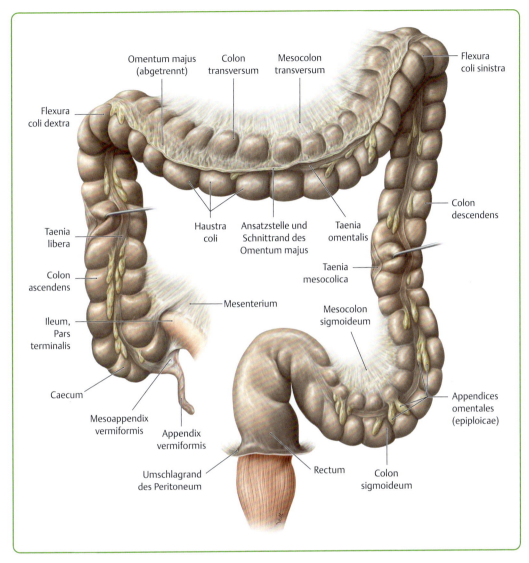

▶ **Abb. 11.77** Dickdarm: Abschnitte, Form und Besonderheiten. Sicht von ventral auf den Dickdarm. (Schünke M, Schulte E, Schumacher U. Prometheus LernAtlas der Anatomie. Innere Organe. Illustrationen von Wesker K, Voll M. 4. Aufl. Stuttgart: Thieme; 2015)

Die osteopathischen Dysfunktionen der Patientin führten offensichtlich zu einer neuronalen Netzwerkstörung, durch die das RLS verstärkt wurde. Eine therapeutische Intervention peripherer Dysfunktionen konnte somit eine Veränderung der gestörten kortikalen oder subkortikalen Strukturen im Bereich der Hirnrinde nach sich ziehen und dadurch bestimmte Hemmmechanismen von Impulsen auslösen, die das Symptom der unruhigen Beine in Ruhe (PLMS = periodic limb movements in sleep) günstig beeinflussten.

Literatur

[1] Bonacker M, Gabriel S, Ruchser J. Osteopathische Behandlungen von Patienten mit Restless-Legs-Syndrom. Ergebnisse einer multizentrischen kontrollierten klinischen Zweigruppenstudie. Karlsruhe-Schaffhausen: IFAO; 2011

[2] Hebgen E. Viszeralosteopathie, Grundlagen und Techniken. 5. Aufl. Stuttgart: Haug; 2014

[3] Schünke M, Schulte E, Schumacher U. Prometheus LernAtlas der Anatomie. Hals und Innere Organe. Illustrationen von Wesker K, Voll M. Stuttgart: Thieme; 2005

[4] Trenkwalder C, Högl B, Winkelmann J. Recent advances in the diagnosis, genetics and treatment of restless legs syndrome. J Neurol 2009; 256: 539–553

Patient, 10 Jahre alt – persistierende Zephalgien

Gert Groot Landeweer, René Assink

Konsultationsgrund

Der Patient erscheint mit seiner Mutter zur Konsultation in der Praxis wegen seiner permanenten Zephalgien, die seit ca. 10 Monaten bestünden. Eine Schwankung der Beschwerden sei seit ca. 7 Monaten kaum vorhanden, die momentane Schmerzstärke wird zwischen 6 und 8 auf einer visuellen Analogskala angegeben. Seine Schmerzen befänden sich ausschließlich im kranialen Anteil des Schädels und werden wie das Gefühl einer zu engen Kopfkappe (Cap) beschrieben.

Definition Zephalgien: Zephalgien sind Schmerzempfindungen im Bereich des Kopfes (ICD-10: R51).

Anamnese

Ich sehe den Patienten im Mai. Er berichtet darüber, dass die kappenartigen Kopfschmerzen im vorigen Sommer (vor ca. 10 Monaten) das erste Mal aufgetreten seien (▶ Abb. 11.78). Eine offensichtliche Ursache sei nicht vorhanden, er könne sich seine Beschwerden nicht erklären. Die Mutter vermutet, dass eine „Atlasblockade" vorhanden sein könnte, denn diese sei bereits bei der Geburt und nach einem Sturz vom Trampolin vor 2 Jahren vorhanden gewesen. Auch ein Sturz auf dem Kopf vor 4 Jahren mit Gehirnerschütterung und den bevorstehenden Übertritt in die weiterführende Schule (das Verlassen der momentanen Montessori-Schule) könnten aus ihrer Sicht als Verursacher vorhanden sein. Anfänglich seien die Schmerzen unregelmäßig aufgetreten, ab dem Herbst wären sie dann permanent vorhanden gewesen. Der Sohn klage öffentlich nicht über seine Beschwerden, er würde nur der Mutter gegenüber davon berichten.

Beide berichten darüber, dass Ablenkung am besten helfen würde, dennoch würde er sich in der Schule manchmal schlecht konzentrieren können. Auch das Einschlafen sei von den Zephalgien beeinträchtigt. Auf Nachfrage hin wurde ca. 2 Wochen vor Beschwerdebeginn eine Impfung durchgeführt, ein unmittelbarer Zusammenhang aber bislang nicht vermutet.

Therapeutisch hatten bislang osteopathische und kraniosakraltherapeutische Behandlungen stattgefunden, welche zu einer partiellen und temporären Entspannung des Zustandes geführt hätten. Eine längerfristige Besserung sei nicht eingetreten. Zusätzlich hätte eine ambulante Therapie bei einer ärztlichen Psychotherapeutin sowie eine 3-wöchige stationäre Schmerztherapie zum Erlernen von Techniken zur Entspannung und Ablenkung ebenfalls nicht zur erwünschten Verbesserung der Beschwerden beigetragen. Medikamentöse Therapien seien wirkungslos.

Der behandelnde Osteopath hätte der Mutter empfohlen, sich in unserer Praxis vorzustellen.

Befund

Es lassen sich beim Erstbesuch und im Verlauf der Behandlungen verschiedene osteopathische Arbeitsdiagnosen feststellen. Wichtig zu erwähnen ist, dass die Kopfschmerzen in der Praxis weder durch medizinische klinische Untersuchungstechniken noch durch Provokationstechniken für die Kiefer- und HWS-Strukturen reproduziert oder gelindert werden konnten. Auch der allgemeine Test auf Meningitis war unauffällig (▶ Abb. 11.79).

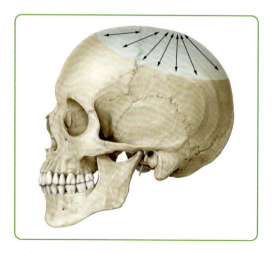

▶ **Abb. 11.78** Schematische Darstellung der Lokalisation der Zephalgien.

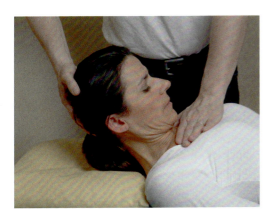

▶ **Abb. 11.79** Allgemeiner Test auf Meningitis.

Das Listening im Stehen, Sitzen und Liegen führte während der ersten Behandlungen deutlich zum Bereich der linken Lunge und des linken Nackens.

Kranial/Kraniosakral
Es bestehen starke bis sehr starke fasziomembranöse Spannungen innerhalb des kranialen Systems, hier parietal betont, wobei eine deutlich fühlbare Hitze (thermisches Phänomen in Anlehnung an Barral und Upledger) vorhanden ist. Es sind außer Kompressionen der Sutura sagittalis keine spezifischen suturalen Dysfunktionen vorhanden. Das spinale System ist weitestgehend ohne Befund.

Viszeral
Es konnten Motilitäts- und Mobilitätsdysfunktionen im linken Lungenparenchym in Höhe des 5. Interkostalraums sowie Spannungen und Abnahmen der Gleitfähigkeit im laterodorsalen Bereich der linken Pleura festgestellt werden. In beiden Bereichen waren keine auffälligen thermischen Phänomene vorhanden. Die weiteren Organe zeigten keine osteopathischen Auffälligkeiten.

Parietal/Myofaszial
Die Segmente C2–C7 zeigen auf der linken Seite eine Gruppendysfunktion im Sinne eines NSR. Die myofasziale Komponente in dem Bereich ist eher gering. Im rechten Schultergelenk findet sich eine geringfügige, aber deutlich wahrnehmbare Kompression. In den weiteren parietalen Bereichen konnten keine auffälligen osteopathischen Befunde erhoben werden.

Osteopathische Interpretation
Der kindliche/jugendliche Kopfschmerz sollte stets medizinisch abgeklärt werden, bevor eine osteopathische Behandlung desselben stattfindet. Dies war beim Patienten gegeben. Mehrfache Untersuchungen wurden an verschiedenen Stellen durchgeführt. Die medizinische Diagnose der Spannungskopfschmerzen schien die einzig logische zu sein – eine andere würde nicht infrage kommen.

Die Unmöglichkeit, den Schmerz durch klinische oder manuelle Provokationstests zu reproduzieren, lässt die Vermutung zu, dass die schmerzauslösenden Strukturen (trotz des negativen Test auf Meningitis) eher im Bereich der intrakraniellen Membranen zu suchen sind; dies umso mehr, weil ein auffälliges thermisches Phänomen im oberen kranialen Bereich in Kombination mit Spannungsphänomenen (subjektiv vom Patienten und von mir während der Befunderhebung) wahrnehmbar war. Diese wurden als chronische subliminale (ggf. blande) Entzündungsprozesse gewertet und sowohl mündlich als auch per Brief an den betreuenden Hausarzt mitgeteilt. Angenommen wurde, dass hier möglicherweise eine Reaktion auf die Impfung vorliegen könnte. Der vorhandene, sehr auffällige Zusammenhang mit der Lunge wurde zunächst als weitere Begründung für den Entzündungsprozess angesehen.

Die Gruppendysfunktion in der HWS stellt einen Kompensationsversuch dar, um die Spannungsmomente im kranialen und thorakalen Bereich auszugleichen. Der osteopathische Befund im rechten Schultergelenk fand keine schlüssige Erklärung. Es musste sich im Behandlungsverlauf zeigen, ob und inwiefern eine Beteiligung im Geschehen vorhanden ist.

Sollte die oben genannte Arbeitshypothese zutreffen, müsste es durch die Behandlung der kranialen – mit ihren mechanischen und thermischen Komponenten/Phänomenen – und viszeralen Strukturen zu einer Verbesserung der Gruppendysfunktionen in der HWS und Abnahme der Kopfschmerzsymptome führen. Es wurde angenommen, dass die empfundenen kappenartigen Beschwerden als Spannungsphänomen gewertet werden können.

Mutter und Sohn wurden über die Befunde und deren Interpretation aufgeklärt. Es wurde vereinbart, dass bei eventuellen Exazerbationen der Hausarzt konsultiert werden sollte.

Behandlung und Verlauf
In der gesamten Behandlungszeit wurden, außer der hier beschriebenen Therapie, keine weiteren Maßnahmen zur Behandlung der Beschwerden durchgeführt.

In den ersten Behandlungen wurden die osteopathischen Dysfunktionen im kranialen und viszeralen Bereich mit Listening-Techniken in Anlehnung an Barral und Upledger behandelt. Danach wurden direkte Behandlungstechniken vor, an und in der Barriere durchgeführt, wobei hauptsächlich rhythmische Handgriffe in Anlehnung an Littlejohn und Wernham zur Anwendung kamen. Zudem wurden im kranialen Bereich Behandlungstechniken in Anlehnung an Upledger für die thermischen Komponenten angewandt. In den meisten Fällen wurden die thermischen, indirekten und direkten Behandlungstechniken im Wechsel so lange durchgeführt, bis keine Verbesserung mehr spürbar war. Über eine Listening-Technik wurde kontrolliert, ob sich die gegenseitige Beeinflussung besserte. Die Behandlung der HWS wurde im Anschluss daran mithilfe von indirekten Behandlungstechniken in Anlehnung an Sutherland/Still durchgeführt. Eine direkte, dehnende Behandlung kam zu keinem Zeitpunkt infrage.

In der ersten Behandlung wurde das rechte Schultergelenk mit autoreponierenden Techniken in Kompression behandelt. Während der gesamten Behandlungszeit (11 Behandlungen in 14 Monaten) konnte nach dieser ersten Behandlung kein Rezidiv im Schultergelenk festgestellt werden. Es wurde somit davon ausgegangen, dass es sich hierbei um ein eigenständiges Geschehen gehandelt hat.

Nach den ersten 3 Behandlungen (innerhalb von 3 Wochen) wurde bei der vierten Behandlung (nach 2 Monaten) von den ersten subjektiven Verbesserungen berichtet. Die Schmerzstärke sei auf der visuellen Analogskala von 6–8 auf 5–6 gesunken. Patient und Mutter sprachen das erste Mal über die Hoffnung, dass eine Besserung möglich wäre. Die Behandlung in der Praxis wurde ab da mit häuslichen Automobilisationstechniken für den parietalen Bereich ergänzt. Diese wurden bei jeder Behandlung auf ihre Durchführbarkeit und Wirkung kontrolliert.

Während der nächsten 9 Monate wurden zunächst in 4-wöchigen, danach in 6-wöchigen Abständen und zuletzt im Abstand von 3 Monaten behandelt. Die Behandlungstechniken mussten nicht verändert werden, da sich sowohl die Befunde als auch das Befinden besserten. Nach 6 Monaten berichtete der Patient von einer weitgehenden Beschwerdefreiheit, gelegentlich würden noch Schmerzen in der Stärke von 1–2 auftreten. Bei der insgesamt letzten Behandlung nach 14 Monaten bestand eine vollständige Beschwerdefreiheit. Eine Unsicherheit bezüglich möglicher Rezidive war nicht vorhanden.

Während der gesamten Behandlungsphase war bemerkenswert, wie die thermischen mit den dysfunktionalen Befunden und mit dem subjektiven Empfinden zusammenhingen.

Kommentar
Eine labormedizinische Abklärung zu möglicherweise vorliegenden Entzündungsprozessen bzw. Infektionen hatte nicht stattgefunden. Hierzu hätte eventuell eine regelmäßige Titerbestimmung eines Erregers im Serum herangezogen werden können. Die Anamnese, die Befunde und der Verlauf können jedoch durchaus als Untermauerung der Arbeitshypothese gelten.

Während der gesamten Behandlungszeit wurden mögliche psychoemotionale Faktoren – Familie, Schule und Freundeskreis – hinterfragt. Aus Sicht der Mutter und des Patienten seien diese nicht bestimmend für den Behandlungserfolg gewesen; umso mehr, weil aus ihrer Sicht eine Besserung erst mit den durchgeführten Behandlungen stattgefunden habe.

Aus praktischer Sicht scheint es möglicherweise wichtig zu sein, neben der Erhebung von somatischen Befunden mögliche thermische Phänomene in der Befundung und Behandlung mit einzubeziehen.

Literatur
[1] Assink R, Groot Landeweer G. Osteopathie. In: Ebelt-Praprotny G, Preis R, Hrsg. Leitfaden Physiotherapie. 6. Aufl. München: Elsevier; 2012

[2] Barral J-P, Croibier A. Traumatologie in der Osteopathie. 2. Aufl. Bad Kötzting: Verlag Systemische Medizin; 2013

[3] Groot Landeweer G. CranioSacrale Therapie selbst anwenden. München: Südwest Verlag; 2010

[4] Hall TE, Wernham J. The contribution of John Martin Littlejohn to osteopathy. Maidstone: Maidstone Osteopathic Clinic (ohne Jahr)

[5] Lippincott HA. The osteopathic techniques of WM. G. Sutherland D.O. Yearbook Acad. Appl. Osteopath 1949; 49: 1–45

[6] Mitchell FL, Moran PS, Pruzzo NA. An evaluation and treatment of osteopathic muscle energy procedures. Valley Park (ohne Verlagsangabe/Eigenverlag); 1979

[7] Schünke M, Schulte E, Schumacher U. Prometheus LernAtlas der Anatomie. Kopf und Neuroanatomie. Illustrationen von Wesker K, Voll M. Stuttgart: Thieme; 2006

[8] Schünke M, Schulte E, Schumacher U. Prometheus LernAtlas der Anatomie. Hals und Innere Organe. Illustrationen von Wesker K, Voll M. Stuttgart: Thieme; 2005

[9] Upledger JE, Vredevoogd JD. Lehrbuch der CranioSacralen Therapie I. 5. Aufl. Stuttgart: Haug; 2003

11.1.13   Dermatologie
Patientin, 17 Jahre alt – unklare Hautblasen am Unterschenkel

Dr. med. Roger Seider

Konsultationsgrund
Seit ungefähr 3 Monaten bestanden bei dem 17-jährigen Mädchen am linken Unterschenkel ständig mehrere blasig nässende Hautveränderungen mit einem Durchmesser von ca. 3 cm. Nach Abheilung hinterließen sie livide bis bläuliche Verfärbungen. Der Unterschenkel zeigte große Mengen dieser Veränderungen, was kosmetisch wie auch psychisch eine große Belastung für die Patientin darstellte. Biopsien waren in die Universitätskliniken Freiburg, Münster und Lübeck geschickt worden. Obwohl die Veränderungen aussahen wie bei einer Autoimmunerkrankung, konnte dieser Verdacht immunologisch und histologisch nicht bestätigt werden.

Anamnese
Begonnen hatte das Problem mit einer infizierten Wunde nach einem Stoß gegen die linke Schienbeinvorderkante. Da diese nicht verheilte, wurde nach einem Vierteljahr eine Schwenklappenplastik ausgeführt, um den Defekt zu schließen. Nach der Entfernung der Fäden kam es zunächst zur Blasenbildung um den Narbenrand herum, die sich in der Folge auf den gesamten Unterschenkel ausdehnte.

Sonstige Erkrankungen: Wegen des Verdachts auf einen Diskusriss im rechten Handgelenk nach einem Verhebetrauma war eine Arthroskopie durchgeführt worden. Auch hier war die Wundheilung schlecht gewesen. Nach einem Unfall beim Trampolinspringen hatte die Patientin anhaltende Probleme in der HWS. Hier war sie ungefähr zehnmal manipuliert worden. Darüber hinaus hatte sie dort auch Infiltrationen bekommen und war mit Akupunktur behandelt worden. Als Kleinkind bestand eine Vereiterung zwischen dem I. und II. Zeh links nach einem Tritt in eine Drahtbürste. Als Kleinkind hatte sie den linken Fuß zwischen Fahrradspeichen bekommen und sich eine Sprunggelenkfraktur zugezogen. In der Vorgeschichte waren die operative Entfernung sämtlicher Weisheitszähne, die Entfernung der Tonsillen und eine Wespengiftallergie weitere Ereignisse. Die Schwangerschaft und ihre Geburt waren unauffällig gewesen.

Befund
Die Patientin wirkte insgesamt muskulär wie auch nervlich massiv angespannt. Bei wenigen Graden Flexion der HWS tritt eine Nackensteifigkeit auf, das Lasègue-Zeichen ist bei 50° eingeschränkt positiv.

Parietal/Myofaszial
Massivste segmentale Funktionsstörungen in den HWS-Segmenten C2 bis C4. Im Bereich der Schwenklappenplastik am linken Unterschenkel war über eine Strecke von 3 mm ein Hautnerv tastbar, der sich unter starker Spannung befand. Linkes oberes Sprunggelenk: Talus anterius, intraossäre Spannung im medialen Malleolus.

Viszeral
Im viszeralen Bereich wurden vergleichsweise geringe Störungen gefunden.

Kraniosakral

Das Listening auf dem Dornfortsatz C 2 auf Duraebene ging deutlich nach kaudal, am Os sacrum dagegen nach kranial. Im gesamten kraniosakralen System bestanden starke durale Spannungen.

Osteopathische Interpretation

Bei dem Trampolinunfall als Kind war es offenbar zu einer Funktionsstörung der HWS gekommen. Da damals zehn Manipulationen sowie Infiltrationen und Akupunktur erforderlich waren, liegt der Verdacht nahe, dass diese Störung nicht endgültig gelöst wurde. Bei der Untersuchung war die HWS dann auch in drei Segmenten massiv funktionell gestört (blockiert), was einen starken Zug im Durasystem verursachte. Nervensystem und Haut sind, da sie beide embryologisch dem Ektoderm entstammen, miteinander in Beziehung. Zusätzliche mechanische Spannung entstand im linken Unterschenkel durch die Sprunggelenkblockierung mit Fraktur des medialen Malleolus als Kleinkind. Die Schwenkklappenplastik, bei der offensichtlich ein Hautnerv eingenäht wurde, brachte dann das bisher kompensierte System zur Dekompensation: Die Haut reagierte „nervös", wie bei einer Autoimmunerkrankung.

Behandlung und Verlauf

Eine saubere segmentale Manipulation der eingeschränkten HWS-Segmente durch Mikroimpulse, segmentales myofasziales Release und fasziale Balance der oberen und mittleren HWS brachten hier eine deutliche Entspannung. Es folgten Entspannungstechniken für die obere spinale Dura sowie im kranialen Bereich. Der Plexus brachialis wurde beidseits in entspannte Balance gebracht. Der in der Unterschenkelnarbe eingeklemmte Hautnerv wurde über eine lokale Lymphtechnik sowie über fasziales Release entspannt. Es folgte eine Manipulation und Balancierung des Talus in der Sprunggelenkgabel, ein intraossäres Release des medialen Malleolus und eine Entspannung des Periosts. Zur allgemeinen Detonisierung des Systems wurden Lymphtechniken, ausgehend von der linken Retroklavikularregion bis zum linken Unterschenkel, ausgeführt.

Innerhalb von 2 Wochen waren alle Blasen abgeheilt, und es traten in der Folge keine mehr auf. Nach der ersten Konsultation stellte sich die Patientin nicht mehr vor, die Eltern berichteten aber erleichtert von dem Ergebnis.

Kommentar

Ein Fall, der fast schon an Zauberei grenzt! Der Schlüssel war offenbar der Zusammenhang zwischen den Hautsymptomen und der massiven nervlichen Anspannung, für die es in der Anamnese, und damit korrelierend bei der körperlichen Untersuchung, „schöne", osteopathisch gut angehbare Probleme gab.

Teil 4
Anhang

12	Glossar	716
13	Abkürzungsverzeichnis	717
	Sachverzeichnis	718

12 Glossar

Balance oder Balance-Point
Das Ausbalancieren am momentanen Neutralpunkt der Struktur. Dies ist auch mit der Bezeichnung „State of Ease" zu vergleichen.

Enhancer
Dies sind Verstärker für direkte und indirekte Befreiungen, um einen noch effektiveren Erfolg mit diesen Grundprinzipien zu erreichen.

Fulcrum
Dies beschreibt einen Dreh- und Angelpunkt. Er kann an andere Positionen im Raum verlagert werden und bleibt trotzdem der Dreh- und Angelpunkt. Beispiel: Das Ellenbogengelenk ist der Dreh- und Angelpunkt für die Bewegung des Ober- und Unterarms. Egal, in welcher Position im Raum sich das Gelenk befindet, die Bewegungen der beiden Hebel bleiben dieselben (bezogen auf die knöcherne Ebene). In der Osteopathie wird das Wort Fulcrum dazu verwendet, wenn der Therapeut im Gewebe einen neuen Dreh- und Angelpunkt setzt, um den sich die Entspannung der Faszien dann drehen soll. Weiter kann der Therapeut für sich selbst ein Fulcrum setzten. Er stützt z. B. die Ellenbogen auf die Therapieliege auf. Damit gibt er seine Hände vollkommen zum Fühlen und für die Nutzung als Therapiehand durch den Patientenkörper frei und bietet dem Gewebe einen externen Dreh- und Angelpunkt zur Therapie. Arbeitet man mit einem eigenen Fulcrum, so wird die Therapierichtung und -intensität nicht über die Hände eingeleitet, sondern über Druckverstärkung/-verminderung auf die Ellenbogen und durch Körperbewegungen des Therapeuten. Diese Bewegungen und Druckveränderungen leiten sich dann über das Fulcrum auf die Hände und damit auf das Gewebe des Patienten weiter. Es lässt sich wesentlich sensibler therapieren, wenn die Hände nur zum Fühlen und zum Folgen für das Gewebe da sind.

Potency
Potency ist die Kraft der Gesundheit! Die Kraft des Lebens!

Release-Punkt
Dies ist der Punkt in jeglichem Gewebe mit der niedrigsten Spannung – vor, während oder am Ende einer Behandlung.

Stacking
Dies ist das „Stapeln" von allen freien Bewegungen aufeinander, um einen möglichst optimalen „Balance-Point – State of Ease" für z. B. ein Gelenk zu erreichen.

State of Bind
Zustand der größten Gewebespannung.

State of Ease
Zustand der größten Gelöstheit, Entspanntheit und Schmerzfreiheit.

Still-Point
Der Punkt oder Moment, an dem die Faszien zur Ruhe kommen. Dieser Punkt kann in einer Behandlung mehrmals durchlaufen werden, bis die Faszie endgültig ihre normale physiologische Spannung/Entspannung wiedergefunden hat.

Twist
Zusätzlich zu einer Längsdehnung wird das schon gedehnte Gewebe in allen zusätzlichen Ebenen nochmals bewegt. Dabei gilt die Suche dem Punkt der noch größeren Spannung unter den Händen, um eine vermehrte Dehnung zu erhalten.

13 Abkürzungsverzeichnis

ABD	Abduktion	LSÜ	lumbosakraler Übergang
ACE	Angiotensin-Converting-Enzym	LWK	Lendenwirbelkörper
ACG	Akromioklavikulargelenk	M.	Musculus
ACTH	adrenokortikotropes Hormon	MCP	Metakarpophalangealgelenk
ADH	antidiuretisches Hormon	MRT	Magnetresonanztomografie
AIL	Angulus inferior lateralis	NSAID	nichtsteroidale Entzündungshemmer
ALAT/ASAT	Alanin-/Aspartat-Aminotransferase	NSR	Neutralposition/Seitneigung/Rotation
ANP	atriales natriuretisches Peptid	OAA	Okziput-Atlas-Axis
AR	Außenrotation	OM	Sutura occipitomastoidea
ATP	Adenosintriphosphat	OMT	orthopädische manuelle Therapie
BL	Bauchlage	OSG	oberes Sprunggelenk
BLT	Balanced Ligamentous Tension	PIR	postisometrische Relaxation
BPS	benignes Prostatasyndrom	PLMS	periodic limb movements in sleep
BWK	Brustwirbelkörper	PNS	peripheres Nervensystem
CCK	Cholecystokinin	PRM	primärer respiratorischer Mechanismus
CCP	Common Pelvic Pattern	RLS	Restless-Legs-Syndrom
CRI	kranialer rhythmischer Impuls	R/R	rechte Torsion um rechte Achse (Dysfunktion des Sakrums)
CTÜ	zervikothorakaler Übergang		
ERS	Extension-Rotation-Seitneigung	RL	Rückenlage
ESR	Extension-Seitneigung-Rotation	RM	Rückenmark
EXT	Extension	SBR	Sidebending-Rotation
FRS	Flexion-Rotation-Seitneigung	SCG	Sternoklavikulargelenk
FSH	follikelstimulierendes Hormon	SIAI	Spina iliaca anterior inferior
FSM	Fossa supraclavicularis major	SIAS	Spina iliaca anterior superior
GGT	Gammaglutamyltransferase	SIPS	Spina iliaca posterior superior
GIP	Gastric Inhibitory Peptid	SL	Seitlage
GOT	General Osteopathic Treatment	SNS	somatisches Nervensystem
GPT/GOT	Glutamat-Pyruvat-/Glutamat-Oxalazetat-Transaminase	SSB	Synchondrosis sphenobasilaris
		SSW	Schwangerschaftswoche
Hb	Hämoglobin	STH	somatotropes Hormon
HbF	fetales Hämoglobin	sup.	superior
HVLA	High Velocity Low Amplitude	Sut./Sutt.	Sutura/Suturae
HWK	Halswirbelkörper	ThLÜ	thorakolumbaler Übergang
Ig	Immunglobuline	TIA	transitorisch ischämische Attacke
inf.	inferior	TMG	Temporomandibulargelenk
IR	Innenrotation	TOS	Thoracic-outlet-Syndrom
ISG	Iliosakralgelenk	TSH	thyreoideastimulierendes Hormon
LBH-Region	Lenden-Becken-Hüft-Region	USG	unteres Sprunggelenk
L/L	linke Torsion um linke Achse (Dysfunktion des Sakrums)	VIP	vasoaktives intestinales Peptid
		VNS	vegetatives Nervensystem
LH	luteinisierendes Hormon	Writhing Phase	Phase von Spontanbewegungen von der 1. bis zur 6. Lebenswoche
Lig.	Ligament		
LAS	Ligamentous Articular Strain	ZNS	zentrales Nervensystem

Sachverzeichnis

A

A. circumflexa femoris 163
A. femoralis 163
A. glutaea inferior 163
A. glutaea obturatoria 163
A. glutaea superior 163
A. iliaca externa 163
A. iliaca interna 163
A. obturatoria 163
A. profunda femoris 163
Adynamie 494
Afferenzen, viszerale 70
Alcock-Kanal 444
Anamnese 488
– Konsultationsgrund 488
– Krankengeschichte 488
Anorexie (Appetitlosigkeit) 495
Anulus fibrosus 73
Appetitlosigkeit (Anorexie) 495
Arrhythmie 495
Atemfrequenz 251
Azetabulum 158

B

Balance 59
Bandscheiben 73
– Aufbau 73
– Funktion 73
– Gelenkflächen 73
– Innervation 73
– Ligamente 73
– Vaskularisation 73
Barral, Jean-Pierre 35, 60
Bauchschmerzen (allgemein) 496
Becken
– Biomechanik 109
  – Os coccygis 110
  – Pubisgelenk 110
  – Sakrokokzygealgelenk 110
– Faszien 107
  – Arcus tendineus m. levatoris ani 107
  – Lig. sacrotuberale 107
  – M. biceps femoris 107
  – M. erector spinae 107
  – M. glutaeus maximus 107
  – M. latissimus dorsi 107
  – M. multifidus 107
  – Os coccygis 107
– Gelenkflächen 102
  – Facies auricularis ossis sacri und ilii 102
  – Iliosakralgelenke (ISG) 102
  – Pubisgelenk 102
  – Sakrokokzygealgelenk 102
– Innervation 107
– Leitsymptome 111
– Ligamente 103
  – Bänder des Pubisgelenks 104
  – Bänder des Sakrokokzygealgelenks 104
  – Extrinsische Ligamente 103
  – Intrinsische Ligamente 103
– Muskeln 104
  – Bauchwandmuskeln, vordere und seitlich/schräge 106
  – Bauchwandmuskulatur, vordere 106
  – Beckenbodenmuskulatur 104
  – Muskulatur, ischiokrurale 106
  – Rückenmuskulatur, autochthone 105
– Phylogenese und Embryologie 102
  – Ala ossis sacri 102
  – Azetabulum 102
  – Facies dorsalis 102
  – Os coxae 102
  – Os ilium 102
  – Os innominatum 102
  – Os ischii 102
  – Os pubis 102
– Techniken 119
– Tests 111
– Vaskularisation 108
Becker 310
Befreiung
– direkte 59
– indirekte 59
– Kombination aus direkter und indirekter 60
Befundanalyse 490
Befunderhebung 491
Behandlungsplanung 491
Behandlungsprinzipien, allgemeine 210
Beinlängendifferenz, anatomische 539
Bewegung 392
Bewegungsbefund 489
Bewegungstest 74
Bewusstseinsstörungen 497
Bindegewebe 58, 404, 411
– elastisches 413
– Embryologie 410
  – Chorda dorsalis 410
  – Ektoderm 410
  – Entoderm 410
  – Mesoderm 410
  – Neuralleiste 410
  – Primitivstreifen 410
  – Somiten 410
  – Zellgedächtnis 411
– Histologie 413
– lockeres 412
– retikuläres 413
– straffes 412
Blähungen (Meteorismus) 497
Blässe 498
Blutdruck 227
Blutleiter, venöse
– anatomische Grundlagen 321
– Dysfunktionsmechanismus 323
– Leitsymptome 323
– Phylogenese und Embryologie 321
– Plexus basilaris 322
– Sinus cavernosus 322
– Sinus marginalis 322
– Sinus petrosus inferior 322
– Sinus petrosus superior 322
– Sinus rectus 322
– Sinus sagittalis inferior 322
– Sinus sagittalis superior 322
– Sinus sphenoparietalis 322
– Sinus transversus 322
– Tests und Techniken 323
Bogensehne (Bowstring) 450
– Behandlung 476
– Test 467
Bowstring (Bogensehne) 450
– Behandlung 476
– Test 467
Breath of Life 32

British School of Osteopathy (BSO) 33
Brustwirbelsäule 66, 70
– Behandlung der 81
– Biomechanik 71
– Faszien 70
– Gelenkflächen 70
  – Wirbelbogengelenke 70
– Impulstechniken 81
– Innervation 70
– Leitsymptome 71
– Ligamente 70
– Muskeln 70
– Vaskularisation 70
BSG - Beschleunigung 499
Burn-out 402

C

Canalis obturatorius 163
Canalis pudendalis 444
Cant Hook 63, 302
Capitulum humeri 145
Caput femoris 158
Centrum-Collum-Diaphysen-Winkel (CCD-Winkel) 159
Chiropraktik 32
Chondropathia patellae 174
Chopart-Gelenklinie 186
Collum femoris 158
Confluens sinuum 322
Core-Proteine 415
Corpus femoris 158
Coxa valga 159
Coxa vara 159
Crista intertrochanterica 159
CTÜ
– Behandlung des 83
– Impulstechniken 83
– Kinndrehtechnik 83
– Muskeltechniken 85

D

Dekompression 63, 302
Delbet, Lamina von 222
Dermatome 65
Descartes 20
Deutsche Gesellschaft für Manuelle Medizin (DGMM) 33
Diagnostik, fasziale 456
– Inspektion und oberflächige Palpation 457

Diagnostik, viszeralosteopathische 207
Diaphragmen
– Biomechanik und Achsen 311
– fasziale 449
– kraniosakrale Osteopathie 310
– Leitsymptome 311
– Phylogenese und Embryologie 310
– Tests und Techniken 311
– Topografie 310
  – Diaphragma pelvis 311
  – Diaphragma thoracale 311
  – OAA-Region 310
  – obere Thoraxapertur 311
Dichtetest, viszeraler 207
– Oberbauchorgane 207
– Thorax 208
– Unterbauchorgane 208
Differenzialdiagnose 493
Douglas-Raum 284
Ductuli paraurethrales 213
Duodenum
– Befestigungen 211
– Innervation 212
– Lage 210
– Leitsymptome 212
– Phylogenese und Embryologie 210
– Physiologie 212
– postnatale Entwicklung 210
– Tests und Techniken 212
– Topografie 211
– Zirkulation 211
Dura mater encephalis 407
Dura mater spinalis 407
Dynamic Release 60, 473
Dyspnoe 499
– paroxysmale nächtliche 500

E

Eileiter
– Befestigungen 214
– Innervation 215
– Lage 213
– Leitsymptome 215
– Phylogenese und Embryologie 213
  – Bartholini-Drüsen 213
  – Douglas-Raum 213
  – Ductus paramesonephrici 213

  – Excavatio rectouterina 213
  – Excavatio vesicouterina 213
  – Gartner-Gang 213
  – Glandulae urethrales 213
  – Glandulae vestibulares majores 213
  – Lig. latum 213
  – Müller-Gang 213
  – Sinus urogenitalis 213
  – Wolff-Gang 213
– Physiologie 215
– Tests und Techniken 215
– Topografie 214
– Zirkulation 214
Ellenbogen
– Biomechanik 145
– Faszien 144
– Gelenkflächen 142
  – Humerus 142
  – Radius 143
  – Ulna 143
– Innervation 144
– Leitsymptome 145
– Ligamente 143
  – Kollateralbänder 143
  – Ringband (Lig. anulare radii) 143
– Muskeln 144
  – Oberarmmuskeln, dorsale 144
  – Oberarmmuskeln, ventrale 144
– Techniken 147
– Tests 145
– Vaskularisation 144
  – Äste der A. radialis 144
  – Äste der A. ulnaris 145
Emotionen 403
Endometriose 704
Enhancer 58, 473
Epimer 65
Ernährung 392
Evjenth, Olaf 33
Evolution 392
Extrazellulärmatrix 414, 416
Extremität, obere 127
– Phylogenese und Embryologie 127
– Schnelltest (Vorlauftest) 128
Extremität, untere 157
– Phylogenese und Embryologie 158
Extremitätenschmerz 501

F

Fallbeispiele 514
- Adduktorenmyalgie 679
- Beckenbodenbereich, Schmerzen 667
- Beinlängendifferenz, anatomische 539
- Borderline-Syndrom 682
- Bronchitis 569
- Brustwirbelkörper XII, Fraktur 598
- Commotio nach Sturz auf den Hinterkopf 635
- Ellenbogenschmerz 614
- Enuresis 675, 677
- Essstörung 682
- Fersensporn 607
- Fußdeformität, angeborene 624
- Gallenblasendysfunktion und Tortikollis 574
- Gallenkolik 690
- Gangbild, innenrotiertes 649
- Gangstörung und lumbale Rückenschmerzen 528–529, 531–532
- Genitalschmerzen 685
- Hautblasen 713
- Heiserkeit 569
- Herz-Kreislauf-System, medizinisch unklare Beschwerden 580
- Herzbeschwerden, unklare 587
- Hinterkopf, Sturz 675
- Humerusfraktur 598
  - subkapitale 628
- Husten, spastischer 569
- HWS-Syndrom 546
- Inkontinenz, postnatale 670
- ISG-Beschwerden 533
- ISG-Blockade 679
- Kiefergelenk, Knacken 652
- Kieferöffnungseinschränkung 550
- Kinderwunsch 688
- Kniearthrose 626
- Kniebeschwerden, mediale 629
- Knieoperation 621
- Knieschmerzen 629
- Kokzygodynie 632
- Kopfschmerz und Schmerz rechte Hüfte 514
- Kopfschmerzen 542, 563, 701
- Kopfschmerzen, Lumbalgien und Nackenschmerzen 542
- Kopfschmerzen, parietookzipitale 572
- Kreuzschmerzen, rezidivierende 525
- Late Whiplash Syndrome 630
- Leistenschwäche und Morbus Bechterew 533
- Lumbalgie 542, 629
- LWS-Schmerz 652
- Miktionsbeschwerden nach Sturz auf das Steißbein 537
- Morbus Bechterew und Leistenschwäche 533
- Morbus Crohn 682
- Nackenschmerzen, chronische 542, 662
- Oberbauchbeschwerden 587
- Operation, abdominale 679
- Osteoporose 598
- Parästhesien 587
- Periarthritis humeroscapularis rechts 602
- Piriformis-Syndrom 696, 703
- Pneumothorax 579
- Prostatahypertrophie, benigne 692
- Radiusfraktur 598
- Reizdarmsyndrom 656
- Restless-Legs-Syndrom 707
- Rückenprobleme, unspezifische 577
- Rückenschmerzen, lumbale 685
- Rückenschmerzen, lumbale und Gangstörung 528–529, 531–532
- Säugling
  - KISS-Syndrom 673
  - Koliken 646
  - Lageasymmetrie 672
  - Schlafstörungen 672
- Schleudertrauma 630
- Schluckbeschwerden 554
- Schmerzen
  - im Oberbauch und den unteren Rippen 664
  - lumbosakraler Bereich 518
  - nach Bandscheibenoperation 539
  - rechte Hüfte und Kopfschmerz 514
- Schulter-Nacken-Schmerzen 596
- Schulterschmerz 605, 610, 615
- Schwindel 647, 698
  - vertebragener 544
- Skoliose 598
- Supinationstrauma 633
- Tinnitus 565
- Tortikollis und Gallenblasendysfunktion 574
- Tracheitis 569
- vegetative Störungen nach Herzoperation 591
- Wahrnehmungsstörung 559, 647
- Wirbelkörperfraktur LWK II 517
- Zephalgien 710
Falx cerebelli 454
Falx cerebri 454
Fascia buccopharyngea 455
Fascia cruris 173
Fascia endothoracica 455
Fascia iliaca 455
Fascia lata 162, 173
Fascia pharyngobasilaris 455
Fascia poplitea 173
Fascia praetrachialis 455
Fascia thyreoidea 455
Fasern
- elastische 415
- retikuläre 415
Fasern, viszerale afferente 127
Faszie, Definition 404
Faszien 57, 404, 412
- Behandlungstechniken 470
- Dreiersystem 417
- FlussbettdesLebens 406
- für Beweglichkeit 407
- Alcock-Kanal 449
- Behandlung 409
- Behandlungstechniken
  - Prinzip der direkten Befreiung 470
  - Prinzip der indirekten Befreiung 472
  - Prinzip der kombinierten Befreiung 475
- Beschreibung durch A.T. Still 405
- Bourgerey-Faszie 448
- Camper-Faszie 448
- Carcassonne-Band 449
- Delbet-Faszie 449, 452

- Denonvilliers-Faszie 449
- Douglas-Raum 449
- Fascia colli (cervicalis) media 451
- Fascia colli (cervicalis) superficialis 451
- Fascia endothoracica 451
- Fascia masseterica 451
- Funktionelle Bedeutung 404
- Gerota-Faszie 448
- Grundprinzipien für die Behandlung 59
- Halban-Faszie 449
- Henlé-Band 449
- Ligamentum von Treitz 448
- Luschka-Faszie 449
- Membrana interossea cruris 452
- Pars media 436, 438
  - Cavitas peritonealis 446
  - Diaphragma pelvis 445
  - Diaphragma urogenitale 444
  - Fascia abdominalis interna 441
  - Fascia cervicalis media 438
  - Fascia colli media 438
  - Fascia diaphragmatica 441
  - Fascia diaphragmatica pelvis inferior 445
  - Fascia diaphragmatica pelvis superior 445
  - Fascia diaphragmatica urogenitalis inferior 444
  - Fascia diaphragmatica urogenitalis superior 444
  - Fascia endothoracica 439
  - Fascia pelvis 443
  - Fascia perinei superficialis 444
  - Fascia pharyngobasilaris 438
  - Fascia praetrachealis 438
  - Fascia renalis 441
  - Fascia retrocolica 442
  - Fascia retropancreatica 441
  - Fascia thoracica interna 439
  - Fascia transversalis 441
  - Fascia umbilicalis 441
  - Faszie von Toldt 442
  - Faszie von Treitz 441
  - Peritoneum parietale 442
  - Peritoneum viscerale 442
  - Spatium extraperitoneale 446
- Spatium perinei profundum 444
- Subfaszialer Raum 444
- Pars profunda 446–447
  - Dura mater spinalis 447
  - Fascia cervicalis profunda 447
  - Fascia colli profunda 447
  - Fascia nuchae profunda 447
  - Fascia praevertebralis 447
  - Pia mater spinalis 447
- Pars superficialis 417, 419
  - Aponeurosis epicranialis 419
  - Camper-Faszie 429
  - Canalis inguinalis 433
  - Fascia abdominalis superficialis 429
  - Fascia antebrachii 422
  - Fascia axillaris 421
  - Fascia brachii 421
  - Fascia clavipectoralis 428
  - Fascia colli (cervicalis) superficialis 420
  - Fascia cruris 434
  - Fascia dorsalis manus 424
  - Fascia glutaea 433
  - Fascia lata 434
  - Fascia masseterica 419
  - Fascia nuchae superficialis 421
  - Fascia palmaris 424
  - Fascia parotidea 420
  - Fascia pectoralis 428
  - Fascia poplitea 434
  - Fascia temporalis 419
  - Fascia thoracica (externa) 428
  - Fascia thoracolumbalis 428
  - Faszien des M. iliopsoas 433
  - Fußfaszien 436
  - Galea aponeurotica 419
  - Linea alba 431
  - Loge de Guyon 426
  - Membrana intercostalis externa 428
  - Membrana intercostalis interna 428
  - Membrana interossea cruris 435
  - Plantaraponeurose 436
  - Rektusscheide 431
  - Retinaculum musculorum flexorum 436
  - Scarpa-Faszie 429
- Tractus iliotibialis 434
- Posturologie 408
- Proust-Raum 449
- psychoemotionaler Speicher 408
- Retzius-Raum 449
- Scarpa-Faszie 448
- schematische Einteilung 416
- Sibson-Faszie 447
- Stabilität und Form 407
- Tests, lokale spezifische 469
- Tests, regionale 463
- Toldt-Faszie 448
- Tractus iliotibialis 452
- Treitz-Faszie 448
- Unterteilung 406
- Verbindungen 407
- Zuckerkandl-Faszie 448

Faszien, Tests
- fasziale 457
- globale 458

Fibula
- Biomechanik 183
- Faszien 182
- Gelenkflächen 181
  - Art. tibiofibularis proximalis 181
  - Membrana interossea cruris 181
  - Syndesmosis tibiofibularis 181
- Innervation 182
- Ligamente 181
- Muskeln 181
- Techniken 184
- Tests 183
- Vaskularisation 182

Fieber 501
Finet, Georges 61
Fluid Drive 63, 302
Foramen intervertebrale 66
Foramen obturatum 222
Formatio reticularis 395
Fortpflanzung 392
Fovea articularis radii 145
Frymann 310
Fulcrum 59
Fuß
- Biomechanik 188
- Faszien 187
- Gelenkflächen 186
  - Fußwurzelgelenke 186
  - Mittelfußgelenke 186

- Sprunggelenk, oberes
  (Art. talocruralis) 186
- Sprunggelenk, unteres
  (Art. talotarsalis) 186
- Innervation 187
- Leitsymptome 189
  - Belastungsschmerzen 189
  - Ruheschmerzen 189
- Ligamente 187
  - Bänder der Syndesmosis
    tibiofibularis 187
  - lateraler Bandapparat 187
  - Ligamente der Chopart-
    Gelenklinie 187
  - medialer Bandapparat 187
- Muskeln 187
- Supinationstrauma 201
- Techniken 195
- Tests 190
- Vaskularisation 188

G

Gallenblase
- Befestigungen 216
- Innervation 216
- Lage 215
- Leitsymptome 216
- Phylogenese und Embryolo-
  gie 215
- Physiologie 217
  - Bilirubin 217
  - Gallensekretion 217
  - Glukuronsäure 217
  - Hämoglobinabbau 217
  - Kreislauf, enterohepati-
    scher 217
  - Lipolyse 217
  - Sterkobilin 217
  - Steroidhormone 217
  - Urobilin 217
- postnatale Entwicklung 215
- Tests und Techniken 217
- Topografie 216
  - Ductus choledochus 216
  - Gallenblase 216
- Zirkulation 216
Ganglion
- paravertebrales 396
- prävertebrales 398
Ganglion cervicale inferius 399
Ganglion cervicale medium 399
Ganglion cervicale superior 398

Ganglion coeliacum 399
Ganglion stellatum 399
Gebärmutter 162
Gelenkschmerzen 502
Genitalsystem 276
Geny, Paul 33
Gewebearten 411
Glykoproteine 415
Glykosaminoglykane (GAG) 415
Grenzstrangganglien
- lumbale und sakrale Region 400
- thorakale Region 399
- zervikale Region 398

H

Halswirbelsäule 66, 71
- Biomechanik 73
- Faszien 72
- Gelenkflächen 71
- Impulstechniken 85
- Innervation 72
- Leitsymptome 73
- Ligamente 71
  - Fasciculi longitudinales 72
  - Lig. apicis dentis 72
  - Lig. cruciforme atlantis 72
  - Lig. transversum atlantis 72
  - Ligg. alaria 72
  - Membrana atlantooccipitale
    anterior 72
  - Membrana atlantooccipitale
    posterior 72
  - Membrana tectoria 72
- Muskeln 72
- Muskeltechniken 87
- Vaskularisation 73
Halswirbelsäule, Behandlung
  der 85
Harnblase
- Befestigungen 221
- Innervation 221
- Lage 220
- Leitsymptome 221
- Phylogenese und Embryolgie
  - Septum urorectale 219
  - Sinus urogenitalis 219
- Phylogenese und Embryolo-
  gie 219
- Physiologie 221
  - M. detrusor vesicae 221
  - M. sphincter urethrae 221
  - Ostium ureteris 221

- postnatale Entwicklung 219
- Tests und Techniken 222
- Topografie 220
  - Männliches Becken 220
  - Spatium retropubicum
    (Retzius-Raum) 221
  - Weibliches Becken 220
- Zirkulation 221
Herz
- Befestigungen 227
- Dichtetest, thorakaler 230
- Innervation 228
- Intrathorakales Fasziales
  Release 230
- Lage 227
- Leitsymptome 228
- Phylogenese und Embryolo-
  gie 223
- Physiologie 228
  - AV-Knoten 228
  - Azetylcholin 230
  - Blutdruck, diastolischer 229
  - Blutdruck, systolischer 229
  - Cardidilatin 230
  - Cardionatrin 230
  - Diastole 229
  - Digitalis 229
  - Effekt, positiv inotroper 229
  - Frank-Starling-Mechanis-
    mus 230
  - Herzaktionen, Phasen 229
  - HIS-Bündel 228
  - Kammerschenkel 228
  - Nachlast 230
  - Noradrenalin 229–230
  - Purkinje-Fasern 228
  - Sinusknoten 228
  - Systole 229
  - Vorlast 230
- postnatale Entwicklung 226
- Topografie 227
- Zirkulation 228
Herzfrequenz 226
Herzspitze 227
Hirnstamm 396
Hörstörungen 503
Hüftgelenk
- Biomechanik 163
- Faszien 162
- Gelenkflächen 158
- Leitsymptome 163
- Ligamente 159
- Muskeln 160

Sachverzeichnis

- Adduktorengruppe 161
- dorsale Muskeln des Oberschenkels 161
- Gesäßmuskulatur 160
- pelvitrochantäre Muskulatur 160
- ventrale Muskeln des Oberschenkels 161
- Techniken 166
- Tests 164
- Vaskularisation 163

Husten 503
HWS-Syndrom 546
Hyaluronsäure 415
Hypertonie 504
Hypomer 65
Hypophyse 396, 400
Hypothalamus 396

I

Ileozäkalklappe 238
Immunsystem 263
Impulstechniken 56
Induktion 301
Innervation 162
Intrinsic Factor 260

J

Jejunum und Ileum
- Befestigungen 236
- Innervation 236
- Lage 235
  - Radix mesenterii 235
- Leitsymptome 236
- Phylogenese und Embryologie 231
  - A. mesenterica inferior 233
  - A. mesenterica superior 233
  - Analkanal 233
  - Appendix 231
  - Colon ascendens 231
  - Colon descendens 233
  - Colon sigmoideum 233
  - Colon transversum 233
  - Darmrohr, Unterteilung 231
  - Dottersack 231
  - Ductus choledochus 231
  - Duodenum 231
  - Gallenblase 231
  - Gallenwege 231
  - Harnblase 233

- Harnröhre 233
- Leber 231
- Lungen 231
- Magen 231
- Ösophagus 231
- Pankreas 231
- Rektum 233
- Trachea 231
- Truncus coeliacus 231
- Zäkum 231
- Physiologie 236
  - Amylase 236
  - Cholesterin 237
  - Eisen 237
  - Fette 237
  - Gallensalze 237
  - Gallensäure 237
  - Kalzitriol 237
  - Kalzium 237
  - Kohlenhydrate 236
  - Mizellen 237
  - Monosaccharide 237
  - Monotriglyceride 237
  - Pankreaspeptidasen 237
  - Peyer-Plaques 238
  - Polypeptide 237
  - Proteine 237
  - Vitamin B_{12} 237
  - Vitamin D 237
- postnatale Entwicklung 233
- Tests und Techniken 238
- Topografie 235
- Zirkulation 236

Juckreiz 505

K

Kaltenborn, Freddy M. 33
Kapsel-Band-Apparat, Funktionsweise 159
Karotisloge 455
Karpaltunnel 423
Karpaltunnelsyndrom 155–156, 515
Kieferöffnungseinschränkung 550
Kniegelenk
- Biomechanik 174
- Faszien 173
- Gelenkflächen 171
  - Femurkondylen 171
  - Gelenkkapsel 171
  - Menisken 171
  - Patella 171

  - Tibiakondylen 171
- Innervation 173
- Leitsymptome 174
- Ligamente 172
  - Bänder, ventrale 172
  - Kollateralbänder 172
  - Kreuzbänder 172
  - Ligamente, dorsale 172
- Muskeln 172
- Techniken 177
- Tests 174
- Vaskularisation 173

Knochenschmerzen 505
Kollagen 414
- Bildung 414
- Funktion 415

Kolon 162
- Befestigungen 241
  - Colon ascendens 241
  - Colon descendens 241
  - Colon sigmoideum 241
  - Colon transversum 241
  - Flexura colica dextra 241
  - Flexura colica sinistra 241
  - Zäkum 241
- Innervation 241
- Lage 239
  - Appendix vermiformis 239
  - Colon ascendens 239
  - Colon descendens 239
  - Colon sigmoideum 239
  - Colon transversum 239
  - distales Rektum 240
  - Flexura colica dextra 239
  - Flexura colica sinistra 239
  - proximales Rektum 240
  - Zäkum 239
- Leitsymptome 241
- Phylogenese und Embryologie 239
- Physiologie 241
  - Haustrierungen 241
  - Reflex, gastrokolischer 241
  - Vitamin K 242
- Tests und Techniken 242
- Topografie 240
  - Appendix vermiformis 240
  - Colon ascendens 240
  - Colon descendens 240
  - Colon sigmoideum 240
  - Colon transversum 240
  - Flexura colica dextra 240
  - Flexura colica sinistra 240

Sachverzeichnis

– Mesocolon sigmoideum 241
– Mesocolon transversum 240
– Zäkum 240
– Zirkulation 241
Kommunikation 392
Kompression 63, 302
Kopfschmerzen 506
Koronararterie 228
kraniosakraler Bereich 62
Kranium 295
– Anteile 298
    – Neurokranium 299
    – Viszerokranium 299
– Biomechanik und Achsen 299
– Foramina der Schädelbasis und deren Passage 300
– Innervation 300
– kraniometrische Punkte 300
– Leitsymptome 301
– osteopathische Betrachtung 295
    – Pivot-Punkt 297
    – primärer respiratorischer Mechanismus (PRM) 295
    – Synchondrosis sphenobasilaris (SSB) 295
– Phylogenese und Embryologie 295
    – Chorda dorsalis 295
– Pivot-Punkte 300
– Prinzipien der
    – Diagnostik 301
    – Therapie 302
– Suturen 299
    – Neurokranium 299
    – Schädelbasis 299
    – Viszerokranium 299
– Techniken 302
– Topografie 299
    – Neurokranium 299
    – Viszerokranium 299
– Zirkulation 300
– Zonen 300
Kranium-Suture, Leitsymptom 304
Kranium-Suturen
– Systematik 304
– Phylogenese und Embryologie 303
– Schindelesis 306
– Sutura dentata 306
– Sutura plana 306
– Sutura serrata 306

– Sutura squamosa 306
– Sutura squamoserrata 306
– Synchondrose 307
– Tests und Techniken 304
Kreuzschmerzen 508
Kuchera, Michael L. 61
Kuchera, William A. 61

L

Labrum acetabuli 158
Lachmann-Test 175
Le Coeur, Modell von 183
Leber
– Befestigungen 245
– Innervation 245
– Lage 245
– Leitsymptome 245
– Phylogenese und Embryologie 243
    – Lig. falciforme 243
    – Lig. hepatoduodenale 243
    – Magendrehung 243
    – N. phrenicus 243
    – Vorderdarm 243
– Physiologie 246
    – Ammoniak 246
    – Bilirubin 246
    – Cholesterin 246
    – Erytropoese 246
    – Fibrinogen 246
    – Gallensäure 246
    – Glukoneogenese 246
    – Glykogenogenese 246
    – Glykogenolyse 246
    – Glyzerin 246
    – Harnstoff 246
    – Lipoprotein 246
    – Phospholipide 246
    – Plasmaproteine 246
    – Prothrombin 246
    – V. portae 246
    – Vitamin K 246
    – Vitamin-Speicher 246
– postnatale Entwicklung 245
– Tests und Techniken 246
– Topografie 245
– Zirkulation 245
Leistungs- und Wettkampfsport, Fallbeispiele 637
– 100-Meter-Sprinter 642
– Hürdenläufer 640
– Speerwerfer 645

– Weitspringer 644
Leitsymptome 493
Lendenwirbelsäule 66–67
– Biomechanik 69
– Faszien 68
– Gelenkflächen 67
– Innervation 68
– Leitsymptome 69
– Ligamente 67
    – Wirbelbogenbänder 67
    – Wirbelkörperbänder 67
– Muskeln 67
– Techniken 77
– Vaskularisation 68
    – Ductus lymphaticus dexter 69
    – Ductus thoracicus (Milchbrustgang) 69
    – Plexus venosus vertebralis externus 68
    – Plexus venosus vertebralis internus 69
    – Trunci lumbales 69
Lendenwirbelsäule, Behandlung der 77
Lift 63, 302
Lig. interosseum 103
Lig. transversum acetabuli 158
Ligamentum coronarium 452
Ligamentum deltoideum 456
Ligamentum falciforme 452
Ligamentum teres hepatis 452
Ligamentum umbilicale medianum 452
Ligamentum von Farabeuf 456
limbisches System 396, 400
Limbus acetabuli 158
Linea intertrochanterica 159
Liquor cerebrospinalis
– anatomische Grundlagen 326
    – Cauda equina 326
    – Chiasma opticum 326
    – Cornua frontale 326
    – Cornua occipitale 326
    – Cornua temporale 326
    – Dienzephalon 326
    – Hydrozephalus 326
    – Hypothalamus 326
    – Medulla oblongata 326
    – Plexus choroidei 326
    – Ventrikel 326
– Aufgaben 328
– Blut-Hirn-Schranke 331

- Blut-Liquor-Schranke 331
- Phylogenese und Embryologie 326
- Physiologie 327
- Produktion 329
- Resorption 330
- Tests und Techniken 332
- Topografie 327
- Zusammensetzung 328
  - Biotin 328
  - Pantothensäure 328
  - Vitamin C 328
Liquor cerebrospinalis, osteopathische Bedeutung 331
Lisfranc-Linie 186
Listening 301
Littlejohn, John Martin 23, 26
- Biografie 26
- Konzepte 28
Luftballon-Zeichen 238
Lunge
- Befestigungen 252
- Innervation 253
- Lage 252
  - Fissurenlage 252
  - Lungengrenzen 252
  - Pleuragrenzen 252
- Leitsymptome 253
- Phylogenese und Embryologie 248
  - Bronchioli respiratorii 249
  - Ductus alveolares 249
  - Laryngotrachealrinne 248
  - Luft-Blut-Schranke 249
  - Lungenknospe 248
  - Sacculi terminales 249
- Physiologie 253
  - Adrenalin 254
  - Atemzentrum 254
  - Compliance 253
  - Hering-Breuer-Reflex 254
  - Säure-Basen-Haushalt 254
  - Surfactants 254
- postnatale Entwicklung 249
- Tests und Techniken 255
- Topografie 252
- Zirkulation 253

M

M. cremaster 430
M. obturatorius internus 163
M. piriformis 170

Magen
- Befestigungen 259
- Innervation 259
- Lage 258
- Leitsymptome 259
- Phylogenese und Embryologie 257
  - Dottersack 257
- Physiologie 259
  - Belegzellen 260
  - Hauptzellen 260
  - Intrinsic Factor 260
  - Magenentleerung 260
  - Magensaft 260
  - Magensaftsekretion, Phasen 260
  - Muzin 260
  - Nebenzellen 260
  - Pepsin 260
  - Plexus myentericus 260
  - Plexus submucosus 260
  - Reflex, vagovagaler 259
  - Salzsäure (HCl) 260
  - Schrittmacherzone 260
- postnatale Entwicklung 258
- Tests und Techniken 261
- Topografie 259
- Zirkulation 259
Magenentleerung 260
Mark, sakrales 396
McBurney-Punkt 239
Meckel-Divertikel 233
Mediastinum 227
Membrana obturatoria 163
Membransystem
- Biomechanik und Achsen 313
- Diaphragma sellae 316
- Dura mater cranialis 314
- Dura mater spinalis 313
- Falx cerebelli 315
- Falx cerebri 315
- Funktion 316
- Leitsymptome 316
- Phylogenese und Embryologie 313
  - Falx cerebelli 313
  - Falx cerebri 313
  - Tentorium cerebelli 313
- Tentorium cerebelli 316
- Tests und Techniken 316
- Topografie 313
Membransystem, kraniales und spinales 313

Meteorismus (Blähungen) 497
Milz
- Befestigungen 264
- Innervation 264
- Lage 264
- Leitsymptome 264
- Phylogenese und Embryologie 263
- Physiologie 264
  - Blutmauserung 264
  - Eisen 264
  - Hämoglobin 264
  - Milzpulpa, rote 264
  - Milzpulpa, weiße 264
- postnatale Entwicklung 263
- Tests und Techniken 264
- Topografie 264
- Zirkulation 264
Molding 63, 302
Morbus Osgood-Schlatter 174
Morgagni-Hydatiden 213
Motorik, vegetative 394
Müdigkeit 507
Murphy-Punkt 215
Muskeltechniken 57
Muskulatur, autochthone 72
Myotome 65

N

N. meningeus 73
N. phrenicus 127, 399
Nabelhernie, physiologische 233
Nabelschnur 233
Nebennieren 269
Nervensystem
- autonomes 395
- enterisches 394, 400
- Entwicklung 393
- Gliederung 394
- peripheres 394
- somatisches 393–394
- vegetatives 393–394
  - Aufbau der Zentren 395
  - klinische Bedeutung 400
  - medulläre Zentren 396
  - periphere Ganglien 396
  - Topografie und Funktion 395
  - übergeordnete Strukturen 395
- zentrales 394
Nieren
- Befestigungen 269

Sachverzeichnis

– Innervation 269
– Lage 268
– Leitsymptome 269
– Phylogenese und Embryologie 265
  – metanephrogenes Blastem 265
  – Nachnieren (Metanephroi) 265
  – Ureterknospe 265
  – Urnieren (Mesonephroi) 265
  – Vornieren (Pronephroi) 265
– Physiologie 269
  – ACE 271
  – ADH 271
  – Aldosteron 271
  – Angiotensin 271
  – Angiotensinogen 271
  – ANP 271
  – Apparat, juxtaglomulärer 271
  – Bowman-Kapsel 270
  – Erythropoetin 270
  – Glomerolus 270
  – Harnsäure 269
  – Harnstoff 269
  – Henle-Schleife 271
  – Isohydrie 270
  – Isoionie 270
  – Isotonie 270
  – Kreatinin 269
  – Primärharn 270
  – Renin 271
  – Sammelrohr 271
  – Tubulus, proximaler 270
  – Tubulusabschnitt, distaler 271
  – Vitamin D_3 270
– postnatale Entwicklung 266
– Tests und Techniken 272
– Topografie 269
– Zirkulation 269
Nodi lymphoidei inguinales profundi 163
Nodi lymphoidei inguinales superficiales 163

O

Oddi-Sphinkter 212, 217
Okziput-Release 312
OMT s. Osteopathische Manipulative Therapie (OMT) 25
Organmobilität 61

Organmotilität 61
Organzirkulation 62
Orthopädische manuelle Therapie 33
Orthosympathikus 394
Os coxae 157
Os ethmoidale
– Anteile 361
– Biomechanik und Achsen 361
– Dysfunktionsmechanismus 362
– Innervation 362
– Leitsymptome 362
– osteopathische Betrachtung 360
– Phylogenese und Embryologie 360
– Suturen 362
– Tests und Techniken 362
– Topografie 362
– Zirkulation 362
Os frontale
– Anteile 349
– Biomechanik und Achsen 349
– Dysfunktionsmechanismus 350
– Innervation 350
– Leitsymptome 350
– osteopathische Betrachtung 348
– Phylogenese und Embryologie 348
– Suturen 350
– Tests und Techniken 350
– Topografie 350
– Zirkulation 350
Os hyoideum
– Anteile 389
– Biomechanik 389
– Dysfunktionsmechanismus 390
– Innervation 390
– Leitsymptome 390
– osteopathische Betrachtung 389
– Phylogenese und Embryologie 389
– Tests und Techniken 390
– Topografie 389
– Zirkulation 390
Os ilium 157
Os lacrimale
– Anteile 367
– Biomechanik und Achsen 367
– Dysfunktionsmechanismus 368
– Innervation 368

– Leitsymptome 368
– osteopathische Betrachtung 367
– Phylogenese und Embryologie 367
– Suturen 367
– Tests und Techniken 368
– Topografie 367
– Zirkulation 368
Os mandibulare
– Anteile 383
– Biomechanik und Achsen 383
– Dysfunktionsmechanismus 385
– Gelenke 385
– Innervation 385
– Leitsymptome 385
– osteopathische Betrachtung 382
– Phylogenese und Embryologie 382
– Tests und Techniken 386
– Topografie 385
– Zirkulation 385
Os maxillare
– Anteile 375
– Biomechanik und Achsen 375
– Dysfunktionsmechanismus 376
– Innervation 376
– Leitsymptome 376
– osteopathische Betrachtung 374
– Phylogenese und Embryologie 374
– Suturen 376
– Tests und Techniken 376
– Topografie 375
– Zirkulation 376
Os nasale
– Anteile 369
– Biomechanik und Achsen 369
– Dysfunktionsmechanismus 370
– Innervation 370
– Leitsymptome 370
– osteopathische Betrachtung 369
– Phylogenese und Embryologie 369
– Suturen 370
– Tests und Techniken 370
– Topografie 369
– Zirkulation 370
Os occipitale 335
– Anteile 344

Sachverzeichnis

- Biomechanik und Achsen 344
- Dysfunktionsmechanismus 346
- Innervation 346
- Leitsymptome 346
- osteopathische Betrachtung 344
- Phylogenese und Embryologie 344
- Suturen und Gelenke 346
- Tests und Techniken 346
- Topografie 344
- Zirkulation 346

Os palatinum
- Anteile 380
- Biomechanik und Achsen 380
- Dysfunktionsmechanismus 380
- Innervation 380
- Leitsymptome 380
- osteopathische Betrachtung 379
- Phylogenese und Embryologie 379
- Suturen 380
- Tests und Techniken 381
- Topografie 380
- Zirkulation 380

Os parietale
- Anteile 352
- Biomechanik und Achsen 352
- Dysfunktionsmechanismus 353
- Innervation 353
- Leitsymptome 353
- osteopathische Betrachtung 352
- Phylogenese und Embryologie 352
- Suturen 353
- Tests und Techniken 353
- Topografie 352
- Zirkulation 353

Os pubis 157

Os sphenoidale 334
- Anteile 341
- Dysfunktionsmechanismus 343
- Innervation 343
- Leitsymptome 343
- osteopathische Betrachtung 341
- Phylogenese und Embryologie 341
- Suturen 342
- Tests und Techniken 343
- Topografie 341

- Zirkulation 343

Os temporale
- Anteile 356
- Biomechanik und Achsen 356
- Dysfunktionsmechanismus 357
- Innervation 357
- Leitsymptom 357
- osteopathische Betrachtung 355
- Phylogenese und Embryologie 355
  - Processus mastoideus 355
  - Processus styloideus 355
- Suturen 357
- Tests und Techniken 357
- Topografie 356
- Zirkulation 357

Os vomer
- Anteile 364
- Biomechanik und Achsen 364
- Dysfunktionsmechanismus 366
- Innervation 365
- Leitsymptome 366
- osteopathische Betrachtung 364
- Phylogenese und Embryologie 364
- Suturen 365
- Tests und Techniken 366
- Topografie 364
- Zirkulation 365

Os zygomaticum
- Anteile 371
- Biomechanik und Achsen 371
- Dysfunktionsmechanismus 372
- Innervation 372
- Leitsymptome 372
- osteopathische Betrachtung 371
- Phylogenese und Embryologie 371
- Suturen 372
- Tests und Techniken 372
- Topografie 371
- Zirkulation 372

Ösophagus
- Befestigungen 274
- Innervation 274
- Lage 273
- Leitsymptome 274
- Phylogenese und Embryologie 273
- Physiologie 274

- Amylase 274
- Immunglobulin A 274
- Lysozym 274
- Muzin 274
- Schluckzentrum 274
- Substanz P 274
- Substanz VIP 274
- Tests und Techniken 275
- Topografie 273
- Zirkulation 274

Osteopathie
- Behandlungsprinzipien 55
- Definition 37
- des Bewegungsapparates 65
- ein Weg des Bewusstseins 45
- fasziale, Behandlungsprinzipien 58, 469
- Grenzen und Gefahren 44
- kraniale 35
- viszerale 207

Osteopathiebegründer 20
Osteopathiegeschichte 20
Osteopathische Manipulative Therapie 25

Ovar
- Befestigungen 277
- Innervation 277
- Lage 276
- Leitsymptome 277
- Phylogenese und Embryologie 275
  - Genitalleisten 275
  - Gonaden 275
  - Mesorchium 276
  - Mesovarium 276
  - Urkeimzellen 276
- Physiologie 277
  - Corpus luteum 277
  - Follikel 277
  - FSH (follikelstimulierendes Hormon) 277
  - Gestagen 277
  - Klimakterium 278
  - LH (luteinisierendes Hormon) 277
  - Menopause 278
  - Menstruationszyklus 277
  - Östradiol 277
  - Östrogen 277
  - Ovulation 277
  - Progesteron 277
- postnatale Entwicklung 276
- Tests und Techniken 278

Sachverzeichnis

– Topografie 277
– Zirkulation 277

P

Pain Positional Release 59, 472
Palmer, Biografie 32
Palmer, Daniel David 32
Palpation
– dynamische 74
– statische 74
Pankreas
– Befestigungen 280
– Innervation 280
– Lage 280
– Leitsymptome 280
– Phylogenese und Embryologie 279
  – Ductus pancreaticus major 279
  – Ductus pancreaticus minor 280
  – Fascia retropancreatica 280
  – Papilla duodeni major 280
  – Papilla duodeni minor 280
  – Proc. uncinatus 279
  – Treitz-Faszie 280
– Physiologie 281
  – A-Zellen 281
  – ACTH (adrenokortikotropes Hormon) 281
  – B-Zellen 281
  – Cholezystokinin 281
  – Chymotrypsin 281
  – Chymotrypsinogen 281
  – endokrine Funktion 281
  – exokrine Funktion 281
  – Glukagon 281
  – Insulin 281
  – Lipasen 281
  – Somatostatin 281
  – STH (somatotropes Hormon) 281
  – Trypsin 281
  – Trypsinogen 281
  – TSH (thyreoideastimulierendes Hormon) 281
  – α-Amylasen 281
– postnatale Entwicklung 280
– Tests und Techniken 281
– Topografie 280
– Zirkulation 280
Paracelsus 20

Parasympathikus 394
– Zentren und Ganglien 396
– Zuordnung 396
parietale Osteopathie 65
parietaler Bereich 55
Patient-Therapeuten-Beziehung 486
Pericardium fibrosum 439
Pericardium serosum 440
Perikard 58
Perikardium 439
Peritoneum 58
– Befestigungen 284
  – Bursa omentalis 285
  – Ligamente 284
  – Mesenterium 284
  – Mesocolon sigmoideum 284
  – Mesocolon transversum 284
  – Mesos 284
  – Omenta 285
  – Toldt-Faszie 284
  – Treitz-Faszie 284
  – Treitz-Muskel 284
– Innervation 285
– Lage 284
  – Peritoneum parietale 284
  – Peritoneum viscerale 284
– Leitsymptome 285
– Phylogenese und Embryologie 283
– Physiologie 285
  – Maculae lactae 285
– Tests und Techniken 285
– Topografie 284
– Zirkulation 285
Piriformis-Syndrom 703
Pivot-Punkt, Suturen 307
Pleura 58
Pleura parietale 439
Plexus brachialis 399
Plexus cervicalis 72
Plexus lumbosacralis 173
Plexus solaris 399
Polypeptid, atriales natriuretisches (ANP) 230
Positional Release 60, 473
Potency 59, 331
primärer respiratorischer Mechanismus (PRM) 31
Prognathie 670
Prostata 162
– Befestigungen 289
– Innervation 289

– Lage 289
– Leitsymptome 289
– Phylogenese und Embryologie 287
  – Appendix epididymidis 287
  – Appendix testis 287
  – Bläschendrüse 287
  – Colliculus seminalis 287
  – Cowper-Drüsen 287
  – Ductus ejaculatorius 287
  – Glandulae bulbourethrales 287
  – Müller-Gang 287
  – Nebenhodengang 287
  – Samenleiter 287
  – Urnierengänge 287
  – Utriculus prostaticus 287
  – Wolff-Gang 287
– Physiologie 289
  – Cholesterin 289
  – Polyamin 289
  – Prostatasekret 289
  – Testosteron 289
  – Zink 289
  – Zitronensäure 289
– postnatale Entwicklung 289
– Tests und Techniken 289
– Topografie 289
– Zirkulation 289
Proteoglykan 415
Psychoneuroimmunologie 401
Ptose 210

R

Ramus communicans griseus 400
referred pain 394, 618
Reflexstörungen 507
Release-Punkt 58
Restless-Legs-Syndrom 707
Rippen-Wirbel-Gelenk 95
Rippenfell 439
Rückenschmerzen 508

S

Sakrum 157
– Befestigungen 308
– Biomechanik und Achsen 308
– Dysfunktionsmechanismus 309
– Innervation 309
– Lage 308
– Leitsymptome 309

- Muskeltechniken 123
- Phylogenese und Embryologie 308
- Tests und Techniken 309
- Topografie 308
- Zirkulation 308

Schädeldachhaltung nach Sutherland 302, 332
Schlaflosigkeit 509
Schlafstörungen 509
Schmerz, übertragener 71, 394
Schnelltests, global orientiert 74
Schultergürtel
- Biomechanik 134
- Faszien 132
- Gelenkflächen 128
  - Akromioklavikulargelenk 128
  - Gleitfläche, skapulothorakale 129
  - Gleitraum, subakromialer 129
  - Schultergelenk 129
  - Sternoklavikulargelenk 128
- Innervation 132
  - Oberarmregion 133
  - Schulterregion 132
- Leitsymptome 135
- Ligamente 129
  - Akromioklavikulargelenk (ACG) 129
  - Schultergelenk 130
  - Sternoklavikulargelenk (SCG) 129
- Muskeln 130
  - des Schultergelenks (Rotatorenmanschette) 131
  - des Schultergürtels 130
- Techniken 138
- Tests 135
- Vaskularisation 133
  - Äste der A. axillaris 133
  - Äste der A. subclavia 133

Schulterschmerzen, Fallbeispiel 492
Schwindel 509
Schwitzen, pathologisches 510
Sensibilität, vegetative 394
Serumeisen, erniedrigtes 500
Sibson-Faszie 455
Sichtbefund 489
Sinus cranii, venöse 322
Sinus intercavernosus anterior und posterior 322

Sinus occipitalis 322
Sinus sigmoideus 322
Sklerotome 65
Spannungsmembranen, reziproke 313
Spasmus 210
Spatium perinei superficialis 444
Spread 63, 302
Stacking 59
State of Bind 59
State of Ease 59
Stau, zirkulatorischer 209–210
Still, Andrew Taylor 20
- Biografie 21
- Konzepte und Prinzipien 24
- Philosophie 23
Still-Point 59
Stimulation
- arterielle 62
- lymphatische 62
- venöse 62
Supinationstrauma 202
Sutherland
- Biografie 29
- fünf Prinzipien des PRM 31
- Ideen und Konzepte 30
- Körpertechniken 31
Sutherland, William Garner 29, 62, 295
Swedenborg, Emanuel 30
Sympathikus 394
- Zentren und Ganglien 396
- Zuordnung 398
Symphysis sphenobasilaris
- anatomische Grundlagen 334
- Bewegungsmuster 337
- kraniosakrale Betrachtung 338
- Phylogenese und Embryologie 334
- Physiologie 337
- Schädelknochen, periphere 337
- Tests und Techniken 338
Synkope 511

T

Tendon central 452
- Behandlung 480
- Test 467
Tests, spezifische/segmentale 74
Therapie, manuelle 33
Thorax/Rippen
- Biomechanik 95

- Faszien 94
- Gelenkflächen 90
  - Brustbein 90
  - Brustbein-Rippen-Gelenke 91
  - Gelenke 91
  - Rippen 91
- Impulstechniken 97
- Innervation 94
- Leitsymptome 95
- Ligamente 91
  - Brustkorb 92
  - Rippen-Wirbel-Gelenke 91
- Muskeln 92
  - Diaphragma 93
  - sternokostale Muskeln 92
  - trunkokostale Muskeln 92
  - Zwischenrippenmuskeln 92
- Muskeltechniken 99
- Phylogenese und Embryologie 90
  - Angulus costae 90
  - Caput 90
  - Corpus/Proc. xiphoideus 90
  - Manubrium/Corpus 90
  - Sternalleisten 90
  - Tuberculum costae 90
- Tests 96
- Vaskularisation 95
  - A. thoracica interna 95
  - Aa. intercostales anteriores 95
  - Aa. intercostales posteriores 95

Thoraxschmerzen 511
TMG (Temporomandibulargelenk) 357
Tractus iliotibialis 162
Tremor 512
Trigonum femorale 163
Trochanter major 159
Trochanter minor 159
Twist 59

U

Unterarm/Hand
- Biomechanik 155
- Faszien 154
  - Hypothenarkammer 154
  - Palmarkammer 154
  - Thenarkammer 154
- Gelenkflächen 150
  - Art. carpometacarpalis 151

- Art. carpometacarpalis pollicis (Daumensattelgelenk) 151
- Art. intercarpea 151
- Art. mediocarpea (distales Handgelenk) 151
- Art. radiocarpea (Radiokarpalgelenk) 151
- Art. radioulnaris distalis 150
- Art. radioulnaris proximalis 150
- Artt. intermetacarpeae 151
- Artt. interphalangeae proximalis und distalis (Mittel- und Endgelenke) 152
- Artt. metacarpophalangeae (Fingergrundgelenke) 151
- Carpus (Handwurzel) 151
- Chorda obliqua 150
- Digiti manus (Finger) 151
- Membrana interossea 150
- Metacarpus (Mittelhand) 151
– Innervation 154
   - Haut der Hand 154
   - Haut des Unterarms 154
– Leitsymptome 155
– Ligamente 152
   - dorsales System 152
   - laterales System 152
   - palmares System 152
– Muskeln 152
   - Handmuskulatur 154
   - Unterarmmuskulatur 152
– Techniken 156
– Tests 155
– Vaskularisation 155

Untersuchung, osteopathische 486
Upledger 310
Ureter
- Befestigungen 290
- Innervation 291
- Lage 290
   - Verlauf bei der Frau 290
   - Verlauf beim Mann 290
- Leitsymptome 291
- Phylogenese und Embryologie 290
- Physiologie 291
- postnatale Entwicklung 290
- Tests und Techniken 291
- Topografie 290
- Zirkulation 290
Uterus
- Befestigungen 292
- Innervation 292
- Lage 292
- Phylogenese und Embryologie 291
- Physiologie 292
- postnatale Entwicklung 291
- Tests und Techniken 292
- Topografie 292
- Zirkulation 292

V

V. circumflexa ilium superficialis 163
V. epigastrica superficialis 163
V. femoralis 163
V. pudenda externa 163
V. saphena accessoria 163
Vegetativer Ausgleich, parasympathisch, sympathisch 62
Verklebung 210
Viszeraler Bereich 60
Viszeralosteopathie, Behandlungskonzepte und -prinzipien 60

W

Weischenck, Jacques 35
Wernham, John 33
Williame, Christian 61
Wirbel, Bauplan 66
Wirbelbogengelenke 67
Wirbelsäule, Behandlung der 77
Wolff-Gang 265

Z

Zellen 413
- freie mobile 414
- ortsständige fixe 413
Zentralsehne 452
- Behandlung 480
- Test 467
Zephalgien 710
zirkadiane Rhythmen 401
Zwerchfell 93

www.osteothek.de

Osteothek.
Das Wissensportal der Osteopathie.

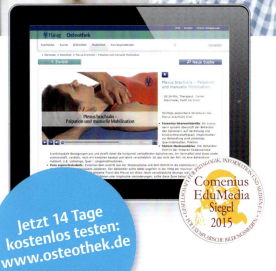

Jetzt 14 Tage kostenlos testen: www.osteothek.de

Effiziente Recherche und gezielte Unterstützung für Ihr osteopathisches Vorgehen – die Osteothek vereint das Wissen der Osteopathie medienübergreifend auf einer Plattform und zeigt Zusammenhänge aus vielen Blickwinkeln.

Ergänzen Sie Ihre osteopathische Arbeit mit einer **Bibliothek**, die jede Wissenslücke schließt, einer Sammlung von **Videos**, die das Vorgehen der Experten zeigt und vielen **Mind-Maps**, die systemische Abhängigkeiten verdeutlichen.

Das bietet Ihnen die Osteothek:

- Ca. 300 Videos zu Tests und Techniken
- Ca. 16 000 Seiten Fachwissen plus alle Fachartikel der DO und der osteopathisch. Jetzt mit noch mehr Standardwerken aus dem Jolandos-Verlag, wie A.T. Still
- 43 Mind-Maps funktionell-struktureller Abhängigkeiten ergänzt durch 266 anatomische Abbildungen
- Eine intelligente Suche, die alle Antworten schnell und zuverlässig findet

Osteothek
Die Osteopathie im Griff

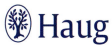